ALLGEMEINE PATHOLOGIE

VON

Dr. N. PH. TENDELOO

O. Ö. PROFESSOR DER ALLGEMEINEN PATHOLOGIE UND DER PATHOLOGISCHEN ANATOMIE
DIREKTOR DES PATHOLOGISCHEN INSTITUTS DER REICHSUNIVERSITÄT LEIDEN

MIT 354 VIELFACH FARBIGEN ABBILDUNGEN

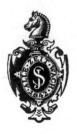

Springer-Verlag Berlin Heidelberg GmbH

1919

Copyright 1919 by Springer-Verlag Berlin Heidelberg
Ursprünglich erschienen bei Julius Springer in Berlin 1919
Softcover reprint of the hardcover 1st edition 1919

ISBN 978-3-662-42096-6   ISBN 978-3-662-42363-9 (eBook)
DOI 10.1007/978-3-662-42363-9

Vorwort.

Dieses Ergebnis vieljähriger Arbeit — ich fmg 1909 zu schreiben an — unterscheidet sich nach Inhalt und Darstellung sowohl im ganzen wie in Einzelheiten, dermaßen von den mir bekannten Werken über allgemeine Pathologie, daß seine Veröffentlichung in einer Weltsprache berechtigt erscheinen dürfte.

Die Erörterung geht von klinischen sowie pathologisch-anatomischen Beobachtungen und Versuchsergebnissen aus und berücksichtigt deren Übereinstimmung bzw. Verschiedenheit. Es ist nicht nur der vierte Abschnitt, der dieses Werk von anderen unterscheidet.

Der Inhalt bringt mehr oder weniger „neue" Ergebnisse eigener Versuche und Beobachtungen und Bemerkungen, auch solche klinischer Natur. Letzteres wird man verstehen nach der Mitteilung, daß Verfasser fast 8 Jahre als praktischer Arzt tätig war, nachdem er Assistent der pathologischen Anatomie in Leiden war und bevor er Prosektor-Bakteriolog am Stadtkrankenhaus in Rotterdam und dann Professor in Leiden wurde. Die hier gemeinten Ergebnisse finden sich zerstreut im Werk. Es mag von Nutzen sein, folgende Beispiele anzuführen: § 1, § 4, § 6, § 8, § 9—14, S. 106f., § 21—25, S. 156—158, S. 161f., S. 175f., S. 181f., § 37, manches in § 38f., Anfang § 40, S. 236, S. 241f., S. 247ff., § 50, § 54, § 63f., S. 346, § 66, § 68f., S. 395, § 74f., § 89, S. 461 (Häufigkeit des Krebses), S. 488 (Keloid), S. 530 (Magerkeit), § 109, S. 578f., S. 585, § 119, § 121, § 125—127, § 130—133, § 136, § 137, § 144 (S. 779, 782), § 147. Manche „neuen" Einzelheiten wurden nur mit einigen Worten angedeutet, wie der Schießversuch (S. 42), die Epithelfasern (Abb. 139). Seitdem die Bemerkung über Tötung von Flöhen durch Sonnenlicht (S. 95) geschrieben wurde, scheint sich in der Tat das Sonnenlicht als kräftiger Bundesgenosse im Kampf gegen die Pest zu bewähren.

Ich habe mich ja sehr beschränken müssen. In diesen Zeiten der Spezialisierung ins Unendliche gilt es mehr als je, das Multum über den Multis fest im Auge zu behalten, Stämme von Zweigchen, Gesichertes vom Fraglichen zu unterscheiden, zu bedenken, daß eine Annahme (Hypothese) nur eine Frage bedeutet, deren Beantwortung allerdings einen großen Fortschritt bedeuten kann, sich vor übereilten Folgerungen zu hüten. Trotz der Beschränkung sind außer „Hauptsachen" auch viele scheinbare „Nebensachen" angeführt. Hauptsache und Nebensache sind ja relative Begriffe, deren Wert wir nicht immer anzugeben vermögen. Was heute Nebensache zu sein scheint, kann sich morgen als Hauptsache erweisen. Es kann außerdem eine Nebensache den Weg zu einer wichtigen Entdeckung oder Forschung zeigen.

Im übrigen gibt es keine „vollständige" allgemeine Pathologie. Nicht selten begegnen wir allerdings Behauptungen, als ob die allgemeine Pathologie nur ganz bestimmten Erscheinungen nachforsche, andere aber ausschließe. Als ob etwa Embolie, Entzündung, Albuminurie zur allgemeinen Pathologie gehören, Magenschmerz, Nasenbluten und Trigeminusneuralgie jedoch nicht. Träfe diese Annahme zu, so gäbe es in der Tat eine mehr oder weniger scharf abgegrenzte, somit auch eine mehr oder weniger vollständige allgemeine Pathologie. Solche Behauptungen beruhen aber auf Mißverständnis: Jede Erscheinung hat eine besondere und eine allgemeine Bedeutung. Ihre besondere Bedeutung verdankt sie ihrem Unterschied von anderen, mehr oder weniger gleichartigen Erscheinungen. Ihre allgemeine Bedeutung fußt in ihrer Übereinstimmung oder Ähnlichkeit mit anderen Erscheinungen, von denen sie sich in gewissen Hinsichten unterscheidet. · Übertragen auf das Gebiet der Pathologie (im morphologischen und funktionellen Sinne) bedeutet das: Die besondere Pathologie sucht die besondere Bedeutung der pathologischen Erscheinungen festzustellen. Die allgemeine Pathologie forscht ihrer allgemeinen Bedeutung nach, d. h. sie spürt der Regel, und wenn möglich, dem Gesetz nach, dem sich eine Erscheinung, neben anderen, mehr oder weniger gleichartigen Erscheinungen, unterordnen läßt. Wir können auch sagen: Die allgemeine Pathologie sucht die Erscheinungen in ihrer Entstehung und ihrem Zusammenhang mit anderen Erscheinungen zu „erklären", was ja nichts anderes bedeutet als: sie sucht das Gesetz, wenigstens zunächst die Regel, nachzuweisen, dem sich die betreffende Erscheinung unterordnen läßt. Ähnlich wie der Mathematiker nicht nur die besondere Bedeutung eines Punktes, sondern auch den geometrischen Ort, dem dieser Punkt gehört, festzustellen sucht. Das Naturgesetz ist ein geometrischer Ort. Hat man einen geometrischen Ort festgestellt, so kann man diesen als „Punkt" betrachten und die Frage stellen, welchem geometrischen Ort er angehört. So fortfahrend sucht man immer einen mehr allgemeinen, mehr umfassenden Ort (Gesetz). Der Pathologe gelangt dabei zu physiologischen, physikalischen, chemischen und physikochemischen Grundlagen.

Es gibt somit keine Erscheinungen, welche der besonderen und solche, welche der allgemeinen Pathologie gehören. Es gibt nur eine besonders-pathologische und eine allgemein-pathologische Forschung oder Betrachtung einer Erscheinung. Jede pathologische Erscheinung hat ihre allgemeine Bedeutung, gleichgültig, ob wir diese schon kennen oder nicht. Aus dieser Überlegung ergibt sich die Unzertrennlichkeit der besonderen und allgemeinen Pathologie und die Unentbehrlichkeit beider für jeden medizinischen Forscher und Arzt. Denn ohne gewisse Kenntnis der besonderen Bedeutung der Erscheinungen kann der Forscher nicht allgemein-pathologisch arbeiten; andererseits vermag der Arzt ins krankhafte Geschehen keine Einsicht zu bekommen ohne allgemeine Pathologie. Wer vermag eine besondere mechanische, thermische, hydrodynamische oder elektrische Erscheinung zu verstehen ohne Kenntnis der entsprechenden Gesetze· oder Regeln?

Es versteht sich aus obigem, daß ein Werk über allgemeine Pathologie vor allem den Zusammenhang der Erscheinungen, den Zusammenhang des Menschen mit dem „übrigen" Weltall, wenn auch von einem vorwiegend anthropozentrischen Gesichtspunkt aus, zu berücksichtigen hat. Ferner, daß wir schwerlich von einer „vollständigen" allgemeinen Pathologie reden können. Im üblichen Sinne des Wortes ist dieses Werk mehr als vollständig, indem es nicht nur die morphologischen, sondern auch die funktionellen Erscheinungen von einem allgemeinen Standpunkt aus behandelt, und zwar nicht nur je in gesonderten Abschnitten, sondern möglichst überall, in Zusammenhang miteinander. Auch die morphologischen und funktionellen Erscheinungen lassen sich ja in ihrer Entstehung und Entwicklung nur künstlich trennen,

indem man sie nur einen Augenblick gesondert untersucht. Funktionelle Erscheinungen verbinden morphologische wie Zement die Steine eines Gebäudes
und umgekehrt.

Im übrigen habe ich an mehreren Stellen betont (vgl. besonders S. 20ff.),
daß es nie auf einen bestimmten ursächlichen Faktor ankommt, sondern immer
auf eine bestimmte Konstellation ursächlicher Faktoren an einem gegebenen
Augenblick bzw. während gewisser Zeit. Man ist nur dann berechtigt, einen
bestimmten Faktor besonders in den Vordergrund zu setzen, wenn die übrige,
für das Auftreten einer Erscheinung (Wirkung) erforderliche Konstellation als
gleichbleibend gegeben ist. Dies ist die Grundlage der ursächlichen pathologischen Forschung (Konstellationspathologie, S. 20ff.). Nur sie vermag
vor Einseitigkeit zu schützen.

Aus obiger Darlegung verstehen wir ferner ohne weiteres, daß eine besondere Parasitologie ebensowenig in eine allgemeine Pathologie hineingehört
wie etwa eine besondere Toxikologie oder Mechanik oder Wärmelehre, obwohl
all diese Zweige der Wissenschaft von großer Bedeutung sind auch für die allgemeine Pathologie. Wir führen aus ihnen nur dasjenige an, was wir für die
allgemein-pathologische Erörterung oder Forschung brauchen. Um so weniger
sind wir zu mehr genötigt, als es viele gute und gar vortreffliche Werke über
Parasitologie gibt.

Eben durch den Zusammenhang der Erscheinungen, deren jede an und
für sich schon verwickelter Natur zu sein pflegt, kann von einer Behandlung
der einzelnen Fragen in „didaktischer" Reihenfolge nur unvollkommen die
Rede sein. Es handelt sich ja nicht um eine deduktive Wissenschaft wie etwa
die Algebra! Vom didaktischen Gesichtspunkt aus fange der Leser mit dem
dritten Abschnitt an, wo erforderlich, die anderen Kapiteln nachschlagend.
Viele Hinweise im Text und ein ausführliches Register erleichtern das Nachschlagen bedeutend.

Ich habe mich in der Anführung von Autoren und Arbeiten beschränken
müssen. Sollte ich an wichtigen Arbeiten vorbeigegangen sein, so wolle man
mir das nicht verübeln — das Gebiet ist ja so ausgedehnt und meine Fähigkeit so beschränkt! — und mich nachsichtig darauf aufmerksam machen. Selbstverständlich meine ich, wo ich von anderer Meinung abweiche, der Wahrheit
näher zu sein bzw. zu kommen. Sehr gern sehe ich jedoch mündlichen oder
schriftlichen Bemerkungen und Sonderabdrucken entgegen.

Einigen Herren bin ich zu großem Dank verpflichtet. Zunächst muß ich
in tiefster Trauer meines treuen Mitarbeiters, Herrn Prosektor J. Peeren-
boom, gedenken, der, mir den letzten Teil des Sachregisters bringend, durch
ein Eisenbahnunglück ein jähes Ende seines so viel versprechenden jungen
Lebens fand! Nicht nur gewissenhafte Hilfe bei der Korrektur, sondern auch
das Namen- und Sachregister verdanke ich ihm. Es ist kein bloßes Wort-
register, sondern ein Sachregister im wahren Sinne des Wortes: Man findet
nicht immer das Stichwort selbst auf den im Register angedeuteten Seiten,
sondern manchmal die Sache, mit anderen Worten angedeutet. Das Sachregister ist somit die Frucht eigener Arbeit seines Verfassers. Ehre seinem
Andenken!

Die Abbildungen 105, 147 und 247 verdanke ich der künstlerischen Hand
des Herrn Prosektors J. P. L. Hulst, Abb. 226 und 313 der des Herrn ehemaligen
Assistenten A. J. F. Oudendal, die zahlreichen Photographien stellte Herr
Amanuensis A. Mulder her, Abb. 341 und 342 stammen von Herrn Dr. S. Elias.
Allen diesen Herren sage ich aufrichtigen Dank! Herr Strassmann zeichnete
Abb. 154 und 155, ich selbst die übrigen Originalzeichnungen.

Mit Rücksicht auf die Zeitverhältnisse, erhebliche Verzögerung und die allzu hohen Kosten mußte ich darauf verzichten, nur Originalabbildungen zu bringen und benutzte ich auch manche gute vorhandene Abbildung aus Werken dieses Verlags.

Zum Schluß bin ich dem Herrn Verleger zu Dank verpflichtet wegen des stetigen Entgegenkommens auch dann, als die äußeren Umstände die Ausführung der Arbeit bedeutend erschwerten.

Leiden-Oegstgeest, den 24. September 1918.

N. Ph. Tendeloo.

Inhalt.

Erster Abschnitt.

Allgemeine Begriffe.

1. Kapitel.

Zweiter Abschnitt.

Allgemeine Ätiologie und Pathogenese.

2. Kapitel.
Krankmachende ursächliche Faktoren.

3. Kapitel.
Physikalische krankmachende Faktoren.

4. Kapitel.
Physikalische krankmachende Faktoren (Folge).

Allgemeine Begriffe.

§ 1. Begriffsbestimmungen und Einteilungen.

Begriffsbestimmungen sind für einen klaren, genauen und raschen Gedankenaustausch und zur Verhütung von Mißverständnis manchmal unentbehrlich. Sie können nur schaden, wenn man sich durch sie, wie durch Dogmen bindet. Die Schwierigkeit einer genauen Definition vermag ihre Unentbehrlichkeit nicht zu beseitigen. Manche Begriffe, wie die Empfindungen der Farben (rot, blau), des Geruchs (Rosenduft, ekelhaft), des Geschmacks (sauer, bitter), sind einer Bestimmung zwar nicht fähig, aber auch kaum bedürftig.

Eine Definition kann zweierlei bezwecken: Sie kann einmal die Bedeutung eines Wortes im Sprachgebrauch zu bestimmen suchen oder die Bedeutung, welche man ihm geben will, andeuten. Im letzteren Fall stellt die Definition eine Verabredung dar, wie die Definition der Längen-, Wärme- und anderen Einheiten. Solche Namendefinitionen kann man willkürlich ändern. Zweitens kann man das Wesen eines Dinges, eines Vorganges bestimmen, indem man die Eigenschaft andeutet, welche ein Ding, einen Vorgang usw. von allen anderen unterscheidet und die zugleich seine Eigenschaften bzw. Äußerungen verständlich macht. Wir müssen somit zwei Fragen unterscheiden: 1. Wann reden wir von Entzündung, von Leben, von einer Geschwulst? (Namendefinition) und 2. Was ist Entzündung, Leben, eine Geschwulst dem Wesen nach (Wesendefinition oder Begriffsbestimmung). Man vernachlässigt diesen Unterschied nicht selten.

Wir beantworten diese Fragen je nach unserer Verabredung bzw. Einsicht. Wir können eine Namendefinition willkürlich ändern, sollen aber sparsam mit solchen Änderungen vorgehen, weil jeder neue Name neue Mißverständnisse hervorrufen kann. Wie sich aber auch eine Definition ändern möge, richtig ist sie nur dann, wenn sie umkehrbar ist. A ist nur dann richtig durch die Eigenschaften c und g definiert, wenn umgekehrt c und g immer A andeuten. Entzündung ist nur dann zweckmäßig als ein aus Exsudation, Entartung und Zellbildung zusammengesetzter Vorgang bestimmt, wenn umgekehrt immer, wenn diese drei Vorgänge zusammen vorkommen, auch Entzündung besteht. Auch dann, wenn es uns nicht gelingt, das Wesen eines Dinges oder eines Vorganges zu erfassen, bilden wir uns doch bei unseren Versuchen Begriffe, mit denen wir weiter wissenschaftlich arbeiten können, und die dabei immer klarer und tiefer werden und zu neuen Fragestellungen führen können. Was wir als „Wesen" einer Erscheinung andeuten, stellt sich jedesmal nur als eine andere äußere Form heraus, die allerdings dem Wesen näher liegen kann.

Auch Einteilungen sind oft unvermeidlich zur Gruppierung der Dinge und Vorgänge, welche Ordnung schafft und die Übersicht erleichtert. Man kann Dinge nach verschiedenen Kennzeichen gruppieren, darf aber jedesmal nur einen Einteilungsgrund anwenden. Man kann z. B. die Einwohner eines Landes nach ihrer Rasse, Körperlänge, Haarfarbe gruppieren. Es wäre aber ein Fehler, sie als Chinesen, lange und blonde Menschen zu unterscheiden. Einen solchen Fehler macht man in der Pathologie nicht selten. So z. B. unterscheidet man eine spinale, bulbäre, ataktische, abortive Form der HEINE-MEDINschen Krankheit (Poliomyelitis spinalis anterior), wobei offenbar zugleich der Sitz, die Funktionsstörungen und der Verlauf als Einteilungsgründe dienen. Eine Einteilung sei im übrigen möglichst einfach.

Ein anderer häufiger Fehler ist die Verwechselung von Genus und Spezies, indem man ohne weiteres auch das Umgekehrte eines Satzes als wahr betrachtet. Jedes Kind (Spezies) ist ein Mensch (Genus) aber nicht umgekehrt. Oder man verkennt in anderer Weise Genus und Spezies: So redet man wohl von fibrinöser im Gegensatz zu exsudativer Serositis, während doch jede fibrinöse Entzündung eine exsudative ist. Man meint: Serositis sicca bzw. humida, z. B. Pleuritis (exsudativa) fibrinosa und Pleuritis (exsudativa) serosa.

Aber auch dann, wenn wir solche Fehler vermeiden, erweist sich eine Einteilung von Naturerscheinungen oft als ungenau, indem sie eine künstliche ist. In der Natur gibt es ja keine Grenzlinien, sondern nur Grenzgebiete: Natura non facit saltus. Wir kennen solche Grenzgebiete zwischen Pflanzen- und Tierwelt, zwischen Physik und Chemie, fließende Übergänge zwischen Krankheit und Gesundheit, zwischen normal und abnorm. Durchforschung eines Grenzgebietes vermag unsere Einsicht in den ursächlichen Zusammenhang der Erscheinungen zu erweitern und zu vertiefen.

§ 2. Normal und abnorm.

Die Pathologie ist die Wissenschaft der abnormen, die Physiologie die der normalen lebenden Natur. Die Biologie umfaßt beide. Aber ebenso wie es ein Grenzgebiet zwischen den abnormen und normalen Lebenserscheinungen gibt, gehen auch Patho- und Physiologie ineinander über. Häufig können wir allerdings entscheiden, ob eine Erscheinung normal oder abnorm ist, das Grenzgebiet ist jedoch ausgedehnt. So nennen wir ohne Zögerung die Körperlänge eines Menschen abnorm, wenn sie 2 m übertrifft oder nicht 1 m beträgt. Die normale Körperlänge anzugeben vermögen wir jedoch nicht.

Der belgische Anthropologe QUETELET hat die Variabilität menschlicher Varianten (d. h. meß- oder zählbare Eigenschaften), z. B. der Körperlänge, des Körpergewichts, der Kraft der Hände, untersucht. Je mehr Individuen man untersucht, um so klarer ergibt sich eine regelmäßige Verteilung. So hat QUETELET die Körperlänge von 25 878 nordamerikanischen Freiwilligen gemessen. Die kleinsten Individuen waren 1,549 m = 60 engl. Zoll, die größten 2,007 m = 76 engl. Zoll lang. Seine Umrechnung der Gesamtzahl auf den Durchschnitt von 1000 ergibt:

Körperlänge in Zoll	60	61	62	63	64	65	66	**67**	68	69	70	71	72	73	74	75	76
Anzahl Soldaten pro 1000 . .	2	2	20	48	75	117	134	**157**	140	121	80	57	26	13	5	2	1

Während somit 157 Individuen (unter 1000) 67 Zoll lang waren, fand er nur 2 von 60 und 1 von 76 Zoll. Zwischen diesen Enden der Reihe sehen wir eine fast symmetrische Verteilung von Übergangszahlen zu beiden Seiten der Mitte. Messungen anderer Varianten ergeben ähnliche Gruppierungen. Viele Zoologen und Botaniker haben diese gesetzmäßige Verteilung auf die Variationsreihe sowohl für ganze oder diskrete, d. h. zählbare, Varianten wie Zähne, Schuppen, wie für Klassenvariante n, d. h. meß- aber nicht zählbare, bestätigt. QUETELET und die späteren Forscher haben solche Ergebnisse graphisch dargestellt (Abb. 1). Die Verteilung der Zahlen ist der Binomialformel NEWTONS $(a + b)n$ sehr ähnlich, wenn man $a = b = 1$ setzt. Man bekommt dann z. B.:

$$(a + b)^4 = 1 + 4 + 6 + 4 + 1$$
$$(a + b)^{10} = 1 + 10 + 45 + 120 + 210 + 252 + 210 + 120 + 45 + 10 + 1.$$

Nun kann man eine solche „ideale" Zahlenreihe für ihre Gesamtsumme von 1000 berechnen und die sich dann ergebende Zahlenreihe in einer „idealen" Kurve graphisch darstellen (punktierte Linie in Abb. 1).

Den ganzen Spielraum, der alle beobachteten Varianten umfaßt, nennt man Variationsweite oder Variationsbreite. Sie kann mit der Zahl der Beobachtungen zunehmen. Es ist jedoch möglich, daß schon die zwei ersten Bestimmungen ihre Enden nachweisen.

Was ist nun die Norm? Man nennt die häufigste Körperlänge Standard oder Modus und das arithmetische Mittel der Körperlängen den Typus. Beide

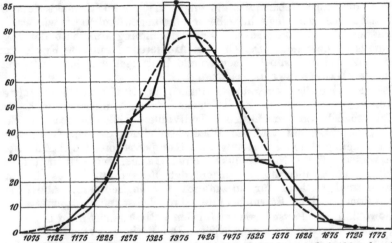

Abb. 1. Hirngewichte (Abszisse) und ihre Häufigkeit (Ordinate) bei 416 schwedischen Männern (nach PEARL).

sind gleich, wenn die Varianten sich vollkommen symmetrisch um den Mittelwert verteilen, was nur bei sehr großen Beobachtungszahlen als Regel vorkommen dürfte. Weil außerdem die Variantenzahlen von der Zahl der Beobachtungen abhängen, ersehen wir, daß Typus und Modus keine unveränderlichen Größen darstellen. Wollen wir eine dieser Zahlen als Norm annehmen, so gibt es somit keine scharf begrenzte Norm. Dies gilt für allerlei Varianten: für die Körpertemperatur, die Pulsfrequenz, die tägliche Harnmenge, den Salzsäuregehalt des Magensaftes, den Hämoglobingehalt des Blutes, das Gewicht eines Organs, die Dimensionen von Zellen, Knochen, Muskeln, Fettgewebe, die Sehschärfe usw.

Auch die physiologische Variabilität ist nicht scharf abgegrenzt: das Grenzgebiet ist verschieden breit, abhängig von Anlage, Alter, Geschlecht und äußeren Umständen. Manchmal entscheidet eine nachgewiesene Zahl an und für sich nicht, ob eine Albuminurie, der Salzsäuregehalt des Magensaftes usw. normal oder abnorm ist. Und wo es nicht meß- oder zählbare Erscheinungen gilt, wird die Entscheidung noch schwerer, wie z. B. die über die Zurechnungsfähigkeit eines Verbrechers.

Mitunter sind die Dimensionen einer Erscheinung nicht an und für sich sondern durch ihr Verhältnis zu ihrem Ursprung pathologisch. Die Betrübnis einer Mutter nach dem Verlust eines Kindes kann ebenso tief sein wie die eines Melancholischen. Die Melancholie hat aber einen abnormen Ursprung, wie körperliche und seelische Erschöpfung. So ist Abmagerung bei starkem Rudern als physiologisch, Abmagerung bei Krebskranken als pathologisch zu bezeichnen.

Ferner können Dauer, Zeit und Ort des Auftretens einer Erscheinung durch ihre Abnormität die Erscheinung zu einer pathologischen stempeln. Dauert die Betrübnis einer Mutter „zu lange", so nennen wir es pathologisch, obwohl wir nicht genau anzugeben vermögen, wie lange höchstens eine normale Betrübnis nach dem Verlust eines Kindes unverringert dauert. Eine Menstruation, die bei einer gesunden Frau immer nur 3 Tage dauerte, wird abnorm, sobald sie 5 Tage bestehen bleibt, obwohl eine fünftägige Menstruation für eine andere Frau normal sein kann. Auch die Zeit des Auftretens ist von Bedeutung: Gebärmutterblutungen nach dem Klimakterium (Menopause) sind immer pathologisch. Ebenso eine ungewöhnlich oft wiederkehrende Menstruation vor der Menopause. Salzsäurebildung außerhalb der Digestion ist ebenfalls pathologisch. Der Ort des Auftretens kann eine Erscheinung zu einer pathologischen stempeln: menstruelle Blutungen aus den Luftwegen, aus den Lippen (HAUPTMANNs Beobachtung).

Es gibt keine allgemein gültige, sondern nur individuell verschiedene Normenwerte. Gleichgewicht der verschiedenen Funktionen, d. h. Gesundheit, ist möglich bei verschiedenen Individuen mit verschiedenen Normenwerten (§ 4). Dies gilt auch für Wiederherstellung des Gleichgewichts nach einer Schädigung durch Anpassung und Kompensation (§ 6). Alle Beobachtungen weisen auf die Notwendigkeit einer genauen individualisierenden Beurteilung, auch einer individualisierenden Behandlung. Was für ein Individuum normal ist, kann für ein anderes pathologisch sein, Alle Umstände, alle Funktionen und ihre Störungen müssen möglichst genau abgemessen werden.

Sowohl für den Physiologen wie für den Pathologen ist nicht nur das Grenzgebiet, sondern auch das Ganze wichtig. Der Pathologe vermag die abnormen Erscheinungen nicht zu verstehen ohne die normalen zu kennen. Und die genaue pathologische Beobachtung gönnt manchmal einen tieferen Blick in die Lebensvorgänge als verwickelte und einfachere Versuche es vermögen.

§ 3. Leben, Tod und Scheintod.

Die Frage: Was ist Leben? hat man verschieden beantwortet. Einige Forscher betrachten das Leben als eine Zusammensetzung physikalischer und chemischer Vorgänge (Mechanismus). Andere nehmen eine gewisse „Lebenskraft" an, ohne welche das Leben nicht erklärlich sei (Vitalismus). Sicher ist nur, daß wir das Leben restlos in bekannte physikalische und chemische Vorgänge zu zerlegen zurzeit nicht vermögen. Ebenso sicher aber, daß solchen Vorgängen eine um so größere Rolle zuzuschreiben ist, je weiter die Forschung fortschreitet. Hieraus ergibt sich die Notwendigkeit, die Lebensvorgänge immer weiter in physikalische und chemische zu zerlegen. Die noch unbekannten Faktoren mag man dann als „vitale" bezeichnen. Wir sollen uns bei dieser Forschung vor Einseitigkeit hüten und den Zusammenhang und die gegenseitige Beeinflussung der einzelnen Lebensvorgänge im Organismus nicht außer acht lassen, wobei eben noch unbekannte Faktoren eine Rolle spielen.

Was Leben ist, wissen wir nicht. Wir nehmen Leben an, wenn wir gewisse Erscheinungen beobachten: Wachstum durch Assimilation, Stoffwechsel

(Assimilation und Dissimilation), aktive Bewegungen, Drüsensekretion, Fortpflanzung, Reizbarkeit, die zu Anpassung an äußere Umstände führt. Andere Erscheinungen, wie Bildung von Licht, Wärme, elektrischen Spannungsunterschieden, treten auch ohne Leben auf. Von diesen Lebenserscheinungen kommt der Assimilation wohl die größte Bedeutung zu. Diese wesentliche Lebensäußerung liegt nicht nur dem Wachstum zugrunde, sie hat auch die Wiederherstellung des verbrauchten oder geschädigten Protoplasmas zur Folge.

Man nennt die Wiederherstellung eines abgebrochenen Kristalls auch wohl Wachstum. Es kann nämlich ein Kristall, dem ein Stück abgebrochen ist, unter bestimmten Umständen, in einer bestimmten Lösung wieder seine ehemalige Form und Dimensionen gewinnen, und zwar durch einfachen Ansatz des gleichen schon in der umgebenden Lösung vorrätigen Stoffes. Von Assimilation ist dabei aber keine Rede. Die Zelle wächst hingegen, indem sie relativ einfache Eiweißkörper bzw. Bausteine derselben in sich aufnimmt und daraus sich neues, ihrem eigenen gleiches Protoplasma bildet. Sie assimiliert, d. h. sie macht aus fremden Stoffen eigenes Protoplasma. Assimilation bedeutet mit Recht Gleichmachung. Die Zelle vermag auch Stoffe zu spalten, zu dissimilieren. Inwiefern Enzyme bei Assimilation und Dissimilation im Spiele sind, bleibe hier dahingestellt.

Mit den aktiven Bewegungen eines lebenden Organismus sind die mikroskopischen BROWNschen Molekularbewegungen nicht gleichzustellen. Dieser englische Botaniker entdeckte 1827 eine in neuester Zeit eifrig verfolgte Erscheinung: tote, wenn nur genügend kleine Körperchen aus verschiedenen Stoffen, wie Pollenkörner, Mineralien, Metalle usw. machen in Flüssigkeit hin und her oder in unregelmäßigem Zickzack gehende Bewegungen, die mit der Temperatur zunehmen. Sie entstehen durch molekulare Stöße außerordentlich kurzer Dauer, die in verschiedenen Richtungen aufeinander folgen. Sie sind prinzipiell den Bewegungen gelöster Moleküle gleichzustellen.

Tot bedeutet leblos. Der Unterschied ist jedoch nicht immer leicht oder möglich. Die Lebenserscheinungen können so geringfügig sein, daß sie sich der Beobachtung entziehen. Der Holländer LEEUWENHOEK hat schon 1719 beobachtet, daß eingetrocknete Rädertierchen (Rotatorien) in Wasser aufquellen und dann wieder Lebenszeichen geben. Später hat man Amöben auf einem Objektglas aufgetrocknet und dann durch Einwirkung von Wasser wieder „aufleben" lassen. Gewisse Pflanzensamen, Milzbrandsporen usw. können in getrocknetem Zustand jahrelang aufbewahrt werden ohne ihre Keimfähigkeit einzubüßen. In was für einen Zustand finden sich die eingetrockneten Organismen und Samen? Sind sie tot? Das dürfen wir nicht annehmen, denn sie leben unter geeigneten Umständen wieder auf, und wir sind nicht zur Annahme berechtigt, es entstehe lebender aus totem Stoff unter so alltäglichen Umständen. Sämtliche Versuche, eine Generatio spontanea (Abiogenesis) — irreführend auch Heterogenese genannt — zu erzielen, sind ja fehlgeschlagen. Ihre Möglichkeit ist damit, aber unter ganz besonderen Umständen, jedoch nicht ausgeschlossen. Wir müssen einen solchen Zustand als latentes Leben oder Scheintod bezeichnen. Bei Winterschläfern können die Lebenserscheinungen ebenfalls bis ins Unmerkliche herabgesetzt sein. Auch der Mensch kann scheintot sein, so daß nur z. B. durch Einspritzung einer Fluoreszinlösung in eine Ader (ICARD) und eine dann erfolgende Gelbfärbung entfernter Gewebe Blutbewegung, somit Herzwirkung, somit Leben nachweisbar ist.

Aber auch nach dem Aufhören der Herzwirkung und Atmung sind nicht alle Organe sofort tot. MARTIN, LANGENDORFF, u. a. haben Katzen-, Kaninchen- und Hundeherzen, sogar nach Herausnahme aus dem Körper, wieder einige Zeit zum Klopfen gebracht, solange noch keine Totenstarre eingetreten war, KULIABKO sogar nach der Totenstarre. Auch das menschliche Herz kann nach dem Tode wieder klopfen (KULIABKO u. a.). Die „Wiederbelebung" erfolgt durch Einführung defibrinierten Blutes oder physiologischer Kochsalzlösung

oder RINGERscher Flüssigkeit von Körpertemperatur von der Aorta aus in die
Kranzschlagader. Ein solches Herz klopft aber nur eine beschränkte Zeit, z. B.
einige Stunden. Ist dann all seine Energie verbraucht? Wir wissen es nicht.

Ferner können Hautstückchen, durch Abschabung einem lebenden Menschen entnommen, mehrere Tage lang in physiologischer Kochsalzlösung aufbewahrt werden und durch Verpflanzung an einem anderen Menschen anwachsen.

§ 4. Abnormität und Krankheit, Patho- und Nosologie.

Die Pathologie ist die Wissenschaft der abnormen Formen und Funktionen.
Sie umfaßt die Nosologie (Krankheitslehre), obwohl man nicht selten Genus
Pathologie mit Spezies Nosologie verwechselt. Ein Bein zu wenig oder ein
Finger zu viel ist ein Pathos, eine Abnormität, aber keine Krankheit (Nosos).
Nur bestimmte Abnormitäten bezeichnen wir als Krankheiten. Welche?

Fangen wir an mit der Namendefinition. Arzt und Laie nennen nur den
Menschen krank, dessen Lebensvorgänge gestört sind, so daß sogar das Leben
bedroht wird. Wir nennen den mit hohem Fieber oder bewußtlos darnieder-
liegenden oder den in Orthopnoë nach Luft schnappenden oder den kachek-
tischen Menschen krank. Meinungsunterschiede zwischen Arzt und Laie sind
einer verschiedenen Urteilsfähigkeit zuzuschreiben. Leichte Störungen des
Lebensablaufs deuten wir als Unwohlsein an. Seelenkrank nennen wir den
Menschen, dessen Seelenleben gestört ist, ohne daß er sich dieser Störung bewußt
ist, was aus dem Mitergriffensein seines Urteils verständlich ist. Seine Wahn-
ideen sind ihm Wahrheit. Als Krankheit bezeichnen wir somit eine Summe
von Funktionsstörungen gewissen Grades.

Was ist nun das Wesen, welches die Quelle dieser Funktionsstörungen?
VIRCHOW bestimmte Krankheit als „Leben unter veränderten Bedingungen".
Diese Definition ist aber zu weit. Nicht alle Mitglieder einer Reisegesellschaft
auf einem Schiff werden seekrank, obwohl doch alle unter veränderten Bedingungen leben. Die gleiche Veränderung der äußeren Bedingungen bewirkt
offenbar nicht bei allen die gleiche Veränderung der inneren Zustände und
Verrichtungen, ohne welche Seekrankheit ausbleibt. Wir können im allgemeinen
sagen, daß nur bestimmte Funktionsstörungen krank machen. Wir müssen
zunächst die nicht-lebenswichtigen Organe, wie viele willkürliche Muskeln, Beine,
Arme, Speicheldrüsen, von den lebenswichtigen wie das Gehirn, das Herz, die
Lungen, Nieren, Nebennieren, Schilddrüse usw. unterscheiden. Letztere sind unentbehrlich für das Leben, wenn auch von den paarigen Organen eins genügt.
Sämtliche Organe beeinflussen sich in ihrer Tätigkeit gegenseitig. Wird die
Tätigkeit eines lebenswichtigen Organs gestört, so erfolgen Funktionsstörungen
der übrigen mehr oder weniger. Geschieht dies in gewissem Grade, so ist der
Organismus krank. Krankheit ist somit ein funktioneller Begriff, wenn auch
ihr stoffliche Zellveränderungen zugrunde liegen.

Aber nicht jede stoffliche Veränderung und nicht jede Funktionsstörung
bedeutet Krankheit. Fibröse Verdickungen der serösen Häute, des Endokards,
Geschwülste, sogar ziemlich ausgedehnte entzündliche Veränderungen der
Leber, der Nieren, der Lunge, können bestehen ohne Krankheit. Die Organe
und der Organismus verfügen nämlich über eine Anpassungsfähigkeit (§ 6),
welche ungewöhnliche Leistungen ermöglicht. Erst wenn die Grenzen dieser
Anpassungsfähigkeit überschritten werden, setzt Krankheit ein, und dann wird
das Leben mehr oder weniger gefährdet. Dann gewinnt die primäre Funktionsstörung eine lebenswichtige Bedeutung. Diese lebenswichtige Funktionsstörung ist das Wesen der Krankheit. Sie hat sekundäre Funktionsstörungen anderer Organe (Krankheitserscheinungen) zur Folge.

In der Regel ist ungenügende Tätigkeit, somit Insuffizienz eines lebenswichtigen Organs, das Wesen der Krankheit, welche dann von sekundären Funktionsstörungen der übrigen Organe gefolgt wird. So hat ungenügende Herzwirkung eine Abnahme des Gaswechsels in den Lungen, der Harnausscheidung und anderer Verrichtungen zur Folge. Das Wesen der GRAVES-BASEDOWschen Krankheit (§ 111) scheint jedoch Hyperthyreoidie, somit eine zu starke Sekretion der Schilddrüse zu sein. Vielleicht ist diese aber nicht primär, sondern von Seelenstörung bedingt.

Die sekundären Funktionsstörungen können andere, tertiäre Störungen bewirken usw., so daß verwickelte Zustände und Circuli vitiosi auftreten. So tritt ein Circulus vitiosus bei Herzinsuffizienz ein, wenn das Herz durch die sekundäre Abnahme der Atmung geschädigt und damit seine Wirkung ungenügender wird. Wirkt das primär insuffiziente Organ, durch geeignete Behandlung, wieder genügend, so hören auch die sekundären und weiteren Funktionsstörungen auf, solange nicht unheilbare anatomische Veränderungen eingetreten sind. Der Grad der sekundären Funktionsstörungen kann als ein gewisser Maßstab des Grades der primären Funktionsstörung dienen.

Die Zell-, Gewebe- und anatomischen Veränderungen, die einer Krankheit zugrunde liegen, können sehr verschieden sein. So kann Herzinsuffizienz auftreten durch Fettherz, durch Myokarditis, bei Hypertrophie. In jedem einzelnen Fall sind die Natur und Ausdehnung dieser Veränderungen zu bestimmen. Auch bei Seelenkrankheiten, die wir uns nicht ohne Hirnveränderungen denken. Ihre Abhängigkeit von stofflichen Veränderungen erhellt z. B. bei den Inanitionspsychosen: eine Melancholie durch körperliche Erschöpfung kann vollkommen ausheilen, sobald Ruhe und Ernährung den Körper wiederherstellen.

Betrachtet man ein Organ oder gar eine Zelle als Einheit, so kann diese Einheit an und für sich krank genannt werden, auch wenn der übrige Körper gesund ist. In diesem Sinne kann man von Augen-, Haarkrankheiten usw. reden.

Krankheit ist auch ein energetischer Begriff (§ 11). Gesundheit besteht, wenn die Leistungen der lebenswichtigen Organe sich über ein Minimum erheben, gleichgültig, ob die Organe normal oder abnorm verändert sind. Solange ein gewisses Gleichgewicht ihrer Funktionen besteht, ist ihr Besitzer gesund. Krankheitszustand ist ein statischer, potentieller Begriff: wir denken an den Organismus in Ruhe und fragen nach der Größe seiner Leistungsfähigkeit. Krankheitsvorgang ist ein kinetischer Begriff, der alle anatomischen und funktionellen Änderungen umfaßt, die neben und auseinander entstehen. Krankheitsbild ist ein klinischer Name, der die Summe aller abnormen Erscheinungen bei einer Krankheit andeutet. Nicht alle diese Erscheinungen sind lebenswichtige. So z. B. kann eine Hirnblutung durch erhöhten Hirndruck das Bewußtsein aufheben und das Leben bedrohen. Aber die diagnostisch wichtige, durch sie bewirkte Hemiplegie (halbseitige Lähmung) bedroht das Leben nicht. Das Exanthem ist bei manchen (exanthematischen) Infektionskrankheiten eine diagnostisch wichtige, obwohl nicht lebenswichtige Erscheinung, und keine Funktionsstörung. Damit ist nicht gesagt, daß die Hautveränderungen bei schweren Pocken und das zu Bronchitis und Bronchopneumonie führende Enanthem bei Masern nicht lebensgefährlich werden können, nur, daß sie es manchmal nicht sind. Bei Masern pflegt sogar der Ausbruch des Exanthems mit bedeutender Besserung einherzugehen.

Man benennt Krankheiten nach dem Krankheitsbild, oder nach der primären anatomischen Veränderung, oder nach dem Krankheitserreger: Scharlach, Nephritis, „streptococcie, colibacillose" (der Franzosen). Anatomische und besonders bakterielle Namen sind jedoch oft ungeeignet zur Andeutung einer Krankheit. Parasitäre Namen deuten ja nur eine bestimmte Infektion an. Und dieselbe Infektion kann zu verschiedenartigen Krankheiten führen, schon dadurch, daß sie nicht immer dasselbe Organ schädigt, während sie andererseits ohne Krankheit bestehen kann. Eine leichte Pneumokokkenbronchitis ist etwas anderes als eine tödliche Pneumokokkenmeningitis. Auch anatomische Namen sind nicht empfehlenswert.

So z. B. ist Osteomyelitis nicht der Name der Erkrankung, sondern des Entzündungsherdes, wo die Bakterie wächst und Gift abgibt das durch Schädigung anderer
Organe krank macht. Ferner ist Krebs überhaupt nicht der Name einer Krankheit,
sondern einer Geschwulst, die durch Sitz, Nekrose mit Verschwärung usw. krankmachen, aber auch ohne Erscheinungen bestehen kann.

Man pflegt Vergiftungen nicht zu den Krankheiten zu rechnen. Das mag
von einem praktischen, forensischen Standpunkt aus gewisse Berechtigung haben,
von einem wissenschaftlichen Gesichtspunkt aus ist es vollkommen gleichgültig,
ob bestimmte Funktionsstörungen einem organischen oder anorganischen, einem
parasitären oder nicht-parasitären Gift zuzuschreiben sind.

Es kann ein Gift, oder eine Schädlichkeit überhaupt, mehrere Krankheiten hervorrufen. So vermag Quecksilber, bei Vergiftung, nicht nur die Darmschleimhaut
zu nekrotisierend-fibrinöser Entzündung zu führen, wodurch heftiger Durchfall,
sondern auch das Nierengewebe so anzugreifen, daß trübe Schwellung und Nekrose
mit Anurie auftritt. Selbstverständlich können auch zwei oder mehr Krankheiten
verschiedenen Ursprungs bei einem Individuum auftreten.

Die Erscheinungen (Krankheitsbild) einer krankhaften Funktionsstörung
zeigen individuelle Unterschiede, die bedeutend sein können und nicht
nur Verschiedenheiten des Grades der primären Funktionsstörung, sondern
auch verschiedenen Normenwerten und dem Umstand zuzuschreiben sind, daß
die verschiedenen sekundären Funktionsstörungen nicht bei allen Individuen
gleich leicht auftreten. So bekommt der eine durch Herzinsuffizienz am frühesten eine Stauungsleber, ein anderer Stauungsnieren usw.

Die Krankheitsforschung hat folgendes zu berücksichtigen: 1. Durch
das Zusammentreffen gewisser ursächlicher Faktoren (§ 10) entsteht 2. eine Zell-,
Gewebe- oder anatomische Veränderung, welche zu 3. einer lebenswichtigen
Funktionsstörung eines Organs und dadurch zu 4. sekundären Funktionsstörungen (Krankheitserscheinungen) führt. Tertiäre Störungen, Circuli vitiosi,
können hinzukommen. Außerdem können diagnostisch wichtige, aber das Leben
nicht bedrohende Erscheinungen, wie Exantheme, Albuminurie usw. auftreten.
Sowohl der Kliniker, der Arzt, wie der Patholog-Anatom haben somit Anteil
an der ursächlichen Forschung, wie sich aus dieser Übersicht ergibt. Die ursächliche Forschung muß auch nicht-krankhafte Abnormitäten berücksichtigen, weil
sie durch Zunahme krankhafte Bedeutung gewinnen können. Diese Teile der
Krankheitsforschung hängen unzertrennlich zusammen, wenn auch der einzelne
Forscher sich oft insbesondere oder gar ausschließlich mit einer Frage beschäftigt.

Die allgemeine Pathologie bzw. Nosologie spürt den Gesetzen nach, den
geometrischen Orten, denen Abnormitäten bzw. Krankheiten angehören. Die
allgemeine Pathologie ist gleichsam die Grammatik der Pathologie. Man
vergißt zu oft, daß eine Erscheinung nicht vereinsamt im Weltall steht, sondern
gleichsam wie ein Punkt mit anderen Punkten bestimmten geometrischen
Orten gehört. So hat man eine Zeitlang geglaubt, es deuten Lymphozyten
bei einer flüssigen Serositis auf einen tuberkulösen, Plasmazellen auf einen
syphilitischen Ursprung der Entzündung hin. Als ob im Weltall die Lymphozyte und der Tuberkelbazillus, die Plasmazelle und die Spirochaete pallida
je eine Sonderstelle einnähmen! Diese Ansicht hat sich als irrig herausgestellt.
(Vgl. §§ 37 und 69). Wer die allgemeine Bedeutung einer Erscheinung festzustellen sucht, bevor er eine Schlußfolgerung macht, wird nicht leicht in einen
solchen Irrtum verfallen. Dem Forscher sei das kleinste nicht zu klein, er
lasse sich aber durch die großen Linien leiten!

§ 5. Wechselbeziehungen (Korrelationen) im Organismus.

Ebenso wie die Individuen und Gruppen von Individuen in einem Staat
beeinflussen Zellen, Zellgruppen, Organe und Organgruppen sich gegenseitig

in ihrer Tätigkeit. Wir wissen nicht viel von diesen Wechselbeziehungen, obwohl es, besonders seit der Forschung der Tätigkeit der „Blutdrüsen" (§ 109) nicht an Vermutungen und Annahmen gefehlt hat. Man hat Enzymwirkung angenommen ohne sogar die Wirkung selbst rein dargestellt zu haben (§ 22 e).

Mit CUVIER und DARWIN redet man wohl von Korrelation zwischen Eigenschaften, wie zwischen der Größe von Händen und Füßen, zwischen blauen Augen, Taubheit und weißer Farbe bei Katzen. In solchen Fällen ist eine gegenseitige Beeinflussung dieser Eigenschaften nicht erwiesen. Auch bei funktionellen Beziehungen dürfen wir die Möglichkeit eines Zusammentreffens ohne gegenseitige Beeinflussung, nur durch eine gemeinsame Anlage oder aus einer gemeinsamen Wirkung nicht außer acht lassen. Nimmt die Tätigkeit zweier Organe ab, so ist es möglich, daß die eine Tätigkeit, z. B. der Nieren, durch die Abnahme des anderen, z. B. des Herzens, Not leidet. Es ist aber auch möglich, daß die Tätigkeit zweier Organe, z. B. der Nieren und Lungen, abnimmt infolge von Herzinsuffizienz. Wir dürfen auch nicht ohne weiteres voraussetzen, daß die Beeinflussung der Tätigkeit eines Organs durch die eines anderen Organs eine korrelative im Sinne der Gegenseitigkeit ist. So nimmt die Nierentätigkeit mit der Herzwirkung ab, das Umgekehrte trifft jedoch nicht immer zu.

Wir kennen Korrelationen physikalischer, chemischer und solche einer noch nicht näher anzudeutenden Natur. Nimmt der Bauchinhalt durch eine Geschwulst oder Aszites, und damit der intraabdominale Druck zu, so erschwert das die Zusammenziehung des Zwerchfells, somit die Atmung. Dadurch nimmt aber andererseits die Resorption der Aszitesflüssigkeit ab (auch durch Zusammendrückung intraabdominaler Lymphgefäße durch den erhöhten Bauchdruck). Schwillt die Leber bei Herzinsuffizienz durch Blutstauung an, so erschwert die vergrößerte Leber ihrerseits die Zusammenziehung des Zwerchfells und gar die Herzwirkung. Das sind Beispiele mechanischer Korrelation. Auch thermische dürfen wir annehmen: Steigt die Bluttemperatur an durch erhöhten Stoffwechsel, so nimmt dieser höchstwahrscheinlich durch die höhere Temperatur der Gewebe zu. Wir wissen nicht, ob die größere Puls- und Atmungszahl bei erhöhter Bluttemperatur eine größere Arbeit des Herzens und der Atemmuskeln bedeutet. Trifft dies aber zu, so steigt dadurch wiederum die Bluttemperatur an. Wahrscheinlich kommen auch elektrische und osmotische Korrelationen vor. Von hervorragend physikalischer Natur ist die Wechselbeziehung zwischen Darm-, Haut- und Nierentätigkeit, die ja an erster Stelle durch den Wassergehalt des Blutes vermittelt werden. Je mehr Wasser von einem dieser Organe ausgeschieden wird, um so weniger wird durch die beiden anderen dem Blut entzogen, und oft auch umgekehrt, wenn ein Organ zu wenig Wasser entfernt. Reichliches Schwitzen ohne entsprechend viel Trinken hat Oligurie und trägen Stuhlgang zur Folge. Heftiger Durchfall pflegt mit Oligurie und wenig Schwitzen, ja Eintrocknung der Haut und übrigen Gewebe einherzugehen. Durch diese Wasserentziehung aus den Geweben kann die Aufsaugung flüssigen Exsudats gefördert werden. Bei Quecksilbervergiftung sowie bei Cholera pflegt nicht nur starker (Brech)durchfall, sondern außerdem Schädigung der Niere durch das Gift zu Oligurie bzw. Anurie zu führen. Reichliche Milchabsonderung und trägen Stuhlgang trifft man in der Regel nebeneinander an, während Durchfall von Abnahme der Milchabsonderung gefolgt zu werden pflegt. Polyurie kann ebenfalls Eintrocknung der Gewebe zur Folge haben. In diesen Beispielen kann man die Funktionsstörungen mehr oder weniger genau messen. Dies sollen wir auch in anderen Fällen erstreben.

Chemische Wechselbeziehungen bestehen zwischen Drüsen mit äußerer sowie zwischen solchen mit innerer Sekretion untereinander und mit anderen

Organen. So macht die im Magen abgesonderte Salzsäure den Inhalt des Duodenums sauer, was Schließung des Pförtners zur Folge hat, so daß kein saurerer Mageninhalt in das Duodenum gelangt, bevor die Reaktion dessen Inhalts alkalisch geworden ist und sich der Pförtner öffnet. Vgl. S. 758.

Zu den Korrelationen noch nicht näher anzudeutender Natur gehören die seelischen, psychisch-somatischen und „nervösen", d. h. durch Nerven vermittelten. Eine muntere Stimmung fördert geistige sowie körperliche Arbeit, ebenso wie die Erledigung einer Aufgabe Genugtuung und Munterheit schenkt. Gemütserregungen vermögen den Schlaf zu stören, während gestörter Schlaf die Empfänglichkeit für Gemütserregungen erhöht. Es gibt keine Grenze zwischen „rein seelisch" und „somatisch". Traurigkeit und Melancholie können zu trägen Stuhlgang, Appetitmangel, Abnahme der Speichelabsonderung, Störungen der Verdauung, umgekehrt aber können träger Stuhlgang und gestörte Verdauung zu einer gedrückten, dumpfen Stimmung führen. Inanition kann eine Psychose, z. B. Melancholie, zum Ausbruch bringen, umgekehrt scheinen Psychosen von Störungen des Stoffwechsels gefolgt werden zu können. Hyperchlorhydrie ist nicht selten die Folge von Sorge und Plage, während sie umgekehrt, schon durch den Magenschmerz nach der Mahlzeit, die Stimmung, Arbeitslust usw. beeinflussen kann.

Zu den nervösen Korrelationen gehören die reflektorischen. Zu oft hat man eine Erscheinung unbekannten Ursprunges als eine „reflektorische" betrachtet und behandelt, nicht immer zum Wohl des Patienten!

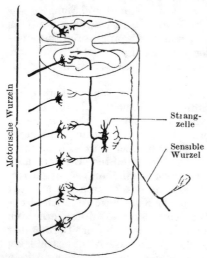

Abb. 2. Schema der Reflexbogen im Ruckenmark (nach HENLE-MERKEL). Nach anderen Forschern hangen die roten, blauen und schwarzen Fortsatze (Dendrite) der Nervenzellen zusammen.

(Bildbeschriftungen: Motorische Wurzeln — Strangzelle — Sensible Wurzel)

Reflektorisch ist nur eine Erscheinung, die auftritt durch Reizung eines sensiblen Nerven (afferente Bahn), der den Reiz zum Reflexzentrum im grauen Stoff des Rückenmarks bzw. verlängerten Marks oder Mittelhirns leitet, wo er in eine motorische oder sekretorische (efferente) Bahn tritt, so daß er das „effektorische" Organ (Muskel oder Drüse) erreicht und reizt. Die afferente und efferente Bahn bilden mit dem Reflexzentrum den Reflexbogen, mit welcher Bezeichnung man auch wohl die Verbindung zwischen afferenter und efferenter Bahn andeutet. Die höheren Reflexbogen in Kleinhirn, Stammganglien und Großhirn kennen wir wenig. Wir dürfen offenbar nur solche motorische oder sekretorische Erscheinungen als reflektorische auffassen, die einer nachgewiesenen Reizung eines sensiblen Nerven zuzuschreiben sind, wenn wir außerdem zur Annahme genügend berechtigt sind, daß der Reiz in einem Reflexzentrum in die zugehörige efferente Bahn geleitet worden ist.

Man hat aber sogar Seelenstörungen, wie Hysterie, als reflektorische, von der Gebärmutter aus ausgelöste, bezeichnet. Es ist allerdings die Möglichkeit nicht zu leugnen, daß Reizung eines sensiblen Nerven den seelischen Zustand ändert, eine Reflexwirkung ist das aber nicht. Einen reflektorischen Schmerz gibt es auch nicht. Wohl kennen wir Irradiation (Ausstrahlung) eines Schmerzens, indem der Reiz durch anastomotische Nervenzweige in eine andere sensible Nervenbahn übergeleitet oder die Empfindung dorthin verlegt wird. So kann bei Karies eines oberen Mahlzahns Schmerz in einem unteren empfunden werden. Es gibt Erscheinungen, die vielleicht als reflektorische, aber auch als anderen Ursprungs zu deuten sind. Kühlt man z. B. die Bauchwand ab, so tritt zunächst Hyperämie, sodann Anämie der Ohren ein, was sich bei Kaninchen leicht nachweisen läßt. Nun ist man doch nicht ohne weiteres zur Annahme einer „reflektorischen" Lähmung bzw. Krampf der Ohrengefäße berechtigt. Demgegenüber ist Irradiation des Reizes im sympathischen Nervensystem eine noch näher nachzuforschende Möglichkeit. Außerdem kann die Abkühlung der Bauchwand zunächst Verengerung der Bauchgefäße bewirken, welche das Blut in die Kopf-, auch in die Ohrengefäße treibt, während eine darauf eintretende Erweiterung („Reaktion" S. 90) dieser Gefäße Blut ansaugt, so daß die Ohren anämisch werden.

Anschwellen sowohl der Geschlechtsteile wie der Nasenschleimhaut durch geschlechtliche Erregung ist als eine gleichzeitige Wirkung zu betrachten.

Koordinatorische Muskelwirkung kann zum Teil auf Wechselbeziehung beruhen, indem die Kontraktionsgröße eines Muskels sich nach der eines anderen fügt. Auch erinnern wir hier an die verstärkte Herzwirkung und Atmung bei Körperarbeit, auf die wir später zurückkommen, an die Gefäßerweiterung in einem arbeitenden Organ. Ziehen sich die Gefäße anderer, ruhender Organe zugleich, gleichsam koordinatorisch, zusammen, oder verengern sie sich, einfach weil ihnen durch das arbeitende Organ Blut entzogen wird? Dunkel sind die Beziehungen zwischen Blut zerstörenden und Blut bildenden Geweben, auch bei Blutneubildung nach Blutverlust. Ebenso unklar sind die täglichen Schwankungen der Körpertemperatur und der Pulszahl.

Wichtig sind die Wechselbeziehungen zwischen vermehrter Arbeit und zunehmender Leistungsfähigkeit eines Organs durch Hypertrophie, wie wir das z. B. von willkürlichen Muskeln und vom Herzmuskel wissen. Auch sei noch die mögliche Korrelation zwischen vermehrter Herzwirkung und erhöhtem Blutdruck erwähnt: erstere führt, ceteris paribus, zu Erhöhung des arteriellen Blutdrucks und diese ihrerseits zu Vermehrung der Herzarbeit.

Recht wenig wissen wir von den Wechselbeziehungen zwischen Zelleib und Zellkern (§ 55).

Schließlich dürfen wir die Wechselbeziehungen zwischen dem Menschen und dem „übrigen" Weltall nicht außer acht lassen. Die kosmisch-tellurischen Einflüsse der Alten sind nicht so lächerlich, wie einige Forscher sie betrachten. Seinerseits ändert der Mensch durch seine Industrie usw. fortwährend die Form und Verteilung der Energie im Weltall, obwohl diese Wirkung relativ klein ist. Die Änderung des ihn umgebenden Teils des Weltalls durch seine Hand kann aber dem Menschen, vom gesundheitlichen Standpunkt aus, unverkennbar nützlich oder schädlich werden.

§ 6. Anpassung im Organismus durch Reserveenergie, Hypertrophie. Hyperplasie und Gewöhnung.

Bei der Autopsie finden wir oft, manchmal sogar ausgedehnte Veränderungen der Organe und Gewebe, die kürzere oder längere Zeit während des Lebens bestanden haben müssen, wie Entzündungsherde, chronische fibröse Myokarditis und Nephritis, Hirngeschwülste usw. Die Latenz solcher Veränderungen während des Lebens weist auf eine Anpassung des Organismus in solchen Fällen hin, wo ein lebenswichtiges Organ geschädigt wurde. Welcher Natur ist diese Anpassung?

Wir müssen zwei Möglichkeiten unterscheiden: Zunächst kann die Arbeitsfähigkeit eines Organs abnehmen und der Organismus seine Leistungen dementsprechend, zunächst manchmal nicht vollkommen bewußt, herabmindern. Eine Anpassung im engeren Sinne ist das nicht. Man könnte höchstens von einer passiven Anpassung reden, im Gegensatz zur aktiven, welche in Kompensation einer Störung besteht. Wenn z. B. ein Fettherz sich herausbildet,

indem Fett sich im bindegewebigen Gerüst des Herzens, namentlich subepi-
kardial, ablagert und den Herzmuskel zu immer fortschreitender Atrophie
bringt, so nimmt die Leistungsfähigkeit dieses Organs allmählich ab. Der Herzmuskel ist aber schon bedeutend atrophisch, bevor sich seine verringerte Leistungsfähigkeit kundgibt. Zunächst vermeidet der Besitzer schwere Anstrengungen, dann auch leichtere, schließlich aber wird er von der leichtesten Anstrengung, vom Treppensteigen, ja vom Gehen in der Ebene, kurzatmig. Wie
verstehen wir das? Im Liegen leistet das Herz die geringste, im Stehen etwas
mehr, beim Gehen in der Ebene wiederum etwas mehr und beim Treppen-
oder Bergsteigen noch mehr Arbeit. Hieraus folgt, daß das normale Herz nicht
immer, sogar nur ausnahmsweise mit aller verfügbaren Energie arbeitet. In
der Regel bleibt somit eine Energiemenge übrig, die wir Reserveenergie
nennen. Diese Reserveenergie ermöglicht eine sofortige größere Arbeitsleistung
wie beim Bergsteigen. Nimmt aber das Herzmuskelprotoplasma, wie bei Fettherz, ab, so wird auch die verfügbare Energie, und damit die Reserveenergie
geringer, bis schließlich das Herz auch zu einer geringfügigen Mehrleistung,
ja zur möglichst geringen Arbeitsleistung nicht mehr fähig ist.

Aktive Anpassung besteht in vermehrter Tätigkeit, welche andere Störungen — wie z. B. der Herzmuskel eine hämodynamische Störung durch einen
Herzklappenfehler — zu kompensieren vermag. Der Herzmuskel wird durch
seine Reserveenergie zu sofortiger Mehrarbeit befähigt und allmählich, bei
genügender Ernährung, noch mehr durch Hypertrophie. Der hypertrophische
Herzmuskel vermag eine hämodynamische Störung, der hypertrophische Darm-
muskel eine durch Darmverengerung erschwerte Fortbewegung des Darminhalts
so vollkommen zu beseitigen, daß die Störung lange Zeit verborgen bleibt.
Auch willkürliche und glatte Muskeln tun das. Wahrscheinlich wirkt jedes
normale Organ unter normalen Umständen nur mit einem Bruchteil seiner
verfügbaren Energie, so daß eine Reserveenergie übrig bleibt. Bewegungen
wie Gehen, Radfahren, Schreiben, Schwimmen, Reden, Singen usw. werde
ökonomisch, mit möglichst geringer Anstrengung und Ersparung von Reserveenergie ausgeführt, sobald man sie erlernt hat. Wer aber eine solche koordinierte
Bewegung noch erlernen muß, strengt sich übermäßig an und ermüdet dann
auch bald. Der geübte Radfahrer vermag durch seine Reserveenergie einen
nicht zu starken Gegenwind, mit Erhaltung der gleichen Fahrgeschwindigkeit,
zu überwinden. Der Arbeiter, dem ein Unfall einen oder mehrere Muskeln
geschädigt hat, vermag doch — innerhalb gewisser Grenzen — durch die Reserveenergie dieser und anderer Muskeln, nach einiger Übung, seine Aufgabe zu
erfüllen. Auch die ruhige Atmung geht mit Ersparung einer Reserveenergie
von statten, wie aus der viel größeren Anstrengung (Dyspnoe) erhellt, wenn
der Atmungswiderstand zunimmt.

Bei Muskelwirkung tritt im allgemeinen Ermüdung um so rascher auf,
je mehr sich der Muskel anstrengt. Bedenken wir, daß Ermüdung ein durch Tätigkeit entstehendes Unvermögen zu weiterer Leistung ist, so verstehen wir, daß sie
um so länger ausbleibt, je mehr Energie, ceteris paribus, in der Zeiteinheit erspart
wird. Damit soll nicht gesagt sein, daß jede Ermüdung einer Erschöpfung der
Energie zuzuschreiben ist. Spritzt man etwas Blut eines ermüdeten Hundes in die
Ader eines nicht ermüdeten Hundes ein, so zeigt dieser sofort Ermüdungszeichen
(J. RANKE, TIGERSTEDT). Dies berechtigt zur Annahme, daß durch Muskelwirkung
ein Stoff entsteht, der sich im Blute anhäuft und Muskeln oder Nerven oder Nervenzentren vergiftet. Wahrscheinlich ist es ein Dissimilationsprodukt. CO_2 vermag
z. B., ebenso wie Milchsäure, einen Muskel zu lähmen. WEICHARDT nimmt ein
„Kenotoxin" als „Ermüdungsstoff" an. Nach einiger Zeit hat sich der Hund erholt.
Was ist dann mit dem Gift geschehen? Wir wissen es nicht. Wir müssen die Möglichkeit annehmen, daß auch dann, wenn noch eine gewisse Energiemenge verfügbar

ist, Ermüdung eintreten kann, indem sich das Muskelgift, auch bei längerdauernder, geringer Bewegung anhäuft

Aber auch damit sind noch nicht alle Ermüdungsmöglichkeiten erschöpft. Was bewirkt die leichte Ermüdbarkeit der erschöpften Leute und der Neurastheniker, auch nach einer Ruhe, die für einen normalen Menschen zur Erholung sicher ausreicht? Wir müssen da an Gewebeveränderungen anderer Natur, auch an die Auffassung gewisser Erscheinungen als Folgen eines Aufbrauchs (EDINGER, S. 196) denken.

Bemerkenswert ist, daß Änderung der Tätigkeit, solange nicht eine allgemeine hochgradige Ermüdung eingetreten ist, oft zu Erholung führt. Der Radfahrer ruht einigermaßen aus, wenn er eine Strecke geht. Wer sich durch Lesen oder Mathematik ermüdet hat, kann sich durch Schachspiel oder Musik erholen. Ja, sogar durch Lesen eines andersartigen Buches.

BERNSTEIN und BOWDITCH haben nachgewiesen, daß der Muskel eher ermüdet als sein Bewegungsnerv, wenigstens bei elektrischer Reizung, die aber nicht ohne weiteres mit dem „Willensimpuls" gleichzustellen ist.

Die rasche Ermüdung bei ungenügender Herzwirkung oder Atmung dürfte an erster Stelle dem O_2-Mangel und der Überladung mit CO_2 zuzuschreiben sein. Man soll Ermüdung aber nicht in jedem Fall ohne weiteres auf Vergiftung zurückführen.

Obige Bemerkungen gelten wahrscheinlich auch für andere Organe, obwohl wir davon weniger wissen und mehr annehmen müssen. Auch Drüsen (Nieren, Speichel-, Tränen-, Schweißdrüsen) pflegen nicht mit ihrer ganzen Energie zu arbeiten, wie aus der sofortigen Zunahme des Sekrets unter bestimmten Umständen hervorgeht. Auch für geistige Leistungen gilt obiges: die Aufmerksamkeit, das Gedächtnis, der Wille arbeiten in der Regel ebensowenig mit größter Anstrengung.

Im allgemeinen bedingt die Größe der Reserveenergie eines Organs oder Organismus seine sofortige Leistungsfähigkeit und Anpassungsfähigkeit. Nur wer über eine genügende Reserveenergie verfügt, ist seiner Aufgabe so gewachsen wie er es sein kann. Deshalb sind tägliche Ruhe, Ferien, Abwechslung der Tätigkeit zur Erholung erforderlich. Gewisse Anstrengung bedeutet Übung. Eine zu lange fortgesetzte Anstrengung führt aber zu Erschöpfung, zu „Überanstrengung".

Während der senilen Involution nimmt die Energie der Organe und des Organismus ab, was aus der Atrophie der Zellen begreiflich ist. Reifung des Urteils durch Erfahrung vermag allerdings die geringere Leistungsfähigkeit einigermaßen zu kompensieren. Ungenügende Ruhe nach der Arbeit kann den Eindruck einer präsenilen Involution machen. Ich kenne Fälle, in denen man sich, dadurch getäuscht, aus einem Amt zurückzog, daß dann aber mit der Ruhe auch die Reue kam.

Die Jugend pflegt koordinierte Bewegungen rascher zu erlernen, was wohl insbesondere einer größeren Unbefangenheit und einer größeren Reserveenergie zuzuschreiben ist. Ob Hypertrophie in der Jugend leichter eintritt, ist unentschieden.

Tierversuche haben eine große Anpassungsfähigkeit einiger Drüsen ergeben. PAWLOW und seine Schüler haben dargetan, daß der Magensaft, der Bauchspeichel und die Galle unter verschiedenen Umständen in verschiedener Menge und Zusammensetzung abgesondert werden. Ferner lebt der Mensch ebenso wie der Hund ohne Hindernis weiter nach Wegnahme einer Niere. Beim Hund zeigt sich die tägliche Stickstoffausscheidung am nächsten Tage unverändert (S. ROSENSTEIN). Die Harnknäuel vergrößern sich, die Blutgefäße erweitern sich, eine Hypertrophie oder Hyperplasie der Epithelzellen hat man jedoch nicht nachgewiesen. Nach SCHILLING soll die zurückgebliebene Niere in den ersten Wochen nach der Entfernung der anderen erhöhten Ansprüchen (Zufuhr einer reichlichen Kochsalzmenge) nicht genügen, später wohl. Bei der Schrumpfniere ist eine kompensatorische Vergrößerung von Harnknäueln oder Epithel — Wucherung des Kapselepithels bleibt hier außer Betracht — nicht nachweisbar. Trotzdem kann Nierenschrumpfung verborgen bleiben und es kann sogar Polyurie bestehen, ermöglicht durch den erhöhten arteriellen Blutdruck. Die beiden Nieren können bis auf $1/3$ zusammengeschrumpft sein und doch das Leben noch einige Zeit fortbestehen. Hypertrophie des Herzens tritt hier kompensatorisch ein, indem sie den arteriellen Blutdruck ungewöhnlich hoch erhält.

Bei Kaninchen hat PONFICK bis zu $3/4$ und VON MEISTER bis zu $7/8$ der Leber ohne merkliche Funktionsstörungen weggenommen. Innerhalb 2—3 Wochen nach dem Eingriff trat eine Vergrößerung des zurückgebliebenen Abschnitts ein durch „Rekreation", d. h. Neubildung von Leberzellen überall zwischen den alten Zellen. Sie beginnt schon nach einigen Stunden. Die einzelnen „Leberläppchen" behalten im ganzen ihren Bau, obwohl ein mehr unregelmäßiges Auswachsen einer Zellengruppe an der Peripherie eines Läppchens vorkommen mag. Diese Hyperplasie schreibt PONFICK, wohl mit Recht, einem funktionellen Reiz zu. Sie trat ja in gewisser Ferne von der Wunde und ohne Entzündung auf, war also nicht Wundheilung, während ein anderer Bildungsreiz nicht nachweisbar war. Setzen wir Funktionstüchtigkeit der neugebildeten Zellen voraus, so können wir die Neubildung als eine kompensatorische betrachten. STEENHUIS sah, nach Unterbindung eines Pfortaderastes, bei Kaninchen Atrophie des Leberlappens eintreten, der von diesem Ast Blut erhielt. Unterbindung des Astes für drei Lappen führte zu Atrophie dieser Lappen, während der vierte Lappen hypertrophierte. Nun begegnen wir in zirrhotischen und sogar mitunter in Stauungslebern großen Leberzellen. Wir sind jedoch nicht berechtigt, diese Vergrößerung als eine funktionelle Hypertrophie zu deuten, weil eine entzündliche Reizung und gar eine degenerative Schwellung nicht auszuschließen sind (C. DE LEEUW). Ob und warum eine kompensatorische Hypertrophie hier nicht auftritt, wissen wir nicht. Sicher ist nur, daß eine normale Kaninchenleber und eine zirrhotische menschliche Leber zwei grundverschiedene Dinge sind. Jedenfalls aber kann eine weit fortgeschrittene Leberzirrhose latent sein.

Auch vom Pankreas (VON MERING und MINKOWSKI), von der Hypophysis cerebri (CUSHING) und der Schilddrüse (VON EISELSBERG) kann man ohne merkbare Funktionsstörung einen erheblichen Teil entfernen oder es können diese Organe klinisch latente, ausgedehnte anatomische Veränderungen erfahren. Schließlich hat man wiederholt die Milz, z. B. nach traumatischer Ruptur, beim Menschen entfernt ohne merkbare Funktionsstörungen. Ob dann eine keineswegs seltene Nebenmilz oder Lymphdrüsengewebe oder Knochenmark die Tätigkeit übernimmt, wissen wir nicht.

Unentschieden ist, ob bei der ruhigen Tätigkeit eines Organs zugleich alle Zellen, jede aber nur mit einem Bruchteil ihrer Energie, oder abwechselnd die eine oder eine andere Zellgruppe mit Aufwand all ihrer Energie tätig ist. Vielleicht vermag weitere Untersuchung der Bedeutung der hellen und dunklen Leberzellen einiges Licht zu schaffen.

Aber auch ohne daß wir eine Reserveenergie anzunehmen berechtigt sind, kann Anpassung durch Gewebsbildung eintreten, so z. B. schwielige Verdickung der Haut der Fußsohle und des Handtellers durch Reibung und Druck beim Gehen und Greifen. So der kollaterale Kreislauf. So ferner vielleicht auch die Hautpigmentierung durch Beleuchtung. Auch folgende Erscheinung ist als Anpassung zu betrachten:

Nach Durchschneidung des verlängerten Marks sinkt der Blutdruck durch Erweiterung der Schlagader, weil dort das wichtigste vasomotorische Zentrum liegt. Im dorsalen Mark kommen aber spinale Zentren vor, welche jenem untergeben sind und deren jedes einem beschränkten Gefäßgebiet vorsteht. Nach Abtrennung des Kopfmarks sinkt der Blutdruck zunächst tief durch Abnahme des Schlagadertonus. Allmählich nehmen beide aber wiederum zu, was den spinalen Zentren zuzuschreiben ist. Ja, selbst nach vollständiger Fortnahme des Rückenmarks bei Hunden kommt der anfangs verschwundene Tonus wieder zurück (GOLTZ und EWALD). Man schreibt diese Erscheinung der Wirkung vasomotorischer Zentren „dritter Ordnung" zu, die sich in den sympathischen Geflechten oder Ganglien oder in den Gefäßwänden selbst oder in ihrer Nähe finden sollten. Diese Zentren treten vikariierend ein nach Zerstörung der spinalen Zentren (zweiter Ordnung), welche die Tätigkeit der zerebralen Zentren (erster Ordnung) nach Abtrennung des Kopfmarks übernehmen.

Noch ein Beispiel: Es kann nicht nur die Lähmung eines motorischen Nerven allmählich mehr oder weniger vollständig verschwinden, sondern es kann sich auch das Fühlvermögen, nach Zerstörung einer Bahn, in bedeutendem Maße wieder herstellen (FR. MÜLLER), und zwar wahrscheinlich, wenigstens zum Teil, durch stellvertretende Leitung durch kollaterale Bahnen.

Wir vermögen die Natur der Anpassung, ob aktiv oder passiv oder gemischt, oft nicht anzugeben. Im allgemeinen ist die Anpassung um so vollkommener und die Chance auf Latenz um so größer, je langsamer die Störung entsteht und zunimmt. Rasche Erhitzung sprengt Glas, was langsame bis zur gleichen Temperatur nicht tut. Rasche Anhäufung von Flüssigkeit oder Luft zwischen den Pleurablättern vermag Atemnot zu bewirken, während langsame Anhäufung einer gleichen Menge latent bleiben kann. Hypertrophie fordert eine gewisse Zeit. Außerdem kann bei Anpassung Gewöhnung eine Rolle spielen. Wir kennen Gewöhnung an eine Vergiftung (§ 23). Sie ist z. B. möglich bei Kohlensäureüberladung von Blut und Geweben durch Herz- oder Atmungsinsuffizienz, ohne daß wir eine solche Gewöhnung näher anzudeuten vermögen. Spielt sie auch eine Rolle bei der Abnahme des Eiweißverbrauchs beim Hungernden? Man kann sich in einem Bergwerk an Dunkel oder an einen Lärm gewöhnen usw.

Der Arzt vergesse nie, daß durch Anpassung Störungen verborgen bleiben oder schwer nachweisbar sein können!

Wir verstehen, daß „passive" Anpassung beschränkt ist. Warum aber ein hypertrophisches Herz sich schließlich als minderwertig erweist, wissen wir nicht (§ 127).

§ 7. Zweckmäßigkeit, Nützlichkeit und Schädlichkeit.

Anpassung und andere Erscheinungen nennt man wohl „zweckmäßig". H. DRIESCH verteidigt sogar die Entelechie von ARISTOTELES ($\dot{\varepsilon}\nu$ $\tau\dot{\varepsilon}\lambda o\varsigma$ $\ddot{\varepsilon}\chi\varepsilon\iota\nu$ = den Zweck in sich haben) als die Erklärung der Naturerscheinungen. Nun kann aber nur bei bewußten Handlungen von Zweckmäßigkeit die Rede sein und obige Erscheinungen treten zum großen Teil ohne Bewußtsein auf. Wir wollen somit nicht von Zweckmäßigkeit, sondern nur von Nützlichkeit bzw. Schädlichkeit reden.

Welche Erscheinungen sind nützlich, welche schädlich? Wir müssen auch hier individualisieren: Dieselbe Erscheinung kann im einen Falle nützlich, in einem anderen Falle aber unnütz oder gar schädlich sein, oder wir vermögen ihre Bedeutung nicht zu beurteilen. So kann fortschreitende Schwangerschaft das Lebensglück der Eltern erhöhen, sie kann aber der Mutter schädlich werden, wenn diese krank ist und durch die Schwangerschaft kränker wird. Hypertrophie der linken Herzkammer ist nützlich, wenn sie die hydrodynamische Störung durch einen Herzklappenfehler kompensiert, schädlich aber, wenn sie zu einer Hirnblutung führt. Erbrechen ist nützlich, wenn es den Magen von einem giftigen Inhalt befreit, Hyperemesis gravidarum hingegen ist mindestens unnütz, manchmal sogar schädlich, ja sogar tödlich durch subarachnoideale Blutung, wie ich sah. Durch Husten kann man einen Fremdkörper, Exsudat usw. aus den Luftwegen hinausschleudern, bei Laryngitis sicca ist Husten aber schädlich, schon durch Verschlimmerung der Laryngitis.

Es gibt viele Erscheinungen, deren Nützlichkeit wir nicht zu beurteilen vermögen; wie die Pigmentation der Haut bei Morbus Addisonii, die Temperaturerhöhung bei Fieber (s. S. 586), manche Entzündung. So ist die tuberkulöse Hirnhautentzündung bei allgemeiner Miliartuberkulose schädlich durch Erhöhung des Hirndrucks, welche die exsudative Anhäufung besonders der serösen Flüssigkeit in den Hirnkammern bewirkt. Anhäufung einer großen Menge serösen Exsudates zwischen den Pleurablättern hemmt die Atmung, im Herzbeutel hemmt sie die Herzwirkung. Verdünnung des entzündungserregenden Giftes hat demgegenüber eine um so geringere Bedeutung, weil eben seröse Exsudation auf geringe Giftstärke hindeutet. Unbeweglichstellung einer tuberkulösen Lunge durch seröses pleuritisches Exsudat vermag aber die Ausheilung der Tuberkulose zu fördern. Ein festes Leukozyteninfiltrat kann nützlich sein, indem es Bakterien in sich gleichsam einmauert. Bewirkt oder fördert es aber durch Druck Nekrose, oder bildet sich ein Abszeß mit nachfolgender Pyämie aus dem Infiltrat, so erscheint die Frage berechtigt, ob der Verlauf nicht günstiger gewesen wäre, wenn die Bakterien nicht im Infiltrat angehäuft, sondern im Körper verteilt worden wären. Genaue Versuche müssen hier noch Daten zur Beurteilung des allgemeinen Zustandes und der einzelnen Faktoren verschaffen. Thrombose in einem Aneurysma kann nützlich sein, eine Thromboarteriitis oder Thrombophlebitis purulenta aber kann dem Patienten einen raschen Tod durch Pyämie bereiten.

Nur bei nützlichen Erscheinungen kann man von Anpassung reden. Aus obigem erhellt aber, daß es sich um relative Begriffe handelt. Man darf somit die Nützlichkeit einer Erscheinung in einem Falle nicht bezweifeln, weil sie in einem anderen Fall, wo sie nützlich sein würde, nicht eintritt, wie z. B. die Phagozytose, indem eben bei großer bakterieller Giftstärke negative Chemotaxis und Leukopenie erfolgen. Eine Armee, die einen schwächeren Feind besiegt, ist nicht unnütz, weil sie einem stärkeren Feinde weichen würde. Dies ist zugleich ein Beispiel des Gesetzes, demzufolge eine mäßige Reizung erregt, eine starke aber lähmt oder gar tötet.

Obwohl wir nicht teleologisch denken und noch weniger teleologisch verallgemeinern sollen, müssen wir doch versuchen, nicht nur die schädlichen Faktoren in den pathologischen Vorgängen, sondern auch die nützlichen aufzudecken, welche letzteren ja die „vis medicatrix naturae" darstellen. Das ist eine Forderung der Wissenschaft und der Praxis.

§ 8. Humoral-, Solidar-, Zellular- und Konstellationspathologie.

Zu verschiedenen Zeiten und bei verschiedenen Völkern finden wir verschiedene Vorstellungen über Wesen und Entstehung von Krankheiten, es sei als Volksüberlieferung oder in medizinischen Werken. Der Gedanke eines großen Geistes pflegt einen Kern der Wahrheit zu besitzen. Dies gilt auch für viele Volksüberlieferungen. Es kommt nur darauf an, diesen Kern, der exzentrisch liegen kann, aus den ihm umgebenden Irrtümern herauszuschälen. So suchte schon HIPPOKRATES den Ursprung der Hysterie in den Geschlechtsteilen (ὑστέρα bedeutet Gebärmutter). Man gab diese Annahme auf. Neuerdings haben aber FREUD u. a. die Aufmerksamkeit auf Ereignisse im Geschlechtsleben hingelenkt, welche mehr oder weniger unbewußt („unterbewußt") eine Rolle bei der Entstehung von Hysterie spielen können. Im vorigen Jahrhundert ließ man viele, gewiß zu viele Krankheiten durch Erkältung entstehen. Die rasch sich entwickelnde Bakteriologie verdrängte diese Annahme. Später hat sich doch aus Versuchen ergeben, daß Erkältung die Entstehung einer Infektion zu fördern vermag. Und wie viele Behandlungsverfahren verdanken wir nicht der reinen Empirie? Künstliche Schutzimpfungen fanden schon bei Naturvölkern statt, wie die gegen Schlangengift bei gewissen Indianern.

Zu den ältesten Vorstellungen gehören die der Humoralpathologie, welche Krankheit durch Änderungen der Körpersäfte entstehen ließ.

Nach HIPPOKRATES (460—377 v. Chr.) machten fehlerhafte Mischungen, Dyskrasien, jener Säfte den Körper zu kalt oder zu heiß, zu trocken oder zu feucht. Die Körpersäfte waren das Blut, die schwarze Galle (atra bilis, aus der Milz), die gelbe Galle (aus der Leber) und der Schleim. Das sind die vier kardinalen Humores. Eine richtige, gleichförmige Mischung (Eukrasie) dieser Stoffe, die Harmonie der ihnen innewohnenden Kräfte, bedinge die Gesundheit und unterhalte die eingepflanzte Wärme (ἔμφυτον θερμόν).

Nicht nur die acrimoniae (scharfe Säfte), das Purgieren und Schwitzenlassen der älteren Ärzte beruhen auf humoralpathologischen Vorstellungen, sondern auch in unserer Zeit läßt man die „schlechten Säfte" (materia peccans der Alten) durch Pusteln, Geschwüre, Fontanelle, aus dem Körper heraustreten. Daher dürfe man, im Volksmunde, das Ekzema faciei bei Säuglingen nicht zur Heilung bringen. CELSUS redete von „Pus bonum et laudabile", jetzt redet man noch von „das Blut säubern". Im Anfang des 19. Jahrhunderts gab der Wiener Patholog-Anatom ROKITANSKY, ein scharfer Beobachter von großer Erfahrung, in seinem Lehrbuch der Path. Anatomie eine neue Krasenlehre. Von einigen Beobachtungen ausgehend, nahm er gewisse Veränderungen der Eiweißstoffe im Blut, ohne ausreichende chemische Daten, an. So betrachtete er die fibrinöse Pneumonie als Folge eines zu hohen Fibringehalts (Hyperfibrinosis) des Blutes. Von VIRCHOW bekämpft und überzeugt, gab er seine Krasenlehre auf.

Trotzdem wohnt diesen humoralpathologischen Vorstellungen ein richtiger Kern inne. Wir dürfen jetzt annehmen, daß geänderte Zusammensetzung des Blutes bei manchen Krankheiten eine Rolle spielt. So betrachten wir die Hyperglykämie, die Hyperurikämie, die Cholämie als schädlich. Ferner hat man den Aderlaß bei gewissen Zuständen, wie Eklampsie, anscheinend mit gutem Erfolg, angewandt. Bei Störungen der inneren Sekretion muß, unserer Annahme gemäß, das Blut zu wenig oder zu viel eines bestimmten Stoffes enthalten und den übrigen Organen zuführen. Auch bei Infektionskrankheiten und Vergiftungen bekommt das Blut eine andere Zusammensetzung, und zwar zum Heil (Immunität) oder zum Schaden (Toxämie, Aphylaxie usw.) seines Besitzers. Aber in all diesen Fällen sind die Blutveränderungen weder primär oder selbständig, noch die Krankheit selbst, sondern sie vermitteln die sekundären und weiteren Funktionsstörungen. Sie sind primären Funktionsstörungen gewisser Organe zuzuschreiben, somit von primären Zellveränderungen bedingt. Nur künstlich kann man die Zusammensetzung des Blutes, durch Einspritzung oder Entziehung gewisser Stoffe, primär, d. h. unabhängig von Zelltätigkeit, ändern. Zellfreie Körpersäfte verdanken ihre bakterizide Wirkung der Tätigkeit bzw. dem Zerfall von Leukozyten (§ 32).

Nach und neben der Humoralpathologie entwickelte sich die Solidarpathologie, welche von ASKLEPIADES (2. Jahrh. v. Chr.) begründet wurde und Krankheit der Veränderung der festen (soliden) Bestandteile des Körpers zuschrieb.

Es bewegen sich nach ihm die Körpersäfte durch Kanäle (πόροι), die aus Atomen (DEMOKRITUS) aufgebaut sind. Änderung des Zustandes, der Ordnung oder Bewegung der Atome hätte Krankheit zur Folge. THEMISON von Laodicea, ein Schüler ASKLEPIADES', nahm an, daß ein gewisser Tonus (Spannung) der Atome der Gesundheit zugrunde liege. Durch Zunahme dieser Spannung entstehe ein Status strictus, durch Abnahme ein Status laxus, beides von krankhafter Bedeutung. Die späteren iatromechanischen und iatrochemischen Vorstellungen gingen davon aus. In der ersten Hälfte des 18. Jahrhunderts entwickelte sich als eine besondere Form der Solidar- die Neuropathologie, von deren Anhängern CULLEN erwähnt sei: die Nerven beherrschen die Tätigkeit der verschiedenen Organe, fast alle Krankheiten seien Nervenkrankheiten. Durch geänderte Nervenwirkung nehme der Tonus zu (Spasmus) oder ab (Atonia). Spasmus könne aber auch durch Nervenschwäche entstehen. Daß in der Tat gestörte Tätigkeit des Nervensystems eine große Rolle bei der Entstehung von Krankheiten spielen kann, ist nicht zu bezweifeln und der Kern der Wahrheit der „Neuropathologie". Nervenwirkung vermag ja nicht nur den Blutgehalt, sondern auch die Tätigkeit und sogar den Ernährungszustand (neurogene Muskelatrophie) der Gewebe zu beeinflussen.

Außerdem begegnen wir wiederholt der Neigung, Krankheiten besonderen Wesen (entia) oder Kräften oder Änderungen der Lebenskraft (vis vitalis) zuzuschreiben. Man spricht, je nach der Richtung, von Animismus, Dynamismus, Vitalismus. So war nach ARETAEUS (1. Jahrhundert) das Pneuma (Atem) sowohl Weltseele wie Seele der einzelnen Organismen. Es wäre eine Art Äther, der durch die Atmung in das Herz und die Blutgefäße (daher Luft in den Schlagadern) eindringe und sich mit den Körperbestandteilen mische. Je nachdem diese Mischung ausfiel, erfolgte Gesundheit oder Krankheit (pneumatische Schule). Auf den Archaeus von PARACELSUS, den Animismus (Daemonologie, Ontologie) gehen wir nicht ein. Als Kern der Wahrheit in diesen Vorstellungen dürfen wir vielleicht die Rolle der Seele bei der Entstehung und dem Verlauf von Krankheiten betrachten (§ 25).

Allen obigen Vorstellungen haftet der Fehler schrankenloser, einseitiger Übertreibung an. Erzeugnisse der Phantasie wurden mit vereinzelten Beobachtungen zusammengeschmolzen, während Kritik durch festgestellte Daten fehlte. Die Phantasiebilder entfernten sich im Gegenteil immer mehr von der Wirklichkeit. Spekulative Erklärungen wurden versucht, wobei der Hang nach Mystik gelegentlich eine Rolle spielte.

Nun vermag die Phantasie ohne Zweifel die Entwicklung der Wissenschaft zu fördern, nicht aber, indem ihre Erzeugnisse als die festgestellte Wirklichkeit, sondern nur dann, wenn sie als Möglichkeiten, als Fragen, betrachtet werden. Welche Möglichkeit der Wirklichkeit entspricht, kann nur durch induktive Forschung der Wirklichkeit entschieden werden.

Gegen jene abenteuerlichen Auswüchse der Phantasie half keine theoretische Beweisführung. Umsonst betonte FRANCIS BACON (1560—1628) die Notwendigkeit nicht nur der Deduktion (antecipatio naturae), sondern auch der Induktion (interpretatio naturae). Unter Induktion versteht man die Gewinnung eines allgemeinen (generellen) Urteils aus einzelnen in der Erfahrung (Beobachtung) begründeten Urteilen bzw. die Verallgemeinerung einzelner Urteile überhaupt. Haben wir z. B. die Eigenschaften eines Stückes Schwefel festgestellt, und nehmen wir dann an, daß allem Schwefel dieser Gattung die gleichen Eigenschaften zukommen, so ist dies ein induktives Urteil. Alle übrigen, nicht in der Erfahrung begründeten Urteile und Schlüsse, wie die abstrakt logischen Schlüsse usw., sind deduktive. Der Schluß findet dabei vom Allgemeinen auf das Besondere statt: Jeder Baum hat Blätter. Die Eiche ist ein Baum, folglich hat sie Blätter. Wo Deduktion und Induktion richtig zusammenwirken, entwickelt sich die Wissenschaft am raschesten. Die Astronomie und Physik — denken wir nur an die Elektrizität und Thermodynamik — lehren uns das.

GALENUS u. a. haben sogar die Anatomie des Menschen nach Beobachtungen an Tieren aufgebaut. Der Belgier VESALIUS, von 1537 bis 1544 Professor in Padua, bekämpfte diese irrigen anatomischen Deduktionen, welche schon mehrere Jahrhunderte die Medizin beherrschten, und betonte die Notwendigkeit der Zergliederung des menschlichen Körpers. MONDINO hatte übrigens schon zwei menschliche Leichen zergliedert.

Für die Pathologie kam genügend induktive Forschung erst später. HIPPOKRATES forderte allerdings eine sehr genaue individualisierende Untersuchung des Patienten, wobei sogar der Geschmackssinn des Arztes mitwirken mußte, man kam aber nicht weiter als zur Feststellung von Krankheitserscheinungen und Symptomenkomplexen. Der allzu klinische HIPPOKRATES wollte von Anatomie und Physiologie nichts wissen. Und später wurde sein an und für sich vortreffliches klinisches Verfahren durch philosophische Spekulationen verdrängt. Einen großen Schritt in die gute Richtung tat BENIVENIUS (1502), der eine genaue Untersuchung des Krankheitssitzes forderte, allerdings ohne Erfolg, bis MORGAGNI (1771) in seinem Werk „De sedibus et causis morborum" bei jeder Krankheit die Beantwortung der Frage forderte: ubi morbus? Wo, in welchem Organ sitzt die Krankheit? Damit wurde die Krankheitsforschung in pathologisch-anatomische Bahnen geführt. Im gleichen Jahre (1771) wurde BICHAT geboren, der leider schon 1802 starb. Er entwickelte die Grundsätze einer allgemeinen Anatomie: Jedes Organ wird aus Geweben aufgebaut. Bei Krankheit kommt es auf den Nachweis des veränderten Gewebes an.

Im Anfang des vorigen Jahrhunderts folgten wichtige Entdeckungen und Erkenntnisse rasch aufeinander. Der Botaniker SCHLEIDEN erkannte die Bedeutung der Zelle als Formelement der Pflanze, obwohl schon HOOKE (1665) den Ausdruck „Zelle" gebrauchte, MORGAGNI die Zellmembran und FONTANA (1781) den Kern mit dem Kernkörperchen differenzierte. JOHANNES MÜLLER beschrieb die Zellen der Chorda dorsalis und die Knorpelzellen, JAKOB HENLE die Epithelzellen als Decke aller freien Oberflächen. SCHWANN erweiterte dies, indem er alle Pflanzen- und tierischen Zellen als morphologisch gleichwertige Elementarteile betrachtete, aus denen die Gewebe aufgebaut werden.

RUDOLF VIRCHOW entwickelte dann in seiner „Zellularpathologie" (1858) den anatomischen Gedanken weiter dahin: „Alle Versuche der früheren Zeit, ein (solches) einheitliches Princip zu finden, sind daran gescheitert, daß man zu keiner Klarheit darüber zu gelangen wußte, von welchen Theilen des lebenden Körpers eigentlich die Action ausgehe und was das Thätige sei. Dieses ist die Cardinalfrage aller Physiologie und Pathologie. Ich habe sie beantwortet durch den Hinweis auf die Zelle als auf die wahrhafte organische Einheit ... Die Zelle ist wirklich das letzte Formelement aller lebendigen Erscheinungen sowohl im Gesunden als im Kranken, von welcher alle Tätigkeit des Lebens ausgeht".

Sowohl durch fortgesetzte Untersuchung am Menschen wie durch Tierversuche (JOHN HUNTER, MAGENDIE, CLAUDE BERNARD, TRAUBE, u. a.) entwickelten sich Physiologie und Pathologie rasch, sich stützend auf die Ergebnisse der Chemie und Physik. Die Anwendung des Mikroskops, womit der Holländer ANT. VAN LEEUWENHOEK (1695) schon Infusorien, bewegliche und unbewegliche Stäbchen gesehen hatte, sicherte der Parasitologie rasche Fortschritte.

VIRCHOW stellte fest, was durch andere Forscher bestätigt wurde, daß die Zelle nur aus einer Zelle (Omnis cellula e cellula) entsteht und nicht etwa durch eine Art Kristallisation aus einem flüssigen „Blastem", wie SCHLEIDEN und SCHWANN annahmen. BARD betonte die Spezifizität der Zelle, indem er VIRCHOWs Annahme einschränkte: Omnis cellula e cellula eiusdem generis. Dies ist allerdings genauer, aber schon deshalb nicht genau, weil wir die Zellgenera scharf abzugrenzen nicht vermögen (vgl. Metaplasie).

Die Zellularpathologie ist die zurzeit herrschende. Man hat sie aber oft angegriffen, zum Teil durch Mißverständnis, indem man den Vorwurf machte, daß doch wohl nur als höchste Ausnahme eine einzige Zelle Sitz der Krankheit sein würde. VIRCHOW hat aber von „Zelle oder Zellenkomplex" geredet. VIRCHOW selbst hat aber Mißverständnis veranlaßt, indem er sagte: „Cellula est ens morbi". Nun kann offenbar die morphologische Einheit, die Zelle, nicht die Lebenserscheinung selbst, sondern nur Sitz und Quelle normaler und abnormer Lebenserscheinungen sein. Wir müssen somit VIRCHOWs Satz so auffassen: Ohne pathologische Veränderung einer Zelle oder Zellengruppe ist Krankheit ebensowenig möglich wie normale Tätigkeit ohne normale Änderung der Zelle.

LUKJANOW, M. HEIDENHAIN u. a. haben angeführt, daß auch Zwischenzellenstoffe als selbständig zu betrachten seien. So teilen und vermehren sich bindegewebige und elastische Fasern. Ohne dies zu bezweifeln, müssen wir aber den Beweis fordern, daß dies ohne Mitwirkung der Zelle, unabhängig von ihr, geschieht. Und diesen Beweis hat man nicht geliefert. Nach SPALTEHOLZ werden sogar die scheinbar selbständigen elastischen Fasern von einer sehr dünnen Scheide aus Zellprotoplasma umgeben. Nun können wir gewiß nicht die Möglichkeit ausschließen, daß Vermehrung des Zwischenzellenstoffes zu Funktionsstörungen führt. Das ist im Gegenteil manchmal höchstwahrscheinlich, wenn z. B. dadurch sich die Intima einer Schlagader verdickt und letztere abgeschlossen wird. Tritt dann aber Funktionsstörung ein ohne Ernährungs- oder sonstige Störung von Zellen als conditio sine qua non?

Andererseits hat man die ALTMANNschen Körnchen in der Zelle als Elementarorganismen betrachtet, ohne jedoch ihre selbständige Lebensfähigkeit nachzuweisen.

Wieder andere haben betont, man habe es nicht mit einer Zelle oder Zellgruppe, sondern mit dem ganzen Organismus zu tun. Nicht mit Unrecht. VIRCHOW selbst würde das gewiß nicht bestritten haben. Es verschmälert aber die Bedeutung der Zellularpathologie gar nicht. Der Physiker unterscheidet nicht nur drei absolute Einheiten: Masse (m), Länge (l) und Zeit (t), sondern er nimmt außerdem zusammengesetzte Einheiten an, wie Geschwindigkeit (lt^{-1}), Kraft (mlt^{-2}) usw. In einer Armee stellen die Individuen die Elementareinheiten dar, sie bilden aber Gruppeneinheiten (Regimenter, Divisionen usw.). Es kommt jedesmal nur darauf an, welche Einheit man betrachtet oder braucht. Dies gilt auch für Zellen, Zellgruppen und den durch ihre Zusammenfügung und Zusammenwirkung gebildeten Organismus.

Die Zellularpathologie hat große Bedeutung für die Entwicklung der Medizin gehabt und sie hat sie noch immer. Sie hat uns aber noch nicht gegeben, was wir brauchen: Genaue Kenntnis der Beziehung zwischen Formeigenschaften und Tätigkeit bzw. Leistungsfähigkeit der Zelle bzw. Zellgruppe unter normalen und abnormen Umständen. Wir vermögen oft sogar noch nicht einmal zu entscheiden, ob eine Zelle normal oder gar nicht leistungsfähig ist! Ihre Tätigkeit und Leistungsfähigkeit genau an den mikroskopischen Eigenschaften zu messen, vermögen wir ja noch nicht. Eben in dieser mikrofunktionellen Beziehung gehört die Zellularpathologie nicht der Vergangenheit, sondern der Zukunft!

Aber auch wenn die Zellularpathologie uns diese genaue Kenntnis gegeben hätte, würde sie uns nicht ganz befriedigen. Denn die Zelle bzw. Zellgruppe betrachten wir allerdings als Sitz aller Lebenserscheinungen, sie stellt somit den Angriffspunkt für krankmachende Schädlichkeiten, den Sitz ererbter fehlerhafter Anlage, den Ausgangspunkt der Funktionsstörung dar. Es genügt aber nicht alle krankhaften Veränderungen, sogar bis in molekulare Einzelheiten, dieses Angriffspunktes zu kennen, wir wünschen außerdem zu wissen, was die Zelle geschädigt hat und wie dies geschah. Nicht nur für eine wissenschaftliche Erklärung, sondern auch für unseren Kampf gegen Krankheiten und krankmachende Einflüsse müssen wir das wissen. Dazu müssen wir für jeden einzelnen Fall die besondere krankmachende Konstellation ursächlicher Faktoren bestimmen, wie wir im nächsten Abschnitt erörtern sollen. Solche Konstellationen schließen Konstitution, Disposition, Korrelationen usw. in sich. Wollen wir einer solchen Pathologie einen Namen geben, so heiße sie Konstellationspathologie.

Sie verdrängt die Zellularpathologie nicht, sondern sie umfaßt sie, wie die Gesamtforschung eine Einzelforschung. Wer die Zellveränderungen nachforscht, ist Zellularpatholog, ebenso wie derjenige, der der Elastizität eines Gewebes oder den chemischen Einzelheiten eines Stoffwechselvorganges nachspürt, Physiker oder Chemiker ist, solange er das tut, obwohl im Dienste der Konstellationspathologie. Die Konstellationspathologie allein vermag aber den Forderungen einer Naturwissenschaft zu genügen, weil sie nicht nur den Angriffspunkt der krankmachenden Schädlichkeit, sondern sämtliche Bedingungen für ihre Wirkung erforscht.

Allgemeine Ätiologie und Pathogenese.

2. Kapitel.

Krankmachende ursächliche Faktoren.

§ 9. Ätiologie und Pathogenese.

Ursächliche Forschung bedeutet das Suchen der „Erklärung" einer Erscheinung, d. h. die Zurückführung der Erscheinung zu jenem Naturgesetz, dem allein sie sich unterordnen läßt. Daraus ergibt sich die große Bedeutung der allgemeinen Ätiologie und Pathogenese, welche ja die ursächlichen Gesetze festzustellen suchen. Dabei behandelt die Ätiologie die Frage, wodurch Veränderungen eintreten (kausale Genese) im engeren Sinne, während die Pathogenese sich mit der Frage beschäftigt, wie, in welcher Weise eine Veränderung entsteht und sich weiter entwickelt. Sie umfaßt die Art, Natur und Eigenschaften der Formen, die dabei in die Erscheinung treten, mitunter in ganzen Reihen sich auseinander entwickeln (formale Genese). Sie schließt die Histogenese in sich.

Die Fragen wie und wodurch sind wohl zu unterscheiden, obgleich sie zusammenhängen. Beide Fragen sind von großer theoretischer und praktischer Bedeutung. Ersteres ergibt sich aus obigem, letzteres mit Hinsicht auf die „kausale" Behandlung und die Fürsorge (Prophylaxis), die ärztliche Aufgabe kat'exochen.

§ 10. Allgemeines über Ursache, ursächliche Faktoren und deren Konstellationen.

Die im Weltall vorhandene Energie (Arbeitsvermögen) besteht aus vielen kleinen Mengen Energie verschiedener kinetischer oder potentieller Form (Wärme, elektrische Energie, Licht, Schwerkraft, chemische Affinität usw.). Fortwährend ändert sich die Verteilung dieser Energiemengen oder ihre Form oder beides. Es spaltet sich eine Energiemenge in kleinere Mengen oder sie bildet mit anderen eine größere Menge, es wandelt sich kinetische Energie in potentielle um oder umgekehrt, Elektrizität in Wärme oder Licht, Wärme in Bewegung oder umgekehrt usw. Jede Änderung der Verteilung oder der Form der Energie — sie möge unendlich klein oder groß sein — nennen wir Wirkung. Jede Wirkung stellt umgekehrt eine solche Änderung dar.

Was ist nun die Ursache einer bestimmten Wirkung? Blieben alle Umstände immer gleich, es würde sich auch die Verteilung oder Form der Energie nicht ändern. Ihrer Änderung, d. h. einer Wirkung, geht immer eine andere oder gar mehr als eine Wirkung vorauf. Diese voraufgehende Wirkung pflegt man als die Ursache der erfolgenden zu bezeichnen. Bei einigem Nachdenken befriedigt diese Anschauung jedoch nicht, weil die voraufgehende, „auslösende" Wirkung viel kleiner sein kann als die erfolgende. Ein Beispiel: Durch die Fortnahme des letzten Hemmnisses kann ein einziger Mensch ein Riesenschiff von Stapel laufen lassen. Nun befriedigt es nicht, die Fortnahme des Hemmnisses als Ursache der Bewegung des Schiffes zu betrachten. Denn das sich bewegende Schiff könnte ein ganz erhebliches Gewicht heben, wozu hundert und mehr kräftige Männer nicht imstande wären. Die Ur-Sache (HELMHOLTZ), die sich in Bewegungsenergie des Schiffes umwandelt, muß einen mindestens ebenso großen energetischen Wert haben wie diese Bewegungsenergie ($^1/_2$ m v ^{2}). Es ist offenbar die potentielle Energie, die das Schiff vor der Fortnahme des Hemmnisses der Schwerkraft, d. h. der Anziehungskraft zwischen Schiff und Mittelpunkt der Erde, verdankte, die Ursache. Sie verwandelt sich durch die andere, „auslösende" Wirkung (Fortnahme des letzten Hemmnisses) in Bewegungsenergie. Ein Katalysator tritt nicht als Ursache sondern als eine Wirkung beschleunigender Faktor auf.

Die ursächliche Energiemenge scheint häufig, so auch im obigen Beispiel, größer zu sein als die bei der Wirkung erscheinende Energie. In der Tat sind aber beide immer gleich. Nur wird ein Teil der ursächlichen Energie zur Überwindung von Widerständen verbraucht, ein gewisser Teil der Wärme (Entropie) wandelt sich nicht in mechanische Arbeit um usw. Ziehen wir alle solche Energiemengen mit in Rechnung, so ergibt sich kein Schwund eines Teiles der ursächlichen Energie, und es bewährt sich das Gesetz der Erhaltung des Arbeitsvermögens. Wir dürfen in dem von uns betretenen Gebiet die „Relativität" vernachlässigen.

Ursache nennen wir somit die Energiemenge in ihrer Form und Verteilung vor der Wirkung, welche letztere selbst die Änderung der Form oder (und) Verteilung jener Energiemenge darstellt.

Welche Bedeutung hat aber die voraufgehende, „auslösende" Wirkung? Jede Wirkung ist von der Erfüllung gewisser Bedingungen abhängig. Jede Erfüllung einer Bedingung ist an und für sich eine Wirkung. Die einer bestimmten Wirkung voraufgehende, auslösende Wirkung stellt die Erfüllung der letzten noch zu erfüllenden Bedingung dar, wie die Fortnahme des letzten Hemmnisses usw. Wir können sagen: Jede Wirkung ist bedingt von der Konstellation von ihrer Ursache und erfüllten Bedingungen also von der Konstellation von Ursache und auslösenden Wirkungen. Aus Verschiedenheiten der Mengenverhältnisse und der räumlichen Bedingungen erklären sich z. B die Menge und die verschiedene Form, in der die chemische Energie eines Gasgemisches zur Wirkung gelangt: Allmählich brennende Flamme oder Explosion.

Die letzte zu erfüllende Bedingung einer Wirkung im lebenden Organismus bezeichnet man wohl als „äußere Ursache", auslösenden Anstoß, Reiz, Motiv (einer Handlung).

Die Unterscheidung der Ursache einer Wirkung von den konstellierenden, sie bedingenden Wirkungen kann möglich sein, indem wir daran festhalten, daß der energetische Wert der Ursache und der Wirkung gleich sein müssen, daß die Ursache nie geringer als die Wirkung sein kann. So kann der geringfügige elektrische Reiz, der einen Muskel zu großer Arbeitsleistung und Wärmeentwicklung anregt, nicht die Ursache dieser Wirkung sein. Die chemische Energie im Muskel ist die Ursache. Häufig aber, besonders im lebenden Organismus, wo verwickelte, noch nicht genügend entwirrbare Wirkungen eintreten, ist die Unterscheidung unmöglich oder unsicher. Wir werden daher in der Pathologie sowohl die Ursache einer Erscheinung wie die bedingenden Faktoren (Wirkungen) als ursächliche Faktoren andeuten.

Jede bestimmte Konstellation von ursächlichen Faktoren bedingt eine bestimmte Wirkung („ursächliches Gesetz" oder Notwendigkeit, Gesetzmäßigkeit der Wirkung). Daraus folgt, daß wir eine bestimmte Wirkung aus einer bestimmten Konstellation vorauszusagen vermögen. Dies setzt aber eine ganz genaue Kenntnis der Konstellation voraus, was man bei der ärztlichen Vorhersage (Prognose) nicht selten vergißt!

Eine bemerkenswerte Erscheinung in der lebenden Natur ist der Parallelismus zwischen Reizstärke und Reizerfolg, wenigstens innerhalb gewisser Grenzen der Reizstärke. Wie erklärt sie sich? Die Wirkung einer brennenden Gasmenge wird ja nicht 10mal größer, indem wir sie mit 10 statt 1 Zündholzflämmchen anzünden! Wir bezeichnen als Reiz jeden Einfluß, der einen Lebensvorgang ändert, und als Reizbarkeit die Bereitschaft zu einer bestimmten Änderung mit Hinsicht auf einen bestimmten Reiz. Die Reizbarkeit stellt nun offenbar die für eine bestimmte Wirkung erforderliche Konstellation ursächlicher Faktoren dar, der eben nur noch der bestimmte Reiz fehlt. Wegen der gegenseitigen Beziehung von Reiz und Reizbarkeit hat die Frage nach dem Parallelismus zwischen Reizenergie und energetischem Wert des Reizerfolges (z. B. Muskelkontraktion) die Reizbarkeit zu berücksichtigen. Nehmen wir an, daß die Reizung einen gewissen Widerstand gegen die Wirkung hebt, so würde eine größere oder geringere Reizbarkeit ein Weniger oder Mehr an Widerstand in der Konstellation bedeuten und, bei gleicher Reizbarkeit, der gehobene Widerstand und damit der Reizerfolg, mit der Reizstärke zunehmen.

Dies gilt nicht nur für Muskel- und Drüsenreize, sondern auch für seelische (Motive). „Seelische" Energie, kann sich durch Sinnesreize und Motive in Muskelreize und Hemmungsreize umwandeln, so daß Bewegungen bzw. Bewegungshemmungen erfolgen, z. B. durch freude- oder schreckerregende Ereignisse. Ein Künstler kann sich durch ein kleines Ereignis (als Motiv) zur Schöpfung eines großen Kunstwerks begeistern. Das Motiv löst dann nur die Wirkung einer großen Menge schöpferischen Arbeitsvermögens aus, das sich aus einer gewissen Anlage durch Übung, seelische Assimilation und Wachstum (unter Einfluß von Motiven als Aktivatoren) und Aufspeicherung des Arbeitsvermögens gebildet hat. Bei wissenschaftlichen Forschern ist es nicht anders. Bei Paranoikern und anderen Irren treffen wir eine abnorme Konstellation seelischer Eigenschaften (Faktoren) an, welche zu abnormen Reizerfolgen (große „Erregbarkeit" usw.) führt. Es kann eine gewisse „Spannung" der Seele eintreten, d. h. es kann sich ein mehr oder weniger latentes potentielles Arbeitsvermögen in derselben anhäufen.

Wir vermeiden also am besten den Namen Ursache, mit dem man gewöhnlich nur die letzte erfüllte oder eine besonders in den Vordergrund tretende Bedingung andeutet. Die Erfüllung der konstellierenden Bedingungen wird nicht nur von der Wirkung gefolgt, sie bestimmt zugleich ihre Größe und Form, d. h. die Menge der sich (in Verteilung oder Form) ändernden Energie und die Form, welche diese annimmt. So z. B. bedingt der große Widerstand, dem der elektrische Strom in einem Platindraht begegnet, sein Glühen, also die Umwandlung von Elektrizität in Licht und Wärme.

Wir müssen positive Faktoren, welche eine Wirkung fördern und negative, die sie hemmen, unterscheiden. Ausdrücke wie „Sauerstoffmangel ist ein Atmungsreiz" sind irreführend und unsinnig. Denn nichtvorhandener Sauerstoff kann unmöglich etwas reizen. Die Erfahrung, daß Sauerstoffmangel von Atemnot, Sauerstoffüberladung des Blutes von Apnoë gefolgt wird, zwingt zur Annahme, daß Sauerstoff die Atmung hemmt. Das wäre etwa dadurch möglich, daß Sauerstoff irgend einen beim Stoffwechsel gebildeten Stoff, z. B. Milchsäure, der das Atmungszentrum reizt, unwirksam macht, z. B. durch Oxydation. Das Auftreten von Krämpfen (Tetania parathyreopriva) nach

Entfernung der Epithelkörperchen weist darauf hin, daß dieses Organ ein krampferregendes Gift außer Wirkung versetzt oder seine Bildung hemmt.

Eine Wirkung hört auf, wenn entweder die umwandelbare (ursächliche) Energiemenge erschöpft ist oder die Konstellation der Bedingungen sich ändert.

Wir haben bis jetzt eine gegebene Verknüpfung Ursache-Wirkung betrachtet. In der Natur begegnen wir aber fortwährend allerlei Wirkungen neben- und nacheinander. Die ursächliche Forschung hat somit nicht nur die Konstellation ursächlicher Faktoren und die Wirkung genau qualitativ und quantitativ festzustellen, sondern mit der Beantwortung der Frage anzufangen: Wann dürfen wir einen ursächlichen Zusammenhang zweier Erscheinungen annehmen?

Zwei ursächlich verknüpfte Erscheinungen müssen offenbar räumlich und zeitlich zusammenhängen, gleichgültig, ob die eine Erscheinung Ursache oder Erfüllung einer Bedingung ist. Denn der energietragende Stoff kann nicht räumlich oder zeitlich fehlen und ebensowenig aus nichts entstehen.

Sobald die ursächliche Konstellation vervollständigt ist, im nämlichen Zeitpunkt tritt die Wirkung ein. Meist scheint das jedoch nicht der Fall zu sein, und geht die Vervollständigung der Konstellation (als erste Erscheinung) der Wirkung (als zweite Erscheinung) vorauf. Bei näherer Betrachtung ergibt sich dann aber, daß eben die Konstellation noch nicht vollständig war bevor die Wirkung erfolgte. Ein Pferd, das einen schweren Wagen zu ziehen anfängt, wird diesen erst nach einiger Zeit, nachdem es den Reibungswiderstand von Achsen, Rädern und Boden überwunden hat, in Bewegung versetzen. Bevor dieser Widerstand überwunden wurde, war aber eben die Konstellation noch nicht vollständig und erfolgte somit die Wirkung (Bewegung des Wagens) noch nicht. Nach Einverleibung eines Giftes erfolgt die Wirkung erst, nachdem das aufgenommene Gift die dafür empfindlichen Zellen erreicht und geschädigt hat. Alles in allem geht aber, der Beobachtung nach, die ursächliche Erscheinung meist der Wirkung vorauf.

Wie stellen wir aber den ursächlichen Zusammenhang zweier aufeinander folgenden Erscheinungen fest? Man nimmt an, es beweise die regelmäßige Aufeinanderfolge zweier Erscheinungen, daß die erste Erscheinung die zweite verursacht. Das trifft aber nicht zu. In einer Maschinenhalle mit regelmäßigem Betrieb machen die Teile verschiedener Maschinen, ganz unabhängig voneinander, immer nacheinander die gleichen Bewegungen. Ferner folgen ausnahmslos Tag und Nacht aufeinander, ohne daß der Tag Ursache oder Wirkung der Nacht ist (REID). Ob die regelmäßig auf A folgende Erscheinung B ursächlich von A abhängt, vermögen wir nur durch den Versuch zu entscheiden, genau oder nur annähernd. Wir können durch analytische und synthetische Versuche feststellen, ob die Wirkung einer Maschine für die einer anderen, ob A für das Auftreten von B erforderlich ist oder nicht. Wenn ja, so hat A ursächliche Bedeutung für B. Ferner vermögen wir durch Versuche die übrigen erforderlichen ursächlichen Faktoren, deren erforderliche Konstellation und die Notwendigkeit des Erfolges B genau festzustellen oder auszuschließen.

Leider sind nicht alle Erscheinungen einer experimentellen Forschung fähig. Ferner, und dies ist eine nicht zu unterschätzende Schwierigkeit, kann sich ein ursächlicher Faktor der Beobachtung entziehen, so daß zwei sich durch diesen unbekannten Faktor unterscheidende Konstellationen gleich zu sein scheinen. Infolgedessen kann nicht die erwartete, sondern keine oder eine andere Wirkung gelegentlich eintreten. Man nennt dann manchmal, solange die Zahl der Beobachtungen klein ist, „Zufall", was Unkenntnis heißen sollte. Die Verschiedenheiten der Giftempfindlichkeiten bei verschiedenen Tierarten und sogar bei verschiedenen Individuen derselben Art stellen ein Beispiel dar. Ein anderes Beispiel: Von 1000 normalen Menschen, die von der Treppe herunterfallen, brechen nur einige einen Schenkel. Wir nehmen trotzdem an, daß der Fall den Knochenbruch bewirkte. Wir meinen ja durch genaue Beobachtung und Versuch den Mechanismus des Knochenbruches zu verstehen und zugleich, daß nur in einigen jener 1000 Fälle die dazu erforderlichen Bedingungen erfüllt werden. Durch Ausschluß anderer Möglichkeiten (auch der Möglichkeit eines „spontanen" Knochenbruches durch Knochenusur mit dem Fall als Folge usw.) achten wir uns zu jener Annahme berechtigt. Daher dürfen wir Versuchsergebnisse nur dann zur Erklärung der Erscheinungen am Menschen anwenden, wenn beide übereinstimmen. Ein Versuch vermag ja nie mehr als eine Notwendigkeit unter bestimmten Umständen festzustellen. Ob die Umstände beim Menschen mit den Bedingungen eines bestimmten Versuchs übereinstimmen, ist somit die entscheidende Frage. Es ist mißlich, nur in einer Richtung und nicht alle Umstände, die ganze Konstellation zu erforschen.

Vollkommene Sicherheit vermag kein Versuch je zu gewähren, weil wir nie sicher die ganze Konstellation kennen. Wenn aber die Beobachtung am Menschen mit dem Versuchsergebnis übereinstimmt und die Konstellationen gleich zu sein scheinen, betrachten wir den experimentellen Beweis als erbracht.

Gelingt der experimentelle Nachweis nicht, so kommen wir über eine gewisse Wahrscheinlichkeit nicht hinaus. Besonders der Arzt darf aber nicht vergessen, daß die Statistik nur mit möglichst großen Gruppen von Individuen, nicht mit einzelnen Individuen arbeitet, und daß er eben nicht weiß, ob ein Patient ein Beispiel der Regel oder eine Ausnahme darstellt. Er darf die Individualisierung nicht preisgeben. Das Arbeiten mit einer Art intuitiver Wahrscheinlichkeit ist nicht weniger gefährlich.

§ 11. Krankheitbewirkende und tödliche ursächliche Faktoren.

Jeder Lebensäußerung, jeder Tätigkeit des lebenden Organismus liegt eine Veränderung der Form oder (und) Verteilung der in ihm vorhandenen Energie zugrunde. Störungen der Tätigkeit bedeuten Störungen jener Veränderung. Krankheit, die ja lebenswichtige Funktionsstörung bedeutet, ist somit ein energetischer Begriff. Sie erfolgt aus einem Zuwenig an verfügbarer Energie oder aus einer abnormen Umwandlung von Energie. Allerdings vermögen wir zurzeit die krankhafte Verteilung und Umwandlung der Energieformen bei den einzelnen Krankheiten mit der erforderlichen Genauigkeit nicht anzugeben. Wir werden bei der Nachforschung der Krankheitsursache somit dieser Übersicht folgen (S. 8): Durch 1. eine Krankheit bewirkende Konstellation ursächlicher Faktoren entsteht 2. eine Zell-, Gewebs- oder Organveränderung, welche 3. die lebenswichtige Funktionsstörung und 4. sämtliche Krankheitserscheinungen zur Folge hat.

Die Krankheitsforschung geht vom klinisch Gegebenen aus. Sie stellt zunächst die Krankheitserscheinungen (4) fest und sucht dann aus diesen und aus der Anamnese (Geschichte der Krankheit und die des Kranken, sofern letztere für erstere Bedeutung hat) (3) die Krankheit, also die primäre lebenswichtige Funktionsstörung, dann die ihr zugrunde liegende anatomische Veränderung festzustellen. Sie sucht somit, um ein anderes Beispiel als auf S. 7 zu wählen, die Frage zu beantworten, welches Krankheitsbild vorliegt. Und wenn es z. B. das einer (tuberkulösen) Hirnhautentzündung ist, kommt sie durch Überlegung zur Schlußfolgerung, daß Erhöhung des Hirndrucks (durch Exsudation) die Krankheit ist, die ja zu Lähmung lebenswichtiger (und anderer) Hirnzentren führt. Diese können aber auch durch unmittelbare

Einwirkung des Giftes geschädigt werden. Schließlich kommt dann eine gesonderte ursächliche Forschung, für die aber die voraufgehende Untersuchung schon manche wichtige Fingerzeige ergeben kann.

Bei der Krankheitsforschung begegnen wir manchen Fehlerquellen. So kann sich der Anfang, z. B. einer Lungentuberkulose, durch anfängliche Latenz der Beobachtung entziehen. Oder es kann eine zeitliche Latenz wie eine Lücke in der Krankheitsgeschichte auftreten. So kann z. B. Scharlach zu einer erkennbaren Glomerulonephritis (Ödem, Albuminurie usw.) führen, die dann scheinbar ausheilt, in der Tat aber nur latent wird, um viele Jahre später als genuine Schrumpfniere zutage zu treten in Form eines urämischen Anfalls oder durch Herzinsuffizienz usw. Viele Beobachtungen verschiedener Entwicklungsstufen haben zur Annahme dieses Zusammenhanges geführt. Eine andere Fehlerquelle ist die, daß man für alle abnormen oder krankhaften Erscheinungen bei einem Individuum einen gemeinsamen Ursprung nachzuweisen sucht, während mehrere Krankheiten nebeneinander bestehen können. Es sind, wie bei jeder Forschung, Möglichkeit, Wahrscheinlichkeit (d. h. eine Möglichkeit mit mehr als 50 % Chancen) und Sicherheit oder Notwendigkeit (100 % Chancen) scharf zu unterscheiden.

Immer sind die einzelnen Funktionsstörungen möglichst genau zu bestimmen. Es ist im allgemeinen eine abnorm vermehrte, verringerte und qualitativ gestörte bzw. erschwerte Funktion, d. h. eine Hyper-, Hypo- und Dysfunktion möglich.

Dann ist für die ursächliche Forschung die Frage nach dem relativen Alter der einzelnen Funktionsstörungen zu beantworten zur Bestimmung ihrer Aufeinanderfolge. Dabei begegnen wir manchen Fehlerquellen. Es ist eine Funktionsstörung mitunter nur scheinbar die älteste, indem sie zuerst die Aufmerksamkeit auf die Krankheit hinlenkt. So z. B. kann sich eine schon jahrealte Schrumpfniere erst durch sekundäre Insuffizienz des allmählich hypertrophierten Herzens verraten, oder Blasenschmerzen die Aufmerksamkeit auf eine frische Blasen- und eine viel ältere latente Nierentuberkulose hinlenken. Es ist somit besonders die mögliche Latenz mancher Störungen, die hier wiederum zu berücksichtigen ist.

Aber auch die anatomisch-makroskopische und mikroskopische Forschung vermag nicht immer sicher das relative Alter der einzelnen Veränderungen zu bestimmen. So ist im allgemeinen altes, bei Entzündung gebildetes, von ganz jungem Bindegewebe wohl zu unterscheiden. Weil aber pathologisches Bindegewebe nicht immer gleich rasch altert, ist die Bestimmung des relativen Alters besonders der Zwischenstufen eine sehr mißliche Sache. Ebenso vorsichtig soll man sein mit der Bestimmung des ungefähren Alters von Kalk- und Käseherden usw. Auch die Dimensionen einer anatomischen Änderung sind oft kein zuverlässiges Maß ihres Alters, weil die Entstehungs- und Wachstumsbedingungen nicht immer und überall gleich sind. So kann eine metastatische Krebsgeschwulst viel größer sein als die kleine scirrhöse Muttergeschwulst. Große Krebsknoten in der Leber können metastatisch von einem kaum auffindbaren Magen- oder Darmkrebs aus entstanden sein. Die Wachstumsgelegenheit ist ja nicht überall gleich. Bei der chronischen hämatogenen Miliartuberkulose sind die Knötchen in den kranialen Lungenteilen größer als die in den kaudalen, obgleich gleich alt. Oft sind hier ganz fehlerhafte Schlußfolgerungen gemacht worden durch übereilte Annahmen. Wir kommen meist nicht über eine gewisse Wahrscheinlichkeit der Aufeinanderfolge der einzelnen Störungen hinaus.

Die Natur und Stärke der einzelnen ursächlichen Faktoren sind möglichst genau zu bestimmen. Beschränken wir uns zunächst auf die erste, die krankhafte Störung bewirkende Konstellation, die sich ja im weiteren Verlaufe häufig ändern kann (§ 49). Man betrachtet die „Krankheitsursache" oft ganz einseitig und dadurch fehlerhaft, indem man sich nicht vergegenwärtigt daß es nicht ein Faktor, sondern immer eine Konstellation von Faktoren ist, welche eine krankhafte Änderung im Organismus bewirkt. So schrieb man im vorigen Jahrhundert Erkältung, Gemütserregungen, Erschöpfung u. dergl. Faktoren eine bedeutende krankmachende Wirkung zu. Als aber die Bakteriologie sich in den letzten Dezennien des 19. Jahrhunderts rasch entwickelte, leugnete man die Bedeutung solcher Faktoren und schrieb man Infektionskrankheiten Infektion ohne weiteres zu. In letzter Zeit erkennt man immer mehr die Bedeutung einer bestimmten angeborenen oder z. B. durch obige Faktoren erworbene Empfänglichkeit (Disposition) des Organismus. Die Disposition ist eine Konstellation von Faktoren, der nur noch eine bestimmte Virusmenge fehlt, soll die Wirkung (Infektion) erfolgen. Für prophylaktische und therapeutische Maßnahmen ist diese vertiefte und erweiterte Erkenntnis wichtig. Allerdings sind Disposition und erforderliche Virusmenge beim Menschen, wie überhaupt ohne Versuch, nicht meßbar (§ 31). In anderen Fällen ist die Schädigung, z. B. eine schädigende mechanische Gewalt, meßbar. Infektionen und andere ursächliche Faktoren sind manchmal nach einiger Zeit nicht mehr nachweisbar durch Schwund der Bakterien usw., obwohl der Schaden fortbesteht, ja durch andere, gelegentlich neu hinzutretende Faktoren sogar zunehmen kann. So können sich verwickelte Zustände auseinander entwickeln.

Nach dem möglichst genauen Nachweis sämtlicher ursächlicher Faktoren und anatomischen und Gewebsveränderungen ist die Frage zu beantworten, wie die Krankheit entstand und sich weiter entwickelte. Ist das relative Alter der verschiedenen Veränderungen bekannt, so gibt das einen wichtigen Hinweis. Aber auch dann ist zur Bestätigung des ursächlichen Zusammenhanges der Versuch, auch der Tierversuch erforderlich (S. 24). Ich wiederhole hier, daß die Versuchsergebnisse nur dann auf die Wirkungen im menschlichen Organismus übertragbar sind, wenn vollkommene Übereinstimmung der bekannt gewordenen Konstellationen und Erscheinungen besteht.

Wenn wir das relative Alter der Erscheinungen nicht oder nur unvollständig kennen, muß der Versuch noch mehr leisten: Er muß dann entscheiden, was möglich, was notwendig, was unmöglich ist unter bestimmten Umständen.

Eine ursächliche und pathogenetische Gruppierung der Erscheinungen ohne das relative Alter zu wissen und ohne Versuchsergebnisse ist nicht schwer. Sie hat aber den Fehler der Willkür. Man kann nicht scharf genug ein solches Vorgehen vermeiden. Je mehr Erscheinungen, um so mehr Spiel hat hier die ungezügelte Phantasie. Ob es eine BANTISche Krankheit gibt, also eine Milzvergrößerung mit nachfolgender Leberzirrhose, ist eine Frage, bei deren Beantwortung der Nachweis entscheidend sein würde, daß die Leberzirrhose älter sei als die Milzvergrößerung. Wir werden später noch anderen Beispielen begegnen.

Bei den Versuchen dürfen wir nie die Möglichkeit einschneidender Artunterschiede und sogar individueller Unterschiede außer acht gehen lassen. So sind Pflanzenfresser viel empfindlicher für Chloroformvergiftung als Fleischfresser, der Mensch viel empfindlicher für Atropin als das Kaninchen, das etwa 1 g verträgt! Ganz junge Säuglinge und ganz alte Menschen sind viel empfindlicher für Opium und Morphium als Menschen anderen Alters. So erhebt sich manchmal die Frage, ob zwischen bestimmten im Tierversuch hervorgerufenen und beim Menschen beobachteten Zuständen nur Ähnlichkeit oder Analogie oder Identität besteht. Zur Entscheidung muß jede sich als möglich erweisende Konstellation analytisch und synthetisch durch

Versuche untersucht werden. Allerdings können sich Faktoren durch geringe Dimensionen der Beobachtung entziehen.

Zu den krankmachenden Faktoren rechnen wir auch nicht krankhafte Abnormitäten, die aber durch Zunahme eine solche·Wirkung bekommen.

Wir können äußere (exogene) und innere (endogene) krankmachende Faktoren unterscheiden, je nachdem sie außerhalb oder innerhalb des erkrankenden Organismus entstehen. Die ersteren sind immer erworben, die letzteren zum großen Teil ererbt (§ 45). Den inneren Faktoren gehören die der „Disposition" usw. an.

Wir gruppieren aber im folgenden die Faktoren als physikalische, chemische, physikochemische und Faktoren unbekannter Natur, wie z. B. die seelischen Faktoren. Wir werden diese Gruppen in den folgenden Kapiteln gesondert betrachten, auch Kombinationen derselben, wie sie z. B. in Anlagen, Dispositionen usw. vorkommen. Dann werden wir auch die „Spezifizität" von Wirkungen besprechen.

Durch Zuwachs können krankmachende Faktoren zu tödlichen, zu „Todesursachen" werden. Tod bedeutet Aufhören des Lebens. Weil nun das Leben aus fortwährender Änderung der Verteilung und der Form der Energie im Organismus besteht (S. 25), hört es auf, sobald die in einem oder mehreren lebenswichtigen Organen verfügbare Energiemenge unterhalb eines gewissen Wertes sinkt. Dies ist möglich durch Abnahme der vorhandenen Energiemenge oder durch Eintreten einer Konstellation von Bedingungen, welche die für das Leben erforderliche Änderung der Verteilung oder der Form unmöglich macht. Der Tod kann dann entweder plötzlich eintreten, wie durch Zerschmetterung des Kopfes oder durch Skopolamin, oder nach voraufgehender Erkrankung. Die „Todesursache" ist also, ihrem Wesen nach, ein energetischer Begriff, ein Zuwenig an veränderlicher Energie in einem lebenswichtigen Organ. Wir deuten aber gewöhnlich die schädliche Einwirkung (Trauma, Vergiftung) als Todesursache an.

Wie bestimmen wir die Todesursache? Es ist ein Irrtum, zu meinen, daß der Obduzent sie ohne weiteres anzugeben vermag. So gibt es Gifte, wie Skopolamin, Morphium, welche den Menschen ohne bis jetzt erkannte anatomische Veränderungen zu töten vermögen. Auch heftige Gemütserregungen vermögen das unter bestimmten Umständen. Aber auch dann, wenn anatomische Veränderungen nachgewiesen sind, vermag der Obduzent die Todesursache nicht anzugeben, solange er nicht 1. die Funktionstüchtigkeit aller lebenswichtigen Organe, und 2. den Bedarf des Organismus an den einzelnen lebenswichtigen Funktionen durch makro- und mikroskopische Untersuchung zu bestimmen vermag. Wir sind aber noch weit davon entfernt. Wir können ja die Funktionstüchtigkeit nicht genau an einem Organ ablesen. Es vermag niemand aus dem Obduktionsbefund ohne weiteres bei einem chronischen Nephritiker, einem Patienten mit Magenkrebs oder Hirngeschwulst usw. zu sagen, daß der Besitzer solcher Organe keinen Augenblick länger, oder wie lange er hätte leben können. Eine exogene Vergiftung könnte ihn somit getötet haben. Die Möglichkeit einer Vergiftung ganz kurz vor der Zerschmetterung des Kopfes oder der Abreißung des Herzens ist auch nicht ausgeschlossen, was von forensischer Bedeutung sein kann.

Auch der Kliniker, der die Lebensäußerungen möglichst genau zu bestimmen sucht, muß sich häufig nur mit der Andeutung einer Möglichkeit begnügen und auf den Beweis der Notwendigkeit verzichten. In der Praxis kommt er in der Regel damit aus. Vergessen wir aber nicht, daß ein wissenschaftliches Vorgehen zum Nachweis einer ungeahnten Vergiftung oder umgekehrt zur Freisprechung eines unschuldig Verdächtigen führen kann!

Der Kliniker untersucht die Funktionen und die Lebensumstände und Krankengeschichte. Klinische Forschung braucht aber der Bestätigung oder Korrektion durch die pathologisch-anatomischen Ergebnisse. Aber auch dadurch kommen wir oft nicht über eine gewisse Wahrscheinlichkeit hinaus, die durch toxikologische Untersuchungen gelegentlich zu vergrößern oder durch eine andere große Wahrscheinlichkeit zu ersetzen ist.

Wir sollen in jedem Fall die primäre tödliche Funktionsstörung, z. B. Herzinsuffizienz, Insuffizienz gewisser lebenswichtigen Hirnzentren, nachweisen, und dabei gelegentlich hinzukommende Störungen berücksichtigen. Individuelle Verschiedenheiten machen sich auch hier geltend.

3. Kapitel.

Physikalische krankmachende Faktoren.

§ 12. Allgemeine Bemerkungen.

Physikalische Faktoren vermögen nicht nur lebende Zellen und Gewebe, ähnlich wie unbelebte Körper, unmittelbar zu schädigen, sondern auch mittelbar durch Änderung des Blut- und Lymphgehalts und der Fortbewegung dieser Flüssigkeiten. Und zwar vermögen mechanische Faktoren (§ 13) die Dimensionen der Gefäße unmittelbar zu ändern, während andere Faktoren die Gefäßwände oder Gefäßnerven reizen bzw. schädigen. Sowohl unmittelbar wie mittelbar vermögen physikalische Faktoren somit die physiologischen Eigenschaften und Tätigkeiten der Gewebe, die Bildung und Fortschaffung von Se- und Exkreten zu beeinflussen. Die Stromgeschwindigkeit und Bewegungsenergie der Flüssigkeits- und Luftströme im Körper haben große Bedeutung (§ 14).

Mechanische Faktoren kommen auch normaliter im lebenden Körper zur Wirkung. Pathologisch werden sie durch Auftreten an einer ungewöhnlichen Stelle oder durch ihre Größe oder durch Abnahme des Widerstandes, der Elastizität: Es entsteht z. B. ein Aneurysma durch den Blutdruck, wenn die Elastizität einer Wandstelle abgenommen hat; seniles Emphysem ist eine normale Erscheinung, die Folge von normaler Dehnung bzw. Druck des Lungengewebes. Pathologisches Emphysem ist einer abnorm starken Dehnung bzw. Druckwirkung zuzuschreiben (s. später). Auch für andere physikalische Faktoren gilt diese Bemerkung mutatis mutandis, obgleich wir weniger von denselben als von den mechanischen wissen.

Selbstverständlich müssen wir den Forderungen der Physik genügen, z. B. bei einer Kraft Angriffspunkt, Richtung und Größe genau berücksichtigen. Allerdings sind die physikalischen Eigenschaften und Zustände im lebenden Körper nicht so ideal gleichmäßig verteilt, wie der Physiker sie im unbelebten Körper findet oder wenigstens vorauszusetzen pflegt. Auch die Form der einzelnen Körperteile ist in der Regel keine regelmäßige. Unsere Aufgabe wird schon dadurch eine recht verwickelte. Dazu kommen dann noch Änderungen durch Stoffwechsel, Kreislauf, Wechselwirkungen usw. Wir stoßen also immer wieder auf Unterschiede zwischen belebten und unbelebten Körpern. Wer das vergißt, setzt sich groben Fehlern aus.

Im allgemeinen müssen wir die Größe der Kraft, die Dauer ihrer Wirkung und die Empfindlichkeit des angegriffenen Gewebes berücksichtigen

§ 13. Druck, Dehnung, Biegung, Drehung (Torsion).

Durch Kohäsion seiner Atome widersteht ein Körper der Zerteilung, der Trennung seiner Teile, seiner Atome. Diesen Widerstand nennt man seine Festigkeit. Je nach der Richtung der einwirkenden Kraft, je nachdem diese Kraft den Körper auseinanderzuziehen oder zu verbiegen, zu verdrehen bzw. zerdrehen, zusammenzudrücken oder einen Teil des Körpers über den anderen hinwegzuschieben strebt, redet man von Zug-, Biegungs-, Drehungs- oder Torsions-, Druck- bzw. Schub- oder Scherfestigkeit. Man kann die Größe dieser Festigkeiten messen durch die Kraft, welche eben die Zerteilung bewirkt oder durch die Kraft, welche sie eben noch nicht bewirkt. So ist die Zugfestigkeit gleich der Zugkraft, die einen Körper, z. B. einen Stab, eben zerreißt oder gleich der Zugkraft, welche der Körper noch eben vertragen kann, ohne zu zerreißen.

Von diesen statischen ist wohl zu unterscheiden die dynamische, nämlich die Stoßfestigkeit bzw. Ruckfestigkeit, d. h. die Festigkeit gegen eine bewegte Masse. Ein Stoß ist ein plötzlicher, meist mit großer Bewegungsenergie ($\frac{1}{2} m \cdot v^2$) ausgeübter Druck, ein Ruck ist ein plötzlicher starker Zug. Die Festigkeit gegen eine solche plötzliche, mit großer Bewegungsenergie eintretende Wirkung ist immer kleiner als die entsprechende statische Festigkeit. Dies ist für die Pathologie von großer Bedeutung. Die Verlängerung, welche einen Stab eben zerreißt, wenn sie plötzlich eintritt, wird ohne Zerreißung von dem Stab vertragen, wenn sie langsam einsetzt und zunimmt. Auf andere Unterschiede der dynamischen und statischen Festigkeit kommen wir später zurück.

Bewirkt ein mechanischer Faktor keine Zerteilung, so strebt der Körper nach Wiederherstellung seiner Form und Dimensionen. Dies gelingt, sobald der Faktor zu wirken aufhört, mehr oder weniger vollkommen. Die Eigenschaft, welche diesem Streben zugrunde liegt und die Wiederherstellung bewirkt, nennen wir Elastizität. Sie ist, ebenso wie die Festigkeit, der Kohäsion zuzuschreiben. Vollkommen ist die Wiederherstellung der Form und Dimensionen nur dann, wenn die Änderung der Dimensionen eine gewisse Grenze, die Elastizitätsgrenze, nicht überschritten hat. Außerhalb dieser Grenze bleiben die Dimensionen andere. Auf den relativen Wert dieser Elastizitätsgrenze kommen wir in § 13 d zurück.

Man unterscheidet Zug-, Biegungs-, Drehungs-, Druck- bzw. Scher- oder Schubelastizität. Bei Biegung werden die Teile an der hohl werdenden Seite des Körpers zusammengedrückt, die Längendimensionen verkürzt, die Teile der anderen Seite hingegen gedehnt. Zwischen beiden Seiten liegt ein ,,neutrales" Gebiet. Mit Schub oder Scherung deutet man das Hinwegschieben eines Teiles eines Körpers über den anderen. Das geschieht z. B. beim Zerschneiden mit einer Schere, welche zunächst die Scherelastizität, dann die Scherfestigkeit überwinden muß. Torsion bedeutet Drehung (,,Drillen") eines länglichen Körpers (Stab z. B.) um seine Achse. Dabei wird das eine Ende festgelegt und greift die drehende Kraft am anderen Ende an. Alle Querschnitte außer den festgelegten werden dann im Sinne der drehenden Kraft um eine senkrecht auf den Querschnitten stehende Achse verschoben (,,Scherung"), und zwar der erste nicht festgelegte Querschnitt um einen gewissen Betrag (Winkel), der zweite zweimal, der n^{te} n mal mehr, die Querschnitte, wo die drehende Kraft angreift, am meisten. Hierbei setzen wir eine regelmäßige, etwa zylindrische Form und gleichmäßige Elastizität des Körpers voraus. Jede Längslinie des Stabes, mit Ausnahme der Achse, wird dabei zu einer Schraubenlinie.

Innerhalb der Elastizitätsgrenze ist die Größe der Dimensionsänderung bei anorganischen Stoffen (Verlängerung, Verdrehung usw.) der Größe der ändernden Kraft proportional (Gesetz von HOOKE). Eine dehnende Kraft, groß nD, bewirkt somit, innerhalb der Elastizitätsgrenze, eine n mal größere Verlängerung, als eine Kraft groß 1 D. Dieses Gesetz ermöglicht, innerhalb der Elastizitätsgrenze, die Bestimmung einer Beziehung der Größe der Kraft zur Größe der Dimensionsänderung. So bezeichnet man als Elastizitätskoeffizienten den Bruchteil, um den ein Draht von 1 qmm Querschnitt bei Dehnung durch das Gewicht von 1 kg verlängert wird. Weil das aber ein sehr kleiner Bruch ist, benutzt man meist den Elastizitätsmodul. Wird z. B. ein Silberdraht von 1 m Länge durch 1 kg um

$1/_{7400}$ m verlängert, so würden 7400 kg seine Länge verdoppeln, wenn dabei — wie wir voraussetzen — die Elastizitätsgrenze nicht überschritten würde. Man bezeichnet daher als Elastizitätsmodul die Anzahl kg, erforderlich zur Verdoppelung der Länge eines Drahtes von 1 qmm Durchschnitt.

ED. WEBER hat dargetan, daß die Verlängerung eines Muskels bei zunehmender Belastung zurückbleibt, was auf eine Zunahme der Elastizität bei fortschreitender Dehnung hinweist. Das Lungengewebe und die Aorta zeigen die gleiche Erscheinung, wie ich festgestellt habe.

Druck und Dehnung finden im Körper oft zugleich statt, und zwar nicht nur bei Biegung, sondern bei erhöhtem Binnendruck eines hohlen Organs (Herz, Darm, Harnblase, Blutgefäße) oder bei Abnahme der Wandelastizität eines solchen Organs. Erweitert es sich dann durch den Innendruck, so bedeutet das eine Vergrößerung seiner Wandoberfläche, d. h. Dehnung seiner Wand. Die Wand wird dabei zugleich dünner, eine Erscheinung, die dasselbe bedeutet wie die Abnahme („Kontraktion") der Querschnitte eines in der Länge gedehnten Stabes. Und zwar geht mit einer relativen Längsdehnung $\frac{\lambda}{l}$ eine relative Verkleinerung des Querdurchmessers $\frac{\delta}{d}$ einher. Der Quotient $\frac{\delta}{d} : \frac{\lambda}{l} = \mu$, wobei μ für einen bestimmten Stoff eine Konstante ist (POISSON), die für alle isotrope Stoffe $1/_4$ beträgt (CORNU) und für andere auf Werte zwischen $1/_5$ und $1/_2$ bestimmt ist. Durch Zusammendrückung (in der Längsrichtung) eines Kautschuckstabes nimmt hingegen sein Querschnitt und durch Zusammendrückung in der Quere nimmt seine Länge zu. Bei Erweiterung eines hohlen Organs durch Erhöhung des Binnendrucks (z. B. infolge von Anhäufung des Inhalts) oder durch Abnahme der Wandelastizität summieren sich somit obige Wirkungen von Dehnung und Druck. Füllt sich ein hohles Organ oder eine Höhle mit Flüssigkeit unter gewissem Druck, so herrscht in allen Teilen der Flüssigkeit der gleiche hydrostatische Druck und überall in der Höhlenwand die gleiche Spannung. Ist diese Wand überall gleich dehnbar und der Druck der Umgebung überall gleich, so nimmt die Höhle die Form einer Kugel an, übrigens je nachdem. Auch die Dimensionsänderungen der Leberzellen infolge von Druck eines wachsenden Krebsknotens erklären sich in dieser Weise. In den kranialen Lungenbläschen die beim Husten aufgeblasen werden, walten ähnliche Verhältnisse. Die elastische Kraft der gedrückten und gedehnten Gewebe, gelegentlich verstärkt durch Muskeltonus, macht dabei Gleichgewicht mit der drückenden-dehnenden Kraft.

Es ist schwer, in jedem Einzelfall zu entscheiden, ob der unmittelbare oder der mittelbare Einfluß (S. 29) des Druckes bzw. der Dehnung überwiegt. Sicher ist nur, daß nach einiger Zeit Entartungen bzw. Atrophie (Druck-bzw. Dehnungsatrophie) auftreten, wenn die Schädigung stark genug ist. Knochen, der sehr wenig dehnbar ist, wird durch Druck zu Usur gebracht (S. 271).

Druck und Dehnung können außerdem die Tätigkeit eines Organs oder Organteiles unmittelbar beeinflussen. So erhöht mäßige langsam zunehmende Dehnung die Erregbarkeit eines Muskels, während eine plötzliche mäßige Dehnung, ein Ruck, eine Zuckung auszulösen vermag. Starke Dehnung, also Dehnung außerhalb gewisser Grenzen, hebt die Zusammenziehungsfähigkeit eines Muskels auf. So kann eine stark gedehnte Darmschlinge (TH. KOCHERS Versuch), oder Harnblase sich kaum oder nicht zusammenziehen; die stark gedehnte Gebärmutter bei Hydramnion oder Gemelli zieht sich mit abnorm geringer Kraft zusammen.

Es kann ein Körperteil, z. B. ein Organ, Druck oder Zug (Dehnung) auf einen anderen Körperteil ausüben durch sein Gewicht, Wachstum (Leber und

Niere), Füllung (Magen, Darm, Harnblase) oder Tätigkeit, wie das Zwerchfell bei seiner Zusammenziehung die Bauchorgane zusammendrückt und noch mehr in Zusammenwirkung mit den Bauchmuskeln bei der Bauchpresse. Ferner ubt der Blutdruck, der Sekretionsdruck, besonders bei behinderter Abfuhr, und schließlich übt auch eine Geschwulst oder Anhäufung von Gas oft eine drückende und dehnende Kraft auf ihre Umgebung. Für die Folgen sind von Bedeutung die Größe, Fortpflanzung, Dauer und Einwirkungs- geschwindigkeit der Kraft einerseits, die Elastizität bzw. Festigkeit der gedrückten bzw. gedehnten Teile andererseits. Wir sollen diese Faktoren gesondert besprechen, nur die Größe nicht, die bei allen übrigen erwähnt wird. Vorläufig schicken wir eine allmähliche und erst dann eine plötzliche Wirkung voraus. Schließlich sollen wir die unvollkommene elastische Nachwirkung (d) besprechen. Druck und Zug wirken mitunter gleichmäßig auf den ganzen Körper, wie der atmosphärische Luftdruck, oder auf ein Organ, wie der hydrostatische Druck einer sich anhäufenden Flüssigkeit (Harn in der Harn- blase) oder wie der Druck eines Gases, z. B. in der Pleurahöhle bei Pneumo- thorax, ein. Die Größe der Dimensionsänderungen wird dann nur von der Elastizität (Zusammendrückbarkeit, Dehnbarkeit), ceteris paribus, bedingt.

Häufig wirkt jedoch ein Zug oder Druck an einer umschriebenen Stelle eines Körperteils (Organs) ein. Wie pflanzt er sich fort? Diese Frage sollen wir gesondert behandeln.

a) Fortpflanzung eines örtlich beschränkten Zugs und Drucks.

Menschliches und tierisches Gewebe überhaupt besteht zu ungefähr $^4/_5$ aus Wasser. Die Beobachtung lehrt jedoch, daß sich eine örtlich um- schriebene Druckerhöhung ebensowenig wie ein örtlich angreifender Zug gleich- mäßig durch dasselbe fortpflanzt, wie es der hydrostatische Druck tut, sondern ähnlich wie im halbflüssigen Kautschuk.

Die Wirkung einer örtlich beschränkten Dehnung lehren uns Beobach- tungen an der Lunge kennen: Verkleinert sich ein etwa apfelgroßer Lungen- abschnitt durch Schrumpfung neugebildeten Bindegewebes (bei chronischer Entzündung), so sinkt der entsprechende Abschnitt der Brustwand ein und es erweitern sich nur die anstoßenden Lungenbläschen bis zum Emphysem, nicht alle Lungenblaschen in geringerem, aber gleichem Maße. Erweitert sich ein kaudaler Abschnitt des Brustkastens bei einem Kinde, etwa durch eine große Eierstocksgeschwulst, wie ich beobachtete, dann werden nur wenige mehr als die entsprechenden Lungenblaschen erweitert, die kranialen vergrößern sich nicht sichtbar. Häuft sich andererseits seröses pleuritisches Exsudat an, so verkleinern sich nur die entsprechenden Lungenbläschen, sogar bis zu Luft- leere. Je ferner die Lungenbläschen vom Exsudat liegen, um so geringer sind ihre Dimensionsänderungen. In der Höhe des Flüssigkeitsspiegels findet man bei gewisser Exsudatmenge, den durch Erschlaffung des Lungengewebes be- dingten „son skodique" und verstärkten Stimmfremitus. Weiter kranialwärts aber zeigen die Lungenbläschen auch bei der Autopsie keine von der Exsudat- anhäufung abhängigen Dimensionsänderungen. Durch eine genügend große Exsudatmenge kann selbstverständlich (fast) die ganze Lunge luftleer werden.

Führt man eine kleine Gasmenge interpleural beim Versuchstier ein, so verkleinern sich nur die sie umgebenden Lungenbläschen, deren Zahl mit der Gasmenge zunimmt.

Andere Beobachtungen lehren uns etwas von der Fortpflanzung eines örtlich einwirkenden Druckes. So zeigt die Leber mitunter an ihrer diaphrag- malen Oberfläche Flecken von einigen mm bis zu einigen cm Umfang und unregelmäßiger Gestalt. Ihre Tiefendimensionen sind gewöhnlich geringer. Ihre Farbe ist grauweiß mit mehr oder weniger gelbbräunlich (Abb. 3). Mikroskopisch unterscheidet sich das Gewebe vom übrigen Lebergewebe nur durch Anämie. Sie sind einem örtlichen Druck von Rippen oder Zwerchfellteilen zuzuschreiben, der durch Hustenbewegungen oder ungewöhnlich tiefe, kräftige Atmungsbewegungen oder Anwendung der Bauchpresse (Erbrechen) ausgeübt wird. Durch Fingerdruck vermögen wir in den oberflächlichen Schichten einer blutreichen Leber ähnliche Flecke hervorzurufen. Die Zusammendrückbarkeit eines Gewebes überhaupt wird ganz oder fast ganz durch die Auspressung seiner Flüssigkeiten (Blut, Lymphe usw.) und Gase bedingt. Das Protoplasma ist so wenig zusammendrückbar, daß dieses, wie wir annehmen müssen, kaum in Betracht kommt. Die durch einen Krebsknoten in der Leber bewirkte Druck- und Dehnungsatrophie beschränkt sich auf seine Umgebung. Und im Gehirn finden wir Abflachung und Verbreiterung der Windungen, Ver-

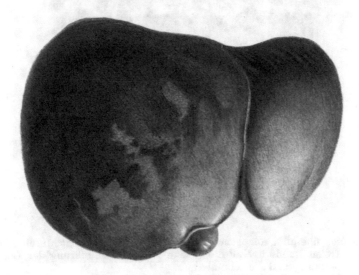

Abb. 3. Leber mit anämischen Flecken.

schmälerung der Gruben sowie Änderungen der Blutverteilung nur oder am deutlichsten in der Umgebung einer Geschwulst oder einer Blutbeule, wenn sich nämlich keine Flüssigkeit in den Hirnkammern in ungewöhnlich großer Menge angehäuft hat. Auf diese Fälle gehen wir § 147 ein. Sowohl das Leberwie das Hirngewebe ist nahezu unzusammendrückbar. Volumenänderungen treten besonders ein durch Auspressung bzw. Einströmen von Blut und Gewebsflüssigkeit.

Diese Beobachtungen weisen darauf hin, daß ein örtlich beschränkter nicht starker Zug oder Druck in oder an einem Organ nur in der Umgebung des Angriffsabschnittes sichtbare Dimensionsänderungen bewirkt.

Gegen diese allgemeine Fassung könnte man aber anführen, daß vielleicht die Bronchien in der Lunge, das Bindegewebe mit den Gallengangen und größeren Gefäßen in der Leber und Falx und Tentorium im Gehirn die Fortpflanzung des Zuges bzw. Druckes beeinflussen. Das tun sie auch einigermaßen. Ihren Einfluß werden wir im folgenden näher untersuchen.

Zieht man am freien Ende eines am anderen Ende festgelegten Kautschuk-
stabes, so pflanzt sich die ziehende Kraft (Längsspannung) unabgeschwächt bis
am festgelegten Ende fort. In jedem Querschnitt des Stabes ist die Gesamtspannung
gleich. Sind alle Querschnitte gleich, so ist auch die Längsspannung in allen Punkten
gleich. Die Dimensionsänderungen sind der Größe der Kraft (Spannung) proportional, der Elastizität aber umgekehrt proportional. Wir setzen letztere als
überall gleich voraus. Eine in gleichen Abständen von gleich großen runden Löchel-

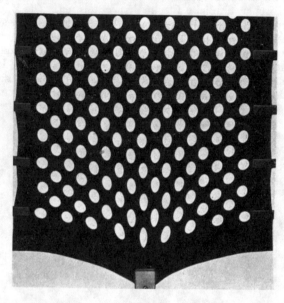

Abb. 4.

chen versehene, überall „homogene" Kautschukmembran zeigt durch einen Zug
am ganzen freien Rande überall die gleiche Dimensionsänderung der Löchelchen,
nämlich Verlängerung und Verschmälerung.

Zieht aber ein aufgehängtes Gewicht nur an einer umschriebenen Stelle des
freien Membranrandes, so pflanzt sich die Spannung zwar unabgeschwächt durch
die Membran fort, sie verteilt sich aber über eine allmählich wachsende Zahl Punkte.
je größer die Entfernung vom Angriffsabschnitt wird. Und in einem Körper von drei
Dimensionen würde die Spannung nicht $\frac{1}{r}$ (r sei der Abstand vom Angriffspunkt).
wie in der Membran — der wir nur zwei Dimensionen zuschreiben, weil sie sehr dünn
ist —, sondern $\frac{1}{r^2}$ proportional sein. Sind die Seitenränder der Membran nicht
befestigt, so verschmälert sie sich. Wir sehen (Abb. 4) nun, daß die Löchelchen
in der unmittelbaren Nähe des Angriffsabschnittes am größten und am meisten
verzerrt, vertikal oder schräg elliptisch werden, während die Änderung ihrer Dimensionen um so mehr abnimmt, je mehr entfernt vom Angriffsabschnitt sie liegen.
Die Membran ist in vertikaler Richtung frei beweglich, indem ihre Seitenränder
durch verschiebliche Ringe an vertikalen glatten. kupfernen Stäbchen befestigt
sind. Entfernen wir diese Stäbchen etwas voneinander, so spannen wir die Membran
in horizontaler Richtung fast gleichmäßig etwas an. Dasselbe Gewicht am unteren
Ende wie in Abb. 4 erzielt jetzt geringere Dimensionsänderungen. weil der Widerstand, die Elastizität der horizontal gespannten Membran größer ist als die der
nicht horizontal gespannten. Eine bestimmte Kraft (Gewicht) erteilt einer Saite
eine um so geringere Amplitude, je stärker sie gespannt ist.

Je geringer die ziehende Kraft, um so schwerer werden sie nachweisbar. Lassen wir zugleich eine horizontale Kraft an einer beschränkten Stelle einer Membranseite ziehen, so können sich die Dimensionsänderungen der vertikalen und horizontalen Kraft in verschiedener Weise und in verschiedenem Maße summieren. Abb. 5 zeigt eine Membran, an deren unterem Rand drei Gewichte und an deren Seitenrändern zwei Gewichte zu je 500, senkrecht auf den Rand dehnend einwirken. Außerdem ist eine feste Kautschukrohre aufgeklebt (s. unten).

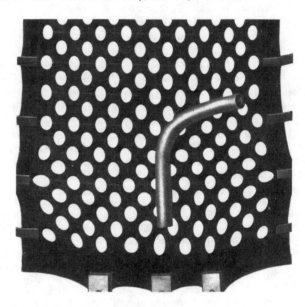

Abb. 5.

Druckversuche führen, mutatis mutandis, zu gleichen Ergebnissen. Dazu nehmen wir einen Block feinsten, möglichst gleichmäßigen Kautschuks, dessen Elastizität in allen Teilen als annähernd gleich vorausgesetzt werden darf. Der Block (Abb. 6) ist z. B. 8 cm lang, 6 cm breit und 3 cm dick. Er wird durch 48 zylindrische, parallele Kanäle in gleichen Abständen durchlöchert, oder wir zeichnen ebensoviele kreisrunde schwarze Figuren mit Sepia auf einer Seitenfläche eines undurchlocherten Blocks. Dimensionsänderungen der Kanäle bzw. der Figuren geben ein Bild der Fortpflanzung eines auf den Block ausgeübten Druckes. Am durchlöcherten Block sind sie (durch dieselbe drückende Kraft) deutlicher. Seitliche Zusammenpressung des Blockes verringert die Dimensionsänderungen durch vertikalen Druck durch ein immer gleiches Gewicht,

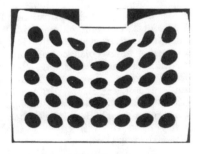

Abb. 6.

weil sie die Spannung des Blockes (Elastizität) vermehrt, ähnlich wie die seitliche Anspannung der Membran es tut (vgl. oben).

Wir sehen aber immer bei diesen Versuchen, daß ein örtlich beschränkter Druck in den anstoßenden Teilen die größten Dimensionsänderungen bewirkt, und daß diese kleiner werden, je weiter die Kreise vom Angriffsabschnitt entfernt sind. In einiger Entfernung werden sie schwer nachweisbar. Die seitliche Hervorwölbung des Blockes beweist jedoch, daß sich die Kraft bis da erkennen läßt.

Lassen wir in zwei benachbarten Abschnitten einen umschriebenen vertikalen und einen umschriebenen Seitendruck zugleich einwirken, so tritt eine Summation in verschiedener Weise und in verschiedenem Maße, ähnlich wie bei der Membran, ein.

Alles in allem ruft eine örtlich beschränkte, dehnende oder drückende Kraft in gleichmäßigem Kautschuk ungleiche Dimensionsänderungen hervor: diese sind in der nächsten Nähe des Angriffsabschnitts am größten und sie nehmen mit der Entfernung von diesem Abschnitt ab. In gewissem Abstande werden sie schwer erkennbar, wenn nicht die dehnende oder drückende Kraft eine gewisse Größe erreicht.

Im allgemeinen nimmt das Gebiet der sichtbaren Dimensionsänderungen mit der Größe der dehnenden bzw. drückenden Kraft zu, wie sich aus Versuchen mit verschieden großen Kräften ergibt.

Obige und andere Beobachtungen berechtigen uns, dieses ,,Gesetz der beschränkten sichtbaren Fortpflanzung einer örtlich beschränkten dehnenden oder drückenden Kraft'' als auch für den menschlichen und tierischen Körper gültig zu betrachten.

Welche ist denn aber die Bedeutung der Bronchien, bindegewebigen Septen, großen Gefäße, Gallengänge usw. bei der Fortpflanzung eines solchen Zuges bzw. Druckes (s. oben)? Diese Gebilde sind im allgemeinen fester als das Organgewebe, womit sie fest zusammenhängen. Und wenn zwei Körper von verschiedener Elastizität fest zusammenhängen, wird die Dehnbarkeit bzw. Zusammendrückbarkeit des dehnbareren bzw. zusammendrückbareren durch die des anderen Körpers in den Richtungen verringert, in denen Änderung seiner Dimensionen unmöglich ist ohne Änderungen der Dimensionen des mehr elastischen Körpers. Die Spannung im weniger elastischen Stoff ist dann geringer als die im mehr elastischen, und die Kraft pflanzt sich am stärksten durch letzteren fort, wobei sie selbstverständlich ihre Richtung behält. Kleben wir eine gebogene (Abb. 5) Kautschukröhre, mit einem Kupferdraht als Mandrin fester gemacht, auf eine in gleichen Abständen durchlöcherte Membran, so beschränkt offenbar die Röhre die Dehnung des rechts an ihrer hohlen Seite liegenden Membranabschnittes. Die Löchelchen sind hier ja am kleinsten. Die Richtung der ziehenden Kraft wird selbstverständlich nicht durch die Biegung der Röhre geändert.

Solche Verhältnisse in der Lunge nennen wir als Beispiel. Es gibt keinen Lungenteil von einigen ccm, der nicht Bronchialverzweigungen verschiedener Richtung enthält, mit denen das Lungengewebe fest zusammenhängt. Eine Volumenänderung eines solchen Lungenteils ist kaum möglich ohne Dimensionsänderungen (Verlängerung, Verkürzung, Biegung, Drehung) einiger oder aller Bronchialzweige in demselben. Die Abb. 7 und 8 zeigen uns solche Biegungen und Dimensionsänderungen der Bronchien bei künstlicher Ein- und Ausatmung. Wir sehen, daß die Winkel, welche die Bronchien miteinander bilden, bei künstlicher Ausatmung schärfer sind als bei künstlicher Einatmung, und daß die feinsten Bronchialverzweigungen die stärksten Veränderungen zeigen, was sich aus ihrer geringeren Elastizität erklärt.

Die mathematische Formel zeigt die Verhältnisse deutlich. Ein elastischer Stab, dessen Länge mit l, Durchschnitt mit d, Elastizitätskoeffizient mit E angedeutet sei, erfährt durch eine ausdehnende bzw. zusammendrückende Kraft P eine Verlängerung bzw. Verkürzung a.

$$a = \frac{1}{E} \cdot \frac{P \cdot l}{d}.$$

Schneiden wir einen Hauptbronchus vom Hilus an bis in sein peripheres Ende los und auf, so bekommen wir einen Streifen, der zugleich in Breite und in Dicke, also in d, und in Knorpelgehalt, also in E, in zentroperipherer Richtung abnimmt. Seine Biegsamkeit nimmt in dieser Richtung noch mehr zu. Denn ein elastischer zylindrischer Stab mit einem Radius r, der in horizontaler Richtung am einen Ende befestigt wird, erfährt durch ein am freien Ende aufgehängtes Gewicht P eine Biegung b.

$$b = \frac{4}{3} \frac{P}{E} \cdot \frac{l^3}{\pi r^4}.$$

Je dicker die Bronchien in einem Lungenteil sind, um so mehr wird somit die Dehnbarkeit, die Erweiterungsfähigkeit der mit ihnen zusammenhängenden und benachbarten Lungenbläschen beschränkt. Auch große Gefäße, Bindegewebssepten usw. haben einen ähnlichen Einfluß. Die feinsten Bronchialzweige fließen aber gleichsam ins Lungengewebe aus.

Sowohl das Gesetz der beschränkten sichtbaren Fortpflanzung einer örtlich beschränkten dehnenden oder zusammendrückenden Kraft wie die Beeinflussung der Elastizität eines Gewebes durch den Zusammenhang mit einem Körper von anderer Elastizität sind von Bedeutung für die physiologischen Eigen-

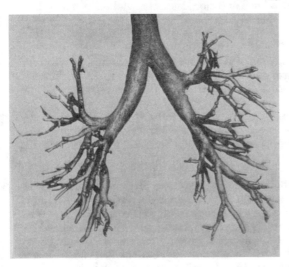 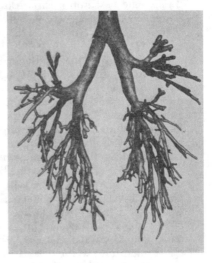

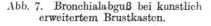

Abb. 7. Bronchialabguß bei künstlich erweitertem Brustkasten.

Abb. 8. Bronchialabguß bei künstlich zusammengepreßtem Brustkasten.

schaften der verschiedenen Lungenteile. Denn es hat, wie wir später (§ 133) sehen werden, die dehnende inspiratorische Kraft nicht in allen Punkten der Lungenoberfläche dieselbe Größe, während auch die Dehnbarkeit des Lungengewebes, vor allem durch seinen Zusammenhang mit dem Bronchialbaum, nicht überall gleich ist. Daraus ergeben sich Verschiedenheiten der Atmungsgröße der verschiedenen Lungenteile mit ihrer Bedeutung für die intraalveolare Lufterneuerung und für die Bewegungsenergie der Luft-, Blut- und Lymphströme.

Pathologische Änderungen der dehnenden bzw. drückenden Kraft einerseits und der Elastizität andererseits machen sich z. B. bei der Entstehung von Emphysem geltend.

Ob die inspiratorische Zusammenziehung des Zwerchfells eine ähnliche Bedeutung hat für die physiologischen Eigenschaften verschiedener Leberteile, ist eine Frage, die einer eingehenden Forschung harrt. Wir sahen oben, daß örtlicher Druck nur örtliche Anämie der Leber bewirkt. Es ist nun wahrscheinlich, daß die verschiedenen Leberteile mit verschieden großer Kraft bei der

Einatmung zusammengedrückt werden. Ihre Elastizität ist sicher nicht überall gleich, obwohl wir die Größe dieser Unterschiede nicht genau kennen, weil ja das bindegewebige Gerüst mit den Gallengängen und Gefäßen nicht überall gleich entwickelt ist. Nun kann Summation ungleicher, an der Oberfläche angreifender, zusammendrückender Kräfte in der Tiefe stattfinden. Ob dadurch aber überall eine gleich große Kraft entsteht, erscheint zweifelhaft. Die oft ungleiche Anhäufung des Blutes in den verschiedenen Teilen der Leber bei kardialer Stauung weist auf die Möglichkeit einer ungleichen Erweiterungsfähigkeit der Blutkapillaren (Dehnbarkeit des Gewebes) oder auf die einer ungleichen Auspressung bei der Einatmung oder auf beides hin. Verschiedenheiten der Blut-, Lymph- und Gallenbewegung können von Bedeutung sein für die Empfänglichkeit für chemische Schädigung, für Infektion und für den Verlauf pathologischer Vorgänge wie Entzündungen usw. Bevorzugung eines bestimmten Leberabschnitts durch eine bestimmte Giftwirkung oder Infektion ist aber vielleicht einer bestimmten hämatogenen Verteilung des Giftes zuzuschreiben (§ 14).

b) Bedeutung der Wirkungsdauer der mechanischen Faktoren.

Die durch mechanische Faktoren im lebenden Organismus bewirkten Änderungen sind nicht nur von ihrer Größe, sondern auch von ihrer Wirkungsdauer abhängig. Besonders bei kurz dauernder aber starker Wirkung pflegt die unmittelbare Gewebeschädigung in den Vordergrund zu treten. Bei längerer Dauer ist die Entscheidung, was überwiegt, die mittelbare oder die unmittelbare Schädigung (S. 29), häufig schwer. Die sich an Dimensionsänderung anschließenden Zellveränderungen sind, wenigstens zum Teil, als Folgen unmittelbarer Schädigung zu betrachten.

Bei der Dauer ist von Bedeutung, ob die Schädigung unaufhörlich oder nur zeitweise aber wiederholt während gewisser Zeit einwirkt. Viele Gewebe werden durch unaufhörlichen Druck oder Zug von gewisser Dauer und Größe zu Druck- bzw. Dehnungsatrophie, Knochen zu Usur gebracht. Wir wissen das von Leberzellen, von quergestreiften sowie glatten Muskelfasern, auch von Herzmuskelfasern, von Nierenepithelzellen, von der Oberhaut und Schleimhäuten, wenn diese Gewebe bzw. Zellen durch Geschwulstknoten oder sonstwie allmählich stärker zusammengedrückt oder (und) gedehnt werden. Die Zelldimensionen ändern sich dabei im Sinne der drückenden bzw. dehnenden Kraft.

Die Druck- bzw. Dehnungsatrophie geht oft mit Entartung, sogar Nekrose einher, sie ist oft eine degenerative Atrophie (§ 53). Wir sehen das besonders bei fein differenzierten Epithelzellen wie bei der Leber und Niere. Auch im Rückenmark bei der sog. „Kompressionsmyelitis". Es handelt sich dabei entweder um Druckerscheinungen ohne weiteres durch plötzlichen Zusammenbruch oder Verschiebung von Wirbeln wie bei Wirbelbruch, oder um Druckerscheinungen mit (sekundärer) Entzündung oder endlich um eine von den Wirbeln auf das Rückenmark fortgeschrittene tuberkulöse Myelitis ohne Druckerscheinungen, sogar (SCHMAUS) mit ödematöser Schwellung des Rückenmarks. Einer langsamen Buckelbildung bei tuberkulöser Spondylitis scheint sich das Rückenmark (durch Ausweichen) häufig anzupassen.

Fortwährender Druck kann auch das Wachstum eines Körperteils hemmen, wie die kleinen Füße der chinesischen Frauen zeigen. Ihre Füße werden schon von früher Jugend an fest eingewickelt. Sehnen können durch Druck Wachstumshemmung bewirken, wodurch sich Rinnen ausbilden. Bei den (angeborenen) Mißbildungen werden wir noch pathologischer Druckwirkung begegnen. Ferner kann wahrscheinlich ein primärer Hydrocephalus internus (innerer Wasserkopf) die Ausbildung eines großen Schädels zur Folge haben.

Auf der anderen Seite bestätigte DRONSIK die Annahme SCHAUTAS, daß Verringerung oder Wegfall eines Druckes von Knochenansatz gefolgt werden kann: Er durchschnitt bei einem Kaninchen von sechs Tagen die eine Fascia lata in der Länge. Nach zwei Monaten war der Schenkelknochen dicker als der andere. Bei Hunden, Katzen und Schweinen entfernte er einige Tage nach der Geburt ein Auge. Nach zwei Monaten war die Orbita kleiner und hatte sie eine dickere Wand als die andere. Jedoch ist die Möglichkeit nicht ausgeschlossen, daß die wichtigen Änderungen einem Wegfall bzw. Änderung einer noch näher zu studierenden Muskelwirkung und nicht einem verringerten fortwährenden Druck zuzuschreiben sind.

Abwechselnder Druck bzw. Zug kann verschiedene Wirkung haben, je nach ihrer Größe und der Dauer der einzelnen Wirkungen im Zusammenhang mit der Natur des Gewebes. Es gibt Übergänge und Kombinationen, wo ein (erhöhter) Druck dann und wann nachläßt oder eben noch mehr zunimmt wie der Blutdruck im Aneurysma durch die Pulswelle, auf die wir nicht weiter eingehen. Einige Beispiele von abwechselndem Druck oder Zug: Seniles sowie pathologisches Lungenemphysem kann durch normale bzw. pathologisch verstärkte in- oder exspiratorische Dehnung entstehen. Knochenwachstum kann durch abwechselnden Druck bzw. Zug gefördert werden, wie sie Muskelwirkung ausübt. Diese verstärkt außerdem die Blut- und Lymphdurchströmung der Knochen, Bänder und Sehnen (KORTEWEG). Das Genu valgum adolescentum entsteht jedoch durch den Druck des Körpergewichts besonders auf die Condyli laterales der Ober- und Unterschenkel bei zu langem Stehen. Sobald der Patient weniger steht und mehr geht, sieht man nicht selten allmählich die Genua valga schwinden. In all diesen Fallen handelt es sich um Beeinflussung wachsender Knochen. Wahrend VOLKMANN fortwahrendem Druck einen hemmenden Einfluß auf das Knochenwachstum zuschrieb und JULIUS WOLFF das Gegenteil behauptete, nahm KORTEWEG wohl mit Recht an: Fortwahrender Druck bringt Knochen zum Schwund (immer Usur?), abwechselnder Druck und Entlastung fordert sein Wachstum. (Vgl. über die Architektonik des Knochens dabei JULIUS WOLFF, MEYER und M. B. SCHMIDT). Andere Einflüsse, z B. der inneren Sekrete, werden wir später kennen lernen.

Die Druckfestigkeit eines Knochens hängt nach MESSERERS Bestimmungen von seinem Bau ab. Im allgemeinen hat spongiöser Knochen eine geringere Druckfestigkeit, während ein kurzer, gerader, dicker Knochen Druck in der Längsrichtung den größten Widerstand leistet. Ein doppelt so langer Knochen mit demselben Durchmesser biete einen um die Hälfte geringeren Widerstand. Ein seitlich ausgeschweifter Knochen hat geringere Druckfestigkeit: Er wird immer mehr (an der konvexen Seite) ausgebogen, bis er bricht.

Bei Gelenkerkrankung findet man manchmal nach einiger Zeit eine noch unklare Atrophie von Knochen und Muskeln, und zwar betrifft diese immer sämtliche distal des erkrankten Gelenkes gelegene Teile des Knochengerüstes (VOLKMANN). Die Knochen werden zu dünn, zu fein, zu kurz. Inwiefern verringerte Muskeltätigkeit und abgenommener Druck und Zug daran schuld sind, ist eine unbeantwortete Frage (vgl. Inaktivitätsatrophie).

Abwechselnder Druck oder Reibung vermag auch eine Verdickung der Oberhaut, oft mit Atrophie des Papillarkorpers, wie der Clavus (Huhnerauge) und Kallus in dem Handteller zeigen, hervorzurufen, ersteres durch ungeeignete Fußbekleidung, letzteres bei gewissen Arbeitern und Gymnasten. Ferner soll ein Teil der Sehnenflecke des Epikards ebenfalls durch Reibung bei der Herztätigkeit entstehen (HERXHEIMER). Auch die Schnürleber ist Druck und Reibung der Rockbander usw. zuzuschreiben; wir finden nicht nur eine verdickte Leberkapsel, sondern außerdem eine örtlich beschrankte Atrophie der Leber mit einer beschrankten proliferativen Entzündung, deren Entstehung noch im Dunkeln liegt.

Weil Biegung aus Dehnung auf der einen, Zusammendrückung auf der anderen Seite besteht (S. 30), setzt sich Biegungsfestigkeit aus Dehnungs- und Druckfestigkeit zusammen. Dies haben wir bei dem Bruch eines Röhrenknochens der selten anders als durch Hebelwirkung, besonders durch Muskelwirkung, entsteht, zu berücksichtigen. Volkmann hat mit Recht die Biegungselastizität des lebenden Knochens, welche die des toten übertrifft, hervorgehoben. Verbiegungen der Rippen, der Schädelknochen durch das wachsende Gehirn, erklären sich aus ihr. Durch Biegung sind beträchtliche Gestaltsveränderungen möglich. Die verbogenen Knochen können dann durch Knochenansatz dicker und starker werden. Das sehen wir auch schön am verbogenen rachitischen Knochen, besonders an der hohlen Seite z. B. der Säbelbeine, wo sich eine dicke Substantia compacta bildet. Es kann ein Knochen durch Dehnung allmählich dünner werden, wie z. B. die Wand der Oberkieferhöhle, die durch eine in dieser wachsende Geschwulst hervorgetrieben wird. Schließlich wird die Wand so dünn, daß der tastende Finger das eigentümliche ,,Pergamentknittern" nachzuweisen vermag. Handelt es sich um noch wachsenden Knochen, so ist auch hier Ansatz möglich. Knochenneubildung (s. später) durch ossifizierende Periostitis hat mit Knochenbildung durch mechanische Faktoren nichts zu tun.

Von allmählichem Schub und Torsion wissen wir ungefähr nichts. Beides kommt dann und wann vor.

c) Plötzliche Wirkung mechanischer Faktoren.

Bisher haben wir die allmählich einsetzende und zunehmende Wirkung mechanischer Faktoren besprochen. Jetzt sollen wir ihre plötzliche Wirkung studieren, d. h. die Wirkung eines Stoßes, Schlages, Ruckes, die einen plötzlichen Druck oder Zug ausüben oder Biegung, Scherung oder Drehung bewirken. Man redet hier von äußerer Gewalt, von stumpfem bzw. scharfem Trauma (Verwundung), letzteres durch Messer und andere scharfe Werkzeuge. Wird der Zusammenhang der bedeckenden Teile gehoben, so nennt man die unbedeckte Stelle eine Wunde. Wird ein Gewebe durch plötzlichen Druck, einen Schlag oder stumpfen Stoß zerdrückt, wobei Blut aus Gefäßen tritt, so redet man von Kompression oder Kontusion (Quetschung). Blutung kann aber fehlen, wie in den ganz kleinen Kontusionsherden des Gehirns. Ein Stoß oder Schlag (plötzlicher Druck mit Beschleunigung) wird durch einen bewegten Körper zugebracht, ein Ruck (plötzliche Dehnung mit Beschleunigung), Biegung, Scherung oder Drehung kann auch durch Muskelwirkung eintreten. So kann z. B. die Kniescheibe quer gebrochen werden durch einen heftigen Ruck, ausgeübt vom M. quadriceps femoris beim Sprung oder Fußtritt.

All diese plötzlichen mechanischen Faktoren kennzeichnen sich, im Gegensatz zu den allmählich einwirkenden, durch die große Bewegungsenergie, welche sie dem getroffenen Körper oder Körperstelle erteilen. Dies ist für ihre Wirkung von großer Bedeutung. Zunächst hat sich aus vielen Beobachtungen ergeben, daß die Festigkeit eines Körpers einem plötzlichen mechanischen Faktor gegenüber immer kleiner ist als einem allmählichen Faktor von gleichem energetischem Wert. So wird man z. B. ohne Schaden ein Gewicht P auf eine horizontal gestellte Fensterscheibe legen können, wodurch diese eine potentielle Energie Ph bekommt. Ein leichteres Gewicht P' aber (mit gleicher Grundfläche), das mit einer Geschwindigkeit v die Scheibe trifft, wobei $1/2\, m \cdot v^2 \leqq Ph$, wird sie zerbrechen. Selbstverständlich gibt es Übergänge, auf die wir unten zurückkommen, zwischen ,,allmählicher" und ,,plötzlicher" Einwirkung. Auch in ihrer Fortpflanzung unterscheiden sie sich.

Auch bei plötzlicher Einwirkung eines mechanischen Faktors müssen wir unterscheiden: 1. gleichmäßige Einwirkung auf den ganzen Körper oder Körperteil und 2. Einwirkung an einer umschriebenen Stelle. Es kann ein mechanischer Faktor in allen Teilen eines Körperteils gleichmäßig einwirken, aber nur an einer umschriebenen weniger widerstandsfähigen Stelle eine Zerreißung zur Folge haben. So kann eine arterielle Blutdruckerhöhung die Berstung eines Aneurysmas, venöse Blutdruckerhöhung Einriß einer Varix bewirken. Durch plötzlich starke Dehnung der Lunge können Lungenbläschen einreißen, und interstitielles Emphysem erfolgt. Das ereignet sich mitunter bei starker Atemnot. Dabei ist die dehnende, in- oder exspiratorische Kraft aber nie in allen Lungenbläschen gleich. Außerdem sind auch nicht alle Lungenbläschen gleich dehnbar. Kasige Erweichung einiger subpleuraler Lungenbläschen mitsamt des Lungenfells kann durch normale Einatmung zum Einriß und Pneumothorax führen.

Durch einen Fall aus gewisser Höhe auf die Füße oder Kniee können innere Organe, wie Leber und Milz, oder das Herz einreißen oder gar abgerissen werden. Es kann z. B. das Herz, abgerissen von der Aorta, locker im Herzbeutel liegen, oder das Endokard einreißen. Durch den Fall bekommen sämtliche Körperteile eine große Bewegungsenergie $\frac{1}{2} m v^2$. Kommt der Körper auf dem Boden plötzlich zu Ruhe, so erleidet das knöcherne Skelett einen heftigen Stoß, der sich allen fest damit zusammenhängenden Teilen mitteilt. Die im Körper mehr oder weniger locker aufgehängten Organe bewegen sich aber mit großer Energie in der Richtung des Mittelpunktes der Erde fort. Die m des Herzens kann durch Füllung der Kammer und Vorhöfe am größten sein. Es kann nun die Aorta einreißen oder gar das Herz abgerissen werden. Auch das Endokard kann einreißen. Die Leber kann beim Lig. suspensorium oder eben an ihrer hohlen, dem Darm zugewandten Oberfläche Einrisse zeigen. Letztere entstehen wahrscheinlich dadurch, daß die mittleren, weil schwersten, Abschnitte des Organs die größte Bewegungsenergie bekommen. Infolgedessen wird die hohle intestinale Oberfläche durch die plötzliche Hemmung der Körperbewegung mit einem Ruck konvex gebogen, so daß die Leberkapsel und die Leber selbst an mehreren Stellen einreißt. Es findet dabei also Biegung und Scherung, vielleicht gelegentlich Drehung des Organs statt. Die Milz kann ähnliche Veränderungen aufweisen. Mehr oder weniger erhebliche Blutungen sind möglich. Wird der Körper durch einen Schlag mit großer Geschwindigkeit fortgeschleudert und kommt er dann durch einen Widerstand plötzlich zu Ruhe, so kann sich ähnliches ereignen.

Eine kräftige Ohrfeige — Pädagogen mögen dies beachten! — vermag eine sogar tödliche, subarachnoideale Blutung zu bewirken, wenn der Getroffene nicht wankt und plötzliche Anstrengung der Halsmuskeln den fortbewegten Kopf zu plötzlichem Stillstand bringt. Ich sah einen solchen Fall. Die über das ausgetretene Blut gespannte Arachnoidea läßt sich mit einer Pinzette zeltförmig emporheben und nachweisen. Nach Einschnitt tritt dann das Blut frei zutage. Die Blutung entsteht wahrscheinlich durch ruckförmige Verschiebung des Gehirns gegen die Arachnoidea und daraus erfolgende Zerreißung einer oder mehrerer Adern, welche aus dem Gehirn treten und sich in subarachnoideale Venen ergießen.

Verschiebung von Organen bzw. Organteilen ist wahrscheinlich, wenigstens zum Teil, an See- bzw. Wagenkrankheit schuld. Die hin- und herschaukelnden Bewegungen gehen dabei plötzlich in solche von entgegengesetzter Richtung über, was Verschiebung zur Folge hat, wenigstens in bestimmten Fällen. Wodurch und wie aber die Erkrankung dabei entsteht, ob durch geänderte Blutverteilung oder durch unangenehme Empfindung oder durch die Empfindung einer Gleichgewichtsstörung, ist unentschieden. Bemerkenswert ist die verhütende Wirkung einer festen Leibbinde bei reichlichen Mahlzeiten.

Wirkt ein mechanischer Faktor plötzlich an einer umschriebenen Stelle ein, so erweist sich nicht nur (S. 30) die Festigkeit geringer als bei allmählicher Einwirkung, sondern auch die Fortpflanzung ist, wenigstens beim Stoß, eine andere. Drücken wir mit der Hand eine Gewehrkugel mit allmahlich wachsender Kraft gegen eine Fensterscheibe, so entstehen bei genügend großer Kraft Sprünge in der Scheibe, die schließlich in viele Stücke zerfällt. Schießen wir aber dieselbe Kugel von einem gewissen Abstande mit gewisser Geschwindigkeit durch die Scheibe, so macht sie in dieser ein rundes Loch, und zwar durch Schub (indem sie Glas fortschiebt). Ist dieser Abstand zu klein, so wirkt außer der Kugel die Explosion auf die Scheibe ein, ist er zu groß, so daß die Bewegungs-

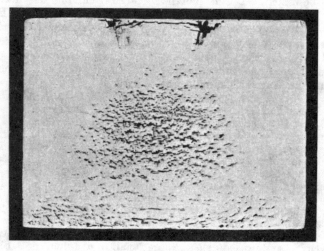

Abb. 9

energie der Kugel schon bedeutend abgenommen hat, so treten Sprünge, vom Loch ausgehend, auf. Eine ähnliche Erfahrung hat man mit Rundkugeln

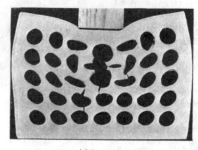

Abb. 10.

aus glatten Gewehren mit großer Anfangsgeschwindigkeit, die aber bald abnimmt, gemacht. Ein Schuß von 50—100 m Abstand macht ein scharfes Loch in einem Knochen nur in der Langsrichtung des Knochens — und fuhrt zu ausgedehnter Zertrümmerung. In großerem Abstande bewirkt der Schuß, auch senkrecht auf der Längsrichtung, Zertrümmerung durch Komminutivbrüche. Wir sehen somit ein rundes Loch ohne weiteres bei großer, Sprengung bei geringerer Bewegungsenergie. Je mehr die Bewegungsenergie abnimmt, um so mehr treten Übergänge nach allmählicher Druckwirkung ein. Die Austrittsöffnung einer Kugel aus einem Körper ist größer als die Eintrittsöffnung, weil ihre Geschwindigkeit im Körper abnimmt. Eine Kugel mit großer Geschwindigkeit macht in festem Kautschuk von 4 cm Dicke ein nahezu zylindrisches, in größerem Abstande macht sie ein kegelförmiges Loch.

Wie pflanzt sich ein dumpfer Stoß in einem elastischen Körper fort, in dem er kein Loch macht? Die Beantwortung dieser Frage ist von Bedeutung für das Verständnis obiger und ähnlicher Beobachtungen wie die Hirnerschütterung.

Bedecken wir einen nichtdurchlöcherten Kautschukblock mit einer weißen Firnisschicht, setzen wir auf den Block das Brettchen C, wie in Abb. 12, und lassen wir dann einen Holzblock A (8 kg) von etwa 2 m Höhe auf C fallen, so blättert der Firnis in einem kegelförmigen Abschnitt ab (Abb. 9); dies erinnert uns an das kegelförmige Schußloch. Je häufiger wir den Stoß durch A wiederholen, um so breiter wird der Kegel (durch Summation unvollkommener elastischer Nachwirkungen). Ein weiterer Versuch lehrt uns die Größe der Stoßkraft in einigen Punkten des Kegels näher kennen. Wir lassen dazu den Holzblock A auf einen durchlöcherten Kautschukblock fallen und sehen dann an den Lochrändern im Innern des Blocks Einrisse auftreten, die sich durch wiederholte Stöße vergrößern und miteinander in Zusammenhang treten können (Abb. 10). Diese Einrisse sehen wir nur im mittleren Blockabschnitt, gerade unter der Stelle, wo der Stoß auftrifft. Sie fehlen aber in den oberen und unteren Lochelchen, die ja nach außen eine dicke Kautschukwand haben Der Stoß wirkt somit am stärksten in seiner Richtung.

Die Einrisse entstehen an den Lochrändern, weil dort der Kautschuk nicht befestigt ist, sondern mit einem Stoff (Luft) von anderer Elastizität abwechselt, so daß hier großerer Schub moglich ist; die Risse entstehen ja durch Schub Wir müssen im allgemeinen da, wo im tierischen Organismus festes mit lockerem Gewebe zusammenhängt, eher Schubwirkung erwarten als in einem gleichmäßig elastischen Gewebe. So verstehen wir die Einrisse der Intima größerer Gefäße, sogar die des Endokards durch Einklemmung von Brust oder Bauch zwischen einem Wagen und einer Mauer oder durch Verschüttung bei Minen- oder Granatexplosion, gleichgültig, ob die Haut unverletzt bleibt, wie wir mitunter beobachten. Eine mit Kraft verschobene Blutmenge kann dann unter einem scharfen Winkel gegen die Intima anprallen. Durch obigen Versuch begreifen wir auch die Einrisse in kleineren, strotzend mit Blut gefüllten Hirngefäßchen mit Blutaustritt in das umgebende Gewebe bei Hirnerschütterung, sowohl beim Menschen wie beim Kalb, das von einem Metzger mit einem schweren Hammer einen betäubenden Schlag zwischen den Hornanlagen bekommen hat. Hirnerschütterung beim Menschen ist nämlich in der Regel einem heftigen Stoß zuzuschreiben (§ 147).

Ein Schlag oder Stoß gegen den Kopf vermag nicht nur Hirnerschütterung und Quetschung des Gehirns an verschiedenen Stellen, Blutergüsse verschiedener Ausdehnung im Gehirn, subarachnoideal und subdural, sondern auch Schädelbruch zu bewirken. Dieser kann an der getroffenen oder an einer entfernten, gegenüberliegenden Stelle („fracture par contrecoup") auftreten. Letzteres z. B. durch einen Fall oder Schlag auf den Scheitel, der einen Sprung in der Schädelbasis bewirkt, welcher oft quer durch die Sella turcica und das Schläfenbein verläuft; dazu kann ein Bruch im Augenhöhlendach oder im Felsenbein usw. kommen. Die große Häufigkeit dieser Bruchlinie, obwohl der Stoß nicht immer in derselben Richtung und auf dieselbe Stelle des Scheitels auftrifft, beweist, daß das Verhältnis der Stoßstärke zur Festigkeit des Knochens der Entstehung eines Bruches in bestimmten Teilen der Schädelbasis besonders günstig ist. Erreicht der Stoß diese Teile am wenigsten abgeschwächt oder ist ihre Brüchigkeit besonders groß? Die Brüchigkeit der Schädelwand wird nicht nur von ihrer Dicke und Krümmung, sondern auch von Löchern und Spalten bedingt. Die zur Beurteilung der Festigkeit der verschiedenen Teile erforderlichen Daten fehlen. Um so schwerer wird die Beurteilung, weil wir nicht einmal wissen, welche Kraft den Bruch bewirkt und wir doch nur die Festigkeit gegen eine bestimmte Kraft untersuchen konnen. Schon viel hat man über die Fortpflanzung eines Stoßes durch den Schädel gearbeitet und mehr noch geschrieben, ohne jedoch eine befriedigende Lösung zu erbringen. Ein Stoß gegen den Kopf pflanzt sich durch die knocherne Schädelwand fort oder er macht sich wenigstens an verschiedenen Stellen der Schädelwand erkennbar: Legen wir quer um den entblößten knöchernen Schädel der Leiche eines jugendlichen Menschen einen bleiernen Streifen oder Draht genau passend an und lassen wir dann auf den Scheitel (der Leiche in sitzender Haltung) den Holzblock von 8 kg von etwa 1,5 m Höhe fallen, so entfernen sich die Streifenenden um 1 bis 1,5% voneinander, ein Beweis, daß der quere Schädelumfang zunahm, während der Scheitel eingedrückt wurde (Abb. 11). Nicht immer sind die Dimensionsänderungen gleich, abhängig von der Elastizität des Schädels, vielleicht auch davon, ob ein Bruch an der unmittelbar getroffenen Stelle erfolgt oder nicht, selbstverständlich auch von Richtung und Kraft des Stoßes. Der quere Schädelumfang nimmt zu, sobald die Schädelkapazität durch Eindrücken des Scheitels, obwohl Blut und Lymphe aus dem Gehirn ausgepreßt werden, zu klein für den Schädelinhalt wird. Wie und wie stark sich außerdem der Stoß von der getroffenen Scheitelstelle aus durch die knöcherne Schädelwand fortpflanzt, und ob er auf diesem Wege einen Bruch „par contrecoup" zu bewirken vermag, ist noch nicht hinreichend festgestellt.

Für den Knochensprung in der Schädelbasis kommt außerdem Fortpflanzung des auf den Scheitel auftreffenden Stoßes durch das Gehirn in Betracht. Die oben besprochenen Versuche mit dem Kautschukblock weisen schon auf diese Möglichkeit hin. Wird nur der Scheitel durch einen Stoß genügend eingedrückt — ein Sprung in der Tabula vitrea, wenn kein vollständiger Bruch der Scheitelwand, ist manchmal die Folge einer solchen Eindrückung —, so ist die Möglichkeit der Fortpflanzung des Stoßes durch das Gehirn gegeben. Wie stark pflanzt er sich in verschiedenen Richtungen fort? Von vornherein müssen wir erwarten, bei großer Bewegungsenergie am stärksten in seiner Richtung, und bei geringerer Bewegungsenergie in einem kegelförmigen Abschnitt, wie beim Schußloch und Kautschukblock. HAUSER fand bei der Sektion eines sechs Tage nach einem Stoß gegen die vordere rechte Seitengegend des Schädels ge-

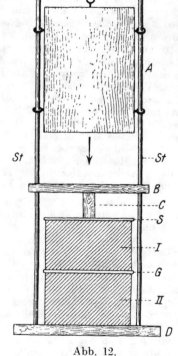

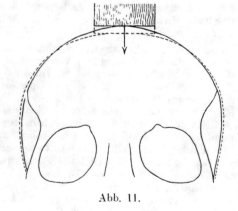

Abb. 11. Abb. 12.

storbenen Mannes gelbliche und grauliche erweichte Herde in der Stoßrichtung, welche er einer nur mikroskopisch sichtbaren Quetschung zuschreibt. Erreicht ein Stoß die Schädelbasis, so vermag diese in ihren weniger dehnbaren Teilen kaum auszuweichen, so daß Sprünge auftreten.

Folgender Versuch zeigt die Stelle, wo der durch Kautschuk fortgepflanzte Stoß am stärksten auftrifft: Auf das hölzerne, vollkommen glatte Brettchen D (Abb. 12, jedoch ohne II) legen wir ein Stück Fensterscheibe G, gleich groß wie die Unterfläche des Kautschukblocks I, den wir auf G legen. Die stählerne Platte S von etwa 1 mm Dicke stellt die Schädelwand dar. Auf der Mitte von S ruht ein vertikales Brettchen C, das mit dem horizontalen Brettchen B fest verbunden ist. B ist leicht längs der beiden eisernen Stangen St zu verschieben. Fällt nun der Holzblock A von einer Höhe von 2,5 m auf B, so pflanzt sich der Stoß bis auf G fort. G zerbricht aber nicht, auch nicht, wenn wir den Versuch ohne S wiederholen. Beweist dies, daß der Stoß G in allen Punkten gleich stark trifft? Nein. Legen wir nämlich G auf einen Kautschukblock II (wie abgebildet), so wird G durch den Stoß in zwei nahezu gleiche Teile, links und rechts von der Stoßrichtung (C) zerbrochen, auch dann, wenn A von nur 22 cm Höhe herunterfällt. Die Eindrückbarkeit des Blockes II ermöglicht nämlich jetzt eine Biegung von G, während D schwer eindrückbar ist. Ob der Umstand, daß der Stoß G in der Mitte etwas eher erreicht, mitwirkt, bleibe dahingestellt.

So können wir uns den Schädelbruch durch einen fortgepflanzten Stoß vorstellen. Übrigens schließt diese Wirkung keineswegs Fortpflanzung des Stoßes durch die Schädelknochen aus und umgekehrt. Eine Zusammenwirkung erscheint nicht unmöglich.

Die Wirkung eines Rucks, d. h. eines plötzlichen Zugs, plötzlicher Biegung und Torsion verschiedener Stärke ist noch nicht untersucht.

Wir wissen, daß gleich starker Zug im allgemeinen um so schädlicher ist, je plötzlicher er wirkt. Plötzlicher Zug, somit ein Ruck, kann verschiedene Gewebe, Gefäße (mit Bluterguß), Sehnen, Knochen (Kniescheibe, s. S. 40), Muskeln zerreissen. Zerreißung durch Zug einer Gelenkkapsel oder seiner Verstärkungsbänder nennen wir Distorsion (Verstauchung). Sie tritt ein durch eine zu starke Streckung (Hyperextension) oder Beugung (Hyperflexion), beides in den physiologischen oder aber in abnormen Bahnen. Nicht selten findet neben Dehnung auch Torsion dabei statt. Die Dehnungs- bzw. Torsionsfestigkeit verschiedenartiger Gewebe ist verschieden, aber auch Knochen- und Knorpelfortsätze (Knöcheln z. B.) können, gewöhnlich mit stärkerer Blutung, abgerissen werden. Es gibt Leute, deren Füße oft „umkippen" ohne Zerreißung von Geweben, durch individuell abnorm große Dehnbarkeit der Gelenkkapseln und Bänder. Reißt bei einer Distorsion die Gelenkkapsel ein, so kann ein Gelenkkopf austreten (Luxation).

Nerven vertragen allmählichen sowie plötzlichen Druck schlecht. Schon der Druck einer Hg-Säule von 18 bis 20 Zoll während 15 Sekunden vermag die motorische Leitung vollkommen zu unterbrechen (WEIR MITCHELL). Allerdings kehrt sie bald nach dem Aufhören des Druckes wieder. Die Radialislähmung, nachdem der Arm einige Zeit auf einer scharfen Stuhllehne geruht hat, die (seltene) Ischiadikuslähmung nach einem Fall auf die Glutaei u. dgl. Erscheinungen werden daraus verstandlich. Bemerkenswert ist, daß Druck bald die motorische Leitung vollkommen unterbricht, während die sensiblen Nerven nur „Reizungs"erscheinungen, nämlich Parästhesien (Gefühl der Taubheit usw.) zeigen. Die Leitung der motorischen Nervenfasern wird somit durch Druck eher geschädigt, als die der sensiblen. Die Gewebsveränderungen bei vorübergehendem Druck kennen wir gar nicht.

Bei Knochenbruch oder Luxation (Treten eines Gelenkendes eines Knochens durch einen Riß in der Gelenkkapsel in die Umgebung) kann ein Nerv durch einen Knochen oder ein Knochenstuck gedrückt oder gedehnt werden. Schmerzen und Lähmung können infolgedessen auftreten. Sie pflegen aber nach der Reposition zu schwinden. Mitunter bleibt aber eine Lähmung einige Zeit bestehen. Erfolgt Nervendehnung langsam, wie z. B. die durch eine wachsende Geschwulst, welcher der Nerv nicht ausweichen kann, so wird die Dehnung lange Zeit vertragen. Schließlich verfällt er aber einer degenerativen Atrophie. Man hat Nerven, die Sitz einer Neuralgie waren, gedehnt und dadurch den Nervenschmerz zum Schwinden gebracht. Die histologischen Veränderungen durch jene Dehnung kennen wir aber ebensowenig wie die der Neuralgie zugrunde liegenden. Nervendehnung kann sogar transmedullär die sensible, vielleicht auch motorische Erregbarkeit der gleichnamigen Nerven der anderen Körperhälfte steigern (STINTZING). Durch Dehnung des N. ischiadicus hat BERVOETS, und durch Dehnung des N. vagus J. PH. ELIAS Wucherung von Muskelkernen und -Zellen im M. quadriceps bzw. Herzmuskel bei Kaninchen festgestellt.

Ein Muskel kann nach einer nicht einmal heftigen Kontusion in hohem Grade atrophieren. Man hat das bei Streckmuskeln, insbesondere beim M. quadriceps femoris und beim M. deltoideus beobachtet.

Eine Sehne kann durch plötzliche starke Dehnung zerreißen. Ebenso Muskelfasern, beides z. B. beim Heben einer schweren Last. Es kann dann ein bedeutendes Hämatom (Blutgeschwulst), ebenso wie bei Distorsion, auftreten. Ein Fußtritt gegen den Bauch kann eine gefüllte Darmschlinge einreißen mit nachfolgender Perforationsperitonitis.

Starke Muskelanstrengung vermag sogar Risse der Intima und Media der Aorta herbeizuführen. O. Busse hat ein schönes Beispiel beschrieben. Wurde der Aortenbogen etwa plötzlich überfüllt und stark gedehnt durch Knickung der Aorta descendens oder durch kräftige Zusammenpressung derselben durch die sich anstrengenden Bauchmuskeln? Oder fand eine ungleiche Verschiebung der Intima durch das Blut statt?

Durch mechanische Schädigung kann die Tätigkeit des Gewebes leiden. Außerdem vermag Trauma das Gewebe empfänglicher für gewisse Infektionen zu machen, bzw. eine latente Infektion anzufachen. So kann ein heftiger Schlag gegen die Brust eine akute fibrinöse Lungenentzündung im Gefolge haben. Der Zusammenhang zwischen einer Kontusion oder Distorsion und einer Tuberkulose des geschädigten Gelenks ist nicht ohne weiteres unzweideutig. Es kann das Trauma nur die Aufmerksamkeit auf eine schon erkennbare Tuberkulose hinlenken. Es kann ferner das Trauma eine zuvor noch nicht erkennbare Tuberkulose anfachen bis zu erkennbaren Dimensionen. Es kann schließlich das Trauma das Gewebe für Tuberkulose empfänglicher machen. Die letztere Möglichkeit tritt aber ganz in den Hintergrund, weil die Chance äußerst gering ist, daß ins gequetschte Gewebe vor der Heilung Tuberkelbazillen hineingelangen.

Daß verschiedene Gewebe in verschiedenem Maße empfindlich für Kontusion sind, sahen wir oben. Auch der Schmerz ist sehr verschieden. Außer der örtlichen sind die allgemeinen Wirkungen von Bedeutung, wenn auch individuell sehr verschieden: Ohnmacht, Schock und seelische Schädigung.

d) Unvollkommene elastische Nachwirkung.

Von großer Bedeutung für die Entstehung einiger pathologischer Veränderungen ist die elastische Nachwirkung nach Dehnung. Nach Druck, Biegung, Schub und Torsion kommt sie höchstwahrscheinlich auch vor. Sie ist aber noch nicht studiert. Im folgenden beschränken wir uns auf die nach Dehnung.

Wenn wir ein Stäbchen aus feinstem Kautschuk um etwa 1% seiner Länge dehnen, während 20 Sekunden gedehnt halten und dann die Dehnung aufheben, so gewinnt das Stäbchen seine vormalige Länge sofort augenscheinlich wieder (elastische Wirkung oder Wirkung der Elastizität). Dehnen wir es aber (z. B. 30%) während eines Tages, so verkürzt es sich anfangs rasch, dann aber langsamer und es gewinnt erst nach einiger Zeit, wenn je, seine vormalige Länge. Diese verlangsamte Verkürzung (Zusammenziehung) nach der Entspannung nennen wir Nachwirkung der Elastizität oder elastische Nachwirkung. Sie kann, muß aber nicht, zur vormaligen Länge führen. Tut sie es nach einiger Zeit sichtbar nicht, so nennen wir sie unvollkommen. Unvollkommene elastische Nachwirkung bedeutet dauernde Verlängerung bzw. Volumenzunahme Die normale exspiratorische Verkleinerung von Lungen und Brustkasten ist elastische Nachwirkung, allerdings verlangert durch den Widerstand, dem die ausgetriebene Luft in den Luftwegen begegnet.

Mitunter begegnen wir der Auffassung einer wachsenden Deformation als Folge elastischer Nachwirkung. Diese Auffassung ist wenig empfehlenswert. Denn eine Deformation wächst nicht durch (Nach)wirkung der Elastizität, sondern, trotz der Elastizität, durch (Nach)wirkung der Belastung, des Zuges, der die Elastizität allmählich mehr nachgibt, so daß die elastische Nachwirkung unvollkommen wird.

Unvollkommene elastische Nachwirkung deutet auf eine dauernde Veränderung hin. Sowohl die Dauer der vollkommenen elastischen Nachwirkung wie die Unvollkommenheit in anderen Fällen werden bedingt von dem Betrag und der Dauer der Verlangerung. Werden z. B. drei möglichst gleiche Kautschukstäbchen um 10% verlängert bzw. während 2, 4 und 20 Tage, so wird die elastische Nachwirkung nach der Entspannung bei allen drei eine vollkommene sein, aber entsprechend langer dauern. Werden drei solche Stäbchen um 20% während 2, 4 und 20 Tage verlängert, so ist die Nachwirkung beim dritten eine unvollkommene.

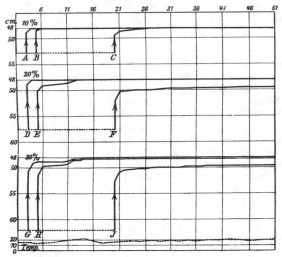

Aber auch abwechselnde Dehnung zu 8% und Entspannung je während 5 oder 6 Tage, wird anfangs von vollkommener, später aber von unvollkommener elastischer Nachwirkung gefolgt. Auch an frischen Rinderaorten und geeigneten menschlichen Aorten, in 0,9% NaCl-Lösung aufgehängt, beobachten wir unter ähnlichen Verhältnissen von

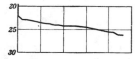

Abb. 13. Je 3 Stäbchen sind um 10%, 20% bzw. 30% verlängert und zwar A, D und G während 2, B, E und H während 4, C, F und J während 20 Tage, und dann entspannt.

Abb. 14. Rinderaorta.

Verlängerung und Dehnungsdauer, vollkommene bzw. unvollkommene elastische Nachwirkung. Die Aorten können wochen-, ja monatelang, bis zu 191 Tagen,

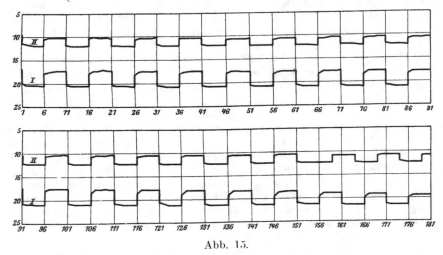

Abb. 15.

ihre Elastizität behalten. Abb. 14 zeigt die zunehmende Verlängerung einer aufgehängten und mit einem gleichbleibenden Gewicht belasteten Rinderaorta. In Abb. 15 sehen wir zwei Kurven von menschlichen Aorten, die abwechselnd durch ein gleichbleibendes, Aorta I durch ein schwereres Gewicht unter übrigens gleichen Umständen gedehnt und entspannt wurden. In sämtlichen Kurven finden die Verlangerungen in den Ordinaten, die Dauer (Tage) in den Abszissen Ausdruck. Individuelle Unterschiede machen sich bemerkbar. Aber die Dauer der vollkommenen Nachwirkung bzw. die Unvollkommenheit der elastischen Nachwirkung ist dem Produkt von Verlängerung und Verlängerungsdauer (Dehnungsgröße und Dehnungsdauer) ziemlich genau proportional. Unvollkommenheit der elastischen Nachwirkung können wir als Folge des Überschreitens der Elastizitätsgrenze auffassen. Wir können somit auch sagen, daß die Elastizitätsgrenze nicht nur von der Verlangerung (Dehnungsgröße) sondern auch von der Dehnungsdauer bedingt wird.

Betrachten wir die unvollkommene elastische Nachwirkung als Folge einer Veränderung der physikalischen Eigenschaften des gedehnten Körpers, so weist die Bedeutung der Dehnungsdauer darauf hin, daß diese Veränderung zunächst nicht sichtbar, aber doch vorhanden ist, und erst durch Summation — auch bei abwechselnder Dehnung und Entspannung — nach einiger Zeit bemerkbar wird. Daß in der Tat das Kautschuk bzw. die Aorta schon geändert ist, bevor die elastische Nachwirkung unvollkommen wird, geht daraus hervor, daß nach Dehnung und vollkommener Verkürzung nach Entspannung, eine zweite Belastung mit dem gleichen Gewicht eine größere Verlängerung ergibt — was Zunahme der Dehnbarkeit beweist — obwohl auch die dann folgende Verkürzung noch vollkommen sein kann, wenigstens sofern wir dies durch genaues Ansehen ohne weiteres festzustellen vermögen. Vielleicht besteht dann schon eine mikroskopische Unvollkommenheit der Nachwirkung. Die zweite Dehnung und darauffolgende Entspannung in Aorta II (Abb. 15) zeigt z. B. diese Erscheinung. Auch die fortschreitende Verlängerung eines Körpers durch fortwährende Belastung mit einem gleichbleibenden Gewicht erklärt sich durch immer zunehmende Dehnbarkeit infolge von Summation der Veränderung der physikalischen Eigenschaften des gedehnten Körpers. Wir bekommen ja die Summation auch, indem wir abwechselnd dehnen und entspannen und die Entspannungsdauer allmählich kleiner nehmen.

Obige Versuche lehren uns somit die Abhängigkeit nicht nur der unvollkommenen elastischen Nachwirkung, sondern auch die der zunehmenden Dehnbarkeit von der Größe und Dauer der Dehnung. Jene Erscheinungen bedeuten nicht dasselbe, obwohl beide auf (dieselbe oder jede auf eine andere) Änderung der physikalischen Eigenschaften der Körper zurückzuführen sind.

Die Aortendehnungen beweisen, daß die Elastizität der Aorta monatelang erhalten bleibt — bis zu 191 Tagen bestimmt —, daß sie somit unabhängig vom Stoffwechsel längere Zeit fortbesteht. Wir müssen jedoch bedenken, daß im lebenden Organismus Neubildung elastischer Fasern möglich ist, so daß sowohl die Dehnbarkeit viel länger unvermehrt wie die elastische Nachwirkung vollkommen bleiben kann. Jedenfalls weisen aber mehrere Erscheinungen auf das schließliche Auftreten unvollkommener elastischer Nachwirkung hin. Wir wollen hierzu noch bemerken, daß individuelle Unterschiede höchst wahrscheinlich sind, daß wir uns aber davor hüten sollen, aus dem mikroskopischen Aussehen der elastischen Fasern Schlüsse auf ihre physikalischen Eigenschaften zu ziehen. Dies ist vielleicht bei ganz groben Abweichungen wohl, sonst aber zurzeit sicher nicht möglich, ebensowenig wie das Ablesen der Funktionstüchtigkeit einer Zelle an ihren mikroskopischen Eigenschaften.

Daß es sich im lebenden Organismus oft nicht um lineare Dehnung (wie oben), sondern um mehr verwickelte Dehnung handelt, ändert nichts an der prinzipiellen Anwendbarkeit obiger Versuchsergebnisse auf einige physio- und pathologische Erscheinungen. Zunächst möge die von der Geburt an stattfindende Abnahme der Elastizität der Linse, wenigstens zum Teil, einer allmahlich zunehmenden unvollkommenen elastischen Nachwirkung zuzuschreiben sein. Ferner zeigen Bestimmungen der Verkürzung eines Stückes der Aorta (an 387 ausgesuchten möglichst normalen Aorten) nach Herausnahme (in geeigneten Fallen) aus der Leiche, daß diese Verkurzung, die als Maß der Elastizität dienen kann mit fortschreitendem Alter abnimmt, ebenso wie die Dehnbarkeit.

In Abb. 16 sind die Alterszahlen als Abszisse, die prozentuarischen Verkürzungen als Ordinate eingetragen. Die obere gestrichelte Linie stellt die der großten, die untere punktierte Linie die der kleinsten Zahlen bei einem Individuum, die mittlere Linie die mittlere Verkurzung dar. Wir sehen, daß die mittlere Verkürzung nach der Geburt zunimmt und etwa im 20. Lebensjahr den hochsten Wert erreicht. Dann nimmt sie allmahlich ab bis zu 0 und wird schließlich, mitunter schon im 60. Lebensjahr, meist aber viel später, negativ.

Woher die Zunahme nach der Geburt? Nehmen wir an, daß die Aorta, vor wie nach der Geburt, nicht so rasch wachst wie die Wirbelsaule, an der sie befestigt ist, so nimmt ihre Dehnung wahrend des Wachstumsalters zu. Daß außerdem

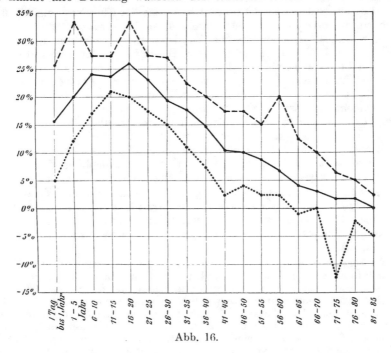

Abb. 16.

Neubildung von elastischen Fasern eine Rolle spielt, ist wahrscheinlich. Durch beides tritt Elastizitatsabnahme durch Summation unvollkommener elastischer Nachwirkung erst gegen vollendetem Wachstum zutage als abnehmende Verkürzung. Die negative Verkurzung (Verlängerung) im hoheren Alter ist einer Schlangelung der Aorta zuzuschreiben, welche entweder ganz Folge von unvollkommen elastischer Nachwirkung (s. unten) oder zum Teil einer senilen Krummung der Wirbelsäule ist. Die Dehnbarkeit der Aorta nimmt allmahlich mit fortschreitendem Alter ab, was, wenigstens zum Teil, der Ablagerung faserigen Zwischenzellstoffes, zum Teil „Abnutzung" der elastischen Fasern zuzuschreiben ist. (Vgl. die in etwas anderer Weise von Scheel erhaltenen ähnlichen Ergebnisse.)

Schlangelung einer Schlagader kann eine angeborene Anomalie, wie z. B. der Art. temporalis, oder nach der Geburt, und zwar als senile (physiologische) oder als pathologische Erscheinung erworben sein. Eine nach der Geburt erworbene Schlangelung kann auftreten durch Naherung der Endpunkte eines Gefaßes oder Gefaßabschnittes ohne weiteres, oder durch Verlangerung desselben bei unbewegten Endpunkten oder durch beides. Auch ist Zunahme einer angeborenen Schlängelung mit Erweiterung möglich, z. B. der Art. temporales. Diese sind ja besonders oft Erweiterung und Verlängerung ausgesetzt durch die Bauchpresse, durch Husten, lautes Reden, Schreien usw. Außerdem erweitern sie sich durch Ermüdung oft. Verlängerung tritt um so schwerer ein, je fester das Gefäß mit seiner Umgebung zusammenhängt, deren Dimensionen nicht gleichzeitig entsprechend zunehmen. So wird die Milzschlagader sich viel leichter zwischen ihren Endpunkten (Milz und Art. coeliaca) schlängeln als die Aorta. Vorübergehende Verlängerung gewisser Dauer und gewissen Grades kann durch unvollkommene elastische Nachwirkung zu dauernder Schlängelung führen. Was bewirkt nun eine solche Verlangerung eines Blutgefäßes? Das vermag Überfüllung zu tun, die zu Erweiterung und Verlängerung führt, wodurch die Wandoberfläche ($2 \pi r l$, wobei $r =$ Radius, $l =$ Länge des Gefäßes) zunimmt. Vermehrte Füllung ist im allgemeinen möglich durch vermehrte Zufuhr, verringerte Abfuhr oder durch Erschlaffung der Wand, durch Abnahme der Wandspannung, es sei durch anatomische Veränderung der Wand (Abnahme der Elastizität) oder durch Ermüdung, die zu Abnahme des Tonus der Gefäßmuskeln führt, was sich z. B. in den rot werdenden Ohren verrät (S. 625). Nimmt besonders r über eine gewisse Strecke eines Gefäßes zu, so entsteht nach einiger Zeit allmählich, durch Summation unvollkommener elastischer Nachwirkungen, eine Ektasie. Nimmt r in einem kleineren Gefäßabschnitt zu, so bildet sich in einer Schlagader ein Aneurysma, in einer Vene ein Varix. Varices treten oft nach starker venöser Stauung (§ 119 b) auf. Nimmt l zu ohne entsprechende Entfernung der Endpunkte voneinander, so tritt Schlängelung ein. Auf die Schlängelung von elastischen Fasern und Bindegewebsfasern gehen wir hier nicht ein.

Geschlängelte Schlagadern pflegen arteriosklerotische Veränderungen (S. 696) aufzuweisen, ohne daß jedoch ein Parallelismus beider Veränderungen nachweisbar ist. Erweiterung einer Schlagader vermag nach einiger Zeit Arteriosklerose (bindegewebige Verdickung der Intima usw.) herbeizuführen (THOMA u. a.).

Wir bemerkten oben, daß Erschlaffung der Gefäßwand zu ungewöhnlicher Dehnung führen kann. Die Erschlaffung kann rasch oder allmählich durch chemische, z. B. infektiöse, oder thermische (atmosphärische) Schädigung entstehen, neben entzündlichen Erscheinungen oder ohne solche. In Schleimhäuten, z. B. des Halses, der Bronchien, des Nierenbeckens, der Harnblase, können die entzündlichen Erscheinungen ganz oder fast ganz geschwunden, die Gefäßerweiterung aber noch nachweisbar sein. Solche Schleimhäute geraten leicht aufs neue in Entzündung. Es scheinen manche Individuen leichter Gefäßerweiterungen zu bekommen als andere. Es scheint mir die Frage einer genauen Nachforschung wert, inwiefern die ,,Disposition" in gewissen Familien zu chronischen Katarrhen bzw. chronischer Schleimhauthyperämie der Atemwege mitsamt der EUSTACHIschen Rohre und dem Mittelohr auf leicht eintretende dauernde Erweiterung der Blutgefäße durch unvollkommene elastische Nachwirkung, besonders durch Minderwertigkeit der elastischen Fasern zurückzuführen ist. Ich habe den Eindruck bekommen, daß bei einigen solchen Familien Hämorrhoiden, Varices ad malleolos und dergleichen besonders vorkommen ohne bekannte besondere Schädigung.

Die Elastizität und unvollkommene elastische Nachwirkung der Lunge in verschiedenem Alter hat man noch nicht gemessen, was allerdings nicht leicht einwandfrei ausfuhrbar ist. Wahrscheinlich würden wir ähnliche Ergebnisse wie bei den Aortenmessungen bekommen. So wachsen die Lungen nicht so rasch wie der Brustkasten. Ferner kennen wir ja das senile Emphysem, das mit Abnahme der Elastizitat einhergeht und auf ,,Abnutzung" zurückzuführen ist. Auf das pathologische Emphysem kommen wir später (Kap. 28) zurück. Es ist Dehnungsatrophie des Lungengewebes mit unvollkommener elastischer Nachwirkung. Individuelle und familiäre Disposition kommt dabei in Betracht.

Schließlich wollen wir noch einige Erscheinungen erwähnen: Unvollkommene elastische Nachwirkung macht sich auch in der Bauchwand bemerkbar, wenn sie durch (wiederholte) Schwangerschaft, Aszites, große Bauchgeschwulst längere Zeit stark gedehnt wurde. Ferner in der Haut nach längerem, starkem Ödem. Summation unvollständiger elastischer Nachwirkungen macht auch die zunehmende Vergrößerung eines erworbenen Divertikels — das nicht ungewöhnlich gedehnte Meckelsche Divertikel hingegen weist keine Verdünnung oder sonstiges Erschlaffungszeichen seiner Wand auf — und ähnlicher Gebilde.

Auch Muskelgewebe mit seinem großen Stoffwechsel scheint, denken wir an die Erschlaffung der Bauchwand, unvollkommene elastische Nachwirkung aufzuweisen. In der Vaginalwand kommt sie offenbar vor: die oft dauernde Erweiterung nach mehrfacher Geburt beweist es. Es ist nicht unwahrscheinlich, daß die atonischen Gebärmutterblutungen, die nach Hydramnion, Zwillingsgeburt oder sonst, besonders nach rascher Ausstoßung bzw. Auspressung der Nachgeburt eintreten, auf eine langsam stattfindende elastische Nachwirkung zurückzuführen sind, ohne welche der Tonus der Muskelzellen nicht zur genügenden Verkleinerung der Gebärmutterhohle führt.

Im allgemeinen dürfen wir annehmen, daß es für das Auftreten einer unvollkommenen elastischen Nachwirkung in einem Gewebe überhaupt auf Dauer und Größe der Dehnung (Verlängerung) einerseits und auf die individuelle Elastizität des Gewebes andererseits ankommt.

Ob eine anfangs unvollkommene, weil dauernd erscheinende elastische Nachwirkung durch Neubildung elastischer Fasern, namentlich bei jugendlichen Individuen, allmählich doch vollkommen werden kann, entzieht sich zurzeit unserem Urteil. Genaue Beobachtungen liegen hier noch nicht vor.

e) Einfluß von mechanischen Faktoren auf Blut- und Lymphgehalt des Gewebes und auf die Stromgeschwindigkeit von Blut und Lymphe.

Sowohl der Blut- und Lymphgehalt wie die Bewegungsenergie dieser Flüssigkeiten sind von Bedeutung für die Lebenseigenschaften, und zwar nicht nur für die innere Atmung eines Gewebes, auch für die Entstehung und den Verlauf pathologischer Vorgange (§ 14 usw.). Sowohl die Menge wie die Bewegungsenergie von Blut und Lymphe sind nicht nur von der Herzwirkung, von gewissen intrathorakalen und intraabdominalen Spannungsverhältnissen und von der Schwerkraft im allgemeinen, sondern auch von örtlichem Druck, Dehnung usw. abhängig. Von der Bedeutung von Biegung, Schub und Drehung wissen wir nur das, was sich aus der beobachteten Wirkung von Druck und Dehnung ableiten laßt, so daß wir uns auf diese zwei beschränken.

Dehnen wir eine Kautschukmembran, in der ein gerades Kautschukröhrchen ($r = 0,25$ oder $0,5$ mm) eingeschmolzen ist (Abb. 17), in der Längenrichtung des Röhrchens, während die Membran übrigens frei ist, so nimmt die Kapazität ($\pi r^2 . l$) des Röhrchens zu. Spannen oder dehnen wir aber während der Dehnung die Membran senkrecht auf der Richtung des Röhrchens an, so nimmt der Inhalt des Röhrchens nach vorübergehender Zunahme ab. Wir können im allgemeinen sagen: die Kapazität der Blut- und Lymphgefäße wird — vielleicht nach vorübergehender Zunahme — durch Dehnung des Gewebes in zwei senkrecht aufeinander stehenden Richtungen abnehmen. Dehnung nur in der Längenrichtung eines Gefäßes wird seine Kapazität vermehren durch Zunahme seiner Länge l, obwohl der Radius r zugleich etwas abnimmt (S. 31). Der Einfluß von Zusammendrückung ist noch nicht durch Versuche geprüft. Pathologische Beobachtungen weisen aber übereinstimmend darauf, daß die Kapazität der Blut- und wohl auch der Lymphgefäße durch Zusammendrückung eines Gewebes abnimmt. Es ist aber im allgemeinen möglich, daß durch Änderung der Triebkraft oder des Gefäßtonus andere Erfolge entstehen. So kann Dehnung zu Gefäßlähmung führen (s. unten).

Sowohl durch Dehnung wie durch Zusammendrückung werden aber nicht alle Gefäße in gleichem Maße verengert, sondern bei allmählichem Zuwachs der dehnenden bzw. drückenden Kraft, zunächst nur Ader, dann auch Kapillaren, während Verengerung von Schlagadern erst bei großem Druck bzw. Zug bemerkbar wird. Und zwar, weil der Blutdruck die einzige, der Verengerung widerstrebende Kraft ist, und weil der venöse Blutdruck den niedrigsten, der kapillare einen höheren und der arterielle den höchsten Wert hat. Die gespannte Gefäßwand erstrebt eben eine Verengerung, der der Blutdruck widersteht. Verengerung der Ader führt zu Blutstauung (venöser Hyperämie, § 119), sogar mit Blutungen. Sie macht bei Zunahme des Druckes bzw. Zuges einer Anämie Platz, sobald die Kapillaren verengert, und sogar einer Ischämie, sobald sie dicht gedrückt werden. Aus diesen Verhältnissen wird der Befund

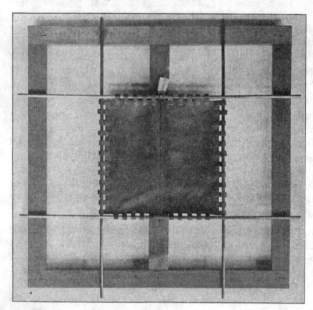

Abb. 17.

verständlich, daß ein gleichmäßig zunehmender Luftdruck auf die fast völlig freigelegte kraniale Oberfläche des Gehirns zunächst Verengerung des abführenden Endes der Ader bewirkt, so daß sie sich stromaufwärts erweitert. Erst bei höherem Druck verengern sich die kleinen Ader, Kapillaren und schließlich Schlagader. SAUERBRUCH stellte diesen Versuch in der pneumatischen Operationskammer an und bestätigte damit die Befunde anderer Forscher. So kann ein zu fest angelegter Gipsverband zu ischämischer Kontraktur (VOLKMANN) führen, wobei Koagulationsnekrose von Muskelgewebe, die jedoch näherer Forschung bedarf, einzutreten scheint.

In der Lunge begegnen wir anderen Verhältnissen. Nach den Bestimmungen von HEGER und SPEHL ist der Inhalt der Lungenblutgefäße beim Schaf am Ende der Einatmung größer als am Ende der Ausatmung. Unter Hinweis auf Versuche von DE JAGER u. a. verstehen wir das so: Vergrößerung des Lungenvolumens bedeutet Zunahme der Alveolenoberfläche durch Dehnung in zwei senkrecht aufeinander stehenden Richtungen, beide in der Alveolenwand. Wir müssen hierdurch eine Abnahme der Gefäßkapazität, vielleicht nach vorübergehender Zunahme, erwarten, wie in unseren obigen Membranversuchen. Nun sinkt aber bei der natürlichen Einatmung der intraalveolare Luftdruck von A auf A_i, wobei $A =$ Atmosphäre. Es wirkt dann somit eine dritte dehnende Kraft $A—A_i$, und zwar senkrecht auf die Alveolenwand, ein. Diese Kraft sucht die Gefäße zu erweitern. Sie überwiegt, nach dem Versuch von HEGER und SPEHL, offenbar über die verengernde Kraft der Oberflächendehnung. Bei künstlicher Atmung durch Lufteinblasung in die Lunge nimmt hingegen die Kapazität der Gefäße ab, weil eine verengernde Kraft $A_e—A$ zur anderen verengernden Kraft hinzutritt. Bei ganz tiefer natürlicher Einatmung, wie bei gewissen Formen von Atemnot, nimmt die Kapazität der Lungenkapillaren ab: das Lungengewebe wird anämisch, akut emphysematös. Am Ende jeder Ein- bzw. Ausatmung schwindet die Kraft A—A$_i$ bzw. A$_e$—A, indem der intraalveolare Luftdruck = A wird. Dann entscheidet der Dehnungsgrad durch die beiden in der Alveolenwand liegenden Kräfte über die Kapazität der Gefäße. Emphysematöses Gewebe bleibt dann, auch während Atemruhe, anämisch. Verkleinern sich Lungenbläschen durch Zusammenziehung, z. B. infolge von Verlegung eines Bronchus, so nimmt die Kapazität etwas ab, besonders durch Verkürzung und Schlängelung der Kapillaren. Ist aber die Verkleinerung Folge einer Zusammendrückung, wie z. B. durch flüssiges pleuritisches Exsudat, so werden die Kapillaren außerdem verengert und es nimmt ihre Kapazität bedeutender ab. Der Kreislauf in atelektatischem Lungengewebe ist beeinträchtigt (O. BRUNS). Die schiefrig-blaurötliche Farbe dankt atelektatisches Lungengewebe seinem relativen Blutreichtum (weniger Blut aber in einem viel kleineren Raum als zuvor) und der Sauerstoffarmut seines Blutes.

Die Frage nach dem Einfluß auf den Kreislauf muß in jedem Fall besonders beantwortet werden. Wir können nur im allgemeinen sagen: Die Stromstärke J (Volumengeschwindigkeit[1]), meßbar am Volumen, das in der Zeiteinheit ein Gefäßgebiet durchströmt) wird bedingt von der Triebkraft, d. h. dem arteriovenösen Druckunterschied (§ 125), einerseits und dem Widerstand W andererseits. Deuten wir den arteriellen Druck mit Da, den venösen mit Dv an, so ist $J = \dfrac{Da - Dv}{W}$. Nun nimmt Da, ceteris paribus, mit W zu, Dv ab.

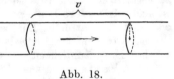

Abb. 18.

W nimmt durch Schlängelung, Verlängerung, Verengerung der Gefäße zu, durch Streckung, Verkürzung, Erweiterung ab. Der Wert sämtlicher Größen oder J ist zu bestimmen. Dies gilt selbstverständlich im allgemeinen. Die (lineare oder Längen-) Geschwindigkeit v läßt sich aus der Stromstärke J und der Lichtung berechnen. Denn wenn πr^2 den Querschnitt des Gefäßes (Abb. 18) und v die mittlere Geschwindigkeit darstellt, ist $J = v \cdot \pi r^2$. Über die Bedeutung von Änderungen der Stromgeschwindigkeit s. § 14.

Für die Änderungen der Kapazität der Lymphgefäße und -spalten und der Stromgeschwindigkeit der Lymphe gelten, mutatis mutandis, obige Betrachtungen. Nur sind die Lymphkapillaren, z. B. in der Lunge, nicht so stark geschlängelt wie die Blutkapillaren. Wir nehmen aber an, daß auch die Kapazität der Lymphgefäßchen der Lunge bei der ruhigen Atmung mit dem Lungenvolumen zu- oder abnimmt. Wir kommen hierauf später zurück.

§ 14. Geschwindigkeit und Bewegungsenergie strömender Flüssigkeiten und Gase (Luft). Metastase.

Die Geschwindigkeit bzw. Bewegungsenergie der Flüssigkeiten und Gase im Körper ist von Bedeutung für die Lebensvorgänge durch ihren Einfluß auf

1. die Berührungsdauer der in ihnen befindlichen Stoffe oder Körperchen mit der Wand der durchströmten Höhle oder Röhre,
2. die Verteilung, d. h. Anhäufung (Menge), Konzentration, solcher Stoffe oder Körperchen an bestimmten Stellen,

---

[1] Wir gebrauchen die Stromstärke J = Volumengeschwindigkeit. Man mißt J durch die Masse der bewegten Flüssigkeit. Es ist somit J = Volumengeschwindigkeit × Dichte der Flüssigkeit, so daß nur bei 4° Stromstärke und Volumengeschwindigkeit für Wasser gleich sind, weil 1 g Wasser bei 4° das Volumen 1 ccm hat.

3. das Wachstum von Bakterien und vielleicht auch anderen Zellen, wie
wir bei der physikalischen Gelegenheit zu Infektion sehen werden

Die Stromgeschwindigkeit bzw. Bewegungsenergie des Vehikels bedingt
somit die physikalische innere Gelegenheit zum Auftreten eines pathologischen Vorganges an einer bestimmten Stelle. Hier sei zugleich bemerkt,
daß nur da, wo physikalische mit biochemischer Gelegenheit (Affinität,
Empfänglichkeit) in genügendem Maße zusammenwirken, ein bestimmter
toxischer oder infektiöser pathologischer Vorgang erfolgt. Auch für die Ausbreitung und Verbreitung durch Metastase sind jene Größen entscheidend.

Wir müssen für chemische ebenso wie für physikalische Einwirkungen
der Berührungsdauer Bedeutung zuschreiben. Sie ist für die Hand, die einen
heißen Ofen berührt, nicht gleichgültig. Ebensowenig für die Einwirkungen von
Lapis infernalis (Hollenstein) auf eine Schleimhaut oder Wunde. So müssen
wir der Stromgeschwindigkeit des Blutes Bedeutung für die äußere und innere
Atmung zuschreiben. Während die Stromstärke ($v . \pi r^2$) die Größe der atmenden
Hämoglobinoberfläche bestimmt, bedingt die Stromgeschwindigkeit v die Berührungsdauer, die physikalische Gelegenheit zu äußerer bzw. innerer Atmung.
Wir müssen es als wahrscheinlich betrachten, daß es ein Optimum der Stromgeschwindigkeit (vielleicht sogar Optima für verschiedene Stoffe wie O_2, CO_2
usw.) gibt, unterhalb und oberhalb welcher der Austausch zwischen Blut und
Umgebung abnimmt. Größere Stromstärke vermag den Austausch ebenfalls
zu vermehren. Die Gelegenheit zum Austausch von Blut- und Gewebsstoffen
ist auch für andere Stoffe zu berücksichtigen, auch für Gifte, die mit dem Blut
oder der eingeatmeten Luft zugeführt oder verschluckt werden. An solchen
Stellen, wo die Berührungsdauer am größten ist, erfolgt, bei gleicher biochemischer Empfänglichkeit des Gewebes, am ehesten Schädigung.

Die Verteilung eines Giftes ist, zusammen mit der biochemischen Empfänglichkeit, entscheidend für das Eintreten oder Ausbleiben einer Schädi
gung. Schon wiederholt haben Forscher wie CHAUFFARD, GLÉNARD, später
RIBBERT und neulich WASSINK die Aufmerksamkeit auf eine mehr oder weniger
selbständige hämatogene Entzündung oder Entartung der einzelnen Leberlappen hingelenkt und diese Erscheinung daran zugeschrieben, daß der linke
Leberlappen besonders Blut aus der Milz, der rechte aus anderen Pfortaderwurzeln erhalte. Die Versuche WASSINKS (Einspritzung von Tusche in die
Milzader und in andere Pfortaderwurzeln) geben dieser Annahme eine Stütze.
Ferner hat besonders KRETZ betont, daß aus der oberen Hohlader stammende
Emboli besonders in die kranialen, und die aus der unteren Hohlader besonders
in die kaudalen Lungenlappen gelangen. Weitere Untersuchungen am Menschen und an Versuchstieren haben jedoch eine derartige Regel nicht festgestellt.
Was wissen wir nun von der Verteilung gelöster Stoffe bzw.
kleiner Körperchen in einer durch verzweigte Röhren strömenden Flüssigkeit?

Bei einer stationären Strömung, d. h. bei gleichbleibender Stromstärke
und Richtung der Strömungsgeschwindigkeit, bewegen sich die einzelnen auf-
einanderfolgenden Teilchen längs bestimmter Linien, der Strömungslinien. Man
kann sie durch Körperchen, bei gewisser Strömungsgeschwindigkeit und in Zusammenhang damit bei gewissem spezifischen Gewicht der Körperchen anschaulich
machen, z. B. durch Sägemehl oder Bernsteinpulver strömendem Wasser beizu-
mischen. Die Strömungslinien von gleicher Geschwindigkeit bilden in einer zylindrischen Röhre hohle Zylinder, die durcheinander strömen und einen axialen soliden
Zylinder. Dieser besteht aus den Teilchen mit größter Geschwindigkeit, während
die Geschwindigkeit des wandständigen Zylinders (POISEUILLES Wandschicht), wenn
die Flüssigkeit die Wand benetzt, durch Adhäsion vollkommen oder nahezu $= 0$
ist. Finden sich Körperchen in der strömenden Flüssigkeit, so ist die Klebrig-

keit von Flussigkeit und Korperchen und so sind ihre Dimensionen von Bedeutung, weil langliche Korperchen z. B. leicht von anderen Flussigkeitssäulen angegriffen werden können, indem sie wälzende Bewegungen machen unter Einfluß der Stromlinien von verschiedener Geschwindigkeit, besonders bei Verzweigungen. Außerdem gelangen Emboli wohl nicht immer an derselben Stelle in die kraniale oder kaudale Hohladerbahn. Auch das spezifische Gewicht der Körperchen ist von Bedeutung, wie wir später sehen werden. Ferner ist die Voraussetzung einer stationären Strömung im lebenden Organismus wohl nicht immer erfüllt. So wird Muskelwirkung sie zerstoren können. Und schließlich ist eine mehr oder weniger gleichmäßige Mischung oder doch eine Aufhebung der gesetzmäßigen Trennung im Herzen anzunehmen Diese Betrachtungen gelten auch für geloste Teilchen, wobei aber kein Einfluß der Dimensionen nachweisbar ist.

Jetzt erhebt sich die Frage nach der Verteilung von Körperchen bzw. gelosten Stoffen, wenn zwei oder mehr Rohren, z. B. die Wurzeln der Pfortader, sich zu einer Rohre, der Pfortader, vereinigen. Bleiben dabei die einzelnen Stromungslinien getrennt? Es gibt hier viele Möglichkeiten, von denen wir einige durch Versuche veranschaulichen sollen, während man üb r weitere Einzelheiten gelegentlich weitere Versuche anstellen kann. Wir nehmen eine an beiden Enden gabelig verzweigte gläserne Rohre (Abb. 19) und verbinden die Zweige des einen Endes je durch eine Kautschukrohre mit einem Druckgefäß. Durch diese Zweige lassen wir die Flüssigkeiten aus den Druckgefäßen in die Röhre strömen, wo Gelegenheit zur Mischung besteht, während wir die aus den zwei anderen Zweigen abfließende Flüssigkeit gesondert auffangen und untersuchen können. Den Flüssigkeitsdruck können wir beliebig hoch, somit die Strömungsgeschwindigkeit beliebig groß nehmen. Von vornherein ist Einfluß der Rohrenlänge auf die Mischung anzunehmen, was auch der Versuch bestätigt. Ferner ist die Mischbarkeit der Flüssigkeiten von Bedeutung, so z. B. tritt Mischung von Öl und Wasser weniger leicht ein als von Wasser mit einer wässerigen Methylenblaulösung. Die Geschwindigkeit der Hydrodiffusion und das spezifische Gewicht spielen gewiß eine Rolle, die ich nicht einzeln bestimmt habe. Vor allem aber macht sich die Strömungsgeschwindigkeit der beiden Flüssigkeiten geltend. Je geringer sie ist, um so weniger Mischung ist nachweisbar. So bleibt ein Farbenunterschied der ausströmenden Flüssigkeiten, wenn Wasser und Hämatoxylinlosung einströmen, nur bei sehr geringer Stromungsgeschwindigkeit merkbar. Auch die Verzweigungswinkel der Rohren sind zu berücksichtigen. Es ist somit möglich, daß unter bestimmten Umstanden, die sich aus obigem ergeben, ein Gift aus einem bestimmten Wurzelgebiet, z. B. der Pfortader, einem bestimmten Abschnitt eines Organs ausschließlich oder vorzugsweise zugeführt wird. Wahrscheinlich ist die Strömungsgeschwindigkeit des Pfortaderblutes in der Regel gering genug für eine getrennte Strömung.

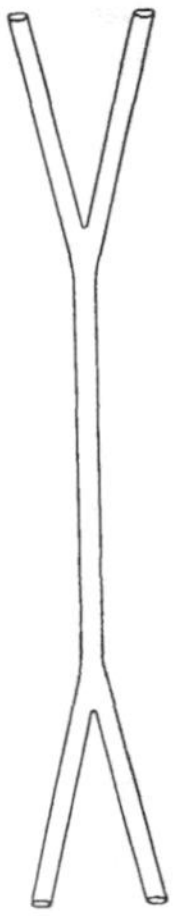

Abb. 19.

Bei Verzweigung stromabwärts sind die Winkel zu berücksichtigen, welche die einzelnen Zweige mit der Richtung der Röhre, von der sie sich abzweigen, machen, besonders wo es sich um mitgeschleppte Körperchen handelt. Im allgemeinen werden wahrscheinlich spezifisch schwerere Körperchen durch die Flüssigkeit mit der großten Strömungsgeschwindigkeit mitgeschleppt, ebenso wie sie in einer Röhre in den axialen, und die spezifisch leichteren, bei geringer Strömungsgeschwindigkeit in den langsameren mehr wandständigen Flüssigkeitsschichten fortbewegt werden. Auch sind umschriebene Erweiterungen der Rohre, ebenso wie umschriebene Verengerungen, die Wirbelbildung und Stromverlangsamung bewirken, zu berucksichtigen. Sämtliche hier gemachten Bemerkungen sind nicht nur für den Blut- und Lymphstrom, sondern auch fur die respiratorischen Luftströme zu beachten, wie wir unten (d) sehen werden.

Obige Faktoren sind auch bei lymphogener Verbreitung von Stoffen und Körperchen zu berücksichtigen und es sind eben in dieser Richtung nähere Untersuchungen erwünscht. Wir wissen nur wenig, obwohl allerdings feststeht, daß z. B. lymphogene Metastase einer infektiosen Entzündung der Hand so gut wie nie in den kubitalen, sondern in den Achsellymphdrüsen auftritt, und lymphogene

Metastase aus dem Fuß so gut wie immer die Lymphdrüsen der Kniekehle überschlägt, obgleich doch zahlreiche Anastomosen bestehen, welche zu diesen Drüsen führen. Wir kommen später noch hierauf zurück.

Körperchen können an einer Stelle einer sich verengernden Röhre stecken bleiben, indem ihre Dimensionen oder ihre größte Dimension (letzteres bei bestimmter Lagerung) ein Weitergehen nicht zuläßt. Aber auch Körperchen, deren größte Dimension kleiner, sogar viel kleiner als der Röhrendurchmesser (2 R) ist, können unter bestimmten Umständen stecken bleiben, und zwar: 1. indem sich um das oder um mehrere Körperchen zusammen ein Gerinnsel bildet, das zu groß ist für weiteren Durchgang durch das Gefäß, wie man z. B. in einem Gerinnsel Tuberkelbazillen antreffen kann, oder 2. indem das Körperchen mit der Röhrenwand, bei genügend langsamer Strömung, in Berührung kommt und an dieselbe klebt oder 3. indem das Körperchen in die ruhende POISEUILLEsche Wandschicht gelangt und ebenfalls zu Ruhe kommt. In Blut- und Lymphkapillaren überhaupt, wo die Strömungsgeschwindigkeit

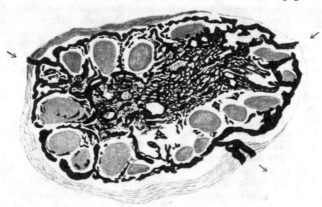

Abb. 20. Lymphwege in Mesenteriallymphdruse eines Meerschweinchens (nach DELAMARE).

durch die große Weite der Strombahn sehr niedrig ist, ergibt sich eine große physikalische Gelegenheit bzw. Notwendigkeit zum Hängenbleiben für Bakterien und sonstige ganz winzige Körperchen, nur aus der geringen Stromgeschwindigkeit. Die weiten Bluträume in der Milz begünstigen das Haftenbleiben von Bakterien, was wohl von Bedeutung für die Entstehung einer „Infektionsmilz" bei Abdominaltyphus und gewissen anderen septischen Zuständen ist. Den Einfluß der geringen Stromgeschwindigkeit auf das Liegenbleiben kleiner Körperchen in einer Röhre können wir veranschaulichen, indem wir Wasser mit solchen Körperchen von verschiedenem spezifischem Gewicht mit verschiedener Geschwindigkeit durch eine Röhre strömen lassen. Die Franzosen schreiben der Leber eine „fonction granulopexique" zu. Diese Körnchen festhaltende Eigenschaft kommt aber überhaupt Organen und Geweben mit langsamem Blut- bzw. Lymphstrom zu, wie Lunge, Milz, Knochenmark für Ablagerung von Körperchen aus dem Blut, Lymphdrüse für lymphogene Ablagerung. Man redet von einer „filtrativen" Tätigkeit der Lymphdrüse. Die Lymphdrüse wirkt aber nicht wie ein Filter, z. B. wie Filtrierpapier, indem sie alle Körperchen abfängt, die durch zu große Dimensionen nicht durch ihre Kanälchen hindurchschlüpfen können. Es werden ganz winzige Körperchen, wie Bakterien, eben vorzugsweise an die Endothelzellen der Lymphsinus abgelagert, d. h. eben in dem stark erweiterten Stromgebiet der 3 bis 6 Vasa afferentia, die an der konvexen Seite in die Lymphdrüse eintreten und in derselben durch Teilung ein „Wundernetz" bilden, aus dem sich am Hilus der Drüse die Vasa efferentia bilden. Eben in den Lymphsinus erfährt der Lymphstrom eine beträchtliche Verlangsamung, welche die Ablagerung der Körperchen an das Endothel bewirkt. Außerdem wird diese Ablagerung durch Krümmungen, Erweiterungen und Vorsprünge in den Lymphsinus gefördert. Die filtrierende Wirkung der Lymphdrüse beruht somit nicht auf Verengerung und dadurch Undurchgängigkeit, sondern auf Erweiterung des Stromgebietes und dadurch Stromverlangsamung. Beiläufig sei hier bemerkt, daß das Endothel, das die Wand der Lymphsinus darstellt, höchstwahrscheinlich als eine ununterbrochene Membran die Sekundärknötchen und Markstränge bekleidet und die Wand des ganzen Kanälchensystems darstellt, sich in das Endothel der zu- und abführenden Lymphgefäße fortsetzend.

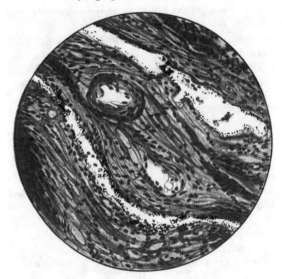

Abb. 21. Streptokokken in Lymphbahnen der Gebarmutter bei puerperaler Sepsis (nach JOCHMANN).

Wir können die Ablagerung von Körperchen durch Stromverlangsamung in einem Kanälchensystem veranschaulichen. Wir gießen dazu auf eine Glasplatte eine etwa 2—3 mm dicke Gelatineschicht aus — etwas Thymol wird hinzugefügt, um Bakterienwachstum und Verflüssigung zu verhüten. — Durch Druck mit einer anderen Glasplatte wird die Schicht überall gleich dick gemacht. Ist die Gelatine erstarrt, so wird ein verzweigtes Kanälchensystem mit einem zu- und einem abführenden Kanälchen in demselben ausgeschnitten und dann die Gelatine mit der anderen Glasplatte zugedeckt. Lassen wir nun Wasser mit Farbstoffkörnchen hindurchströmen, so werden im „Wundernetz" viel mehr Körnchen abgelagert, als im zu- und abführenden Kanälchen, wo die Geschwindigkeit v größer ist.

Das Haftenbleiben von Körperchen, durch Blut oder Lymphe zugeführt, in einem Blut- bzw. Lymphgefäß nennt man Embolie. Sie wird durch Klebrigkeit gefördert. Wir kennen indifferente, blande, wie gewisse Staubteilchen, Kalkstückchen und (chemisch) schädliche Emboli (§ 122) wie pathogene Bakterien, Geschwulstzellen. Ferner können wir tote und lebende Emboli unterscheiden, welch letztere unter geeigneten Umständen an der Haftstelle weiterwachsen. Verschleppung lebender Körperchen von einem Herd im Körper durch Blut oder Lymphe nach einer anderen Stelle, wo sie dann weiter wachsen, nennt man **Metastase** (Versetzung). Sind es Bakterien, so entsteht ein sekundärer, metastatischer Herd, der dem primaren mehr oder weniger gleich ist. Verschleppte Geschwulstzellen können zu einer metastatischen Geschwulst auswachsen. Verletzte lebende Zellen wachsen an einer Haftstelle jedoch nicht immer weiter oder nicht immer gleich rasch. Sie können auch zugrunde gehen. Das Haftenbleiben genügt nicht, es muß außerdem biochemische Wachstumsgelegenheit, d. h. ein geeigneter Nährboden vorhanden sein, was ein relativer Begriff ist, weil Wachstumsfähigkeit, Virulenz der verschleppten Zellen nicht immer gleich sind. Man deutet nun auch wohl mit Metastase im weiteren Sinne Versetzung aller Körperchen im tierischen Körper an, gleichgültig, ob sie an der Haftstelle weiter wachsen oder nicht, sogar ob sie lebend oder tot sind. Es ergibt sich aus obigem, daß wir die physikalische Gelegenheit zu hämato- oder lymphogener Anhäufung nur an der Verteilung **nicht** weiter wachsender Körperchen nachspüren können, weil ja ungleichmäßiges Wachstum an verschiedenen Stellen zu Irrtum führen würde.

Kleine Körperchen, wie Bakterien, können in Häufchen zusammenballen und embolisch in Blutkapillaren stecken bleiben, wie z. B. Streptokokken bei Pyämie in den Nieren- und Hautkapillaren oder bei Scharlach in den Harnknäueln. Chemisch schädliche Körperchen haften manchmal leichter, indem sie ein intravaskuläres Gerinnsel (nicht Thrombus!) erzeugen. Welche Bedeutung der Stromgeschwindigkeit des Blutes bzw. der Lymphe dabei zukommt, wissen wir nicht. Haften sie einmal an der Wand, so kann sich Thrombose einer Schädigung der Haftstelle anschließen. Finden Bakterien sich in strömender Flüssigkeit, die ihnen als Nährboden dient, so kann ihre Bewegung das Wachstum hemmen. Dies gilt, wie WELEMINSKY nachgewiesen hat, nicht für alle Bakterien in gleichem Maße. Tuberkelbazillen z. B. wachsen nur an Stellen, wo die sie umspülende Flüssigkeit höchstens eine geringe Bewegung hat, Staphylokokken und Typhusbazillen wachsen auch in ziemlich rasch strömenden Nährboden.

Bei der Verteilung **gelöster Gifte** machen sich außer der physikalischen Gelegenheit zu Anhäufung (Konzentration) noch die örtliche Affinität und Löslichkeitsverhältnisse geltend. All diese Faktoren beeinflussen ja die örtliche Festlegung des Giftes. Diffusion ermöglicht gleichmäßige Verteilung in der Flüssigkeit. Allerdings vermögen wir die Rolle dieser Faktoren oft nicht sicher anzudeuten, sondern nur zu vermuten. Einige Bemerkungen mögen hier Platz finden.

EHRLICH fütterte Mäuse mit einigen Derivaten von Paraphenylendiamin und fand dann eine stark braune Färbung, wahrscheinlich durch ein Oxydationsprodukt des verfütterten Farbstoffs, der Teile des Zwerchfells, die das Centrum tendineum umgeben, ferner von Augen-, Kehlkopf- und Zungenmuskeln. Durch intravitale Methylenblaufärbung lassen sich sehr viele Nervenfasern, nur nicht die motorischen Nervenendigungen der willkürlichen Muskeln, mit Ausnahme der obengenannten, darstellen. In diesen Muskeln lagern sich auch vorzugsweise die Muskeltrichinen ab. EHRLICH meint, daß sich das Zwerchfell und die übrigen obengenannten Muskeln durch reichliche Blutversorgung und Sauerstoffsättigung auszeichnen. Andere Beispiele liefern uns EHRLICHS Versuche über intravitale Färbung mit sauren und basischen Farbstoffen. (Die sauren enthalten z. B. die Karboxylgruppe COOH oder die Hydroxylgruppe OH, oder die Nitrogruppe NO_2, die basischen z. B. die Amidogruppe NH_2.) Dabei stellte sich heraus, daß sich das zentrale Nervensystem fast nur durch viele („neurotrope") basische Farbstoffe und nur durch einen sauren Farbstoff, das Alizarinblau, färben läßt. Dies erklärt sich wahrscheinlich daraus, daß das schwachsaure Alizarinnatrium schon im Blut teilweise zerlegt wird, so daß das Alizarin wieder frei wird und ins Nervengewebe eindringen kann.

Warum dringt aber ein Stoff wohl in das eine, nicht oder weniger in ein anderes Gewebe (Zelle) ein? Dabei spielen Löslichkeitsverhältnisse, nämlich der Verteilungskoeffizient (NERNST) eine Rolle. OVERTON hat nachgewiesen, daß die vitalen Farbstoffe sich leicht in den Zellipoiden (Cholesterinen, Lezithinen, Protagonen, Cerebrin) lösen, die sich in der Zelloberfläche finden und durch Lösung anderer Stoffe ihr Eindringen in die Zelle bewirken. Wir kommen hierauf § 22 zurück.

Die Speicherung (Anhäufung) eines Stoffes an einer bestimmten Stelle kann z. T. von chemischer Bindung, somit von chemischer Affinität, bedingt sein. Chemische Bindung bedeutet Unschädlichmachung des zugeführten Giftes, wobei allerdings ein anderes Gift durch die chemische Reaktion entstehen kann. Auch kann das Gift, indem es Protoplasma bindet, dieses Protoplasma schädigen. Die Leber hat eine entgiftende Wirkung gegenüber manchen Giften, die sie durch Änderung unschädlich macht. Sie vermag aber auch Stoffe ungeändert zu speichern — und wahrscheinlich gelegentlich unschädlich zu machen, wobei chemische Einwirkung nicht wahrscheinlich ist. So spritzte METSCHNIKOFF bei Skorpionen, die gegen Tetanustoxin unempfindlich sind, große Mengen dieses Giftes ein. Das Blut wurde bald darauf giftfrei, durch Impfung bei Mäusen erwies sich die Leber jedoch noch nach vielen Monaten als gifthaltig. Wahrscheinlich war das Gift durch Absorption ohne weiteres in Leberzellen aufgenommen. Bei der Immunität werden wir noch Adsorption kennen lernen. Jetzt sollen wir die Verteilung in einzelnen Fällen erörtern.

a) Hämatogene Verteilung (Ablagerung).

Mehrere Forscher haben die hämatogene Verteilung von indifferenten Farbstoffkörnchen bei Meerschweinchen, Kaninchen und Hunden (PONFICK, HOFFMANN und LANGERHANS, RÜTIMEYER, Verfasser) und WYSSOKOWITSCH die von zum Teil nicht im Organismus wachsenden Bakterien studiert. Im allgemeinen hat sich aus Versuchsergebnissen ergeben: je geringer die Zahl der in die Blutbahn eingeführten Körnchen ist, um so ungleichmäßiger ist ihre Verteilung und je größer die Zahl, um so gleichmäßiger.

Führt man nur eine sehr geringe Menge in die Ohrader eines Kaninchens ein, so werden die Körperchen das eine Mal in diesem, ein anderes Mal in einem anderen Lungenteil abgelagert. Wir dürfen dies auch erwarten für Bakterien oder Bakterienhäufchen, die in die Blutbahn gelangen. So werden vereinzelte hämatogene pyämische oder tuberkulöse Herde in verschiedenen Lungenteilen auftreten. Spritzt man aber eine große Menge Tuberkelbazillen in die Ohrader ein, so entsteht eine Miliartuberkulose, wobei in der Kaninchenlunge die Knötchen ebenso gleichmäßig verteilt sind, wie wir sie bei der akuten hämatogenen Miliartuberkulose beim Menschen zu finden pflegen (s. unten). Sind die Körperchen klein genug, so bleiben allerdings die meisten in den Lungenkapillaren haften, ein kleiner Teil geht aber durch diese hindurch und wird dann durch das linke Herz und die Aorta den übrigen Organen zugeführt. Dasselbe geschieht, wenn irgend ein Körperchen enthaltender Herd (eine durch reichliches Staubpigment erweichte Lymphdrüse, ein Abszeß, ein erweichter tuberkulöser Herd) in eine Lungenader (V. pulmonalis) durchbricht und Pigmentkörnchen (Staubteilchen) oder Bakterien dem linken Herzen zugeführt werden. Während aber im letzteren Falle nur durch die Art. bronchiales Körperchen in die Lunge gelangen, wobei dieses Organ keine größere Chance auf Ablagerung hat als andere Organe, fängt die Lunge, wenn der Durchbruch in eine andere Ader außerhalb der Lunge oder in den Brustgang stattfindet, in der Regel mehr Körperchen ab, sie filtriert gleichsam das Blut, sei es auch nicht immer vollständig. Welche Rolle die respiratorischen Änderungen der Lungenkapillaren dabei spielen, wissen wir nicht. Gelangen winzige Körperchen, z. B Bakterien oder Amoben in die Pfortader, so werden sie in der Leber abgefangen. Ob je einige durch die Leberkapillaren in die Leberader und dann in die untere

Hohlader usw. verschleppt werden, ist nicht entschieden. Mitunter scheint ein bestimmter Leberabschnitt bevorzugt zu werden, je nach dem Wurzelgebiet der Pfortader, aus dem die Körperchen stammen. So findet man angeblich die metastatischen Nekroseherde und Abszesse bei Amöbendysenterie 3 bis 4 mal mehr im rechten Leberlappen als im linken. Weil aber der rechte Lappen 3 bis 4 mal größer ist als der linke und somit wahrscheinlich entsprechend mehr Blut aus der Pfortader erhält, wird die Chance auf Zufuhr von Amoben für den rechten Lappen wohl 3 bis 4 mal größer sein. Die Abszesse bei Appendizitis („foie appendiculaire"), die oft vielfach vorhanden sind, scheinen keine bestimmten Leberteile zu bevorzugen. Treten bei Magenkrebs sekundäre Knoten in der Leber in größerer Zahl auf, so bevorzugen sie keine bestimmten Teile. Wahrscheinlich werden die „Krebszellen" durch das Pfortaderblut der Leber zugeführt.

Während des fötalen Lebens ist die physikalische Gelegenheit für hämatogene Ablagerung, den anderen Kreislaufverhältnissen entsprechend, eine andere.

Die Ablagerung von Körperchen aus dem Blut in anderen Organen kennen wir vor allem für Leber, Milz, Nieren, Knochenmark und Lymphdrüsen. In der Lunge ist die Gelegenheit zu Ablagerung überall ungefähr gleich. Bei geringerer Zahl der Körperchen findet man diese manchmal am wenigsten in den scharfen Lungenrändern und vorzugsweise im zentralen Lungenabschnitt. In Leber und Milz scheinen keine bestimmten Teile bevorzugt zu sein. In der Niere hingegen finden wir Körperchen, z. B. möglichst fein verteiltes Kupferoxydul, die in die Nierenschlagader eines narkotisierten Kaninchens eingeführt wurden, ausschließlich oder fast ausschließlich in der Rinde wieder. Und zwar bei geringer Menge in Form von Pünktchen, Fleckchen und Streifen, bei größerer Menge diffus in der Rinde und stellenweise in Form feiner Streifen in den anstoßenden Teilen der Pyramiden. Diese Verteilung erklärt sich aus der großen Stromverlangsamung des Blutes in der Rinde, während das Nierenmark den größten Teil seines Blutes aus den Vasa efferentia und sonstigen Haargefäßchen der Rinde und nur zum geringsten Teil aus vereinzelten Gefäßchen unmittelbar aus den arteriellen Arkaden erhält.

Die Beobachtungen beim Menschen stimmen mit diesen Versuchsergebnissen, sofern sie sich beurteilen lassen, überein. Allerdings müssen wir bedenken, daß abgelagerte Körperchen, auch ohne Wachstum, nicht immer an derselben Stelle, am oder im Kapillarendothel liegen bleiben. Versuchstiere müssen daher — abgesehen von solchen, bei denen man eben das weitere Los der abgelagerten Körperchen verfolgen will — sofort nach der Einspritzung getötet werden. Bleiben sie länger am Leben, so können die Körperchen durch die Endothelzellen hindurch in die Umgebung, gelegentlich in Lymphwege treten, und durch Lymphe oder Leukozyten aufgenommen und nach anderen Stellen verschleppt werden. Sind es wachsende Bakterien, dann können eben die von diesen an der Ablagerungsstelle hervorgerufenen (entzündlichen) Veränderungen eine weitere Verschleppung ganz oder zum Teil verhüten. Spater kann diese aber mitunter erfolgen, so daß metastatische Herde an anderen Stellen auftreten. So z. B. hat man nie einen Übertritt von Tuberkelbazillen aus Blutkapillaren in Lymphwege ohne voraufgehende Gewebeveränderungen festgestellt, mitunter aber angenommen.

Beim Menschen finden wir, in Übereinstimmung mit obigen Versuchsergebnissen, gleichmäßige Verteilung zahlreicher Knötchen in der Lunge bei allgemeiner hämatogener Miliartuberkulose, keine Bevorzugung, wie es bis jetzt festgestellt wurde, bestimmter Leber- und Milzteile, hingegen sehr starke Bevorzugung der Nierenrinde, manchmal besonders subkapsulär, und der Nebennierenrinde. Pyämische Herde bevorzugen ebenfalls die Nierenrinde aber keine bestimmten Teile der Lunge, Leber und Milz. Bei Scharlach tritt nicht selten eine (von der Angina ausgehende?) metastatische Glomerulonephritis durch Streptokokkenemboli auf. Bei Argyrose finden wir die meisten Silberkornchen in den Harnknäueln. Trübe Schwellung bei Diphtherie und anderen Infektionskrankheiten befällt die Leber ziemlich gleichmäßig, von der Niere aber besonders die Rinde. Allerdings ist hierbei zu bedenken, daß wahrscheinlich das Epithel der gewundenen Harnröhrchen und der Harnknäuel den empfindlichsten Bestandteil des Organs darstellt. Bei hämatogener Miliartuberkulose der Hirnhäute (tuberkulose Meningitis) finden wir die Knötchen vorherrschend oder ausschließlich in der Umgebung der Art. fossae Sylvii und in den Plexus chorioidei, ferner in der Umgebung des Chiasma und der Art. basilaris. Wahrend aber in allen ubrigen obigen Fallen schon die physikalische Gelegenheit zur Anhaufung kleinster Körperchen zum Verständnis des Sitzes genügt, wobei biochemische örtliche Unterschiede allerdings nicht ausgeschlossen sind, fehlen uns die erforderlichen Daten zur Beurteilung der Bevorzugung der soeben genannten Hirnteile. Schließlich scheinen die zahlreichen Zweige, die sich rechtwinklig von der zuführenden Schlagader abzweigen (HOFBAUER), die physikalische Gelegenheit zu hämatogener Anhäufung in den Ligg. alaria des Kniegelenks zu vergroßern. In diesen Synovialfalten setzt nicht selten angeblich Kniegelenktuberkulose ein. Auch die ampullären Erweiterungen der Gefaße bei ihrem Eintritt in die epiphysären Knorpel (beim Kinde) begünstigen die Ablagerung von Bakterien, wie vielleicht von Staphylokokken, die aus einem Furunkel oder sonstigen Herd ins Blut gelangen. Osteomyelitis kann erfolgen. Auch der Sitz hämatogener Geschwulstmetastasen (§ 90) ist oft aus obigem verstandlich.

b) Lymphogene Verteilung (Ablagerung).

Die physikalische Gelegenheit zu Ablagerung und Anhäufung von durch den Lymphstrom mitgeführten Körperchen wird ebenfalls von seiner Bewegungsenergie, sodann von besonderen Verhältnissen des Gewebs- oder Organbaues bedingt, welche durch Wirbelbildung oder Vorsprunge usw. die Berührung der Körperchen mit der Wand fördern. Außerdem werden Körperchen gelegentlich von Wanderzellen (Phagozyten) verschleppt. Wir finden solche bewegliche Phagozyten jedoch nicht oft, wobei allerdings zu bedenken ist, daß Zellen, die ihre Last abgegeben haben, nicht mehr als Lastträger zu erkennen sind. Aber auch auf die Ablagerung dieser von Wanderzellen verschleppten Körperchen macht sich vielleicht die Bewegungsenergie der Lymphe geltend.

Aufnahme in und Verschleppung durch die Lymphwege findet mit verschiedener Geschwindigkeit statt. Die Lunge resorbiert sehr rasch große Mengen gelöster Stoffe und kleinste Körperchen, die in Wasser in die Trachea eingeführt werden (CL. BERNARD u. a.). So fanden z. B. PEIPER und WASBUTZKY schon 1 Minute nach Einspritzung von Milch in die Luftröhre Fettkügelchen im Blute der Ohrader. Strychnin, Curare und andere Gifte in die Luftröhre eingespritzt, wirken viel rascher und bis 4 mal stärker als per os eingeführt. Die respiratorische Dehnung und Entspannung der Lungenbläschen wirken dabei als eine Saug- und Presspumpe, wobei wahrscheinlich in den interepithelialen Kittleisten (§ 14d) die Aufnahme stattfindet.

Es besteht ein gewisser Gegensatz zwischen hamato- und lymphogener Verteilung und Anhäufung. Körperchen, die in eine Schlagader gelangen, werden in die Schlagaderzweige zerstreut, dezentralisiert, Körperchen, die hingegen in Lymphwege aufgenommen und einer Lymphdrüse zugeführt wer den, gelangen wahrscheinlich nicht nur immer von demselben Lymphgefäß in dieselbe Lymphdrüse, und zwar an der gleichen Stelle, sondern es vereinigen sich zahlreiche Lymphgefaße in die Vasa afferentia dieser Lymphdrüse. Gelangen wiederholt Bakterien in eine Schlagader, so ist die Chance gering, daß sie sich

an derselben Stelle anhäufen werden. Diese Chance ist viel größer, wenn Bak
terien wiederholt in dasselbe Lymphgefäß oder in benachbarte Lymphgefäße
geraten und in die Lymphdrüse zentralisiert werden. Es wird somit, ceteris
paribus, bei lymphogener Zufuhr eher die zu einer Infektion oder sonstigen
Schadigung erforderliche Zahl (Menge) erreicht. Auch wird die Konzentration
bei lymphogener Zufuhr größer sein als bei hamatogener. Vielleicht ist schon
hieraus erklarlich, daß Tuberkulose der Lymphdrüsen, die ja meist eine lymphogene ist, so oft käsiger Natur ist, während doch bei allgemeiner hämatogener
Miliartuberkulose in Lymphdrüsen, ebenso wie in anderen Organen, bindegewebige Knötchen auftreten. (Über die Bedeutung der Konzentration für
die Natur der Gewebsveranderungen vgl. § 23.) Hierzu sei noch bemerkt:
Lymphdrüsen können als Filter nutzlich sein, indem sie schadliche Körperchen
abfangen. Durch die Anhäufung (Zentralisierung) solcher Körperchen erwächst
aber die Gefahr, daß die zur Schadigung erforderliche Menge erreicht wird,
während dies bei Zerstreuung eben nicht zutreffen würde.

Die lymphogene Ablagerung findet an das Endothel statt, ebenso wie
die hamatogene, aber nur ausnahmsweise in den Lymphgefäßen. Die meisten
Körperchen bleiben erst in Lymphdrüsen und zwar in der ersten regionären
Lymphdrüse (zu der eben das betreffende Lymphgefaß führt) stecken. Ein
Körperchen kann, ebenso wie in Blutgefäßen, durch das Endothel hindurch
in das umgebende Gewebe gelangen, wahrscheinlich durch Druck und Dehnung, welche Bewegungen der Umgebung auf die Lymphgefäße ausüben. So
beeinflussen die Atembewegungen der Lunge in hohem Maße die Verschleppung
der aus den Lungenbläschen in die Lymphwege geratenen Staubteilchen und
anderer Körperchen.

Nicht immer werden jedoch alle Korperchen in der zuerst erreichten
Lymphdrüse zurückgehalten. Abgefangen werden im allgemeinen nur dann
alle, wenn sie in nicht großer Zahl in eine Lymphdrüse gelangen. Je nachdem ihre Zahl wächst, nimmt die Chance zu, daß einige und sogar viele Körperchen durch die Drüse hindurchgehen und in einer anderen Drüse oder sonstwo
stecken bleiben. Dies gilt auch für Bakterien und sonstige lebende Zellen.
Bei diesen ergibt sich aber außerdem die Möglichkeit, daß bei Zunahme ihrer
Zahl durch Teilung nachtragliche Metastase eintritt, indem Zellen wieder in
den Lymphstrom gelangen und weiter verschleppt werden. Wir sind durch
zahlreiche Versuchsergebnisse zu der Aufstellung dieser Regel berechtigt:
Atmet ein Kaninchen oder Hund fein verteilten Ruß ein, so gelangt dieser Staub
zum Teil in die Alveolarepithelzellen, zum anderen Teil in die Kittleisten zwischen
diesen Zellen, von wo aus die Teilchen in die Lymphwege der Lunge geraten
und zunächst den regionären (para)bronchialen Lymphdrüsen zugeführt werden.
Bei reichlicher Einatmung gelangen auch Rußteilchen in entferntere mediastinale,
paraaortale und sogar in intraabdominale Lymphdrüsen. Bei Menschen, die
sich einen Arm mit Tusche, Zinnober und anderen Farbstoffkörnchen haben
tätowieren lassen, finden wir einen Teil derselben in den regionären Achsel
drüsen. Ferner läßt sich in der Regel beim Menschen Staubpigment (Ruß-
und andere Körperchen) in parabronchialen und paratrachealen, ferner in
mediastinalen und paraaortalen Lymphdrüsen, ähnlich wie bei obigen Versuchstieren, nachweisen. Wir nehmen an, daß dieses Pigment nichts anderes als
eingeatmete und dann durch die Lymphe dorthin verschleppte Staubteilchen
sind. Wir treffen sie gelegentlich sogar in intraabdominalen paraaortalen,
paracoliakalen und parailiakalen Lymphdrüsen, vorbei dem Promontorium,
an (§ 14c). In der menschlichen Lunge findet sich in der Regel Staubpigment
in verschiedener Menge. zum Teil abhängig vom Alter, zum Teil vom Staub-
reichtum der Luft, in der man geatmet hat. Und zwar finden wir es — wie

wir von vornherein erwarten müssen — besonders an Stellen, wo die Bewegungsenergie der Lymphe am geringsten ist. Das sind im allgemeinen aber auch
die Lungenblaschen mit geringsten Atembewegungen. Das ist scheinbar para-
dox: es entscheidet aber offenbar die geringere Abfuhr über eine größere Zufuhr
mit zugleich größerer Abfuhr an anderen Stellen. Es sind im allgemeinen
die kranialen (paravertebralen) Lungenteile pigmentiert, wenn sie namlich
nicht durch nachträgliches Emphysem wieder pigmentarmer geworden sind.
Und dann besonders peribronchiales, perivaskulares Gewebe und Blaschen,
die mit festerem Bindegewebe unmittelbar zusammenhangen, so daß ihre Atembewegungen dadurch eingeschrankt werden (S. 37). An der pleuralen Ober-
flache sehen wir oft die interlobularen Grenzen und die Knotenpunkte (pleuro-
subpleurale Erweiterungen der Lymphgefäße) schon pigmentiert.

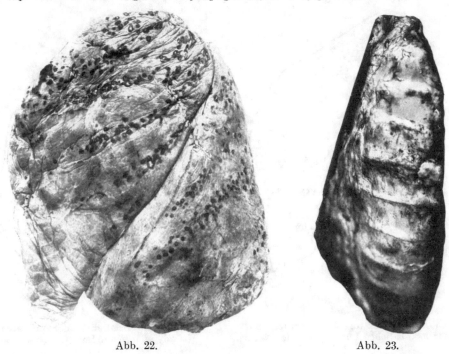

Abb. 22.   Abb. 23.

Abb. 22 zeigt uns solche Knotenpunkte, in Streifen gegenüber den Rippen
geordnet, besonders in den kranialen (mit Ausnahme der parasternalen) und in den
paravertebralen und zum Teil lateralen kaudalen Teilen. Diese Anordnung ist
weniger tiefen Atembewegungen der den Rippen gegenüberliegenden Lungenbläschen
zuzuschreiben. Denn obwohl vielleicht die Zwischenrippenwände bei der ruhigen
Einatmung etwas einsinken, verbreitern sie sich dabei sicher, wie die Beobachtung
gelehrt hat. Die entsprechenden Lungenbläschen erweitern sich infolgedessen mehr
als die den Rippen gegenüber liegenden, und die Bewegungsenergie der Lymphe
ist in den letzteren kleiner. Auf geringere Atembewegungen der den Rippen gegenüber liegenden Lungenbläschen weist auch die vorzugsweise oder ausschließlich
dort auftretende Verwachsung der Pleurablätter, die ja durch Ruhe begünstigt
wird (Abb. 23).

Aus obigem ergibt sich dies: Gelangte an einem gegebenen Augenblick
in jeden cmm der Lungenlymphe eine gleiche Zahl Bakterien mit gleichen
Eigenschaften, so wurde die Verteilung schon im nachsten Augenblick eine

ungleichmäßige sein, indem sie in den verschiedenen Stellen in verschiedener Zahl fortgespült werden. Und umgekehrt: würde allen Teilen der Lungenlymphwege eine Bakterie in gleich rasch zunehmender Zahl zugeführt, so würde an den Stellen mit geringster Bewegungsenergie zuerst die zur Infektion erforderliche Zahl erreicht sein. Nun haben zahlreiche Beobachtungen ergeben, daß primäre Tuberkuloseherde in der menschlichen Lunge ganz vorzugsweise in dem kranial von der 3. Rippe liegenden Abschnitt auftreten und daß von da ihre Häufigkeit nach allen Richtungen hin abnimmt. Abb. 25 gibt eine schematische Darstellung der Häufigkeit solcher Herde, die in jedem Lungenabschnitt peribronchiales und perivaskuläres Gewebe, Knotenpunkte usw. bevorzugen. Wir betrachten daher die meisten, wenn nicht alle primären Tuberkuloseherde der Lunge als aerolymphogenen Ursprunges. Der Sitz der ersten

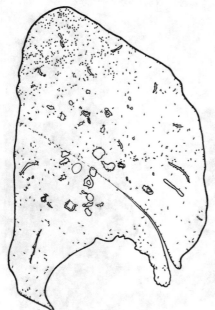 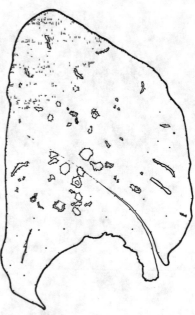

Abb. 24. Hamatogene Miliartuberkulose der menschlichen Lunge (nach der Natur). Vgl. § 14 a.

Abb. 25. Haufigkeit der primaren (aërolymphogenen) Lungentuberkulose (schematisch).

Herde stimmt ja mit der größten physikalischen Gelegenheit zur lymphogenen sowie aërogenen Anhäufung überein, während die biochemische Empfanglichkeit keine entscheidenden Unterschiede aufzuweisen scheint, weil ja hämatogene Miliartuberkel überall in der Lunge in gleicher Zahl entstehen. (Abb. 24). Nur ausnahmsweise sind wir berechtigt zur Annahme der Möglichkeit einer lymphogenen Lungeninfektion von der Umgebung aus (s. unten).

Zahlreiche Versuchsergebnisse und übereinstimmende Beobachtungen am Menschen haben gelehrt, daß Bakterien, die an einer verletzten Stelle der Körperoberfläche in das Gewebe gelangen, entweder zunächst alle an der Eintrittsstelle hängen bleiben oder sofort, wenigstens zum Teil, der regionären Lymphdrüse zugeführt werden. Ob dann Infektion erfolgt, hängt vom Verhaltnis der Giftstärke zur Empfanglichkeit des Gewebes ab. Sehr zahlreiche Tierversuche haben CORNET zur Aufstellung des ,,Lokalisationsgesetzes' geführt: der Tuberkelbazillus, an einer beliebigen Stelle (außerhalb der Blutgefäße) eines empfänglichen Säugetierkörpers eingefuhrt, wachst bereits an der Impfstelle oder er ruft in den regionaren Lymphdrüsen anatomische Veränderungen hervor. COHNHEIM hatte schon auf dieses Verhalten aufmerksam gemacht, CORNET hat durch viele Hunderte von Impfungen an den verschiedensten Körperstellen (Kopf, Pfoten, Schwanz, Rücken, Mandeln, Nase, Auge, usw.) den Beweis erbracht. BAUMGARTEN, MACFADYEN u. a. haben in zahlreichen Versuchen dasselbe gefunden. Die Ergebnisse von Obduktionen menschlicher Leichen stimmen mit diesen Versuchsergebnissen überein, wo ein Urteil möglich ist, wie BEITZKE neuerdings wieder betont hat. Es überschlägt somit die aerolymphogene Tuberkulose nicht die Bronchialdrüsen, die enterolymphogene Tuberkulose nicht die Mesenterialdrüsen usw. Das Lokalisationsgesetz gilt auch für andere lymphogene Infektionen und fur lymphogene Geschwulstmetastase. So tritt lymphogene Metastase eines Zungenkrebses zunächst in einer Unterkieferdrüse auf.

Man hat jedoch auf Ausnahmen hingewiesen. Diese sind gewiß, schon von vornherein, durch Anomalien der Lymphwege nicht ausgeschlossen. Man hat diese aber bisher nicht gefunden. Nun mussen wir bei der Beurteilung bedenken, daß die regionären Lymphdrüsen nicht immer nur die nächstliegenden sind. So gehen bei weitem die meisten Lymphgefäße aus der Hand an den kubitalen, und die meisten Lymphgefäße aus dem Fuß an den poplitealen Lymphdrüsen vorbei, so daß die meisten lymphogenen Infektionen von der Hand aus in den Achsel-, vom Fuß aus in den Leistendrüsen auftreten. So können Farbstoffkörnchen, in die Bauchhöhle eingeführt, in eine retrosternale Lymphdrüse gelangen. Im allgemeinen ist aber die Möglichkeit einer „Entgleisung" auf anastomotischem Wege von vornherein zuzugeben, aber bis jetzt nicht nachgewiesen.

Wir müssen ferner darauf achten: 1. daß einem Organ oder Körperteil mehrere regionäre Lymphdrüsengruppen angehören konnen, und 2. daß eine Lymphdrüsengruppe verschiedene Wurzelgebiete haben kann. Ein Beispiel der zuerst genannten Möglichkeit: Krebs der Brustdruse kann a) in gleichseitigen. b) in anderseitigen Achseldrusen, c) in Lymphdrüsen neben der gleichseitigen Art. mammaria int., d) in infra- und supraklavikulären Lymphdrusen metastasieren oder e) in der Haut der Bauchwand sich verbreiten (HANDLEY). Wahrscheinlich entscheidet dabei die Stelle. wo innerhalb der Brustdrüse oder in ihrer nächsten Umgebung „Krebszellen" in den Lymphstrom gelangen. Es ist hier Nachforschung erforderlich. Der Krebs kann sich dann von jenen Lymphdrusen aus weiter verbreiten, z. B. in die Pleurablätter, die Lunge, die Bronchialdrusen erreichen usw. Außerdem müssen wir die Möglichkeit beachten, daß Bakterien oder Geschwulstzellen sich in einer Lymphdrüse vermehren und dann in weitere Lymphdrüsen verschleppt weiden, wie z. B. Typhusbazillen von Mesenterial- in paraaortale intraabdominale, ferner aber auch in intrathorakale, ja sogar supraklavikuläre und zervikale Lymphdrüsen gelangen konnen; all diese Lymphdrüsen konnen dann durch Entzündung anschwellen.

Die zweite Möglichkeit, nämlich daß eine Lymphdrüsengruppe mehrere Wurzelgebiete hat, ist besonders dann von Bedeutung, wenn wir dem Ursprung eines Herdes in einer solchen Gruppe nachspüren wollen. So erhalten Achseldrüsen, allerdings wahrscheinlich nicht alle in gleichem Maße, Lymphe aus ihrer Umgebung, Arm und Brustdruse, Leistendrüsen aus dem Bein, äußeren Geschlechtsteilen, Aftergegend und aus Lymphgefäßen aus der Zokalgegend. Meines Wissens ist eine scharfe Unterscheidung in oberflächliche und tiefe Drüsen nicht durchzuführen. Paraaortale (intraabdominale) Lymphdrüsen erhalten Lymphe aus den mesenterialen, parailiakalen, zöliakalen, portalen Lymphdrüsen, aus Nieren, Nebennieren und zum Teil aus den Harn- und Geschlechtsorganen. Nicht alle paraaortalen Lymphdrüsen erhalten jedoch gleichviel Lymphe aus denselben Gegenden. Die Bubonen (entzündlich vergrößerte Lymphdrüsen) bei Pest treten besonders in der Leistengegend, weniger an anderen Stellen auf. Es ergeben sich hier somit von vornherein mehrere Möglichkeiten, von denen aber die der Einführung des Virus in die Lymphwege des Beins (durch Flöhe usw.) in den Vordergrund tritt.

Tuberkulose einer Bronchialdruse kann von der Lunge aus oder von einer Anasto-
mose mit einer paratrachealen oder zervikalen Lymphdrüse aus entstanden sein. Wie
entscheiden wir das? Der gleichzeitige Nachweis eines Tuberkuloseherdes im
Wurzelgebiet dieser Lymphdrüse und in der Lunge entscheidet die Frage nicht,
weil letzterer sekundär lymphogen rückläufig (§ 14 c) von dem Lymphdrüsenherd aus
entstanden sein kann. Es fehlt aber meist Tuberkulose der Halslymphdrüsen und
es fehlt jeder Grund zur Annahme, es sei die Bronchialdrüse etwa von der Kehlenschleimhaut, Mandeln usw. infiziert, aber in der Regel eben die regionären Halslymphdrüsen — im Gegensatz zu vielen Versuchsergebnissen! — überschlagen worden.
Es bleibt somit die Annahme übrig: primäre Infektion der Lunge, sekundäre (metastatische) der Lymphdrüse. Hierzu sei noch bemerkt, daß den am meisten kaudalen
Halsdrusen durch Preßbewegungen Bakterien aus den intrathorakalen Lymphgefäßen zugeführt werden konnen. Auch noch, daß nach Versuchen CORNE1S
durch Einatmung sehr spärlicher. feucht verstäubter Tuberkelbazillen Tuberkulose
der Lunge fehlen kann und nur in Bronchialdrüsen 50—70 Tage später Tuberkulose
nachweisbar war. Vielleicht wird wiederholte Untersuchung in solchen Fällen
doch Herde in der Lunge aufdecken.

Wir müssen hier noch zwei Bemerkungen über lymphogene Verteilung
machen. Zunächst diese, daß die serösen Höhlen auch als dem Lymph-
gefaßsystem angehörend zu betrachten sind. Bakterien sowie Geschwulstzellen können sich über ihre Oberfläche verbreiten, an vielen Stellen haften
und weiter wachsen. So entstehen die ,,Miliarkarzinose" und ,,Miliartuber-
kulose" des Brust- und Bauchfells, wobei die Knötchen allerdings oft nicht
,,miliar" (grießähnlich), sondern größer und abgeplattet sind.

Die andere Bemerkung betrifft eine Angabe von KEY und RETZIUS, derzufolge die Saftbahnen der Nerven keinen Ablauf nach außen in das allgemeine
Lymphsystem des Körpers, sondern nur gegen die serösen Räume der nervösen
Zentralorgane hin besitzen. Die perineuralen Lymphräume sind somit gegen
die Umgebung abgeschlossen. Verzweigt sich ein Nerv, so begleitet seine
bindegewebige Scheide die einzelnen Äste. Sogar eine einzige Nervenfaser hat
ihre eigene, aus platten Zellen bestehende, bindegewebige HENLESche Scheide.
Dieser ausschließliche Zusammenhang der Lymphwege der Nerven mit denen
des Zentralnervensystems hat Bedeutung bei lymphogener perineuraler Verbreitung von Infektionen, z. B. langs des Sehnerven bei sympathischer Ophthalmie, längs des Geruchsnerven bei epidemischer Genickstarre usw. Wir
stehen hier eben im Anfang einer Forschung. Nach MEYER und RANSOM gelangt
das Tetanusgift nur den Nerven entlang zum Zentralorgan. Vielleicht den
perineuralen Lymphwegen entlang ?

c) Rückläufige Verschleppung durch Blut und Lymphe.

VON RECKLINGHAUSEN hat, ebenso wie ältere Forscher, das Vorkommen
einer Verschleppung von Körperchen durch einen rückläufigen Blutstrom,
spätere Forscher außerdem Verschleppung durch einen rückläufigen Lymphstrom betont. So fand z. B. LUBARSCH bei Hodenkrebs mit krebsiger Thrombose der V. femoralis und der unteren Hohlader ein rückläufig verschlepptes
Thrombusstück in der Nierenader, während die Niere ganz frei war von Geschwulstknoten. Eine andere Möglichkeit als die einer rückläufigen Verschleppung erschien in solchen Fällen ausgeschlossen. Zahlreiche Versuchsergebnisse
haben die Möglichkeit einer rückläufigen Verschleppung durch das Blut dargetan. So führte HELLER unter geringem Druck eine Aufschwemmung von
Weizengrieß in die Drosselader ein, während der Brustkorb zugleich rhythmisch
zusammengepreßt wurde. In Zwerchfell- und Lebervenen konnte er dann
Grießkörner nachweisen. ARNOLD und LUBARSCH haben sogar den plötzlichen Anprall der Weizengrießkörner an der freigelegten Nierenader gesehen,

sobald das Versuchstier infolge einer reichlichen Einspritzung Atemkrämpfe bekam.

Wie und wodurch tritt ein rückläufiger Blutstrom aus der Brust- in die Bauchhöhle ein? Werden die Körperchen durch einen Stoß oder allmählich durch eine hin- und hergehende Strömung („mouvement de va et vient") verschleppt? Zunächst ist eine Senkung (LUBARSCH) von Körperchen mit hohem spezifischem Gewicht, wie die von MAGENDIE angewendeten Quecksilberkügelchen, auszuschließen. Wir lassen solche Versuche hier außer Betracht.

Wir müssen im allgemeinen als notwendig annehmen, daß der Blutdruck in den betreffenden intrathorakalen Adern einmal oder mehrere Male über den in den mit ihnen zusammenhängenden intraabdominalen Adern ansteigt. Schon ältere Forscher haben auf die Bedeutung von Husten und Preßbewegungen (Atemkrämpfe), Emphysem usw. hingewiesen. Wie wirken aber Husten und Preßbewegungen? Während einer solchen Bewegung steigt der intraabdominale Druck über den intrathorakalen an, was unter anderem aus der kranialwärts gerichteten Bewegung des Zwerchfells erhellt. Es können dann allerdings schon in Bauchadern vorhandene Körperchen z. B. an die Nierenader anprallen, eine Verschleppung von einer Brust- in eine Bauchader ist dann jedoch ausgeschlossen, nicht eine Verschleppung von einer Brust- in eine Kopf- oder Armader, oder von einer Bauch- in eine Beinader. Wenn aber nach der Husten- oder Preßbewegung sämtliche Bauchmuskeln erschlaffen und eine Einatmung erfolgt, ist die Möglichkeit gegeben, daß der intraabdominale Druck — wahrscheinlich nach einer Preßbewegung, wobei das Zwerchfell sich zusammenzieht, noch mehr als nach einer Hustenbewegung — sei es auch nur einen Augenblick, unter den intrathorakalen sinkt: Dann erfolgt eine rückläufige Blutbewegung aus der Brust- in die Bauchhöhle. Diese Möglichkeit ist näher zu untersuchen durch gleichzeitige Darstellung der Bewegungen eines Punktes der Brust- und der Bauchwand während einer Husten- bzw. Preßbewegung, z. B. mittels RIEGELS Doppelstethographen, und durch die gleichzeitige Bestimmung der Schwankungen des intrathorakalen und intraabdominalen Druckes beim Versuchstier.

Außerdem ist aber die Möglichkeit näher zu erforschen, ob eine stoßweise rückläufige Verschleppung, etwa durch Wirbelbildung in den Wandschichten (vgl. BENEKE) im tierischen Körper vorkommt.

Im allgemeinen wird der intraabdominale Druck um so leichter unterhalb des intrathorakalen Druckes sinken, je höher dieser ist. Daher wird Emphysem, Anhäufung pleuritischen Exsudats usw. (§ 132) retrograde Verschleppung aus der Brust in die Bauchhöhle begünstigen. Der hämostatische Einfluß P bei aufrechter Körperhaltung tritt dann auch mehr in den Vordergrund. Immer ist auch die blutansaugende Wirkung des Herzens (H) zu berücksichtigen. Nennen wir den Bauchdruck A, den intrathorakalen Druck D, so entscheidet die Summe $H + A - D - P$, ob der Strom von der Bauch- nach der Brusthöhle oder umgekehrt stattfindet. Der intraabdominale Druck A ist bei normaler Atmungsruhe dem atmosphärischen gleichzustellen.

Ein Fall oder Sprung auf die Füße wird die rückläufige Strömung und Verschleppung durch die dem Blut und den Körperchen erteilte Beschleunigung fördern.

Sind Körperchen einmal in Bauchgefäße gelangt, so gelangen sie das eine Mal in dieses, ein anderes Mal in jenes Gefäß, indem der Volumenwechsel des Magendarmkanals, ungleichmäßige Zusammenziehung der Bauchmuskeln und des Zwerchfells den intraabdominalen Druck jedesmal ungleichmäßig erhöhen und eine örtliche Zunahme des Druckes sich nicht gleichmäßig durch den Bauchinhalt fortpflanzt (§ 13 a). Straffheit bzw. Schlaffheit der Bauchwand ist dabei von Bedeutung

Rückläufige Bewegung der Lymphe kommt viel häufiger vor, und zwar schon unter normalen Umständen wie die hin- und hergehende Bewegung in der Lunge, indem bei der Einatmung nicht alle Lymphgefäße sich in gleichem Maße erweitern, und ebensowenig sich bei der Ausatmung gleichmäßig verengern. Ferner wird wahrscheinlich bei jeder Husten- und Preßbewegung Lymphe, ebenso wie Blut, aus den Brustgefäßen in die des Kopfes und der Arme gepreßt. Fortgesetzte Beobachtung hat gelehrt, daß rückläufige lymphogene Verschleppung von Körperchen aus der Brust- in die Bauchhöhle oft anzunehmen ist. Dabei machen sich wohl die gleichen Kräfte wie bei der rückläufigen Blutbewegung (s. oben) geltend. Dazu ist aber zu bemerken, daß die Saugkraft des Herzens wahrscheinlich mehr in den Hintergrund tritt, der lymphostatische Druck hingegen eine relativ größere Bedeutung hat. Ist dies richtig, so wird lymphogene rückläufige Verschleppung leichter eintreten als hämatogene. Allerdings wissen wir nichts von der Rolle und nicht genügend Genaues von der Verteilung der Klappen der Lymphgefäße. Übrigens wird jede Beeinträchtigung der Lymphabfuhr zur Brusthöhle die rückläufige Strömung begünstigen. Es ist aber nicht erwiesen und sogar auszuschließen, daß vollständige Verlegung der höher gelegenen Lymphknoten und Lymphgefäße dazu erforderlich wäre. Es kommen Fälle vor, wo wir Staubpigment in den Lymphgefäßen des Zwerchfells und in paraaortalen Lymphdrüsen nachweisen können, was doch bei einer vollständigen Verlegung der höheren Lymphwege unmöglich wäre.

Was für Lymphwege verbinden die Lymphgefäße der Brust- mit denen der Bauchorgane?

Aus den Untersuchungen von SAPPEY und neuerdings von H. KÜTTNER (an frischen Kinderleichen) geht hervor, daß es mehrere Lymphgefäße sind, die das Zwerchfell durchbohren (Abb. 26). Diese Lymphwege stehen einerseits mit ventralen und dorsalen mediastinalen, andererseits mit parapankreatischen, zöliakalen, paraaortalen, intraabdominalen Lymphdrüsen in Zusammenhang. Außerdem stehen die Lymphgefäßnetze des pleuralen und die des peritonealen Zwerchfellüberzuges miteinander in ausgiebiger Verbindung, besonders auf und neben dem Centrum tendineum. Sämtliche, das Zwerchfell durchbohrende Lymphgefäße ermöglichen die Verschleppung von Bakterien, Geschwulstzellen, Pigmentkörperchen usw. von der Brust- in die Bauchhöhle und umgekehrt. So kann ein Brustdrüsenkrebs (s. oben) längs der interkostalen Lymphwege das Rippenfell, und von hier aus, auch ohne Verwachsung, das Lungenfell erreichen, in die Lunge als „Lymphangitis carcinomatosa" peribronchiale und perivaskuläre Krebsmantel bilden. Dann kann er nicht nur in intrathorakalen, sondern auch in intraabdominalen, paraaortalen Lymphdrüsen, sogar bis neben der Gabelungsstelle der Aorta beim Promontorium, auch in oberflächlichen Teilen der Leber metastasieren. Auch auf dem Zwerchfell kann eine schöne „Lymphangitis carcinomatosa" erscheinen. Einmal sah ich einen metastatischen Knoten eines Speiseröhrenkrebses im Mark der rechten Niere, ohne weitere Metastasen. Das weist auf eine Verbindung von Lymphwegen des Nierenmarks mit intrathorakalen Lymphgefäßen hin (s. unten). Staubpigment, das außerhalb der Brusthöhle nur in vereinzelten intraabdominalen paraaortalen Lymphdrüsen nachweisbar ist, müssen wir als durch rückläufigen Lymphstrom verschleppt betrachten, auch dann, wenn wir es nur in Lymphdrüsen beim Promontorium finden. In Übereinstimmung damit liegt das Pigment besonders oder ausschließlich in der Wandung der Lymphsinus. Die Annahme, es sei das Pigment durch das Blut nur diesen Lymphdrüsen zugeführt, wäre recht gezwungen.

Die paraaortalen (retroperitonealen) Lymphdrüsen liegen neben der Aorta, der Hohlader und anderen großen Gefäßen. Man kann sie als prä-, retro- und juxtaaortale (letztere neben der Aorta), prä- und retrovenöse (vor und hinter der Hohlader) bezeichnen. Sie sind durch Lymphgefäße miteinander, mit intrathorakalen, zum Teil paraaortalen Lymphdrüsen und mit intrathorakalen Lymphgefäßen verbunden. Den retro- und juxtaaortalen Drüsen strömt Lymphe aus der linken Niere und den linken Geschlechtsteilen, den prä- und retrovenosen

Drüsen Lymphe aus der rechten Niere und rechten Geschlechtsteilen zu. Die pra-
aortalen Drüsen erhalten Lymphe aus den 130 bis 150 mesenterialen Lymphdrüsen. Die am meisten kranialen präaortalen Drüsen gehen ohne scharfe Grenze
in die (para)coliakalen Drüsen (neben der Art. coeliaca) über. Diese Drüsen
stehen in Verbindung mit den Lymphdrüsen der Leber, des Magens, der Milz und
des Pankreas, welch letztere innig mit den Lymphdrüsen der Gallenwege und mit

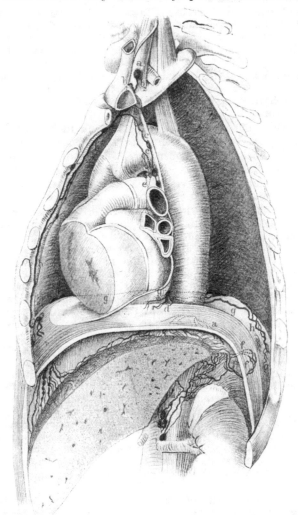

Abb. 26. Lymphgefäße, welche intrathorakale und intraabdominale Lymphgefäße
verbinden (nach H. KÜTTNER).

einigen kranialen Mesenterialdrüsen verbunden sind. Einige Lymphgefäße der
Leber führen nicht nur zu Lymphdrüsen im Hilus, sondern auch zu intrathorakalen
und präösophagealen Lymphdrüsen. Alle diese Lymphdrüsen haben eine ziemlich
konstante Zahl. Außerdem können aber kleinere, sog. „Schaltdrüsen", wechselnd
an Zahl und Sitz, vorkommen.

Einige Beobachtungen am Menschen mögen die Bedeutung dieser Lymphgefäße für die Ausbreitung von Geschwülsten und Infektionen erläutern:

1. Bei einer Frau mit Carcinoma cervicis uteri fanden sich Metastasen in den rechten, parailiakalen, in einigen rechten paraaortalen Lymphdrüsen der Bauch- und Brusthöhle und rückläufig in rechten parakarotidealen Drüsen bis hart unter der Schilddrüse, sonst nirgends Krebs.

2. Brustdrüsenkrebs kann (s. oben) in denselben Drüsen der Brust- und Bauchhöhle, zum Teil rückläufig, metastasieren.

3. Es finden sich bei infektiöser Entzündung im Brustraum nicht selten rückläufige metastatische Entzündungen einer oder mehrerer paraaortaler Lymphdrüsen in der Bauchhöhle, besonders bei Pleuritis. Die mesenterialen Lymphdrüsen sind dabei (ohne Enteritis) frei, so daß ein enterogener Ursprung ausgeschlossen ist.

4. Bei einem Mandelabszeß sah ich metastatische, zum Teil eitrige Entzündung der gleichseitigen cervikalen, paraaortalen, intrathorakalen und intraabdominalen Lymphdrüsen bis am Promontorium. Auch bei eitriger Thyreoiditis kommt ähnliches vor.

Die Bedeutung dieser Lymphwege erheischt mehr Beachtung als die ihr bisher zuteil geworden ist. Nicht nur intraabdominalen Lymphdrüsen, sondern auch der Leber, Niere, Nebenniere, Milz, Pankreas usw. können Geschwulstzellen oder Bakterien aus den Brustlymphwegen zugeführt werden. Wir haben schon Verbindungen von Lymphwegen dieser Organe mit intrathorakalen Lymphgefäßen erwähnt.

Die Lymphgefäße der oberflächlichen Leberläppchen führen zur Kapsel, die der tieferen begleiten die Gefäßverzweigungen und Gallengänge, stehen aber mit den oberflächlichen in Verbindung. Nach der Darstellung von POIRIER und CHARPY (Traité d'anatomie) führen einige tiefere Lymphgefäße zu portalen und zoliakalen Lymphdrüsen, während andere die Leberader begleiten und mit der Hohlader durch das Zwerchfell hindurchtreten; sie führen zu intrathorakalen Lymphdrüsen, die neben der Hohlader auf dem Zwerchfell liegen. Zu diesen und zu den zöliakalen Lymphdrüsen führen auch einige oberflächliche dorsale Lymphgefäße des rechten Leberlappens, während die oberflächlichen dorsalen Lymphgefäße des linken Leberabschnittes zu intraabdominalen periösophagealen Drüsen führen. Die oberflächlichen kranialen Lymphgefäße sind die bedeutendsten, sie enden in den intrathorakalen, neben der Hohlader gelegenen, in kleinen präperikardialen (SAPPEYS „ganglions sus-xiphoidiens") und in portalen Lymphdrüsen. Die oberflächlichen ventralen Lymphgefäße stehen auch mit den portalen Drüsen in Verbindung, während die oberflächlichen Lymphgefäße der hohlen Leberoberfläche zum Teil zu den portalen und zoliakalen, zum Teil zu intrathorakalen Drüsen führen, die in der Umgebung der Hohlader gelegen sind. KÜTTNER bestätigt diese Befunde nicht allein, er hebt außerdem die sehr engen Lymphgefäßverbindungen der konvexen Leberoberfläche mit dem peritonealen Überzug des Zwerchfells hervor, dessen Lymphwege in reichlichen Verbindungen mit denen der Pleura diaphragmatica stehen. Auch weist KUTTNER darauf hin, daß ein Teil der Leberlymphgefäße das Zwerchfell durchbohrt und in linken, seltener in rechten supraklavikulären Lymphdrüsen endet.

Die oberflächlichen Lymphgefäße der Milz stehen wahrscheinlich durch die Lymphgefäße der Milzkapsel mit denen des Zwerchfells in Verbindung. Ebenso wie die Leberkapsel kann ja auch die Milzkapsel bei Empyem in kollaterale fibrinöse oder andersartige Entzündung geraten. Verdickungen und Verwachsungen dieser Kapsel (ebenso wie solche der Leberkapsel) entstehen manchmal durch Entzündung intrathorakalen Ursprunges.

Während man über das Bestehen eines feinen Lymphgefäßnetzes in der Rinde der Niere streitet, ist man einig über das Vorkommen klappenloser Lymphgefäße im Mark. Diese vereinigen sich im Nierenhilus miteinander und mit den Lymphgefäßen des Nierenbeckens und verlaufen im Gewebe, das die Nierenader umgibt (POIRIER et CHARPY l. c. T. V).

Während hämatogene Metastasen keine besonderen Teile von Leber und Milz, aber die Nierenrinde bevorzugen (S. 60), wird eine rückläufige lymphogene Metastase vor allem in den subkapsularen Teilen von Leber und Milz und im Nierenbecken bzw. Nierenmark auftreten. Dies stimmt auch für die rückläufige, verkasende Nierentuberkulose, die als Pyelitis caseosa oder als zentrale (Mark)tuberkulose zutage tritt. Sie unterscheidet sich von der hämatogenen Miliartuberkulose nicht nur durch den Sitz, sondern auch durch starke, fortschreitende Verkasung und (wenigstens anfangliche) Einseitigkeit. Später kann die andere Niere lymphogen oder langs der Harnwege angesteckt werden. Die lymphogene Nierentuberkulose ist klinisch wichtig, eines heilenden chirurgischen Eingriffes fähig, die hämatogene miliare Rindentuberkulose pflegt klinisch latent zu sein. Bemerkenswert ist, daß auch in den Nebennieren eine klinisch wichtige, durch Morbus ADDISONII erkennbare zentrale, wahrscheinlich lymphogene und eine klinisch latente miliare hämatogene Tuberkulose vorkommt. Manchmal ist bei der klinisch wichtigen Tuberkulose dieser Bauchorgane Staubpigment in intraabdominalen Lymphwegen nachweisbar, ein Zeichen, daß wahrend des Lebens Körperchen rückläufig aus der Brust- in die Bauchhöhle verschleppt worden sind. Selbstverständlich schließt das Fehlen von Staubpigment eine solche Verschleppung von Bakterien von intrathorakalen Stellen, wo kein verschleppbares Staubpigment vorlag, nicht aus.

Es kann ubrigens retrograde lymphogene Infektion eines Bauchorgans auch von einem Bauchorgan ausgehen. Wo aber sonst keine intraabdominale Tuberkulose, namentlich der Mesenterialdrüsen, und nur intrathorakale Tuberkulose nachweisbar ist, fehlt jeder Angriffspunkt für die Annahme eines intraabdominalen Ursprunges. Es ist sogar die Möglichkeit zu berücksichtigen, daß z. B. Tuberkelbazillen (oder andere Bakterien) geradeswegs durch die Lunge hin einem der oben genannten Bauchorgane zugeführt wird — es bestehen ja Verbindungen der Lymphwege.

Auch erheischt die Möglichkeit fortgesetzte Untersuchung, daß eine Nierenbeckenentzündung (Pyelitis) durch Kolibazillen hervorgerufen wird, welche durch Lymphwege vom Dickdarm aus zugeführt werden. Die Darstellung C. FRANKES solcher Lymphwege gibt dieser Möglichkeit eine Stütze.

Es ist auch als möglich zu betrachten, daß sogar Tuberkulose des Hüftgelenks ebenso wie Krebs des Oberschenkels bei Brustdrüsenkrebs rucklaufig lymphogen entsteht. Man nehme überhaupt nicht ohne weiteres eine hämatogene Verschleppung an, sobald der Abstand etwas größer wird.

d) Aerogene und bronchogene Zufuhr.

Wir nennen eine Zufuhr von Körperchen durch die eingeatmete Luft bis zur Ablagerungsstelle eine aerogene. Werden hingegen Körperchen oder eine Flüssigkeit an der Bronchialwand entlang fortbewegt, so nennen wir das eine bronchogene Zufuhr, Anhaufung, Infektion usw.

Stromt Luft durch eine Röhre, so lagern sich in ihr schwebende Körperchen (Staubteilchen, Bakterien, kleinste Tröpfchen) an der Rohrenwand ab. Wieviel sich ablagern, hangt von der Weite, Lange, Knickungen, Erweiterungen, Vorsprungen der Rohre, von der Stromungsgeschwindigkeit und dem spezifischen Gewicht der Korperchen ab. Durchströmt Luft eine sehr lange, vielfach gewundene Rohre, so konnte sie schon dadurch von in ihr schwebenden Bakterien befreit werden. Solche Mikroben haften alle oder zum Teil an schwebenden Staubteilchen oder feinen Tröpfchen. Nun stellen die Luftwege, von der Nasenoffnung bis zur Lunge, eine vielfach verzweigte, gebogene, stellenweise erweiterte Rohre mit Leisten, Buchten, Riffen usw. dar. Schon die Vibrissae fangen viele Staubteilchen ab. In der Nasenhohle fallen dann ferner viele Teilchen nieder, KAYSER ließ fein verteilte Magnesia usta einatmen und stellte dann an den niedergeschlagenen Teilchen die bogenförmige Flugrichtung rhinoskopisch fest. Von Bedeutung ist, daß stark hygroskopische Körperchen in der wasserreichen Nasenluft aufquellen und in größerer Zahl ausfallen als trockne. Ein gewisser Bruchteil der in der eingeatmeten Luft schwebenden, trocknen sowie feuchten Körperchen fällt erst in die Bronchien und sogar in die Lungenbläschen nieder. ARNOLD hat bald nach der Einatmung verschieden-artiger Staubteilchen (s. unten) in den Lungenblaschen solche Stäubchen frei angetroffen, sogar strotzend mit Staub angefüllte Bläschen. Dieser Staub war wohl nicht durch Verschlucken und dann erfolgende Aufnahme ins Blut, also entero-hämatogen, in die Lunge und dann durch eine Art Sekretion frei in die Bläschen gelangt. Nicht eine Beobachtung stützt diese gezwungene Annahme hinreichend. Ihr gegenüber sahen BEITZKE u. a. bei Kaninchen mit durchschnittener und abgebundener Speiseröhre ebensogut nach Ruß-einatmung Lungenanthrakose auftreten wie bei normalen Kaninchen. Und BENNECKE sah bei tracheotomierten Hunden, bei denen die Schleimhaut der Luftröhre an die Hautwunde genäht wurde, nach ausgeheilter Verwachsung, nach Staubeinatmung eine Pneumonokoniose auftreten gleich der bei normalen Hunden.

Eine Reihe anderer Versuche mit feucht zerstaubten Bakterien, von CARL FLÜGGE und seinen Schülern hat dann bewiesen, daß auch in der Luft schwebende feinste Tröpfchen bis in die Lungenbläschen gelangen können. So tötete O. NENNINGER seine Versuchstiere (Meerschweinchen, Kaninchen) durch Stich in das verlangerte Mark sofort nach der Einatmung feucht zer-staubten Bac. prodigiosus, der leicht wächst, somit leicht nachweisbar und für gewöhnlich nicht in den Atmungsorganen zu finden ist. Er untersuchte dann Luftröhre, Bronchien und Lungen segmentweise auf ihren Gehalt an dieser Bakterie. Er konnte diese, und ebenso B. megatherium, dessen Sporen in trockener Form der eingeatmeten Luft beigemischt wurden, in den feinsten Bronchialverzweigungen nachweisen. L. PAUL bestätigte diese Ergebnisse für Prodigiosus, H. FINDEL und B. HEYMANN für den Tuberkelbazillus. Aus all diesen Befunden wird die Lungentuberkulose durch Einatmung tuberku-lösen Virus verstandlich, die KOCH, CORNET u. a. vielen Hunderten von Ver-suchstieren besorgt haben, werden auch die durch Einatmung entstandenen Lungeninfektionen von Pneumokokken (FRIEDLÄNDER), von Aspergillus fumi-gatus (HILDEBRANDT) begreiflich. Wir verstehen es auch, daß mitunter in normalem frischem Lungengewebe, z. B. von soeben geschlachteten Tieren, primär latente Bakterien gefunden werden.

Was ist nun das Schicksal der niedergeschlagenen Körperchen? Wo sich Flimmerepithel findet, bewegt dieses die Körperchen (mit etwas Schleim) nach der Nasenöffnung hin. Die aus dem Kehlkopf in den Pharynx gelangten Korperchen können verschluckt oder durch Räuspern oder Husten entfernt werden. Man kann oft die so ausgeworfenen Staubteilchen erkennen. Es ist fraglich, ob Körperchen, ohne Schädigung von Flimmerepithel zwischen diese Zellen hindurch ins Gewebe aufgenommen werden, obwohl dies bei er-trinkenden Tieren vorkommt. In den Lungenbläschen werden die niedergeschla-genen Staubteilchen zum Teil in Alveolarepithel, gelegentlich in Leukozyten („Staubzellen" nennt man staubhaltige Zellen überhaupt), oder frei in Kitt-leisten oder in Lücken, entstanden durch Ausfall von Epithelzellen, aufgenommen. Eine schöne interepitheliale Kittleistenzeichnung in Lungenbläschen und Bron-chialschleimhaut ist bei Tieren zu beobachten, die in Berlinerblaumischung ertrunken sind. Dann erfolgt Aufnahme in die Lymphwege und weitere Ver-schleppung (§ 14b), Steckenbleiben in Lymphknötchen usw.

Die bronchogene Verteilung einer gefärbten, in die Luftröhre von Kaninchen eingegossene Flussigkeit ist, nach den Versuchen von SEHRWALD,

FLEINER, Verfasser u. a. eine verschiedene, je nach der Flüssigkeitsmenge. Man gießt durch eine Tracheotomieöffnung Wasser mit feinstem, unlöslichem (durch Niederfällung gewonnenem) Berlinerblau in bestimmter Menge und mit bestimmter Geschwindigkeit in die Luftröhre und tötet das Tier sobald die Flüssigkeit in die Lunge gelangt sein muß. Bei kleiner Flüssigkeitsmenge findet man kleine Farbstoffherde in den zentralen Lungenteilen. Bei größerer Menge sind die Herde größer und fließen sie zum Teil zusammen, während außerdem auch periphere Herde auftreten. Wir verstehen diese Befunde durch

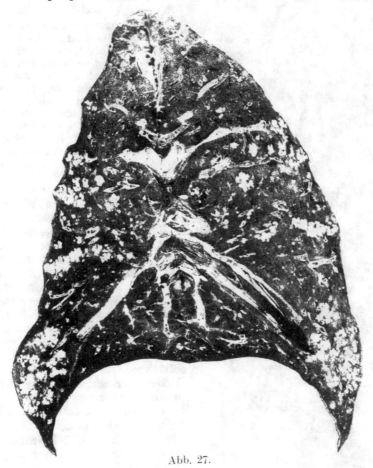

Abb. 27.

die Annahme, daß die Flüssigkeit längs der Bronchialwandung, vor allem der Schwerkraft folgend, zuerst die zentralen Bronchialzweige erreicht. Ist die Menge gering, so bleibt nichts für mehr periphere Zweige übrig. Ist sie größer, so treten auch mehr periphere Herde auf, wobei sich die Körperhaltung geltend macht. Ist die Menge endlich so groß, daß der Bronchus durch einen Flüssigkeitszylinder verschlossen wird, so tritt eine inspiratorische ansaugende („Aspiration") oder eine exspiratorische fortpressende Kraft gegenüber der Schwerkraft in den Vordergrund. Die Flüssigkeit wird dann in der Richtung der größten Kraft bewegt. Die größte ansaugende Kraft ist die in den lateralen kaudalen Bronchus (s. unten).

Beim Menschen fließt wahrscheinlich während des Schlafes in Rücken-
lage dann und wann etwas Speichel oder sonstiger Mundinhalt, und damit
Bakterien in Kehlkopf und Luftröhre. Ist der Schlaf nicht tief, so wird er
wohl (vollkommen?) durch Husten ent-
fernt. Ferner kann im wachen Zustande
durch tiefe Einatmung Mundinhalt in
Luftröhre, Bronchien und Lungenbläschen eingesogen werden. Dies zeigt
folgender Versuch:

NENNINGER verschloß ja bei einem
Kaninchen die beiden Nasenlöcher mit
Watte und Kollodium und führte reichlich Bac. prodigiosus in die Mundhöhle ein.
Dann wurde mehrere Male die Luftröhre
solange zugedrückt, bis das Kaninchen
Abwehrbewegungen machte, worauf es
einige Male heftig nach Luft schnappte.
Nach fünf Minuten wurde das Tier durch
Nackenstich getötet. In Luftröhre, Bronchien und Lunge wurden Prodigiosuskeime
nachgewiesen, die sonst beim Kaninchen
fehlen. Vielleicht fand hier zum Teil
aerogene Verschleppung statt.

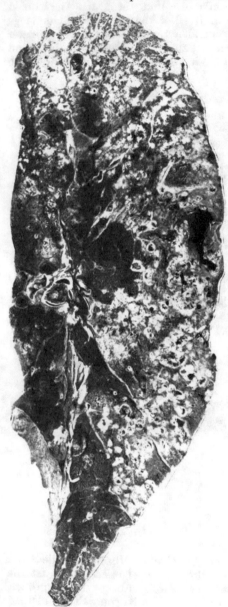

Abb. 28.

Bei einem Fall ins Wasser kann
Wasser usw., bei Erbrechen unter besonderen Umständen, besonders bei gestörtem Bewußtsein, bei Durchbruch
eines Mandelabszesses oder eines paratrachealen oder parabronchialen Eiter-
herdes (z. B. bei Speiseröhrenkrebs) in
die Luftwege kann Mageninhalt bzw.
Eiter „aspiriert" werden. Ferner wird
erweichter Inhalt mit Tuberkelbazillen
einer tuberkulösen Höhle in der Lunge
oft bronchogen verteilt. Die daraus
entstehenden bronchopneumonischen
Herde — erkennbar an der mehr oder
weniger traubenartigen Form — stellen
die typische metastatische Ausbreitung
der Lungenschwindsucht dar. Die Verschleppung findet dabei nicht nur durch
die Schwerkraft und durch Aspiration,
sondern auch durch Husten statt. Wir
finden ja Herde, die in Form, Größe und
Sitz mit den in Versuchen entstandenen
übereinstimmen. Zunächst bei bronchogenen Entzündungsherden nach Durchbruch eines Abszesses in die Luftwege.
Sodann bei der sog. „Schluckpneumonie", die durch Vaguslähmung ein-
tritt, welche aber zugleich die Atmung ändern kann. Dies ist zu berücksichtigen. Besonders gut können wir aber die bronchogenen Metastasen bei
der Lungenschwindsucht studieren, wozu im allgemeinen reichlich Gelegenheit
geboten wird. Die Abb 27 und 28 zeigen uns solche metastatischen Herde.

Abb. 27 zeigt eine durchschnittene und aufgeklappte Lunge mit dem Hilus in der Mitte. Zu beiden Seiten der vertikalen Mittellinie sehen wir somit nahezu symmetrische weißliche Figuren, welche die Durchschnitte derselben Herde darstellen. In der Mitte (nahe den Seitenrändern) finden sich traubenförmige paravertebrale Käseherde und zwischen diesen und dem Hilus zentrale Herde. Rechts und links unten, am Ende des aufgeschnittenen, rechts erkennbaren lateralen kaudalen großen Bronchus (mit gefalteter Schleimhaut) findet sich eine große Gruppe traubenformiger Herde, die zum Teil verschmolzen und Aspiration einer größeren Virusmenge zuzuschreiben sind. Die zentralen und anstoßenden paravertebralen Herde sind wahrscheinlich zum Teil einer Verschleppung durch die Schwerkraft, letztere zum Teil einer Verschleppung durch Husten zuzuschreiben. Aspiration von Kaverneninhalt kann von einem großen Herd am Ende des kaudalen lateralen Bronchus mit den Erscheinungen einer akuten Lungenentzündung erfolgt sein. Eine Kaverne in der Lungenspitze ist in dieser Schnittfläche nicht sichtbar.

Abb. 28 zeigt zahlreiche traubenförmige, bronchopneumonische Käseherde im parasternalen kranialen Abschnitt (rechts), wo sich auch eine Höhle (schwarz, dicht unter der pleuralen Oberfläche) findet. Wahrscheinlich hat die Verschleppung durch Hustenbewegungen stattgefunden. Verschleppung durch die Schwerkraft ist ja nur bei Bauchlage denkbar, die hier ausgeschlossen ist, da sie gar nicht vom Patienten eingenommen wurde. Sehr tiefe Einatmung befördert verschleppbaren Kaverneninhalt bei Erwachsenen wahrscheinlich nicht in den parasternalen kranialen Lungenabschnitt. Dieser wird aber eben durch Hustenstöße gebläht (§ 136). Solche Hustenstöße können auch Teilchen, die sich in mehr zentralen Bronchialzweigen (links) finden, in die peripheren Zweige und Bläschen jenes Lungenabschnittes hineinschleudern. Am rechten Rande, etwas über der Mitte ist eine Kaverne (schwarz).

Alles in allem folgern wir aus obigem, daß die physikalische Gelegenheit für bronchogene Verteilung und Anhaufung nicht immer gleich, sondern von der Menge des (flüssigen) Stoffes, der Körperhaltung, gelegentlich von Husten, Bewußtseinsstörung abhangt, wobei noch Vaguslähmung zu berücksichtigen ist.

c) Enterogene Verteilung und Anhäufung.

Daß geloste Stoffe, auch viele giftige, in den Magendarmkanal, ins Blut bzw. die Lymphe aufgenommen werden, wissen wir durch Tierversuche und Beobachtungen am Menschen. Die Darmlymphe fließt zunächst bekanntlich den Mesenterialdrüsen zu, dann gewissen paraaortalen Lymphdrüsen (§ 14 c) und von da in den Brustgang. Gelangen Bakterien vom Darm aus in die Lymphgefäße, so bleiben sie zunächst in den Mesenterialdrüsen hängen. Bei größerer Zahl oder auch, wenn nur wenige Bakterien in diese Drüsen gelangen, sich aber vermehren, können mehr oder weniger von ihnen den para-aortalen intraabdominalen, und von da aus sogar intrathorakalen Lymphdrüsen zugeführt werden. So finden wir beim Abdominaltyphus das eine Mal nur Mesenterialdrüsen, ein anderes Mal auch paraaortale, wieder ein anderes Mal außerdem intrathorakale Lymphdrüsen, ja sogar Lymphdrüsen in der Brustwand geschwollen. Bei Enteritis follicularis pflegen die Mesenterialdrüsen ebenfalls entzündlich geschwollen zu sein. Bei Darmtuberkulose trifft man oft verkäste, verkalkte oder sonstwie tuberkulöse Mesenterialdrüsen und gar paraaortale Drüsen. Diese können aber auch von der Brusthöhle aus angesteckt werden (§ 14 c). Wir denken besonders dann an diese Möglichkeit, wenn die Mesenterialdrüsen frei sind und Staub in paraaortalen Drüsen nachweisbar ist. Es kommen auch tuberkulöse Mesenterialdrüsen „ohne" Darmtuberkulose vor (vgl. § 14 f).

Entero-lymphogene Tuberkulose ist eine häufige Erscheinung bei Lungenschwindsucht und die Folge von Verschlucken bazillenreichen Auswurfs. Sie ist selten primär — man übersehe nicht kleine Höhlen in den zu zers'ückelnden Lungen!

Staubpigment hat man bei Kindern ebensowenig wie bei Erwachsenen je in Mesenterialdrüsen nachgewiesen. Das macht schon an und für sich höchst unwahrscheinlich, daß eingeatmeter Staub verschluckt und dann in die Lymphwege des Darmes aufgenommen werden sollte, von wo aus er in das Blut und damit in die Lungen gelangen sollte. Unter ganz außerordentlichen Umständen (nach Einführung möglichst fein zerriebener Farbstoffkörnchen in den nüchternen Magen neugeborener Tierchen) hat man angeblich lymphogene Aufnahme von Staub und Ablagerung in Mesenterialdrüsen festgestellt. Vgl. übrigens § 14d.

f) Durchgängigkeit des Deckepithels.

Wir stoßen, wie im vorigen, wiederholt auf die Frage: Ist normales, ungeschädigtes Deckepithel für eine Flüssigkeit, ist es für winzige Körperchen, wie Bakterien, durchgängig? Bei der Beantwortung dieser Frage, die für die Erforschung eines Infektionsweges von Bedeutung ist, kommt es darauf an, welchen Maßstab man anwendet und wie weit (auch mikroskopisch?) sich die Nachforschung der Schädigung ausdehnt. Behauptet man z. B., es sei die rasierte, sonst normale Bauchhaut des Meerschweinchens für Pestbazillen durchgängig, so erhebt sich die Frage, ob auch mikroskopische Verletzungen beim Rasieren ausgeschlossen sind. Jedenfalls läßt sich die Frage nach der Durchgängigkeit des Deckepithels nicht im allgemeinen bejahen oder verneinen, sondern wir müssen verschiedene Fälle unterscheiden.

Daß die atmende Lunge sowohl Flüssigkeit wie winzige Körperchen aufnimmt, sahen wir oben.

Der Magen vermag nur wenig, der Darm viel Flüssigkeit zu resorbieren. Die normale Schleimhaut des Nierenbeckens, des Harnleiters, der Harnblase, der Gallenblase vermag höchstwahrscheinlich kaum Flüssigkeit zu resorbieren: Hydronephrose, stark gefüllte Harnblase, Hydrops cystidis felleae ohne voraufgehende starke Schleimhautveränderung wären ja sonst kaum möglich. Über das Aufnahmevermögen der Haut wissen wir, was Bakterien betrifft: GARRÉ und SCHIMMELBUSCH sahen nach Einreiben von Staphylokokkenkulturen in ihre eigene unversehrte Haut Furunkel auftreten, die ja meist durch Staphylokokken erzeugt werden, die wahrscheinlich in die Ausführungsgänge der Talg- oder Schweißdrüsen eindringen. Noch wichtiger ist der Versuch BRAUNSCHWEIGS, der ohne jede Verletzung verschiedenartige Bakterien ohne Erfolg in den Bindehautsack von Meerschweinchen, Mäusen, Kaninchen und Hühnern einführte. Derselbe Versuch mit dem RIBBERTschen Bazillus der Darmdiphtherie der Kaninchen wurde aber von heftiger Entzündung der Bindehaut und tödlicher Krankheit gefolgt. GALTIER und CONTE stellten fest, daß das Virus der Hundswut bei Kaninchen, Meerschweinchen und Schafen in die unverletzte Bindehaut aufgenommen wird, nachdem eine Aufschwemmung des verlängerten Marks eines wutkranken Kaninchens eingeträufelt war. Diese Versuchsergebnisse genügen zum Beweis, daß wir eine allgemeine Antwort nicht zu geben vermögen, sondern jeden Fall einzeln betrachten müssen. Wir haben bei obigen Bindehautversuchen als wahrscheinlich, wenigstens als möglich zu betrachten, daß die Bindehaut zunächst in bestimmten Fällen durch Gift, das den Bakterien anhaftete, geschädigt und dann durchgängig wurde.

Die Durchgängigkeit der unverletzten Nasenschleimhaut ist nicht einwandfrei nachgewiesen. Es ist allerdings möglich, durch Einführung gewisser Bakterien (mit anhaftendem Gift?) in die Nasenschleimhaut eine Infektionskrankheit, wie z. B. Pest, hervorzurufen (BATZAROFF, RÖMER).

Lücken kommen in den Balghöhlen der Mandeln sowie in den Zungenbälgen vor: Leukozyten, die durch das Epithel wandern, bilden sie. Die Balghöhlen fördern die Anhäufung kleiner Mengen eines halbflüssigen oder festen oder gar flüssigen Stoffes. Enthält dieser Stoff Bakterien, so können diese in die Lymphwege gelangen und weiter verschleppt werden. So kann die Mandel die Eingangspforte einer Infektion werden, die zunächst Angina oder Entzündung einer regionären Halslymphdrüse hervorruft. So sah z. B. CORNET nach Verfütterung reichlicher Tuberkelbazillen mit Brot bei 2 bis 5% seiner Versuchstiere Tuberkulose einer Halslymphdrüse auftreten.

Die Schleimhaut der Mundhöhle und Zunge scheint undurchgängig zu sein. Verletzung durch spitze oder feste Futterteile ist jedoch nicht ausgeschlossen.

Man hat zahlreiche Versuche namentlich zur Nachforschung der enterogenen Tuberkulose angestellt, wobei Tuberkelbazillen in den Magen oder Darm eingeführt wurden. Dabei sind aber zwei grundverschiedene Fragen auseinanderzuhalten: 1. Ob enterogene Tuberkulose auftrat, und 2. ob in verschiedenen Organen Tuberkelbazillen nachweisbar waren. Man hat sie nicht genügend auseinandergehalten. In beiden Fällen ist allerdings die Zahl der eingeführten Bazillen von Bedeutung. Tuberkulose, also Gewebsveränderung, tritt aber nur auf bei einem bestimmten Verhältnis von Giftstärke (Virulenz × Bazillenzahl) zur Empfänglichkeit des Gewebes. Weil nun diese Empfänglichkeit bei jungen Tieren größer ist als bei älteren, darf man ohne weiteres aus der Beobachtung, daß enterogene Tuberkulose bei alteren Tieren nur durch eine größere Bazillenzahl erfolgt als bei jungen, nicht folgern, daß die normale Darmwand des jungen Tieres durchgängiger sei als die des alten.

NEISSER fand nach Verfütterung von keimreichem Futter, daß Blut, Chylus und Organe keimfrei bleiben. Ferner hat man in vielen Versuchen (BAUMGARTEN, BOLLINGER, CORNET, MACFADYEN bei Affen usw.) nach Fütterung mit Tuberkelbazillen Tuberkulose der Darmwand, besonders der Lymphfollikel, und zwar bei reichlicher Bazillenmenge mit Geschwürsbildung gefunden; in anderen Fallen aber nur Tuberkulose der Mesenterialdrüsen. Es ist dabei aber nicht durch gesetzmäßige mikroskopische Untersuchung eine geringfügige Tuberkulose der Darmwand ausgeschlossen. Wir können somit nur sagen, daß enterogene Mesenterialdrüsentuberkulose vorkommt, ohne daß bei der gewöhnlichen makroskopischen Untersuchung Darmtuberkulose nachweisbar war.

Aus anderen Versuchen geht hervor, wenn auch nicht ohne Widerspruch, daß Tuberkelbazillen, wenn in reichlicher Menge eingeführt, bald in den Mesenterialdrüsen nachweisbar sind. KOVACS wies sie sieben Stunden nach Verabreichung von 0,2 bis 0,6 mg Bazillen (in Milch) in Leber und Mesenterialdrüsen nach, ORTH und L. RABINOWITSCH fanden nach Einführung einer Bazillenaufschwemmung in den Darm vom 3. Tage an Bazillen in Mesenterialdrüsen, Lungen und (später) Leber; L. RABINOWITSCH und OBERWARTH brachten bei drei Ferkeln von fünf Wochen, nach Unterbindung der Speiseröhre, 1,2 bis 3 g Tuberkelbazillen in den Magen. Nach 22 Stunden wurde das erste Tier getötet und in dessen Blut, Lungen und Mesenterialdrüsen Bazillen nachgewiesen usw. REICHENBACH und BOCK konnten beim Meerschweinchen mit nicht allzu übertriebenen Bazillenmengen einen raschen Durchtritt durch die Darmwand nicht feststellen, während jedoch eine gelegentliche Infektion auf langsamen Durchtritt zurückzuführen ist, wobei sich Bazillen zum größten Teil in den Mesenterialdrüsen anhäufen.

Verschiedene Faktoren machen sich geltend: Natur des Vehikels (Milch begünstigt den Durchtritt), Menge der Bazillen, Leere von Magen und Darm begünstigt den Durchtritt, Art und Alter des Versuchstieres sind selbstredend wichtig. Die Bedeutung der Wiederholung ist nicht klar: es wird vielleicht durch sie die zum Nachweis erforderliche Bazillenzahl erreicht, oder sie bewirkt eine Schädigung der Darmwand. Diese ist in obigen Versuchen nicht ausgeschlossen.

4. Kapitel.

Physikalische krankmachende Faktoren (Folge).

§ 15. Änderungen des Luftdrucks.

Änderungen des Luftdruckes kommen unter verschiedenen Umständen vor. Der atmosphärische Druck an demselben Ort ist bekanntlich Schwankungen unterworfen. Und wenn der Mensch mit einem Luftballon oder Luftschiff aufsteigt oder einen Berg besteigt, so setzt er sich einem niedrigeren Luftdruck aus, umgekehrt, wenn er vom Bergland ins Tiefland absteigt. In all diesen Fällen ändern sich aber zugleich andere kosmische Faktoren, die den lebenden Organismus mehr oder weniger beeinflussen, und die wir zum Teil genau, zum Teil unvollständig, zum Teil vielleicht gar noch nicht kennen. Wir sollen diese atmosphärischen und sonstigen kosmischen Faktoren später (§ 20) erörtern, und uns jetzt auf die Wirkung der Änderungen des Luftdruckes ohne weiteres beschränken.

Den Einfluß der Erhöhung bzw. Erniedrigung des Luftdruckes ohne weiteres erlernen wir aus dem Aufenthalt des Menschen bzw. des Versuchstieres in einem verschlossenen Raum (pneumatischer Kammer, Taucherglocke, Caisson usw.), indem der Luftdruck künstlich erhöht bzw. erniedrigt wird. Man hat den Einfluß örtlicher und allgemeiner Luftdruckerhöhung und -erniedrigung auf den Körper untersucht und denselben auch zu Heilzwecken verwendet. Von den allerdings noch nicht immer feststehenden Ergebnissen sei folgendes erwähnt.

Zur örtlichen Beeinflussung des Organismus hat man Apparate, sogar tragbare, ersonnen (WALDENBURG, TOBOLD, WEIL, GEIGEL, FRÄNKEL u. a. vgl. ROSSBACH) zur Einatmung verdichteter oder verdünnter Luft, bzw. zur Ausatmung in verdichtete bzw. verdünnte Luft oder zu Kombinationen. Der höhere bzw. niedrigere Luftdruck lastet somit nur auf der Innenfläche der Luftwege und Lungenbläschen. Man hat dabei bis jetzt nur geringe Druckunterschiede, höchstens bis zu ¼ Atmosphäre, angewendet.

Wie wirken nun solche örtliche Änderungen des Luftdruckes?

Unter normalen Verhältnissen sinkt der intraalveolare Luftdruck während der Einatmung unterhalb und steigt er während der Ausatmung oberhalb des atmosphärischen Luftdruckes A. Während der Einatmung verdichteter Luft wird der Unterschied geringer, der intraalveolare Luftdruck kann dann dem atmosphärischen gleich bleiben, ja er kann diesen übertreffen, je nach dem Druck der eingeatmeten Luft. Die Einatmung findet leichter statt. Am Ende der Einatmung ist er jedenfalls $A + a$. Man kann mit dem Zentimetermaß eine Zunahme des Brustumfanges um einige Zentimeter bald nachweisen. Der Patient bekommt ein eigentümliches Gefühl von Völle in der Brust. Den Zwerchfellstand hat man bis jetzt, sofern mir bekannt, noch nicht bestimmt. Wir müssen Tiefstand erwarten. Bei Einatmung verdünnter Luft treten die umgekehrten Verhältnisse ein: die Magengrube, die oberen Schlüsselbeingruben usw. werden eingesogen wie bei gewissen inspiratorischen Verengerungen der Luftwege. Die Einatmung erfordert Anstrengung.

Über den Einfluß auf den Kreislauf sind die Angaben nicht ohne Widerspruch. Wir dürfen aber als höchst wahrscheinlich annehmen, daß bei Einatmung verdichteter Luft die kleineren Lungengefäße und sogar die größeren intrathorakalen Venen allmählich mehr zusammengepreßt und blutleerer, die extrathorakalen Adern hingegen stärker gefüllt werden. Die Halsadern schwellen deutlich an. Das Herz bekommt weniger Blut, die Pulswelle wird allmahlich kleiner (vgl. Kap. 27). Bei Einatmung in verdünnter Luft müssen wir Blutanhaufung in den Lungengefäßen erwarten: In der Tat fanden FAUST und BRÜHL dabei eine Volumenabnahme peripherer Korperteile und Sinken des peripheren Blutdrucks, trotz der Abnahme des Thoraxumfanges.

Ausatmung in verdichteter Luft geht schwerer, Ausatmung in verdünnter Luft leichter als die in atmospharischer Luft vonstatten. Der Kreislauf wird im ersten Fall wie bei Einatmung verdichteter Luft und zwar starker beeinflußt; von Brustumfang und Zwerchfellstand liegen keine genauen Angaben vor. Die Ausatmung in verdunnter Luft hat Abnahme des Brustumfanges um 1—2 cm, Hochstand des Zwerchfells, somit Verkleinerung des Lungenvolumens, zur Folge. Allmahlich werden die intrathorakalen Gefaße blutreicher — die „Saugkraft" des Brustraumes ist ja größer — und die extrathorakalen Gefaße blutleerer, der Puls wird klein und weich.

Bei Kombinationen sind entsprechende Verhältnisse zu erwarten.

Der Einfluß verdichteter Luft auf den Organismus, der sich ganz in derselben aufhalt, ist besser festgestellt, sowohl am Menschen (in pneumatischen Kammern, Taucherglocken, Caissons) wie am Versuchstier.

In einer pneumatischen Kammer konnen zwei oder mehr Personen Platz nehmen, lesen, usw. In den älteren Kabinetten nahm mit dem Druck der allmahlich eingepreßten Luft auch die Temperatur, und zwar um $1^0—2^0$ C und die Luftfeuchtigkeit zu; G. von LIEBIG beseitigte diese Mangel. Bald nachdem der Luftdruck anzusteigen begonnen hat, werden die Haut und sichtbaren Schleimhaute der in der Kammer sitzenden Person blasser durch Verengerung der Blutgefaße. (Druckwirkung.) Gefühl, Geschmack, Geruch und Gehor nehmen mehr oder weniger ab, wenigstens zeitlich. Das Lungenvolumen soll, wenigstens anfangs, indem die Erhöhung des Luftdrucks die oberflach-lichen Teile zunachst starker beeinflußt als die tieferen, abnehmen (KNAUTHE, WALDENBURG). Einige Forscher nehmen eine dann erfolgende Zunahme des Lungenvolumens an, andere jedoch (LANGE, auch HELLER, MAGER und VON SCHRÖTTER) leugnen das Herabsteigen des Zwerchfells. Die Atmung wird langsamer und tiefer, die Einatmung leichter, die Ausatmung schwerer. Diese Veranderungen überdauern den Aufenthalt in der Kammer um einige Zeit. Der respiratorische Stoffwechsel wird (LÖWY u. a.) wahrend eines Aufenthaltes in einer Luft von fast 2 Atmospharen Druck nicht deutlich beeinflußt, nach LIEBIG und PAUL BERT wird jedoch um so mehr Sauerstoff aufgenommen, je hoher der Luftdruck. Der Appetit steigert sich, und bei taglichem Aufenthalt in hoherem Luftdruck tritt Abmagerung ein, wahrend Harn- und Harnstoffbildung zunehmen (PRAVAZ, PAUL BERT). Der Einfluß auf den Kreislauf ist noch nicht genau festgestellt. Wie oben bemerkt wurde, werden die Blut-, und auch wohl die Lymphgefäße der Haut und sichtbaren Schleimhaute, wenigstens anfangs, zusammengepreßt. Wir dürfen dies auch für die Blutgefaße der Lungen, der Brustwand und der Schleimhaut der Luftwege annehmen, während die inneren Organe notwendig blutreicher werden. Die Zusammenpressung so vieler Gefaße bedeutet offenbar Erhohung des Widerstandes sowohl für den großen wie für den Lungenkreislauf, besonders (oder ausschließlich?) während der Zunahme des Luftdruckes. Außerdem wird der Kreislauf vielleicht noch von anderen, von PAUL BERT und Mosso angenommenen chemischen Faktoren beeinflußt. Es sind hier mehrere Daten abzuwarten.

Der normale Mensch kann mehrere Atmospharen Luftdruck ohne bedrohliche Erscheinungen vertragen, wenn namlich die Drucksteigerung (Kompression) nicht zu rasch stattfindet. Nach OLIVER und PARKIN bekommen Mäuse, sobald der Sauerstoffdruck etwa 10 Atmospharen übersteigt, Atemnot, sie geraten in Koma und sterben. Ob die große Sauerstoffmenge oder die in den Geweben angehäufte Kohlensaure als Gift wirkt, bleibe dahingestellt. Die Atmung gewisser Versuchstiere wird bei einem Luftdruck von etwa 12 Atmosphären erschwert oder gar unmöglich. Hierbei macht sich wohl die Zusammendrückung der Lungenkapillaren geltend, besonders, solange die N_2-Spannung in den Geweben niedriger ist als die der Luft. Stickstoff wird ja langsam aufgenommen (OLIVER).

Auch der Abfall des Luftdruckes (Dekompression) pflegt ohne üble Zufalle zu verlaufen, wenn sie nicht zu rasch stattfindet. Eine zu rasche Dekompression vermag jedoch ernste, ja tödliche Störungen hervorzurufen, die als „Caisson-Krankheit" zusammengefaßt werden, weil sie zuerst bei Caisson-Arbeitern beobachtet sind, die rasch den Caisson verlassen.

Der von dem französischen Ingenieur TRIGER in der ersten Hälfte des vorigen Jahrhunderts erfundene „Caisson" ist ein eiserner Kasten (Versenkkasten) ohne Boden, der auf den Boden eines Flusses gesenkt wird, um Brückenbau und dergl. zu ermöglichen. Bekanntlich ist der atmosphärische Luftdruck dem Druck einer Wassersäule von 10 m Höhe gleich. Wird der Caisson bis auf 10 m unter dem Wasserspiegel gesenkt, so dringt kein Wasser ein, wenn der Luftdruck im Kasten 2 Atmosphären beträgt. Im allgemeinen wird kein Wasser eindringen, wenn der Luftdruck im Kasten gleich dem Wasserdruck + 1 Atmosphäre ist, indem man also für jede 10 m Wasserhöhe oder Fraktion derselben den Luftdruck im Caisson um 1 Atmosphäre oder entsprechende Fraktion derselben höher macht. Eine Dampfmaschine preßt zu diesem Zweck Luft in den Kasten ein und besorgt zugleich die Lufterneuerung.

Wie tritt nun der Arbeiter in den Caisson hinein und wie verläßt er ihn? Im Kasten findet sich ein kleines Zimmerchen („air lock"), das durch eine fest verschließbare eiserne Tür Zugang zum Innenraum des Caissons gibt und durch eine andere Tür in einen Schacht führt, durch den der Arbeiter ein- und ausgehen kann. Will der Arbeiter in den Caisson gehen, so schließt er sich zunächst im Zimmerchen auf und läßt langsam soviel Luft in dasselbe hineinströmen (Kompression), bis der Luftdruck des Caisson erreicht ist. Dann öffnet er die innere Tür und tritt in den Caissonraum. Beim Verlassen des Kastens hält er sich wiederum einige Zeit im geschlossenen Zimmerchen auf: er läßt jetzt allmählich soviel Luft aus demselben entweichen (Dekompression), bis der Luftdruck dem atmosphärischen (im Schacht) gleich ist. Dann verläßt er das Zimmerchen durch den Schacht.

Nach einer zu raschen Dekompression kann der Arbeiter bewußtlos niederfallen und sterben. Oder er bekommt das Bewußtsein wieder, wird aber irrsinnig, oder es bleiben Lähmungen bestehen. In leichteren Fällen bekommt er erst einige Zeit, einige Minuten bis mehrere Stunden später Schmerzen, oder Lähmung beider Beine (Paralyse bzw. Paraplegie der Taucher) oder Störungen der Harnentleerung usw. Eine solche Lähmung kann nach einigen Tagen bis Wochen verschwinden; sie kann aber auch eine dauernde sein. Konvulsionen, Blutung aus Nase oder Lunge kommen auch vor. All diese Erscheinungen sind einer zu raschen Dekompression zuzuschreiben. Wie? Bei der Obduktion von Menschen und Tieren fand man kleine Blutungen und dachte daher an Zirkulationsstörungen. Andere nahmen eine Vergiftung an. Wenn aber H_2S, CO_2 und andere giftige Gase ausgeschlossen sind und die Sauerstoffspannung nicht außerordentlich hoch war, ist davon keine Rede.

Besonders durch die klinischen, anatomischen und experimentellen Untersuchungen von PAUL BERT, von HELLER, MAGER und VON SCHRÖTTER, von OLIVER u. a. ist der „pneumatische" Ursprung jener Erscheinungen begründet.

Bei Menschen und Tieren, die nach zu rascher Dekompression starben, hat man sofort nach dem Tode Gasbläschen im Blute (Pneumatosis sanguinis) und in Blutgefäßen nachgewiesen. Und zwar handelte es sich ganz vorwiegend um Stickstoff. HILL fand im Blute der rechten Herzhälfte eines Hundes, sofort' nach rascher Dekompression: N_2 82,8%, CO_2 15,2%, O_2 2 %. Außerdem hat man im Gehirn und Rückenmark kleine Nekroseherdchen, und in Gehirn und Leber von Versuchstieren runde Löchelchen gefunden, wie man sie z. B. in „Schaumorganen" antrifft (d. h. Organen, in denen sich durch Bakterien gebildete Gasblaschen finden). Diese kleinen Höhlen sind ebenfalls entstanden durch Entwickelung oder Embolie von Gasbläschen in Blutgefäßchen und im Gewebe, das an anderen Stellen zerrissen war. Besonders im kaudalen Abschnitt des Rückenmarks finden sich solche Veränderungen, aus denen sich die so häufige Paraplegie erklärt.

Während bei dem Arbeiter starke Muskelanstrengung vielleicht noch eine gewisse Rolle spielt, erklären sich übrigens alle jene Erscheinungen mechanisch aus einer Gasentwickelung, besonders von Stickstoff, im Blute und in den Geweben bei zu rascher Dekompression. (O_2 und CO_2 werden wohl ziemlich rasch wieder resorbiert.) Ebenso wie in einem Fläschchen CO_2-haltigen Mi-

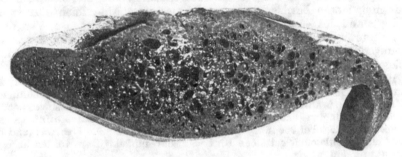

Abb. 29. Schaumleber bei einem an Gasbazillensepsis gestorbenen Mann (nach JOCHMANN).

neralwassers die CO_2-Blasen aufbrausen, sobald das Fläschchen geöffnet und der hohe Gasdruck auf dem Wasserspiegel rasch zum atmosphärischen erniedrigt wird. Die Volumeneinheit einer bestimmten Flüssigkeit kann bei einer gegebenen Temperatur ein bestimmtes Volumen eines Gases absorbieren. Dieses Gasvolumen nennt man den Absorptionskoeffizienten. Dieser Koeffizient wird von der Temperatur, nicht aber vom Gasdruck beeinflußt. Beim Siedepunkt der Flüssigkeit wird er Null. Das Gewicht des absorbierten Gases ist dem Druck, bzw. dem Partialdruck, proportional.

Setzen wir nun die Temperatur als gleich voraus — die kleinen Schwankungen bei der Kompression und Dekompression vernachlässigen wir —, so vermag die Volumeneinheit des menschlichen Blutes ein bestimmtes Luftvolumen und sein ganzes Blut das Volumen V aufzunehmen, gleichgültig, wie hoch der Luftdruck ist. Steigt der Luftdruck bis zu n-Atmosphären, wobei $n > 1$, so bleibt V gleich, die Luftmenge (Gewicht) wird aber n mal größer. Atmet der Mensch solche Luft von n-Atmosphären ein und folgt dann rasche Dekompression bis zu 1 Atmosphäre, so vermag sein Blut nur das Volumen V, und zwar jetzt von 1 Atmosphäre zu absorbieren. Es kommen folglich $(n-1)$ Volumina V von 1 Atmosphäre frei. Diese treten als Blasen im Blute auf. Ein Volumen Gas V von n-Atmosphären enthält ja die gleiche Zahl Moleküle wie n-Volumina V von 1 Atmosphäre.

Wollen wir nur den Stickstoff in Rechnung ziehen, so können wir annähernd die bei rascher Dekompression frei werdende Gasmenge bestimmen: Es werden 100 cmm Blut ungefähr 1,23 cmm Stickstoff absorbieren. Bei plötzlicher Dekompression von z. B. 5 bis auf 1 Atmosphäre kommen also 4 gleiche Volumina N_2, d. h. $4 \times 1,23 = 4,92$ cmm Stickstoff pro 100 ccm Blut frei.

Bei langsamer Dekompression findet das Gas Gelegenheit an der Lungenoberfläche allmählich zu entweichen, während sich sonst keine Bläschen bilden. Bei rascher Dekompression können Gasbläschen wahrscheinlich als Emboli in Gefäßchen stecken bleiben und, namentlich im Gehirn und Rückenmark, zu ischämischer Nekrose und Erweichung, sie können aber auch zu Gewebszerreißungen und dadurch zu Blutungen führen. Sind die Zerstörungen nicht zu ausgedehnt, so kann Heilung erfolgen, falls nicht ein lebenswichtiges Zentrum vernichtet wurde.

Sofortige Wiederholung der Kompression kann die Caissonkrankheit verhüten.

Luftverdünnung in der pneumatischen Kammer hat Hyperämie der Haut und sichtbaren Schleimhäute zur Folge, und im allgemeinen, wie es scheint, eine der Luftverdichtung entgegengesetzte Wirkung. Bei zunehmender Druckerniedrigung treten beschleunigte Atmung (schwere Ein-, leichte Ausatmung) auf, Hochstand des Zwerchfells durch Ausdehnung der Darmgase, Verringerung der Sauerstoffaufnahme und der Kohlensäureabgabe. Schließlich treten Erscheinungen auf, die von JOURDANNET und PAUL BERT auf Sauerstoffmangel zurückgeführt werden.

PAUL BERT hat bei Hunden nachgewiesen, daß die Aufnahme von Sauerstoff nur innerhalb gewisser Grenzen vom Partialdruck dieses Gases unabhängig ist. Bei Hunden, die während 15 bis 30 Minuten bei einem Luftdruck von 460, 440 und 360 mm atmeten, sank die aus 100 ccm gewonnene Sauerstoffmenge stark, sogar von etwa 21,5 bei 760 mm Hg auf 16,3, ja 11,9 und 8,9. Das während dieser Zeit aus einer Schlagader gelassene Blut war sehr dunkel. Der Kohlensäuregehalt sank mitunter ein wenig.

Wahrscheinlich erklärt sich die verringerte Aufnahme des Sauerstoffes nicht nur aus einer Abnahme seiner Diffusionsgeschwindigkeit durch die Wand der Lungenkapillaren, sondern außerdem aus der Verkleinerung des Lungenvolumens infolge des Hochstandes des Zwerchfells, und der damit einhergehenden Verkleinerung der atmenden Oberfläche. Inwiefern noch die oberflächlichere, obwohl häufigere Atmung sich geltend macht, bleibe dahingestellt. Das Sinken des Kohlensäuregehalts ist als Folge der herabgesetzten Oxydationen im Körper zu betrachten.

Auf die Bergkrankheit usw. kommen wir in § 20 zurück.

§ 16. Örtliche thermische Schädigungen.

Eine Änderung der Temperatur seiner Umgebung kann lebendes Protoplasma oder einen Organismus „reizen" oder schädigen. Dabei pflegen mehr oder weniger ausgedehnte Störungen des Stoffwechsels und des Wärmehaushalts einzutreten. Während wir diese Störungen im dritten Abschnitt dieses Werkes behandeln sollen, beschränken wir uns hier auf die übrigen Veränderungen, welche in einer thermisch geschädigten Zelle oder einem vielzelligen Organismus auftreten. Obwohl wir uns meist auf die allgemeine Pathologie des mehrzelligen Organismus beschränken, mögen hier einige Daten über thermische Schädigung einzelliger Wesen erwähnt werden.

Oberhalb einer oberen und unterhalb einer unteren Temperaturgrenze seiner Umgebung stirbt der einzellige Organismus bald. Diese Grenzen haben jedoch einen verschiedenen Wert für die verschiedenen Zellen. Amöben sterben in Wasser von 40° C nach einiger Zeit ab, während sie eine kugelige Gestalt annehmen (KÜHNE). Andere Zellen wie viele Bakterien vertragen eine Temperatur von 53° und höher.

Die Dauer der Einwirkung ist dabei von Bedeutung. So gelingt es z. B., Typhus-oder Tuberkelbazillen durch 70⁰ während einer Stunde, aber durch 100⁰ während einer Minute abzutöten. Bakteriensporen — wie die des Milzbrandbazillus — können einige Minuten in Wasser von 100⁰ verbleiben, ohne ihre Lebensfähigkeit einzubüßen. In trockener Umgebung werden sie erst durch Erhitzung auf 140⁰ während drei Stunden oder mehr getötet. Die tödliche hohe Temperatur bewirkt wahrscheinlich eine Gerinnung des Protoplasmas, die eines Rückganges nicht fähig ist (s. unten). Es gibt eine ganze Reihe von Organismen, die in heißen Brunnen (von 50⁰ bis 85⁰ C und anscheinend noch höher) leben. DAVENPORT gibt eine Über-sicht. Sehr bemerkenswert ist der Versuch DALLINGERS, der Flagellaten zunächst bei 15.6⁰, allmählich bei höherer Temperatur, und nach einigen Jahren schließlich bei 70⁰ züchtete. Ein großes Anpassungsvermögen!

Die untere Temperaturgrenze des Lebens liegt für verschiedene Zellen eben-falls in verschiedener Höhe. KUHNE beobachtete an Tradescantiazellen, die während einer Stunde in einem mit Eis auf 0⁰ abgekühlten Raum verblieben, Formverände-rungen (Umbildung des Protoplasmanetzes in runde Tropfen und Klümpchen), die aber wenige Minuten nach der Abkühlung wieder zurückgingen. Pflanzen-zellen vertragen Kälte um so besser, je wasserärmer sie sind: trockene Pflanzen-samen und Bakteriensporen werden viel später durch fortschreitende Abkühlung getötet als junge Blätter bzw. vegetative Bakterienformen. Wir können sogar sagen, daß eine niedere Temperatur, die trockenes Protoplasma überhaupt tötet, bisher nicht nachgewiesen ist. Abkühlung scheint durch Gefrieren des Wassers im Protoplasma zu schädigen. Dies legt die Frage nahe, ob dann Anpassung an niedere Temperaturen in Verringerung des Wassergehalts des Organismus bestehe. Es gibt jedenfalls Insekten, die in Eis (z. B. Desoria glacialis oder Eisfliege) oder Schnee (z. B. Podura hiemalis) leben. Es ist nicht nur der Wassergehalt, sondern auch der Gefrierpunkt der Säfte des betreffenden Organismus von Bedeutung. Genaue Daten für die obenerwähnten Organismen sind mir aber nicht bekannt geworden. Grüne Frösche können 10—14 Stunden im Eis bei — 8⁰ und — 9⁰ verbleiben und doch wieder auftauen und aufleben.

Im allgemeinen ist nicht nur der Grad, sondern auch die Dauer der Erhitzung bzw. Abkühlung und die Empfindlichkeit des Gewebes von Bedeutung. Kenntnis der Temperatur ohne weiteres genügt somit nicht zur Beurteilung.

Zwischen der maximalen und minimalen Temperatur, die bei gewisser Dauer der Einwirkung mit dem Leben verträglich ist, liegt eine optimale Temperatur, bei der das Leben am besten gedeiht. Nach der oberen und unteren Grenze hin nehmen die Lebenserscheinungen allmählich ab. Die Bewegungen hören auf und es tritt eine Wärmestarre bzw. eine Kältestarre ein, die von der unumkehrbaren Totenstarre zu unterscheiden ist. Ob Wärme- und Kälte-starre einfach auf Koagulation des Protoplasmas zurückzuführen sind, ist fraglich. Die Vorgänge bei diesen drei Arten der Starre sind nicht hinreichend geklärt; nur wissen wir, daß chemische Vorgänge dabei vorkommen. Hat eine Wärme- oder Kältestarre nicht zu lange angehalten, so ist vollkommene Wieder-herstellung der Lebenserscheinungen im erstarrten Protoplasma möglich, indem man die Temperatur langsam erniedrigt (bei Wärmestarre) bzw. erhöht (bei Kältestarre).

Nicht alle Gewebe geraten gleich leicht in Starre, so z. B. weiße Muskeln viel eher als rote (BIERFREUND).

Amöben, weiße Blutkörperchen und Rhizopoden nehmen beim Erstarren eine kugelige Gestalt an. Mittelst des heizbaren Objekttisches kann man den Ein-fluß von Erhitzung studieren. Nach MAX SCHULTZE geraten menschliche Leuko-zyten bei 50⁰ C in Wärmestarre, während rote Blutkörperchen bei 52⁰ zu zerfallen anfangen: es tritt dann Abschnürung von Stückchen und Zerklüftung ein.

Durch Erhitzung einer Suspension von Chromozyten in einer geeigneten Salzlösung tritt Lösung des Hämoglobins, das die Stromata der Chromozyten verläßt, in der Flüssigkeit ein: „Wärmehämatolyse", das Blut wird dann lackfarben. Kaninchenblut wird durch Erhitzung bei 59⁰ C in 19,5 Minuten, bei Erhitzung auf 56⁰ erst in 48 Minuten lackfarben (Gros).

O. Hertwig hat den bedeutenden Einfluß verschiedener Wärmegrade auf die Entwicklungsgeschwindigkeit der Eier von Rana fusca und R. esculenta nachgewiesen. Zur Erklärung führt er die Bedeutung der Temperatur für die Geschwindigkeit chemischer Reaktionen (Reaktionsgeschwindigkeit) an. Auch sei auf die Versuche von O. Hertwig mit Echinodermeneiern und auf die Versuche von Davenport und Castle hingewiesen, die eine raschere Entwicklung von Kröteneiern (Bufo lentiginosus) bei 25⁰ als bei 15⁰ C feststellten.

Auf mehrzellige Organismen sind die oben mitgeteilten Ergebnisse zum Teil mit Vorsicht anwendbar. So zeigen einzelne Zellen im allgemeinen manchmal Veränderungen, wie wir oben kennen gelernt haben. Dann treten aber Veränderungen der Gewebe hinzu und Funktionsänderungen verschiedener Organe und des ganzen Organismus.

a) Schädigung durch Erhitzung.

Gefäßlose Gewebe, wie die Hornhaut, sterben ab bei Erhitzung über 50⁰ C durch Dampf, durch heiße Gegenstände, wobei die Zellen zunächst erstarren, bei stärkerer Erhitzung schrumpfen und zerfallen.

Bei Erhitzung gefäßhaltiger Gewebe treten, solange die Erhitzung nicht zu Nekrose führt, aber unter Umständen auch dann noch, Veränderungen der Blutgefäße und ihre Folgen in den Vordergrund. Auch hier sind die Höhe der Temperatur und die Dauer ihrer Einwirkung von Bedeutung.

Die leichteste Veränderung bei Verbrennung (Verbrühung, Combustio) ist eine rascher oder langsamer vorübergehende Rötung (Hyperämie). Inwiefern es sich dabei um eine direkte Einwirkung auf die Gefäßwand, inwiefern um eine Wirkung durch Reizung sensibler Nervenendigungen handelt, ist noch nicht entschieden. Wahrscheinlich kommt beides vor. Sicher ist, daß die Hyperämie des erwärmten Kaninchenohres zunimmt nach Durchschneidung des Ohrsympathikus (Samuel), der die Vasomotoren führt. Sicher ist aber auch, daß bei stärkerer Einwirkung die Gefäßwände so geschädigt werden, daß ein flüssiges, sero-plasmatisches Exsudat aus den Gefäßen in das umgebende Gewebe austritt. Nach Erhitzung der Haut kann die Epidermis durch solches Exsudat blasig gehoben werden. Ist die Hitzeeinwirkung noch stärker (durch Temperaturhöhe und Dauer), so tritt Nekrose ein, die sogar zu Schorfbildung führen kann. Als stärkste Wirkung kennen wir Verkohlung des Gewebes.

Man unterscheidet nun bei Verbrennung, namentlich der Körperoberfläche, je nach den Veränderungen:

1. Verbrennung ersten Grades, gekennzeichnet durch Rötung, die von einer einfachen oder entzündlichen Hyperämie (Erythem) herrührt;
2. Verbrennung zweiten Grades: Blasenbildung (Brandblasen);
3. Verbrennung dritten Grades: Nekrose, Verschorfung;
4. Verbrennung vierten Grades: Verkohlung (Carbonisatio).

Es können sich diese Veränderungen bei demselben Individuum nebeneinander finden. Scharfe Grenzen sind auch hier nicht immer möglich. So geht die einfache Hyperämie allmählich in die entzündliche über, die sich durch Schmerzhaftigkeit unterscheidet. Und zwischen dieser und einer deutlichen Blasenbildung kommen wiederum Übergänge vor; ebenso von der Blasenbildung zur Nekrose. Das flüssige Exsudat häuft sich nämlich zwischen Lederhaut und Oberhaut an. Dabei zeigt sich die abgehobene Epidermis in geringerer oder größerer Ausdehnung als nekrotisch, wenigstens bei mikroskopischer

Untersuchung, die mehrere ungefärbte oder geschrumpfte Zellkerne des Rete MALPIGHI zutage bringen kann. In der Lederhaut finden sich erweiterte Blutgefäßchen mit kleineren oder größeren Blutungen und ausgewanderte Leukozyten. Fibrinöses Exsudat und Gerinnung innerhalb der Blutgefäße oder wirkliche Thromben können wir auch finden. Schließlich kann Eiterung, sei es auch sekundär, auftreten. Verbrennung erregt somit Entzündung.

SAMUEL hat zuerst obige Veränderungen am Kaninchenohr festgestellt, das er zwei bis fünf Minuten und länger in Wasser von 50⁰ C und von höherer Temperatur eintauchte: Je nach der Höhe der Temperatur und der Einwirkungsdauer: Rötung, flüssiges Exsudat, Blasenbildung; bei 62,5⁰ bis 75⁰ C intravaskuläre Blutgerinnung mit nachträglicher Abstoßung des eingetauchten, nekrotisch gewordenen Teiles. Die tieferen Teile werden zunächst durch die oberflächlichen geschützt, später aber nicht mehr. Es kommen bedeutende individuelle Unterschiede vor: ich habe einmal nach Eintauchung eines Kaninchenohres während fünf Minuten in Wasser von 55⁰ C Nekrose und Abstoßung des eingetauchten Abschnittes gesehen.

FÜRST hat durch tägliche Erhitzung des Meerschweinchenohres auf 50⁰ C während längerer Zeit Verdickung der Oberhaut durch Vermehrung der Epidermiszellen (mit Riesenzellenbildung) auftreten gesehen. Nach 30 Tagen trat keine Epithelneubildung mehr auf; sie setzte aber von neuem ein, als er dann bis auf 53⁰ C erhitzte. Es scheint also Gewöhnung aufzutreten (vgl. oben). Die Haut und die Mundschleimhaut des Menschen können sich gewissermaßen an höhere Temperaturen gewöhnen, vielleicht, wenigstens zum Teil, durch Verdickung ihres Epithels.

Auch das subepitheliale Gewebe kann absterben, es sei durch die Erhitzung selbst oder durch Gefäßverschluß infolge von intravaskulärer Gerinnung oder Thrombose, oder durch beides. Das nekrotische Gewebe ist oft leicht erkennbar an der bräunlichgelben Farbe und der trockenen, lederartigen Beschaffenheit. Es kann aber nach Entfernung der Brandblase eine nekrotische Lederhaut zum Vorschein kommen, die nur blasser ist als normale Lederhaut. Genauere Untersuchung läßt dann aber eine besondere Festigkeit oder Härte erkennen, die auf Nekrose hinweist.

Verkohlung tritt nur ausnahmsweise und zwar dann ein, wenn der Körper während längerer Zeit der Einwirkung eines Feuers oder glühenden Gegenstandes ausgesetzt wird. Die Haut wird schwarzbraun oder schwarz wie Kohle, sie springt oder reißt stellenweise ein, so daß die Muskeln frei zutage liegen. Auch die Knochen können verkohlen, kurz, es können sehr tiefgreifende Verstümmelungen entstehen. Der Tod erfolgt bald, die Leiche kann unkenntlich sein.

Bleibt der Mensch oder das Versuchstier einige Zeit nach einer Verbrennung am Leben, so können verschiedenartige sekundäre Veränderungen und Funktionsstörungen auftreten, welche sein Leben· gefährden. Wir müssen unterscheiden den Tod im Anschlusse an die Verbrennung ("Frühtod") und den Spättod, der erst einige Zeit nach der Verbrennung, nach relativem oder gar vollkommenem Wohlbefinden eintritt.

Der Tod kann schon während der Verbrennung eintreten. Wir lassen diese Fälle außer Betracht, weil wir nicht über die zur Beurteilung erforderlichen Daten verfügen, und wollen nur jene Fälle des Frühtodes betrachten, wo der Betroffene die Verbrennung kurze Zeit überlebt. Im allgemeinen ist, ceteris paribus, die Lebensgefahr um so größer und erfolgt der Tod um so rascher, je größer die verbrannte Hautoberfläche ist. Dies ist eine schon alte Erfahrung. Allerdings sind jüngere Menschen empfindlicher als Erwachsene. Kinder können selbst nach kleineren Verbrennungen, nachdem sie tagelang ganz munter waren, unerwartet, etwa nach 10 oder 14 Tagen, sterben. (Spättod.)   Selbstverständlich bedeutet obige Regel nicht, daß die Tiefenwirkung der Hitze gleichgültig ist.

Den Frühtod schreibt man allgemein ausschließlich oder vorwiegend einem S(hock, das heißt einer Lähmung gewisser lebenswichtiger Nervenzentren, namentlich der Atmung und der Gefäßnerven zu, welche durch starke Reizung sensibler Nervenendigungen erfolgt, „reflektorisch", wie man wohl sagt.

DUPUYTREN hat schon eine „mort par excès de douleur" angenommen. Es treten dadurch besonders Herabsetzung des Gefäßtonus, Sinken des Blutdruckes und Herzlähmung ein, ähnlich wie man das nach schwerer Kontusion, besonders des Bauches oder des Brustkastens beobachtet. Es handelt sich aber wahrscheinlich manchmal um einen verwickelteren Zustand. Manchmal beobachtet man ja erhebliche Störungen des Sensoriums: nicht nur Apathie oder Unruhe, sondern Delirien, Sopor und Koma. Eine starke venöse und arterielle Hyperämie des Hirns und der Hirnhäute findet man häufig. Man hat außerdem intravaskuläre Gerinnsel oder Thromben in Hirngefäßen ferner starke Veränderungen und Zerfall von Ganglienzellen des Hirns und des Plexus solaris festgestellt (KLEBS u. a.). Ferner kommt Eindickung des Blutes (TAPPEINER, SCHLESINGER, STOCKIS), wahrscheinlich durch starke Wasserverdampfung an der ihrer Oberhaut beraubten Oberfläche (WILMS) in Betracht. Weitere Forschung ist hier abzuwarten.

Übersteht der Patient die erste Wirkung, so kann er sich erholen, aber trotzdem nach einigen Tagen, sogar nach ein paar Wochen in unerwarteter Weise sterben (Spättod). Motorische Unruhe bis zu Krämpfen, Atemnot, Bewußtseinsstörungen leiten den Tod ein. Wie erklärt sich dieser Spättod? Der Spättod infolge von hinzutretender Phlegmone, Lungenentzündung, Endokarditis oder anderen sekundären Infektionen bleibt hier außer Betracht. Man hat den Spättod ebenso wie auch den Frühtod einem Zerfall von roten Blutkörperchen zugeschrieben (MAX SCHULTZE, WERTHEIM, PONFICK u. a.), und Hamatolyse, die nicht nur zu Hämoglobinurie, Dyspnoe, Vergrößerung der Milz, sondern auch zu intrakapillarer Gerinnung im Gehirn führen kann. Dieser Zerfall der roten Blutkörperchen kann aber in tödlichen Fällen fehlen (EYKMAN und VAN HOOGENHUYZE). Eine Zeitlang hat man seit CURLING Blutungen und Geschwüre im Duodenum für verantwortlich an dem Tod gehalten. Es hat sich aber allmählich herausgestellt, daß zwar Hyperämie der Brustorgane, des Hirns, des Magendarmkanals häufig, Blutungen und Geschwüre aber nicht oft vorkommen. Aber auch dann, wenn man sie findet, ware doch noch die Frage zu beantworten, ob ihnen der Tod zuzuschreiben ist. Funktionsstörungen der Nieren, namentlich Albuminurie, kommt in einigen Fällen vor, sie fehlt aber in anderen. Oligurie, die bis zu Anurie zunimmt, kommt oft bei ausgedehnter Hautverbrennung vor, erklärt sich aber vielleicht schon aus dem starken Wasserverlust durch Verdampfung an der wunden Oberfläche. Anatomische Veränderungen der Nieren kommen nur in einem Teil der Fälle vor. Es sind hier aber vielleicht mehrere Fälle zu unterscheiden. Daß abnorme Dissimilationsprodukte oder normale Dissimilationsprodukte in abnorm starker Konzentration Entzündung zu erregen vermögen, dürfen wir aus dem Auftreten von Entzündung im Grenzgebiet eines sterilen, ischämisch nekrotischen Herdes ableiten.

Die schweren Hirnerscheinungen haben zur Vermutung einer Vergiftung geführt.

Mehrere Forscher haben angegeben, im Harn von Verbrannten ein Gift gefunden zu haben, das Mäuse, Meerschweinchen oder andere Versuchstiere unter Sopor und Koma zu töten imstande ist, andere haben solchen Angaben widersprochen. REISS hat z. B. Pyridin als das Gift genannt, WILMS Dissimilationsprodukte von Eiweißkörpern; HERMANN PFEIFFER nimmt eine Selbstvergiftung (Autointoxikation) an durch ein Gift, das überall dort entstehen soll, wo Eiweiß parenteral (nicht vom Darm aufgenommen) zugrunde geht. Ob das giftige Spaltungsprodukt das im Harn erscheinende Gift sei, müsse als fraglich betrachtet werden. Neuerdings haben HEYDE und VOGT festgestellt, daß sich bereits im normalen Harn Stoffe in Spuren vorfinden, die nach Verbrennung besonders reichlich auftreten, nämlich Guanidin und seine Salze, besonders des Chlorids und Nitrats. Guanidin ist ein

$$C \overset{\nearrow NH_2}{\underset{\searrow NH_2}{=NH}}$$

verhältnismäßig einfacher Stoff: C =NH. Diese Stoffe haben parenteral bei Meerschweinchen und weißen Mäusen motorische Unruhe, Krämpfe, Atemnot und Tod zur Folge. Hyperämie des Magendarmkanals wurde dabei gefunden. Auch hier sind wir noch nicht am Ziel.

Bei Heizern, Hüttenarbeitern, Metallgießern, sogar Köchen und Köchinnen usw. können Kopfschmerzen, Veränderung der Stimmung und des Charakters, und sogar Seelenkrankheiten (Psychosen) auftreten. Bei der Sektion findet man chronische Hirnhautentzündung oder gar Hämatome an der Innenfläche der harten Hirnhaut. Diese Erscheinungen sind der längeren Einwirkung **strahlender Wärme** zuzuschreiben, die auch in der Haut und der Bindehaut Entzündung hervorrufen kann.

Wer sich im Sommer oder in den Tropen ohne geeignete Kopfbedeckung einige Zeit der Einwirkung der Sonnenstrahlen aussetzt, läuft Gefahr einen Sonnenstich (Insolation) zu bekommen. Es stellen sich Kopfschmerzen ein, die heftig sein und von maniakalischer Aufregung gefolgt werden können. Halluzinationen, Verwirrtheit, Konvulsionen und Tod können dann folgen. Nach dem Tode findet man eine starke Hyperämie des Gehirns und der Hirnhäute, sogar seröses Exsudat, wie man sie in der bedeckenden Haut auch zu Gesicht bekommen kann. Bleibt der Patient einige Zeit, z. B. ein paar Wochen, am Leben, so kann Erweichung der Hirnsubstanz eingetreten sein, wohl infolge einer Meningoenzephalitis (MAC KENDWICK). Wird der Anfall überstanden, so können nervöse und psychische Störungen, Lähmungen usw. zurückbleiben.

Nach P. SCHMIDT sind es wahrscheinlich nicht oder nicht so sehr die ultravioletten, chemischen Strahlen, sondern die Wärmestrahlen, die jene Veränderungen hervorrufen. Auch die Versuche MÖLLERS ergaben, daß Wärmestrahlen allein bei Kaninchen und Meerschweinchen mit rasiertem Schädel Hirnstörungen hervorrufen. Ultraviolette Strahlen dringen übrigens, wie SCHMIDT durch ihre Einwirkung auf eine photographische Platte nachwies, durch Haut und Schädeldach hindurch. Der Sonnenstich hat nichts mit Hitzschlag (Hyperthermie, § 112) zu tun, obwohl beide zusammen auftreten können.

Inwiefern die in den Tropen oft bei Europäern auftretenden Reizungszustände des zentralen Nervensystems auf abgeschwächte Einwirkung der Sonnenstrahlen zurückzuführen sind, sei hier gefragt.

Das Verbrennen der Haut (Sonnenbrand) und das Ekzema solare sind hingegen sehr wahrscheinlich den ultravioletten Strahlen zuzuschreiben (§ 17)

b) Schädigung durch Abkühlung.

Abkühlung des ganzen oder eines Teiles des Körpers spielt eine große Rolle bei der Entstehung von anatomischen Veränderungen und Funktionsstörungen.

Die Empfindlichkeit verschiedener Gewebe für Abkühlung ist unbekannt. Wir wissen nur, daß ihr Gefrierpunkt verschieden hoch liegt. So fand SABBATANI als Gefrierpunkt von Hundeblut $0,57^0$, Hundegehirn $0,65^0$, Hundemuskel $0,68^0$, Hundeleber $0,97^0$ usw. Wir wissen ferner, daß einmaliges Gefrieren und Wiederauftauen das Blut von Kaninchen oder Meerschweinchen lackfarben macht, während Menschen- und Hundeblut gewöhnlich erst nach wiederholtem Gefrieren und Wiederauftauen lackfarben wird. Individuelle Unterschiede kommen vor, wie wir (s. Blut) später sehen werden.

Abkühlung eines Teiles der Körperoberfläche bis zur Erfrierung hat, je nach ihrem Grad und ihrer Dauer und der individuellen Empfindlichkeit verschiedene Gewebsveränderungen zur Folge, die man nach ihrem Grad unterscheiden kann. Sie gehen ebenso wie die durch Hitze hervorgerufenen Veränderungen ohne scharfe Grenzen ineinander über. Je geringer der Abkühlungsgrad, um so länger muß die Dauer sein, soll, wenn überhaupt, eine pathologische Änderung erfolgen.

Bei Abkühlung gefäßhaltigen Gewebes stehen zunächst Gefäßveränderungen im Vordergrund, bei stärkerer Einwirkung (Grad und Dauer) kommt es zu Blasenbildung, schließlich zu Nekrose mit Schorfbildung.

Bei Abkühlung gewissen Grades und gewisser Dauer ziehen sich zunächst die Hautgefäße zusammen, so daß eine hochgradige Blässe, ja nach einiger Zeit sogar eine vollkommene Ischämie eintreten kann: ein Nadelstich fördert kein Blut zutage. Dazu braucht die Abkühlung nicht immer stark zu sein: gewisse anämische, nervöse Menschen bekommen schon nach dem Waschen ihrer Hände in kaltem Wasser einen oder mehrere „tote" Finger. Bei gewissem Grad und gewisser Dauer der Ischämie tritt „Kälteschmerz" ein.

Früher oder später macht die Gefäßverengerung einer Gefäßerweiterung Platz; und zwar tritt eine arterielle oder eine venöse Hyperämie ein, je nach Grad und Dauer der Abkühlung und Empfindlichkeit (Reizbarkeit) des Individuums. Das Auftreten der arteriellen Hyperämie ist eine in der Hydrotherapie sehr wichtige, als „die Reaktion" bekannte und nachgestrebte Erscheinung (s. unten). Sie hat keine krankmachende Bedeutung, im Gegenteil. Die venöse Hyperämie hingegen leitet oft andere pathologische Vorgänge ein. Die Haut ist dabei nicht hellrot, wie bei der Reaktion, sondern bläulichrot, zyanotisch. Dauert die Abkühlung gewisse Zeit oder wiederholt sie sich, so treten leichte Entzündungserscheinungen mit Jucken ein: Frosterythem (obwohl von Gefrieren keine Rede ist). Schwillt die Haut der Finger oder Zehen infolgedessen an, so spricht man von Frostbeulen oder Perniones. Es kann zu oberflächlichen oder tiefen Zerklüftungen, zu Hautschrunden (Rhagaden), besonders an den Fingern und den Lippen kommen. In anderen Fällen treten Blasen auf durch Anhäufung serösen Exsudates zwischen Oberhaut und Lederhaut. Nekrose mit Schorfbildung kann sich in geringer oder größerer Ausdehnung anschließen. Sowohl an eine Rhagade wie an eine Nekrose, im letzteren Falle nach Abstoßung des toten Gewebes, kann sich Geschwürsbildung anschließen.

Die Erfahrung hat gelehrt, daß sofortige Erwärmung durch Hitze eines durch Abkühlung geschädigten Gewebes den Zustand verschlimmert. Wir wissen aber nicht, wie und wodurch. Man soll daher im Gegenteil allmählich erwärmen oder durch vorsichtiges Reiben mit kaltem Wasser oder Schnee die normale Blutdurchströmung wiederherzustellen suchen.

Besonders die spitzen, also mit relativ großer Oberfläche, somit Wärmeabgabe versehenen, vom Herzen weit entfernten und ungenügend geschützten Körperteile, wie die Ohren, Finger und Zehen, sind einer Schädigung durch Abkühlung ausgesetzt. An den Ohrmuscheln sieht man nicht selten im Winter, besonders bei älteren Leuten oder bei trägem Kreislauf überhaupt, Krusten und dergleichen.

Durch Abkühlung bis unterhalb des Gefrierpunktes während gewisser Zeit kommt es zum Gefrieren des Gewebes, das heißt nicht oder nicht nur zu Ischämie, sondern zu Eisbildung im Gewebe. Dann wird das Gewebe nicht nur durch die niedere Temperatur, sondern außerdem durch die Eisbildung geschädigt. Es kommt dann zum Frostbrand (oder „Frostgangrän", wie man richtiger nicht sagen sollte, weil von Fäulnis keine Rede ist). Dieser Frostbrand ist also pathogenetisch von der sekundären Nekrose, die sich bei schwächerer Abkühlung allmählich einstellt, wie wir oben sahen, zu unterscheiden

Das Wiederauftauen soll möglichst langsam stattfinden. Man hat die Vorgänge beim Gefrieren eines Gewebes experimentell verfolgt, indem man Gewebe durch feste Kohlensäure, durch Kältemischungen oder durch den Ätherspray zum Gefrieren brachte. Die Ergebnisse sind nicht gleich, auch nicht über die Bedeutung der Geschwindigkeit des Wiederauftauens. Nicht alle Gewebe zeigen die gleiche Empfindlichkeit, was bei Abkühlung kurzer Dauer von Bedeutung ist. Die weniger geschädigten Zellen können sich erholen und sogar durch Wucherung die stark geschädigten ersetzen. Dies gilt nicht nur für Epidermiszellen, sondern sogar für Ohrknorpelzellen (RISCHPLER). Gehen die Veränderungen weiter, so stellt sich Entzündung bald ein, Thromben bilden sich stellenweise. Die Nekrose ist jedoch als unabhängig von beidem zu betrachten. Im allgemeinen ist innerhalb gewisser Grenzen der Schädigung (Dauer und Grad) Wiederherstellung möglich.

Durch wiederholte Abkühlung tritt Verdickung der Oberhaut ein, was vielleicht zur Gewöhnung beiträgt (vgl. unten Härtung).

Zu einer bedeutenden Abkühlung der inneren Organe kommt es während des Lebens wohl nie. Die Brust- und Bauchwände sind ja dick und schlechte Wärmeleiter, die Muskeln und Drüsen hingegen vorzügliche Wärmebildner. Bevor vom Gefrieren der inneren Organe die Rede sein kann, ist der Mensch tot. Skelettmuskeln können ischämische Nekrose mit oder ohne Erweichung aufweisen. Vollkommen gefrorene Meerschweinchenmuskeln zeigen schollig en Zerfall wie bei Typhus neben Erstarrung mit Zerfall in BOWMANS „discs" und Kernschwund wie bei ischämischer Nekrose. Muskelregeneration wurde von RUD. VOLKMANN beobachtet.

Der Erfrierungstod tritt ein unter Sinken der Körpertemperatur, unter Abnahme des Blutdruckes (nach einer anfänglichen Erhöhung) und unter Verlangsamung der Herzwirkung und der Atmung, beides nach einer voraufgehenden Beschleunigung. Diese Veränderungen des Organismus werden wir bei den Anomalien des Wärmehaushaltes besprechen.

Abkühlung, die nicht zum Gefrieren oder den übrigen oben erwähnten örtlichen Veränderungen führt, kann noch andere pathologische Erscheinungen zur Folge haben, die man einer **Erkältung** oder „Rheuma" zuschreibt und auch wohl als rheumatische andeutet. Man hat im Laufe der Zeiten ohne Zweifel viel zuviel Leiden der Erkältung zugeschrieben. Als dann die Bakteriologie emporblühte, glaubte man, es wäre Erkältung ein Märchen. In der neueren Zeit hat man wieder Erkaltung eine gewisse krankmachende, zum Teil infektionsfördernde Rolle zuerkannt. Diese Rolle genau anzugeben vermögen wir aber noch nicht. Wir müssen zunächst die Bedeutung gewisser atmosphärischer und sonstiger Faktoren, die zugleich wirksam sein können, zu bestimmen suchen — später kommen wir hierauf zurück; wir müssen ferner noch die Frage beantworten, was Erkältung ist, wie und wodurch Abkühlung zu Erkältung und zu Erkältungskrankheit führt. Die Beantwortung dieser Fragen muß der Zukunft überlassen werden, wir müssen uns zurzeit mit einigen Daten begnügen.

Zunächst gibt es Beobachtungen am Menschen, die auf das Bestehen von Erkältung hinweisen: So z. B hat man häufig eine Erkältungskrankheit (Bronchitis, Lungenentzündung, Muskel- oder Gelenkrheumatismus) bei Menschen festgestellt, die bis auf die Haut durchnäßt einer längeren Abkühlung ausgesetzt waren, oder die nach einem Fall ins kalte Wasser, ohne Wasser eingesogen zu haben, nicht genügend rasch wiedererwärmt wurden. WELCH hat sogar eine endemische Lungenentzündung bei Soldaten mitgeteilt: Von 330 Mann, die in einem aus Holz hergerichteten Gebäude, das durch zahlreiche Spalten und Risse dem Winde freien Zutritt in die bewohnten Räume gestattete, während des rauhen Winters Nordamerikas untergebracht waren, bekamen 38 Lungenentzündung, von 256 anderen, besser unter Dach gebrachten Soldaten nur 3. Gleichzeitige etwaige Ermüdung usw. sämtlicher Männer fällt demgegenüber nicht ins Gewicht.

Ferner kann man sich in unseren Gegenden durch einen rauhen Ost- oder Nord-
Ostwind eine Angina, einen Schnupfen, eine Laryngotracheitis oder Bronchitis
usw. zuziehen; ungeeignete Kleidung, ungenügende Körperbewegung, außerdem
Hunger und Erschöpfung begünstigen es. Manche Menschen bekommen immer
eine Angina, andere eine Tracheitis oder Bronchitis, wieder andere einen Muskelrheumatismus; und zwar mitunter durch einen schwachen, aber länger einwirkenden
Luftzug. Dabei mag es sich auch um Verschlimmerung eines nicht vollkommen
ausgeheilten, sondern nur klinisch latenten Vorganges handeln. Das Aufflackern
einer latenten Pyelitis oder sonstigen Katarrhes und einer latenten Lungentuberkulose durch Erkältung gehört auch hierher. Wir haben Grund zu der Annahme,
wie unten erhellen wird, daß durch gewisse Abkühlungen Hyperämie gewisser Organe
und Gewebe eintritt, welche eine sekundäre Infektion oder das Aufflackern einer
latenten Infektion fördert. Auch kommt die Möglichkeit einer von einem früheren
Leiden zurückgebliebenen größeren Empfindlichkeit in Betracht.|

Erkältung beeinflußt aber nicht nur infektiöse, sondern auch gewisse nicht-
infektiöse Vorgänge im Körper. So kann ein Spaziergang im Garten (im Winter),
oder das Eintauchen der Füße oder der Hände in kaltes Wasser bei Leuten mit sog.
„paroxysmaler Hämoglobinurie" einen Anfall von Hämoglobinurie hervorrufen. Wer sich ungenügend bekleidet, einige Zeit einem rauhen, feuchten Winde
aussetzt, selbst wenn er fortwährend geht, kann einen Kopfschmerz davontragen,
der bei Wiedererwärmung ohne weiteres verschwinden kann. Wahrscheinlich
beruht dieser Kopfschmerz auf Hyperämie der Schleimhaut der Nasenhöhlen (und
der Hirnhäute ?). Wer einen chronischen Katarrh der Ohrtrompete hat, kann
aus eigener Erfahrung wissen, daß seine Schwerhörigkeit unter den gleichen Umständen zunimmt, was einer Schwellung der Tubenschleimhaut zuzuschreiben
ist, während sie nachher bei der Wiedererwärmung wiederum abzunehmen pflegt,
wenn sich nämlich nicht ein Schnupfen anschließt.

Ferner kennen wir rheumatische Lähmungen, wie die des N. facialis,
rheumatische Neuralgien, wie die Ischias. Die geweblichen Veränderungen dabei
sind uns unbekannt, es gibt aber genug Fälle, wo sie im Anschluß an eine Abkühlung
durch Zug, Durchnässung usw entstanden sind.

Viele Menschen bekommen nach Abkühlung des Bauches oder der Beine
Flatulenz, Dyspepsie, Bauchschmerzen mit Durchfall, usw. Ob durch
Eintauchen der Füße in Wasser von 4° C bei Hunden ohne weiteres Nierenentzün-
dung hervorgerufen werden kann (SIEGEL), bedarf einer genauen Nachprüfung.

Diese Beispiele mögen genügen zum Beweis, daß die Annahme einer
Erkältung mit nachfolgenden Funktionsstörungen auf einer Reihe von Beobachtungen am Menschen fußt, die häufig die Bedeutung eines Versuches
haben. Außerdem liegen zahlreiche Ergebnisse von Tierversuchen vor, die
zugleich von Bedeutung sind zur Beantwortung der Frage: wie und wodurch
führt Abkühlung zu Erkältung und zu Erkältungskrankheit?

Es liegt eine ganze Reihe von Versuchsergebnissen und Beobachtungen
am Menschen vor, die nicht immer gleichlautend sind. Fast alle betreffen
Veranderungen der Blutfülle mit sekundärer Infektion oder ohne solche. Wir
müssen zunächst unterscheiden: Veränderungen des abgekühlten Gewebes und
Veränderungen entfernter Gewebe.

Wird ein gewisser Teil der Körperoberfläche durch Abkühlung anämisch,
so müssen tiefere oder jedenfalls andere Gewebe und Organe — welche, ist in
jedem Einzelfall zu ermitteln — entsprechend blutreicher werden. Unter bestimmten Umständen aber, nämlich bei bestimmtem Grad und bestimmter
Dauer der Abkühlung und bei bestimmter Empfindlichkeit des Individuums
(Empfindlichkeit bestimmter Haut- und Gefäßnerven oder Gefäßmuskeln?)
macht die anfängliche Anämie der Haut bald einer arteriellen Hyperämie Platz,
welche Erscheinung man in der Hydrotherapie als „die Reaktion" bezeichnet.
Dann werden notwendigerweise bestimmte tiefere oder andere Gewebe und
Organe blutärmer als sie vor der Abkühlung waren. Diese Reaktion geht mit

einem Gefühl der Erwärmung, der Erquickung und des Wohlbefindens einher.
Jeder kennt das Glühen der Hände nach dem Schneeballen werfen. Die Reaktion
hat Bedeutung für den Wärmehaushalt (Kap. 22). Außerdem weisen zahlreiche Beobachtungen darauf hin, daß rasche Reaktion Erkältung ausschließt,
ja einer einmal aufgetretenen Erkältung entgegenzuwirken vermag. Die Ein-
übung einer raschen und prompten Reaktion auf Kälteeinwirkungen verschiedenen Grades und verschiedener Dauer ist die wichtigste Aufgabe jeder Härtung
durch Luft- oder Kaltwasserbehandlung. Mit dem Ausbleiben der Reaktion
entsteht die Gefahr der Erkältung. Eine verweichlichte Haut „reagiert" zu
träge oder gar nicht.

Nun tritt die Reaktion nach Abkühlung nicht bei allen Individuen gleich
rasch und gleich stark ein. Im allgemeinen erfolgt sie um so prompter, je stärker
die Abkühlung ist, je kürzer sie dauert, und je wärmer die Hautoberfläche
zuvor ist. Sofort nach einem warmen Bad tritt sie leichter ein. Durch heiße
Bäder von 40° C und darüber, wie sie in Japan üblich sind, werden die Hautgefäße erweitert und ziehen sich auf starke Kältereize nicht zusammen: sie
sind in der erstfolgenden Zeit gelähmt. Ermüdung, Hunger und Kühlheit
der Haut wirken der Reaktion entgegen. Ferner tritt die Reaktion um so
prompter ein, je rascher man die abgekühlte Oberfläche oder den ganzen Körper
mit schlecht wärmeleitenden Stoffen umhüllt. Körperbewegungen fördern
ebenfalls die Reaktion, während Körperruhe sie erschwert. Die reaktions-
hemmenden Faktoren fördern erfahrungsgemäß Erkältung: Abkühlung der
Haut eines verweichlichten Individuums, wozu Ermüdung, Hunger, unzweckmäßige Kleidung und ungenügende Körperbewegung mitwirken können.

Was geschieht nun bei Erkältung?

Zunächst sei bemerkt, daß nicht die abgekühlte Haut, sondern ein tieferes
oder sonstwo l egendes Organ oder Gewebe Sitz der Erkältung wird, ein Muskel
oder Nerv, die Schleimhaut der Luftwege usw. Es erhebt sich somit die Frage:
Welche Wirkung hat Abkühlung der Haut an entfernten Stellen? Abkühlung
des einen Kaninchenohres in Wasser von höchstens 15° C hat Anämie des anderen
Ohres zur Folge (SAMUEL). Anämie des Ohres kann auch durch fortgesetzte
Abkühlung der Extremitäten erfolgen; Hyperämie des Ohres tritt infolge von
Reizung des zentralen Endes des durchschnittenen N. ischiadicus auf (Ows-
JANNIKOW und TSCHIRIEW). WINTERNITZ hat beim Menschen ein Anste gen der
Temperatur im äußeren Gehörgange bis zu 0,1° und dann einen Abfall bis auf
0,6° unter der anfänglichen Höhe durch ein kaltes Fußbad beobachtet. Das
Ansteigen schreibt er einer Zusammenziehung, den Abfall einer reaktiven Er-
weiterung der Fußgefäße zu.

Die Blutfülle des Ohres ist unmittelbar wahrnehmbar. Man muß aber störende Einflüsse ausschließen (psychische Einflüsse, Narkose, operativen Eingriff).
HATTINK hat in meinem Laboratorium bei Kaninchen nachgewiesen, daß eine
kurze, d. h. 15 bis 120 Sekunden dauernde Abkühlung (durch Eis) des Bauches,
der Brust, des Scheitels, der Innenfläche der Hinterpfoten, meist Anämie, nie Hyperämie des Ohres und häufig Hyperämie des Augenhintergrundes zur Folge hat.
Kurzdauernde Erwärmung jener Gegenden führt meist zu Hyperämie des Ohres
und häufig zu Hyperämie des Augenhintergrundes.

Der Einfluß peripherer Abkühlung auf die Blutfülle innerer Organe wie des
Hirns, der Bauchorgane, der Lungen ist nur unter genauester Berücksichtigung
obengenannter störender Einflüsse durch gleichzeitige Beobachtung — die einen
operativen Eingriff fordert — festzustellen. Schon die Abkühlung der Organe
selbst bei der Operation kann von entscheidender Bedeutung sein. Man hat auch
wohl die Blutfülle der inneren Organe sofort nach dem Versuch bei der Autopsie
festgestellt. Wir verfügen so über brauchbare Daten. So hat FR MÜLLER bei
stark abgekühlten Kaninchen hämorrhagische Erosionen der Magenschleimhaut

und sterile Hyperämie mit kleinen Blutungen der Lungen gefunden. WERTHEIM u. a. sahen ähnliches; ROSSBACH und LODE sahen die freigelegte Luftröhrenschleimhaut sich röten und reichliche Schleimabsonderung (Einfluß der Operation oder der Außenluft?) erfolgen nach Abkühlung der Bauchhaut und der unteren Körperhälfte.

Was für andere Veränderungen in anderen Geweben oder Organen als eben im abgekühten auftreten, ob Zellen geschädigt werden und ob diese geschädigten Zellen giftige Stoffe bilden, wissen wir nicht. Ob Änderungen des Stoffwechsels und der Körpertemperatur Einfluß auf Erkältung haben, wissen wir auch nicht. Nur wissen wir, daß Erkältung auch nach verhältnismäßig so geringfügiger Abkühlung eintreten kann, daß der Stoffwechsel und die Körpertemperatur woh kaum dadurch beeinflußt werden.

Die Veränderungen der Blutverteilung durch Abkühlung eines Körperteils treten nicht immer in denselben Teilen und in gleicher Ausdehnung auf, und zwar nicht nur in gewissem Abstande von der abgekühlten Stelle, sondern auch in ihrer Nähe, namentlich in den anstoßenden tieferen Geweben und Organen. So fanden SCHLIKOFF und WINTERNITZ bei einem wegen Empyem operierten Kranken, daß die interpleurale Temperatur 1,5° bis mehrere Grade abfiel nach Auflegen eines Eisbeutels auf den entsprechenden Teil der Brustwand. Das Gewebe mit niederer Temperatur ist wohl anämisch, das tiefere Gewebe (die Lunge) wahrscheinlich hyperämisch. Die Tiefenwirkung wird vom Grade und von der Dauer der Abkühlung und gewiß wohl auch von der individuellen Empfindlichkeit bedingt.

Welche Wirkung hat die Einatmung kalter Luft? Nach ASCHENBRANDT und BLOCH wird die Luft beim Durchstreichen durch die Nasenhöhle bis auf etwa 30° C erwärmt und fast mit Wasserdampf gesättigt, unabhängig von der Außentemperatur. Niedrige Temperatur der eingeatmeten Luft führt zu starker Hyperämie der Nasenschleimhaut, sogar zur Ausscheidung einer dünnen wässerigen Flüssigkeit, die Schleimhaut der Kehle und der Luftröhre erleidet jedoch wohl keinen Schaden durch Abkühlung. Aber es ist sehr wohl möglich, daß diese Schleimhaut hyperämisch wird durch gleichzeitige Abkühlung der Haut durch die kalte Luft. Polarfahrer werden nicht von Katarrh der Atemwege belästigt.

Man deutet die oben erwähnten Veränderungen der Blutfülle wohl als Reflexwirkungen. Wir sollen aber mit der Annahme einer Reflexwirkung etwas zurückhaltend sein. Es ist ja eine Änderung der Blutverteilung auch möglich dadurch, daß Blut aus einem sich verengernden Abschnitt des Gefäßsystems in einen anderen Abschnitt eingepreßt wird (vgl. die Änderungen der Blutverteilung).

Wir wissen nicht, was Erkältung ist, auch nicht, wie und wodurch sie zu pathologischen Erscheinungen führt. Sie kann die Disposition zu einer bestimmten Infektion erhöhen oder eine schon bestehende, latente oder manifeste Infektion anfachen. Wahrscheinlich spielt dabei die Änderung der Blutverteilung eine Rolle, indem Hyperämie mit seröser Exsudation oder ohne solche gewisse Infektionen begünstigt. Ihre Bedeutung für die Entstehung gewisser Infektionen wird nicht nur aus Beobachtungen am Menschen, sondern auch aus gewissen Versuchsergebnissen wahrscheinlich: So konnter FLOURENS, LIPARI, DÜRCK, LODE u. a. durch starke Abkühlung von gewisser Dauer mit Zufuhr von Bakterien, die sonst harmlos für das betreffende Versuchstier waren, bei Kaninchen und jungen Vögeln Lungenhyperämie bzw. Lungenentzündung hervorrufen. LODE rasierte seine Versuchstiere, benetzte sie und setzte sie dann Zugluft aus. Solche Tiere zeigten eine stark erhöhte Empfänglichkeit für Allgemeininfektion von einigen Bakterien, z. B. Bac. FRIEDLÄNDER, welche subkutan eingespritzt wurden. Ihre Sterblichkeit nahm zu. LODE fand keine Veränderungen der bakteriziden Eigenschaften des Blutes, der Leuko- und Phagozytose. Die Erniedrigung der Körpertemperatur, die infolge der Abkühlung eintrat, überdauerte diese einige Zeit, sogar dann, wenn eine erfolgende Allgemeininfektion vielmehr eine Erhöhung der Körpertemperatur (Fieber) erwarten ließ. Es bestanden also gewiß Änderungen des Stoffwechsels. Wir kennen sie aber nicht. Vielleicht stehen sie den durch Hungern und Erschöpfung bedingten Stoffwechselstörungen nahe, die ebenfalls gewisse Infektionen begünstigen.

Versuchstiere LODES, die sofort nach der Abkühlung mit schlecht wärmeleitenden Stoffen umhüllt wurden, erwiesen sich als widerstandsfähiger und starben nicht durch die Infektion, der andere, nicht umhüllte Tiere erlagen. Wie erklärt sich das ? Wir können zurzeit nur antworten, daß die Umhüllung die „Reaktion", also die Entlastung der inneren Organe von ihrem Zuviel an Blut fördert, wie wir oben besprochen haben.

Man spricht oft von Erkältung, wo man eine Schädigung durch atmosphärische Faktoren meint, die wir noch näher anzudeuten haben (§ 20).

Sowohl Kälte wie Wärme hat man angewendet zur heilenden Beeinflussung des erkrankten Organismus. Die Hydrotherapie und Luftkuren haben sich besonders in der letzten Zeit immer mehr entwickelt. Bei Katarrh der Luftwege, bei Bronchiolitis und bei Bronchopneumonie (solange das Herz es verträgt) kann eine kalte Dusche nach einem warmen Bade Vorzügliches leisten, nicht nur weil sie zu tiefen Einatmungen reizt, sondern auch weil die nachfolgende Reaktion den entzündeten, geschwollenen Geweben Blut entzieht, die verengerten Bronchiolen durchgängiger werden usw. Lange dauernde warme Bäder üben eine beruhigende Wirkung auf das Nervensystem aus, kalte Umschläge auf die ganze Kopfhaut oder den Nacken haben wahrscheinlich eine Zusammenziehung der Gefäße der Nasenschleimhaut und des Hirns zur Folge. Beim Schnupfen kann die Nasenschleimhaut bedeutend abschwellen, sobald eine kalte Dusche „die Reaktion" bewirkt. Die feuchte Wärme, der PRIESSNITZ-Verband leistet manchmal gute Dienste.

Wir sind allerdings noch weit von einer Erklärung dieser Wirkungen entfernt. In der Therapie ist aber, nicht wie in der Wissenschaft, die erste Frage: wie und wodurch, sondern wann, bei welchen Zuständen und unter welchen Umständen ist ein bestimmtes Verfahren wirksam ?

§ 17. Licht.

Man faßt diese Energieform wohl mit anderen (§ 18) als strahlende, aktinische Energie zusammen. Die bis jetzt gewonnenen, für die allgemeine Pathologie brauchbaren Daten sind nur spärliche. Wir müssen uns auf Folgendes beschränken, sollen wir uns nicht zu sehr in Spekulationen hineinbegeben.

Auch bei den im folgenden zu besprechenden Wirkungen kommt es ohne Zweifel auf Stärke und Dauer der Wirkung einerseits und individuelle Empfindlichkeit andererseits an, wenngleich exakte Bestimmungen nur ausnahmsweise vorliegen.

Es genügt nicht, von Licht ohne weiteres zu reden, sondern man muß die Wellenlänge und -stärke (Amplitude) bei einfachem, und bei gemischtem Licht die Wellenlängen und das Verhältnis der Intensitäten (Amplituden) der zusammensetzenden Lichtstrahlen (photometrisch) genau andeuten. Erst damit ist die Lichtsorte genügend bestimmt. Die Sonne und die elektrische Bogenlampe, auch der Kalk- und Zirkonbrenner (LINNEMANN) im Sauerstoffgebläse geben weißes Licht. Solch weißes Licht läßt sich bekanntlich (spektralanalytisch) durch Brechung im Prisma oder durch Beugung am Gitter oder durch Interferenzen hoher Ordnung

(Interferometer) in die einzelnen Strahlen zerlegen. Von den sichtbaren Lichtstrahlen haben die roten die größte Wellenlänge, etwa 750 $\mu\mu$ [1]), die violetten die kleinste, etwa 400 $\mu\mu$. Die sichtbaren Lichtstrahlen zeigen nach dem roten Ende des Spektrums hin eine zunehmende gleichzeitige Wärmewirkung, nach dem violetten Ende hin eine zunehmende gleichzeitige chemische Wirkung. Außerhalb des roten Endes des sichtbaren Spektrums liegen dann die ultraroten Wärmestrahlen mit einer größeren Wellenlänge als die roten, außerhalb des violetten Endes die ultravioletten chemischen Strahlen mit einer kürzeren Wellenlänge als die violetten. Diese chemischen Strahlen wirken allerdings nicht mit gleichem Erfolg auf verschiedene Stoffe ein. Obwohl scharfe Grenzen zwischen den einzelnen Strahlengebieten des Spektrums nicht bestehen, müssen wir doch die Wirkungen der einzelnen Strahlen bzw. ihr Vorherrschen auseinanderhalten.

Wer den Einfluß des Lichtes auf irgend etwas anderes studieren will, muß somit den verschiedenen Eigenschaften der einzelnen Lichtstrahlen und deren Intensität Rechnung tragen. Dies hat man, besonders in älteren Untersuchungen, nicht berücksichtigt. Die Angaben über die Wirkung von Licht- und Sonnenbädern und deren Bedeutung für den Organismus ohne genaue Andeutung der Lichtsorte und -Stärke sind deshalb allerdings nicht wertlos, sie bedürfen aber einer genauen Ausarbeitung. Unter den älteren Angaben finden sich jedoch vereinzelte, welche die Art der Lichtstrahlen berücksichtigen. So z. B. hat man in Europa im Mittelalter, wie auch jetzt noch in China und Japan, Pockenkranken in rote Tücher gehüllt oder das Krankenzimmer mit roten Tüchern bekleidet. Nach FINSENS Untersuchungen werden dadurch die chemisch wirksamen Strahlen ausgeschaltet und infolgedessen die Eiterung meist verhindert, so daß die Heilung der Pusteln ohne oder mit kaum sichtbaren Narben erfolgt. Auch in anderen Fällen wirken die roten Strahlen, nach anderen Angaben, wie Dunkel mit oder ohne Wärme.

Wir wollen jetzt in großen Zügen erwähnen, was wir von der Wirkung verschiedener Lichtsorten auf den lebenden Organismus, auf ein- und mehrzellige Pflanzen und Tiere wissen. Zunächst sei daran erinnert, daß Sonnenlicht mehrere chemische Vorgänge in leblosen Stoffen hervorzurufen imstande ist: so z. B. den Aufbau von C_2Cl_6 aus C_2Cl_4 und Cl_2; so zerfällt Buttersäure ($C_3H_7 \cdot COOH$) durch Sonnenlicht, bei Anwesenheit von Uranylnitrat, $UO_2(NO_3)_2$, in C_3H_8 und CO_2; Silbersalze, wie AgCl und AgBr, werden durch die violetten und ultravioletten Strahlen gespalten, wobei die Farbe zunächst violett, dann schwarz (metallisches Silber) wird. Hierauf beruht bekanntlich die Photographie. Ein gewisses Volumen reines Chlor, mit dem gleichen Volumen Wasserstoff gemischt, verbindet sich damit unter Explosion zu HCl, wenn man Sonnenlicht oder Bogenlicht auf die Mischung einwirken läßt („Chlorknallgas"). Im diffusen Licht kommt die Verbindung langsamer, im Dunkeln gar nicht zustande.

Licht kann in sehr verschiedenartiger Weise lebende Organismen beeinflussen. Man erinnere sich nur der von ENGELMANN, STRASBURGER und STAHL eingehend studierten Phototaxis. Dabei beeinflussen besonders die blauen, indigofarbigen und violetten Strahlen die Bewegungsrichtung von Schwärmsporen. Auch die Lichtstärke hat sich als bedeutungsvoll erwiesen. Nach STRASBURGER werden viele Schwärmer durch Erniedrigung der Temperatur der Umgebung lichtscheuer, durch Erhöhung der Temperatur lichtholder.

Bekannt ist der Einfluß des Sonnenlichtes auf die Assimilation von Kohlensäure und die Bildung von Stärke in der chlorophyllhaltigen Pflanzenzelle. Nach MOLESCHOTT und einigen späteren Forschern scheiden Frösche im Licht

---

[1]) Ein Mikron oder $\mu = 10^{-3}$ mm, $\mu\mu = 10^{-6}$ mm.

bei fast gleicher Wärme $^1/_{12}$ bis $^1/_4$ mehr CO_2 aus als im Dunkeln und nimmt die Menge der ausgeschiedenen Kohlensäure mit der Lichtstärke zu. Andere Forscher hatten jedoch andere Versuchsergebnisse.

Sonnenlicht ist ferner imstande, Bakterien zu töten, und zwar wahrscheinlich, indem es entweder im Nährboden, etwa durch Oxydation, bakterizide Stoffe wie Ameisensäure (DUCLAUX), oder Wasserstoffsuperoxyd, H_2O_2 (RICHARDSON, DIEUDONNE) erzeugt, oder indem es die Bakterien selbst angreift oder beides zugleich tut. Nach einigen Forschern sei Zufuhr atmosphärischer Luft dazu erforderlich. BIE meint, daß Sauerstoff nicht erforderlich ist, wenn genügend ultraviolette Strahlen einwirken, während hingegen rote Strahlen ohne Sauerstoff Bakterien zu töten nicht vermögen. Auch starkes Bogenlicht (FINSEN-Apparat) tötet nach BIE Pilze. Außerdem werden Paramäzien und andere Protozoen durch Lichtstrahlen von 280 $\mu\mu$ getötet (HERTEL). Nach einer anderen Angabe sollen Flöhe durch tropisches Sonnenlicht rasch sterben. Wird diese Angabe bestätigt, so würde sich Sonnenlicht als kräftiger Bundesgenosse im Kampf gegen die Pest erweisen.

Nach obigen Bemerkungen wird es schon von vornherein wahrscheinlich, daß Licht auch das Wachstum gewisser Zellen zu beeinflussen vermag. Allerdings müssen wir erwarten, daß die Lichtstärke und die individuelle Empfindlichkeit zu berücksichtigen sind. Daraus erklärt sich wohl, wenigstens zum Teil, der Widerspruch der Angaben. Dazu kommt, daß es schwer ist, z. B. gewisse Pflanzen, namentlich Knollen, unter übrigens gleichen Umständen wachsen zu lassen, während einige dem Sonnenlicht, andere dem Dunkel ausgesetzt sind.

Sonnenlicht scheint das Wachstum hemmen zu können. Insekten verstecken ihre Eier an dunklen Stellen, auch Fische, einige Mollusken usw. Samen und bestimmte Sporen pflegen im Dunkeln auszukeimen. Demgegenüber entwickeln sich Frösche, besonders in ihrem ersten Lebensmonat, rascher im diffusen Tageslicht (also nicht im unmittelbaren Sonnenlicht) als im Dunkeln (YUNG), ebenso Schneckenembryonen, Forellen, im allgemeinen im Wasser lebende Organismen, wozu auch gewisse Algen und andere Pflanzen hinzuzufügen sind. Untersuchungen von J. SACHS und anderen Forschern haben dargetan, daß rote Lichtstrahlen das Wachstum einer Pflanze fördern, ebenso wie das Dunkel, während blaue Strahlen es im Gegenteil hemmen, letztere wahrscheinlich durch chemische Schädigung in irgend einer noch nicht näher anzudeutenden Weise. Die blauen Strahlen haben offenbar im weißen Licht das Übergewicht. Hingegen scheinen die chemischen Strahlen das Wachstum bei Fröschen und anderen Organismen (s. oben) zu fördern. Rotes Licht hat gewöhnlich keine andere Wirkung als das Dunkel. Wie erklärt es sich nun, daß die chemischen Strahlen das Wachstum der in der Luft lebenden Organismen, das gewisser im Wasser lebender Organismen hingegen fördert? Ersteres, indem sie Wasserverlust durch Förderung der Transpiration bewirken? Die Beantwortung dieser Fragen muß fortgesetzter Forschung überlassen werden.

Ferner kann das Sonnenlicht schon zur vollen Entwicklung gelangte höhere Metazoen in verschiedener Weise beeinflussen. Schon im Altertum waren die Sonnenbäder ebensogut bekannt wie die Sommersprossen (ephelides) und die Verbrennung der Haut. Ähnlich wie Erhitzung kann auch Belichtung durch die Sonne oder durch eine FINSEN-REYN-Lampe oder Quarzlampe zu Hyperämie, dann Blasenbildung, d. h. zu einer hyperämischen bzw. vesikulösen oder bullösen Entzündung der Haut (Erythema bzw. Ekzema solare, Hidroa aestiva) führen. Es kann sogar bei Kindern, bei denen man dann eine gewisse Anlage annimmt, Xeroderma pigmentosum entstehen: An unbedeckten Hautstellen (Gesicht, Händen, Vorderarmen, gelegentlich auch Füßen und Unterschenkeln) treten umschriebene rote Flecken auf. Diese verschwinden (unter geringer Abschuppung), kommen aber nach einer jedesmaligen Einwirkung der Sonnenstrahlen wieder zum Vorschein. Allmählich treten dann sommersprossenähnliche Pigmentflecken, während andere Teile pigmentfrei werden, und mehr oder weniger ausgedehnte Gefäßerweiterungen, von kleinsten Teleangiektasien bis zu angiomartigen Geschwülsten auf. Die Haut atrophiert im allgemeinen. Schließlich kommen aber warzenartige Gebilde hinzu, aus denen Krebs herauswachsen kann. Dieser Krebs zerfällt geschwürig, wie Hautkrebs überhaupt, metastasiert angeblich nicht, sondern führt durch Kachexie den Tod herbei. Etwas Ähnliches scheint bei dem Krebs der „Seemannshaut" vorzuliegen.

In den Tropen hat man heftige Entzündung der Haut, sogar mit Nekrose, und der Bindehaut beobachtet. Welche Sonnenstrahlen bewirken diese Veränderungen? Schon lange haben mehrere Beobachter auf die bemerkenswerte Erfahrung hingewiesen, daß die dem Sonnenlicht ausgesetzte Haut von Alpinisten, sogar bei Frosttemperatur, rasch verbrennen kann, wenn nur die Besonnung stark ist. Auch der Nordlandfahrer NORDENSKJÖLD hat Verbrennung der Haut gesehen. Man hat solche Fälle wohl als „Gletscherbrand" oder „Schneekrankheit" bezeichnet. Auch Bindehautentzündung kommt dabei vor, wohl zu unterscheiden von Schneeblindheit durch Blendung infolge des starken, langdauernden Lichtreizes. Man schreibt die Hautentzündung der Wirkung der chemischen Strahlen zu, weil diese Strahlen im Hochgebirge, auf Schneefeldern, weniger absorbiert werden als im Tiefland mit seiner dickeren Atmosphäre und weil gerade die kurzwelligen Strahlen vom Schnee zurückgeworfen werden (MÖLLER). Daß wir die entzündungserregende Wirkung der verschiedenen Strahlen unterscheiden müssen, hat FINSEN nachgewiesen: Wärmestrahlen riefen an seinem Unterarm bald Rötung hervor, die aber rasch verschwand, nachdem die Bestrahlung aufhörte. An einer anderen Stelle, die blauvioletten Strahlen ausgesetzt wurde, trat erst nach mehreren Stunden Rötung auf. Wie auch andere Forscher angeben, bleibt eine leichte Verdickung und Pigmentierung einige Zeit bestehen, letztere auch, nachdem eine Abschülferung stattgefunden hat. Dies stimmt mit der Erfahrung beim Sonnenbrand. Ob im Hochgebirge noch andere Strahlen wirksam sind, erheischt weitere Forschung. Wahrscheinlich schützt das Pigment gegen weitere Einwirkung (s. unten).

Die ultravioletten Strahlen sind nach FINSEN die wirksamsten. Die chemischen Strahlen dringen im allgemeinen tief ein: P. SCHMIDT sah sowohl Sonnenlicht wie NERNSTlicht durch die haarlose Haut und die Schädelwand eine scharfe Abbildung eines Kupferkreuzes auf eine photographische Platte erzeugen.

Nach BERING sind die Durchdringungskraft und chemische Wirkung der Quarzlampenstrahlen sehr viel größer als die der Uviollampen und auch der FINSEN-REYN-Lampen.

Die durch Sonnenlicht oder Finsenlicht in der Kaninchenhaut hervorgerufenen Veränderungen bestehen hauptsächlich in Hyperämie, Ödem mit oder ohne Blasenbildung, fibrinöser Exsudation, Anhäufung von weißen Blutkörperchen, besonders Lymphozyten oder Plasmazellen, „vakuoläre" Entartung, sogar Nekrose von Epithel, Neubildung von Bindegewebe und Regeneration von Epithel. Auch Verhornung mit Erhaltenbleiben der Kerne (Parakeratose) und Verdickung der Epidermis wurde beobachtet. Vermehrung des Oberhautpigments ist eine auch beim Menschen sehr gewöhnliche Erscheinung, die nach einiger Zeit wieder verschwinden kann; auch Verstärkung des Haarwuchses kommt vor. Diese Veränderungen geben einen gewissen Schutz gegen die weitere Einwirkung von Sonnenlicht ab, besonders dadurch, daß das Hautpigment, ebenso oder mehr noch als das Hämoglobin der oberflächlichen Blutgefäße, einen Teil der Lichtstrahlen absorbiert, d. h. aufhält. FINSEN setzte einen Teil seines Arms dem Sonnenlicht aus. Als er, nachdem Pigmentierung eingetreten war, den ganzen Arm der Sonnenbelichtung preisgab, zeigte nur der vorher geschützte Teil Veränderungen, der pigmentierte Teil aber nicht. Ob noch andere durch die vorherige Belichtung erworbene Eigenschaften dabei tätig sind, wissen wir nicht. Daß eine pigmentarme Haut (Leukoderma, albinotische Kaninchen) besonders lichtempfindlich ist, weist ebenfalls auf die Wirksamkeit des Pigmentes hin, schließt aber keineswegs die Wirksamkeit anderer Eigenschaften, z. B. der Dicke der Oberhaut aus. Die Lichtempfindlichkeit eines Gewebes wird gewiß von mehreren Faktoren bedingt, deren Bestimmung der zukünftigen Forschung zu überlassen ist.

Nach BERING nimmt die Oxydation im Gewebe, auch die Reduktion durch Belichtung zu. Am unbelichteten Kaninchenohr sieht man bei durchfallendem Licht im Spektrum deutlich die beiden Streifen des Oxyhämoglobins. Belichtet man nun an der Basis des Ohres mit der Quarzlampe, so beobachtet man an der Spitze das langsame Verschwinden der beiden Absorptionsstreifen ohne weiteres (vermehrte Oxydation im Gewebe). Ferner fand BERING bei weißen Mäusen, die

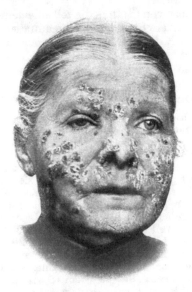 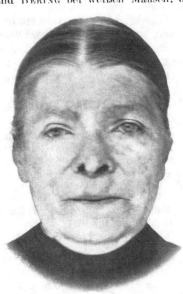

Abb. 30. Lupus vulgaris vor der Lichtbehandlung.

Abb. 31. Derselbe Fall nach FINSENbehandlung (nach F. LEWANDOWSKY).

in einem Holzkäfig eine gewisse Zeit (wenigstens drei Stunden) einer Belichtung mit der Quarzlampe ausgesetzt wurden, zunächst eine Vermehrung der roten Blutkörperchen (durch Wasserverlust?), und dann eine Steigerung des Hämoglobingehalts. Andere Wirkungen sind nicht sicher, aber auch nicht unwahrscheinlich.

FINSEN hat zuerst Lupus (Hauttuberkulose) durch Belichtung mit elektrischem Bogenlicht behandelt und zur Heilung gebracht. Die Frage, wie und wodurch läßt sich noch nicht bestimmt beantworten. Eine unmittelbare bakterizide Wirkung des Lichtes ist nicht in Abrede zu stellen; sie ist schwer zu prüfen, weil die Tuberkelbazillen in lupösem Gewebe ungleich verteilt sind Ferner kommt in Betracht die stärkere Durchblutung und Ausspülung des Giftes durch die hyperämische und seröse Entzündung, die durch die Belichtung erregt wird. In dieser Weise erklärt sich ja vielleicht die Heilung gewisser Formen von Bauchfelltuberkulose nach dem Bauchschnitt, der ja von einer starken Hyperämie des Bauchfells gefolgt wird (HILDEBRANDT u. a.). Welche Rolle außerdem einer Änderung des Chemismus und Stoffwechsels des Gewebes zukommt, ist ebenfalls näher zu ermitteln. Daß gewisse pathologische Zellen eher durch Belichtung geschädigt werden als normale, geht aus dem Schwund eines Nävus (Muttermals), eines oberflächlichen Krebses usw. hervor, während normales Gewebe bestehen bleibt. Ist das bei chronischer, tuberkulöser Entzündung gebildete, pathologische Bindegewebe vielleicht ebenfalls lichtempfindlicher?

Nicht alle Individuen sind gleich lichtempfindlich. Oben erwähnten wir schon das Leukoderma. Ferner erhöhen chronische Vergiftungen, wie die durch Alkohol, Mais (Pellagra, in Italien usw.) diese Empfindlichkeit. Dabei tritt im Frühling Hautentzündung auf, die im Herbst und Winter abnehmen oder gar verschwinden kann. Bildet sich im Winter das Gift im Mais, oder steht diese Erscheinung damit in einer Linie, daß Hautverbrennung überhaupt bei Leuten, die sich das ganze Jahr hindurch in gleichem Maße dem Sonnenlicht aussetzen, besonders im Frühjahr stattfindet?

Die Wirkung fluoreszierender Stoffe — also von Stoffen, die selbst leuchtend werden, solange sie beleuchtet werden, aber andere Strahlen als die auffallenden aussenden — scheint nur gering zu sein, die Bedeutung der Fluoreszenz überhaupt ist noch nicht hinreichend sichergestellt. Auch über die Rolle der Lipoide im Organismus sind weitere Untersuchungen abzuwarten.

§ 18. Wirkung der Röntgenstrahlen und der Radioaktivität.

Im Äther finden elektromagnetische Schwingungen statt mit verschiedenen Eigenschaften, die von ihrer Wellenlänge bedingt werden. Die Energie, die sich in den Strahlen fortpflanzt, ist zur Hälfte magnetischer, zur Hälfte elektrischer Natur. Je nach der Wellenlänge können wir diese Schwingungen in drei Gruppen einteilen, die nicht fließend ineinander übergehen, sondern durch Lücken getrennt sind: 1. Abgesehen von Schwingungen mit so großer Wellenlänge, daß sie nicht als Wellenbewegung zu beobachten sind, kennen wir die elektromagnetischen Wellen von HERTZ u. a. mit einer Wellenlänge von ein paar KM (drahtlose Telegraphie) bis zu ungefähr 0,6 cm. 2. Die dunklen, ultraroten Wärmestrahlen, das Licht und die chemischen ultravioletten Strahlen, mit einer Wellenlänge von ungefähr 0,006 cm (60 μ) bis zu 0,00001 cm (0,1 μ). Die sichtbaren Lichtstrahlen haben eine Wellenlänge zwischen 0,76 und 0,4 μ. Wärmewirkung findet im ganzen sichtbaren und unsichtbaren Spektrum statt. 3. Die Reihe der Röntgenstrahlen mit einer Wellenlänge von etwa 2.10^{-8}, d. h. 2 $\mu\mu$ (HAGA und WIND) oder 10^{-9} cm (SOMMERFELD und KOCH). Die elektromagnetischen Strahlen werden zurückgeworfen und gebrochen wie Lichtstrahlen; sie zeigen ebenso wie diese Interferenz- und Polarisationserscheinungen. Der Unterschied ist nur ein quantitativer.

Findet in einer GEISSLERschen Glasröhre mit verdünntem Gas (Luft) eine Funkenentladung statt, so treten eigentümliche Lichterscheinungen ein, die nach der Natur und der Verdünnung verschieden ausfallen. Enthält die Glasröhre etwa Luft von $^1/_{3000}$ Atm.-Druck, so leuchtet die Röhre in einem sanften rötlichen Licht, das von der Anode ausgeht, während die Kathode von einer bläulichen Lichthülle umgeben ist. Verdünnt man die Luft durch eine Luftpumpe allmählich weiter und nimmt damit der Widerstand für die Entladung ab, so zieht sich das Anodenlicht immer mehr auf die Anode zurück, während das Gebiet des Kathodenlichtes allmählich zunimmt. Bei einer bestimmten Verdünnung phosphoresziert das Glas, wo es von dem Kathodenlicht getroffen wird, d. h. es sendet ein Licht von anderer Farbe als die des auftreffenden Lichtes aus. Diese Kathodenstrahlen können mechanische Arbeit leisten, z. B. ein Schupprädchen aus Aluminium drehen. Sie bestehen aus kleinsten Körperchen, die man als negative Elektronen betrachtet, welche mit großer Geschwindigkeit von der Kathode aus fortgeschleudert werden. Diese korpuskulären Strahlen gehen durch gewisse Stoffe hindurch, welche für Licht undurchgängig sind, nicht aber durch Glas. Diese Kathodenstrahlen machen nun jede Stelle, auf die sie auftreffen (Antikathode), zur Quelle der Röntgenstrahlen. Man wendet gewöhnlich die Platinanode zugleich als Auffangstelle (Antikathode) für die Kathodenstrahlen, oder eine gesonderte Antikathode als Quelle der Röntgenstrahlen an. Die Röntgenstrahlen werden auf einer flachen Ebene diffus zurückgeworfen. Ihre Richtung wird nicht, wie die der Kathodenstrahlen, durch einen Magnet abgelenkt. Sie bestehen wahrscheinlich aus Gleichgewichtsstörungen des Äthers wie das Licht und die ultravioletten Strahlen, jedoch nicht aus regelmäßigen elektromagnetischen Schwingungen, sondern aus unregelmäßig auffolgenden Stößen, deren jeder viel kürzer dauert als eine Schwingung irgend eines ultravioletten Strahls. Diese Stöße rühren von den negativen Elektronen der Kathodenstrahlen her, die auf die Antikathode auftreffen.

Ohne auf weitere Einzelheiten einzugehen, bemerke ich noch, daß BECQUEREL 1896 fand, daß Uran und Uranverbindungen ununterbrochen Strahlen (BECQUEREL-strahlen) abgeben, welche Eigenschaft als Radioaktivität bezeichnet wird. Dann wurden Thor und Radium 1898 vom Ehepaar CURIE, später Aktinium (DE-BIERRE) und Emanium (GIESEL) nachgewiesen. Schließlich hat OTTO HAHN das Mesothorium entdeckt, das ähnliche Eigenschaften wie das Radium hat. Es ist das erste Umwandlungsprodukt des Thoriums und der Mutterstoff des Radiothors. Nach RUTHERFORD geht ein radioaktiver Stoff spontan, ununterbrochen, allmählich in einen anderen Stoff mit anderen Eigenschaften über, dieser Stoff kann weiter sich in einen dritten umwandeln usw. Man redet hier von „induzierter" oder „mitgeteilter" Aktivität oder „aktivem Beschlag". Man hat diese Wandlungsvorgänge der radioaktiven Stoffe noch nicht beeinflussen können. Die Aussendung von Strahlen ist wahrscheinlich als ein Teil dieser Umwandlungen aufzufassen. Man hat dabei folgende Strahlen nebeneinander unterschieden:

1. Die α-Strahlen, bei Radium zu $\pm 90^0/_0$. Sie stellen die Hauptmenge dar und bestehen wahrscheinlich aus fortgeschleuderten positiv geladenen ponderablen Teilchen (Heliumatomen), ebenso wie die Kanalstrahlen, die GOLDSTEIN entdeckte, indem er die Kathode durchbohrte und an das Löchelchen auf der von der Anode abgewendeten Seite ein zylindrisches Röhrchen lötete. Aus diesem Kanal oder Löchelchen ohne Röhrchen trat dann bläuliches Licht aus, das Fluoreszenzlicht erzeugte. Die α-Strahlen besitzen ein geringes Durchdringungsvermögen und werden, ebenso wie die Kanalstrahlen, durch magnetische und elektrische Kräfte in entgegengesetzter Richtung als die Kathodenstrahlen abgelenkt: sie bestehen somit aus positiv geladenen Teilchen.

2. Die ebenfalls korpuskulären β-Strahlen (etwa $9^0/_0$). Sie sind stärker durchdringend und scheinen aus negativen Elektronen zu bestehen wie die Kathodenstrahlen. Relativ langsame β-Strahlen bezeichnet man wohl als δ-Strahlen.

3. Die γ-Strahlen (etwa $1^0/_0$). Sie werden vom Magneten nicht abgelenkt und ebenso wie die Röntgenstrahlen als unregelmäßige elektromagnetische Stoßwellen im Äther betrachtet

Treffen diese α-, β- und γ-Strahlen auf Körper auf, so erzeugen sie, ebenso wie die Kanal-, Kathoden- und RÖNTGENstrahlen, Sekundärstrahlen.

Als Umwandlungsprodukte von Radium, Thor, Aktinium kennt man drei verschiedene Gase: Radium-, Thorium- und Aktiniumemanation. Durch diese Emanationen gehen radioaktive Eigenschaften von Radium usw. auf Körper über, mit denen sie sich einige Zeit in einem geschlossenen Raum finden. So fand LONDON, daß Radiumemanation, in Leitungswasser eingeführt, nach Entfernung des Radiums einen Frosch innerhalb einiger Tage tötet. Der Frosch ist dabei radioaktiv geworden. Legt man das tote Tier im Dunkeln drei Stunden auf einen schwarzen Umschlag mit lichtempfindlicher Platte, so bekommt man eine genaue Abbildung des Tieres Nach EMSMANN macht der Gebrauch von Thorium-X das Blut des Versuchstieres stark emanationshaltig. Diese mitgeteilte Radioaktivität kann von Bedeutung sein bei der Erklärung der während und nach der Radiumbestrahlung im Organismus eintretenden Veränderungen überhaupt. Nach Anwendung einer Thorium-X-Lösung ist Emanation in der ausgeatmeten Luft und im Harn (KENJI KOJO) nachgewiesen. Radiumemanation leuchtet im Dunkeln.

Was wissen wir von der Wirkung dieser Stoffe und Strahlen auf den Organismus? Sie können bei gewisser Dauer und Stärke der Einwirkung, bei gewisser Empfindlichkeit verschiedene Gewebe schädigen. Auch die γ-Strahlen sind nicht unschädlich, indem sie Kaninchen (nach Einwirkung in der Bauchhöhle) unter rascher Abmagerung zu töten vermögen (LAZARUS). Im allgemeinen besteht eine gewisse Übereinstimmung der Gewebsveränderungen, daneben aber auch Unterschiede.

Während die Angaben über die Wirkung von Röntgenstrahlen auf Pflanzen- und Bakterienwachstum strittig sind, wird das Bakterienwachstum durch radio- aktive Einwirkung gehemmt, bzw. die Bakterien abgetotet. Fermente und fermentahnliche Stoffe scheinen durch Radiumstrahlen in verschiedenem Sinne, Protozoen kaum beeinflußt zu werden, während letztere durch Röntgenstrahlen mehr oder weniger geschädigt werden. Nach E. SCHWARZ wachsen pflanzliche Samenzellen. bereits keimende Pflanzen und Eier von Ascaris megalocephala unter schwacher Rontgenbestrahlung rascher und stärker.

In allen diesen wie in den folgenden Fällen kommt es, auch zur Erklärung der Widersprüche, zunächst bzw ausschließlich auf Stärke und Dauer der Einwirkung und Empfindlichkeit an. Mit Hinsicht auf die Stärke der Einwirkung ist von Bedeutung, daß das Durchdringungsvermogen (die Durchschlagskraft) der korpuskulären Strahlen um so geringer ist, je größer das spezifische Gewicht (Dichte) des bestrahlten Körpers und je geringer die Geschwindigkeit der Strahlen ist (J. J. THOMSON). Die Röntgenstrahlen sind um so durchdringender, um so „härter", von je schnelleren Kathodenstrahlen sie stammen und je luftleerer die Rohre ist. Im allgemeinen dürfen wir ferner eine Nahwirkung als stärker wie eine Fernwirkung, ceteris paribus, betrachten, so auch eine Wirkung in den oberflächlichen Gewebsschichten als stärker wie in den tieferen, welche die Strahlen, abgeschwächt durch Absorption und Verteilung, erreichen.

Wir dürfen im allgemeinen die beim Menschen und Versuchstier durch Strahlenwirkung hervorgerufenen Erscheinungen folgendermaßen zusammenfassen: Bei gleicher Empfindlichkeit, wenigstens in gleichen Geweben, entsteht je nach der Stärke und Dauer (Wiederholung!) der Einwirkung, von der schwächsten ab:

1. Hyperämie, die schon in den ersten 24 Stunden auftreten kann und wohl als „Vorreaktion" angedeutet wird. Sie kann sich zu Erythem mit Schwellung der Haut, Jucken oder Brennen, mit Ausfall der Haare, mit Blasenbildung bzw. Ekzem steigern. Die Blasenbildung ist schon Folge von 2. seröser Exsudation, welche die Schwellung vermehrt. 3. Entzündung mit Leukozytenaustritt und, bei langerer Dauer, deutlicherer Bindegewebsneubildung. 4. Nekrobiotische Vorgänge, oberflächliche Gewebsverluste. 5. Nekrose mit tiefgehender Geschwürsbildung. Diese Veränderungen sind nicht immer scharf getrennt, sondern bei längerer Dauer, häufigerer Einwirkung, vielmehr nebeneinander zu erwarten, wie bei anderen chronischen Entzündungen, weil dann das Verhaltnis von Reizstärke zu Reizbarkeit in den verschiedenen Teilen ein anderes zu sein pflegt (§ 69). Es ist also die gleiche Reihe von Gewebsveränderungen, denen wir bei allerlei chemischen und physikalischen Schädigungen (auch durch das Licht) wiederholt begegnen. Es ist somit durchaus kein Widerspruch mit obigen Befunden, daß nach E. SCHWARZ schwache Röntgenbestrahlung die Überhäutung granulierender Wunden beschleunigt.

Die tiefen Geschwüre bei der Röntgendermatitis zeigen sehr geringe Neigung zur Heilung. Thrombosen und Verdickung der Gefäßintima beeinträchtigen wahrscheinlich den Kreislauf und damit die Heilung. Außerdem kommt aber unmittelbare Schädigung der Zellen in Betracht. Nach wiederholter Bestrahlung, wie bei den Radiologen, wird die Haut spröde und trocken, die Oberhaut erweist sich als verdickt. Die chronische Röntgendermatitis kann ohne akute Vorstufe allmählich auftreten. UNNA erwähnt dann Hyperkeratose, Schwund der Haarbälge und Drüsen, Gefäßerweiterungen, Anhäufungen von Plasmazellen und Verlust von kollagenem Gewebe. Wiederholte Bestrahlung kann nicht nur zu Röntgendermatitis, sondern auch zu Hautkrebs führen. Wir können uns dies in verschiedener Weise denken: Zunächst ist moglich, daß die Röntgendermatitis von Krebs gefolgt wird, ähnlich wie das Xerodcrma pigmentosum und die Seemannshaut (vgl. S. 458).

Oder der Krebs entsteht aus einer atypischen Epithelwucherung im Boden eines Geschwürs. In beiden Fällen aber wird das zu Krebs auswachsende Epithel wahrscheinlich durch die Röntgenstrahlen zu vermehrtem Wachstum angeregt. Darauf weisen einige Beobachtungen hin. So habe ich (1903) einen Lippenkrebs und einen Krebs der Wangenschleimhaut mikroskopisch untersucht, die erst nach vielfacher Röntgenbestrahlung operativ entfernt wurden. Während der oberflächliche Teil der Geschwulst nekrotisch war, wuchs der Krebs in der Tiefe, in serös entzündetem Gewebe, rasch weiter, wie sich aus zahlreichen Kernteilungsfiguren schließen ließ. Die tieferen Zellen wurden von abgeschwächten Strahlen getroffen und zu stärkerem Wachstum angeregt. Daraus ergab sich die Warnung zu größter Zurückhaltung bei der Behandlung tiefer Krebse. Die spätere Erfahrung, daß eben oberflächliche Krebse durch Röntgen- oder Radiumbestrahlung heilbar sind, stimmt damit überein. Auch die Erfahrung, daß Fernbestrahlung eines Impfkrebses bei einer Maus mit 100 mg Mesothor von raschem Wachstum, Geschwursbildung und Metastasen gefolgt wurde, während Nahbestrahlung eines solchen Krebses bei einer anderen Maus Nekrose und Schwund der Geschwulst bewirkte (P. LAZARUS).

Radiumbestrahlung erregt ebenfalls eine Hautentzündung, obwohl anscheinend nicht so rasch wie Röntgenstrahlen — man hat aber die Stärke, meines Wissens, nicht sicher gleich genommen. So sah GOLDBERG am dritten Tag nach Anwendung von 75 mg Radiumbromid während drei Stunden auf dem Vorderarm eine Hautrotung. Später bildete sich eine Blase, die sich am fünften Tage in ein Geschwür verwandelte, welches erst nach mehreren Monaten zur Heilung gelangte. Um die glatte Narbe herum entstand Hypertrichose. Bei weißen Mäusen fand er akute Hyperämie, nekrotisches Epithel, Verödung der Haarfollikel und Infiltration des Rete MALPIGHII durch Leukozyten. LONDON sah nach Anwendung von 18 mg Radium , in einer kleinen Schachtel verschlossen, auf dem Unterarm schon nach einer Viertelminute einen dauernden rotbraunen Hautflecken.

OBERSTEINER hat durch Bestrahlung von 36 Mäusen während 1—4 Tagen Krämpfe, Opisthotonus, Drehbewegungen, Mono- und Paraplegien usw. beobachtet. Bei der Autopsie wurde Hyperämie des Gehirns und stellenweise Blutaustritte und entzundliche Veränderungen im Kleinhirn gefunden. Radiumröhrchen, in der Gegend des Gehirns oder des Rückenmarks bei Mäusen und Kaninchen unter die Haut eingeführt, bewirken schon nach drei Stunden Lähmung und Ataxie (LONDON). Mause werden unter Atemnot durch Radium getötet.

Mehrere Forscher (BOHN, PERTHES, SCHAPER u. a.) haben durch Bestrahlung verschiedenartiger Eier Mißbildungen hervorgerufen.

Wir haben bisher die Empfindlichkeit als gleich vorausgesetzt. Dies trifft jedoch nicht immer zu. Allerdings sind die Angaben über die Empfindlichkeit verschiedener Gewebe manchmal nicht beweisend. So z. B. wird mitunter die Empfindlichkeit eines Gewebes an der Dicke der vom Radium geschädigten Schicht beurteilt. Dies wäre aber nur dann richtig, wenn die Durchgängigkeit verschiedener Gewebe für radioaktive Strahlen dieselbe oder wenigstens der Empfindlichkeit des nämlichen Gewebes gleich wäre, was nicht erwiesen ist.

Dies müssen wir bedenken bei den Bestimmungen von HOROWITZ, der Radium in Glasröhrchen in die einzelnen Organe einführte, wobei sich Nervengewebe, lymphadenoides Gewebe, die Geschlechtsdrüsen, die Leber und das Netz als die am meisten geschädigt fanden. Dann folgten Niere, Nebenniere, Muskel, Knorpel, Gefäße und an letzter Stelle Speicheldrüse, Pankreas und Schleimhäute. Nekrose, Atrophie und Entzündung traten dabei auf, und zwar immer zunächst Hyperämie und Entzündung.

Im allgemeinen scheinen die Milz und lymphadenoides Gewebe sowohl gegen Röntgen- wie gegen Radiumstrahlen sehr empfindlich zu sein. So sah H. HEINEKE nach unmittelbarer Bestrahlung der Darmwand- und Milzfollikel von Meerschweinchen und Kaninchen während fünf Sekunden mit 20 mg Radiumbromid schon ausgedehnte Kernzerstörungen. Bestrahlung der Bauchhaut während einer Stunde zerstörte Lymphozytenherde im Innern der Bauchhöhle. Filtrierung der Strahlen durch 3 mm Blei schwächt ihre Wirkung auf Lymphozyten relativ wenig ab. Dies stimmt mit der älteren Erfahrung überein, daß Röntgenstrahlen, die (bei Bestrahlung des Körpers) schon durch die Haut usw. abgeschwächt sind, trotzdem rasch die Lymphozyten aus dem Blute jagen und lymphadenoides Gewebe durch Nekrose mit Karyorrhexis zum Schwund bringen (Follikel der Milz, Lymphdrüsen und Lymphknötchen). Das Stützgewebe der Milz nimmt dabei (relativ?) zu, und das Organ wird pigmentreich. Es kann somit nicht wundern, daß die Lymphozyten aus dem Blute schwinden, woselbst sie wahrscheinlich auch untergehen. Die Megakaryozyten und neutrophilen Leukozyten des Knochenmarks bleiben länger be-

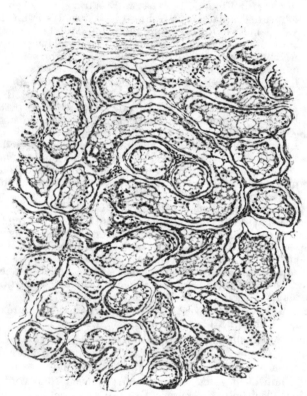

Abb. 32. Schwund der Kanälchenepithelien mit Erhaltenbleiben der SERTOLIschen Zellen (die keine Samenfaden bilden) im Hoden eines zweijahrigen Rehbocks; der Hoden war 3 Monate zuvor mit 10 HOLZKNECHT-Einheiten bestrahlt, wobei die RÖNTGEN-Röhre in einer Entfernung von 15 cm vom Skrotum des in Ruckenlage fixierten Tieres eingestellt wurde (nach TANDLER und GROSZ).

stehen. Diesen Beobachtungen schließen sich die Besserungen (nicht Heilung) von Leukämie und „lymphatischen Geschwülsten" an. Die weißen Blutkörperchen nehmen bei Leukämie durch Röntgenbestrahlung an Zahl, die vergrößerten Organe an Umfang ab. Und es liegen mehrere Beobachtungen vor von angeblich dauerndem Schwund einer chronischen „lymphatischen" Schwellung von Lymphdrüsen, ja von Schwund eines kleinzelligen Sarkoms, das ich selbst mikroskopisch feststellte. Auch das Lymphogranulom soll günstig durch Röntgenstrahlen beeinflußt werden.

Bei Mäusen haben BOUCHARD, CURIE, BALTHAZAR Hypoleukozytose beobachtet.

Die normalen Geschlechtsdrüsen scheinen besonders empfindlich zu sein. Azoospermie hat man beobachtet bei Radiologen, ferner Menstruationsstörungen.

Man hat bei Tieren durch Bestrahlung die Schwangerschaft unterbrochen oder verhindert. Corpora lutea werden bei Mäusen wenig beeinflußt, Follikel aber zum Schwund gebracht.

Hiermit haben wir zugleich Beispiele gegeben von einer besonders großen Empfindlichkeit pathologischer Zellen. Diese durfen wir auch annehmen, wenn wir einen oberflächlichen, mikroskopisch festgestellten Hautkrebs durch Röntgen- oder Radiumbestrahlung schwinden sehen, ohne merkbare Schädigung des die Krebsstränge umgebenden Bindegewebes.

Die Beeinflussung des Stoffwechsels durch Bestrahlung hat man noch nicht hinreichend untersucht.

Obige und ähnliche Daten sind sehr wertvoll. Sie berechtigen jedoch noch nicht zu einer genauen Vergleichung der Empfindlichkeit der verschiedenen Zellen und Gewebe, weil ja Dauer und Stärke der Einwirkung in den verschiedenen Fallen nicht sicher gleich waren.

Man hat, wie schon einige Beispiele im obigen andeuteten, Röntgenstrahlen und Radioaktivitat als Heilmittel angewendet. Auch Lupus, Trachom, manche Warzen, Keloide, chronische Hautentzündungen hat man geheilt oder verbessert. Außerdem hat man auch den Emanationen Aufmerksamkeit geschenkt und, nachdem man die Radioaktivität vieler Quellwasser festgestellt hatte, auch künstlich radioaktives Trinkwasser hergestellt, um damit den erkrankten Organismus zu beeinflussen. Auch hier kommt es auf Dauer und Starke (Dosierung) mit Hinsicht auf die individuelle Empfindlichkeit an.

Wie die RÖNTGEN- und Radiumstrahlen das Gewebe bzw. den Organismus beeinflussen, wissen wir nicht. Ob in der Tat Lipoide als Angriffspunkte im Vordergrund stehen, wie einige Forscher annehmen, müssen weitere Untersuchungen lehren. Die Beeinflussung des Stoffwechsels, etwaige Bildung giftiger Stoffe dabei usw. erheischt Nachforschung, bevor wir zu irgend einem Urteil uns für berechtigt erachten dürfen.

§ 19. Elektrische Ströme.

Eine (schadigende) Wirkung der ruhenden Elektrizitat auf den Organismus ist nicht bekannt (BORUTTAU, vgl. jedoch § 20). Was wir von Wirkungen der Elektrizität auf den Organismus wissen, bezieht sich auf elektrische Ströme und auf die Wirkung einer plötzlichen Entladung eines Kondensators (Fulguration). Diese kommt beim Organismus vor, der durch einen Blitzschlag getroffen wird.

Bei dem „vom Blitz getroffenen" Menschen ist aber auch, wenn nämlich Veranderungen der Körperoberflache fehlen, die Möglichkeit zu berücksichtigen, daß er nicht von einem Blitzschlag, sondern durch den sogenannten „Ruckschlag" geschadigt wurde, d. h. durch die plötzliche Entladung oder Ladung, die sein Körper erfahrt, wenn ein Gegenstand in seiner Nahe vom Blitz getroffen wird. Wir lassen diesen Fall weiterhin außer Betracht.

Wodurch der Blitzschlag den Menschen oder das Tier totet, wissen wir nicht. Durch Lahmung des Atmungs- oder eines anderen lebenswichtigen Zentrums oder durch Vagusreizung oder durch Schadigung des Herzens oder der Herzganglien? Die Bedeutung der von JELLINEK beim Menschen sowie bei Tieren nachgewiesenen miliaren Blutungen im Zentralnervensystem ist noch nicht klar. Übrigens sind die inneren Organe meist mehr oder weniger blutreich (durch akute Stauung?), wobei kapillare Blutungen vorkommen können. Ferner findet man auch wohl Blutungen in der Haut und sowohl in wie aus Schleimhäuten, sodann haufig Versengung oder Verbrennung der Haare und der Haut und gar löcherförmige Gewebszerstörungen. Der Verlust kann sich, wenn der Getroffene am Leben bleibt, noch vergrößern. Die

Heilung erfolgt jedenfalls in der Regel langsam. Bemerkenswert sind die Blitzfiguren (LICHTENBERG) auf der Haut: zickzackartige oder baumförmige rote Figuren, die nach einigen Stunden verschwinden, und, wenigstens größtenteils, Schädigung der Gefäßwände oder der Gefäßinnervation zuzuschreiben sind.

Wird der Kopf getroffen, so erfolgt meist sofort der Tod. Blitzschläge mit Schädigung der Extremitäten sind hingegen selten gefährlich. In den nicht tödlichen Fällen tritt oft Bewußtseinsverlust ein, der einige Stunden anhalten kann. Konvulsionen können dabei auftreten. Häufig bleiben Lähmungen einige Zeit bestehen. Diese Befunde vermögen wir noch nicht zu deuten.

Die Wirkung des Gleich- und des Wechselstroms ist von Physiologen untersucht, so von VERWORN (Protozoen), wahrend HERMANN die galvanotaktischen Erscheinungen an Froschlarven und Fischembryonen entdeckte. Die Wirkung des elektrischen Stromes auf den Organismus ist abhängig von seiner Dauer und Stärke einerseits und der individuellen Empfindlichkeit andererseits. Es kommt dabei nämlich an auf die Stärke des Stromes im Körper, der durchaus nicht der Stromstärke ohne Einschaltung des Körpers gleich ist, weil ja der Widerstand der Haut und anderer Gewebe verschieden groß sein kann. Wir müssen das immer bedenken.

Die Wirkung des elektrischen Stromes im Organismus beruht, wenigstens zum Teil, auf elektrolytischen Zersetzungen. Taucht man die nadelförmigen Platinelektroden einer Batterie in frisches Hühnereiweiß, so wird die Reaktion am positiven Pol sauer, am negativen alkalisch. Die gleichen Reaktionen treten auf, wenn man die Nadeln beim Versuchstier in einen Muskel oder in die Leber einsticht. Um die Kathode verflüssigt schließlich das hochrote Gewebe, um die Anode tritt Gerinnung ein, während das Gewebe fester wird und sich grau verfärbt. Um die Kathode entwickelt sich Wasserstoff, um die Anode Sauerstoff. In allen tierischen Geweben tritt durch Elektrolyse eine Zerstörung ein, die mit der Dauer und der Stärke des einwirkenden Stromes gleichen Schritt hält. Je weicher und je reicher an Flüssigkeit das Gewebe ist, um so stärker ist die elektrolytische Wirkung. Im lebenden Gewebe ist sie schwächer, was schon aus der Blutdurchströmung erklärlich ist. Um beide Elektroden tritt dann Nekrose ein, sei es auch in verschiedener Form (Verflüssigung bzw. Gerinnung). Allmählich gesellt sich Entzündung hinzu, wobei Entartungen verschiedener Art auftreten (vgl. ESCHLE).

Die elektrolytischen Veränderungen der Haut sind Ätzwunden (§ 22a) durch Alkalien (Kathode) bzw. durch Säuren (Anode) gleich. In dem zwischen den Elektroden liegenden Gewebe hat man keine chemischen Veränderungen nachweisen können. Das Auftreten von Geschmacksempfindungen beim Aufsetzen der Elektroden auf die Wangen weist aber auf eine Wirkung auch in gewissem Abstand hin. Und der Elektrotonus des Nerven überhebt die Wirkung auch zwischen den Elektroden über jeden Zweifel. Es ist aber durchaus nicht gesagt, daß die elektrotonischen und anderen Wirkungen des Gleichstromes ausschließlich elektrolytischer Natur sind.

Der Wechselstrom hat wahrscheinlich eine viel schwächere elektrolytische Wirkung, was sich aus dem fortwährenden Wechsel und der kurzen Dauer der einzelnen Ströme erwarten läßt. Die zur Beurteilung erforderlichen Daten fehlen aber.

Die Kenntnis der Wirkung eben der schwächeren und schwächsten Ströme und Potentialunterschiede kann sich von großer Bedeutung für das Verständnis gewisser physio- und pathologischer Vorgänge erweisen. Es ist doch sehr wohl möglich, daß Aktionsströme in einem Organ oder Zelle sowie Ströme und Potentialunterschiede infolge von Verletzung oder allgemeiner gesagt: von örtlich beschränkter Schädigung, wichtig sind für die Vorgänge in dem betreffenden Gebiet.

Zahlreiche Unglücksfälle (vgl. Jellinek) durch Berührung von industriellen Stromleitungen haben die gröberen Veränderungen durch starke Wechselströme kennen gelehrt. Nicht nur Stromstarke und Dauer, sondern auch die Richtung, in der der Strom durch den Körper geht, sind dabei von Bedeutung. Letzteres erklart sich zum Teil aus dem verschiedenen Leitungswiderstand der verschiedenen Gewebe. Ströme, die durch beide Arme gehen, sind weniger, und solche durch die Brust oder durch Arm, Rumpf, Bein noch weniger schadlich als Ströme, welche durch den Kopf oder Hals, Rumpf, Arm oder Bein gehen. Von Bedeutung ist somit die Durchströmung des Kopfes oder Halses. Wechselströme sind gefahrlicher als Gleichströme, und zwar sollen erstere mehr Herz oder Atmung lähmen — die Rolle des Schocks (§ 119) bei solchen Unfallen wird von manchen Seiten hoch angeschlagen — während der Gleichstrom mehr gewebezerstörend wirkt. Durch den Wechselstrom kann das Herz ins Flimmern geraten, so daß der Tod oder vielmehr (D'Arsonval) Scheintod eintritt.

An den Elektroden tritt oberflachliche oder tiefere Verbrennung auf, das Bewußtsein schwindet sofort und der Tod kann sofort erfolgen. In gunstiger verlaufenden Fällen dauert die Bewußtlosigkeit einige Stunden oder länger. Schmerz scheint, wenigstens zum Teil, heftigen Muskelzusammenziehungen zuzuschreiben zu sein. Der Tod tritt meist ein durch Wechselstrome von 400 bis 500 Volt oder Gleichstrom von 1500 Volt. Wechselströme mit einer niedrigen Wechselzahl sind gefahrlicher als solche mit einer hohen, wie z. B. Elektrokutionen dargetan haben. Teslaströme (Wechselströme von sehr hoher Spannung und sehr großer Wechselzahl, deren Oszillationsdauer nur Millionstel einer Sekunde beträgt) sind weniger gefahrlich.

Verschiedenheiten der Empfindlichkeit bei verschiedenen Tierarten und bei verschiedenen Individuen derselben Art erklaren sich wahrscheinlich, wenigstens zum Teil, aus Verschiedenheiten des Leitungswiderstandes.

§ 20. Atmosphärische Faktoren. Wetter und Klima.

Die in diesem Kapitel besprochenen Faktoren machen sich in verschiedenem Grade und in verschiedenem Mischungsverhältnisse in der Atmosphäre geltend. Je nach der Sonnenbelichtung, dem Warmegrad der Luft, der absoluten und relativen Luftfeuchtigkeit, dem Luftdruck, der Bewegung der Luft (Winde), der Gestaltung und Menge der Wolken, den Niederschlägen (Regen, Schnee, Nebel) kann der Zustand der Atmosphäre großere oder geringere örtliche und zeitliche quantitative Verschiedenheiten aufweisen. Jene Faktoren nennt man meteorologische Elemente. Zu diesen sind aber höchstwahrscheinlich auch der elektrische Zustand und radioaktive Eigenschaften des Luftkreises zu rechnen. Letztere sind radioaktiven Stoffen zuzuschreiben, die vielfach im Boden vorkommen. Auf die Eigenschaften des Luftkreises sind ferner Bewaldung, Bodenbeschaffenheit, Nähe von Flüssen und Meeren, Dichte und Beschäftigung der Bevölkerung (Industrien) von Einfluß.

Den Zustand der Atmosphäre an einem gegebenen Augenblick und einem gegebenen Ort nennen wir Wetter. Verschiedene Konstellationen der meteorologischen Faktoren bedingen die vielfachen Schattierungen des Wetters. Der durchschnittliche Zustand des Luftkreises, die durchschnittliche Beschaffenheit des Wetters in den verschiedenen Jahreszeiten, mit Beachtung gelegentlicher jäher oder allmählicher Wechsel an einem Ort oder in einer Gegend, nach jahrelanger Beobachtung bestimmt, stellt das Klima dar. Ein richtiges Verständnis des Wetters ist ohne Kenntnis des örtlichen Klimas ebensowenig möglich wie das Umgekehrte. Die Meteorologie beschäftigt sich mit beidem.

Schon lange hat man sowohl gewissen Witterungszustanden wie gewissen Klimaten Einfluß auf den gesunden bzw. kranken Organismus zugeschrieben. Bis jetzt fehlt es aber an exakten Angaben. Diese sind durch mehrere Umstände zurzeit schwer. So ist zunächst die Inkubationsdauer der Pneumonie, wie wir auf Grund der verschiedenen Inkubationsdauer der traumatischen Lungenentzündung erwarten müssen, und so auch die der Bronchitis, ebensowenig immer gleich wie die anderer Infektionskrankheiten. Wir werden somit oft oder gar meist nicht imstande sein, den Augenblick anzudeuten, wo die Witterung schädigend einwirkte. Sodann sind manchmal andere, nichtmeteorologische Faktoren im Spiele, welche man auch bei einer statistischen Untersuchung in Rechnung ziehen müßte. Sie sind, obwohl verbreitet, doch individueller Natur. Ich meine die dürftige Ventilation der Wohnung, die zu starke Heizung, den oft schroffen Unterschied zwischen der Lufttemperatur und der Luftfeuchtigkeit innerhalb und außerhalb der Wohnung im Winter und Frühling, mitunter auch im Herbst, auch die unzweckmäßige Kleidung und unvorsichtige Änderung der Kleidung bei wechselndem Wetter.

Schließlich hat man allerdings den Einfluß der meteorologischen Faktoren zu bestimmen gesucht, dabei aber jedesmal nur einen Faktor angedeutet und nicht gleichzeitig alle meteorologischen Elemente und ihre Veränderungen berücksichtigt. Und dies ist doch eine unabweisbare Forderung, damit man die erforderliche Zahl Gleichungen bekommt, aus denen sich die Unbekannten lösen ließen oder eine bestimmte Konstellation herausfinden ließe. Es kann denn auch nicht wundernehmen, daß verschiedene Forscher einen anderen Eindruck gewonnen haben, und daß als von großer Bedeutung für die Entstehung von Lungenentzündung angegeben werden: 1. plötzlicher Wechsel der Luftfeuchtigkeit, 2. niedere Lufttemperatur bei hoher Luftfeuchtigkeit, 3. hoher Luftdruck mit Lufttrockenheit, 4. rascher Temperaturwechsel, 5. feuchte, kalte Ost- und Nordwinde, 6. plötzlich starkes Sinken eines anhaltend hohen Barometerstandes, 7. sehr niedriger Luftdruck und sehr niedrige Luftfeuchtigkeit, 8. gewisse Lufttemperatur und Windrichtung, 9. geringe Sonnenscheindauer, nachdrücklich widersprochen von HESSLER. Nun ist es gewiß wohl möglich, daß verschiedenartige Faktoren oder Konstellationen von Faktoren die Entstehung von Pneumonie oder Bronchitis begünstigen. So kühlt trockene kalte Luft viel weniger ab als feuchte der gleichen Temperatur, weil letztere die Wärme besser leitet. Sie weckt eine größere Kälteempfindung. Ferner nimmt Abkühlung durch Konvektion (Bewegung der erwärmten Luft) innerhalb gewisser Grenzen mit der Geschwindigkeit der Luftbewegung zu. Wird der Körper mit durchnäßten oder ungenügenden Kleidern einem kalten, rauhen, feuchten Winde ausgesetzt, so wird eine schädigende Wirkung durch Erkältung verständlich. Es ist aber die Frage, ob in obigen Fällen Erkältung vorlag. Obige Übersicht zeigt jedenfalls genügend die Subjektivität der Urteile. Es ist eine verschiedene Wirkung in den einzelnen Fallen allerdings nicht ausgeschlossen. So scheint mir ein rauher Ost- oder Nordostwind in Holland die Schleimhaut der oberen Luftwege zu schädigen, so daß bei chronischer Schleimhautentzündung der EUSTACHIschen Röhre oder der Bronchien eine Verschlimmerung, namentlich zunächst eine stärkere Hyperämie, eintritt.

Ein anderes Beispiel ist der Sommerdurchfall der Säuglinge und auch wohl älterer Kinder. Wie und wodurch entsteht er? Ist er dem Gebrauch zersetzter Milch oder Milchprodukte oder anderer schädlichen Nahrungsmittel zuzuschreiben? Oder kommt noch Warmestauung in schlechtventilierten Wohnungen oder Erkältung durch Zugluft bei ungenügender Bedeckung der feuchten Körperoberfläche in Betracht? Man verwechselt oft ohne weiteres Erkältung mit sonstiger atmosphärischer Schadigung, indem man in unberechtigter Weise pars pro toto nimmt.

Besonders mit Hinsicht auf die Lebensäußerungen der auf der Erde lebenden Organismen erheischen der elektrische Zustand und radioaktive

Wirkungen Beachtung. Schon 1902 habe ich darauf hingewiesen, daß Störungen des elektrischen Zustandes der Atmosphäre, die ich an einem sehr empfindlichen Galvanometer verspüren konnte, mit Verschlimmerung von Neuralgien und anderen krankhaften, besonders „nervösen" Störungen, von Colica mucosa, einhergehen. Allerdings ist die Frage unbeantwortet, ob die Änderungen des elektrischen Zustandes oder andere gleichzeitige Veranderungen jenen Einfluß auf den Menschen ausüben. Es hat sich in der letzten Zeit herausgestellt, wie mannigfaltig und verwickelt die elektrischen Vorgänge in der uns umringenden Luft sind. Auch die Möglichkeit radioaktiver Wirkungen ist zu beachten sowohl bei der Entstehung wie auf den Verlauf gewisser Krankheiten (§ 49).

Daß auch die verschiedenen Klimate den lebenden Organismus verschieden beeinflussen, wird wohl von keinem Arzt bezweifelt. Allein man ist über die Natur und den Grad dieser Wirkungen nicht einig.

Man unterscheidet: 1. Das tropische Klima in der heißen Zone zwischen den beiden Wendekreisen. Die Mitteltemperatur ist sehr hoch und zeigt geringe jährliche aber bedeutende tägliche Änderung; eine große Menge Wasserdampf bildet sich. Die Windverhältnisse sind regelmäßige und zu bestimmten Zeiten des Jahres fällt auf dem Land eine beträchtliche Regenmenge. Es umfaßt die Region der Passate und Mussone. 2. Das gemäßigte Klima zeigt eine jährliche Mitteltemperatur von 25⁰ bis 0⁰ und 3. das kalte Klima von 0⁰ und darunter. In diesen Klimaten wird, je weiter man sich vom Äquator entfernt, die jährliche Änderung der Temperatur durchschnittlich größer, die Menge des Wasserdampfes durchschnittlich geringer, die Windverhältnisse unregelmäßiger, der Niederschlag schwächer und ungleichmäßiger verteilt.

Von einem anderen Gesichtspunkt aus unterscheidet man 1. das Höhenklima und 2. das Tieflandklima. Ersteres ist dem kalten Klima ähnlich, doch weniger veränderlich. Es zeichnet sich aus durch Trockenheit mit ihren Folgen (s. unten), niedrigere Temperatur und niedrigeren Luftdruck als im Tiefland, durch stärkere Wirkung der Sonnenstrahlen. Die Bewohner der Berge sind außerdem zu starken Körperanstrengungen beim Bergan- und Bergabsteigen gezwungen. Das Tiefenklima kann dem Küstenklima (s. unten) gleich sein, weicht aber in größerer Ferne vom Meer davon ab.

Wieder von einem anderen Gesichtspunkt aus: 1. Das See- bzw. Küstenklima und 2. das kontinentale oder binnenländische Klima. Das Seeklima ist in den temperierten Zonen und zum Teil auch in der kalten Zone durch relativ hohe Wintertemperatur, große Feuchtigkeit, starke Winde, zumal im Winter, viel Niederschlag und dichte Bewölkung ausgezeichnet. Die Nähe des Meeres, das durch warme Meeresströme, besonders an den Westküsten Europas, als ein Regulator der Temperatur wirkt, Seewinde, das Abgeben von Dämpfen erklären diese Verhältnisse. Die Temperatur ist eine gleichmäßigere, indem die Warme tiefer ins Wasser als in den Boden eindringt. Die Wärmeausstrahlung ist nachts und in den kühlen Jahreszeiten geringer als auf dem Lande. Seewinde wehen wahrend des Tages, Landwinde nachts. Die Belichtung ist stark, der Luftdruck hoch mit starken Schwankungen. Das Seeklima regt den Stoffwechsel an (BENEKE, LÒWY u. a.) und beruhigt im allgemeinen das Nervensystem. Allerdings regt es manche Individuen im Gegenteil auf. Aber nicht alle Orte mit Seeklima sind gleich warm und auch in anderen Hinsichten gleich.

Das kontinentale Klima in der gemäßigten und zum Teil kalten Zone unterscheidet sich durch trockene Luft und damit zusammenhängend einen warmen Sommer, kalten Winter, klaren Himmel, wenig Niederschlag und durch bedeutende jährliche und tägliche Änderungen der Temperatur. Die Trockenheit der Luft (infolge der Meeresferne) bedingt die starke Wärmewirkung der Sonne im Sommer und die starke Wärmeausstrahlung im Winter und die übrigen Erscheinungen. Die Ausdehnung des Landes im Verhältnis zur Meeresfläche entscheidet, ob Land- oder Seeklima herrscht. Landklima findet man z. B. in Sibirien. Auch das Wüstenklima ist Landklima. Im größten Teil Europas findet man ein gemischtes See- und Landklima, wobei je nach der Meeresferne das eine oder das andere überwiegt.

Die Seeluft ist rein und keimfrei, die Waldluft meist auch. Übrigens kann die Luft über und in Großstädten, in sumpfigen Gegenden usw. mehr oder weniger verunreinigt oder gar verdorben sein. Im Walde (Waldklima) ist das Temperaturmaximum um 4° C niedriger, das Temperaturminimum um 2° höher als im Freien, durch langsamere Erwärmung und langsamere Abkühlung der Waldesluft. Die relative Luftfeuchtigkeit (das Verhältnis des beobachteten Dampfdruckes zum Dampfdruck der mit Wasserdampf gesättigten Luft bei derselben Temperatur) ist im Walde größer Die Waldluft ist ferner reicher an Ozon und der Wald schützt mehr oder weniger gegen Winde, deren Richtung es zu beeinflussen vermag.

Die Bedeutung dieser klimatischen Unterschiede für die Gesundheit und für die Entstehung und den Verlauf von Krankheiten ist noch sehr wenig bekannt. In gewissen Gegenden oder Zonen kommen Krankheiten vor, die in anderen nur ausnahmsweise, und zwar nur von den zuerst genannten aus verschleppt, angetroffen werden. Das sind z. B. manche Tropenkrankheiten. Allerdings ist dabei eine unmittelbare Beeinflussung des Menschen durch das Klima zu unterscheiden von der Beeinflussung durch eine besondere Lebweise, die mit dem Klima zusammenhängt (Kleidung, Nahrung), und von Schädigung durch Parasiten, die nur in bestimmten Gegenden vorkommen usw. Das Auftreten oder Fehlen einer Krankheit in bestimmten Gegenden kann ja von solchen Faktoren bedingt sein. Was z. B. die Verteilung der Pest bedingt, ist noch nicht hinreichend aufgeklärt. In Form einer Epidemie hat diese Seuche einigemal in Europa gewütet. Die Übertragung durch Insekten, ebenso wie beim Rückfallfieber, lenkt die Aufmerksamkeit auf die Lebensbedingungen dieser Tierchen hin. Eine verdorbene, giftige Nahrung kann eine Erkrankung in bestimmten Gegenden bewirken. So hat man manchmal eine endemische Mutterkornvergiftung in bestimmten Gegenden Rußlands beobachtet. Die Pellágra in Italien (S. 136) wird giftigem, verdorbenem Mais zugeschrieben, manche Forscher betrachten die Beriberi als eine Reisvergiftung (§ 24 c) usw. Das Klima hat vielleicht einigen Einfluß auf das Wachstum des Mutterkorns und auf die Giftbildung in Mais, Reis usw. Jedenfalls wird dann aber der Mensch höchstens nur mittelbar durch das Klima geschädigt.

Gegenüber diesen Krankheiten gibt es andere, die vom Klima oder von Witterungszuständen beeinflußt werden. Dazu gehören Katarrhe der oberen Luftwege. Diese kommen besonders an den Nord- und Ostseeküsten vor (SCHWARTZE u. a.). Auch Gelenk- und Muskelrheumatismus kommen angeblich dort viel vor, obwohl genaue statistische Daten meines Wissens nicht vorliegen. Wir haben oben schon erwähnt, daß Ost- und Nordostwinde Katarrhe der oberen Luftwege anfachen, obwohl wir noch nicht wissen, wie, und nur angeben können, daß bald Hyperämie ihrer Schleimhaut auftritt, bzw. eine bestehende Hyperämie zunimmt. Der Einfluß des Klimas bzw. des Wetters auf den körperlichen und geistigen Zustand kann bedeutende individuelle Unterschiede aufweisen: Die Leistungsfähigkeit kann durch ein Klima zu- oder abnehmen. So ermüdet man im allgemeinen im Tiefland eher als im Höhenklima (innerhalb gewisser Grenzen, s. unten). DURIG, ZUNTZ und H. VON SCHRÖTTER konnten allerdings weder im Höhenklima noch im Seeklima Änderungen von Puls, Blutdruck und Körpertemperatur nachweisen, die sich in bezeichnendem Maße uber das Individuelle erhoben. Es gibt aber nicht wenig Leute, die, wenn sie aus dem Tiefland rasch nach dem Harz reisen, unregelmäßige Herztätigkeit, Erbrechen, Durchfall bekommen. Ja, ähnliche Erscheinungen habe ich sogar bei Frauen und Kindern beobachtet, die sich von Rotterdam nach Scheveningen oder nach Bonn am Rhein begaben, so daß sie zur Rückkehr gezwungen wurden. Es handelt sich da wohl um individuell große Empfindlichkeit, ohne daß klinisch sonst Funktionsstörungen nachweisbar waren.

Bei Luftschiffern und Bergsteigern (Alpinisten) kommen Erscheinungen vor, die man als Bergkrankheit, Luftschiffer- oder Höhenkrankheit zusammenfaßt: Mattigkeit, Schwindel, Schweratmigkeit bis zu Atemnot, Beschleunigung von Puls und Atmung, Herzklopfen, Nasenbluten, Erbrechen, Ohnmacht. Mosso u. a. haben eine periodische Atmung, ja Atmung nach CHEYNE-STOKESschem Typus beobachtet. Diese Erscheinungen treten nicht bei allen Individuen bei gleicher Höhe ein. Über ihren Ursprung hat man viel gestritten. Die meisten Forscher schreiben sie, mit JOURDANNET und PAUL BERT dem Sauerstoffmangel (Anoxämie) zu, der sich allmählich stärker bei größerer Höhe geltend macht, und zwar bei Bergsteigern, die ihre Muskeln anstrengen, schon in geringerer Höhe als bei Luftschiffern.

A. LOWY u. a. haben festgestellt (in der pneumatischen Kammer), daß, sobald der Partialdruck des Sauerstoffs in der Alveolenluft auf 30—35 mm Hg, also auf 4—5% einer Atmosphäre sinkt, Schwindel, Mattigkeit, große Schwache, Kopfschmerz, schließlich Ohnmacht auftreten, Erscheinungen, die auf Hirnanämie hinweisen. Der Partialdruck des Sauerstoffs in der Alveolenluft nimmt mit der Tiefe der Atmung zu (ZUNTZ und LÒWY). Vielleicht wird hierdurch verständlich, daß die Erscheinungen der Anoxämie durch Muskelbewegungen (aber doch innerhalb gewisser Grenzen, s. oben) abnehmen. Auf hohen Bergen ist aber der Sauerstoffverbrauch größer als im Tiefland, während er im Kabinett bei abnehmendem Luftdruck keine Änderung zeigt.

Über 5000 m — bei besonders empfindlichen Personen schon bei geringerer Höhe — wird das Leben allmählich mehr bedroht. Daß Sauerstoffmangel die Hauptrolle spielt, geht aus der günstigen Wirkung rechtzeitiger Einatmung dieses Gases in genügender Menge hervor. Sie ermöglichte z. B. BERGSON und SURING bis zu 10500 m aufzusteigen.

Die Anoxämie schließt jedoch andere schädliche Wirkungen nicht aus: die auftretenden Ohrenschmerzen sind z. B. aus der Luftdruckerniedrigung verständlich, wodurch die Tubenschleimhaut anschwillt und die EuSTACHIsche Rohre verschließt. Ob noch andere Störungen durch sie entstehen, wissen wir nicht. Sonstige Änderungen der Blutverteilung sind noch nachzuforschen. Ferner sind die niedrigere Lufttemperatur und die starkere Sonnenbestrahlung in der trockeneren Luft zu beachten. Durch starkes Schwitzen und mehr Wasserabgabe auch durch die Atmung, besonders beim Bergsteigen, dickt vielleicht das Blut etwas ein, was Erschwerung des Kreislaufs bedeuten würde. WIDMER weist auf die Rolle der Seele bei Bergkrankheit und bei Steigermüdung hin. Schließlich kommen noch elektrische Wirkungen und Emanationen bzw. deren Abnahme, in Betracht. Bemerkenswert ist in dieser Hinsicht, daß die Bergkrankheit im Himalaya und in den Anden nach mehreren Angaben erst in viel größerer Höhe auftritt als in den europäischen Alpen und im nordamerikanischen Felsengebirge. Von dem Sauerstoffgehalt der Luft und anderen Faktoren dabei liegen keine Daten vor. Ferner erkrankt man in bestimmten Orten Perus eher an Bergkrankheit als in anderen höheren Orten. Die Eingeborenen schreiben das ehere Erkranken dem Vorkommen von Metallen, namlich von Antimon zu.

In gewisser Höhe tritt sowohl bei Luftschiffern wie bei Bergsteigern und Bewohnern von Luftkurorten eine noch nicht geklärte Hyperglobulie oder Polyzytämie auf Sie tritt rasch ein und wird manchmal von Zunahme des Hämoglobingehaltes gefolgt. Sie nimmt im allgemeinen mit der Höhe zu. Obwohl die Angaben in mancher Hinsicht nicht übereinstimmen, ist diese zuerst von VIAULT gefundene Hyperglobulie (7—8 statt 5 Millionen Chromozyten in einer Höhe von 4392 m) von MIESCHER und vielen anderen Forschern bestätigt. Nach Rückkehr in das Tiefland fällt die Zahl auf den niedrigen gewöhnlichen Wert. Auch Säugetiere und Vögel haben in der Höhe mehr rote Blutkörperchen als in der Tiefe. Bering hat übrigens durch Bestrahlung mit der Quarzlampe Hyperglobulie hervorgerufen (S. 97). Die stärkere Sonnenbestrahlung in der Höhe ist somit wahrscheinlich von Bedeutung. Ob außerdem noch andere Faktoren wirksam sind, ist noch zu erforschen.

Ist die Hyperglobulie eine relative oder eine absolute? Diese Frage vermögen wir noch nicht sicher zu beantworten. Die Annahme von Grawitz, daß sie der Eindickung des Blutes durch vermehrte Verdunstung zuzuschreiben ist, trifft vielleicht für die sofortige Hyperglobulie zu. Wie erklärt sich aber die dauernde Vermehrung bei längerem Aufenthalt in der Höhe? Dann wird doch die Wirkung stärkerer Verdunstung durch mehr Trinken und geringere sonstige Wasserausscheidung wohl ausgeglichen. Da drängt sich doch die von Miescher angenommene Neubildung von roten Blutkörperchen oder ein verringerter Zerfall (Fick) oder beides in den Vordergrund oder man muß eine veränderte Verteilung mit Überladung der Hautgefäße (Zuntz) näher erforschen.

Jourdannet hat hingegen darauf hingewiesen, daß bei jahrelangem Aufenthalt in Höhen von 2800 m und darüber Anämie (Anoxämie), Muskelschwäche usw. auftreten. Wir wissen noch nicht, was diese Veränderungen bewirkt. Wie immer, müssen wir auch hier die ganze Konstellation äußerer, atmosphärischer, kosmisch-tellurischer, und innerer, auch individueller Faktoren und die Dauer der Wirkung beachten.

In Kurorten machen sich nicht nur atmospharische Einflüsse, sondern auch die Wirkung einer anderen Umgebung auf die Seele, von Bewegung im Freien, Ferne von Sorgen und gelegentlich bestimmte Kurmaßregeln geltend.

5. Kapitel.

Chemische und physikochemische krankmachende Faktoren.

§ 21. Allgemeine Bemerkungen. Gift und Vergiftung.

Wirkt ein Stoff schädigend auf eine Zelle oder ein Gewebe ein, so ist zurzeit manchmal die Entscheidung unmöglich, ob es eine chemische oder physikochemische Wirkung ist oder beides. Ferner ist zu bestimmen, ob es eine unmittelbare Schädigung ist oder eine mittelbare durch Einwirkung auf Gefäßwände oder Gefäßnerven. Führt die Schädigung einer Zelle oder Zellgruppe zu einer krankhaften Funktionsstörung, so reden wir von Vergiftung (Intoxikation). Die geschädigte Zelle oder Zellgruppe bzw. den ganzen Organismus nennen wir vergiftet und den schädigenden Stoff Gift. Ein Gift bewirkt Krankheit, indem es lebenswichtige Zellen in gewissem Maße schädigt (§ 4). Giftwirkung kann offenbar nur eintreten, wenn das Gift mit der zu schädigenden Zelle oder Zellengruppe in Berührung kommt.

Die vergifteten Zellen können verschiedenartigen Entartungen, trüber Schwellung, fettiger Entartung usw., Atrophie und Nekrose anheimfallen, die auch wohl durch physikalische Schädigung eintreten können. Gewinnen solche Veränderungen gewisse Ausdehnung, so werden sie makroskopisch erkennbar, wie die Fettanhäufung in der Phosphorleber und die trübe Schwellung der Niere bei Diphtherie.

Selbstverständlich bedeutet Schädigung eines Zellenausläufers, wenn auch weit entfernt von dem Zellkern, wie z. B. Einwirkung von Curare auf die motorische

Endplatte eines Achsenzylinderfortsatzes, Schädigung der Zelle, somit Vergiftung Wie haben wir aber die Funktionsstörungen infolge von amyloider und hyaliner Entartung zu betrachten ? Wahrscheinlich ist die Ablagerung von Amyloid bzw. Hyalin die Folge giftiger Zellschädigung, beim Amyloid durch ein bakterielles oder sonstiges Gift. Die infolge der Entartung auftretenden Funktionsstörungen, indem z. B. Gefäße durch das Amyloid verengert oder gar verschlossen werden, oder indem das Amyloid durch Druck (wie in der Leber) Zellen zur Atrophie bringt, sind offenbar nicht unmittelbar toxischen Ursprungs Ebensowenig wie z. B. die Hirnerscheinungen, die bei Meningitis durch Druck des Exsudates auf lebenswichtige Zentren auftreten, obwohl die Entzündung, die Exsudation einer Gefäßwandschädigung durch ein bakterielles Gift zuzuschreiben ist. In diesen Fällen ist ja nicht die gestörte Tätigkeit der vergifteten, sondern die anderer Zellen unmittelbare Quelle der krankhaften Erscheinungen. Die trübe Schwellung des Nierenepithels bei Chloroformvergiftung vermögen wir hingegen nichts anderem als eben der schädigenden Wirkung des Chloroforms zuzuschreiben. Daß die Unterscheidung, durch unsere ungenügende Kenntnis der normalen Tätigkeit, manchmal noch nicht durchzuführen ist, ändert am Prinzip nichts.

Nicht immer ist aber die Zellschädigung durch ein Gift, sogar mikroskopisch, zurzeit erkennbar. So kennen wir die Zellschädigung durch gewisse rasch tötende Gifte, wie Skopolamin (Hyoszin) und Atropin nicht. Wir sind aber von ihrem Bestehen überzeugt.

Wir wollen nacheinander die Wirkungsweise der Gifte, die allgemeinen Bedingungen der Giftwirkung und die Hetero- und Autointoxikation mitsamt den Avitaminosen besprechen.

§ 22. Wirkungsweisen der Gifte.

Wir vermögen chemische und physikalische bzw. physikochemische Zellschädigung manchmal ebensowenig zu unterscheiden wie etwa chemische und physikalische Färbung tierischer und pflanzlicher Gewebe. Eine auf eine solche Trennung begründete Einteilung würde allzu künstlich sein und fehlschlagen

Hier in Betracht kommende physikochemische Wirkungen sind: Lösung gewisser Zellbestandteile, wie z. B. Lipoide durch Alkohol, $CHCl_3$ usw., die wasseranziehende Kraft einer Salzlösung (osmotischer Druck), die man wohl als „reine Salzwirkung" andeutet usw. Dabei ist die Zahl der gelösten Moleküle oder Teilmoleküle und die Diffusionsgeschwindigkeit von Bedeutung. Außerdem fällen aber viele Salze in bestimmter Konzentration Albumine und Globuline, während einige Salze dann noch unklare, „spezifische", „elektive" (S. 113) Wirkungen ausüben, wie Halogensalze auf Muskel- und Nervengewebe. Flimmerzellen usw. So erweisen sich K-Salze giftiger für Muskelgewebe als Na-Salze, so ist NaI giftiger als NaBr und NaBr giftiger als NaCl. Man redet hier von Ionenwirkung, die an einer Abhängigkeit der Wirkung vom Grade der elektrolytischen Dissoziation erkennbar ist. Und diese Salze üben doch in äquimolekularen (isotonischen) Lösungen den gleichen Einfluß auf rote Blutkörperchen aus. Die wasseranziehende Wirkung zwischen Zelle und Flüssigkeit läßt sich nur dem zuschreiben, daß die Zelle allerdings Wasser ein- und ausfließen läßt, nicht aber einige Stoffe (Salze, Rohrzucker), als ob sie von einer halbdurchlässigen Membran (Außenschicht) umhüllt wäre. Sowohl durch höheren wie durch niedrigeren osmotischen Druck (Hyper- und Hypisotonie) kann die Zelle geschädigt werden, wie wir später sehen werden. Jedoch sind wir nicht berechtigt, allen Zellen eine solche halbdurchlässige Außenschicht zuzuschreiben, wenn auch z. B. Chromozyten eine solche zu besitzen scheinen

Außer durch osmotischen Druck kann aber Quellung durch Wasseraufnahme bzw. Entquellung durch Wasserabgabe eintreten durch Kolloidwirkung. Kolloide, wozu ja die Eiweißkörper gehören, kennzeichnen sich durch

starke Hydrophilie (Wasseranziehung), welche durch einen geringen Säuregehalt erhöht zu werden scheint. Wir können jedoch manchmal zurzeit noch
nicht entscheiden, ob osmotischer Druck oder Kolloidwirkung Ursache einer
Wasserbewegung im Organismus ist. Diese Wirkungen können sich gegenseitig verstärken oder abschwächen bzw. aufheben.

Während ein physikalisch schädigender Stoff frei von der Zelle bleiben
kann, können wir uns eine chemische Schädigung der Zelle nicht denken ohne
chemische Affinität, welche dazu führt, daß der in die Zelle eingetretene Stoff
auf wenigstens einen Bestandteil von ihr chemisch einwirkt. Ein Stoff wird
im allgemeinen nur dann in eine Zelle eintreten, wenn er in einem Zellbestandteil
löslich und dieser Bestandteil in der Außenschicht der Zelle vorhanden ist.

Wie kommt es aber, daß Salze und Rohrzucker so schwer, andere Stoffe
aber, wie z. B. die indifferenten Narkotika der aliphatischen Reihe, die der
pharmakologischen Gruppe Alkohol-Äther-Chloroform angehören, so leicht in
die Zelle eindringen? Daß in der Tat Chloroform bei der Narkose in Zellen
eindringt, hat POHL an Chromozyten nachgewiesen, die nach ihm mehr Chloroform enthalten als Serum. Ähnliches haben andere Forscher auch für Azeton,
Äther und Chloralhydrat festgestellt. Die Größe der Moleküle vermag diesen
Unterschied nicht aufzuklären, denn das NaCl-Molekül ist z. B. viel kleiner
als das vom $CHCl_3$, CH_2OHCH_3, geschweige denn als die der Saponine usw.

HANS MEYER und OVERTON haben, unabhängig voneinander, denselben
Erklärungsversuch gemacht. Die Stoffe, die in den Körper aufgenommen
werden, müssen im Plasma bzw. Serum löslich sein, sollen sie allen Zellen in
gleicher Menge zugeführt werden. Ungelöste Teilchen werden hier und da
niedergeschlagen (§ 14). Winzige Körperchen können aber (§ 14b) von Zellen
aufgenommen oder in dieselben eingepreßt werden. Ein in der zuführenden
Flüssigkeit gelöster Stoff kann aber nur dann in die Zelle eindringen, wenn
er in den lipoiden Zellstoffen löslich ist. Diese Lipoide bilden einen wesentlichen, gerüstartigen Zellbestandteil, wenn auch sie nicht in allen Zellen im
gleichen prozentualen Verhältnis vorkommen. Wir müssen sie auch in der
Außenschicht der Zelle annehmen.

Was sind Lipoide? Sie bilden nicht eine scharf abgegrenzte Gruppe chemisch
gleichartiger Körper und sind also einer chemischen Definition nicht fähig. Zu
den Lipoiden rechnet man nämlich Cholesterine, Lezithine (Phosphatide) und
Protagon. Letzterer Stoff stellt sicherlich kein einheitliches chemisches Individuum
dar (RÖHMANN). Und wie sehr sich Cholesterine und Lezithine unterscheiden,
zeigen die Strukturformeln (§ 58).

Die chemisch ungleichartigen Lipoide haben jedoch eine Eigenschaft mit
fetten Ölen gemein, nämlich daß sie mit den soeben genannten Schlafmitteln leicht.
sogar leichter als Wasser (Serum, Plasma), eine Lösung, d. h. ein homogenes Gemenge bilden. Denken wir nun eine Zelle durchtränkt durch Lipoide, auch in ihrer
Außenschicht, die OVERTON als eine ölartige „Plasmahaut" betrachtet, so wird ein
wasser- und lipoidlöslicher Stoff, der der Zelle zugeführt wird, sobald er in der
„Perilymphe" mit dem Zellipoid in Berührung kommt, zum Teil von diesem gelöst
und in die Zelle aufgenommen werden, indem Zellipoid und dieser Stoff eine Lösung
bilden. Das geschieht nun mit obigen Schlafmitteln, außerdem mit vielen organischen Verbindungen. Es gibt auch Stoffe, die zwar in Zellen eindringen, aber nur
langsam. Es ist von vornherein als möglich zu erachten, daß ein Stoff nicht
in alle Zellen gleich rasch eindringt. Im allgemeinen wird ein Stoff um so rascher
von einer Zelle aufgenommen, je mehr ihre Löslichkeit in fetten Ölen und Lipoiden
über die in Wasser (Plasma, Serum) überwiegt, d. h. je größer ihr Teilungs-
koeffizient (NERNST) ist. (Die Konzentrationen eines in zwei Flüssigkeiten
gelösten Stoffes stehen in einem konstanten Verhältnis, das man Teilungs-
koeffizient nennt. Also $\dfrac{\text{Konzentration in Öl}}{\text{Konzentration in Wasser}} = n$.) Seine Löslichkeit in

fettähnlichen (lipoiden) Stoffen beherrscht also die Verteilung eines lipoidlöslichen Stoffes.

Alle Zellen werden somit durch obige Schlafmittel betäubt, indem ihre lipoiden Bestandteile mit dem Schlafmittel eine Losung bilden Die lipoiden Stoffe verlassen jedoch die Zelle nicht — sie sind ja auch nicht wasserloslich. So verstehen wir, daß sich die Zelle nach einer nicht zu tiefen und nicht zu lange dauernden Narkose rasch erholt. Nun sind Ganglienzellen reich an „Hirnlipoiden" (Cerebroside). Und diese haben eine starke Lösungsaffinität (Löslichkeit) zu obigen Schlafmitteln. So erklärt sich die Narkose (Hebung des Schmerzgefühls, des Bewußtseins usw.). Die Hirnerscheinungen treten in den Vordergrund, obwohl wahrscheinlich alle Zellen mehr oder weniger betaubt sind.

Bei Narkose durch Einatmung, wie z. B. bei der Chloroformnarkose, ist die Tiefe der Narkose im allgemeinen dem Partialdruck, d. h. der Konzentration des flüchtigen Narkotikums in dem eingeatmeten Luftgemenge proportional (PAUL BERT). Der Chloroformgehalt z. B. des Blutes wird von dem Partialdruck der Chloroformdampfe in der Alveolenluft bedingt Und der Chloroformgehalt der nervosen Zentralorgane hält mit dem des Blutes gleichen Schritt. Wir dürfen annehmen, daß die Konzentration des Schlafmittels in den Nervenzellen die Tiefe der Betäubung beherrscht. Sinkt die Konzentration des Narkotikums in der Alveolenluft bis auf 0 herab, so wird allmählich mehr Narkotikum vom Blutplasma an die Alveolenluft und folglich auch von den Zellen an das Blutplasma abgegeben. So versteht sich das Schwinden der Betäubung, wenn kein flüchtiges Narkotikum mehr dargereicht wird, wenn namlich die Vergiftung nicht tödlich war. Auch subkutan oder intravenos eingespritztes Chloroform wird durch die Lungen ausgeschieden.

Das rasche Verschwinden der narkotischen Wirkung ist aus einer rein physikalischen Wirkung chemisch indifferenter Stoffe, wie obiger Betäubungsmittel, verständlich. Es ist aber damit nicht gesagt, daß nicht außerdem gewisse chemische Wirkungen stattfinden, welche vielleicht die trübe Schwellung in Niere, Leber, Herz usw. und den Chloroformtod nach mehrmaliger Narkose, wobei die tödliche Betäubung nicht besonders tief und lange dauernd zu sein braucht, bewirken. Oder wurde dem nur eine Zurückhaltung eines Teiles des Narkotikums während längerer Zeit nach der Narkotisierung zugrunde liegen? Außerdem besteht zwischen der narkotischen Wirkung und der relativen Öllöslichkeit eines Stoffes manchmal ein Mißverhältnis (H. MEYER und OVERTON). Schließlich wird auch das Gärvermögen des ausgepreßten Hefezellsaftes, der Zymase, durch Alkohole usw., und zwar durch Fällung, gehemmt (WARBURG und WIESEL).

Jedenfalls kommt den Lipoiden große Bedeutung zu für die Aufnahme gewisser Stoffe in die Zelle. Zu diesen Stoffen gehören auch Alkaloide, d. h. stickstoffhaltige, basische Stoffe, meist tertiäre, sonst sekundäre Amine und Ammoniumbasen, die von Pyrrolidin, Pyridin, Chinolin und Isochinolin abstammen Sie kommen besonders in Pflanzen vor, wir kennen aber auch Leichenalkaloide (Ptomaine). Alkaloide können unverändert ausgeschieden werden, wie z B. Morphium. Das schließt aber chemische Wirkung in den Zellen keineswegs aus. Zunächst kann es sich um reversible Reaktionen oder um enzymartige (katalytische) Wirkung des Alkaloids handeln. Die Vielgestaltigkeit der Wirkungen der Alkaloide deutet darauf hin, daß sie verschiedenartige Angriffspunkte in dem Chemismus der Nervenzellen haben: Es konnen nicht nur verschiedene Zellen oder Zellgruppen, sondern auch verschiedene Teile derselben Zelle Affinität zu verschiedenen Giften haben. Es besteht wahrscheinlich manche Zelle aus funktionell verschiedenen Teilen, was wir für die befruchtete Eizelle annehmen müssen, um ihre fortschreitende Spaltung (Differenzierung) in verschiedenartige Zellen zu verstehen.

Gifte, die nur bestimmte Zellen oder Zellteile angreifen, haben eine elektive Wirkung (durch besondere chemische Affinität oder besondere Lösungsverhältnisse?). Beispiele sind das Mutterkorn (nur die glatten Muskelzellen der Gebärmutter und Gefaße angreifend), Miotika, Mydriatika, Atropin, das den Vagus lahmt, Curare, das auf die Endplatte der Bewegungsnerven einwirkt, Physostigmin, das sogar eine fast tödliche Curarevergiftung aufhebt.

Wir müssen somit das Zusammentreffen von physikalischer mit chemischer Wirkung bei giftigen Stoffen als möglich betrachten. Wie kann nun ein giftiger Stoff chemisch schädigen?

Pharmakologen unterscheiden Ätzgifte, Protoplasmagifte, Nervengifte und Blutgifte. Eine unlogische, auch nach ihnen unhaltbare Einteilung, die nicht durch einen einheitlichen Maßstab gewonnen wurde. Als Ätzgifte (Kaustika oder Kauteria) deutet man Gifte an, die Gewebe oder Zellen rasch toten, wobei leicht erkennbare physikalische und chemische Veränderungen auftreten. Hier entscheidet somit die Natur der Wirkung, bei den letzten zwei aber der Angriffspunkt. Als Protoplasmagifte bezeichnet man Stoffe, welche ohne deutliche sinnfällige Veranderungen alle Zellen schadigen oder abtöten, wahrend doch kein Stoff überhaupt giftig wirken kann, ohne Zellprotoplasma zu schadigen. Es gibt Gifte, wie Formalin, Sublimat, welche in schwacher Konzentration als Protoplasmagift (antiseptische Wirkung), in starker als Ätzgift wirken. Wir können richtiger Gifte mit allgemeiner (Protoplasma- und Ätzgifte) und solche mit elektiver Wirkung (Nerven- und Blutgifte) unterscheiden. Ätzgifte können in schwacherer Konzentration, wie einige Acria, Entzündung erregen, in noch geringerer Starke „adstringieren", d. h. eine dünne Eiweißschicht fallen, die das unterliegende Gewebe drückt, wie Argentum nitricum.

Aber auch Enzyme können als Gifte auftreten. Wir wollen jetzt die Ätzwirkung, einfache Protoplasmaabtötung, Nerven- und Blutschädigung und schadliche Enzymwirkung gesondert besprechen.

a) Ätzwirkung.

Ätzwirkung hat Vernichtung des Protoplasmabaues zur Folge, indem sie eine irreversible Zustandsveränderung, eine Denaturierung der nativen Eiweißkörper bewirkt. Als „native" bezeichnen wir die in den tierischen Geweben vorgebildeten Eiweißkörper, die wir glauben durch chemisch „indifferente" Mittel unverändert absondern zu können, wie die Albumine, Globuline, Nukleoalbumine. So stellen die Azidalbumine, Alkalialbuminate, Albumosen, Peptone denaturierte Eiweißkörper dar. Denaturierung kann auch durch Erhitzung stattfinden, wobei der Eiweißkörper vom Sol- in den Gelzustand übergeht, oder durch ein proteolytisches Enzym, wobei ein „fester" Eiweißkörper gelöst wird. Auch durch starkes Schütteln ist Denaturierung möglich. Nicht alle Eiweißkörper sind gegen eine denaturierende Einwirkung gleich empfindlich. So gerinnen nicht alle, unter übrigens gleichen Umständen, wie bei Gegenwart von Neutralsalzen, bei der gleichen Temperatur. Hier wollen wir noch bemerken, daß nicht jede Gerinnung unumkehrbar sein muß. So ist nicht gleichgültig, ob eine Saure zugleich auf den Eiweißkörper einwirkt.

Denaturierung der Zelle tritt in Form von Nekrose oder Nekrobiose auf, oder sie führt nur zu Entartung. Es ist nicht gesagt, daß eine irreversible Zustandsveränderung von Zelleneiweiß die Vernichtung dieser Zelle bedeutet. Es kommt nur darauf an, welcher Teil der Zelle getroffen ist. Ist nur ein kleiner, nicht lebenswichtiger Teil denaturiert, so kann — wir müssen dies annehmen — dieses veränderte Eiweiß zerfallen und durch Assimilation durch neues ersetzt werden. Parenchymzellen sind im allgemeinen giftempfindlicher als Stützgewebe.

Kaustisch wirkt ein Stoff nur in der für ihn erforderlichen Konzentration. Kaustische Desorganisation der Zelle findet in verschiedener Weise statt:

1. Durch Eiweißfällung. Wir können sie an Blutplasma oder an 10 prozentigem Hühnereiweiß (in Wasser) anschaulich machen. Das gefallte Eiweiß wird trüb, undurchsichtig, milchigweiß. Salpetersäure gibt gelbe Verfarbung

durch Xanthoproteinsäure. Viele Sauren, Gerbsaure und alle anorganischen Säuren mit Ausnahme der Orthophosphorsäure, fallen, in gewisser Konzentration, Eiweiß. Einige starke Mineralsäuren zerlegen es vollkommen. Alle konzentrierten Sauren bilden Azidalbumine. Ferner fallen Lösungen der Metalloxyde und Metallsalze Eiweiß. Lösungen der Salze der Schwermetalle, die sauer reagieren, können nicht nur durch ihre Säurekomponente (falls diese einer eiweißfällenden Saure angehört), sondern auch durch ihre Basenkomponente Eiweiß fallen. Nach JOHANNSEN wirken Neutralsalze der Denaturierung durch eine Saure entgegen. Auch Alkohol in mehr als $60^0/_0$iger Konzentration kann Eiweiß fällen. Zugleich denaturiert es durch Wasserentziehung (sub 3). Antiseptische Wirkung besteht vor allem in Eiweißfällung im Körper des Parasiten. Wir nehmen es wenigstens an.

Geätzte Haut oder Schleimhaut wird zunächst grauweißlich; es bildet sich allmählich eine Kruste, schließlich werden Membranen und Lappen abgestoßen und es tritt Narbenbildung ein.

2. Durch Eiweißlösung. Die Ätzalkalien KOH, NaOH (Laugen) und kohlensauren Alkalien (Potassium und Soda) bilden mit Eiweiß Alkalialbuminate, wahrend das Eiweiß verflüssigt. Man wendet sie in gewisser Konzentration zur Mazeration von Körperteilen, zur Entfernung z. B. der Lunge von Bronchialabgüssen (Abb. 7 u. 8), zur Isolierung von elastischen Fasern im Auswurf an. Konzentration und Einwirkungsdauer sind dabei von Bedeutung. Nie fällen sie Eiweißkörper.

Einige niedere Fettsauren vermögen auch Eiweiß zu lösen, was vielleicht bei Kolliquationsnekrose vorkommt.

3. Durch Wasserentziehung. Protoplasma besteht zu ungefahr $^4/_5$ aus Wasser. Entziehung einer gewissen Wassermenge hat den Tod der Zelle zur Folge. Salze, Glyzerin, Alkohol vermögen dies zu tun, nicht allen Zellen jedoch gleich leicht. Nicht alle Zellen sind auch gegen Wasserentziehung gleich empfindlich. So vermag eine gewisse Menge Kochsalz, in den nuchternen Magen eingeführt, die Schleimhaut zu atzen, wahrend die Haut dadurch nicht geschadigt wird. Die Augenbindehaut ist angeblich noch verletzlicher durch Wasserentziehung als die Magenschleimhaut. Gewisse Bakterien, besonders Sporen, auch Pflanzensamen vertragen sogar hochgradige Eintrocknung, ohne das Leben einzubüßen.

4. Durch Substitution können die Halogene Cl, Br und I das Eiweißmolekül zerstören. Dabei kann HCl, HBr bzw. HI entstehen, welche Säure dann wieder Eiweiß fallt.

b) Einfache Protoplasmaabtotung.

Die allgemeinen sog. „Protoplasmagifte" verringern die Bewegungen und Vermehrung einzelliger Organismen, bis sie schließlich ganzlich aufhören. Wie sie aber wirken, wissen wir nicht. Es gibt Gifte, die in sehr niedriger Konzentration zu töten vermogen. So tötet Skopolamin (Hyoscin) in kleinster Menge gewisse Saugetiere durch Lahmung der Atmung. Bindet es gewisse Bestandteile des Atmungszentrums? Dann ware es aber ein elektives Gift.

Zu diesen Giften gehoren Blausaure (HCN), Chlor, gewisse Narkotika, einige aromatische Korper wie Benzol, Pyrogallussaure, Toluylendiamin, Phenylhydrazin und die Saponine, letztere wirken zugleich hamolytisch (vgl. d).

c) Nervenschadigung.

Nervengifte konnen in den Ganglienzellen des zentralen Nervensystems, in peripheren Nerven oder in Muskeln bzw. Drusen ihren Angriffspunkt haben.

Die Entscheidung ist oft schwer, zum Teil deshalb, weil sich bei der am schwächsten wirksamen Konzentration nur ein, bei stärkerer Konzentration aber mehrere Angriffspunkte ergeben. Die mikroskopische Untersuchung hat hier noch keine Klarheit gebracht. Allerdings treten nach NISSL bei Kaninchen nach Vergiftung mit Arsen, Strychnin und Alkohol bestimmte Veränderungen von Ganglienzellen auf. GOLDSCHEIDER und FLATAU weisen jedoch nachdrücklich darauf hin, daß zwischen dem Grade der Veränderungen von Ganglienzellen durch Strychnin- und Tetanustoxinvergiftung und dem Grade der Funktionsstörungen während des Lebens keine Proportionalität besteht. Die Wirkungsart der Nervengifte vermögen wir zurzeit noch nicht anzugeben.

d) Blutschädigung.

Viele Blutgifte greifen die roten Blutkörperchen an. Diese besitzen wahrscheinlich ein fest-weiches Stroma, das sich an seiner Oberfläche allmählich, ohne scharfe Grenze, zu einer lipoidhaltigen, semipermeablen Außenschicht („Membran") verdichtet (WEIDENREICH, HÖBER, LÖHNER). Sie eignen sich sehr gut zur Forschung osmotischer und anderer Vorgänge (HAMBURGER u. a.). Ein Blutgift ändert nun die chemischen Eigenschaften des Hämoglobins oder (und) es trennt den Blutfarbstoff vom Chromozytenstroma und bringt ihn zur Lösung oder in Form kleinster Körnchen im Blutplasma: Hämato- oder Hämolyse, richtiger Hämoglobinolyse. Es entsteht demzufolge Hämoglobinämie mit weiteren Folgen (§ 117): das Blut wird lackfarben, d. h. durchscheinend. Bleiben die Stromata erhalten, so redet man von Auslaugung der Chromozyten. Es gibt aber auch Blutgifte, wie AsH_3, gewisse Säuren, Alkalien und gewisse fettlösende Stoffe, welche nicht nur das Hämoglobin, sondern auch die Stromata lösen: Erythrozytolyse (VON BAUMGARTEN) oder Hämolyse im weiteren Sinne oder Blutdissolution. Sie tritt auch bei Verbrennung auf.

Blutgifte können ferner die Zahl und den Hb-Gehalt der Chromozyten (Hb bedeutet Hämoglobin), die Leukozytenzahl, die innere Reibung (Viskosität), die Gerinnungsfähigkeit, die Alkaleszenz und den Gasgehalt des Blutes beeinflussen.

Es gibt Gifte, die in die roten Blutkörperchen eindringen und innerhalb derselben Methämoglobin aus Oxyhb bilden. Dabei tritt zunächst der Blutfarbstoff nicht aus, Hämoglobinolyse kann aber später erfolgen. Das Methb verleiht dem Blut eine rotbraune bis schokoladebraune Farbe. Solche Gifte sind $KClO_3$ und $NaClO_3$ (chlorsaures Kalium bzw. Natrium) in isotonischer Lösung, Anilin, Nitrite. Wird das Methb nicht durch Reduktion in Hb verandert, so geht das rote Blutkörperchen zugrunde und es erfolgt Methämoglobinolyse und Methämoglobinämie. Es kann aber auch von einem Blutgift, z. B. von Hydroxylamin, Methb in gar großer Menge gebildet werden, ohne daß Methbolyse und Methbämie erfolgen. Es treten dann nur Formveränderungen der Chromozyten auf.

Ferrizyankali vermag hingegen nur aus gelöstem Hb, nicht aber in den Chromozyten, Methb zu bilden, weil es nicht in die Blutkörperchen eindringt.

Es gibt Stoffe, die durch feste Bindung mit dem Hb die Atmung stören. So hat Kohlenoxyd, CO, eine mehr als 100mal stärkere Affinität zu Hb als Sauerstoff, es ist somit das CO-Hb weniger dissoziationsfähig als das O-Hb. Durch diese festere Bindung verliert das CO-Hb seine respiratorische Tätigkeit. Nach GREHANT sterben Hunde, die Luft mit 1% CO einatmen, schon nach 22 Minuten. Schon wenn der CO-Gehalt der eingeatmeten Luft $0,3\%$ betrüge, würde sich unter Berücksichtigung des Absorptionskoeffizienten $68,7\%$ CO-Blut ergeben, so daß der Tod erfolgen würde. Das CO kann aber, solange der Tod nicht erfolgt ist allmahlich durch Sauerstoff ausgetrieben werden, sobald die Konzentration des CO in der eingeatmeten Luft auf 0 sinkt; und zwar um so rascher, je höher der O_2-Gehalt der Luft ist. Dies ist von Bedeutung bei der Behandlung der CO-Vergiftung.

Schwefelwasserstoff, H_2S, kann ebenfalls mit O-Hb, nicht aber mit sauerstofffreiem Hb (HOPPE-SEYLER) eine feste Verbindung, Sulfhb bilden Auch das Zyanhb (CnHb) ist eine sehr feste Verbindung, aus welcher weder durch Erhitzung auf 40^0 noch durch Evakuieren CNH zu bekommen ist. HCN tötet aber durch sofortige Lahmung von Hirnzentren.

Andere Stoffe bewirken Hbolyse, und zwar, bei allmählich zunehmender Wirkung, zunächst aus den schwächeren, später auch aus den stärkeren Chromozyten. Das im Blutplasma gelöste Hb wird in der Leber zum Teil zu Gallenfarbstoff verarbeitet. Die Galle kann dadurch zu dick werden, feinere Gallenwege verlegen und Ikterus bewirken (§ 142). Die Oxy- bzw. Methbämie kann ferner zu Oxy- bzw. Methburie führen.

Chronische Sulfonalvergiftung und chronische Bleivergiftung können zu Hamatoporphyrinurie führen, durch eine noch nicht geklärte Blutkörperchenschädigung.

Hämolyse tritt, außer durch thermische Schädigung (§ 16), ein:

1. Durch die oben erwähnten Gifte.

2. Durch osmotischen Druckunterschied. In einer hypisotonischen Rohrzucker- oder Salzlösung nimmt das rote Blutkörperchen soviel Wasser in sich auf, während es anschwillt, bis es denselben osmotischen Druck hat wie die umgebende Salzlösung. Sinkt der Salzgehalt dieser Lösung allmählich herab, und finden sich viele Chromozyten in ihr, so kommt der Augenblick, daß zunächst aus einigen, den „schwächsten" — weil ja alle der gleichen Schädigung ausgesetzt sind — Blutkörperchen Blutfarbstoff austritt, dann allmählich aus „stärkeren", schließlich aus allen Chromozyten. Was bewirkt diese Hamolyse? Die Zunahme des Volumens und damit Vergrößerung von „Porien" in der Außenschicht des roten Blutkörperchens, so daß die großen Hämoglobinmoleküle durch die vergrößerten Öffnungen austreten können? Oder ist es Schädigung des Zellengerüstes durch Kolloide- oder sonstige Quellung, welche den Blutfarbstoff lockert? Oder beides? Wir wissen es nicht.

Bemerkenswert ist, daß Chlorammonium, NH_4Cl. in einer $0,0097\%$igen und Borsäure in einer $0,086\%$igen Lösung in einer an und für sich unschädlichen $1,04\%$ KNO_3-Lösung Farbstoffaustritt aus Chromozyten bewirkt (HAMBURGER). Schwache sowie starke NH_3-freie Harnstoff- und Glyzerinlösungen wirken ebenfalls hämatolytisch (HAMBURGER).

Auch durch Erhöhung des osmotischen Druckes kann es schließlich zu Hbolyse kommen, nachdem die Chromozyten zunächst zusammenschrumpfen und eine Stechapfelform annehmen. Inwiefern aber die Hämolyse dabei durch langsam eindringende Ionen bewirkt wird, bleibt dahingestellt. Genaueres wissen wir nicht, es fehlt aber nicht an Vermutungen.

3. Wahrscheinlich durch Lösung der Lipoide des Blutkörperchens. HERMANN hat schon 1866 Lösung des Lezithins des Blutkörperchens durch Äther und Chloroform angenommen. Saponine, d. h. gewisse in Wasser Schaum bildende Glykoside, wirken auch in sehr schwacher, sogar in einer Lösung bis zu 1 auf 100000 isotonischer Kochsalzlösung, hämatolytisch. Sie haben nach RANSOM eine starke Affinität zu Cholesterin. Solvine, d. h. die ätherschwefelsauren Salze der Fettsäuren lösen noch bei einer Verdünnung von 1 : 7000 rote Blutkörperchen auf.

Wie AsH_3, das eingeatmet, stark hämatolytisch bei Tieren wirkt, und wie Gallensäuren die Chromozyten schädigen, entzieht sich völlig unserem Urteil.

Solange wir nicht wissen, wie der Blutfarbstoff im Blutkörperchen verteilt ist und festgehalten wird, ist es schwer, uns die Wirkungsweise hämatolytischer Gifte überhaupt vorzustellen. Andererseits ist die Möglichkeit gegeben, durch hämatolytische Forschung unser Wissen in dieser Richtung auszudehnen. Diese Bemerkung gilt selbstverständlich auch für folgendes.

4. Durch antigene Blutgifte, d. h. eine ganze Reihe von labilen Stoffen unbekannten Baues und unbekannter Zusammensetzung, die man Toxine nennt. Antigene, zu denen diese Toxine gehören, nennt man Körper, die in einem tierischen Organismus einen Antikörper erzeugen, welche je das entsprechende Antigen wirkungslos macht (vgl. § 33). Wir kennen pflanzenartige Hämatolysine wie Rizin, Abrin, Bakteriohämatolysine (Staphylolysin aus Staphylokokken) und tierische, wie Sekrete gewisser Drüsen (Schlangengift, Bienengift), gewisse Serumhämatolysine, wie Aalserum für Säugetierchromozyten. Die Geschichte der Transfusion (§ 116) hat die hämatolytische Wirkung fremdartigen Serums kennen gelehrt. Im allgemeinen hat man festgestellt, daß das Serum einer Tierart um so schädlicher für die Chromozyten einer anderen Tierart ist, je weiter verwandt die beiden Arten sind. So bewirkt ungeändertes Pferdeserum z. B. leicht Farbstoffaustritt aus menschlichen Chromozyten.

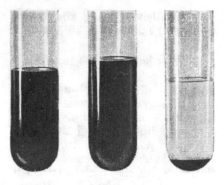

Abb. 33.   Hämolyse (nach ROSTOSKI)
a vollkommen gelöst: *b* zum Teil gelöst: ein Teil der Chromozyten im Bodensatz, *c* ungelöst: sämtliche ungeänderte Chromozyten im Bodensatz.

R. PFEIFFER beobachtete 1894, daß Choleravibrionen, in die Bauchhöhle eines zuvor immunisierten Meerschweinchens eingeführt, durch seröse Flüssigkeit zu Zerfall (Bakteriolyse) gebracht werden (PFEIFFERS „Phänomen", § 32). BELFANTE und CARBONE wiesen dann 1898 nach, daß man die sonst geringe hämolytische Wirkung von Meerschweinchenserum auf Kaninchenchromozyten verstärken kann, indem man einigemal eine geringe Menge Kaninchenblut

beim Meerschweinchen in die Bauchhöhle oder in eine Ader einspritzt. Spritzt man dann vom Serum dieses „vorbehandelten" Meerschweinchens bei einem Kaninchen ein, so stirbt es wenige Sekunden nach der Einspritzung. Man findet bei der Autopsie ausgedehnte Blutdissolution und viele Blutungen. BORDET hat dann diese Erscheinung eingehend untersucht:

Man kann die hämolytische Wirkung eines Stoffes in vitro untersuchen, indem man rote Blutkörperchen einigemal in isotonischer („physiologischer") NaCl-Lösung wäscht, von anhaftenden Serumteilchen befreit und nach Zentrifugieren durch Abgießen der Flüssigkeit absondert. Zu diesen Chromozyten fügt man die auf hämolytische Wirkung zu untersuchende Lösung, hier das Serum, hinzu. Tritt keine Hämolyse ein, so bleibt die Farbe des Serums, nachdem die Chromozyten durch Zentrifugieren auf den Boden des Röhrchens gesenkt sind, unverändert. Fand Hämolyse statt, so bleibt es rot, und zwar um so röter, je nachdem mehr Chromozyten ihren Farbstoff abgaben, d. h. je stärker die hämolytische Wirkung war.

Nun fand BORDET, daß die starke hämolytische Wirkung des Serums eines mit Kaninchen-Chromozyten vorbehandelten Meerschweinchens durch Erhitzung auf 55° C aufhört. Fügt man aber frisches normales Kaninchenserum hinzu, so tritt sofort starke Hämolyse der Kaninchenchromozyten ein. Diese Erscheinungen haben eine allgemeine Bedeutung, auf die wir später (§ 35) zurückkommen.

Wie ist diese Entdeckung BORDETS zu deuten? HANS BUCHNER hatte im Serum die Gegenwart eines bakterienschadenden Stoffes angenommen, den er Alexin nannte. Bordet schrieb nun diesem Alexin nicht nur Bakterien, sondern auch Chromozyten einer anderen oder der eigenen Tierart gegenuber ein lytisches Vermögen zu, sobald letztere nämlich nur dafür empfindlich gemacht, „sensibilisiert" sind. Dies geschieht durch die Einwirkung eines anderen Stoffes, den er „substance sensibilisatrice" oder Sensibilisator nannte. Dieser Stoff ist nicht, wie das Alexin, in normalem Serum vorhanden, sondern er tritt erst nach wiederholter Einspritzung von Kaninchenchromozyten im Meerschweinchenserum auf. Kommt nun ein solches vorbehandeltes Meerschweinchenserum mit Kaninchenchromozyten in Berührung, so setzt sich der Sensibilisator auf diese Körperchen fest und macht sie in einer physikalischen Weise für die Alexinwirkung empfänglich, ähnlich wie eine sogenannte „Beize", die selbst kein Farbstoff ist, tierisches oder pflanzartiges Gewebe einer Färbung durch einen anderen Stoff zugänglich macht. Dies ist die Anschauung Bordets.

Bei Erhitzung bis zu 55° wird das thermolabile Alexin zerstört (Buchner), während der hitzbeständige (thermostabile) Sensibilisator viel höhere Temperaturen verträgt. Der Sensibilisator (auch „Fixateur", und von Ehrlich Ambozeptor genannt), hat eine spezifische, aber keine hamolytische Wirkung, das Alexin hingegen (von Ehrlich und Morgenroth Komplement genannt) hat hämolytische, jedoch keine spezifische Wirkung. Seine hämolytische Wirkung macht sich auch den eigenen Chromozyten gegenüber geltend. Wir sollen nicht vergessen, daß es nur noch hypothetische Stoffe sind, die noch nicht rein dargestellt sind, deren Bestehen nur aus den Wirkungen abgeleitet wird.

Ehrlich und Morgenroth haben eine andere Vorstellung der Hamobzw. Bakteriolyse: Sie weisen darauf hin, daß Blausäure und Phenol sich ohne weiteres nicht verbinden, es aber tun mit Hilfe des Diazobenzaldehyds. Dieser Körper stelle dann ein Bindeglied zwischen Blausäure und Phenol dar — so sei auch der Ambozeptor Bindeglied zwischen Zelle und Komplement.

e) Schädliche Enzymwirkung.

Unter Enzymen verstehen wir lösliche Stoffe, die, wenigstens zum Teil, aus Fermenten (Zellen) gewonnen werden und deren wirksamen katalytischen Bestandteil darstellen. Jedes Enzym fördert oder beschleunigt somit eine bestimmte chemische Reaktion. Die von Buchner aus Hefezellen ausgepreßte Zymase, Ptyalin, Pepsin, Trypsin, sind Enzyme. Aber oft sagt man Ferment statt Enzym. Enzyme sind nur ausnahmsweise als solche rein gewonnen. Fast immer ist es ein hypothetischer Stoff, den wir annehmen, wenn wir eine bestimmte chemische Reaktion auftreten sehen, die wir nicht in anderer Weise als durch Enzymwirkung zu erklaren vermögen. Es ist aber bedeutend leichter, eine Enzymwirkung anzunehmen als sie einwandfrei nachzuweisen! Jedenfalls muß eine bestimmte chemische Reaktion rein dargestellt werden, so daß die Wirkung anderer Stoffe, die sich unserer Beobachtung nicht entziehen, ausgeschlossen ist. So ist es z. B. bequem, zum Verständnis einer Gewebsverflüssigung ein autolytisches oder heterolytisches Enzym anzunehmen. Es muß aber die Möglichkeit ausgeschlossen werden, daß z. B. Fettsäuren (S. 115) das Gewebe verflüssigen. Die reine Darstellung einer chemischen Reaktion ist die unabweisbare Forderung, soll man zur Annahme einer Enzymwirkung wenigstens einigermaßen berechtigt sein. Man versaumt nur zu oft, das zu bedenken! Schon Sylvius de la Boë (1614—1672) hat die Lebensvorgange auf Enzymwirkung zurückgeführt. Der Beweis steht aber noch immer aus.

Vermehrt ein Katalysator die Endprodukte einer zusammengesetzten Reaktion, so ist von vornherein als möglich zu betrachten, daß die Zwischenprodukte andere sind als ohne Katalysator. Andererseits können zwei che-

mische Vorgänge verschiedene Endprodukte ergeben, aber zum großen oder
gar größten Teil gleich sein. Dies ist z. B. der Fall, wenn die Endprodukte
nur verschiedenen Stufen chemischer Zerlegung oder chemischen Aufbaues
entstammen. Bei Stoffwechselstörungen, welche zu Giftwirkung führen, müssen
wir diese Möglichkeiten bedenken, um so mehr, weil wir eben die Zwischenstufen
und Zwischenprodukte fast gar nicht kennen.

Wir werden verschiedenartigen Möglichkeiten der Enzymwirkung begegnen. Manchmal proteolytischen Enzymen, wie vielleicht den Bakterio- und
antigenen Hämolysinen (s. oben) und anderen, die wir bei der Immunität besprechen, fibrinlösenden Enzymen usw. Im allgemeinen kann ein Enzym
Zellen oder Gewebe schädigen: unmittelbar, indem es Zellbestandteile angreift, oder mittelbar, indem es innerhalb oder außerhalb der Zelle Stoffe
erzeugt, die sie schädigen, wie z. B. Säuren bei Autolyse.

Wir haben jetzt einige Wirkungsweisen von Giften auf Zellen kennen
gelernt: 1. Osmotische Druckunterschiede, 2. Kolloidwirkung (Schwellung
durch Wasseranziehung), 3. Lösung von Zellipoiden, mit gleichzeitiger chemischer Wirkung oder ohne solche, 4. Denaturierung von Eiweißkörpern in
verschiedener Weise, 5. antigene Giftwirkung, 6. Enzymwirkung. Diese Wirkungen sind jedoch noch nicht mit der erforderlichen Sicherheit festgestellt
und auseinanderzuhalten.

Wie aus diesen Giftwirkungen Funktionsstörungen erfolgen, läßt
sich nur im allgemeinen dahin sagen, daß jede Schädigung des Zellgerüstes
oder der tätigen Zellbestandteile zu Funktionsstörungen führen kann, sobald
sie gewisse Ausdehnung gewinnt. Von einigen Giften kennen wir den Angriffspunkt, wie z. B. vom Curare (s. oben). Wir reden von elektiver Wirkung,
wenn wir annehmen zu müssen glauben, daß das Gift nur zu bestimmten Zellen,
oder Zellteilen, nicht zu anderen, Affinität hat, wie Curare zur motorischen
Nervenendplatte, wie Strychnin, Skopolamin zu bestimmten Teilen des Nervensystems, wie CO zum Hämoglobin, wie die Miotika und Mydriatika zu bestimmten Augennerven usw. Übrigens müssen wir im allgemeinen Ablagerung
eines Giftes in Zellen und Einwirkung mit Schädigung scharf trennen. Das
sind zwei verschiedene Dinge, die nicht zusammengehen müssen. So kann
z. B. Tetanusgift in der Leber und Milz angehäuft und viele Monate wirkungslos
und unverändert bleiben. Es ist auch möglich, daß ein Gift in einem Organ abgelagert und durch einfache Festlegung oder chemische Veränderung unwirksam
gemacht wird, ohne daß wir eine Schädigung dieses Organs verspüren. Vielleicht ist sie allerdings vorhanden, aber unter der Schwelle unserer Beobachtung.
So scheint die Leber eine ausgedehnte entgiftende Wirkung zu haben.

Ein Gift wirkt nur auf eine Zelle ein, wenn es einen Angriffspunkt, d. h.
eine „reizbare" Stelle, d. h. eine Stelle mit Affinität zum Gift in der Zelle findet.
Welcher Natur diese Affinität ist, läßt sich zurzeit nur in einigen Fällen sofern
angeben, wie wir Affinität überhaupt anzudeuten vermögen. So z. B. vermögen
wir mitunter anzugeben, daß es sich um Ionen-Affinität handelt. Morphin
wird unverändert ausgeschieden. Wird ein Teil doch vom Körper geändert
und festgehalten oder in noch unerkannter Form ausgeschieden, oder ist die
Reaktion zwischen Morphin und Zellbestandteil ein umkehrbarer Vorgang?

Kenntnis der Strukturformel der Gifte ermöglicht nicht nur Gruppierung
der Gifte, sie erweitert und vertieft das Verständnis der Wirkung und kann
zu neuen Fragestellungen führen. Haben zwei verschiedene Giftmoleküle
einen Bestandteil, sagen wir z. B. eine Hydroxylgruppe ($-OH$) gemein, so
kann diesem Bestandteil die Giftwirkung zukommen. Es ist aber auch möglich,
daß diese Hydroxylgruppe nur die Bindung des Giftmoleküls an einen Bestand-

teil der Zelle ermöglicht, und daß dadurch erst die schädigende Einwirkung des übrigen Teils des Giftmoleküls auf die Zelle erfolgt.

Von vielen Giften, z. B. Toxinen, Alkaloiden, kennen wir jedoch nicht einmal die empirische, geschweige denn die Strukturformel.

§ 23. Allgemeine Bedingungen der Giftwirkung.

Wir sahen, daß für Giftwirkung eine gewisse physikalische oder chemische Affinität zwischen Gift und Zelle erforderlich ist. Besteht diese für Einwirkung eines Stoffes auf eine Zelle erforderliche Affinität, so tritt Giftwirkung, d. h. eine an einer Funktionsstörung erkennbare Schädigung, nur bei einer für diesen Stoff und diese Zelle bestimmten Konzentration ein. Die zur Einwirkung gelangende Giftmenge nennen wir Giftstärke. Die Konzentration deutet das Mengenverhältnis des gelösten Stoffes zum „Lösungsmittel" an (oder auch die Gewichtsmenge, die Molekülenzahl des gelösten Stoffes in der Raum- oder Volumeneinheit). Die Bereitschaft einer Zelle oder Zellgruppe zu Schädigung durch ein Gift nennen wir ihre Empfindlichkeit für das Gift. Sie ist meßbar an der zu einer bestimmten Schädigung erforderlichen Giftstärke. Stellt Abtötung oder wenigstens Schädigung des ganzen Organismus den Maßstab dar, so wird die Empfindlichkeit bestimmt durch die dazu erforderliche Gewichtsmenge. Jedenfalls ist aber nicht nur die Giftstärke, sondern auch die Einwirkungsdauer zu berücksichtigen. Je empfindlicher die Zelle (der Organismus) ist, um so eher tritt die Funktionsstörung ein, um so eher wird z. B. der Organismus durch eine bestimmte Menge des Giftes, unter übrigens gleichen Umständen, abgetötet. Unter übrigens gleichen Umständen: Hierzu gehört der Zufuhrweg, die Weise der Einverleibung. Es ist ohne weiteres klar, daß Einführung des Giftes in die Blutbahn oft am raschesten das Gift den empfindlichen Zellen zuführt. Wir sahen S. 61 auch, daß Aufnahme von der Lunge aus rasch, rascher z. B. als vom Magen aus, erfolgt. Außerdem ist der Zufuhrweg wichtig für die Giftstärke im Blute und im Organismus überhaupt, und zwar einmal, weil das Gift bei Einnahme per os z. B. sich mit Mund-, Magen- bzw. Darminhalt mischt und verdünnt, ja sogar an diesem Inhalt gebunden und unwirksam wird, ganz oder zum Teil. Dies ist auch für Einwirkung des Giftes auf die Schleimhaut des Mundes, Magens bzw. Darms wichtig. Sodann, weil bei langsamer Aufnahme ins Blut oder in die Lymphe an irgend einer Stelle des Körpers die Giftstärke eine geringere bleiben kann als bei unmittelbarer Aufnahme ins Blut, indem während der Aufnahme ein Teil des Giftes schon wieder durch Nieren, Darm usw. ausgeschieden oder in Geweben festgelegt oder gebunden, geändert oder unwirksam gemacht sein kann, bevor die ganze Menge aufgenommen ist. (vgl. a). Im allgemeinen wird ja die Konzentration des Giftes im Blut offenbar vom Verhältnis der in der Zeiteinheit aufgenommenen zur ausgeschiedenen oder sonstwie unwirksam gemachten Menge bedingt. Und es kommt für die Schädigung auf die Stärke des mit der empfindlichen Zelle oder Zellgruppe zusammentreffenden Giftes an. Dies ist auch da zu berücksichtigen, wo man z. B. Parasiten in einem Herd im Körper durch ein Gift töten will, ohne den Wirtsorganismus zu schädigen.

Im allgemeinen nimmt die Giftwirkung, die Schädigung, mit der Giftstärke zu — bei osmotischer Druckwirkung mit der Größe des Druckunterschiedes. Bei giftigen Salzen haben wir diese Wirkung und die Ionenwirkung zu unterscheiden, welche letztere mit der Konzentration des Salzes, d. h. mit der Ionenzahl, im allgemeinen zunimmt.

Die Konzentration, in der ein Gift auf innere Zellen einwirkt, kennen wir, wie sich aus obigem versteht, nie genau. Wir müssen nichtsdestoweniger annehmen, daß eine merkbare Schädigung nur eintritt oberhalb eines gewissen toxischen Schwellenwertes der Giftstärke. Unterhalb dieses Schwellenwertes kann das Gift sogar eine nützliche gelegentlich „medikamentöse" Wirkung haben. Die Konzentration entscheidet überhaupt nicht nur, ob merkbare Wirkung eintritt, sie entscheidet auch über die Ausdehnung und Natur der eintretenden Veränderungen (Nekrose, Entartung, Entzündung, Atrophie) und Funktionsstörungen. Oberhalb der „Reizschwelle", also der Giftstärke, wo merkbare Störungen eintreten, nimmt die Wirkung mit der Reizstärke (Giftstärke) zu, obwohl man nicht immer von einem Parallelismus zu reden berechtigt ist. Zunächst können normale Lebenserscheinungen mit der Reizstärke zunehmen — oberhalb gewisser Giftstärke tritt aber Lähmung ein. Aus all diesem geht hervor, daß der Giftbegriff ein relativer ist, indem Giftstärke, Einwirkungsdauer und individuelle Empfindlichkeit zusammen entscheiden, nicht nur ob eine Wirkung, sondern außerdem ob Giftwirkung erfolgt. Kochsalz, gewisse innere Sekrete wie z. B. der Schilddrüse usw. sind in bestimmter Menge unentbehrlich, in größerer Menge aber schädlich, sogar tödlich.

Die Erscheinung, daß ein gewisser Stoff in ganz schwacher Konzentration normale Lebensäußerungen erhöhen, in stärkerer Konzentration sie lähmen kann, ist vielfach beobachtet: So kann die Gärtätigkeit, kann auch das Wachstum von Bakterien durch verschiedene anorganische Stoffe (Antiseptika) in schwächster Lösung vermehrt werden, wie aus Versuchen (vgl. unten) hervorgeht. Allgemeine Narkotika, wie Alkohol und örtliche Betäubungsmittel, wie Kokain, vermögen in schwacher Konzentration die Herzwirkung und gewisse Geistestätigkeiten anzuregen. Ob diese „vermehrte Tätigkeit" auf verringerter Hemmung oder geringer Gefäßlähmung usw. also auf gewisser Betäubung beruht, ist eine unbeantwortete Frage. Die Erscheinung weist auf einen gewissen Gegensatz hin, ähnlich wie im folgenden Beispiel: Chromozyten schwellen in einer hypisotonischen, z. B. $0,001^0/_0$-igen NaCl-Lösung an, während sie in einer hyperisotonischen, z. B. $10^0/_0$-igen NaCl-Lösung zusammenschrumpfen. Die isotonische NaCl-Lösung von etwa $0,9^0/_0$ ist der „indifferente" Wendepunkt. Ferner haben z. B. Rheum und Ol. Ricini in genügend großer Gabe Durchfall, wenigstens Stuhlgang, in kleiner Gabe aber Stuhlverstopfung zur Folge. Nun sagt man: das Rheum enthält Kathartinsäure und Gerbsäure, erstere bewirke bei größerer Gabe Durchfall, letztere bei kleiner Gabe Verstopfung. Diese „Erklärung" befriedigt aber nicht, weil in beiden Fällen beide Stoffe in gleichen Mengenverhältnissen eingenommen werden. Was macht denn die Gerbsäure bei großer Gabe ?

SAMUEL HAHNEMANN (1755—1843) hat diese Erscheinung des Gegensatzes schon gekannt und die Homöopathie auf derselben gegründet, deren Wesen und Zweck in den Worten gipfeln: Similia similibus curentur. HAHNEMANN hat die Wirkung einiger Stoffe in großer Gabe bei gesunden Menschen (an sich selbst) studiert und auf seine, wohl zu stark subjektiven Beobachtungen den Lehrsatz aufgestellt: Man reiche einem Kranken denjenigen Stoff in äußerst schwacher Konzentration, lang zerrieben („Potenz") und in äußerst geringer Menge dar, der in großer Dosis beim gesunden Menschen möglichst genau die beim Kranken beobachteten Erscheinungen hervorruft. So z. B. reiche man einem Kinde mit grünem Durchfall Kalomel in „hoher Potenz" (sehr schwacher Konzentration), weil dieses Salz in großer Gabe beim normalen Menschen Durchfall mit grün gefärbtem Stuhl bewirkt.

Nun berechtigen zahlreiche Beobachtungen (s. oben) in der Tat zur Annahme, daß viele Stoffe in geringer Menge eine Erscheinung hervorrufen, entgegengesetzt zu der Wirkung des Stoffes in großer Gabe. In vielen Fällen kann aber demgegenüber nicht von einem Gegensatz die Rede sein. Wenn z. B. ein Stoff, sagen wir

Ameisensäure, in schwacher Konzentration eine serose, in starker Konzentration eine nekrotisierende Entzündung erregt, so liegt da kein Gegensatz vor. Der von HAHNEMANN gemeinte Gegensatz ist außerdem ein anderer, und nicht mit obigem zu verwechseln, wie das oft (immer?) geschieht. Verstehe ich ihn richtig, so meint er nicht eine gegensätzliche Wirkung einer kleinsten und einer großen Menge eines Stoffes unter übrigens gleichen Umständen, sondern einen Gegensatz zwischen der Wirkung einer kleinsten Menge auf erkrankte und der einer großen Menge auf normale gleichartige Zellen. Und dieser Gegensatz fuße auf seinen vergleichenden Beobachtungen von Wirkungen großer Mengen beim normalen einerseits und Wirkungen kleinster Mengen beim in bestimmter Hinsicht abnormen Menschen andererseits. Und es kann einen einschneidenden Unterschied machen, ob ein Stoff auf normales oder verändertes Gewebe einwirkt: so ist z. B. mit Leukozyten infiltriertes Gewebe gar nicht oder weniger einer Hyperämie fähig als normales, entartete, geschweige denn nekrotische Zellen sind normalen lebenden nicht gleichzustellen usw. Man darf diesen Gegensatz keineswegs ohne weiteres mit der biologischen Erfahrung gleichstellen, nach der ein schwacher Reiz eine bestimmte Lebensäußerung verstärkt, während ein starker Reiz sie lähmt. Die spekulativen Betrachtungen von Homöopathen zur Befestigung ihrer Ansicht bleiben hier außer Betracht. Nehmen wir an, daß HAHNEMANN für einige, sogar für viele Stoffe richtig beobachtet hat, so sollen wir uns doch vor Verallgemeinerung huten, und müssen wir im Gegenteil für jeden Stoff und jede Erkrankung den experimentellen Beweis fordern. So wird mitunter ein sehr oberflächliches und trügerisches Merkmal angeführt. Was hat z. B. der grüne Farbstoff im Stuhl beim grünen Kinderdurchfall, wo sich keine Spur von Quecksilber findet, mit der grünen Hg-Verbindung im Stuhl eines zuvor normalen Menschen nach Gebrauch einer großen Gabe Kalomels zu tun? Und sollte, ein anderes Beispiel, eine ganz minimale, kaum wägbare Menge Kochsalz in der Tat irgend eine erkennbare Wirkung beim erkrankten Menschen erzielen, der ja täglich mehrere (10, 15 und mehr) Gramm NaCl in seinen Speisen einnimmt? Sollte da die geduldige, lange dauernde feinste Zerreibung das Kochsalz „potenzieren", diesem Stoff eine noch vollkommen in der Luft schwebende Energie verleihen? Wir dürfen hier eine genaue Beweisführung fordern.

Daß gewisse Stoffe in sehr geringer Konzentration und Menge bei normalen jungen Männern (Studenten) abnorme Erscheinungen hervorzurufen vermögen, scheint allerdings neulich aus den Versuchen von SCHULZ (mit Terpentin) hervorzugehen. Es sind hier jedoch nahere Daten abzuwarten. Jedenfalls wiederhole ich aber die Warnung gegen Verallgemeinerung.

Wir haben oben auf die Relativität der Giftigkeit hingewiesen, und zwar ist Schadigung nicht nur abhängig von der Giftstärke und Einwirkungsdauer, sondern auch von der individuellen Empfindlichkeit. Diese ist nicht nur bei verschiedenen Tierarten und Menschenrassen, sondern auch nach dem Alter, Geschlecht und sonstigen individuellen Eigenschaften verschieden. So verträgt das Kaninchen 1 g Atropin, wahrend schon 0,1 g als fur den Menschen tödlich zu betrachten ist. Pferde und Esel sind auch viel weniger empfindlich für Atropin als der Mensch. Das Kaninchen ist auch fur Morphium viel weniger empfindlich als der Mensch. Wiederkäuer ertragen aber Chloroform schlechter als Fleischfresser. Angeblich geraten Mongolen und Neger durch Opium in entzückende Traumzustande, der Kaukasier aber in der Regel nicht. Aber auch Individuen derselben Rasse weisen manchmal bedeutende Unterschiede auf, die von ihrem Alter, von Erschöpfung, Hungerzustanden usw. bedingt und noch nicht naher anzudeuten sind. So sind im allgemeinen ganz junge und sehr alte Individuen besonders empfindlich für betaubende Mittel, die sogar in einer für den Erwachsenen medikamentosen Menge tödlich sein konnen. Ferner gibt es Leute mit besonders großer Empfindlichkeit fur Alkohol, Tabak, Antipyrin, Chinin, andere die durch Genuß von Krebs oder Erdbeeren Nesselfieber, wieder andere die durch Moschusgeruch Kopfschmerzen bekommen usw. (vgl. § 36). Bei der Beurteilung der Erfahrung, daß nicht jeder Alkoholiker Leberzirrhose bekommt, obwohl diese doch wahrscheinlich manchmal einem gewissen Mißbrauch von Alkohol (Schnaps) zuzuschreiben ist, müssen wir die Möglichkeit einer verschiedenen Empfindlichkeit in Betracht ziehen. Allerdings sollen wir nicht sofort von Empfindlichkeit der Leber für Alkohol reden, sondern wir müssen im Gegenteil andere Möglichkeiten berücksichtigen, z. B. daß Alkoholmißbrauch abnorme Garungen im Darm bewirkt, und dabei entstehende Stoffe der Leber zugeführt werden und diese schädigen, wie schon mehrere Forscher betont haben.

In anderen Fällen ist es fraglich, ob es sich um Verschiedenheiten der „natürlichen" Empfindlichkeit ohne weiteres oder um besonders starke Beanspruchung durch Tätigkeit oder um besonderes Aussetzen einer Schädlichkeit handelt: Warum bevorzugt z. B. Bleilähmung die vom N. radialis innervierten Handstrecker, so daß die „dropping hands" erscheinen? Und warum werden bei Polyneuritis besonders oft die Peronaei befallen? Verschiedenheiten der Empfindlichkeit kennen wir: So sind z. B. die weißen Beugemuskeln durch elektrische und andere Reize leichter erregbar als die roten Streckmuskeln. Ferner sind im allgemeinen Epithelzellen mit besonderer Tätigkeit (Nerven-, Leberzellen, Zellen der gewundenen Harnröhrchen) empfindlicher für schädigende Einwirkungen als Deckepithel und Epithel von Ausführungsgängen wie Gallengangen, Sammelröhrchen der Niere und als Stützgewebe. Bei Entzündung beobachten wir in der Regel Entartung bzw. Tod der Parenchymzellen, während das Stützgewebe mehr oder weniger wuchert. Allerdings sind die Unterschiede noch nicht genau bestimmt. Schließlich zeigen auch gleichartige Zellen individuelle Unterschiede der Empfindlichkeit. Wir sahen z. B. § 22 d daß nicht alle Chromozyten zugleich bei allmählich von Null ab zunehmender Schädigung, der sie doch wohl alle im gleichen Maße ausgesetzt sind, ihren Farbstoff abgeben. Was das Auftreten heller neben dunkler Leberzellen während der Digestion bedingt, entzieht sich zurzeit unserem Urteil.

a) Entgiftende und antagonistische Faktoren.

Wir haben oben schon bemerkt, daß die Konzentration des Giftes, je nach der Weise von Einverleibung, mehr oder weniger abnehmen kann. Schon bei der Wirkung an der Eintrittsstelle kann das stattfinden. So wird eine per os eingenommene Säure oder Ätzgift überhaupt nicht nur durch Mund- und Mageninhalt verdünnt, sondern durch Eiweißkörper in diesem Inhalt gebunden und ganz oder zum Teil wirkungslos gemacht. Tritt Verschorfung der Schleimhaut durch Ätzwirkung ein, so verzögert bzw. verhindert diese die weitere Aufnahme des Giftes. Nach Aufnahme des Giftes erfolgt weitere Verdünnung durch Blut und Lymphe, was für Fernwirkungen, d. h. Wirkungen an anderer Stelle als die der Aufnahme, von Bedeutung ist. Außerdem kommen aber noch andere entgiftende Faktoren in Betracht: Bindung, Aufspeicherung, Oxydation, Reduktion, Synthese, Spaltung, Ausscheidung.

Zunächst kann ein Teil des Giftes an extrazellularen Stoffen gebunden und dadurch unwirksam gemacht werden, wie z. B. eine Säure an Eiweißkörpern und Alkalien des Blutplasmas. Vergiftung müssen wir erst dann erwarten, wenn freie Säure im Blute übrig bleibt und diese durch Einwirkung auf Zellen ihre Tatigkeit schädigt (§ 21). Es kann aber ein Gift auch in Zellen festgelegt werden, ohne daß wir Schädigung dieser Zellen zu erkennen oder auszuschließen vermögen. So scheint besonders der Leber ein giftspeicherndes Vermögen zuzukommen, was durch den sehr langsamen Blutstrom gefördert wird. Allerlei Gifte können dadurch unschadlich gemacht werden. Aber auch in anderen Organen ist die Speicherung verschiedenartiger, mit dem Blut zugeführter Stoffe festzustellen. Die Argyrie oder Argyrose stellt ein Beispiel dar: Nach längerem Gebrauch von Silberpräparaten, wie das vor einigen Dezennien bei gewissen Rückenmarkserkrankungen stattfand, waren in den Wänden der Blutkapillaren und größerer Gefäße, besonders in den Harnknäueln, ferner in den Wänden der Bindegewebsspalten der Haut und verschiedener Organe feine schwärzliche Körnchen einer unbekannten Silberverbindung (umgewandeltes Silberalbuminat?) nachweisbar. Die Haut war makroskopisch blaugräulich gefärbt. Gewisse vitale Färbungen (durch in das Blut eingeführte aber harmlose Karminkörnchen usw.) stellen ein Beispiel von Ablagerung bzw. Ausscheidung feinster Körperchen dar. Man darf eine solche Aufnahme nicht mit Phagozytose verwechseln. Das in Zusammenhang mit Giftspeicherung angeführte Beispiel von Algenzellen, die aus einer Lösung von 1 mg eines Kupfersalzes in 100 hl Wasser das Metallsalz an sich ziehen und speichern (DEVOUX), ist wahrscheinlich mehr mit Phagozytose verwandt. Mehrere Daten sind hier zur Beurteilung erforderlich.

Durch Oxydation kann ein Gift unschädlich werden: Phosphor beginnt sich sofort nach Aufnahme in den tierischen Organismus mit Sauerstoff zu verbinden, so daß zunächst niedrige Oxydationsstufen (unterphosphorige und phosphorige Säure), später die ungiftige, immer im lebenden Körper vorhandene Phosphorsäure entstehen. Arsenige Säure wird zur ungiftigen Arsensäure oxydiert. Schwefel wird zunächst giftiges Sulfid, dann Sulfit und schließlich ungiftiges Sulfat. Nitrite gehen zum Teil in Nitrate über. Ferner stellen von den Stoffen der Fettreihe die Alkohole ziemlich leicht verbrennliche Verbindungen dar. Ameisensäure hingegen ist weniger leicht, Oxalsäure gar oder fast gar nicht oxydabel. Azeton ist im Tierkörper wenig oxydabel.

Andererseits finden auch Reduktionen statt: So hat man nach Einführung von Nitrat Ausscheidung kleiner Mengen von Nitrit und auch eine Reduktion von Arsensäure in Arsenigsäure in geringem Maßstabe festgestellt. Nitrogruppen können zu Aminogruppen reduziert werden.

Als Beispiel einer physiologischen Entgiftung ist die Harnstoffsynthese in der Leber zu erwähnen, weil sowohl Ammoniak wie Karbaminsäure Gifte sind (BÖHM).

Ein giftiger Stoff kann auch im Organismus in ungiftige Stoffe gespalten werden. Hydrolytische Spaltung kann schon im Darminhalt stattfinden, besonders von äther- und esterartigen Verbindungen, wie Salol, das im Darm in Phenol und Salizylsäure gespalten wird, und wie Glykoside (ätherartige Verbindungen von Zuckerarten). Von vornherein müssen wir erwarten, daß eiweißartige Antigene vom Darm aus, eben durch eine solche Spaltung, viel schwächer wirken als nach unmittelbarer Einführung in die Gewebe. Aber auch Toxine, deren eiweißartige Natur nicht erwiesen ist, wie das Rizin, scheinen im Darm gespalten zu werden. EHRLICH konnte Tiere durch Rizinfütterung gegen dieses Gift immunisieren, und CARRIÈRE zeigte, daß es sich nicht um fehlerhafte Resorption im Darm solcher Gifte handelt:

Er führte bei Kaninchen etwa 20 ccm Schlangengift oder Tetanustoxin durch einen Schlundkatheter in den Magen ein und unterband dann das Rektum. Am nächsten Tage wurde das Tier getötet, sein Magendarminhalt gesammelt und filtriert. Im Filtrat war kein Gift durch Tierversuche nachweisbar. Sodann fand CARRIÈRE, in Übereinstimmung mit NENCKI und SCHUMOW-SIMANOWSKY, daß Ptyalin, Pepsin und Trypsin sowohl Schlangengift wie Tetanusgift in vitro stark abschwächen oder zerstören. Darmbakterien und Galle scheinen diese Gifte nicht oder nur wenig anzugreifen. Andere Gifte jedoch, wie das vom anaeroben Bac. botulinus gebildete Botulismusgift, werden im Darmkanal nicht oder nicht merkbar abgeschwächt. So hat nach VAN ERMENGEM 0,01 ccm einer Zuckerbouillonkultur des Bac. botulinus beim Affen und beim Meerschweinchen vom Magen aus häufig schon innerhalb 24 bis 36 Stunden den Tod zur Folge.

Im allgemeinen ist die Konzentration, die Giftstärke, an einer Stelle abhangig vom Verhältnis von der Zu- zur Abfuhr. Für die Fernwirkung sind also einerseits die Raschheit der Einverleibung, andererseits die entgiftenden Faktoren von Bedeutung. Zu letzteren gehört auch die Ausscheidung des Giftes durch den Magendarmkanal, Nieren, Lungen und mitunter auch durch Schweiß-, Talg- und Milchdrüsen. So können sogar beträchtliche Giftmengen, durch Erbrechen und Durchfall z. B. bei akuter Arsen- und Quecksilbervergiftung, durch Erbrechen bei Morphiumvergiftung weggeschafft werden.

Quecksilber sowie arsenige Säure sind außerdem im Harn nachweisbar. ersteres sogar längere Zeit nach einer Quecksilberbehandlung. Trübe Schwellung bis zur Nekrose der Epithelzellen der gewundenen Harnkanälchen tritt bei Quecksilbervergiftung auf. Die Ausscheidung des Quecksilbers durch die Darmdrüsen, besonders des kaudalen Abschnitts des Dünndarms und des Dickdarms hat fibrinösnekrotisierende Entzündung (,,Quecksilberdysenterie") und Geschwürsbildung zur Folge. Ob Quecksilber auch durch den Magen ausgeschieden wird, ist nicht sicher. Der Speichelfluß und die Stomatitis mercurialis, die sich einige Zeit, auch nach subkutaner oder intramuskulärer Einverleibung einstellen, sind noch nicht aufgeklärt. — Nach Faust scheiden Hunde nach einmaliger Morphineinspritzung etwa 70% durch Magen und Darm aus. Erneute Resorption ist dann möglich. Jod- und Bromsalze werden, ähnlich wie NaCl, sei es auch in geringer Menge, durch die Schweiß- und Talgdrüsen ausgeschieden in Schweiß und Hauttalg, was zu Jodbzw. Bromakne führen kann. Daß flüchtige Narkotika durch die Lungen ausgeschieden werden, sahen wir oben. Auch Azeton, Blausäure und andere flüchtige Stoffe sind in der ausgeatmeten Luft durch den Geruch oder chemisch nachweisbar. Milch kann auch Gift enthalten.

Die Bedeutung dieser Ausscheidung ist um so größer, je langsamer die Einverleibung stattfindet. So ist Curare vom Magen aus nicht unwirksam wie man meinte, weil es durch die Magensäure zerstört werden sollte. Cl. Bernard und L. Hermann haben nämlich dargetan, daß Curarewirkung vom Magen aus erfolgt, wenn man zuvor die Nierenschlagader unterbindet. Wir verstehen diese Erscheinungen, indem wir annehmen, daß die Resorption vom Magen aus so langsam, die Ausscheidung durch die Nieren hingegen so rasch erfolgt, daß die für die Giftwirkung erforderliche Konzentration im Blute nicht erreicht wird ohne Abbindung der Nierenschlagader.

Von der Ausscheidung bakterieller und metabolischer Gifte wissen wir recht wenig. Die im obigen besprochenen entgiftenden Faktoren sind aber auch solchen Giften gegenüber fest im Auge zu behalten. So wird die an anderer Stelle mitgeteilte Beobachtung verständlich, daß das Fieber bei gewissen Infektionen durch Durchfall sinken oder gar schwinden kann, um aber zurückzukehren, sobald der Durchfall aufhört. So vielleicht auch die Euphorie (Wohlbefinden) bei septischem Durchfall. Welche Rolle der Wasserverlust (durch den Durchfall) dabei spielt, ist ebenfalls noch zu erforschen.

Nicht nur gelöste Gifte, sondern auch Bakterien können durch Darm, Leber und Nieren, und zwar nicht nur bei Kranken, sondern auch bei Rekonvaleszenten ausgeschieden werden. Typhusbazillen können sich bei den sog. ,,Dauerausscheidern" (§ 29) in einer mehr oder weniger veränderten Gallenblase aufhalten und von da aus in den Darm gelangen. Petruschky sah nach klinischer Genesung eine Ausscheidung massenhafter Typhusbazillen durch den Harn während längerer Zeit. Es kommen sogar ,,Bazillenträger" vor, die ohne je Krankheitserscheinungen darzeboten zu haben, pathogene Bakterien im Korper haben und ausscheiden. Ob Bakteriurie (Bakterienausscheidung durch den Harn) moglich ist ohne Veränderungen der Niere, ist eine verschieden beantwortete Frage. R. Kraus und Biedl sahen bei Hunden und Kaninchen schon 5 bis 12 Minuten nach Einspritzung in die Drosselader verschiedener Bouillonkulturen Bakteriurie, ohne daß Eiweiß oder Blut im Harn nachweisbar waren. Geringe Veränderungen der Niere sind damit aber nicht ausgeschlossen. Die Speichel-, Tranen- und Schleimdrusen der

Luftrohre scheinen keine Bakterien auszuscheiden. In Milch hat man bei gemischter Milzbrandinfektion Milzbrandbazillen (P. Th. Müller) und bei Milchdrüsentuberkulose Tuberkelbazillen nachgewiesen. Ob diese aber mit Exsudat, und nicht mit Milch weggeschafft wurden, ist nicht entschieden.

Von großer Bedeutung ist die Ausscheidung von Rabies- oder Lyssagift in größter Menge durch die Speicheldrüsen, was die Giftigkeit des Bisses verständlich macht.

Oben haben wir Gegengifte, d. h. Stoffe, die ein Gift durch Bindung, Spaltung oder sonstige Änderung unschädlich machen, kennen gelernt. Solche Gegengifte können, ebenso wie Gifte, von außen eingeführt oder in einem Gewebe gebildet sein. Zu letzteren gehören die Antitoxine, Antienzyme, Zytotoxine usw. (§ 35). Nun kann aber eine Giftwirkung auch ausbleiben durch antagonistische Giftwirkung. Dies ist ein physiologischer, funktioneller Begriff, während Gegengift ein chemischer oder physikochemischer Begriff ist. Während ein Gegengift das Gift angreift, bewirkt ein antagonistisches Gift eine Funktion oder Funktionsstörung, die der des Giftes entgegengesetzt ist. So sind Miotika und Mydriatika, Curare und Physostigmin, Curare und Guanidin, Adrenalin und Amylnitrit (die beiden letzteren in ihrer Wirkung auf die Blutgefäße und den Blutdruck) Antagonisten. Pal und Rothberger fanden z. B., daß Tiere mit Lähmung der Atembewegungen und Aufhebung der indirekten Muskelerregbarkeit (bei Reizung des Ischiadikus) durch Curare, nach intravenöser Einspritzung von Physostigmin wieder normale Atembewegungen und Muskelerregbarkeit bekamen. Erneute Curareeinspritzung hatte dann wieder Lähmung zur Folge.

Zwei antagonistische Gifte können den gleichen oder einen anderen Angriffspunkt haben. Nur im ersteren Falle kann von einer Verdrängung des einen Giftes durch das andere die Rede sein. Meist kennen wir aber den Angriffspunkt nicht genau, so z. B. nicht vom Physostigmin, während wir den von Curare zu kennen glauben. Haben zwei Gifte den gleichen Angriffspunkt, so nennt man sie wahre, wenn nicht, scheinbare Antagonisten. So ist Curare ein scheinbarer Antagonist von Strychnin, weil Curare nicht die Reflexerregbarkeit im Rückenmark herabsetzt — die durch Strychnin erhöht wird — sondern nur die Erregungsleitung vom Rückenmark zum Muskel in den motorischen Endplatten erschwert bzw. aufhebt. Man nennt ferner einen Antagonismus einen einseitigen, wenn nur die eine Giftwirkung von der anderen aufgehoben wird, einen doppel- oder wechselseitigen, wenn auch das Umgekehrte zutrifft.

Bemerkenswert sind einige Besonderheiten. So z. B. ist Atropin in kleinerer Menge als Antagonist des Morphins zu betrachten. Bei steigender Atropingabe soll jedoch der Antagonismus in Summation umschlagen.

Wichtig ist die Gewöhnung an ein Gift, so daß man z. B. allmählich größere Mengen Tabak, Alkohol, Morphin, Kokain, Arsenik ohne Lebensgefahr oder gar Erkrankung vertragen kann. Um was handelt es sich da? Um verringerte Empfindlichkeit der giftempfindlichen Zellen oder um Bildung von Antikörpern (§ 33) oder um verringerte Aufnahme des Giftes? Wir müssen jeden Fall gesondert betrachten.

So soll, nach Cloetta, die Resorption des per os eingenommenen Arseniks (As_2O_3) bei der Gewöhnung allmählich abnehmen und daher nur bei Einnahme per os eine gewisse Gewöhnung eintreten. Bei steigender Arsenikfütterung stellte er nämlich nicht nur eine Abnahme der im Harn ausgeschiedenen Arsenmenge fest, sondern außerdem, daß ein Hund, der sehr große Mengen Arsen per os ohne merkbaren Schaden nahm, der subkutanen Einspritzung von $^1/_{62}$ der Giftmenge rasch erlag. Hiermit wird eine gewisse Herabsetzung der Empfindlichkeit allerdings nicht ausgeschlossen, ihre Bedeutung jedoch in den Hintergrund gedrängt. Die Erfahrung, daß plötzliches Aussetzen eines regelmäßigen Arsenikgebrauchs schaden kann, ist noch nicht aufgeklärt.

Mehr oder weniger krankhafte Erscheinungen nach plotzlicher Enthaltung kommen auch bei chronischen Alkoholikern und Morphinisten vor. Bei Morphinisten, die sich das Morphin unter die Haut einspritzen, ist allmähliche Abnahme der Resorption wenig wahrscheinlich. FAUST und CLOETTA haben hingegen eine zunehmende Zersetzung des Morphins im Korper festgestellt. Es kommt aber darauf an, wie rasch diese Zersetzung eintritt, vor oder nach der Giftwirkung, und diese Frage ist noch nicht beantwortet. Außerdem weisen die Enthaltungserscheinungen auf eine „Gewöhnung" hin, die wir allerdings nicht näher anzudeuten vermögen. Der chronische Alkoholiker ebenso wie der Morphinist ist gleichsam auf ein abnormes Gleichgewicht bestimmter Funktionen eingestellt. Er empfindet das nicht als eine Störung, sondern als ein Lebensbedürfnis. Inwiefern das Bedürfnis an dem Gift Folge der Giftwirkung, inwiefern es schon vor dem chronischen Giftgebrauch als Äußerung eines Konstitutionsfehlers bestand, vermögen wir allerdings nicht anzugeben. Von Antikörperbildung hat man nichts auffinden können.

Gewöhnung umfaßt als Genus mehrere Spezies. Man kann sich an thermische Schädlichkeiten durch Abhärtung, an psychische „Reize", an lauten Schall und an sehr viel andere Dingen gewöhnen, wobei die Empfindlichkeit abzunehmen scheint. Man kann sich in den Tropen „akklimatisieren" usw. Einzellige Organismen vermögen sich an andere Nährboden anzupassen: Der Milzbrandbazillus, der anfangs in einem Nährboden, der über $0,005\%$ Borsäure enthält, nicht wächst, kann sich durch Gewöhnung noch bei $0,007\%$ Borsäure entwickeln (KOSSIAKOFF). So totet der Humor aqueus des Kaninchens in Bouillon gezüchtete Typhusbazillen. Durch Hinzufügung von allmählich mehr Humor zum Bouillon wachsen diese Bakterien schließlich besser im Humor als im Bouillon (HAFFKIN). Das Plasmodium der Myxomyzeten wird, vom Wasser in eine 2%ige Traubenzuckerlösung gebracht, getotet. Eine viel schwächere, z. B. $^1/_2$ oder $^1/_4\%$ige Lösung wird anfangs gemieden und kann durch beschleunigte Einwirkung die Plasmodien töten. Die Schleimpilze können sich jedoch allmählich an eine konzentriertere Zuckerlösung anpassen. Ein Plasmodium, das sich nach mehreren Tagen in einer 2%igen Traubenzuckerlosung angepaßt und zahlreiche Fortsätze in der Flüssigkeit ausgebreitet hatte, wurde durch plötzlichen Ersatz der Zuckerlösung durch reines Wasser stark geschädigt (STAHL). In allen solchen Fällen vermag Immunität ohne weiteres die Enthaltungserscheinungen, das Bedürfnis am Stoff, der zuvor giftig war, nicht aufzuklären. Wir stehen hier vor Fragezeichen.

b) Faktoren, welche Giftwirkung fördern.

Solche sind Entwöhnung nach Gewöhnung, vorbereitende oder gleichzeitige Einwirkung anderer Gifte, Überempfindlichkeit und bei Giften, die im Gewebe entstehen, wahrscheinlich auch der Status nascens.

Wir sahen im vorigen schon, daß Enthaltung eines Giftes schädigen kann, und zwar um so mehr, je plötzlicher sie stattfindet. Bei seniler Involution, bei langsam fortschreitender Zerstörung einer Drüse (Schilddrüse, Nebennieren) durch Krebs, Tuberkulose usw. kann man wahrscheinlich — es ist nicht nachgewiesen — besser die allmähliche Entziehung als eine plötzliche durch operative Entfernung vertragen. Es tritt dann eine gewisse Entwöhnung ein.

Es können zwei Gifte oder ein Gift bei wiederholter Einnahme die Wirkung verstärken: Gegenüber Antagonismus kennen wir Summierung desselben Giftes (kumulative Wirkung), Synergie (Addition) mehrerer Giftwirkungen, wahrend neuere Beobachtungen auch auf eine Potenzierung der Giftigkeit (bzw. arzneilicher Wirksamkeit) hinzuweisen scheinen.

Summierung (kumulative Wirkung) eines Giftes kommt vor bei Digitalis und Strychnin. Es scheint die Wirkung jeder einzelnen Dose langsam abzuklingen. Kommt nun eine neue Dose hinzu bevor die Wirkung der vorigen aufgehört hat, so tritt Summierung. also eine Superposition, eine Aufeinanderstauung von Wirkungen ein. Weil. Prof. SNELLEN, der Augenarzt, wies seine Schüler darauf hin, daß mitunter eine sehr kleine Quecksilbergabe bei einem Patienten, der schon vor längerer Zeit eine Quecksilberkur durchmachte, eine akute Quecksilbervergiftung zum Ausbruch bringen kann. Langsame Ausscheidung des Giftes, wie für Strychnin und Quecksilber es zutrifft, kann Superposition von Wirkungen fördern. Außerdem kommt erhöhte Empfindlichkeit in Betracht, die nicht mit Superposition der Wirkung zu verwechseln ist. Überempfindlichkeit für ein Gift kann wahrscheinlich als Protoplasmaeigenschaft ererbt, sie kann aber auch durch besondere Einwirkungen, vielleicht sogar durch das Gift selbst erworben sein. Die Überempfindlichkeit ist nur für bestimmte Stoffe einigermaßen untersucht (§ 36). Die kumulative Wirkung von Digitalis wird Aufspeicherung im Herzen zugeschrieben.

Außerdem kennen wir Synergie zweier oder mehrerer in derselben Richtung wirkenden Stoffe. Dabei findet eine einfache Addition der Wirkungen oder gar nach neueren Angaben eine noch stärkere Wirkung als die Summe der einzelnen Wirkungen statt. Man redet im letzteren Fall von Potenzierung, Vervielfältigung der Wirkung.

Lepine hat schon 1886 eine sehr wirksame Mischung mehrerer Antiseptika zu Gewebsdesinfektion empfohlen. Jedes einzelne Antiseptikum war dabei so sehr verdünnt, daß es weder für die Bakterien, noch für die Gewebe als schädlich zu betrachten war. Emil Bürgi hat neuerdings betont, daß Arzneigemischen, deren einzelne Bestandteile aus einer und derselben pharmakologischen Gruppe stammen — z. B. zwei Narkotika der Fettreihe, oder zwei Opiumalkaloide — wirken wie die Summe der Bestandteile. Es findet also Addition der Einzelwirkungen statt. Stammen aber die Bestandteile des Gemisches aus verschiedenen pharmakologischen Gruppen, wie Morphium und Chloralhydrat, so ist die Wirkung des Gemisches größer als die Summe der Einzelwirkungen, es tritt somit Wirkungspotenzierung ein. Bürgi hat die Wirkung von Gemischen von Narkotika untersucht, hält aber Potenzierung auch für andere Arzneien (und Gifte) für wahrscheinlich, z. B. für Abführmittel. Verschiedenheit des pharmakologischen Angriffspunktes sei dabei, ebenso wie das Nacheinander zweier oder mehrerer Einzelwirkungen, von Bedeutung. Meltzer und Gates stellten dann fest, daß 0,15 bis 0,20 g Natriumoxalat und 0,7 bis 0,8 g Magnesiumsulfat, jedes an und für sich unter die Haut bei Kaninchen eingespritzt, nur geringe Wirkung hat. Zusammen aber bewirken sie tiefe Betäubung, während Natriumoxalat an und für sich das Kaninchen gar nicht betäubt. Durch Kalziumsalze wird diese Betäubung, ebenso wie die durch Magnesiumsulfat, rasch gehoben.

Diese Befunde fordern zu weiterer Forschung auf.

Bis jetzt hat man, soviel ich weiß, noch gar nicht die Möglichkeit berücksichtigt, daß ein Gift in statu nascendi stärker wirkt, bzw. daß ein Stoff nur im Augenblick seiner Geburt, unter bestimmten Umständen, bestimmte andere Stoffe (Zellbestandteile) angreift. Wir wissen z. B., daß Kohlenstoff und Wasserstoff sich nur dann zu CH_4 (Methan, Grubengas) verbinden, wenn die beiden Elemente sich bei Rotglühhitze in statu nascendi finden. So entsteht auch Chlor aus HCl, wenn Sauerstoff in statu nascendi auf HCl einwirkt. Es fragt sich, ob bakterielle, nämlich aus zerfallenden Bakterien freikommende Stoffe, die im Gewebe gebildet werden, ob auch Stoffe, oder richtiger Atomgruppen, die beim Stoffwechsel entstehen, unter besonderen Umständen bei ihrer Geburt nicht anders wirken als sonst.

Wir müssen hier schließlich auf die Summierung unendlich kleiner Wirkungen weisen, deren jede einzelne sich der Beobachtung entzieht. Die „Gutta cadens" erscheint in mannigfacher Form in der belebten und unbelebten Natur. Die Sonne, die täglich während kurzer Zeit einen farbigen Gegenstand bescheint, kann ganz allmählich seine Farbe ändern. So ist es möglich, daß bei gewisser fehlerhafter Lebensweise zunächst eine chronische Leberhyperämie, dann ganz allmählich eine schleichende Leberentzündung (Zirrhose) entsteht infolge von Schädigung durch ganz geringe Mengen enterogener Stoffe. Die Pathogenese solcher Veränderungen kann durch Versuche schwer nachweisbar sein.

Die verschiedenen Giftwirkungen erfolgen, auch bei gleicher Einverleibung, nicht gleich rasch. So erfolgt subkutane Hyoszinvergiftung viel
rascher als subkutane Sublimatvergiftung. Wir verstehen den Unterschied,
wenn wir bedenken, daß das Quecksilber nur durch ausgedehnte anatomische
Veränderungen von Darm, Nieren usw. schadet, die Zeit fordern, während
Hyoszin wahrscheinlich durch Einwirkung auf einige Bestandteile einiger
Ganglienzellen, durch molekulare Wirkung schadet. Im allgemeinen gibt es
eine Latenz der Giftwirkung, die um so länger dauert, je ausgedehnter die
erforderlichen anatomischen Veränderungen sind und je langsamer sie entstehen. Die individuelle Empfindlichkeit für das Gift und für die Gewebsveränderungen sowie für bestimmte Funktionsstörungen, kurz, Konstellationen verschiedener Faktoren (auch Eigenschaften) in Organen und Geweben
machen sich dabei geltend. Remissionen, sogar Intermissionen der Vergiftungserscheinungen kommen vor, wie z. B. bei der Arsenvergiftung, ohne daß wir
sie verstehen.

Änderungen der Konstellation(en) sind dabei anzunehmen, aber welche?

§ 24. Einteilung der Vergiftungen. Hetero- und Auto-intoxikationen, Avitaminosen.

Eine Einteilung der Gifte auf chemischer Grundlage oder eine pharma-
kologische Einteilung oder eine solche in antigene und nichtantigene Gifte
ist für unseren Zweck weniger geeignet als eine Unterscheidung in exo- und
endogene Gifte, je nachdem sie außerhalb oder innerhalb des Organismus
entstehen, und ferner je nachdem sie nicht oder wohl von den eigenen Körperzellen gebildet wurden, je nachdem es körperfremde oder eigene Stoffe
sind. Gifte, die im Gewebe, aber aus Bakterien entstehen, sind heterogene.
Nur eigene metabolische Gifte sind endogene und histiogene. Vom ursächlichen Gesichtspunkt aus unterscheiden wir somit: a) Vergiftungen durch von
außen aufgenommene Stoffe (Heterointoxikationen), b) Vergiftungen durch
eigene Stoffwechselprodukte (Autointoxikationen), während wir dann noch
vorläufig als eine gesonderte Gruppe c) die Avitaminosen besprechen sollen.

So einfach nun diese Unterscheidung in Hetero- und Autointoxikationen
zu sein scheint, so schwer ist sie manchmal durchzuführen. So ist z. B. die
Deutung der enterogenen Vergiftungen manchmal schwer. Jede Vergiftung
durch einen im Darm aufgenommenen Stoff, gleichgültig ob dieser außerhalb
des Darms und gar des Körpers, wie Sublimat und Mutterkorn, oder im Darm
gebildet wurde, ist eine enterogene oder „resorptive" Der Darminhalt gehö:t
ja zur Außenwelt, durch die Darmschleimhaut getrennt von der Innenwelt.
Auch der Botulismus, die Milch- und Käsevergiftungen durch Giftbildung in
Milch bzw. Käse durch Bakterien (FLÜGGE, VAUGHAN), sind enterogene Vergiftungen.

In Fleisch, Wurst, Fischen, sogar in Gemüsen, die nach längerer Aufbewahrung
oder in konserviertem Zustande gebraucht werden, kann sich ein vom Bac. botulinus gebildetes Gift finden. VAN ERMENGEM wies diese anaerobe Bakterie
1895 nach, die gleichsam in Herden oder Inseln im Fleisch wächst und das Gift
bildet, das also nicht gleichmäßig im Nahrungsmittel verbreitet ist. Das Nahrungsmittel kann zugleich putride Veränderungen, die sich durch Gasblasen und üblen
Geruch verraten, aufweisen. Diese Fäulnis kann aber fehlen und es können nur
wenige Fäulnisbakterien nachweisbar sein. Die ersten Erscheinungen einer durch
Gebrauch eines solchen Nahrungsmittels eintretenden Fleisch- Wurst- oder
Fischvergiftung pflegen nach 24 bis 36 Stunden einzusetzen und sind denen
einer Atropinvergiftung sehr ähnlich: Akkommodationslähmung, starke Pupillen-
erweiterung, Doppeltsehen, Trockenheit und Rötung der Mund- und Rachenschleim-

haut, Aufhören der Speichelabsonderung, Aphonie, d. h. Erscheinungen von Kern-
lähmung der Hirnnerven. Ferner können Erbrechen und Durchfall oder eben Verstopfung hinzukommen. Fieber fehlt gewöhnlich. Heilung kann erfolgen, der
Tod ist aber auch möglich. Bei der Autopsie findet man vornehmlich Hyperämie
des zentralen Nervensystems und anderer innerer Organe. Eine solche Vergiftung
kann oft mehrere oder alle Mitglieder einer Familie oder gar eine größere Gruppe
von Personen, die das gifthaltige Nahrungsmittel gebraucht haben, befallen.

Es kommen aber auch „Fleischvergiftungen" vor, die scharf vom Botulismus
zu trennen und die nicht einem fertigen exogenen Gift, sondern einer Darminfek-
tion zuzuschreiben sind. Und zwar sind es Bakterien der Paratyphus- oder Hog-
choleragruppe, die mit genossenem Fleisch oder mit etwas anderem in den Darm
gelangen, daselbst wachsen und Gift bilden, genau so oder ähnlich, wie es der Typhusbazillus tut. Zu dieser Paratyphusgruppe gehören der Bac. enteritidis Gärtner,
der Paratyphusbazillus B (Schottmüller) und noch einige andere mehr oder weniger
ähnliche Bazillen. Sie können eine dem Abdominaltyphus ähnliche, aber gewöhnlich leichtere Krankheit oder Cholera nostras paratyphosa, oder eine leichtere Gastro-
enteritis bewirken. Bei Kolle und Hetsch, sowie bei Schottmuller findet man
weitere Einzelheiten. Diese Erkrankungen können epidemisch oder als Massen-
erkrankungen, aber auch sporadisch auftreten.

Aber auch diese durch bakterielle, obwohl im Darm gebildete Gifte bewirkten Erkrankungen gehören nicht zu den Auto-, sondern zu den Heteroinfektionen. Auch Gifte, die durch Bakterien innerhalb eines Gewebes, also
endogen, abgegeben werden, gehören zu den körperfremden Stoffen und die
dadurch entstehenden Vergiftungen zu den Heterointoxikationen. Während
also die Unterscheidung in endo- und exogene Gifte sich auf den Ort der
Bildung, innerhalb oder außerhalb des Körpers bezieht, umfassen die endogenen
Gifte nicht nur die von den eigenen Körperzellen, die histogenen, sondern
auch die von gewissen fremden Zellen gebildeten Gifte. Allerdings kann eine
Zusammenwirkung eigener mit fremden Zellen stattfinden, wie eben im Darm,
wo Bakterien eine Rolle bei der Verdauung spielen. Damit erwächst Schwierigkeit der Abgrenzung der Auto- und Heterointoxikationen. Die Vergiftung,
die bei Brucheinklemmung eintreten kann, ist vielleicht einer Zusammenwirkung von histiogener und bakterieller Giftbildung zuzuschreiben, somit gemischter Natur. Wir dürfen nicht einfach verabreden: wo Bakterien irgendwo
im Körper wachsen und Gifte bilden, betrachten wir die dabei auftretende
Vergiftung als eine heterogene. Wenn sich z. B. bei einem Patienten mit
einer chronischen Eiterung amyloide Entartung der Nierengefäße und infolgedessen Oligurie bezw.. Anurie eintritt, so ist die amyloide Entartung wahrscheinlich einer bakteriellen, somit heterogenen Giftwirkung zuzuschreiben.
Häufen sich aber durch die ungenügende Harnbildung Stoffwechselprodukte
im Körper an, so ist die Möglichkeit einer Autointoxikation gegeben.

Noch ein Fall: Es kann ein ungiftiger Stoff im Magen oder Darm in
einen giftigen umgewandelt werden, wie KCN in HCN oder wie Ferrocyan-
kalium HCN abgibt. Das nennen wir nicht eine Auto-, sondern eine Heterointoxikation, schon deshalb, weil die Umwandlung im Mageninhalt, somit
in der Außenwelt, sei es auch durch Magensaft, stattfindet, und keine histogene,
metabolische Giftbildung vorliegt. Das Gift ist ein körperfremder Stoff.

Wir unterscheiden somit:

I. Exogene Vergiftungen, alle heterogene.

II. Endogene Vergiftungen: a) autogene (histiogene, metabolische),
    b) heterogene, parasitäre.

a) Heterogene Vergiftungen (Heterointoxikationen).

Wir haben schon manche Vergiftung durch Stoffe kennen gelernt, die
nicht durch die eigenen Körperzellen im Gewebe gebildet werden. Wir werden

noch anderen Beispielen begegnen. Zu diesen Giften gehören auch sämtliche parasitären Gifte, auch die welche im Gewebe, bei Infektion, entstehen. Keine Bakterie schädigt, wie wir annehmen zu müssen glauben, einen lebenden Organismus ohne Giftwirkung. Der Bac. botulinus und ähnliche schädigen durch ein ganz außerhalb des Organismus gebildetes Gift. Der Botulismus ist somit eine reine Heterointoxikation.

Bei Infektion handelt es sich aber nicht nur um parasitäre Giftwirkung, sondern außerdem um Wachstum des Parasiten, das der Giftbildung voraufgeht und zugrunde liegt. Es ist dabei somit nicht nur eine bestimmte Giftempfindlichkeit erforderlich, sondern außerdem muß der Parasit einen geeigneten Nährboden im Wirtsorganismus finden.

Wir wollen hier noch nur bemerken, daß wir von den bakteriellen Giften überhaupt recht wenig wissen. Man hat sie ja noch nicht einmal sicher in reinem Zustande abgesondert. Denn ob die aus Bakterien bzw. Bakterienkulturen gewonnenen giftigen Stoffe einheitlich und nicht mit anderen vermischt, ob sie den „natürlichen", nachzuweisenden Stoffen gleich oder durch die recht umständlichen Gewinnungsvorgänge zerlegt oder sonstwie durch Einwirkung von Säuren, Alkalien usw. geändert sind, wissen wir nicht. Vergessen wir nicht, daß man manchmal nur die große Labilität solcher Körper sicher nachgewiesen hat. Auf die Ptomaine, Proteine, Endo- und Exotoxine kommen wir später zurück — die Endo- und Exotoxine kennen wir nur aus ihrer Einwirkung auf den tierischen Organismus.

b) Selbstvergiftungen (Autointoxikationen).

Alle hier in Betracht kommenden Gifte sind metabolischen (ana- oder katabolischen) Ursprunges, also Stoffwechselprodukte. Im Darm finden sich auch solche, die zum Teil eigentliche Verdauungsprodukte sind, die allerdings unter Einfluß von äußeren Verdauungssekreten unter Mitwirkung von Bakterien oder ohne solche entstanden sind. Bei regelmäßiger Stuhlentleerung schaden diese Stoffe nicht, bei trägem Stuhlgang aber und mehr noch bei Darmverschluß, wo Infektion hinzukommt, treten Vergiftungserscheinungen auf.

Im folgenden beschränken wir uns auf die metabolischen oder histiogenen Vergiftungen im engeren Sinne. Im allgemeinen kann eine solche Vergiftung eintreten entweder durch eine zu starke Anhäufung, eine zu große Konzentration normaler Stoffwechselprodukte in den Geweben infolge von einem Mißverhältnis zwischen Bildung einerseits und Zerlegung bzw. Bindung oder Abfuhr andererseits, oder die Vergiftung kann durch abnorme Stoffwechselprodukte stattfinden.

Unter den normalen Endprodukten des Stoffwechsels kennen wir mehrere, die in gewisser Konzentration dem eigenen Organismus schädlich werden. Dies gilt sowohl für ein- wie für mehrzellige Organismen. So bildet der Milchsäurebazillus in einem Nährboden, der Milchzucker, Rohrzucker oder Traubenzucker enthält, Milchsäure (optisch unwirksame α-Oxypropionsäure), die in gewisser Konzentration die Bazillen tötet. Nur durch rechtzeitige Neutralisation der Säure wird ein weiteres Wachstum ermöglicht. In manchen infektiösen Entzündungsherden, in einem alten Abszeß ebenso wie in altem, luftdicht aufbewahrten Eiter, in einem gonorrhoischen Pyosalpinx, in einem bindegewebigen tuberkulösen Herd tritt allmählich Sterilisation ein. Allerdings ist nicht erwiesen, daß die Bakterien da einfach Selbstmord getrieben haben und nicht durch Stoffe des Wirtsorganismus oder durch Hunger getötet sind. Die Möglichkeit des Selbstmordes müssen wir aber jedenfalls berücksichtigen. Ferner stellt Kohlensäure, ein Endprodukt des Stoffwechsels, ein schweres Gift für den tierischen Organismus dar. Sie häuft sich bei ungenügender äußerer oder innerer Atmung rasch bis zu einer schädlichen, u. a. betäubenden Konzentration an. Im ersteren Fall wird sie allen Organen und Geweben mehr oder weniger schädlich, im zweiten Fall nur jenem Organ oder Gewebe, dessen innere Atmung gestört ist.

Zu den normalen Endprodukten des Stoffwechsels, welche durch Anhaufung bis zu gewisser Konzentration dem Organismus schädlich werden, gehören äußere und innere Sekrete und wahrscheinlich auch gewisse durch die Niere ausgeschiedene Stoffe. Daß ein inneres Sekret schädlich werden kann, macht nicht nur die GRAVES-BASEDOWsche Krankheit, sondern auch, wie der Versuch zeigt, die Einnahme einer zu großen Menge roher Schilddrüse, sehr wahrscheinlich. Es fehlt noch der Nachweis der Wirkung des reinen Sekrets (vgl. 21. Kap.). Daß ein äußeres Sekret giftig sein kann, zeigt die Galle, wie wir später sehen werden.

Unsere Kenntnis der Zwischenprodukte des Stoffwechsels (Produkte des intermediären Stoffwechsels) ist eine sehr dürftige. Wir kennen vom Stoffwechsel ja nicht viel mehr als die Anfangs- und Endstoffe. Treffen wir nun bei einer vermutlichen Selbstvergiftung einen Stoff in den Geweben an, den wir für ein metabolisches Zwischenprodukt halten, so wissen wir noch nicht, ob es ein normales oder ein abnormes ist. Der Nachweis eines metabolischen Giftes und einer Vergiftung durch dasselbe ist überhaupt eine schwierige Aufgabe. Keine Vergiftung ohne Einwirkung des Giftes auf Zellen. An diese bindet es sich oft. Diese Einwirkung auf bzw. Bindung an Zellen muß man nachweisen. Nun pflegt man, wenigstens zum Ausgangspunkt, den Nachweis eines giftigen Stoffes in Blut und Harn vorzunehmen. Das genügt jedoch offenbar nicht — das freie Gift in Blut und Harn schadet ja nicht, wenigstens nicht chemisch — man muß es in oder an den giftempfindlichen Zellen nachspüren, deren Tätigkeit gestört erscheint. Der Nachweis eines Stoffes in Blut oder (und) Harn des Menschen, der beim Versuchstier ähnliche Erscheinungen wie die beim Menschen beobachteten hervorruft, beweist ja nicht, daß beim Menschen dieses und kein anderes Gift wirksam war. Es kommt darauf an, daß auch der Mensch bestimmte Zellen hat, die für das Gift empfindlich sind. Und dann genügt die Bestimmung der Konzentration des Stoffes in Blut und Harn nicht, weil diese der Konzentration, in der es auf die giftempfindlichen Zellen einwirkte, allerdings gleich sein kann, nicht aber gleich sein muß. Es ist sogar denkbar, daß all das Gift an den empfindlichen Zellen gebunden und ein anderer für das Versuchstier giftiger oder kein anderer Stoff im Blut nachweisbar ist. Es ist ja möglich, daß ein solcher für das Versuchstier giftiger Stoff neben dem für den Menschen giftigen oder infolge der toxischen Stoffwechselstörung bei ihm entstand. Es gibt noch mehrere Möglichkeiten: so erinnern wir an die mögliche Bedeutung des Status nascendi nämlich, daß ein Stoff für das Versuchstier nicht giftig erscheint, während eine bestimmte Atomgruppe desselben in Statu nascendi sowohl für das Versuchstier wie für den Menschen schädlich ist. Aus all diesem geht genügend hervor, daß der Nachweis des Giftes im empfindlichen Gewebe, das von Blut und Lymphe zuvor befreit ist, erbracht werden muß. Der Nachweis der β-Oxybuttersäure in den Geweben beim diabetischen Koma (MAGNUS LEVY) stellt ein unentbehrliches Glied in der ursächlichen Beweisführung dar (s. unten).

Eine den Nachweis erschwerende Möglichkeit ist nicht nur die Bindung an Zellen und damit Veränderung des Giftes, sondern auch rasche Zerlegung usw. So wird Fleischmilchsäure (rechtsdrehende α-Oxypropionsäure), das als ein metabolisches Zwischenprodukt zu betrachten ist, im Organismus rasch

zu Kohlensäure oder kohlensauren Salzen und Wasser oxydiert. Unter normalen Bedingungen hat man sie nicht im Blute nachgewiesen. Neuerdings
aber fand ZWEIFEL sie im Blute von Frauen mit Eclampsia gravidarum. Er
betrachtet sie als das ursächliche Gift, und weil es in dreimal größerer Menge
im fötalen Blut gefunden wurde, als von der Frucht gebildet. Von anderen
Erklärungsversuchen der Eklampsie schweigen wir.

Wir wollen als Beispiel eine autogene Säurevergiftung (Acidosis) etwas
näher betrachten. Das klinische Bild ist von NAUNYN und seinen Schülern festgestellt; auch das Verständnis dieser Zustände verdanken wir ihnen in erster Reihe.
Bei Zuckerharnruhr kann es zu Koma kommen: Dieses diabetische Koma wird
manchmal von dyspeptischen Zuständen eingeleitet (F. KRAUS, FR. MÜLLER).
STADELMANN hat es als Folge einer Säurevergiftung betrachtet. Das klinische
Bild stimmt genügend mit dem der experimentellen Säurevergiftung und auch
mit dem der Mineralsäurevergiftung des Menschen überein (vgl. MARCHAND). Außerdem hat MAGNUS-LEVY β-Oxybuttersäure nicht nur im Harn, sondern auch in den
Geweben nachgewiesen, und zwar letzteres in solcher Menge, daß sich eine Säurevergiftung vollkommen daraus erklärt. Ob die β-Oxybuttersäure nur als Säure,
oder außerdem durch eine besondere Affinität zu bestimmten Zellen elektiv schädigend
wirkt, ist eine offene Frage.

Man faßt diese Säure gewöhnlich mit Azeton und Azetessigsäure als „Azetonkörper" zusammen. Diese sind Produkte des intermediären Stoffwechsels. Man
hat sie bei Hungerzuständen, bei verschiedenen Infektionen und Vergiftungen im
Harn nachgewiesen — VON NOORDEN redet von „Ketonurie" — aber nicht in so
großer Menge, besonders was die β-Oxybuttersäure betrifft, wie im diabetischen
Koma. Die β-Oxybuttersäure ist der wichtigste Azetonkörper. Der normale Organismus vermag z. B. in der Leber ziemlich große Mengen der beiden Säuren zu
zerstören. Das dünnflüssige, wasserhelle Azeton kann beim Diabetischen in der
ausgeatmeten Luft und im Harn erscheinen, welchen es einen obstartigen Duft
erteilt.

Wie erklärt sich nun ihre Anhäufung im diabetischen Organismus unter
bestimmten Umständen (§ 107)? Aus ungenügender Zerstörung oder aus vermehrter
Bildung oder aus beidem? Wir vermögen diese Frage zurzeit noch nicht zu beantworten. Wir wissen noch nicht sicher, wo und wie jene Körper gebildet und
zerstört werden. Wahrscheinlich entstehen sie in mehreren Organen. Was sind
ihre Mutterstoffe? Hat sich einmal β-Oxybuttersäure gebildet, so kann man sich
leicht die Entstehung der Azetessigsäure aus ihr denken und aus der Azetessigsäure
das Azeton, wie sich aus den Strukturformeln ergibt. Denn aus

$$CH_3—CHOH—CH_2—COOH, \ \beta\text{-Oxybuttersäure,}$$

entsteht $\qquad CH_3—C\overset{O}{\nearrow}\!—CH_2—COOH$ Azetessigsäure, die in

$$CH_3—C\overset{O}{\nearrow}\!—CH_3, \ \text{Azeton, und } CO_2, \ \text{Kohlensäure, zerfällt.}$$

Während Azeton sich wohl immer aus Azetessigsäure bildet, vielleicht erst
in der Harnblase, ist es sehr wohl möglich, daß die β-Oxybuttersäure aus der Azetessigsäure oder beide Säuren, unabhängig von einander, von einem gemeinsamen
Mutterstoff, namentlich von Fettsäuren und Aminosäuren abstammen. Diese Aminosäuren entstehen durch Zerfall von Eiweißkörpern, die Fettsäuren aus Fetten.
MINKOWSKI hat bei Hunden mit experimentellem Pankreasdiabetes durch Fütterung mit β-Oxybuttersäure und beim diabetischen Menschen durch Darreichung
von Azetessigsäure Azetonurie hervorgerufen. Ob die Azetonkörper auch aus
N-freien Bestandteilen (UMBER) der Eiweißkörper entstehen können, steht nicht
fest. Wir wissen, daß die Ketonurie nur dann auftritt, wenn Kohlehydrate in
der Nahrung und im Körper fehlen. Und die Ketonurie bei Hungerzuständen,
Phosphorvergiftung, im allgemeinen bei Zuständen, in denen Körperfett verbraucht
wird, weist auf ihre Entstehung aus Fetten hin. Die β-Oxybuttersäure wird sogar
vom sonst normalen Menschen bei reiner Fleisch-Fettdiät ausgeschieden; der Zucker-

kranke aber bildet die Säure bei derselben Diät viel eher und viel reichlicher. Kohlehydrate in der Nahrung verringern die Ketonurie, sogar bis zu Null.

Beim Diabetiker kommt auch wohl Glykuronsäure $C \overset{O}{\diagdown} - (CHOH)_4 - C \overset{O}{\diagup} OH$,

sogar in nicht unbeträchtlicher Menge, im Harn vor. Auch diese Säure ist ein
metabolisches Zwischenprodukt noch strittiger Abstammung, das bei ungenügender
Oxydation als solches ausgeschieden wird.

Ob die Bildung aller dieser Zwischenprodukte bei Diabetes vermehrt ist,
wissen wir nicht. Daß die Oxydation eine abnorm geringe ist, darauf weist der
niedrige respiratorische Quotient hin, auch dann, wenn reichlich Kohlehydrate
gebraucht werden (§ 107).

Wie tritt nun eine Säurevergiftung ein? Als ein Endprodukt des Eiweiß-
abbaues betrachten wir das Ammoniak. Der größte Teil dieses Ammoniaks bildet

wahrscheinlich Harnstoff, Ureum, $C \overset{NH_2}{\underset{NH_2}{=}} O$ — nach SCHRÖDER stellt die Hunde-

leber aus Ameisensäure und kohlensaurem Ammoniak Ureum dar — der kleinste
Teil bleibt unter normalen Umständen frei, bindet sich mit Säuren und wird als
Ammoniaksalz im Harn ausgeschieden. Den Harnstoffgehalt des Harns hat man
verringert gefunden. Nimmt nun die Säurebildung im Organismus zu so können
diese Säuren mehr Ammoniak binden und die Harnstoffbildung aus demselben
verringern, vielleicht sogar ganz aufheben. Die Ammoniakausscheidung im Harn
nimmt dann zu. Sie kann als Maßstab, als Indikator der Säurebildung, oder richtiger
der Säureanhäufung im Körper dienen. Durch Zufuhr von Alkalien sinkt der
Ammoniakgehalt des Harns. So kann das Ammoniak Zellen und Gewebe gegen
Schädigung durch Säure schützen. Überschreitet aber die Säureanhäufung gewisse
Grenzen, so wird nicht alle Säure vom Ammoniak gebunden und sie greift die Blut-
alkalien an. Die Blutalkaleszenz sinkt je nach der Menge freier Säure. Im diabetischen Koma ist die Blutalkaleszenz von 320 auf 120 verringert (MAGNUS-LEVY)
und der CO_2-Gehalt des Blutes gewöhnlich verringert (MINKOWSKI). Allmählich
machen sich dann auch Vergiftungserscheinungen bemerkbar, die sich bis zum
Koma steigern können und als Folgen einer Einwirkung der überschüssigen freien
Säure (und sauren Salze?) auf Zellen des Zentralnervensystems und andere Zellen
zu betrachten sind. Die Tätigkeit dieser Zellen wird dadurch gestört und damit
Herzwirkung, Atmung, Bewußtsein (Somnolenz, Sopor, Koma diabeticum). Ohne
Schädigung von Zellen können wir uns ja keine Vergiftung denken. In der Tat
hat MAGNUS-LEVY 100 bis 200 g Säure in Organen beim Koma diabeticum nachgewiesen, was zu einer Vergiftung genügen dürfte. Sehr große Mengen Ammoniak
und zugleich weniger Harnstoff hat man beim Koma diabeticum im Harn gefunden.
Wie aus obigem erhellt, ist die vermehrte Ammoniakausscheidung somit nicht
etwa Folge der Säurevergiftung, sie ist Folge der Säureanhäufung, die erst
dann zu Vergiftung führt, wenn nicht alle Säure durch Ammoniak und andere
Alkalien außerhalb der Zellen gebunden wird.

Man hat das diabetische Koma durch Alkalien zu bekämpfen gesucht, nicht
immer aber mit Erfolg. Widerspricht diese Erfahrung der Annahme einer Azi-
dosis? Nicht ohne weiteres. Wir können uns sehr wohl denken, daß die einmal
von der Säure angegriffenen, vergifteten Zellen nicht durch das eingenommene
oder eingespritzte Alkali zu entgiften sind. Man soll also das Koma zu verhüten
suchen und schon bei drohendem Koma, bei steigender Ammoniurie und bei
Azetongeruch aus dem Mund Alkalien zuführen. Aus obiger Darstellung ergibt
sich, daß auch sämtliche Azetonkörper im Harn erscheinen können, bevor Vergiftung eintritt.

Die schützende Rolle des Ammoniaks macht es begreiflich, daß der Mensch
und der Fleischfresser, die viel mehr Ammoniak bilden als der Pflanzenfresser,
auch viel besser eine Säureanhäufung im Körper vertragen als dieser. Führt man

beim Fleischfresser und beim Pflanzenfresser eine Säure ein, die im Körper unverändert bleibt wie Salzsäure und Benzoesäure, so treten beim Pflanzenfresser
bald Vergiftungserscheinungen auf, während beim Fleischfresser zunächst der
Ammoniakgehalt des Harns zunimmt. Dem Fleischfresser ist die stärkere Ammoniak-
bildung schon unter normalen Umständen nützlich, weil er schon dann mehr Säure
im Körper bildet als der Pflanzenfresser. Die Fleischnahrung ist ja der Typus
einer sauren Nahrung. Wir kommen hierauf (§ 107) zurück.

Eine andere histiogene Säurevergiftung, nämlich durch Harnsäure,
kommt bei Gicht (§ 106) vor.

Sehr wahrscheinlich kommen noch andere Selbstvergiftungen vor durch
abnorme Zwischenprodukte des Stoffwechsels oder durch normale, aber in
ungewöhnlich starker Konzentration. Wir vermuten auch hier weit mehr als
wir wissen.

c) Vitamine und Avitaminosen.

WERNICH (1878) und VAN LEENT (1880) haben zuerst einen Zusammenhang zwischen längerer Reisnahrung und der tropischen Krankheit Beriberi
angenommen. Als dann TAKAKI (1882) die Reisnahrung bei der japanischen
Marine durch eine gemischte mit Fleisch, Brot, Obst und Gemüsen ersetzte,
verschwand die Beriberi rasch aus jener Marine. Spätere Untersuchungen
haben gezeigt, daß dem Gebrauch von altem, polierten, weißen Reis (VORDER-
MAN u. a.), nicht dem von als Paddi, d. h. mit seiner Spelze aufbewahrten und
kurz vor dem Essen zubereiteten Reis, oft Beriberi folgt. Bei Geflügel
hat man durch starke Fütterung mit altem, weißen Reis Beriberi, wenigstens
Polyneuritis gallinarum hervorgerufen (EYKMAN). Welcher Natur ist nun
dieser Zusammenhang? Ist Beriberi eine Infektionskrankheit, bewirkt durch
einen im Reis gewachsenen Parasiten? Man hat bisher vergeblich den Beweis
einer solchen Infektion gesucht. Bildete sich dann ein Gift im poliert aufbewahrten Reis, ähnlich wie im verderbenden oder verdorbenen Mais (vgl.
FUNK u a)? Einige Forscher nehmen dies an. Andere aber, der holländische
Marinearzt PRAEGER (1864) zuerst, haben die Ansicht geäußert, daß durch
das Polieren mit der Reiskleie (der äußeren Schicht des Reiskorns) und dem
Silberhäutchen Stoffe verloren gehen, die für das Nervensystem unentbehrlich
sind. Daher soll Darreichung von Reiskleie oder einer gemischten Nahrung
Beriberi verhüten bzw. heilen. C. FUNK hat solche Stoffe, die stickstoffhaltig
verwickelt gebaut und unentbehrlich für das Leben seien, aber nicht zu den
bekannten Nahrungsstoffen (Eiweiß, Fett, Kohlehydrate) gehören, als Vitamine, und die durch ihren Mangel auftretenden Krankheiten als Avitaminosen („deficiency diseases") bezeichnet. FUNK rechnet auch Skorbut, Möller-
Barlowsche Krankheit und Pellagra zu den Avitaminosen. Sie entstehen ja
durch längeren einseitigen Gebrauch von weißem (poliertem) Reis, Brot, Mehl,
gekochter Milch bzw. altem (verdorbenem) Mais. Über die Möglichkeit, daß
noch andere Krankheiten hierzu gehören, schweigen wir, um uns nicht zu weit
in Vermutungen zu verlieren.

Es kommen hier einige Symptomenkomplexe in Betracht: 1. Multiple Neuritis
(Polyneuritis), wie bei Beriberi, mit Lähmungen und Muskelatrophie, 2. Herzinsuffizienz, ebenfalls bei Beriberi, 3. Ödem (Anasarka), auch bei Beriberi, infolge
der Herzinsuffizienz oder (und?) der Polyneuritis, 4. Skorbut, nl. Zahnfleisch-
schwellung mit Blutungen, auch mit vielen Blutungen in Haut und anderen Schleimhäuten, 5. Pellagra: nach vagen Prodromalerscheinungen, besonders im Winter
treten verschiedenartige Magen- und Darmstörungen ein, zu denen Kopf-, Nacken-,
Rückenschmerzen, erhöhte psychische Reizbarkeit, niedergeschlagene Gemüts-
stimmung und Unfähigkeit zu körperlicher und geistiger Tätigkeit hinzukommen.
Später treten Lähmungen und Störungen der Sensibilität auf. Außerdem gerät
die Haut in Ekzema: sie wird rot, Bläschen oder Pusteln treten auf, die zur Bildung

von Krusten führen. Nach einiger Zeit findet Abschuppung der Oberhaut statt. die Haut bleibt aber längere Zeit trocken und rauh (pelle agra).

Bei allen diesen „Avitaminosen" kann geeignete gemischte Nahrung — dies gibt man immer mehr zu — verhütend und sogar heilend wirken. Wie sind nun diese Erfahrungen zu deuten? Sind die Krankheitserscheinungen einer Giftwirkung oder dem Mangel an „Vitaminen" zuzuschreiben?

Daß es Stoffe gibt, die, ohne als Bausteine der Zellen und Gewebe oder als Brennstoffe im Körper aufzutreten, doch unentbehrlich sind für Gesundheit und Leben, dürfen wir annehmen. Das Myxödem nach Zerstörung oder Entfernung der Schilddrüse, der Morbus ADDISONII bei Zerstörung der beiden Nebennieren durch Tuberkulose, die Unentbehrlichkeit dieser „Blutdrüsen", die aus Tierversuchen erhellt, diese und mehr ähnliche Daten weisen auf die Bildung gewisser Stoffe im Körper selbst, die wir als Vitamine im obigen Sinne bezeichnen können. Solche Stoffe beeinflussen die Tätigkeit lebenswichtiger Organe und den Stoffwechsel (Kap. 21). Das Myxödem, den Morbus ADDISONII, kurz alle durch Mangel eines inneren Sekretes auftretenden Krankheiten könnten wir als Autoavitaminosen bezeichnen.

Es ist somit von vornherein die Möglichkeit nicht zu leugnen, daß auch die Nahrung gewisse Vitamine enthalten muß, soll die Gesundheit fortbestehen. Wie diese Stoffe aber wirken, ob als Enzyme oder sonstwie, muß zurzeit dahingestellt bleiben. Befähigen uns nun die vorliegenden Daten zur Entscheidung zwischen Vergiftung und Avitaminose? Treten die Krankheitserscheinungen, wie die Polyneuritis gallinarum, nur durch Gebrauch großer Reis- bzw. Mehlmengen auf, so weist das auf eine Vergiftung, weniger auf den Mangel eines Stoffes hin, weil ein Mangel nicht wie ein Gift mit der Nahrungsmenge zunimmt. Bedenken wir auch, daß Heilwirkung von Zusatz anderer Nahrung zum Reis bzw. Mais usw., nicht die Wirkung von Vitaminen beweist, weil gemischte Nahrung weniger Reis bzw. Mais usw, also auch weniger Gift bedeuten würde als bei einseitiger Reisnahrung usw. Gemischte Nahrung kann den Stoffwechsel, auch ohne Rede von Vitaminen und Giftwirkung, günstig beeinflussen und dadurch die Widerstandsfähigkeit vergrößern, vielleicht sogar eine bestimmte Giftempfindlichkeit herabsetzen.

Alles in allem ist eine sichere Entscheidung zurzeit noch nicht erreicht und die Frage, welche Rolle atmospharische Faktoren dabei spielen, noch unbeantwortet (S. 108).

6. Kapitel.

§ 25. Ursächliche Faktoren zusammengesetzter oder noch nicht zu deutender Natur.

Manchmal begegnen wir Wirkungen, wobei Faktoren unbekannter Natur im Spiele sind. Wir haben Grund für die Annahme, daß dann nicht selten, vielleicht sogar in der Regel oder immer, nicht ein Faktor, sondern eine Gruppe, eine Konstellation von Faktoren sich zunächst der Erkennung entzieht, indem wir nachher Faktoren bekannter physikalischer, chemischer oder physiologischer Natur nachweisen. Zu solchen Zusammenstellungen von Faktoren gehören Konstitutionen, Dispositionen zu bestimmten Infektionen, Krankheiten, Anlagen zu bestimmten Krankheiten (Kap. 10), ferner Hungerzustände, Ermüdung, Erschöpfung, Überanstrengung, seelische Faktoren, Abnützung, z. B. elastischer Gewebe (Emphysem, gewisse Gefäßveränderungen), andere Krankheiten, Vergiftungen und Infektionen, Trauma, Erkältung und soziale Faktoren.

Wir wollen hier nur einige Beispiele besprechen, weil andere an anderen Stellen dieses Werkes näher betrachtet werden. Hungerzustände, Ermüdung, Erschöpfung, Überanstrengung können die Entstehung bzw. den ungünstigen Verlauf einer Krankheit wahrscheinlich begünstigen durch Verringerung der vorhandenen, verfügbaren Energie. Durch Hungern sehen wir sogar die Zelle atrophisch werden. Ihre Funktionstätigkeit nimmt damit ab und zugleich wohl ihre Widerstandskraft. Bei der einfachen Atrophie nehmen wir nur quantitative, keine qualitative Änderungen an, womit aber Zunahme einer bestimmten Empfindlichkeit für bestimmte Gifte, z. B. Narkotika, nicht ausgeschlossen erscheint. Außerdem kommen bei solchen Zuständen Vergiftung durch Ermüdungsstoffe, geänderte Blutverteilung, Gefäßlähmung überhaupt und schließlich ungenügende Herzwirkung und gestörter Blutkreislauf in Betracht. Der weitgehende Einfluß von Ermüdung und Erschöpfung erhellt z. B. aus der erhöhten Reizbarkeit des Nervensystems: Erscheinungen wie bei der reizbaren Schwäche (Neurasthenie) stellen sich ein, Überempfindlichkeit für Sinnesreize (Licht, Lärm) usw. Besonders, wenn ungenügender Schlaf und ungenügende Nahrung hinzukommen, kann bei dazu disponierten oder veranlagten Personen eine Psychose erfolgen. Die Inanitionspsychosen gehören hierher. Körperliche und geistige Ruhe mit geeigneter reichlicher Nahrung vermögen oft rasche Heilung herbeizuführen.

Sorgen und Kummer ermüden durch quälende Gedanken. Ob und wie sie außerdem schädigen, nicht am wenigsten das Herz, ist eine unbeantwortete Frage. Sie vermögen Schlaf, Eßlust und Verdauung zu stören.

Das Ermüdungsgefühl ist trügerisch. Fängt man an, sich müde zu fühlen, so ist man es schon, oft schon bedeutend. Besonders Kinder fühlen Ermüdung nicht bald, sie geben sie jedenfalls nicht bald an. Andererseits schwindet Ermüdung nicht so rasch, wie es der Fall zu sein scheint. So haben ZUNTZ und SCHUMBURG nachgewiesen, daß der Sauerstoffverbrauch für den dritten von drei aufeinander folgenden anstrengenden Märschen um 8 bis 13% höher liegt als für den ersten, und sie haben von einer „Nachwirkung der Ermüdung" gesprochen. Was sie ist, wissen wir nicht. Vielleicht spielt Ataxie und dadurch Energieverschwendung dabei eine Rolle. Ermüdung führt ja zu unnötigen Bewegungen. Nach VON BASCH haben große Muskelbewegungen kardiale Atemnot und dadurch Blutstauung in den Lungen zur Folge.

Einen chronischen Hungerzustand, der zu Atrophie von Muskeln und Unterhautzellgewebe geführt hat, nennen wir Inanition (§ 104).

Starke Körperanstrengung kann von Angina, Typhus, Lungenentzündung und anderen Infektionen gefolgt werden. Manchmal sind die Fälle nicht unzweideutig, indem der Patient zugleich Hunger gelitten oder sich einer Erkältung ausgesetzt hat.

Schließlich wollen wir einiges über die Rolle seelischer Faktoren bemerken. Wir haben schon früher gesagt, daß die körperliche Leistungsfähigkeit überhaupt bedeutend zunehmen kann durch gehobene, abnehmen durch gedrückte Stimmung. Angst kann sie unter Umständen vermehren, wo es z. B. gilt, einem Feind zu entrinnen. Auch bei der Entstehung von Krankheiten machen sich seelische Einflüsse geltend. Wir haben schon solche auf die Herztätigkeit erwähnt. Mehrere Sekretionen nehmen durch melancholische Stimmung ab. Ferner kann der Appetit so gering werden, daß ein Hungerzustand eintritt. Der Schlaf kann bedeutend gestört werden. Alle diese Faktoren können Veränderungen im Körper bewirken, welche der Entstehung bestimmter Krankheiten, z. B. Seelenkrankheiten (s. oben). Lungenschwindsucht, Zuckerkrankheit usw. Vorschub leisten. Wie sie es tun, können wir nur zum Teil ganz vage andeuten: durch Schwächung des Ernährungszustandes und der Funktionstüchtigkeit, vielleicht auch durch Änderung der Blutverteilung. Das Gehirn, der Sitz der Seele, ist offenbar korrelativ innig mit den übrigen Organen verbunden.

Noch eine körperliche Veränderung durch seelische Einflüsse müssen wir nämlich erwähnen,und zwar die der Blutverteilung. Die Schamröte, das Erblassen durch Schreck sind bekannte Beispiele. Durch heftigen Zorn kann eine gewaltige Lungenhyperämie („apoplexie pulmonaire") auftreten, wie einige Falle plötzlichen Todes beweisen. BROUARDEL erwähnt solche. CL. BERNARD, BROWN-SEQUARD, NOTHNAGEL u. a. riefen durch Verletzung der nervösen Zentralorgane, BOUCHARD durch Unterbindung der Drosselader mit Durchschneidung des gleichseitigen Halssympathikus, bei Kaninchen und Hunden Lungenhyperämie und Lungenblutungen hervor.

Als physiologische Begleiterscheinungen seelischer Vorgänge dürfen nur solche körperliche Veränderungen bezeichnet werden, die bei allen Personen unter gleichen Versuchsbedingungen und bei derselben Person bei demselben seelischen Vorgange immer wieder eintreten. Es müssen die Personen normal, gut ausgeschlafen, nicht ermüdet sein. Sonst ist Umkehrung der Volumenänderung, d. h. der Änderung der Blutverteilung (s. unten) möglich (ERNST WEBER).

A. Mosso stellte bestimmte Volumenänderungen, die als Ausdruck der Änderungen der Blutfülle des Arms zu betrachten sind, fest. Mehrere Forscher haben seine plethysmographischen Befunde bestätigt. So nimmt die Blutfülle des Armes oder des Fußes ab, wenn die Aufmerksamkeit der Versuchsperson gesteigert wird. A. LEHMANN und E. WEBER haben auf Fehlerquellen bei solchen Bestimmungen hingewiesen, indem, wie z. B. bei den Untersuchungen WILH. WUNDTS über den Einfluß von Lust und Unlust, Spannung und Losung usw. sich zugleich entgegengesetzte seelische Einflüsse geltend machen. WEBER hat nicht nur das Arm-, sondern auch das Ohrvolumen beim Kopfrechnen, bei Erschrecken, auch den blutdruckerhöhenden Einfluß eines lauten Pfiffes vor dem Ohre des Versuchstieres, wie CONTY und CHARPENTIER es taten usw., bezeichnet. Durch elektrische Reizung bestimmter Punkte des motorischen Hirnrindenbezirkes sah WEBER eine Volumenzunahme der entsprechenden Extremität eintreten, was wohl einer Erweiterung kleiner Gefäße zuzuschreiben ist. Die Erweiterung der Schlagader im Muskel bei seiner Zusammenziehung ist wahrscheinlich gleichfalls auf einen Rindenreiz zurückzuführen. Wir gehen nicht weiter auf diesen Punkt ein. Wir stehen hier noch im ersten Anfang unseres Wissens.

Die Rolle von Auto- und Heterosuggestion als ursächliche Krankheitsfaktoren ist noch nicht sicher.

7. Kapitel.

Infektion.

§ 26. Begriffsbestimmung. Virulenz und Infektiosität. Giftstärke. Änderungen der Virulenz.

Infektion ist oft einseitig, fast ausschließlich bakteriozentrisch beurteilt worden, indem man die Bedeutung der normalen oder pathologisch geänderten Eigenschaften des infizierten Gewebes vernachlässigte. In letzter Zeit beginnt man diesen Fehler mehr und mehr einzusehen.

Was ist Infektion?

Auf der Haut und auf gewissen Schleimhäuten des Menschen und vieler Tiere leben und wachsen manche Bakterien bzw. Protozoen, ohne dem Wirtsorganismus zu schaden, als Saprophyten und Schmarotzer. Sie leben in der Außenwelt, wozu auch der Darminhalt gehört, der ja eben durch die Schleimhaut vom Innern des Organismus getrennt wird. Gelangt eine lebende Bakterie in das lebende Gewebe hinein, so ergeben sich verschiedene Möglichkeiten, je

nach den Eigenschaften und der Zahl der Bakterien und den Eigenschaften
des Gewebes: sie können früher oder später. ohne weiteres, getötet werden
oder zugrunde gehen. Oder sie vermehren sich früher oder später, manchmal
sofort nach ihrem Eintritt ins Gewebe. Dabei schädigen sie das Gewebe, wie
aus den auftretenden pathologischen Veränderungen desselben (Entartung,
Nekrose, Entzündung) ersichtlich ist. Wachstum eines Mikrobions —
auch eines Protozoons — in lebendem tierischen Gewebe mit Schädigung dieses Gewebes nennen wir Infektion. Ob je ein Mikrobion in lebendem tierischen Gewebe wächst, ohne es zu schädigen, ist eine offene Frage.
Man hat allerdings Trypanosomen bei anscheinend normalen Rindern und
Malariaparasiten im Blute von Leuten, die nie Malariafieber hatten (CELLI),
nachgewiesen; damit ist aber nicht jede Schädigung des Wirtsorganismus ausgeschlossen. Dazu wäre ausgedehnte eingehende Forschung erforderlich. Die
anscheinend normale Ratte kann Trypanosomen im Blute beherbergen, die
ausnahmsweise Krankheitserscheinungen hervorrufen. Die Grenze zwischen
scheinbar normal und krank ist da nicht scharf zu ziehen, dann kommt aber
noch die Frage, ob anscheinend normal vollkommen ungeschädigt bedeutet.
Lebewesen, die durch ihr Leben ihren Wirt schädigen, nennen wir Parasiten,
und wenn sie im Gewebe wachsen, Infektoren, die ihren Wirt nicht schädigen,
Saprophyten, ohne daß eine scharfe Grenze zu ziehen ist. Die Unterscheidung in strenge (obligate) und gelegentliche (fakultative) Parasiten bzw. Saprophyten ist denn auch nicht haltbar. Saprophyten können unter bestimmten
Bedingungen zu Parasiten werden und umgekehrt (vgl. Autoinfektionen).
    Man hüte sich vor einer Verwechslung von Infektion mit Ansteckung
(Kontamination), die ja eine gewisse Übertragung des Virus bedeutet; auch
soll man Infektion mit den erfolgenden Gewebsveränderungen, mit Infektionskrankheit oder mit dem Fieber nicht unzertrennlich verbinden. Die infektiösen
Veränderungen sind allerdings häufig, aber nicht immer innerzündlicher Natur.
So ist Bakteriämie (Wachstum von Bakterien im strömenden Blut) eine Infektion, jedoch keine Entzündung. Auch Malaria verläuft ohne Entzündung. Und
aseptisches Fieber entsteht ohne Infektion. Als Infektionskrankheit bezeichnet
man die aus infektiöser Schädigung erfolgende Krankheit.
    Gewisse Bakterien wachsen eben in totem Gewebe, wo sie Fäulnis hervor-
rufen (§ 62). Das ist also keine Infektion, ebensowenig wie Wachstum in vitro
es ist. Mit vielen toten Bakterien, wie z. B. mit toten Tuberkelbazillen, vermögen wir Entzündung hervorzurufen. Das ist offenbar keine Infektion,
sondern eine Wirkung toten bakteriellen Giftes. Während ein infizierendes
Mikrobion unter geeigneten Umständen immer weiter zu wachsen und dabei
weiter fortschreitende, auch metastatische Gewebsveränderungen hervorzurufen vermag, bewirken tote Bakterien nur beschränkte Veränderungen, die
von der eingeführten Menge bedingt werden.
    Infektion kann nur erfolgen, wenn das Gewebe dem infizierenden Mikrobion
einen günstigen Nährboden bietet und bakterienwidrige Einflüsse nicht einwirken. Ob das Wachstum erst und nur erfolgt, nachdem das Mikrobion
das Gewebe einigermaßen, etwa durch Gift, das es fertig bei sich hat, geschädigt
hat, ist eine offene Frage. Von Bedeutung ist jedenfalls, daß Infektion im
allgemeinen nur erfolgt bei gewisser Giftstärke (s. unten) des infizierenden
Mikrobions. Dies macht Schädigung des Gewebes als Vorbedingung der Infektion wahrscheinlich.
    Wie und wodurch schädigt das Mikrobion seinen Wirt?
    Mechanisch schädigen Mikroben wohl nur als hohe Ausnahme ihren Wirt,
z. B. indem sie Blutkapillaren ausfüllen und verlegen. Dabei dürfte jedenfalls
chemische Schädigung durch ihr Gift ausschlaggebend sein.

Man deutet die mikrobiellen Gifte meist als Toxine an. Das Wort Toxin wird jedoch zur Andeutung so vieler heterogener, chemisch ungenügend oder gar nicht definierbarer giftiger Körper gebraucht, daß eine Begriffsbestimmung sehr schwer erscheint, und wir darauf verzichten. Es bedeutet nichts Genaueres als Gift. Manche — aber nicht alle — Toxine sind Antigene (§ 33), ebenso wie die Pflanzengifte Rizin und Abrin, die im tierischen Organismus Antirizin und Antiabrin erzeugen. Wir können ferner Exo- oder Ekto- und Endotoxine unterscheiden. Erstere werden von lebenden, letztere nur von toten Mikroben, und zwar bei ihrem Zerfall, abgegeben. Das Wort „sezernieren" statt abgeben ist nicht empfehlenswert, weil es eine bestimmte physiologische Tätigkeit andeutet, die bei Mikroben keineswegs festgestellt ist. Inwiefern die Exotoxine als Stoffwechsel- oder Garungsprodukte oder als beide zugleich zu bezeichnen sind, müssen wir zurzeit dahingestellt lassen. Exotoxine werden z. B. vom Diphtheriebazillus abgegeben: das bazillenfreie Filtrat einer Bouillonkultur des Diphtheriebazillus enthält ein Gift oder Gifte, womit man alle entzündlichen und nichtentzündlichen Erscheinungen der Diphtherie hervorrufen kann (Roux und Yersin). Auch bei Bazillen des Tetanus, des Botulismus, des Rauschbrandes, bei Staphylokokken usw. hat man sie nachgewiesen. Bakterien bilden Stoffwechselprodukte im Nährboden, die in gewisser Konzentration sie selbst töten, was eine allgemeine Erscheinung ist: Kohlensäure in gewisser Konzentration ist z. B. tödlich für Menschen und Tiere. Nicht nur Erschöpfung des Nährbodens, sondern auch Selbstvergiftung kommt somit zur Erklärung eines Zugrundegehens von Bakterien in einem Nährboden in Betracht. Die Endotoxine sind hingegen ans Mikrobenleib gebunden, vielleicht wie die von H. Buchner aus der Hefezelle gepreßte Zymase an diese Zelle. Es können die Endotoxine zum Teil Enzyme sein oder giftige Proteide, von denen wir nichts Bestimmtes wissen. Wir können zurzeit meist die unmittelbare und die enzymatische Giftwirkung eines Mikrobions — letztere, indem ein Enzym giftige Stoffe im Gewebe bildet — nicht in genügendem Maße unterscheiden. Der Choleravibrio, Typhus- und Tuberkelbazillus geben wenig oder keine Exotoxine, sondern bei ihrem Zerfall Endotoxine ab. Man gewinnt die Endotoxine aus den Bakterienleibern, indem man die Bakterien durch scharfes Trocknen oder Erhitzen tötet; schon durch Erhitzen in Kochsalzlösung bei 55—65° und nachfolgendes Zentrifugieren kann man Typhus-, Cholera- oder Ruhrgiftlösung gewinnen; oder durch Verreiben der feuchten Bakterien mit Glaspulver, Sand oder Kieselgur (H. Buchner und Hahn) usw.

Bakterielle Gifte können örtlich umschriebene anatomische Veränderungen, Krämpfe, Lahmungen, Fieber usw. hervorrufen. Ihre Wirkung hängt von ihrer Natur und Konzentration, letztere von der Raschheit der Bildung (Zahl bzw. Zerfall der Bakterie) und von der Raschheit der Abfuhr bzw. Bindung oder Zerlegung ab. Wenn wir von bakteriellem Gift reden, ist es möglicherweise ein einfaches, vielleicht aber eine Mischung verschiedener giftiger Stoffe. Die Chemie hat uns bis jetzt keine sichere Unterscheidung gebracht. Jedenfalls können mehrere Wirkungen eintreten, z. B. eine phlogogene (entzündungserregende) und eine pyrogene (fiebererregende), die durchaus keinen gleichen Schritt halten müssen. Was auch durch verschiedene Empfänglichkeit des entzündenden Gewebes und des Warmezentrums (?) bei verschiedener Stärke eines einfachen Giftes erklärlich wäre. Treten Erscheinungen ein, die nur auf entfernte Giftwirkung, nicht auf Wachstum der Bakterien an ihrem Wachstumsort zurückzuführen sind, so schreibt man sie einer Intoxikation zu. Wir haben schon den Botulismus kennen gelernt — es ist ein Beispiel davon. Der Tetanusbazillus wächst im lebenden menschlichen Organismus, in den er bei einer Verletzung eindringt, nicht oder fast gar nicht; er gibt jedoch ein stark wirksames, krampferregendes Gift ab, das ähnlich wie Strychnin wirkt und Tetanotoxin genannt wird.

Auch die trübe Schwellung des Epithels der gewundenen Harnkanalchen bei diphtherischer Angina und das Fieber bei verschiedenen Infektionen pflegen wir als toxische Erscheinungen zu betrachten. Die Konzentration des Giftes hängt aber zum Teil vom Wachstum der Bakterien ab.

Wenn wir aber der Intoxikation die infektiösen Gewebsveränderungen gegenüberstellen, dürfen wir nicht vergessen, daß diese nicht immer dem Wachstum, sondern manchmal dem Zerfall von Bakterien zuzuschreiben sind, und zwar dann, wenn sie durch Endotoxine (s. oben) hervorgerufen werden. Allerdings ermöglicht das Wachstum der Bakterien dabei immer wieder Zerfall anderer Bakterien und damit das Fortschreiten der Gewebsveränderungen. Ruft eine Bakterie zugleich örtliche, infektiöse Entzündung und entfernte toxische Erscheinungen hervor, so erhebt sich die Frage, ob ein und dasselbe Gift, in verschiedener Konzentration oder ob mehrere Gifte, zum Teil vielleicht endogene, dafür verantwortlich zu machen sind. Wir müssen diese Frage z. B. stellen für Diphtherie mit Angina, trüber Schwellung in der Niere und Fieber, für eitrige Osteomyelitis, welche zu amyloider Entartung von Leber, Milz, Niere und zu Fieber führt usw. Diese Frage ist zurzeit noch für keinen Fall beantwortet. Ich will hier nur hervorheben, daß die infektiöse Entzündung (phlogogene Wirkung), die toxische Entartung und das Fieber (pyrogene Wirkung) durchaus nicht gleichen Schritt zu halten pflegen.

Wir müssen Infektion und Infektionskrankheit unterscheiden. Letztere kann, muß aber nicht die Folge von Infektion sein. Sie besteht nur, wo Infektion zu lebenswichtigen Funktionsstörungen geführt hat (S. 6), und zwar entweder durch die örtlichen, oder durch entfernte sogen. toxische Veränderungen. So kann die Niere bei Diphtherie durch starke trübe Schwellung zu wenig oder gar keinen Harn mehr ausscheiden (Oligurie bzw. Anurie).

Wir gebrauchen oft die Begriffe Virulenz und Infektiosität eines Mikrobions. Mit Virulenz deuten wir das Vermögen eines Mikrobions an, einen lebenden Organismus zu schädigen. Dies kann nun geschehen durch Abgabe von Gift ohne Wachstum im lebenden Gewebe oder mit Wachstum. Im letzteren Falle reden wir von Infektiosität. (Über die Aggressine vgl. § 35). Virulenz ist ein relativer Begriff. Man kann nicht von einer „virulenten" Bakterie ohne weiteres reden, sondern nur mit Hinsicht auf einen bestimmten Organismus, ebensowenig wie man einen Stoff überhaupt ohne weiteres giftig nennen darf. Wenn man es tut, so geschieht das fehlerhafterweise oder stillschweigend mit Hinsicht auf einen bestimmten Organismus, z. B. auf den Menschen. Denn ein und derselbe Stoff oder Bakterie kann für die eine Tierart schädlich, für eine andere harmlos sein. So ist sogar eine bestimmte algerinische Schafrasse unempfänglich für Milzbrand, während dieser das gewöhnliche französische Schaf ohne Ausnahme tötet. Ebenso wie bei Giftwirkung überhaupt, ist die Virulenz z. B. für das Meerschweinchen zu messen an die Giftmenge, erforderlich für eine bestimmte Wirkung, z. B. Tötung eines Meerschweinchens innerhalb zweier Tage. Je empfänglicher das Tier ist, um so geringere Giftmenge — d. h. die Gewichtsmenge einer trockenen jungen Reinkultur, z. B. Agarkultur, der Bakterie — ist dazu erforderlich. Und je virulenter die Bakterie für das Tier, um so geringer ist die erforderliche Zahl von ihr. Die Virulenz einer Bakterie für den Menschen läßt sich nur als ganz seltene Ausnahme angeben, nämlich nur in jenen seltenen Fällen, wo ein Mensch sich selbst eine bestimmte Menge einer Reinkultur eingeimpft hat, wie C. SPENGLER und KLEMPERER es mit bovinen Tuberkelbazillen taten (§ 37). Sonst ist ja die infizierende Menge, folglich auch die Virulenz nicht zu bestimmen (§ 31). An den Kultur- und mikroskopischen Eigenschaften eines Mikrobions laßt sich seine Virulenz nicht ablesen, wie man das wohl behauptet hat.

Gäbe jede Bakterie einer Kultur in der Zeiteinheit die gleiche Menge desselben Giftes ab, so wäre die Giftstärke einer gewissen Menge dieser Bakterien = ihre Zahl × die Virulenz einer Bakterie. Obwohl nun in der Tat nicht jede Bakterie derselben Herkunft genau die gleiche Giftmenge in der Zeiteinheit abgeben wird, können wir doch ohne groben Fehler als Giftstärke das Produkt der (mittleren) Virulenz einer solchen Bakterie und ihrer Zahl annehmen. Diese Größe (Giftstärke) entscheidet über die Wirkung, über Ausbleiben oder Eintreten einer Vergiftung oder Infektion und über ihren Verlauf. Tritt die Schadigung eines Organismus erst nach Vermehrung der Bakterien im lebenden Gewebe zutage, so haben wir nicht nur die Empfänglichkeit des betreffenden Organismus fur das bakterielle Gift, sondern außerdem die Eigenschaften des Gewebes als Nährboden für die betreffende Bakterie zu berücksichtigen. Es ist möglich, daß bei gleicher mittlerer Virulenz der Bakterien durch rascheres Wachstum im einen als in einem anderen Gewebe die Giftstärke rascher und, bei gleicher Giftabfuhr, stärker zunimmt und nur dadurch die Wirkung folglich eine größere wird. Es ist aber auch möglich, daß die mittlere Virulenz einer Bakterie während ihres Wachstums in einem lebenden Gewebe zu- oder abnimmt, so daß eine geringere bzw. größere Zahl dieser Bakterien erforderlich ist zur Erreichung derselben Giftstärke. Der Virulenzgrad ist somit kein Anzeiger für den Grad der Infektiositat. Es gibt sogar Bakterien, wie der Tetanusbazillus, die für den Menschen sehr virulent sind, doch nicht oder kaum im Gewebe sich vermehren.

Was die Virulenzänderung bewirkt, vermögen wir nicht anzugeben. Von vornherein ist es möglich, daß ein Mikrobion seine Eigenschaften in einem Nährboden allmählich mehr oder weniger ändert. So pflegt die Virulenz in künstlichen Nährböden im allgemeinen mehr oder weniger rasch abzunehmen. Man hat dies wiederholt bei „Laboratoriumstammen" verschiedener Bakterien, so NOGUCHI neuerdings wiederum bei Spirochaete pallida, dem Erreger der Syphilis, den er künstlich zu züchten vermochte, festgestellt. Impft man nämlich eine solche Bakterie in derselben Weise, in derselben Menge, an derselben Körperstelle eines möglichst gleichen Versuchstiers, so ist die Wirkung um so schwacher, je länger sie im künstlichen Nährboden fortgezüchtet war. Dabei können die Bakterien immer üppiger in diesem Nahrboden wachsen. Man kann die Virulenz auch verringern durch Erhitzung einer Kultur wahrend einiger Wochen bei 42⁰ bis 43⁰, wie PASTEUR beim Milzbrandbazillus tat. Eine solche abgeschwächte Kultur nannte er „vaccin" (S. 166). Auch durch Hinzufügung antiseptischer Stoffe wie Alkohol (HETSCH) in zunehmender Menge zum Nahrboden kann man die Virulenz herabmindern, ja ganz entnehmen. Schließlich kann die Virulenz eines Mikrobions für eine Tierart manchmal abnehmen durch Wachstum während einer gewissen Zeit bei einer anderen Tierart. Dabei kann die Schädlichkeit für die letztere zunehmen. Ein zu wenig bekannter Versuch PASTEURS stellt einen Eckstein des bakteriologischen Gebäudes dar: Er hatte dem Speichel eines Kindes Pneumokokken entnommen, die für Meerschweinchen nicht, für Kaninchen hingegen sehr virulent waren. Durch wiederholte Überimpfung auf Meerschweinchen wurden sie dann sehr virulent für diese Tierart, zugleich aber avirulent für das Kaninchen. Im allgemeinen kann man durch fortgesetzte Fortzüchtung einer Bakterie, zunächst bei ganz jungen, allmählich bei älteren Individuen einer Tierart („Tierpassage") — je jünger das Individuum, um so größer pflegt seine Empfanglichkeit zu sein — die Virulenz der Bakterie für diese Tierart erhöhen. Alle die hier erwähnten Erscheinungen sind nur Beispiele der großen Veranderlichkeit bestimmter Eigenschaften der Bakterien.

Wenn nur die Änderung eines Nährbodens, z. B. durch Hinzufügung eines antiseptischen Stoffes (vgl. S. 128) ganz allmählich stattfindet und gewisse Grenzen nicht überschreitet, kann sich die Bakterie vollkommen anpassen und es kann der anfangs für sie giftige Stoff sogar Lebensbedürfnis werden.

Wir müssen also die Möglichkeit anerkennen, daß eine Bakterie in bestimmten Nährböden, außerhalb eines bestimmten Tierkörpers, allmählich ihre Virulenz für dieses Tier einbüßt. LÖFFLER hat schon die für den Menschen avirulenten Pseudodiphtheriebazillen außer dem virulenten „echten", entdeckt. So kann jede Bakterie die verschiedensten Abstufungen von Virulenz für ein bestimmtes Tier aufweisen. Im allgemeinen wird die Virulenz eines Mikrobions zum Teil von seinem augenblicklichen, zum Teil von seinem vorherigen Nährboden bedingt.

Aber außer diesem, nicht näher anzudeutenden giftbildenden Vermögen müssen wir die Möglichkeit berücksichtigen, daß eine Bakterie mit denselben Eigenschaften den einen lebenden Organismus schädigt, einen anderen aber nicht, einfach weil er im ersten Fall aus einem bestimmten Mutterstoff ein Gift bildete, während ein geeigneter Mutterstoff für Giftbildung im zweiten Fall fehlte. So, wie z. B. mehrere Bakterien aus Peptonen Indol zu bilden vermögen, oder aus Milchzucker Milchsäure. Diese Fälle können wir zurzeit nicht immer von der Virulenz unterscheiden. Ob es überhaupt eine Grenze dazwischen gibt, muß weiterer Forschung überlassen werden. Über die „spezifische" Schädlichkeit usw. vgl. § 37.

§ 27. Faktoren, welche die primäre Infektion beeinflussen.

Wir nennen eine Infektion primär, wenn sie sofort nach der Ablagerung des Mikrobions im lebenden normalen Organismus einsetzt (primäre Heteroinfektion). Sekundär ist jede Infektion, die durch eine allgemeine oder örtliche Veränderung des Organismus begünstigt oder bedingt wird. Alle metastatischen und fortgeleiteten Infektionen sind sekundär. Ebenso Infektionen, die bei einem Hungernden, Erschöpften, bei einem Zuckerkranken oder in einem gequetschten Gewebe auftreten. Der Frosch ist bei gewöhnlicher Außentemperatur — etwa bei 10—15 °C — unempfänglich für Milzbrand. Durch Erhöhung der Temperatur (auch seines poikilothermen Körpers) auf etwa 37° erliegt er jener Infektion (GIBIER). Vorläufig betrachten wir nur die Verhältnisse bei „natürlicher", d. h. normaler Empfänglichkeit.

Als Reinfektion deutet man eine erneute Infektion gleicher Art nach Ablauf einer vorhergehenden, als Suprainfektion eine neue gleichartige Infektion, die sich einer schon eingetretenen hinzugesellt. Im allgemeinen können wir sagen, daß Infektion nur eintritt bei einem bestimmten Verhältnis der Giftstärke zur Empfänglichkeit des Gewebes. Denn obwohl wir das dabei wirksame Gift in keinem einzigen Fall näher anzudeuten vermögen, müssen wir doch diesen Schluß aus zahlreichen Tierversuchen folgern, aus denen hervorgeht, daß, wenn die Einführung einer gewissen Menge einer bestimmten Bakterienkultur bei einem Versuchstier nicht von Infektion gefolgt wird, diese doch eintritt nach Einführung in derselben Weise einer größeren Menge derselben Kultur. Auch die übrigen Faktoren, die das Eintreten und den Verlauf einer Infektion beeinflussen und die wir jetzt etwas näher betrachten sollen, lassen sich auf dasselbe Prinzip zurückführen. Diese Faktoren sind außer der Giftstärke (Virulenz × Zahl) und der Empfänglichkeit, der Infektionsweg und andere Einflüsse auf Giftstärke bzw. Empfänglichkeit. Sämtliche Faktoren sind bei experimentellen Infektionen immer zu berücksichtigen. Vgl. ferner Kap. 8.

Daß die Zahl des infizierenden Mikrobions von Bedeutung ist, geht ohne weiteres aus obiger Darlegung hervor. Schon deshalb ist es notwendig mit Reinkulturen zu arbeiten, was aber auch geboten ist durch störende Einflüsse von Verunreinigungen. Es ist klar, daß sich die Virulenz eines Mikrobions, wie des Leprabazillus oder des Malariaplasmodiums, das man noch nicht hat rein gezüchtet, nicht bestimmen läßt. Nur als hohe Ausnahme wird ein einziges Mikrobion zur Infektion genügen. Die zur Infektion erforderliche Zahl und die Empfänglichkeit eines lebenden Gewebes verhalten sich, bei gleicher Virulenz, umgekehrt proportional. Je mehr sich die erforderliche Zahl $\sim$ nähert, um so mehr nähert sich die Empfänglichkeit Null und umgekehrt. Durch große Zahl bzw. rasches Wachstum kann eine an und für sich wenig virulente Bakterie, wie z. B. der Pneumococcus, hohes Fieber und sonstigen großen Schaden bewirken.

Die ererbte Empfänglichkeit (Disposition) für eine gewisse Infektion ist nicht zu verwechseln mit der Widerstandsfähigkeit bei eingetretener Infektion (§ 31). Die Empfanglichkeit wird, wie viele andere Dispositionen, von einer Konstellation physikalischer und chemischer, allgemeiner oder örtlicher Faktoren bedingt. Die physikalischen Faktoren beeinflussen die Anhäufung im bestimmten Gewebe, bzw. die Berührungsdauer, die Gelegenheit zur Einwirkung auf das Gewebe (§ 14). Die chemischen Faktoren bestimmen die Wachstumsgelegenheit der Bakterie (Nährstoffe in bestimmten Verhältnissen, das Vorhandensein oder Fehlen von antibakteriellen Stoffen) und die Affinität zwischen Gift und Gewebsbestandteilen. Das Wachstum wird aber auch von der Bewegung des Nährbodens beeinflußt (S. 58), wobei eben langsam wachsende Mikroben, wie der Tuberkelbazillus, am meisten durch Bewegung in ihrem Wachstum gehemmt werden, rascher wachsende Bakterien wie der Typhusbazillus und der Staphylococcus, wenig oder nicht. Es gibt aber auch physikalische Eigenschaften, die das Wachstum beeinflussen, wie die Feuchtigkeit des Gewebes. Trockenheit hemmt oder hebt das Wachstum auf. Die Triumphe der trockenen aseptischen Wundbehandlung stellen einen Beleg dar.

Die Empfänglichkeit für eine bestimmte Infektion weist nicht nur große Unterschiede bei den verschiedenen Tierarten und Rassen auf, sondern auch bei verschiedenen Individuen derselben Rasse, ja bei den verschiedenen Geweben eines Individuums bzw. Teilen eines Organs. So sind z. B. kaltblütige Tiere in der Regel sehr wenig empfänglich für tuberkulöse Infektion, und sind die meisten Tiere unempfänglich für eine Infektion des Gonococcus, des Malariaplasmodiums. Oben haben wir schon ein Beispiel verschiedener Empfänglichkeit zweier Schafsrässen für Milzbrand erwähnt. Daß auch die Empfänglichkeit verschiedener Gewebe für die gleiche Infektion eine verschiedene ist, geht aus den Untersuchungen von HERMANN, KRUSE und PANSINI u. a. hervor: Neuerdings haben BEZANÇON und LABBÉ und FORSSNER nachgewiesen, daß Streptokokken, die einige Zeit in einem bestimmten Gewebe (Gelenk, Niere) gewachsen hatten, leichter die gleichen Gewebe als andere infizieren. Wir haben schließlich Grund für die Annahme, daß die Lunge nicht in allen Teilen gleich empfänglich ist für verschiedene Infektionen, was sich aus Verschiedenheiten der Lufterneuerung, des Blutgehalts und der Bewegungsenergie der Lymphe erklärt (vgl. dort). Im allgemeinen entscheiden die biochemischen Eigenschaften, wenn die physikalischen an verschiedenen Stellen gleich sind, und umgekehrt. Die Empfänglichkeit des Menschen für eine bestimmte Infektion kann, ebenso wie die des Versuchstieres, nur an der Giftstärke des infizierenden Virus gemessen werden. Bei Tierversuchen kennen wir diese genau; wir kennen wenigstens die Menge der infizierenden Mikroben, und aus ihrer Wirkung erlernen wir das Verhältnis der Virulenz zur Empfänglichkeit. Beim Menschen kennen wir nur als hohe Ausnahme diese Menge (s. oben), wir können sie in der Regel nicht einmal grob abschätzen. Daher ist es gewöhnlich unmöglich, die Größe der Empfanglichkeit eines infizierten Menschen für die betreffende Infektion mit der anderer Menschen oder der eines Versuchstieres zu vergleichen. Das Eintreten einer schweren oder leichten Infektion beweist nur eine gewisse Empfänglichkeit, weiter nichts.

Bei Infektionsversuchen müssen wir immer die Menge des infizierenden Virus genau bestimmen. Das genügt aber nicht. Wir müssen auch unsere Versuchs- und Kontrolltiere sorgfältig wählen und genau den Infektionsweg berücksichtigen. Ersteres, weil wir störende Einflüsse durch Erkrankung usw. auszuschließen haben; ferner, weil das Alter ebenfalls Empfänglichkeit und Widerstandsvermögen (Resistenz) beeinflußt. Im allgemeinen sind junge Tiere empfänglicher für die gleiche Infektion als erwachsene und ältere. Dies wird auch wohl für den Menschen zutreffen. Für manche nicht bakterielle Gifte, wie Narkotika, sind jedenfalls Kinder (und Greise) empfänglicher als Erwachsene. Und der Infektionsweg ist von Bedeutung, weil er über die Verteilung und die Stellen der Anhäufung des Virus entscheidet. Während z. B. hämatogene Beförderung die Mikroben stark verteilt, werden sie bei lymphogenem Transport eben mehr an bestimmten Stellen, nämlich zunächst in regionären Lymphdrüsen (S. 61) angehäuft. So ist im allgemeinen Einführung eines Mikrobions in die Unterhaut am wenigsten schädlich. Es kommen aber Ausnahmen vor. Während z. B. subkutane Impfung von Rabies bei Hund und Kaninchen weniger gefährlich ist als intravenöse, immunisiert letztere das Pferd, und ist subkutane Impfung für dieses Tier gefährlicher als intravenöse. So scheint enterogene Tuberkulose im allgemeinen bei Meerschweinchen und Rindern nur durch eine große Zahl von Bazillen zu erfolgen: Nach FINDEL beträgt die tödliche Menge eingeatmeter Bazillen für erwachsene Meerschweinchen (62 Bazillen) den $1/_{6000}$sten, und die überhaupt wirksame Menge (20 Bazillen) den $1/_{19000}$sten Teil der noch unwirksamen Fütterungsmenge (382 000 Bazillen). Auch P. CHAUSSE stellte bei Rindern eine viel leichtere aerogene als enterogene Tuberkulose fest. Im allgemeinen sind die Resorptionsverhältnisse von Bedeutung: Versuche von GRAWITZ, WALLGREN u. a. lehren, daß das Bauchfell große Mengen Bakterien durch rasche Resorption unschädlich zu machen vermag, wenn nur die Virusmenge nicht groß und das Bauchfell nicht geschädigt ist. Vielfache Erfahrung hat ferner gelehrt, daß der Biß eines tollen Hundes um so gefährlicher ist, je näher die Bißstelle dem Hirn, d. h. dem empfänglichen Gewebe, liegt. Impfung des Giftes in Hirn oder Auge hat sich beim Hund und Kaninchen als am wirksamsten erwiesen. Ob das Gift bei der Verschleppung zum Teil gebunden oder geändert wird, wissen wir nicht.

Bemerkenswert ist, daß der Typhusbazillus, auch der Tuberkelbazillus, in gewisser Giftstärke wahrscheinlich den normalen Darm eines Menschen zu infizieren vermag. Das Pferd beherbergt jedoch ohne Schaden im Darminhalt oft den Tetanusbazillus, für dessen Gift es in hohem Maße empfänglich ist. Wahrscheinlich beruht dieser Gegensatz darauf, daß der Typhusbazillus die menschliche Darmschleimhaut zu schädigen vermag, der Tetanusbazillus aber kaum oder nicht die Darmschleimhaut des Pferdes. Gelangt letzterer aber in irgend einer Weise ins Gewebe des Pferdes, so daß er weiter (durch perineurale Lymphwege?) zum zentralen Nervensystem verschleppt wird, so erfolgt leicht, d. h. schon bei geringer Giftmenge, Tetanus.

§ 28. Sekundäre, späte und Auto-Infektionen. Primäre und sekundäre Latenz. Mischinfektionen.

Sekundär haben wir eine Infektion genannt, die durch eine allgemeine oder örtliche Veränderung des Organismus begünstigt oder bedingt wird. Wir haben schon einige Beispiele erwähnt. Jetzt wollen wir die Änderungen der Empfänglichkeit — denn hierauf kommt es an — welche zum Auftreten einer sekundären Infektion, nämlich einer Auto- und späten Infektion, führen, etwas näher betrachten. Diese beiden Infektionen erfolgen erst, nach Schädigung des Gewebes, obwohl die infizierende Bakterie sich schon zuvor auf der betreffenden Körperoberfläche oder im Gewebe fand. Bei den übrigen sekundären Infektionen (sekundären Heteroinfektionen) trifft dies nicht zu.

Wir nennen Autoinfektion eine Infektion durch Bakterien, die unter gewöhnlichen Umständen als harmlose Saprophyten auf Haut oder Schleimhaut leben, aber infolge von Schädigung des Gewebes durch etwas anderes, in der Haut bzw. Schleimhaut zu wachsen anfangen. Der Unterschied mit der im obigen genannten primären und sekundären Heteroinfektion ist der, daß dabei die Bakterie nicht zuvor als Saprophyt auf einer Körperoberfläche lebte und daß sie ohne voraufgehende Änderung des Gewebes durch eine sonstige Schädigung sofort zu infizieren anfängt. Gelangen Mikroben in irgend ein Gewebe und werden sie nicht abgetötet, sondern bleiben sie (wenigstens zum Teil) am Leben, infizieren sie aber erst nachdem sie einige Zeit wirkungslos, wie schlummernd, im Gewebe gelegen hatten, so nennen wir das eine späte Infektion. Diese nimmt eine Mittelstellung zwischen Auto- und Heteroinfektion ein. Sie wird wohl immer von einer Zunahme der örtlichen Empfänglichkeit eingeleitet; diese Zunahme möge örtlich beschränkt oder Teilerscheinung einer allgemeinen Zunahme sein. Die wirkungslose Schlummerzeit nennen wir primäre Latenz. Im Gegensatz hierzu ist die Latenz sekundär, die nach Infektion eintritt.

So z. B. kann die tuberkulöse Infektion, kann Syphilis, Malaria, sekundär latent werden: es bleiben Mikroben im Organismus am Leben, sie werden aber wirkungslos. Dies kann zeitlich sein, bis die Empfänglichkeit des Wirtes soviel zunimmt, daß sie erneute Infektion ermöglicht. Sekundäre Latenz bedeutet somit Stillstand, nicht aber Heilung. Es können aber sekundär latente Bakterien nach Heilung, d. h. nach dem Schwinden aller erkannten anatomischen und funktionellen Störungen bestehen bleiben, wie bei Bazillenträgern (§ 29). Allerdings ist der Beweis nicht durch genaueste mikroskopische Untersuchung erbracht, daß eine pathogene Bakterie, ohne irgend eine Veränderung zu bewirken, wirkungslos im Gewebe liegen bleibt. Eine ganz geringfügige Schädigung durch der Bakterie anklebendes Gift ist nicht ausgeschlossen.

Nicht immer ist jedoch die Zunahme der Empfänglichkeit des Wirtes, welche der Infektion voraufging, nachweisbar. Die primäre Latenz ist mitunter schwer von der Inkubation zu unterscheiden, obwohl sie grundsätzlich verschieden sind (§ 30). Auf die Mischinfektionen kommen wir weiter unten zurück.

WYSSOKOWITSCH spritzte Reinkulturen verschiedener Bakterienarten in eine Ader bei Hunden und Kaninchen ein. Aus dem zu verschiedenen Zeitpunkten dem Tiere entnommenen Blute wurden Kulturen gemacht und die Kolonien gezählt. Auch wurden Tiere getötet und der Mikrobengehalt von Leber, Milz, Niere und Knochenmark (mitunter auch der des Herzblutes) bestimmt. In diesen Organen wurden alle Bakterien innerhalb 24 Stunden aus dem Blute abgelagert, wenn es Saprophyten waren. Für das Tier schädliche Bakterien schwanden meistens, sei es auch langsamer, ebenfalls aus dem Blute und wurden in Leber, Milz, Knochenmark und Nieren abgelagert. Sie konnten sogar 78 Tage nach der Einführung in die Ader noch in diesen Organen latent nachgewiesen werden

Sporen von Bakterien (Dauerformen) können sehr lang latent im Gewebe liegen bleiben. In Organen, namentlich in bronchialen Lymphdrüsen, in normalem Lungengewebe von Schweinen und sogar Menschen sofort nach dem Tode haben KÄLBLE, DÜRCK u. a. latente Diplo-, Streptokokken und Tuberkelbazillen nachgewiesen. Diese Befunde weisen auf die Möglichkeit einer späten Infektion hin, sobald die Empfänglichkeit genügend (mit Hinsicht auf die vorhandene Giftstärke) zunimmt. So ist es möglich, daß durch Erkältung gewissen Grades und gewisser Form und Dauer, wie durch länger anhaltende Durchnässung sämtlicher Kleider, oder durch heftige stumpfe Gewalt, einen Schlag gegen die Brust fibrinöse Lungenentzündung eintritt, oder eine bis dahin latente Lungentuberkulose aufflackert und sich erkennbar macht. Auch geistige oder körperliche Erschöpfung vermag Gleiches zu bewirken. So erklärt sich auch die traumatische Osteomyelitis bei jugendlichen Individuen (§ 70), die nach einem heftigen Schlag oder Stoß eintritt. Kocher und Gebele haben nachgewiesen, daß solche Kinder sehr häufig einige Wochen oder Monate vorher Furunkel oder mit Eiterung einhergehendes Ekzem gehabt hatten. Sowohl bei diesen Entzündungen wie bei der akuten eitrigen Osteomyelitis hat man in der Regel mit einer Staphylokokkeninfektion zu tun. Wir sind zur Annahme berechtigt, daß Staphylokokken von den Infektionsherden der Haut aus durch Blut oder Lymphe in das später in Entzündung geratende Knochenmark verschleppt wurden. Nimmt dann später die Empfänglichkeit des Knochenmarks durch eine Kontusion oder sonstige Schädigung in solchem Maße zu, daß die Giftstärke der vorhandenen latenten Staphylokokken zur Infektion genügt, so erfolgt diese. Bleibt (in anderen Fällen) die Zunahme der Empfänglichkeit aus, so gehen die latenten Staphylokokken wahrscheinlich allmählich zugrunde, zunächst die schwächsten, später die stärkeren. Man könnte gegen diese Deutung ins Feld bringen, daß sie nicht sicher genug sei. Andere Beobachtungen und besonders Versuchsergebnisse weisen mit größerer Bestimmtheit darauf hin, daß sowohl primär wie sekundär latente Mikroben infizieren können, sobald die örtliche oder allgemeine Empfänglichkeit für die betreffende Infektion einen genügenden Zuwachs erfahren hat. Dabei scheinen gleichartige Schädigungen sowohl primär wie sekundär latente Mikroorganismen zur Infektion bringen zu können. Einige Beispiele folgen hier:

Ermüdung, Erkältung, Indigestion usw. vermögen beim Menschen sogar 8—10 Monate (Braune und Fiedler), nachdem sie einen Malariaort verlassen hatten, den ersten Malariaanfall, oder bei sekundär latenter Malaria einen Rückfall hervorzurufen.

Chauffard stellte bei einem Soldaten einige Jahre nach seiner Abreise aus einer Gegend, wo er an Malaria gelitten hatte, nach einer malariafreien Gegend ein plötzliches Rezidiv fest nach einer heftigen Kontusion der Milzgegend. Die Malariaplasmodien konnten nirgendswoher in sein Blut gelangt sein als aus seinem Körper, wahrscheinlich aus der Milz.

Canalis und Morpurgo sahen Tauben, die nach einer Impfung mit Milzbrandbazillen nicht erkrankten, der Infektion erliegen, als man acht Tage nach der Impfung anfing, sie hungern zu lassen. Und Pernice und Alessi gelang es, nicht nur Tauben, sondern auch Hunde und Hühner, die noch weniger empfänglich für Milzbrand sind als Tauben, durch Durstenlassen viel empfänglicher zu machen.

Fragt man nach den Einzelheiten der Pathogenese, so vermögen wir zurzeit diese Frage noch nicht zu beantworten, sondern nur einiges anzudeuten. So scheint stumpfe Gewalt oder chemische oder thermische Schädigung durch Erhöhung des Blut- und Lymphgehaltes (letzteres manchmal durch seröse Exsudation) des Gewebes dessen Empfänglichkeit für gewisse Infektionen zu erhöhen. Ribbert und De Wildt haben dargetan, daß eine aseptische seröse Entzündung des Kaninchenohres z. B. durch Bepinselung mit Jodtinktur, Bernstein durch Verbrühung, die Empfänglichkeit für Infektion durch Staphylokokken erhöht. Jedoch wird die Beurteilung solcher Beobachtungen dadurch erschwert, daß jede, auch sterile, Entzündung in hyperämischem Gewebe heftiger verläuft als in anämischem (s. Entzündung). Welche sonstige örtliche oder allgemeine Schädigungen außerdem im Spiele sind, wissen wir nicht. Es sind hier vergleichende Untersuchungen über den Einfluß bestimmter Organe und Gewebe in verschiedenem Zustande auf die Infektiosität von Mikroben erforderlich.

Eine Infektion kann auch gefördert werden durch eine andere Infektion. So kann Lungentuberkulose die Infektion des kollateral entzündeten Lungengewebes, das den tuberkulösen Herd umgibt, oder Infektion der Bronchialschleimhaut, ja sogar der Trachea, durch Diplokokken fördern. Letztere ist dann eine sekundäre Infektion bei der primären Lungentuberkulose. Eine solche sekundäre Infektion kann dann aber ihrerseits die primäre Infektion anfachen, so daß eine Wechselwirkung eintritt, die wir mit Recht einen Circulus vitiosus nennen dürfen. Das ereignet sich nicht nur bei einer Diplokokkeninfektion, sondern auch nicht selten bei einer Influenza, die den Besitzer einer tuberkulösen Lunge befällt. So kann eine Erkältung nicht nur ohne sonstige, sondern auch und eben durch eine Diplokokken- oder Influenzainfektion eine latente Lungentuberkulose erkennbar, manifest machen.

Wie aus obigem erhellt, sind nicht nur die späten, sondern auch die Autoinfektionen sekundär. Letztere erfolgen ja, ebenso wie jene, nur nach einer gewissen Schädigung des Wirtes, und zwar nach einer Schädigung, welche die Aufnahme der Bakterie von der Haut oder Schleimhaut aus, wo sie als harmloser Gast lebt, und ihr Wachstum im Gewebe zur Folge hat. Verschiedenartige Schädigungen vermögen das zu tun: chemische — wie Einwirkung von eingeatmeter „Osmiumsäure"dampf auf die Schleimhaut der Luftwege — thermische, mechanische oder sonstige Verletzung, Blutstauung gewissen Grades und gewisser Dauer, andere Infektionen, wie z. B. die exanthematösen Infektionskrankheiten, usw. Wir werden hier ein paar Beispiele geben.

De Klecki hat im „Institut Pasteur" zu Paris bei Hunden eine Darmschlinge mittelst eines elastischen Ringes abgeklemmt. Starke Blutstauung erfolgte dann mit Ödem und Vermehrung des Darminhalts durch seröses Transsudat und sodann auch Exsudat, sobald sich Entzündung der Darmwand einstellte. Nun stellte er fest, daß die Kolibazillen im Darminhalt — die sich dort als gewöhnliche Bewohner finden — stark an Zahl zunahmen und virulenter wurden. Sie wuchsen in die Darmwand hinein und gelangten sogar in die Bauchhöhle. Hier nahm ihre Virulenz ab. Ob die Virulenzzunahme im Darminhalt einer Symbiose (s. unten) mit anderen Mikroben, u. a. mit einem Bac. largus zuzuschreiben ist (De Klecki), möge dahingestellt bleiben. Bemerkenswert ist jedenfalls, daß die Virulenz der Kolibazillen nicht zunahm in Versuchen, wo vor der Abklemmung die Mesenterialarterien unterbunden wurden, so daß die abgeklemmte Schlinge blutarm blieb und ihr Inhalt durch die Abklemmung nicht zunahm. Bestelmeyer hat die Beeinflussung von Bakterien durch Anämie und Hyperämie untersucht (§ 70).

So ist wahrscheinlich die katarrhalische Entzündung der Luftwege nach Einatmung schädigender Dämpfe, nach Erkältung (Schnupfen, Bronchitis), bei enanthematösen Infektionskrankheiten, wenigstens zum Teil, durch eine Autoinfektion bedingt. Die Bronchitis ist in beiden letzteren Fällen oft eine absteigende. Und in zahlreichen Untersuchungen hat man im bronchitischen Exsudat verschiedene Bakterienarten (Diplokokken, Strepto- und Pneumokokken und Friedländersche Bazillen) nebeneinander, seltener in Reinkultur, nachgewiesen, und zwar in derselben relativen Häufigkeit, in der sie als Saprophyten bzw. harmlose Parasiten in der Mundhöhle bzw. den oberen Luftwegen des Menschen vorkommen. Kein Forschungsergebnis weist darauf hin, daß diese Bakterien in derselben relativen Häufigkeit im Luftkreis herumschweben. Fügen wir noch hinzu, daß Mery und Boulloche die Virulenz einiger gewöhnlichen Bewohner der buccopharyngealen Schleimhaut bei Masernkranken zunehmen sahen — was allerdings noch nicht durch andere Forscher bestätigt worden ist — so erscheint die Annahme nicht gewagt, daß Erkältung, exanthematöse Infektionskrankheiten, letztere durch das Enanthem, eine Hyperämie mit oder ohne Entzündung der Schleimhaut der Luftwege hervorrufen, und dadurch die Autoinfektion durch die als harmlose Bewohner vorhandenen Bakterien ermöglichen. Ob dabei eine Symbiose oder Metabiose (s. unten) zwischen den Erregern des Exanthems — oder erscheint dieses als Wirkung eines gelösten Giftes? — stattfindet, vermögen wir zurzeit nicht zu entscheiden. Wir dürfen nur annehmen, daß eine durch Schädigung eintretende arterielle Hyperämie mit oder ohne Exsudation den hier in Betracht kommenden (sekundären) Autoinfektionen Vorschub leistet (§ 70).

Inwiefern Diphtherie durch Autoinfektion entstehen kann — harmlose (Pseudo-) diphtheriebazillen finden sich manchmal auf der Mundschleimhaut — vermögen wir noch nicht zu entscheiden.

Auch in der Haut kommen Autoinfektionen vor. So ist es möglich, bei akuter, mit seröser Exsudation einhergehender Hautentzündung (Ekzem); wahrscheinlich geht die Infektion bei Furunkel aus von Staphylokokken, die unter gewöhnlichen Umständen auf der Haut leben. Schließlich ist manche Wunde, auch operative, von der Haut aus infiziert worden. Schon lange haben sich die Chirurgen bemüht, diese Autoinfektion zu verhüten, in letzter Zeit z. B., und zwar scheinbar mit gutem Erfolg durch Bepinselung der gereinigten Haut mit Tinctura jodii vor der Operation. In der Vagina kommen manchmal Bakterien vor, die durch die saure Reaktion des Scheidenschleims in ihrem Wachstum gehemmt werden. Wird diese durch Bluterguß neutralisiert, so wird Autoinfektion unter übrigens geeigneten Umständen ermöglicht. Ihre Bedeutung für Infektion im Wochenbett (Puerperalinfektion) ist noch nicht hinreichend sichergestellt. In ähnlicher Weise bietet saurer Harn den gewöhnlichen „Eitererregern" (Staphylo-, Diplo-, Streptokokken) keinen günstigen Nährboden dar; im alkalisch gärenden Harn wachsen sie leicht. Tuberkelbazillen und Gonokokken wachsen sehr wohl in der Nierenbecken- oder Harnblasenschleimhaut auch bei saurer Reaktion des Harns.

Nach der Pathogenese sind von den sekundären Infektionen die Mischinfektionen wohl zu unterscheiden. Denn es handelt sich dabei nicht um hintereinander, sondern um gleichzeitig eintretende Infektionen zweier oder mehrerer Bakterien. Gewöhnlich werden sie durch dieselbe Eingangspforte in den Körper aufgenommen sein. Im konkreten Fall wird die Entscheidung manchmal nicht sicher möglich sein. So z. B. wird die Frage, ob es sich bei einer gleichzeitig vom Arzt erkannten Influenza und Lungentuberkulose um eine Misch- oder um eine nacheinander aufgetretene sekundäre Infektion handelt, manchmal nicht zu beantworten sein.

Die verschiedenen gleichzeitig infizierenden Bakterien können einander wechselseitig verstärken. Wenn zwei pathogene Bakterienarten zugleich bei einem Versuchstier genau an derselben Stelle verimpft werden, so müssen wir von vornherein eine stärkere Schädigung des Wirtes erwarten durch Summierung ohne weiteres. Von zahlenmäßiger Summierung oder Bestimmung kann offenbar die Rede nicht sein, weil sich die Gewebsveränderungen nicht in Zahlen ausdrücken lassen. Die Frage, ob die eine Bakterie die Virulenz der anderen vermehrt, erheischt eine gesonderte Beantwortung. So wird nach VON DUNGERN bei einer Assoziation von Diphtheriebazillen und Streptokokken die Virulenz der letzteren gesteigert; nach VINCENT nimmt die Virulenz des Typhusbazillus bei einer Mischinfektion mit Streptokokken zu. Bedenken wir jedoch, daß die Virulenz von verschiedenen Faktoren (§ 26) beeinflußt wird, so erscheint Vorsicht geboten und eine allgemeine Schlußfolgerung noch nicht möglich. Die übrigen Umstände erheischen zunächst genaue gesetzmäßige Berücksichtigung, so z. B. die Herkunft der verimpften Bakterien. Ob eine Abschwächung der Virulenz bei Bakterienassoziation vorkommt, ist meines Wissens noch nicht sicher gestellt. Bei all solchen Untersuchungen sind Kontrollversuche zur Bestimmung gelegentlicher Virulenzänderungen bei Impfung der gleichen Bakterien einzeln bei gleichen Versuchstieren unumgänglich.

Einen Antagonismus zweier oder mehrerer Bakterienarten in demselben Nährboden (Antibiose) kann dadurch eintreten, daß sie denselben Nährstoff brauchen, daß aber die eine Art günstigere Wachstumsbedingungen findet als die andere und diese überwuchert, ja unterdrückt; indem sie schneller wächst und den Nährstoff verbraucht. So werden z. B. die langsamer wachsenden Diphtherie-,

Pest- oder Tuberkelbazillen leicht von pathogenen Kokken in den üblichen Nährböden unterdrückt.   Die anfänglichen Zahlenverhältnisse und die Zusammensetzung des Nährbodens sind dabei von Bedeutung.   Aber auch durch giftige Stoffwechselprodukte kann das eine Mikrobion eine andere Art schädigen, obwohl es
in der Regel auch sich selbst schädigt, z. B. durch Bildung einer Säure, von Alkohol
oder eines unbekannten Stoffes.

Symbiose nennt man die einseitige oder gegenseitige (Mutualismus) Förderung des Wachstums zweier oder mehrerer Bakterienarten.   Fördern selbst gebildete
Stoffe das Wachstum, so nennt man das Autobiose.   Garre nennt Metabiose
das Nacheinanderleben zweier oder mehrerer Mikroben in einem Nährboden, indem
das erste den Nährboden für die folgenden geeignet macht.   So z. B. können aerobe
Bakterien einen Nährboden für Anaerobier vorbereiten, indem sie den Sauerstoff
in gewisser Menge verbrauchen (aerobe Bakterien verbrauchen Sauerstoff, der das
Wachstum der anaeroben Mikroben hemmt).   Oder indem eine Bakterie, durch Säurebildung in gewisser Konzentration, das Wachstum von Schimmelpilzen fordert.
In ähnlicher Weise kann eine Bakterie die sekundäre Infektion einer anderen
vorbereiten.

Parasitismus — wozu auch die Infektion gehört — unterscheidet sich
von Symbiose bzw. Antibiose dadurch, daß dabei der eine, gewöhnlich niedere,
auf oder in dem anderen, gewöhnlich höheren Organismus lebt, und nicht beide
nebeneinander in einem Nährboden, wie in obigen Beispielen.   Die nützlichen
Mikroben bilden kein Gift wie die schädlichen, sondern vielleicht Reizstoffe (vgl.
Kruse, o. c. § 52 und 53).   Sie können auch in anderer Weise nützlich sein, wie
Bakterien im Darminhalt, in der Scheide.   Man nennt solche Mikroben wohl Mitesser oder Kommensale.

§ 29. Infektionsquellen, Infektionspforten und Infektionswege.

Die Kenntnis der Infektionsquellen, Infektionspforten und Infektionswege sind vor allem von Bedeutung für die Vorbeugung der Infektionen.   Die
Kenntnis der Infektionswege — d. h. der Wege, welchen das Virus im Wirtsorganismus gefolgt ist — außerdem für die Pathogenese.   Mit Infektions-
pforte meinen wir die Eintrittspforte (porte d'entrée) zum Innern des Organismus; mit Infektionsquelle richtiger Virusquelle, jeden infizierten
Organismus oder sonstigen toten Nährboden des betreffenden Mikrobions; als
Infektionsträger, richtiger Virusträger den Gegenstand oder Stoff, der nur
Träger, kein Nährboden des infizierenden Virus war.

Wir nennen eine Infektion kontagiös, ansteckend, wenn sie von einem
Individuum auf ein anderes übertragen wird.   Diese Ansteckung kann stattfinden unmittelbar oder mittelbar.   Ersteres durch Berührung eines offenen
virushaltigen Infektionsherdes mit einer verletzten Stelle der eigenen Körperoberfläche, z. B. mit einem Finger, durch Kuß, durch geschlechtlichen Verkehr,
der namentlich zur Ansteckung von Syphilis, Gonorrhöe usw. führt.   Selbstverständlich ist Übertragung des Virus nur dann möglich, wenn sich dasselbe
an der berührten Stelle frei vorfindet.   Auch intrauterine Ansteckung der Frucht
ist möglich, indem derselben durch das mütterliche Blut ein Virus, z. B. der
Pocken, Syphilis, der Tuberkulose zugeführt wird.   Mittelbar nennen wir
die Ansteckung, die durch einen Gegenstand oder Stoff (Luft, Nahrungsmittel
usw. s. unten) zustande kommt.   Erfolgt die Ansteckung durch Berührung
eines infizierten Menschen oder eines leblosen Gegenstandes, dem Virus anhaftet, so nennt man das eine Kontaktinfektion, welche Bezeichnung
man im weitesten Sinne des Wortes gebraucht.   Die Übertragung verschiedener
Mikroben findet sehr wahrscheinlich, ebenso wie die desselben Mikroorganismus
in verschiedenen Fällen nicht immer gleich leicht statt.   Was letzteres betrifft,
erhellt ohne weiteres, daß ein geschlossener, im Körper versteckter Infektions-

herd (ein fibröser abgekapselter Tuberkel oder Gummi- oder Lepraknoten
in der Leber oder im Hirn) gar keine oder fast keine Ansteckungsgefahr dar-
bietet, während diese Gefahr mehr oder weniger groß ist bei einem offenen
an einer Körperoberfläche liegenden Herd (tuberkulöse Lungenkaverne, Darm-
und Hautgeschwüre verschiedenen infektiösen Ursprunges usw.). Die Größe
dieser Gefahr wechselt nach dem Sitz des offenen Herdes, nach der Flüchtig-
keit, der Dauerhaftigkeit und der abgegebenen Menge des Virus. Ansteckungsgefahr bedeutet gesellschaftliche Gelegenheit zu einer bestimmten Infektion.
Ob bei einem bestimmten Individuum, das sich dieser Gefahr aussetzt, Ansteckung, d. h. Infektion, erfolgt, wird zunächst von der physikalischen Gelegenheit, die sein Körper bietet, bedingt. Dazu gehört zunächst die Aufnahme
durch Einatmung, Verletzung usw. von Virus ins Gewebe, dann die Verteilung des Virus in demselben (vgl § 14). Sodann wird das Eintreten oder
Ausbleiben von Infektion bedingt vom Verhältnis der Giftstärke zur (örtlichen)
Empfänglichkeit des Individuums. Diese individuellen Faktoren stellen zusammen die innere (biologische) Gelegenheit zur Infektion dar.

Als Quellen der Heteroinfektionen kommt in den meisten Fällen
ein infizierter Mensch, und zwar manchmal unmittelbar, in Betracht.

Früher nahm man die Ubiquität vieler Krankheitskeime an. Man
hat sie aber allmählich mehr und mehr eingeschränkt und betrachtet sogar
die gewöhnlichen Eitererreger nicht mehr als ubiquitär. Nicht immer ist das
Individuum, das Virusquelle ist, krank. Man hat im Gegenteil nachgewiesen,
daß auch Menschen, die eine Infektionskrankheit durchgemacht hatten, kürzere
oder längere Zeit nach der Heilung, mitunter jahrelang (nach Typhus) virulente Bazillen oder Kokken in sich beherbergten nicht allein, sondern auch
mit dem Harn oder einem anderen Sekret oder mit Fäzes ausschieden. Man
hat solche Menschen als ,,Dauerausscheider" bezeichnet. Aber außerdem
können sogar Individuen, die selbst nie nachweisbar an der betreffenden Krankheit gelitten, sondern sich in der Umgebung von solchen Kranken aufgehalten
haben, virulente Bakterien mit sich herumtragen, wie z. B. Diphtheriebazillen,
Meningokokken auf der Nasenschleimhaut, Choleravibrionen, Typhus- und
Dysenteriebazillen im Darm usw. Solche Menschen nennt man Bazillen-,
richtiger Bakterienträger. Auch Influenzabazillen können wahrscheinlich
längere Zeit latent mit herumgetragen werden. Der Nachweis der Dauerausscheider und Bakterienträger ist vom prophylaktischen und epidemiologischen
Gesichtspunkt aus von großer Bedeutung. Eine scharfe Grenze gibt es nicht:
Der Bakterienträger kann Ausscheider werden; er kann eine latente oder nicht
erkannte Infektion durchgemacht haben. Man hat z. B. in einem Pensionat
eine Hausendemie von Typhus beobachtet, als deren Quelle sich schließlich
die Köchin erwies, die mehrere Jahre zuvor einen Darmtyphus durchgemacht
hatte und Dauerausscheider war. Der Terminus Dauerausscheider besagt
nicht, daß die Ausscheidung für immer bleiben wird. Sie dauert manchmal
nur kurz.

An zweiter Stelle müssen wir als Virusquelle nennen Tiere, in denen
das Mikrobion wächst, ähnlich wie das Malariaplasmodium in einer Anopheles-
mücke, das Hundswutvirus beim Hund usw. In beiden Fällen wird das Virus
durch Stich bzw. Biß übertragen. Das Rabiesvirus wächst im Organismus
des wutkranken Hundes und wird beim Biß durch den Speichel übertragen
auf das gebissene Individuum. Und der Rattenfloh vermag durch seinen
Stich das Pestvirus beim Menschen zu impfen. Rattenpest geht oft der
Menschenpestepidemie voraus. Vielleicht spielen auch Läuse gelegentlich eine
ähnliche Rolle, wie sie auch die Spirochaete OBERMEIER (Febris recurrens) und
das Fleckfiebervirus zu übertragen vermögen.

Als besondere Fälle sind zu unterscheiden die Fälle, wo Tiere, namentlich Insekten, das Virus ohne weiteres übertragen. So können Fliegen Typhus-, Diphtheriebazillen und wahrscheinlich auch andere Bakterien von Auswurf, Fäzes usw. auf Nahrungsmittel übertragen.

Es ist aber nicht immer leicht zu entscheiden, ob das Virus wachst. Wahrscheinlich entwickelt sich das Trypanosoma gambiense (DUTTON) der Schlafkrankheit, ein Protozoon, im Körper der Tsetsefliege (Glossina palpalis) und erscheint dann im Speichel dieser Fliege. Beim Stich infiziert dann die Fliege das gestochene Individuum.

Als „Infektionsträger", richtiger Virusträger, kommen in Betracht die Luft, der Boden, das Wasser, die Nahrungsmittel, Kleider und andere Gebrauchsgegenstände. Zu den letzten gehören Taschentücher, Bettwäsche, Eß- und Trinkgeschirr, Türgriffe, Bücher, Münzen und besonders schmutziges Papiergeld, auf dem sich manche Bakterien kürzere oder längere Zeit halten können. ABEL wies an Holzklötzchen, mit denen ein diphtheriekrankes Kind gespielt hatte und die dann 6 Monate im Dunkeln gelegen hatten, virulente Diphtheriebazillen nach. Auch Tuberkelbazillen hat man an den oben genannten Gegenständen gefunden usw. Nahrungsmittel (Milch, Wasser, Fleisch usw.) sind nicht so selten Träger des Typhus-, Tuberkulose-, gelegentlich auch des Cholera- und sonstigen Virus. So ist z. B. Choleravirus im Trink- und Ballastwasser von Schiffen mit Cholerakranken an Bord von Indien nach Europa übertragen worden. Auch in Flußwasser kann es vorkommen. Typhusendemien bei der Klientel eines Milchverkäufers sind mehrmal vorgekommen, indem die Milch durch typhusbazillenhaltiges Wasser verunreinigt worden war. So hat man von Wasser-, Milchepidemien geredet. Infektion durch Gebrauch verunreinigter Nahrungsmittel kann im Darm, aber auch in den Mandeln und dann in den Halslymphgefäßen stattfinden. So kann Tuberkulose dieser oder eine solche der Mesenteriallymphdrüsen oder beides erfolgen bei Kindern, die nicht sterilisierte tuberkelbazillenhaltige Milch trinken.

Infektion vom Boden aus kann erfolgen besonders bei Verletzung, z. B. beim Überfahrenwerden, indem Erde mit Tetanusbazillen oder mit dem Bacillus septicus (Vibrion septique PASTEUR) in die Wunde gerät. In gewisser Tiefe, ungefähr 1 m, findet man oft den Tetanusbazillus in Acker- und Gartenerde. Eben dann, wenn bei Straßenarbeit der Boden umgewühlt ist, muß die Gefahr einer solchen Infektion gescheut werden. Gelegentlich kommen auch andere pathogene Bakterien, wie Tuberkelbazillen, auf dem Boden vor. Sind sie trocken und aufzuwirbeln, so können sie aerogene Ansteckung veranlassen. Schleim kann fest an einem Gegenstand antrocknen. Ob die sogen. „Schmutzinfektion" häufig ist, muß als eine offene Frage betrachtet werden. Man versteht darunter, daß mit Bodenstaub und -Schmutz solches Virus an einer verletzten Stelle in den Körper aufgenommen wird, z. B. indem ein Kind es an einer ekzematösen Stelle beim Kratzen oder sonstwie einreibt.

In der Luft schwebende Bakterien — in kleinen Tröpfchen oder an trocknen Staubteilchen gebunden (vgl. § 14 d) — können eingeatmet werden und eine aerogene Ansteckung bewirken. Diese kann in der Nasenhöhle, in der Nasenrachenschleimhaut, in den oberen und tieferen Luftwegen und in der Lunge erfolgen; wahrscheinlich gelegentlich auch in den Mandeln, vielleicht auch durch Verschlucken solcher auf der Kehlschleimhaut niedergeschlagener Teilchen, im Magen oder Darm. Von der Mund- oder Kehlschleimhaut aus kann übrigens auch, z. B. beim Schlafen auf dem Rücken, Aspiration von Tropfen in die Luftwege hinein stattfinden. Von der Nasenhöhle aus ist eine Verbreitung durch die Lymphwege (um die Geruchsnervenfasern) nach der

Schädelhöhle hin möglich, und wahrscheinlich bei der Zerebrospinalmeningitis, die mit einem Schnupfen einsetzt. Wir haben die möglichen Schicksale eingeatmeter Teilchen schon eingehend besprochen. Ob Einatmung virushaltiger Tröpfchen häufiger von Infektion gefolgt wird als Einatmung virushaltigen trockenen Staubes, ist unentschieden. Die zahlreichen Versuche CORNETS weisen aber jedenfalls auf die große Gefahr der letzteren hin. Sie sind neulich wieder von CHAUSSÉ bestätigt. Kranke, die beim Sprechen, Husten, Niesen usw. virushaltige Tröpfchen (Speichel, Schleim, Exsudat) hinausschleudern, sind eine Quelle aerogener Ansteckung. Beim Schnupfen, bei Influenza, Masern, Keuchhusten, Pocken, manchmal schon vor deutlicher Erkrankung, bei Pest, bei offener Tuberkulose der Luftwege oder Lunge, die nicht immer erkannt wird, wahrscheinlich auch bei Genickstarre (die mit Schnupfen einzusetzen pflegt) besteht diese Gefahr der aerogenen Ansteckung anderer. Mitunter kann man die Übertragung der Masern unter Familienmitgliedern und Schulkindern, namentlich im Anfang einer Epidemie, verfolgen, wie ich selbst es einmal getan habe. Während die Pest in den regionären Lymphdrüsen (§ 14b) einsetzt nach einem ansteckenden Flohbiß oder sonstiger Verletzung (Bubonenpest), kennen wir doch auch eine primäre Lungenpest, die wohl aerogener Ansteckung zuzuschreiben ist. BATZAROFF erzeugte bei Meerschweinchen eine bronchopneumonische Pest nach Einführung von Pestbazillen in die Nasenhöhle. Einige Forscher nehmen an, daß eingeatmete Tuberkelbazillen in die Mandeln und von da aus lymphogen in die Lungen gelangen. Die dafür erforderlichen Belege hat man aber bis jetzt nicht beigebracht. Daß sie unmittelbar die Lunge erreichen können, geht aus unseren früheren Erörterungen (§ 14d) hervor. Nach den epidemiologischen Forschungen von WICKMAN, LEEGARD (vgl. HARBITZ-SCHEEL), KRAUSE, ZEPPERT, S. FLEXNER) und des staatlichen Gesundheitsamtes in Massachussets verbreitet sich wahrscheinlich auch die akute epidemische Kinderlähmung (Poliomyelitis acuta HEINE-MEDIN) durch Ansteckung. Und zwar nicht nur durch kranke, sondern auch durch anscheinend normale Personen, ja vielleicht durch Gegenstände — besonders auf Schulen und den großen Verkehrsstraßen.

Obige Beobachtungen vermögen die Erfahrung zu erklären, daß manchmal eine Epidemie von Cholera, Influenza (1889/1890) sich den großen Verkehrsstraßen, den Post- und Militärstraßen, den Wegen der Karawanen und Schiffe entlang von Asien nach Europa ausbreitet. So scheint die Influenza im Juni 1889 in Turkestan beobachtet zu sein, im Oktober in Rußland, im November in Finnland, Berlin, anderen deutschen Städten und Paris, so daß Ende Dezember ungefähr ganz Europa befallen war. Ob dabei hauptsächlich aerogene Übertragung (durch Tröpfchen) stattfand, ist nicht mit genügender Wahrscheinlichkeit zu beantworten. Ebensowenig, ob sich örtliche (tellurische und andere kosmische) Einflüsse geltend machten. PETTENKOFER, EMMERICH u. a. schreiben Verschiedenheiten der Bodenverhältnisse eine gewisse Bedeutung zu, über die man in den Lehr- und Handbüchern der Hygiene näheres findet; ebenso über Wohnungsverhältnisse (Überfüllung usw.), Wasserversorgung usw.

Jetzt erheben sich die Fragen: Wie erkennen wir die Ansteckung? wie die Infektionspforten und -wege?

Die Ansteckung und die Kontagiosität einer Krankheit ist nicht immer gleich leicht nachweisbar, auch dann nicht, wenn ihr parasitärer Ursprung feststeht. Im allgemeinen um so leichter, wenn Zeitpunkt und Ort der Ansteckung genau anzugeben sind, d. h. bei akuten Infektionskrankheiten, die epidemisch auftreten, oder doch an gewisse Länder oder Orte gebunden sind. So ist der Kontakt bei Pocken, Keuchhusten, Masern usw. gewöhnlich deutlich. Bei Malaria, Gelbfieber usw., die an gewisse Örtlichkeiten gebunden sind, ebenfalls, besonders wenn Reisende erkranken. Die chronischen Malaria-fälle der Einwohner können, an und für sich betrachtet, Schwierigkeiten bereiten. Bei den Geschlechtskrankheiten (Syphilis, Gonorrhöe usw.) ist der Kontakt fast immer sofort klar. Auch bei Infektionen, die sich an eine Verletzung (Tetanus, Septikämie usw.) anschließen. Bei diesen Fallen sind es die besonderen Gelegenheiten, welche den Nachweis des Kontaktes erleichtern. Bei Cholera, Pest und anderen Seuchen kann die Ansteckung weniger klar sein.

Anders bei chronischen, weit verbreiteten Infektionen, die sogar erst einige Zeit (wie lange?) latent bestehen können, so daß der Zeitpunkt und durch die große Verbreitung auch der Ort der Infektion vollkommen dunkel sind. Als Beispiel nennen wir die Tuberkulose. Ein kleiner tuberkulöser Herd kann während einer noch nicht abzugrenzenden Zeit — jahrelang — unerkannt bestehen. Und dies gilt auch für offene Herde, die somit als Virussquellen auftreten können. Die einzige klinische Erscheinung einer beschränkten offenen Lungentuberkulose kann ein unbedeutender Husten sein. Allerdings wird es meist bei genauer Untersuchung gelingen, Tuberkelbazillen im Auswurf nachzuweisen. Nicht nur eine klinisch scheinbar primäre Darmtuberkulose, beim Besitzer selbst, sondern auch Ansteckung anderer kann dabei erfolgen, ähnlich wie eine latente chronische Gonorrhöe des Mannes schon manchmal dem Weib eine Pyosalpinx und ähnliches besorgt hat. Obwohl schon HIPPO-KRATES die von VILLEMIN zuerst nachgewiesene Kontagiosität der Lungen-schwindsucht annahm, hat es denn auch bis in das letzte Jahrhundert nicht an Stimmen gefehlt, die „Erblichkeit" der Tuberkulose als solche befürworten. Es kann hier jedenfalls nur von germinativer oder Keimesinfektion bzw. hämatogener intrauteriner Übertragung, aber nicht von Erblichkeit und Vererbung des Bazillus die Rede sein (§ 45). Andererseits dürfen wir sogar bei en- und epidemischem Auftreten einer Infektion nicht ohne weiteres Über-tragung untereinander annehmen, sondern wir müssen zunächst Infektion von einer gemeinsamen Quelle aus — wie Cholera und Typhus — sodann die Wirkung einer gemeinsamen Schädigung durch Faktoren, welche Autoinfek-tion fördern, als möglich berücksichtigen. Als Beispiel diene die Beobach-tung WELCHS (S. 89).

Hämatogene Ansteckung ist möglich durch Verwundung eines Blut-gefäßes und Einführung des Virus in dasselbe, ähnlich wie im Tierversuch. Die Übertragung der Malaria durch einen Stich der Anopheles ist ein Beispiel davon. Ohne Verwundung ist hämatogene Übertragung aber auch möglich, und zwar von Mutter auf Frucht während ihres intrauterinen Lebens. So kann ein Kind mit Pocken oder Pockennarben geboren werden, wenn die Mutter während der Schwangerschaft Pocken erwarb. Auch angeborene Tuberku-lose und Syphilis kommen vor. Die angeborene Tuberkulose ist allerdings selten, die angeborene Syphilis macht den Eindruck häufiger zu sein — sta-tistische Forschungsergebnisse liegen aber nicht vor. Sichere Beobachtungen einer germinativen Infektion — also einer Übertragung des Virus durch eine Keimzelle — fehlen. Wenn sie je vorkommt, wird das wohl nur als ganz hohe Ausnahme zutreffen. Die Chance, daß ein Spermatozoon Virus einführt, nähert sich erfreulicherweise Null. Für die meisten Fälle angeborener Tuberkulose und Syphilis müssen wir eine hämatogene Übertragung annehmen, wenn wir nämlich die Ansteckung während des Geburtsaktes außer Betracht lassen, wobei es sich ja nicht um angeborene Veränderungen des kindlichen Organis-mus handelt.

Bei der angeborenen Tuberkulose — die Mutter litt immer an fortge-schrittener Phthise — hat man mehrmals Tuberkulose des Mutterkuchens nachgewiesen, in anderen Fällen ist sie nicht ausgeschlossen. Die Frage, ob Tuberkulose des Mutterkuchens ein unentbehrliches Zwischenglied zwischen Tuberkulose der Mutter und Ansteckung der Frucht ist, können wir noch nicht beantworten. Die Möglichkeit ist sogar noch nicht ausgeschlossen, wenn auch als gering zu betrachten, daß die Frucht geradeswegs von der Mutter aus (hämatogen), und dann die Plazenta von der Frucht aus infiziert wurde. Jedenfalls geht aber aus statistischen Untersuchungen von HAGE, BOSSERS, KUTHY hervor, daß von 1261 tuberkulösen Patienten ungefähr ebensooft nur der Vater wie nur die Mutter tuberkulös war. Weil die germinative Ansteckung nicht in Rechnung zu ziehen ist, weist dieser Befund darauf hin, daß intrauterine, hämatogene Ansteckung auch nicht die Häufigkeit der Tuberkulose beeinflußt. Wir müssen somit eine Ansteckung nach der Geburt als die Regel für Tuberkulose betrachten. Die seltene, angeborene Tuberkulose kommt offenbar nur vor, wenn die Mutter an weit fortgeschrittener Tuberkulose leidet, aber auch dann nicht immer.

Man hat lange angenommen und erst in letzter Zeit ist die Richtigkeit dieser Annahme bezweifelt worden, daß angeborene Syphilis möglich ist ohne Syphilis der Mutter, also durch Ansteckung der väterlichen Keimzelle. Die Mutter erweise sich dann aber als immun gegen Syphilis („Gesetz" von COLLES-BAUMÈS). Schon COLLES hob hervor (1837), daß er niemals beobachtet habe, daß ein angeboren syphilitisches Kind beim Saugen syphilitische Geschwüre an der Brust der Mutter hervorgerufen hätte, während doch ein syphilitisches Kind eine nichtsyphilitische Amme anzustecken pflege. Nun ist es aber wahrscheinlich, daß die scheinbar nicht-luetische Mutter in der Tat latent syphilitisch ist, bei der sowohl der Primäraffekt wie das Exanthem unbeobachtet blieben. Dies kommt, besonders bei Frauen, nicht selten vor. Allerdings ist Ansteckung durch die väterliche Keimzelle, wenn auch nicht erwiesen, so doch ebensowenig ausgeschlossen. Immunität gegen Syphilis eines nichtsyphilitischen Menschen ist bis jetzt nicht nachgewiesen. Dies gilt auch für den folgenden Fall: Es hat PROFETA ein anderes „Gesetz" aufgestellt, nämlich daß ein Kind einer syphilitischen Mutter nicht syphilitisch, sondern immun gegen Syphilis sei, solange der Organismus sich nicht durch Wachstum erneut habe. Höchstwahrscheinlich bestehen hier nur zwei Möglichkeiten: Kinder syphilitischer Eltern sind entweder nicht syphilitisch und nicht immun gegen Syphilis, oder sie sind immun, aber dann auch latent oder manifest syphilitisch, d. h. sie beherbergen im letzteren Falle das Syphilisvirus, die Spirochaete pallida. Sie sind dann immun gegen Suprainfektion, nach einigen Forschern. Vgl. jedoch S. 435.

Bis jetzt haben wir nur den Nachweis der äußeren Infektionsgelegenheit als Grund für die Annahme einer Ansteckung bzw. Ansteckungsgelegenheit besprochen. Können wir uns noch andere Hinweise verschaffen? Zunächst gibt es Infektionen, die nicht als Auto-, sondern nur als Heteroinfektionen aufzufassen sind. Durch Ausschluß der Möglichkeit einer Autoinfektion werden wir mitunter zur Annahme einer Heteroinfektion geführt oder umgekehrt. Wir dürfen z. B. Syphilis. Malaria, Pocken, Pest durch Autoinfektion als ausgeschlossen betrachten.

Andere Hinweise auf die stattgehabte Übertragung vermögen die Infektionspforten und die Infektionswege zu liefern. Wie erkennen wir sie? Durch klinische und pathologisch-anatomische Untersuchung, unter vorsichtigem Vergleich mit geeigneten Versuchsergebnissen. Einige Beispiele, zunächst der klinischen Ergebnisse, mögen dies erläutern. Wir setzen in den Vordergrund, daß die meisten, wenn nicht alle Erscheinungen, nur in Zusammenhang mit anderen Ergebnissen, also nur eine relative und fast nie absolute Bedeutung haben. So z. B. ist es bis zu gewissem Grade wahrscheinlich, aber nicht sicher, daß Influenza, Genickstarre auf aerogene Ansteckung beruhen. weil sie mit einem Schnupfen einsetzen. Ferner kann die fibrinöse Pneumonie, die durch einen Schnupfen eingeleitet wird, sehr wohl durch Autoinfektion nach Erkältung oder sonstiger dazu geeigneter Schädigung anfangen. Aerogene Heteroinfektion ist aber nicht ohne weiteres ausgeschlossen.

Man hat die Bedeutung der Mandeln als Eingangspforte verschiedener Infektionskrankheiten (Gelenkrheumatismus, Scharlach, Tuberkulose u. a.) betrachtet und nicht selten wohl überschätzt. Die Tonsillen können offenbar durch eingeatmete Luft oder durch Nahrungsmittel bzw. sonstigen Mundinhalt oder durch Auswurf (von der Lunge aus) angesteckt werden. Die Entscheidung, was zutrifft, ist nicht immer leicht oder auch zurzeit möglich. Die erste klinische Erscheinung von Scharlach, Bauchtyphus ist manchmal eine Angina. Auf welchen Infektionsweg deutet sie hin? Beim Typhus wahrscheinlich durch die virustragende Milch? Aber dann muß es eine durch den Typhusbazillus verursachte Angina sein. Dies ist nicht festgestellt, soviel ich weiß. Und die Streptokokkenangina beim Scharlach? Wir vermögen ihre ätiologische und pathogenetische Bedeutung zurzeit noch nicht anzugeben. Auch hier ist die Möglichkeit einer Autoinfektion zu berücksichtigen. Diphtherie beginnt gewöhnlich in den Fauces. Oben haben wir schon die Bubonenpest und die primäre Lungenpest erwähnt. Meist entstehen die Bubonen zuerst in der Leistengegend, was unter anderem (§ 14b) auf eine Eintrittspforte in den Beinen hinweist. Diese werden nun eben am meisten von Flöhen besprungen. Der allerdings noch nicht von· anderen bestätigte Versuch BATZAROFFS (s. oben) weist auf die Möglichkeit einer aerogenen primären Lungenpest beim Menschen hin. Einen noch genaueren Fingerzeig für einen möglichen Infektionsweg der epidemischen Meningitis hat S. FLEXNER verschafft: Führt man Meningokokken in die Nase eines Affen ein, so sind sie nach 48 Stunden nur in den Lobi olfactorii nachweisbar, nicht im übrigen Zentralnervensystem. Das macht eine Aufnahme durch das Blut wenig, hingegen lymphogenen Transport (durch die perineuralen Lymphwege, um die Riechnerven) sehr wahrscheinlich. Ähnlich wie eine Meningitis entstehen kann von einer eitrigen Mittelohrentzündung aus, den Lymphbahnen um den Hörnerven entlang.

LÖFFLER und FROSCH führten das Virus der Maul- und Klauenseuche in die Ader bei Rindern ein. Unter Fieber traten zuerst in 1—3 Tagen Blasen im Maul und bei den Milchkühen in den Eutern auf, nach weiteren 1—2 Tagen an den Klauen. In den Blasen war Virus nachweisbar, zugleich war es aber fast ganz aus dem Blute verschwunden. Wir sind aber deshalb nicht berechtigt, von ,,Dermotropismus" zu reden, als ob das Virus etwa zur Haut hingezogen würde. Auch bei Pocken und den ex- und enanthematosen Infektionskrankheiten ist die Bevorzugung von Haut und Schleimhäuten zu berücksichtigen. Kommt ein Gift, z. B. durch den Blutstrom, überall, so entscheidet die biochemische Empfänglichkeit des Gewebes, bei genügender physikalischer Gelegenheit, ob es schädigt.

Auch die pathologisch-anatomischen Befunde sind manchmal wichtig für die Feststellung des Infektionsweges. Das geht z. B. schon aus der primären Lungenpest, aus der Bubonenpest hervor. Im allgemeinen ist der Sitz bzw. Verteilung der Herde von Bedeutung. Handelt es sich um einen einzigen Herd, so ist die Verführung groß, den kürzesten Verbindungsweg von einer äußeren Körperoberfläche zum Herde als den Infektionsweg, so z. B. einen einzigen Infektionsherd in der Lunge als aerogen zu betrachten. Wie müssen wir dann aber eine geschwürige Endokarditis deuten, wenn kein anderer Infektionsherd im Körper nachweisbar ist? Die Blutwege stehen ja nicht mit der äußeren Körperoberfläche in Zusammenhang. Wir müssen in solchen Fällen annehmen, daß entweder intrauterin (wenn es sich um Neugeborene handelt) oder von einer Verletzung aus — wie im Tierversuch — Bakterien ins Blut aufgenommen wurden, oder endlich, daß die Endokarditis sekundär war, der primäre Infektionsherd aber ausgeheilt oder nicht mehr nachweisbar ist am Zeitpunkt der Autopsie, ähnlich wie bei der kryptogenetischen Septikopyämie. Es kann eine Hautschrunde gewesen sein.

Nicht alle infektiösen Veränderungen verschwinden jedoch gleich leicht ohne irgend eine Spur zu hinterlassen. So bleibt die Narbe des syphilitischen Primäraffekts manchmal jahrelang nachweisbar; Gummen, tuberkulöse Knötchen, Käse- und Kalkherde pflegen ebenfalls lange Zeit bzw. immer auffindbar oder an irgend einer Narbe mit gewisser Wahrscheinlichkeit erkennbar zu sein. Ein einziger tuberkulöser Lungenherd ist somit wahrscheinlich aerogen. Ein einziger tuberkulöser Herd in einem von der Außenwelt abgeschlossenen Organ wie das Herz, die Schilddrüse usw., kommt wohl nur — wenn je — als hohe Ausnahme vor, wenn man genau und vollständig den Körper untersucht. Findet man eine scheinbar primäre, weil einzige, Tuberkulose einer Lymphdrüse, so ist die Frage zu beantworten, ob nicht ein winziges Herdchen im Wurzelgebiet der dazu führenden Lymphgefäße der Haut oder Schleimhaut unentdeckt blieb. Ob Tuberkelbazillen durch die unversehrte Darmschleimhaut oder Lungenoberfläche in Lymphwege aufgenommen und weiter verschleppt werden können ohne an der Eintrittspforte eine anatomische Veränderung zu bewirken, wäre nur durch eine vollständige mikroskopische Untersuchung der Schleimhaut zu beantworten. Das hat man bis jetzt aber noch nicht getan (§ 14 f). Je genauer man untersucht, um so seltener erscheint die primäre Tuberkulose eines von der Außenwelt abgeschlossenen Organes. Allerdings ist zu bedenken, daß z. B. die Leber durch die Gallenwege mit dem Darm, der Eileiter und gar das Bauchfell beim Weib mit der Vulva zusammenhängen. Die aufsteigende gonorrhoische Salpingitis (Pyosalpinx) und Pelveoperitonitis bezeugen diesen Zusammenhang.

Finden wir mehr als einen Infektionsherd, so ist für die Feststellung des Infektionswegs zunächst die Frage zu beantworten, welcher der älteste ist. Die Bestimmung des relativen Alters einiger Infektionsherde kann leicht sein. Sie scheint es aber manchmal auch dann, wenn sie in der Tat zurzeit unmöglich ist. Man hüte sich vor willkürlichen Annahmen. Die relative Größe der verschiedenen Herde ist oft trügerisch (§ 11). Aber auch andere Merkmale sind trügerisch: Eine schwerere Schädigung, wie Nekrose, Verkäsung, Verkalkung kann allerdings, muß aber nicht älter sein als eine leichte wie eine seröse oder proliferative Entzündung. Ein tuberkulöser Käseherd kann jünger sein als ein tuberkulöses bindegewebiges Knötchen. Vergessen wir doch nicht, daß die Infektionsbedingungen allerlei örtliche Verschiedenheiten der Giftstärke und Empfänglichkeit des Gewebes aufweisen können.

Mitunter gibt die Form des infektiösen Entzündungsherdes einen gewissen Hinweis auf den Infektionsweg. So weist die traubenartige Form eines bronchopneumonischen Herdes mit gewisser Wahrscheinlichkeit auf eine broncho- bzw. aerogene Entstehung hin.

Schließlich ist der Sitz bzw. Verteilung der Herde von Bedeutung für die Erkennung des Infektionsweges. So bevorzugt hämatogene Tuberkulose keinen, aerogene Tuberkulose aber gewisse kraniale Lungenabschnitte, wo die physikalische Gelegenheit zu lymphogener Infektion am größten ist; hämatogene Infektionen treten vorzugsweise in der Rinde der Niere, lymphogene im Nierenbecken bzw. in den Nierenpyramiden auf (§ 14 c).

§ 30. Verlauf der Infektionskrankheiten.

Später werden wir den Verlauf der infektiösen Entzündungen und dann auch die Metastasen usw., jetzt den der Infektionskrankheiten kurz behandeln, während ich außerdem auf das im Kapitel über Verlauf im allgemeinen Gesagte hinweise.

Wir haben in § 28 die primäre Latenz kennen gelernt. Von ihr grundverschieden ist die Inkubation. Während primäre Latenz die Zeit des wirkungslosen Aufenthalts der Bakterien im Gewebe andeutet, die dann später, unter günstigeren Umständen, an Ort und Stelle infizierend auftreten können, bedeutet Inkubation einer Infektion bzw. Infektionskrankheit die Zeit, welche die Bakterie braucht nach der Einverleibung, um das empfängliche Gewebe zu erreichen und dann durch Infektion zu erkennbaren Erscheinungen (Schädigung) zu führen. Wahrend primäre Latenz immer fehlt, wenn Infektion eintritt, sofort nachdem das empfängliche Gewebe durch die Bakterie erreicht wird, fehlt Inkubation keiner Infektion, ja sogar keiner Wirkung lebloser Gifte. Denn immer ist eine gewisse Zeit — sie möge noch so kurz sein — erforderlich für die Einwirkung des Giftes auf das Gewebe und die Offenbarung dieser Wirkung. Auch der spaten Infektion (also nach primarer Latenz) und der Autoinfektion fehlt sie nicht. Wahrend der Inkubation treten vage Erscheinungen auf, die den Krankheitserscheinungen voraufgehen.

Die Dauer der Inkubation ist verschieden; sie wird von verschiedenen Umstanden bedingt: 1. von der Stärke des in den Körper aufgenommenen und namentlich des an der empfanglichen Stelle abgelagerten Giftes; genügt die Stärke eines bakteriellen Giftes nicht sofort, so kann sie den erforderlichen Wert durch Wachstum der Bakterie erreichen. Dann, aber auch sonst ist von Bedeutung 2. die Raschheit der Giftbildung an Ort und Stelle. Diese kann eben von der Tätigkeit lebender oder von dem Zerfall toter Bakterien bedingt sein, je nachdem es sich um Exo- oder um Endotoxine handelt. Ferner sind wichtig 3. die physikalische Gelegenheit zur Anhäufung des Giftes (§ 14), 4. giftvernichtende bzw. -entfernende Wirkungen (Harn und andere Sekrete, Fäzes) und 5. die Verschleppung des Giftes, nach der Einverleibung zum empfänglichen Gewebe. So entsteht die Bubonenpest in den regionären Lymphdrüsen. Die Pestbazillen mußten also zunächst von der vom Floh gebissenen oder sonstwie verletzten Hautstelle zu jenen Lymphdrüsen geführt werden. Ein anderes Beispiel: Das Hirn stellt das für das Tetanusgift empfindliche Gewebe dar — dieses Gift wird jedenfalls von frischem Hirnbrei unwirksam gemacht, wahrscheinlich durch Bindung (WASSERMANN und TAKAKI). Nach MEYER und RANSOM wird das Tetanusgift von peripheren Nervenendigungen aufgenommen und dann längs der Achsenzylinder dem Hirn zugeführt. Das fordert eine Zeit, die aber nach ihnen abgekürzt werden kann durch Einspritzung des Giftes in das Lendenmark. Auch nimmt diese Tetanusinkubation ab, wenn man die Giftmenge vergrößert. So wird auch die Inkubationsdauer der Tollwut von der Bißstelle beeinflußt. Sie ist am kürzesten beim Biß in den Kopf.

Die Inkubationsdauer der Infektionskrankheiten beim Menschen laßt sich nur dann bestimmen, wenn wir den Zeitpunkt der Einverleibung, der Ansteckung kennen. Dies trifft nun aber oft nicht zu (s. oben). Außerdem ist immer die Möglichkeit zu berücksichtigen — wir kennen ja die Stärke des aufgenommenen Giftes fast nie, die Stelle der Aufnahme nur ausnahmsweise sicher, die Empfänglichkeit auch nicht — daß zunächst primäre Latenz eintritt. Besonders dann, wenn die Inkubation sehr lange dauert, kommt diese Möglichkeit in Betracht. Die Inkubation dauert bei verschiedenen Tieren verschieden lange. Ihre Dauer wird überhaupt durch die infizierende Giftstärke und die Empfänglichkeit des infizierten Organismus beeinflußt. Je größer beide sind, um so kürzer dauert die Inkubation.

So beträgt sie für das Tetanusgift bei der Maus 8—12, beim Meerschweinchen 13—18, beim Kaninchen 18—36, beim Hund 36—48 Stunden, beim Menschen 4 Tage usw.

Die Inkubation beträgt bei dem Menschen
Tollwut 30 Tage und länger; beim Hund kürzer;
Gonorrhöe 2—8 Tage;
Ulcera mollia 48 Stunden;
Syphilis 21—42 Tage und länger;

Diphtherie 2—5 Tage und länger;
Masern 9—11 Tage;
Scharlach 4—7 Tage;
Pocken 10—14 Tage;
Typhus abdominalis 7—21 Tage;
Cholera asiatica einige Stunden bis Tage;
Schlafkrankheit 1—5 Jahre!

Beim weiteren Verlauf einer Infektionskrankheit machen sich eintretende Immunität, Gewöhnung, bzw. Überempfindlichkeit und sonstige Faktoren geltend, die wir bei der Giftwirkung kennen gelernt haben oder beim Verlauf im allgemeinen und beim Verlauf der infektiösen Entzündungen noch kennen lernen werden.

8. Kapitel.

Abnorme Grade der Giftempfindlichkeit.
(Immunität, Allergie, Überempfindlichkeit, Aphylaxie).

§ 31. Einleitung.

Die „normale" Empfindlichkeit gegenüber einem Gift geht, ohne scharfe Grenzen, einerseits in Unterempfindlichkeit, andererseits in Überempfindlichkeit über. Unterempfindlichkeit gewissen Grades bezeichnet man als Immunität (Unempfindlichkeit), bestimmte Fälle von Überempfindlichkeit als Aphylaxie. Beide Namen hat man allmählich in weiterem Sinne gebraucht. So hat man immer mehr Erscheinungen als „aphylaktische" bezeichnet, manchmal ohne genügende Berechtigung, so daß Aphylaxie ein Schlagwort zu werden droht, um so mehr, weil man noch nicht weiß, was Aphylaxie ist (§ 36).

All diese Begriffe sind „spezifische" und relative. Spezifische (§ 37), sofern ein gewisser Empfindlichkeitsgrad sich nur auf eine bestimmte Tierart oder Individuum einerseits und auf ein bestimmtes Gift andererseits bezieht. Es hat somit keinen Sinn ein Tier immun oder überempfindlich zu nennen ohne Hinsicht auf ein bestimmtes Gift, wie z. B. Atropin oder Tetanus. Widerstandsfähigkeit (Resistenz) ist ein anderer, allgemeiner Begriff, der sich auf jede schädliche Einwirkung überhaupt beziehen kann. So z. B. verringert ungenügende Herzwirkung die individuelle Widerstandsfähigkeit überhaupt, während sie die Empfindlichkeit gegenüber verschiedenen Giften gar nicht oder in anderem Sinne beeinflußt. Man verwechselt leider nicht selten diese Begriffe. Empfindlichkeit in ihren Abstufungen ist ein relativer Begriff, weil ihre Größe durch die zur Schädigung erforderliche schädliche Giftmenge bestimmt wird. Es kann ein bestimmtes Tierindividuum gegen eine gewisse Menge eines Giftes unempfindlich erscheinen, während es durch eine größere Menge desselben Giftes getötet wird. Je mehr die Empfindlichkeit für (Disposition zur Schädigung durch) ein bestimmtes Gift sich 0 nähert, um so größer ist die zu einer bestimmten Schädigung erforderliche Menge.

Der Grad der Empfindlichkeit für ein bestimmtes Gift ist, ebenso wie die Empfänglichkeit für eine bestimmte Infektion, nur an der zu einer bestimmten Schädigung erforderlichen Giftmenge meßbar. Die Weise von Einverleibung des Giftes ist dabei von Bedeutung, indem sie die Verteilung bzw. Anhäufung beeinflußt (§ 29). Die Schädigung kann sich in Lähmung oder Krampf, oder eine bestimmte Entzündung oder in den Tod innerhalb gewisser Zeit (etwa 3 Tage) usw. äußern. (Nicht nur bei Erzielung einer Allgemeinwirkung pflegt man die erforderliche Giftmenge pro kg Körpergewicht anzugeben.) Auf keine andere Weise vermögen wir den Empfindlichkeitsgrad zu messen. Nur ausnahmsweise (z. B. bei Mord, Selbstmord oder Todschlag usw.) kennen wir die beim Menschen zur Einwirkung gelangte Giftmenge.

Wenn man trotzdem die Empfindlichkeit verschiedener Menschen für ein Gift angibt, so tut man es manchmal willkürlich. Wenn *A* viel betrunkener aus dem Wirtshaus kommt als *B*, wäre es doch willkürlich, dem *A* eine größere Empfindlichkeit für Alkohol zuzuschreiben als dem *B*, solange man nicht weiß, daß *B* mindestens ebensoviel Alkohol in gleicher Zeit eingenommen hat als *A*. Wir dürfen aber große Gruppen von gegen Pocken geimpften mit großen Gruppen nicht geimpfter Menschen in ihrem Verhalten gegenüber Pocken (Variola) vergleichen, wobei wir nämlich die Faktoren, welche Ansteckung und Infektion fördern bzw. hemmen, als im großen und ganzen gleich voraussetzen dürfen. Auch Faktoren, wie z. B. Hungern, welche zugleich die Widerstandsfähigkeit ändern, sind dabei

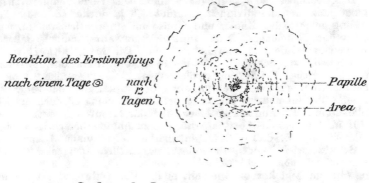

Reaktion des Erstimpflings

nach einem Tage ☺ *nach 12 Tagen* — — — — — Papille

— — — Area

Reaktion des Jmmunen

nach einem Tage   nach 12 Tagen

Abb. 34. Erstvakzination und Revakzination (nach von Pirquet).

zu berücksichtigen. Da sich nun immer, bei Anwendung sehr großer Zahlen in verschiedenen Gegenden und zu verschiedenen Zeiten, herausgestellt hat, daß die vakzinierten weniger bzw. leichter (Variolois) an Pocken erkrankten, nehmen wir an, daß die Schutzpockenimpfung die Empfänglichkeit verringert. Dann gibt auch die Reaktion bei erster und die bei zweiter Vakzination einen Fingerzeig für die Empfänglichkeit (Abb. 34).

Wir brauchen große Zahlen, weil die gesellschaftliche und körperliche Gelegenheit zu Ansteckung große individuelle Unterschiede aufweisen können. Nicht jeder Mensch, der sich in die Umgebung eines ansteckenden Kranken begibt, bekommt ja — sofern wir annehmen können — Virus auf seine Haut oder irgend eine Schleimhaut. So wissen wir z. B., daß die Bubonenpest ganz vorzugsweise durch Flöhe übertragen wird, wir wissen aber auch, daß Flöhe nicht alle Menschen gleich gern haben und wir dürfen annehmen, daß Flöhe sehr ungleich gehäuft in der Umgebung verschiedener Pestkranken vorkommen. Auch das vom Lungenkranken ausgehustete Pestvirus kommt wohl nicht gleichmäßig verteilt in seiner Umgebung vor. Und auch dann, wenn Virus auf die Haut oder eine Schleimhaut gelangt ist, bedeutet das noch nicht immer Infektion. Die Durchgängigkeit der Epitheldecke kann verschieden sein (§ 14*f*), der Salzsäuregehalt des Magensaftes im Augenblick, in dem Typhus- oder Choleravirus in den Magen gelangt, ist nicht immer gleich und doch von Bedeutung. Diese Faktoren pflegt man nicht zu den Faktoren zu rechnen, welche die Empfindlichkeit darstellen. Man rechnet nur die Eigenschaften des zu schädigenden Gewebes zur Empfindlichkeit (im engeren Sinne). Das für Tetanus höchst empfindliche Pferd z. B. kann ohne Schaden Tetanusbazillen im Darm beherbergen, weil sie diesen nicht schädigen.

Die Annahme einer Unempfänglichkeit gegen Scharlach usw. bei Menschen, welche nur einmal daran erkrankten, ist nicht genügend begründet. Es handelt sich ja dabei um Einzelbeobachtungen. Aber auch dann, wenn wir eine genügende gesellschaftliche und körperliche Gelegenheit zu Reinfektion anzunehmen berechtigt wären, bliebe noch die Frage zu beantworten, ob der erste Scharlach zu einer schützenden Veränderung des Deckepithels oder zu Immunität geführt habe. Außerdem müssen wir den Einfluß des Alters in Betracht ziehen. Viele Beobachtungen haben gelehrt, daß Versuchstiere um so empfindlicher gegenüber verschiedenartigen Giften, z. B. Tuberkulose, sind, je jünger sie sind. Das Verfahren der „Tierpassage", zunächst bei ganz jungen Individuen, gründet sich ja darauf (S. 143). Ferner hat die Erfahrung gelehrt, daß Kinder und Greise am empfindlichsten für narkotische und einige andere Gifte sind. Es ist somit nicht unwahrscheinlich, daß sie es auch gegenüber gewissen Infektionskrankheiten sind. Die Möglichkeit ist allerdings nicht zu leugnen, daß Scharlach und einige andere Infektionskrankheiten einen gewissen Schutz gegen Reinfektion zurücklassen. Demgegenüber ist die Möglichkeit zu betonen, daß die erste Infektion eben die Empfänglichkeit vergrößert. Dies scheint beim Typhus und bei Influenza der Fall zu sein. Jedoch handelt es sich dabei vielleicht um das Aufflackern einer sekundär latenten Infektion, ähnlich wie wir das für manche chronische Gonorrhöen anzunehmen berechtigt sind. Ob der Eindruck richtig ist, daß Halsdrüsentuberkulose (bovinen Ursprungs?) einen gewissen Schutz gegen Lungentuberkulose, namentlich Lungenschwindsucht, abgibt, vermögen wir noch nicht zu entscheiden.

Aus obigem geht hervor, wie schwer die Beurteilung der Empfindlichkeit ohne Versuch ist. Die Feststellung EDW. JENNERS (1749—1823), daß Milchmadchen, die von Kuhpocken angesteckt wurden, später nicht an Pocken erkrankten, ist nicht entscheidend, weil die erforderliche gesellschaftliche und körperliche Gelegenheit nicht sicher war. Daß aber Impfung von Pocken (Variola) bei mit Kuhpocken Angesteckten mißlang, ist beweisend, sobald sich dieses Versuchsergebnis jedesmal wiederholt.

Zahlreiche Versuche haben dargetan, daß die Empfindlichkeit verschiedener Tierarten und Tierrassen gegen ein bestimmtes Gift große Unterschiede aufweist. Nicht nur gegen belebtes Virus, sondern auch gegen tote Gifte, wie wir früher gesehen haben. Weil die Versuchstiere keine abnorme Einwirkung vor dem Versuch erlitten hatten, betrachten wir diese Unterschiede als ererbte So mögen auch individuelle ererbte Unterschiede vorkommen. Wir unterscheiden demnach ererbte „natürliche" und erworbene Empfindlichkeitsgrade bis zur äußersten Unterempfindlichkeit einerseits, Überempfindlichkeit andererseits. Ein Empfindlichkeitsgrad kann intrauterin erworben, somit angeboren sein (§ 45). Es gibt Schlangen, wie der giftlose Rhachidelus Brazilii, die vollkommen immun sind gegen das Gift anderer Schlangen, wie z. B. der Klapperschlangen.

Wir müssen im allgemeinen unterscheiden: Empfänglichkeit einer bestimmten Infektion (Wachstum des belebten Virus, (§ 27) und Empfindlichkeit bzw. Giftfestigkeit einem bakteriellen oder sonstigen unbelebten Gift gegenüber. So z. B. ist der Frosch nicht empfänglich für Cholerainfektion, er wird aber durch steriles Choleragift getötet. Es ist jedoch die Entscheidung zwischen Empfänglichkeit und Empfindlichkeit nicht immer möglich. Dann reden wir von Empfindlichkeit für das (fertige) Gift

Alle erworbenen Änderungen der Empfindlichkeit („Reaktions-fähigkeit") bezeichnet VON PIRQUET als Allergie. ($\check{a}\lambda\lambda\eta$ $\dot{\epsilon}\varrho\gamma\epsilon\iota\alpha$ = andere Reaktionsfähigkeit). Es ist ein klinischer Begriff „ohne jedes bakteriologische, pathologische oder biologische Vorurteil". Alle Stoffe, die Allergie bewirken, nennt er Allergene.

Es ist eine zeitliche, qualitative und quantitative Allergie zu unter-scheiden. Die zeitliche Änderung ist die der Reaktionsgeschwindigkeit bei wieder-holter Impfung bzw. Erkrankung. Es tritt dann eine sofortige (innerhalb 24 Stunden) oder eine gegenüber der ersten Einführung desselben Giftes beschleu-nigte Reaktion ein. Ein Beispiel: Einspritzung von Serum eines normalen Pferdes beim normalen Menschen bewirkt oft Urtikaria, Ödeme, Gelenkschmerzen, Fieber („Serumkrankheit" nach PIRQUET und SCHICK). Diese Erscheinungen kommen dem Serum zu und sie pflegen nicht vor dem siebenten Tag aufzutreten. Bei einer zweiten Einspritzung jedoch sieht man viel früher, schon nach 8 Stunden z. B., solche Erscheinungen, die dann außerdem stärker zu sein pflegen. Es besteht also zugleich eine quantitative Allergie, eine vermehrte Empfindlichkeit. Bei der Vak-zine begegnet man ähnlichem. Eine qualitative Änderung der Reaktionsart oder des reagierenden Gewebes trete bei subkutaner Einspritzung am deutlichsten zutage. So bewirkt die erste Einspritzung von Pferdeserum nur regionäre Lymph-drüsenschwellung und gelegentlich Exanthem der Einspritzungsstelle. Bei Re-injektion hingegen tritt das „spezifische" Ödem auf, das ganz bedeutende Dimen-sionen erreichen kann. Es kann sogar durch Einspritzung verschiedenartiger Eiweiß-körper beim Kaninchen zu Nekrose kommen. Es ist aber offenbar die Unterscheidung von der quantitativen Allergie schwer durchzuführen. Diese zeigt sich als er-worbene Überempfindlichkeit oder als erworbene Unter- bzw. Unempfindlichkeit (Immunität).

Wichtig ist auch die Mitreaktion von Geweben durch Allergie. So z. B. die Rötung, Schwellung, sogar Einschmelzung, die in der nächsten Umgebung eines tuberkulösen Herdes auftreten nach Tuberkulineinspritzung.

§ 32. Ererbte, „natürliche" Immunität.

Wir wissen nicht, was die ererbte **Giftfestigkeit** bedingt. Giftbindende oder giftzerstörende Wirkungen im giftfesten Organismus sind es offenbar nicht. Denn das Tetanusgift bleibt im Blute des Huhns, das Diphtheriegift im Blut der Ratte — welche Tiere gegen die betreffenden Gifte immun sind — monate-lang unverändert bestehen, so daß das Blut auf empfindliche Tiere giftig wirkt. Es wird offenbar das Gift auch nicht rasch ausgeschieden. Gibt es denn viel-leicht keine giftempfindliche Zellen im giftfesten Organismus oder wird das im Blut kreisende Gift von solchen Zellen abgehalten? Die Sache scheint nicht so einfach und nicht immer gleich zu sein. Denn es gelingt, dem Huhn durch eine sehr große Menge von Tetanusgift Starrkrampf zu besorgen, wäh-rend die Ratte einer intrazerebralen Einspritzung einer geringen Menge Diph-theriegiftes erliegt.

Von der ererbten **Bakterienimmunität** wissen wir etwas mehr: Zunächst, daß harmlose Bakterien, ins Blut eingeführt, innerhalb 24 Stunden, ähnlich wie Farbstoffkörnchen, in Milz, Leber und Knochenmark (WYSSOKOWITSCH) wahrscheinlich auch in anderen Organen abgelagert werden. Auch pathogene Bakterien können, obwohl langsamer, diesem Los anheimfallen, in anderen Fällen infizieren sie. Primär latente Bakterien lassen sich noch nach längerer Zeit aus den Geweben züchten; auch dann wenn Infektion nicht erfolgt. Im-munität muß somit auch in solchen Fällen, ebensowenig wie Giftfestigkeit, Vernichtung oder rasche Ausscheidung der Mikroben bedeuten. Es gibt aber Fälle, wo Bakterien im immunen Organismus vernichtet werden. Wir müssen dabei mehrere Möglichkeiten unterscheiden, zunächst die zellulare und die humorale Theorie, erstere von METSCHNIKOFF, letztere von H. BUCHNER.

METSCHNIKOFF schreibt der Phagozytose die entscheidende Bedeutung zu. Er stützt sich auf zahlreiche Untersuchungen über Infektion bei niederen Organismen, wie Daphnien, einer Art Wasserfloh. Er sah, daß Milzbrandbazillen und sogar ihre Sporen beim Frosch von Phagozyten aufgenommen und verdaut werden.

Als Phagozyten oder „Freßzellen" bezeichnet METSCHNIKOFF viele mobile und gewisse fixe Zellen, die Bakterien, Bruchstücke von Zellen und Kernen, Farbstoffkörnchen, Pigmentkörnchen und andere Körperchen in sich aufnehmen. Die weißen Blutkörperchen mit Einschluß der großen Lymphozyten — während hingegen Phagozytose bei den kleinen Lymphozyten und EHRLICHS Mastzellen bisher nicht gesehen ist — können als mobile, Endothelzellen (nicht am wenigsten die KUPFFERschen Sternzellen der Leber), Epithel- und Nervenzellen können als fixe Phagozyten auftreten. Die fixen Zellen und großen Lymphozyten nannte METSCHNIKOFF Makrophagen, die übrigen Leukozyten Mikrophagen.

Die Phagozytose stellt sich regelmäßig im wenig empfänglichen Organismus oder (was dasselbe bedeutet) gegenüber einem relativ schwachen Virus ein, während sie bei rascher, tödlicher Infektion fehlt oder zurücktritt (KRUSE u. a.). So werden die Milzbrandbazillen bei dem gegen Milzbrand erblich immunen Hund rasch von Leukozyten aufgefressen, während das Hundeserum sie so gut wie nicht angreift (HESS u. a.). METSCHNIKOFF schreibt nun die Immunität der höheren Organismen der verdauenden Tätigkeit der Phagozyten zu. Und zwar vermögen besonders die mobilen Phagozyten Bakterien in sich aufzunehmen und dann durch lösliche Fermente, also Enzyme, die er Zytasen nennt, abzutöten und zu verdauen. Die Freßtätigkeit und das intrazellulare Abtöten einer Bakterie sind zwei verschiedene Vorgänge. Phagozytose wird denn auch nicht immer vom Tode der aufgenommenen Bakterie gefolgt. Diese kann lebend und virulent im weißen Blutkörperchen bleiben, sie kann sogar die weiße Blutzelle abtöten und zum Zerfall bringen („Phagolyse" METSCHNIKOFF). Dabei gehen leukozytäre bakterizide Stoffe in die umgebende Gewebsflüssigkeit über, wo sie (extrazellular) Bakterien schädigen, sogar abtöten können. Durch eine solche extrazellulare Abtötung von Bakterien durch aus zerfallenen Zellen herkömmliche bakterizide Stoffe erklärt METSCHNIKOFF das „PFEIFFERsche Phänomen", das nach mehreren Forschern keine allgemeine Bedeutung hat.

PFEIFFER und ISAEFF sahen nämlich bei künstlich gegen Cholera geschützten Meerschweinchen Choleravibrionen, bald nach ihrer Einführung in die Bauchhöhle, sich in kleine Körnchen umwandeln und zerfallen. Dies findet außerhalb von Leukozyten statt, und zwar nach PFEIFFER durch bakterizide Enzyme, die sich bei künstlicher Immunisierung im Tierkörper bilden. Ob solche Enzyme nicht eine allgemeine Bedeutung haben, sei es auch in anderen Fällen intraleukozytär wirkend, ist eine unbeantwortete Frage (s weiter unten).

Nach fortgesetzten Untersuchungen nehmen wir jetzt an, daß Phagozytose und intrazellulare Abtötung und Verdauung von Bakterien in der Tat eine große Rolle spielen können. Sie stellen aber nicht die einzigen Schutzmittel des Organismus dar und können fehlen, wo andere Schutzmittel extrazellular wirken, obwohl diese d ch durch Zellen geliefert werden (s. unten). So stellte NUTTALL (1888) fest, daß (auf dem erwärmten Tisch) Milzbrandbazillen in einem Tropfen Augenwasser von Kaninchen absterben, während hingegen Milzbrandsporen in dieser Flüssigkeit zu Bazillen auskeimen. Auch Typhusbazillen werden in dieser Flüssigkeit getötet. Defibriniertes Blut mehrerer Wirbeltiere tötet ebenfalls Milzbrandbazillen. Durch Erwärmung auf 55⁰ geht diese bakterizide Eigenschaft verloren. Besonders eingehend hat dann HANS BUCHNER mit seinen Schülern die bakterizide Wirkung des Blutserums untersucht. Er schreibt sie gewissen nicht näher bekannten albuminoiden

Stoffen zu, die er Alexine (Abwehrstoffe) nannte und als eine Art proteolytische Enzyme betrachtete. Entnimmt man dem Serum durch Dialyse seine Salze, so hört die bakterizide Wirkung der Alexine auf. Besonders Ammoniumsulfat steigert sie hingegen. Alkohol schlägt die Alexine nieder, Erwärmung auf 55—60° zerstört sie. Buchner hebt die große Analogie der bakteriziden mit der globuliziden (hämolytischen) Wirkung des Serums (§ 35) hervor. Andere Untersuchungen erheben die bakterizide Wirkung gewisser seröser Flüssigkeiten, nicht nur in vitro, sondern auch in vivo, über allen Zweifel. So beobachtete R. Pfeiffer zuerst die Auflösung, Bakteriolyse, von Choleravibrionen in der Bauchhöhle immunisierter (!) Meerschweinchen (s. oben): Die beweglichen Vibrionen verwandeln sich nach 10—20 Minuten in unbewegliche, noch einigermaßen färbbare Körnchen (Granula) um dann bald vollkommen zu zerfallen. Das Serum eines solchen immunisierten Meerschweinchens hat aber kein antitoxisches Vermögen: mischt man es mit dem aus abgetöteten Cholerabazillen gewonnenen Gift, so tötet diese Mischung das Meerschweinchen. Buchner hat auch die Zerstörung anderer Bakterien in zellfreien Körperflüssigkeiten im Unterhautgewebe ohne voraufgehende Immunisierung nachgewiesen.

Gegen die Theorie Buchners wurden bald Einwände erhoben: Die Beobachtung in vivo stimmte nicht mit der in vitro überein. Während Milzbrandbazillen derselben Abstammung in Kaninchenserum (in vitro) getötet werden, bewirken sie beim Kaninchen einen tödlichen Milzbrand (Lubarsch). Buchner wies jedoch darauf hin, daß Milzbrandbazillen in Blutkapillaren von einer so geringen Blutmenge umspült werden, daß die Alexinwirkung erheblich abgeschwächt bzw. aufgehoben wird. Das geschieht auch, wenn man Bakterien mit Watte umhüllt und so in bakterizides Serum in vitro eintaucht. Wichtig ist, daß eine bestimmte Menge bakteriziden Serums nur eine bestimmte Menge Bakterien zu töten vermag. Die übrigen können sogar im Serum wachsen, unter übrigens günstigen Umständen. Es scheint somit das Alexin (oder die Alexine) von den Bakterien gebunden oder in irgend einer anderen Weise wirkungslos (zerstört?) zu werden. Wie es auf die Bakterien einwirkt, wissen wir nicht.

Buchner nahm anfangs an, es entstünde Alexin aus zerfallenden Leukozyten. Später hat er aber auch die Möglichkeit anerkannt, daß es aus lebenden Leukozyten freikommt. Dies bedeutete einen Schritt nach Metschnikoffs Auffassung, der seinerseits die bakterizide Wirksamkeit zellfreier Körpersäfte zugab. Die Untersuchungen von Buchner, Hahn, Bordet u. a. haben dann erwiesen, daß die bakterizide Wirkung eines flüssigen pleuritischen Exsudates, des Blutes usw. mit der Menge toter bzw. lebender Leukozyten zunimmt. Die bis jetzt aus Leukozyten gewonnenen bakteriziden Stoffe scheinen jedoch mit denen des Serums nicht identisch zu sein (Gruber und Schattenfroh). Nach Heim geben auch zerfallende Chromozyten unter bestimmten Umständen bakterizide Stoffe ab. Alles in allem vermag die phagozytär-verdauende Tätigkeit der Leukozyten ebensowenig wie die bakterizide Wirkung zellfreier Körpersäfte an und für sich die ererbte Immunität zu erklären. Ob sie es zusammen für alle Fälle vermögen, ist nicht entschieden. Jedenfalls stellen beide aber kräftige Schutzfaktoren dar. Gruber und Futaki zeigten, daß die Freßtätigkeit verschiedenartiger Leukozyten gegenüber Milzbrandbazillen unabhängig ist von ihrer Fähigkeit, bakterizide Stoffe abzugeben.

Wir kennen noch andere Wechselbeziehungen zwischen Blutserum und Bakterie.

Das Serum wirkt offenbar manchmal so auf Bakterien ein, daß diese zur Aufnahme durch Leukozyten vorbereitet werden. Metschnikoff hatte schon „Stimuline" in den Körpersäften angenommen, welche die Leukozyten zu Phagozytose reizen sollten. Nachgewiesen wurden sie aber nicht. Gruber und Futaki fanden 1906, daß virulente Typhusbazillen von lebenden Meerschweinchenleukozyten nur dann aufgenommen werden, wenn sie zuerst der Wirkung des normalen Serums ausgesetzt waren. War das Serum zuvor durch

Erwärmung „inaktiviert", d. h. der wirksame thermolabile Stoff zerstört, so erfolgte fast gar keine Freßtatigkeit. Die Phagozytose wird somit in solchen — nach Löhlein u. a. nicht in anderen — Fällen durch eine Wirkung des Serums eingeleitet.

Unabhängig hiervon haben Wright und Douglas über Opsonine, Neufeld und Rimpan über Bakteriotropine Untersuchungen angestellt. Wright fand im normalen Serum thermolabile Stoffe, die durch Erwärmung auf 60° in 15 Minuten zerstört werden und die sich rasch mit Bakterien verbinden. Diese Opsonine (zubereitende Stoffe) ändern dabei die Bakterien so, daß sie starke Phago zytose hervorrufen. Sie wirken aber nicht auf die Leukozyten ein: Mischte Wright nämlich unerhitztes Serum mit Bakterien und erwärmte er es dann auf 60°, so erfolgte Phagozytose, wenn Leukozyten zugesetzt wurden, nicht aber, wenn die Erwärmung der Mischung voraufging. Von diesen Opsoninen der normalen Sera müssen die thermostabilen Immunoopsonine und Bakteriotropine der Immunsera (Sera immunisierter Tiere) unterschieden werden. Die Opsonine wirken nicht bakterientötend wie die Alexine.

Daß ererbte Bakterienimmunität bloß auf das Fehlen der für die betreffende Bakterie erforderlichen Nährstoffe bzw. einer erforderlichen Zusammensetzung derselben im Organismus beruhen kann, ist nicht ausgeschlossen und, sofern ich weiß, auch noch nicht nachgeforscht worden.

§ 33. Erworbene Immunität.

Wir müssen eine erworbene Immunität gegen Infektionen und gegen Gifte unterscheiden.

Die Immunität kann „natürlich", durch Überstehen einer spontanen Infektion oder Vergiftung, oder „künstlich" erworben sein durch Schutzimpfung

Pasteur erwies (1880), daß man Hühner gegen die Bakterien der Hühnercholera unempfänglich machen kann durch Impfung mit Virus, das durch Züchtung auf leblosen Nährboden abgeschwächt war. Ein solches abgeschwächtes Virus, ebenso wie das Kuhpockenvirus, das schwacher als das der Variola ist. nennt man ein „Vaccin". Später haben sich andere Immunisierungsversuche gegen andere Infektionen wie Rabies (Tollwut), Milzbrand usw. angeschlossen. Durch zunehmende Steigerung der geimpften Virusmenge kann man überhaupt die Immunität allmählich verstärken. Besonders in der neuesten Zeit, nachdem sich die passive Immunisierung (s. unten) als unzureichend herausgestellt hat, werden immer mehr Vakzins, zum Teil mit angeblichem Erfolg. angewendet. Allerdings diente das Vakzin anfangs zu prophylaktischer Impfung, zur Verhütung einer bestimmten Infektion. In letzter Zeit aber erwartet man eine kurative Wirkung vom Vakzin, indem man die Bakterien aus einem bestimmten Infektionsherd, wie z. B. aus einem Furunkel, züchtet. durch Erwärmung tötet oder abschwächt und dieses Vakzin impft zur Heilung der schon bestehenden Furunkulose. Die Wirkung dieser therapeutischen Impfung ist unklar und vielleicht eine ganz andere als die der Schutzimpfung. Ein wesentlicher Unterschied ist, daß bei Impfung mit abgeschwächtem, aber lebendem Virus Infektion auftritt, die bei Impfung mit totem Virus ausgeschlossen ist. Vor allem aber unterscheidet sich die kurative Impfung dadurch daß sie erst nach aufgetretener Infektion eingreift.

Bei rechtzeitiger Schutzimpfung nach dem Biß eines tollen Hundes kann beim Gebissenen noch vor der Wirkung des Lyssavirus aktive Immunität auftreten. Diese ist also eine prophylaktische Impfung, obwohl nach dem Biß, weil sie vor der Wirkung (Schädigung) erfolgt, indem der Impfschutz schon in der zweiten Behandlungswoche auftreten kann, während die Inkubation der Tollwut länger dauert.

PASTEUR bereitete als „Vakzin" ein „virus fixe", indem er eine geringe Menge des virushaltigen Hirns eines tollen Hundes in das Gehirn eines lebenden Kaninchens verimpfte. Ein solches Kaninchen ging nach etwa $2^{1}/_{2}$ Wochen unter den typischen Erscheinungen der Wut ein. Dessen Gehirn wurde dann an weitere Kaninchen verimpft, bis nach vielen Passagen von Kaninchen auf Kaninchen das „virus fixe" gewonnen wurde, welches Kaninchen schon am 7. bis 8. Tage tötete, zugleich aber seine starke Virulenz für Hunde und Affen, wahrscheinlich auch für den Menschen fast völlig eingebüßt hatte. PASTEUR verwendete nun das Rückenmark eines durch virus fixe erkrankten Kaninchens als Vakzin, aber erst nach Trocknung des Rückenmarks über Ätzkali bei ungefähr 20^{0}. Zu den ersten Impfungen wurde Rückenmark gebraucht, dessen Virus durch Trocknung (entweder durch Abnahme der Virulenz oder der Zahl der Mikroorganismen oder durch beides) stark abgeschwächt und sogar für Kaninchen harmlos geworden war. Allmählich wurde dann etwas kürzer getrocknetes also stärkeres Virus, selbstverständlich in bestimmter Menge, geimpft. Alle anderen Impfverfahren gegen Tollwut gehen auf die Anwendung des virus fixe zurück.

Es sollen schon vor Jahrhunderten Chinesen das Vieh gegen Pleuropneumonie durch subkutane Impfung von Stückchen eines erkrankten Organs und Menschen gegen Pocken geschützt haben, indem diese sich Pockenkrusten in die Nasenlöcher einführten und sich so eine leichte Erkrankung zuzogen.

Entsteht Immunität gegen ein Mikrobion oder ein Gift durch Einwirkung des Giftes oder des Mikrobions auf den Organismus selbst — wie z. B. die durch eine Infektionskrankheit oder Schutzimpfung erworbene Immunität — so nennt man sie eine aktive. Und zwar im Gegensatz zur passiven Immunität gegen ein Gift, die (künstlich) auftritt durch Einverleibung eines Gegengiftes. Wir könnten die passive Immunität in dieser allgemeinen Form auffassen — gewöhnlich aber meint man nur solche Gegengifte, die in einem anderen lebenden Organismus gebildet sind durch Einwirkung des betreffenden Giftes auf diesen Organismus. Gifte, die durch Einwirkung auf einen lebenden Organismus Antikörper (Gegengifte) erzeugen, nennen wir mit DEUTSCH Antigene (= Anti-Erzeuger) [1]). Der Organismus, der selbst seinen Antikörper bildet durch Einwirkung des betreffenden Antigens, immunisiert sich somit aktiv. Wird aber einem Individuum eine bestimmte Immunität beigebracht durch Einspritzung einer gewissen Menge Serums (Anti- oder Immunserums) eines anderen, immunen Organismus, so bekommt es eine passive Immunität. Ein Toxin vermag in einem dazu geeigneten Organismus ein Antitoxin zu erzeugen, das aber freilich ein nur hypothetischer, noch in keinem Fall rein dargestellter Körper ist. Toxine sind (§ 26) heterogene Stoffe, vielleicht alle eiweißartiger Natur.

Jetzt sollen wir die **erworbene Giftimmunität** behandeln.

Schon 1891 hat EHRLICH Mäuse gegen die Pflanzengifte Rizin (aus Rizinussamen) und Abrin (aus Jequirity), gegen welche sie ebenso wie Meerschweinchen sehr empfindlich sind, aktiv immunisiert durch Einführung geringer Mengen des Pflanzengiftes. (Die beiden Gifte agglutinieren Chromozyten.) Mit dem „hochwertigen" Immunserum konnte er dann normale Mäuse passiv immunisieren. Er nahm nun an, daß das Rizin einen Antikörper Antirizin und das Abrin Antiabrin erzeugte, und daß diese Antikörper das entsprechende, kein anderes Antigen, also Rizin bzw. Abrin unwirksam zu machen vermögen. Und zwar „bindet" Antirizin Rizin bzw. Antiabrin Abrin sowohl in vitro wie in vivo. KOSSEL hat später ähnliches für das hämolytische Aalserum festgestellt. PASTEUR hatte übrigens schon die Bildung eines Gegengiftes im lebenden Organismus angenommen.

---

[1]) Man nennt sie auch wohl Immunkörper, was aber zu Mißverständnis führen kann, weil man mit diesem Wort auch einen Sensibilisator (Ambozeptor) andeutet (s. unten).

Ein anderes Beispiel von passiver Immunität ist die, besonders von CALMETTE studierte gegen Schlangengifte: Einer lebenden Giftschlange wird, unter gewissen Maßnahmen, manchmal in Chloroformnarkose Gift entnommen, wozu Massage der Giftdrüsen erforderlich sein kann. An der Spitze der Giftzähne tritt das zähe Gift zum Vorschein. In ähnlicher Weise wie man Diphtherie- und andere Immunsera bereitet, wird ein Pferd mit einer unschädlichen Giftmenge geimpft: es bildet sich eine geringe Antitoxinmenge beim Tier, was eine geringe Immunität bedeutet. Diese erlaubt eine zweite Impfung einer größeren Giftmenge, wodurch die Immunität zunimmt usw. So häuft sich durch allmählich stärkere Impfung eine zunehmende Menge Antitoxin im Pferdeblut an und das Pferdeserum vermag nach Erhitzung bis zu 65°, subkutan eingespritzt, einem anderen Individuum einen gewissen Grad von passiver Immunität beizubringen. Das Schlangengiftserum hat sich sowohl bei gebissenen Menschen wie in zahlreichen Tierversuchen als sehr wirksam erwiesen. Es ist spezifisch, weil z. B. das Serum eines mit Klapperschlangengiftes „vorbehandelten" Pferdes keinen Schutz gegen das Gift anderer Schlangenarten, wie Lachesis oder Elapsarten gewährt. Eingeborene giftschlangenreicher Länder haben sich übrigens schon seit langem immunisiert. In Brasilien und anderen Ländern mit vielen Giftschlangen hat man Institute zur Bereitung von Immunsera.

Man hat in den letzten zwei Dezennien auch Diphtherie (VON BEHRING) und andere Infektionskrankheiten durch ähnliche passive Immunisierung mittelst Einspritzung von Immunsera zu bekämpfen gesucht. Die Beurteilung der Heilwirkung wird durch mehrere Umstände erschwert. Für jedes diphtherische Individuum läßt sich der Verlauf ohne irgend eine Behandlung nicht mit der erforderlichen Sicherheit voraussagen, indem anscheinend leichte Fälle durch Herzlähmung nicht selten tödlich verlaufen und scheinbar schwere über alle Erwartung zur Heilung gelangen. Und statistisch: die Bösartigkeit der Diphtherie während verschiedener Epidemien, sogar während verschiedener Stadien derselben Epidemie ist — wie die anderer Infektionskrankheiten — sehr verschieden. Trotzdem hat man fast allgemein aus vielen Beobachtungen die Überzeugung gewonnen, daß frühzeitige Einspritzung einer genügenden Menge Immunserums eine heilende Wirkung hat — frühzeitig, d. h. bevor das Diphtheriegift, bzw. zuviel Diphtheriegift an Körperzellen „verankert" ist. Die statistischen Feststellungen wurden jedoch dadurch getrübt, daß man seit der Serumbehandlung auch ganz leichte Fälle von Diphtherie, die zuvor nur als „Angina" angedeutet wurden, genau zu beachten und mitzuzählen anfing. Dadurch nahm die Morbiditätsziffer an Diphtherie zu, die Mortalitätsziffer (prozentualisch) hingegen scheinbar ab, indem die mittlere Prognose, ceteris paribus, günstiger wurde. In den letzten Jahren hat in Hamburg Diphtherie ernsterer Natur als zuvor geherrscht, und es ist REICHE auf Grund ausgedehnter Untersuchungen dazu gekommen, die Heilwirkung des Diphtherieserums beim Menschen, von der er zuvor überzeugt war, zu bezweifeln. Vergessen dürfen wir nicht, daß allerdings die Versuchsergebnisse bei Tieren günstig ausfielen, daß aber die Umstände beim Menschen andere sind, schon deshalb, weil man beim Versuchstier so frühzeitig nach erfolgter Infektion das Serum einspritzen kann, wie man will, was beim Menschen selbstverständlich nicht möglich ist. Außerdem erfolgt vielleicht bei schwerer Diphtherie die „Verankerung" besonders rasch und ausgedehnt.

Täuscht die Beobachtung im Weltkrieg nicht, so hat das Tetanusserum beim Menschen prophylaktische Wirkung.

Bei anderen Infektionen sind die Erfolge einer passiven Immunisierung durch Immunserum so zweifelhaft, daß man immer mehr zur Anwendung von Vakzins (s. oben) geschritten ist.

Wir haben gesehen, daß aktive Immunität erworben werden kann durch Überstehen der betreffenden Infektionskrankheit oder durch Schutzimpfung, passive durch Einverleibung des betreffenden, im lebenden Organismus gebildeten Gegengiftes, des Antitoxins.

Auf was beruht nun die erworbene aktive bzw. passive Immunität? Es ist verführerisch, beide einer Antitoxinanhäufung im Blute zuzuschreiben. Es gibt aber manche Gifte wie Morphin, Alkohol, Tabak usw., die kein Antitoxin bilden, und denen gegenüber man doch immun werden kann. Wie erklärt sich also Immunität ohne Antitoxinbildung? Wir müssen hier die Möglichkeit erwägen, daß die Giftempfindlichkeit der Zellen durch die giftige Schädigung allmählich abnimmt, ohne jedoch zurzeit etwas Näheres angeben zu können. Auch ist zu erforschen, ob die Zellen allerdings nicht weniger empfindlich, aber dem Gift weniger zugänglich werden. Diese Möglichkeiten werden durch Antitoxinbildung keineswegs ausgeschlossen.

PASTEUR und KLEBS haben Immunität gegen Infektion einer Erschöpfung gewisser Nährstoffe im Organismus für die betreffenden Bakterien bei der ersten Infektion zugeschrieben. Eine zweite Infektion könne somit binnen gewisser Zeit nicht oder schwer erfolgen. Man kann aber auch durch abgetötete Bakterien immunisieren, so daß Erschöpfung von Nährstoffen vielleicht in bestimmten Fällen, sicher aber nicht immer ausschlaggebend ist.

CHAUVEAU ging aus von der Beobachtung, daß ein Nährboden, in dem Bakterien wachsen, nach einiger Zeit ohne weiteres steril wird und zwar wahrscheinlich, indem die Bakterien durch eigene Stoffwechselprodukte getötet werden. Er nahm nun eine Bildung und Retention solcher giftiger Stoffe im infizierten Organismus an. Obwohl wir von der Ausscheidung und Retention solcher Stoffe nichts wissen, so nehmen wir auch jetzt (s. unten) eine Anhäufung gewisser Stoffe an, wenn auch vielleicht keine bakteriellen Stoffwechselprodukte.

Wir kehren nunmehr zu den Antikörpern, zu denen die Antitoxine gehören, zurück. Weitere Untersuchungen, zunächst die von VON BEHRING über Antitoxinbildung bei Diphtherie, haben zur Annahme geführt, daß jedes Toxin ein spezifisches Antitoxin im lebenden Organismus bildet, das es, aber kein anderes Toxin, sowohl im Reagenzglas wie im lebenden Organismus zu „binden", d. h. unschädlich zu machen vermag. Man hat allmählich das Forschungsgebiet der Antigene und Antikörper mehr, auch über ungiftige Stoffe, ausgedehnt. Nicht einen einzigen Antikörper hat man jedoch bis jetzt chemisch rein dargestellt, und auch die chemische Natur vieler Antigene ist unklar. Es ist höchstens von einer reinen Darstellung der Wirkung eines Antikörpers — wie bei Enzymen (S. 119) — die Rede. An eine chemische Bearbeitung der Immunitätszustände können wir denn auch noch nicht denken. Wird ein Antigen durch ein Immunserum in vitro oder in vivo unwirksam gemacht, so schreiben wir diese Wirkung einem entsprechenden Antikörper zu. Man ist aber zur Annahme einer chemischen Bindung nicht gezwungen (§ 34). Die Bildung solcher hypothetischer Antikörper scheint 10—14 Tage nach Einführung des Antigens im Tierkörper ihren Höhepunkt zu erreichen. Obwohl Antikörper durch Milch, Harn usw. ausgeschieden werden, findet man sie doch noch nach einem Jahre im Blute.

Folgende Antigene erzeugen Antikörper:

Toxine	erzeugen	Antitoxine (entgiftend)
Fermente (Enzyme)	„	Antifermente (enzymhemmend)
Bakterien	„	Agglutinine (zusammenballend)
Eiweißlösungen	„	Präzipitine (koagulierend)
Bakterien	„	Bakteriolysine (lösend)
Chromozyten	„	Hämolysine (Hb-lösend)
Nierenzellen	„	Nephrotoxine
Leberzellen	„	Hepatotoxine } Zytotoxine
Leukozyten usw.	„	Leukotoxine usw.
Bakterien	„	Bakteriotropine (immuno-opsonische Wirkung)
Chromozyten	„	Hämotropine(immuno-opsonische Wirkung)
viele Eiweißantigene	„	aphylaktisierende Körper.

Ferner können auch Antikörper als Antigene auftreten und entsprechende Antikörper erzeugen. So können Koaguline Antikoaguline, Agglutinine Antiagglutinine, Zytotoxine Antizytotoxine, Hämatolysine Antihämatolysine bilden usw.

Die meisten Eiweißantigene können Antikörper mit komplementbindender Wirkung (BORDETsche Antikörper) und solche mit aphylaktisierender Wirkung (aphylaktische Reaktionskörper) erzeugen.

Die Bildung bakteriolytischer oder bakterizider Gegenkörper hat schon R. PFEIFFER beim Meerschweinchen gegen Choleravibrionen angenommen. Und während man durch Verwendung einer von Bakterien befreiten Bouillonkultur des Bac. pyccyaneus, also durch Verwendung von Toxin, ein antitoxisches Serum bekommt, stellt man durch Verwendung der Bakterienleiber hingegen ein bakterizides Serum dar (WASSERMANN). Auf obige Antigene und Gegenkörper kommen wir übrigens § 35 zurück.

§ 34. Ursprung der Antikörper und Wirkung („Bindung") von Antigen-Antikörper.

Die Untersuchungen von PFEIFFER und MARX (gegen Choleravibrio) u. a. haben zur Annahme, nicht aber zur Sicherheit geführt, daß die Antikörper hauptsächlich in Milz, Knochenmark, und in lymphadenoidem Gewebe überhaupt, unter Umständen aber auch in anderen Geweben gebildet werden. So wies RÖMER nach, daß die Bindehaut eines Kaninchenauges, in dessen Bindehautsack er eine Abrinlösung eingeträufelt hatte, Mäuse vor der 20fach tödlichen Abrinmenge schützte, während die andere Bindehaut keine antitoxische Wirkung zeigte. Und VON DUNGERN stellte Präzipitinbildung im Kammerwasser eines Kaninchenauges fest, während das Blutserum erst später Präzipitin enthielt. Diese sehr wichtigen und andere Ergebnisse wie die von WASSERMANN und CITRON weisen darauf hin, daß Gegenkörper besonders oder gar ausschließlich in jenen Geweben entstehen, wo sich das entsprechende Antigen anhäuft. Wir kommen unten hierauf zurück.

Was die Mutterstoffe der Antikörper sind, wollen wir unten besprechen. Wahrscheinlich sind sowohl die Antikörper wie die Antigene gelöste oder suspendierte Kolloide, was für ihre Wirkung entscheidend sein kann. Antitoxine in Lösung haben jedoch ein gewisses Diffusionsvermögen, so daß es keine Suspension ist. Andererseits hat man aber bis jetzt mit keinem Kristalloid Gegenkörper erzeugen können.

Wie wirken Antigen und Antikörper aufeinander ein? Der Antikörper soll auch im Reagenzglas auf das Antigen einwirken, also unabhängig von jeder Zellwirkung im lebenden immunisierten Organismus. Zytolysine, Bakteriolysine, Agglutinine, Präzipitine tun es sichtbar im Reagenzglase. Ob sie aber im immunisierten Organismus genau so, ohne Mitwirkung von dessen Zellen, wirken, ist eine offene Frage. Ob Gegenkörper überhaupt ohne weiteres oder wenn sie mit ihrem Antigen zusammengebracht werden, auf Zellen des immunisierten Organismus einwirken, wissen wir nicht.

Dann gibt es aber Antigene, wie das Tetanusgift und das Diphtheriegift, von denen man annimmt, aber nicht erwiesen hat, daß sie sich in vitro mit ihrem Gegenkörper „binden". Ein durch Einwirkung von Antitoxin auf das Toxin entstandener Körper mit anderen Eigenschaften ist aber chemisch ebensowenig nachgewiesen wie der Antikörper. Wir wissen nur, daß Mischung einer Menge Toxins mit einer bestimmten Menge des betreffenden Immunserums dem giftigen Antigen seine schädlichen Eigenschaften nimmt. Dies kann aber nur durch Einführung der Mischung in einen giftempfindlichen Organismus nachgewiesen werden. Ob dann aber Zellen dieses Organismus sich an der Wirkung beteiligen, wissen wir nicht. Es ist die Frage nicht beantwortet, ob man eine Mischung zweier Gegengifte oder eine Mischung zweier antagonistisch wirkender Körper (§ 23 a) in den Organismus hat eingeführt.

Nehmen wir aber an, daß der Antikörper wie ein Gegengift das Antigen auch in vitro bindet oder ändert, daß auch das Antitoxin es das Toxin tut, so fragt sich, welcher Natur diese Wirkung Antigen-Antikörper ist.

Die Beziehung eines Antigens zu seinem Antikörper ist eine spezifische. Diese Spezifizität ist jedoch ebensowenig absolut wie irgend eine andere Spezifizität (§ 37). So z. B. übt das Serum eines Typhus- oder Cholerakranken oder eines immunisierten Tieres eine agglutinierende Wirkung auf die betreffende Bakterie aus. Im Reagensglas sowie im hängenden Tropfen ballen sich die beweglichen Bazillen unter Verlust ihrer Beweglichkeit zusammen und sie bilden Häufchen, zwischen denen die Flüssigkeit von Bazillen befreit ist. Im Reagensglas erscheinen diese Häufchen als Flocken, die allmählich größer werden und zu Boden fallen. GRUBER nennt den im Serum angenommenen Gegenkörper, der diese Agglutination (Verklebung) bewirkt, Agglutinin (Verkleber). Nun hat sich aber bei fortgesetzter Untersuchung herausgestellt, daß auch das Serum von Menschen, die niemals Typhus durchgemacht zu haben scheinen, und daß das Serum mancher Tierarten Typhus-bazillen agglutinieren. Und auf der anderen Seite, daß das Typhusserum nicht nur Typhusbazillen, sondern auch mehr oder weniger verwandte Paratyphus- und sogar Kolibazillen zu agglutinieren vermag. Man nennt das „Gruppenagglutination". Allerdings gibt es dabei quantitative Unterschiede: So wird z. B. Typhusserum schon in einer Verdünnung von 1 : 10000 oder 1 : 20000 Typhusbazillen, aber nur in einer Verdünnung von etwa 1 : 50 oder 1 : 300 einen Bazillus aus der Typhuskoligruppe agglutinieren. Man hat aber auch beobachtet, daß das Serum in geringerer Konzentration eine andere Bakterie als eben den Krankheitserreger agglutinierte. Man nennt das heterologe (indirekte) im Gegensatz zur normalen homologen (direkten) Agglutination. Andererseits vermag normales Pferdeserum in einer Verdünnung von $^1/_{20}$, sogar $^1/_{50}$ Typhus-bazillen zu agglutinieren (vgl. ferner unten).

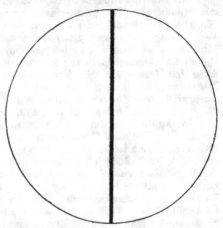

Abb. 35. Agglutination von Typhusbazillen. Links Kontrollpräparat, rechts Häufchen-bildung (nach ROLLY).

Auch für Präzipitine hat man eine ähnliche relative Spezifizität nach-gewiesen.

Sowohl Agglutinine wie Prazipitine wirken nachweisbar außerhalb des lebenden Organismus.

EHRLICH hat die Beziehung Antigen-Antikörper als eine chemische Bindung aufgefaßt und eine chemisch-zellulare Seitenkettentheorie aufge-stellt, die wir unten besprechen sollen. MARTIN und CHERRY wiesen nach, daß die Entgiftung durch den Gegenkörper (im Immunserum) einige Zeit braucht, die nach EHRLICH durch die Konzentration und die Temperatur beeinflußt wird. In manchen Fällen (immer?) ist die „Bindung" aber eine lockere. So konnten CALMETTE und WASSERMANN aus neutralen Mischungen von Schlangen- bzw. Pyozyaneusgift durch Erhitzung auf 80° das Toxin frei machen, so daß die Mischung wieder giftig wurde. Ferner konnten z. B. HAHN und TROMMS-DORF aus agglutinierten Bazillen durch Digestion mit verdünnten Laugen und Alkalien das Agglutinin frei machen, wie aus der wieder auftretenden agglutinierenden Wirkung hervorging. Ob dies bei einer chemischen Bindung möglich wäre, ist fraglich. Die Forschungsergebnisse von EISENBERG und VOLK weisen auf eine andere Deutung hin, daß nämlich die Agglutininmoleküle sich zwischen den Bakterien (Typhus- bzw. Cholerabazillen) und der umgebenden Flüssigkeit verteilen und daß aus zwei Molekülen des freien Agglutinins drei Moleküle des absorbierten Agglutinins entstehen.

ARRHENIUS, der diese Möglichkeit betont, weist darauf hin, daß zwischen der von den Bakterien absorbierten Menge C und der freien Menge B des Agglutinins folgende Beziehung besteht (wobei x eine Konstante darstellt):

$$C = xB^{1/2}.$$

Handelte es sich um eine chemische Bindung, so müßte (EISENBERG und VOLK) die Aufnahme von Agglutinin vollständig sein bis zu einem Grenzwert, d. h. bis zur Sättigung, während von da ab nur eine geringe Zunahme durch physikalische Absorption stattfinden müßte. Selbst wenn die chemische Bindung in hohem Maße dissoziierbar wäre, müßte C bis zu einem Grenzwert steigen. Die von ihnen (für agglutinierendes Pferdeserum und Typhus- bzw. Cholerabazillen) bestimmten Zahlen vertragen sich jedoch nicht mit einer chemischen Bindung des Agglutinins.

ARRHENIUS und MORGENROTH machten dann ähnliche Absorptionsbestimmungen mit Hämolysin, das in Kaninchenserum auftrat, nach subkutaner Einspritzung von Ochsenchromozyten bei Kaninchen. Das Hämolysin wurde in verschiedener Verdünnung mit einer gleichbleibenden Menge Ochsenchromozyten zusammengebracht, eine Stunde lang bei niederer Temperatur, und dann zentrifugiert. Der Gehalt an Gegenkörpern der zentrifugierten Flüssigkeit wurde geprüft. MORGENROTH hat ferner ähnliche Versuche mit roten Blutkörperchen eines Schafes und Ziegenserum angestellt. Sämtliche Ergebnisse weisen auf eine physikalische Absorption, wie die der Versuche von EISENBERG und VOLK hin. Einige Forscher (BORDET, BILTZ) haben auf die Wahrscheinlichkeit hingewiesen, daß die Absorption des Agglutinins durch die Bakterie der Adsorption von gelösten Stoffen durch Kohle oder (vielleicht?) von gewissen Farbstoffen durch organische Gewebe analog ist. Nach BILTZ ist der Exponent n in der Gleichung $C = xB^n$ bei den Adsorptionen stets < 1, nach SCHMIDT ist er bei der Adsorption durch Kohle $0,25$. Der Verlauf der Ergebnisse von EISENBERG und VOLK hat den Charakter einer Adsorptionskurve: Der starke Entzug des gelösten Stoffes aus verdünnten, der relativ geringere Entzug aus konzentrierten Lösungen ist eben ein Kennzeichen der Adsorption. Es kommen aber Fälle vor, in denen die Agglutininaufnahme durch die Bakterien bis zu einem Maximum mit der Agglutininkonzentration zunimmt, oberhalb dieser Höchstgrenze jedoch wieder abnimmt. Übrigens ist für die Agglutininbindung eine niedere Salzlösung erforderlich, während sie in konzentrierten Salzlösungen ausbleibt — ähnlich wie Salzzusatz die Adsorption der Eiweißkörper durch anorganische Kolloide aufhebt (BILTZ).

Die Spezifizität der Bindung Antigen-Antikörper läßt sich aber bis jetzt nicht als kolloid-chemische Wirkung deuten. Die physikalische oder physikochemische Natur der oben erwähnten Agglutininbindungen ist aber nicht erwiesen. Wie steht es mit den übrigen Antigengegenkörperbindungen? Ist ihre Natur eine physikalische, physikochemische, chemische oder gemischte?

EHRLICH maß zuerst mit der erreichbaren Genauigkeit die Stärke des Diphtheriegiftes. Er berechnete die für ein „normales" Meerschweinchen von 250 g Körpergewicht tödliche Menge aus zahlreichen Versuchen an verschieden schweren, normalen Meerschweinchen von möglichst gleichem Alter und Rasse. Im Sommer sind die Ergebnisse am gleichmäßigsten. EHRLICH hat nun die Neutralisation des Diphtheriegiftes durch das entsprechende Antitoxin quantitativ verfolgt: Als Normalgift bezeichnete VON BEHRING eine Giftbouillon, die in 1 ccm 100 letale Dosen enthält, so daß 0,01 ccm zur tödlichen Vergiftung eines Meerschweinchens von 250 g genügt. Als Normalserum bezeichnete er ein Serum, von dem 1 ccm ein gleiches Volumen Normalgift zu neutralisieren (entgiften) vermag. Es enthält eine Menge Antitoxin, die man eine Immunitätseinheit (1 I.-E.) nennt im ccm.

Sowohl Normalgift wie Normalserum werden leicht zersetzt. EHRLICH benutzte daher Trockenserum. Er fand (EHRLICHsches „Phänomen"), daß bei der Neutralisation dieselbe Antitoxinmenge anfangs einen viel größeren Abfall der Giftigkeit bewirkt als später, und schrieb diese Erscheinung dem Umstande zu, daß das

Diphtheriegift aus mehreren Partialtoxinen (Proto-, Deuterotoxin usw.) bestehe, von denen zunächst das Gift mit stärkster Wirkung und zugleich stärkster Affinität zum Antitoxin, dann das mit der nächstgroßen Wirkung usw. neutralisiert wird. ARRHENIUS weist jedoch darauf hin, daß die gleiche Erscheinung bei der Neutralisation von Ammoniak durch Borsäure beobachtet wird, ohne daß man das Recht hätte, von „Partial-Ammoniaken" zu reden

EHRLICH bezeichnet als „Toxoide" ungiftigere Stoffe, die durch irgend eine chemische Wirkung in vitro oder in vivo aus Toxinen entstehen, und als „Toxone" Gifte, die unabhängig von den Toxinen, wahrscheinlich beim Stoffwechsel der Bakterie gebildet werden Wir dürfen nun allerdings, nach den Untersuchungen von MORGENROTH u. a. annehmen, daß reines Diphtherietoxin anders auf Meerschweinchen wirkt als nicht neutrale Mischungen von Toxin und Antitoxin. ARRHENIUS bemerkt aber, daß sich diese Erscheinung aus der Gegenwart von Reaktionsprodukten des Toxins und Antitoxins in der Lösung ebensogut erklären ließe, wie durch die Annahme verschiedener Gifte. Jedenfalls ist bis jetzt das Vorkommen mehrerer Diphtheriegifte ebensowenig festgestellt wie ausgeschlossen.

Um die Wirkung der Toxine und Antitoxine verständlich zu machen, erdachte EHRLICH seine Seitenkettentheorie. Er nimmt an, daß das große Giftmolekül eine giftige, toxophore Atomgruppe und eine andere, haptophore Atomgruppe besitzt, die das Antitoxin bindet. Diese Atomgruppen können, ähnlich wie die Seitenketten eines Benzolkerns, unabhängig voneinander, Veränderungen erleiden. Es ist also sehr wohl möglich, daß zwei Moleküle dieselbe haptophore Gruppe haben, d. h. dasselbe Antitoxin binden, aber eine andere toxophore Gruppe, also eine andere Giftigkeit, wie die Partialtoxine nach EHRLICHS Annahme. Gegen diese Annahme scheint vom chemischen Standpunkt aus nichts einzuwenden zu sein. Wir kennen Beispiele organischer Körper, in denen zwei Atomgruppen sich unabhängig voneinander ändern. Und die Pharmakologie (vgl. z. B. SPIEGEL) lehrt, daß eine bestimmte Atomgruppe die Giftigkeit eines Moleküls bedingen kann, auch bei relativ kleinen Molekülen. So z. B. ist Äthylthioharnstoff für Warmblüter fast ganz ungiftig, die Allylverbindung (Thiosinamin) aber wirkt narkotisch und vermag gewisse neugebildete Gewebe (Narben, Trübungen der Hornhaut) aufzulösen, während die Phenylverbindung eher noch stärker wirkt:

$$C = S \begin{cases} NH . C_2H_5 \\ NH_2 \end{cases} \qquad C = S \begin{cases} NH . C_3H_5 \\ NH_2 \end{cases} \qquad C = S \begin{cases} NH . C_6H_5 \\ NH_2 \end{cases}$$

Äthylthioharnstoff   Thiosinamin   Phenylthioharnstoff
(Allylthioharnstoff)

Wie treten nun nach EHRLICH Giftwirkung und Gegenkörperbildung ein? Es besteht nach ihm „jedes funktionierende Protoplasma[1] aus einem Leistungskern und demselben angefügten Seitenketten von verschiedener Funktion". Die Seitenketten sind denen des Benzolkerns ähnlich, aber als bestimmte Molekulargruppe des lebenden Protoplasmas gedacht. Der Leistungskern ist der Sitz des Zellenlebens, die Seitenketten dienen besonders der Ernährung der Zelle, indem sie die Stoffe, zu denen sie Affinität besitzen, binden („verankern") und für den Leistungskern assimilieren. Wenn nun eine Seitenkette, Rezeptor (Rezeptibilität bedeutet Empfänglichkeit) eine „spezifische" Affinität zur haptophoren Gruppe eines Toxinmoleküls besitzt, so wird letzteres fest an das Protoplasma verankert und das Protoplasma damit der Giftwirkung der toxophoren Atomgruppe ausgesetzt. Damit wird aber der Rezeptor zerstört und dieser Defekt, wenn das Protoplasma nicht zu stark geschädigt und abgetötet ist, durch Neubildung einer neuen gleichartigen Gruppe ersetzt. Nun nimmt EHRLICH, auf ein von CARL WEIGERT

---

[1] Der vage Ausdruck „Protoplasma" wird von einigen Forschern als gleichbedeutend mit Molekül aufgefaßt. EHRLICH meint aber offenbar den Stoff, aus dem die Zelle besteht und der aus verschiedenartigen Molekülen aufgebaut wird. Protoplasma ist ja kein chemischer, auch kein morphologischer (etwa wie Zelle), sondern ein biologischer, vager Begriff.

aufgestelltes „biologisches Gesetz" hinweisend, an, daß es dabei zu einer „Überregeneration", zu einer Bildung von mehr Rezeptoren kommt als durch das Gift
zerstört werden. Durch fortgesetzte Toxinzufuhr, wie bei der aktiven Immunisierung, könne ein solcher Überschuß von gleichartigen Seitenketten gebildet werden,
daß sie „nach Art eines Exkretes" an das Blut abgegeben werden. Diese abgestoßenen, frei im Blut vorhandenen Rezeptoren oder Seitenketten nennt EHRLICH
Haptine. Sie stellen die Antikörper dar. Dieselbe Substanz im lebenden Körper,
welche, in der Zelle gelegen, Voraussetzung und Bedingung einer Vergiftung ist,
bewirkt die Heilung, wenn sie sich in der Blutflüssigkeit befindet (VON BEHRING).

Die zur Erläuterung seiner Anschauung von EHRLICH beigegebenen Figuren
sind sehr anschaulich, aber eben durch ihre zu malerische Ausstattung verwerflich.
Sie haben sogar den Eindruck einer nicht einmal beabsichtigten, geschweige denn
bestehenden Wirklichkeit gemacht, als ob Körperchen wie die abgebildeten im
Blute kreisten!

EHRLICH u. a. haben seine Seitenkettenhypothese auch über andere Antigene-
Antikörper ausgedehnt.

Folgender Versuch wird zur Stütze der „Seitenkettentheorie" angeführt:
Das Tetanustoxin schädigt vor allem offenbar die Zellen des Zentralnervensystems, somit muß das Protoplasma dieser Zellen das Gift binden. WASSERMANN
zerrieb nun frischen Gehirnbrei von Meerschweinchen mit Tetanustoxin und spritzte
das Gemisch Meerschweinchen ein: die Tiere blieben am Leben. Leber-, Nieren-
und Milzbrei vermochten das Gift nicht zu binden. Dieser Versuch zeigt aber nur
eine Bindung, wenigstens Unschädlichmachung des Giftes durch Gehirnbrei ohne
weiteres. Daß nun giftempfindliches Protoplasma das Gift bindet, kann nicht
wundern, ebensowenig wie die Erscheinung, daß das Tetanusgift im Körper der
gegen dasselbe unempfindlichen Schildkröte nicht gebunden wird und frei im
Blute kreist. Bindung ohne weiteres ist auch möglich ohne Giftwirkung:
Das Tetanusgift verschwindet rasch nach der Einspritzung aus dem Blute des Alligators. Das Tier erkrankt nicht, bildet aber Antitoxin. Wir müssen somit
„Bindung" (Schwund) eines Giftes im Körper, Vergiftung und Antitoxinbildung nicht als unzertrennlich betrachten. Das Toxin kann auch
frei, ohne Bindung, in ein Organ abgelagert werden. So z. B. spritzte METSCHNIKOFF
die für Mäuse 1000fache tödliche Menge bei Skorpionen ein: das Gift schwand aus
dem Blute und es konnte später, sogar nach Monaten, in der Leber nachgewiesen
werden, indem sich der Leberbrei als giftig erwies. Diese und andere Beobachtungen
beweisen zwar nicht die Unrichtigkeit, aber noch weniger die Richtigkeit der Seitenkettentheorie.

Die Grundlage der Antitoxinbildung nach EHRLICH ist aber zweifelhaft.
Regeneration tritt nur nach Zerstörung von gewissen Dimensionen ein, zu starke
Regeneration, so daß ein Überschuß entsteht, nur unter bestimmten Umständen,
die wir nur zum Teil kennen. So wissen wir, daß langdauernde Reizung mäßigen
Grades in Geschwüren zu übermäßiger Gewebsbildung führen kann. Dabei handelt
es sich aber vorzugsweise um Bindegewebe oder indifferentes Deckepithel. Solche
Zellen sind aber höchstwahrscheinlich nicht empfindlich für Tetanus- und andere
Toxine. Was sollte denn bei ihnen „Überregeneration" bewirken? Und eben
die höchst differenzierten Zellen, wie die Nervenzellen, zeigen keine Regeneration. Sollte denn bei ihren Rezeptoren sogar Überregeneration eintreten? Und
wie müßten wir uns die Einwirkung (Zerstörung) auf Rezeptoren der unempfindlichen Zellen des Alligators und die erfolgende Antitoxinbildung als Überregeneration vorstellen?

Ferner pflegt man die „Spezifizität" der Antitoxine als vollkommen durch
die Seitenkettentheorie erklärlich zu betrachten. Diese Spezifizität fußt in der Spezifizität der Bindung des Rezeptors mit der haptophoren Gruppe des Toxinmoleküls.
Wie müssen wir uns nun vorstellen, daß die Zellen eines Organismus für unzählige
verschiedenartige, auch künstlich dargestellte Antigene empfindlich sind? Sind
denn ebenso unzählige entsprechende „spezifische" Rezeptoren als normale Gebilde im Organismus vorhanden? Und wie wäre das Auftreten einer bestimmten
Toxinempfindlichkeit wie bei der experimentellen Aphylaxie (§ 36) in einem zuvor

unempfindlichen Organismus verständlich? Und warum erfolgt keine Antitoxin-bildung bei so vielen anderen Giften, wie Morphin, die ja doch auch schädigend auf Zellen einwirken?

Die Spezifizität der hier in Betracht kommenden Erscheinungen ist wohl nicht als eine starke Seite der EHRLICHschen Theorie zu betrachten. Obwohl wir die Hypothese EHRLICHS nicht für genügend begründet, auch nicht für wahrscheinlich halten, können wir ihr doch Fruchtbarkeit nicht absprechen. Leider hat man bei ihrer Anwendung zu oft Hypothetisches mit Datum ver-wechselt.

Die Spezifizität der Beziehung Antigen-Gegenkörper zwingt uns, zusammen mit anderen Einwänden, zur Untersuchung anderer Möglichkeiten. Und dann drängt sich die Möglichkeit auf, daß das Antigen selbst den Mutterstoff oder wenigstens einen Bestandteil des Gegenkörpers darstellt. Diese Möglichkeit finden wir schon von BUCHNER betont, der ja die Antitoxine als entgiftete Toxine betrachtete, indem sich Körpereiweiß an einen Toxin-kern anlagerte. Daß das Antitoxin, ebenso wie das Toxin, einige Zeit im (im-munen) Organismus bestehen bleibt, darf nicht wundern. Ich möchte darauf hinweisen, daß Morphin durch Wasserverlust in Apomorphin übergeht, das manche entgegengesetzte Wirkung hat, und daß ein physiologischer Antago-nismus zwischen Toxin und Antitoxin nicht ausgeschlossen ist (S. 170). Auch METSCHNIKOFF und GRUBER haben die Vermutung ausgesprochen, daß das Toxin nach Umwandlung und weitgehender Verteilung in den Zellen in dem Antitoxin erscheint.

Gegen diese Anschauung hat man angeführt, daß ROUX und VAILLARD einem gegen Tetanus immunisierten Pferde durch wiederholte Aderlässe seine ursprüng-liche Blutmenge entziehen konnten ohne wesentliche Abnahme der antitoxischen Wirkung seines Serums. Was beweist das? Das schon fertige Antitoxin könnte in Organen aufbewahrt und jedesmal an das Blut abgegeben werden. Ferner hat man angeführt, daß eine Toxineinheit Tetanusgift beim Pferde eine Menge Anti-toxin erzeugt, die 100000 Toxineinheiten zu neutralisieren vermag. Wenn man aber hieraus schließen wollte, daß somit 1 Toxinmolekül 100000 Antitoxineinheiten (Rezeptoren) erzeugte, so wäre eine Überregeneration von Rezeptoren (nach EHR-LICHS Hypothese) vorauszusetzen, die ohne Beispiel und ohne weiteres unglaublich wäre. Denken wir uns z. B. eine 100000fache Überregeneration bei einer Geschwürs-oder Wundheilung! Ein solches Mißverhältnis spricht stark gegen die Richtigkeit der EHRLICHschen Hypothese.

Wir dürfen bei der Beurteilung dieser Verhältnisse nicht vergessen, daß man nicht die gebildete Antitoxinmenge, sondern nur die 100000fache Antitoxin-wirkung festgestellt hat, weil man ja das Antitoxin noch nicht als solches rein dargestellt und meßbar gemacht hat und nur auf seine Gegenwart aus einer ent-giftenden Wirkung schließt. Von den Dimensionen der Antitoxinbildung kann hier somit auch die Rede nicht sein. Wir kommen hiermit zur Frage: Welcher Natur kann denn die Antitoxinwirkung sein, daß eine gewisse Anti-toxinmenge eine viel größere Toxinmenge unter bestimmten Umständen unschädlich zu machen vermag?

Wir denken bei der Beantwortung dieser Frage vor allem an die Möglich-keit, daß das Antitoxin wie ein Enzym wirkt. Ein enzymartiges Antitoxin könnte, unter übrigens geeigneten Umständen, eine viel größere Menge Toxin unschädlich machen. Bemerkenswert ist, daß nur Stoffe unbekannter, viel-leicht nur solche eiweißartiger Natur als Antigene aufzutreten vermögen. Daß sich aus solchen Stoffen ein Enzym bilden kann, ist von vornherein keines-wegs unwahrscheinlich. Es wäre der Versuch zu machen, in vitro Gegenkörper zu bereiten. Allerdings ist es wahrscheinlicher, daß nicht ein neues Enzym im Körper gebildet, sondern ein schon vorhandenes „aktiviert", auf bestimmte Körper (Toxine usw.) „eingestellt" wird. Denken wir an das autolytische

Enzym, das wahrscheinlich schon in der lebenden Zelle vorhanden ist und erst nach dem Tod der Zelle wirksam wird. Damit ist aber nicht gesagt, daß alle Beziehungen zwischen Antigen und Antikörper enzymartige sein müßten.

Beobachtungen wie die, daß Pilokarpineinspritzung die Bildung von Antitoxin steigere und die einer örtlich beschränkten Antitoxinbildung (S. 170) weisen auf Zelltätigkeit bei der Antitoxinbildung ohne weiteres, keineswegs auf überschüssige Rezeptorenbildung hin.

Der Nachweis von Diphtherieantitoxin im Serum eines normalen Pferdes harrt der Deutung. Er schließt keineswegs die enzymartige Natur des Gegenkörpers aus.

Nun ist allerdings ein Enzym leichter als ein bequemer Deus ex machina anzuführen als nachzuweisen (§ 22e). Es verdient jedoch Beachtung, daß man schon mehrmals sich zur Annahme einer Enzymwirkung genötigt fühlte: Schon PFEIFFER hat 1896 das nach ihm benannte „Phänomen" (S. 164) als Ausdruck eines allgemeinen Grundgesetzes der Immunität bezeichnet, nach dem die künstliche Immunisierung durch Bildung von besonderen spezifischen bakteriziden Fermenten (Bakteriolysinen) im Tierkörper ermöglicht wird. Sodann betrachtete BUCHNER 1900 das Alexin, so auch METSCHNIKOFF („Zytase") als ein von Leukozyten, die auch von PFEIFFER als Enzymquelle angedeutet wurden, gebildetes proteolytisches Enzym. Und schließlich hat ABDERHALDEN diese Ansicht erweitert, indem er annahm, daß artfremde Eiweißstoffe im Blut die Bildung von „Abwehrfermenten", und zwar wahrscheinlich durch Leukozyten, veranlassen. Auch die Aphylaxie (§ 36) ließe sich durch Enzymwirkung erklären. Es ist dann außerdem die Frage zu beantworten (s. oben), ob das Enzym bei den erworbenen Zustandsveränderungen aus dem artfremden eiweißartigen Antigen entsteht. Wie die ererbte, „natürliche" Immunität verständlich wäre, wäre eine ebenfalls noch zu lösende Frage. Zunächst ist die Frage näher zu prüfen, ob artfremde eiweißartige antigene Stoffe im Organismus relativ spezifische Enzyme zu bilden vermögen, und wenn ja, ob sie sich am Aufbau dieser Enzyme mitbeteiligen.

Alles in allem kommen wir zum Schluß:

Antigene vermögen im dazu geeigneten Organismus Gegenkörper (Antikörper) zu erzeugen in einer noch unbekannten Weise und aus einem noch nicht nachgewiesenen Mutterstoff.

Die Natur der Wirkung von Antikörper auf Antigen ist noch nicht festgestellt. Kolloideigenschaften sind dabei vielleicht von großer Bedeutung, sie schließen aber keineswegs eine chemische, auch nicht eine antagonistische Wirkung aus. Die physikalische Wirkung (Adsorption) leitet vielleicht eine chemische ein. Letztere ist vielleicht enzymatischer Natur.

Wir wollen aber nicht vergessen, daß die Empfindlichkeit des Organismus von verschiedenen Faktoren bedingt wird, daß somit verschiedenartige Wirkungen sie zu verändern vermögen (S. 123). Hüten wir uns somit vor einseitigen Betrachtungen und vor „Erklärungen" nach einem starren Schema, wenn auch jede Forschung nur in einer Richtung zugleich möglich ist.

§ 35. Proteolysine, Abwehrfermente, Zytolysine, Antifermente. Agglutinine, Präzipitine, Aggressine.

Wir wollen jetzt noch über Proteolysine — „eiweißlösende" Stoffe —, denen wir schon mehrmals begegnet sind, einige Bemerkungen machen.

Zunächst haben wir (§ 22d) schon bei der Besprechung der Hämolyse gesehen, daß nach BORDET der hitzebeständige, spezifische Sensibilisator sich im Blutserum eines Tieres anhäuft, bei dem rote Blutkörperchen einer anderen Tierart ins Blut eingebracht waren. Dieser Sensibilisator wirkt wahrscheinlich auf das Chromozytenstroma ein, schädigt es und macht es der hämolytischen Wirkung des hitzeunbestandigen Alexins zugänglich. In ganz analoger Weise wirkt Immunserum bakteriolytisch auf die Bakterie, gegen welche das Tier immunisiert wurde, wie im PFEIFFERschen Versuch (S. 164), ein. Nach BORDET sind das hämolytische und das bakteriolytische Alexin bei derselben Tierart sogar identisch. Demnach waren die hämo- und die bakteriolytische Wirkung eines Immunserums bei einem Tier gleich, wenn nicht der Sensibilisator ein anderer wäre, und zwar wahrscheinlich im ersten Fall ein Stoff mit einem Chromozyten —, im zweiten Fall ein Stoff mit einem bakteriellen Bestandteil (S. 175).

EHRLICH und MORGENROTH wiesen nach, daß man dem Serum einer Ziege sensibilisierendes Vermögen gegenüber den Chromozyten einer andere Ziege, also eines anderen Individuums derselben Art beibringen kann durch wiederholte Einspritzungen von Blut des letzteren Tieres, mit Wasser vermischt. Das vorbehandelte Serum sensibilisiert dann auch Chromozyten anderer Ziegen. Die Forscher nannten den Stoff Isolysin.

METSCHNIKOFF nimmt an, daß die in Phagozyten aufgenommenen Bakterien zerstört werden, indem Phagozyten den Sensibilisator bilden und Alexin durch Zerfall gewisser Phagozyten ins Plasma tritt.

EHRLICH stellt sich die Hämolyse folgendermaßen vor: Eine haptophore Atomgruppe eines eingespritzten roten Blutkörperchens der Tierart A verbindet sich mit einem Rezeptor der Tierart B. Werden auf diese Weise viele Rezeptoren gebunden, so tritt überschüssige Regeneration, wie bei Toxinwirkung, und Abgabe der überschüssigen Rezeptoren (Haptine) an das Serum ein. Diese freien Haptine werden sich mit einer zytophilen Gruppe an rote Blutkörperchen der Tierart A haften. Mit einer komplementophilen Gruppe aber vermag das Haptin andererseits das Alexin, von EHRLICH Komplement (Addiment) genannt, zu binden. Dieses wirkt somit nicht unmittelbar auf die Zelle ein. Wegen seines doppelbindenden Vermögens nennt EHRLICH den Sensibilisator Ambozeptor (auch Immunkörper, Zwischenkörper, von GRUBER Präparator, von METSCHNIKOFF „fixateur" genannt, während letzterer das Alexin mit „Zytase" andeutet). Die Verbindung Zellrezeptor—Ambozeptor—Komplement nennt man wohl „bakterio-" bzw. „hämolytisches System" oder „Komplex".

BORDET bestreitet diese Darstellung EHRLICHS, weil er niemals eine Bindung von Komplement (Alexin) und Ambozeptor (Substance sensibilisatrice) nachweisen konnte, so daß man den Ambozeptor nicht als Bindeglied zwischen Blutkörperchen und Komplement betrachten darf. Nach NEISSER und WECHSBERG nimmt jedoch die bakteriolytische Wirkung eines Immunserums ab, ja sie hört sogar auf, wenn man zuviel Immunserum, also zuviel Sensibilisator (Ambozeptor) hinzufügt. Sie nehmen zur Erklärung dieser Erscheinung eine Komplementablenkung an. d. h. eine Bindung von Komplement durch freibleibende, nicht an Zellen gebundene. also unwirksame Ambozeptoren. Die Zahl dieser freien Ambozeptoren und damit auch das durch sie gebundene Komplement nimmt offenbar mit der Menge des hinzugefügten Immunserums zu, folglich nimmt damit das zur Einwirkung auf die Zellen verfügbar bleibende Komplement ab. Dieser Annahme gegenüber dürfen wir jedoch nicht die Möglichkeit ausschließen, daß das Zuviel an Sensibilisator eben die Zugänglichkeit bzw. Avidität (Habgier) der Zelle für das Komplement verringert. Wir kennen ja eben die bei diesen Vorgängen tätigen physikalischen oder chemischen Faktoren nicht genügend zur Beurteilung (vgl. BORDET).

BORDET nimmt ferner an — auch NOLF tut es — daß der Sensibilisator wie eine Farbbeize auf das rote Blutkörperchen einwirkt, so daß es das Alexin absorbiert und dieses die Hämolyse bewirkt (S. 119). BORDET leugnet auch die Gültigkeit der chemischen Gesetze der bestimmten Verhältnisse für die Hämolyse.

Jedenfalls müssen wir annehmen, daß hämo- sowie bakteriolytische Wirkung eines Immunserums von dem Zusammentreffen zweier Stoffe, Sensibilisator oder Ambozeptor und Alexin oder Komplement, bedingt wird. Bringt man rote Blutkörperchen in ein Serum, das sie nicht löst, so findet man nach einiger Zeit keine Abnahme des Komplementgehalts des Serums: die Chromozyten vermögen somit ohne weiteres kein Komplement zu binden. Mischt man aber sensibilisierte Blutkörperchen mit normalem aktivem Serum, so entziehen sie diesem all das Komplement. Nach BORDET und VON DUNGERN enthalten Immunsera nicht mehr Komplement als normales Serum; ihre viel stärkere Wirksamkeit verdanken sie ihrem Ambozeptorgehalt.

Über die Vielheit des Alexins streitet man. Weil die Beziehung zwischen Sensibilisator und Zelle eine spezifische ist, müssen wir viele verschiedenartige Sensibilisatoren annehmen.

Spritzt man einem Tier B normales Serum einer anderen Tierart A ein, so vermag das Komplement von A im Serum von B ein Antikomplement hervorzurufen. Bemerkenswerterweise vermag auch inaktiviertes (auf 55° bis 60° erhitztes) Serum dies zu tun. Diese Erscheinung hat zur Annahme geführt, daß das Komplement eine ergo- oder zymophore Gruppe besitzt, die durch die Erhitzung zerstört wird, während die haptophore und die antigene Gruppe unverletzt bleiben. Man nennt ein so verändertes Komplement „Komplementoid‟. Nach P. TH. MÜLLER u. a. kommen Antikomplemente im normalen Serum verschiedener Tierarten vor, also vielleicht ähnlich wie Antitoxinwirkung. Man hat bis jetzt keinen Unterschied zwischen den im normalen und den im Immunserum vorkommenden Antikörpern nachweisen können.

Im allgemeinen vermag Eiweiß einer anderen Tierart bei einem Tier als Antigen Antikörper zu bilden. Man hat verschiedenartige Zytolysine dargestellt (das Wort wird in gleicher Bedeutung mit Zytotoxin gebraucht, obwohl letzteres jedes einer Zelle schädliche Toxin andeutet): leukolytisches (-toxisches), neuro-, nephro-, hepato-, spermato-, epitheliotoxisches oder -lytisches Serum, indem man die betreffenden Zellen bei einem Tier einer anderen Art einbrachte. Das dann entstehende Serum schädigt bzw. tötet die antigenen Zellen, bzw. löst dieselben auf. Die Zytotoxine oder -lysine bestehen ebenfalls aus zwei Komponenten, nämlich aus einem Sensibilisator und Alexin. Sie vermögen Antizytotoxine zu bilden. Auch Isozytotoxine, ähnlich wie Isolysine (S. 177) hat man gewonnen.

MORGENROTH hat nachgewiesen, daß eingespritztes Labenzym einen Stoff, Antilab erzeugt, das die Wirkung des Labs aufhebt. So hat man auch gebildet: Antidiastase, Antitrypsin, Antipepsin, Antiemulsin, Antisteapsin, ein Antifibrinenzym, das die Wirkung des proteolytischen Enzyms in gelapptkernigen Leukozyten aufhebt. Es ist thermolabil und wird durch Erhitzung über 60° zerstört. Das wären also alle Antifermente oder Antienzyme.

Führt man fremdartige Eiweißstoffe in die Blutbahn oder subkutan, also parenteral (außerhalb des Darmkanals) ein, so erscheinen proteo- und peptolytische Enzyme im Blut dieses Tieres, welche die (schädlichen) Eiweißkörper in unschädliche, sogar nützliche, Bruchstücke zerlegen. ABDERHALDEN hat diese Enzyme als Abwehrfermente bezeichnet, eben weil sie schädliche Stoffe unschädlich machen. Sie sollen, ebenso wie das von FR. MÜLLER nachgewiesene fibrinolytische Enzym, von Leukozyten abgegeben werden und eine Immunitätserscheinung darstellen.

Wir können organ-, zell-, blut-, plasmaeigene und organ- usw. fremde Stoffe unterscheiden. Aus blut- und plasmaeigenen, relativ einfachen Stoffen bauen sich die verschiedenen Zellen ihre zelleigenen Stoffe auf, die Muskel-, die Leberzelle ihr eigenes Protoplasma. Nun läßt der tierische Organismus nach ABDERHALDEN nur plasmaeigen gemachte Stoffe in den Kreislauf zu. Die Verdauung im Magendarmkanal hat zur Folge, daß nur bestimmte körpereigene oder wenigstens unschädliche Stoffe in die Gewebe gelangen. Haben nun die Körperzellen auch jenseits des Darmkanals die Fähigkeit, zusammengesetzte, artfremde Stoffe in unschädliche Bruchstücke zu zerlegen, die zum Aufbau von Zellprotoplasma oder als Energiequelle dienen können? ABDERHALDEN stellt diese Frage und beantwortet sie folgendermaßen: In Zellen kommen peptolytische Enzyme vor, die Polypeptide, die man sich als Verkettungen von Aminosäuren vorstellt, zerlegen. Auch hydrolytische Spaltungen sind möglich. Nun stellte ABDERHALDEN fest, daß nach parenteraler Zufuhr plasmafremder Stoffe, wie Peptone, Kasein, bei Hunden und Kaninchen der Gehalt des Blutes an peptolytischem Enzym zunahm. Diese Enzyme brauchen nicht im Blute zu wirken, sie bauen die bluteigenen Proteine nicht ab. Man kann sie erst 3—4 Tage nach der Einspritzung sicher nachweisen. WEINLAND hatte schon zuvor nachgewiesen, daß Einspritzung von Rohrzucker in die Blutbahn schon nach 15 Minuten gefolgt wird durch das Auftreten von Invertin im Blute, das Rohrzucker in Glukose und Fruktose zerlegt. Das Enzym kommt ausnahmsweise auch im Serum nicht vorbehandelter Tiere vor, eine Erscheinung, die wiederum an die Antitoxinwirkung normalen Serums (s. dort) erinnert.

ABDERHALDEN hat ein Verfahren (Reaktion) ausgebildet, nach dem es möglich sei, körpereigenen, jedoch blut- bzw. plasmafremden Stoffen nachzuspüren, indem man bestimmte Fermente nachweist. Nach ihm kreisen während der ganzen Schwangerschaft Fermente im Blute, die Plazentaeiweiß abzubauen vermögen, auch bei der Stute, die keine Chorionzotten im Mutterkuchen hat. Andere Forscher haben aber auch solche Enzyme bei nicht schwangeren Frauen und sogar bei Männern nachgewiesen. Ob dieser Befund bloß einem Versuchsfehler zuzuschreiben ist, müssen wir bezweifeln. Es wäre vielmehr vollkommen dem Antitoxin-, Invertinnachweis usw. in normalem Serum analog, daß auch bei nicht-schwangeren Frauen ein solches Enzym gelegentlich nachweisbar wäre.

Man hat auch die Geschwulstimmunität studiert. JENSEN hat zuerst nachgewiesen, was von späteren Forschern bestätigt wurde, daß es Versuchstiere gibt (nach JENSEN 50 %) bei denen mehrere Geschwulstimpfungen erfolglos bleiben, wenn es die erste ist. Dabei kommt dem Impfverfahren keine Bedeutung zu (HERTWIG und POHL). Es gibt eine solche angeborene und eine extrauterin erworbene Geschwulstimmunität. HAALAND konnte nur schwer die Mäusegeschwulst JENSENS bei französischen und russischen Mäusen und noch schwerer EHRLICHS Mäusegeschwulst bei norwegischen Mäusen zum Wachstum bringen. Alter, Schwangerschaft und andere individuelle Faktoren beeinflussen den Erfolg. EHRLICH, APOLANT, LEWIN u. a. haben auch beobachtet, daß eine geimpfte Geschwulst zunächst bis zu gewisser Größe erwächst, und dann restlos verschwindet. Man betrachtet diese „spontane Heilung" als Wirkung einer erworbenen Geschwulstimmunität. EHRLICH schreibt sie dem Fehlen eines notwendigen Nährstoffes zu, und redet daher von „atreptischer" Immunität. Andere haben jedoch Doppelimpfungen erzielt, so daß sie das Fehlen eines unentbehrlichen Nährstoffes bezweifeln.

Auch eine aktive Immunisierung gegen Krebs und Sarkom erscheint möglich. Man kann z. B. Tiere durch wiederholte subkutane Impfungen von Krebsstückchen krebsfest machen. Weitere Impfungen, die sonst zu gelingen pflegen, bleiben dann bei solchen Tieren ohne Erfolg.

RUSSELL hat die Ansicht ausgesprochen, daß eine solche Geschwulstimmunität von einer derartigen „Umstimmung" der Gewebe bedingt sei, daß vor allem Neubildung von Bindegewebe (Stroma) und Blutgefäßen, und damit die Möglichkeit des Wachstums ausbleibe. Nach E. GOLDMANN ist aber das Untersuchungsverfahren RUSSELLS ungenügend. Außerdem tritt Gefäßbildung beim Sarkom im Geschwulstgewebe selbst — es entstehen ja Blutkapillaren, deren Endothel mit dem Sarkomgewebe zusammenhängt — beim Krebs aber im Bindegewebe d. h. im Stützgewebe der Epithelgeschwulst auf. Es ist näheres abzuwarten.

GOLDMANN gibt kurz an, daß die Impfstelle von Bedeutung ist. Es gelang ihm bei geschwulstfest gemachten Tieren durch intraperitoneale Impfungen Geschwülste zu erzeugen. Andere Forscher schreiben die Nekrose des Pfröpflings einer zytotoxischen Tätigkeit des immunen Tieres zu.

Wir kommen jetzt noch einmal auf die Hämolyse zurück. Sie wurde 1901 von BORDET und GENGOU zum Nachweis von **Komplementbindung** (Komplementfixation) angewandt. Das Komplement geht durch Erhitzung auf 55° oder durch längeres Stehen verloren, während der Ambozeptor behalten bleibt. Versetzt man frisches oder durch den Zusatz frischen Serums komplementhaltig gewordenes Serum A eines Kranken mit dem betreffenden Krankheitserreger, so wird das Komplement gebunden, was nicht eintritt, wenn kein spezifischer Ambozeptor sich im Serum findet. Die Komplementbindung braucht bei Körpertemperatur einige Stunden. Sie ist nach BORDET eine Adsorptionserscheinung. Man erkennt die Bindung daran, daß Hämolyse nicht eintritt, wenn man inaktiviertes (komplementfreies) hämolytisches Serum B mit den antigenen roten Blutkörperchen hinzufügt. Hämolyse erfolgt nur dann, wenn im Serum A genügend Komplement vorhanden war. Ausbleibende Hämolyse weist somit auf das Vorhandensein eines spezifischen Ambozeptors im Serum A des Kranken hin.

Als Beispiel diene der Versuch BORDETS. Er machte drei Mischungen:

I. 0,5 ccm frisches (alexinhaltiges) Meerschweinchenserum,
    0,5 ccm sensibilisierendes Choleraimmunserum von Kaninchen,
    0,5 ccm Choleravibrionenemulsion.
II. 0,5 ccm frisches Meerschweinchenserum,
    0,5 ccm normales Kaninchenserum,
    0,5 ccm Choleravibrionenemulsion.
III. 0,5 ccm frisches Meerschweinchenserum,
    0,5 ccm Choleraimmunserum von Kaninchen,
    keine Choleravibrionenemulsion.

Nach einer Stunde wurde zu jeder Mischung 0,2 ccm eines durch Erhitzung inaktivierten, Kaninchenchromozyten lösenden Serums und zwei Tropfen gewaschener Kaninchenchromozyten hinzugefügt: Hämolyse trat nur in II und III, nicht aber in I ein.

Diese Komplementbindung kann man anwenden bei der forensischen Frage. ob ein Blut von einem Menschen stammt (GENGOU).

WASSERMANN und BRUCK zeigten dann, daß ein Bakterienextrakt, z. B. ein Extrakt des Typhusbazillus, als Antigen mit dem entsprechenden Immunserum eine gleichstarke Komplementbindung ergibt wie die Bakterie selbst. So wurde es möglich, durch ein Bakterienextrakt mit dem betreffenden Immunserum (z. B. eines Patienten) zusammenzubringen, den spezifischen Ambozeptor in diesem Serum nachzuweisen. Umgekehrt kann man durch ein Immunserum tierischer Herkunft das Vorhandensein einer sehr geringen Menge des entsprechenden Bakterienextraktes im zu untersuchenden Serum nachweisen. Auf beide Wege kann also die Komplementbindung zur Diagnose führen, sofern man sich auf die ,,Spezifizität" der Reaktion (§ 37) verlassen kann.

So hat sich die ,,WASSERMANN-Reaktion" auf Syphilis ausgebildet, wobei allerdings nicht ein Extrakt der noch nicht in Reinkultur gewonnenen Spirochaete pallida, sondern ein wässeriges oder alkoholisches Extrakt aus syphilitischen menschlichen Organen — z. B. aus der Leber eines Kindes mit angeborener Syphilis — in denen viele Parasiten anzunehmen sind, angewandt wird. Das Serum der mit einem solchen Extrakt vorbehandelten Affen ergibt eine typische Komplementbindung. Nun nimmt man an, daß der Mensch, dessen Serum bzw. Spinalflüssigkeit mit dem soeben erwähnten Organextrakt Komplementbindung gibt, syphilitisch ist. Das trifft in der Tat oft, aber nicht immer zu. Die Reaktion tritt mitunter auch auf bei Leuten, bei denen keine Syphilis nachweisbar oder auch nur wahrscheinlich ist (§ 37). Man kann sogar eine Lösung von gallensauren Salzen, eine Lezithinemulsion, die gar nicht ,,spezifisch" ist, als Antigen anwenden! Eine gewisse diagnostische Bedeutung kommt der Reaktion zu, wohl meist zu statistischen Feststellungen, wo man mit großen Zahlen arbeitet. Und im Einzelfall dann, wenn man die Erkrankungen, welche erfahrungsgemäß die W. R. bewirken können, außer Syphilis, auszuschließen vermag.

Wir wollen jetzt noch einige Bemerkungen über Agglutination, Präzipitation usw. machen.

Agglutination tötet die Bakterien nicht ab: sie bleiben wachstumsfähig.

Agglutination erfolgt nicht in einer salzlosen Flüssigkeit, obwohl die Bakterie das Agglutinin bindet. Sie tritt aber nach Hinzufügung von NaCl oder Glukose ein (BORDET und LOOS). LANDSTEINER u. a. fassen die Agglutination auf als eine Ausflockung, wie die von Eiweiß in kolloidaler Lösung. Es sind nach BORDET (1899) die Elektrolyte, welche den Komplex Antigen—Antikörper agglutinieren, wobei die Agglutinine die Mikroben empfindlich für die ausflockende Wirkung der Salze machen. Aber auch Bakterien, die Verbindungen von Eisen, Uran, Aluminium absorbiert haben, zeigen sich später von den Salzen agglutinierbar (NEISSER und FRIEDEMANN, BECHHOLD, GENGOU). Auch kolloidale Komplexe, wie Mastix-Gelatine, sind durch den elektrischen Strom ausflockbar. Nach Erhitzung auf 80° bindet der Typhusbazillus noch das Agglutinin, er ist aber nicht mehr agglutinierbar (WEIL), wahrscheinlich weil sein Eiweiß schon geronnen ist durch die Erhitzung.

Die Agglutination ist als eine Begleiterscheinung aufzufassen.

Man hat auch Hämagglutinine (welche Chromozyten agglutinieren) und Isoagglutinine nachgewiesen.

Die Präzipitine wurden von R. KRAUS (1897) nachgewiesen: Bringt man in ein spezifisches Immunserum ein keimfreies Kulturfiltrat der homologen Bakterie, so entsteht ein Niederschlag. Mit Filtraten von Kulturen anderer, heterologer Bakterien, bzw. mit normalem Serum geschieht das nicht. Die Stoffe, welche den Niederschlag bewirken, nennt man Präzipitine. Sie sind wahrscheinlich verwandt, aber nicht identisch mit den Agglutininen, denn agglutinierendes Serum verliert durch Erhitzung auf 50° wohl die agglutinierende, aber nicht die präzipitierende Wirkung.

Die Ausfällung erfolgt aus einer Verbindung des Präzipitins mit dem ausfällbaren Stoff. Erhitzung auf 60° zerstört die präzipitierende, nicht aber die Bindungsfähigkeit des Präzipitins (vgl. oben das Agglutinin).

Die Präzipitinreaktion wendet man zu gerichtsärztlichen Zwecken, zur Unterscheidung von menschlichem und tierischem Blut oder Eiweiß überhaupt an.

In normalem Serum finden sich verschiedenartige Präzipitine, welche sich durch Immunisierung vermehren und spezifisch werden.

Zu den Opsoninen (S. 166) sei noch folgendes bemerkt: Man unterscheidet „Normal"- und „Immunopsonine", je nachdem der Stoff in normalem oder (reichlicher) in Immunserum sich findet. DENYS und LECLEF zeigten, daß die Immunopsonine spezifisch und thermostabil sind (sie werden durch Erhitzung auf 60° nicht zerstört). Mit diesen Immunopsoninen verwandt oder identisch sind die von NEUFELD und RIMPAU nachgewiesenen Bakteriotropine.

Es kann auch die krankmachende Bakterie im Wirtsorganismus immun gegen die Schutzstoffe werden. Nach BAIL scheidet sie im Wirtsorganismus Angriffsstoffe, Aggressine (KRUSES frühere Lysine) aus, welche sie gegen die Schutzstoffe des Wirtsorganismus schützen und ihr Wachstum ermöglichen. Man hat nämlich in keimfreiem serösen Exsudat Stoffe nachgewiesen, welche mit Bakterien geimpft die Infektion fördern und sie tödlich machen. Durch wiederholte Einspritzung solchen Exsudates kann man Tiere gegen dasselbe sowie gegen die entsprechende Bakterie aktiv immunisieren, indem sich im Serum solcher Tiere Antiaggressin anhäuft, welches das Aggressin unwirksam macht und gegen dasselbe passiv immunisiert. Nach BAIL wirken die Aggressine durch Hemmung der Phagozytose. DÖRR betrachtet sie hingegen als Endotoxine, die durch ihre Giftigkeit das Versuchstier schädigen und die Infektion fördern. WASSERMANN und CITRON haben auch außerhalb des Wirtsorganismus, durch Auslaugen lebender Bakterien, Aggressine gewonnen, die wohl extrahierte Endo- und Ektotoxine sind. Dieser Befund verleiht der DÖRRschen Ansicht eine Stütze (vgl. KRUSE).

≃ § 36. Überempfindlichkeit und Aphylaxie.

Überempfindlichkeit ist der Genus-, Aphylaxie[1]) ein Speziesbegriff. Wer überempfindlich ist gegen $CHCl_3$ oder gegen Alkohol, ist nicht aphylaktisch zu nennen. Wir nennen zur Zeit nämlich nur eine solche Überempfindlich-

---

[1]) Man meint Schutzlosigkeit, sollte daher von Aphylaxie reden (α privans und $\varphi \acute{v} \lambda \alpha \xi$ Schutz) und nicht von Anaphylaxie

keit gegen einen bestimmten eiweißartigen Stoff Aphylaxie, welche eintritt einige Zeit nachdem dieser Stoff in einer unschädlichen Menge parenteral, d. h. subkutan oder in eine Ader, eingeführt wurde. Aphylaxie ist somit ein erworbener Zustand. Man verwechselt leider auch hier oft Genus und Spezies, Überempfindlichkeit und Aphylaxie, was um so mehr zu bedauern ist, weil wir noch nicht wissen, was Aphylaxie ist und so immer mehr Verwirrung droht. Folgende Versuche dienen zur Begriffsbestimmung.

Es gibt artfremde Eiweißkörper, die sowohl per os (enteral) wie parenteral für ein bestimmtes Tier ungiftig sind, wie Eiweiß und Eigelb von Vogeleiern, andere aber, wie Fleischproteine mancher Crustaceen und viele Pflanzenproteine, die giftig sind. MAGENDIE hat schon 1839 betont, daß ungiftige Eiweißkörper durch wiederholte Einspritzung giftig werden können. RICHET stellte mit giftigen Eiweißkörpern einen typischen Versuch an: Spritzt man in die Ader eines Hundes eine tödliche Menge (0,75 g pro kg Körpergewicht) eines von Aktinien oder Seeanemonen gewonnenen eiweißartigen Giftes („Aktiniengift") ein, so bekommt das Tier nach etwa 24 Stunden heftigen blutigen Durchfall, bedeutende Hypothermie und es stirbt binnen drei Tagen. Man kann aber eine so geringe Giftmenge M einspritzen, daß der Hund kaum unwohl wird und nach einigen Tagen wieder vollkommen normal erscheint. Spritzt man dann bei diesem Tier nach etwa einem Monat den 20. Teil der Menge M ein, so erkrankt das Tier sofort: es bekommt sofort heftiges Erbrechen, blutigen Durchfall, Erniedrigung des arteriellen Blutdruckes, Lähmungen, plötzliche Hypothermie (Temperatursturz) und es stirbt nach wenigen Stunden. Die erste, anscheinend unschädliche Injektion hat das Tier offenbar in hohem Maße überempfindlich gegen das Gift gemacht. Diese durch vorherige Einwirkung desselben Stoffes in unschädlicher Menge erworbene Überempfindlichkeit nennen wir Aphylaxie. In den typischen, sicheren Fällen tritt sie ein nach parenteraler Einspritzung und zwar erst nach einer gewissen Inkubationszeit (präaphylaktische Periode), die 8 Tage oder länger dauert. Diese erste Einspritzung nennt man die aphylaktisierende, sensibilisierende oder präparierende. Die heftigen Erscheinungen, die dann nach der zweiten Einspritzung (Reinjektion) eintreten, deutet man als aphylaktischen Schock an. Dieser erfolgt sofort nach der Reinjektion. Die Aphylaxie geht mit Leukopenie und einer Verringerung bis Aufhebung der Blutgerinnung einher.

Man nennt die Aphylaxie eine spezifische Erscheinung, weil der Schock nur nach Reinjektion desselben, aphylaktisierenden (präparierenden oder sensibilisierenden) Stoffes eintritt. Zu bemerken ist aber, daß die aphylaktisierende Wirkung des Eiweißes durch Erhitzung auf 100⁰ nicht verloren geht, daß aber Reinjektion solchen erhitzten Eiweißes nicht von Schock gefolgt wird. Aber auch sonst ist die Spezifizität nicht absolut. Jedenfalls ist aber die Aphylaxie am größten gegen denselben Stoff (RICHET).

Die Erscheinungen sind bei der gleichen Tierart gleich, unabhängig von der Art des verwendeten albuminösen Stoffes, bei verschiedenen Tierarten aber können sie ungleich sein. So treten beim Meerschweinchen nicht die gleichen Erscheinungen wie beim Hund (s. oben), sondern besonders Lungenstarre durch Bronchienverengerung (Bronchialmuskelkrampf) mit Atemnot ein. Nach BIEDL und KRAUS ruft intravenöse Einspritzung von WITTE-Pepton die gleichen Erscheinungen hervor.

Das Verhältnis zwischen der Menge eines für ein normales Tier giftigen artfremden Eiweißes und der für ein aphylaktisch gemachtes Tier in gleichem Maße giftigen Menge nennt man aphylaktischen Index.

Ob ein aphylaktischer Schock oder Kollaps es ist, hängt davon ab, was man unter Shock versteht (§ 119). FRIEDBERGER u. a. reden von Vaguspuls, sie nehmen somit eine Vagusreizung an, die allerdings zu Pulsvermehrung führen kann. Ferner hat man Hyperämie der Bauchorgane festgestellt. Wir reden, wenigstens bis zu näherer Aufklärung, besser nicht von aphylaktischem Schock, sondern von Anfall.

Ein anderes Beispiel: Wiederholte Einspritzung von Pferdeserum bei Meerschweinchen, die sogar eine große Menge bei erster Injektion ohne Hindernis vertragen, kann Krämpfe oder Lahmungen, Atemnot, Lungenblähung und Tod bewirken. Das Herz klopft noch lange nach dem Atmungsstillstand. Diese Erscheinungen hat man auch bei Menschen nach wiederholter Serumeinspritzung (mit gewissem zeitlichen Zwischenraum) beobachtet. PIRQUET und SCHICK haben sie als Serumkrankheit angedeutet. Ob sie schon nach erstmaliger Einspritzung bei zuvor vollkommen normalen Menschen eintritt, ist zweifelhaft. Vielleicht ist dann irgend eine unbemerkte sensibilisierende Einwirkung (latente Diphtherie?) voraufgegangen (s. unten).

Überlebt das Tier den aphylaktischen Anfall, so kann eine dritte Einspritzung, die nicht zu lange auf die zweite folgt, ohne Schaden stattfinden. BESREDKA hat diese Unempfindlichkeit als Antiaphylaxie bezeichnet. Sie geht oft wieder in Aphylaxie über.

Subkutane Einspritzung ist geeignet zur Präparierung, aber nicht als Reinjektion, weil sie dann nur ein örtliches Ödem mit Blutungen, sogar Nekrose und Geschwürsbildung mit Narbenbildung ergibt. Läßt man, statt der Reinjektion, das Eiweiß einatmen, so tritt Lungenentzündung auf (FRIEDBERGER). Eine intraperitoneale Einspritzung wirkt stärker als eine subkutane, aber langsamer als die intravenöse; subdurale Injektion ist aber die zur Reinjektion geeignetste.

Wirkt die Reinjektion nicht tödlich, so erfolgt nur Hypothermie, bei noch geringerer Wirkung aber Fieber.

ROSENAU und ANDERSON konnten durch reichliche Eiweißfütterung Meerschweinchen aphylaktisch machen. Dabei gelangen vielleicht ungeänderte oder ungenügend geänderte Eiweißkörper zur Aufnahme ins Blut.

Auch poikilotherme Tiere sind einer aphylaktischen Wirkung zugänglich, aber nicht gleich leicht.

Die Überempfindlichkeit dauert beim Meerschweinchen zwei Jahre, beim Menschen soll sie fünf Jahre dauern können.

Was ist nun Aphylaxie?

Daß eine Inkubationszeit erforderlich ist, macht kumulative Wirkung unwahrscheinlich (FRIEDBERGER). Ferner müssen wir beachten, daß artfremde Eiweißkörper, auch nach Abtötung (Erhitzung auf 100^0), amorph oder in Zellform, wenn nur parenteral eingespritzt, zu sensibilisieren vermögen. Ferner daß das Serum eines durch solch eine Einspritzung aktiv aphylaktisch gewordenen Tieres die Aphylaxie auf ein anderes Tier zu übertragen vermag (passive Aphylaxie). Schließlich, daß die intravenöse Einspritzung von WITTE-Pepton (s. oben) aphylaktische Erscheinungen hervorruft. Diese Daten führen zu folgender Betrachtung: Artfremde Eiweißkörper werden im Magendarmkanal in arteigene einfachere Eiweißkörper bzw. „Bausteine" derselben zerlegt. Diese gelangen ins Blut und in die Gewebe. Nur wenn artfremde Eiweißkörper in ganz großer Menge in den Darm aufgenommen werden, kann Aphylaxie erfolgen.

Was macht nun der artfremde Eiweißkörper im Blut? Man kann sagen: er erzeugt als Antigen einen Antikörper. Welcher Natur ist dieser aber? Nehmen wir auch hier an, daß es ein Enzym ist, das eben das Antigen zu zerlegen vermag in zum Teil giftige Zwischenstoffe (ähnlich wie WITTE-Pepton), die man Aphylakotoxine („Anaphylatoxine") nennen mag, so verstehen wir die Aphylaxie, auch die passive. Auch begreifen wir dann, daß der aphylaktische Anfall bei derselben Tierart gleich ist, gleichgültig was als Eiweißantigen angewendet wurde, bei verschiedenen Tierarten aber ungleich. Es kommt nur darauf an, ein solches Enzym, wenigstens in seiner Wirkung, rein darzustellen.

Die Inkubation wäre als Bildungszeit (Umstimmung, Freimachung des Enzyms?) des eiweißzerlegenden Enzyms aufzufassen. Schon einen Tag nach der ersten parenteralen Einspritzung tritt „Fieberreaktion", d. h. Fieber bei Reinjektion ein, die allmählich zunimmt.

Ob das artfremde Eiweiß als solches oder ein aus demselben entstehender Stoff als Antigen sowie bei der Reinjektion wirkt, wissen wir nicht. Ebensowenig, ob Spaltungsprodukte desselben die gleichen sind wie die im Darm gebildeten, und ob die (intermediären, giftigen) Spaltungsprodukte verschiedener Antigene gleich sind. Es ist von vornherein sehr wohl möglich, daß verschiedene Stoffe einen gleichen aphylaktischen Anfall bewirken, ähnlich wie Fieber oder eine bestimmte Entzündungsform durch verschiedene Stoffe hervorgerufen werden können (§ 37 und später). Die aphylaktischen Antikörper bleiben kürzere oder längere Zeit im Blute bestehen.

Die Schädlichkeit der Transfusion artfremden Serums beruht wahrscheinlich auf Zufuhr solcher Eiweißkörper, die auch im Blute normaler Individuen, also ohne nachweisbare sensibilisierende Einwirkung, zerlegt werden. Diese Erscheinung scheint dem Vorkommen eines bestimmten Antitoxins im Blute eines normalen Individuums (S. 176) analog zu sein. Vielleicht kommt das hypothetische Enzym bei normalen Individuen ausnahmsweise frei im Blut vor.

UHLENHUTH u. a. haben auch durch arteigenes Eiweiß, z. B. Linsensubstanz, Aphylaxie (Isoaphylaxie) hervorgerufen.

Ebenso wie durch andere Immunitätsreaktionen kann man ein antigenes Eiweiß, z. B. Menschenserum, schon in sehr geringer Menge durch den aphylaktischen Anfall beim Meerschweinchen nachweisen. Dies ist forensisch wichtig. So z. B. ist erforderlich

zur Sensibilisierung	zur Tötung eines Meerschweinchens durch intravenöse Reinjektion
von Rinderserum 0 000 01	0 01 (DÖRR und RUSS)
von Pferdeserum 0 000 001	0 001 (ROSENAU und ANDERSON)
von kristallisiertem Hühner-eiweiß 0 000 000 05	0 000 1 (WELLS)

Vielleicht sind die durch artfremdes Eiweiß erzeugten Körper verwandt oder identisch mit den Präzipitinen: in vitro entsteht nämlich ein Präzipitat, wenn man Antigen zum aphylaktischen Serum fügt. Es kann aber auch Präzipitin neben dem Aphylakotoxin gebildet sein. Allerdings kann man aus dem Präzipitat (durch sorgfältiges Waschen mit physiologischer NaCl-Lösung und Hinzufügen komplementhaltigen Meerschweinchenserums) das Aphylakotoxin gewinnen. Spritzt man dann das Serum, nachdem man es durch Zentrifugieren von Präzipitat befreit hat, in die Blutbahn eines Meerschweinchens, so stirbt das Tier binnen weniger Minuten unter typischen aphylaktischen Erscheinungen (FRIEDBERGER), wie durch ein Gift. Fügt man aber Serum hinzu, das durch Erhitzung auf 56° komplementfrei geworden war, so erfolgt keine Giftwirkung. Komplement ist für die Bildung des Aphylakotoxins offenbar erforderlich. Durch den aphylaktischen Anfall nimmt der Komplementgehalt des Serums (des betroffenen Individuums) ab.

Ebenso wie immer bei aktiver Aphylaxie im Blute sind bei der Aphylakotoxinbildung in vitro Eiweißkörper nachweisbar, welche die Biuretreaktion ergeben.

Wir kennen somit eine durch Versuche festgestellte aktive und passive Aphylaxie und eine Vergiftung durch ein in vitro gebildetes Aphylakotoxin.

Es wäre verfrüht, schon jetzt Aphylaxie und Immunität zu vergleichen. Wir wissen von beiden Zuständen noch zu wenig, wenn auch manche Erscheinungen auf Verwandtschaft hindeuten. Daß bei Infektionen Aphylaxie und Immunität in verschiedenem Maße eine Rolle spielen — erstere durch Endo- und vielleicht auch Exotoxine — dürfen wir annehmen. Wir müssen aber sehr zurückhaltend sein mit einer „aphylaktischen" Deutung verschiedener Infektions- und Entzündungserscheinungen. Durch die verschiedenartigsten Stoffe kann man ja sowohl Fieber wie Entzündung erregen, ohne daß irgend ein Grund für die Annahme einer Aphylaxie vorliegt. Wir werden später solchen Stoffen begegnen. Demgegenüber ist aber gewiß die Möglichkeit einer Aphylaxie in einigen Fällen zu beachten. Ist die Krise bei fibrinöser Pneumonie aphylaktischen Ursprunges? Schon 1902 habe ich die Wahrscheinlichkeit betont, daß sie einem Auftreten von Bakteriolysinen im Blut in großer Menge aus zerfallenden Leukozyten zuzuschreiben ist. Tritt dabei Aphylaxie ein? Es sind hier mehrere Daten, und vor allem eine tiefere Einsicht in die Aphylaxie abzuwarten. Der Temperatursturz geht bei der Krise nicht mit Schweißausbruch und Pulsbeschleunigung, sondern mit Pulsverlangsamung und ruhigem Schlaf einher. Die Rückkehr der Pulszahl zur normalen kann einfach von der Temperaturerniedrigung und dem Aufhören der Giftwirkung bedingt sein.

In allen experimentellen Fällen aktiver sowie passiver Aphylaxie ging dem aphylaktischen Anfall eine Vorbereitung vorauf durch Einwirkung des gleichen eiweißartigen Stoffes. Nun betrachtet man aber eine ganze Reihe von Erscheinungen, die man bisher als Idiosynkrasien angedeutet hat, als aphylaktische, auch dann, wenn von Vorbereitung nichts erhellt. Zunächst müssen wir dabei Überempfindlichkeit gegen eiweißartige und solche gegen nichteiweißartige, ja gegen relativ einfache anorganische Stoffe unterscheiden.

Ein Beispiel der nicht nachweisbar vorbereiteten Überempfindlichkeit gegen eiweißartige Körper haben wir schon in der nach einer einzigen Serumeinspritzung auftretenden Serumkrankheit kennen gelernt. Ferner hat man starke Überempfindlichkeit gegen per os eingenommene Kuhmilch bei Kindern und gegen Hühnereiweiß auch bei Erwachsenen beobachtet. Erbrechen und Durchfall treten dabei schon nach Gebrauch einer ganz geringen Menge auf (LANDMANN, BRUCK, KLAUSNER u. a.). BESCHE erkrankte jedesmal asthmatiform nach Einatmung von Pferdeluft. Auch das Heufieber, durch Einatmung von Pollen von Gramineen, sei hier erwähnt. Welcher Ursache ist diese Überempfindlichkeit zuzuschreiben? Sollte die ganz kleine Menge Hühnereiweiß oder Milch ungeändert oder ein giftiger, durch Spaltung im Darm daraus gebildeter Stoff resorbiert werden? Wir müssen die Möglichkeit einer Überempfindlichkeit nichtaphylaktischer Natur beachten, wie dies bei den nichteiweißartigen Stoffen noch mehr erforderlich ist.

Man hat nämlich auch Überempfindlichkeit gegen Jodoform, Antipyrin, Adrenalin usw. beobachtet. BRUCK will sogar Meerschweinchen aphylaktisch gegen Antipyrin und Jodoform gemacht haben durch Einspritzung von Serum eines gegen jene Stoffe überempfindlichen Meerschweinchens. Bestätigt sich dies, so wäre damit noch nicht Aphylaxie wie gegen Eiweißkörper erwiesen. Es wäre z. B. möglich, daß im Serum des überempfindlichen Tieres ein Stoff sich fände, der bestimmte Zellen eines normalen Meerschweinchens jenen Giften mehr zugänglich machte. Vielleicht trifft übrigens diese Möglichkeit auch für die Aphylaxie zu.

Wir wissen noch nicht, was eigentlich die Empfindlichkeit, und folglich auch nicht, was die Überempfindlichkeit bedingt, und müssen deshalb um so vorsichtiger in unserem Urteil sein. Oben nahmen wir die Möglichkeit einer Aphylakotoxinbildung, also einer Giftbildung, als Ursprung des Anfalls an. Erweist sich dies als richtig, so wäre die Aphylaxie von der Überempfindlichkeit abzutrennen, weil wir uns diese, ebenso wie Empfindlichkeit, nur als zellulare bzw. Gewebseigenschaft denken. Adsorption, Lösung, Diffusion, Zugänglichkeit für den giftigen Stoff, Reizbarkeit des Protoplasmas gegenüber diesem Stoff und ähnliche Faktoren, die mit Eigenschaften der Zelle bzw. des Gewebes zusammenhängen, bedingen die (Über)empfindlichkeit. Sie haben nichts mit Giftbildung im Organismus zu tun.

9. Kapitel.

§ 37. Spezifizität.

Wir müssen diesen Begriff und die damit zusammenhängenden Mißverständnisse und Fehler etwas näher betrachten.

Schon GALENUS hat von Spezies ($\epsilon\tilde{\iota}\delta o\varsigma$) von Krankheiten geredet, die er mit Spezies von Pflanzen und Tieren verglich. Spätere Forscher haben das auch getan, wie SYDENHAM, andere haben sogar die Krankheiten als im Wirtsorganismus lebende Wesen betrachtet. Sogar für Infektionskrankheiten trifft dies nicht zu, weil ja der Parasit nicht die Krankheit (§ 4), sondern einen Krankheitsfaktor darstellt. BOYLE im 17. und PASTEUR im 19. Jahrhundert haben Infektionskrankheiten mit Gärungen verglichen, die PASTEUR Lebewesen zuschrieb. Ursprünglich bedeutet Gärung Zerlegung von Zucker in Alkohol und Kohlensäure. Später wurde aber der Begriff auf andere fermentative Vorgänge ausgedehnt. Die Hefezellen, welche die Gärung bewirken, wachsen dabei. LIEBIG hielt Gärungen für katalytische Vorgänge, die auch ohne Lebewesen möglich sind und BUCHNER wies nach, daß die aus Hefezellen ausgepreßte Zymase in der Tat Gärung zu bewirken vermag. Ohne besondere Umstände scheint diese doch an Lebewesen geknüpft zu sein. PASTEUR nahm an, daß jede Gärung einen besonderen Erreger hat, und umgekehrt jeder Gärungserreger nur eine bestimmte Gärung zu bewirken vermag. Später hat sich aber herausgestellt, daß eine solche Spezifizität der Gärungen nicht besteht. So vermögen verschiedenartige Bakterien wie Kolibazillen, Fäulniserreger, Cholera vibrio usw. Indol, eine ganze Reihe von Bakterien außer dem Kolibazillus vermag Rechts- oder Linksmilchsäure aus Milchzucker oder Alanin, jedenfalls aus einem Mutterstoff zu bilden. Viele Mikroben haben eine proteolytische Wirkung (Verflüssigung von Gelatine) usw.

Ähnlich wie man Spezies von Pflanzen und Tieren scharf unterschied, deutet man mit „spezifisch" eine solche Eigenschaft bzw. Gruppe von Eigenschaften oder eine Wirkung (Erscheinung, „Reaktion") an, die man als beweisend für ein bestimmtes Etwas betrachtet. Ebensowenig oder vielleicht noch weniger wie Pflanzen- und Tierspezies scharf abzugrenzen sind, sind die sogen. spezifischen Eigenschaften sicher beweisend für das, wofür sie es sein sollten. Wir sind schon einigen Beispielen begegnet und wollen hier noch einige genauer betrachten. Es ist aber nicht die Rede von der Spezifizität einer Eigenschaft oder Wirkung oder von der eines Etwas an und für sich, sondern nur von der spezifischen Beziehung einer Eigenschaft oder Wirkung zu einem Etwas.

Man kann allerdings auch die Krankheitserreger in verschiedene Spezies zu unterscheiden versuchen. Solche Versuche sind jedoch gescheitert. Man vermag keine Arten, sogar keine Varietäten verschiedener Bakterien abzugrenzen, so daß man Typen anzunehmen genötigt wurde. Mehrere Typen bilden dann eine Gruppe, wie z. B. der Koli-, Paratyphus- und Typhusbazillus die Koli-Typhusgruppe, und mehrere Typen („humaner", boviner, Vogel-, Kaltblüter-) die Gruppe der Tuberkelbazillen darstellen. KOCH nahm anfangs (1884) in seiner klassischen Arbeit die Einheit der Warmblütertuberkulose an, weil die Gewebsveränderungen gleich seien (s. unten). NOCARD und ARLOING u. a. nahmen nur einen Tuberkelbazillus an, weil es allerlei „Übergangsformen" zwischen den verschiedenen Typen gebe, die gleichsam ein „Gamma" darstellen. Dann aber wies THEOBALD SMITH gewisse konstante Kulturunterschiede zwischen dem humanen und dem bovinen Typus nach, was KOCH und SCHÜTZ bestätigten. Ein jahrelanger Streit entbrannte nun. Die ökonomische Wichtigkeit der Frage, ob der bovine Typus dem Menschen, namentlich durch die Rindermilch dem Kinde gefährlich sei, hat dabei der wissenschaftlichen Besonnenheit mancher Forscher geschadet und Gemütserregungen und Mißverständnisse bewirkt. In diesem Streit hat man zwei Fragen nicht immer genügend scharf getrennt:

1. Sind der humane und der bovine Typus des Tuberkelbazillus scharf abgegrenzt oder kann der eine in den anderen übergehen? Dies ist eine bakterio-

zentrische, zunächst theoretische Frage, welcher Beantwortung keineswegs die Beantwortung folgender Fragen bedeuten muß:

2a. Ist der bovine Typus schädlich für den Menschen?
2b. Ist der humane Typus schädlich für das Rind?

Dies sind zwei „praktische", anthropo- bzw. bovizentrische Fragen.

Es ist von vornherein sehr wohl möglich, daß Frage 1 unbedingt verneint und die beiden anderen Fragen ebenso unbedingt bejaht werden. Oder umgekehrt. oder daß alle drei Fragen werden bejaht. Die englische „Royal Commission" hat allerdings die mannigfachsten „Übergangsformen", keinen Übergang aber vom einen Typus in den anderen beobachtet. Es liegt auch keine Beobachtung vor eines Überganges des bovinen Typus in den humanen durch Aufenthalt in menschlichem Gewebe. Man hat im Gegenteil aus bovinen Impftuberkeln bei Metzgern usw. nach vielen Jahren den bovinen Typus gezüchtet. Es ist allerdings sehr wohl möglich, daß die Virulenz für den Menschen bzw. das Rind dabei zu- oder abnimmt. Virulenz bedeutet aber nicht die Gesamtheit der Eigenschaften der Bakterien. Wieviel Eigenschaften genügen zur sicheren Bestimmung eines Typus? Ihre Zahl ändert sich mit unserer Kenntnis. Die Formeigenschaften an und für sich genügen sicher nicht Leber- und Pankreaszelle können einander morphologisch gleich sein. Es ist sehr wohl möglich, daß sämtliche Typen von einem Stammtypus abstammen auch daß sie unter uns noch unbekannten Umständen ineinander übergehen. Vielleicht wäre die Spezifizität einer Bakterie am besten dadurch zu bestimmen, daß man genau die Umstände feststellt, unter denen sie allein in einem bestimmten Nährboden einen bestimmten giftigen oder ungiftigen Stoff bildet, der also von keinem anderen Lebewesen unter den gleichen Umständen gebildet wird. Die Veränderlichkeit einer Bakterie kann nur eine scheinbare sein, indem sie einen bestimmten Stoff nur aus einem bestimmten Mutterstoff bildet, wie z. B. Indol aus Pepton, und dieser Mutterstoff nicht immer vorhanden ist.

Zugleich hat man festgestellt, daß, während der humane Typus für das Rind fast unschädlich ist, der bovine den Menschen zu töten vermag, indem er z. B. eine käsig-erweichende Lymphdrüsentuberkulose mit erfolgender allgemeiner hämatogener Miliartuberkulose erregt. Lungenschwindsucht erfolgt höchstens als äußerst seltene Ausnahme durch bovine Infektion beim Menschen. Im allgemeinen sind die vom bovinen Typus bewirkten Veränderungen aber gutartige. CARL SPENGLER und KLEMPERER impften sich von einer virulenten Kultur des bovinen Bazillus in den Arm: es trat ein beschränktes Geschwür auf, das nach einiger Zeit ausheilte.

Nun hat KOCH doch (1884) mit Recht auf die Gleichheit, bezw. große Ähnlichkeit der Gewebsveränderungen bei der Warmblütertuberkulose hingewiesen. Wie konnte sich das mit einer scharfen Abgrenzung der Typen verstehen? Diese Frage führt uns auf ein ganz anderes Gebiet, nämlich auf das der „Reaktionen" des tierischen Organismus auf verschiedene chemische und andere umschriebene Schadigungen, „Reizungen". Chemisch verschiedenartige Stoffe können in bestimmten Konzentrationen die gleichen Gewebsveränderungen bewirken: Nekrose, Entartung, Entzündung (vgl. die betreffenden Kapitel). Obwohl man Syphilis und Tuberkulose klinisch sowie pathologisch-anatomisch in den typischen Fällen auch ohne bakteriologische Untersuchung zu unterscheiden vermag, so ist dies doch für manche Fälle gummöser Syphilis ohne bakteriologische Untersuchung unmöglich. Ferner kennen wir eine ganze Reihe von „Pseudotuberkulosen", welche nicht einem Typus des Tuberkelbazillus, sondern Fremdkörpern, Sporotrichose usw. zuzuschreiben sind (§ 76). Andererseits vermag der Tuberkelbazillus verschiedenartige Entzündungen zu bewirken. Fibrinös-nekrotisierende („diphtheritische") Entzündung des Rachens oder des Darms tritt nicht nur durch Einwirkung des Diphtherie- bzw. des Dysenteriebazillus, sondern ebenso durch verschiedene saure und alkalische Ätzgifte ein. Klinisch-anatomisch vermag man mitunter mit gewisser Wahrscheinlichkeit den ursächlichen Faktor anzudeuten. So z. B. bewirkt Sublimatvergiftung während des Lebens Brechdurchfall mit

Oligurie bis zur Anurie und zwar durch fibrinös-nekrotisierende Entzündung der Magendarmschleimhaut mit trüber Schwellung und Nekrose in der Niere. Ein anderes Beispiel: Starker Brechdurchfall mit Austrocknung des Körpers usw. kommt sowohl bei Cholera asiatica wie bei Cholera nostras und bei akuter Arsenvergiftung vor. Tetanus- und Strychninvergiftung sind einander ähnlich. In all diesen Fällen ist von Spezifizität der klinischen oder (und) der anatomischen Erscheinungen keine Rede (§ 69).

HENLE und später KOCH forderten, daß nur solche Lebewesen als spezifische Krankheitserreger gelten, die 1. regelmäßig sich in ansteckenden Krankheitsprodukten finden, 2. aus ihnen rein gezüchtet, 3. bei Tieren die nämlichen Krankheitserscheinungen und keine anderen bewirken. Nach KOCH dürfe eine bestimmte Infektionskrankheit nur einen Erreger haben. Aus Beobachtungen geht jedoch hervor, daß es eine absolut spezifische Beziehung zwischen den verschiedenen Krankheitserregern und Infektionskrankheiten bzw. ,,Reaktionen" nicht gibt. Wir fügen obigen Beispielen nur noch hinzu, daß z. B. der Diphtheriebazillus sehr verschiedene Formen der Angina mit verschiedenen Allgemeinerscheinungen, daß Streptokokken Angina, Erysipelas, Pyämie usw., daß der Tuberkelbazillus alle möglichen Entzündungsformen, der Pneumokokkus nicht nur fibrinöse Pneumonie, sondern auch Serositiden usw. hervorzurufen vermögen. Daß Infektion bei Versuchstieren manchmal schwer zu bewirken ist, tut nichts zur Frage der Spezifizität. Daß ein Lebewesen verschiedene Änderungen zu bewirken vermag, ist nicht nur Schwankungen seiner Eigenschaften, sondern auch Verschiedenheiten der geweblichen Eigenschaften zuzuschreiben. Außerdem ist dabei die Konzentration des Giftes von Bedeutung. Sie wird von der Größe der Giftbildung einerseits und der Giftabfuhr bzw. Giftbindung oder sonstiger Neutralisation andererseits bedingt. Drittens ist die Möglichkeit zu berücksichtigen, daß dasselbe Mikrobion aus verschiedenen Mutterstoffen verschiedene Gifte, sogar nebeneinander, bildet, ähnlich wie der Kolibazillus Milchsäure, Pepton usw. zu erzeugen vermag. Schließlich kann ein bakterielles Gift im tierischen Gewebe in andere giftige oder ungiftige Stoffe umgewandelt werden, obwohl wir hiervon keine chemisch klaren Beispiele anzuführen vermögen

Nun hat man auch von ,,spezifischer" Behandlung geredet, als ob etwa IK oder Hg nur Ausheilung syphilitischer Veränderungen bewirke, und man hat sogar eine Diagnose ,,e iuvantibus" gestellt. Aber auch manche Tuberkulose, Aktinomykose und gewisse Plasmazellenanhäufungen unbekannten Ursprunges, aber ohne nachweisbare Lues (Syphilis) schwinden durch IK, und Hg bringt manches Exsudat nichtsyphilitischen Ursprunges zu Resorption.

Viele Farbstoffe erweisen sich ebensowenig mit spezifischer Beziehung zu bestimmten Gewebs- oder Zellbestandteilen. So färbt Hämatoxylin nicht nur Chromatin, sondern auch manches Fibrin, Schleim, Kalk. Konzentrierte Pikrinsäure fällt Serumalbumin im Harn. Nach Gebrauch von Chinin entsteht aber ebenfalls ein Niederschlag, ohne Gegenwart von Eiweiß im Harn.

In den letzten Jahren spielen einige ,,Immunitätsreaktionen", wie die Agglutination, Tuberkulinreaktion, WASSERMANN-Reaktion, ABDERHALDEN-sche Reaktion u. a. eine große Rolle. Kommt diesen eine spezifische Bedeutung zum Krankheitserreger bzw. zur Schwangerschaft zu? Sofern wir jetzt urteilen können, keineswegs. Wir lassen außer Betracht, daß diese Reaktionen versagen können trotz vorhandener Tuberkulose bzw. Syphilis usw. Wir können uns vorstellen, daß eine ungünstige Konstellation im Körper die betreffende Reaktion verhindert, auch dann, wenn wir nicht den verhindernden Faktor anzudeuten vermögen. Eine ,,spezifische" Reaktion darf aber andererseits ohne die betreffende Infektion usw. nicht auftreten — selbstverständlich mag sie die Infektion überdauern, wie die Agglutination die Typhusinfektion.

Nun hat man aber bei Menschen ohne irgend einen nachweisbaren Typhus
Serum gefunden, das Typhusbazillen stark agglutinierte.

Ferner haben MUCH, EISHALBER u. a. eine „positive" WASSERMANN-Reaktion
gefunden bei Patienten mit Malaria, Scharlach, Pneumonie usw., ohne eine irgend
nachweisbare Syphilis. Auch das Serum eines Tuberös-leprösen und eines Trypano-
somenkranken ergibt sie. Sie tritt auch auf, wenn man gallensaure Salze oder eine
Lezithinemulsion, beides nicht von einem luetischen Patienten, als Antigen anwendet.
BOAS und PETERSEN stellten eine positive WASSERMANN-Reaktion fest bei Patienten,
die mit Chloroform betäubt, aber nicht syphilitisch waren. Eine Woche später
war sie „negativ". Das Serum der meisten normalen Kaninchen gibt in inakti-
viertem Zustande eine positive, in aktivem Zustande eine negative WASSERMANN-
Reaktion, also umgekehrt wie beim Menschen (SACHS und ALTMANN, HALBER-
STÄDTER). Bei Malaria soll WASSERMANN-Reaktion vorkommen, welche durch
Chinbehandlung schwindet. Letztere beeinflußt jedoch die W.-R. bei Syphilis
nicht (G. A. PRINS).

Viele Forscher haben die Unzuverlässigkeit der Tuberkulinreaktion betont,
neulich wieder CALMETTE, GRYSEZ und LETULLE. Schon die Tatsache, daß man
sie bei Kindern so viel häufiger festgestellt hat als anatomisch nachweisbare Tuberkulose, muß zu großer Zurückhaltung mahnen. Alle diese Erscheinungen erinnern
an die Antitoxinwirkung, an die Überempfindlichkeit bei normalen Individuen
(S. 174, 184). Sollte die positive ABDERHALDENsche Reaktion bei Männern eine
andere Bedeutung beanspruchen können? Würde sie bei tadelloser Ausführung
vollkommen zuverlässig sein? Wir müssen dies als unwahrscheinlich betrachten.
Sämtlichen obigen Reaktionen kommt nur eine relative Bedeutung zu, solange
man nicht alle Krankheiten und sonstige Faktoren, die zu einer bestimmten Reaktion führen, kennt und im Einzelfall ausschließen kann mit Ausnahme eben des
Krankheitserregers, auf den man fahndet. Vermag man dies nicht, so kommt
einer solchen Reaktion, die nur in der Regel auf einen bestimmten Faktor hinweist, auch nur eine statistische Bedeutung zu, wie vielen anderen Erscheinungen.
Weil aber Spezifizität ein absoluter Begriff ist — sie soll ja etwas beweisen
(s. oben) — ist eine solche Reaktion nicht spezifisch.

Wie reimt sich aber das Fehlen der Spezifizität bei allen in diesem Kapitel angedeuteten Erscheinungen zu dem Satz: Gleiche Ursachen — gleiche
Folgen? Gilt denn auch nicht: Gleiche Folgen haben gleiche Ursachen? Wir
haben gesehen, daß die Erhaltung der Energie auch dann in der lebenden Natur
gilt, wenn sich die äußere Form ändert. Nun sollen wir nicht vergessen, daß
wir nur mit den äußeren Formen, nicht mit dem Wesen der Dinge arbeiten,
daß wir das Wesen eben nicht kennen, obwohl wir ihm immer näher zu kommen
uns bemühen. Es kann das Wesen gleich, die äußere Form aber ungleich sein.
Eine Flüssigkeit kann durch verschiedenartige anorganische oder organische
Sauren eine saure Reaktion bekommen. Wir können ein Stück kaltes Eisen
bis zu einer gewissen Temperatur erwärmen, indem wir es einige Zeit in ein
Feuer oder in heißes Wasser hineinlegen oder indem wir es reiben usw., indem
wir mit anderen Worten Wärme (Bewegungsenergie) in irgend einer Form
zuführen. Wir vermögen aber dem erwärmten Eisen nicht anzusehen, wie
die Erwärmung stattfand. Der Satz: wenn man ein Stuck Eisen ins Feuer
legt, so wird es warmer, ist somit nicht umkehrbar in diesem Sinne: wenn ein
Stück Eisen wärmer geworden ist, hat es im Feuer gelegen. Ein Stück Eisen
einer Maschine wird wahrscheinlich durch Reibung, Eisen eines Dampf-
kessels durch Feuerhitze usw. erwarmt sein.

Auch bei der spezifischen Energie (JOH. MÜLLER) ist von einer Umkehrbarkeit in diesem Sinne keine Rede. Man kann den Ursprung einer Lichtemp-
findung, eines Funkens, ob durch einen Schlag, elektrischen Reiz oder durch
Licht, nicht ohne weiteres angeben.

Von den sog. spezifischen Erscheinungen wissen wir noch viel weniger
als von der Erwarmung von Eisen. Wenn nun für bekannte Erscheinungen

gilt, daß förmlich ungleiche, dem Wesen nach gleiche Ursachen (ursächliche Konstellationen) eine förmlich gleiche Wirkung haben können, so müssen wir dies auch für unbekannte oder weniger bekannte Wirkungen von vornherein als möglich betrachten. Hieraus erklären sich die „Ausnahmen" der „Spezifizität".

Vergleichen wir die Beziehung Ursache—Wirkung mit einer mathematischen Funktion, d. h. mit der mathematischen Abhängigkeit zweier oder mehrerer Größen voneinander, so könnten wir sagen: die Wirkung x sei die Funktion der Konstellation ursächlicher Faktoren y, also $x = f(y)$.

Nun ist im allgemeinen eine Funktion umkehrbar. Diese Umkehrbarkeit ist jedoch eine mathematische, nicht eine stoffliche. Sie bedeutet, daß, wenn man für jeden Wert von y einen Wert von x angeben kann, man auch umgekehrt für jeden Wert von x einen entsprechenden Wert von y aus ihrer Beziehung zu bestimmen vermag. Ist z. B. die Länge eines Metallstabes eine bestimmte Funktion seiner Temperatur, so wird man für jede Temperatur des Stabes seine Länge angeben und umgekehrt aus der Länge des Stabes seine Temperatur berechnen können, aber nur ceteris paribus, d. h. nur, wenn die Länge nicht durch andere Faktoren, wie Zug oder Druck, geändert wird. Dies gilt eben auch für die Spezifizität einer Erscheinung, die nur anzunehmen ist, wenn andere Faktoren, welche sie hervorrufen könnten, ausgeschlossen sind.

10. Kapitel.

Konstitution, Anlage, Disposition, Temperament, Diathese.

§ 38. Konstitution und Konstitutionskrankheit.

Schon die alten Ärzte wußten, daß der eine Mensch viel besser Erschöpfung, Entbehrungen, Schädigungen verschiedener Art und Krankheiten verträgt als der andere. Auch hat man schon seit langem angenommen, daß es Menschen gibt, die für eine bestimmte Infektion empfänglicher seien als andere, sowohl für epidemische wie für nichtepidemische Infektionskrankheiten. Man hat von Verschiedenheiten der Konstitution, Disposition, Anlage usw. geredet. Wir wollen diese Begriffe etwas näher untersuchen.

Birch-Hirschfeld definiert Konstitution als „die Gesamtanlage des Körpers, sowohl hinsichtlich der Menge und des Verhältnisses seiner einzelnen Bestandteile zueinander, als auch nach dem Maß seiner aktiven Leistung in der einen oder anderen Richtung mit Einschluß seiner Reizbarkeit, sowie seiner passiven Widerstandsfähigkeit. Man kann in diesem Sinne reich ausgestattete und dürftige, kräftige und schwache, reizbare und träge Konstitutionen unterscheiden. Der Ausdruck der Konstitution in der äußeren Erscheinung wird als Habitus bezeichnet; während die Art der Reaktion, die namentlich auch in den psychischen Bewegungen hervortritt, als Temperament benannt wird."

Dieser Definition wollen wir entnehmen, daß man die Konstitution beurteilt nach der Widerstandsfähigkeit schädlichen Einflüssen gegenüber und nach der Reizbarkeit, der Art der Reaktion. Sowohl die Widerstandsfähigkeit wie die Art der Reaktion werden bedingt von der Beschaffenheit des Körpers, von der Körperverfassung, das heißt von der Konstellation sämtlicher Eigenschaften des Ganzen in dem Augenblick, in dem wir es betrachten. Mit Konstellation meinen wir zugleich die korrelative Beeinflussung aller physikalischen, physiko-chemischen, chemischen und sonstigen Eigenschaften, die dem Ganzen zukommen und welche den Funktionen und der Leistungsfähigkeit unter verschiedenen Umständen zugrunde liegen. Eine genaue Bestimmung einer Konstitution wäre somit eine genaue qualitative und quantitative

Bestimmung sämtlicher, die Konstellation darstellenden Eigenschaften. Eine solche Bestimmung ist vorläufig noch nicht möglich. Trotzdem nehmen wir an, daß jeder Mensch, jedes Tier, jede Pflanze seine eigene Konstitution, je nach Rasse, Geschlecht, Alter und sonstigen individuellen Eigenschaften hat, weil eben die Leistungsfähigkeit und die „Reaktionen" ein individuelles Gepräge haben und sich qualitativ oder quantitativ unterscheiden.

Wir können auch von der Konstitution eines Organs, eines Gewebes, einer Zelle, eines Zellkernes reden, die von der Konstellation sämtlicher Eigenschaften des Organs usw. als Ganzes, als Einheit bedingt wird.

Konstitutionell ist jede Eigenschaft, die dem Ganzen zukommt. Konstitutionell ist z. B. die Verfassung des Stützgewebes, eine bestimmte Elastizität sämtlicher elastischer Fasern oder eine zu schwache Entwickelung sämtlicher Knochen, sämtlicher Muskeln. Es ist nur die Frage, was man in einem gegebenen Augenblick als Einheit, als Ganzes betrachtet: den ganzen Organismus, eine Zelle oder Zwischenzellengewebe. Konstitutionell ist z. B. die individuelle Fähigkeit der Leber in der Zeiteinheit unter bestimmten normalen Umständen eine bestimmte Menge Galle von bestimmter Zusammensetzung zu bereiten, und dies gilt, mutatis mutandis für jede andere Drüse. Bereitet die Leber eines bestimmten Individuums unter den gleichen Umständen eine geringere Menge Galle pro Leberzelle oder Galle von abnormer Zusammensetzung, so handelt es sich um eine konstitutionelle Abweichung, um eine Konstitutionsanomalie dieser Leber. Zu geringe Elastizität eines Gewebes ist aber ebensogut ein konstitutioneller Fehler wie zu geringe Funktionstüchtigkeit, Leistungsfähigkeit überhaupt.

Reden wir von Konstitution ohne weiteres, so meinen wir die Konstitution eines Individuums.

Die Eigenschaften, welche die Konstitution bedingen, können normal oder abnorm, ererbt oder erworben, vorübergehend oder dauernd sein. Im allgemeinen wird die Konstitution von dauernden Eigenschaften bedingt. Es können aber rasch sich einstellende und sogar rasch vorübergehende Einwirkungen die Konstitution mehr oder weniger eingreifend ändern. So können die Widerstandsfähigkeit gegen schädigende Einwirkungen und die Art der Reaktion durch Infektionskrankheiten wie Typhus, Malaria, Tuberkulose, Pest, oder durch Magenkrebs, durch einen Herzfehler bedeutend geändert werden, indem das Individuum eine andere Konstellation von Eigenschaften. das heißt eine andere Konstitution, bekommt. Ein kräftig gebauter Mann mit stark entwickelten Muskeln, fast unermüdlich, kann durch solche Einflüsse bis zur Unkenntlichkeit abmagern, seine gewölbte Brust kann sich abflachen, er kann zusammenbrechen. In allen diesen Fällen handelt es sich nicht etwa um eine Änderung der Funktionen und Leistungsfähigkeit als unmittelbare Folge der einwirkenden Schädlichkeit, sondern um eine Änderung gewisser Körpereigenschaften, welche die Schädigung selbst eine gewisse Zeit, kürzer oder länger überdauert. Dies beweist, daß die Änderung der Körpereigenschaften unabhängig von der Schädigung selbst, daß sie konstitutionell geworden ist. Auch seelische Eigenschaften, Charakterzüge, können sich. quantitativ wenigstens, bedeutend ändern durch Lebenserfahrung. Dann bekommt die Seele, der Charakter eine andere Konstitution. Man verwechsle Konstitution nicht mit Anlage, obwohl sie zum großen, ja meist zum größten Teil von dieser bedingt wird.

Wie bestimmen wir nun die Konstitution? Nach dem Habitus und dem Temperament? Das eine gibt ebensowenig wie das andere ein genaues Bild der Konstitution. Und beides zusammen tut es auch nicht. Sowohl der Habitus wie das Temperament beziehen sich nur auf eine Gruppe sämtlicher konstitutioneller Eigenschaften. Häufig sind eben andere konstitutionelle Faktoren oder Faktorengruppen entscheidend für die Entstehung oder den Verlauf einer Krankheit. So verläuft z. B. eben bei kräftigen, robusten Männern, denen man eine „kräftige" Konstitution und eine große Widerstandsfähigkeit zuschreibt, Lungenentzündung oder Abdominaltyphus öfter schwer, tödlich, als bei mageren, grazilen Personen unter gleichen gesellschaftlichen Verhältnissen. Und oft hat man den Eindruck bekommen, daß gutgenährte, „schöne" Kinder der Diphtherie häufiger zum Opfer fallen als magere Kinder mit scheinbar schwächerer Konstitution.

Der äußere Habitus hat gewiß Bedeutung bei der Beurteilung der Konstitution, aber nur insofern derselbe einen Teil der Konstitution betrifft. Es sind die Körper-

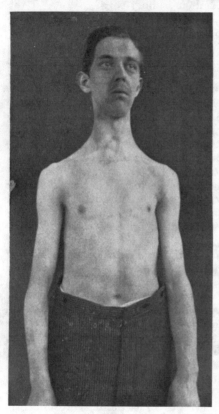

länge und das Körpergewicht und besonders das Verhältnis zwischen beiden Größen, die Entwickelung der Knochen, die Länge des Halses und der Extremitäten, die Beschaffenheit der Muskeln, des Fettgewebes, die Menge und der Hb-Gehalt des Blutes, die Wölbung des Brustkastens und des Bauches (durch Fettanhäufung oder durch Auftreibung der hohlen Eingeweide), die man berücksichtigt. So hat man einen apoplektischen und einen phthisischen Habitus unterschieden. Der Habitus apoplecticus kennzeichnet sich durch einen gedrungenen, breitschulterigen Körperbau mit kurzem Hals und gerötetem Gesicht. Dieser Habitus sollte eine besondere Disposition zu Schlagfluß verraten. Daß solche Leute häufiger davon befallen werden als andere, ist jedoch durchaus nicht erwiesen. Von den übrigen Körpereigenschaften erfahren wir nichts, vielleicht dürfen wir (s. oben) eine größere Empfänglichkeit für toxisch-tödliche Pneumonie und Abdominaltyphus annehmen.

Einen Habitus phthisicus nimmt man dann an, wenn sich folgende Merkmale finden: ein „paralytischer", d. h. flacher, langer und mitunter auch schmaler Brustkasten; die Rippen fallen steil ab, die Zwischenrippenräume sind breit, die supra- und infraklavikularen Gruben meist tief. Die Schulterblätter stehen infolge der Schwäche

Abb. 36.   Asthenischer Habitus (nach JULIUS BAUER).

der Mm. serrati antici vom Rumpfe flügelförmig ab (Scapulae alares). Alle Muskeln des Brustkastens und des Schultergürtels sind überhaupt schwach entwickelt, wodurch eben der „paralytische" Brustkasten entstehen könnte. Auch die Muskeln des langen Halses und des übrigen Körpers sind schlaff, schwach entwickelt. Daß Muskelwirkung das Knochenwachstum beeinflußt durch Biegung, Dehnung, Druck, haben wir in § 13 erörtert. B. STILLER hat auf die Grazilität des ganzen Knochengebälkes, auf das Überwiegen des Gehirnschädels über dem Gesichtsschädel infolge der Zartheit der Gesichtsknochen, die freie zehnte Rippe (Costa fluctuans), auf die infolge der leicht ermüdenden Muskeln und der Weichheit der Wirbelkörper eintretende Skoliose (seitliche Biegung mit Drehung der Wirbelsäule), auf den dürftigen Panniculus adiposus, die dünne blasse Haut, den kleinen Bauchraum hingewiesen. Er betont außerdem, daß bei den meisten dieser Leute noch andere Funktions- und Lagestörungen auftreten: Neurasthenie, nervöse Dyspepsie, Obstipation, Ptosen (Verlagerungen) der Eingeweide, die auf eine „universelle angeborene Asthenie" hinweisen. Er redet dann auch von einem asthenischen Habitus, als dessen Stigma er die freie zehnte Rippe betrachtet. Inwiefern es Fälle gibt von rein paralytischem Brustkasten ohne allgemeine asthenische Erscheinungen, wie sie STILLER beschreibt, möge hier dahingestellt bleiben. Sicher ist, daß bei Phthisikern und auch wohl bei erwachsenen Menschen ohne

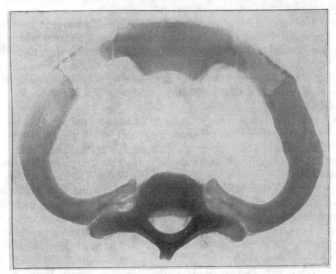

Abb. 37. Normale obere Brustapertur (nach C. HART).

Lungentuberkulose Mißverhältnisse der oberen Thoraxapertur vorkommen, welche aus der normalen Kartenherzform dieser Apertur eine mehr längsovale Form machen; ihr Querdurchmesser ist verkürzt, und zwar durch Anomalie der ersten Rippe oder der Rippenknorpel (W. A. FREUND, C. HART). Dadurch wird die Atmung des kranialen Lungenteils noch geringer als sie schon unter normalen Bedingungen ist. Dem paralytischen Brustkasten als solchem entspricht wahrscheinlich eine gewisse örtliche Disposition zu Lungenschwindsucht, weil die Atembewegungen der Lungen, besonders ihrer kranialen Abschnitte, ungewöhnlich klein und damit die physikalische Gelegenheit für lymphogene Anhäufung und Infektion von Tuberkelbazillen, die aus den Luftwegen oder der Umgebung in die Lymphwege gelangen, ungewöhnlich groß sind (S. 64). Ob noch andere, besondere Gewebseigenschaften solcher Individuen die Disposition zu Lungenschwindsucht erhöhen, wissen wir nicht.

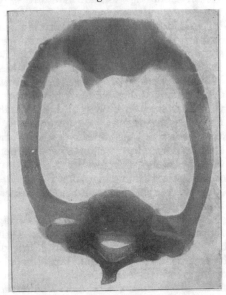

Abb. 38. Fast symmetrisch stenosierte obere Brustapertur (nach C. HART).

Wie sich aus obigem ergibt, kennzeichnet die Asthenie STILLERS mehr die Konstitution als der paralytische oder apoplektische Habitus, weil sie nicht nur einige Merkmale aufzählt, sondern einen allgemeinen Fehler (Muskelschwäche) andeutet, dem gewisse Abnormitäten der Gestalt und der Lagerung der Eingeweide zuzuschreiben sind. Die Konstitution wird durch „Asthenie" jedoch noch nicht vollständig bezeichnet. Wenn man also von asthenischer Konstitution redete, liefe man Gefahr, nicht nur graduelle — dies wird ja nie zu vermeiden sein — sondern außerdem bedeutende wesentliche individuelle Unterschiede, die nichts mit der oben erwähnten Asthenie zu tun haben, zu übersehen.

Ob ein Individuum lang oder kurz ist, dick oder mager, hat keinen Wert für unsere Einsicht in seine Konstitution, solange wir nicht die Bedeutung dieser Eigenschaften für das Ganze kennen. Es kommt ja schließlich an auf die Frage, welche die Leistungsfähigkeit des Ganzen ist unter verschiedenen Umständen. Die Antwort auf diese Frage gibt die funktionelle Bedeutung der Konstitution an, das heißt ihre Bedeutung für normales und pathologisches Leben.

Diese Leistungsfähigkeit des Ganzen setzt sich aber aus der Leistungsfähigkeit seiner einzelnen Teile und ihrer gegenseitigen Beeinflussung zusammen. Ein ausgedehntes Feld für Forschung in dieser Richtung liegt fast vollkommen unbearbeitet. Ich kenne nur eine Arbeit, welche die Konstitution an einer gewissen Leistungsfähigkeit zu messen sucht. Es ist die Arbeit von F. KRAUS über Ermüdung nach bestimmten Körperanstrengungen als Maß der Konstitution. Die Raschheit der Ermüdung gibt ohne Zweifel ein gewisses Maß für die Konstitution ab. Allein es müssen gewisse Fehlerquellen, wie Neurasthenie, ausgeschlossen werden. Denn es kann ein neurasthenischer, aber kräftiger Mann mit großem Widerstandsvermögen und geringer Empfänglichkeit verschiedenartigen Schädlichkeiten gegenüber, doch rasch ermüden. Aber auch mit Ausschluß solcher Fehlerquellen gibt uns die nach Körperanstrengung eintretende Ermüdung nur ein Maß für eine bestimmte Leistungsfähigkeit. Es muß die Leistungsfähigkeit der verschiedenen Teile, das Widerstandsvermögen verschiedenartigen Einflüssen gegenüber und die Empfänglichkeit für verschiedenartige Schädlichkeiten — an verschiedenartigen Reaktionen meßbar — geprüft werden. Von größerer Bedeutung als die Bestimmung der Vitalkapazität wäre die des intraalveolaren Gaswechsels, also die der äußeren Atmung und die der inneren Atmung (der Gewebe) unter verschiedenen Umständen. Ferner könnte die Elastizität des Lungengewebes an der Größe und Dauer der elastischen Nachwirkung bestimmt werden. Auch die Elastizität der Blutgefäße wäre zu messen. Es wären Verfahren auszubilden zur Bestimmung der Leistungsfähigkeit des Herzens, der Nieren und der übrigen Organe unter verschiedenen Umständen. Bei all solchen Bestimmungen hüte man sich vor Einseitigkeit und vergesse man nicht, daß die Bedeutung einer Funktion für das Ganze viel verwickelter zu sein pflegt als wir sie uns anfangs denken, daß korrelative, vikariierende oder kompensatorische Vorgänge eintreten können, wo wir solche nicht erwarten. Mit anderen Worten: Wir dürfen nicht ohne schärfste Kritik und nicht ohne weitgehendste Nachprüfung in Zahlen ausdrücken oder auszudrücken suchen, was eines solchen Ausdruckes überhaupt nicht oder noch nicht fähig ist.

BENEKE hat an Leichen die Frage zu beantworten gesucht, welche Bedeutung Bau und Größe der Organe für konstitutionelle Krankheiten haben. Es kommen also der Bau und die Größe in Betracht, welche die Organe hatten vor der tödlichen Krankheit. Da wird aber die Fehlerquelle häufig nicht zu vermeiden sein, daß sie eben durch diese Krankheit verändert sind. Aber abgesehen von dieser Fehlerquelle können Bestimmungen des Baues und der Größe eines Organs nur dann eine gewisse Bedeutung haben, wenn Bau oder Größe ganz bedeutend von der Norm abweichen, also nur in Ausnahmefällen. Sonst setzen wir uns groben Irrtümern aus, wenn wir an der Größe und dem Bau eines Organs seine Funktionstüchtigkeit ablesen wollen. Ein hypertrophischer, nicht ermüdeter Muskel wird mehr Arbeit leisten können als derselbe Muskel vor der Hypertrophie. Die Ermüdung können wir aber nicht durch morphologische Untersuchung erkennen oder ausschließen. Außerdem ist der dickere Muskel von A nicht immer kräftiger als der dünnere gleichnamige von B. Indier haben im allgemeinen schlankere Muskel als Europäer, ohne daß die Muskelkraft deshalb geringer ist. Und ist etwa das Hirngewicht ein zuverlässiges Maß der Intelligenz? Für eine Reihe von Fällen wird BENEKES Behauptung gelten, nicht aber im allgemeinen. Der Anatom bestimmt nur die rohen Massen, die Leistungsfähigkeit kann nur durch funktionelle Untersuchung festgestellt werden.

Dies gilt auch, mutatis mutandis, für den von A. PALTAUF aufgestellten Status thymico-lymphaticus, der eine Kombination des Lymphatismus (lymphatischen Temperamentes VILLEMINS) mit einer vergrößerten Thymus darstellt. Der Lymphatismus sollte zu Tuberkulose disponieren und sich durch Vergrößerung der Tonsillen, der Lymphfollikel des Darms und des Zungengrundes, ausgebreiteter Lymphdrüsenkomplexe und der Milz kennzeichnen. Es handelt sich dabei um Hyperplasie des lymphadenoiden Gewebes. Eine Kombination von Lymphatismus mit Chlorose soll Neigung zu plötzlichem Tod, z. B. bei der Narkose, ergeben (vgl. FRIEDJUNG). BARTEL hat dann eine hypoplastische Konstitution angenommen, wenn sich außer dem Status thymico-lymphaticus, die schon von BENEKE als Zeichen von Konstitutionsschwäche betrachtete Enge des arteriellen Systems (VIRCHOW) und (besonders bei weiblichen Individuen) Hypoplasie der Geschlechtsorgane finden. Die Bedeutung dieser anatomischen Befunde und ihrer Kombinationen werden wir aber erst beurteilen können, wenn wir wissen, welche Funktionsstörungen vorlagen, was sekundär war. Das können wir aber nur durch weitere, genaue, ausgedehnte, vergleichende anatomische und klinische Untersuchungen erfahren.

Wie sich aus obigem ergibt, hat man noch nicht in einem einzigen Fall die Konstitution mit genügender Vollständigkeit bestimmt. Man hat nur einigemal einen Teil der Konstitution mit einem Adjektiv angedeutet. Das bedeutet aber dasselbe wie wenn man, um einen bestimmten Apfel zu bezeichnen und von anderen Früchten zu unterscheiden, angibt, daß es eine rote Frucht ist. Bezeichnungen wie kräftige, schwache Konstitution oder apoplektischer Habitus haben keinen größeren, wenn auch einen gewissen Wert. Sie sind zu unvollständig. Wer sich davon bewußt ist, mag von einer „robusten" Konstitution usw. reden.

Was ist nun eine konstitutionelle oder Konstitutionskrankheit?

Jede Krankheit betrifft das Ganze (S. 6). Sie ist deshalb aber keine Konstitutionskrankheit. Als solche bezeichnen wir nur Krankheiten, die in einer abnormen, ererbten oder erworbenen konstitutionellen Eigenschaft oder Gruppe von Eigenschaften, in einem Konstitutionsfehler, fußen. Ein paar Beispiele mögen dies erläutern. Entwickelt sich bei einem Menschen ohne Mästung, bei nicht überflüssiger Nahrung, Fettsucht, so betrachten wir diese als die Folge einer Konstitutionsanomalie bzw. als eine Konstitutionskrankheit. Gicht betrachten wir ebenfalls als eine Konstitutionsanomalie.

Handelt es sich in solchen Fällen um eine ererbte abnorme Eigenschaft, also im ersten Beispiel um eine ungenügende fettspaltende Tätigkeit sämtlicher Gewebe und Organe, so ist das ein konstitutioneller Fehler des Individuums. Nun hat sich aber ergeben, daß der Fettstoffwechsel von mehreren inneren Sekreten beeinflußt wird (Kap. 21). Bekämen wir einmal die Sicherheit, daß die oben gemeinte „spontane" Fettsucht auf die mangelhafte Tätigkeit eines einzigen bestimmten Organs zurückzuführen sei, so würde es sich um einen Konstitutionsfehler dieses Organs handeln.

Ein anderes Beispiel: Der englische Neuropathologe W. GOWERS nimmt an, daß es sich bei gewissen systematischen Erkrankungen des Nervensystems um eine „Abiotrophy", eine primäre degenerative Atrophie der Nervenbahnen als Folge ungenügender „Lebensenergie" handle. O. ROSENBACH setzt angeborene

Defekte im Nervensystem voraus, so daß die normale Funktion eine Schädigung bedeute. Und EDINGER nimmt ebenfalls an, daß die Funktion eine Nervenkrankheit schaffen kann, die er als „Aufbrauchkrankheit" andeutet, indem die während der Funktion (Dissimilation) verbrauchte Nervensubstanz nicht, oder wenigstens nicht genügend durch Assimilation ersetzt wird. Nach diesen Vorstellungen würde es sich um konstitutionelle Krankheiten entweder nur des Nervensystems oder des ganzen Individuums handeln; letzteres, wenn auch den übrigen Organen der gleiche Fehler innewohnt.

Als Beispiel einer erworbenen Konstitutionskrankheit können wir das Lungenemphysem nennen, das mit Elastizitätsverlust des Lungengewebes einhergeht.

§ 39. Anlage und Disposition (Diathese).

Ein Konstitutionsfehler kann überhaupt eine Krankheitsanlage oder Krankheitskeim sein. Durch Wachstum, durch Zunahme der Krankheitsanlage entsteht die Krankheit ebenso wie eine Geschwulst aus einer kleinen Mißbildung (Nävus) und wie durch Wachstum eines Keimes überhaupt dasjenige entsteht, wozu eben die Anlage gegeben ist. So kann ein Kind eine Anlage für einen herkulischen Körperbau oder für eine Skoliose oder eine dichterische, musikalische, zeichnerische Anlage als konstitutionelle Eigenschaften der Knochen, der Muskeln bzw. des Gehirns (Begabung) haben, die das Zukünftige in embryonalen Dimensionen erkennen läßt. Nur Wachstum, wobei Gebrauch bzw. Übung erforderlich sind, bringt dann den herkulischen Körperbau, das musikalische Talent usw. zur Ausbildung, wenn die Umstände nicht entgegenwirken. Am Jungen oder am Mädchen können wir manchmal auch die Anlage zu konstitutioneller Fettsucht oder für Emphysem oder für gewisse Psychosen (Keimpsychosen) usw. erkennen.

Von Krankheitsanlage müssen wir unterscheiden Disposition. Man verwechselt Disposition nicht selten mit Mangel an Widerstandsfähigkeit oder Widerstandskraft. Sie unterscheiden sich aber folgendermaßen: Unter Widerstandsfähigkeit verstehen wir das Vermögen des Organismus, eines Organes, einer Zelle oder eines Zwischenzellenstoffes seine ursprünglichen Eigenschaften schädigenden Einwirkungen gegenüber aufrecht zu erhalten. Mit einer bestimmten Disposition (Empfänglichkeit, Empfindlichkeit, Bereitschaft) bezeichnen wir hingegen eine für eine bestimmte schädliche Einwirkung günstige Konstellation innerer, physikalischer und chemischer Faktoren, das heißt von Eigenschaften des Organismus, eines Organes, einer Zelle oder eines Zwischenzellenstoffes. Sie kann, ebenso wie Widerstandsfähigkeit und Anlage, gänzlich in konstitutionellen Eigenschaften fußen, sie kann aber auch von örtlich beschränkten (s. unten), ererbten oder erworbenen Eigenschaften bedingt sein. Während aber aus einer bestimmten Anlage ohne weiteres eine bestimmte Krankheit herauswachsen kann, muß, wie aus obiger Definition erhellt, ein körperfremder Faktor, nämlich die schädliche Einwirkung zur Disposition hinzukommen, z. B. eine Giftwirkung, eine Infektion, soll eine bestimmte Krankheit oder etwas Abnormes überhaupt auf dem Boden dieser Disposition entstehen. Disposition bezieht sich immer, wie Anlage, auf etwas ganz Bestimmtes. Jede pathologische Disposition bedeutet somit eine besondere, qualitativ und quantitativ bestimmte Konstellation von Eigenschaften, welche die Entstehung einer bestimmten Abnormität durch eine hinzukommende Schädigung fördert oder ermöglicht.

Ist die Disposition für eine bestimmte Schädigung wie eine Vergiftung, Infektion, Erkältung, Sonnenstich usw. groß, so reden wir auch wohl von Überempfindlichkeit; nähert sie sich 0, so reden wir von Immunität, Unterempfindlichkeit oder Unempfänglichkeit (vgl. Kap. 8). Eine große Disposition für eine bestimmte Schädigung bedeutet, daß schon eine geringfügige, sonst harmlose Einwirkung die Bedeutung einer Schädigung gewinnt. Nennen wir die schädigende Einwirkung einen Reiz, so ist die Disposition die Reizbarkeit und heißt die Wirkung Reaktion. Ebenso wie überhaupt ist auch hier die Reizbarkeit (Disposition) nur zu bestimmen an der Stärke des für eine bestimmte Wirkung erforderlichen Reizes, oder an der Wirkung eines Reizes von gegebener Stärke. Letzteres ist praktisch oft schwerer zu beurteilen.

Eine gewisse Disposition ist überhaupt ebenso erforderlich, soll eine Reaktion erfolgen, wie eine gewisse Exposition. Für plötzlichen Tod durch Überfahren ist Disposition ebensowenig erforderlich, wie etwa Affinität oder Reaktion, weil nur von mechanischer Vernichtung lebenswichtiger Teile — wie etwa eine Uhr vernichtet wird — die Rede ist. Bei einer solchen Schädigung genügt Exposition. Exposition ist für jede Wirkung überhaupt, auch für die Reaktionen, erforderlich, welche nur nach einem Zusammentreffen eines disponierten Etwas (Organismus, Organs usw.) mit einem schädigenden Etwas erfolgt. Eine Disposition kommt also ohne Exposition nicht zur Geltung; das Umgekehrte trifft jedoch nicht immer zu, wie obiges Beispiel zeigt.

Der Unterschied zwischen Anlage und Disposition ist aber zurzeit nicht immer durchzuführen, weil wir die verschiedenen Faktoren nicht genügend genau kennen. Wachstum einer Anlage zum Ding, zur Krankheit selbst, ist offenbar nicht möglich ohne die Mitwirkung gewisser äußerer Faktoren: das Beispiel anderer, die Übung bei der Entwickelung eines Talents, die Nahrung bei der Entstehung von Fettsucht und Gicht, sind solche äußere Faktoren. Es ist mitunter schwer, beim Künstler oder beim Forscher, bloße Nachahmung, bloße Wiedergabe mit oder ohne Kompilation, zu unterscheiden von Originalität, von eigener Leistung, welche die Frucht ist von Assimilation mit mehr oder weniger ausgedehnter Kombination bzw. Erfindung. So können wir theoretisch allerdings die konstitutionelle, das heißt aus einem Konstitutionsfehler hervorgehende Fettsucht leicht von der Mastfettsucht unterscheiden, welche die Folge einer zu reichlichen Ernährung und von zu wenig Körperbewegung usw. ist. Praktisch ist aber die Grenze zwischen normaler und abnormer Ernährung und Körperbewegung nicht immer zu ziehen. Und was wissen wir von der individuellen Verdauungstüchtigkeit bei gleicher Nahrung? Die Erblichkeit kann bei den ererbten Anlagen mit Vorsicht zur Entscheidung herangezogen werden. Man hüte sich dabei namentlich vor Verwechselung von Erblichkeit mit Familiarität anderen Ursprungs (§ 45). Übrigens kann auch eine bestimmte Disposition ganz auf ererbte Eigenschaften fußen.

Aus dieser Darlegung ergibt sich die Notwendigkeit, jede voll entwickelte krankhafte oder sonstige Abnormität genau qualitativ und quantitativ in ihre Faktoren zu zerlegen. Nur so kann man versuchen, ihre Anlage, bzw. Disposition genau zu bestimmen. Auch eingehendes Studium der Physiologie und Pathologie des Kindesalters ist dabei erforderlich.

Wir nehmen an, daß jeder Mensch bestimmte Anlagen und Dispositionen zu Krankheiten hat, mit individuellen Schattierungen, bedingt von Rasse, Familie, Geschlecht, Alter und von schädlichen Einwirkungen (s. unten). Auch daß eine bestimmte Disposition zu- oder abnehmen kann durch Verstärkung oder Abschwächung einer physiologischen Eigenschaft oder Gruppe von Eigenschaften. Es ist recht fraglich, ob je eine neue Eigenschaft entsteht. Einige Beispiele: So z. B. scheint Zuckerharnruhr die Disposition zu gewissen Infektionen, wie die von Staphylokokken (Furunkel), vom Tuberkelbazillus (Lungenschwindsucht) zu erhöhen, vielleicht durch den erhöhten Zuckergehalt des

Blutes und der Gewebe; bestimmte Idiosynkrasien bedeuten besonders große „spontane" Empfindlichkeit (Disposition) für bestimmte chemische Einwirkungen; Überanstrengung kann die Disposition zu Zornausbrüchen, zu Psychosen, zu Ohnmachtsanwandlungen bei Gemütserregung oder Anstrengung oder bei Infektionen wie Pneumonie, Typhus usw. erhöhen.

Jetzt noch einige Beispiele von örtlichen bzw. Organdispositionen: Wir haben gesehen, daß Abnahme der Bewegungsenergie des Lymphstroms Erhöhung der physikalischen Gelegenheit zur Ablagerung von Körperchen bedeutet, wie diese z. B. in der Steinhauerlunge eintritt, so lange die Bewegungsenergie nicht bis auf 0 gesunken ist (§ 14). Nun stellen die physikalische und biochemische Gelegenheit zusammen die Disposition zu einer bestimmten Infektion dar, welche für andere Infektionen eine andere Bedeutung haben kann. Chronische Blutstauung in der Lunge, z. B. bei einem Mitralklappenfehler, scheint die Disposition zu Lungentuberkulose zu verringern. Wir haben ferner andere Beispiele von Zunahme der allgemeinen oder örtlichen Disposition zu bestimmten Infektionen durch Erkältung, Trauma, usw besprochen. Rachitis erhöht die Disposition zu Bronchitis, Bronchiolitis und Bronchopneumonie bei Kindern, wahrscheinlich durch fehlerhafte Atembewegungen und vielleicht außerdem durch allgemeine chemische konstitutionelle Faktoren. Der phthisische Habitus disponiert wahrscheinlich besonders zu Lungenschwindsucht durch örtliche und allgemeine Faktoren (S. 193). Nekrose schafft die erforderliche Disposition für das Wachstum von „Fäulnisbakterien" und für Fäulnis; diese Mikroben vermögen ja in lebendem Gewebe nicht zu wachsen.

Häufig nehmen wir ohne genügende Daten eine große oder niedrige Disposition zu einer bestimmten Abnormität an, das heißt ohne die Stärke der schädigenden Einwirkung, des Reizes zu kennen. Und man kann doch Reizbarkeit (Disposition) nur an der zur Hervorrufung einer bestimmten Wirkung erforderlichen Reizstärke messen (s. oben). Diesen Fehler macht man wiederholt, wo es gilt, die Disposition zu einer bestimmten Infektion bzw. Infektionskrankheit anzugeben. So hat man gewissen Familien eine große Disposition zu Tuberkulose zugeschrieben. Man hat aber weder die Menge des eingedrungenen tuberkulösen Virus, noch den besonders disponierenden Faktor oder Faktorengruppe genau angegeben — was ja beim Menschen überhaupt unmöglich ist. — Auch hat man dabei keine Sicherheit über den Infektionsweg, was doch von großer Bedeutung sein kann (vgl. § 29). Man hat mitunter nicht einmal die größere Exposition (CORNET), das heißt Ansteckungsgefahr, in einer tuberkulösen als in einer nichttuberkulösen Familie berücksichtigt. Und diese könnte doch, ebenso wie bei anderen ansteckenden Krankheiten, wie Pocken und Masern, die Verteilung der Tuberkulose gänzlich erklären. Es werden mehr Soldaten auf dem Schlachtfelde als Musiker im Konzertsaal durch Kugeln getroffen.

Wir dürfen aber die möglich große Bedeutung einer Disposition zu einer bestimmten Infektion bei verschiedenen Menschen unter übrigens denselben äußeren Umständen nicht leugnen. Wir können bis jetzt in der Regel allerdings nur bei Versuchstieren die Disposition zu einer bestimmten Infektion genau bestimmen, weil wir bei Versuchstieren den Infektionsweg, die Virusmenge und die übrigen Umstände, je nach Bedarf, gleich oder ungleich wählen, jedenfalls genau wissen können. Bei gleichartigen Versuchstieren sind aber individuelle Unterschiede der Disposition, abhängig von Rasse, Alter usw. festgestellt. Diese Erfahrung und die Sicherheit, daß beim Menschen individuelle Unterschiede der verschiedenartigsten Eigenschaften (des Salzsäuregehalts des Magensaftes, des Hämoglobingehalts des Blutes, des Stoffwechsels. der Vitalkapazität, verschiedener Anlagen usw.) bestehen, machen es höchstwahrscheinlich, daß auch individuelle Unterschiede der verschiedenen Dispositionen bei ihm vorkommen, die sich ja aus jenen oder anderen Eigenschaften aufbauen. Dies gilt schon innerhalb der Grenzen der physiologischen Variabilität; um so mehr müssen wir Änderungen der Disposition annehmen, wo physiologische konstellierende Faktoren durch Schädigungen geändert sind. Wenn auch wir individuelle Unterschiede der verschiedenen Dispositionen als höchst wahrscheinlich betrachten, sollen wir das Wort Disposition nicht als Schlagwort anwenden und nicht vergessen, daß ihr exakter Nachweis beim Menschen bisher fast immer fehlt.

Man hat schon jahrhundertelang bestimmte Dispositionen und Anlagen angenommen. Man hat dabei aber Dispositionen und Anlagen nicht unterschieden, auch wo dies möglich war. Die hier gemeinten Zustände und Konstellationen von Eigenschaften oder vielmehr nur von gewissen klinischen Erscheinungen haben schon die alten griechischen und römischen Schriftsteller als Diathesen, Temperamente angedeutet. Diathese ist das griechische Wort für das lateinische dispositio.

So hat man das sanguinische, das biliöse oder cholerische, das atrabiliäre (schwarzgallige) oder melancholische und das phlegmatische Temperament unterschieden. Das sanguinische Temperament kennzeichnete sich durch leichte seelische und körperliche Erregbarkeit mit häufig wechselnder Stimmung. Ein cholerisches (biliöses) Temperament hatten Menschen mit starker Hautpigmentation, straffer Beschaffenheit der Gewebe, geringer Neigung zu Fettbildung, mit kräftigen, raschen Bewegungen und lebhaftem Stoffwechsel. Solchen Individuen wurde eine Anlage oder Disposition zu Lebererkrankungen zugeschrieben. Das melancholische Temperament zeichnete sich durch gedrückte Stimmung aus. Das phlegmatische Temperament erkannte man an der langsamen körperlichen und seelischen Reaktion, dem langsamen Blutumlauf und trägen Stoffwechsel (Neigung zu Fettansatz). Dieses Temperament wurde von den Alten auf eine schleimige, wässerige Beschaffenheit der Körpersäfte zurückgeführt und später mit einer lymphatischen Konstitution in Beziehung gebracht. Reine Typen dieser Temperamente kommen nicht oder nur als hohe Ausnahmen vor. Man begegnet (fast) nur Mischformen.

Mehr oder weniger große Ähnlichkeit mit diesen Temperamenten zeigen die Diathesen. Man kann dabei gelegentlich an Dyskrasie denken, wenn man nur nicht vergißt, daß jede nicht künstlich (z. B. durch intravenöse Einspritzung eines Stoffes) herbeigeführte Änderung der Säftemischung von irgend einer Änderung von Zellentätigkeit abhängig sein muß, daß also Dyskrasie nur eine Krankheitserscheinung andeutet, die eine besondere Disposition darstellen kann, nicht muß. Mit Diathese meint man eine Bereitschaft zu bestimmten, krankhaften, oder nichtkrankhaften abnormen Erscheinungen. Man hat von einer karzinomatösen, sarkomatösen, nervösen, tuberkulösen, syphilitischen, arthritischen, rheumatischen, lymphatischen, skrofulösen und hämorrhagischen Diathese geredet. Das sind alle klinische Bezeichnungen. Als man dann die infektiöse Natur der Tuberkulose, Syphilis usw. erkannte, hat man die entsprechenden Diathesen, und später auch aus anderen Gründen, die übrigen aufgegeben. Jetzt unterscheidet man eine hämorrhagische, katarrhalische bzw. exsudative, lymphatische, neuropsychische bzw. neuroarthritische Diathese.

Bevor wir diese einzelnen Diathesen etwas näher betrachten, will ich darauf hinweisen, daß die Andeutung eines Körperzustandes oder Konstellation von klinischen Erscheinungen als ein bestimmtes Temperament oder eine bestimmte Diathese durchaus keine Erklärung, sondern nur eine Gruppierung nach der klinischen Erscheinungsform ist, mehr nichts. Es ist sogar noch fraglich, ob diese Gruppierung zurecht besteht. Eine solche Gruppierung kann sich allerdings als nützlich erweisen. Nur durch qualitativen und quantitativen Nachweis der konstellierenden ursächlichen Faktoren ist die Disposition ätiologisch zu bestimmen.

Zu den hämorrhagischen Diathesen rechnet man Blutanomalien, die sich durch das Auftreten von Blutungen, besonders in der Haut, Schleimhäuten und serösen Häuten kundgeben. Solche Blutungen treten ohne besondere äußere oder innere Gewalt dadurch auf, daß der normale oder gar erniedrigte Blutdruck die schlechternährten Gefäßchen — wir vermuten es nur — zum Zerreißen bringt; und zwar in Form von Petechien, Ekchymosen oder von größeren, mitunter freien Blutungen, wie vor allem Nasenblutung. Eine hämorrhagische Diathese kommt vor bei Purpura (Blutfleckenkrankheit), Leukämie, Pseudoleukämie, bei septischen Zuständen, bei Hämophilie (Bluterkrankheit), bei Leberzirrhose, deren erste klinische Erscheinung manchmal eine Nasenblutung ist. Vom Wesen der hämorrhagischen Diathese in diesen verschiedenen Fällen wissen wir nichts.

Die katarrhalische, exsudative und lymphatische Diathesen stellen sehr vage Begriffe dar. Sie kommen vorzugsweise bei Kindern vor. Die klinischen Bilder sind sehr wechselnd und die Erscheinungen kommen so sehr untereinandergemischt vor, daß man sie für verwandt, ja sogar für wesensgleich halten kann. Hierzu führt auch ihre Familiarität, d. h. das Vorkommen der verschiedenen Formen bei mehreren Mitgliedern einer Familie. Auch der Übergang in höherem Kindesalter der einen Form in die andere weist wenigstens auf eine Verwandtschaft hin. Virchow faßte sie als lymphatische Konstitution, Heubner als Lymphatismus zusammen. In neuerer Zeit unterscheiden einige Kliniker drei Typen: den Status thymico-lymphaticus, die entzündliche oder exsudative Diathese und die neuroarthritische Diathese.

Der Status thymico-lymphaticus (A. Paltauf 1889, Escherich 1896) kennzeichnet sich durch die S. 195 genannten anatomischen Erscheinungen: außerdem ist die Haut blaß und das Fettlager dick, das Fettgewebe aber schlaff durch hohen Wassergehalt, wohl bei geringer Elastizität des Unterhautzellgewebes. In späterem Alter fällt ein Zurückbleiben der Körpergröße und der Entwickelung der sekundären Geschlechtsmerkmale auf (§ 110). Von anderen Erscheinungen schweigen wir hier. Einige Autoren trennen einen Status thymicus und einen Status lymphaticus (vgl. Falta).

Die entzündliche Diathese (Th. White 1782, Comby, Czerny 1895), später exsudative genannt, äußere sich in einer Bereitschaft zu katarrhalischen und zu gewissen Hautentzündungen auf sonst harmlose oder oft unbekannte Reize, in einer gewissen „Vulnerabilität". Schwellungen von Lymphdrüsen und Mandeln pflegen aufzutreten. Außerdem beobachte man auch hier, ebenso wie bei den beiden anderen Typen, neuropsychische Abweichungen und gewisse, noch nicht genau bekannte Stoffwechselstörungen und Entwickelungsstörungen. Man unterscheidet demnach zarte, schwache, und große, fette, muskelschwache Kinder mit exsudativer Diathese. Bei den letzteren finde sich häufig Status lymphaticus. Schließlich hat man auf eine absolute und relative Hypereosinophilie hingewiesen: die relative Zahl der eosinophil gekörnten Leukozyten kann 20% und mehr betragen, während diese Zahl normaliter 1% ist. Besonders, aber nicht ausschließlich während einer Haut- oder Schleimhautentzündung wurde diese Hypereosinophilie beobachtet.

Daß regionäre Lymphdrüsen bei einer Haut- oder Schleimhautentzündung metastatisch in Entzündung geraten und dabei, besonders wenn eine gewisse Disposition dazu besteht, schwellen, verstehen wir. Das große Volumen der Mandeln, erklärt sich bei entzündlicher Diathese vielleicht aus häufig wiederkehrenden leichten Entzündungen. So könnte ein gewisser Zusammenhang verschiedener Erscheinungen bestehen. Die exsudative oder sonstige Diathese wäre damit aber noch nicht geklärt. Ad. Czerny führt sie auf einen hypothetischen angeborenen Fehler im Chemismus des Organismus zurück.

Große Ähnlichkeit mit der exsudativen Diathese hat manchmal die Skrofulose, d. h. ein Komplex von Erscheinungen bei Kindern, die einen Tuberkuloseherd, besonders in einer oder mehreren Lymphdrüsen beherbergen. In den typischen Fällen sind die Lymphdrüsen an den Unterkieferwinkeln und dem Halse tuberkulös und bedeutend vergrößert, so daß sie ein schweinskopfähnliches Aussehen erteilen: Habitus scrofulosus (scrofa oder scropha = Saumutter). Es können aber auch andere Lymphdrüsen tuberkulös sein. Solche Kinder zeigen eine große Bereitschaft zu Haut- und Schleimhautentzündungen; zu Ekzem, das vielfach zu Krustenbildung, besonders an der Nase und den Lippen führt, zu Schnupfen, Bindehautentzündung, Mittelohrentzündung, Tracheitis, Bronchitis usw. Diese Entzündungen kenn- zeichnen sich durch Hartnäckigkeit und häufige Rückfälle.

Der ursächliche Zusammenhang dieser Tuberkulose mit der Diathese ist noch nicht klargestellt. Es ist möglich, daß eine bestimmte Form von Tuberkulose beim Kind einen chronischen Vergiftungszustand hervorruft, welcher zu der oben erwähnten Bereitschaft zu Entzündungen und zu deren Hartnäckigkeit und häufigen Rückfällen, zu Skrofulose führt. Es ist eine unbeantwortete Frage, wieviel Fälle von exsudativer Diathese und Lymphatismus auf eine latente Tuberkulose zurück- zuführen sind. Aber auf der anderen Seite muß die Möglichkeit betont werden, daß exsudative Diathese besonders zur skrofulösen Form der Lymphdrüsentuber- kulose disponiert. Das wäre z. B. möglich, indem die Oberhaut durch Ekzem wund wird und so Tür und Tor für Tuberkelbazillen geöffnet werden bei Kindern, die auf dem Boden herumkriechen und sich Staub und Schmutz mit tuberkulösem Virus in die wunden Stellen einreiben usw. Aber Tuberkulose bovinen Ursprungs ist nicht ausgeschlossen. Die Erfahrung, daß exsudative Diathese und Lymphatismus bei Kindern weit häufiger vorkommen als die durch Autopsie festgestellte Tuberkulose rechtfertigt die Annahme, daß sie auch ohne Tuberkulose bestehen. Allerdings wird fast nie der ganze Körper auf Tuberkulose so genau untersucht, daß die Mög- lichkeit eines latenten winzigen Tuberkuloseherdes ausgeschlossen ist. CORNET nimmt außer einer tuberkulösen eine nichttuberkulöse („pyogene") Skrofulose und eine Mischform dieser beiden an. Die nichttuberkulöse Skrofulose schreibt er Staphylo- oder Streptokokken zu.

Die neuro-arthritische Diathese der englischen und französischen Autoren ist ein recht vager Begriff. Man nimmt sie an, wenn sich gewisse Störungen des Stoffwechsels zeigen: pastöser, torpider Habitus mit geistiger Trägheit, ja Stumpfsinnigkeit, oder eben ein erethischer Habitus: grazile, meist magere Kinder, geistig rege, sogar mit besonderer Begabung, oder drittens ein plethorisch-obeser Habitus: übernormale Körpermaße, mächtiges Fettpolster, rote Wangen und Schleimhäute. Die Zusammengehörigkeit der harnsauren Diathese (oder Gicht, welche die französischen und englischen Autoren mit „Arthritisme" meinen) und jener Eigenschaften des zentralen Nervensystems ist noch nicht sicher-, viel weniger klargestellt.

Zur Annahme einer neuropathischen bezw. psychopathischen Disposition oder Konstitution (erbliche Belastung oder nervöse Entartung) scheinen wir berechtigt zu sein auch dann, wenn von einer harnsauren oder exsudativen Diathese usw. nichts erhellt. Allerdings kommen Kombinationen im Kindesalter vor. Während aber die exsudative Diathese im späteren Kindes- alter allmählich verschwindet, bleibt die neuro- bezw. psychopathische Dis- position bestehen. Diese Disposition gibt sich zunächst kund durch große Erregbarkeit sowohl körperlichen wie seelischen Reizen gegenüber: Das Ge- mütsleben erleidet leicht Störungen, die stärker sind und länger dauern als man vom einwirkenden Reiz erwarten würde. Rasch eintretender, dem Laien nicht oder schwer erklärlicher Stimmungswechsel hängt damit zusammen. Auch Abnormitäten des Charakters machen sich bemerkbar, moralische De- fekte kommen vor. Die Intelligenz kann sehr gut, es kann sogar eine starke Begabung vorhanden sein; trotzdem kann die Geistestätigkeit unfruchtbar sein, weil das Gleichgewicht fehlt (MAGNAN). Die Franzosen nennen solche Individuen wohl „déséquilibrés" oder „dégénérés supérieurs". Das Auftreten von „Aufbrauchkrankheiten" (S. 196) wäre hier sehr leicht möglich.

Es fehlt solchen Leuten nicht an körperlichen „Degenerationszeichen" (Stigmata degenerationis): starke Labilität des vasomotorischen Systems (häufiger und leichter Wechsel der Gesichtsfarbe, Dermatographismus, d. h. langdauerndes Nachröten der Haut nach Bestreichen mit einem stumpfen Gegenstand). Übrigens finden sich im allgemeinen kleine Mißbildungen, welche beim dégénéré inférieur, beim Idioten in größerer Zahl und in größerer Ausdehnung aufzutreten pflegen: Asymmetrie des Schädels, des Gesichtes, Mikrozephalie, Hydrozephalie, Akrozephalie, Skaphozephalie, Dolichozephalie usw., Prognathie, Unregelmäßigkeiten der Zähne, der Ohrform, Verwachsung des Ohrläppchens, Farbenblindheit, abnorme Längenverhältnisse der Extremitäten, der Finger und Zehen, angeborener Klumpfuß, Phimosis, Epi- und Hypospadie usw.

Diese körperlichen Degenerationszeichen beweisen nicht eine seelische Minderwertigkeit. Mit ihrer Zahl und Ausdehnung nimmt aber die Chance zu, daß nicht nur äußere, sichtbare, sondern auch innere, unsichtbare Organe mehr oder weniger mißbildet sind. in ähnlicher Weise wie die Chance, daß ein Individuum „neuropathisch veranlagt" oder in irgend einer pathologischen Richtung erblich belastet ist, um so größer ist, je mehr seiner Blutsverwandten es sind. Zu diesen inneren Organen gehört auch das Gehirn, das Organ der Seele. Man kann in solchen Fällen, wo die ganze Verfassung von Körper und Seele abnorm ist, mit Recht von neuro- bzw. psychopathischer Konstitution reden, obwohl damit noch nicht die ganze Konstitution gekennzeichnet ist.

11. Kapitel.

Mißbildungen (Teratologie).

§ 40. Einleitung.

Wir verstehen unter Mißbildungen vor der Geburt entstandene, also angeborene Abnormitäten der Form, infolge von Störung der Entwickelung, gleichgültig welchen Ursprunges diese Störung sei. Ist die Mißbildung so ausgedehnt, daß das ganze Individuum dadurch verunstaltet ist, so nennt man dasselbe ein Monstrum. So ist z. B. ein Acardius ein Monstrum. Abnormitäten kleinerer Dimensionen, wie z. B. das Muttermal, pflegt man nicht als Mißbildung zu bezeichnen. Wir müssen aber diese Ausnahme nicht machen. Die Grenze zwischen physiologischer Variabilität und Mißbildung ist allerdings ebensowenig wie die zwischen Norm und Abnormität überhaupt anzugeben. Wir können jede Abnormität der Form bzw. der Verfassung des Organismus, eines Organs oder Gewebes oder gar einer Zelle als eine Mißbildung betrachten. Tun wir das, so müssen wir überhaupt, wenn wir eine angeborene Abnormität der Funktion oder Funktionstüchtigkeit, der Elastizität und dergl. biophysische und biochemische Eigenschaften feststellen oder annehmen, zugleich eine angeborene Abnormität der Form oder der Verfassung, das heißt eine Mißbildung voraussetzen, auch dann, wenn es seelische Eigenschaften betrifft. Denn jede Eigenschaft, die wir am lebenden Organismus beobachten, hat eine stoffliche Grundlage, von der sie abhängig ist. So betrachten wir angeborene abnorme Charaktere auch als Äußerungen von Mißbildungen des Gehirns, ebensogut wie die angeborenen körperlichen Mißbildungen, die wir im vorigen Kapitel als Degenerationszeichen haben kennen gelernt, und ebensogut wie Idiotie auf einer Mißbildung des Gehirns, wie z. B. Mikrozephalie, beruht, während man besonders gute Intelligenz neben mäßigem Hydrozephalus festgestellt hat. Auch die verschiedenen angeborenen abnormen Dispositionen und Krankheitsanlagen gehören zu den Mißbildungen.

Mißbildungen können gleich bleiben, wie die Hasenscharte, die Polydaktylie; sie können aber auch beim fortschreitenden Wachstum des Individuums an Dimension zunehmen. Wenn somit eine Mißbildung nicht unmittelbar nach der Geburt sondern erst später bemerkbar wird, so liegt kein
Grund vor, ihre Kongenitalität oder wenigstens das Vorhandensein einer angeborenen Anlage zu bezweifeln. Manche Geschwülste wachsen aus bekannten
Mißbildungen kleiner Dimensionen, wie z. B. Pigmentkrebs aus einem Muttermal, heraus. Das Muttermal enthält dann den Keim einer Geschwulst. Das
Muttermal selbst braucht aber nicht schon unmittelbar nach der Geburt erkennbar für das unbewaffnete Auge zu sein. Auch ein Weinfleck kann nach
der Geburt wachsen. So ist das auch möglich für angeborene Charakterzüge,
Krankheitsanlagen und abnorme Dispositionen. Allerdings dürfen wir nicht
leichtfertig ohne weiteres Fehler, Dispositionen usw. als angeboren betrachten,
einfach aus dem Grunde, daß sie angeboren sein könnten. Wir sollen nur
die Möglichkeit im Auge behalten und immer weiter forschend, nur als Mißbildung betrachten, was mit ausreichendem Grund als angeborene Abnormität
aufzufassen ist. So aufgefaßt, wie wir es im obigen andeuteten, gewinnt das
Studium der Mißbildungen eine weitgehende Bedeutung für die Pathologie
und Nosologie. Die Dürftigkeit unserer jetzigen Kenntnisse zwingt uns aber,
uns hier auf die gröberen Mißbildungen zu beschränken. Später werden wir
an einigen Stellen, z. B. bei den Geschwülsten, auf obige Bemerkungen zurückkommen.

Im allgemeinen kommen häufig mehrere Mißbildungen nebeneinander
vor. Wir haben das im vorigen Kapitel bei den körperlichen Degenerationszeichen und den seelischen Abnormitäten gesehen, wir beobachten es auch
bei den im folgenden anzuführenden Mißbildungen: So z. B. zeigt die Abbildung des thorakoischi pagen Kalbes eine Abnormität der Zehen; Enzephalo-
kele kommt neben Spina bifida und Thorakopagus mit Hasenscharte vor usw.

Für jede Mißbildung haben wir folgende Fragen zu beantworten:

1. Was ist mißgebildet?
2. Wie hat sich die Mißbildung entwickelt? (Pathogenese, formale Genese).
3. Wodurch ist sie entstanden? (kausale Genese).
4. Welche Bedeutung hat sie für den Organismus?

Die Beantwortung der ersten Frage setzt genaue Kenntnis der normalen
Anatomie, die der zweiten und dritten Frage genaue embryologische Kenntnis
im weitesten Sinne voraus. Die zweite und dritte Frage sind, wie immer, scharf
zu unterscheiden, auch dann, wenn wir sie, um Wiederholungen zu vermeiden,
zusammen behandeln sollten. Diese beiden Fragen beziehen sich auf DARESTES
„tératogénie"; sie sind zurzeit durch die Dürftigkeit unserer embryologischen
Kenntnisse, noch fast gar nicht zu beantworten, wie wir weiter unten sehen
werden. Wir sollen uns aber davor hüten, die Lücken durch Behauptungen
auszufüllen. Es ist viel leichter, „neue" als richtige Annahmen aufzustellen.
Vergessen wir nicht, daß eine Annahme nicht mehr als eine Frage bedeuten
kann. Als Fragen können Annahmen aber vom größten Nutzen und geradezu
unentbehrlich sein. Die experimentelle Entwickelungsgeschichte („Entwickelungsmechanik" von ROUX) hat seit DARESTE angefangen, einige Aufklärung
gebracht. Ein Versuch vermag aber nie etwas anderes als eine Möglichkeit
überhaupt oder eine Notwendigkeit unter bestimmten Umständen festzustellen.
Was in einem gegebenen Fall zutrifft, kann nur durch genaue Untersuchung
des Falles selbst, auch der Umstände, ermittelt werden. Außerdem dürfen
wir selbstverständlich die Empfindlichkeit einem bestimmten schädlichen

Einfluß gegenüber bei den Eiern und Embryonen niederer und höherer Tiere nicht ohne weiteres als gleich voraussetzen.

Solange wir von der Entstehung der Mißbildungen so wenig wissen, kann von einer ätiologischen oder pathogenetischen Einteilung die Rede nicht sein und müssen wir uns auf eine Gruppierung auf rein morphologischer Grundlage beschränken. Dabei werden allerdings gewisse Schwierigkeiten nicht zu vermeiden sein, so daß wir von einer gesetzmäßigen Einteilung bis in Einzelheiten Abstand nehmen müssen. Wir können die Mißbildungen zunächst einteilen in zwei große Gruppen:

I. Die Doppel(miß)bildungen und Mehrfach(miß)bildungen.

II. Die Einzelmißbildungen.

Wir wollen beispielsweise einige Hauptsachen erörtern und dazu obige vier Fragen für beide Hauptgruppen zu beantworten suchen.

§ 41. Die Formen der Mißbildungen.
I. Doppel(miß)bildungen.

Drei- und Vierfachbildungen gehen aus zwei oder mehreren Eiern hervor. Sie sind höchst selten. Wir berücksichtigen im folgenden nur die Doppelbildungen.

Doppel- und Einzelmißbildung sind nicht immer scharf zu begrenzen. E. SCHWALBE nimmt als entscheidendes Merkmal Verdoppelung der Körperachse an. Wo diese vorkommt, sei es auch nur in einem Abschnitt, wie in der Halswirbelsäule, reden wir von Doppelbildung. Abb. 42 zeigt uns eine Verdoppelung der Körperachse. Sonstige Verdoppelungen einzelner Glieder oder Organe gehören den Einzelmißbildungen an.

Doppelbildungen sind immer desselben Geschlechts, was auf ihre Entstehung aus einem Ei hinweist. (Zweieiige Zwillinge können gleichen oder ungleichen Geschlechts sein). Zwitterbildung kommt dabei vor. Ältere Angaben sind, wie MARCHAND bemerkt, nicht zuverlässig.

An jeder Doppelbildung können wir zwei Individualteile unterscheiden. Handelt es sich um ein oder um zwei Individuen? Die Antwort wird davon bedingt, ob die zwei Individualteile gesondert lebensfähig sind. Dies ist in einigen Fällen, z. B. bei der Doppelbildung CHANG und ENG (s. unten) möglich; in anderen Fällen aber, wo sich nur ein Kopf oder Herz oder Leber findet, ist Lebensfähigkeit zweier gesonderter Individuen ausgeschlossen und handelt es sich um nur ein Individuum. Diese Frage ist von großer praktischer Bedeutung mit Hinsicht auf die Möglichkeit einer operativen Trennung der beiden Individualteile.

Zunächst erwähnen wir die freien Doppelbildungen oder Gemini, Zwillinge, die aus zwei gesonderten Individualteilen bestehen, und zwar die eineiigen symmetrischen Zwillinge (Gemini aequales, chorioangiopagi). Alle eineiigen Zwillinge entstehen durch Spaltung aus einer befruchteten Eizelle. Sie haben eine gemeinsame Plazenta, ein gemeinsames Chorion und gewöhnlich ein zweifaches Amnion. Sie sind keine Monstra. Das eine der zwei, wenn auch vollkommen ausgebildeten und voneinander gesonderten Individuen ist häufig schwächer entwickelt als das andere und mitunter nicht einmal lebensfähig. Es kommt sogar vor, daß das eine Individuum plattgedrückt und eingetrocknet, mummifiziert, als sog. Foetus papyraceus geboren wird. Die Vermutung drängt sich auf, daß das andere weiterwachsende Individuum es plattgedrückt hat, nachdem sein Fruchtwasser resorbiert war.

Als zweite Abnormität kommt der asymmetrische Zwilling, der Acardius (Chorioangiopagus parasiticus, Gemini inaequales) vor. Ein Acardius oder herzlose Mißgeburt ist der eine gesonderte Individualteil eines eineiigen Zwillings, dessen anderer Individualteil immer ein tätiges Herz besitzt, das den Blutkreislauf für beide unterhält. Die Nabelgefäße sind durch Anastomosen

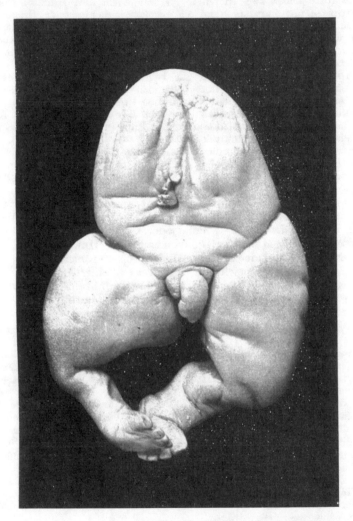

Abb. 39. Acardius acephalus (nach BIRNBAUM a. a. O.).

verbunden, außerdem haben die beiden Individualteile das Chorion gemein. Übrigens kann der Acardius, der herzlose Individualteil, verschiedenartige, sehr hochgradige Mißbildungen aufweisen, von denen wir hier ein paar Beispiele anführen wollen:

Der Acardius pseudacephalus ist scheinbar ohne Kopf, es ist aber in der Tat ein Kopf im Monstrum vorhanden. Nach Angabe der Hebamme hätte das Monstrum in einem Fall MULDERS keine Nabelschnur, es waren aber Nabelgefäße nachgewiesen. Die Extremitäten waren ziemlich gut entwickelt, eine Wirbelsäule mit Rippen und mit sehr gut entwickelten Rückenmarksnerven, mehrere Rumpf-, Kopf- und Extremitätenmuskeln wurden präpariert. Der unvollkommen gebildete Kopf mit Nervenästen (Fazialis) beherbergte in der rudimentären Schädelhöhle Hirnhäute und eine undeutliche Masse (Gehirn ?). Von Herz, Lungen, Luftröhre, Schlunddarm war keine Spur nachweisbar. Von Bauchorganen fand sich eine rudimentäre Leber, zwei Nieren mit Harnknäueln und Harnröhrchen, Harnleiter, Harnblase mit Harnröhre und ein bereits abgeschlossener Urachus. Auch fanden sich das Zwerchfell, ein blind anfangender Dünndarm mit Mesenterium, Dickdarm und Afterdarm, und höchstwahrscheinlich eine Milz vor; von Nebennieren keine Spur. Dies ist ein Acardius mit rudimentärem Kopf, den FÖRSTER einen Acardius paracephalus nennt.

In anderen Fällen findet man gar keinen Kopf (Acardius acephalus) oder nur einen formlosen, mit Haut bedeckten Klumpen ohne Andeutung von Extremitäten und nur mit einigen rudimentären Organen (Acardius amorphus). Eine besondere Erwähnung erheischt der von BARKOW beschriebene Acardius acormus oder pseudacormus, der aus einem Kopf und Rudimenten des Rumpfes, Darm, Skeletteilen und Rückenmark bestand (δ $\varkappa o \varrho \mu \acute{o} \varsigma$ = der Rumpf).

Man unterscheidet die Acardii in Hemiacardii, bei denen ein rudimentäres Herz und Holoacardii, bei denen keine Spur eines Herzens nachweisbar ist. Man unterscheidet ferner Ac. sympus, monopus usw., je nach dem Verhalten der Extremitäten (s. Einzelmißbildungen).

Jetzt wollen wir die sog. Duplicitates erörtern, das heißt Doppelbildungen, deren Individualteile über eine geringere oder größere Ausdehnung und zwar ventral oder dorsal, kranial oder kaudal oder ventro- bzw. dorsolateral zusammenhängen. Dabei können wir zwei Hauptgruppen, symmetrische und asymmetrische Doppelbildungen unterscheiden, je nachdem die beiden Individualteile gleich oder ungleich ausgebildet sind. Eine weitere gesetzmäßige Einteilung ist nicht scharf durchzuführen. Wir werden also nur einige Typen unterscheiden, die wir in zwei Hauptgruppen teilen, die symmetrischen und die asymmetrischen Doppelbildungen.

A. **Symmetrische Doppelbildungen** (Duplicitates aequales, monstres doubles autositaires).

MARCHAND unterscheidet eine Duplicitas completa, wobei die Körperachsen (Wirbelsäulen) in ihrer ganzen Ausdehnung zweifach, und Duplicitas incompleta, von KÄSTNER parallela genannt, wobei die Körperachsen über eine geringere oder größere Ausdehnung einfach sind.

Bei der Duplicitas completa können die Individualteile im kranialen oder im kaudalen Abschnitt zusammenhängen. Übergangsformen kommen vor, die eben im allgemeinen einer gesetzmäßigen Einteilung im Wege stehen.

Zu den im kranialen Abschnitt zusammenhängenden Formen gehören:

1. der Cephalothoracopagus: die Individualteile hängen supraumbilikal in voller Ausdehnung (Brust und Kopf) ventral zusammen;

2. der Thoracopagus: beide Individualteile hängen, ventral oder lateroventral bis zum Hals zusammen;

3. der Sternopagus, Xiphopagus und Omphalopagus, wobei der Zusammenhang entsprechend geringer wird;

4. der Craniopagus frontalis, parietalis und occipitalis.

Ein Zusammenhang im kaudalen Abschnitt findet sich:

1. beim Ileoxiphopagus, Ileopagus und Ileothorakopagus;

2. beim Pygopagus ($\dot{\eta}$ $\pi v \gamma \dot{\eta}$ = der Steiß) und Ischiopagus.

Der Cephalothoracopagus oder Syncephalus thoracopagus umfaßt einige Janusformen. Alle Cephalothoracopagen sind monomphal, d. h. sie haben einen gemeinsamen Nabel. Bei den seltenen vollkommen symmetrischen Formen (Cephalothoracopagus disymmetros) sind alle Körperteile verdoppelt, und wenn sich auch nur ein Darm findet, so ist dieser doch aus doppelter Anlage entstanden. Ein solcher symmetrischer Janus hat zwei Rückenseiten und zwei sekundäre (SCHWALBE) Vorderseiten. Diese Vorderseiten sind gleich, jede zeigt ein gleich ausgebildetes Gesicht, wie die Abbildungen Lochtes zeigen. Nicht nur die Symmetrieebene, d. h. die Ebene, welche die Individualteile genau trennen würde, sondern auch die gemeinsame Medianebene der Individualteile teilt diese Doppelbildung in zwei spiegelbildlich gleiche Hälften. Deshalb nennen wir es eine doppeltsymmetrische Form. Nur der Nabel macht eine Ausnahme.

Unsere Abb. 40 und 41 zeigen einen Cephalothoracopagus monosymmetros. Die Symmetrieebene teilt diese Doppelbildung allerdings auch in zwei symmetrische Hälften, die Medianebene aber nicht. Denn der einen sekundären Vorderseite fehlt das Gesicht. Es ist eine „defekte" Vorderseite. In anderen Fällen ist es zyklopisch usw. Es sind das alles einfachsymmetrische Formen. Vrolik beschrieb

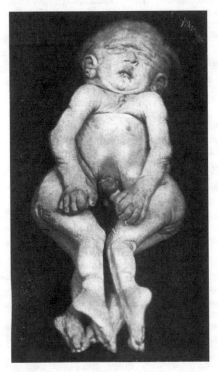 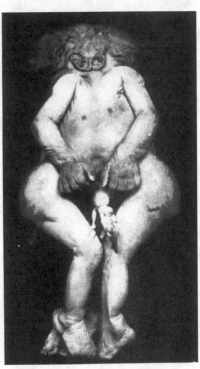

Abb. 40. Cephalothoracopagus mono-symmetros. Sekundäre Vorderseite mit Gesicht.

Abb. 41. Dieselbe Doppelbildung wie in Abb. 40. „Defekte" Vorderseite (ohne Gesicht).

das Gehirn eines Cephalothoracopagus monosymmetros, das in den dorsalen Abschnitten doppelt war. Auch zwei Dorsa sellae turc. waren da. Ventral war alles einfach.

Der Thoracopagus ist doppeltsymmetrisch bei ventralem, einfachsymmetrisch bei ventro-lateralem Zusammenhang. In einem von Siegenbeek van Heukelom beschriebenen Fall eines vollkommen symmetrischen Thoracopagen sind die beiden weiblichen Individualteile 47 cm lang und gut genährt. Die einfache Nabelschnur enthält sechs normale Nabelgefäße. Die linke Hälfte des Brustbeins des einen hängt mit der rechten des anderen Individualteils zusammen und umgekehrt. Abb. 42 des Skeletts eines thoracopagen Kalbes zeigt uns die Art dieses Zusammenhanges. Brust- und Bauchhöhle sind durch ein Zwerchfell getrennt. Es finden sich 4 Lungen, 1 Herzbeutel mit 1 Herz, 2 Schluckdärme, 2 Magen, 1 Duodenum, 1 Jejunum, 1 Leber, aber weiterhin wieder 2 Ilea usw. Das Herz hat 4 Ohren.

aber nur 1 Vorhof und 1 Kammer, 4 arterielle, aber nur 3 venöse Ostien. Beiderseits ist der Ductus arteriosus Botalli weit, und beiderseits vereinigen sich die
Lungenvenen in einer Vena pulmonalis communis, welche in die gemeinsame
untere Hohlader unterhalb des Zwerchfells
einmündet. In anderen Fällen kommen
wieder andere Abweichungen vor. Bei
den mono- und disymmetrischen Formen
leichteren Grades finden sich andere Verhältnisse, z. B. zwei Herzen. Abb. 42
stellt das Skelett eines thoracopagen Kalbes
dar, das einem von HALLER abgebildeten
Skelett eines thoracopagen Menschen durchaus analog ist. Auch die Zehen sind mißgebildet, außerdem besteht auch Ischio-
pagie.

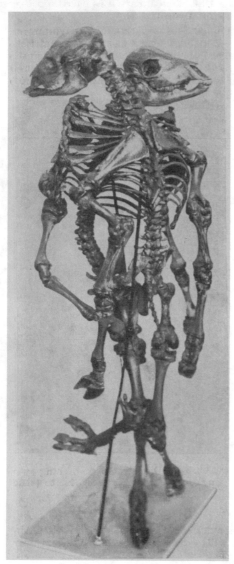

Der Prosopothoracopagus stellt
eine Übergangsform vom Cephalothoracopagus zum Thoracopagus dar, indem es
ein Thoracopagus ist, dessen Individualteile außerdem bis zu den Oberkiefern
zusammenhängen.

Nimmt der Zusammenhang in kranio-
kaudaler Richtung ab, so entsteht der
Sternopagus, bei dem die Brustbeine
nur in ihrem kaudalen Abschnitt verbunden sind, der Xiphopagus und
schließlich der Omphalopagus. Es gibt
Sternopagen mit zwei Herzen, deren jedes
einen eigenen Herzbeutel hat. Im allgemeinen wechseln die anatomischen Verhältnisse, je nachdem sich der Fall mehr
einem Thoraco- oder einem Xiphopagus
nähert. Die Individualteile des Xiphopagen
hängen am schwertförmigen Fortsatz zusammen. Meist enthält die Brücke Leber-
substanz. Übrigens hat jeder Individualteil seine eigene Brusthöhle und Brustorgane, obwohl die beiden Herzbeutel
durch eine Brücke verbunden sein können,
wie z. B. bei den Schwestern ROSALINA-
MARIA (Sternopagen), die von CHAPOT
PRÉVOST operiert wurden; ROSALINA blieb
am Leben, MARIA starb aber am sechsten
Tag nach der Operation unter den Zeichen
großer Schwäche. In diesem Fall wurde
außerdem, wie in dem 1902 von DOYEN
operierten Fall RADICA-DOODICA, eine
Leberbrücke durchtrennt. Beide über-

Abb. 42.   Skelett eines thorako-
ischiopagen Kalbes.

standen die Operation, DOODICA starb
aber nach einiger Zeit an einer schon
vor der Operation vorhandenen Lungentuberkulose. Die bekannten, 1811 ge-
borenen siamesischen Zwillinge CHANG und ENG waren auch Xiphopagen.

Hängen nur die Köpfe zusammen, so nennen wir die Doppelbildung einen
Cranio- oder Cephalopagus, und zwar je nach der Stelle des Zusammenhangs,
frontalis, parietalis oder occipitalis.

Jetzt haben wir noch die symmetrischen Doppelbildungen mit Zusammenhang im kaudalen Abschnitt zu erwähnen. Man deutet den Ileothoracopagus

und den Ileoxiphopagus auch wohl als Dicephali an. Beide sind monomphal. Der Nabel findet sich an einer der sekundären Vorderseiten (Nabelseite oder Vorderseite). Der Ileopagus ist gewöhnlich (oder immer?) ein Ileothoracopagus. Der Zusammenhang der beiden Individualteile ist bei Ileothoraco- sowie bei Ileoxiphopagen ein ausgedehnter, weil er nicht nur die ganze Bauch-, sondern auch die Thoraxgegend betrifft. Die beiden Lebern hängen untereinander zusammen. Man hat

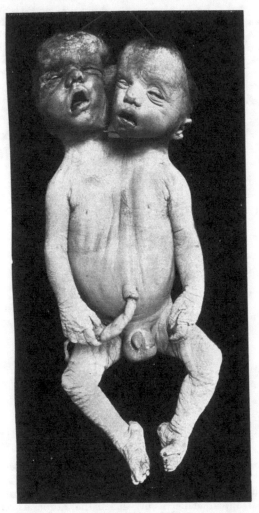

Abb. 43. Dicephalus dibrachius dipus (nach BIRNBAUM).

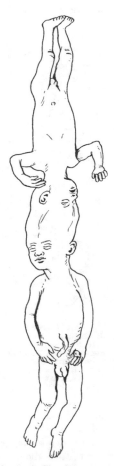

Abb. 44. Craniopagus parietalis (nach E. ZIEGLER, Allg. Pathologie 1905).

solche Doppelbildungen mit zwei Armen und Beinen (Dicephalus dibrachius, dipus) mit drei Armen und Beinen (D. tribrachius, tripus, höchstwahrscheinlich entstand eine Extremität durch Verschmelzung zweier Anlagen), mit vier Armen und Beinen (D. tetrabrachius, tetrapus) beobachtet.

Der Pygopagus ist diomphal, doch hat er meist nur eine Plazenta. Die Individualteile des Pygopagus haben das Steißbein, manchmal auch das Kreuzbein und einen Teil der Wirbelsäule gemeinsam. In einem von MARCHAND beschriebenen Fall fand sich eine einfache Afteröffnung, aber zwei Enddärme; zum Teil einfache äußere weibliche Geschlechtsorgane, die inneren Harn- und Geschlechtsorgane waren doppelt. Die beiden Individualteile müssen als selbständig lebensfähig betrachtet werden; operative Trennung ist jedoch bisher nicht gelungen wegen der notwendigen Öffnung des Rückenmarkkanals, der Bauchhöhle und wegen der Unterbindung großer Gefäßstämme (Aorta, untere Hohlader).

Der Ischiopagus ist monomphal. Es ist eine mono- oder disymmetrische Doppelbildung. Die beiden Becken hängen zusammen und haben eine gemeinsame Höhle. Heilig- und Steißbein und die inneren Organe verhalten sich verschieden. je nachdem der Zusammenhang ein mehr oder weniger kaudaler ist. So gibt es Fälle mit nur einer Leber und Fälle mit zwei Lebern. Der After kann einfach

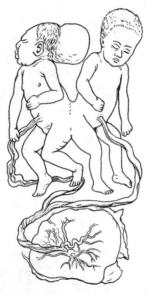

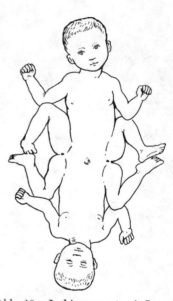

Abb. 45. **Pygopagus** (nach Marchand).
A. B; die beiden Zwillinge; *a*, *b*, getrennte, *c* vereinigte Nabelschnur. *d* Gemeinsame Plazenta. Steißbein und Kreuzbein, vom 2. Wirbel abwärts, sowie unteres Ende des Medullarrohres einfach. Zwei Enddärme mit einer Afteröffnung. Vestibulum vaginarum einfach, die übrigen Geschlechtsteile doppelt.

Abb. 46. Ischiopagus (nach Levy).

oder doppelt sein. Die bis jetzt beobachteten Ischiopagen lebten nur höchstens einige Monate.

Es erübrigt sich jetzt noch, die Duplicitas incompleta oder parallela zu erörtern, also die symmetrischen Doppelbildungen, bei denen die Körperachsen zum Teil einfach sind. Es kann nur ein kleiner Teil der Wirbelsäule einfach, der größte Teil doppelt sein. Das hat man sowohl bei menschlicher und tierischer Duplicitas anterior wie bei Duplicitas posterior beobachtet. Wir unterscheiden mit Kästner die Duplicitas anterior, media und posterior.

Bei der Duplicitas anterior ist die kraniale Hälfte der Körperachse verdoppelt, mitunter bis ins Sakrum. Das Röntgenbild kann die Verhältnisse klar zeigen. Beim Menschen unterscheidet man Diprosopus (doppeltes Gesicht) in verschiedenen Graden und Dicephalus. Wir können diesen auch als Ileothoracopagus (s. oben) betrachten.

Duplicitas media, eine Verdoppelung des Mittelstückes der Körperachse mit Verdoppelung von Rückenmark, Chorda und Darmrohr in zwei getrennte Röhren mit je eigenem Mesenterium usw. ist bei Fischen von OELLACHER u. a. beobachtet und als Meso- oder Hemididymi beschrieben.

Zur Duplicitas posterior gehört der Dipygus beim Menschen und bei Säugetieren. Bei Fischen ist diese schwer von der Duplicitas media, beim Menschen und bei Säugetieren schwer vom Prosopo- bzw. Cephalothoracopagus monosym-

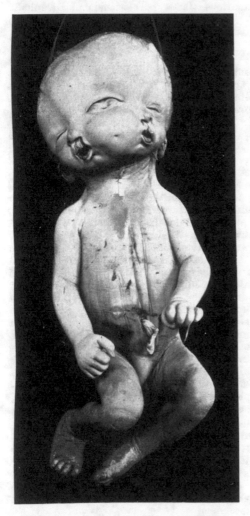 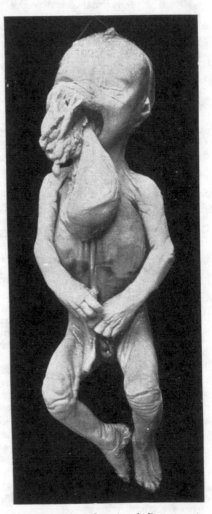

Abb. 47. Diprosopus distomus tetroph-
thalmus diotus. Hydrocephalus, Hasenscharte (nach BIRNBAUM).

Abb. 48. Epignathus (nach BIRNBAUM).

metros deradelphos abzugrenzen. Ein großer oder geringer kaudaler Abschnitt der Körperachse ist verdoppelt.

B. **Asymmetrische Doppelbildungen** (Duplicitates inaequales, monstres doubles parasitaires). Diese sind dadurch gekennzeichnet, daß nur der eine Individual- teil, der Autosit, vollständig ausgebildet ist, während der andere, der Parasit, es nicht ist. SCHWALBE betrachtet den Parasit, der in sehr verschiedenem Grade ausgebildet sein kann, als einen Acardius, der unmittelbar mit dem Autosit zusammenhängt. Manche Teratome ($\tau\grave{o}$ $\tau\acute{\epsilon}\varrho\alpha\varsigma$ = Wunder) und teratoiden Geschwülste gehören hierher, sind wenigstens mit diesen Mißbildungen verwandt.

Der Parasit kann 1. am Kopfe, 2. an der Vorderseite des Rumpfes oder Halses, 3. an der Rückenseite oder 4. am kaudalen Abschnitt des Autositen befestigt sein. Je nachdem unterscheiden wir:

1. Epignathus, Kraniopagus parasiticus, Janus parasiticus und Dicephalus parasiticus.

2. Thoracopagus, Epigastrius und Dipygus parasiticus;

3. Notomelus;

4. Pygopagus parasiticus und Sakralparasiten.

Viele asymmetrische Doppelbildungen zeigen, wie diese Namen schon vermuten lassen, große Ähnlichkeit mit entsprechenden symmetrischen. Allein es besteht bei den symmetrischen Doppelbildungen eine vollkommen oder zum Teil doppelte Wirbelsäule, während der Parasit höchstens Bruchstücke einer Wirbelsäule hat. Dieses Kennzeichen ist wichtig zur Unterscheidung der symmetrischen und asymmetrischen Dicephali, Dipygi usw.

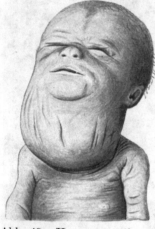

Beim typischen Epignathus sitzt der Parasit an der Schädelbasis bzw. an dem Gaumen des Autositen auf. Auch andere Verbindungen können zwischen Parasiten und Autositen vorkommen. Man hat sogar ein aus einer Orbita hervorragendes Teratom (s. unten) als Epignathus beschrieben. Wie bemerkt, kann der Epignathus sehr verschieden ausgebildet sein. BAART DE LA FAILLE hat einen Fall beschrieben, wo am Gaumen des nahezu normal ausgebildeten Autositen nicht nur ein Epignathus, sondern außerdem zwei Acardii mit den Nabelschnüren befestigt waren. Am Epignathus können überhaupt Extremitäten und andere Skeletteile mehr oder weniger deutlich erkennbar sein, wie am Acardius. In anderen Fällen besteht der Epignathus aus einer geschwulstartigen Masse, die Bestandteile zweier oder dreier Keimblätter enthält und sich als Teratom entpuppt, d. h. als eine Mißbildung, die aus Organen, organähnlichen Teilen, aus Bestandteilen zweier oder dreier Keimblätter (epidermoidale Bildungen, Talgdrüsen, Haaren, Zähnen, hohem Zylinderepithel, Knochen, Muskelgewebe usw.) besteht. In wieder anderen Fällen ist der Epignathus eine Mischgeschwulst.

Abb. 49. Hygroma cysticum colli congenitum (nach KAUFMANN, Spez. Pathol. Anat.).

GUINARD hat als Hypognathus am Unterkiefer des Autositen einen Parasit beschrieben, der aus Bestandteilen eines Kopfes aufgebaut war. So kommen wir zu gewissen angeborenen Halsgeschwülsten, Mischgeschwülsten, von denen wir als Beispiel das von SIEGENBEEK VAN HEUKELOM beschriebene „Chondrofibrosarkocystadenoma lymphangiectaticum der Submaxillardrüse" — welche Drüse jedenfalls nicht nachgewiesen wurde, haben. Ob sie in das Teratom aufgenommen war, ist nicht entschieden.

Der Parasit kann auch an einer anderen Stelle des Kopfes des Autositen befestigt sein: beim Craniopagus parasiticus am Kranium. HORNE und STARK beobachteten einen Fall, wo auf dem Scheitel des Kopfes ein parasitischer zweiter Kopf von gleicher Größe saß, der mit einem runden Stummel unter dem Unterkiefer abgeschlossen war. Dieser Kopf versuchte Saugbewegungen. „Beim Schreien des Autositen verzogen sich auch die Züge des Parasiten, bei Nahrungsaufnahme zeigten diese einen behaglichen Ausdruck, es war vermehrter Speichelfluß zu konstatieren." Im Alter von zwei Jahren geschahen die Augenbewegungen beider Köpfe gleichzeitig. In diesem Alter starb das Kind nach dem Biß einer Brillenschlange.

BÜHRING hat einen Dicephalus parasiticus beschrieben: ein parasitischer Kopf saß am Halse des ausgebildeten Kindes auf.

An der ventralen Seite des Rumpfes hat man Parasiten beobachtet, die sehr verschieden ausgebildet waren und je nachdem einen Thoracopagus parasiticus, einen Epigastrius unterscheiden. Der Genuese COLLOREDO (vgl. SCHWALBE) zeigt uns ein Beispiel des ersten, Abb. 50 ein Beispiel der zweiten Gruppe. Der Epigastrius kann große Ähnlichkeit mit dem Epignathus aufweisen. Der Zusammenhang der inneren Organe kann sehr verschieden sein.

Dipygus parasiticus hat man bei Tieren beobachtet. Er ist übrigens nicht scharf vom Pygopagus parasiticus abzugrenzen. Beim Pygopagus parasiticus hat der Parasit seinen Sitz in der Steißgegend. Er ist auch nicht vom Sakralparasit zu scheiden.

Ähnlich wie beim Epignathus kommen auch Parasiten in der Steißbein-Sakralgegend in sehr verschiedener Ausbildung vor mit Übergängen zu den Teratomen und Geschwülsten, die aus verschiedenen Geweben eines Keimblattes aufgebaut sind, zu Mischgeschwülsten. Damit erhebt sich die Frage, ob ein Sakralteratom mono- oder bigerminal, d. h. ob dasselbe als das Erzeugnis nur eines einzigen Individuums oder, sogar immer, als ein Parasit, also als Individualteil einer Doppelbildung zu betrachten ist. Diese Frage ist nicht im allgemeinen zu bejahen oder zu verneinen. Hier wie beim Epignathus können wir mit ARNOLD als heterochthone Teratome diejenigen bezeichnen, bei welchen mit Rücksicht auf die Anwesenheit fötaler Organe ein Ursprung aus einem zweiten bzw. weiteren Keime vorausgesetzt werden muß. Damit sind also gewisse Fälle angedeutet, bleiben aber andere Fälle noch unentschieden. Daß Teratome auch zu den Einzelmißbildungen gehören können, werden wir später sehen.

II. Einzelmißbildungen.

Wir können Mißbildungen eines Individuums in solche der äußeren Form und Mißbildungen der einzelnen Organe und Organsysteme unterscheiden. Es kann sich handeln um Mißbildung des noch nicht entwickelten Eies, um Mißbildung des neugeborenen Individuums oder um Mißbildung im späteren Alter, wie Riesenwuchs und

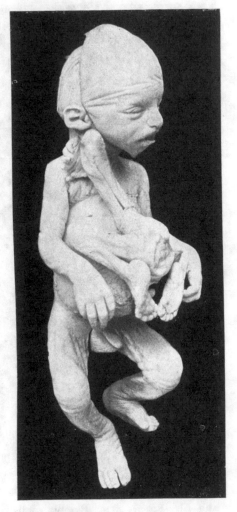

Abb. 50. Epigastrius s. Thoracopagus parasiticus (nach BIRNBAUM).

Zwergwuchs. Wir werden uns auf Beispiele beschränken; die einzelnen Organmißbildungen werden in der pathologischen Anatomie erörtert.

Von der Blasenmole und den Mißbildungen der Eihäute und der Plazenta schweigen wir.

Zwergwuchs (Mikrosomie) und Riesenwuchs (Makrosomie) können wir insofern zu den Mißbildungen rechnen, obwohl sie bei der Geburt noch nicht bemerkbar zu sein brauchen, weil sie, wenigstens zum Teil, sehr wahrscheinlich auf angeborene Mißbildung, auf abnorme konstitutionelle Eigenschaften von Organen mit inneren Sekretionen oder andere angeborene Eigenschaften zurückzuführen sind.   Wir werden sie aber erst später erörtern, weil wir sie noch nicht sicher zu unterscheiden vermögen.   Nur der angeborene Riesenwuchs bzw. Zwergwuchs gehört sicher zu den Mißbildungen.   Wir werden sie jedoch später behandeln, weil wir sie dann mit den anderen Formen vergleichen können.

Am Rumpf und am Kopf kommen **Spalten** und **Defekte** vor. So kennen wir **ventral**: die Brustbeinspalte, Bauchspalte, Blasen-, Harnröhrenspalte, Bauchblasendarmspalte, das Spaltbecken; **dorsal**, zum Teil mit Spalt bzw. Defekt am Kopf: die Spina bifida, Rachischisis (partialis oder totalis), Kraniorachischisis, und am Kopf Kranioschisis, Akranie. Dabei können Amyelie, Anencephalie, Mikromyelie, Encephalocele usw. vorkommen. Wir wollen einige Spalten und Defekte etwas näher betrachten.

Im allgemeinen kann eine Spalte oder ein Defekt in sehr verschiedener Ausdehnung vorkommen.

Die **Brustbeinspalte** (Fissura sterni s. Thoracoschisis) kann das ganze Brustbein oder nur einen Abschnitt desselben betreffen, und zwar einen kranialen oder kaudalen Abschnitt. Mitunter ist nur ein Loch im Brustbein vorhanden. Die Eingeweide können normal gelagert sein; es kann aber auch ein Vorfall des Herzens durch die Spalte (Ectopia cordis), wie Abb. 51 zeigt, bestehen.

Die **angeborene Bauchspalte** (Fissura abdominis) kommt mit und ohne Bauchbruch oder Eventration vor, d. h. mit oder ohne Hervorstülpung des parietalen Bauchfells durch die Spalte und Eintreten von Eingeweiden in den von diesem Bauchfell gebildeten Bruchsack. Sogar die Leber kann sich in demselben finden. Form und Größe des Bruches sind sehr verschieden. Am Rand der Spalte (Bruchpforte) trifft

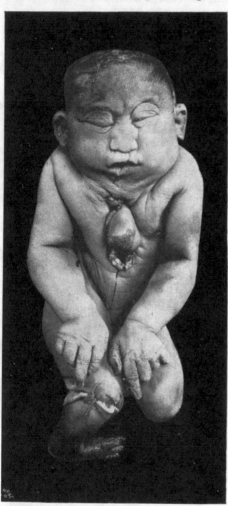

Abb. 51.   Fissura sterni, Ektopia cordis (nach BIRNBAUM).

man regelmäßig die auseinander geschobenen geraden Bauchmuskel an. Der Nabelschnurbruch (Omphalocele s. Hernia funiculi umbilicalis) stellt den geringsten angeborenen Bauchbruch dar: der Bruchsack besteht aus schleimigem, embryonalem Bindegewebe, das die Fortsetzung der WHARTONschen Sulze der Nabelschnur darstellt, bedeckt mit einschichtigem Plattenepithel, das sich in die umgebende Epidermis fortsetzt. An der Innenseite findet sich Peritonealendothel (Cölomepithel). Bei größeren Bauchbrüchen ändern sich nur die Dimensionen und nimmt auch der Inhalt zu. Bei der Eventration liegen die Baucheingeweide in der extraembryonalen Cölomhöhle, begrenzt von der äußeren, mesodermalen

Fläche des Amnion und in unmittelbarer Berührung mit dem Chorion der Plazenta. Sitz und Ausdehnung des Defektes der Bauchwand können dabei sehr verschieden sein.

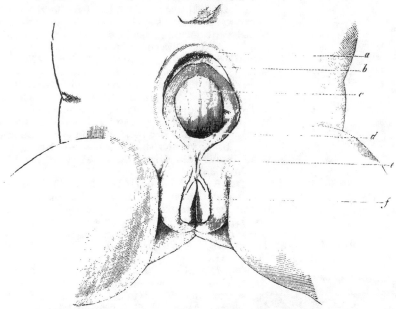

Abb. 52. Fissura abdominis et vesicae urinariae bei einem 18 Tage alten Mädchen. *a* Hautrand; *b* Peritoneum; *c* Blase; *d* Kleine, dem Trigonum LIEUTAUDII entsprechende Blasenhöhle; *e* Rinnenförmige Urethra; *f* Die kleinen Schamlippen (nach ZIEGLER).

Die Harnblasenspalte (Fissura vesicae urinariae) geht meist mit kranialer Harnröhrenspalte (Epispadie) zusammen. Zwischen Nabel und Schamgegend sieht

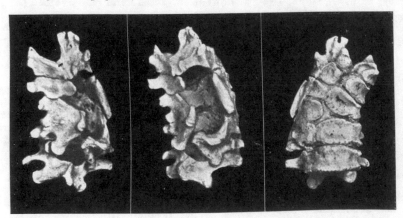

Abb. 53. Einige Wirbel bei Spina bifida.
Das erste Bild zeigt die offenen Wirbelbogen von der Seite, das zweite von hinten, das dritte zeigt die Wirbelkörper von vorne mit narbenähnlichen Stellen.

man die rote, samtartige, feuchte, bei Berührung leicht blutende Harnblasenschleimhaut; aus den beiden Harnleitern quillt tropfenweise der Harn hervor. Die Schleimhautränder gehen in die Bauchhaut über. Der Nabel inseriert sich entweder an der kranialen Grenze, oder es findet sich Bauchhaut zwischen Nabel und Harnblase. Es gibt Fälle von Fissura vesicae urinar. inferior, welche Übergänge zur Epispadie (Defekt der kranialen Harnröhrenwand) darstellen. Die kaudale Grenze der Harnblasenspalte ist im allgemeinen wechselnd: häufig verjüngt sich das Blasenfeld zu einer Rinne, der offenen Harnröhre. Die Schamfuge ist dann offen (Spaltbecken). Es kommt aber auch eine Fissura ves. urin. superior vor, bei der Epispadie fehlt, die Schamfuge geschlossen ist und die äußeren Geschlechtsteile normal oder hypoplastisch in verschiedenem Grade sind. Der Harn fließt dann aber nicht durch die Harnröhre. Es können sich außerdem andere Mißbildungen, wie z. B. Kryptorchismus finden. — Den geringsten Grad stellt die Urachusfistel (Offenbleiben des Urachus) dar.

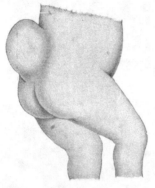

Abb. 54. Spina bifida cystica (nach BIRNBAUM).

Das Spaltbecken (Pelvis fissa), d. h. das Becken mit angeborenem Klaffen der Schamfuge, kommt häufig bei Harnblasenspalte vor (s. oben). Ebenso die Epispadie. Wir erwähnen hier nur noch die Blasendarmspalte, die Bauchblasendarmspalte und die Bauchblasengenitalspalte. Einen Defekt der kaudalen Harnröhrenwand bezeichnen wir als Hypospadie.

Mit Spina bifida (bifidus = geteilt) bezeichnen wir einen angeborenen mangelhaften Verschluß der Wirbelsäule, oder besser der Wirbelbogen. Auch die Wirbelkörper können Anomalien aufweisen, wie Abb. 53 einige narbenähnliche Stellen in denselben zeigt. Besteht auch ein Defekt der bedeckenden Weichteile, so daß das Rückenmark offen zutage liegt, so reden wir von einer Rachischisis. Besteht kein Mangel der Haut, so handelt es sich um eine Spina bifida subcutanea. Diese kann eine cystica (Abb. 54) oder occulta sein.

Bei der Rachischisis ist der Hautmangel breiter als der Wirbelmangel. Die Rachischisis totalis tritt meist zusammen mit anderen Mißbildungen, wie besonders Kranioschisis, also als Kraniorachischisis auf (Abb. 55 und 56). Allerdings ist das Kreuzbein dabei (immer?) geschlossen. Zugleich findet sich gewöhnlich, so wie in Abb. 56, Amyelie und Anencephalie, d. h. es fehlt Rückenmark und Gehirn (fast) vollständig (s. unten). Die Rachischisis partialis kommt an verschiedenen Stellen vor. Der Mangel der Wirbelbogen ist dabei gewöhnlich geringer als bei der R. totalis. Der Hautrand ist mitunter stark behaart und pigmentiert.

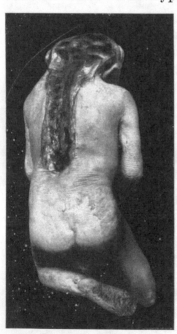

Abb. 55. Hemicephalie oder Kraniorachischisis (nach BIRNBAUM).

Die Spina bifida cystica kommt vorzugsweise in der Lenden-Kreuzbeingegend vor; sie zerfällt in drei Gruppen, je nachdem das Rückenmark oder (und) seine Häute die Wand der Höhle bilden: Myelocele (Myelomeningocele), Myelocystocele und Meningocele spinalis (VON RECKLINGHAUSEN). Bei der Myelomeningocele fehlt die Dura dorsal (sie ist gespalten) und ist der Spaltraum zwischen Arachnoidea und Pia zystisch erweitert. Die Geschwulst ist beim Neugeborenen kirschgroß oder größer, sie kann später an Umfang zunehmen. Die Nerven ziehen verlängert durch den Sack, dessen Wand aus der sulzig verdickten Arachnoidea besteht. Die Geschwulst bei der Myelocystocele entsteht durch zystische Erweiterung des Zentralkanals des Rückenmarks. Die weichen Hirnhäute sind sulzig verdickt, die Dura fehlt an der dorsalen Seite. Die Sackwand der Meningocele spinalis wird nur von Rückenmarkshäuten und Haut gebildet. Sie enthält keine nervösen Elemente.

Die Spina bifida occulta sitzt meist in der Lenden-Kreuzbeingegend. Der Knochenmangel ist sehr verschieden groß und verrät sich äußerlich entweder durch nichts oder durch eine umschriebene Hypertrichosis (starken Haarwuchs) oder Verdickung der Haut.

Mehr oder weniger analog sind die Kranioschisis, Encephalocele, Encephalocystocele und Meningocele cerebralis.

Die Kranioschisis oder Akranie bedeutet den größten Mangel. Bei der Holoakranie fehlen Scheitelbeine, Stirnbeine bis auf Pars orbitalis, Schläfenbein-

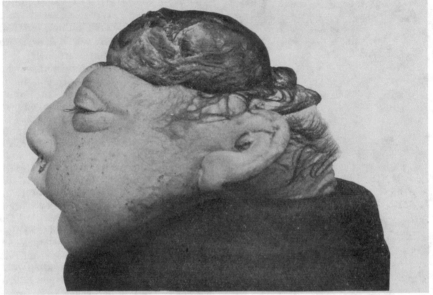

Abb. 56. Mero-anenzephalie oder Hemizephalie bei ausgetragenem Kind, das mehrere Stunden gelebt hat. Natürliche Größe. (Nach H. VOGT, Handb. d. Neurologie II).

schuppen und Hinterhauptbein und damit auch das Hinterhauptloch. So entsteht, auch durch einen gewissen Exophthalmus, ein „Krötenkopf“ oder „Katzenkopf“. Fehlt das Hirn gänzlich, so reden wir von Anencephalie. Ist ein schwammiges, gefäßreiches Hirnrudiment vorhanden, eine Area cerebro-vasculosa, so kann man von Pseudencephalie sprechen, und wenn Hirnteile nachweisbar sind, von Hemicephalie, richtiger: Mero-anencephalie (ERNST).

Bei Meroakranie findet sich nur ein meist nahe der Sagittalnaht beschränkter Knochenmangel. Hirnteile können durch das Loch bruchähnlich vorquellen: Ectopia cerebri.

Ist nur ein kleines Loch vorhanden, so daß nur ein kleiner Hirnabschnitt oder gar nur Hirnhäute hervorquellen, so redet man von Kopf- oder Hirnbruch, Exencephalus, Hernia cerebralis, Encephalocele, sogar von Spina bifida cranialis (!). Meist handelt es sich um eine Encephalocystocele, weil sich in dem ausgetretenen Hirnabschnitt ein erweiterter Hirnventrikel findet. SIEGENBEEK VAN HEUKELOM hat eine Encephalocele beschrieben, wobei der Sack am Hinterhaupt so groß wie der Kopf selbst war. Die Adergeflechte fehlten. Das verlängerte Mark lag wie ein platter, faseriger Streifen auf dem Boden des Sackes.

Die 10 kranialen Wirbelbogen waren gespalten, die Halswirbelsäule stark lordotisch. Die Encephalocystocele sitzt meist am Hinterhaupt.

Wir nennen hier auch die Hasenscharte (Labium leporinum oder Cheiloschisis). Es gibt hier auch ausgedehntere Spaltbildungen, nämlich des Oberkiefers, des Gaumens und Kombinationen, d. h. eine Gnatho-, Palato- bzw. Cheilognathopalatoschisis.

Als weiteres Beispiel von Mißbildung der äußeren Form sei der Hydrocephalus, Wasserkopf, genannt: eine große Menge wässeriger Flüssigkeit hat sich in den erweiterten Hirnhöhlen angesammelt. (Diesem Hydr. internus steht der Hydr. externus gegenüber, der ex vacuo oder durch Entzündung entsteht und den wir später näher betrachten werden).

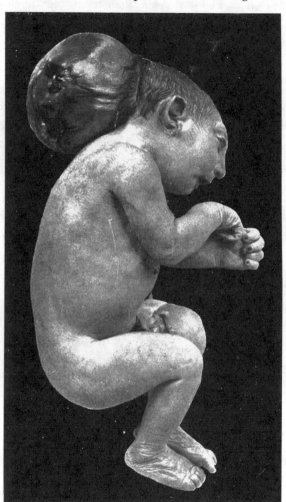

Abb. 57. Hernia cerebri occipitalis (nach BIRNBAUM).

Die Hirnhemisphären sind mehr oder wenig blasenartig aufgetrieben bis zu Papierdünne, die Windungen verbreitert und abgeplattet, die Gruben schmaler und untiefer. Sämtliche Teile des Gehirns atrophieren mehr oder weniger: die Stammganglien und Brücke sind plattgedrückt, Tapetum und Balken können sogar schließlich schwinden usw. Der Schädel ist mehr oder weniger deutlich, mitunter stark vergrößert, wie sofort auffällt: die Fontanelle klaffen weit und bleiben lange häutig. Bei mikroskopischer Untersuchung zeigt sich das Ventrikelependym verdickt. Unter 330 Fällen von Spina bifida bestand 41mal zugleich Hydrocephalus.

Der Hydrocephalus kann intrauterin (fötaler Hydrocephalus) oder erst nach der Geburt entstehen; im letzteren Falle entweder auf dem Boden einer angeborenen Anlage oder erworben. Jedenfalls suchen wir die Entstehung in einer Transsudation oder serösen Exsudation in den Adergeflechten, also in Stauung oder Entzündung (§ 147).

Neben Hydrocephalus findet sich häufig Hydromyelie, Erweiterung des Zentralkanals des Rückenmarkes; sie kann ebenfalls angeboren, sogar embryonal (FISCHEL) oder nach der Geburt erworben sein. Die Myelocystocele und Rückenmarksspalte hängt mit ihr zusammen.

Als letzte Beispiele von Mißbildung der äußeren Form erwähnen wir ein Zuviel oder Zuwenig an Körperteilen, die Poly- oder Hypermastie

(Vermehrung der Brustdrüsen, Hyperthelie (Vermehrung der Brustwarzen), Polydaktylie (Vermehrung der Fingerzahl), Vermehrung der Rippen durch Auftreten von Hals- oder Lendenrippen, Vermehrung der Zähne.

Die überzähligen Brüste oder Warzen kommen meist auf der ventralen Thoraxfläche, sie kommen aber auch in der Achselhöhle, an der Schulter, am

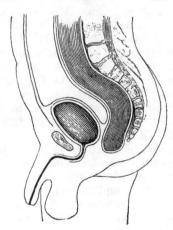

Abb. 58.   Atresia ani (nach LESER, Spez. Chir.)

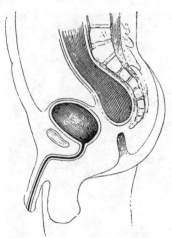

Abb. 59.   Atresia recti (nach LESER, Spez. Chir.).

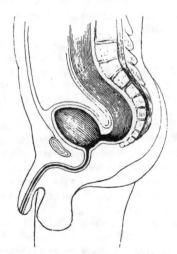

Abb. 60.   Atresia ani vesicalis (nach LESER, Spez. Chir.).

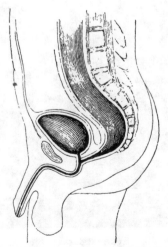

Abb. 61.   Atresia ani urethralis (nach LESER, Spez. Chir.).

Rücken, am Unterleib und am Oberschenkel vor. Bei Schwangerschaft können die akzessorischen Drüsen anschwellen und Milch geben. Ihre Zahl kann bis zu 10 betragen. Bei Männern kommen mitunter mehr oder weniger weibliche Brüste (Gynäkomastie) vor.

Polydaktylie tritt in verschiedener Form auf: Die überzähligen Finger bzw. Zehen können an der medialen oder lateralen Seite angehängt oder zwischen die anderen eingeschoben sein. Sie sind rudimentär oder mehr oder weniger gut ausgebildet.   Sie können einen eigenen Metakarpal- bzw. Metatarsalknochen haben oder an einem normalen Knochen befestigt sein.

Man hat sogar Spaltung der Hände bzw. Füße beobachtet.   Auch überzählige Wirbel, sogar Schwänze sind beobachtet, und zwar wahre Schwänze mit und falsche ohne Knorpel oder Knochen.

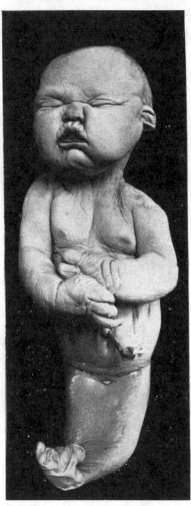

Abb. 62.   Sympodie oder Sirenen-
mißbildung (nach Birnbaum).

Zu den äußeren Mißbildungen gehören auch die Atresien.   Eine Atresie ist der Mangel der Ausmündung eines Kanals an der Körperoberfläche.   So fehlt bei Atresia oris die Mundöffnung, bei Atresia ani die Afteröffnung, bei Atresia recti der Mastdarm (Abb. 58 und 59), bei Atresia ostii uteri die Öffnung (Mund) der Gebärmutter usw.   Es kann bei Atresia ani der Mastdarm in die Harnblase oder in die Harnröhre führen (Abb. 60 und 61).

Es kann auch ein Zuwenig an Körperteilen ¡vorkommen: Amelus (ohne Extremität), Mikromelie (zu kleine Extremitäten), es kann ein Femur oder (und) Tibia fehlen, ferner Syndaktylie („Verwachsung" der Finger), Sympodie (Sympus apus, Sympus dipus) bestehen (Abb. 62).

Hier sei auch noch auf Mißbildungen des Auges (wie Kyklopie) und des Ohres hingewiesen.   Auf Einzelheiten können wir jedoch nicht eingehen.

Wenn wir die Mißbildungen der Organe und Organsysteme übersehen, so können wir dabei unterscheiden Aplasie oder Agenesie, angeborenes Fehlen oder sehr kümmerliche Entwickelung, z. B. einer Niere, eines Brustmuskels, Hypoplasie, eine hinter der Norm zurückbleibende Entwickelung und Vermehrung eines Organs oder von Organteilen — was wir besser nicht mit Hyperplasie andeuten, weil dieses Wort für eine Vermehrung nach der Geburt gebraucht wird.   Wir können von Vermehrung eines Organs reden, wenn die gewöhnliche Zahl dieses Organs zugenommen hat, z. B. mehr als eine Milz, mehr als zwei Nebennieren usw. vorkommen.   Die akzessorischen Organe pflegen allerdings bedeutend kleiner zu sein als das normale.   So kommen ziemlich häufig Nebenmilze vor, die so groß als etwa eine graue Erbse oder eine Haselnuß sind.   Die Bedeutung dieser akzessorischen Organe ist noch nicht studiert. Sie unterscheiden sich in ihrem Bau meist gar nicht vom normalen Organ. Schwillt die Milz bei einer Infektionskrankheit, wie beim Bauchtyphus, an, so treten die gleichen Veränderungen in der Nebenmilz auf.   Es ist sehr wahrscheinlich, daß ein akzessorisches Organ nach Vernichtung oder Entfernung des normalen Organs vikariierend eintritt und hypertrophiert.   Ich habe dies sehr deutlich beobachtet bei einer Ziege, bei der die Schilddrüse entfernt wurde:

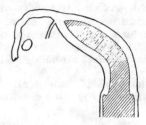

Abb. 63. Uterus unicornis.

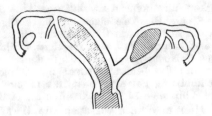

Abb. 64. Uterus bicornis mit rudimentärem Nebenhorn.

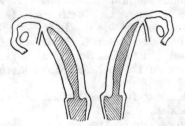

Abb. 65. Uterus duplex separatus
(Uterus didelphys).

Vollkommen getrennte doppelte Uteri mit
vollkommen getrennten Vaginen.

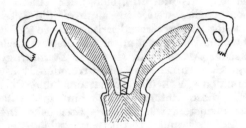

Abb. 66. Uterus (Pseudo)didelphys.

Uteri nicht vollkommen getrennt.
Einfache Scheide oder durch Septa getrennt.

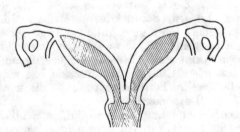

Abb. 67. Uterus bicornis bicollis.

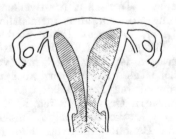

Abb. 68. Uterus septus.

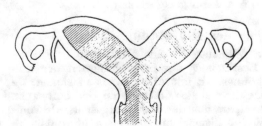

Abb. 69. Uterus bicornis unicollis.

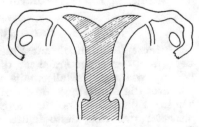

Abb. 70. Uterus arcuatus.

Die Teilung ist im Fundus noch angedeutet.

Abb. 63—70 nach E. KEHRER. (Aus RUNGE, Gynäkologie. 5. Aufl.).

zwei substernale Nebenschilddrüsen (nicht Epithelkörperchen) übernahmen die Tätigkeit anscheinend so, daß das Tier durchaus nichts Abnormes zeigte.

Einige Beispiele einer unvollständigen Entwicklung eines inneren Organs: Fehlt der MÜLLERsche Gang auf der einen Seite oder ist er mangelhaft entwickelt, während der andere sich richtig ausbildet, so entsteht der einhörnige Uterus (uterus unicornis), vgl. Abb. 63 und 64.

Sind die beiden MÜLLERschen Gänge richtig ausgebildet, erfolgt aber ihre Verschmelzung gar nicht oder nur mangelhaft, so entstehen, je nach dem Grade, die in Abb. 65—70 veranschaulichten Mißbildungen.

Hier erwähnen wir auch die Heterotopie, das heißt das Vorkommen einer Insel eines bestimmten Gewebes an einer Stelle, wo dieses Gewebe sich normaliter nicht findet. So z. B. kann eine Insel grauer Hirnsubstanz ins Marklager des Groß- oder Kleinhirns eingesprengt sein. Solche Inseln können aus der Hirnrinde oder einem Stammganglion entstammen. Wir nehmen dies wenigstens an, weil die Insel mitunter noch durch einen Stiel mit der Rinde verbunden ist und sie gleichartige Zellen wie die Rinde enthält. Manchmal ist es außerdem, als ob der Rinde über der Heterotopie ein entsprechender Anteil fehle, sie ist z. B. mikrogyrisch (ERNST). So hat man auch (vgl. SCHRIDDE) Inseln einer fremden Epithelart im Epithel des Schlunddarms gefunden. Vgl. über Hämartome und Choristome § 89.

Diese Heterotopie hat eine große Bedeutung für die Entstehung von Geschwülsten, wie wir das später erörtern werden.

Angeborene Defekte verschiedener Form und Ausdehnung können außerdem in einem Organ vorkommen. Die angeborenen Herzfehler, der Balkenmangel, die Porencephalie (ein Sammelname für trichterförmige, grubige Defekte und Löcher im Groß- und Kleinhirn, HESCHL) sind Beispiele davon.

Schließlich wollen wir hier die Heterotaxie, das heißt den Situs viscerum inversus (transversus) erwähnen. Sie bedeutet eine solche Umlagerung von Organen (namentlich Herz, Lungen, Schluckdarm, Magen, Milz, Leber, Pankreas, Darm), daß ein Spiegelbild ihrer gewöhnlichen Lage (Situs solitus) entsteht. Es liegt also bis in Einzelheiten, links, was gewöhnlich rechts gelegen ist und umgekehrt (vgl. KÜCHENMEISTER). Linkshändigkeit kommt bei situs inversus vor, aber nicht besonders häufig. Heterotaxie hat man sowohl bei Doppelbildungen wie bei Einzelfrüchten angetroffen. Sie kann nur ein Organ betreffen, z. B. das Herz (Dextrokardie).

Es kommen auch abnorme Lagerungen (ohne Spiegelbild), namentlich von Bauchorganen vor. Man redet dann von Dystopie. So kennen wir eine Dystopia renis, wobei die Niere z. B. beim Promontorium liegt; der Kryptorchismus, wobei der Hoden in der Bauchhöhle oder im Leistenkanal stecken bleibt, stellt auch ein Beispiel von Dystopie, eine Ektopie, dar. Auch ein Teil des Darms, z. B. der Dickdarm, kann abnorm gelagert sein.

§ 42. Pathogenese der Mißbildungen.

Jetzt kommen wir zur Frage: Wie entsteht eine Mißbildung? Für die Beantwortung dieser Frage ist die Bestimmung der Entstehungszeit der Mißbildung wichtig. Im allgemeinen können wir mit MARCHAND annehmen: Je schwerer die Mißbildung, desto frühzeitiger ist sie entstanden. Und SCHWALBE hat für Epignathus und für die Sakralparasiten den Satz aufgestellt: Je komplizierter der Bau, desto früher ist im allgemeinen der teratogenetische Terminationspunkt zu setzen, das heißt der Zeitpunkt im embryonalen Leben, zu dem spätestens der mißbildende Einfluß oder die mißbildende Konstellation eingewirkt haben muß. Mitunter kann man nicht einen Zeitpunkt, sondern nur eine Terminationsperiode angeben. Die meisten Mißbildungen des Menschen entstehen in den drei ersten Lebensmonaten (MAR-CHAND). Daß im allgemeinen eine Mißbildung um so frühzeitiger entstanden sein muß, je schwerer sie ist, je mehr sie das Wesen ändert, versteht sich bei einigem Nachdenken. Es gibt wahrscheinlich viele Mißbildungen, die durch Schädigung einer Anlage eines Organs oder Körperteils überhaupt entstehen.

Wie bemerkt wurde, finden sich häufig mehrere Mißbildungen nebeneinander. Dieser Befund kann von großer Bedeutung sein für die Erkennung der formalen und kausalen Genese. Allerdings ist große Vorsicht bei der Aufstellung von Schlußfolgerungen geboten. Denn es können die verschiedenen Mißbildungen an einem Individuum genetisch zusammenhängen, sie müssen es aber nicht. Es ist auch denkbar, daß mehrere Mißbildungen unabhängig voneinander, z. B. durch das Zusammentreffen mehrerer Keimesvariationen (s. unten) in einer befruchteten Eizelle auftreten. Ein ursächlicher Zusammenhang ist auf verschiedene Weise möglich: Mehrere Mißbildungen können von derselben Schädigung oder es kann eine Mißbildung von einer anderen hervorgerufen sein wie z. B. bei den angeborenen Herzfehlern die Frage zu beantworten ist, was primär, was sekundär sei, ein Ostiumdefekt oder ein Septumdefekt die nebeneinander gefunden werden. So ist es die Frage, was bei Spina bifida und anderen daneben vorhandenen Mißbildungen des Medullarrohres primär ist: Verkrümmung oder Knickung der zerebrospinalen Achse (wie sie LEBE-DEFF annimmt) oder die übrigen Mißbildungen usw. In allen diesen Fällen ist offenbar die Bestimmung des Alters, wenigstens des teratogenetischen Terminationspunktes der verschiedenen Mißbildungen wichtig; sie kann entscheidend sein.

Die Frage **wie** entsteht eine Mißbildung? hat man in verschiedener Weise beantwortet. Die alte Annahme, es sei jede Mißbildung als solche ebenso wie jedes normale Individuum als solches schon im Ei präformiert, entbehrt jeder mikroskopischen (vgl. Kap. 12) Grundlage.

Wir haben es nur mit zwei Auffassungen zu tun was die Entstehung der **Doppelbildungen** betrifft: die eine läßt Doppelbildungen durch Verschmelzung oder Verwachsung zweier Fruchtkeime entstehen. Schon ARISTOTELES nahm dies an; daher treten, nach ihm Doppelbildungen besonders häufig bei Vögeln (Hennen) auf, die ja viele Junge zugleich gebären. Andere Forscher hingegen (MECKEL u. a.) nehmen Spaltung, Bifurkation eines Keimes durch innere Einflüsse an. Wir können uns denken, daß ein schädigender Einfluß, Druck z. B., einen Embryo in geringer oder größerer Ausdehnung spaltet, so daß dementsprechend z. B. ein Diprosopus, ein Xiphopagus oder eine andere Mißbildung entsteht. Hierzu sei sofort bemerkt, daß wir Verwachsung oder Verschmelzung von unvollkommener Trennung, ebenso Spaltung oder Spaltbildung (bei Einzelmißbildungen) von Offenbleiben einer embryonalen oder fötalen Spalte zu unterscheiden haben.

Welche Beobachtungen stehen uns nun zur Entscheidung zwischen diesen beiden Möglichkeiten zur Verfügung? BORN und andere Forscher (BRAUS, HARRISON) haben Verwachsungen an verschiedenen Körperstellen zwischen zwei Ranalarven zustande gebracht, indem sie z. B. an beiden Larven einen flachen Bauchschnitt anlegten und dann die beiden Larvenstücke z. B. den kranialen Abschnitt der einen und den kaudalen Abschnitt der anderen Larve aneinander befestigten. So entstanden verschiedenartige Doppelbildungen. Auch haben SPEMANN, KOPSCH u. a. durch künstliche unvollkommene Spaltung oder Einschnürung (O. HERTWIG) von Embryonen Doppelbildungen hervorgerufen. Von vornherein müssen wir Doppelbildungen durch solche Verwachsungen bzw. Spaltungen auch bei Säugetierembryonen als möglich betrachten. Fragen wir aber, was für mechanische Einwirkungen auf den Säugetierembryo „spontan" einwirken sollten, die zu Doppelbildung führen, so bleiben wir die Antwort zurzeit schuldig. Wir dürfen nicht vergessen, daß Doppelbildungen wohl nur während des Embryonallebens entstehen. Die Versuche SPEMANNS weisen jedenfalls auf die Möglichkeit hin, daß abnorme Teilung der Eisubstanz, sie mag befruchtet sein oder nicht (O. SCHULTZE), zu Doppelbildung führt.

Es liegen aber noch andere Beobachtungen vor, welche von Bedeutung sind für unser Verständnis der Entstehung der Doppelbildungen. Sie stammen besonders von experimentellen Untersuchungen an Vögel-, namentlich an Hühnereiern. DARESTE (1855), und später bestätigten es andere Forscher, hat auf das Vorkommen von zwei und mehr Primitivstreifen, also Embryonalanlagen, in einem Ei hingewiesen. Solche, ursprünglich getrennte, Embryonalanlagen können bei ihrem weiteren Wachstum sich berühren und dann an irgend einer Stelle des Kopfes, des Rumpfes usw. verschmelzen, verwachsen. So können Doppelbildungen entstehen. Woher kommen zwei oder mehr Primitivstreifen in einem Ei? Einige Forscher haben eine Befruchtung durch zweiköpfige Spermatozoen, die sie beobachtet haben, angenommen; andere eine Befruchtung durch zwei oder mehr Spermatozoen, eine Di- bzw. Polyspermie. H. FOL hat Doppelbildung auf eine solche Überfruchtung zurückgeführt. Diese könne aber nur unter besonderen Umständen erfolgen, z. B. wenn die Eizelle überreif oder eben noch nicht vollkommen reif oder so geschädigt ist, daß die Bildung der Dotterhaut nach dem Eindringen des ersten Samenkörperchens ausbleibt und ein zweites Samenkörperchen oder gar mehrere in den Dotter eindringen. (Die Dotterhaut soll das Eindringen von mehr als einem Spermatozoon verhüten). Nach anderen (vgl. BROMAN) ist das Eindringen mehrerer Spermatozoen in große, dotterreiche Eier von Reptilien, Vögel, Haien, Regel. Ein Seeigel kann sogar aus zwei verschiedenen väterlichen Hälften entstehen. O. HERTWIG hat durch Befruchtung überreifer Froscheier ebenfalls Mißbildungen erzeugt, was vielleicht von großer Bedeutung ist zur Erklärung gewisser spontaner Mißbildungen. Ob Dispermie mit nachfolgender Doppelbildung auch bei Säugetieren vorkommt, ist damit aber noch nicht erwiesen.

DARESTE hat zuerst in sehr zahlreichen Versuchen nachgewiesen, daß Erhitzung, Schütteln eines Hühnereies zur Entstehung eines Monstrums führen kann, so daß „teratogénie" nichts anderes als „embryogénie modifiée" bedeutet. Bemerkenswert sind die individuellen Unterschiede, die er dabei fand: Er konnte voraussagen, daß eine bestimmte Schädigung eines Eies zu einer Mißbildung führen müßte, nicht aber zu welcher.

Auch an Organen eines einzigen Individuums kommen Doppelbildungen vor: Diplomyelie, Verdoppelung der Geschlechtsorgane, Polymastie, Polydaktylie usw. Auch hier erhebt sich die Frage, ob Verschmelzung oder Spaltung oder beides vorliegt, eine Frage, die wir zurzeit zu beantworten nicht mit genügender Sicherheit imstande sind.

So hat COHNHEIM nicht nur für vollständige Doppelbildungen sondern außerdem für jede überzählige Bildung eines Körperteils bei Einzelmißbildungen „eine zu üppige Bildung und bis zur Verdoppelung gehende Vermehrung eines größeren oder kleineren Teils der beim Furchungsprozeß entstandenen ersten Urzellen der Keimanlage" angenommen. Auch die Ichthyosis wäre hierzu zu rechnen. Man hat hier im allgemeinen von Monstra per excessum geredet. Bemerkenswert ist, daß sich neben Exzessen in Bildung und Wachstum in der Regel Hypo- oder Aplasie oder sonstige Defekte finden. Wir sehen solche z. B. auch am Riesen (vgl. Riesenwuchs).

Auch die Teratome gehören zur Gruppe der Monstra per excessum. Teratome können entstehen durch Ausschaltung von Keimmaterial, die zu verschiedener Zeit stattfinden kann. Diese Genese gehört also zu den Versprengungen, Heterotopien (s. unten). Nur kennzeichnen sich die Teratome durch ihren Aufbau aus Derivaten mindestens zweier Keimblätter. Weiterwachsen können andere versprengte Keime überhaupt auch, wie die Forschung der Geschwülste immer mehr gelehrt hat. Zu den Teratomen gehören auch die Dermoidzysten, die aus Haut mit Haaren, Talgdrüsen, Zähnen, Bindegewebe, Knochen usw. bestehen. Sie kommen auch wohl an anderen Stellen, aber besonders in den Geschlechtsdrüsen vor. Wo sie, wie z. B. irgendwo im Gesicht, oberflächlich liegen, kann man sie auf eine Einstülpung und nachträgliche, mehr oder weniger vollständige Abschnürung zurückführen. So auch die Dermoidzysten des Skrotums. Wo sie aber tiefer angetroffen werden, wie in einer Keimdrüse, hat man auch andere Möglichkeiten berücksichtigt: Zunächst ist hier an eine fötale Inklusion zu denken, d. h. an eine Aufnahme in die Bauchhöhle (vor der Schließung derselben) eines kümmerlich entwickelten Zwillingsindividuums desselben Eies. Sodann haben einige Forscher die Möglichkeit einer Parthenogenese betont, indem eine unbefruchtete Eizelle bzw. Samenzelle (Primordialei im Hoden) unter bestimmten Umständen zu wachsen anfange und ein Teratom bilde. In einigen Fällen, wo man Befruchtung (extrauterine Schwangerschaft) sowie fötale Inklusion ausschließen zu müssen glaubte, hat man sogar einen mehr oder weniger deutlich ausgebildeten Embryo (Embryom) im Eierstock einer Virgo gefunden (vgl. DUVAL et MULON). Künstliche Parthenogenese ist auch bei Tieren möglich (R. HERTWIG, LOEB, DELAGE). Ob aber beim Menschen Parthenogenese vorkommt, ist unentschieden.

Auf der anderen Seite unterscheidet man Monstra per defectum, die man einem Zuwenig an Bildungsstoff des Embryo zuschreibt, ohne aber die Konstellation der Faktoren in den verschiedenen Fällen zu kennen, welche die Bildung bzw. das Wachstum der Anlage beherrschen, wenigstens beeinflussen, also ohne genügenden Grund. Die Akardie gehört z. B. zu dieser Gruppe. Jede Aplasie (Agenesie), Hypoplasie, auch gewisse Fälle von Zwergwuchs könnten sich gewiß aus einem primären Zuwenig an Bildungsstoff erklären. Es ist aber auch möglich, daß die Ernährung eines Embryos oder eines Abschnitts desselben ungenügend ist, oder daß eine Anlage irgendwie geschädigt wird. Übrigens wird bei gleicher Schädigung der spätere Defekt um so größer sein, je früher der Embryo geschädigt wird. Stirbt ein Teil oder ein ganzer Embryo ab, so kann das Abgestorbene vollkommen resorbiert werden. Wir haben Grund für die Annahme, daß z. B. Amnionstränge oder ein zu enges Amnion zu beträchtlichen Ernährungs- und Bildungsstörungen führen können. Selbstamputationen wie des Unterbeins und Einschnürungen der Finger usw. kommen z. B. durch die Einwirkung von Amnionsträngen vor (s. unten).

FÖRSTER hat ferner als Irrungsbildung oder monstrum per fabricam alienam abnorme Lage der Eingeweide bezeichnet, wie den Situs viscerum transversus, die Umlagerung der Brust- oder Bauchorgane. Diese Gruppe ist sehr unscharf begrenzt. Auch Defekte hat man hierzu gerechnet. SPEMANN hat Situs transversus hervorgerufen durch Umdrehung eines Stückes Rückenplatte des Embryos, wodurch auch die meso-entodermale Platte umgedreht wird. VON BAER hatte schon den Situs inversus einer falschen Drehung des Embryos zugeschrieben, wodurch er nicht an die linke, sondern an die rechte Seite der Nabelblase zu liegen kommt.

GEOFFROY ST. HILAIRE nahm in bestimmten Fällen ein „arret de développement", MECKEL eine Bildungshemmung oder Hemmungsbildung an. DARESTE betrachtete sehr viele Mißbildungen als solche. Sie stehen den Defektbildungen nicht gegenüber, es sind im Gegenteil viele Defektbildungen als Hemmungsbildungen aufzufassen.

Mißbildungen der Scheidewände bzw. Ostien des Herzens sind als Hemmungsbildungen aufzufassen. Ferner sind die Hasenscharten und andere Spalten als
Hemmungsbildungen zu betrachten: So ist die Fissura sterni Folge eines Aus-
bleibens der Verschmelzung der Rippen zur Sternalplatte, was schon in einer
Entwickelungsstörung der Sklerotome, aus denen die Rippen hervorgehen, fußen
kann. Bei den Bauchspalten, der Blasenspalte und Epispadie, beim Spaltbecken nehmen wir ebenfalls eine mangelhafte Verschmelzung, und zwar der Myo-
tome an. In der Regel ist die Entwickelungshemmung asymmetrisch, auf der
einen Seite stärker als auf der anderen. Bemerkenswert ist das gleichzeitige Vorkommen von Rachischisis, welche ebenfalls als Wachstumshemmung, und zwar
des Urwirbelblastems aufzufassen ist, so daß die Membrana reuniens nicht gebildet
wird. Bei den Bauchspalten kommt auch noch die Möglichkeit in Betracht, daß
es sich um eine primäre Anomalie der Baucheingeweide mit folgender Bauchspalten-
bildung handelt. Wahrscheinlich ist aber Verzögerung des Breitenwachstums der
Urwirbel das Primäre, vielfach mit vermehrtem Längenwachstum und einer Änderung der Wachstumsrichtung. Spätestens in der Mitte der dritten Woche des
embryonalen Lebens. Alle Formen der Spina bifida müssen zu einer Zeit entstehen,
in welcher die Medullarrinne noch offen ist.

Auch die Atresien stellen Hemmungsbildungen dar. Sie sind ja auf ausbleibende Bildung eines Körperteils bzw. einer Körperöffnung zurückzuführen.

Es gehören wahrscheinlich sehr viele Mißbildungen zu den Hemmungsbildungen. Wir müssen aber in jedem einzelnen Fall scharfe Fragen stellen,
weil Hemmung neben Exzeß häufig vorkommt. Es kommt darauf an, was gehemmt ist, wie und wodurch es gehemmt wurde.

Von der Verlagerung und Versprengung von Keimen, den Heterotopien,
wissen wir nichts Bestimmtes.

§ 43. Wodurch entstehen Mißbildungen?

Jetzt erübrigt sich uns die Beantwortung der Frage, wodurch Mißbildungen entstehen. Künstlich hat man durch mechanische (Schütteln),
thermische, chemische bzw. physikochemische Schädigung des Eies oder des
Embryos Mißbildung hervorgerufen. Außer den oben schon erwähnten Versuchen haben DARESTE u. a. durch Lackieren, FOL durch Überhitzung Störungen im Verschluß des Medullarrohres hervorgerufen.

Man hat sehr verschiedenartige Mißbildungen einem äußeren Druck zugeschrieben. So hat DARESTE zuerst beim Hühnchen die Omphalozephalie
beschrieben: Das Herz liegt am kranialen Ende der Körperachse, der Kopf ist
nach dem Nabel zu abgeknickt, der Vordarm fehlt. FOL und WARYNSKI haben
durch Druck auf den Kopf bei 30 bis 36 Stunden alten Hühnerembryonen
Omphalozephalie hervorgerufen, was aber auch durch Einwirkung abnorm
hoher oder niedriger Temperaturen gelingt.

Erwähnung verdient hier auch der Versuch D. MAC GILLAVRYS, auf abnorm
starke Nackenkrümmung (während des Embryonallebens) die Entstehung gewisser
angeborener Herzfehler zurückzuführen. Die starke Nackenkrümmung habe die
Blutströmung geändert und damit einen Faktor, der das Wachstum und die Entwickelung des Herzens, namentlich der Herzklappen beeinflußt. Die Frage bleibt
dann zu lösen, wodurch die Nackenkrümmung abnorm stark wird. Vielleicht kommt
hier Enge der Kopfkappe des Amnions in Betracht. Diese ist übrigens bei gewissem Grad und gewisser Ausdehnung, den Verschluß des Medullarrohrs zu hemmen
und so Kranioschisis und dergleichen Mißbildungen hervorzurufen imstande (DA-
RESTE). Enge der Schwanzkappe kann Klumpfüße, Sympodie, Symmelie, Sirenen-
bildung zur Folge haben. LUCKSCH hat übrigens durch Druck mit einem Glas-
splitter bei Entenembryonen Myeloschisis hervorgerufen. Und daß äußere mechanische Einwirkungen auch bei der menschlichen Frucht Verunstaltungen verursachen
können, geht hervor aus mehreren Beobachtungen von fehlerhaft geheiltem Knochen-

bruch beim neugeborenen Kinde, nachdem die Mutter während der Schwangerschaft einen Schlag oder Stoß gegen den Bauch erlitten hatte; auch wohl nachdem die Mutter im sechsten Schwangerschaftsmonat (KORITZ) eine schwere Last getragen hatte. Diese Beobachtung weist auf die Notwendigkeit hin, bei angeborenen Mißbildungen auch auf die Körperhaltung der Mutter während der Schwangerschaft im Zusammenhang mit ihrem Körperbau zu achten. Hierzu soll auch noch bemerkt werden, daß man das „Versehen" der Schwangeren nicht ohne weiteres den Fabeln anreihen darf. Gewiß kommen hier starke Übertreibung und sogar Aberglauben vor. Heftiger Schrecken kann aber krampfhafte Zusammenziehung einer schwangeren Gebärmutter und damit Druck auf die Frucht zur Folge haben. Wenn das bei einer bestimmten Entwickelungsstufe der Frucht stattfindet, wäre Kraniorachischisis oder Knochenbruch usw. möglich. Die Schwangere, die einen Anencephalus (Katzenkopf) gebärt, muß sich also nicht eben über eine Katze erschreckt haben; von Bedeutung für die Erklärung könnte es aber sein, daß sie sich heftig erschreckt hat. Auf andere dunkle Einflüsse gehen wir nicht ein.

Man hat viele Mißbildungen einer abnormen Druckwirkung in der Gebärmutter zugeschrieben, ohne jedoch dabei immer den anatomischen Verhältnissen und den Forderungen der Mechanik gebührend Rechnung zu tragen. So müssen wir, wenn wir von abnorm starker Dehnung des Amnions reden, im Auge behalten, daß diese nicht oder kaum möglich ist ohne Dehnung bzw. Vergrößerung durch Wachstum der Gebärmutter, deren Höhle das Amnion ja ausfüllt. Umgekehrt ist man nicht berechtigt, aus dem Fund eines Hydramnions ohne weiteres einen abnorm hohen Fruchtwasserdruck während der Schwangerschaft anzunehmen und diesem die Entstehung einer etwa vorhandenen Mißbildung der Frucht zuzuschreiben. Das ist gewiß möglich. Es liegen hier aber mehrere Möglichkeiten vor. Es könnte die abnorm starke Anhäufung von Fruchtwasser die Folge einer abnorm großen Dehnbarkeit von Amnion und Gebärmutter sein. Es kommt ja nur auf das Verhältnis vom Flüssigkeitsdruck zum Widerstand der Wandung an. Es könnten ferner Hydramnion und Mißbildung unabhängig voneinander, als Koeffekte derselben Wirkung oder nicht als solche aufgetreten sein. Und es könnte sogar die Mißbildung eben das Hydramnion zur Folge gehabt haben. Wir wissen so wenig von Bildung und Abfuhr des Fruchtwassers, daß größte Vorsicht hier am Platz ist. Vergessen wir nicht, daß starkes Hydramnion ohne Mißbildung nicht selten ist. Bei der Entstehung von Hydramnion wird der unmittelbare Druck des geräumigeren Amnions auf die Frucht bald schwinden. Übrigens dürfen wir nicht vergessen, daß das Amnion ein Teil der Frucht ist, so daß eine etwaige Mißbildung des Amnions ebensogut Mißbildung der Frucht bedeutet, die auch wie Enge des Amnions erblich sein kann.

Ebensowenig ist jetzt die Bedeutung einer abnorm geringen Menge Fruchtwasser anzugeben. Nur müssen wir als wahrscheinlich betrachten, daß zu große Enge des ganzen Amnions oder eines Abschnitts desselben die Entwickelung des Embryos bzw. eines der Enge entsprechenden Abschnitts (s. oben) desselben hemmen wird. Bei allgemein zu engem Amnion kann die Frucht zusammengeknickt sein. Verwachsungen werden im allgemeinen durch zu enges Amnion begünstigt. Wir haben in diesen Fällen zu bedenken, daß allerdings der hydrostatische Druck sich in allen Richtungen gleich stark fortpflanzt, daß dies aber nicht zutrifft für eine örtlich umschriebene stärkere Spannung des Amnions, z. B. durch Druck des wachsenden Embryos hervorgerufen. Diese umschriebene (stärkere) Spannung pflanzt sich fort, wie wir das § 13a dargetan haben.

Wir haben oben schon die durch Amnionstränge hervorgerufenen Selbstamputationen und Einschnürungen erwähnt. Wie entstehen Amnionstränge? Wir nehmen an, daß unter bis jetzt unbekannten Umständen Teile

des Amnions miteinander verwachsen können. Durch weitere Ansammlung
des Fruchtwassers tritt dann Dehnung und derzufolge die Bildung von Strängen,
Fäden usw. (SIMONARTsche Bänder) ein. Durch Bewegungen der Frucht können
dann Extremitäten umwunden, eingeschnürt oder gar abgeschnürt, amputiert
werden. Manchmal ist dies an der Mißbildung ersichtlich. Es ist aber auch
möglich, daß ein Strang oder Faden zerreißt und unkenntlich wird, nachdem
er eine Mißbildung hervorgerufen hat. Die Entstehung dieser Mißbildung
ist dann unklar. Man sei aber zurückhaltend mit der Annahme von verschwun-
denen oder unkenntlich gewordenen Amnionsträngen! Auf der anderen Seite
hat nicht jeder Amnionstrang, den man neben einer Mißbildung oder gar mit
derselben verbunden findet, Bedeutung für die Entstehung dieser Mißbildung.
Der Strang kann sogar später sekundär aufgetreten sein. Verwachsung von
Frucht und Amnion kommt ja vor, ohne daß wir wissen wie und wodurch.

Auch die Nabelschnur kommt bei der teratogenetischen Forschung
in Betracht.

Man hat auch fötale Entzündung und fötale Krankheiten überhaupt
als ursächliche Faktoren von Mißbildung herangezogen. Wir wissen allerdings, daß Syphilis, Pocken, Tuberkulose und einige andere Infektionen ausnahmsweise beim Fötus vorkommen. Entzündung, z. B. der Haut, der Leber,
der Lunge hat man dabei beobachtet (Pocken, angeborene Syphilis der Leber,
Lunge usw.). Wir dürfen aber nicht ohne ausreichenden Grund fötale Entzündung annehmen. Verwachsungen und gewisse andere Veränderungen erklären
sich leicht durch eine solche Annahme, sie können aber auch anderen Ursprungs
sein. Von Degeneration(en) eines Embryos redet man auch, aber in recht
vager Weise. Wer in einem besonderen Fall — also nicht im allgemeinen —
das Wort Degeneration gebraucht ohne Angabe ihrer Natur oder Form, verrät
damit schon die Dürftigkeit seiner Kenntnis.

Wir kennen also gewisse äußere Einwirkungen auf Ei, Embryo bzw.
Fötus, welche unter bestimmten Umständen zu Mißbildungen führen. Außerdem gibt es wahrscheinlich Mißbildungen, welche von inneren Einflüssen,
von bestimmten primären Eigenschaften des befruchteten Eies bedingt sind.
Das sind Eigenschaften, die als solche von einem der Eltern ererbt, oder durch
Keimesvariation, durch Amphimixis entstanden sind. Wir kommen auf die
Vererbung im nächsten Kapitel zurück, wollen hier nur bemerken, daß sich
durch Amphimixis eine unendliche Zahl Keimesvariationen denken läßt. Wir
dürfen sie aber nur per exclusionem, nach Ausschluß anderer Möglichkeiten,
annehmen. Eine primär ungenügende oder zu große Menge Anlagestoff wäre
als Keimesvariation zu deuten. Die Entscheidung ob (primäre) Keimesvariation oder erworbene Mißbildung, ist oft schwer. Auch da, wo wir auf den ersten
Anblick eine Keimesvariation, gar Atavismus, anzunehmen geneigt sind, ist
doch ohne weiteres die andere Möglichkeit nicht ausgeschlossen. So kann
gewiß Polydaktylie oder Polymastie auf Keimesvariation beruhen. Es kann
aber auch die Anlage der Finger oder der Brustdrüsen durch Druck zerteilt
und folglich die Polydaktylie bzw. Polymastie erworben sein. Die Erblichkeit
gewisser Mißbildungen hat eine Bedeutung, auf die wir im nächsten Kapitel
zurückkommen. Es erhebt sich dabei die grundlegende Frage, zu wie viel
verschiedenen Mißbildungen die gleiche Keimesvariation, unter verschiedenen
Umständen, zu führen vermag.

§ 44. Bedeutung der Mißbildung für den Organismus.

Wir haben schon gesehen, daß es lebensfähige und nichtlebensfähige
Mißbildungen, trennbare und nichttrennbare Doppelbildungen gibt. Daß

angeborene Herzfehler Zirkulations- und Stoffwechselstörungen, damit Funktionsstörungen zur Folge haben, die sogar sehr stark sein können (Morbus coeruleus) versteht sich. Mutatis mutandis gilt dies für andere Organe. Auch daß Atresien zu bedeutenden Funktionsstörungen führen können. Wir müssen den Leser übrigens auf BIRNBAUM, besonders für die geburtshilfliche Bedeutung der Mißbildungen hinweisen und schließen mit folgender Bemerkung: Bei Anenzephalen hat man sehr beachtenswerte Erscheinungen beobachtet. So z. B. lebte ein (mero)anenzephales Kind 8 Tage nach der Geburt, obwohl es nur die untere Hälfte der Brücke besaß. In einem anderen Fall wurde anhaltendes Schreien vernommen bei bloßem Vorhandensein der unteren Hälfte des verlängerten Markes. Ferner wurden Schluck- und Saugbewegungen nach Einführen eines Fingers in den Mund und andere Bewegungen nach Faradisation des Hirnrudimentes bei einem Kind mit Pseudenzephalie (ARNOLD) neben Steigerung vieler Reflexe festgestellt. Diese Fälle beweisen die Bedeutung der Teratologie auch in physiologischer Hinsicht.

12. Kapitel.

Erblichkeit, Heredität.

§ 45. Bestimmung der Erblichkeit.

Vererbung kommt sowohl bei ein- wie bei mehrzelligen Pflanzen und Tieren vor, sowohl bei ungeschlechtlicher wie bei geschlechtlicher Fortpflanzung. Wir beschränken uns auf letztere. Die befruchtete Eizelle (Zygote), die aus der Vereinigung der elterlichen Keimzellen (Gameten) entsteht, stellt die vollständige Anlage des Individuums dar, sei es auch nicht das Individuum in mikroskopischen Dimensionen, wie man früher glaubte. Vererbung bedeutet die Übertragung einer Eigenschaft von einem Elter auf die Frucht, oder allgemeiner: von einer Mutterzelle auf die Tochterzelle. Wir nennen eine solche Eigenschaft ererbt seitens der Tochterzelle, vererbt seitens der Mutterzelle. Erblich nennen wir eine wiederholt vererbte Eigenschaft.

Welche Eigenschaften werden nun vererbt, welche sind erblich? Nur was einer elterlichen Keimzelle eigen, nichts das ihnen fremd ist, nur Bestandteile der elterlichen Keimzellen sind vererbbar. Wir denken uns alle vererbbaren Eigenschaften eben an Bestandteile der Keimzellen, an Gene (Pangene, Determinanten s. unten) gebunden. Ein der Keimzelle anhaftendes Körperchen (Bakterie) oder Gift wird nicht vererbt. Seine Verteilung über die Nachkommen folgt nicht den Gesetzen der Erblichkeit, sondern denen der Infektion.

Wir müssen die allgemeinen Lebenseigenschaften aller Lebewesen, wie Assimilationsfähigkeit, Reizbarkeit usw. und die Eigenschaften aller Individuen der gleichen Art und Rasse wohl ohne weiteres als erblich betrachten. Es gibt keine Wahl. Aber auch abnorme individuelle Eigenschaften der Gestalt, der Farbe usw., also individuelle Unterschiede, können erblich sein, wie unten zu erörternde Versuchsergebnisse dargetan haben. Über die Erblichkeit dieser individuellen Eigenschaften handelt folgendes.

Wie erkennen wir die Vererbung einer individuellen Eigenschaft?

Alle ererbten Eigenschaften sind angeboren, wie z. B. die Farbe der Augen. Aber, und hier erhebt sich sofort eine Schwierigkeit, nicht jede ererbte Eigenschaft ist sofort nach der Geburt als solche erkennbar. Sie kann zunächst als Anlage im neugeborenen Organismus schlummern und erst einige Zeit nach der Geburt, durch Wachstum erkennbar werden. Ihre Dimensionen können sogar für immer unterhalb der Schwelle unserer Beobachtungsfähigkeit, d. h. es kann die Eigenschaft latent bleiben, trotzdem aber vererbt werden.

Auf der anderen Seite ist nicht jede angeborene Eigenschaft ererbt, eine zweite Fehlerquelle. Nur Eigenschaften der Bestandteile der Keimzellen oder Eigenschaften, die durch Amphimixis (Einwirkung der Eigenschaften der zur Zygote zusammenschmelzenden Gameten[1]) aufeinander) entstehen, können vererbt werden. Ob Amphimixis vorkommt, wird von manchen Forschern bezweifelt, und bleibe vorläufig dahingestellt. Jedenfalls aber sind alle Eigenschaften, die nach der Verschmelzung der Gameten zur Zygote entstehen, ebensogut erworben wie die nach der Geburt eintretenden Veränderungen. Sie sind antenatal erworben, denn die Zygote stellt eine selbständige Zelle dar, die den elterlichen Zellen nicht mehr gehört. „Angeboren", kongenital umfaßt somit als Genus die beiden Spezies des ererbten und des vor der Geburt erworbenen. Weil Erwerb auch vor der Geburt möglich ist, stellen angeboren und erworben keinen Gegensatz dar.

Ererbt und endogen (im Körper, aus Körperbestandteilen entstehend) sind nicht gleichbedeutend, ebensowenig wie erworben und exogen. So kann eine ererbte Anlage (Mißbildung) zu einer Geschwulst und eine solche Geschwulst durch Verschluß der Gallenwege zu einer erworbenen endogenen Gallenstauung führen. Eine Selbstamputation durch einen Amnionstrang (§ 42) ist ebenfalls eine endogene erworbene Mißbildung.

Wie unterscheiden wir nun das Ererbte vom Erworbenen?

Die Kongenitalität einer Eigenschaft (Variante) hat, wie aus obigem hervorgeht, nur Bedeutung, wenn intrauteriner Erwerb ausgeschlossen ist. Wir müssen also andere Merkmale aufsuchen. Zunächst gibt es eine ganze Reihe von Eigenschaften und Veränderungen, die wir aus eigener Anschauung als sicher erworben feststellen können: So z. B. die erworbene Kenntnis eines Gegenstandes, wie aus dem genauen Vergleich der betreffenden Kenntnis vor und nach einem bestimmten Zeitpunkt erhellen kann; ferner den Verlust eines Beins oder sonstigen Körperteils nach der Geburt usw.

Fragen wir aber, welche Eigenschaften sicher ererbt sind, so kann diese Frage nur durch Überlegung, nicht durch unmittelbare Beobachtung beantwortet werden. Kennen wir ja die Eigenschaften der soeben befruchteten Eizelle nicht im entferntesten. Wir könnten allerdings ihre chemische Zusammensetzung, sei es auch in sehr dürftigem Maße, bestimmen, weiter aber nichts. Wir können sogar von sehr vielen körperlichen und seelischen Eigenschaften des Menschen nicht einmal durch vergleichende Beobachtung vor und nach der Geburt feststellen, wenigstens zurzeit nicht, ob sie angeboren sind oder nicht. Dies gilt z. B. für Anlagen und Dispositionen überhaupt, wie die Anlage für Musik, Mathematik, für Gicht, Fettsucht, für besondere Empfänglichkeiten wie gewisse Idiosynkrasien, für Anlage bzw. Disposition zu Psychosen oder seelische Abnormitäten überhaupt usw. Denn die hier gemeinten Eigenschaften sind nicht vor oder sofort, sondern erst einige Zeit nach der Geburt erkennbar. Die Farbe der Augen, die Form der Hände, der Füße, der Ohren usw. können wir vor und nach der Geburt genau untersuchen und die Befunde untereinander vergleichen. Das betrifft aber nur die Frage der Kongenitalität, nicht die der Erblichkeit. Wenn wir trotzdem annehmen, daß die Farbe der Augen oder des Haares ererbt ist, so tun wir das, sei es auch stillschweigend, weil wir bis jetzt keinen einzigen Grund haben für eine andere Annahme als die, daß die Farbe der Augen oder des Haares vollkommen durch Vererbung

---

[1]) Eine Gamete ist eine väterliche oder mütterliche Keimzelle, eine Zygote ist eine befruchtete Eizelle.

bestimmt wird. Es ist aber die Möglichkeit nicht ausgeschlossen, daß sie sich einmal als von äußeren intrauterinen Faktoren beeinflußbar und damit als zum Teil oder ganz erwerbbar erweist. Obwohl die alte Voraussetzung, daß sämtliche Organe und übrige Körperteile als solche in der befruchteten Eizelle vorhanden seien, unhaltbar ist, so nehmen wir doch an, daß sich jeder gröbere Körperteil als noch nicht näher anzuleutende Anlage schon in der Zygote findet. Wir betrachten also die Anlagen sämtlicher Körperteile als ererbt. Damit ist aber nicht gesagt, daß ihre sämtlichen individuellen Eigenschaften der Gestalt und des Stoffes ebenfalls ererbt sind. Wir haben im vorigen Kapitel im Gegenteil verschiedenartige Mißbildungen kennen gelernt, die sich vollkommen aus äußerer Schädigung einer normalen Anlage erklären — wie die dabei erwähnten Tierversuche dargetan haben, obwohl wir die Möglichkeit im allgemeinen nicht ausgeschlossen haben, daß die nämlichen Mißbildungen einmal durch Keimesvariation entstehen. Es ist ja möglich, daß Organveränderungen und daraus erfolgende Krankheiten nicht als solche ererbt sind, nur eine gewisse Anlage oder Disposition dazu, welche erst zum Ausdruck gelangt, wenn die Organe ausgebildet sind.

Wir betrachten im allgemeinen jene Eigenschaften (Varianten) als ererbt, für die wir Erwerb auszuschließen uns für berechtigt achten oder wenigstens für deren Erwerb wir keinen Anhaltspunkt haben. Das Ererbte nehmen wir also per exclusionem durch Ausschluß des Erwerbs, an. Klang und Höhe der Stimme, Gang und Körperhaltung können durch Nachahmung denen eines Eltern gleich sein. Wir können aber Vererbung mit großer Wahrscheinlichkeit annehmen dann, wenn der betreffende Elter vor oder kurz nach der Geburt verstorben war. Diese Bemerkung gilt auch für viele andere, z. B. für seelische Eigenschaften. Viele konstitutionelle Eigenschaften sind von vornherein mit größter Wahrscheinlichkeit als ererbt und erblich zu betrachten, wie z. B. die Elastizität sämtlichen Bindegewebes. Sicher ist das aber nicht. Denn die Zusammensetzung eines Gewebes ist vom Stoffwechsel, und dieser von der Tätigkeit verschiedener Organe abhängig. Die Tätigkeit eines Organs kann aber durch äußere Schädigung der befruchteten Eizelle, des Embryos oder des Fötus geändert werden. So könnte die Elastizität eines Gewebes zwar intrauterin, aber doch durch äußere Schädigung zu- oder abnehmen. Wir kommen hierauf weiter unten zurück.

Bei der Erblichkeitsforschung steht schon lange die Frage im Vordergrund, ob die Eigenschaft, um die es sich handelt, bei mehreren Mitgliedern derselben Familie vorkommt. Wir haben hier von vornherein einige Gruppen von Fällen und Begriffen scharf zu unterscheiden.

Zunächst fragt sich, ob die betreffende Eigenschaft auch bei einem oder bei beiden Eltern vorkommt. Sodann, ob sie bei den vier Großeltern, und bei welchen, bei den acht Urgroßeltern und bei welchen, bekannt geworden ist usw. Kurz, wir suchen die Frage zu beantworten, bei welchen Vorfahren oder Ahnen die Eigenschaft festgestellt worden ist. Handelt es sich um Menschen, wenigstens nicht um kurz lebende Wesen, so sind wir zum größten Teil auf Angaben anderer, auf Überlieferung und schriftliche Belege angewiesen. Daß Irrtum dabei leicht einschleicht, besonders wenn es sich nicht um eine Eigenschaft handelt, wie die bekannte Habsburger Unterlippe, welche an Porträts ersichtlich oder welche ganz genau beschrieben ist, brauche ich nicht zu betonen. Könnten wir über fehlerfreie Angaben über das Vorkommen der betreffenden Eigenschaft bei sämtlichen Ahnen eines Individuums verfügen, so könnten wir, wenn die Eigenschaft bei den Ahnen fehlt, Erblichkeit und Vererbung ausschließen. Von einer so ausgedehnten und fehlerfreien Feststellung ist aber offenbar nie, auch nicht im entferntesten, die Rede. Wir verfügen nur über mehr oder weniger fehlerhafte Angaben und zwar mit Hinsicht auf eine beschränkte Zahl Ahnen. Von diesen Ahnen können wir eine sogenannte Ahnentafel, die mehr oder weniger ausgedehnt sein kann, herstellen, wie sie der Historiker OTTOKAR LORENZ bei seinen genealogischen Untersuchungen zusammengestellt hat. MARTIUS hat mit Recht deren Bedeutung betont. Abb. 71 zeigt uns eine solche Ahnentafel des Individuums *A*.

Je häufiger sich nun die betreffende Eigenschaft bei den Ahnen findet, um so mehr sind wir berechtigt, Vererbung und Erblichkeit derselben anzunehmen, aber nur dann, wenn die Möglichkeit ausgeschlossen ist, daß eine Variante oder Erscheinung überhaupt häufig bei den Mitgliedern einer Familie vorkommt, weil sich diese einer Schädigung mehr aussetzen als die Mitglieder anderer Familien. So wird man Schwerhörigkeit häufiger antreffen bei Arbeitern in Maschinenfabriken (Kesselmachern usw.). Diese Schwerhörigkeit ist die Folge des fortwährenden Lärms, dem die Ohren ausgesetzt sind. Kommen nun in einer Familie viele solche schwerhörige Arbeiter vor, so dürfen wir nicht ohne weiteres eine erbliche Disposition oder Anlage zu Schwerhörigkeit annehmen, weil die große Exposition schon die Erscheinung zu erklären imstande ist. Wir können hier höchstens von Familiarität der Erscheinung reden, wenn wir damit nämlich nur das Vorkommen bei mehreren Mitgliedern einer

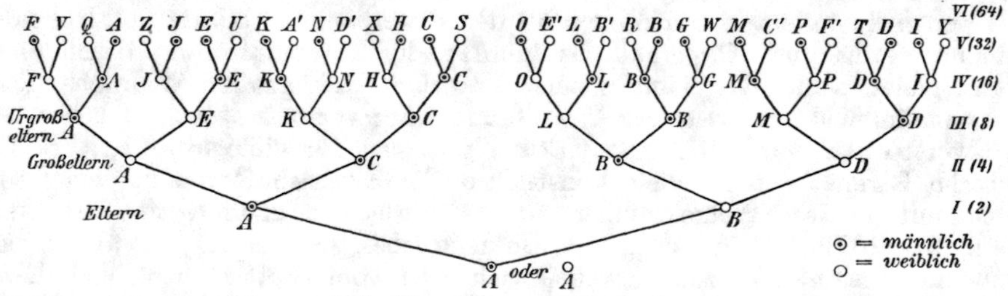

Abb. 71. Ahnentafel von A.

Familie ohne weiteres meinen. Im obigen Beispiel läßt sich leicht feststellen, ob die Schwerhörigkeit nur oder vorzugsweise bei den Mitgliedern vorkommt, die sich einer Schädigung ihrer Ohren ausgesetzt haben. Familiäre Eigenschaften können ererbt und erblich oder erworben sein. Das häufigere Vorkommen einer Eigenschaft in einer Familie, als nach Wahrscheinlichkeitsrechnung zu erwarten wäre, weist nur auf die Wirkung besonderer Umstände hin. Es beweist durchaus nicht ohne weiteres die Vererbung oder Erblichkeit der Erscheinung. So gibt es viele Krankheiten und Abnormitäten, welche in bestimmten Familien besonders oft vorkommen, und die entweder durch „familiäre" Berufe, wie im obigen Beispiel, oder durch Ansteckung hervorgerufen werden. Favus (Erbgrind), Masern, Pocken, Lepra, Tuberkulose, Syphilis, Typhus durch Bazillenträger oder Milch stellen Beispiele dar.

Für Favus, Masern und Pocken hat man schon lange Übertragung durch Ansteckung angenommen. Angeborene Lepra, Syphilis und Tuberkulose aber betrachten auch noch in der jetzigen Zeit Forscher als ererbt. Das ist jedenfalls ein Mißverständnis des Wortes, wie schon oben betont wurde. Vererbung bezieht sich ja nur auf Eigenschaften der Eltern, die in den Gameten als Anlagen vorhanden sind oder durch Amphimixis in der Zygote entstehen. Nur Bestandteile der Keimzellen und ihre Eigenschaften sind vererbbar, nicht anklebende Dinge wie Bakterien oder exogene Gifte. Wird nun von einer Geschlechtszelle irgend ein Virus, Tuberkelbazillus oder ein anderes in den Keim eingeführt, so ist höchstens von Keimesinfektion die Rede. Es gibt überhaupt keine hereditäre Tuberkulose, Syphilis oder Lepra oder sonstige Infektion, sondern nur eine angeborene, pränatal, und eine, postnatal, nach der Geburt erworbene. Ebensowenig wie ein Keim etwa Alkohol oder Blei vom elterlichen Organismus ererben könnte. Alkoholismus der Eltern kann gewiß auch Alkoholvergiftung des Keimes bedeuten; das hat aber nichts mit Vererbung zu tun. Wir können hier von Blastophthorie (FOREL) bzw. Embryophthorie reden, d. h. von Verderbnis des unbefruchteten bzw. des befruchteten Keimes; denn es handelt sich dabei nicht um Übertragung einer dem elterlichen Organismus innewohnenden Eigenschaft, sondern um die Zufuhr eines dem elterlichen Organismus fremden Giftes, sowohl dem elterlichen Organismus wie den Keimzellen bzw. der Frucht. Nun ist ferner von vornherein denkbar, daß außerdem chronischer Alkoholismus die Eigenschaften des elterlichen Organismus ändert und daß diese veränderten Eigenschaften sich vererben. Dann fände in der Tat Vererbung statt. Sie ist aber bis jetzt nicht nachgewiesen. So ist es auch denkbar, daß die tuberkulöse oder syphilitische Infektion eines Eltern zu vererbbaren Veränderungen gewisser elterlicher Eigenschaften führt, so daß z. B. eine besondere Disposition des Keimes zu Tuberkulose entsteht oder der Keim sich nur dürftig entwickelt. Eine solche, allerdings bis jetzt nicht nachgewiesene Disposition würde ererbt sein, wenn die Eigenschaften, auf denen sie fußte, ererbt wären. Dies ist aber zurzeit noch nicht weiter diskussionsfähig, weil wir diese Eigenschaften nicht kennen, abgesehen von dem Thorax phthisicus, von dem im X. Kapitel die Rede war, der zu Lungenschwindsucht disponieren soll. Dieser ist aber nicht immer ererbt, der Thorax phthisicus kann aber als Folge ererbter Muskelschwäche auftreten.

Außer Beruf und Ansteckung können besondere klimatische Einflüsse und andere äußere Schädigungen überhaupt — man denke z. B. an die endemische Struma (s. dort), an familiäre oder endemische Mutterkornvergiftung — eine pathologische Erscheinung auffallend häufig in bestimmten Familien auftreten lassen.

Es muß also, wenn eine gewisse Eigenschaft bei mehreren Mitgliedern einer Familie nachgewiesen ist, zunächst Erwerb durch auf alle diese Mitglieder einwirkende äußere Faktoren ausgeschlossen sein, sollen wir Erblichkeit annehmen dürfen. Daß eine Eigenschaft erst in gewissem Alter zum Vorschein kommt, schließt Vererbung und Erblichkeit ebensowenig aus, wie etwa für die sekundären Geschlechtsmerkmale oder Weisheitszähne.

Aber auch dann, wenn wir nach ausgedehnter Untersuchung Erwerb nach der Geburt auszuschließen uns für berechtigt achten, liegt noch die Möglichkeit eines intrauterinen Erwerbs vor. Dieser intrauterine Erwerb einer Eigenschaft, namentlich einer Mißbildung, ist möglich dadurch, daß sich die schwangere Frau einer bestimmten Schädigung aussetzt — und dies kann eben in gewissen Familien besonders häufig der Fall sein — oder es ist möglich, daß die blutsverwandten Frauen in einer Familie eine erbliche Eigenschaft der Gebärmutter haben, wodurch ihre Früchte besonders häufig eine Mißbildung erfahren. Diese Möglichkeiten können wir besonders durch die experimentelle Teratologie und die genaue Untersuchung der Mißbildungen näher kennen und folglich feststellen oder ausschließen lernen.

Die Ahnentafel gibt uns also, wie wir sahen, eine gewisse Übersicht über das Vorkommen und die Verteilung einer Eigenschaft in einer Familie. Diese Übersicht genügt aber für die Erblichkeitsforschung nicht, und zwar 1. weil wir nur von einer beschränkten Ahnenzahl Angaben bekommen können; 2. weil diese Angaben oft lücken- und fehlerhaft sind; 3. weil die Eigenschaft bei den erreichbaren Ahnen in der Tat nicht erkennbar und doch erblich sein kann.

Es ist dies eine wichtige Erscheinung, daß eine erbliche Eigenschaft sich als Anlage vererbt — wir nehmen dies wenigstens an — und sogar während mehrerer Generationen garnicht erkennbar wird. Wir reden hier von latenter Vererbung; besser ist von Vererbung latenter und manifester Eigenschaften zu reden. War die Eigenschaft bei einer Zwischengeneration nicht erkennbar, wenn also ein

Merkmal bei einem Großelter und einem Enkel vorkommt, so spricht man wohl von Atavismus. SCHWALBE redet hier von avitärer Vererbung, weil man mit Atavismus schon einen weiten Rückschlag (englisch reversion), und zwar auf eine phylogenetisch ältere Form anzudeuten pflegt. Bekanntlich stellt nämlich die Ontogenie gewissermaßen eine Wiederholung der Phylogenie dar. Bleibt nun ein ontogenetischer Zustand als Mißbildung bestehen, oder bildet sich eine Mißbildung durch ein Zuviel aus, so daß Ähnlichkeit mit phylogenetisch niederen Formen entsteht, so nennt man diesen Rückschlag Atavismus. So sind Polymastie, Schwanzbildung als atavistische Erscheinungen anzudeuten. (Es kommt beim Menschen außer einem wirbellosen Schwanz ein echter Schwanz als Mißbildung vor, mit überzähligen Wirbelkörpern). Das Hauthorn (Cornu cutaneum) wäre auch hierzu zu rechnen. Abb. 72 zeigt uns ein Hauthorn der Bauchhaut eines Menschen. Dasselbe besteht aus einem sparsamen, gefäßhaltigen, bindegewebigen Gerüst und einer sehr dicken, harten, fast verhornten Epidermisschicht.

Das Vorkommen der Vererbung einer latent bleibenden Eigenschaft, gefügt zu der beschränkten Ausdehnung und häufigen Unzuverlässigkeit der

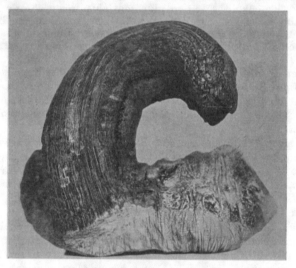

Abb. 72. Hauthorn beim Menschen.

Ahnentafel nötigt uns, die Familienforschung nach anderer Richtung hin auszudehnen, das heißt, auch Sippschaftstafel, wie WEINBERG sie nennt, zusammenzustellen. Es ist nämlich möglich, daß eine Eigenschaft, die wir bei A festgestellt haben, nicht bei seinen Eltern, Großeltern und weiteren bekannten Ahnen, wohl aber bei anderen Nachkommen derselben, also bei Seitenverwandten der Großeltern, der Eltern und von A selbst nachweisbar ist. (Man redet hier wohl von „kollateraler" Vererbung. Selbstverständlich kann damit nicht gemeint sein, daß A die Eigenschaft etwa von einem Onkel oder gar Vetter ererben sollte!). Wir stellen also eine Sippschaftstafel her, indem wir sämtliche Nachkommen der Ahnen von A zusammensuchen. Dann gilt es, das Vorkommen oder Fehlen der betreffenden Eigenschaft bei all diesen Blutsverwandten von A möglichst sicher zu stellen. So bekommen wir eine möglichst vollständige Übersicht der Familiarität eines Merkmals; noch nicht aber der Erblichkeit, solange Erwerb (s. oben) noch nicht ausgeschlossen ist. Wie weit muß sich eine Sippschaftstafel ausdehnen? Eine Familie ist unbegrenzt. Wüßten wir sicher, daß eine bestimmte Eigenschaft zuerst bei einem bestimmten Ahnen auftrat, so hätten wir uns nur auf dessen Nachkommen zu beschränken. Dieser Fall trifft aber nie zu, wie es scheint.

Man hat trotzdem die Erblichkeit einer Erscheinung oft an einem Stammbaum studiert. Wie einseitig und manchmal vollkommen unzureichend dieses Verfahren ist, verstehen wir, wenn wir uns davon Rechenschaft geben, daß ein Stammbaum eine Nachkommentafel eines bestimmten Ahnenpaares darstellt. Will man den Stammbaum von A möglichst ausgedehnt bestimmen, so nimmt man das älteste Ahnenpaar in der geraden Linie, von dem man genügende Angaben hat, zum Ausgangspunkt. Man berücksichtigt dabei mitunter ausschließlich die männlichen Ahnen, was selbstverständlich ein Fehler ist. Wie groß dieser Fehler sein kann, zeigt uns Abb. 73, wo sämtliche Nachkommen der weiblichen Ahnen vernachlässigt sind, einfach weil diese nach ihrer Verheiratung nicht mehr A heißen. Noch unvollkommener wäre die Übersicht, wenn wir etwa nur den Vater, Großvater, Urgroßvater usw. berücksichtigten. Die Herstellung einer Nachkommentafel eines Ahnenpaares ist nur dann ein Verfahren, das einigen Hinweis gibt, wenn bei einem dieser Ahnen oder bei beiden ein bestimmtes Merkmal vorkommt und man die Vererbung dieses Merkmals bei den Nachkommen untersuchen will. Wenn es sich also um die Frage handelt, ob ein bestimmtes Merkmal bei einem bestimmten Individuum A ererbt und erblich ist, muß man das Vorkommen dieses Merkmals in der Familie, d. h. bei den Ahnen und der Sippschaft A möglichst ausgedehnt nachforschen. Dazu genügt ein Stammbaum aus den oben dargelegten Gründen nicht. Welches Ahnenpaar müßte man da zum Ausgangspunkt wählen, wenn sich bei keinem das Merkmal feststellen läßt? Die Ahnentafel läßt, im Gegensatz zur Nachkommentafel, gewissermaßen den Anteil erkennen, den die Ahnen eines Individuums an dem Auftreten eines bestimmten Merkmals bei diesem Individuum haben. Eine ausgedehnte Ahnentafel ermöglicht außerdem die Beantwortung der Frage nach

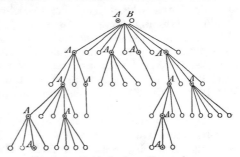

Abb. 73. Fehlerhafter Stammbaum.

der Rassenreinheit. Auch das Vorkommen von Blutsverwandtenheirat (etwas eigentümlich auch wohl als „Ahnenverlust" bezeichnet) geht aus derselben hervor. Will man dann die Bedeutung einer Verwandtenheirat für die Entstehung von Minderwertigkeiten im allgemeinen oder einer bestimmten Eigenschaft insbesondere nachforschen, so braucht man dazu wieder eine Nachkommentafel der verheirateten Blutsverwandten.

· Gibt es denn keine positiven Merkmale der Vererbung? Ja. Möglichst ausgedehnte und vollständige Übersicht der Verteilung eines Merkmals in einer Familie und gar in mehreren Familien brauchen wir auch zur Lösung der Frage, ob das Merkmal überhaupt erblich ist, weil wir nur auf diese Weise bestimmen können, ob es nach einem bestimmten Gesetz, wenigstens nach einer bestimmten Regel bei den Mitgliedern einer Familie auftritt, und wenn ja, ob diese Regel mit einer der experimentell erforschten Vererbungsregel bzw. Gesetze übereinstimmt. Eine solche Übereinstimmung würde die Annahme der Erblichkeit sehr stützen. Zur Feststellung einer Regel brauchen wir aber viele Beobachtungen, um Zufall auszuschließen.

Bei diesen Vererbungsregeln müssen wir uns jetzt etwas aufhalten.

Jedes Merkmal, jede Variante überhaupt kann bei der Vererbung eine Abschwächung bis zur Latenz oder eine Verstärkung, sei es auch nicht bis ins Unendliche, erfahren: Ein Individuum hat durchaus nicht immer die halbe Summe der individuellen Eigenschaften seiner Eltern, wenn wir einen Augenblick annehmen, daß wir jede Eigenschaft in einer Zahl ausdrücken können.

Sonst wären alle Brüder und Schwester einander gleich. Dies ist nicht einmal
die Regel. Wie die Abschwächung oder Verstärkung einer Eigenschaft stattfindet und wodurch, ist eine wichtige Frage. Wir können uns sie durch Einwirkung entgegengesetzter oder gleichgerichteter Eigenschaften, im letzteren
Fall also durch Summation, denken. Später kommen wir hierauf zurück.

GALTON hatte angenommen. daß durchschnittlich jeder der Eltern ¼. jeder
der Großeltern $^1/_{16}$ (die vier Großeltern zusammen somit $^1/_4$), jeder der Urgroßeltern
$^1/_{64}$ (zusammen also $^1/_8$) usw. zum Gepräge eines Individuums beitrage. PEARSON
hat ähnliche Zahlen für Hunde und Pferde berechnet. Diese Annahmen haben
sich aber als unzutreffend herausgestellt. Sie schienen allerdings für die Verteilung
der schwarzen Farbe bei den „Basset hounds" von Sir EVERETT MILLAIS gültig
zu sein.

Wie können wir die Vererbungsregel nachforschen?

Weil wir große Zahlen und genaue Daten brauchen, liegt es auf der Hand,
die Verteilung eines Merkmals bei kurz lebenden und rasch sich fortpflanzenden
Individuen aus der Pflanzen- und Tierwelt zu verfolgen. Es kann dann ein
und derselbe Beobachter die Verteilung eines Merkmals bei mehreren Generationen feststellen. Außerdem — und dies ist ein erheblicher Vorteil — ist
dann der Versuch möglich: Der Forscher kann ein Merkmal wählen, er kann
die Fortpflanzung gewissermaßen regeln, die äußeren Einflüsse weit besser
übersehen als ohne Versuch und gewisse Einflüsse ausschalten oder eben zur
Einwirkung bringen. Erst wenn wir die Regel genau kennen, können wir
daran denken, zu bestimmen, was in genau bestimmten Fällen geschehen muß,
welches Gesetz — das keine Ausnahme hat — sich geltend machen wird.
Wir kennen aber zurzeit die verschiedenen Bedingungen noch nicht genau
genug.

Es sind schon ganze Reihen von Versuchen mit Pflanzen und Tieren
vorgenommen worden. Die neuesten Erblichkeitsforschungen haben die Versuchsergebnisse des Augustiner Abtes GREGOR MENDEL zum Ausgangspunkt
und zur Grundlage genommen. Diese Untersuchungen wurden schon 1865
und 1869 veröffentlicht, aber zunächst übersehen, bis sie 1900 von CORRENS
(Tübingen), E. TSCHERMAK (Wien) und HUGO DE VRIES (Amsterdam) in ihrem
Wert erkannt und bestätigt wurden. MENDEL hat eine große Zahl von Kreu-
zungsversuchen mit Pflanzen vorgenommen und die Ergebnisse exakt bestimmt.

Man versteht unter Kreuzung die Vereinigung zweier Gameten, die
von Individuen verschiedener Art oder anderer Rasse herkommen. Das aus
einer Kreuzung entstehende Individuum nennt man Bastard oder Hybrid.
Man unterscheidet Spezies-, Varietäts- und Rassenbastarde, die aber ebensowenig wie die Gattungen, Arten, Varietäten, Rassen scharf begrenzt sind,
wie schon aus der Unmöglichkeit genauer Begriffsbestimmungen erhellt. Man
definiert Bastard daher auch wohl als Nachkomme zweier Individuen verschiedener Abstammung, das heißt verschiedener Rasse, Varietät, Art, Gattung.
Das genügt für unseren Zweck. MENDEL hat in seinen Versuchen gezeigt,
auf was es ankommt, nämlich auf eine gesonderte Forschung der einzelnen
Eigenschaften und der einzelnen Generationen.

MENDEL hat seine Bastardierungsversuche hauptsächlich mit 34 Erbsensorten (Genus Pisum) angestellt. Zunächst wurde in zweijähriger Kultur
geprüft, ob diese Sorten, die sich in vielen Merkmalen unterschieden, immer
gleiche Nachkommen ergaben, das heißt ob sie konstant waren mit Hinsicht
auf das zu untersuchende Merkmal. „Schwache Exemplare" gaben bei seinen
Versuchen „unsichere Resultate" und wurden deshalb vermieden.

Bei der Gattung Erbsen besteht Selbstbefruchtung: Die Antheren platzen
schon in der Knospe, so daß die Narbe noch vor dem Aufblühen mit Pollen

überdeckt wird. Durch frühzeitiges Öffnen der Blüte kann man Pollen entnehmen und damit die künstliche Befruchtung ausführen.

Wir bezeichnen mit PUNNETT die Eltern als parentale Generation mit P, die erste Bastardgeneration als erste filiale Generation oder kurz mit F_1, die Gesamtheit ihrer Nachkommen, also die zweite Generation, mit F_2, die dritte mit F_3 usw. Die F_2- und weitere Generationen entstanden durch Selbstbefruchtung.

MENDEL wählte sieben Merkmalspaare, z. B. die reifen Samen sind entweder rund oder kantig; die Samenschale ist entweder weiß oder gefärbt; die Stammachse ist entweder sehr lang oder kurz (ungefähr wie 5:1) usw. Nun ergaben sich bei den vorgenommenen Kreuzungen einige Fälle: Kreuzung einer langen und einer kurzen Pflanze ergab F_1-Pflanzen, die immer zum mindesten ebensolang waren wie die lange Elterpflanze. Es überwog also das Merkmal der einen Elterpflanze (mit der größten Länge) vollkommen, ohne Vermischung, über das entgegengesetzte (geringe Länge) der anderen kurzen Elterpflanze. Diese Fälle von vollkommenem Überwiegen des einen über das entgegengesetzte Merkmal bei allen Individuen derselben (ersten) Bastardgeneration deutet man als MENDELsche Dominanz- oder Prävalenzregel (CORRENS) an. MENDEL nannte das überwiegende Merkmal das dominierende, das zurücktretende Merkmal (im obigen Beispiel die geringe Länge) das rezessive oder in der Verbindung latente Merkmal, weil das Merkmal an den Hybriden zurücktritt oder ganz verschwindet, jedoch unter den Nachkommen derselben (s. unten) wieder unverändert zum Vorschein kommt. Auch beim Menschen kommt die Prävalenz eines Merkmals vor: Neger und Albino erzeugen Neger; die schwarze Hautfarbe dominiert hier, die weiße ist rezessiv oder latent.

Wie kam MENDEL nun dazu, das rezessive Merkmal als latent zu betrachten, mit anderen Worten Individuen, die sich in nichts von der Elterpflanze mit dem dominierenden Merkmal unterscheiden, trotzdem als Bastarde zu betrachten? Weil unter ihre Nachkommen (regelmäßig) Individuen mit dem rezessiven Merkmal auftreten, was nicht möglich wäre, wenn ihre Elterpflanzen rein wären mit Hinsicht auf das dominierende Merkmal, wenn diese somit nur Gameten beherbergten mit Anlage für das dominierende Merkmal und nicht außerdem Gameten mit Anlage für das rezessive Merkmal. Bastarde mit dominierendem Merkmal sind überhaupt nur aus ihrer Nachkommenschaft erkennbar. Die durch Selbstbefruchtung von F_1-Pflanzen erzeugten 1064 Pflanzen der F_2-Generation waren nicht alle lang, sondern 787 hatten die lange, 277 die kurze Achse, es waren also 73,97 % hochwachsende und 26,03 % kurze Pflanzen. Und bei Kreuzung gelbkerniger und grünkerniger Erbsensorten lieferten die F_1-Pflanzen 8023 Samen, 6022 gelbe und 2001 grüne, somit 75,06 % gelbe und 24,94 % grüne. Gelb dominierte über grün. Wir können also im allgemeinen sagen — auch andere Beispiele zeigen dies —: ein Viertel der Pflanzen der F_2-Generation zeigt das rezessive, drei Viertel das dominierende Merkmal. Je größer die Beobachtungszahlen, um so genauer stellt sich dieses Verhältnis heraus. Wir können dies für die hier betrachteten Fälle, wenn wir mit D das dominierende, mit R das rezessive Merkmal andeuten, also ausdrücken: Die Zahl der D-Individuen der F_2-Generation verhält sich zur Zahl der R-Individuen, also $D:R = 3:1$.

Bei weiterer Züchtung durch Selbstbefruchtung hatten die kurzen R-Pflanzen des einen Viertels RR nur kurze Nachkommen (Rückschlag nach einer Ahnenform). Abb. 74 erläutert uns das Verhalten in schematischer Weise. Die langen D-Pflanzen der übrigen drei Viertel erwiesen sich jedoch als ungleich: Der dritte Teil dieser D-Pflanzen, also ein Viertel der ganzen F_2-Generation

(DD), hat lange, und zwar nur lange Abkömmlinge. Die übrigen zwei Viertel (Dr und rD) erweisen sich als unreine D-Pflanzen, also als Bastarde, indem sie Nachkommen haben, von denen drei Viertel das dominierende, ein Viertel aber das rezessive Merkmal hat. Wo das R-Merkmal latent ist, deuten wir es mit r an. Die Hybriden der F_1-Generation ergeben also Samen, von denen die eine Hälfte wieder Bastarde, die andere reine Pflanzen hervorbringt, die zu gleichen Teilen das D- und das R-Merkmal zeigen. Also: DD:DR:RR = 1:2:1 stellt das Verhältnis für die Individuen der F_2-Generation dar, wenn wir DR für rD + Dr schreiben. Die Abbildung 74 erläutert dies. Für die weiteren Generationen ergibt sich, wenn wir annehmen, daß jedes Individuum

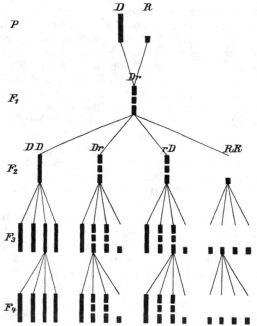

Abb. 74.   Schema der MENDELschen Spaltungsregel.

durchschnittlich 4 Samen (Nachkommen) hervorbringt (in der Abbildung 74 ist dies für die F_4-Generation nicht vollständig dargestellt).

Für F_2 DD : DR : RR =   1 : 2 :   1 = 1 : 2 : 1
„ F_3 DD : DR : RR =   6 : 4 :   6 = 3 : 2 : 3
„ F_4 DD : DR : RR =   28 : 8 : 28 = 7 : 2 : 7
„ F_5 DD : DR : RR =   120 : 16 : 120 = 15 : 2 : 15
„ F_6 DD : DR : RR =   496 : 32 : 496 = 31 : 2 : 31   usw.

Weil MENDEL die F_2-Generation die erste nennt, bekommt er für die n.-Generation

$$D : DR : R = 2^n - 1 : 2 : 2^n - 1.$$

Hiermit wird die Wahrnehmung von GÄRTNER, KÖLREUTER und anderen älteren Forschern bestätigt, daß Hybriden „die Neigung besitzen, zu den Stammsorten zurückzukehren", indem immer relativ mehr reine Individuen entstehen.

MENDEL nahm nun an, daß alle Gameten (Keimzellen) in bezug auf das betreffende D- und R-Merkmal rein seien, nur die Zygoten sind aber rein, die durch Vereinigung zweier Gameten mit Anlage für das gleiche Merkmal entstehen. Demgegenüber ergibt eine D-Gamete mit einer R-Gamete durch ihre Zusammenschmelzung eine unreine DR-Zygote. Die Zygoten, die durch Kreuzung der D- und R-Pflanzen entstehen, sind also DR-Zygoten. Aus diesen erwächst nun die F₁-Generation, deren Individuen sämtlich DR sind. Daher sind alle F₁-Pflanzen im obigen Beispiel lang, weil diese Generation durch künstliche Vereinigung je einer D- und R-Gamete entstand. Die Urkeimzellen in dem F₁-Organismus mögen Dr sein, die daraus entstehenden Gameten sind aber rein, also entweder D oder R.

Die folgenden Generationen waren nicht künstlich erzeugt, sondern durch Selbstbefruchtung entstanden. Da konnten also weibliche D-Gameten mit männlichen D-Gameten oder mit männlichen R-Gameten, und weibliche R-Gameten mit männlichen R-Gameten oder mit männlichen D-Gameten zu DD, Dr-, rD- und RR-Zygoten verschmelzen. Je größere Zahlen von Selbstbefruchtung man untersucht, desto größer wird die Wahrscheinlichkeit, daß alle vier Befruchtungsarten, wenn die verschiedenartigen weiblichen und männ-

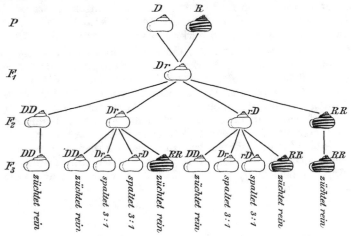

Abb. 75. Spaltungsregel bei Gartenschnecken (nach A. Lang).

lichen Gameten in gleicher Anzahl gebildet werden und alle zur Zusammenschmelzung gelangen, gleich häufig vorkommen, daß also die Zygoten DD, Dr, rD und RR gleich häufig angetroffen werden. In der Tat fand Mendel dies, wie aus den oben angeführten Zahlenbeispielen hervorgeht.

Warum sind große Beobachtungszahlen erforderlich? Finden sich in einer Kiste eine unbekannte Zahl weiße, gelbe, rote und blaue Kügelchen unregelmäßig vermischt, und greifen wir zur Bestimmung ihres Zahlenverhältnisses jedesmal blindlings heraus, so werden wir das genaue Verhältnis erst nachdem wir das letzte Kügelchen herausgenommen haben, sicher kennen. Je mehr Kügelchen noch in der Kiste liegen, je weniger wir herausgenommen haben, um so unsicherer ist das Ergebnis, um so größer die Gefahr eines bedeutenden Fehlers. Wir könnten z. B. sogar 15 mal nacheinander ein weißes Kügelchen ergreifen und in diesem Fall nicht einmal wissen, daß auch noch anders gefärbte Kügelchen in der Kiste liegen usw. Bei der Erblichkeitsforschung bedenke man daß eine unberechenbare Zahl Keimzellen verloren geht.

Die aus Zygoten mit gleichen Anlagen (Genen) entstehenden, also die DD- und RR-Individuen, nennt Bateson Homoiozygoten, die mit ungleichen entgegengesetzten Genen, also die Dr- und rD-Individuen deutet man als Heterozygoten an. Die Homoiozygoten sind somit die reinen Stammformen, die Heterozygoten sind Bastarde, was bei dominierendem Merkmal freilich erst an ihrer Nachkommenschaft nachweisbar ist. Es ist nun klar, daß eine reine Stammform, bei fortgesetzter Selbstbefruchtung, ceteris paribus, nur homoiozygote Individuen fortbringt; daß aber die durch fortgesetzte Selbstbefruchtung erzeugten Nachkommen heterozygoter Individuen immer (durchschnittlich bei großen Zahlen) 25%, DD-, 25% Dr, 25% rD und 25% RR hervorbringen werden, also: 1 Stammform DD 2 Bastarde und 1 Stammform RR, wie wir oben sahen.

Durch MENDELS Hypothese der Reinheit der Gameten in bezug auf die zu erforschenden abweichenden Merkmale erklären sich somit obige Ergebnisse, auch weitere Versuche MENDELS und anderer Forscher.

Auch bei Tieren kommen die Dominanz- und Spaltungsregel vor. So hat ARNOLD LANG sie bestätigt durch Kreuzung der gelben, bänderlosen und fünfbänderigen (gelb mit fünf schwarzen Bändern) Varietäten einer rassereinen Gartenschnecke (Helix hortensis M.). Alle F_1-Schnecken waren bänderlos, so daß Bänderlosigkeit das dominierende Merkmal ist. Von den F_2-Schnecken waren ungefähr dreimal mehr bänderlose als gebänderte (Abb. 75).

Nicht immer dominiert aber das eine Merkmal über das entgegengesetzte. Es vermischen sich dann beide Merkmale zu einem „intermediären" Merkmal, zu einer Mittelform. Man redet hier von „intermediärer Vererbung". Das kommt z. B. vor bei den Farben der Blüten der beiden Varietäten der Mirabilis Jalapa, die bei der einen weiß, bei der anderen rot ist. Die Blütenfarbe der F_1-Pflanze ist dann hellrosa; sie entsteht durch Mischung von weiß und rot. Nun hat ein Viertel der F_2-Pflanzen weiße, zwei Viertel hellrosa und ein Viertel rote Blüten. Die weißen und roten haben nur weiße bzw. rote Nachkommen. Die hellrosa Bastarde aber bringen eine Generation hervor, die aus 25% weißen, 50% hellrosa und 25% roten Nachkommen besteht. Wir haben hier also:

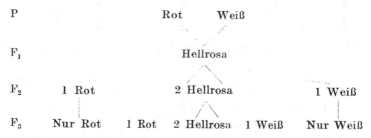

Das bedeutet somit eine vollkommene Gültigkeit der Spaltungsregel wie bei dominierendem Merkmal. MENDEL hat schon bei Hybriden von Phaseolussorten Abstufungen der Farben der Blüten und der Samenschale gesehen.

Man unterscheidet nun, je nachdem Mischung der Merkmale stattfindet oder das eine Merkmal dominiert, also das entgegengesetzte verdeckt, intermediäre bzw. alternative Vererbung, und nennt die Bastarde intermediäre bzw. einseitige. Ein Beispiel der intermediären sind auch „Mosaikbastarde", wobei sich die Merkmale, z. B. weiße und schwarze Feder, nicht homogen mischen, sondern ein Mosaik bilden.

Wir können also annehmen, daß bei gewissen Pflanzen und Tieren durch Selbstbefruchtung oder Paarung von Bastarden der F_1-Generation (Inzucht von Geschwistern) Nachkommen (F_2-Generation) auftreten, bei denen Trennung der bei ihren Eltern verbundenen Erbeinheiten oder Anlagen hat stattgefunden. Durch diese Spaltung treten beide Merkmale der reinen Ahnen wieder zum Vorschein und zwar in einem bestimmten Verhältnis. Man nennt dies die MENDELsche Spaltungsregel, vielleicht das wichtigste Ergebnis seiner Forschung. Die Spaltung (engl. segregation) der in den elterlichen Keimzellen vorhandenen Anlagen — JOHANNSEN nennt sie Gene, wohl richtiger Gone — ermöglicht das Verständnis des Rückschlages und der latenten Vererbung.

Bis jetzt war nur von Monohybriden die Rede, das heißt von Bastarden, bei denen es sich um die Vererbung eines einzigen Merkmalpaares handelt (DE VRIES). Bei Di- und Polyhybriden, deren Stammformen sich durch zwei bzw. mehrere Merkmalspaare unterscheiden, zeigt sich als dritte MENDELsche Regel eine vollkommene Unabhängigkeit der Vererbung und der Spaltung der Merkmalspaare. Dies weist auf eine vollkommene Unabhängigkeit ihrer Anlagen hin. Ob dies für alle Eigenschaften gilt, ist unentschieden.

Selbstverständlich nimmt aber die Zahl der möglichen Kombinationen der Merkmale mit derjenigen der Merkmalspaare zu, nach den Regeln der Kombinationen und Permutationen. Gibt es z. B. zwei Merkmalspaare, so kann sich jedes Glied des einen Paares mit jedem der beiden Glieder des anderen kombinieren, so daß der F_1-Bastard nicht zweierlei, sondern viererlei Gameten bilden kann; und es entstehen durch wechselseitige Vereinigung der männlichen und weiblichen Gameten bei den Dihybriden nicht, wie bei monohybrider Kreuzung 4, sondern 16 verschiedenartige Zygoten. MENDEL hat in der Tat für die 7 von ihm untersuchten konstanten Merkmale nachgewiesen, daß sie in alle (d. h. $2^7 = 128$) Verbindungen treten können, welche nach den Regeln der Kombination möglich sind.

Diese drei MENDELschen Regeln sind von mehreren Forschern für verschiedene Pflanzen und Tiere (Schnecke s. oben, Farbe der Mäuse, Kaninchen usw.) bestätigt worden. Man hat aber andererseits gefunden, daß keine dieser Regel allgemein gültig ist. So kann z. B. als Ausnahme eine Neuheit unter den Nachkommen auftreten, und zwar entweder durch Rückschlag, indem ein bisher latentes Merkmal durch besondere Kreuzungseinflüsse zum Vorschein kommt oder vielleicht durch besondere Konstellationen bei der Kreuzung, auf deren Möglichkeiten wir hier nicht weiter eingehen. Wir müssen hierzu nur noch bemerken, daß die Bestimmung der Rassenreinheit sehr schwer ist. Allerdings können wir Bastarde aus ihren Nachkommen erkennen. Es gibt jedoch Fälle, in denen sich die Unreinheit erst durch „Hybridanalyse" herausstellt. So kennt man weiße Mäuse, die sich nur unterscheiden lassen, indem eine mit einer schwarzen Maus nur graue, eine andere weiße Maus aber mit der gleichen schwarzen Maus nur schwarze Nachkommen erzeugt (vgl. BATESON).

Fragen wir nun, ob diese MENDELschen Regeln auch für erbliche Eigenschaften beim Menschen zutreffen, so müssen wir darauf antworten, daß wir nur als hohe Ausnahme über eine genügend ausgedehnte Ahnen- und Sippschaftstafel verfügen, welche zuverlässige Angaben über das Vorkommen oder Fehlen des betreffenden Merkmals enthält. Zahlenverhältnisse, welche den MENDELschen vollkommen oder fast gleich sind, liegen, sofern mir bekannt geworden ist, nicht vor. Bedenken wir, daß Menschen nicht fortgezüchtet werden wie die Bastarde in den Versuchen, daß schwache Individuen nicht ausgeschlossen werden, sondern daß sich die verschiedenartigsten menschlichen Gameten vereinigen, so müssen wir schon von vornherein Abweichungen von den MENDELschen Regeln beim Menschen erwarten. Vielleicht machen sich außerdem bei der Embryogenese noch andere Einflüsse geltend. Einige beachtenswerte

Beobachtungen stehen schon zu unserer Verfügung, die auf gewisse Verbindungen zwischen Eigenschaften hinweisen. So kann eine Abnormität bei Männern dominant, bei Weibern rezessiv sein, wie z. B. Hämophilie, Rotgrün-Farbenblindheit (Daltonismus).

Bei der Hämophilie sind zwei Erscheinungen zu unterscheiden: 1. Es gibt viel mehr hämophile Männer als Weiber. So fand KOLSTER unter 715 männlichen und 613 weiblichen Mitgliedern von 50 Familien (während mindestens zwei Generationen) 359 männliche und 57 weibliche Hämophilen. 2. Obwohl manifeste Hämophilie beim Weib selten und dann auch nur schwach zu sein pflegt, vererbt sich Hämophilie nur durch mütterliche Keimzellen. Der hämophile Mann erzeugt bei einem nichthämophilen Weib aus einer nichthämophilen Familie nie ein hämophiles Kind. Andererseits erzeugt ein Mann aus einer nichthämophilen Familie bei einem Weib aus einer hämophilen Familie hämophile sowie nichthämophile Kinder, auch wenn das Weib latent hämophil ist. Der Stammbaum der Bluterfamilie MAMPEL zeigt dies z. B.

Aus diesen Erscheinungen läßt sich folgern 1. daß die Entwicklung zu einem weiblichen Individuum mit einem gewissen Schutz gegen Hämophilie einhergeht und 2. daß die hämophile oder nichthämophile Anlage in der mütterlichen Keimzelle stärker ist als die entgegengesetzte in der väterlichen, so daß erstere entscheidet, ob das Individuum hämophil wird oder nicht. Oder würden Spermatozoen mit hämophiler Anlage befruchtungsunfähig (LENZ) sein?

Für Farbenblindheit müssen wir dasselbe annehmen.

Die Möglichkeit einer solchen Bindung der Dominanz an ein Geschlecht ist bei der Erblichkeitsforschung überhaupt zu berücksichtigen.

Dominierend erbliche Merkmale, und zwar unabhängig vom Geschlecht, scheinen weiter der starke Unterkiefer im Habsburger Haus, und angeblich die erbliche Polydaktylie und Bradydaktylie (Hypophalangie), der kongenitale präsenile graue Star, Tylosis palmaris et plantaris, Oligotrichie. So scheint welliges und lockiges über straffes, schwarzes über braunes, braunes über rotes, rotes über flachsfarbiges Haar, schwarze über braune, braune über graue, graue über blaue Irisfarbe zu dominieren (PLATE). Diese Verhältnisse sind jedoch meines Wissens noch nicht genügend sicher gestellt, ebensowenig die Erblichkeitsverhältnisse des Albinismus, der Retinitis pigmentosa, der Epilepsie usw.

Nicht nur die oben erwähnten, sondern verschiedenartige andere Mißbildungen können so gehäuft in einer Familie (im ausgedehnten Sinne der Sippschaft) vorkommen, daß wir, nachdem wir die oben schon erörterten Fehlerquellen ausgeschlossen haben, Erblichkeit als wahrscheinlich annehmen müssen, auch dann, wenn wir die Geltung der (einer) MENDELschen Regel nicht zu erkennen vermögen. So tritt Fibroadenoma mammae nicht selten mehr oder weniger stark gehäuft in einer Familie auf. Auch Brustdrüsen-, Gebärmutter-, Leber-, Magenkrebs, wobei der Krebs in derselben Familie in den nämlichen oder in anderen Organen zur Entwickelung gelangt. So z. B. hatte in einem von PAUL BROCA beobachteten Fall eine Frau Brustdrüsenkrebs. Von ihren 4 nicht in der Jugend verstorbenen, verheirateten Töchtern hatten 2 Leberkrebs, 2 Brustdrüsenkrebs. Unter ihren 13 Kleintöchtern bekamen 6 Brustdrüsenkrebs, 2 Leberkrebs, 1 Gebärmutterkrebs, und von ihren 5 Kleinsöhnen bekam 1 Magenkrebs. Nicht ohne Recht hat man in letzter Zeit bei Lebensversicherungen diese Verhältnisse berücksichtigt. Es ist — wie wir bei den Geschwülsten sehen werden — sehr wahrscheinlich, daß diese Geschwülste aus angeborenen Anlagen herauswachsen und nicht parasitären Ursprunges sind. Fragen wir aber, was für Mißbildungen als mögliche Anlagen von Krebs in Betracht kommen, so stoßen wir auf Schwierigkeiten. So gibt es Krebse, die ohne bekannte äußere Reizung, andere, die nach solcher entstehen. Sind diese auf eine Linie zu stellen? Und wenn wir Geschwülste aus einer umschriebenen Gewebsmißbildung entstehen lassen und diese einer Keimesvariation zuschreiben, welche gehören dann derselben Keimesvariation?

Im allgemeinen müssen wir auf die Möglichkeit einer polymorphen Erblichkeit bedacht sein, daß mit anderen Worten eine fehlerhafte Anlage sich in verschiedenen Formen äußert. Wieweit die Polymorphie sich bei erblicher Keimesvariation ausdehnt, ist eine wichtige, noch unbeantwortete Frage. Diese Grenzen zu kennen ist eben für die Erblichkeitsforschung von Bedeutung.

Alle Anlagen und Dispositionen überhaupt erheischen eine exakte Nachforschung der konstellatorischen Faktoren, welche ererbt sind und derjenigen, die es nicht sind. Fettsucht, Gicht und andere Stoffwechselanomalien kommen — wie besonders BOUCHARD betont hat — erblich, wenigstens gehäuft in Familien vor, oft neben Nervenkrankheiten. Philosophen kommen neben künstlerisch begabten Mitgliedern einer Familie vor, ja bei demselben Menschen kann man gelegentlich vielfache Begabung antreffen, welche übrigens zerstreut in seiner Familie nachzuweisen ist.

Französische Psychiater, besonders MOREL, haben besonders die Bedeutung der Vererbung bei Seelenkrankheiten hervorgehoben: es gibt nach ihnen Seelenkrankheiten mit eigentümlichen körperlichen (S. 202), intellektuellen und moralischen Merkmalen, Degenerationszeichen und eigentümlichen Verlauf, wie die früher angenommene moralische Verrücktheit (Moral insanity), die sich durch Erblichkeit kennzeichnen. So auch die „folies intermittentes". Auch hierbei finden wir „polymorphe Vererbung", ebenso wie bei den Mißbildungen und Geschwülsten, d. h. das Auftreten von Seelenkrankheiten verschiedener Form bei den Mitgliedern einer Familie. Diese Polymorphie ist wohl von demselben Gesichtspunkt aus zu beurteilen. Denn eine gewisse Anlage oder Disposition zu Seelenkrankheiten muß in einer stofflichen Abnormität, in einer, sei es auch ultramikroskopischen Mißbildung des Gehirns fußen. Ganz allmählich kann sich, ohne besondere äußere Schädigung des Gehirns, eine Anlage zur Seelenkrankheit entwickeln; in anderen Fällen tritt zur psychopathischen Disposition eine Schädigung hinzu, welche die Seelenkrankheit herbeiführt. So kann ein Verlust oder gar ein besonderer, aber doch physiologischer Zustand wie das Wochenbett (puerperale Psychosen) bei einem „erblich psychopathisch belasteten" Menschen eine Psychose, eine Melancholie oder Manie, zum Ausbruch bringen, die bei einem normalen Gehirn nicht auftreten würde durch die gleiche Schädigung. In anderen Fällen jedoch ist die Frage, was primär ist: psychisch-nervöse oder inner-sekretorische Störung, zurzeit noch nicht zu beantworten, wie z. B. beim Morbus GRAVES-BASEDOWII. Findet man bei dieser Krankheit auch „Degenerationszeichen", so beweisen diese nicht den psychisch-nervösen Ursprung, weil ja auch die Schilddrüse eben fehlerhaft gebildet sein kann. Denn wir dürfen nur annehmen: je mehr äußere Mißbildungen, um so größere Chance auf innere, aber ebensogut der Schilddrüse wie des zentralen Nervensystems.

Auch Nervenkrankheiten können, wie besonders CHARCOT und MÖBIUS nachgewiesen haben, in der nämlichen oder anderer Form, also polymorph, erblich vorkommen. So wird z. B. die hereditäre oder degenerative Ataxie, die von FRIEDREICH (1863) zuerst beschrieben wurde, bei mehreren Mitgliedern einer Familie und in mehreren Generationen angetroffen; ebenso die „hérédo-ataxie cérébelleuse" PIERRE MARIES. (Bei der Tabes dorsalis, die ja meist syphilitischen Ursprunge, ist, hat man dementsprechend keine Erblichkeit nachgewiesen.) Ebenso gewisse, namentlich myelogene Muskelatrophie (die z. B. von OSLER bei 13 Mitgliedern einer Familie festgestellt wurde), und besonders die myogenen Muskelatrophien, die von ERB, LANDOUZY und DÉJÉRINE beschrieben sind.

Bei den erblichen Nervenkrankheiten handelt es sich häufig um eine andersartige, polymorphe Vererbung, d. h. es vererbt sich eine Abnormität des Nervensystems, die bei den Nachkommen in anderer Form zutage tritt als bei den Eltern. (Man spricht auch von homoio- und heteromorpher Vererbung.) Die auf S. 202 erwähnten Degenerationszeichen spielen bei der Feststellung der Erblichkeit eine gewisse Rolle.

Beachtenswert ist die von CHARPENTIER angenommene „hérédité régressive", wobei die erblichen Fehler des Zentralnervensystems bei der Nachkommenschaft allmählich abnehmen. Das würde sich aus einer Neigung zur Rückkehr zu einer nichtneuropathischen Stammform wohl erklären können. Dieser Neigung begegnen wir wohl bei der von BATESON und LUSCHAN erwähnten Erscheinung, daß Nachkommen von Mischlingen sich zu rassereinen Typen entmischen. Das wurde z. B. bei den Indianern in Canada, den Hottentotten in Kapland, die nach vorhergegangener Blutmischung wieder rasserein wurden, beobachtet. Diese Neigung wurde von MENDEL und älteren Forschern bei Pflanzen festgestellt (S. 238).

Auch andere örtliche Krankheitsanlagen und -Dispositionen können erblich sein. Wir finden nämlich gewisse Katarrhe und entzündliche Schleimhautschwellungen — die vielleicht zum Teil auf einer erblichen geringen Elastizität der Gefäßwände (S. 50) beruhen —, wie Bronchitis, Schwellung der Tuben- und Mittelohrschleimhaut mit Schwerhörigkeit mehr oder weniger stark gehäuft in gewissen Familien. So auch gewisse Herz- und Nierenerkrankungen.

Bei der Nachforschung der Erblichkeit einer Disposition zu einer gewissen Krankheit beim Menschen stoßen wir auf die Schwierigkeit, einmal daß diese Disposition nicht bestimmt werden kann am normalen Menschen, ohne ihn krank zu machen, durch eine Schädigung bekannter Stärke, was wir selbstverständlich nie tun. Neger und Indianer sollen besonders empfänglich für tödliche Lungentuberkulose sein. Solange sie aber nicht infiziert werden, erhellt von Empfänglichkeit überhaupt nichts. Sodann, daß die Disposition eines schon erkrankten Menschen nur ausnahmsweise zu bestimmen ist, nämlich nur dann, wenn wir die Stärke der Schädigung genau kennen, wie in einem Fall von Vergiftung die Giftmenge und die übrigen Faktoren.

§ 46. Die Bedingungen der Vererbung.

Die zweite Frage, die wir stellen wollen, lautet: Wie und wodurch vererben sich und entstehen alle jene verschiedenartigen erblichen Eigenschaften der Art, der Rasse, des Individuums?

Von vornherein bestehen hier zwei Möglichkeiten: Die vererbten Eigenschaften ändern sich im Laufe der Zeiten ohne äußere Einflüsse, nur durch gegenseitige Beeinflussung der Eigenschaften der Gameten untereinander bei ihrer Zusammenschmelzung zur Zygote (Amphimixis) oder es werden Eigenschaften, welche die Eltern erwerben, ebenfalls, sei es auch nicht immer, vererbt. Es handelt sich also um die Frage: sind Eigenschaften, welche von Eltern erworben sind, vererbbar? und wenn ja, unter welchen Umständen vererben sie sich? Diese Frage ist auch für die Deszendenzwissenschaft von größter Bedeutung. Wir werden aber die Deszendenzwissenschaft vermeiden — die Erblichkeit kann ohne Deszendenz studiert werden, nicht aber Deszendenz ohne Erblichkeit.

Der französische Naturforscher LAMARCK (1744—1829) hat aus zahlreichen Beobachtungen bei Tieren zwei „Gesetze" abgeleitet, welche kurz lauten:

1. Häufigerer und fortwährender Gebrauch kräftigt ein Organ allmählich bei einem Tier, das seinen Entwickelungstermin noch nicht überschritten hat; das Organ nimmt an Umfang zu und bekommt eine Kraft, welche der Dauer des mehreren Gebrauchs entspricht; fortwährender Nichtgebrauch schwächt ein Organ allmählich, es nimmt an Umfang ab und verschwindet schließlich.

2. Alle solche Veränderungen eines Organs, welche durch Gebrauch oder Nichtgebrauch während längerer Zeit auftreten, vererben sich auf die Nachkommen, falls diese erworbenen Veränderungen bei beiden Eltern auftreten.

LAMARCK hat — und dies ist die schwache Seite seiner Theorie — diese Veränderungen nicht festgestellt, sondern bloß angenommen. So z. B. seien die Vorderbeine und der Hals der Giraffe länger geworden, weil dieses Tier in Gegenden Zentralafrikas lebt, wo die Erde fast immer trocken und ohne Kräuter ist. Sie müßte darum die Blätter von den Bäumen fressen. Die umgekehrte Möglichkeit ist aber nicht ausgeschlossen, daß die Giraffe dies tut, eben weil sie so hoch ist. Ein zweites Beispiel: Die Augen eines im Dunkeln lebenden Tieres bilden sich zurück. Eine solche von LAMARCK angenommene, ganz allmähliche, zunächst funktionelle, dann anatomische Anpassung ist dem Versuch schwer zugänglich und bis jetzt nicht erwiesen.

Wie diese Veränderungen eines Organs und die Erblichkeit derselben eintreten, blieb unbeantwortet. Diese „Gesetze" stellen die Grundlage des LAMARCKschen Transformismus dar, d. h. der allmählichen Umwandlung der Tierarten unter Einfluß äußerer Umstände, welche zu immer höherer Entwickelung (Evolution) führt.

DARWIN hat diese Lehre bekämpft. Trotzdem hat DARWIN mehrmals — wie HUNT MORGAN betont — Vererbung erworbener Eigenschaften im LAMARCKschen Sinne angenommen. So z. B. werden die hängenden Ohren vieler domestizierten Säugetiere von DARWIN dem Nichtgebrauch zugeschrieben, „weil die Tiere nicht oft erschreckt werden." DARWIN selbst und besonders seine Nachfolger (Selektionisten) suchen die Entwicklung der Arten und Rassen durch die natürliche Zuchtwahl zu erklären. Die natürliche Züchtung beruhe auf denselben drei Faktoren wie die künstliche: auf der Variabilität, auf der Vererbung der als Anlagen im Keimplasma vorhandenen, nichterworbenen Eigenschaften und auf der Auslese der Besten zur Nachzucht. Letzteres findet in der Natur statt im Kampf ums Dasein zwischen Individuen derselben Art, wobei die weniger Widerstandsfähigen untergehen und durchschnittlich die „besseren" zur Fortpflanzung übrigbleiben. Die heutigen Selektionisten lehnen eine Vererbung erworbener Eigenschaften ab. Ob ohne solche eine Evolution denkbar ist, d. h. eine Transformation der einen Art in eine höhere, eine fortschreitende Entwickelung über das einzelne Individuum hinaus, erscheint recht zweifelhaft. Wir kommen weiter unten hierauf zurück. Ob Vererbung erworbener Eigenschaften vorkommt, wollen wir jetzt zu beantworten suchen.

Diese Frage ist einer experimentellen Lösung schwer zugänglich, wenn auch nicht so schwer wie die LAMARCKsche Theorie der allmählichen Evolution.

Wir haben angenommen, daß nur Bestandteile der Keimzellen und ihre Eigenschaften sowie die bei der Zusammenschmelzung der Gameten durch Mischung (Amphimixis) entstehenden Eigenschaften vererbbar sind. Wir können nicht daran denken, die Vererbung der einzelnen Eigenschaften oder ihrer Anlagen mikroskopisch zu verfolgen, solange wir sie nicht in den Keimzellen zu erkennen vermögen. Davon sind wir aber noch recht weit entfernt. Es betrifft hier eine ähnliche Frage wie die nach dem Zusammenhang zwischen den funktionellen Eigenschaften einer Zelle und ihren mikroskopisch erkennbaren Merkmalen. Wir vermögen ja oft noch nicht einmal die verschiedenartigen befruchteten Eizellen voneinander und von gewissen anderen Zellen zu unterscheiden! Man hat die verschiedenen Anlagen oder Erbeinheiten als Bioblasten (O. HERTWIG), Pangene (DARWIN, DE VRIES), Determinanten (WEISMANN), Biophoren bezeichnet. Wir können uns nun gewiß eine ererbte Eigenschaft nicht ohne stoffliche Unterlage denken; das berechtigt aber noch nicht zur Annahme von Einheiten, welche alle einzelnen Gewebs- und Organzellen des ausgebildeten Organismus als selbständige Körperchen (Determinanten) vertreten; die sogar einen Kampf ums Dasein untereinander führen (Germinalselektion), wie WEISMANN das bis in Einzelheiten annimmt. Die hierauf fußenden Spekulationen behandeln wir nicht. Das würde uns zu weit führen. Wir bezeichnen eine in der Gamete vorhandene Anlage wohl am besten mit JOHANNSEN als Gen, weil dieses Wort ganz nicht über die Natur der damit gemeinten Anlage entscheidet oder zu entscheiden sucht. Was genau als ererbte Anlage, was als durch Einflüsse nach der Befruchtung erworben zu betrachten ist, muß in den Einzelfällen näher festgestellt werden. Dabei ist zu berücksichtigen, daß keineswegs ausgeschlossen ist, daß Gene der zwei verschiedenen Gameten einander beeinflussen und ändern, so daß Kreuzung neue Eigenschaften hervorbringt.

Fragen wir, was mikroskopische Untersuchungen bis jetzt gelehrt haben, so soll in den Vordergrund gesetzt werden, daß sie das Dogma der Präformation im alten Sinne — daß nämlich die befruchtete Eizelle schon das spätere Geschöpf im kleinen darstelle — endgültig widerlegt haben. Denn sie haben uns gelehrt, daß die einzelnen Teile des Organismus erst durch fortschreitende Teilung der befruchteten Eizelle und der daraus hervorgehenden Zellen allmählich entstehen. Mit Präformation können wir denn auch nur meinen, daß die später erkennbaren gestaltlichen und funktionellen Eigenschaften schon in gewissen, bis jetzt unsichtbaren und nicht näher anzudeutenden Anlagen in der befruchteten Eizelle bzw. den Gameten vorhanden sind.

Wir wissen aber durch mikroskopische Beobachtung, daß bei Tier und Pflanze bei der Befruchtung die Kerne der Gameten, also Ei- und Samenkern, zu einem Keimkern zusammenschmelzen (O. HERTWIG, E. STRASBURGER). Dabei können wir eine Vermischung von beiden Seiten, eine Amphimixis der Erbmassen, der Vererbungsanlagen annehmen, sie ist selbstverständlich nicht beobachtet. O. HERTWIG und E. STRASBURGER betrachteten, unabhängig voneinander, die Kerne als die Träger der erblichen Anlagen. Die Chromosomen, die sich aus dem Chromatin bilden, sollen dem Idioplasma NÄGELIS entsprechen. NÄGELI hatte nämlich im selben Jahre (1884) die Annahme veröffentlicht, daß in den männlichen und weiblichen Keimzellen derselben Art, die sehr verschieden groß sein können, doch eine gleiche Menge „Idioplasma" vorhanden sei, d. h. eines Anlagestoffes, der Träger der erblichen Eigenschaften ist und von anderen Forschern als „Keimplasma" bezeichnet wird. Der übrige Teil der Keimzelle, der Dotter, sei Ernährungsstoff, Trophoplasma. ED. VAN BENEDEN hatte 1883 nachgewiesen, daß sich der Keimkern von Ascaris megalocephala aus je zwei gleichgroßen Chromosomen von Ei- und Samenkern aufbaut. Das bedeutet aber natürlich nicht eine genaue Bestimmung der Chromosomenmasse. Und wenn wir auch annehmen wollten, daß bei Ascaris megalocephala der Keimkern aus gleichen mütterlichen und väterlichen Chromosomenmengen sich aufbaut, so wäre damit noch nicht gesagt, daß die Beschaffenheit der väterlichen und mütterlichen Chromosomen sie zu einer gleichwertigen Rolle in der Entstehung der Eigenschaften der Frucht befähigen müßte. Es könnte der mütterliche Chromosomenstoff eine größere Bedeutung haben als die gleiche Menge väterlichen Chromosomenstoffes oder umgekehrt. Diese Bemerkungen gelten auch für die übrigen Tiere und den Menschen.

Außerdem ist es durchaus nicht sicher, sondern nur Annahme, daß nur der Kern, namentlich seine Chromosomen, wenn auch charakteristische, leicht erkennbare Gebilde, Träger der Erbmasse sei. Andere Forscher (vgl WILSON und RABL) betrachten auch das Zytoplasma als solches und verlegen den Erbstoff auch in Körperchen (Mitochondrien und Chondriomiten, BENDA) und Fäden (Chondriokonten, MEVES), die sich im embryonalen Zellkörper finden.

Alles in allem hat die mikroskopische Forschung, wenn auch bedeutende Fortschritte in unserer Kenntnis, doch noch keinen Aufschluß gebracht. Wir kommen hierauf weiter unten zurück.

Gegenüber der Annahme einer Präformation steht die einer Epigenese, begründet von CASPAR FRIEDRICH WOLFF in seiner Doktordissertation (1759): Pflanzen und Tiere entstehen aus Flüssigkeitstropfen ohne organisierten Bau, die aus einem pflanzlichen bzw. tierischen Organ ausgeschieden werden. Durch eine besondere innewohnende Naturkraft „vis essentialis" erfolge dann allmähliche Organisation (BLUMENBACH nahm 1781 eine formbildende Kraft, nisus formativus, an), so daß ein dem elterlichen gleicher Organismus entstehe. Die Untersuchungen WOLFFS, die nur von Beobachtungen ausgingen, wurden bahnbrechend für die

Entwickelungsgeschichte. Seine Epigenese hat sich jedoch als unhaltbar erwiesen, seitdem wir wissen, daß jeder Organismus anfängt eine Zelle zu sein. Wenn wir jetzt von Epigenese reden, meinen wir damit, daß sich die befruchteten Eizellen noch nicht erkennbar unterscheiden und daß erst während der Embryogenese Kräfte wirksam werden, welche erkennbare Unterschiede herbeiführen. Der Ursprung und die Natur dieser Kräfte bleiben aber noch aufzuklären.

Wenden wir uns jetzt der Frage nach der Vererbung erworbener Eigenschaften zu, und beschränken wir uns auf mehrzellige Organismen.

Bei einzelligen Organismen, wie Bakterien, hat man ja eine bei den folgenden Generationen immer zunehmende Gewöhnung an Gifte festgestellt, was doch darauf hinweist, daß die erworbene Gewöhnung vererbt wird. Die ungeschlechtliche Fortpflanzung ist aber eine ganz andere als die geschlechtliche; der einzellige Organismus teilt sich einfach in zwei augenscheinlich gleiche Teile, die zu gleichen Zellen werden, jede dieser Zellen wieder in zwei usw. Hier liegt augenscheinlich Kontinuität des Individuums vor. Es gibt hier somit keinen Unterschied zwischen Keimzellen und übrigem Körper. Daher beschränken wir uns auf die geschlechtlich sich fortpflanzenden mehrzelligen Organismen.

Wenn wir nun unter Idioplasma oder Keimplasma verstehen den elterlichen Stoff, der Träger ist sämtlicher vererbter Eigenschaften, gleichgültig ob dieser Stoff nur in den Chromosomen oder außerdem im Zelleib oder gar ausschließlich im Zelleib der Gameten vorkommt, so kann von Vererbung einer vom Elter erworbenen Eigenschaft nur dann die Rede sein, wenn zugleich oder nach dem Erwerb in den Gameten, oder wenigstens in einer Gamete, die Anlage für diese Eigenschaft auftritt. Eine Reihe von Forschern (s. unten) hält eine solche Beeinflussung der Gameten, namentlich ihres Keimplasmas, vom elterlichen Organismus aus für möglich. Man drückt das wohl so aus: daß das Keimplasma gleichsam einen Auszug der Körpereigenschaften bzw. gewisser erworbener Veränderungen derselben erhält. Wie, ist eine noch zu beantwortende Frage.

Andere Forscher hingegen setzen voraus, daß das Keimplasma gesondert im Körper fortlebt, unbeeinflußt von Veränderungen der körperlichen Eigenschaften, nur von demselben ernährt, selbst wiederum mit Keimplasma des anderen Elters neue Individuen hervorbringend. Aug. Weismann hat das als Kontinuität und Unveränderbarkeit des Keimplasmas ausgedrückt. Diese Forscher können sich nicht denken, daß Veränderung eines Körperteils durch vermehrten oder abnehmenden Gebrauch sich auf die Nachkommen vererbe, indem sie das Keimplasma in diesem Sinne beeinflusse. Wie könnte das Keimplasma von einer solchen erworbenen körperlichen Veränderung im erforderlichen Sinne beeinflußt werden? Sie stellen sich die Sache ganz anders vor: Die befruchtete Eizelle teilt sich zunächst in zwei Zellen. Die eine Zelle bildet weiterhin nur Gameten, welche das Keimplasma enthalten. Die andere Zelle bringt alle übrigen Körperzellen hervor, die das Soma darstellen. Das Keimplasma stelle gleichsam eine gerade Linie dar von Generation zu Generation ununterbrochen. Es entziehe sich äußeren Einflüssen somatischen Ursprunges. (Rauber nennt die unsterblichen Keimzellen den „germinalen", die somatischen Zellen den „persönlichen" Teil des Individuums).

Nun hat Boveri allerdings nachgewiesen, daß die befruchtete Eizelle der Ascaris megalocephala sich in zwei Zellen teilt; während dann die Chromosomen der einen Zelle in kleine Körner zerfallen, wobei die Schleifenenden zugrunde gehen, bleiben die der anderen Zelle erhalten und liefert diese Zelle bei weiterer Teilung eine Tochterzelle mit Schleifenchromosomen und eine andere mit Zerstörung der Schleifenenden (Diminution), so geht es weiter. Diese Zellen mit Schleifenchromosomen könnten nun sehr wohl eben das ununterbrochene Keimplasma enthalten oder darstellen, der Beweis ist aber nicht erbracht. Demgegenüber kommen aber Erscheinungen an Tieren und Pflanzen vor, die vielmehr auf die entgegengesetzte Möglichkeit hinweisen: So haben Bonnet und später andere Forscher Lumbriculus, einen Ringelwurm, in mehrere, bis 14 Stücke zerlegt; fast alle Stücke lieferten dann neue, mit Kopf und Schwanz versehene Würmer; die Regenerationskraft der Ringelwürmer ist allerdings in den verschiedenen Körperteilen nicht gleich. Ferner kann sich von jeder Parenchymzelle eines Begonienblattes aus eine neue Pflanze entwickeln usw. Ist etwa in solchen Fällen das Keimplasma über den ganzen Körper mehr oder weniger gleichmäßig verteilt?

Wie denkt man sich nun die Evolution und im allgemeinen das Auftreten erheblicher dauerhafter Veränderungen ohne Vererbung erworbener Eigenschaften?

Durch das Auftreten von Variationen und die allmähliche Entwickelung von Keimesvariationen in bestimmten Richtungen, das heißt aufwärts oder abwärts. Weismann faßt letzteres als ,,Germinalselektion" zusammen. Hierauf beruhen alle Ausleseprozesse nach ihm.

Zunächst eine Bemerkung: Variation und Variabilität ohne weiteres beziehen sich auf individuelle Unterschiede. Die Ausdrücke stellen nur eine Abweichung von einer gewissen Norm fest, ohne anzugeben, ob diese Abweichung ererbt oder erworben ist. Eine vorübergehende Variation hat De Vries als eine fluktuierende, eine plötzlich auftretende, dauerhafte Variation unbekannten Ursprunges als Mutation bezeichnet.

Nun meinen Weismann u. a. alle Auslesevorgänge aus Keimesvariationen erklären zu können. Jedes Individuum entstehe aus Tausenden von verschiedenen Anlagen oder ,,Determinanten", d. h. mikroskopisch nicht wahrnehmbaren Teilchen, lebenden Einheiten, welche sich ernähren, wachsen und durch Teilung vermehren. Sogar jede Zelle entstehe aus einer bestimmten Determinante. Nun könne einer bestimmten Determinante aus unbekannter Ursache einige Zeit hindurch reichlicher Nahrung zuströmen als vorher. Sie werde dann stärker wachsen und, einmal stärker geworden, ihren Nachbardeterminanten teilweise die Nahrung entziehen. So erreiche sie eine Stärke, von der es keine Umkehr mehr gebe. Abschwächung des Nahrungsstromes hingegen führe zum Absinken der Determinante. Solche allmählich zunehmende Keimesvariationen führen zur Entstehung allmählich verändernder Individuen. So können sich die sterilen Arbeiterinnen unter den Ameisen aus Weibchen entwickeln. Zu dieser Vorstellung möge nur bemerkt werden: zunächst, ist nicht ein einziger Beleg (Beobachtung) dafür bekannt, daß reichlichere Nahrung ohne weiteres, namentlich ohne vermehrte Tätigkeit, zu zunehmender Stärke führe. Dies ist eine grundlegende Frage, die wir bisher haben verneinen müssen. Ferner ist es von vornherein sehr wohl möglich, daß sich in der Tat aus einer weitergehenden Zunahme einer Keimesvariation — wobei die Richtigkeit der Einzelheiten in obiger Darstellung dahingestellt bleiben möge — manche, sogar bedeutende graduelle Veränderung erklärt. Es ist aber nicht einzusehen, wie wesentliche Veränderungen. wie verschiedene Arten in solcher Weise auseinander entstehen. Dazu müßte man doch annehmen, daß alle Organe einer höheren Tierart bis in Einzelheiten als Anlage (Determinante) schon in den Keimzellen der niedersten Art, von der sie herstammt, vorhanden waren Das wäre doch wohl zuviel vorausgesetzt. Nun können wir außerdem noch eine andere Möglichkeit anerkennen, wenn wir Keimesvariationen als gegeben annehmen, nämlich die Möglichkeit, daß durch Amphimixis graduell verschiedener Keimzellen derselben Tierart wieder neue (dauerhafte) Variationen entstehen. So sind gewiß zahlreiche Verschiedenheiten erklärlich. Aber die Entstehung der Arten vielleicht doch nicht. Außerdem bliebe dann die Frage zu beantworten, wie und wodurch die ersten Keimesvariationen entstehen. Sie einfach ,,inneren Einflüssen" zuzuschreiben hieße x durch y ersetzen. Wir müssen da doch wohl verschiedene Konstellationen der äußeren Einflüsse, der Nahrung usw. annehmen. Dann fragt sich aber: Warum wären dann solche äußere Einflüsse auf die Keimzellen späterer Generationen auszuschließen? Wenn wir die Möglichkeit äußerer Einflüsse im Prinzip für die Entstehung der ersten Variationen anerkennen, bleiben nur die Fragen zu erörtern: Was für Einflüsse, welche Konstellationen? Wie weit geht ihre Wirkung?

Was wissen wir nun von der Bedeutung äußerer Einflüsse?

Auch dann, wenn wir Kontinuität des Keimplasmas annehmen, muß es nicht unbeeinflußbar vom übrigen Körper aus sein. Die Verbindung der Kontinuität und der Unveränderbarkeit (s. oben) ist ja nicht eine logische Notwendigkeit, sondern, ebenso wie die Kontinuität und die Unveränderbarkeit an und für sich eine bloße Voraussetzung, der sich im wissenschaftlichen Kampf immer wieder neue Voraussetzungen angegliedert haben. WEISMANNS „Allmacht der Zuchtwahl" ist eine petitio principii.

Fragen wir, ob das Keimplasma überhaupt durch äußere Einwirkungen beeinflußt werden kann, so lautet die Antwort bejahend. So haben Beobachtungen von minderwertigen Kindern, die einen chronischen Alkoholiker zum Vater hatten, dazu geführt, eine Schädigung des Keimplasmas in den väterlichen Spermatozoen anzunehmen. Dabei werden wahrscheinlich Keimzellen durch Alkohol, der ihnen durch das väterliche Blut zugeführt wird, vergiftet, was wir mit FOREL als Blastophthorie bezeichnen (S. 233).

Es kommt hier sodann auf die Frage an, ob das Keimplasma durch ein Gift oder durch irgend eine Änderung des Soma geändert werden kann und ob dann diese Änderung gelegentlich erblich wird.

Zahlreiche Tierversuche sind schon angestellt worden, um die Frage nach der Vererbung erworbener Eigenschaften zu beantworten, bisher aber ohne eine endgültige Lösung zu bringen. SEMON gibt davon eine vortreffliche Übersicht. Wir wollen nur einiges davon anführen. Zunächst, anschließend an obiges, Versuche von DORFMEISTER, E. FISCHER u. a.: Aus denselben geht hervor, daß Einwirkung von Hitze, Frost, Ätherdämpfen auf Schmetterlinge im Puppenstadium, ebenso wie Zentrifugieren der Puppen nicht nur eine Änderung der Färbung des ausschlüpfenden Imago, sondern auch eine solche seiner Nachkommen zur Folge hat. Ob dabei die Keimzellen zugleich mit dem Soma durch die Hitze, den Frost usw., oder erst sekundär geschädigt werden, indem zunächst das Soma einen anderen Stoffwechsel bekommt, ist eben die noch zu beantwortende Frage. Sind hier „zufällige" Variationen ausgeschlossen durch genügend große Zahlen, so liegt hier Vererbung einer erworbenen Eigenschaft vor. Dies gilt auch für die noch zu bestätigenden Versuchsergebnisse KAMMERERS: Wenn man die lebhaft schwarz-gelbgefärbten Feuersalamander, Salamandra atra, jahrelang auf gelber Lehmerde hält, dehnen sich ihre gelben Flecke auf Kosten der schwarzen Grundfarbe aus und nehmen an Zahl zu. Das Umgekehrte findet statt, wenn man die Tiere auf schwarzer Gartenerde hält; sie werden dann fast ganz schwarz. Diese Verfärbung ist nach KAMMERER Wirkung des Lichts und der Feuchtigkeit. Sie sei erblich. PLATE weist jedoch darauf hin, daß eben die von KAMMERER gehaltenen Feuersalamander äußerst variabel sind. Seine Versuche verdienen jedoch die vollste Beachtung. Auch hier ist eine große Anzahl Beobachtungen erforderlich zur Entscheidung, ob KAMMERERS Versuchsergebnisse nur zufälligen Variationen oder dem Einfluß der Erdfarbe zuzuschreiben sind.

BROWN-SÉQUARD und OBERSTEINER haben Epilepsie beobachtet bei den Nachkommen von Meerschweinchen, die künstlich epileptisch gemacht waren. Andere Forscher konnten das nicht bestätigen und meinen, daß es sich um eine zufällig auftretende Epilepsie gehandelt habe. Vollkommen einwandfrei ist bis jetzt kein Versuchsergebnis.

Der exakte Beweis der Vererbung erworbener Eigenschaften — angenommen, daß sie vorkommt — ist aus mehreren Gründen schwer zu erbringen. Vor allem muß die Einwirkung auf den elterlichen Organismus eine gewisse Stärke und dementsprechend auch eine gewisse Dauer haben. Wir können ja sonst nicht erwarten, daß sie die Keimzellen erreichen und ändern wird. Daher haben die recht zahlreichen Versuche, in denen man bei Mäusen, Ratten, Hunden und Katzen in mehreren Generationen den Schwanz abschnitt ohne je eine Vererbung der Schwanzlosigkeit zu sehen, nicht die geringste Bedeutung, ebensowenig wie etwa Nagelschneiden. Nur von eingreifenden, das Wesen des Tieres ändernden, wenigstens angreifenden Verstümmelungen, wie den angeblich erblichen Pflanzenverstümmelungen BLA-

RINGHEMS, können wir Vererbung als möglich erwarten. Das „Wesen" des Tieres ist
ein ziemlich vager Begriff, aber schärfer begrenzt scheinen mir die Bedingungen
noch nicht zu sein. Unzählige Wiederholung schwächerer Einflüsse käme auch
in Betracht. Außerdem haben wir der Reizbarkeit der Keimzellen Rechnung zu
tragen. Sie kann wechseln. So sollen nach TOWER die weiblichen Keimzellen
während ihrer Wachstums- und Reifeperiode bei einem Käfer (Leptinotarsa) außerordentlich beeinflußbar sein. Schließlich sollen wir selbstverständlich die Vererbungsregeln, eine mögliche Latenz usw., berücksichtigen.

Man hat die Beeinflussung des Keimplasmas und die Erblichkeit der Änderung wohl „unvorstellbar" genannt. Eine solche Bezeichnung käme aber erst
dann in Betracht, wenn wir wenigstens wüßten, wie und wodurch die Vererbung
nichterworbener Eigenschaften vor sich gehe, warum sich aus der einen Zelle ein
Elephant, aus einer anderen ein Apfelbaum entwickle. Demgegenüber haben andere
Forscher sich eine Vorstellung gemacht von einer solchen Möglichkeit: HERING
nimmt mit FECHNER an, daß jeder Erscheinung des Bewußtseins (Empfindung,
Gefühle, Gedanken, Wille) eine stoffliche Veränderung zugrunde liegt. Ein Grund-
vermögen des organisierten Stoffes ist nach ihm sein Gedächtnis oder Reproduktionsvermögen. Ganze Gruppen von Eindrücken, welche unser Gehirn durch
die Sinnesorgane empfangen hat, können in ihm lange Zeit gleichsam ruhend und
unter der Schwelle des Bewußtseins aufbewahrt bleiben, um dann bei Gelegenheit
reproduziert zu werden, nach Raum und Zeit richtig geordnet. Das beweist das
Zurückbleiben einer stofflichen Spur im Nervensystem. Die Nervensubstanz bewahrt treu die Erinnerung der oft geübten Verrichtungen. So werden koordinierte
Bewegungen allmählich unbewußt ausgeführt, wie das Gehen, Schreiben usw.
Bis hierher stützen wir uns auf sicher Gegebenes. Nun erkennt HERING auch dem
Keimstoff, dem Keimplasma ein ähnliches Vermögen des Gedächtnisses und der
Reproduktion zu, und hieraus erklärt sich nach ihm das unleugbare Vererbung
erworbener Eigenschaften. Alle Organe hängen durch das Nervensystem und den
Kreislauf der Säfte untereinander zusammen, so daß die Schicksale des einen wider-
hallen in den anderen. Dies gilt auch für die Keimzellen. Ist dem Mutterorganismus
durch lange Gewöhnung oder tausendfache Wiederholung etwas zur anderen Natur
geworden, so kann auch die Keimzelle davon in einer, wenn auch noch so abgeschwächten Weise durchdrungen werden und kann diese es reproduzieren in einem
Organismus, den sie mit einer anderen Keimzelle bildet. So ist die Erbmasse von
kleinen Anfängen aus Schritt für Schritt um neue Glieder bereichert worden, schließt
O. HERTWIG weiter, und so erklärt sich die Auffassung der DARWINschen Schule,
daß die ganze Formenreihe nichts anderes ist als eine Wiederholung des Entwicke-
lungsvorganges, welchen die Art im Laufe vieler Erdperioden durchgemacht hat,
von dem Stadium der einfachen Zelle an allmählich emporsteigend zur Zellgemeinde,
durch die Form der Blastula zur Gastrula, vom Wasserbewohner sich erhebend
zum landbewohnenden Wirbeltier usw.

HERTWIG betont, daß zwischen den Eigenschaften des Idioplasma (Keimplasma)
und denen der Hirnsubstanz eine Analogie, eine gewisse Übereinstimmung, aber
keine Identität besteht. Weil Hirnsubstanz und Idioplasma sich stofflich unterscheiden, werden das ja auch die in ihnen ablaufenden Vorgänge tun. RICH. SEMON
hat das Reproduktionsvermögen des Keimstoffes daher als „Mneme" angedeutet,
welches Wort er in einem viel weiteren Sinne als „Gedächtnis" gebraucht, obwohl
Mneme Gedächtnis bedeutet. Er faßt selbst seine Theorie folgendermaßen zusammen: „Die eigentliche Grundlage der Mnemetheorie ist erstens die Tatsache,
daß die Erregungen der reizbaren Substanz des Organismus nach ihrem „Ausklingen"
zwar als solche verschwinden, daß sie aber bleibende Veränderungen in eben dieser
reizbaren Substanz hinterlassen, die ich „Engramme" genannt habe. Und zweitens,
daß diese Engramme in der reizbaren Substanz nicht nur des Soma, sondern auch
der Keimzellen zurückbleiben. Dies ist durchaus das Wesentliche, das eigentliche
Rückgrat der Theorie." — SEMON hebt aber auch hervor, daß nicht jeder Reiz,
der eine Reaktion hervorruft, eine bleibende Veränderung der Reaktionsfähigkeit
bewirkt. Wie aber die Erregungen der reizbaren Substanz des Soma auch die der
Keimzellen erreichen, ist von den soeben genannten Forschern nicht behandelt worden.

Alles in allem mag die natürliche Zuchtwahl manches erklären; ob sie zur Erklärung der Evolution ausreicht, und ob wir dazu die Annahme der Vererbung erworbener Eigenschaften nicht brauchen, ist fraglich. Es kommt darauf an, die Bedingungen, unter denen diese stattfinden könnte, näher zu erforschen.

§ 47. Heirat von Blutsverwandten, Eugenese.

Man hat Blindheit, Taubstummheit, Geisteskrankheiten, Mißbildungen usw. den Heiraten von Blutsverwandten zugeschrieben. Und sicher nicht immer mit Unrecht, obwohl von mystischen Einflüssen selbstverständlich und von dem Einfluß der Weglassung fremden Blutes (F. KRAUS) keine Rede ist.

Fragen wir, was für Erfahrung Tierzüchter haben, so besteht keine Einstimmigkeit. Es gibt Tierzüchter, die an dem reinen Vollblutprinzip, also an Reinheit der Rassen, der P-Formen festhalten (Inzucht), und solche, die eine gesetzmäßige Kreuzungszucht, also Blutmischung bevorzugen. Dabei sollen aber die Stammindividuen (P-Formen) reinen, homozygotischen Rassen entstammen und normal sein. Es gibt Tierzüchter, die Inzucht für Weiterzucht und Kreuzungszucht für Gebrauchszwecke empfehlen, wobei dann die F_1-Generation manchmal das Beste liefern soll. Man hat einer zu weit fortgesetzten Inzucht auch wohl einen ungünstigen Einfluß zugeschrieben. Nur große Zahlen können hier „zufällige" Variationen ausschließen.

Letzteres gilt selbstverständlich auch für den Menschen und erschwert die Beurteilung in hohem Maße, solange wir eben nicht über große Zahlen verfügen. Es kommen sowohl blutsverwandte Elter mit ausgezeichneten wie solche mit mißgebildeten, taubstummen usw. Nachkommen vor. Von vornherein können wir das kaum anders erwarten, obwohl die Sache doch nicht ganz so einfach ist, wie sie auf den ersten Anblick erscheinen mag. Die Nachkommen werden im allgemeinen Eigenschaften haben, die sich bei ihren Ahnen finden, sowohl günstige wie ungünstige Eigenschaften. Weil nun Blutsverwandten eine größere oder geringere Zahl Ahnen gemeinsam haben, wird die Chance im allgemeinen größer sein, daß sich gleiche Anlagen in den von ihnen gelieferten Gameten finden als bei Fremden. Wären uns in einem konkreten Fall genau alle bei den Ahnen vorkommenden Eigenschaften und ihre Häufigkeit bekannt, so wären die Chancen zu berechnen. Das trifft aber nie zu. In keinem Fall verfügen wir über solche Daten; die Ahnentafeln sind ja sehr beschränkt. So bliebe immer die Möglichkeit „latenter" Anlagen zu berücksichtigen, was die genaue Chancenberechnung unmöglich macht. Außerdem wissen wir nicht, ob es in bestimmten Familien noch besondere Konstellationen von Faktoren gibt, welche die Embryogenese beeinflussen. Eben weil wir das Vorhandensein ungünstiger Anlagen deshalb nie in einem konkreten Fall auszuschließen vermögen und die Gefahr ihres Vorhandenseins in beiden Gameten bei Blutsverwandten größer ist als bei Fremden, ist im allgemeinen von Ehen von Blutsverwandten abzuraten, wenn schlechte Eigenschaften in ihrer Familie vorherrschen.

Wir müssen in dieser Frage sowie bei der Eugenese — d. h. dem Streben nach einer möglichst normalen, geistig und körperlich kräftigen Nachkommenschaft — überhaupt im Auge behalten, daß höchstwahrscheinlich jedes Individuum Keimzellen mit verschiedenen Eigenschaften in sich hat, und daß kein Mensch vorhersagen kann, welche Keimzellen sich an einer Befruchtung beteiligen werden, welche nicht. Obwohl eine Chancenberechnung ausgeschlossen ist, müssen wir allerdings die Chance einer Summation einer bestimmten Eigenschaft — sie möge eine gute oder eine schlechte sein — größer achten, wenn sie bei beiden Eltern bzw. in den Familien beider Eltern oft vorkommt, als wenn sie nur in der Familie des einen getroffen wird. Ob allmählich in der Nachkommenschaft schlechte durch gute Eigenschaften „verdrängt" werden, indem sie rezessiv werden, ist eine der Zukunft zu überlassende Frage. Jedenfalls wünschen wir aber möglichst rasch eine möglichst gute Nachkommenschaft.

13. Kapitel.

Krankheitsverlauf.

§ 48. Akut, chronisch usw. Mögliche Ausgänge.

Wir haben gesehen, daß Schädigung nur möglich ist durch Erfüllung einer Konstellation ursächlicher Faktoren. Aber auch, daß Schädigung des Organismus nicht immer sofort aus Funktionsstörung erkennbar wird, dank der Anpassung, die eine Latenz ermöglicht. Der Verlauf einer Krankheit kann nun verschieden sein je nach den erfolgenden Änderungen der Konstellation (§ 49).

Zunächst unterscheidet man akute und chronische Krankheiten. Früher diente die Dauer als Maßstab: Krankheiten, die kürzer als 28 Tage dauerten, nannte man akute, solche von längerer Dauer als 40 Tage chronische, während Krankheiten von höchstens 7 Tagen perakut und die von 28 bis 40 Tagen subakut hießen. Wir betrachten jetzt aber die Heftigkeit der Krankheitserscheinungen als maßgebend und nennen Krankheiten akut bzw. perakut, deren Erscheinungen rasch oder gar plötzlich ein erhebliches Maß erreichen. Entwickeln sich hingegen die Erscheinungen ganz allmählich und erreichen sie in längerer Zeit keine erhebliche Stärke, so nennen wir die Krankheit chronisch, die übrigen je nachdem subakut bzw. subchronisch. Allerdings dauert eine Krankheit mit heftigen Erscheinungen oft kurz und eine schleichend entstehende oft länger als sieben Wochen. Eine kurzdauernde Krankheit, die nicht heftig ist, wie eine leichtere Dyspepsie, heißt wohl richtiger Unwohlsein. Wir wollen die Dauer keineswegs vernachlässigen, die Heftigkeit eignet sich aber mehr als Einteilungsgrund.

Es kann ferner eine Krankheit akut einsetzen, dann chronisch, ferner latent werden, aber mehrmals eine akute Verschlimmerung, die eine Neuerkrankung zu sein scheint, zeigen. Das ereignet sich z. B. bei katarrhalischer Entzündung der Atmungswege, bei Pyelitis. Andererseits kann die Funktionsstörung so schleichend einsetzen und zunehmen, daß sie längere Zeit primär latent bleibt, bis plötzlich eine akute, mitunter tödliche Krankheit, wie ein Blitz aus heiterem Himmel den Patienten befällt. Eine Magenblutung bei Leberzirrhose, eine „initiale" Hämoptöe bei Lungentuberkulose, ein akuter urämischer Anfall als erstes Zeichen einer bis dahin latenten Schrumpfniere, stellen Beispiele dar. Allerdings vermag der Arzt durch genaue, auch anamnestische, Untersuchung manchmal Angriffspunkte für die Annahme älterer Veränderungen zu gewinnen, welche dann bei der Autopsie sich als richtig herausstellt. Manche langdauernde Krankheiten zeigen abwechselnd Latenz, chronische und akute Erscheinungen wie Katarrhe, Appendizitis, Magen- und Duodenalgeschwür, Leberzirrhose, Lungentuberkulose, Herzfehler. Könnten wir die Heftigkeit der Erscheinungen messen, so könnten wir den Krankheitsverlauf graphisch darstellen, indem wir die Zeitpunkte als Abszisse und die Heftigkeit der Erscheinung(en) als Ordinate eintrügen: die Steilheit und Höhe der Kurve wären dann maßgebend. Die Kurve einer akuten Krankheit würde dann etwa der Temperaturkurve bei typischer fibrinöser Pneumonie entsprechen.

Die möglichen Ausgänge einer Krankheit sind Genesung und Tod. Latenz kann Heilung vortäuschen, bis ein Aufflackern, wie eine scheinbare Neuerkrankung, die Enttäuschung bringt. Von Heilung dürfen wir nur reden, wenn nicht nur alle Funktionsstörungen, sondern außerdem alle anatomischen bzw. geweblichen Veränderungen vollkommen verschwunden sind, so daß auch histologische Heilung besteht. Dies festzustellen ist jedoch während des Lebens unmöglich, eine Restitutio ad integrum ist nur durch Autopsie nachweisbar. Der Arzt muß sich damit begnügen, eine funktionelle Hei-

lung und Stillstand bzw. Aufhören des Krankheitsvorganges klinisch nachzuweisen, letzteres ist nur mit gewisser Wahrscheinlichkeit möglich, eben weil
sich der gewebliche Zustand ohne Autopsie nicht beurteilen läßt. Ob gelegentlich noch lebensfähige virulente Bakterien vorhanden sind, entzieht sich
meist der Beurteilung. Nur ausnahmsweise läßt sich eine latente Infektion
nachweisen, indem man sie wie latente Gonorrhöe durch Einspritzung einer
schwachen Sublimatlösung in die Harnröhre anfacht.

Der Zustand der Haut, der Schleimhaut der oberen Luftwege läßt sich meist
durch Autopsie während des Lebens beurteilen, so auch die Blasenschleimhaut, die
Rektalschleimhaut. Mitunter bleibt Narbengewebe bestehen, mit oder ohne Funktionsstörung. So erfolgt z. B. leicht Versteifung des Kniegelenks nach infektiöser
eitriger Entzündung. Wenn nur der Krankheitsvorgang aufgehört hat und die
ursächliche Konstellation gehoben ist, etwaige Bakterien usw. verschwunden sind,
kann eine Narbe vollkommen harmlos sein, sofern sie nicht eine Funktionsstörung
bewirkt. Dann besteht somit wohl keine vollständige anatomisch-histologische,
aber doch eine ursächliche und funktionelle Heilung. Nach Diphtherie können
alle erkennbaren anatomisch-histologischen und funktionellen Abweichungen geschwunden, aber virulente Diphtheriebazillen noch einige Zeit in der Mundhöhle
nachweisbar sein, welche unter gewissen Umständen eine Neuerkrankung bewirken
können. In einem zu dauerndem Stillstand gekommenen tuberkulösen Herd können
Tuberkelbazillen lange Zeit, viele Jahre, wie man in einigen Fällen von „Impf"-
tuberkulose bei Metzgern usw. nachgewiesen hat, virulent und wachstumsfähig
liegen bleiben.

In anderen Fällen ist der Tod der Ausgang der Krankheit (§ 11).

§ 49. Ursprung der individuellen Verschiedenheiten des Krankheitsverlaufs.

Wem sind die individuellen Verschiedenheiten des Krankheitsverlaufs
zuzuschreiben ?

Zunächst ist die Konstellation der ursächlichen Faktoren am Anfang
der gleichartigen Krankheit nicht immer gleich: Allerlei Verschiedenheiten
der Disposition, Empfindlichkeit, abhängig von Rasse, Alter, Geschlecht,
aber auch von erworbenen Änderungen des Organismus machen sich geltend.
Wir haben solche an mehreren Stellen besprochen. Seelische und soziale Faktoren sind dabei nicht zu vernachlässigen. Ferner sind Stärke und Dauer
der Schädigung von Bedeutung, wie wir das bei verschiedenen Faktoren besprochen haben. Bei epidemischen Krankheiten hat man seit SYDENHAM von
einem Genius epidemicus geredet. Vielleicht ist die Verführung groß
diesen als von der Virulenz des Virus bedingt zu betrachten. Dazu wären
wir aber nicht berechtigt, selbst dann nicht, wenn wir während einer gutartigen
Epidemie die ursächliche Bakterie aus menschlichem Gewebe bzw. Exsudat
züchteten und sie sich als wenig virulent für ein bestimmtes Versuchstier, bei
einer bösartigen Epidemie jedoch als hoch virulent für dasselbe Tier erwies,
und wenn wir berechtigt wären, diese Virulenz als Maßstab für den
Menschen anzunehmen. Denn es käme auf die Virulenz vor der Ansteckung des
Menschen an, und diese kann durch Wachstum des Parasiten in einem wenig
empfänglichen Organismus ab-, in einem überempfänglichen Organismus zunehmen (S. 143). Und es ist die Möglichkeit keineswegs ausgeschlossen, daß
die Gut- bzw. Bösartigkeit einer Epidemie von der durchschnittlichen Empfänglichkeit der angesteckten, vielleicht besonders der zuerst angesteckten, Individuen bedingt wird.

Zunächst lehrt die Epidemiologie, daß die Mortalität während verschiedener Epidemien derselben Krankheit mehr oder weniger regelmäßige Schwankungen, eine Wellenbewegung oder Periodizität aufweist: es kann eine Seuche

entweder niemals erlöschen, sondern abwechselnde Maxima und Minima der
Ausbreitung aufweisen oder sie kann zeitlich ganz schwinden und nach einiger
Zeit wiederkehren. Dabei kann die Bösartigkeit abnehmen um nach einiger
Zeit, nach vielen Jahren wiederum einen hohen Grad zu erreichen. Letzteres
scheint z. B. für die schwere Diphtherie, 1909—1914 in Hamburg, (vgl. REICHE)
zuzutreffen, nachdem die Infektion in den letzten Jahrzehnten durchschnittlich
gutartig war.

    Welches sind die Gründe dieser Erscheinungen? Hier ist wohl kaum,
und sicher nicht ohne weiteres, an primäre Schwankungen der Virulenz zu
denken, sondern an solche der durchschnittlichen Empfänglichkeit. Diese
kann nun durch verschiedene Faktoren zu- oder abnehmen. Zunächst werden
während einer bösartigen Epidemie die empfänglichsten der angesteckten
Individuen getötet. Die überlebenden können außerdem noch immunisiert
sein. Angesteckte Schwangere können mehr oder weniger passiv immuni-
sierte Kinder gebären. Die folgende Epidemie wird schon aus diesen Gründen gutartiger sein können. Außerdem kann die Virulenz des Parasiten durch
den Aufenthalt bei weniger empfänglichen Individuen abnehmen, bis er schließlich vielleicht gar als harmloser Schmarotzer auf Haut oder Schleimhaut lebt,
wie Staphylo- und Streptokokken, wohl auch Kolibazillen. Man meint, daß
Tuberkulose sowie Syphilis im Laufe der Zeiten allmählich gutartiger geworden
sind. Ist nun allmählich die Zahl der Hinfälligen auf ein Minimum gesunken
und die Zahl der wenig Empfänglichen hoch gestiegen, so muß sich eine größere
Zahl Empfänglicher anhäufen, bevor sich eine bösartige Epidemie entwickeln
kann. Diese Anhäufung findet statt durch Geburt und durch Verlust der
erworbenen Immunität nach einigen Jahren. Die dazu erforderliche Zeit läßt
sich nicht genau angeben. Sie wird verschieden sein können.

    In zweiter Reihe kommen klimatische, atmosphärische, jahres-
zeitliche und sonstige kosmische Einflüsse in Betracht. So kann im Frühjahr eine Pest-Epizoötie bei neugeborenen Ratten entstehen und auf den Menschen übergreifen. Influenza bevorzugt Winter und Frühjahr, Masern den
Sommer, Diphtherie den Herbst, Malaria in der gemäßigten Zone tritt ganz
vorzugsweise im Hochsommer auf, was mit der Entwickelung des Parasiten
nur bei Temperaturen oberhalb 25^0 C zusammenhängt. Was für atmosphärische Faktoren bzw. Konstellationen das Auftreten der anderen Infektionskrankheiten in bestimmten Jahreszeiten bedingen, ist unentschieden. Ent-
scheidungsversuche waren bis jetzt zu einseitig (S. 106). Nach BUHL hatte
Steigen des Grundwassers Abnahme, Fallen desselben hingegen Zunahme
der Gesamtzahl der Erkrankungen und Todesfälle an Typhus zur Folge. VIR-
CHOW hatte dies schon bemerkt. Infektiöse Darmerkrankungen treten besonders
im Sommer und Herbst auf, zum Teil durch Genuß gewisser Gemüse, von
zuviel Obst, vielleicht auch durch Abkühlung der Körperoberfläche, eben bei
warmem Wetter, durch ungeeignete Kleidung und Zug.

    Änderungen der Konstellation nach dem Anfang der Erkrankung
sind für den Verlauf von Bedeutung, sobald sie gewisse Ausdehnung erfahren.
Die Virulenz oder Giftstärke überhaupt kann sich bei einer Infektion oder
Vergiftung ändern, auch die Empfänglichkeit kann zu- oder abnehmen, Diätfehler bei bestimmten Krankheiten des Magens und Darms, bei Zuckerharnruhr können sich geltend machen, auch atmosphärische Einflüsse sind manchmal,
und zwar nicht nur bei „nervösen" Kranken zu beobachten (§ 20). So sinken
schwächliche Kranke manchmal ein, wenn im Winter oder im Frühjahr nach
Frost Tauwetter rasch eintritt und wenn die Temperatur rasch ansteigt. Die
Zahl der Sektionen kann dann in den ersten Tagen bedeutend zunehmen.
Auch im Sommer kann sich ähnliches ereignen, wenn die Temperatur rasch

hoch ansteigt. Welche atmosphärische Faktoren oder Konstellationen dabei wirken, wissen wir aber noch nicht. Radioaktive Wirkungen kommen in Betracht.

So kamen im Winter 1910—1911 in Leiden bösartige Anginafälle vor, z. B. mit bei der Sektion festgestellter lymphogener Ausdehnung der Entzündung in die Brusthöhle, sogar bis in intraabdominalen Lymphdrüsen fanden sich Eiterherdchen. Diese Fälle häuften sich in einer Zeit an, als für den Bau der elektrischen Straßenbahn die Erde tief ausgeschachtet wurde. Man wird in der Zukunft solche Möglichkeiten (radioaktive Schädigung?) untersuchen müssen.

Ferner beeinflussen Gemütserregungen die Herzwirkung bei Herzkranken in oft deutlicher Weise, den Zuckergehalt des Harns beim Diabetes, während Ruhe bald ihren heilenden Einfluß erweisen kann, und nicht am wenigsten Seelenkrankheiten, und zwar nicht immer in ungünstigem Sinne.

Änderungen der Blutverteilung sind manchmal von Einfluß, wie z. B. die „Reaktion" (§ 16b) bei Katarrhen, vor allem der Atmungswege, bei Schnupfen, bei Neuralgien usw. Beim Schnupfen kann man sofort die Abschwellung der Nasenschleimhaut verspüren, sobald durch die Reaktion die Haut blutreich wird und ihr Blut entzieht. Die günstige Beeinflussung einer Bronchiolitis mit oder ohne Bronchopneumonie durch eine kalte Dusche ist wahrscheinlich nicht nur der tieferen Atmung mit ihren Folgen, sondern auch der Blutentziehung durch die Reaktion zuzuschreiben. Auf die Bedeutung des Blutgehalts auf den Verlauf vieler Entzündungen kommen wir später zurück.

Schmerz kann den Krankheitsverlauf beeinflussen, indem er den Schlaf, den Appetit, die Verdauung und den seelischen Zustand stört.

Auf allerlei mögliche Wechselwirkungen wollen wir hier nur hinweisen.

Schließlich vermögen „Komplikationen" den Verlauf einer Krankheit bzw. den Zustand des Kranken, mitunter entscheidend, zu beeinflussen. Man deutet mit jenem Wort Krankheiten oder Funktionsstörungen oder Zustände oder Vorgänge an, die, abhängig oder unabhängig von den ursprünglichen Abweichungen entstehen, jedenfalls aber eine mehr oder weniger vollkommene Selbständigkeit gewinnen. So stellen eine Pleuritis, die sich an eine Pneumonie anschließt, die Metastase einer Geschwulst in irgend eine regionäre Lymphdrüse, oder eines Magenkrebses in die Leber, eine allgemeine hämatogene Miliartuberkulose, die aus einer Bronchialdrüsentuberkulose entsteht, Komplikationen des primären Vorganges dar. Lungenentzündung ist eine sehr gefürchtete Komplikation bei älteren Leuten, die durch Oberschenkelbruch zu längerem Liegen genötigt werden. Wo zwei Abweichungen ganz unabhängig voneinander entstehen, wie z. B. Nierenentzündung und Magenkrebs, redet man wohl von Kombination.

Wie die hier genannten Faktoren den Krankheitsverlauf beeinflussen, ist eine zurzeit noch fast gar nicht zu beantwortende Frage. Im allgemeinen kommen unmittelbare Gewebsschädigung und Änderung der Blutverteilung in Betracht. Wird das Gewebe in der Umgebung eines tuberkulösen Lungenherdes blutreich durch Erkältung, so ist damit die Möglichkeit einer vermehrten Ausspülung des Herdes gegeben, indem die gebildete Lymphmenge und damit ihre Bewegungsenergie $1/_2 m \cdot v^2$ zunimmt. Die vermehrte Ausspülung kann den Nährboden für die Tuberkelbazillen verbessern und außerdem Bazillen aus dem Herde in die Umgebung fortschwemmen, also lymphogene Metastase fördern. Die Metastase von Geschwülsten und Infektionen kann große Bedeutung für den Krankheitsverlauf gewinnen. Es ist sogar möglich, daß sie ganz in den Vordergrund tritt, ja, daß der primäre Herd erst durch Autopsie nachweisbar ist. So kann während des Lebens nur der sekundäre Leberkrebs erkennbar werden, während der primäre Magenkrebs verborgen bleibt. In

ähnlicher Weise kann ein Embolus in eine Hirnschlagader weit größere Bedeutung gewinnen als der Thrombus bei verruköser Endokarditis, von dem er
ausging.   Ein Kind mit Bronchopneumonie bekommt oft eine (metastatische
durch Verschlucken von Auswurf?) Enteritis (follicularis).   Überladung des
Magens oder ein sonstiger Diätfehler kann dann den Zustand bedeutend verschlimmern, sogar einen tödlichen Ausgang bewirken, indem wir eine Zunahme
der Bronchopneumonie feststellen (durch Blähung von Magen und Darm und
infolgedessen erschwerte und oberflächlichere Atmung?).

Noch durch andere, „entfernte" Faktoren kann der Krankheitsverlauf
beeinflußt werden, wie z. B. durch eine Hirnblutung oder einen akuten urämischen Anfall bei Schrumpfniere, durch Koma bei Zuckerharnruhr.

In all diesen Fällen kennen wir mehr oder weniger die hinzutretenden
Faktoren und zum Teil ihre Wirkung.   In anderen ist letztere verborgener.
So kann Wechsel des Arztes manchmal eine allerdings vorübergehende Besserung eines lange dauernden Krankheitszustandes bewirken (durch Suggestion?),
obwohl die Behandlung ebensowenig zur Heilung führt wie die vorige.   Seelenstörungen können nicht selten ganz unerwartete und unverständliche Besserung
aufweisen oder gar zu Heilung gelangen.   Aber auch bei groben anatomischen
Veränderungen kann sich dies ereignen.

PEL teilt die Geschichte eines Matrosen mit Leberzirrhose und starkem Hydrops
ascites mit, dessen Lebensende nahe schien.   Ganz unerwartet machte seine Oligurie einer Polyurie Platz, die Bauchwassersucht schwand, der Mann wurde nach
einigen Wochen gemustert und segelte ab, scheinbar ohne Leberzirrhose!

§ 50. Vorhersage des Verlaufs (Prognose).

Aus obigem ergibt sich ohne weiteres, daß in manchen Fällen die gestellte
Prognose getäuscht wird.   Fragen wir, wie es damit in anderen Fällen steht,
so müssen wir sofort in den Vordergrund setzen, daß nur wer die vollständige
Konstellation während des ganzen Verlaufs kennen würde, eine sicher richtige Vorhersage zu stellen vermöchte.   Dies trifft nun offenbar nie zu.   Daher
ist die ärztliche Vorhersage immer eine spekulative Unsicherheit, die auf statistische Daten fußt.   Diese Daten mögen an und für sich vollkommen
sicher sein, sie vermögen nicht anzugeben, was für ein bestimmtes Individuum zutrifft.   Und dies ist eben die Frage.   Eben bei der Prognose ist
strenge zu individualisieren, weil es sich um individuell höchst verschiedene
Konstellationen handelt.   Auch bei der Beurteilung der Nützlichkeit oder
Schädlichkeit einer Behandlung, eines Heilmittels usw. in Einzelfällen muß
eine zuverlässige Prognose die Grundlage sein.

Statistische Daten vermögen allerdings anzugeben, was in einem gewissen
Prozent vieler Fälle zu gelten pflegt, nie aber, was man im Einzelfall, bei
einem bestimmten Individuum, erwarten muß.   Wer statistische Regel auf
Individuen anwendet, wird bei einer kleinen Beobachtungszahl, manchmal,
vielleicht immer recht, oder im Gegenteil unrecht haben können.   Je größer
seine Beobachtungszahl, um so mehr nähert sich aber die Zahl seiner richtigen
(genauen Diagnose und folglich auch) Prognose der Prozentzahl der statistischen
Regel oder Wahrscheinlichkeit.

In günstigen Fällen können mehrere Regeln zugleich anwendbar sein und
damit die Wahrscheinlichkeit einer richtigen Beurteilung zunehmen.

Unsere Kenntnis der Ätiologie und Pathogenese bedarf aber einer sehr
bedeutenden Vertiefung und Erweiterung, bevor wir zu einer einigermaßen
zuverlässigen Vorhersage schreiten können.   Unerwartete Ereignisse werden
aber wohl immer die Prognose täuschen können.

Dritter Abschnitt.

Störungen der Ernährung und des Stoffwechsels.

Sie sind örtlich beschränkt oder allgemein. Je nachdem unterscheiden wir:
A. Örtliche Störungen der Ernährung und des Stoffwechsels,
B. Allgemeine Störungen der Ernährung und des Stoffwechsels.

14. Kapitel.

Örtliche Störungen der Ernährung und des Stoffwechsels: Atrophie und Hypertrophie.

§ 51. Einleitung.

Jede Tätigkeit des Organismus ist abhängig von einer Veränderung der Menge, Verteilung oder (und) Form der in demselben vorhandenen Energie. Wir versuchen alle Lebensvorgänge in einfache Vorgänge chemischer, physikalischer oder physikochemischer Natur zu zerlegen, die in Organen oder Zellen stattfinden.

Jedes Organ (Werkzeug) besteht aus bindegewebigem, knorpeligem oder knöchernem Stützgewebe und tätigem Parenchym. Das bindegewebige Stützgewebe oder Skelett wird auch wohl interstitielles Gewebe genannt. Es hängt mit der bindegewebigen Kapsel des Organs zusammen. Es führt Blut- und Lymphgefäße und in vielen Drüsen auch Ausführungsgänge derselben. Das Parenchym besteht aus den „spezifischen" Zellen, die eben dem betreffenden Organ eigen und Stätte seiner Tätigkeit sind: so vermag die Leberzelle Galle zu bilden, nicht aber Trypsin wie die Pankreaszelle; Parenchym des Knochens ist sein Mark. Obwohl die einzelnen Organe bzw. Organgruppen anatomisch und funktionell begrenzt sind, beeinflussen sie sich gegenseitig, wirken sie miteinander zusammen oder wirken sie einander entgegen (§ 5).

Jede lebende Zelle hat als allgemeine Funktion einen Stoffwechsel. Den Parenchymzellen wohnt außerdem eine eigene, „spezifische" Tätigkeit inne. Wir sollen uns zunächst mit Störungen der Ernährung und des Stoffwechsels beschäftigen. Diese untereinander zusammenhängenden Funktionen sind von großer Bedeutung, weil sie ja jeder anderen Zelltätigkeit zugrunde liegen: ohne genügende Ernährung und ohne Stoffwechsel sind Wachstum und Funktion unmöglich. Die Störungen der verschiedenen Lebensäußerungen der Organe, d. h. der Änderungen der Verteilung oder (und) Form ihrer Energie (S. 25), vermögen wir nicht zu verstehen ohne Verständnis ihrer Ernährung und ihres Stoffwechsels. Wo wir diese Störungen mikroskopisch nachzuweisen imstande sind, da verstehen wir am besten die Funktionsstörungen. Daß dieser Nachweis zurzeit noch nicht immer möglich ist, soll nicht entmutigen, sondern anregen zu weiterer Forschung.

Amöben und Infusorien nehmen noch kleinere Körperchen als sie selbst
sind, in sich auf. Paramäcien und Infusorien können dadurch Wasser von Bakterien
befreien (Selbstreinigung des Wassers). Die aufgenommenen Körperchen werden
in einer Vakuole der digestiven Wirkung eines Saftes unterworfen. Aufgenommene
blaue Lackmuskörnchen werden in diesem Saft rot, was die saure Reaktion des Saftes
beweist (LE DANTEC u. a.). Auch hat MOUTON ein trypsinartiges Enzym („Amibo-
diastase" eine Protease) in Amöben nachgewiesen. Der nutzlose Rest der aufgenommenen Körperchen wird, ebenso wie unverdauliche Sachen, ausgestoßen. Während
bei den Protozoen alle Funktionen in einer einzigen Zelle vereinigt sind, differenziert
sich die befruchtete Eizelle des Metazoons, des vielzelligen Tiers, in eine allmählich
wachsende Anzahl verschiedenartiger Zellen, die gruppenweise eine eigene Funktion
haben. Bei den Säugetieren werden die Nahrungsstoffe im Magendarmkanal verdaut,
d. h. die größeren Moleküle in kleinere zerlegt und zur Aufsaugung geeignet gemacht.
Die Kohlehydrate werden als Zucker (Glukose) in das Pfortaderblut aufgenommen.
Salze gelangen zum größten Teil ins Pfortaderblut. Die Fette werden verseift, also in
Glyzerin und Olein-, Palmitin- bzw. Stearinsäure gespalten, dann aber in der Darmwand selbst wieder in irgend einer Form aufgebaut. Wir müssen dies annehmen,
weil man im Pfortaderblut und im Chylus (Darmlymphe) nie Fettsäuren und Seifen,
wohl aber Fett, nachgewiesen hat. Die Eiweißkörper werden in einfachere Ab-
bauprodukte zerlegt, darunter kommen Peptone und Albumosen vor. Diese kommen
aber nicht als solche zur Aufsaugung, weil man sie im Pfortaderblut und Chylus
bis jetzt vergeblich gesucht hat. Offenbar werden in der Darmwand schon gewisse
Proteine aus den Abbauprodukten gebildet, und zwar für jede Tierart dieselben
Proteine, gleichgültig welcher Art die aufgenommenen Eiweißstoffe der Nahrung
auch sein mögen (ABDERHALDEN). Mehr ausnahmsweise scheinen jedoch Stoffe
von dem chemischen Bau, den sie im Darmkanal hatten, ins Blut zu gelangen. Ob
weitere Spaltungserzeugnisse der Eiweißkörper (Aminosäuren?) zur Aufnahme
gelangen, wissen wir nicht. Sämtliche Stoffe werden den Körperzellen durch das
arterielle Blut zugleich mit Sauerstoff zugeführt. Die Zellen nehmen sie in größerer
oder geringer Menge in sich auf und bauen, durch Synthese, mehr zusammengesetzte
Körper aus jenen Bausteinen auf; und zwar, wenn nicht immer, so doch häufig
unter Wasserverlust. So entziehen die Leberzellen dem Pfortaderblut so viel Zucker,
daß der Gehalt des Leberaderblutes an Glukose einen gewissen Betrag nicht übersteigt. Sie bilden aus diesem Zucker ein Polysaccharid oder Polyose, das Glykogen:
$(C_6H_{10}O_5)n$, tierische Stärke. Diese intrazellulare Glykogensynthese findet unter
Wasserverlust statt. In der Niere entsteht Hippursäure aus Benzoesäure und Glykokoll ebenfalls unter Wasserverlust:

$$C_6H_5.CO\overset{.}{.}OH + H\overset{.}{.}HNCH_2.COOH = C_6H_5.CO.HNCH_2.COOH + HOH.$$
Benzoesäure   Glykokoll   Hippursäure   Wasser

Die den Zellen zugeführten Proteine oder Proteide bilden in denselben, ebenfalls
unter Wasserverlust, zusammengesetztere Moleküle. Jede Zelle bildet sich dabei
synthetisch neues Protoplasma, das dem eigenen gleich ist: eine Leberzelle bildet
sich neues Leberzellprotoplasma, eine Nervenzelle neues Nervenzellenprotoplasma,
usw. Eine solche intrazellulare Bildung von neuem Zellprotoplasma aus anderen,
zugeführten Eiweißkörpern nennen wir Assimilation, Gleichmachung.

Es sei hier nebenbei bemerkt, daß Protoplasma nicht einen einheitlichen
chemischen Stoff andeutet, sondern der Sammelname ist von chemisch verschiedenen,
sehr zusammengesetzten Eiweißkörpern, welche die Zellen aufbauen. Von der
chemischen Zusammensetzung dieser protoplasmatischen Stoffe kennen wir höchstens
die empirischen Formeln und von ihren Eigenschaften nicht viel mehr als einige
Lebensäußerungen. Die Verschiedenheiten des Protoplasmas verschiedenartiger
Zellen liegen den Verschiedenheiten ihrer Tätigkeit zugrunde.

Eine zweite Bemerkung betrifft den Gebrauch des Wortes Assimilation, der
zu Mißverständnis zu führen geeignet ist. Man wendet es nämlich auch wohl an
zur Andeutung anderer intrazellulärer Synthesen, die nicht zur Entstehung eines
dem Zellprotoplasma gleichen Stoffes führen, z. B. der Bildung von Glykogen in
einer Leberzelle, von Fett in einer Zelle überhaupt. Wir werden das nicht tun, nicht

nur, weil da von Gleichmachung keine Rede ist, sondern außerdem, weil das Zellprotoplasma den tätigen Zellteil darstellt, während das abgelagerte Fett und Glykogen Brennstoffe sind. So kann Hammelfett in Hundezellen abgelagert werden. Das andere Verhalten geht z. B. auch daraus hervor, daß Muskel durch starke Arbeit an Substanz zunehmen, während die Brennstoffe eben abnehmen, wie man z. B. beim starken Ruderer ersieht. Es sind Assimilation und Anhäufung von „toten" Stoffen in einer Zelle also zwei Vorgänge von grundverschiedener Bedeutung.

In der Pflanzenzelle findet auch Assimilation statt, und zwar werden die Eiweißstoffe sogar aus ganz einfachen Verbindungen und Elementen wie CO_2, HOH, N und S aufgebaut.

Assimilation ist auch im erwachsenen Organismus fortwährend erforderlich, weil fortwährend ganze Zellen oder Zellteile verloren gehen. Zunächst können ganze Zellen verloren gehen, wie an der Hautoberfläche und an gewissen Schleimhäuten. Die zylindrischen basalen Epithelzellen der Oberhaut, der Keimschicht also, teilen sich das ganze Leben hindurch, und werden allmählich nach der Oberfläche hin verschoben. Dabei ändert sich ihre Form, sie verhornen allmählich und werden schließlich in Form feiner Schuppen abgestoßen. Auch an Schleimhäuten ohne verhornendes Epithel werden Epithelzellen abgestoßen, ebenso in Schleim- und Talgdrüsen. Von den Zellen der inneren Organe ist uns eine Abstoßung nicht bekannt geworden und es fehlt bis jetzt jeder Grund für die Annahme, es gehen solche Zellen, wie etwa Leber-, Nerven-, Muskelzellen, als solche zugrunde. Das Protoplasma solcher Zellen wird aber — und dies ist der zweite Fall — während ihrer Tätigkeit zerlegt, wie das Protoplasma jeder lebenden Zelle überhaupt. Es werden zusammengesetzte, große Moleküle in einfachere, kleinere gespalten, und zwar meist — wenn nicht immer — unter Aufnahme von Wasser (hydrolytische Spaltungen) und von Sauerstoff. Diese Spaltungsvorgänge fassen wir im Namen Dissimilation zusammen. Enzyme spielen dabei sehr wahrscheinlich eine große Rolle; wie oxydative, glyko- und lipolytische Enzyme, usw. Die großen Protoplasmamoleküle werden nun aber nicht mit einem Schlage in die einfachsten Endprodukte, wie Harnstoff, Kohlensäure und Wasser, zerlegt, sondern zunächst in Zwischenprodukte, von denen wir wenig wissen, ungefähr ebensowenig wie von den Zwischenprodukten zwischen den Eiweißkörpern der Nahrung und denen der Körperzellen, die bei der Assimilation wahrscheinlich auftreten. Die Dissimilation bedeutet Umwandlung der potentiellen in kinetische (aktuelle) Energie wie Bewegung, Wärme, Drüsensekretion, Elektrizität. Die Assimilation ermöglicht jedesmal neue Dissimilation. Assimilation ist an's Leben der Zelle gebunden, sie hört mit ihrem Tod auf; Dissimilation findet auch nach dem Tode statt, sei es auch in anderer Form (§ 61).

Aufbau und Abbau, Assimilation (Anabolismus) und Dissimilation (Katabolismus) stellen den Stoffwechsel (Metabolismus) dar. Den Teil des Stoffwechsels, der zwischen Anfang und Ende liegt, in dem somit die Zwischenprodukte gebildet werden, bezeichnen wir als intermediären Stoffwechsel. Wir wissen recht wenig von diesem intermediären Stoffwechsel, so daß wir die Entwickelung der meisten Stoffwechselstörungen nicht verfolgen können.

Vom Verhältnis vom Aufbau (A) zum Abbau (D) werden die statischen Eigenschaften der Zelle (Form, Größe, Lebenseigenschaften) bedingt. (VERWORN nennt den Bruch $\frac{A}{D}$ „Biotonus".) Sind A und D gleich, aber auch nur dann, so herrscht physiologisches Gleichgewicht. Wird $A > D$, so nimmt die Zelle an Umfang und Arbeitstüchtigkeit zu; wird $A < D$, so nehmen diese Eigenschaften ab. An den Muskeln wenigstens ist dies klar. Während des Wachstums des Individuums überwiegt im allgemeinen A über D, ebenso wie für jede wachsende Zelle. Nach vollendetem Wachstum, also für den Menschen etwa nach dem 22. Lebensjahr, sind und bleiben A und D unter günstigen Verhältnissen gleich groß (Kraft des Lebens), etwa bis zum 50. Lebensjahr oder später. Dann fängt ganz allmählich die senile Involution an, wobei $A < D$ wird, obwohl Fettansatz allmählich bis zu großen Dimensionen eintreten kann. Dies ist aber nicht mehr als eine grobe schematische Darstellung der Dimensionen, der quantitativen Verhältnisse. Die Sache ist wahrscheinlich nicht so einfach. Es überwiegt beim Wachstum ohne Zweifel die Assimilation über die Dissimilation, aber damit ist nicht ausgeschlossen, daß die wachsende Zelle zugleich qualitative Veränderungen erleidet. Im Gegenteil weisen mehrere Beobachtungen auf gewisse Änderungen der Zelleigenschaften hin.

So ist es ohne weiteres klar, daß in der Pubertät nicht nur die Geschlechtsdrüsen des wachsenden Organismus andere Eigenschaften bekommen, sondern der ganze Organismus mehr oder weniger. In den „sekundären Geschlechtscharakteren" kommt dies zum Ausdruck. Allerdings vermögen wir auch hier nicht recht qualitative und quantitative Unterschiede voneinander abzugrenzen. Und wenn später die senile Involution eintritt, stellen sich wiederum andere Veränderungen ein, die sich beim Weib im Klimakterium kundgeben. Daß das Protoplasma der kindlichen Zellen andere Eigenschaften hat als das des Erwachsenen und des Greises, geht aus dem regeren Stoffwechsel hervor. Nicht nur die Assimilation, sondern auch die Dissimilation ist beim Kinde größer als beim Erwachsenen. Dies erhellt aus den Untersuchungen von PARROT und ROBIN, nach denen 1 kg neugeborenen Kindes eine 6mal größere Harnstoffmenge bildet als 1 kg Erwachsenen; aus den Bestimmungen CAMERERS, nach denen 1 kg Kind von $1^1/_2$ Jahr täglich 1,35 g Harnstoff, 1 kg Kind von 7 Jahren täglich 0,75 und 1 kg Junge von 15 Jahren oder Erwachsene täglich 0,50 g Harnstoff bildet. Schließlich hat RUBNER festgestellt, daß 1 kg Säugling 91,3 Kalorien, 1 kg Erwachsene von 40 Jahren 52,1 und 1 kg eines 67 jährigen Menschen 42,4 Kalorien täglich bildet. Nun ist zwar, nach RUBNER, die Wärmeabgabe eine Funktion nicht des Körpergewichts, sondern der Körperoberfläche; die relativ größere Körperoberfläche des Säuglings vermag aber die größere Wärmebildung nicht zu erklären (SONDÉN und TIGERSTEDT). Inwiefern sich all diese Unterschiede als quantitative erklären lassen, bleibe dahingestellt. Sicher ist, daß der jugendliche Organismus sich vielen schädlichen Einflüssen gegenüber anders verhält als der erwachsene. So bekommt ein Kind leichter hohes Fieber, und ist die Tätigkeit seiner Vasomotoren schwankender als die eines Erwachsenen. Wir fügen noch hinzu, daß der junge Zelleib basophil, der ältere mehr oder weniger azidophil ist.

Wir können sagen, daß sowohl Aufbau wie Abbau beim Kinde im allgemeinen größer sind als beim Erwachsenen, daß aber der Aufbau den Abbau übertrifft. Dadurch nehmen während des Wachstums nach der Geburt besonders Parenchymzellen an Umfang und Knochen an Masse zu, das Bindegewebe weniger. Demgegenüber bleibt jedoch die Thymus schon vom 2. Jahre an bis zum 10. Jahre gleich; dann erfährt sie eine Rückbildung und wird durch Fettgewebe ersetzt, während kleine Stücke wie ausgesät übrig bleiben.

Das lymphadenoide Gewebe nimmt an mehreren Stellen, namentlich in den Mandeln, in der Schleimhaut des Magendarmkanals, ab. Auch Lymphdrüsen können verschwinden, indem die Lymphozyten schwinden und sich das Bindegewebe durch Fettaufnahme in Fettgewebe umwandelt.

Während des intrauterinen Wachstums steht Zellvermehrung im Vordergrund; nach der Geburt rückt sie in den Hintergrund gegenüber der Umfangszunahme der Zellen. Während der senilen Involution nehmen die Parenchymzellen an Umfang ab, während das Bindegewebe faserreich wird (§ 53).

Pathologische progressive Gewebsveränderungen (Hyperbiose) bestehen in Vergrößerung der Zellen und Kerne durch Assimilation (Hypertrophie) oder Vermehrung der Zellen und Kerne durch Teilung (Hyperplasie).

Pathologische regressive Gewebsveränderungen (Hypobiose) bestehen in Verkleinerung der Zelle und Kerne (Atrophie), in Entartung (Degeneration oder Dystrophie) und Absterben (Nekrose bzw. Nekrobiose) derselben.

Wir wollen diese Veränderungen nacheinander besprechen.

§ 52. Hypertrophie und Pseudohypertrophie.

Mit Hypertrophie deuten wir eine pathologische Zunahme des Zellprotoplasmas und damit des Zellvolumens durch Hyperassimilation an. Dem Wort geben wir somit nicht seine ursprüngliche Bedeutung von Überernährung. Diese führt keineswegs ohne weiteres zu Hypertrophie. Man erreicht mit ihr gewöhnlich eine Mästung, d. h. eine Zunahme der Brennstoffe (Fett und Glykogen) nicht eine Zunahme des Zellprotoplasmas. Nach VOIT hat vermehrte Eiweißzufuhr einfach vermehrten Eiweißabbau, keineswegs aber eine Zunahme der Assimilation zur Folge. Die Sache ist aber nicht ganz so einfach. Einige Tierzüchter haben nämlich angeblich durch reichliche Zulage von Eiweiß zum Futter den Eiweißbestand der Tiere in vereinzelten Fällen erhöht, und auch in physiologischen Versuchen hat man bei normalen Tieren Stickstoffretention erzielt (SCHÖNDORFF u. a.); es entsprach nämlich der im Harn ausgeschiedene Stickstoff nicht der eingenommenen Menge. LÜTHJE, MOHR u. a. sahen dann auch beim Menschen nach reichlicher Eiweißzufuhr N-Retention auftreten. Nun bedeutet aber Stickstoffretention durchaus nicht notwendig dasselbe wie Hypertrophie von Zellen, wie vermehrte Assimilation; auch dann nicht, wenn wir annehmen, daß Stickstoffretention gleichbedeutend ist mit Eiweißretention, was ja nicht bewiesen ist und keineswegs so sein muß. Zunächst ist der Eiweißgehalt des Blutserums ein schwankender (FR. MÜLLER), somit Anhäufung von Eiweiß im Blut und in den Gewebssäften sehr wohl möglich. Sodann ist eine Ablagerung in Zellen (PFLÜGER) und vielleicht auch im Zwischenzellenstoff, ohne Assimilation also ohne Neubildung von gleichem Protoplasma, vielleicht sogar eine Ablagerung von einfacheren N haltigen Bausteinen von Eiweiß, nicht ausgeschlossen. Jedenfalls hat man Hyperassimilation in jenen Fällen bis jetzt nicht nachgewiesen. Sind aber Zellen durch Hunger atrophisch geworden (§ 53), dann findet auch bei gewöhnlicher Nahrung Stickstoffretention und überwiegende Assimilation statt, was aus der Protoplasmazunahme der abgemagerten Muskeln unleugbar erhellt. Dies ist jedoch keine Hypertrophie, sondern Ersatz des abgebauten, verloren gegangenen Protoplasmas. Die atrophischen Zellen gewinnen dann auch nur ihr normales wieder und nicht ein pathologisch großes Volumen.

Wir nennen ein Organ oder Organabschnitt nur dann hypertrophisch, wenn es vergrößert ist durch Vermehrung des spezifischen, ihm eigenen Protoplasmas durch abnorme Hyperassimilation. Dies ist möglich durch Hypertrophie der Zellen, aber auch durch Zunahme ihrer Zahl, d. h. durch Hyperplasie. Man kann ja eine Gruppe von Zellen ebensogut als Einheit annehmen wie eine einzelne Zelle. Nähmen wir das Protoplasmamolekül einer Zelle als Einheit an, so wäre Hypertrophie dieser Zelle nichts als Hyperplasie ihrer Moleküle. Hypertrophie eines Muskels besteht in Dickerwerden seiner Fasern. Die Hypertrophie der Drüsen der Gebärmutterschleimhaut besteht aber in Hyperplasie ihrer Epithelzellen, wodurch die einzelne Drüse sich verlängert, schlängelt und gar erweitert, indem die sich vermehrenden Epithelzellen sich eine größere Haftfläche (übertriebene Regeneration nach dem menstruellen Verlust?) machen. Hypertrophische Herzmuskelfasern und glatte Muskelzellen des Darms sind dicker als normale. Nach SCHIEFFERDECKER nimmt die Zahl der Fibrillen des Skelettmuskels durch Hypertrophie zu, während sich ihre Dicke nicht ändert.

Das Wort Hypertrophie wird manchmal mißbraucht, indem man ein vergrößertes Organ oder einen Körperteil hypertrophisch nennt, während die Vergrößerung entzündlichen Ursprunges ist, wie z. B. bei der „hypertrophischen" Leberzirrhose. Angeborene Vergrößerungen eines Organs gehören nicht zur Hypertrophie wenn sie nicht den obigen Anforderungen genügen. Ichthyosis, Clavus und Callus, Hypertrichosis, Hyperkeratosis, Elephantiasis usw. sind der Hypertrophie nicht zuzuzählen, weil es sich dabei nicht um Volumenzunahme durch Hyperassimilation ohne weiteres handelt.

Hypertrophie der einzelnen Zelle ist nicht immer sicher zu unterscheiden von einer degenerativen Schwellung; so kann wahrscheinlich trübe Schwellung die Zelle vergrößern ohne daß wir sie sicher erkennen und von der normalen Zellkörnung unterscheiden können.

Es ist uns ferner noch nicht möglich am mikroskopischen Bild einer vergrößerten Zelle sicher abzulesen, ob diese Vergrößerung einer Hyperassimilation oder nur einer Ablagerung von Eiweißstoffen zuzuschreiben ist, die sich zwar mikroskopisch nicht, sondern chemisch und biologisch wohl vom betreffenden Zellprotoplasma unterscheiden. Wenn wir mikroskopisch keinen Unterschied festzustellen vermögen, so nehmen wir Hyperassimilation an, obwohl sie nicht bewiesen ist. Der Kern der hypertrophischen Zelle ist gewöhnlich vergrößert, namentlich im Querschnitt und seine Chromatinmenge, absolut und sogar auch relativ, ebenfalls. Ob aber diese Kernveränderungen bei Ablagerung von Eiweißkörpern in den Zelleib ohne Assimilation auch vorkommen, wissen wir nicht.

Hypertrophie ist somit ein morphologischer Begriff. Wir verbinden aber damit eine vermehrte Arbeitstüchtigkeit der hypertrophischen Einheit. Allerdings ist diese vermehrte Arbeitstüchtigkeit keineswegs immer nachgewiesen. Wo ein Muskel makro- und mikroskopisch an Masse (Protoplasma) und nach seinen Leistungen auch an Kraft zugenommen hat, da ist der Beweis erbracht. Ob aber die Kraft eines hypertrophischen, ebenso wie die eines nicht-hypertrophischen, Muskels dem Querdurchschnitt seiner Fasern proportional ist, hat man noch nicht untersucht. Von den Drüsen stehen uns nicht viele einwandfreie Beobachtungen zur Verfügung. Zunächst kennen wir die kompensatorische Hyperplasie und Hypertrophie der Leber (§ 6). Hypertrophie der einzelnen Leberzellen oder Epithelzellen der gewundenen Harnröhrchen kann schwer zu beurteilen sein, weil ihre Größe schon normaliter sehr schwankt. Wir wissen ferner, daß in Fällen von Aplasie oder starker Hypoplasie oder nach Wegnahme (ROSENSTEIN) einer Niere die andere hypertrophisch wird. Besonders die Glomeruli sind (bis zu $^4/_3$ oder $^3/_2$) vergrößert. Störungen der Harnsekretion sind nicht beobachtet, diese können aber auch sofort nach der Entfernung der einen, vor Hypertrophie der anderen Niere, fehlen. Daß somit eine hypertrophische Niere mehr zu leisten vermag als eine nichthypertrophische, ist zwar wahrscheinlich, aber unbewiesen und nicht einmal untersucht. Von den anderen Drüsen wissen wir noch weniger, weil uns sogar die Schwankungen der Menge und Eigenschaften ihrer Sekrete, mit Ausnahme der Milch, bis jetzt unbekannt geblieben sind. Wir dürfen nicht vergessen, daß wir die Arbeitstüchtigkeit einer Zelle mikroskopisch zu bestimmen zurzeit nicht vermögen.

Wann entsteht Hypertrophie ? d.h.: Wann entsteht Hyperassimilation ? Die Erfahrung hat folgendes gelehrt: Die Muskeln des Rumpfes und der Glieder hypertrophieren, besonders bei jugendlichen Individuen, wenn sie — innerhalb gewisser Grenzen — stark in Anspruch genommen werden, wie beim Turnen, Rudern, Radfahren, „Football", Schmieden usw. Wahrscheinlich wird auch das Wachstum der Knochen durch Muskelwirkung beeinflußt, indem das Periost durch die Muskelansätze gereizt wird. Dabei kommen allerdings individuelle Unterschiede vor: nicht jeder kann beliebige Muskeln gleich rasch, z. B. durch gesetzmäßiges Gewichtheben, zu einem bestimmten Grade von Hypertrophie entwickeln.

Ein Versuch MORPURGOS erläutert die Erfahrung am Menschen. Er ließ einen Hund zunächst einige Zeit ohne Körperbewegung in einem engen Käfig leben. Sodann legte der Hund in 80 Tagen 3200 km zurück. Der mikroskopische Vergleich

einiger vor und nach dem Versuch herausgeschnittener Muskelfasern des Oberschenkels lehrte, daß sie während des Versuches $7\frac{1}{2}$mal dicker geworden waren.
Ferner wissen wir, daß das Herz des Menschen sowie des Versuchstieres ganz oder
in einem Abschnitt hypertrophiert, wenn es ganz bezw. in dem betreffenden Abschnitt einige Zeit mehr Arbeit hat leisten müssen (§ 6). Auch glatte Muskeln hypertrophieren wenn sie einige Zeit zu größerer Arbeitsleistung gezwungen werden.
Wir müssen dies ja annehmen, wenn die Abfuhr des Inhalts eines hohlen, blasen-
oder röhrenförmigen Organs durch Verengerung der Abfuhrwege erschwert wird.
So hypertrophiert der Muskel der Harnblase bei einer Strictura urethrae gewissen
Grades oder bei Verengerung der Harnröhre durch Vergrößerung der Vorsteherdrüse. Auch Darmmuskeln hypertrophieren oberhalb einer Verengerung des Darms.
Durch Hypertrophie kann das Muskellager bis 6mal dicker werden. Die Muskel-
hypertrophie kann sich bis in einem gewissen Abschnitt unterhalb der Verengerung
ausdehnen — wahrscheinlich hat sich dieser Abschnitt ebenfalls besonders kräftig
zusammengezogen. Der Abschnitt oberhalb der Verengerung pflegt erweitert zu sein,
zum Teil durch Anhäufung des Inhalts, zum Teil vielleicht dadurch daß die hyper-
trophierenden Muskelzellen nicht nur dicker sondern (primär) auch länger werden.
   In all diesen Fällen ist die Hypertrophie Folge erhöhter Tätigkeit, somit
eine funktionelle (§ 6). Ist vielleicht jede Hypertrophie eine funktionelle?
Es scheinen Ausnahmen zu bestehen.
   So hypertrophieren Gebärmutter und Brustdrüse während der Schwangerschaft, als von erhöhter Tätigkeit noch keine Rede ist. Die erhöhte Tätigkeit kommt
erst bei, bzw. nach der Entbindung. Es ist fraglich und genauer Forschung wert,
ob die Muskelzellen in der Tat hypertrophisch sind und nicht etwa vergrößert nur
durch Aufnahme von Glykogen oder anderen Vorratsstoffen; so auch ob die Brust-
drüse hypertrophiert oder einfach anschwillt durch Entwickelung ihrer sekretorischen
Tätigkeit. Daß letzteres zutrifft, dürfen wir annehmen, weil ja schon im Anfang der
Schwangerschaft sich ein Sekret ausdrücken läßt.
   Von Hypertrophie drüsiger Organe kennen wir einige Beispiele. Zunächst
die oben schon erwähnte vikariierende Hypertrophie der zurückgelassenen nach
Entfernung der anderen Niere. Ferner Hypertrophie von Nebenschilddrüsen nach
Entfernung der Schilddrüse, usw. So auch Hypertrophie (Hyperplasie) des zurück-
gelassenen Teils nach Entfernung eines Teils der Leber beim Kaninchen (§ 6). Hypertrophiert etwa auch eine manchmal vorhandene Nebenmilz nach Entfernung der
Milz? Wir wissen es nicht.
   Wodurch entsteht funktionelle oder Arbeitshypertrophie?
Ein Vergleich mit dem physiologischen Wachstum ist in folgenden Punkten
möglich. Einmal wird auch das physiologische Wachstum durch Tätigkeit
günstig beeinflußt, ja es geht dabei ohne scharfe Grenzen in Hypertrophie
über. Wir erfahren dies z. B. bei jungen Leuten, die durch Sport ihren Körper
entwickeln. Allerdings findet Wachstum auch ohne Tätigkeit statt. Sodann,
daß sowohl bei Hypertrophie wie bei physiologischem Wachstum sich eine
gewisse Anlage bemerkbar macht; ferner werden beide begünstigt durch
reichliche Nahrung, finden aber auch ohne solche statt, wenn nur nicht der Organismus oder die betreffenden Zellen (Organ) zu stark geschädigt sind: Es
kann Hypertrophie des Herzens auch bei kärglich ernährten Menschen eintreten
(Vgl. MIESCHERS Beobachtung in § 53). Nur dürfen die Muskelfasern nicht
durch Myokarditis oder Fettherz oder sonstwie zu stark geschädigt und muß
eine genügende Blutzufuhr möglich sein. Es dürfen somit die Kranzschlagader
nicht durch Arteriosklerose (Atherosklerose) zu stark verengert sein. Ein ar-
beitendes Organ ist blutreicher als ein ruhendes, indem es anderen Organen Blut
entzieht (§ 119). Wird das Herz dauernd zu größerer Arbeit gezwungen, so wird
es dauernd anderen Organen mehr Blut entziehen und es bekommt erweiterte
Schlagader, wovon man sich bei stärkerer Hypertrophie leicht überzeugen
kann, und wie auch aus den schönen Abbildungen von JAMIN und MERKEL
hervorgeht. Aber damit ist die Frage noch nicht beantwortet, wodurch die

Hypertrophie eintritt. Die Annahme einer funktionellen oder nutritiven Reizung oder Reizung der Assimilation genügt nicht. Wir müssen feststellen, ob es eine chemische, elektrische oder andere Reizung und welche ist, und ihren Ursprung und Wirkung bestimmen. Das vermögen wir jetzt noch nicht. Ein solcher Reiz scheint jedenfalls unentbehrlich für Hypertrophie.

Nimmt die einem hypertrophischen Muskel gesetzte funktionelle Anforderung ab, so wird auch die Hypertrophie geringer, sie kann schließlich verschwinden, wie wir es bei Sportleuten beobachteten. Dieses Wiederverschwinden der Hypertrophie deutet darauf hin, daß die hypertrophische Muskelsubstanz

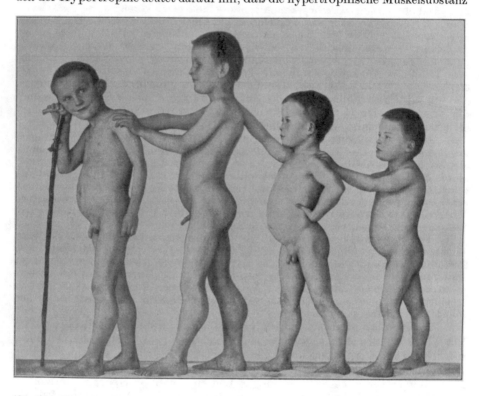

Abb. 76. Vier Geschwister mit infantil. Dystrophia muscul. Die beiden älteren zeigen die atrophische, die beiden jüngeren Knaben die fast rein pseudohypertrophische Form (nach H. Curschmann).

nicht mit der normalen gleichzustellen, vielleicht minderwertig ist, wenn auch wir keinen Unterschied nachzuweisen vermögen. Die durch höhere funktionelle Anforderung während des Wachstums erworbene starke Muskelentwickelung ist ganz oder zum großen Teil eine dauerhafte.

Bei Greisen kann die Hypertrophie der Harnblase auch bei erheblicher Vergrößerung der Vorsteherdrüse geringfügig sein oder gar ausbleiben.

Zu starke Inanspruchnahme führt zu Lähmung und Atrophie, wenigstens Schwäche ohne bekannte Unterlage. Überanstrengung („overtrain") ist den Ruderern usw. wohl bekannt.

Nun kommt es auch vor, daß man makroskopisch meint, es mit Hypertrophie eines Muskels zu tun zu haben, daß jedoch die mikroskopische Untersuchung etwas anderes ergibt, so daß man von einer Pseudohypertrophie redet, nämlich bei der erblichen, infantilen bzw. iuvenilen Dystrophia musculorum und bei der Myotonia congenita (THOMSENsche Krankheit).

Die Dystrophia musculorum ist eine primäre Myopathie, bei der man mit anderen Worten keine Änderungen im Nervensystem festgestellt hat. Sie tritt in der Kindheit, Pubertät oder im Jünglingsalter auf, selten als Pseudohypertrophie (GRIESINGER, DUCHENNE). Meistens erkranken mehrere Geschwister oder wenigstens Mitglieder einer Familie. Die Muskeln der Waden und Oberschenkel, manchmal auch die der Schultern und Oberarme werden dick. Oft sind sie schwammig weich beschaffen, ausnahmsweise jedoch fest wie echt hypertrophische Muskeln. Fast immer sind sie aber schwach, so daß Störungen der Haltung und des Ganges eintreten, namentlich eine starke Lendenlordose und watschelnder, schaukelnder Gang. Das Kind kann sich nur mit Mühe, und sich in besonderer Weise mit den Händen, erst auf den Boden, dann auf den Knien stützend, vom Boden erheben (GOWERS). Andere Muskeln, z. B. des Rumpfes, erwiesen sich bei genauer Untersuchung als atrophisch. Bei mikroskopischer Untersuchung pseudohypertrophischer Muskeln hat man neben atrophischen auch (kompensatorisch ?) hypertrophische Muskelfasern angetroffen. Die Dickenzunahme des Muskels ist jedoch einer Bindegewebswucherung und der Bildung zahlreicher Fettzellen im Bindegewebe zuzuschreiben; durch beides kann die Farbe des Muskels weißlichgraugelb statt rot werden. Die hypertrophischen Primitivfasern können (von etwa 2 R = 40—60 μ) bis zu 230 μ Durchschnitt dick werden. Die Muskelkerne können vermehrt sein, wie man das auch bei anderen Muskelatrophien beobachtet.

Die ebenfalls mehrere Mitglieder befallende Myotonia congenita wurde zuerst von

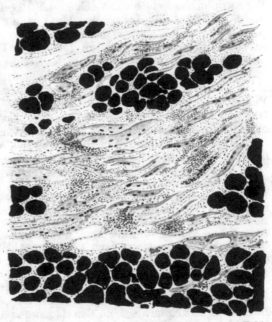

Abb. 77. Dystr. musc. progr. Gastrocnemius. Zahlreiche Fettzellen im vermehrten Bindegewebe zwischen den Muskelfasern; das Fett schwarz durch OsO_4 (nach R. BING in MOHR und STAEHELIN, Handb. d. Inn. Med. Bd. V, 1912).

THOMSEN an sich selbst und an 20 Mitgliedern seiner Familie genau studiert und beschrieben. Sie setzt ohne bekannte Ursache in der Jugend ein. Die Muskeln sind gut, meist sogar ungewöhnlich stark entwickelt, ihre Kraft jedoch eher geringer als normal. Eine besonders charakteristische funktionelle Störung ist das Auftreten eines tonischen Krampfes, wenn willkürliche Muskeln nach einiger Ruhe in Tätigkeit versetzt werden, besonders wenn sie plötzlich kräftig angestrengt werden, wie z. B. beim Aufstehen oder beim Schließen einer Faust. Sie verharren dann in einer unwillkürlichen fortwährenden Zusammenziehung, in einem tonischen Krampf, der sich erst nach 5—30 Sekunden löst. Wird dann die gleiche Bewegung wiederholt, so geht sie immer leichter, und schließlich ohne Schwierigkeit von statten. Gemütsbewegungen steigern den Krampf. Die mechanische Muskelerregbarkeit ist gesteigert, während schon schwache faradische oder galvanische Ströme eine tonische Zusammenziehung mit langer Nachdauer bewirken („myotonische Reaktion" ERBS).

An ausgeschnittenen Muskelstückchen sahen ERB u. a. beträchtliche Hypertrophie mit reichlicher Kernvermehrung des Sarkolemms, die jedoch zweifelhaft ist (SCHIEFFERDECKER). Die Muskelfasern können einen Durchschnitt von bis zu 150 μ bekommen, ihre Querstreifung ist jedoch stellenweise undeutlich. (Hat man aber der Schnittrichtung bei der Beurteilung der Querstreifung gebührend Rechnung getragen?).

§ 53. Atrophie.

Atrophie der Zelle ist Verkleinerung durch Überwiegen der Dissimilation. (Aplasie oder Agenesie bedeutet Ausbleiben der Bildung eines Körperteils, Hypoplasie mangelhafte Ausbildung, vgl. § 41). Auch der Kern der atrophischen Zelle pflegt verkleinert zu sein, sein Chromatin dichter bis zur Pyknose (§ 55). Der atrophische Zelleib färbt sich in der Regel dunkler mit sauren Farbstoffen, wie z. B. Eosin. An Leberzellen kann man das schön zu Gesicht bekommen. In atrophierenden Muskeln kann es zu Kernvermehrung kommen, und zwar entweder relativ oder wirklich (absolut). Ersteres wie auch in anderen Geweben, wie z. B. im Endometrium bei seniler Atrophie, indem die Kerne sich nicht vermehren, sondern durch die Abnahme der Zelldimensionen einander näher rücken. Es können sogar Muskelriesenzellen dabei entstehen. Diese Verhältnisse erheischen weitere Forschung. Wir reden von Atrophie eines Organs, wenn es kleiner wird durch Atrophie seiner Parenchymzellen. Nimmt die Zahl ihrer Parenchymzellen ab, so redet man von numerischer Atrophie (vgl. Hyperplasie, numerische Hypertrophie), wie sie z. B. in der Thymus und in Lymphfollikeln normaliter auftritt (S. 260).

Das Wort wird aber leider auch wohl gebraucht für Verkleinerung durch andere Veränderungen. Ohne genau auf den Begriff zu achten, hat man wohl von Atrophie der Magen- oder Darmschleimhaut geredet, wo sich diese bei der Autopsie als abnorm dünn erwies, was aber nicht einer Atrophie sondern einen Abstreichen bei der Sektion der nach dem Tode erweichten oberflächlichen Schicht zuzuschreiben war. Mikroskopisch wird dies klar, weil die oberflächliche Schicht mit dem Deckepithel fehlt, was mitunter auch aus einer Abbildung klar hervorgeht. So redet man auch wohl von Knochenatrophie, wo Usur (Schwund durch Resorption) usw. vorliegt (s. unten).

Wir unterscheiden nach der Form eine einfache und eine degenerative Atrophie. Erstere bedeutet reine Atrophie, letztere Verringerung der Zelle durch oder mit Entartung. Zu den degenerativen Atrophien gehört die braune Atrophie. In der Zelle häufen sich dabei, besonders um den Kern herum, oder an den Polen desselben (wie z. B. im Herzmuskel) gelbbraune, eisenfreie Pigmentkörnchen (§ 57f) an, die dem Organ oder wenigstens dem atrophischen Gewebe einen braunen Ton oder eine braune Farbe verleihen.

Die Arbeitstüchtigkeit eines Muskels nimmt durch Atrophie ab, wie man wiederholt an willkürlichen Muskeln festgestellt hat. Wir müssen es auch für andere Organe annehmen. Exakt nachgewiesen ist es aber nicht.

Die Atrophien können verschiedenen Ursprunges und je nachdem heilbar sein oder nicht: Entweder die Nahrungszufuhr zur Zelle ist zu gering wie beim Hungern oder der Abbau der Zelle ist zu stark wie bei gewissen fieberhaften Zuständen oder die Assimilationsfähigkeit der Zelle hat abgenommen, was möglicherweise bei neurogener und toxischer Atrophie und während des Alterns eintritt, oder endlich es findet ein Zusammentreffen dieser Störungen statt. Immer sollen wir diese Möglichkeiten berücksichtigen.

Die senile Atrophie ist nicht heilbar. Warum nicht? Das Greisenalter ist das Alter der Rückbildung, der Involution. Wann beginnt es? Das ist schwer zu bestimmen an den einzelnen Rückbildungserscheinungen: diese setzen ja zum Teil, abgesehen von individuellen Unterschieden, die auch den verschiedenen Organen zukommen, schon sehr früh ein.

So nimmt die Elastizität der Augenlinse und damit die Akkommodationsbreite schon in der Jugend ab, auch die Hörschärfe nimmt schon in der Jugend ab (ZWAARDEMAKER) (Presbyopie und Presbyakusie bis zur Taubheit). Die Rückbildung der Thymus setzt schon etwa im 10. Jahre ein. Das Gehirn, namentlich das Großhirn, erreicht etwa im 3. Dezennium sein größtes Gewicht, um dann allmählich abzunehmen, die Windungen verschmälern sich, sie werden sogar kammförmig, wenigstens zum Teil durch (oft braune) Atrophie der Ganglienzellen, es häuft sich subarachnoideal seröse Flüssigkeit an, die Hirnkammern erweitern sich (Ödema s. Hydrops e vacuo). Nach HODGE enthält das Gehirn der eben aus dem Ei kriechenden Biene 2,9 mal mehr Ganglienzellen als das senil atrophische Bienengehirn. Die Muskeln atrophieren allmählich, so daß durch geringere Muskelspannung die Körperlänge schon vom 50. Jahre an abnimmt, während doch die Knochen erst in höherem Alter kalkärmer, poröser durch Gewebsschwund, brüchiger und leichter werden. In den Rippenknorpeln wird Kalk abgelagert. Lungenemphysem ist schon vor dem 40. Jahre an Abnahme der Atmungskapazität erkennbar (HUTCHINSON), obwohl erst später die dauernde Verkleinerung des Brustkastens (durch geringere Muskelspannung und dann Knochenschwund) erfolgt. Die Wirbel werden kürzer, mehr noch die Zwischenwirbelscheiben, so daß die Körperlänge abnimmt und sich der Rücken krümmt (arkuäre Alterskyphose oder Kyphoskoliose). Dabei werden die Rippen aufeinander gedrängt, und der Brustkasten kleiner. Der Unterkiefer wird niedriger, indem die Alveolarfortsätze größtenteils schwinden, besonders infolge des Ausfalls der Zähne. Platte Knochen wie die des Schädels, atrophieren sogar bis zum partiellen völligen Schwund, so daß Dura und Galea aponeurotica sich im Loch berühren. Arteriosklerose und braune Atrophie des Herzens finden sich zuerst in verschiedenem Alter, obwohl das Herz im allgemeinen bis ins hohe Alter tüchtig und sogar einer Hypertrophie fähig bleibt. Zur Annahme einer Hypertrophie des Herzens als Erscheinung des Alterns sind wir aber nicht berechtigt. Durch Atrophie ihres Inhalts werden die Kapseln der Leber, der Milz

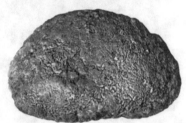

Abb. 78. Senil-atrophische Milz bei klinisch latenter interazinöser Leberzirrhose (natürl. Größe).

runzelig, die Ränder dieser Organe, besonders der Leber scharf, wie bei jeder diffusen Abnahme des Kapselinhalts. Die Nierenoberfläche wird gekörnt, das Organ kleiner (§ 57d). Das Fettgewebe bekommt eine dunklere Farbe (atrophisches Fettgewebe), es wird oft hier und da sulzig, ödematös (seröse Atrophie). Die Haut wird dünner und glänzend, trocken (Atrophie der Talgdrüsen) und weniger elastisch, so daß Falten lange stehen bleiben. Der ganze Mensch schrumpft zusammen und trocknet gleichsam ein (Marasmus senilis).

Wen nennen wir einen Greis? Graue Haare, ein kahler Kopf kommen auch bei ziemlich jugendlichen Personen vor, die übrigens die Leistungsfähigkeit und anderen Eigenschaften ihres Alters haben. Es gibt Familien, wo solche Personen in größerer Zahl angetroffen werden. Auch andere Merkmale genügen an und für sich nicht. Wir sind erst dann berechtigt vom Greisenalter zu reden, wenn die körperliche oder (und) geistige Leistungsfähigkeit ein hinderliches Zuwenig zeigen, wenn das Gedächtnis für Ereignisse aus der letzten Zeit, das Urteil ungenügend werden, — schließlich kann Altersblödsinn eintreten — wenn körperliche Bewegungen schwer fallen, kurz wenn der ganze Mensch ohne besondere Schädigung oder Krankheit unverkennbar dem Leben nicht mehr gewachsen ist. Reserveenergie ist nicht mehr oder kaum vorhanden. Ermüdung tritt bald ein (§ 6), das Widerstandsvermögen ist verringert, die Empfindlichkeit für gewisse Narkotika hat zugenommen. Im allgemeinen werden solche Veränderungen erst nach dem 65. Jahre unverkennbar. Es gibt aber ältere Menschen, die geistig frisch und körperlich ziemlich leistungsfähig sind. Der Geist beseelt den Körper!

Warum ist nun diese senile Atrophie nicht heilbar? Wir finden mikroskopisch nicht nur fortschreitende Atrophie der Parenchymzellen, sondern auch

Vermehrung der Bindegewebsfasern und hyaline Entartung derselben. Dadurch können Parenchymzellen gedrückt und in ihrer Ernährung beeinträchtigt werden (Druckatrophie). Ferner kommt arteriosklerotischer Verengerung von Schlagadern eine gewisse Bedeutung zu. Die gleiche Intimaverdickung, die eine große Schlagader kaum merkbar verengert, kann den Blutstrom durch ein kleineres Gefäß bedeutend erschweren, ja sogar aufheben. Es wird infolgedessen den Geweben weniger Blut zugeführt und diese in einen fortwährenden Hungerzustand versetzt. Diese arteriosklerotischen Veränderungen können aber fehlen oder nur geringfügig sein bei fortgeschrittener seniler Involution. Wir können dies z. B. am Gehirn beobachten. Außerdem ist Arteriosklerose nur ausnahmsweise allgemein im Körper verbreitet. Wir müssen außer diesen zwei Faktoren eine noch nicht näher anzudeutende A b n ü t z u n g der alternden Zellen annehmen, ähnlich wie die Elastizität der Lungen und der Schlagader durch Abnützung allmählich abnimmt. Die Abnahme des Stoffwechsels und der Wärmebildung (S. 260) wäre der Abnützung zuzuschreiben.

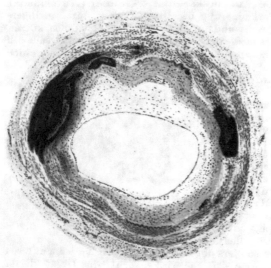

Das Altern kann durch seelische Einflüsse gefördert oder gehemmt werden. Ersteres z. B. durch großen Kummer, letzteres durch Heiterkeit, durch regelmäßige, den Geist frisch erhaltende Arbeit. Schließlich beeinflussen gewisse innere Sekrete das Altern. Wir nennen hier den Einfluß der Geschlechtsdrüsen. Frühes Altern (Senilitas praecox) hat man nach doppelseitiger Kastration bei Menschen und Tieren beobachtet. Wenn man aber das Altern einer senilen Involution der Geschlechtsdrüsen zuschreiben wollte — wozu man zurzeit nicht berechtigt wäre — so bliebe doch die

Abb. 79. Arteriosklerose der A. brachialis mit Kalkherden in der Media (nach DÖHLE und KÜLBS in MOHR-STAEHELIN, Hdb. d. inn. Med. Bd. II).

Frage zu beantworten übrig, was denn die senile Rückbildung der Geschlechtsorgane bedinge.

Die von BROWN-SÉQUARD gehegte Hoffnung, durch Hodenextrakt das Altern zu bekämpfen, hat sich nicht erfüllt. Bemerkenswert sind aber in dieser Hinsicht die Untersuchungen von MAUPAS (1888) und R. HERTWIG (1889) an Infusorien, deren Ergebnisse allerdings nicht ohne weiteres auf mehrzellige Organismen mit geschlechtlicher Fortpflanzung anwendbar sind. Aus diesen Untersuchungen geht hervor, zunächst, daß ein Infusorium durch fortgesetzte Teilung in sechs Tagen 7000—8000 Infusorien hervorzubringen vermag. Sodann, daß Infusorien nicht unsterblich sind und sich nicht immer fort teilen können. MAUPAS beobachtete nach einiger Zeit eine „senile Entartung": die Wimperhärchen entwickeln sich schlechter, die Infusorien verlieren ihre Kerne und gehen schließlich zugrunde, wenn sie sich nicht nach bestimmten Zeitabschnitten mit Individuen einer nicht nahe verwandten Kultur zu einem Geschlechtsakt (Konjugation) verbinden, die gleichsam die Bedeutung einer Verjüngungskur hat. Die Individuen derselben Kultur zeigen ziemlich gleichzeitig Konjugationsbedürfnis, so daß „Konjugationsepidemien" auftreten. Das Infusorium, z. B. Paramäzium, hat einen Nahrungs-Hauptkern (Macronucleus) und einen Geschlechts- oder Nebenkern (Micronucleus). Während der Konjugation legen sich zwei Paramäzien mit ihrer ganzen ventralen Seite aneinander, so daß Mundöffnung gegen Mundöffnung steht. Der Hauptkern zerfällt in Stückchen, die schließlich resorbiert werden, die Geschlechtskerne vereinigen sich und der Schluß ist eine vollkommene Neugestaltung des Kernapparats und damit auch die Neuorganisation des Infusors (R. HERTWIG). WOODRUFF und ERDMANN konnten jedoch bei sorgfältiger Beobachtung während 4500 Generationen von Paramäzium ohne Konjugation keine Atrophie oder Entartung feststellen, so daß sie eine Endomixis (Selbstregelung) im Paramäzium annehmen.

Bei den mehrzelligen männlichen Organismen kann von Beeinflussung durch die weibliche Eizelle die Rede nicht sein, nur von der Wirkung der eigenen Geschlechtsdrüsen auf den ganzen Organismus. Ob der weibliche Organismus einigen Einfluß vom männlichen Samen erfährt, ist fraglich.

Die senile Atrophie ist keine pathologische Erscheinung solange sie nicht gewisse Grenzen überschreitet oder vorzeitig auftritt. Als senile Involution bezeichnet man die normale Rückbildung der Zellen und Organe mit dauernder Abnahme ihrer Leistungsfähigkeit. Zeigt die Leistungsfähigkeit einen dauernden Mangel oder Fehler (wie z. B. bei senilen Psychosen), den man dem Altern zuschreiben zu müssen glaubt, so redet man von seniler Entartung.

Jetzt sollen wir einige **pathologische Atrophien** besprechen, namentich die Hungeratrophie, die Inaktivitätsatrophie, die Dehnungs- und Druckatrophie, die neuro- und myogene Atrophie und die toxische Atrophie. Dabei kann es sich sowohl um einfache wie um degenerative Atrophie handeln.

Zunächst die Hungeratrophie. Hunger ist das allgemeine Bedürfnis an Nahrung, das sich örtlich als Bedürfnis nach Füllung des Magens kundgeben kann. Die Hungerempfindung wird jedoch durch Magenfüllung nicht gehoben. Durch Hungern (Unterernährung) nehmen die Kräfte allmählich, bis zur Erschöpfung ab. Das erklärt sich aus der Abnahme der Assimilation und der Dissimilation, welche ja die Energiequelle darstellt. Der Abbau übertrifft den Aufbau, wie uns die Abmagerung und Atrophie der meisten Organe zeigt (vgl. ferner § 104).

Die willkürlichen quergestreiften Muskeln können bis auf $^2/_3$ ihres anfänglichen Gewichts abnehmen, auch das Herz atrophiert bedeutend, obwohl nach einigen Forschern weniger als die willkürlichen Muskeln. Schließlich kann schollige (albuminöse) Entartung in den Muskeln auftreten. Gehirn und Rückenmark scheinen nur einen geringen Bruchteil ihres Gewichts einzubüßen. Allerdings sollen wir bedenken, daß das zentrale Nervensystem zum weitaus größten Teil aus Fasern, und nur zu einem geringen Bruchteil aus Parenchym (Ganglienzellen) besteht. Dieses atrophiert aber durch Hungern, wobei Trübung, Körnchen, Pigment und Vakuolen in ihnen auftreten. Die glatten Muskeln (des Magendarmkanals, der Blutgefäße) lassen eine geringere Atrophie erkennen (STATKEWITSCH).

Die Milz nimmt stark ab, so daß ihre Kapsel runzlig wird, und zwar besonders durch Verminderung der lymphatischen Zellen in den Follikeln und in der Pulpa. Die Leber nimmt bald an Umfang ab, zunächst durch Schwund des Glykogens, später unter körniger Entartung und Kernveränderungen. Auch die Speicheldrüsen und Nieren atrophieren. Nach einigen Forschern sollte dabei fettige Entartung eintreten. Wahrscheinlich treten aber nur die normalen sehr kleinen Fettröpfchen in den atrophischen Zellen mehr in den Vordergrund (TRAINA). Bei der Bestimmung, welche Organe am meisten, welche weniger atrophieren, hüte man sich vor Fehlerquellen wie individuellen Abweichungen usw. Die zur Erhaltung der Art unentbehrlichen Organe werden geschont. Bis zum Tode hat man Kernteilungsfiguren in den DE GRAAFschen Follikeln, in der Membrana granulosa, beobachtet. Und MIESCHER hat beim Rheinlachs festgestellt, daß er mit kleinem Hoden bzw. Eierstock aus dem Meer in das Flußgebiet des Rheins hineinschwimmt. „Im Rhein bleibt er, je nach Umständen, 5—15 Monate und frißt während dieser Zeit absolut nichts. Er laicht im November bis Dezember mit einem reifen Eierstock von $^1/_4$ des Körpergewichts und $^1/_3$ der Fixa des Körpers." Der Eierstock vergrößert sich auf Kosten der Muskeln und des Fettgewebes, die ganz bedeutend abnehmen. Beim unterernährten Weibe können schwangere Gebärmutter und Frucht auch bedeutend wachsen. Wir müssen aber hinzufügen, daß auch eine bösartige Geschwulst, ein Krebs, auf Kosten des übrigen Körpers zu wachsen vermag — Fr. Müller hat erhöhten Eiweißzerfall dabei nachgewiesen. Bemerkenswert ist auch, daß eine Fettgeschwulst bei allgemeiner Abmagerung wenig oder gar nicht an Umfang abnimmt.

Nach Lukjanow nehmen Kern und Zelleib durch Hungern ab, mitunter der Kern unabhängig vom Zelleib.

Beim Menschen treten Hungerzustände bis zur Inanition ein durch Armut und durch gewisse Krankheiten, wie Typhus abdominalis, Magenkrankheiten u. a., die starke Beschränkung der Nahrung gebieten; dabei tritt noch, wie beim Typhus, Giftwirkung hinzu (toxische Atrophie, s. unten), während auch gleichzeitiges Fieber durch vermehrten Abbau zu Abmagerung führt.

Hungeratrophie ist heilbar. Es kommt sogar vor, wie z. B. nach Typhus, daß der sich Erholende dick und kräftiger wird als vor der Krankheit, wenn er zuvor nicht stark war. Hypertrophie ist aber nicht nachgewiesen, Wir dürfen hier eine stärkere Assimilationsfähigkeit (Avidität für Eiweiß) annehmen. Während der Typhuskrankheit wird ungewöhnlich viel Harnstoff ausgeschieden als Folge der starken Dissimilation — während der Rekonvaleszenz ungewöhnlich wenig als Folge der erhöhten Assimilation, der N-Retention.

Die Erfahrung hat gelehrt, daß Nichtgebrauch willkürlicher Muskeln von Atrophie gefolgt wird, die man Inaktivitätsatrophie (Ruheatrophie) zu nennen pflegt. Wir haben schon § 6 und S. 263 von qualitativ und quantitativ geeigneter Tätigkeit und Ernährungszustand des Muskels geredet. Für einen richtigen Ernährungszustand ist richtige Abwechslung von Arbeit und Ruhe erforderlich. Wir können allerdings dieses „richtige" nicht scharf abgrenzen. So atrophieren die Muskeln in einem Amputationsstumpf; die Muskeln, die infolge einer Gelenkversteifung nicht mehr, wenigstens nicht mehr richtig tätig sind; die Muskeln, die einige Zeit in einem nicht drückenden Gipsverband gesteckt haben; die willkürlichen Muskeln des Menschen oder Versuchstieres, die einige Zeit zu Ruhe gezwungen werden, beim Menschen durch langdauernde Bettruhe sogar dann, wenn reichlich Fett angesetzt wird, wie bei Ruhe-Mastkuren. Ferner gibt es mehr oder weniger verwickelte Fälle, wo sich zur Ruhe Druck oder Dehnung oder Nerven-einflüsse (die sich vielleicht, z. B. bei Gelenkentzündung, auf bestimmte Muskeln geltend machen), oder Lähmung hinzugesellen. Wir gehen auf diese noch nicht entwirrten Verhältnisse nicht ein.

Von den Drüsen wissen wir: Bei gewissen Tieren atrophieren die Geschlechts-drüsen zwischen den Brunstzeiten; nach dem Saugen nehmen die Brustdrüsen an Umfang ab, was vielleicht aber nur als ein Verschwinden ihrer „Hypertrophie" oder richtiger der mit der Sekretion einhergehenden Schwellung aufzufassen ist. Etwas verwickelter ist z. B. die Atrophie des hinzugehörigen Harnröhrchenepithels bei Obliteration eines Glomerulus. Hier ist ja nicht nur von Ruhe, sondern außerdem von verringerter Nahrungszufuhr zum Epithel die Rede, weil ja die ernährenden Blutgefäßchen dem Vas efferens entstammen und sie nur durch spärliche Kapillar-Anastomosen mit dem Vas afferens, nämlich durch die Arteriola recta vera, und mit benachbarten Kapillarsystemen verbunden sind. Schließlich tritt nach Unterbindung eines Pfortaderastes nie Nekrose, sondern eine allmählich zunehmende Atrophie, später mit brauner Pigmentierung des Leberabschnittes, dem der abgebundene Ast Blut zuführte (Steenhuis in Reddingius' Laboratorium u. a.) auf. Wahr-scheinlich ist dies eine Ruheatrophie, weil doch die Pfortader das „funktionelle" Gefäß der Leber ist.

Knochen können an Umfang abnehmen unter Umständen, die uns an Ruhe-atrophie erinnern, wie z. B. der Knochen in einem Amputationsstumpf. Wir kennen aber die Histogenese nicht, es harrt somit die Frage der Beantwortung, ob hier Atrophie vorliegt oder nicht.

Wodurch führt Ruhe zu Atrophie? Durch Mangel an Assimilationsreizen? Durch Anhäufung von Dissimilationsprodukten, die, obwohl in geringer Menge gebildet, nicht genügend fortgeschafft werden?

Mechanische Atrophie tritt auf als Folge zu starken Druckes oder zu starker Dehnung, und ist je nachdem als Druck- bezw. Dehnungsatrophie zu bezeichnen. Wir haben schon § 13 auf den Unterschied zwischen Druck und Dehnung, auf ihr häufiges Zusammentreffen und auf die Bedeutung von Dauer und Stärke hingewiesen. Wir sollen jetzt nur noch einige Beispiele von Druck- und Dehnungsatrophie anführen.

Leberzellbalken, Muskelfasern, die zwischen Geschwulstknoten zusammengedrückt oder nur von einer Seite durch einen Knoten gedrückt und im letzteren Fall zugleich gedehnt werden, atrophieren unverkennbar. Daß übrigens im allgemeinen nicht alle Gewebe gleich leicht durch mechanische Schädigung atrophieren, geht aus folgenden Beispielen hervor: in einer Schnürleber atrophieren an der eingeschnürten Stelle die Leberzellen, während die Gallengänge nicht nur bestehen bleiben, sondern vermehrt erscheinen. Dies gehört zur allgemeinen Erfahrung, daß eine Zelle mechanischen und chemischen Schädigungen um so geringeren Widerstand bietet, je höher differenziert sie ist.

Eine physiologische mechanische Atrophie mit schließlichem Einreißen des Gewebes treffen wir im Zahnfleisch des Säuglings an, unter Einwirkung des wachsenden Zahnes. Atrophie durch vorwiegende Dehnung finden wir in hohlen, röhrenförmigen oder mehr kugeligen, blasenförmigen Organen oder Organabschnitten, z. B. durch Zunahme des Druckes ihres Inhalts: die Hydronephrose, Hydrosalpinx, das Aneurysma, die Pharynx- und Darmdivertikel stellen Beispiele dar, sobald sie einen gewissen Umfang erreichen. In all diesen Fällen kann die Federkraft der Wand schon zuvor verringert sein oder erst durch die ungewöhnliche Dehnung abnehmen. Im Aneurysma nimmt der Blutdruck außerdem mit der fortschreitenden Erweiterung zu (S. 661). Auch das chronische Lungenemphysem stellt ein Beispiel einer Dehnungsatrophie dar mit Abnahme der Elastizität. Später kommen wir auf seine Pathogenese zurück. Das akute Emphysem zeigt klar den anämisierenden Einfluß von Druck bzw. Dehnung gewissen Grades. Hebt sich ja dieses Gewebe eben durch seine hellere, grauweißliche Farbe gegenüber dem übrigen mehr rötlichen Lungengewebe hervor. Die Lungenbläschen werden beim exspiratorischen Emphysem nicht nur gedehnt, sondern zugleich durch den erhöhten intraalveolaren Luftdruck senkrecht auf ihre Wände zusammengedrückt.

Die mechanischen Atrophien können ausheilen, so lange sie nicht einen gewissen Grad erreicht haben und sie nicht zu lange bestanden haben. Akutes Lungenemphysem, sogar ein Hydrocephalus bei jungen Kindern kann allmählich mehr oder weniger vollständig verschwinden. Nach einiger Zeit aber, auch bei nicht sehr starkem Druck oder Dehnung treten Gewebsveränderungen ein, die einer Wiederherstellung kaum oder nicht fähig sind. So nimmt die Elastizität emphysematösen Lungengewebes allmählich ab, es wird die elastische Nachwirkung unvollständig (§ 13d). Außerdem verschwinden viele Blutkapillaren, ohne daß wir wissen, was genau geschieht; vielleicht veröden sie, indem sich ihre Endothelzellen in faseriges Bindegewebe umwandeln. Schließlich kann die „Rarefaktion" des emphysematösen Lungengewebes, die zum Teil auf Einreißen von Septen beruht, nicht mehr rückgängig werden. Ferner können in erweiterten Adern, z. B. in hämorrhoidalen Varices, dauernde Veränderungen eintreten durch Thrombose. Schließlich erwähnen wir die Atrophie nicht nur von Harnkanälchen sondern auch von Harnknäueln (zu unterscheiden von hyaliner Entartung), die in erweiterten Kapselräumen liegen bei Hydronephrose gewissen Grades.

Die Funktionstüchtigkeit eines Organs wird im allgemeinen leiden. Jedoch können leichtere Grade von Hydrocephalus mit außerordentlichen Geistesfähigkeiten bestehen, diesen vielleicht zugrunde liegen: wenigstens hatten Männer wie HELMHOLTZ Hydrocephalus.

Eine besondere Stelle beansprucht die **Knochenusur.** Abb. 80 zeigt zwei Wirbel, die durch ein Aortenaneurysma (mit Thrombus) wie ausgehöhlt sind, während die knorpelige Zwischenwirbelscheibe dem Druck widerstanden hat

Betrachten wir die Wirbel etwas näher, so zeigen sich die Knochenlamellen nicht aufeinandergepreßt wie bei Druck- und Dehnungsatrophie zu erwarten wäre. Es hat der Knochen seinen gewöhnlichen lamellösen Bau behalten, nur ist ein Teil aus demselben wie zerfressen, d h. resorbiert. Bei Verbiegung der Wirbelsäule (Kyphoskoliose) werden ebenfalls gedrückte Wirbelteile resorbiert. Von Dimensionsänderungen, wie wir sie in anderen Geweben bei Druck- oder Dehnungsatrophie sehen, keine Spur. Dieser Knochenschwund oder -Usur ist der geschwürigen ähnlich, nur fehlen ihr in der Regel entzündliche Erscheinungen. Ob wir die nichtentzündliche Usur einer vermehrten Osteoklasten-

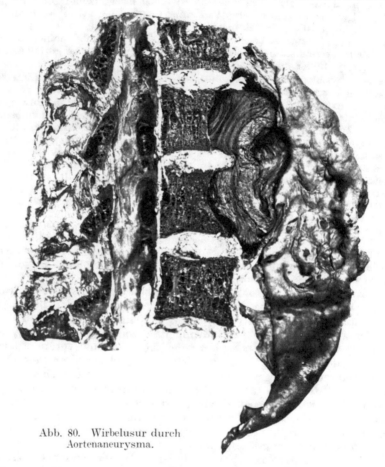

Abb. 80. Wirbelusur durch
Aortenaneurysma.

tätigkeit oder nur einem verringerten Aufbau bei gleichem oder vermehrtem Abbau des Knochens zuschreiben müssen, ist nicht klar. Bemerkenswert ist, daß die knorpeligen Zwischenwirbelscheiben dem Druck vielmehr widerstehen und fast gar nicht geändert wurden. Wir wissen nicht, wem dies zuzuschreiben ist. Bei Hydrozephalus hat man allerdings auf der Außenfläche der Dura eine große Zahl von Osteoklasten beobachtet.

Die trophoneurotische oder neurogene Atrophie ist Gegenstand vieler Forschungen gewesen.

CHARLES BELL (1812) und MAGENDIE (1822) wiesen nach und JOHS MÜLLER bestätigte es, daß die ventralen Nervenwurzeln nur zentrifugale, die dorsalen Rückenmarkswurzeln nur zentripetale Nervenfasern enthalten, WALLER (1852) durchschnitt dann bei Hunden und Katzen die dorsale Wurzel des zweiten Halsnerven zwischen Rückenmark und Intervertebralganglion. Als er nach einiger Zeit das Tier tötete, fand er das zentrale Ende der Wurzel, sogar bis in dessen Fortsetzung in das Rückenmark, verändert, das periphere aber ungeändert. Nach Durchschneidung der Wurzel peripher vom Ganglion blieb hingegen der zentrale Teil ungeändert, während der periphere Nerv entartete. Durchschneidung einer ventralen (motorischen) Wurzel wurde von Veränderung des distalen Abschnittes gefolgt, während das proximale Stück ungeändert blieb. Dieses WALLERsche Gesetz gilt für Hund, Katze, Affen, wahrscheinlich auch für den Menschen, nicht aber für einige niederen Wirbeltiere (SHERRINGTON). VAN GEHUCHTEN zeigte später, daß Durchschneidung der dorsalen (sensiblen) Wurzel distal vom Spinalganglion Veränderung nicht nur der distalen, sondern auch der proximalen Nervenfasern zur Folge hat, während nach einiger Zeit auch die Ganglienzellen des Spinalganglions atrophieren. Es scheinen

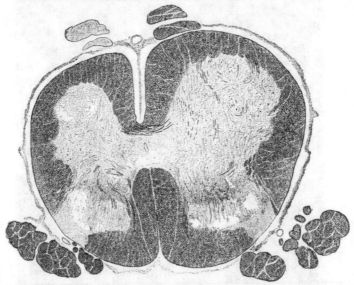

Abb. 81. Abgelaufene Poliomyelitis acuta. Schicht aus dem Lendenmark; Färbung nach WEIGERT. — Verschmälerung der linken Hälfte des Rückenmarkquerschnitts; Atrophie und Sklerose des Vorderhorns; Degeneration der vorderen Wurzeln linkerseits (nach SCHMAUS).

somit sowohl diese Ganglienzellen wie die proximalen Fasern peripherer Reize zu bedürfen ebenso wie distale Fasern einer Verbindung mit den Ganglienzellen.

Die „einfache" oder „graue" (sekundäre) Entartung der motorischen Nervenfasern nach Durchschneidung der ventralen Wurzel schreitet bis in die motorischen Nervenendplatten und sogar bis in den betreffenden Muskel fort. Nach BETHE tritt die sekundäre Entartung nicht nur im peripheren Nerven ein, sondern in jedem Fasergebiet, das von der Ganglienzelle abgetrennt wird. Auf die mikroskopischen Veränderungen kommen wir § 58 zurück. Beim Menschen hat die Erfahrung folgendes gelehrt:

Wird die kortikomuskuläre Leitungsbahn, also die Nervenbahn von bestimmten Ganglienzellen der Hirnrinde — welche als Sitz des Willensimpulses betrachtet werden — zu einem willkürlichen Muskel an irgend einer Stelle unterbrochen, so wird dieser Muskel gelähmt; es ist dann also seinem Besitzer unmöglich eine willkürliche Zusammenziehung in ihm zu erregen. Die Lähmung ist aber nicht immer die gleiche: Wird die Bahn im Rückenmark kranialwärts vom kaudalen Neuron unterbrochen, so tritt eine spastische Lähmung (mit erhöhten tiefen Reflexen) ein. Findet hingegen die Unterbrechung im kaudalen Neuron statt, so ist die Lähmung eine schlaffe (mit herabgesetzten oder gehobenen Reflexen). Dies ist z. B. der Fall bei der Poliomyelitis anterior acuta und bei der progressiven Muskelatrophie (DU-CHENNE-ARAN), die ja eine chronische Poliomyelitis anterior ist. In beiden Fällen werden motorische (ventrale) Ganglienzellen des Rückenmarks vernichtet. Bei der Bulbärparalyse trifft etwas Ähnliches die Hirnnervenkerne des verlängerten Marks.

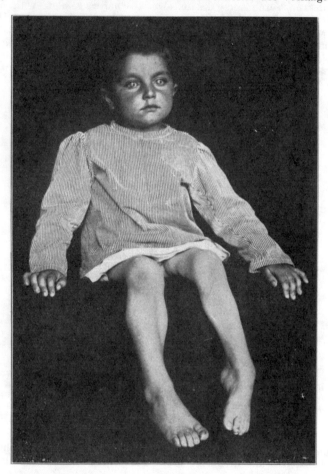

Abb. 82.   Poliomyelitis anterior acuta.   Schlaffe Lähmung des linken Peroneusgebietes; paralytischer Spitzfuß. — Atrophie der linken Unterschenkelmuskulatur (nach IBRAHIM, in CURSCHMANN, Lehrb. d. Nervenkrankheiten, Berlin 1909).

Die Lähmung ist auch eine schlaffe, wenn die Leitung im peripheren Nerven, z. B. durch Entzündung (Neuritis) oder durch Druck einer Geschwulst oder durch Vergiftung (man denke an die „dropping hands" der Engländer bei Bleivergiftung!) unterbrochen wird.

Nun tritt in allen hier erwähnten Fällen von Lähmung nach einiger Zeit Atrophie auf durch Inaktivität. Wenn aber die Leitung in den motorischen Ganglienzellen oder im peripheren Nerven unterbrochen ist, so atrophiert der Muskel viel stärker und rascher als bei der spastischen Lähmung. Außerdem erlöscht dann seine Reizbarkeit für den faradischen Strom durch Entartung des Nerven, der ja allein faradisch erregbar ist — und treten die Zuckungen bei galvanischer Reizung nicht nach PFLÜGERS Zuckungsgesetz, sondern in anderer Reihenfolge auf. Auch ist die Zusammenziehung träger und geht sie manchmal wurmartig von statten. Diese Veränderungen der elektrischen Erregbarkeit nennt man die (elektrische) Entartungsreaktion. Man hat gemeint, daß die Muskelatrophie in diesem Fall immer eine

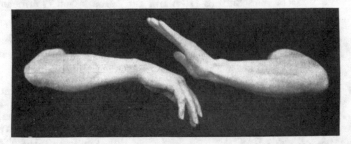

Abb. 83. Radialislähmung („dropping hand") des rechten Armes; die linke Hand beugt der Patient zum Vergleich in der Richtung der rechts verunmöglichten Bewegung (nach O. VERAGUTH, in MOHR und STAEHELIN, Hdb. d. inn. Med. Bd. V).

degenerative ist, hat aber bis jetzt keinen Grund dafür angeführt. Obwohl der Muskel in allen obigen Fällen die gleichen, nur graduell verschiedenen mikroskopischen Veränderungen aufweist, deutet doch die Entartungsreaktion noch auf etwas anderes als bloße Inaktivitätsatrophie bei der peripheren Lähmung hin, nämlich auf einen

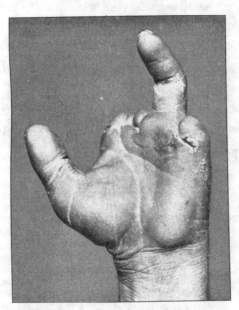
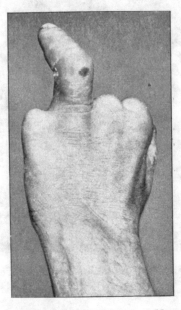

Abb. 84 und 85.   Verstümmelung der Hände bei Syringomyelie (nach E. MÜLLER, in MOHR und STAEHELIN, Hdb. d. inn. Med. Bd. V, 1912).

„trophischen" Einfluß der ventralen, motorischen Ganglienzellen auf den hierzu gehörigen motorischen Nerven und Muskel. Hört dieser trophische Einfluß auf, so fallen Nerv und Muskel obiger regressiver Veränderung mit Entartungsreaktion anheim. Wie sollen wir uns einen solchen trophischen Einfluß denken? Nach SAMUEL liegt der Grund der Ernährung in der Zelle, das Maß der Ernährung in den trophischen Nerven. Aber wie? Die bis jetzt zur Verfügung stehenden Daten nötigen nicht zunächst zur Annahme besonderer trophischer Nerven; von einer Wirkung von Vasomotoren bzw. Vasodilatatoren, deren Wichtigkeit für die Ernährung übrigens nicht zu bezweifeln ist, erhellt auch nichts. Wir müssen einen unmittelbaren, durch die motorische bzw. sensible Nervenfaser auf Muskel bzw. Ganglienzelle übertragenen Einfluß (Reizung zur Assimilation?) annehmen. Ob es

ein funktioneller Reiz ist, gelegentlich reflektorischen Ursprungs, ist weiter zu erforschen. Wir sollen uns auch hier vor voreiliger Verallgemeinerung hüten und zunächst individualisierend genau forschen.

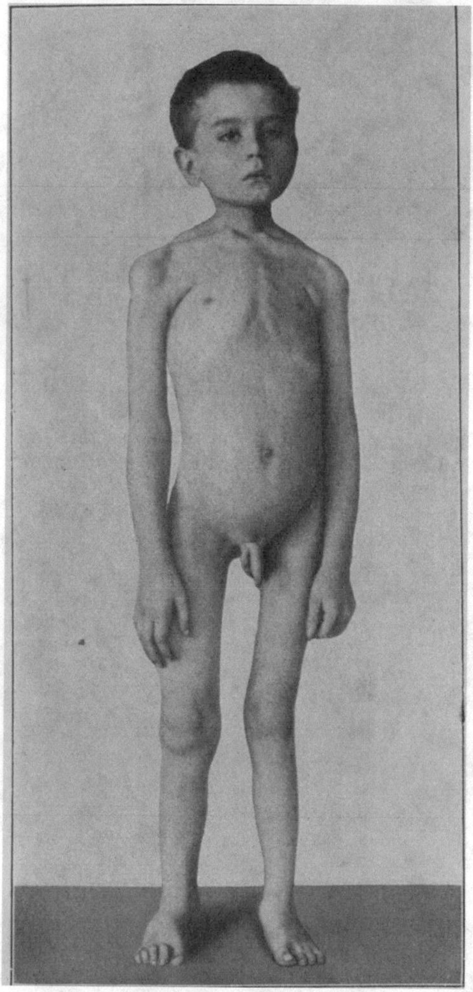

Später werden wir noch andere trophische Erscheinungen besprechen. Hier sei nur noch die Hemiatrophia facialis progressiva erwähnt, die vielleicht einer funktionellen Störung des Sympathikus oder des Trigeminus zuzuschreiben ist. Ob die Atrophie bestimmter Muskeln bei Gelenkerkrankung und bei Knochenbruch neurogenen oder sonstigen Ursprunges ist, läßt sich zurzeit nicht entscheiden. Es kann aber Arthritis deformans ein Gelenk deutlich verunstalten ohne nachweisbare Muskelatrophie und andererseits kann Muskelatrophie noch viele Monate nach Ausheilung eines Knochenbruches bestehen (KORTEWEG). Ferner die hochgradige Atrophie der Unterkieferdrüse nach Durchschneidung der Chorda tympani. Schließlich wollen wir noch die „Knochenatrophie" bei Lepra mutilans (§ 79) kurz erwähnen: Die meist peripheren Teile der Phalangen, Metakarpen und Metatarsen werden bedeutend kürzer und spitzer oder sie werden umgewandelt in breite Platten mit scharfer Schneide. Die Knochen werden porös, löcherig, zerbrechlich. Die Köpfchen der Metakarpen und Metatarsen verschwinden regelmäßig. Phalangen können ganz resorbiert werden. HARBITZ betrachtet die Veränderungen als trophoneurotische infolge einer weit fortgeschrittenen leprösen Entzündung der gemischten Nerven (LIE), ebenso

Abb. 86. Infantile atrophische Form der Dystrophie mit Gesichtsbeteiligung (nach HEINR. CURSCHMANN).

wie gewisse Veränderungen der Haut und der Nägel. Die Haut wird dünn, glatt, glänzend, „glossy skin", die Nägel streifig, gesplittert, uneben oder knotig oder (und) fallen ab. Solche Veränderungen der Haut treten auch nach Verletzung peripherer Nerven ein. Auch Gelenkveränderungen werden dabei beobachtet, die in eine Reihe mit den nervösen Arthropathien (CHARCOT) bei Tabes, Syringomyelie usw. zu stellen seien. Mehr Daten sind erforderlich zur Beantwortung der Frage, ob diese Knochenveränderungen atrophischer oder anderer Natur sind. So sind vielleicht die Osteoporose bei Tabes der von der Arthropathie bedingten Ruhestellung und Spontanfrakturen bei Syringomyelie Knochenschädigungen infolge von der Analgesie zuzuschreiben

(MÖNCKEBERG). Bei Syringomyelie entstehen schon bei geringfügigen Verletzungen schwere Panaritien und Phlegmonen an den Fingern mit Abstoßung und Verstümmelung der Phalangen („maladie de MORVAN" Abb. 84 u. 85).

Die myogene oder myopathische Muskelatrophie hat einen unbekannten Ursprung. Ihre verschiedenen Formen werden als Dystrophia musculorum progressiva zusammengefaßt. Sie tritt im Jugendalter (juvenil) und familiär auf, und zwar in verschiedenen Muskeln, sei es auch mit Bevorzugung gewisser Rumpf-, Becken- und Oberschenkelmuskeln, wobei man in den Beinen, besonders im M. gastrocnemius, Pseudohypertrophie neben Atrophie anzutreffen pflegt: Das interstitielle Bindegewebe wandelt sich zum Teil in Fettgewebe um.

Atrophische Muskelfasern können ihr Hämoglobin verlieren und fischähnlich werden, oder im Gegenteil eine bräunliche Farbe bekommen, durch Ablagerung von Pigmentkörnchen, besonders an den Kernpolen, wie bei der braunen Herzatrophie. Die Kerne sind mitunter vermehrt.

Schließlich erwähnen wir die durch RÖNTGENstrahlen und Radium eintretende Atrophie bzw. Schwund gewisser Gewebe (§ 18) und die toxische Atrophie: Lymphadenoides Gewebe kann durch Jod, z. B. innerlich als Jodkali dargereicht, atrophieren. Vielleicht — genauere Untersuchungen sind hier abzuwarten — können auch bakterielle Gifte Zellen zu Atrophie bringen (durch Lähmung der Assimilation?). Bei Typhus abdominalis und bei anderen Infektionskrankheiten denken wir an diese Möglichkeit. Die Rolle der Nekrose und Degeneration ist jedoch dabei noch scharf abzugrenzen.

15. Kapitel.

Örtliche Störungen usw. (Folge): Dystrophien, Degenerationen, Nekrose und Gangrän.

§ 54. Allgemeine Bemerkungen.

Degeneration, Entartung, bedeutet ein allmähliches Minderwertigwerden. Eine Rasse, ein Volk, ein Individuum, ein Organ, eine Zelle kann durch Schädigung minderwertig werden. Minderwertigkeit eines Individuums, eines Organs usw. erkennen wir an seiner qualitativ oder (und) quantitativ geringeren Leistungsfähigkeit. Man begnügt sich aber oft mit der Annahme einer Minderwertigkeit, wenn eine Änderung der Formeigenschaften darauf hinzuweisen scheint. Daher scheint Degeneration bei oberflächlicher Betrachtung ein morphologischer Begriff zu sein. Dies ist jedoch ein Verfahren mit Gefahren der Täuschung, weil wir nur in bestimmten Fällen mit hinreichender Sicherheit die Leistungsfähigkeit an den Formeigenschaften und auch dann noch nur grob abzuschätzen vermögen (S. 28). Und nehmen wir auf Grund von „Degenerationszeichen" (S. 202) eine Minderwertigkeit des Individuums an, so setzen wir uns einer noch größeren Täuschung aus (S. 201). Das Genie, das manche „Degenerationszeichen" besitzt, ist keineswegs deshalb als minderwertig zu bezeichnen. Es kann überhaupt eine Minderwertigkeit nach der einen Richtung vorliegen, während in anderen Hinsichten Mehrwertigkeit besteht.

Wir nennen eine Zelle entartet, wenn wir neben Veränderungen des Zellkernes (§ 55) oder ohne solche, Zerrüttung des noch lebenden Zellprotoplasmas oder Anhäufung eines endogenen Stoffes in der Zelle beobachten, den wir als von der Zelle selbst gebildet betrachten. Und zwar findet sich dieser Stoff normaliter gar nicht, wie Pigment, oder nicht in so großer Menge in einer nor-

malen gleichartigen Zelle desselben Alters wie Fett, Glykogen, Schleim. Oder
es zeigt sich das Zellprotoplasma in ihrem Aussehen sonstwie geändert, wie
wir das bei der trüben Schwellung kennen lernen werden. Außerdem reden wir
von Entartung eines Gewebes, wenn ein abnormer endogener Stoff im Zwischenzellengewebe vorhanden ist, wie Amyloid und Hyalin. Ablagerung eines exogenen
Stoffes, wie Silber (Argyrose) oder Staubpigment, bedeutet keine Entartung.
Sie kann aber bedeutende Veränderungen bewirken, wie das Staubpigment,
das durch reichliche Ablagerung eine Lymphdrüse zu Erweichung bringt.

    Dystrophie bedeutet erschwerte Ernährung, die sich als Entartung
äußert.

    Einerseits gibt es Übergänge von Entartung zur einfachen Atrophie —
die ja auch zu Minderwertigkeit führt — wir reden dann von degenerativer
Atrophie. Andererseits kommen Übergänge von Entartung, einem Lebensvorgang, zur Nekrose, örtlichem Tod, vor, die wir als Nekrobiose andeuten.
Jede Entartung ist die Folge einer physikalischen, physikochemischen oder
chemischen Schädigung. Degenerative Atrophie tritt auf bei schwacher
Schädigung von einiger Dauer. Nekrobiose hingegen durch stärkere Schädigung als die, welche zur Entartung ohne weiteres führt. Wir haben als Beispiel
degenerativer Atrophie schon die Pigmentatrophie kennen gelernt. Ferner kann
eine Zelle durch Dehnung infolge von Anhäufung von Fett zu einem mit Fett
gefüllten Säckchen atrophieren, das wir Fettzelle nennen. Einem Beispiel
von Nekrobiose werden wir bei der trüben Schwellung begegnen.

    All diese Merkmale der Entartung deuten auf Änderung des Stoffwechsels
hin: wir nehmen an, daß eine physikalische, chemische oder physikochemische
Schädigung der Zelle oder des Gewebes zu einer Stoffwechselstörung und durch
diese zur Bildung oder (und) Anhäufung des beobachteten Stoffes führt. Dieser
Stoff wird an Ort und Stelle entweder aus Zell- bzw. Kernbestandteilen oder
aus mit Blut oder Lymphe zugeführten Stoffen gebildet. Und trübe Schwellung
bedeutet eine Zerrüttung der Zelle durch eine Schädigung. Für jeden Fall sind
Natur und Grad der Stoffwechselstörung und ihre Bedeutung für die Tätigkeit
genau festzustellen, was wir zurzeit allerdings noch gar nicht oder nur unvollständig vermögen.

    Entartung gewisser Ausdehnung pflegt zu Volumenzunahme des Gewebes
zu führen mit einer solchen Veränderung seiner physikalischen Eigenschaften
(Farbe, Durchsichtigkeit), daß wir sie schon mit dem unbewaffneten Auge zu
erkennen vermögen, z. B. trübe Schwellung der Niere, amyloide Entartung der
Leber und Milz usw.

    Nun bedeutet aber nicht jede Anhäufung eines Stoffes in abnormer Menge
Entartung. Es ist zunächst möglich, daß sich ein Stoff, wie Schleim oder Hauttalg, in einem Drüsenabschnitt durch behinderte Abfuhr anhäuft (Retentionszyste). Sodann kann ein Stoff, wie Glykogen und Fett in gewissen Geweben,
unter besonderen Umständen als Brennstoff angehäuft werden, ohne daß wir
eine Minderwertigkeit der Zellen anzunehmen berechtigt sind. So hat schon
VIRCHOW Entartung und Infiltration (Ablagerung) unterschieden, wie wir
bei der fettigen Entartung besprechen sollen. Anhäufung eines zugeführten
Stoffes kann sogar als physiologische Erscheinung in normalen Zellen erfolgen,
wie z. B. Ablagerung von Glykogen und Fett (§ 59 und § 58). Anhäufung durch
Ablagerung kann aber auch in geschädigten Zellen stattfinden, und zwar eben
als Folge der Schädigung, indem die geschädigte Zelle den zugeführten normalen
Stoff nicht in gebührendem Maße weiter zu verarbeiten vermag. In einem
solchen Fall weist die Anhäufung auf Minderwertigkeit der Zelle hin.

    Wir wollen hierzu nur noch bemerken, daß wir nicht ohne weiteres, von
vornherein, zur Annahme berechtigt sind, daß ein abnormes Stoffwechsel-

produkt sich am Ort seiner Entstehung anhäuft. So wissen wir von der Entstehung des Amyloids nichts. Ein abnormer Stoff oder ein in abnorm großer Menge angehäufter normaler Stoff kann im allgemeinen: am Ort seiner Bildung liegen bleiben oder irgend sonst woher stammen und dann als solcher bzw. in etwas anderer Form zugeführt sein. Im ersteren Fall kann der Stoff durch Synthese oder durch Spaltung entstanden sein.

Man mißbraucht manchmal die Worte Degeneration, degeneriert usw. auch, wo gar keine Entartung besteht. Nur indem wir diese Worte nicht ohne ein Adjektiv anwenden, das die Natur der Entartung andeutet, wie fettig, amyloid, usw., werden wir der Gefahr dieses Mißbrauchs entgehen.

Die Zellen zeigen bei Entartung und Ablagerung verschiedenartige Veränderungen. Ist der sich in der Zelle ablagernde Stoff flüssig und die Zelle überall gleich dehnbar, so bildet sich in der Zelle eine kugelige Höhle, in der sich der Stoff anhäuft. Diese Höhle bezeichnet man wohl als „Vakuole", was man tun mag, wenn man nur nicht vergißt, daß es auf den Inhalt der Vakuole ankommt und wenn man nur nicht von „vakuolärer Entartung" redet. Wir finden Fett- oder Schleimtröpfchen, oder Tröpfchen seröser Flüssigkeit (bei der hydropischen Entartung) in einer solchen Vakuole. Mikro-chemische Untersuchung hat die Natur ihres Inhalts — der auch Gas sein kann, wie bei Fäulnis oder bei Infektion durch eine gasbildende Bakterie — festzustellen. Allerdings kann der Inhalt durch Fixierungs- und Härtungsflüssigkeiten gelöst und fortgeschwemmt sein, wie Fett durch Alkohol und Äther, Glykogen durch wäßrige Formollösung.

Oft nimmt die Zelle durch Entartung ebenso wie durch Zufuhr eines Stoffes an Umfang zu. Wenn aber der Zelleib zugleich durch die Schädigung, welche die Entartung hervorrief, oder durch die Ablagerung des abnormen Stoffes atrophiert und zwar mehr durch diese Atrophie an Umfang

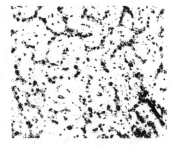

Abb. 87. Amyloide Entartung der Leber mit hochgradiger Atrophie der Leberzellen.

verliert als er durch Anhäufung des Stoffes an Umfang zunimmt, so wird die Zelle kleiner (degenerative Atrophie). Diese Atrophie kann eine toxische oder eine mechanische (durch Druck oder Dehnung) sein. Es kann auch eine Atrophie anderen Ursprunges, z. B. eine senile zu der Entartung hinzukommen oder ihr voraufgehen. Daß die Beurteilung der Funktionstüchtigkeit der Zelle in einem solchen Fall recht schwer ist, erhellt ohne weiteres.

Auch dann, wenn sich der Stoff außerhalb der Zellen ablagert, wie das Hyalin in den faserigen Zwischenzellenstoff des Bindegewebes, und das Amyloid in der Leber wahrscheinlich zwischen den Endothelzellen der Blutkapillaren und den Leberzellen, können doch die Zellen durch Druck bis zu hohem Grade atrophieren, wozu sich der schädigende Einfluß einer ungenügenden Nahrungszufuhr hinzugesellt. Wir ersehen ja aus Abb. 87, daß die Leberzellen durch eine dicke Schicht amyloiden Stoffes vom intrakapillaren Blut getrennt sind.

Alles in allem leidet bei Entartung die Ernährung und damit auch die Tätigkeit der Parenchymzellen mehr oder weniger, und zwar nicht nur durch die ursächliche Schädigung, sondern manchmal außerdem durch die Anhäufung des abnormen Stoffes. Allerdings vermögen wir die Herabsetzung ihrer Funktionstüchtigkeit zurzeit nur ausnahmsweise hinreichend genau festzustellen.

Im allgemeinen können wir sagen, daß eine Zelle um so eher durch eine schädigende Einwirkung leidet, entartet, je feiner differenziert und je höher organisiert sie ist. Wir dürfen jedoch nicht ohne weiteres annehmen, daß die am häufigsten entartenden Zellen die empfindlichsten sind, weil wir nur ausnahmsweise annehmen dürfen, daß die anderen Zellen gleich oft und gleich stark durch die nämliche Schädlichkeit getroffen werden. Die Erfahrung lehrt nur, daß die Leberzellen häufiger und stärker geschädigt, entartet sind durch Gifte usw. als die Gallengänge, das Epithel der gewundenen Harnröhrchen öfter und stärker als das der geraden und der Sammelröhrchen, usw. In zirrhotischen Lebern wuchert aber nicht nur das Bindegewebe, sondern auch die Gallengänge, während die benachbarten Leberzellen atrophieren, entarten und sogar absterben. Nur bestimmte Versuche wie die LITTENschen vermöchten jedoch die Frage in zuverlässiger Weise zu lösen.

Die Fragen wodurch und wie die Entartung eintritt, ist für jeden einzelnen Fall zu beantworten. Dabei müssen wir den Angriffspunkt der Schädigung in der Zelle genau feststellen, ob in eiweißartigen oder lipoiden oder sonstigen Bestandteilen. Vor allem ist zunächst Infiltration auszuschließen und die Möglichkeit einer Anhäufung durch Ablagerung in einer geschädigten Zelle zu berücksichtigen.

Die Zellveränderungen bei einigen Entartungen sind denen bei gewissen Sekretionen mehr oder weniger ähnlich, indem beide Vorgänge z. B. mit Körnchen - bildung einhergehen. Wir sollen uns aber nicht zu einer Gleichstellung verführen lassen, weil mikroskopisch vollkommen gleich aussehende Körnchen chemisch grundverschieden sein können und wir von ihrer Entstehung auch fast nichts wissen. Die bekannt gewordenen Daten finden sich bei ERNST und ARNOLD.

Bevor wir die einzelnen Entartungen näher betrachten, sollen wir die bei regressiven Zellveränderungen auftretenden Kernveränderungen besprechen.

§ 55. Kernveränderungen bei Dystrophien.

Schädigung der Zelle kann von Bedeutung sein für das Fortbestehen des Kernes, aber auch umgekehrt. Mehrere Beobachtungen weisen ja auf gewisse Wechselbeziehungen zwischen Zelle und Kern hin: Während der Kern nur durch das Zellprotoplasma hin Nahrung bekommen kann, erfährt der Zellleib, wie es scheint, einen „trophischen" Einfluß vom Kern; teilt man nämlich ein Protozoon in einen kernhaltigen Teil *a* und einen kernlosen Teil *b*, so stirbt *b* ab, während *a* am Leben bleibt. Jedoch geht auch der vollkommen von Zellprotoplasma befreite Kern von Radiolarien, z. B. von Thalassicolla nucleata, zugrunde. Allerdings ist eine mechanische Schädigung des Kerns beim Präparieren nicht ausgeschlossen. Nun sind diese Beobachtungen an Einzelligen selbstverständlich nicht ohne weiteres auf die Zellen und Kerne der Metazoen anwendbar. Deutet aber das Voraufgehen der Kern- vor der Zellteilung nicht auf eine gewisse führende Rolle des Kerns hin? Andererseits ist die Zelle als sicher tot zu betrachten, wenn der Kern es ist. (Vergl. ferner ERNST XIII.)

Zunächst kann der Kern Formänderungen oder weitergehende Zerrüttung erleiden durch Druck oder Dehnung, indem sich die Zelldimensionen ändern oder sich ein Stoff in der Zelle ablagert. Der Kern ist ein elastisches Gebilde: Solange diese mechanische Einwirkung nicht gewisse Grenzen von Stärke und Dauer überschreitet, sind seine Formänderungen wohl nicht von großer Bedeutung und einer Wiederherstellung fähig. Ein Kern, der durch Anhäufung eines Stoffes in der Zelle gegen die Zellwand verdrängt und mehr oder weniger schüsselförmig ausgehöhlt wird, braucht keinen oder keinen eingreifenden Schaden erlitten zu haben. Bei der physiologischen Fettanhäufung in der Bindegewebszelle, wodurch diese zur Fettzelle wird, ereignet sich das; ebenso bei pathologischer Fettablagerung, bei fettiger Entartung, z. B. von Leberzellen. In beiden Fällen treffen wir zunächst ganz winzige, getrennte Fettröpfchen in der Zelle an. Diese nehmen allmählich an Umfang zu, verschmelzen und nehmen dadurch an Zahl ab. Auch die Leberzelle kann so zur Fettzelle werden. Auch im Kern können „Vakuolen" auftreten, gefüllt mit einer eiweißhaltigen Flüssigkeit, z. B. bei der hydropischen Entartung (s. unten). Ihre Bedeutung für Kern und Zelle kennen wir nicht.

Die Kernveränderungen betreffen nicht nur seine Dimensionen sondern auch seine Chromatinverteilung. Zunächst nennen wir die Pyknose ($\pi v x v \iota \varsigma =$ dicht): der Kern schrumpft mehr oder weniger zusammen und bekommt infolgedessen eine mehr oder weniger eckige unregelmäßige Form, sein Umriß kann sogar zackig werden. Das Chromatingerüst wird undeutlicher und kann schließlich einem homogenen, mit basischen Kernfarbstoffen dunkel gefärbten Klumpen Platz machen. Wir bekommen den Eindruck, daß der Kern infolge von Flüssigkeitsaustritt zusammengeschrumpft ist. Pyknotische Kerne können wir in toten, aber auch in lebenden Zellen antreffen. Sie haben nicht alle die gleiche Bedeutung. So kommen sie z. B. in den Epithelzellen eines skirrhösen Krebses oft vor, während doch diese Zellen sich als wucherungsfähig erweisen. Abb. 238 zeigt uns solche Zellen in einem Krebs von der Oberhaut ausgehend. Pyknose kann, wie in diesem Fall, überhaupt durch Druck der in wenig dehnbarem, straffem

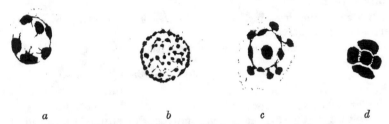

a　　　　　b　　　　　c　　　　　d

Abb. 88.　Kernveränderungen (nach SCHMAUS und ALBRECHT).
a = grobkörnige Kernwandhyperchromatose, b = feinkörnige Kernwandhyperchromatose, c = Kernsprossung bei Kernwandhyperchromatose, d = Kernzerklüftung.

Bindegewebe wachsenden Epithelzellen untereinander oder durch Dehnung auftreten. In faserreichem, sklerotischem Bindegewebe pflegen viele pyknotische Kerne vorzukommen. Wir treffen aber auch wohl Pyknose an in Zellen, die chemisch oder physikochemisch durch ein Gift oder thermisch geschädigt sind (§ 57a).

Ein pyknotischer Kern kann in Bruchstücke zerfallen (Kernzerklüftung, Karyorrhexis oder Kernfragmentation) wie Abb. 88 d zeigt. Karyorrhexis kann aber auch ohne voraufgehende Pyknose eintreten. Sie bedeutet Tod von Kern und Zelle.

Wir reden von Chromatolyse, wenn sich das Chromatin im Kernsaft auflöst. Der Kern behält gewöhnlich seine Form während er anschwillt und sich mit Kernfarbstoffen allmählich diffuser und schwächer, und schließlich gar nicht mehr färbt.

Mitunter verteilt sich das Chromatin dermaßen, daß der zentrale Teil des Kerns ärmer an Chromatin wird und sich dieser Stoff unregelmäßig, manchmal häufchenweise, an der Kernwand anhäuft. ALBRECHT und SCHMAUS haben das Kernwandhyperchromatose genannt. Es kann sich das Chromatin auch in Körner im Kerngerüst anhäufen (Kerngerüsthyperchromatose).

Chromatolyse und Kernwandhyperchromatose stellen tiefgehende Schädigungen dar. Bis zu welchem Grade Wiederherstellung möglich ist, hat man noch nicht zu bestimmen gesucht. Fehlende Kernfärbung in lege artis vorbehandeltem und gefärbtem Gewebe gilt als sicheres Zeichen des Zelltodes.

Schließlich kann der ungefärbte Kern, dessen Schatten, Umrisse, noch erkennbar sind, völlig verschwinden: Karyolyse, was a fortiori Tod der Zelle bedeutet.

Der absterbende oder schon tote (?) Kern kann unter Umständen etwas eosino(azido)phil werden.

Wir vermögen überhaupt auch auf dem Gebiet der Kernveränderungen die Grenzen zwischen Leben und Tod nicht scharf zu ziehen.

§ 56. Einteilung der Entartungen.

Eine Einteilung nach der Schädlichkeit, welche sie bewirkte, ist nicht so zweckmäßig wie die nach der Natur des abgelagerten Stoffes, weil verschiedenartige Entartungen durch die gleiche Schädlichkeit, sei es auch in verschiedener Stärke, hervorgerufen werden. Eine Einteilung in Gruppen, je nachdem die Zellveränderungen chemischer, physikalischer oder physikochemischer Natur sind, ist nicht durchzuführen; einmal nicht, weil die Erkennung dieser Natur zurzeit nicht genügend sicher möglich ist, sodann nicht, weil oft Kombinationen vorkommen. Man könnte höchstens von einer vorwiegend chemischen, usw. Schädigung reden.

Nach der Natur des abgelagerten Stoffes können wir die Entartungen folgendermaßen gruppieren:

1. Entartungen mit Anhäufung eines eiweißartigen Stoffes,
2.   ,,   ,,   ,,   von Fett,
3.   ,,   ,,   ,,   ,, Kohlehydraten (Glykogen),
4.   ,,   ,,   ,,   ,, Salzen (Verkalkung, Steinbildung usw.)

Zur ersten Gruppe bringen wir dann auch die Pigmententartung und die trübe Schwellung. Von einer genauen weiteren Einteilung auf chemischer — hier der einzig richtigen — Grundlage kann aber noch keine Rede sein, so lange wir die verschiedenen Eiweißstoffe, wozu auch die Schleim-, Kolloid-, Amyloid- und hyalinen Stoffe gehören, nicht sicher unterscheiden können, und bis jetzt können wir nur sagen, daß die Entartungsstoffe der ersten Gruppe aus C, H, O, N und S bestehen. Die Farbenreaktionen und einige Fällbarkeits- und Löslichkeitsverhältnisse genügen dazu nicht!

Eine andere Schwierigkeit, nämlich die der postmortalen Veränderungen, macht sich außerdem fühlbar, besonders bei der trüben Schwellung, auch bei der Bildung von „Myelin". Die postmortalen Veränderungen sind ja keineswegs immer gleich stark, sondern abhängig von der seit dem Tode verflossenen Zeit, von Temperatur, Feuchtigkeit und besonders von dem elektrischen Zustande der Atmosphäre (drohendes Gewitter fördert sie), von der Natur der krankhaften bzw. tödlichen Schädlichkeit.

Schließlich ist bei der Beurteilung der Formänderungen des Zell- und Kernprotoplasmas dem Einfluß der Fixierungs- und Härtungsflüssigkeiten (vgl. A. FISCHER und SPALTEHOLZ) Rechnung zu tragen. Wir haben diesen Fehler möglichst klein und möglichst gleich für alle Fälle zu machen.

Man nennt die Entartungen mit Anhäufung von Eiweißkörpern auch wohl „albuminoide". Dieses Wort ist nicht empfehlenswert, weil das Wort Albuminoide ja in Gegensatz zu den nativen Eiweißkörpern gebracht wird: letztere werden in Zellen und Flüssigkeiten von Tieren und Pflanzen angetroffen, während man mit Albuminoide Eiweißabkömmlinge andeutet.

Wir wollen uns nicht durch ein Wort mehr oder weniger binden, weil ja unsere Kenntnis der verschiedenen Eiweißkörper nicht zur Grundlage einer Einteilung genügt. Morphologische Ähnlichkeit oder Gleichheit bedeutet durchaus nicht chemische Identität. Auch die Farbenreaktionen reichen zur Differenzierung nicht aus, die Metachromasie ebensowenig.

Unter Metachromasie verstehen wir die Färbung eines bestimmten, „chromotropen" (farbändernden) Stoffes mit einer anderen Farbe als die eigene einer einfachen Farbstofflösung; so z. B. färbt Methylviolett normales Gewebe bläulichgrün, Amyloid aber rötlich violett, blaues Thionin färbt einige Schleimstoffe rot. Metachromasie kann eine physikalische Erscheinung sein, ähnlich wie Jod sich braun in Alkohol, violett in Chloroform löst. Vielleicht beruht sie in anderen Fällen auf Atomverschiebung, wodurch rotes aus blauem Thionin entstehen kann.

§ 57. Albuminöse (eiweißartige) Entartungen.

a) Trübe Schwellung (körnige Trübung, albuminöse Entartung).

Sie wurde anfangs als „parenchymatöse" Entartung bezeichnet, was keine Empfehlung verdient, weil „parenchymatös" nicht die Natur der Entartung und nur ihren Sitz andeuten kann. Richtiger wäre dann aber „Parenchymentartung." Trübe Schwellung kommt aber auch in anderen Zellen als Parenchymzellen, z. B. in Bindegewebszellen, vor.

Wir können trübe Schwellung (dégénérescence granuleuse, körnige Entartung), besonders an Leberzellen und am Epithel der gewundenen Harnröhrchen

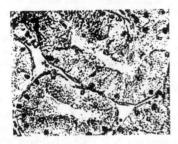

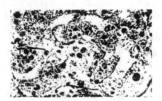

Abb. 89. Leichte trübe Schwellung (Körnung) des Epithels der gewundenen Harnröhrchen.

Abb. 90. Gröbere Körnchen bei trüber Schwellung der Niere.

studieren. Das Organ schwillt infolge der Vergrößerung der Zellen an. Die Schnittfläche ist mehr oder weniger matt, wie gekocht, der feuchte Glanz des normalen Organs fehlt ihr. Außerdem ist das Gewebe weniger rot, ja es kann äußerst blutarm sein, indem die Ader und die Blutkapillaren durch die vergrößerten Zellen verengert bzw. dicht gedrückt sind. Die elastische Kapsel des Organs wird gedehnt. Durch ihre erhöhte Spannung ist die Schnittfläche nicht eben, sondern runderhaben durch Schwellung der Rinde und der Rand umgebogen.

Die Veränderungen der Zellen, die man als trübe Schwellung andeutet, sind sehr wahrscheinlich nicht einheitlicher Natur. So haben wir zunächst in den Nieren- und Leberepithelzellen drei Formen zu unterscheiden:

1. Der vergrößerte Zelleib zeigt, statt der gewöhnlichen zahlreichen sehr feinen Körnchen, wenigere aber gröbere Körnchen, welche in einem durchsichtigen Stoff (wäßriger Flüssigkeit?) sich finden. Wir bekommen den Eindruck, als ob die größeren Körnchen durch Zusammenschmelzung von kleineren — die ALTMANNS fuchsinophilen Körnchen entsprechen — entstehen, wobei sich die gröberen Körnchen voneinander entfernen, indem sich Flüssigkeit zwischen ihnen anhäuft. Vielleicht löst sich ein Teil der feinsten Körnchen. Ein anderer Teil kann, von Epithelzellen der gewundenen Harnröhrchen, ausgestoßen werden und im Harnröhrchen miteinander zusammenschmelzen. Dieser Vorgang erinnert an die Ausstoßung kolloider Körnchen (s. unten).

Was sind das für Körnchen? Diese mehr oder weniger glänzenden Körnchen werden von Äther, OsO_4 (sog. Osmiumsäure) nicht beeinflußt, stellen somit kein Fett dar. Sie schwellen in Essigsäure und Pottasche (K_2CO_3) auf, bzw. lösen sich darin und zeigen die Xanthoproteinreaktion (Gelbfärbung durch starke Salpetersäure in der Siedhitze; die gelbe Farbe wird orangegelb durch Übersättigen mit NH_3 oder Alkalien). Sie bestehen somit aus Eiweiß. Manchmal färben sie sich schön durch Saffranin. Der Unterschied der ALTMANNschen Körnchen von ARNOLDS Granula und Plasmosomen und BENDAS Mitochondrien ist nicht genügend begründet und mit der erforderlichen Schärfe möglich (vgl. ERNST, BENDA). Auch die biologische Bedeutung der Körnchen ist unsicher, ob es Sekretkörnchen oder Bioblasten („Elementarorganismen") sind usw. Es ist aber damit noch nicht gesagt, daß solche Körnchen immer die gleiche chemische Zusammensetzung, Entstehung und Bedeutung für die Tätigkeit der Zelle haben. So hat man ähnliche eisenfreie und eisenhaltige Körnchen beobachtet (SALTYKOW). Die eisenhaltigen Körnchen, die man z. B. in Leukozyten antreffen kann, und die vielleicht Abkömmlinge von Chromozyten sind, bleiben hier außer Betracht. In den Körnchen bei trüber Schwellung hat man bis jetzt kein Eisen nachgewiesen. Ähnliche Körnchen kann man aber auch in senil atrophischen Zellen der gewundenen Harnröhrchen beobachten. Sind diese aber mit denen bei trüber Schwellung identisch? Wir sollen recht vorsichtig bei der Beurteilung der Natur und Bedeutung all dieser Körnchen sein, und mehr Forschungsergebnisse abwarten. Einerseits lassen sich die Körnchen bei trüber Schwellung schwer von der normalen Körnelung des Zelleibes, andererseits nicht scharf von der Körnelung einer Zelle, die im Begriff ist, sich zu teilen, abgrenzen. Dies erschwert auch das Verständnis EUGEN ALBRECHTS: die trübe Schwellung sei eine tropfige Entmischung, ähnlich wie bei der Trennung eines Kolloids von seinem Lösungsmittel oder von Phenol und Wasser. Diese tropfige Entmischung tritt aber nur in Flüssigkeiten auf, in denen überdies zuvor keine Körnchen nachweisbar sind. Weitere Forschung ist erforderlich.

2. In anderen Fällen bekommen wir nur wenig oder gar keine scharf begrenzten Körnchen in den vergrößerten Zellen zu Gesicht, sondern ein unregelmäßig geändertes, manchmal wie zerrissenes oder wabiges Zellprotoplasma: unregelmäßige Protoplasmaflocken und Fetzen, durch Flüssigkeit getrennt, nur stellenweise zusammenhängend. Hier bekommen wir den Eindruck einer stattgehabten Zerreißung bzw. Lösung. Während die Körnchen der ersten Form eine Zusammenballung der normalen feineren Körnchen bzw. eine Eiweißfällung vermuten lassen, führt das Bild der zweiten Form eher zur Annahme der Möglichkeit einer Lösung von Zellbestandteilen, mit Zerrüttung der Zelle. Wir können z. B. denken an Lösung lipoider Zellbestandteile, wie wir sie durch Chloroform, Äther und Alkohol annehmen (§ 22). In der Tat kommt eine solche Zerrüttung von Leber -und Nierenzellen vor bei Menschen und Tieren, die durch wiederholte Einatmung einer zu großen Menge Chloroform gestorben sind. Es sind aber andere Möglichkeiten keineswegs ausgeschlossen. Das postmortale Auftreten ähnlicher Veränderungen ohne besondere Schädigung lenkt die Aufmerksamkeit auf die Möglichkeit einer Autolyse hin.

3. In wieder anderen Fällen scheint unregelmäßige, mehr oder weniger schollige Gerinnung in Zellen stattgefunden zu haben, die an wachsartige „Entartung" (§ 61) erinnert. Gesetzmäßige, genaue, vergleichende Forschung ist hier erforderlich, wobei die Eigenschaften der kolloiden Stoffe insbesondere zu berücksichtigen sind.

Außer diesen Typen der trüben Schwellung bekommen wir manchmal weniger typische Bilder, z. T. Übergänge oder Kombinationen, zu Gesicht. Autolyse erscheint besonders in solchen Fällen, wo die Zelle ganz oder teilweise abgestorben ist, sehr wohl möglich (vgl. § 61). Es kommen nämlich allmähliche Übergänge von der leichtesten trüben Schwellung zur Nekrose vor, was wir schon aus dem Zustand der Kerne ableiten dürfen: allen oben erwähnten regressiven Kernveränderungen begegnen wir bei der trüben Schwellung.

Ob es sich bei jeder trüben Schwellung um einen unumkehrbaren Vorgang handelt, ist zurzeit nicht entschieden. Aber auch dann, wenn der Vorgang unumkehrbar wäre, könnten wir Wiederherstellung der Zelle nicht ausschließen, solange ein genügender Teil derselben lebt und, nach Spaltung und Fortschaffung des getöteten Protoplasmas durch Assimilation einen Neubau zu vollführen vermag, sei es auch nur dann, wenn der Kern nicht zu sehr geschädigt ist.

Sehr verschiedenartige Gifte können trübe Schwellung bewirken: Chloroform, Arsen, Phosphor, Quecksilber (Sublimat), bakterielle Gifte verschiedener Natur (bei septischen Zuständen, bei „toxischer" Diphtherie) usw. bewirken trübe Schwellung bis zur Nekrose der Niere. Ferner treffen wir trübe Schwellung überhaupt bei vielen Entzündungen verschiedenen Ursprunges an. Auch durch thermische und mechanische Schädigung kann trübe Schwellung bestimmter Form (Körnelung bis zu diffuser Gerinnung, d. h. Nekrose) auftreten.

In Nervenzellen kommen ähnliche Veränderungen vor. So hat Nissl auf folgende Veränderungen nach Unterbrechung der von der Nervenzelle ausgehenden Nervenfaser hingewiesen: Schwellung der Zelle, Zusammenballung der basisch färbbaren Bestandteile, die dann in der Umgebung des Kerns schwinden. Schließlich verschwinden alle färbbaren Bestandteile und nur feine blaue Krümel bleiben übrig. Wiederherstellung soll auch dann noch möglich sein.

Nach einigen Autoren kommt trübe Schwellung in Form von Körnelung auch in quergestreiften Muskeln, wie z. B. im Herzen vor. Ob es sich dabei nicht um etwas anderes (Myelin? postmortale Veränderungen?) handelt? Ich habe nie Körnelung wie bei trüber Schwellung einer Leber- oder Nierenzelle in einem Muskel gesehen, sondern nur kleinere oder größere Schollen.

Die Tätigkeit einer trüb geschwollenen Zelle wird je nach der Ausdehnung der Entartung abnehmen. Die Tätigkeit des Organs leidet außerdem durch die auftretende Blutleere, wie die Oligurie bei trüber Schwellung der Niere wahrscheinlich macht. Diese Blutleere ist der erhöhten Gewebs- und Nierenkapselspannung zuzuschreiben, infolge der Nierenschwellung,

b) „Hydropische Entartung", richtiger Zellhydrops.

Die hydropische Entartung ist Ödem der Zelle. Sie kommt vor bei Blutstauung und bei Entzündung, vielleicht auch wohl e vacuo, wie Ödem überhaupt. Weil die in Vakuolen befindliche Flüssigkeit manchmal nicht leicht nachweisbar ist, hat man von „vakuolärer" Entartung geredet. Mitunter liegen die Vakuolen wabenartig im Zelleib, ja auch im Zellkern.

Wir dürfen Zellhydrops nur nach Ausschluß von Entartungen mit Vakuolenbildung annehmen.

Gewisse Parasiten, wie z. B. Leprabazillen, können wir antreffen in Zellvakuolen. Wir denken hier an die Möglichkeit, daß die Bazillen selbst diese Höhlen durch Enzymwirkung geschaffen haben.

Bei Molluscum contagiosum treten Vakuolen in Epithelzellen auf, die rundliche Körperchen enthalten. Dies sind wahrscheinlich Produkte einer noch näher zu erforschenden Entartung („Molluscumkörperchen") und keine Parasiten, wie einige Forscher annehmen. (S. 292).

Die Bedeutung dieser Veränderungen für die Tätigkeit läßt sich zurzeit noch kaum vermuten.

c) Schleimige und kolloide Entartung.

Schleim deutet nicht einen einheitlichen Stoff an, sondern das Wort umfaßt verschiedene Stoffe, die wir als Schleimstoffe, Mucine und Mukoide, bezeichnen. Sie gehören mit den Nukleoproteiden zu den Proteiden (zusammengesetzten Eiweißkörpern), d. h. Verbindungen von Proteinen (einfachen Eiweißkörpern) mit nichteiweißartigen Gruppen, die man als prosthetische bezeichnet. So ist z. B. Hämatin eine prosthetische Gruppe des Hämoglobins. Und zwar gehören die Schleimstoffe zu den Glykoproteiden, d. h. Proteiden, die bei ihrer Zerlegung (durch Kochen mit verdünnten Säuren) zunächst Eiweiß und Kohlehydrate (Polysaccharid) liefern: bei hydrolytischer Spaltung entsteht Glukosamin (Chitosamin) (Fr. Müller u. a.), das die reduzierende Substanz der Mucine sein soll. (Hiermit ist nicht gesagt, daß Kohlehydratgruppen den nicht-schleimigen Eiweißkörpern fehlen.) Die Mucine und Mukoide enthalten 3—3,7 % Kohlehydrate. Sie gerinnen nicht durch Erhitzen.

Die verschiedenen Schleimstoffe kennen wir chemisch so wenig, daß wir sie nur mit Verwendung einiger oberflächlicher Merkmale einigermaßen zu gruppieren vermögen, und zwar als echte Mucine und Mukoide (nämlich Para- oder Pseudomucine, Chondro- und Phosphormukoide). All diese Stoffe bestehen aus C, H, O, N und S; die Phosphormukoide enthalten außerdem Phosphor. All diese Stoffe sind zurzeit untereinander ebensowenig scharf abgegrenzt als viele Eiweißstoffe untereinander. Wir verfügen über nur wenige Merkmale. Die echten Mucine sind in einer „Lösung" fadenziehend und durch Essigsäure in Übermaß in Mucinkörnchen oder Fäden fällbar — beides fehlt den Mukoiden. Nukleoproteide sind übrigens auch fällbar durch Säuren. Blaues Thionin färbt die echten Mucine metachromatisch rot, die Mukoide nicht. Das sogen. „Kolloid" umfaßt verschiedenartige Pseudomucine, die sich meist dunkelrosa mit Eosin, und nicht, wie die echten Mucine, rot durch blaues Thionin und blau durch Hämatoxylin färben. (Die echten Mucine sind aber nicht immer chromotrop gegenüber Thionin.) Die echten, fadenziehenden Mucine sind somit basophil, weil sie sich mit Hämatoxylin färben, das eosinophile Kolloid hingegen ist acidophil. Mucine verhalten sich auch in dieser Hinsicht wie Säuren: sie lassen sich durch Alkalien (Soda, Baryt oder Kalkwasser) aus den Geweben ausziehen und dann durch Essigsäure fällen (s. oben). Zu den Pseudomucinen gehört das Paramucin das man in großer Menge in Ovarial- und Parovarialkystomen antrifft; ebenso das Paralbumin (in Ovarialkystomen), ein Gemenge von Pseudomucin mit wechselnden Mengen Eiweiß; wahrscheinlich auch der Stoff, der sich in den Zysten einer Zystenniere findet, das Schilddrüsenkolloid (Abb. 91) das Kolloid im Fibroepithelioma mammae und in den Mischgeschwülsten der Speicheldrüsen, der Glaskörper, usw. Daß diese Stoffe bedeutende chemische Unterschiede aufweisen müssen, geht schon aus der Bedeutung des Schilddrüsenkolloids für den Organismus hervor. Dieses enthält jedenfalls Jod. Die echten Mucine werden von den Schleimdrüsen und Becherzellen abgesondert. Aber auch im Nabelstrang und in Schleimgeschwülsten (Myxomen usw.) findet sich echtes Mucin. Wir müssen annehmen, daß dieser Schleim durch das Bindegewebe selbst gebildet wird. Der Schleim im subepithelialen Bindegewebe der Nasenschleimhaut könnte von schleimbildenden anstoßenden Epithelzellen herrühren. Es kann in so geringer Menge vorhanden sein, daß die Unterscheidung von Ödem nicht sicher ist. Vielleicht trifft dies auch für das Myxödem zu, das bei Hypo- bzw. Athyreoidie auftritt, und über dessen Natur die Angaben nicht einslautend sind. Es ist noch fraglich, ob dabei überhaupt Mucine abgelagert werden, oder ob es sich etwa um Fettanhäufung mit oder ohne Ödem handelt.

Inwiefern sich die echten Mucine voneinander unterscheiden, wissen wir noch ebensowenig wie von den Paramucinen. Wir müssen uns mit diesen wenigen Angaben begnügen. (Vgl. übrigens Hammarsten). Unsere dürftige Kenntnis macht große Vorsicht bei der Beurteilung dieser Stoffe notwendig. Das Sehnenmucin muß mit dem Chondromukoid und Osseomukoid zu den Chondroproteiden gerechnet werden (Hammarsten). Diese sind Glykoproteide, die bei Spaltung Eiweiß und eine kohlehydrathaltige Schwefelsäure, Chondroitinschwefelsäure, liefern. Hiermit betreten wir ein unsicheres Gebiet. Es ist fraglich, ob die Chondroitinschwefelsäure einen einheitlichen chemischen Körper darstellt.

In der Epithelzelle bildet sich Mucin aus mucinogenen Körnchen, die allmählich (unter Wasseraufnahme?) anschwellen und, unter nicht näher gekannten Veränderungen, zum Schleim zusammenschmelzen. Die Zelle entartet dabei (physiologisch), sie kann sogar absterben und abgestoßen werden. Dem eine Schleimhaut bedeckenden Schleim, wie dem Magenschleim, kommt eine, wenigstens mechanisch, schützende Bedeutung zu.

Wie aus obigem erhellt, müssen wir sehr vorsichtig sein mit der Bezeichnung schleimartiger Stoffe, um so mehr, wenn sie unter pathologischen Umständen gebildet sind. Manchmal redet man da von Schleim, ohne daß wir genügend von den chemischen Eigenschaften unterrichtet sind. Pathologisch ist die vermehrte Schleimbildung bei katarrhalischer Entzündung, in Schleimkrebs, ferner in Myxomen. Von dem Stoffe, der sich beim Myxödem (§ 110) im Unterhautzellgewebe anhäuft, wissen wir zu wenig, um ihn als Schleim zu bezeichnen. Häuft sich Schleim in irgend einem Gewebe an, so können die Zellkerne demzufolge weit auseinander rücken.

Das Gewebe gewinnt durch schleimige, ebenso durch kolloide Entartung ein glasiges, durchscheinendes Ansehen, es kann eisähnlich sein oder, wie in

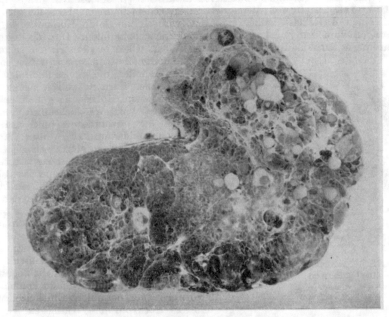

Abb. 91.   Struma colloides (³/₄ natürl. Größe).   Die mit Kolloid stark gefüllten Hohlräume sind makroskopisch erkennbar.

der Schilddrüse, besonders bei Struma colloides, einen gelbbräunlichen Ton haben.

Die als Kolloid (colla = Leim) zusammengefaßten verschiedenartigen Pseudomucine werden meist durch Alkohol und Formol, und zwar homogen, koaguliert. Sie werden nur von Epithelzellen gebildet — von Recklinghausen redete von „epithelialem Hyalin" —, färben sich meist dunkelrosa mit Eosin und gelborangerötlich durch van Giesons gemischte Färbung. Fötales Schilddrüsenkolloid färbt sich aber nicht, so auch manch anderes Kolloid. Das Kolloid tritt, ebenso wie Schleim, in Form von Körnchen in der Epithelzelle auf; diese vergrößern sich, schmelzen zu einem homogenen Stoff zusammen und werden dann ausgestoßen. Ganze Epithelzellen können dabei abgestoßen werden.

Das Kolloid kann sich unter pathologischen Bedingungen in großer Menge und verschiedener Dicke bis zur Dünnflüssigkeit anhäufen, und zwar entweder in Hohlräumen, oder im Gewebe. Ersteres z. B. in den Bläschen der Schilddrüse bei Struma colloides, in der Zystenniere, in der Prostata als Corpora

amylacea (s. unten), im Ovarialkystom, usw.   Die Hohlräume erweitern sich
infolgedessen zu Zysten.   Kolloid häuft sich auch an im Kolloidkrebs, der
aber oft ein Schleimkrebs ist oder kein reines echtes Mucin oder Kolloid
enthält.   In der Schilddrüse gelangt Kolloid nicht nur normaliter in die Lymphwege, woher es in das Blut aufgenommen wird, sondern auch unter pathologischen
Umständen kann es sich im Gewebe anhäufen, sei es auch in nicht bedeutender
Menge.

   Das Kolloid, das sich bei Brustdrüsenkrebs mitunter anhäuft, ist wahrscheinlich dem Kolloid im Fibroadenoma mammae, wenigstens genetisch, verwandt.
In der Prostata älterer Männer kann sich Kolloid anhäufen in Form von geschichteten
Körperchen, die sich, ebenso wie Amyloid, durch Jod braun färben und, wie Amyloid
(s. dort), chromotrop gegenüber gewissen Anilinfarbstoffen sein können. Man betrachtet
diese Corpora amylacea, die durch ihren schichtförmigen Bau den Amylum-
körnern eines Kartoffels ähnlich aussehen, wohl als amyloide Konkretionen. Ihre
Beziehungen zum Amyloid lassen sich noch nicht beurteilen.   Das Ependym der
Hirnkammern kann ähnliche Körperchen bilden.   Oben erwähnten wir schon das

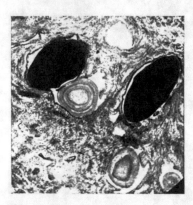

Kolloid, das wir in Zystennieren antreffen können.
Die hyalinen Zylinder, die wir im normalen sowie
im pathologischen Harn antreffen, stehen wahrscheinlich zu jenem Kolloid in genetischer Beziehung: Beides wird wahrscheinlich von den
Epithelzellen der gewundenen (und anderen?)
Harnröhrchen gebildet und abgestoßen. Sind die
Harnwege durchgängig, so schmelzen die Klümpchen zu zylindrischen Gebilden zusammen, die
im Harn erscheinen.   Sind (Gruppen von) Harnröhrchen nicht durchgängig, wie bei der Zystenniere, so häuft sich das Kolloid in denselben als
homogener Stoff an (Abb. 232).   Denn obwohl
wir die Entstehung der Zystenniere noch keineswegs kennen, müssen wir doch Undurchgängigkeit
von Harnröhrchen in einer gewissen Entwickelungsstufe annehmen. Was der Zusammenhang ist
zwischen den kolloiden Kügelchen, die abgestoßen
werden und hyaline Zylinder bilden können, und
den Körnchen der normalen Epithelzellen der
gewundenen Harnröhrchen, vermögen wir noch

Abb. 92. Schichtförmig aufgebaute
Corpora amylacea in der Vorsteherdrüse.

nicht anzugeben. Auch hier berechtigt morphologische und färberische Übereinstimmung ohne weiteres nicht zur Gleichstellung.   Ob übrigens hyaline Zylinder
auch aus Eiweiß entstehen können, das in den Harnknäueln vom Blut abgegeben wird, muß dahingestellt bleiben.   Einen Grund für diese Annahme kenne
ich nicht.

   Wann und wodurch schleimige bzw. kolloide Entartung auftritt, vermögen wir nur ausnahmsweise anzudeuten; so nimmt die schleimige Entartung
(Schleimsekretion) durch Entzündungsreize zu (vgl. Katarrh).   Eine richtige Beurteilung der Funktionsstörungen ist noch nicht möglich.   So hat Struma colloides
wahrscheinlich nicht immer dieselbe Bedeutung für den Organismus: ob das
Kolloid dabei nicht die erforderlichen Bestandteile enthält oder schwer resorbier-
bar ist, ob es sich um Anhäufung oder Entartung handelt, sind noch unbeantwortete Fragen.

   LANGHANS wies in gewissen Strumen ein derbelastisches „Kautschuk"-
kolloid nach. Auf seine Veranlassung untersuchend, fand WIGET es nur in hämorrhagischen Strumen. Er meint, daß dieser Stoff, keinesfalls Kolloid, aus roten
Blutkörperchen entstehe. Nach M. v. SINNER, die es auch in einer Pleuraschwarte
nachwies, könne es auch aus Fibrin entstehen. Die vorgeschlagene Bezeichnung
als „Kautschukhyalin" ist nicht empfehlenswert, weil dieser Stoff nichts mit Hyalin
(s. unten) zu tun hat. Es gehört vielmehr zum Fibrinoid.

d) Hyaline und amyloide Entartung.

Die Andeutung sehr verschiedenartiger Stoffe, die homogen und mehr oder weniger durchsichtig, glasartig, sind, als „hyalin" ($\vartheta\alpha\lambda\acute{o}\varsigma$ = glasartig) hat schon zu manchem Mißverständnis geführt. Das Fibrinoid (homogenes Fibrin), die Corpora oryzoidea (Reiskörperchen), die hyalinen Harnzylinder (s. oben), die Corpora amylacea, das Keratohyalin usw. rechnen wir nicht zu den hyalinen Stoffen, wie man es wohl tut. Wir bezeichnen als hyalin nur gewisse homogene, mehr oder weniger glasartige oder makroskopisch knorpelähnliche Stoffe, die wir interzellulär, und zwar zwischen Fasern faserreichen Bindegewebes antreffen. Durch zwischengelagertes Hyalin können Bindegewebsfasern zusammenbacken zu einer homogenen Masse, in der schließlich nur noch vereinzelte Fäserchen sichtbar sind oder auch dies nicht einmal.

Den hyalinen Stoffen mehr oder weniger ähnlich sind die amyloiden (VIRCHOW). Auch diese finden sich nie in Zellen, sondern nur interzellular, aber nicht nur in Bindegewebe, nämlich in den Saftspalten (EBERT), sondern auch zwischen Endothelzellen oder zwischen Endo- und Epithel (z. B. zwischen Blutkapillarendothel und Leberzellen, wie Abb. 87 zeigt). Hyalin und Amyloid finden sich auch in glattem Muskelgewebe; Amyloid in der Media von Blutgefäßen, Hyalin mitunter zwischen den Muskelzellen eines Leiomyoms, ohne daß sich Bindegewebe oder Bindegewebskerne nachweisen lassen. Beide Stoffe sind homogen, mehr oder weniger durchsichtig, glasartig; Hyalin manchmal makroskopisch bläulich, elastisch, knorpelähnlich, Amyloid speck- oder lachsfarbig. Hyalin und Amyloid bieten der Einwirkung von verdünnten Säuren, von Alkalien und von Fäulnis lange Zeit Widerstand.

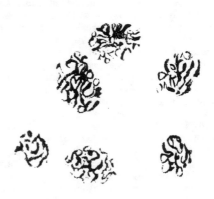

Abb. 93. Rötlich gefärbte amyloid entartete Harnknäuel. Metachromasie (nach JORES, Anat. Grundlagen).

So kann man durch künstliche Verdauung (KÜHNE), d. h. durch Kochen eines hyalin oder amyloid entarteten Gewebes in verdünnten Säuren das Gewebe zur Auflösung bringen und den hyalinen bzw. amyloiden Stoff rein gewinnen. Durch Kochen in einer starken Alkalilösung löst Hyalin auf. Beide Stoffe ergeben die Xanthoproteinreaktion. Beide bestehen aus den Elementen C, H, N, S. In „echtem" Amyloid konnten HANSSEN, MAYEDA u. a. keine Chondroitinschwefelsäure (gepaarte Schwefelsäure) nachweisen, so daß wenigstens ein amyloider Stoff nicht den Chondroproteiden zuzurechnen ist. Dies gilt vielleicht für alle anderen amyloiden Stoffe. Hyalin färbt sich, ebenso Amyloid, durch Eosin meist dunkler rosa als gewöhnliches, nicht zu junges Zellprotoplasma; Hyalin wird meist rubinrot durch Säurefuchsin (in VAN GIESONS Gemisch), Amyloid aber nicht. Elastin und Collastine färben sich durch VAN GIESONS Gemisch gelb. Amyloid färbt sich hingegen, wie Glykogen, mahagonibraun mit Jod (in LUGOLscher Lösung), während alles übrige strohgelb wird. Durch Hinzufügung von 10 % Schwefelsäure wandelt sich die braune Farbe des Amyloids in blau, violett, grünlich um, während die Farbe des Glykogens sich nicht ändert. Die amyloiden Stoffe kennzeichnen sich schließlich durch eine gewisse chromotrope Wirkung gegenüber gewissen basischen Anilinfarbstoffen, besonders Methylviolett und Gentianaviolett, wodurch sie sich rötlich bzw. rötlich-violett färben (Metachromasie). Man schreibt diese chromotrope Wirkung der „Chondroitinschwefelsäure" (s. oben) zu, die das Amyloid enthalte. Es gibt aber hyaline und amyloide Stoffe, welche diese Färbungsreaktionen nicht zeigen (Achrooamyloid). Ihre Abgrenzung gegeneinander und gegen andere Stoffe wird dann noch schwerer.

Gemeinsam ist den hyalinen und amyloiden Stoffen auch die dunkle Pathogenese. Entstehen sie durch Fällung aus pathologisch geänderter Gewebsflüssigkeit oder sind es Ausscheidungsprodukte bestimmter Zellen, d. h. Produkte einer (abnormen) Dissimilation? Was bedingt dann die pathologische Änderung der Gewebsflüssigkeit, und was die Fällung im ersteren, was bedingt die abnorme Ausscheidung im letzteren Fall? Wir vermögen diese Fragen zurzeit nicht zu beantworten. LITTEN führte Amyloid in die Bauchhöhle eines Tieres ein und fand nach einiger Zeit keine chromotrope Wirkung mehr. Damit ist jedoch keineswegs nachgewiesen oder auch nur wahrscheinlich gemacht, daß Hyalin + Chondroitinschwefelsäure = Amyloid sei. Vergessen wir nicht, daß es sich hier um nur oberflächliche Ähnlichkeit handelt, und daß Chondroitinschwefelsäure in Amyloid vermißt wurde (s. oben).

Gegen einen genetischen Zusammenhang, etwa daß Hyalin eine notwendige Vorstufe von Amyloid sei, oder umgekehrt, sprechen Verschiedenheiten des Sitzes, und der Verteilung: Hyalin tritt nur in faserigem Bindegewebe auf, Amyloid auch sonstwo (s. oben). Hyalin tritt nie auf in Verteilung und Sitz wie das Amyloid in einer Speckmilz, Lachsleber (s. unten), usw. Hyalin tritt unter sehr verschiedenen Umständen in faserigem Bindegewebe auf: senil, oft in Narbengewebe; es führt dabei zu Sklerose (Verhärtung). CHANTEMESSE erzeugte bei Meerschweinchen durch wiederholte Einspritzung kleiner Mengen Typhusgiftes Hyalin des Herzmuskels und der Aortenintima. Ein toxisches Hyalin besteht somit. Man hat übrigens die verschiedenartigsten Krankheiten als Faktor von Hyalin angeführt wie Gicht, Syphilis, Rheuma usw. ohne jedoch den Zusammenhang nachzuweisen. Amyloid hingegen wird nur beobachtet in bestimmten, noch näher zu erforschenden Fällen lange dauernder chronischer Eiterung (bei chronischer Osteomyelitis, chronischer eitriger Lungenschwindsucht, bei eiterndem Beingeschwür usw.), bei chronischer Syphilis und Malaria, welche zu Kachexie führen. Die klinische Annahme amyloider Entartung ohne Nachweis einer dieser Erkrankungen ist äußerst gewagt. Daß Amyloid ausnahmsweise wie Hyalin auftritt, verringert die Bedeutung obiger Gegensätze nicht. KRAWKOW u. a. haben bei Tieren Amyloid erzeugt durch Einwirkung von Bakterien, auch ohne Eiterung. Pferde, welche zur Erzeugung von antitoxischem Serum längere Zeit mit einem bakteriellen Gift behandelt worden sind, bekommen manchmal Amyloidose der Leber usw. Sogar durch Terpentin und Argentum nitricum haben CZERNY, LUBARSCH und NOWAK Amyloidose hervorgerufen und SCHEPILEWSKY erzielte ebenfalls Amyloidose indem er sterile Abszesse durch Einspritzung von Labenzym und Pankreatine erzeugte. DE GRAAG u. a. gelang es jedoch nicht. Die Faktoren, welche die Bildung und Ablagerung von Amyloid bedingen, sind näher zu erforschen. —

Wir haben schon gesagt, daß Hyalin knorpelähnlich sein kann. Die hyalinen Platten der arteriosklerotischen Aorta sind elastisch, knorpelhart. Hyalin kann auch milchweiß sein. Sekundär können Kalksalze im nekrotischen, hyalin entarteten Gewebe abgelagert werden.

Die Organe schwellen manchmal bedeutend durch Amyloidentartung während sie fester werden. Die Leber kann sich infolge von Amyloidanhäufung beträchtlich vergrößern, einen stumpfen Rand und ein Gewicht von bis zu 5—6 kg bekommen. Das Amyloid ist gewöhnlich gleichmäßig in diesem Organ verbreitet (Speckleber, Lachsleber). In der Milz lagert sich das Amyloid häufig im Retikulum der MALPIGHIschen Follikeln und in den kleinen Schlagadern ab, so daß erstere anschwellen und als grauweiße, durchscheinende sagoähnliche Körnchen emporquellen (Sagomilz). In anderen Fällen treffen wir das Amyloid diffus in der Milzpulpa, zwischen den Trabekeln und Retikulumfasern an (Schinken-, Wachs- oder Speckmilz). Übergangsformen und Kombinationen sind außerdem nicht selten. In der Niere ist das Amyloid häufig, im Darm

meist mit dem unbewaffneten Auge nicht erkennbar. In der Niere treffen wir
es oft in den Glomerulis, aber auch in sonstigen Blutgefäßen und im Bindegewebe an, manchmal neben fettiger Entartung von Epithelzellen. Eine solche
Amyloidfettniere ist nicht selten bei Lungenschwindsucht; sie kann einen bedeutenden Umfang erreichen und der entzündlichen großen, weißen Niere
makroskopisch ähnlich werden.

Amyloid kann auch in Form einer kleinen Geschwulst wenigstens eines
umschriebenen Haufens, im Gewebe auftreten, z. B. im Kehlkopf. Läßt die
Metachromasie im Stich, so ist die Erkennung schwer. Nach RÄHLMANN soll
es (in der Bindehaut) ohne äußere Einwirkung verschwinden können. Gesetzt.
es liegt hier kein Beobachtungsfehler vor, so beweist dies nicht die Möglichkeit
einer Resorption anderen Amyloids. Sicher festgestellt ist die Resorption von
Amyloid ebensowenig wie von Hyalin.

Die Folgen der hyalinen und amyloiden Entartung können gleich sein,
nämlich Verengerung von Blutgefäßchen und Druck auf Zellen. Außerdem

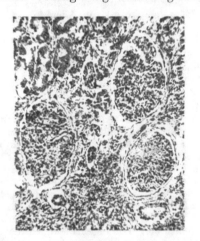 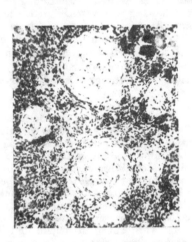

Abb. 94. Der Harnknäuel rechts unten　　Abb. 95. Einige ganz hyalin entartete
ist zum Teil hyalin entartet.　　　　　　　Harnknäuel.

wird die Diffusion durch die Blutgefäßwand beeinträchtigt, wenn sich außen
gegen das Endothel (vgl. Abb. 87) Amyloid ablagert. Der Druck führt zu
Atrophie der Zellen. Die Abb zeigt nur hochgradig atrophische Leberbälkchen.
Diese Atrophie ist zum Teil aber wohl der durch die Gefäßverengerung bedingten
geringen Blutzufuhr zuzuschreiben. Anämie gewissen Grades bedeutet nicht nur
verminderte Nahrungszufuhr, sondern auch verringerte Tätigkeit der Zelle,
was zu Inaktivitätsatrophie führt. Durch amyloide Entartung der Leber kann
die Gallenbildung aufhören. Dies ist daraus abzuleiten, daß die Fäzes acholisch
werden, ohne daß Ikterus auftritt, während bei der Autopsie keine Galle in der
Leber nachweisbar ist.

Die Nierenglomeruli können durch Amyloidablagerung oder durch hyaline
Entartung undurchgängig werden. Letztere tritt auf in Glomeruli, deren Endothelzellen sich zuvor in fibrilläres Bindegewebe umgewandelt haben. Je nachdem der
Harnknäuel undurchgängiger wird, strömt durch das Vas efferens den Harnröhrchen
weniger Blut zu, weil die Anastomosen des Vas efferens und seiner Kapillaren mit
den Artt. rectae verae nur schwach sind und die Anastomosen mit den benachbarten Kapillargebieten nicht ausreichen. Das Epithel dieser Röhrchen atrophiert
infolgedessen immer mehr, die Röhrchen verengern sich und an der entsprechenden

Nierenoberfläche entsteht eine makroskopische Einziehung, wenn eine Gruppe von Harnknäuel undurchgängig wird. Diese Folgen hyaliner Entartung der Glomeruli treten im höheren Alter als senile Erscheinung auf, ferner bei der Schrumpfniere (chronische proliferative Nierenentzündung), die man auch wohl als Granular-atrophie der Niere bezeichnet, weil sich die nicht eingesunkenen Stellen als Körnchen an der Nierenoberfläche hervorheben.

Amyloide Entartung der Nierengefäße hat, wahrscheinlich je nach Sitz und Ausdehnung, verschiedene Folgen: Albuminurie durch Schädigung der Glomeruli; Oligurie durch Schwellung der Niere, Verengerung von Glomerulusschlingen und Herzinsuffizienz, die bei erschöpften Individuen eintreten kann; Polyurie vielleicht durch Wegfall einer allerdings noch nicht nachgewiesenen Rückresorption von Harnwasser in den Harnröhrchen als Folge von Amyloid der Gefäßchen, welche diese Harnröhrchen umspinnen oder als Folge einer Verdickung (durch Amyloid-ablagerung) ihrer Membrana propria. Diese Polyurie wäre als dem Durchfall analog zu betrachten, der auftritt bei Amyloid des Dickdarms, wo bekanntlich Eindickung des Darminhalts durch Wasserresorption stattfindet. Das wechselnde klinische Bild wäre durch weitere Ausdehnung der amyloiden Entartung zu erklären: Durch Abschließung von geschädigten Glomeruli kann (zeitweise) die Albuminurie auf-hören, durch Entartung anderer Harnknäueln zurückkehren usw.

Überschreiten die hier gestreiften Funktionsstörungen gewisse Grenzen, so hört das Leben auf. In anderen Fällen unterliegt der Patient seinem Grund-leiden (Lungenschwindsucht z. B.) oder einer Herzschwäche oder einer Kombi-nation von Störungen oder einer Komplikation.

e) Verhornung.

Während nur in den tiefsten mehr oder weniger zylindrischen, „basalen" Zellen der Oberhaut (Stratum germinativum) Kern- und Zellteilungen vorkommen, werden die dort gebildeten Zellen allmählich nach der Oberfläche hin verschoben. Dabei ändern sie bekanntlich ihre Form und Bestandteile: sie verhornen in der ober-flächlichsten Hornschicht, wobei sie sich in kernlose Schuppen umwandeln. Die Verhornung ist eine Nekrobiose, wobei noch nicht sicher zu deutende Veränderungen der Zelle auftreten. Im Stratum granulosum bekommen die Epidermiszellen Körnchen, die sich mit Karmin oder Hämatoxylin stark färben und nach RANVIER aus Eleidin, nach WALDEYER aus Keratohyalin bestehen. Woher sie stammen, wissen wir nicht. Bei der Verhornung zu Nägeln und Klauen fehlen sie. Die eigentlichen Hornstoffe — es gibt deren mehrere — nennt man Keratine. Es sind schwefelreiche Eiweiß-körper. In dem Stratum corneum der Oberhaut bildet „Osmiumsäure" (OsO$_4$) zwei schwarze Bänder. Ist das Fett? Wir wissen nur, daß sie auch nach vorheriger Extraktion mit Äther auftreten. Hornstoff wird blau durch GRAMfärbung.

Auch das mehrschichtige Deckepithel gewisser Schleimhäute; wie der Mund-höhle, des Kehlkopfes, der Speiseröhre verhornt einigermaßen, aber nicht vollkommen. Feuchtigkeit scheint den Vorgang zu hemmen: Vögel haben eine trockene und ver-hornende Mundschleimhaut. Und beim Menschen tritt pathologisch Verhornung („Epidermisierung") der vorfallenden und an der Außenluft eintrocknenden Scheiden-schleimhaut auf. Die Hornschicht der Haut wird beim Altern dicker.

Bei atypischen und pathologischen Verhornungen überhaupt haben wir den Einfluß dieses Flüssigkeitsgehalts zu berücksichtigen, so beim Molluscum contagiosum, bei „Kankroidperlen" und bei Verhornung in einer epithelialen Geschwulst überhaupt. Es genügt nicht, Verhornung einer ungenügenden Ernährung zuzuschreiben. Wir nennen eine Verhornung dann atypisch, wenn nicht die oben erwähnten Veränderungen der Oberhaut in der gleichen Reihen-folge auftreten, indem z. B. einige fehlen oder indem die verhornten Zellen färbbare Kerne haben. Die Parakeratosen gehören dazu. Finden wir eine ungewöhnlich dicke Hornschicht, so reden wir von Hyperkeratose, die oft neben Parakeratose besteht. Ichthyosis (Fischschuppenkrankheit) ist eine Hyperkeratose; diese findet man auch beim chronischen kallösen Ekzem (UNNA); bei Psoriasis findet sich Para- neben Hyperkeratose.

Die Ichthyosis ist eine erbliche, gewöhnlich angeborene oder doch im ersten Lebensjahre auftretende Abnormität, die man bei mehreren Familienmitgliedern anzutreffen pflegt. Dabei werden Schuppen von sehr verschiedener Form und Größe auf der Haut gebildet, so daß man verschiedene Formen der Ichthyosis unterscheidet, auf die wir hier nicht eingehen. Die Schuppenbildung tritt nur an umschriebenen Stellen oder auf der ganzen Körperoberfläche mit Ausnahme des Gesichts auf.

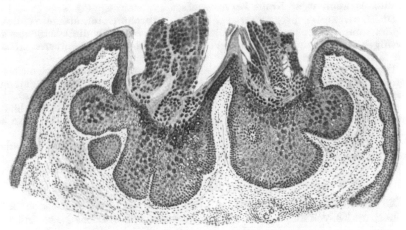

Abb. 96.   Molluscum contagiosum (nach LESSER, Hautkrankheiten).

Bei Psoriasis bilden sich auf die Streckseiten der Extremitäten — besonders an den Knieen und Ellenbogen — und des Rumpfes trockne, weißliche, glänzende, mehr oder weniger perlmutterähnliche Schuppen. Entfernt man eine solche Schuppe vorsichtig, so kommt die blutende oder wenigstens blutreiche Lederhaut zu Gesicht.

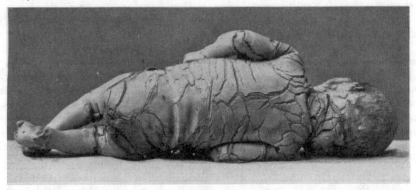

Abb. 97.   Ichthyosis congenita (nach LESSER, Lb. d. Hautkrankheiten).

Immer entsteht zunächst ein braunrotes Hügelchen, auf dem sich dann die Schuppe bildet.

Je nach der Größe und Form der schuppigen Herde unterscheidet man Psoriasis punctata (gewöhnlich sehr zahlreiche Pünktchen), guttata (etwas größer) und nummularis. Durch Zusammenfließung entsteht Psoriasis figurata und diffusa. Durch Ausheilung im Zentrum, während der Umfang zunimmt, entsteht Psoriasis annularis, und durch Zusammenfließen solcher Ringe entsteht Psoriasis gyrata. Die luetische Psoriasis ist ein papulöses Syphilid, das besonders als Psoriasis palmaris und plantaris auftritt. Die Lederhaut weist bei Psoriasis gewöhnlich chronische Entzündung auf.

Die Leukoplakia buccalis ist ein Sammelwort für verschiedenartige weißliche und grauweiße Verdickungen der Mundschleimhaut, namentlich des Epithels, und insbesondere der Hornschicht. Im subepithelialen, manchmal sklerosierenden, Bindegewebe treffen wir Leukozyteninfiltrate an. Man redet hier auch wohl von Ichthyosis oder Psoriasis lingualis, angeblich infolge von Rauchen, Syphilis, und anderen Reizen. Klüfte und Geschwüre können sich im verdickten Epithel bilden und es kann sogar Krebs hervorwachsen.

Die Haarzunge oder schwarze Zunge entsteht durch starke Verdickung und Verhornung des Epithels der Papillae filiformes, wodurch die Oberfläche mehr oder weniger borstig wird. Die dunkelgrünbraunen oder braunschwarzen „Haare" können länger als 1 cm werden.

Unter Kallus verstehen wir Verdickung der Hornschicht infolge von mechanischer Reizung meist der Handteller und der Fußsohlen. Der Klavus (Hühnerauge) ist eine besondere Form. Das Corpus papillare nimmt allmählich dabei ab.

Das Hauthorn (Cornu cutaneum) ist ein Papillom mit starker Hornbildung. Es hat ein sparsames gefäßhaltiges Bindegewebsskelett, ähnlich wie das Horn eines Rindes. (Abb. 72.)

Als Onychogryphosis bezeichnet man eine krallenförmige, widderhornartige Zunahme an Umfang und Masse der Nägel.

f) Pigmentbildung und Pigmententartung.

Die Farbe eines Gewebes wird bedingt: 1. von seiner eigenen Farbe, 2. vom Blutgehalt und 3. von hinzutretenden Farbstoffen. Die blutlose Niere und Leber z. B. zeigen ihre eigene Farbe, welche der grauweißlichen Farbe jungen, getrockneten Eichholzes ähnlich und eine ganz andere als die des normal bluthaltigen Organs ist. Abb. 3 zeigt uns solche anämische Flecke in der Leber. Die alternde Leber, der alternde Herzmuskel bekommen allmählich eine bräunliche Farbe durch Anhäufung eines braunen Pigments in den Zellen (braune Atrophie).

Als Pigment bezeichnen wir jedes farbige Körperchen (keine Formelemente des Organismus wie Erythrozyten), das im Gewebe oder in einer Zelle abgelagert ist. Solche Körperchen können exogen sein, wie eingeatmete Staubteilchen, oder durch Tätowieren eingeführte Farbstoffkörnchen, oder endogen, wie das Pigment des Stratum germinativum der Oberhaut, der Chorioidea, und andere weiter unten zu erwähnende Pigmente. Von Pigmententartung reden wir nur dann, wenn sich in einer Zelle Pigment bildet als Folge einer Stoffwechselstörung dieser Zelle. Die Umwandlungen des Blutfarbstoffs im Gewebe nach einer Blutung (s. unten) gehören nicht zur Pigmententartung, obwohl die dabei entstehenden Körperchen Pigment sind. Die „braune Atrophie" ist eine Pigmententartung neben Atrophie. Sowohl exo- wie endogenes Pigment kann andererseits eine noch nicht näher erforschte Erweichung von Zellen und des Gewebes herbeiführen, wenn es sich in großer Menge anhäuft, wie Staubpigment in einer Lymphdrüse. Beim Anfassen werden die Finger durch eine rußschwarze Flüssigkeit bedeckt. Das ist selbstverständlich keine Pigmententartung. Auch das Gewebe eines Melanoms (Pigmentgeschwulst) kann durch Anhäufung einer großen Menge des endogenen Pigments in ähnlicher Weise erweichen.

Im folgenden beschäftigen wir uns mit den endogenen Pigmenten. Virchow nahm an, daß alle im Körper gebildeten Farbstoffe vom Blutfarbstoff abstammen. Setzt man voraus, daß nur hämoglobinogene Pigmente eisenhaltig sind, so wäre der Nachweis von Eisen entscheidend. Leider vermögen wir Eisen mikrochemisch nur in bestimmten Fällen, und eben in vielen organischen Verbindungen nicht, nachzuweisen. Die bekannten Reaktionen (mit $(NH_4)_2S$, mit Ferrozyankali und HCl) haben nur eine beschränkte Bedeutung. Mikrochemisch „eisenfreies" Pigment bedeutet somit nur Pigment, dem bestimmte einfache Eisenverbindungen fehlen. Verfügt man über eine große Pigmentmenge, so kann man dem Eisen nach Veraschung in der Asche oder im zuvor mit Aqua regia gekochten Gewebe nachspüren. Der Nachweis von Eisen hat aber nur dann Bedeutung, wenn es in so großer Menge gefunden wird, daß es sicher nicht vom Blut stammt, das sich selbst in ausgewaschenem Gewebe wohl findet. Obwohl zurzeit die Eisenreaktionen nicht zur Entscheidung der Frage ausreichen, ob ein Pigment Eisen enthält oder nicht, können wir doch zwei Gruppen von Pigmenten unterscheiden, nämlich

1. die sicher hämoglobinogenen Pigmente oder Hämosiderine, ($\sigma\iota\delta\eta\varrho\delta\varsigma$ = Eisen).

2. die übrigen endogenen Pigmente, einige „eisenfreie" hämoglobinogene Farbstoffe und die Melanine.

Die **Hämosiderine**, deren es mehrere gibt, bestehen aus verschiedenartigen eisenhaltigen Eiweißkörpern. Sie können Mutterstoffe anderer Pigmente und löslicher Farbstoffe, in welchen Eisen nicht nachweisbar ist, wie Hämatoidin und die Gallenfarbstoffe, werden. Die sicher eisenhaltigen Pigmente können in Zellen abgelagert werden, die dann als „siderofere" Zellen (ARNOLD) bezeichnet werden. Von Pigmententartung ist dabei jedoch offenbar keine Rede, auch dann nicht, wenn die Zellen infolge der Pigmentablagerung entarten. Pigmentierung durch ein hämoglobinogenes Pigment nennen wir Hämochromatose, und wenn im Pigment Eisen nachweisbar ist, Siderose.

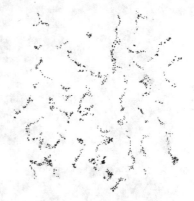

Die hämoglobinogenen Pigmente können sowohl innerhalb als außerhalb der Blutgefäße entstehen, letzteres aus ausgetretenem Blut. Intravaskuläre Hämosiderinbildung kommt vor bei Blutkrankheiten und Infektionen, die mit Blutzerfall, namentlich mit Hämolyse, einhergehen, also zu Hämoglobinämie (§ 117) führen: bei perniziöser Anämie, periodischer Hämoglobinurie, Malaria, bei Vergiftung durch bestimmte hämolytische Gifte wie Chloroform,

Abb. 98. Eisenhaltiges, durch Berlinerblau-Reaktion dargestelltes Pigment in den Leberzellen bei perniziöser Anämie; starke Vergrößerung (nach JORES, Anat. Grundlagen).

Kaliumchlorat, usw., bei „Diabète bronzé" (einer schweren Form der Zuckerkrankheit mit Leberzirrhose und brauner ikterischer Hautverfärbung), bei Hautverbrennung, die zu Schädigung von Chromozyten führt. Jedoch ist nicht jedes bei solchen Krankheiten auftretendes Pigment eisenhaltig: so kann man bei Malaria neben einem (eisenhaltigen) Hämosiderin auch ein „eisenfreies" Pigment unbekannten Ursprunges (ebenfalls hämoglobinogen?) antreffen.

Immer wenn eine große Menge Hämoglobin frei im Plasma vorkommt, also bei Hämoglobinämie (Blutdissolution) gewissen Grades wird schwarzes, oder schwarzbraunes Pigment in Knochenmark, Milz, Leber (periportal), Lymphdrüsen, gewundenen Harnröhrchen und anderen Geweben abgelagert. Es kann im allgemeinen frei im Gewebe, oder in Endothelzellen der Blutkapillaren oder in weißen Blutkörperchen angetroffen werden. Es tritt mit anderen Worten bei Hämoglobinämie gewissen Grades Hämochromatose oder Siderosis auf. In Knochenmark, Leber und Milz kommt übrigens, infolge des normalen Zerfalles von roten Blutkörperchen, eine physiologische Siderosis vor (QUINCKE). Bei der Hämoglobinämie kommen wir auf einige Fragen zurück.

Findet Austritt von Blut aus einem Blutgefäß in die Umgebung, also eine Blutung statt, so kann ein Teil der Chromozyten unverändert in Lymphwege und von diesen aus wieder ins Blut hineingelangen. Besonders in einem serösen

Hohlraum bleiben rote Blutkörperchen längere Zeit unversehrt. Andere Chromozyten zerfallen aber im Gewebe in gelbe und braune Körner und Schollen, die von Leukozyten, aber auch von fixen Gewebszellen aufgenommen werden können, oder mit Lymphe verschleppt, bis sie an einer anderen Stelle, oft in einer Lymphdrüse, liegen bleiben. Der Blutfarbstoff wandelt sich dann allmählich in gelbliche oder bräunliche Hämosiderine und häufig auch zum Teil in „eisenfreies" Hämatoidin um. Das Hämatoidin tritt in Form von Körnern oder von rhombischen fuchsgelben oder (seltener) rubinroten Kristallen auf. Es ist löslich in Chloroform, Schwefelkohlenstoff und Äther, unlöslich aber in Wasser und Alkohol. Die Bedingungen seiner Entstehung sind noch nicht genügend untersucht. Man kann es künstlich erhalten, indem man Blut in Glaskammern, die der Gewebsflüssigkeit zugänglich sind,

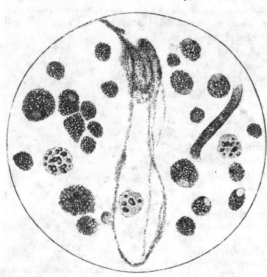

unter die Haut oder in die Bauchhöhle eines Tieres bringt (ZIEGLER). Die meisten Forscher betrachten Hämatoidin als identisch mit Bilirubin. Ihre empirische Formel ist $C_{16}H_{18}N_2O_3$.

Hämoglobinhaltige sowie hämoglobinfreie Zelltrümmern schwinden, ebenso wie die Stromata („Schatten") der Chromozyten, rasch aus dem Blute. Sie werden in verschiedenen Organen und Zellen abgelagert. Ob die KUPFFERschen Sternzellen in der Leber und die gestreiften Endothelzellen der Milz durch ihre Form oder sonstwie Körperchen besonders leicht festhalten, wissen wir nicht.

Man findet mitunter in sideroferen Zellen Hämatoidinkörner neben Hämosiderin. Die „Herzfehlerzellen" sind siderofere Zellen. Leukozyten, die Bruchstücke des Blutfarbstoffes oder Körner usw. auf-

Abb. 99. Herzfehlersputum mit anthrakotischem Pigment (die Zellen mit braunem Pigment sind Herzfehlerzellen. Die anderen Zellen enthalten Kohlepigment. Dieses ist auch in Streifen und in zylindrischer Form angeordnet) (nach LENHARTZ und ERICH MEYER, Mikr. u. Chemie am Krankenbett).

genommen haben, können diese nach anderen Stellen verschleppen. Sie können eosinophilen Leukozyten einigermaßen ähnlich aussehen.

Es kann ferner der Blutfarbstoff aus ausgetretenen roten Blutkörperchen ausgelaugt werden und dann gelöst in Gewebsflüssigkeit — Hämoglobin ist leichter löslich in Wasser oder seröser Flüssigkeit als Oxyhämoglobin — in die Umgebung hinein diffundieren. Im Gewebe geht der Blutfarbstoff dann Veränderungen ein, welche die Verfärbungen des Gewebes in der Umgebung bedingen. Wir kennen ja alle die blaue, braune, grüne und gelbe Verfärbung der Haut in der Umgebung eines Hämatoms, d. h. einer umschriebenen Blutung gewissen Umfanges. Dabei entsteht auch Urobilin, das resorbiert und mit dem Harn ausgeschieden werden kann (Urobilinurie). Der ins Gewebe diffundierte Blutfarbstoff kann aber auch in Form von Körnchen und von Kristallen (Hämatoidin) ausfallen.

Die hier erwähnten Pigmentkörperchen können genau so verschleppt werden wie wir das für die exogenen Pigmente angegeben haben (§ 14). Ihr weiteres

Los kennen wir nicht. In der Milz werden normaliter Trümmer von Chromozyten, und vielleicht auch alte Chromozyten verarbeitet. Bei gesteigertem
Chromozytenzerfall schwillt die Mi.z an, während sie hyperämisch wird, was
einer Anhäufung von Chromozytenschlacken zuzuschreiben ist (PONFICKS
„spodogene" Milzschwellung; $\dot{\eta}$ $\sigma\pi o\delta\delta\varsigma$ = Asche). Ist es eine funktionelle oder
eine entzündliche Hyperämie? Diese Frage ist unbeantwortet.

Als Pseudomelanose bezeichnet man eine schiefrige oder grünliche Färbung
des Gewebes, die wir besonders in Leichen aber auch sonst bei Fäulnis zu Gesicht
bekommen können. Fäulnis, die zur Bildung von Schwefelwasserstoff führt, ist
Vorbedingung. Jene Verfärbung ist nämlich Sulfmethämoglobin — das durch
Einwirkung von Schwefelwasserstoff auf gelöstes Oxyhämoglobin entsteht — bzw.
Sulfohämoglobin — das durch Einwirkung von Schwefelwasserstoff auf gelöstes
Hämoglobin entsteht — zuzuschreiben. Daß wir Pseudomelanose besonders oft
im Bauchfellüberzug des Darms und der anliegenden Organe antreffen, versteht
sich aus ihrer Entstehung, aus der früh vom Darm ausgehenden postmortalen Fäulnis.
Wir wissen, daß andererseits nach dem Tode Blutfarbstoff frei wird und gelöst
ins perivaskuläre Gewebe diffundiert, was man als „blutige Suffusion" anzudeuten
pflegt. Ähnliches findet wahrscheinlich bei Gangrän statt.

Die **Melanine** sind gelbbräunliche, dunkelbraune oder rein schwarze
Körnchen, die ausnahmsweise gelöst im lebenden Organismus vorkommen.
Pigmentierung durch ein Melanin nennen wir Melanose. Sie entstehen als
Produkte des Stoffwechsels, autogen, am Orte ihrer primären Anhäufung, wahrscheinlich aus Kernbestandteilen (s. unten). Sie bestehen aus C, H, O, N und
viel, bis zu 11 % S, während man ausnahmsweise Eisen nachgewiesen hat.
Sie sind aber schwer rein zu gewinnen, daher einer genauen chemischen Untersuchung schwer zugänglich. Schwefel fehlt dem Hämoglobin und seinen bekannten
Derivaten. Keine Eigenschaft ist bezeichnend für Melanine: Sie sind unlöslich
in vielen Flüssigkeiten, wenig löslich in starken Alkalien und H_2SO_4. Sie werden
von Pepsin mit HCl oder Trypsin mit kohlensaurem Natrium nicht beeinflußt
und können somit durch künstliche Verdauung aus dem Gewebe, das verdaut
wird, gewonnen werden. Sie widerstehen Säuren und Alkalien, Oxydations-
und Reduktionsmitteln überhaupt, sehr. Je dunkler seine Farbe ist, um so schwerer
ist das Melanin anzugreifen: helles Melanin löst sich in kochendem Kalium-
karbonat, schwarzes Melanin wird nur von rauchender Salpetersäure angegriffen.

Wir unterscheiden, mit KOBERT, physiologische, pathologische
und künstliche Melanine.

Die physiologischen Melanine können fix oder wandernd sein.

Die fixen Melanine bleiben unverändert an der Stelle, wo sie entstanden:
in der Oberhaut (rete Malpighii), in Haaren, im Auge (letzteres nennt man
wohl Fuszin). Das Hautmelanin findet man auch bei Blondinen, sei es auch
weniger als bei Brünetten, am meisten beim Neger, sogar schon bei unreifen
Negerföten (MORISON). Fuszin (KÜHNE und MAYS) ist eisenhaltig

Das Hautpigment fehlt beim (angeborenen) Albinismus; ferner kann es
verschwinden (Vitiligo oder Leukopathia, auch wohl Leukoderma, scil. syphilitica);
auch in der unregelmäßig gebildeten Oberhaut des Narbengewebes pflegt es zu fehlen.

Nach SCHMIEDEBERG ist die Formel

des normalen Hautmelanins $C_{78}H_{66}N_{18}S_2O_{30}$

und die des Haarmelanins $C_{78}H_{51}N_{13}S_2O_{30} + 3\frac{1}{2}$ HOH.

Letzteres entsteht nach ihm aus ersteren unter Aufnahme von Wasser und Austritt
von Ammoniak.

Wandernde Melanine kennen wir bei einigen Tieren: im Blut und in der
Leber, bei Fröschen, besonders im Frühjahr (VON RECKLINGHAUSEN); Schimmel
werden farbig geboren; beim ersten Haarwechsel wandert das Hippomelanin (NENCKI)
aus der Haut, und häuft sich, wenigstens zum Teil, in den regionären Lymphdrüsen an;

Tintenschnecken, z. B. Sepia officinalis, sondern durch eine Drüse, die in dem End-darm mündet, ein melaninhaltiges Sekret ab: Dieses Melanin Sepia ist ein bekannter Farbstoff.

Die pathologischen Melanine sind nur noch wenig untersucht. Am besten bekannt ist das Pigment aus Pigmentgeschwülsten (Melanomen.)

SCHMIEDEBERG hat ein „Sarkomelanin" bestimmt als $2\,(C_{68}H_{72}N_{10}SO_{26}) + H_2O$. Außerdem fand er, wie andere Forscher, Eisen, ohne dessen Ursprung angeben zu können. Frau KERSCHBAUMER hat neben eisenhaltigem auch eisenfreies Pigment in Augengeschwülsten gefunden; das eisenhaltige soll von ausgetretenem Blut herstammen. Jedenfalls kommen verschiedenartige Geschwulstpigmente, darunter auch hämoglobinogene, vor. Das Pigment eines Hautmelanoms steht oft wohl mit dem normalen Hautpigment in genetischer Beziehung. Das Hautmelanom entsteht ja häufig durch Wucherung der Epithelzellen eines Naevus pigmentosus oder von Chromatophoren (Melano-zyten). Dies sind spindelförmige oder verzweigte, pigmentierte Zellen, die meist vereinzelt in der Lederhaut liegen. Ob es verirrte Epithelzellen des Rete Malpighi oder Bindegewebs-zellen sind, ist nicht entschieden; Wanderzellen sind es wohl nicht. Die pigmentierten Geschwulstzellen können ganz erweichen, so daß die an-fassenden Finger geschwärzt werden.

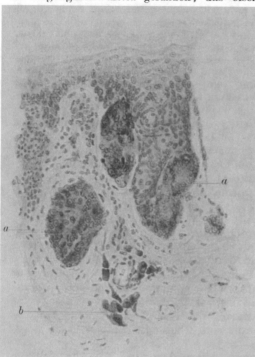

Abb. 100. Naevus pigmentosus (starke Vergr.). *a* Nävuszellennester. *b* Chromatophoren im Bindegewebe (nach JORES, Anat. Grundlagen).

Aus einem Melanom kann Pig-ment in das anstoßende Bindege-webe, ja ins Blut geraten und die verschiedenen Organe — außer dem zentralen Nervensystem — färben. Es kann auch als solches mit dem Harn ausgeschieden werden (Melanurie) oder nach vorheriger Reduktion zu einem farblosen „Melanogen", das beim Stehen in der Luft wieder zu Melanin oxydiert wird.

Das Hautpigment kann unter sehr verschiedenen Umständen — ohne Geschwulstbildung — zunehmen bis zur Nigrities (Melanosis), einer negerähnlichen Verfärbung. Physiologisch findet Zunahme statt während der Schwangerschaft in der Brustwarze, im Warzenhof, in der Linea alba; auch im Gesicht als gelbbräunliche oder braune Flecke (Chloasma uterinum, χλοά‿ειν grüngelb aussehen). Letzteres tritt auch ohne Schwangerschaft, patho-logisch, bei Gebärmutterleiden auf.

Weitere pathologische Pigmentierungen sind das Chloasma caloricum, richtiger: solare, d. h. die Lentigines (Linsenflecke) oder Epheliden (Sommer-sprossen), im Sommer an der nackten Haut; ferner das Xeroderma pigmentosum (KAPOSI) oder Melanosis lenticularis progressiva, das kurz nach der Geburt auftritt; dann das Chloasma, das durch Bestrahlung mit einer FINSENlampe (S. 96), auch in der rasierten Haut eines dunkelhaarigen Kaninchens, entsteht; das Chloasma traumaticum (Hautpigmentierung nach Kratzen einer ekzematösen Hautstelle), das vielleicht hämoglobinogenen Ursprungs ist; das Chloasma toxicum, das nach Anwendung von Senfpflastern, Kantharidenpflastern, Jodtinktur, usw. auftritt;

die ausgedehnte Pigmentierung von Haut („bronced skin") und die Bildung von Pigmentflecken in der Mundschleimhaut beim Morbus Addisonii: Es tritt dabei eine Melanodermie, d. h. braune, mitunter bis schmutzig-schwarze mehr oder weniger scharf begrenzte Flecke auf, besonders an den unbedeckten, an den von Kleidern gedrückten Stellen (Achsel, Gürtel, Schulterblatt), an schon zuvor stärker pigmentierten Hautstellen (Warzenhöfe, äußere Geschlechtsteile, Analfalte), schließlich auch an durch Ekzem mit Kratzen gereizten Hautstellen. An anderen Stellen kann sogar das normale Hautpigment verschwinden und Vitiligo eintreten. Eine solche Hautpigmentierung kommt nun auch wohl ohne Addisonsche Krankheit vor, z. B. bei chronischer Malaria, Krebs und Tuberkulose als Chloasma cachecticorum, bei Vaganten durch Schmutz, Ungeziefer, usw., bei chronischer Gelbsucht, beim „diabète bronzé", bei Pellágra (s. dort), bei Arsenikmelanose. Für Addisonsche Krankheit bezeichnend ist aber streifen- und fleckenförmige Pigmentierung an den Mundecken und der Mundschleimhaut, selten an Zunge und Pharynx.

Wenn auch wir oder eben weil wir die Pathogenese in all diesen Fällen näher anzugeben noch nicht vermögen, müssen wir die Verteilung des Pigments bei weiterer Forschung genau ins Auge fassen. Wir müssen noch die Hautpigmentierung beim doppelseitigen Ovarialkystom erwähnen; sie soll nach Entfernung beider Geschwülste verschwinden; und schließlich das Ochronosemelanin ($\check{o}\chi\varrho o\varsigma$ = rotgelb). Ochronose (Virchow) besteht in einer braungelben oder rauchgrauen bis tiefschwarzen Verfärbung von Knorpel, Sehnenansätzen, Gelenkkapseln, usw. Virchow faßte sie als Alterserscheinung auf. Mikroskopisch findet man braune Körner. Ochronose scheint nach lang dauernder Anwendung von Karbolumschlägen auftreten zu können. Man findet bei Ochronose „Alkaptonurie", bestehend in einer Ausscheidung von Homogentisinsäure, die der Gentisinsäure homolog ist.

Bei der Frage: woher das Pigment in obigen Fällen stammt, ist zunächst die hämoglobinogene Pigmentierung bei Ikterus, beim diabète bronzé, bei Malaria, beim Kratzen wahrscheinlich, auszuscheiden. Übrigens fehlen die zur Beantwortung jener Frage erforderlichen Daten. Die Wirkung von Kleiderdruck, von Sonnenlicht weist durchaus nicht notwendig auf einen hämoglobinogenen Ursprung hin. Wir dürfen ihr zurzeit keine andere Bedeutung als die einer Reizung ohne weiteres zuschreiben. Was aber gereizt wird, so daß Pigmentierung erfolgt, und wie diese erfolgt, wissen wir nicht. Es erheischt namentlich die Möglichkeit einer autogenen intrazellularen Pigmentbildung, wie wir sie bei der braunen Atrophie annehmen, oder gar einer intranukleären Entstehung genaueste Nachforschung.

Kölliker, Äby u. a. haben den hämoglobinogenen Ursprung des normalen Hautpigments betont. Ein Versuch Kargs schien dies zu beweisen: ein Stückchen weiße Haut, beim Neger transplantiert, wurde schwarz, und ein Stückchen schwarze Haut, beim Weißen eingepflanzt, wurde weiß. Später stellte sich aber heraus, daß Regeneration eine Pigmentierung bzw. Entpigmentierung der eingepflanzten Haut vortäuschte. Demgegenüber hat Meirowsky in einem ausgeschnittenen, überlebenden Hautstück durch Bestrahlung mit einer Finsenlampe Pigmentbildung beobachtet.

Daß Farbstoffe aus nicht-hämoglobinogenen Eiweißstoffen entstehen können, haben Gerrit Jan Mulder (1840) und dann Schmiedeberg dargetan: erhitzt man einen Eiweißstoff z. B. Serumalbumin des Pferdeblutes oder Wittesches Pepton, längere Zeit mit konzentrierter Salzsäure, so löst es zunächst auf; allmählich wird die Flüssigkeit rötlich oder violett, und schließlich scheidet sich eine schwarzbraune flockige Masse aus. Schmiedeberg hat diese farbigen Körper als verschiedenartige Melanoidine bezeichnet, sie scheinen den Melaninen verwandt zu sein. Auch in der Pflanzenwelt kommen ähnliche Wirkungen vor. So bilden sich in einer wäßrigen Lösung von l-Tyrosin, zu der man ein wäßriges Extrakt des Pilzes Rusaula delica zugefügt hat, nach längerem Stehen durch Oxydation schwarze Flocken. Etwas Sicheres von diesen Farbstoffen anzugeben vermögen wir zurzeit nicht.

Einige Forscher haben nun den nukleogenen Ursprung der Melanine betont: Zunächst würde damit die intrazellulare Anhäufung der Pigmentkörnchen

an den Kernpolen, wie im braun-atrophischen Herzmuskel, oder in der nächsten
Umgebung der Kerne, wie in der braun-atrophischen Leberzelle und Ganglienzelle, in der Oberhaut, und in Melanomzellen (Rössle) im Einklang sein. Weil
Nukleoalbumine Eisen enthalten, könnte solches Pigment auch eisenhaltig sein.
Nach Mertsching wäre sodann das Hautpigment nicht von Keratohyalin zu unterscheiden. Keratohyalin wäre Pigment in großer Menge. Ferner hat Meirowsky
menschliche Haut mit einer Finsenlampe und rasierte Kaninchenhaut mit Sonnenlicht bestrahlt und dann mikroskopisch untersucht, gefärbt mit Methylgrün —
Pyronin nach Pappenheim und Unna: der Kern wird blaugrün, das Kernkörperchen
rot durch Pyronin, das Protoplasma rosa. Er fand immer und überall da, wo sich
Pigment bildet, Zunahme des pyroninroten Stoffes im Kern. Pyroninrote Körperchen
nähern sich dabei der Kernmembran und man findet solche schließlich im Zelleib.
Dieser pyroninrote Kernkörperchenstoff wandelt sich allmählich in Pigment um.

Welche Bedeutung hat pathologisches Pigment für das Gewebe? Von
der Rolle des physiologischen Pigmentes wissen wir nichts Sicheres, nur die
Mimicry kennen wir als nützlich, von der Bedeutung des pathologischen recht
wenig. Die Bedeutung der Hautpigmentierung für denjenigen, der sich regelmäßig den Sonnenstrahlen aussetzt, kennen wir nicht (S. 97). Daß Pigmentierung, ebenso wie Ablagerung von Amyloid, den Zellen schädlich sein kann,
erhellt ohne weiteres aus der Erweichung (s. oben), die sie zur Folge hat.

Hier seien noch die Luteine oder Lipochrome erwähnt, welche z. B.
Fettgewebe färben. Atrophisches Fettgewebe wird dunkler gelb durch Verdichtung
derselben Pigmentmenge in einem kleineren Raum. Sie kommen auch in den Corpora
lutea, im Eidotter, Blutserum und in den Nebennieren vor. Man hat sie noch nicht
rein dargestellt, so daß ihre chemische Zusammensetzung unbekannt ist. Es sind
amorphe Stoffe, die im Gewebe, auch mikroskopisch homogen verteilt sind, die löslich
in Alkohol, Äther, Chloroform sind, sich aber durch Verseifung nicht ändern.

Ihre Farbe ändert sich durch Tageslicht, auch durch Erhitzung: Blaue Krebse
werden rot durch Kochen. Starke minerale Säuren können die Farbe in blau oder
grün umwandeln.

Den Farbstoff des Chloroms kennen wir nicht.

g) Asbestartige Entartung

tritt im alternden Knorpel mitunter auf, besonders an den Rippenknorpeln, aber
auch wohl an Knorpeln von Gelenken und Synchondrosen. Zunächst ist Zerfaserung
des Knorpels merkbar mit scholligem und feinerem Zerfall. Allmählich kann eine
schleimige Verflüssigung der Knorpelgrundsubstanz eintreten, während die Knorpelzellen sich häufchenweise vermehren, später aber fettig entarten und zum Teil zugrunde
gehen. In der zerfasernden Grundsubstanz werden für das unbewaffnete Auge
sichtbar weißliche, glänzende, asbestähnliche Streifen, die mikroskopisch aus feinen
Körnchen aufgebaut sind. Ist schon „molekularer" Zerfall eingetreten, so wird
die Farbe gelbbräunlich und der Knorpel durchscheinend und weich; stellenweise
können Kalksalze abgelagert sein. Was für Pigment das ist, und was die asbest-
artige Entartung ist, wissen wir nicht. Spalten, Klüfte, sogar Zysten können durch
Zerfaserung und Erweichung entstehen.

Die schon von Virchow beschriebene Ochronose ist nach Albrecht im
Wesen dasselbe wie obige Entartung, nur ein stärkerer Grad, wobei braunes bis
schwarzes Pigment in Knorpel, Gelenkkapseln und Sehnenansätzen abgelagert wird.

h) Lösung oder Zerfall des interzellularen Kittstoffes.

Unter noch nicht genau gekannten Umständen, bei gewissen Vergiftungen
kann der Kittstoff, der die Zellen zusammenhält, gelöst oder gesprengt werden und
die Zellen locker neben-, mitunter kreuz und quer durcheinander beobachtet werden
(Dissoziation der Zellen). Das kann man in der Leber bei gewissen Vergiftungen
(durch Arsen), ferner bei den Alveolarepithelzellen, letzteres oft, namentlich bei
Lungenödem und bei Entzündung zu Gesicht bekommen. In beiden letzteren Fällen
werden die Alveolarepithelzellen einzeln oder gruppenweise abgehoben, in reichlicher

Zahl bei der „desquamativen" Entzündung. Auch die „Herzfehlerzellen" stellen Beispiele dar. Ferner werden Epithelzellen von Schleimhäuten ebenso wie Endothelzellen von serösen Häuten bei entzündlichen Vorgängen manchmal einzeln oder gruppenweise gelockert und abgehoben. Man findet sie dann im Exsudat, bzw. im Auswurf, Harn, usw. Im Harn können auch gelockerte und abgehobene Epithelzellen der Harnröhrchen auftreten. Auch das Ependym der Hirnkammer kann der Lockerung und der Abhebung anheimfallen. Die Bedeutung dieser Erscheinung bei entzündlichen Vorgängen werden wir später kennen lernen.

Bei einer Lockerung oder Lösung des Kittstoffes im Herzmuskel, und zwar unter sehr verschiedenen Umständen (bei verschiedenartigen Infektionen und Vergiftungen, bei Ischämie des Herzmuskels, nach gewaltsamem Tode durch Erhängen, Ertrinken, Sturz usw.) beobachtet man die Herzmuskelzellen gelockert, so daß sie sich leicht voneinander trennen lassen oder gar frei nebeneinander liegen: Segmentatio myocardii. In anderen Fällen beobachten wir quere Risse und gelegentlich Auffaserung der Primitivfasern und Risse durch die Muskelkerne: Fragmentatio myocardii. Diese ist wohl nur als die Folge mechanischer Gewalt durch krampfhafte Zusammenziehungen des Herzmuskels aufzufassen. Allerdings kann ein abnormer Zustand des Herzmuskels die Entstehung der Risse erleichtern. Bei der Segmentatio denken wir aber an eine Veränderung des Kittstoffes, so daß auch nicht besonders kräftige Zusammenziehung des Herzmuskels Lockerung der Zellen zur Folge haben kann. Beide Erscheinungen können agonal sein.

§ 58. Fettige Entartung (Verfettung) und Fettspeicherung (Fettinfiltration).

Neutralfette sind bekanntlich Glyzerinester der Öl-, Palmitin- oder Stearinsäure oder Gemische solcher Ester. In ganz geringer Menge lassen sie sich mikrochemisch nicht immer sicher von Fettsäuren bzw. ihren Salzen und (anderen) Lipoiden unterscheiden. Viele Forscher rechnen auch die Neutralfette zu den Lipoiden (fettähnlichen Stoffen, S. 112). Wir tuen das nicht, und deuten mit Fett die Neutralfette und Fettsäuren mit ihren Seifen an gegenüber den Lipoiden. Die Reduktion der „Osmiumsäure" (OsO_4), die Rotfärbung mit Sudan III oder Fettponceau sind nicht beweisend für Fette. Auch bestimmte Fettsäuren (Ölsäure) und Lipoide färben sich ähnlich mit Sudan III, und nur die oleinsauren Glyzerinester reduzieren OsO_4. Andererseits wird OsO_4 auch von Gerbsäure und Lecithinen reduziert. THAYSEN betont mit Recht die Unzuverlässigkeit der mikrochemischen Unterscheidung all dieser Stoffe durch Nilblausulfat, schon weil der physikalische und chemische Zustand der Umgebung nicht immer gleich ist. Nur der chemische Nachweis ist, wenigstens für einige Stoffe, ausreichend. So müssen doppeltbrechende Lipoide nicht Cholesterinester sein (PANZER, PRINGSHEIM), wie man annimmt. In pathologischer Menge lassen sich die Fette leichter, auch makroskopisch nachweisen.

Bekanntlich bestehen die tierischen Neutralfette („Depotfette") aus Gemengen von Triolein, Tripalmitin und Tristearin, also von dreifachen Estern von Glyzerin mit Öl-, Palmitin- bzw. Stearinsäure. Und zwar sind diese Ester bei verschiedenen Tierarten, ja sogar in verschiedenen Körperteilen desselben Tieres in verschiedenen Verhältnissen miteinander gemischt. Außerdem kommen im Hammelund Rindstalg, ebenso wie in Olivenöl, gemischte Triglyceride, wie Dipalmitoolein, Distearopalmitin, Distearoolein, usw. vor. Infolgedessen sind die verschiedenen Fettarten ungleich weich, indem Tristearin und Tripalmitin die größte Festheit geben. Auch der Schmelz- und Erstarrungspunkt und die Jodzahl weisen Verschiedenheiten auf. Letztere gibt die Menge Jod an, die von einer bestimmten Menge Fett aus einer alkoholischen Lösung bei gewöhnlicher Temperatur und Gegenwart von Quecksilberchlorid durch Addition aufgenommen wird. Sie ist hauptsächlich ein Maß für den Gehalt des Fettes an ungesättigten Fettsäuren, also vor allem an Ölsäure bzw. Olein. Aber auch andere Stoffe, wie Cholesterin, können durch Addition Jod aufnehmen.

Olein oder Triolein hat die Formel $C_3H_5(C_{18}H_{33}O_2)_3$.
Palmitin oder Tripalmitin hat die Formel $C_3H_5(C_{16}H_{31}O_2)_3$
Stearin oder Tristearin hat die Formel $C_3H_5(C_{18}H_{35}O_2)_3$

Folgende Strukturformeln folgen als Beispiel:

$$
\begin{aligned}
&\text{CH}_2\text{O:H} + \text{HO:C}\!\!\diagup^{\text{O}}\!\!-\text{C}_{17}\text{H}_{33} \qquad\qquad \text{CH}_2-\text{O}-\text{C}\!\!\diagup^{\text{O}}\!\!-\text{C}_{17}\text{H}_{33} \\[2pt]
&\text{CH O:H} + \text{HO:C}\!\!\diagup^{\text{O}}\!\!-\text{C}_{15}\text{H}_{31} \;=\; \text{CH}-\text{O}-\text{C}\!\!\diagup^{\text{O}}\!\!-\text{C}_{15}\text{H}_{31} + 3\,\text{HOH} \\[2pt]
&\text{CH}_2\text{O:H} + \text{HO:C}\!\!\diagup^{\text{O}}\!\!-\text{C}_{15}\text{H}_{31} \qquad\qquad \text{CH}_2-\text{O}-\text{C}\!\!\diagup^{\text{O}}\!\!-\text{C}_{15}\text{H}_{31}
\end{aligned}
$$

1 Mol. Glycerin + 1 Mol. Ölsäure   Dipalmitoolein + 3 Wasser
und 2 Mol. Palmitinsäure

Woher und wie kommt nun das pathologische Fett in die Zellen?

Die Ansichten sind geteilt. Es liegen mehrere Möglichkeiten vor, die wir in zwei Gruppen zusammenfassen können: 1. vermehrte Zufuhr von außen her oder Anhäufung von Fett durch mangelhaften Abbau infolge gestörter Zell-

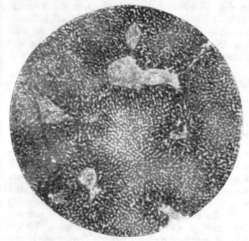

Abb. 101. Fettleber bei Phthise. Durch OsO$_4$ geschwärzte Fettküchelchen in periportalen Leberzellen.

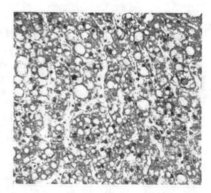

Abb. 102. „Vakuolen" verschiedener Größe in Leberzellen, vor der Einwirkung von Alkohol und Äther gefüllt mit Fett.

tätigkeit und 2. Fettphanerose bzw. Verfettung infolge von Zellschädigung. Die erstere stellt Fettspeicherung (Fettablagerung) oder Fettinfiltration (VIRCHOW), die zweite Gruppe fettige Entartung (Verfettung) im engeren Sinne bzw. „fettige Dekomposition der Zelle" dar. Die Fettinfiltration bezeichnet man wohl als „Steatosis", die fettige Dekomposition als „Myelinosis", beide wenig glückliche Bezeichnungen. Die Ausdrücke Fettmetamorphose und Verfettung können wir zur Andeutung der fettigen Entartung im engeren Sinne gebrauchen.

Jetzt sollen wir obige Möglichkeiten näher betrachten.

Das einer Zelle zugeführte Fett kann von verschiedenen Quellen herstammen, nämlich aus der Nahrung und aus anderen Zellen, nachdem es in diesen aufgelöst wurde. Im letzteren Fall spricht man von Fettwanderung. Es fehlt jeder Grund für die Annahme einer physiologischen Fettwanderung. Auch die pathologische ist zweifelhaft (s. unten). Das in eine Zelle aufgenommene Fett, bzw. Fettbestandteile, aus denen die Zelle dann Fett herstellt, kann unter normalen Umständen in der Zelle liegen bleiben (Fettspeicherung)

oder verbrannt oder ausgeschieden werden. Letzteres findet z. B. in Milch-
und Talgdrüsen statt.

Lebertran, Butterfette usw. werden, in großer Menge eingenommen, in leicht
an den Kleidern erkennbarer Weise durch die Talgdrüsen, wenigstens zum Teil,
ausgeschieden. Es können aber auch Zellen (Epithelzellen, Leukozyten) das im
Darm aufgenommene Nahrungsfett wieder abgeben, es sei an den Chylus oder an
andere Zellen. Wir nennen das normale, in Leberzellen und Bindegewebszellen
der Unterhaut und der serösen Häute der Brust und des Bauches angehäufte Fett
Depotfett, gleichgültig, wie lange es liegen bleibt. In der Bindegewebszelle bzw.
Leberzelle erscheinen zunächst allmählich mehr ganz kleine Fettkörnchen, wie
Pünktchen, welche die Zelle mehr oder weniger durchsetzen, infiltrieren (junge
Fettzelle). Diese vergrößern sich zu kleinen Fettröpfchen, wie in der Epithelzelle

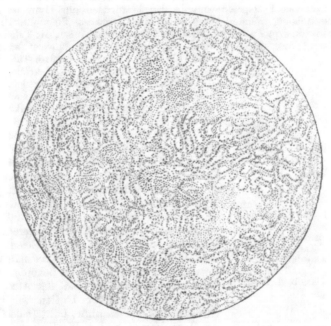

Abb. 103.   Akute Glomerulonephritis bei Scharlach.   Viele Fettkügelchen (rot durch
Sudan III) in Epithelzellen. Lymphozytenanhäufungen im Bindegewebe (nach JOCHMANN,
Infektionskrankheiten).

einer Talgdrüse, sie fließen zu größeren, und diese zu noch größeren, diese schließlich
zu einem einzigen Fettropfen verschiedener Größe zusammen. Der Zelleib verwandelt
sich dabei in ein Säckchen, das mitunter eine nur sehr dünne Wand hat und durch
den Fettropfen ausgefüllt wird. Der Zellkern wird schüsselförmig an die Wand
gedrängt (Fettzelle). Dies gilt sowohl für physiologische wie für pathologische
Fettspeicherung. In anderen, abnormen, Fällen fließen die Fettröpfchen nicht zusammen, so daß eine große Menge derselben den Kern sogar verdecken und die
Zelle als Fettkörnchenkugel bezeichnet wird. Als Fettkörnchenzellen pflegt
man Leukozyten anzudeuten, die Fettröpfchen in sich aufgenommen oder aus Zerfallstoffen von Geweben bereitet haben.

Pathologisch wird die Fettspeicherung, sobald sie ein gewisses Maß
überschreitet, das für die verschiedenen Zellen und Gewebe ungleich ist und sich
nicht genau angeben läßt. Die Fettmast, die Fettsucht, stellen Beispiele einer
pathologischen Fettspeicherung dar (§ 105). Auch fremde Fette wie Kokosöl,

Rüböl, Schaffett bei anderen Tieren, können in den Niederlagen gespeichert und im Hunger verbraucht werden.

Eine Fettspeicherung kann auch erfolgen, indem eine Zelle nicht mehr Fett als unter gewöhnlichen Umständen von außen her erhält, aber die normale Fettmenge nicht im normalen Maße verarbeitet, d. h. spaltet, verbrennt oder in irgend einer Weise fortschafft. Dann erfolgt somit Fettspeicherung durch eine gewisse, relative Insuffizienz der Zelltätigkeit. Von ihr zu unterscheiden ist die fettige Entartung (Verfettung) im engeren Sinne, wobei sich das Fett aus Zellbestandteilen bildet.

Wahrscheinlich kommt sie bei der physiologischen Sekretion in der Milch- und Talgdrüse vor, obwohl die fettige Entartung, die Verfettung der Drüsenzellen, also die fettige Umwandlung ihres Zelleibes, nicht einwandfrei festgestellt ist. Daß eine vorübergehende Fettspeicherung in den Talgdrüsen der Haut auftritt, erhellt aus der Ausscheidung fremder Fette durch diese Organe. So stellte PLATO (1901) fest, daß Sesamöl, dem Futter von Gänsen beigemischt, durch die Talgdrüsen (auch Schweißdrüsen?) ausgeschieden wird. Diese Beobachtung beweist offenbar nicht, daß die physiologische Talgbildung eine bloße Exkretion und nicht die Sekretion eines durch fettige Entartung des Drüsenzellenprotoplasmas gebildeten Fettes sei. Jodkali wird auch wohl durch Hautdrüsen ausgeschieden. Die Jodakne, d. h. Entzündung der Talgdrüsen, ist eine Folge davon.

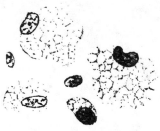

Abb. 104. Zellige Elemente aus frischen enzephalitischen Herden. Körnchenzellen (aus einem Fall von Bulbärmyelitis), Tod am 10. Tag: die Zellen erscheinen, da sie durch Alkohol ausgelaugt sind, gegittert (nach H. VOGT in Handb. d. Neurologie II).

In pathologischen Fällen ist der Unterschied zwischen fettiger Entartung und Fettspeicherung nur ausnahmsweise aus dem anatomischen, makro- und mikroskopischen Bilde möglich. Charakteristisch ist die Fettspeicherung im Bindegewebe zwischen den Muskelfasern des Herzens bei Fettsucht, so daß sogar die Muskelfasern allmählich atrophieren. Auch in Muskeln, die infolge einer Gelenkversteifung atrophisch geworden sind, kann man eine solche Fettspeicherung zu Gesicht bekommen. Hier ist sie aber als sekundär bei der Atrophie aufzufassen. Demgegenüber treffen wir bei einigen Giftwirkungen (Phosphor, bakterielle Gifte) Fetttröpfchen nur innerhalb der Muskelfasern z. B. des Herzens. Und zwar findet sich das Fett, besonders in den Papillarmuskeln, häufig in eigenartiger Weise verteilt, so daß man von einer „Tigerung" redet. Diese andere Verteilung kann nun von vornherein wohl einer anderen Art der Fettspeicherung zuzuschreiben sein, der Unterschied fordert jedoch zur genauen Untersuchung der anderen Möglichkeit, nämlich der Fettentartung, auf (s. unten). In anderen Organen, wie in der Leber und Niere fehlen ähnliche Unterschiede. In der Niere finden wir pathologisches Fett besonders in den Epithelzellen der gewundenen Harnkanälchen, die als hoch differenzierte Zellen leicht geschädigt werden. Eine gesetzmäßige Verteilung hat sich bis jetzt nicht feststellen lassen.

Vielfach untersucht, aber noch nicht endgültig festgestellt sind die pathologische Fettspeicherung und Verfettung in der Leber. Das Fett finden wir jedenfalls innerhalb der Leberzellen, aber nicht immer in denselben Zellengruppen. Wir unterscheiden:

1. Pathologische Fettanhäufung bei Blutstauung. Am ersten findet sich dabei pathologisches Fett in den zentralen oder perizentralen Leberzellen. Von hier aus schreitet die Fettanhäufung in peripherer Richtung nach den periportalen Leberzellen hin, während das Fett aus den zuerst entarteten Leberzellen verschwindet

und wir dann stark atrophische Leberzellen zwischen den stark erweiterten zentralen Blutkapillaren antreffen.

2. Pathologische Fettanhäufung in den periportalen Leberzellen, bei Lungenschwindsucht: phthisische Fettleber.

3. Fettanhäufung bei exogenen Vergiftungen. So findet sich bei Phosphorvergiftung, wenn der Tod erst nach etwa mindestens drei Tagen eintritt, reichlich Fett in allen Leberzellen, die sämtlich in Fettzellen umgewandelt sein können. Auch in anderen Organen, wie Herz und Nieren. Erfolgt der Tod erst nach 10 bis 14 Tagen, so hat sich die Leber verkleinert durch Schwund (Resorption? Spaltung und Fortschaffung?) des Fettes. Ähnliches ist auch in anderen Fällen und Organen möglich.

4. Bei perniziöser Anämie soll Fett in zentralen Leberzellen vorkommen.

Handelt es sich nun in diesen Fällen um Fettspeicherung oder um Verfettung?

Die Fettanhäufung in der Stauungsleber ließe sich durch mehrere Faktoren erklären Zunächst kann die Verlangsamung des Blutstroms eine herabgesetzte Ernährung der Leberzellen, eine zu geringe Zufuhr von Sauerstoff usw. bedeuten. Dazu kommt dann eine Schädigung durch den erhöhten venösen und intrakapillaren Blutdruck, besonders in den zentralen und perizentralen Kapillaren. Vielleicht ist dann noch Vergiftung durch angehäufte Dissimilationsprodukte in Betracht zu ziehen. Durch diese Faktoren werden zunächst die zentralen Leberzellen am meisten geschädigt. Ob diese Schädigung nun aber zu fettiger Entartung dieser Zellen oder zu einer (relativen) Insuffizienz ihrer lipolytischen oder sonstwie fettfortschaffenden Tätigkeit und dadurch zu Fettspeicherung führt — obwohl nicht mehr Fett als sonst zugeführt wird — ist eine Frage, die durch fortgesetzte Forschung zu beantworten ist. Nicht bei jeder Blutstauung tritt deutlich fettige Entartung ein: Grad und Dauer der Stauung sind dabei von Bedeutung: bei geringem Grade kann sie nicht oder kaum nachweisbar sein; nach einiger Zeit verschwindet das Fett wieder (s. oben). Für die Stauungsniere gilt im großen und ganzen dasselbe wie für die Stauungsleber. Das Fett pflegt man in den basalen Teilen der Zellen der gewundenen Harnkanälchen anzutreffen.

Bei Lungenschwindsucht kann sich Fett in der Leber anhäufen, wahrscheinlich durch giftige Schädigung der Leberzellen. Welches Gift oder welche Gifte es sind — nach Liebig spielt Anoxämie eine Rolle, aber nur bei Gegenwart einer gewissen Menge Kohlensäure (von Recklinghausen), weil die oxydative Fettspaltung ohne Sauerstoff nicht erfolgt —, und ob Fettspeicherung durch lipolytische Insuffizienz oder ob Verfettung vorliegt, läßt sich zurzeit nicht entscheiden (Abb. 101). Der periportale Sitz des Fettes sollte nach einigen auf Fettspeicherung hinweisen, indem das zugeführte Fett zunächst die periportalen Leberzellen erreicht. Solange wir aber nichts Sicheres von dem schädigenden Gift und von seiner Konzentration in den verschiedenen Leberabschnitten wissen, ist diese Frage nicht zu entscheiden. Denn einerseits sind gewiß Verschiedenheiten der Fettzufuhr, andererseits ist aber nicht weniger der Schädigungsgrad der verschiedenen Leberzellen, der vom Verhältnis der Konzentration des Giftes zur Empfindlichkeit der Zellen bedingt wird, von Bedeutung. Diese Überlegungen gelten auch für Fettanhäufung bei anderen Vergiftungen, bei Infektionen usw. Was für Schädigung bei perniziöser Anämie einwirkt, entzieht sich zurzeit unserem Urteil. Bemerkenswert ist die zentrale Fettanhäufung in der Leber. Beachtung erheischt auch die fettige Entartung von Zellen in Entzündungsherden: So treffen wir in der Umgebung von tuberkulösen, akut entstandenen Käse- oder sonstigen Nekroseherdchen in Leber, Niere und sonstwo, manchmal fettig entartete Zellen an; so auch in anderen Entzündungsherden, wie wir später ersehen werden. Auch im Grenzgebiet eines ischämisch-nekrotischen Herdes mit gleichzeitiger Infektion oder ohne solche. Im letzteren Fall kommen Spaltungsprodukte des absterbenden oder abgestorbenen Gewebes, im ersteren Fall bakterielle Gifte als schädigender Stoff in Betracht.

Bei giftiger und sonstiger Schädigung von Zellen mit nachfolgender Fettanhäufung handelt es sich immer um die Frage: Verfettung bzw. Fettphanerose oder Fettspeicherung durch relative oder absolute Insuffizienz der fettspaltenden oder fettfortschaffenden Zelltätigkeit. Auch bei Vergiftung mit Arsen, Antimon, Chloroform und vor allem mit Phosphor. Besonders Leber und Niere werden dabei bevorzugt. Dabei kann das Fett sich in so großer Menge anhäufen, daß viele Forscher, namentlich für die akute Phosphorvergiftung, eine erhöhte Fettzufuhr, eine Fettwanderung aus anderen Geweben zur Leber annehmen zu müssen glauben.

Nach G. ROSENFELD häuft sich das Fett bei Phosphorvergiftung, ebenso wie bei Fettfütterung, zunächst in den periportalen Leberzellen an, welcher Befund auf eine Zufuhr des Fettes durch das Blut hinweise. Demgegenüber soll sich das Fett bei Arsen- und Phloridzinvergiftung eben zunächst in zentralen Leberzellen anhäufen. Vergessen wir aber nicht, daß auch der Phosphor der Leber durch das Blut zugeführt wird. Es kommt hier schon wieder auch an auf die Konzentration des Giftes. Die zunächst zentrale Anhäufung bei Arsen- und Phloridzinvergiftung beweist ohne weiteres ebensowenig, daß eine fettige Entartung vorliegt. Übrigens sind beim Menschen manchmal (immer?) sämtliche Leberzellen voll Fett bei Phosphorvergiftung, womit ich eine andere Verteilung in anderen Fällen nicht leugne. Fortgesetzte Forschung ist hier erforderlich.

Noch andere Daten werden angeführt zum Beweise, daß bei der Phosphorvergiftung eine Fettwanderung von der Unterhaut usw. nach der Leber stattfinde. Daß Fetttransport unter bestimmten Umständen möglich ist, scheinen die Beobachtungen MIESCHERS (S. 269) am Rheinlachs darzutun. Er fand das Ätherextrakt des Blutes während der von ihm angenommenen Fettwanderung von den Muskeln nach den Eierstöcken abnorm hoch (1,5—2 %). Was macht aber eine Fettwanderung vom übrigen Körper zur Leber durch Phosphorvergiftung wahrscheinlich? Eine „Fettavidität" der Leber ist vollkommen hypothetisch. Aus den Versuchen von KRAUS und SOMMER erhellt allerdings, daß die Leber einer mit Phosphor vergifteten Maus einen von 5,1—11,8% bis auf 7,4—37,4% erhöhten Fettgehalt aufweist, während das übrige Körperfett von 13,8—29,3% auf 4,13—7,9% gesunken ist. Diese sehr wertvollen Ergebnisse beweisen jedoch nicht eine Fettwanderung vom übrigen Körper zur Leber. Es ist ja möglich, daß das Depotfett außerhalb der Leber (durch ungenügende Ernährung des vergifteten Tieres oder sonstwie) verbrannt wird, während sich in der Leber durch Schädigung ihrer Zellen Fett bildet oder erkennbar wird (s. unten). Ferner hat man darauf hingewiesen, daß kein Fett in der Leber angehäuft wird, wenn der Organismus nach längerem Hungern oder sonstiger starker Abmagerung einer Phosphorvergiftung ausgesetzt wird. Dieser Befund würde aber erst dann Beweiskraft erlangen, wenn dargetan wäre, daß durch Hungern bzw. Abmagerung andere mögliche Quellen des Leberfettes unangetastet blieben. Das ist aber bis jetzt nicht nachgewiesen. Wieviel Fett in der Leber nachweisbar werden kann durch Phanerose und Verfettung (s. unten), wissen wir auch nicht annähernd.

Was für andere mögliche Quellen des Leberfettes bei der akuten Phosphorvergiftung gibt es denn?

Zunächst haben schon RINDFLEISCH 1869 und neulich RUBOW und THAYSEN betont, daß man in einem Muskel durch chemische Untersuchung bedeutend mehr Fett bzw. Lipoide nachweisen kann als mikroskopisch. Deshalb ist die mikroskopische (histiochemische) Untersuchung des Fett- bzw. Lipoidgehalts von Organen und Geweben unzureichend. Nur chemische Untersuchung vermag ihn zu bestimmen. Ob Fett und Lipoide, wenigstens zum Teil in so kleinen Körnchen, sogar molekular, verteilt in der Zelle oder in einer amalgamartigen Verbindung mit den Eiweißstoffen (RINDFLEISCH) sich findet, bleibe dahingestellt. Obige Beobachtungen weisen auf die Möglichkeit hin, daß in der normalen Zelle mikroskopisch unsichtbares Fett bzw. Lipoid nach bestimmter Änderung (Schädigung) der Zelle sichtbar wird. Dieses Sichtbarwerden nennt KLEMPERER Phanerose des Fettes bzw. Lipoids. Man deutet sie auch wohl als Verfettung an.

Außerdem können sich gewisse Seifen der Ölsäuren und gewisse Lipoide unter bestimmten Umständen in Neutralfett umwandeln. Dies wäre eine Verfettung im engeren Sinne, was die Phanerose nicht ist. Es kommen hier vor allem Lezithine und Cholesterine bzw. Cholesterinester in Betracht.

Die Lezithine gehören zu den Phosphatiden. Es gibt mehrere Lezithine, ebenso wie es mehrere Fette gibt. Wir können nämlich ein Lezithin betrachten als ein Fett, dessen einer Fettsäurerest durch einen mit Cholin verbundenen Phosphor-säurerest ersetzt ist. Folgende Strukturformel eines Lezithins zeigt dies:

$$
\text{Glyzerin-}\atop\text{rest}\left\{\begin{array}{l}
\text{O} \\
\text{CH}_2\text{—O} \quad \text{C—C}_{17}\text{H}_{33} \\
\text{O} \\
\text{CH}\text{—O} \quad \text{C—C}_{17}\text{H}_{33} \\
\text{CH}_2\text{—O}
\end{array}\right\} \text{Ölsäurereste (bzw. Palmitin- oder Stearinsäure-reste)}
$$

$$
\left.\begin{array}{l}
\text{HO—P=O} \\
\text{C}_2\text{H}_4\text{O}
\end{array}\right\} \text{Phosphorsäurerest}
$$

$$
\left.\begin{array}{l}
\text{N—(CH}_3)_3 \\
\text{OH·}
\end{array}\right\} \text{Cholinrest}
$$

Lezithine, die in allen tierischen und pflanzlichen Zellen vorkommen, stellen somit mögliche Mutterstoffe echter Fette dar.

Was geschieht mit den Lezithinen beim Hungern? Wir wissen es nicht. Vielleicht werden sie zum Teil verbrannt.

Der molekulare Bau des Cholesterins (oder gibt es mehrere Cholesterine?) ist noch nicht sicher. Der Stoff ist ja schwer rein zu gewinnen. WINDAUS gibt folgende Formel:

$$
\begin{array}{l}
\text{CH}_3 \\
\quad\text{CH—CH}_2\text{—CH}_2\text{—C}_{17}\text{H}_{26}\text{—CH}=\text{CH}_2 \\
\text{CH}_3 \\
\\
\quad\quad\text{H}_2\text{C}\diamondsuit\text{CH}_2 \\
\quad\quad\quad\text{CHOH}
\end{array}
$$

Das Cholesterin enthält jedenfalls eine Hydroxylgruppe, es ist ein Alkohol, und kann somit mit Öl-, Palmitin- oder Stearinsäure Ester bilden, die allerdings keine Fette sind. Diese Cholesterinester gehören zu den Lipoiden. Sie sind doppelt-brechend — welche Eigenschaft durch Erwärmen verloren geht — und werden durch Sudan III gelblichrot gefärbt. Sie kommen in den Luteinzellen — in den Zwischen-zellen des Hodens vor und pathologisch, meist mit Fettropfen gemischt, in gewissen arteriosklerotischen Herden (auch außerhalb der Zellen), in entzündeten Nieren, Alveolarepithel (F. MÜLLER), im Greisenbogen oder Gerontoxon (KAWAMURA). Cholesterin findet sich in sehr vielen (allen?) tierischen Zellen.

Sodann kommt als Mutterstoff der Fette in Betracht Eiweiß. Wir dürfen ja annehmen (S. 526), daß sich das Eiweißmolekül unter Umständen in einen N-haltigen und einen N-freien Teil spaltet, und sich aus letzterem Glykogen oder sonstige Kohlehydrate, somit mögliche Mutterstoffe von Fett bilden. Es ist der Nachforschung wert, wie sich diese Möglichkeit beim hungernden und wie sie sich beim nichthungernden Tier verhält. Die VIRCHOWsche Ansicht, es bilde sich unter Umständen Fett aus Eiweiß, hat sich noch nicht als richtig aber auch noch nicht als unrichtig erwiesen. Es ist bei Zerfall von Eiweiß und gleichzeitigem Auftreten von Fett jedoch die Möglichkeit einer Phanerose zu berücksichtigen.

Schließlich erheischt auch die Möglichkeit einer Fettbildung aus Glykogen nähere Forschung. Bemerkenswert ist jedenfalls, daß nach SAIKOWSKI, LUCH-SINGER u. a. das Leberglykogen bei Phosphorvergiftung schwindet. Was ge-schieht damit?

Die Kohlehydrate, Lipoide und vielleicht auch gewisse Eiweißkörper in der Leber stellen somit mögliche Mutterstoffe des Leberfettes dar, das sich bei Phosphorvergiftung durch fettige Entartung der Leberzellen bildet. Fortgesetzte Forschung soll entscheiden, ob Fettwanderung oder Fettentartung oder eine Kombination von beidem vorliegt bei der akuten Phosphorvergiftung. Durch Phanerose ohne weiteres können wir nicht die Anhäufung so großer Fettmengen verstehen. Zur Annahme einer Fettwanderung sind wir jedoch nicht berechtigt.

Wir müssen vorsichtig sein mit Vergleichen. So beruht die gelbe Erweichung des Gehirngewebes nach Verschluß einer Schlagader nicht auf einer örtlichen Fettbildung wie in der Milchdrüse (VIRCHOW). Nach G. ROSENFELD ist dabei nicht von Fettanhäufung, sondern im Gegenteil von Fettverarmung die Rede, wie er chemisch nachwies. Die Bedeutung der Fettkörnchenzellen dabei ist unsicher. Wahrscheinlich verschleppen sie Fett nach anderen Orten.

Auch bei anderen Zuständen, Vergiftungen usw. und in anderen Organen gelten obige Bemerkungen. Alkohol soll nur bei hungernden Hunden Fettleber ergeben, sonst ist das Ergebnis nicht immer gleich.

Die Behauptung, es sei trübe Schwellung eine Vorstufe der fettigen Entartung, ist nicht genügend begründet und wahrscheinlich unrichtig: Daß trübe Schwellung und fettige Entartung manchmal nebeneinander angetroffen werden, würde sich schon dadurch erklären, daß sie Koeffekte einer Schädigung sind. Gegen obige Annahme sind anzuführen: Zunächst die andere Verteilung; während körnige trübe Schwellung vorzugsweise in den Zellspitzen der gewundenen Harnröhrchen auftritt, finden sich die Fettröpfchen eben häufig in den basalen Zellabschnitten. Ferner fehlen fast immer die nekrobiotischen Kernveränderungen, die wir oft bei der trüben Schwellung antreffen, bei der fettigen Entartung. Hier finden wir gewöhnlich nur Druck- und Dehnungserscheinungen am Kern. Wir können jedoch die Möglichkeit nicht leugnen, daß sich ausnahmsweise aus dem zerfallenden Zellprotoplasma bei trüber Schwellung Fett bildet bzw. lockert (Phanerose).

Weil aber die schweren Grade von trüber Schwellung in Nekrose übergehen, kämen nur die leichteren Grade als Vorstufen der fettigen Entartung in Betracht. Eine postmortale Fettphanerose ist wohl von der vitalen fettigen Entartung zu unterscheiden. Jedenfalls findet man oft fettige Entartung verschiedenen Grades ohne entsprechende trübe Schwellung.

Die schon alte Annahme von Bildung von Leichenfett (Adipocire) aus Eiweiß ist noch nicht als richtig erwiesen. Fettbildung aus Kasein in Käse scheint kaum zu bezweifeln zu sein.

In Zellen angehäuftes Fett kann wahrscheinlich verschwinden und Wiederherstellung folgen, so lange nicht eine zu starke Schädigung von Zelle oder (und) Kern stattgefunden hat. Ein unausbleiblicher Untergang der Zelle läßt sich nur ausnahmsweise voraussagen. Die Tätigkeit der Zelle kann sowohl durch die primäre Schädigung wie durch die Anhäufung von Fett leiden. Es fehlen aber genaue Daten. Es kann jedenfalls eine ziemlich ausgedehnte fettige Entartung, z. B. der Leber, bestehen ohne deutlich erkennbare Funktionsstörungen.

Graue Entartung (Degeneratio grisea) hängt einigermaßen mit der fettigen Entartung zusammen. Sie tritt auf in weißen, markhaltigen Nervenfasern, sowohl in peripheren Nerven 'wie in den weißen Rückenmarkssträngen. Es handelt sich dabei um Veränderungen des Nervenmarks.

Der Achsenzylinder wird bei der markhaltigen Nervenfaser von einer Mark- oder Myelinscheide umgeben, die ihre weißliche Farbe bedingt. Durch Kochen in Alkohol oder Äther löst sich das Mark zum großen Teil auf; nur ein Teil bleibt als ein feines Netzwerk zurück, das auch durch Trypsin nicht angegriffen wird. EWALD und KÜHNE nannten es die Hornscheide, die aus einem hornartigen Stoff, Neurokeratin, bestehe. Der in Alkohol oder Äther gelöste Stoff besteht, wenigstens zum Teil, aus Myelin.

Was ist Myelin? Ein oft mißbrauchtes Wort zur Andeutung chemisch nicht definierter lipoider Stoffe, die sich durch ihren matten Glanz, durch die Bildung von „Myelinfiguren" mit Wasser, indem sie in Wasser mikroskopisch quellen (was auch andere lipoide Stoffe tun) und durch Anisotropie, Doppeltbrechung im polarisierten Licht kennzeichnen. Myelintropfen färben sich mit Sudan III rot, wobei die Doppeltbrechung verloren geht, und sie vermögen OsO_4 zu reduzieren; das sich schwärzende Myelin der Nebenniere löst sich in Chloroform, was Fette nicht tun. Vielleicht gehört das Myelin zu den Phosphatiden. Nach THUDICHUM ist seine Formel $C_{40}H_{75}NPO_{10}$. Es handelt sich also um einen sehr dürftig gekannten Stoff. Er kommt sehr oft neben Neutralfett bzw. Fettsäuren vor, und kann wahrscheinlich aus Zellbestandteilen („myelinogenen" Stoffen), unter noch näher festzustellenden Umständen, entstehen. Es wäre verfrüht, schon jetzt Myelinentartung und Myelininfiltration unterscheiden zu wollen. Bevor wir einen Stoff sicher erkennen können, ist ja an die Nachforschung seiner Entstehung nicht zu denken.

Man hat Myelin unter vollkommen normalen Umständen in Zellen angetroffen: im Nebennierensystem als „Nebennierenfett" (KAISERLING und ORGLER u. a.), im Corpus luteum, Thymus, im Lungenepithel (ALBRECHT), usw. Als pathologische Erscheinung finden sich Myelintröpfchen sehr reichlich bei der fibrinösen Pneumonie, in Amyloidnieren, in atheromatösen Aorten, in Nebennieren-, auch in anderen Geschwülsten (das „Fett" der Xanthome soll Myelin sein), in entzündlich veränderten Geweben. CHALATOW sah bei Kaninchen, nach Fütterung mit reinem Cholesterin oder cholesterinreichen Stoffen (Hühnereigelb, Rinderhirn) flüssige, sphärische, zum Teil radialfaserige kristallartige Gebilde, besonders in Leber, Milz, Knochenmark und Aortenwand. Solche Gebilde hat man wohl als Myelin angedeutet.

Das Myelin kann schon mit dem unbewaffneten Auge erkennbar sein als weißliche, punkt- oder strichförmige Flecke, wie in der Lunge und Niere. In der Nebenniere sieht es hellgelb, in Xanthomen

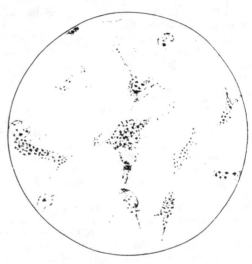

Abb. 105. Glykogen (rot, nach BEST) in Chorionzotten (nach einem Präparat von Dr. L. F. DRIESSEN).

sogar rostfarben durch Eisenpigment. Verschiedene Schattierungen kommen vor. In frischen Zupfpräparaten sieht man, mikroskopisch, lichtbrechende Tröpfchen und Schollen, die bei enger Blende glänzen. Immer ist postmortale Myelinbildung, die von ALBRECHT u. a. in Lunge, Niere, Leber, Herz und anderen Muskeln beobachtet wurde, auszuschließen. Weitere Untersuchungen sind abzuwarten, bevor wir die Bedeutung der Myeline einigermaßen beurteilen können. Einige Forscher wollen nur bestimmte nekrobiotisch oder postmortal entstehende lipoidartige Stoffe als Myeline bezeichnen. Das ist aber keine chemische Bestimmung.

Bei der einfachen oder grauen Degeneration markhaltiger Nervenfasern schwindet das Myelin der Markscheide allmählich und macht einer Flüssigkeit oder Fett Platz. Im letzteren Fall handelt es sich sehr wahrscheinlich um fettige Entartung durch fettige Umwandlung des Myelins. Fettkörnchenzellen treten dann auf und bewirken, wenigstens zum Teil, die Resorption. Diese Veränderungen treten bei der „neurogenen Atrophie" (S. 273) der Nervenfaser ein. Nicht nur das Nervenmark, sondern auch der Achsenzylinder, ja letzterer sogar noch früher (MÖNCKEBERG und BETHE) zerfällt unter Aufquellung und Zerbröckelung. Die Nervenfaser wird durch diese Vorgänge dünn, atrophisch. Die Kerne der SCHWANNschen Scheide vermehren sich. Dadurch kann fibröse Induration des Nerven eintreten, mit einer mehr weißlichen Färbung. Ohne überwiegende Wucherung der SCHWANNschen Scheide wird der Nerv durch obige degenerative Vorgänge grau. Ähnliche Veränderungen treffen wir auch in den weißen Strängen des Rückenmarks an bei der sogenannten sekundären Degeneration nach Unterbrechung der Leitungsbahn, wie sie experimentell durch quere Durchschneidung und pathologisch beim Menschen durch Zusammendrückung des Rückenmarks, wie bei Wirbelkaries („Kompressionsmyelitis"), auftritt. Eine solche sekundäre Degeneration kann auf- oder absteigend sein. Sie betrifft immer das Gebiet einer ganzen Nervenfaser. Sekundäre Gliawucherung kann sich anschließen.

§ 59. Kohlehydrat-, Glykogenanhäufung (Speicherung bzw. Entartung).

Der Nachweis des Glykogens im menschlichen Körper wird erschwert durch den Umstand, daß sich das Glykogen nach dem Tode, wenigstens zum Teil, in Glukose umwandelt, und sogar nur eine Vakuole übrig bleibt mit unbekanntem Inhalt. Der Glykogennachweis wird ferner erschwert durch Bindung an Eiweißkörper. Bei der Fixierung und weiterer Behandlung der zu untersuchenden Gewebe müssen, wegen der Wasserlöslichkeit des Glykogens, wäßrige Flüssigkeiten vermieden werden.

Das Glykogen erscheint bei mikroskopischer Untersuchung als Körnchen oder homogene, ziemlich stark lichtbrechende Kügelchen oder Schollen, die sich durch Jod braun färben und diese Farbe auch nach Hinzufügung von H_2SO_4 beibehalten. Mit Karmin (BESTsches Verfahren) färbt es sich leuchtend rot. Wichtig ist auch die Umwandlung in Traubenzucker durch diastatische Enzyme.

In den meisten embryonalen Geweben findet sich Glykogen in verschiedener Menge. CL. BERNARD wies es schon in der Plazenta nach. Nach der Geburt kommt es in größeren Mengen nur in der Leber und in Körpermuskeln vor, die als Glykogenbehalter zu betrachten sind; übrigens in kleiner Menge im Deckepithel, Uterusepithel, Knorpelzellen, und zwar im Zelleib, fast nie im Zellkern, obwohl oft in seiner Nähe. Sehr bemerkenswert ist die reichliche Anhäufung von Glykogen in der Gebärmutterschleimhaut, und zwar nicht nur in den ersten Monaten der Schwangerschaft, sondern auch kurz vor jeder Menstruation, also prämenstruell, als die Epithelzellen der Uterusdrüsen sich vergrößern und die Drüsen selbst— wie HITSCHMANN und ADLER wahrscheinlich gemacht haben — infolgedessen sich schlängeln. DRIESSEN hat diese Glykogenanhäufung verfolgt: Die postmenstruell ruhende Drüse enthält nach ihm kein Glykogen. Während der prämenstruellen Anhäufung des Glykogens — das auch im Lumen der Drüsen nachweisbar sein kann — vergrößert sich die Epithelzelle: ihr Inhalt wird heller, auch der ovale Kern, der mehr nach dem Mittelpunkt der Zelle zieht, wird größer, heller und rund. In den letzten Tagen vor der Menstruation tritt auch in den Stromazellen Glykogen auf, während diese Zellen mehr und mehr Deziduazellen ähnlich werden. Tritt die menstruelle Blutung ein, so schwillt die Schleimhaut ab, indem sie glykogenfrei wird und viele Zellen zugrunde gehen. Tritt hingegen Schwangerschaft ein, so nimmt der Glykogenreichtum noch mehr zu, die Stromazellen werden zu glykogenreichen Deziduazellen. Schließlich häuft sich Glykogen im Trophoblast um den Embryo herum an, während es nach einigen Monaten aus den Drüsen und dem Stroma schwindet. Diese Befunde DRIESSENS fordern zu weiterer Nachforschung auf. BROERS hat auch in den Muskelzellen der schwangeren Gebärmutter Glykogen nachgewiesen, das im Kindbett schwindet.

Von der physiologischen Bedeutung des Glykogens wissen wir nur, daß es eine Speicherform der Kohlehydrate darstellt (§ 107).

Pathologisch findet sich Glykogen in der Niere (in den HENLEschen Schleifen) und im Kleinhirn (ABELES); ferner in Geschwülsten, z. B. in Endotheliomen, nach BRAULT u. a. besonders in schnell wachsenden Zellen, nach

GIERKE bei Anämie. Außer einer Glykogenmästung — die oben erwähnte Glykogenanhäufung in der Gebärmutter ist wohl als solche aufzufassen — kommt vielleicht eine Anhäufung, eine Glykogendegeneration vor unter ähnlichen Bedingungen wie eine solche von Fett, namentlich bei Anoxyhämie: Nach akutem Blutverlust, so z. B. bei Hunden 2 Tage nach einem Aderlaß (CZERNY), hat man Glykogen in Leukozyten nachgewiesen. Ebenso bei Kachexie und bei perniziöser Anämie, wo allerdings vielleicht Giftwirkung außerdem im Spiele ist. Auch hat man es 1 $1/_2$ bis 2 Tage nach Einspritzung von Terpentinöl oder Silbernitrat in Leukozyten angetroffen. Ferner hat man Glykogen nachgewiesen in entzündetem Gewebe und in der Umgebung eines Nekroseherdes in der Lunge, Haut, im Gehirn, in Muskeln.

Die Pathogenese der Glykogenanhäufung läßt sich jedoch nicht beurteilen, so lange wir nicht über mehr Daten verfügen. Obwohl Ablagerung vorzuherrschen scheint, so erheischt doch die Möglichkeit, daß sich, unter besonderen Umständen, ein Eiweißkörper in einen N-haltigen und einen N-freien Teil spaltet, und daß sich aus letzterem Glykogen bildet, Nachforschung.

§ 60. Ausfall und Ablagerung von Salzen.

a) In Gewebe.

Nicht nur im Gewebe, sondern auch an einer Oberfläche oder in einem Hohlraum des Körpers können Salze ausfallen und abgelagert werden, und zwar in kristallinischer Form oder körnig-amorph. Solche Salze können das Gewebe infiltrieren, „inkrustieren". Wird es infolgedessen steinhart, so reden wir von Petrifikation, Versteinerung, und wenn es Kalksalze sind, von Verkalkung oder Verkreidung. Es können sich mehrere Salze derselben oder gar anderer Säuren nebeneinander finden. So treffen wir oft phosphor- und kohlensaures Kalzium neben Magnesiumsalzen an. Lagern sich Salze frei an einer Körperoberfläche oder in einem Hohlraum ab, so entsteht ein Konkrement (kleinere Gebilde) oder ein Stein, calculus (größere Gebilde). Allerdings findet auch hierbei wahrscheinlich immer zunächst Ablagerung in toten organischen Stoff als Kern oder Skelett (Schleim, Epithel, Gerinnsel, Thrombus usw.) statt und lagern sich dann um diesen Kern allmählich mehr Salze ab, wie wir weiter unten näher besprechen sollen.

Man kann Kalziumsalze durch die Gipsreaktion nachweisen: durch Hinzufügung von H_2SO_4 entsteht $CaSO_4$ (Gips); oder man löst die Kalziumsalze durch HCl: aus $CaCO_3$ bilden sich CO_2-Blasen; fügt man dann oxalsaures NH_3 hinzu, so entstehen feine Oktaeder von oxalsaurem Kalk.

Phosphorsaurer und kohlensaurer Kalk binden Hämatoxylinalaun stark und färben sich blau, oxalsaurer Kalk jedoch nicht. Auch Karmin und andere Farbstoffe werden leicht von Kalksalzen gebunden, sogar in einem durch eine Säure (HNO_3) „entkalktem" Gewebe, das dann wohl noch Kalkreste enthält oder in bestimmter noch unbekannter Weise verändert ist. Silbernitrat bildet schließlich schwarzes Silberphosphat aus farblosen Körnchen phosphorsauren Kalkes, der sich meist in abgelagerten Kalksalzen findet (VON KÓSSA).

Physiologisch ist die **Kalkablagerung** im osteoiden Gewebe bei der Knochenbildung. Auch die in der Glandula pinealis, in den Plexus chorioidei, die zur Entstehung des Hirnsandes (acervulus cerebri) führt, ist als physiologisch zu betrachten. Ebenso die senile Verkalkung von Kehlkopf- und Rippenknorpeln.

Pathologisch wird eine solche Verkalkung durch starke Dimensionen. So soll bei Magenkrebs besonders starke Verkalkung von Rippenknorpeln auftreten. Ferner kann pathologische Verkalkung überall stattfinden. Wir finden sie vorzugsweise in Bindegewebe, Knorpel, elastischen Fasern, aber auch in Muskelgewebe und Epithel, ferner in Hyalin und Kolloid (Abb. 106). So kann sich eine Schlagader durch Inkrustierung ihrer Muskelschicht in eine starre Röhre umwandeln. Und im Epithel der Niere können sich bei Sublimatvergiftung rasch Kalksalze in erheblicher Menge anhäufen. Zunächst erscheinen feine, stark lichtbrechende Körnchen, die zusammenschmelzen können. Sie lösen sich nicht in Äther oder Alkohol, sondern zeigen die oben genannten Reaktionen. Mitunter begegnen wir, z. B. in einer Gehirnschlagader, einer Anhäufung kleiner Kügelchen. In der hyalin entarteten, verdickten Intima einer Schlagader kommt es oft zu Verkalkung.

Wodurch, unter welchen Umständen, findet Kalkablagerung statt? Von vornherein gibt es, wie bei jeder Ablagerung eines Salzes überhaupt, drei Möglichkeiten: Änderung der allgemeinen oder der örtlichen oder beider

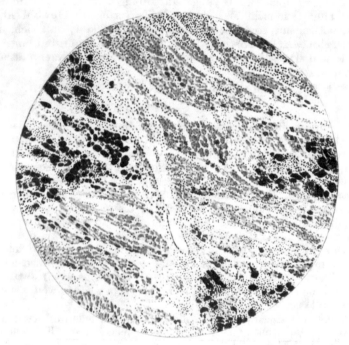

Abb. 106.   Postdiphtherische Herzveränderungen: Karyolyse und Myolyse (Nekrose), Lymphozytenanhäufungen, Verkalkung (blaue Schollen).   Die roten Flecke sind Fetttröpfchen, rot durch Sudan III (nach JOCHMANN, Infektionskrankheiten).

Löslichkeitsverhältnisse führt zur Ablagerung. Physikochemische Faktoren spielen also eine Rolle. Ersteres wäre z. B. möglich, indem der Gehalt des Blutes an Kalkverbindungen steigt, so daß an bestimmten Stellen im Körper der Sättigungsgrad durch örtliche Umstände überschritten wird. Der Kalkgehalt des Blutes kann zunehmen durch Abnahme des Blutwassers, aber auch durch vermehrte Aufnahme von Kalk, und zwar vom Magendarmkanal oder von irgend einem Gewebe aus. Schon VIRCHOW hat Überladung des Blutes mit Kalksalzen und der zufolge „Kalkmetastase" angenommen, z. B. dann, wenn Knochen schwindet und damit Kalksalze zur Resorption gelangen. Eine solche Knochen- und Kalkresorption sollte, z. B. durch Druck einer Geschwulst eintreten. Bei Halisteresis ossium (wörtlich: Salzberaubung der Knochen) bei Osteomalazie oder im hohen Alter findet ebenfalls Lösung und Resorption von Knochenkalksalzen statt. Wir wissen aber nichts von den dabei wirksamen physikalischen und chemischen Faktoren. Nun konnte aber von Kóssa bei Hunden und Kaninchen durch Überladung des Blutes mit Kalksalzen ohne weiteres keine Verkalkung hervorrufen, während Rüdel und Rey nach subkutaner Einspritzung leicht löslicher Kalksalze nur vermehrte Kalkausscheidung durch Nieren und Dickdarm, aber keine Verkalkung feststellen konnten. Obwohl wir von vornherein einem hohen Kalkgehalt des Blutes eine gewisse Bedeutung für Verkalkung zuerkennen müssen, genügt derselbe ohne weiteres offenbar nicht. Dazu muß noch eine gewisse örtliche Disposition des Gewebes hinzukommen. von Kóssa vermutet, daß eine gewisse Eiweißverbindung vorhanden sein muß, wie sie in „hyalinen" und „kolloiden" Stoffen vorkommt. Nach Hofmeister und Tanaka wird aber Übersättigung der Gewebe mit Kalksalzen ohne vorbereitende Veränderungen von Verkalkung gefolgt. Andererseits bewirken besonders die Salze der schweren Metalle (Blei, Wismut, Quecksilber), unter den Metalloiden nur Jod, vielleicht auch Arsen, unter den organischen Verbindungen das Aloin und das Jodoform Verkalkungen. Viele andere Stoffe erwiesen sich ohne Wirkung. Übrigens kann Verkalkung unter den gleichen Umständen beim einen Tier (Kaninchen) eintreten wie beim anderen (Hund) ausbleiben. Askanazy hat auf das Vorkommen schwer veränderter Nieren bei Kalkmetastase hingewiesen, was um so mehr auffällt, weil annähernd 96% der gesamten Kalkausscheidung durch den Dickdarm erfolgt (Froböse).

Im allgemeinen tritt Verkalkung vor allem ein in totem oder nahezu leblosem Stoff. Bilden denn gewisse tote Stoffe besonders leicht unlösliche Kalkverbindungen? Wir wissen es nicht. Dies geschieht offenbar oft auch dann, wenn kein Grund für die Annahme einer vermehrten Kalkzufuhr vorliegt; ja, wenn wir sogar eher eine Herabsetzung derselben, wie in totem Gewebe mit verringerter Blut- und Lymphzufuhr annehmen müssen. Da kommt es also auf eine Änderung der örtlichen Löslichkeitsverhältnisse ohne weiteres an. Vielleicht kommt hier in Betracht, daß Kohlensäure ein Lösungsmittel ist für kohlensauren und phosphorsauren Kalk, und in totem Gewebe keine freie Kohlensäure nachweisbar ist. Lichtwitz, in dessen Schrift man weitere Einzelheiten über die physikochemischen Faktoren findet, schreibt die Verkalkung nekrotischen Gewebes der Kolloidfällung zu. Die Kolloide der Körpersäfte erhöhen die Löslichkeit der Kalksalze über die in Wasser. Fallen sie aus, so sinkt die Löslichkeit und es fallen die schwerlöslichen Salze, die durch Diffusion in das Gewebe gelangen, aus. Dadurch nimmt die Konzentration im Saft verkalkenden Gewebes ab, und neue Diffusion mit neuem Ausfallen folgt. Dieser Vorgang wiederholt sich, solange Austausch von Wasser und Salzen zwischen dem verkalkenden Gewebe und den Körperflüssigkeiten besteht, bis zur völligen Versteinerung.

Verkalkung tritt oft in tuberkulösem oder syphilitischem verkästem und sonstigem koagulationsnekrotischem Gewebe, ferner, wie wir schon erwähnten, in gewissen toten Stoffen (Hyalin, Kolloid) auf. Dann verdient Beachtung, daß nach Kockel und Kischensky u. a. besonders die elastischen Fasern der mittleren und kleineren Blutgefäße, dann aber auch die des Lungengewebes verkalken. Sogar normale elastische Fasern bestehen ja aus nahezu totem Stoff, worauf das lange Erhaltenbleiben ihrer Elastizität nach dem Tode hinweist (§ 13d). Wir können die Möglichkeit zurzeit allerdings nicht ausschließen, daß Verkalkung auch einmal in lebendem Stoff erfolgt und diesen eben abtötet; wir müssen jedoch hervorheben, daß wir meist genügenden Grund haben für die Annahme, daß der Stoff schon zuvor tot oder nahezu tot, wenigstens schwer geschädigt ist durch irgend ein Gift (Metalle usw. wie wir oben sahen, bakterielles Gift) oder durch Störung des Blutkreislaufs. Jedenfalls ist Verknöcherung, wobei sich Bindegewebe zunächst in osteoides Gewebe, und dieses dann durch Ablagerung von Kalksalzen in Knochengewebe

umwandelt (vgl. Metaplasie) als Lebensvorgang scharf von Verkalkung zu unterscheiden.

Auch im kolloiden Inhalt einer Zyste kann Ablagerung von Kalksalzen auftreten, nach BAUM entstehen dadurch die Kalkkörperchen, die in der Niere auftreten
können. Ferner im Herzmuskel. In Bauchmuskeln in der Nähe einer Laparotomie-
wunde tritt mitunter schon nach 13 Stunden Ablagerung von Kalksalzen auf, die
zwischen dem 9. und 20. Tag nach der Laparotomie ihren Höhepunkt erreicht.
Skelettmuskeln zeigen nicht selten Knochenbildung (Myositis ossificans, vgl.
Metaplasie). Auch sei hier das Psammom (Sandgeschwulst) erwähnt, das an den
Plexus chorioidei der Hirnkammern, an deren Auskleidung, an den Hirn- und Rückenmarkshäuten, auf der Hodenkapsel, im Eierstock, Thymus und Lymphdrüsen
gefunden wird. Es ist eine bindegewebige Geschwulst (Fibrom, Fibrosarkom,
Myxom, Endotheliom), in dem sich unter besonderen Umständen Kalksalze ablagern.
Schließlich kommt ein „Kalkinfarkt" in Papillen der Nierenpyramiden vor,
ähnlich wie der Harnsäureinfarkt: in den Röhrchen finden sich dabei Kalkzylinder,
während das bindegewebige Gerüst mit Kalksalzen inkrustiert sein kann.

Um einen Kalkherd bildet sich oft eine bindegewebige Kapsel, die hyalin
entarten und verkalken oder aber verknöchern kann. Es ist dann aber auch möglich,
daß das verkäste Innere eines bindegewebigen Herdes verkalkt, so daß ebenfalls
eine bindegewebige Kapsel um einen Kalkherd sich findet. Die Pathogenese solcher
älterer Herde ist oft unsicher. In anderen Fällen kann das einen Kalkherd umgebende
Gewebe eben erweichen und der Herd gelockert werden. So kann z. B. ein freier
„Lungenstein" (s. unten) entstehen.

Eine besondere Art der Verkalkung ist die Ablagerung von Kalkseifen bei der
sogenannten Fettgewebsnekrose (§ 61). Beachtenswert ist auch der von E.
GIERKE nachgewiesene hohe Eisengehalt (wenigstens starke „Eisenreaktion")
in fötalen Knochen, besonders an der Epiphysengrenze, am Periost, wo die Knochenbildung am stärksten ist. Auch in verkalktem Plazentargewebe, in verkalkten
Ganglienzellen, in Epithelzylindern (der Niere) bei Sublimatvergiftung wurde starke
Eisenreaktion festgestellt, außerdem Farbreaktionen verkalkten Gewebes, obwohl
sie nicht verkalkt waren. Verkalkte Thromben und normale Knochen (nach der Geburt) erwiesen sich als eisenfrei. Die Bedeutung dieser Befunde ist unklar, schon
deshalb, weil die Bedeutung der angewandten Reaktionen nicht sicher genug ist.

Besonders saures **harnsaures Natrium**, aber auch Harnsäure, werden
bei Gicht manchmal in Gewebe abgelagert. Daneben finden sich gewöhnlich
kohlensaure und phosphorsaure Salze. Solche Ablagerungen kommen besonders
in Nieren, Haut, Sehnen, Sehnenscheiden, Gelenkbändern, Gelenkknorpeln,
Schleimbeuteln vor, aber vor allem im ersten Metatarsophalangealgelenk. Die
genuine Schrumpfniere, eine Form chronischer Nierenentzündung, soll in einem
Teil der Fälle gichtischen Ursprunges sein, ohne daß wir jedoch etwas von der
Pathogenese anzugeben vermögen. Dies gilt auch für eine vermeintlich gichtische
Myokarditis.

Von der Ablagerung in und um Gelenke wissen wir, vor allem durch
EBSTEIN, FREUDWEILER und HIS, etwas mehr; wahrscheinlich können abgelagerte Urate Entzündung mit oder ohne Nekrose bewirken (§ 106).

b) Konkrement- und Steinbildung.

Im Körper oder an einer Körperoberfläche frei liegende, vom Körper
gebildete harte Gebilde nennt man Konkremente, und wenn sie eine gewisse
Größe haben, Steine. Sie können aus verschiedenen Salzen bzw. anderen Stoffen
bestehen, zum Teil abhängig von ihrem Entstehungsort, wie z. B. Gallensteine
in den Gallenwegen, harnsaure und oxalsaure Steine in den Harnwegen. Die
meisten Steine bilden sich in einem hohlen Organ oder in einer Röhre. Es gibt
aber harte Körper, die zunächst fest im Gewebe liegen und später Steine
werden, indem sie gelockert und frei werden. So z. B. die Lungensteine, die
sogen. Broncholithen, die losgestoßene verkalkte, meist tuberkulöse Knötchen

sind, Phlebo- und Arteriolithen sind verkalkte und dann losgestoßene Stücke eines Thrombus usw. Andererseits können freie Konkremente durch wachsendes Gewebe mit der Umgebung verbunden werden.

Steine können eine sehr verschiedene Form und Größe, eine glatte oder rauhe, sogar stachelige Oberfläche haben. Finden sich mehrere Steine nebeneinander in einer Höhle — wie z. B. Gallensteine in der Gallenblase — so können sie durch gegenseitigen Druck und Reibung einander „fazettieren", abflachen. Daß die Härte nicht immer gleich ist, wurde oben schon bemerkt; auch das spezifische Gewicht kann sehr verschieden sein. So sind Cholestearinsteine leicht, Uratsteine schwer.

Sehr wichtig ist der Bau eines Steines. Ein Stein kann im allgemeinen gleichmäßig (selten) oder in mehr oder weniger konzentrischen Schichten, mit radiärer Streifung oder ohne solche, gebaut sein. Er kann auch z. B. im Innern radiär, im äußeren Abschnitt rein schichtweise gebaut sein. Es kann der ganze Stein aus nur einem oder (häufiger) aus mehreren inkrustierenden Stoffen bestehen, z. B. aus einem Innern von harnsauren Salzen mit einem Kalkmantel oder aus einer mehr gleichmäßigen Mischung zweier oder mehrerer Stoffe. Physikochemische Faktoren spielen eine große Rolle bei der Steinbildung und bei ihrem Bau. Zunächst ist erforderlich ein Steinkern („Kristallisationszentrum"), der endo- oder exogen sein kann. In und an diesem lagert sich unter geeigneten Umständen, Salz aus der Flüssigkeit ab, so daß der Stein entsteht und allmählich, durch fortgehende Ablagerung von Salz, größer wird. Im allgemeinen wird Steinbildung durch Stauung, d. h. Ruhe der salzhaltigen Flüssigkeit, durch erschwerten Abfluß, gefördert. Übrigens hat jeder Kristall, jedes Sediment in sonst normalem Harn ein Gerüst (E. Pfeiffer, Moritz u. a.).

Seitdem Ebstein (1884) ein organisches Gerüst als Kern in Urat- und Kalksteinen nachgewiesen hat, haben andere Forscher dasselbe in anderen Steinen festgestellt mit Ausnahme der Zystin- und Xanthinsteine. Durch Lösung der Salze bekommt man das Gerüst frei und kann man es, sogar nach Einbettung in Celloidin, mikroskopisch untersuchen. Das Gerüst besteht in den verschiedenen Fällen aus verschiedenartigen organischen Grundstoffen: So besteht Zahnstein (Weinstein oder Tartarus dentium) aus einem Gerüst von Epithelzellen, Schleim, Speiseresten, toten Pilzen, besonders Leptothrix usw., das mit phosphorsaurem und kohlensaurem Kalk inkrustiert ist zu einem gelblichen, braunen ja schwärzlichen steinartigen Stoff, der das Zahnfleisch durch Druck zu Atrophie bringt. Die im Darm vorkommenden Enterolithen haben ein Gerüst von pflanzlichen Speiseteilen oder eingedicktem Kot oder einem Fruchtkern oder von verschluckten Haaren — „Bezoare" oder Aegagropili nennt man diese Haarsteine, die beim Pferde kindkopfgroß werden können. Und in diesem verschiedenartigen Gerüst oder um dasselbe herum lagern sich phosphorsaure Ammoniakmagnesia, phosphorsaurer Kalk und Karbonate in wechselndem Verhältnis ab. Nabelsteine entstehen durch Inkrustation von Epithel, Haaren, Schmutz usw. Präputialsteine können entstehen durch Inkrustierung von verhärteten Smegmamassen (Smegmolithen), die Epithelzellen, Hauttalg, auch tote Bakterien enthalten mit wenig Kalk und Ammoniakphosphat; oder es sind Steine, die im Präputialsack aus Harnsalzen sich bilden (Balanolithen). Es gibt Steine, die nach Genuß von Arzneimitteln entstehen wie die Magnesia-, Schellack- und Salolsteine (II. Leo). Gelegentlich kommen im organischen Gerüst auch Exsudatreste vor, wie Fibrin, Leukozyten.

Die Inkrustation des organischen Steingerüstes zeigt Analogie oder gar Übereinstimmung mit den oben erwähnten Gewebsinkrustationen einerseits und mit Kristallisation andererseits. Diese wird ja auch durch Berührung mit fremden Körpern oder Stoffen gefördert und toter Stoff oder stark veränderter Stoff ist als fremd zu betrachten. Fortgesetzte Forschung ist hier abzuwarten.

Größere klinische Bedeutung können besonders Gallen- und Harnsteine gewinnen. Sie sind am meisten untersucht.

Gallensteine können, sogar in größerer Zahl (bis über 100) ohne Störung während des Lebens sich in der Gallenblase, besonders bei Frauen anhäufen.

Der Gallenstein kann klinische Bedeutung gewinnen, indem er Gallenwege verengert oder abschließt, oder indem er Entzündung ihrer Schleimhaut und gar ihrer tieferen Schichten erregt. Diese Entzündung kann eitriger Natur sein, sekundäre Infektion, besonders vom Darm aus, kann sich hinzugesellen. Es kann eine eitrige Entzündung, z. B. der Gallenblase, Cholezystitis, in die Umgebung fortschreiten und Pericholezystitis entstehen. Fernerhin kann sich eitrige Leberentzündung mit Abszeßbildung hinzugesellen; oder es tritt eine chronische biliäre Hepatitis (Zirrhose) auf. Durch Druck kann ein Gallenstein zu Nekrose der Wand der Gallenblase oder eines sonstigen Gallenwegs, zu Geschwürsbildung und zum Durchbruch, besonders in die Bauchhöhle (mit nachfolgender, oft tödlicher Bauchfellentzündung) oder in einen Darm oder nach außen führen. Durchbruch kann ferner von Heilung oder von Fistelbildung gefolgt werden. Verschluß des Ductus cysticus hat Hydrops cystidis felleae zur Folge (Anhäufung von Schleim nach Resorption der Galle).

Ferner können Verschiebungen der Steine mit heftigen Schmerzanfällen (Kolik) einhergehen, die wahrscheinlich krampfhaften Zusammenziehungen der Muskelschicht des Gallenwege zu verdanken sind. Der Stein kann demzufolge z. B. von der Gallenblase in den Darm wandern und in den Fäzes erscheinen und es kann Heilung erfolgen. Ein großer Stein, der durch Durchbruch in den Darm hineingelangt, kann diesen aber verlegen.

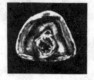

Abb. 107.
Fazettierter
Gallenstein.

Gallensteine kommen vornehmlich im reiferen Alter und zwar meist in der Gallenblase vor. Ihre Größe wechselt von der eines Sandkorns zu der eines Hühnereies und größer, ihre Zahl von einem einzigen bis zu Tausenden — so fand Naunyn 5000 Gallensteine. Die Steine, die man in den Gallenwegen findet, können am Fundort entstanden sein oder von der Gallenblase oder einer anderen Stelle herrühren.

Gallensteine sind rund, eiförmig, maulbeerförmig oder polyedrisch (fazettiert), die Oberfläche im allgemeinen meist glatt, gelblich weiß, gelb, braun, grau, grün- oder schwärzlich. Das Innere kann eine andere Farbe haben. Dunkle Farbe ist Bilirubin zu verdanken. Das organische Gerüst ist vornehmlich mit Cholesterin und Bilirubinkalk in sehr wechselndem Mengenverhältnis, seltener mit Biliverdinkalk inkrustiert; mitunter findet man außerdem kohlensauren Kalk, sehr häufig auch geringe Mengen Eisen und Kupfer. Die meisten Steine sind gemischter Natur; reine Cholesterin- oder Gallenfarbstoffsteine sind seltener, noch seltener sind Kalkkarbonatsteine. Häufig findet man einen weichen Kern, von einer härteren Schale umgeben. Der Stein kann dann weiter wachsen, indem sich auf seiner Oberfläche Cholesterin oder Bilirubinkalk niederschlägt.

Naunyn unterscheidet: 1. Radiäre weiße oder gelbliche Cholesterinsteine, die rein sind oder (Bacmeister) ein wenig Kalk enthalten. 2. Geschichtete, weiße oder anders gefärbte Cholesterinsteine; während die äußeren Schichten oft erdig oder glasig sind, nimmt die kristallinische Natur nach dem Kern zu. 3. Die gemeinen, gewöhnlichen, fazettierten Gallensteine, die aus Cholesterin, Pigment und Kalk bestehen. 4. Die mit Cholesterin gemischten Bilirubinkalksteine. 5. Die reinen Bilirubinkalksteine. 6. Seltenere Vorkommnisse, meist Kalkkarbonate.

Bedenken wir, daß Galle ungefähr 14 % gelöste feste Bestandteile enthält, so verstehen wir, daß Mutterstoffe für Gallensteine in demselben vorhanden sind. Es kommt vor allem an auf Bildung des Steinkernes.

Wann, wodurch, und wie entstehen aber Gallensteine? Schon Morgagni betrachtete chronischen Katarrh der Gallenwege als Ursprung der Gallensteinbildung. Frerichs hatte außerdem eine übermäßige Bildung von kohlensaurem Kalk bei katarrhalischer Entzündung der Gallenwege angenommen. Naunyn und seine Schüler haben dann in infektiöser Cholangitis den Ursprung der Gallensteine gesucht. Gallenstauung begünstigt nach ihnen die Entstehung des Katarrhs und außerdem unmittelbar die Gallensteinbildung. Daß Gallensteine bei Frauen 3—5 mal so häufig wie bei Männern vorkommen, erkläre sich aus Schwangerschaft, aus ihrer einschnürenden Kleidung, usw. (man denke an die Schnürleber bei Frauen!) welche Gallenstauung begünstige. Abgestoßenes Epithel und Schleim finden sich immer in der Galle der Gallenblase. Ihr Vorhandensein genügt aber offenbar nicht zur Steinbildung: NAUNYN und LABES brachten sogar Konkremente, aus Bilirubinkalk, Cholesterin, usw. in die Gallenblase von Hunden nach Unterbindung des Ductus cysticus — nach einigen Monaten waren sie größtenteils oder ganz aufgelöst. Also: ein Steinkern ohne weiteres genügt nicht zur Steinbildung. Abgestoßene Epithelzellen, Schleim usw. werden offenbar nur unter besonderen Umständen mit Cholesterin oder (und) Bilirubinkalk inkrustiert, nämlich bei katarrhalischer Entzündung. Wie und wodurch aber diese Cholangitis zu Steinbildung führt, — indem Bakterien gallensaure Salze zersetzen ? — ist allerdings noch nicht festgestellt. Zur Stütze dieser Annahme sind anzuführen, daß Gallensteine häufig nach Typhus auftreten; daß HANOT und LÉTIENNE u. a. im Innern von Gallensteinen Typhusbazillen nachgewiesen haben; daß WM CUSHING durch Einspritzung von Typhusbazillen in eine Ohrader beim Kaninchen nicht nur Cholezystitis und Pericholezystitis, sondern auch die Bildung von Gallensteinen mit Typhusbazillen im Innern veranlaßt hat. Damit ist die Möglichkeit einer infektiös-entzündlichen Gallensteinbildung einigermaßen gestützt, ohne daß man jedoch von der Pathogenese weitere Einzelheiten gebracht hat.

Wie häufig käme aber eine solche infektiös-entzündliche Gallensteinbildung beim Menschen vor? Man hat in einem Teil der untersuchten Fälle im Innern der Gallensteine Bakterien, besonders Koli- und Typhusbazillen, nachgewiesen, während der übrige Teil des Steins steril zu sein schien. Nun haben jedoch GILBERT u. a. auf die Möglichkeit hingewiesen, daß Bakterien an schon gebildeten kleinen Konkrementen haften, bei der Ablagerung neuer Schichten eingemauert und dann im Innern des Steines zurückgefunden werden. Andererseits dürfen wir jedoch die Möglichkeit nicht vernachlässigen, daß ein Stein sekundär steril wird, indem die Bakterien zugrunde gehen. Außerdem hat man nach anaeroben Bakterien in Konkrementen und Steinen nicht gesucht, was doch besonders in Darm, Gallenwegen usw. erforderlich ist.

Ferner haben u. a. BACMEISTER und ASCHOFF Fälle von Gallensteinbildung mit und solche ohne Cholangitis unterschieden. Wir dürfen dabei jedoch nicht vergessen, daß gewöhnlich wir weder das Alter der Gallensteine, noch das der Cholangitis zu bestimmen vermögen. Die Frage, was in bestimmten Fällen primär, was sekundär sei, die Entzündung oder die Gallensteinbildung, ist zurzeit meist nicht zu beantworten. Ferner sollen wir andererseits die Möglichkeit im Auge behalten, daß Entzündung der Gallenwege (Gallenblase) vorhanden gewesen aber ausgeheilt ist. Es kann ja der Gallenstein schon sehr alt und die Entzündung nur geringfügig gewesen sein, letzteres wenn nur — dies wird allgemein als Grundbedingung anerkannt — Gallenstauung besteht. Gallenstauung kann offenbar unter verschiedenen Umständen, durch Verengerung oder Abschluß der Gallenwege (s. oben) eintreten.

FRERICHS und französische Forscher haben schon die Möglichkeit einer Gallensteinbildung durch allgemeine Stoffwechselstörung, nämlich durch Überladung des Blutes mit Cholesterin, durch Hypercholesterinämie ohne Cholangitis, durch vermehrte Cholesterinausscheidung in die Galle betont. In neuerer Zeit haben BACMEISTER, L. ASCHOFF, RIEDEL u. a. diese Annahme weiter zu begründen und auszubreiten versucht: es könnten als Folge einer dauernd oder vorübergehend vermehrten Cholesterinesterausscheidung Cholesterinsteine entstehen, ohne Entzündung. Beachtenswert sind jedenfalls die Angaben CHAUFFARDS, nach denen Hypercholesterinämie die Regel darstellt bei Gallensteinpatienten, während sie in der Rekonvaleszenz von Bauchtyphus und bei Schwangeren auftritt. Es sind weitere Untersuchungen abzuwarten.

Nach CHAUFFARD und GRIGAUT ist aber der Cholesteringehalt der Galle unabhängig von dem Cholesteringehalt des Blutes. Ferner fand JANKAU bei Hunden und Kaninchen mit Gallenblasenfistel nach Fütterung mit und ebenso nach subkutaner Einverleibung von Cholesterin keine vermehrte Cholesterinausscheidung in die Galle. Und THOMAS fand den Cholesteringehalt der Galle unabhängig von der Nahrung. Auch der Kalkgehalt der Galle ist unabhängig von der Nahrung. Es fehlt bis jetzt jeder Grund zur Annahme einer Gallensteinbildung als Folge von Stoffwechselstörung. Es ist aber die Bedeutung von Stoffwechselstörungen längerer Dauer besonders zu berücksichtigen. Diese hat man noch nicht untersucht. Dabei ist zu bedenken, daß die Galle Cholesterin nicht nur aus den Leberzellen, sondern wahrscheinlich auch aus der Gallenblasenwand bekommt.

Aus dem Bau und der chemischen Zusammensetzung der Steine vermögen wir vorläufig keine Schlußfolgerungen mit Hinsicht auf ihre Entstehung zu machen, weil wir noch zu wenig von den Bedingungen der Bildung, Ausscheidung, Niederschlagbildung und Kristallisation der verschiedenen Bestandteile wissen. Gesetzmäßige Versuche über Schichtbildung, radiären Aufbau usw. sind zunächst anzustellen. Außerdem ist die Nachforschung der Bedingungen, unter denen Cholesterin überhaupt auch in Geweben niederfällt, von Bedeutung. Cholesterin kommt nämlich, gelöst oder gebunden mit Fetten und Seifen, weit verbreitet im Körper, in Zellen, vor. Unter äußerlich verschiedenen Bedingungen tritt es oft makroskopisch als glitzernde Schüppchen, mikroskopisch in Form von rhombischen, an den Ecken häufig ausgebrochenen Tafeln, also kristallinisch auf. Man trifft es in atheromatösen Herden, in Cholesteatomen, Dermoidzysten und bei fettigem Gewebszerfall häufig an. Die Kristalle bekommen durch konzentrierte Schwefelsäure eine zunächst rote, dann violette Farbe, und durch Jod mit nachfolgendem Schwefelsäurezusatz eine blaue Farbe.

Harnsteine und **Harngries** oder **Harnsand** (je nach der Größe der Gebilde) kommen in dem Nierenbecken, der Niere, den Harnleitern, der Harnblase und der Harnröhre vor.

Bei Neugeborenen tritt in den ersten Lebenstagen oder Lebenswochen eine Ablagerung („Harnsäureinfarkt") im Lumen der Sammelröhrchen bei den Pyramidenpapillen auf: makroskopisch als fast farblose oder gelbliche oder gelbrötliche Streifen. Mikroskopisch erweisen sich diese als aus Kügelchen bestehend, die von unbekannten mit Harnsäure oder Uraten inkrustierten Klümpchen oder noch erkennbaren Epithelzellen gebildet werden. Einem solchen Harnsäureinfarkt kommt bis jetzt eine klinische Bedeutung nicht zu. Auch bei Tieren haben MEISSNER, MINKOWSKI u. a. solche Kügelchen mit Kolloidgerüst (Sphärolithen) nachgewiesen.

Harnsteine jedoch können durch Einklemmung im Harnleiter heftige Schmerzanfälle (Nierenkolik), ferner durch Verengerung bzw. Verschluß des Harnleiters Harnstauung mit nachfolgender Hydronephrose hervorrufen. Verschluß des einen Harnleiters kann zu vollkommener „reflektorischer" Anurie führen. Schließlich können Steine eine Entzündung des Nierenbeckens bzw. der Harnblase erregen; diese Entzündung kann eitriger Natur sein. Eine eitrige Pyelitis kann auch von einer eitrigen Harnblasenentzündung aus entstehen. Sie kann auf die Niere übergreifen, so daß eine aufsteigende eitrige Pyelonephritis („chirurgische Niere") entsteht. Auf weitere Folgezustände gehen wir hier nicht ein.

Die Harnsteine bestehen, im allgemeinen, ebenso wie Harnsand oder Harngries, aus einem organischen Gerüst (Epithel, Schleim usw. mit oder ohne Bakterien), inkrustiert mit Harnsäure, harnsauren oder phosphorsauren Salzen oder oxalsaurem Kalk. Es kann aber auch ein Stein entstehen durch Ablagerung von Harnsäure oder Salzen an einen Fremdkörper. Solche Fremdkörper können verschiedener Natur und in die Harnblase oder die Harnröhre eingeführt sein. Übrigens muß ein Stein nicht an Ort und Stelle entstanden sein, sondern es kann z. B. ein Nierenbeckenstein in die Harnblase wandern und zum Blasenstein werden. Die Entscheidung ist mitunter schwer.

Phosphatsteine sehen mehr oder weniger kreideartig aus, die Tripelphosphatsteine sind brüchig. Reine Harnsäuresteine sind hart, gelblich, rötlich oder braun, und meist klein. Steine aus harnsauren Salzen sind gewöhnlich weniger hart und von einer Kalkschale umgeben. Steine aus oxalsaurem Kalk (häufig mit phosphorsaurem Kalk) sind sehr hart und stachelig, maulbeerförmig oder korallenartig, nicht selten braunschwarz durch Blutfarbstoff (Blutung tritt eben leicht durch diese Steine ein). Zystinsteine sind weich, wachsartig, braungelb oder weißlich, mehr oder weniger durchsichtig, es sind keine eigentlichen Steine, weil von Inkrustierung keine Rede ist und Zystin wahrscheinlich durch die Niere ausgeschieden wird bei gewissen Störungen der Darmdigestion. Xanthinsteine sind zinnoberrot und glatt.

Wann, wodurch und wie entstehen Harnsteine?

Welche Salze oder Säuren sich in und an einem Steinkern ablagern, hängt von mehreren Umständen ab: Zunächst vom Gehalt, von der Übersättigung des Harns an verschiedenen Stoffen.

Wir sollen aber keine übereilte Schlußfolgerungen machen: Obwohl bei Gicht Urikämie besteht, ist damit noch nicht gesagt, daß sie die Entstehung von Harnsäuresteine fördert. Es kann ja der Harnsäuregehalt des Harns unabhängig von der Urikämie sein, ähnlich wie die Menge ausgeschiedenen Cholesterins nicht zunimmt durch Hypercholesterinämie (S. 318). In der Tat ist der Harnsäuregehalt des Harns bei Gicht nicht erhöht. Außerdem ist Gicht eine Erkrankung des späteren Lebensalters, während der Harnsäurestein oft bei Kindern vorkommt (BRUGSCH und SCHITTENHELM). Daß Steinbildung familiär sein kann und daß bei einem Individuum mehrere Steinarten (Polylithiasis) vorkommen können, sind unbestreitbare Tatsachen. Sie berechtigen aber an und für sich nicht zur Annahme einer Stoffwechselstörung oder „Steindiathese" als Faktor der Steinbildung. Wir dürfen allerdings die Möglichkeit nicht leugnen, daß Stoffwechselstörungen eine Rolle bei der Steinbildung spielen.

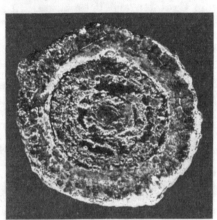

Abb. 108. Schichtförmig gebauter Uratphosphatstein.

Sodann ist die Reaktion des Harns wichtig, indem bei saurer Reaktion besonders Harnsäure und harnsaures Natrium und Zystin niederfallen, bei neutraler Reaktion oxalsaurer Kalk, bei alkalischer Reaktion phosphorsaurer Kalk, phosphorsaure Ammoniak-Magnesia, harnsaures Ammoniak. Calciumphosphat fällt mitunter (Phosphaturie) in saurem Harn aus. Nun ist die Reaktion des Harns einerseits vom Stoffwechsel, andererseits von örtlichen Einflüssen in den Harnwegen abhängig. Während Harnstauung im allgemeinen — ähnlich wie Gallenstauung — Steinbildung begünstigt, trifft dies in noch höherem Maße zu, wenn Harnstauung in der entzündeten Harnblase bei ammoniakalischer Harngärung eintritt. Dann entstehen leicht Phosphatsteine, die übrigens auch ohne Zersetzung des Harns auftreten können. Übrigens sind Harnsäure und Harnsalze viel löslicher im Harn als in Wasser, indem die Harnkolloide ihre Löslichkeit erhöhen (LICHTWITZ). Welche Änderung der Harnkolloide der Steinbildung voraufgeht, ist noch nicht hinreichend erforscht.

Auch für Harnsteine hat man außer einem entzündlichen einen nichtentzündlichen Ursprung angenommen. Daß Konkremente in den Harnwegen ohne Entzündung gebildet werden können, geht u. a. aus den Versuchen von EBSTEIN und NICOLAIER hervor: bei Hunden und Kaninchen traten durch Fütterung mit Oxamid grüngelbliche Konkremente in den Harnwegen auf, die aus einem Epithelgerüst — das Epithel wäre durch das ausgeschiedene Oxamid abgehoben — und vorwiegend Oxamid bestanden. Nun nehmen einige Forscher an, daß, ebenso wie Cholesterinsteine, so auch die meist sehr kleinen Harnsäure-, Oxalat-, Xanthinsteine usw. nur durch dauernd oder vorübergehend erhöhte Ausscheidung dieser Stoffe, ohne Entzündung, entstehen. Dies müssen wir von vornherein als möglich betrachten. Es kommt nur auf das Vorhandensein eines Steinkernes und die Löslichkeitsverhältnisse der Mutterstoffe der Steine an (s. oben). Der Harnsäureinfarkt des Neugeborenen stellt wahrscheinlich manchmal den Ausgangspunkt von Harnsäuresteinen dar, die eben in der Jugend nicht selten sind. Ferner kommen dafür Leukämie und Wochenbett in Betracht. Neue Schichte von Salzen lagern sich dann aus normalem Harn in und an den Kern ab. Die Schalen bestehen vorwiegend aus Harnsäure, häufig abwechselnd mit Oxalaten und Phosphaten. In anderen Steinen überwiegen Oxalate bzw. Phosphate. Vielleicht entstehen die gewöhnlichen Urat-, Oxalat- und Phosphatsteine in Form von „Schalensteinen" ohne Entzündung. Die „Kernsteine" selbst sind, im Gegensatz zu den Schalensteinen, nicht schichtweise gebaut.

Im Anschluß an Entzündung sollen Steine entstehen, die vorwiegend aus phosphorsaurer Ammoniak - Magnesia und harnsaurem Ammoniak bestehen. Ihr Kern ist ein Fremdkörper oder ein anderer, ohne Entzündung gebildeter Stein. Es gehe meist eine nicht-entzündliche Steinbildung der entzündlichen Steinvergrößerung vorauf. Diese Ansichten sind noch zu beweisen. Während die bei den Gallensteinen gemachten Bemerkungen, mutatis mutandis, auch hier gelten, ist doch Entzündung der Harnblase leichter auszuschließen als Cholezystitis.

Schließlich sind von einigen Forschern sogen. „Bakteriensteine" (auch wohl als Fibrin- oder Amyloidsteine bezeichnet) im Nierenbecken angetroffen. So hat neulich BORNEMANN kugelige, graurote, leicht zerbröckelnde, schichtförmig aufgebaute Gebilde, von Erbsengröße und größer, beschrieben, die er als ursprüngliche Fibrinkonkremente auffaßt, in denen Kolibazillen wachsen, und das Fibrin „aufzehren," zum Schwund bringen. Wahrscheinlich nimmt durch Reizung durch Steine die Schleimbildung im Nierenbecken zu und können sich in Schleim, der sich in einem durch einen Stein versperrten Nierenbecken anhäuft, Kolibazillen reichlich vermehren. Es sind hier mehr Daten abzuwarten.

§ 61.　Nekrose und Nekrobiose.

Das griechische Wort νεκρός bedeutet Leiche. Wir bezeichnen aber mit (einfacher) Nekrose, Brand, den Tod eines umschriebenen Teils eines lebenden Individuums. Geht Entartung vorauf, so reden wir von Nekrobiose. Allerdings sind die Grenzen manchmal, so z. B. zwischen einfacher Nekrose und trüber Schwellung nicht zu ziehen. Wir können ja nicht immer sagen, ob die Zelle noch oder nicht mehr lebt bei starker trüber Schwellung.

Wie erkennen wir Nekrose?

Nekrotisches Gewebe sieht mehr oder weniger wie Lehm oder Stopffarbe, matt oder graugelblich aus. Eiweißkörper überhaupt werden durch Gerinnung matt und undurchscheinend, wie man im Reagenzröhrchen sieht. Schattierungen kommen vor. Verkästes Gewebe ist Käse ähnlich. Mikroskopisch sind vor allem die Kernveränderungen von Bedeutung. Der Zelleib zeigt allerdings manchmal deutliche Veränderungen wie Körnung, oder Lösung (Schmelzung) des Protoplasmas. Diese Veränderungen beweisen aber nicht den Zelltod (§ 55).

Mit dem Tode hört die Assimilation auf. Zerfall und Spaltung der nekrotischen Gewebsbestandteile treten dann ein. Eine gewisse Ähnlichkeit mit der Dissimilation der lebenden Zellen besteht, aber auch ein Unterschied, der sich in

anderen Endprodukten kundgibt. Diese sind sogar bei den verschiedenen Nekrose-
formen (s. unten) ungleich. Wir wissen aber so wenig von den Zwischenprodukten,
daß wir die Vorgänge nicht mit Verdauung vergleichen können. Der elektrische
„Demarkationsstrom", der in einem zum Teil absterbenden Muskel entsteht,
indem der absterbende Teil ein niedrigeres elektrisches Potential bekommt,
weist auf chemische Änderungen hin. Auch die Anhäufung von Leukozyten, die
eine positive chemotaktische Wirkung annehmen läßt, im Grenzgebiet zwischen
lebendem und totem Gewebe, wie bei steriler ischämischer Nekrose, führt zur
Vermutung, daß sich entweder abnorme chemische Stoffe (Spaltungsprodukte)
oder normale, aber in abnorm hoher Konzentration im Grenzgebiete angesammelt haben. Weitere Forschung ist hier erforderlich. Wir müssen — die
Erfahrung, daß toter Stoff, totes Gewebe nicht wieder zu beleben ist, zwingt

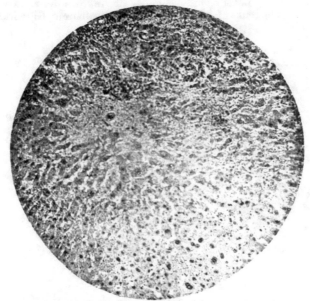

Abb. 109.   Nekrotische Leberzellen mit Karyolyse (nach Dr. C. DE LEEUW).

uns dazu — annehmen, daß in nekrotischem Gewebe verschiedene
Veränderungen, je nach der Art der abtötenden Schädigung, eintreten, und
daß darunter Vorgänge sind, die unter den bis jetzt beobachteten Umständen
irreversibel, unumkehrbar sind.

Im allgemeinen können wir sagen, daß Nekrobiose eintritt durch eine
Schädigung, die in größerer Stärke sofortige Nekrose, in geringerer Stärke aber
nur Entartung hervorruft. Es sind somit Schädigungen, die wir bei den Entartungen kennen gelernt haben und andere, die wir im folgenden besprechen
werden. Im allgemeinen tritt einfache Nekrose nur auf durch eine sofort starke,
Nekrobiose durch eine allmählich zunehmende Schädigung. Der Zustand des
Gewebes vor der Schädigung ist von Bedeutung, indem er die Grenzen der Begriffe „starke" und „schwache" Schädigung einigermaßen bestimmt.

a) Nekrose bewirkende Faktoren.

1. **Physikalische Schädigung** wie mechanische, thermische, aktinische,
elektrische, die wir im 3. und 4. Kap. behandelt haben.

2. Physikochemische und chemische Schädigung (toxische Nekrose). Als Beispiele nennen wir die kaustische Wirkung einer starken mineralen Säure und eines Alkali. Fällung oder Lösung von Eiweiß oder Wasserentziehung ist dabei von Bedeutung (Kap. 5). Quecksilber, meist als Sublimat, hat nicht nur eine Ätzwirkung auf die Schleimhaut des Magendarmkanals, sondern es führt auch zum Absterben der Epithelzellen der gewundenen Harnröhrchen und zu Oligurie, ja Anurie. Auch Arsen und Phosphor wirken ähnlich. Ferner wird Chloroformvergiftung nicht nur von trüber Schwellung, sondern auch von Nekrose des Leber- und Nierenepithels gefolgt.

Auch parasitäre Gifte seien hier erwähnt: Diphtheriegift kann ähnliche Veränderungen wie Chloroform in der Niere, ohne Bakterienanhäufung und ohne Entzündung hervorrufen. Ebensolche Veränderungen können wir bei verschiedenen Septikämien antreffen. Bei Typhus kommt es zu Nekrose der stark geschwollenen Darmfollikel, die übrigens nicht nur einer unmittelbaren Giftwirkung sondern

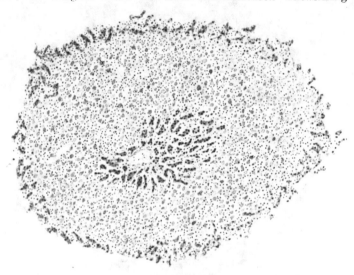

Abb. 110.   Akute Leberatrophie (nach JORES).

wenigstens zum Teil, der erhöhten Gewebspannung (durch die Schwellung) und der dadurch eintretenden Störung der Blutdurchströmung (s. unten) zuzuschreiben ist. Auch der Tuberkelbazillus vermag, und zwar nicht nur eine Koagulationsnekrose (Verkäsung), sondern auch ein unmittelbares einfaches Absterben zu bewirken. Die sogen. akute Leberatrophie, die zu einer raschen Abnahme des Lebervolumens führt, ist wahrscheinlich einem parasitären Gift zuzuschreiben, das die Leberzellen zum Teil tötet, zum Teil zu fettiger Entartung führt (Abb. 110).

Hier nennen wir auch die sogen. Fettgewebsnekrose im Pankreas und in der Umgebung dieser Drüse — auch „Pankreasnekrose" genannt. Diese Nekrose scheint eine Wirkung des Pankreassaftes zu sein, die unter verschiedenen Umständen, welche zu einer Diffusion des Pankreassaftes durch die Lymphwege führen, auftritt. Schädigung von Pankreasgewebe durch Trauma oder etwas anderes ist notwendig. Zunächst im Fettgewebe des Pankreas, dann in seiner Umgebung, sogar subpleural und subperikardial, treten mattweiße oder weißgelbliche Herde verschiedener Gestalt, von 1 bis mehreren mm Durchschnitt oder kleiner, auf. Es sind weiche oder härtere mitunter verkalkte Herde. Die Nekrose wird von Fettverseifung (durch das Pankreasenzym?) begleitet oder gefolgt. In den ältesten Teilen der Herde wies R. LANGERHANS fettsauren Kalk nach. Über Einzelheiten streitet man noch. Wir dürfen aber, wie es scheint, annehmen, daß die experimentelle

Fettgewebsnekrose am leichtesten bei fetten Tieren während der Digestion hervorgerufen wird, und zwar durch Einspritzung von Fett (HESS) oder Galle (OPIE, GULEKE) oder Duodenalinhalt (POLYA) in den Ductus Wirsungianus oder durch Unterbindung dieses Ganges während der Digestion (HESS).

3. **Aufhören der für das Leben erforderlichen Blutdurchströmung.** Solche Kreislaufstörungen können durch Druck oder Dehnung des Gewebes (§ 13e) eintreten.

So kann es bei bettlägerigen Kranken mit herabgesetztem Ernährungszustand und ungenügendem Kreislauf, z. B. bei Typhuskranken zu Druckbrand (Dekubitus) kommen, namentlich da, wo die Haut zwischen der Unterlage und einem oberflächlichen Knochen wie einem Trochanter, dem Sakrum, durch das Körpergewicht gedrückt wird. Häufige Umlagerung, so daß nicht fortwährend dieselben Hautstellen gedrückt werden, vermag unter übrigens geeigneten Maßnahmen, den Druckbrand zu verhüten. Bei akuter Myelitis kommt es leicht zu Dekubitus, den man wohl besonderen neurotrophischen Einflüssen zuschreibt. Es mag sein, daß es sich durch peinlichste Reinlichkeit und übrige Fürsorge verhüten läßt — die Haut scheint aber gegenüber Druck weniger widerstandsfähig zu sein als vor der Myelitis. Allerdings ist ein entscheidender „trophischer" Einfluß (S. 275) nicht nachgewiesen. Dies ist ebensowenig der Fall für das sogen. „mal perforant du pied" (CHARCOT), ein Geschwür der Fußsohle, das, manchmal wenigstens, von einer Schwiele ausgeht. Es tritt auf bei Tabes dorsalis, ferner auch bei peripherer Nervenschädigung. Wahrscheinlich spielt Unterbrechung der sensiblen Bahn bei seiner Entstehung eine noch näher festzustellende Rolle. Wir denken dabei an die Keratitis neuroparalytica (§ 73). Auch bei Syringomyelie treten solche Ernährungsstörungen auf, wozu ebenfalls die hartnäckigen Panaritien mit Verstümmelungen der Finger („maladie de MORVAN") zu zählen sind (Abb. 84 u. 85).

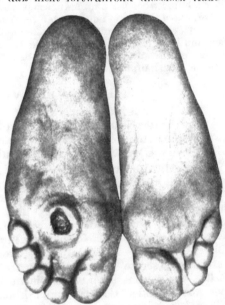

Abb. 111. Malum perforans (nach WERTHEIM SALOMONSON in Hdb. d. Neurologie Bd. 11).

In all diesen Fällen tritt Nekrose ein, die von Geschwürsbildung (z. B. Dekubitalgeschwür) gefolgt werden kann. Infektion tritt früher oder später ein und spielt eine Rolle bei der Entzündung und Nekrose. Das durch bakterielle Schädigung hervorgerufene Exsudat fördert durch Druck auf Blutgefäßchen und Gewebe die Nekrose (§ 65). Aber auch Schwellung durch Entartung vermag das zu tun: so z. B. erhöht starke, rasche trübe Schwellung des Nierenparenchyms die Spannung des Gewebes innerhalb der bindegewebigen Nierenkapsel, und diese erhöhte Gewebsspannung schädigt an und für sich das Nierengewebe weiter.

Ferner kann Abschluß einer Schlagader, unter bestimmten, später (§ 119c) zu behandelnden Umständen, von Nekrose gefolgt werden. Eine „spontane Gangrän" kann z. B. durch abschließende Verdickung der Arterienintima eintreten (s. unten).

Verschiedene Gewebe sind ungleich empfindlich gegen zeitliche Aufhebung des Kreislaufs.

LITTEN stellte fest, daß die Epithelzellen der gewundenen Harnkanälchen beim Kaninchen absterben, wenn die Nierenschlagader während $1\frac{1}{2}$ bis 2 Stunden

abgebunden wird, dann aber der Kreislauf sich wiederherstellt. Auch Ganglienzellen
und Darmepithel sterben rasch ab. Demgegenüber sind Haut, Bindegewebe und Muskeln widerstandsfähiger. In physiologischer Kochsalzlösung — dies ist aber offenbar
ein anderer Fall als bloße zeitliche Aufhebung des Kreislaufs — können abgeschabte
Hautstückchen tagelang verbleiben und dann — wie bei sofortiger Transplantation —
an einer exkoriierten Haut eines gleichartigen Individuums anwachsen. Im allgemeinen zeigen sich auch hier die funktionell am höchsten differenzierten Zellen
am empfindlichsten, die weniger differenzierten, wie die Epithelzellen der Gallengänge und der geraden Harnkanälchen weniger empfindlich.

Es scheint manchmal der Zellkern widerstandsfähiger als der Zelleib zu sein,
wie z. B. in der tuberkulösen Riesenzelle: diese kann einen zum Teil körnig toten
Zelleib, aber gut gefärbte und gestaltete, anscheinend lebende Zellkerne haben.
Wir können aber die Empfindlichkeit von Zelleib und Zellkern gegen das abtötende
tuberkulöse Gift nicht miteinander vergleichen, weil wir die Giftstärke (Konzentration
des Giftes) im Zelleib ebensowenig kennen wie die im Zellkern, und beides nicht gleich
sein muß. Wir brauchen nur an die Kernmembran zu denken, die den Eintritt des
Giftes erschweren kann, um von der Diffusionsverschiedenheit an verschiedenen
Stellen überhaupt zu schweigen.

b) Formen und Verlauf der Nekrose.

Außer der einfachen Nekrose, bei der sich keine anderen Veränderungen
als eben die der Nekrose finden (Abb. 109 und 110) unterscheiden wir die Koagulationsnekrose, die Kolliquationsnekrose, die Mumifikation und die
Gangrän. Übergänge und Kombinationen kommen oft vor.

Einfache Nekrose tritt ein, wenn eine der oben genannten Schädigungen
plötzlich stark einwirkt. (Ätzgifte rufen meist Koagulationsnekrose hervor.)
In der Umgebung des einfach nekrotischen Gewebes pflegt Entzündung, meist
kollateralen Ursprunges (§ 69) und Kreislaufstörungen (Thrombose, usw.)
aufzutreten, und von diesem umgebenden Gewebe aus kann das nekrotische
Gewebe, der nekrotische Kern, beeinflußt werden. So kann aus den umgebenden
Blutgefäßchen — im nekrotischen Gewebe hört der Blutkreislauf auf — plasmatische („seröse") Flüssigkeit austreten und sich zwischen die nekrotischen
Zellen verbreiten. Auch etwas plasmatische Flüssigkeit aus den Blutgefäßchen
des absterbenden Gewebes kann hinzukommen. Aus dem Fibrinogen dieser
Flüssigkeit bildet sich dann Fibrin in verschiedener, mitunter schwer nachweisbarer Menge. Das Fibrinenzym stammt dabei höchstwahrscheinlich entweder
von zerfallenden Blutplättchen oder von Leukozyten, vielleicht gar von zerfallenden Gewebszellen. Ist auch das Protoplasma der abgestorbenen Zellen
geronnen, so stellt der ganze nekrotische Abschnitt eine geronnene Masse dar.
Daher die Bezeichnung dieser Nekroseform als Koagulationsnekrose, wenn
intrazellulare Eiweißkörper und Fibrinogen außerhalb der Zellen zusammen
geronnen sind. Hier haben wir ein Beispiel erwähnt, wo einfache Nekrose in
Koagulationsnekrose sich verwandelte.

Die Pathogenese ist jedoch nicht immer gleich. Es kann nämlich auch
die intrazellulare Fibrinbildung, wenigstens die interzellulare Anhäufung plasmatischer Flüssigkeit, der Nekrose voraufgehen, indem Entzündung der Nekrose
voraufgeht. Dies ereignet sich z. B. meist oder immer bei der fibrinös-nekrotisierenden („diphtheritischen") Entzündung der Rachenschleimhaut und gewisser
anderer Schleimhäute (§ 68), welche zur Bildung von Pseudomembranen führt.
Ferner bei der tuberkulösen Verkäsung, die ebenfalls eine Koagulationsnekrose
darstellt, die zu einer käseartigen Veränderung des Gewebes führt. Auch bei
syphilitischer Entzündung kommt Verkäsung vor. In diesen Fällen ist die Giftstärke anfangs relativ schwach; sie nimmt erst allmählich, mehr oder weniger
rasch, durch Wachstum oder (und) Zerfall der infizierenden Mikroben zu bis zur

abtötenden Stärke. Kreislaufstörungen fördern die Nekrose. Im folgenden beschränken wir uns auf Koagulationsnekrose ohne Bildung von Pseudomembranen.

Das koaguliert-nekrotische Gewebe ist trocken, mehr oder weniger lehmfarbig oder gelblich, fibrin- oder käseähnlich — man hat es früher als fibrinös oder käsig bezeichnet — und verschieden fest. Mikroskopisch sehen wir anfangs die Umrisse der Zellen. Die Zelle, die aber ganz — und nicht nur zum Teil wie z. B. die tuberkulöse Riesenzelle — abstirbt und gerinnt, verliert, ebenso wie ihr Kern, ihren Umriß und Färbbarkeit; sie wandelt sich in ein feinkörniges Klümpchen um. Zwischen den Zellen läßt sich fädiges, netzförmiges oder körniges, mitunter dickbalkiges, hyalines Fibrin („Fibrinoid") mehr oder weniger leicht, in verschiedener Menge, nachweisen. Allmählich wandelt sich das tote Gewebe in eine gleichmäßige, feinkörnige Masse um, die käseähnlich sein kann (s. oben), und in der von Gebilden nichts mehr zu sehen ist. Diese Masse kann fest oder weich sein in verschiedenen Abstufungen. Die Körnchen sind zum Teil Albumin, zum Teil Fibrin, zum Teil Fett oder ein lipoider Stoff. Auf Verkäsung kommen wir später zurück.

Den Begriff Koagulationsnekrose verdanken wir CARL WEIGERT. Wir folgen allerdings nicht ganz seiner Darstellung. Sie tritt nur ein, wenn gerinnungswidrige Enzyme oder sonstige Stoffe nicht vorhanden, wenigstens nicht wirksam sind, und eine bestimmte Schädigung von bestimmter Stärke einwirkt, wie wir das oben andeuteten. Dann kommt es zur Gerinnung des sich zwischen die Zellen anhäufenden

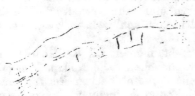
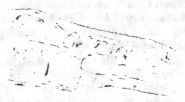

Abb. 112. Wachsartige Nekrose. Die Querstreifung ist stellenweise nicht sichtbar.

Abb. 113. Schollige Umwandlung der Muskelfaser. (Kaninchenherz nach wiederholter Chloroformvergiftung (nach HEINTZ).

Fibrinogens, während auch Zelleiweiß vom Sol- in den Gelzustand übergeht. Es liegt, sofern ich sehe, kein Grund für die Annahme vor, daß auch innerhalb der Zellen Fibrinbildung auftritt, etwa durch Gerinnung eingedrungenen Fibrinogens (?). Wir dürfen sogar von Koagulationsnekrose reden, wenn sich überhaupt kein Fibrin, auch nicht zwischen den Zellen, nachweisen läßt, sondern nur Gerinnung von Zellen und Zelltod vorliegt. Wir müssen dabei die Möglichkeit anerkennen, daß eine Zelle gerinnen kann ohne abzusterben. Nicht jede Gerinnung muß die gleiche Bedeutung haben für das Leben der Zelle. Sie muß nicht unumkehrbar sein.

Die wachsartige Nekrose (wachsartige „Entartung") stellt ein Beispiel von Gerinnung mit Tod von Zellen ohne interzellulare Fibrinanhäufung dar. Sie tritt in quergestreiften Muskeln auf: die Streifung geht infolgedessen verloren, und die Muskelfaser wandelt sich in eine homogene, schollige Masse um, die für das unbewaffnete Auge blaß rosa oder fischähnlich aussieht.

Ob dieser Vorgang einer trüben Schwellung gleich oder analog ist, läßt sich zurzeit nicht beurteilen. Manchmal treffen wir eine Anhäufung von Sarkolemmakernen an. Ob diese vermehrt sind durch Neubildung oder indem sie einander näher gerückt sind, wie das bei Muskelatrophie vorkommt, ist oft schwer zu entscheiden. ZENKER hat sie zuerst beschrieben an den geraden Bauchmuskeln, wo sie bei Typhus abdominalis auftreten kann. Ferner kommt die wachsartige Gerinnung auch besonders in den Adduktoren und im Zwerchfell (STEMMLER) vor, ohne daß wir den Grund der Bevorzugung dieser Muskeln kennen. In den wachsartigen Teilen wird der Muskel leicht zerreißlich: die geraden Bauchmuskeln des Typhuskranken können zerreißen mit Bluterguß auch in ihrer Umgebung, so daß sogar ein ausgedehntes Hämatom der Bauchwand auftritt.

Wachsartige Nekrose tritt ferner auch in anderen Muskeln und durch andere Schädigungen auf: bei Diphtherie, bei Scharlach, nach starker Ermüdung, in der Umgebung von Geschwülsten, von Trichinen, nach aphylaktischem Schock (BENEKE und STEINSCHNEIDER) hat man sie beobachtet. Im letzteren Fall, ebenso nach starker Ermüdung, ist sie vielleicht einer Schädigung durch Milchsäure in gewisser Stärke zuzuschreiben (vgl. GIDEON WELLS). Die Milchsäure bilde sich bei starker Muskeltätigkeit, besonders bei ungenügender Sauerstoffzufuhr, in reichlicher Menge und führe dann Quellung von Muskelkolloiden herbei. Etwas Sicheres wissen wir von der Pathogenese nicht.

Ähnliche Veränderungen treten ein, wenn man Muskeln durch längeres Abbinden einer Extremität teilweise zum Absterben bringt und sie dann durch Wiederherstellung des Kreislaufs reichlich von Lymphe durchströmen läßt (HEIDELBERG).

Was geschieht nun mit dem abgestorbenen Gewebe? Totes Gewebe kann lange Zeit unverändert liegen bleiben, wie z. B. Gummaknoten, tuberkulöse Käseherde und Knochensequester bei chronischer eitriger Osteomyelitis. Ferner ist möglich Verkalkung, drittens Erweichung bis zur Verflüssigung (Schmelzung) mit nachfolgender Resorption oder Zystenbildung (Bildung einer Höhle mit Flüssigkeit). Resorption des festen toten Gewebes, etwa durch Wanderzellen, die als Freßzellen auftreten, ist bis jetzt nicht festgestellt, so daß wir keine Resorption ohne voraufgehende Verflüssigung annehmen, außer am Knochen durch Osteoklasten und bei Organisation (siehe unten). Aber andererseits kann erweichtes Gewebe wieder eindicken und dann verkalken. Die hier genannten Veränderungen können sowohl in „einfach" wie in koaguliert nekrotischem Gewebe eintreten.

Nekrose, die mit Verflüssigung einhergeht, nennen wir Kolliquationsnekrose. Koagulationsnekrose kann ihr voraufgehen. Die Kolliquation (Verflüssigung) schreiben wir der Wirkung eines proteolytischen Enzyms, einer Protease, zu, und weil es hier eine Gewebslösung ist, nennen wir das Enzym zugleich ein histolytisches.

Man nennt es auch wohl ein peptonisierendes Enzym. Weil aber gar kein oder nur wenig Pepton dabei nachgewiesen ist, sondern Albumosen entstehen, ist diese Bezeichnung nicht zutreffend. Bei Autolyse entstehen Säuren.

Ein solches histolytisches Enzym kann aus den toten oder absterbenden Zellen selbst freikommen (autolytisches Enzym) oder aus fremden Zellen (heterolytisches Enzym). Ein autolytisches Enzym (SALKOWSKI) findet sich — wir müssen dies annehmen — in irgend einer Form in der lebenden Zelle, auch in Chromozyten (J. C. SCHIPPERS). Ob es während des Lebens in Form eines Proenzyms in der Zelle vorhanden ist und nach ihrem Tod durch eine Kinase wirksam („aktiviert") wird, oder ob es als solches vorhanden ist, aber in irgend einer Weise eingesperrt, wenigstens während des Lebens gehemmt wird, wissen wir nicht. Im letzteren Fall würde die Einsperrung durch die Desorganisation der Zelle gehoben werden. Wie dem auch sei, das autolytische Enzym tritt erst bei oder nach dem Tod der Zelle, unter übrigens geeigneten Umständen, in Wirkung, und zwar wahrscheinlich intrazellular. Ein heterolytisches Enzym muß wahrscheinlich erst in die Zelle eindringen. Ohne eine Gleichheit in dieser Hinsicht aller heterolytischen Enzyme vorauszusetzen, wollen wir bemerken, daß ausgedehnte Proteolyse toter Stoffe inmitten von lebenden Zellen stattfinden kann ohne daß diese Zellen sichtbar geschädigt werden, während wir doch annehmen dürfen, daß das proteolytische Enzym auch mit diesen lebenden Zellen in Berührung kommt. So wird bei der Schmelzung der fibrinösen Pneumonie eine große Menge Fibrin gelöst, das nach vielen Seiten hin die lebenden Alveolenwände berührt, ohne daß dieses Gewebe geschädigt wird. Dergleiche Beobachtungen machen es wahrscheinlich, daß auch heterolytische Enzyme — vielleicht aber nicht alle — nur tote oder wenigstens schwer geschädigte Zellen angreifen können.

Die verschiedenartigen Zellen haben verschiedene heterolytische Enzyme. Leukozyten, besonders die gelapptkernigen, beherbergen ein heterolytisches Enzym, das unter bestimmten, noch näher festzustellenden Umständen, wirksam wird, nachdem es bei ihrem Zerfall (oder auch aus lebenden Leukozyten?) freigekommen ist. Nach BLUMENTHAL soll „Krebsepithel" ein besonders wirksames heterolytisches Enzym abgeben können, usw.

Man kann diese Enzymwirkungen einigermaßen im Brutofen studieren: Überläßt man ein Stück Leber oder eines anderen Organs bei Bluttemperatur sich selbst, so schmilzt es allmählich. Man muß dabei bakterielle Zersetzung vollkommen ausschließen, denn es gibt Bakterien, die totes tierisches Gewebe zu lösen vermögen. Bei diesen lytischen Vorgängen treten Spaltungsprodukte der Eiweißkörper auf wie Aminosäuren (Leuzin, Tyrosin, Glykokoll usw.) und Hexonbasen (Lysin, Arginin, Histidin). Bindegewebe und elastische Fasern widerstehen lange Zeit der Zersetzung. Überläßt man frischen Eiter, unter Zusatz eines Antiseptikums, sich selbst im Brutschrank bei 37°C, so wird er durch Autolyse dünnflüssig und klar. Außerdem vermag aber frischer Eiter auch heterolytisch zu wirken: Fibrinflocken und verschiedenartige Gewebe werden bei Bluttemperatur im Brutofen in demselben gelöst, aber nur tote Gewebe. Bemerkenswerterweise wird Hirngewebe in frischem Eiter nicht gelöst, während doch eben dieses Gewebe besonders leicht autolytisch zu schmelzen scheint, auch wohl durch andere Enzyme. Ersteres können wir nach dem Tode besonders am Hirn kleiner Kinder und bei der Enzephalomalazie (Hirnerweichung) usw. beobachten, letzteres bei manchen Entzündungen. Dies weist auf bestimmte Wirksamkeitsverhältnisse zwischen den verschiedenen Enzymen und den verschiedenen Geweben.

Daß viele Bakterien, u. a. die sogen. „Fäulnisbakterien" ein proteolytisches Enzym besitzen, ersehen wir z. B. aus der Verflüssigung der festen Gelatine, die im Nährboden gebraucht wird.

Magensaft und Pankreassaft vermögen gelegentlich Gewebe des eigenen Körpers zu erweichen und zu verdauen, wahrscheinlich aber nur totes oder geschädigtes Gewebe.

Durch welche Wirkung Kolliquationsnekrose eintritt, ist für die verschiedenen Fälle noch zu bestimmen. Auto- wie heterolytische Enzyme kommen dabei in Betracht. Häuft sich im Gewebe einer Lymphdrüse reichlich Staubpigment, oder in Bindegewebe Pigment aus einem Melanom an, so erweichen die stark pigmentierten Zellen, so daß beim Anfassen ein rußartiger Brei an den Fingern haftet.

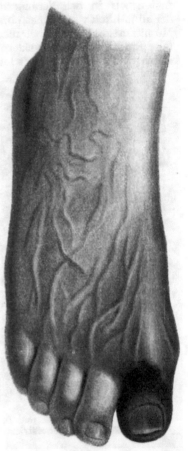

Abb. 114. Trockner Brand der großen Zehe durch Arteriosklerose bei einem 62 jährigen Mann (nach KÜLBS, in MOHR und STAEHELIN, Hdb. d. inn. Med. Bd. II).

Handelt es sich hier um Autolyse, indem das autolytische Enzym in den durch reichliche Pigmentablagerung schwer geschädigten Zellen frei und wirksam wird?

Eine dritte Form der Nekrose ist die Mumifikation (Eintrocknung mit Verhärtung), die man auch wohl als „trocknen Brand" oder Gangraena sicca bezeichnet im Gegensatz zum „feuchten Brand", den die Gangrän (Gangraena humida) darstellt. Mumifikation kennen wir in verschiedenen Graden. Immer aber wird durch Eintrocknung das Gewebe ein ungünstiger Nährboden für Bakterien. Mumifikation gewissen Grades schließt demzufolge Fäulnis (s.

unten) aus. In Mumien hat man noch nach vielen Jahrhunderten Muskeln, Knorpel und Kerne nachgewiesen. Man redet von Brand, weil das Aussehen und die Beschaffenheit des Gewebes an die Folgen von Verbrennung erinnern. Ist das Gewebe noch ziemlich blutreich, so bekommt es, durch Umwandlung des Blutfarbstoffs, eine dunkelbraune oder dunkelgrüne bis schwärzliche oder schwarze Farbe (schwarzer Brand). Eine physiologische Mumifikation finden wir in den Veränderungen des Nabelschnurrestes des Neugeborenen, der allmählich vertrocknet, eine bräunliche Farbe annehmend. Pathologischer Mumifikation begegnen wir manchmal in dem senilen trocknen Brand der Zehen oder Finger, infolge von sklerotischer Verengerung oder Thrombose von Schlagadern und von schwacher Herzwirkung. Dieser Brand tritt durch allmähliche

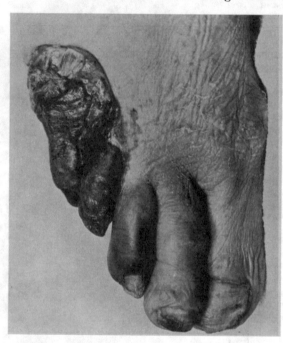

Abnahme der Blutzufuhr ohne Infektion und Fäulnis ein. Er kann sich auf den Fuß und gar den Unterschenkel ausdehnen. Der Frostbrand (S. 88) zeigt ähnliche Veränderungen. Auch bei jugendlichen Individuen kann durch obliterierende zu Ischämie führende Arteriitis Nekrose („spontaner" Brand) auftreten. Wir werden später noch andere Formen von ischämischer Nekrose kennen lernen.

Eine häufig vorkommende Mumifikation ist die Schorf- oder Krustenbildung, die an einer Hautoberfläche auftritt, sobald nach Entfernung der Oberhaut Verdunstung stattfindet. So z. B. nach Entfernung der Epidermis dort, wo sie eine Blase gebildet hat. Dann entsteht aus

Abb. 115. Nekrose der 4. und 5. Zehe mit, und der 3. Zehe ohne Sequestrierung (Furche).

dem eingetrockneten flüssigen Exsudat („Wundsekret" bei Wunden) mit einer oberflächlichen vertrockneten, gelegentlich sogar erst durch Wasserverlust abgestorbenen Gewebsschicht eine Kruste, Borke oder Schorf.

Der Foetus papyraceus (S. 204) stellt auch ein Beispiel von Mumifikation dar. Ein bei extrauteriner Schwangerschaft in der Bauchhöhle liegender Foetus kann absterben, mumifizieren und verkalken, sei es auch nur in seinen peripheren Teilen (Lithopädion).

Was geschieht mit nekrotischem Gewebe ferner, wenn es nicht resorbiert wird und nicht verkalkt? Dann wird es durch eine Bindegewebskapsel umgeben oder es bleibt ohne weiteres liegen oder es wird sequestriert: An der Grenze des toten Teils kommt es dabei zu einer sequestrierenden Erweichung, wodurch das tote Stück (Sequester) allmählich aus seinem Zusammenhang mit der lebenden Umgebung abgelöst und schließlich, wenn es an einer Körperoberfläche liegt, ausgestoßen wird. Der Erweichungsvorgang ist in der Regel ein entzündlicher (§ 70).

Wird nekrotisches Gewebe nicht ausgestoßen oder ohne weiteres resorbiert, so kann es auch, ähnlich wie fibrinöses Exsudat oder wie ein Thrombus, organisiert werden, indem junges, entzündliches Bindegewebe mit Blutkapillaren (sogen. Granulationsgewebe) gegen und in das tote Gewebe vordringt, es auflöst, jedenfalls es zum Schwund, zur Resorption, bringt und es zum Teil oder ganz ersetzt (§ 68c).

Schließlich kann Fäulnis (Putrefactio) im nekrotischen Gewebe eintreten: wir reden von Gangrän, die wir wegen ihrer selbständigen Bedeutung gesondert besprechen wollen.

§ 62. Gangrän.

Gangrän (Sphacelus) ist Nekrose mit Fäulnis. Leider gebraucht man (trockne) Gangrän noch immer zur Bezeichnung von Nekrose ohne Fäulnis. Wir deuten mit Gangrän nur Nekrose mit Fäulnis des toten Gewebes an. Für uns gibt es keine trockne Gangrän.

Woran erkennen wir Fäulnis in nekrotischem Gewebe, also Gangrän? An der schmutzig bräunlich — oder grünlichschwarzen Farbe, bedingt durch Schwefeleisenverbindungen, an Verflüssigung des Gewebes, gelegentlich an Gasblasenbildung in demselben (Gangraena emphysematosa), und an dem widerlichen charakteristischen fauligen Geruch (Gangraena foetida). Der Schwefel stammt aus zersetzten Eiweißkörpern, das Eisen aus zersetztem Blutfarbstoff. Faszien widerstehen der Verflüssigung lange Zeit, Knochen noch länger.

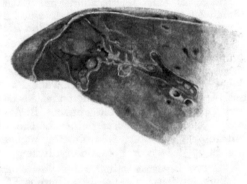

Abb. 116. Bronchogene Lungengangrän, durch Aspiration; starke Bronchitis (rote Schleimhaut). Vgl. weiter unten.

Was ist nun Fäulnis und wodurch tritt sie ein? Fäulnis ist hydrolytische Spaltung eines toten, organischen Stoffes, welche zur Bildung stinkender Gase führt. Sie tritt ein durch Bakterien; PASTEUR und HELMHOLTZ wiesen nach, daß ohne Bakterien Fäulnis nicht hervorzurufen ist, ersterer, daß Eiweißfäulnis ein Zersetzungsvorgang ist wie Gärung. Fäulnis von Pflanzen nennt man Vermoderung. Ein Beispiel tierischer Fäulnis stellt die Leichenfäulnis dar: Gasblasenbildung unter der Haut, in verschiedenen Geweben, Gestank und Verflüssigung des Gewebes treten dabei auf. Das Gewebe löst sich gleichsam in den Gewebssäften, die zunehmen mit dem durch Spaltung entstandenen Wasser. Bei der Kolliquationsnekrose tritt auch Verflüssigung, aber keine Fäulnis, kein Gestank auf. Bakterien können dabei ganz fehlen.

Die Fäulnis ist chemisch noch nicht hinreichend untersucht; die verschiedenen Angaben stimmen nicht überein. Dies erklärt sich vielleicht dadurch, daß mehrere Bakterien Fäulnis zu bewirken vermögen, und zwar wahrscheinlich durch Enzyme. Meist sind es Saprophyten, die nur in toten Stoffen zu leben pflegen und in der Luft gelegentlich auch vorkommen. Aber auch Koli-, Buttersäure- und Proteusbazillen, die als Saprophyten im Darm leben, vermögen Fäulnis zu bewirken, und die Koli- und Proteusbazillen treten gelegentlich auch als Infektoren auf. Die von verschiedenen Bakterien hervorgerufenen Eiweißspaltungen sind manchmal ungleich, wenn auch gewisse Stoffe, wie Ammoniak und Schwefelwasserstoff, bei den meisten gebildet werden. Weil nun die Fäulnis in der Natur oft der Zusammenwirkung mehrerer Bakterien zu verdanken ist, versteht sich die Schwierigkeit einer einwandfreien Zerlegung des Vorganges. Vor allem, weil wir die Zwischenprodukte der Fäulnis noch recht dürftig kennen, so daß sich der Vorgang nur höchstens vermutungsweise darstellen ließe. Man muß mit der Forschung der Fäulnis durch eine Reinkultur anfangen (vgl. KRUSE). Erst nach fortgesetzter Forschung werden wir obige etwas dürftige Begrenzung des Fäulnisbegriffes durch eine schärfere ersetzen können.

Man wird die Frage lösen müssen, ob jede Fäulnis auf enzymatischer Bakterien - wirkung beruht, wie z. B. die essigsaure und milchsaure Gärung; und man wird die wirksame Protease durch Auspressung aus den Bakterien zu gewinnen versuchen müssen, wie HANS BUCHNER die Zymase darstellte. Es liegen hier mehrere Möglich - keiten vor: Ähnlich wie Pankreaszellen Trypsin bilden und während ihres Lebens abgeben, könnten auch Fäulniserreger fäulnisbewirkende Protease abgeben, ohne daß jedoch damit intrazellulare Tätigkeit ausgeschlossen wäre. Dann wären die verschiedenen Enzyme auf ihre Wirkung zu prüfen. Wahrscheinlich bestehen gewisse Unterschiede. Bei langsamer Fäulnis scheinen die Produkte am meisten gleich zu sein. Daß wir bei dieser ungenauen Kenntnis der verschiedenen Fäulnis - vorgänge zu einer Gleichstellung der Fäulnis bei Gangrän mit der Darmfäulnis (durch Zusammenwirkung von Trypsin und Bakterien) nicht berechtigt sind, brauche ich nicht zu betonen. Die entstehenden Stoffe könnten andere Vorgänge auslösen.

Die der Gangrän voraufgehende Nekrose mag durch verschiedene Schädi - gungen eintreten. Fäulnis kann sich ihr nur anschließen, wenn 1. das tote Gewebe einen Feuchtigkeitsgrad hat, der für das Bakterienwachstum erforderlich ist; daher tritt in mumifiziertem Gewebe Fäulnis nicht ein und pflegt sie auch in ausgetrockneten Choleraleichen und in Leichen in trockenem Sand zu fehlen; und 2. fäulniswidrige, antiseptische Stoffe nicht in gewisser Stärke vorhanden sind. Die Einbalsamierung einer Leiche, die Fäulnis verhütet, besteht in Ein - führung in die Blutgefäße einer genügend starken antiseptischen Flüssigkeit, wie Sublimat- oder Formaldehydlösung, nach Fortspülung des Blutes.

Wir begegnen mitunter der Vorstellung, als ob eine Bakterie, wie z. B. der Bacillus septicus, in lebendem Gewebe Fäulnis hervorruft. Es ist aber fraglich, ob nicht dieser Bazillus des malignen Ödems (vibrion septique PASTEUR) beim Meerschweinchen tief unter die Haut geimpft, zunächst Muskelnekrose bewirkt, der sich dann Gangrän anschließt. Bekommt ein überfahrener Mensch Gangrän im zerquetschten Gewebe, so ist die mechanische Schädigung ohne weiteres schon als abtötende zu betrachten. Das Rind ist unempfänglich für den Bacillus septicus, empfänglich aber für Rauschbrand (charbon symptomatique), der einer gasbildenden Gangrän beim Menschen ähnlich ist.

Wir müssen die Wirkung anaerober und aerober Bakterien unter - scheiden. Letztere bewirken Eiweißspaltungen ohne übelriechende Stoffe, indem sie die Eiweißkörper bis in ihre Endprodukte: HOH, CO_2, NH_3, H_2SO_4 zerlegen. Sie bewirken keine Fäulnis sondern Verwesung einer Leiche. LIEBIG bezeichnete als Verwesung eine langsame Verbrennung organischer Stoffe durch den Sauerstoff der Luft. Eiweißstoffe können dadurch aber nicht zersetzt werden; sie müssen dazu erst einfach hydrolytisch oder durch Enzymwirkung gespalten werden.

Man muß die obligat von den fakultativ anaeroben Bakterien unterscheiden: zu den ersteren gehört der Bacillus septicus. Zu den mehr oder weniger streng aeroben Bakterien, die Eiweiß spalten, aber keine Fäulnis bewirken, gehören die Cholera - spirillen; sie bilden, ebenso wie Fäulniserreger, Indol, und reduzieren Nitrate zu Nitriten. Zu den streng aeroben Mikroben gehören die Heubazillen, die Eiweißkörper in Aminosäuren und diese in stickstoffreie Körper und Ammoniak spalten. Nach KÖNIG, SPIECKERMANN und OLIG bilden sie gelegentlich auch Schwefelwasserstoff, Merkaptane, Aminbasen, Indol, Skatol, usw.

Die eigentliche Fäulnis scheint durch die Wirkung anaerober Bakterien aufzutreten.

Im Darm scheinen sie vor allem, besonders der unentbehrliche Bacillus putrificus, die Fäulnis zu bewirken, welche übelriechende Stoffe wie Fettsäuren, Indol, Skatol, H_2S, Merkaptan usw. ergibt. Sie werden dabei durch Bacillus coli und Bacillus lactis aerogenes unterstützt, indem diese den vorhandenen Sauerstoff verbrauchen, der die Tätigkeit der anaeroben Bakterien hemmt. Viel Sauerstoff im Darm setzt die Fäulnis bedeutend herab. Nicht nur strenge Anaerobier, sondern auch fakultativ anaerobe Bakterien wie die der Proteus-vulgaris-Gruppe vermögen allein oder in Zusammenwirkung mit anderen Mikroben Fäulnis zu bewirken. Dabei können dann Reduktion, Oxydation und Spaltung miteinander abwechseln.

Obwohl wir die Einzelheiten der chemischen Vorgänge bei Fäulnis nicht genügend kennen, scheint das Eiweiß dabei im allgemeinen zunächst hydrolytisch gespalten zu werden. Albumosen, Peptone treten in verschiedenen Mengenverhältnissen auf, ferner Aminosäuren wie Glykokoll (Glyzin), Leuzin, Tyrosin, Tryptophan. In faulendem Gewebe findet man wohl Leuzinkugel, Tyrosinnadel, ferner Fettnadel, sargdeckelähnliche Kristalle von Tripelphosphat, Hämatoidinkristalle,

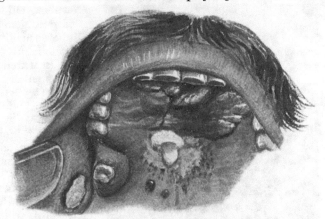

Abb. 117.   Gangräneszierende Schleimhautentzündung bei Leukämie (nach JOCHMANN, Lehrb. d. lnfektionskrankheiten).

usw. Obwohl das Eiweißmolekül noch keineswegs einen sichergestellten Bau hat, neigen ABDERHALDEN u. a. dazu, die Aminosäuren als Bausteine desselben zu betrachten. Wir lassen dies dahingestellt. Sicher hat man aber wiederholt Aminosäuren als Spaltungsprodukte von Eiweiß nachgewiesen. Daraus werden ferner Aminogruppen abgespalten, so daß einfache Fettsäuren verbleiben, wie Essigsäure aus Glykokoll, Milchsäure, Buttersäure, Propionsäure aus Alanin, Kohlensäure, usw. Außerdem entstehen aromatische Körper wie Indol, Skatol, Kresol, Phenol usw.; schließlich anorganische Verbindungen und Elemente: H_2S, NH_3, PH_3, HOH, H_2, N_2 und Grubengas (CH_4). Diese Stoffe entstehen in wechselnden Mengenverhältnissen, je nach Sauerstoffreichtum, Temperatur, Licht, Feuchtigkeitsgrad, usw.

Mit obigem haben wir jedoch noch nicht alle bei Fäulnis entstehende Stoffe angedeutet. Es müssen noch Ptomaine erwähnt werden, basische Stoffe, die von BRIEGER gesetzmäßig untersucht und auch ohne Fäulnis, z. B. in Cholerakulturen, nachgewiesen wurden. Sie treten in so geringer Menge auf, daß ihre Charakteristik hochgradig erschwert ist (VON FÜRTH). Im normalen Darminhalt hat man sie nicht gefunden. Es gibt giftige und ungiftige Ptomaine. Es sind meist Amine und Diamine, die man auch wohl als „Fäulnis-" oder „Leichenalkaloide" andeutet. So hat BRIEGER das Kadaverin und das Putreszin, beide sehr wenig giftig, abgesondert. Das Kadaverin ist Pentamethylendiamin: $NH_2 \cdot CH_2 - (CH_2)_3 - CH_2 \cdot NH_2$.
Putreszin ist Tetramethylendiamin: $NH_2 \cdot CH_2 - (CH_2)_2 - CH_2 \cdot NH_2$.

Bei Fäulnis von Fleisch, Fisch, Leichen entsteht das sehr giftige Neurin: $(CH_3)_3 — NOH.CH = CH_2$, offenbar ein ungesättigter Körper, und das ebenfalls sehr giftige, auch in Pflanzen vorkommende Muskarin oder Trimethylammonium· acetaldehyd: $OCH.CH_2.(NCH_3)_3.OH$. Durch solche Gifte entstehen die Fleisch-, Wurstvergiftungen, usw. (S. 30). Diese Gifte sind keine „Toxalbumine", weil sie sich nicht in gewissen Reaktionen wie Eiweißkörper verhalten.

Fäulnisbakterien können Selbstmord begehen, sobald gewisse, von ihnen gebildete antiseptische Stoffe wie z. B. Phenol, sich bis zu gewisser Stärke anhäufen. In ihrem Nährboden, bzw. im toten Gewebe, können sich dann aber Stoffe angehäuft haben, die den lebenden Geweben schädlich sind. Sie können in das anstoßende lebende Gewebe diffundieren und es abtöten, es so zur Gangrän vorbereitend.

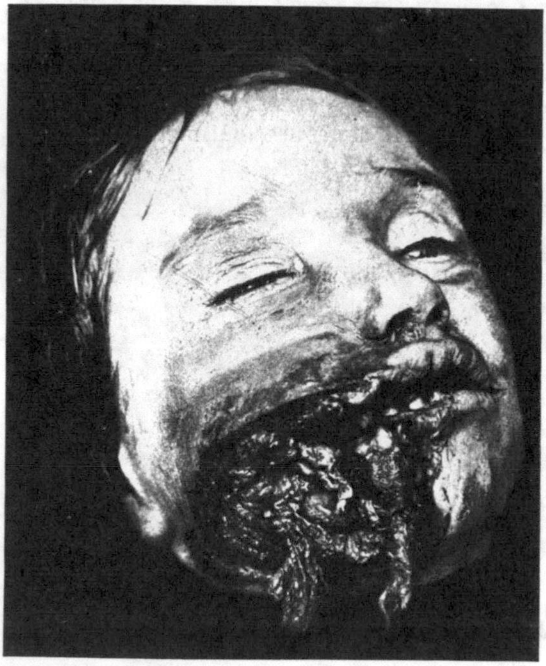

Wann tritt nun Gangrän, also Fäulnis nekrotischen Gewebes, ein?

Im allgemeinen fördern Diabetes mellitus, chronischer Alkoholismus und ungenügender Blutkreislauf gewissen Grades nicht nur Nekrose, sondern auch Gangrän. Schon schwache stumpfe Gewalt kann dann zu Nekrose bzw. Gangrän führen. Ferner kann Überfahren eines normalen Menschen von Gangrän gefolgt werden (s. oben). Aus einem Geschwür mit in gewissem Grade herabgesetztem Kreislauf, wie aus einem Dekubitalgeschwür, kann Gangrän entstehen. Welche Rolle dabei die Sauerstoffarmut, die Kohlensäureanhäufung, ein anderer Alkaligehalt des Blutes und andere Konzentration verschiedener beim Stoffwechsel entstehenden Stoffe spielen, muß noch näher ermittelt werden. Früher, namentlich vor der anti- und aseptischen Wundbehandlung, war Gangraena nosocomialis infolge von ungeeigneter Wundbehandlung nicht selten.

Abb. 118. Noma (Wasserkrebs).

Gangrän kann stürmisch verlaufen („gangrène foudroyante"), namentlich wenn sie vom Bac. septicus verursacht wird.

Eine besondere Form der Gangrän ist die Noma (Stomatitis gangraenosa), die Weide oder „Wasserkrebs", obwohl sie mit Krebs nichts zu tun hat. Sie kommt besonders bei schlecht genährten, heruntergekommenen Kindern vor, im Verlauf einer schweren Krankheit oder ohne solche, seltener bei Erwachsenen. An einer umschriebenen Stelle der Wangenschleimhaut, meist in der Nähe eines Mundwinkels entsteht eine etwa haselnußgroße Härte. Die Schleimhaut wird dunkelbläulich, die Haut anfangs rot, dann bräunlich oder grünlich, später schwärzlich. Die Oberhaut erhebt sich zu einer Brandblase, die nach Berstung von Schorfbildung gefolgt wird. Übler Geruch macht sich bemerkbar. Nach Abstoßung der Schorfe bleibt ein Loch in der Wange zurück. Von hier aus schreitet Zerstörung der Wange rasch in großer

Ausdehnung fort. Ohrmuschel und Kiefer können absterben, wobei die Zähne ausfallen. Der Tod folgt meist. Verschiedene Bakterien, wie die fusiformen Bazillen von PLAUT-VINCENT, auch der Diphtheriebazillus (in Vereinigung mit anderen Bakterien?) können Noma hervorrufen; man hat sie wenigstens bei Noma nachgewiesen.

Auch in inneren Organen kann Gangrän auftreten. So kennen wir eine Gangrän der Darmschleimhaut im Verlauf von chronischer Obstipation, Lungengangrän, usw. Lungenbrand (gangräna pulmonis) tritt nur in schwer geschädigtem Lungengewebe ein, z. B. im Anschluß an fibrinöse Lungenentzündung bei Potatoren; an putride Bronchitis (d. h. Gangrän der Bronchialschleimhaut), wobei Lungengewebe durch angehäufte giftige Stoffe geschädigt wird, von einer tuberkulösen Kaverne aus in ähnlicher Weise; nach stumpfer Gewalt, durch Aspiration von Mageninhalt oder nach Durchbruch eines periösophagealen Abszesses oder einer gangränös erweichten Höhle bei Schluckdarmkrebs; oder embolisch durch Einschleppung in ein Lungengefäß eines Stückes verjauchten Thrombus, z. B. von einer Gebärmuttergangrän aus. Schlechte Luft und ungenügende Ernährung fördern den Lungenbrand (TALMA). Der durchdringende üble Geruch kann den Kranken zu Selbstmord führen, wie ich beobachtete. Gangrän auf dem Boden eines Zungen- oder Gebärmutterkrebses ist nicht selten.

Die gangränöse Verflüssigung des Gewebes führt zur Bildung einer Höhle, gefüllt mit einer höchst übel riechenden, mißfarbigen Jauche, vermischt mit Gewebsfetzen. Von der Wand ragen gangränöse Fetzen in die Höhle hinein. In anderen Fällen wird das gangränöse Gewebe durch demarkierende Entzündung von der Umgebung abgelöst.

Gangrän kann ausheilen aber auch zum Tode führen. Heilung erfolgt unter übrigens günstigen Umständen nach Ausstoßung des gangränösen Sequesters oder nach Resorption des verflüssigten Gewebes oder nach chirurgischem Eingriff. Junges Bindegewebe dringt in den beiden ersten Fällen in die entstandene Höhle ein, wie bei sekundärer Wundheilung. Nicht nur die Ausdehnung sondern wahrscheinlich auch die Bildung giftiger Stoffe in verschiedener Stärke, ferner die Empfänglichkeit des Kranken für das betreffende Gift und seine Widerstandsfähigkeit beeinflussen den Verlauf. Gangrän breitet sich in das anstoßende lebende Gewebe aus, indem Gift aus dem gangränösen Gewebe hinein gelangt und es zu Nekrose bringt, dadurch den Boden für Fäulnis bereitend.

Außerdem sind noch andere Faktoren, Komplikationen, von Einfluß auf den Verlauf: In erster Reihe kommen Infektionen in Betracht, die schon vor der Gangrän bestanden, oder zugleich mit ihr oder nach ihr auftreten. Ferner kann allgemeine Vergiftung durch Fäulnisprodukte auftreten, die als Saprämie zu bezeichnen ist. (σαπρός = faul) Diese Saprämie wird auch wohl als Sepsis oder Septikämie angedeutet. Sie ist jedoch von anderen Zuständen, die ebenfalls zu den septischen (§ 72) gehören, zu unterscheiden, wenn auch der klinische Unterschied nicht immer leicht oder gar möglich ist. Saprämie ist somit ein allgemeiner Vergiftungszustand, der eintritt, sobald giftige Fäulnisprodukte sich in so starker Konzentration im Blut angehäuft haben, daß sie lebenswichtige Organe in krankhaftem Maße schädigen. Ohne Gangrän somit keine Saprämie. Man nennt Saprämie auch wohl putride Intoxikation.

16. Kapitel.

Örtliche Störungen usw. (Folge): Entzündung.

§ 63. Vorbemerkung.

Der Begriff Entzündung umfaßt so verschiedenartige Erscheinungen, und über die Bedeutung dieser Erscheinungen hat man so viel gestritten, daß man mehrmals (ANDRAL, THOMA) vorgeschlagen hat, den Begriff ganz aufzugeben. Mit Unrecht. Denn so ausgedehnt das Gebiet der Entzündungen, so verschieden die Erscheinungsformen auch sein mögen, sie gehören, wie im folgenden erhellen wird, pathogenetisch zusammen. Sämtliche Entzündungen sind ja von einem einheitlichen histogenetischen und ursächlichen Gesichtspunkt aus zu betrachten. Man darf selbstverständlich Entzündung nicht mit „Reaktion" ohne weiteres, oder mit anderen Begriffen wie Krankheit oder Infektion verquicken. Allerdings gibt es Fälle, wo die Merkmale der Entzündung schwer nachweisbar sind; diese vermögen aber am Prinzip nichts zu ändern.

Wir werden zunächst die klinischen Entzündungserscheinungen, und dann die ihnen zugrunde liegenden Gewebsveränderungen besprechen.

§ 64. Die klinischen Entzündungserscheinungen.

Wir gehen am besten von einigen Beispielen umschriebener Entzündung aus: Werden wir von einer Mücke oder Biene gestochen, so rötet sich die Haut in der Umgebung des Stiches; sie juckt oder schmerzt mehr oder weniger und schwillt bald an. Hat die gerötete Hautstelle einen gewissen Umfang erreicht, so erweist sie sich als heißer als die anstoßende nicht veränderte, blaße Haut. Wir beobachten bald ein rötliches Hügelchen, das später ein blasses Zentrum bekommt.

Taucht man das Ohr eines Kaninchens während 3—4 Minuten in Wasser von etwa 54° C, so schwillt der eingetauchte Teil unter rötlicher Färbung bald· an, während er heißer wird. Schmerz ist meist nicht deutlich zu beobachten.

Bei Scharlach ist die Haut diffus gerötet mit eingesprengten roten Flecken von etwa 1 mm Durchschnitt. Eine Pockenpustel (Abb. 119), Furunkel, Karbunkel, Panaritium, Ekzem sind alle Beispiele von Entzündung.

In all diesen Fällen beobachten wir nacheinander oder auf dem Höhepunkt der Entzündung nebeneinander: Rötung, Schwellung, Hitze und Schmerz oder Jucken. Schon die Alten bezeichneten als Entzündung eine mehr oder weniger beschränkte, umschriebene anatomische Veränderung, wie schon aus der Bezeichnung „focus" (foyer, Herd) hervorgeht. Aus dieser Bezeichnung sowie aus den Namen phlogosis (φλόγωσις), inflammatio (inflammation, Entzündung) und dergleichen erhellt außerdem, daß man an eine Art Entbrennung dachte, wohl durch die Röte und Hitze. Schon CELSUS (25 v. bis 40 n. Chr.) stellte r u b o r, t u m o r, c a l o r und d o l o r als Entzündungserscheinungen zusammen, die noch immer als die vier kardinalen Erscheinungen bezeichnet werden. GALENUS (Γαληνός) von Pergamum (131—240 n. Chr.) fügte als fünfte die F u n c t i o l a e s a, die gestörte Tätigkeit, hinzu: Ein Karbunkel im Nacken macht einen Schiefhals, mit einem entzündeten Finger kann man nicht richtig arbeiten; wer eine entzündete Fußsohle oder ein entzündetes Hüftgelenk hat, hinkt; Nierenentzündung führt zu Störungen der Harnausscheidung (Oligurie, Albuminurie) usw.

Beobachten wir diese fünf, oder auch nur die vier ältesten Kardinalerscheinungen, so dürfen wir Entzündung annehmen. Sie stellen die Merkmale der Entzündung dar. Jede dieser Erscheinungen an und für sich berechtigt jedoch nicht zur Annahme einer Entzündung. Denn sie kommen einzeln auch ohne Entzündung vor.

So bedeutet Rötung ohne weiteres Hyperämie, die auch nicht-entzündlicher Natur sein kann. Schwellung kann durch verschiedene Änderungen auftreten: Tumor bedeutet nicht nur Schwellung, sondern auch Geschwulst, d. h. eine umschriebene Gewebsneubildung unbekannten Ursprunges; und eine nicht geschwulstartige Schwellung kann ohne jegliche Entzündung, z. B. durch Anhäufung von Flüssigkeit (Hydronephrose) oder Gas (Meteorismus) oder durch Bluterguß (Hämatoma), Schwellung des Bauches durch Schwangerschaft, eines Organs durch Hypertrophie, trübe Schwellung oder eine andere Entartung entstehen. Schmerz tritt häufig auf ohne Entzündung: die Wehen (Zusammenziehungen der Gebärmutter), sind mehr oder weniger, Krampf der Wadenmuskeln, der Darmmuskeln (Kolik) sind sehr schmerzhaft. Kalor ist die Folge vermehrter Wärmezufuhr aus inneren Körperteilen bei jeder arteriellen Hyperämie der Haut oder einer Körperoberfläche überhaupt mit niedrigerer Temperatur als die der inneren Organe. Und die Tätigkeit eines Organs kann durch Atrophie, Hypertrophie, mechanische Verletzung oder Giftwirkung, ohne Entzündung, auch durch Schmerz nicht entzündlichen Ursprunges gestört werden. Durch Schwellung einer Niere infolge von trüber Schwellung kann die Harnausscheidung abnehmen.

Aber trotzdem nimmt der Arzt manchmal Entzündung an, auch dann, wenn er keine Röte, Hitze, Schwellung oder gar Schmerz beobachtet. An den inneren Organen können ja Röte und Hitze nur ausnahmsweise beobachtet werden. Auch die Schwellung eines inneren Organs kann sich der Beobach-

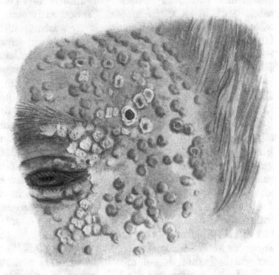

Abb. 119. Variola vera, Suppurationsperiode (zweijähriges Auswandererkind am 10. Krankheitstage) (nach JOCHMANN, Lehrb. d. Infektionskrankheiten).

tung entziehen. Schließlich fehlt Schmerz bei vielen Entzündungen. Aber auch abgesehen von den Grenzen der klinischen Beobachtung können Röte, Hitze, und Schwellung in der Tat fehlen, namentlich bei chronischen Entzündungen, welche sogar durch Schrumpfung neugebildeten Bindegewebes und Gewebszerfall zu Verkleinerung eines Organs führen können: Beispiele davon finden wir in der Lunge, in der zirrhotischen Leber und der Schrumpfniere.

Wie erkennt denn der Kliniker in solchen Fällen Entzündung?

Manchmal an Entzündungsprodukten wie Exsudat (Sputa, Eiter, fibrinöses Exsudat bei Serositis) usw., auf die wir weiter unten zurückkommen. Wo diese fehlen, bleiben nur klinisch erkennbare anatomische Veränderungen und Funktionsstörungen übrig. Zu den ersteren gehört die perkutorisch nachweisbare Luftleerheit des Lungengewebes, pathologische Geräusche, usw. Nun beweisen solche Erscheinungen keineswegs das Vorhandensein einer Entzündung, sondern nur gewisse Veränderungen physikalischer Eigenschaften des Lungengewebes oder eines Körperteils überhaupt. Albuminurie, auch wenn sie noch so stark ist, beweist ebensowenig Nierenentzündung wie das Vorkommen von Epithelzylindern im Harn. Beides

kommt vor bei trüber Schwellung und anderen Entartungen ohne Entzündung,
die klinisch nicht von Nierenentzündung (Nephritis) zu unterscheiden sind. Fr.
Müller hat solche Fälle als „Nephrosen" bezeichnet. Es gibt ferner keine Funktionsstörung, die an und für sich auf Entzündung des betreffenden Organs bezogen werden
müßte.

Wenn der Arzt trotzdem täglich die verschiedenartigsten Entzündungen
annimmt ohne auch nur eine einzige der vier zuerst genannten Kardinalerscheinungen nachweisen zu können, so tut er das aus empirisch-statistischem
Grunde, weil nämlich die Erfahrung gelehrt hat, daß gewissen Funktionsstörungen oder Kombinationen davon, in bestimmter Reihenfolge und Stärke
aufgetreten, meist (auch wohl fast immer) eine bestimmte Entzündung eines
bestimmten Körperteils zugrunde liegt. So nimmt er eine fibrinöse Pneumonie
an, wenn plötzlich gewisse physikalische Veränderungen in der Lunge mit
rasch und hoch ansteigendem Fieber auftreten; akute infektiöse Poliomyelitis,
wenn eine fieberhafte Krankheit mit Lähmung einer oder beider gleichseitigen
Gliedmaßen bei jugendlichen Individuen entsteht. In anderen Fällen tritt
Schmerz hinzu, so bei der tuberkulösen Hirnhautentzündung, die sich in Kopfschmerzen und gewissen Erregungserscheinungen und Lähmungen im Gebiet
der Hirnnerven und Bewußtseinstörungen kund gibt; ferner bei Gelenkent-
zündungen, usw. Wo Fieber vorhanden ist, handelt es sich erfahrungsgemäß
fast immer um eine Infektion. Sind dabei örtlich beschränkte anatomische
Veränderungen nachweisbar, so liegt sehr wahrscheinlich eine infektiöse Entzündung vor. Die Kranken- und Krankheitsgeschichte vermag oft wertvolle
Fingerzeige zu geben. Vergessen wir aber nie, daß wir durch all diese Erscheinungen keine Sicherheit, sondern nur eine statistische Wahrscheinlichkeit zu erreichen vermögen. Die Statistik stellt nur fest — das ist eben ihre Aufgabe —
an großen Zahlen von Beobachtungen, in wieviel Prozent gewisser Fälle
durchschnittlich das eine oder das andere zutrifft, sie individualisiert nicht,
sondern generalisiert. Der Arzt aber muß eben jeden einzelnen Fall an und
für sich beurteilen. Das ist das Gegenteil! Er bleibe sich dessen und der Fehler,
denen er sich bei der Würdigung der Krankheitserscheinungen durch Anwendung
der statistischen Regel fast fortwährend aussetzt, wohl bewußt!

Jetzt wollen wir die klinischen Kardinalerscheinungen näher betrachten.

Die Röte ist die Folge von Blutüberfüllung durch Erweiterung von kleinen
Schlagadern, Kapillaren und Äderchen.

Kleine Gefäßchen können durch Erweiterung für das unbewaffnete Auge
sichtbar werden, Kapillaren aber nie — man denke nur an ihre Dimensionen! Bei
akuter Entzündung pflegt die Hyperämie eine arterielle zu sein, bei chronischer
Entzündung ist sie manchmal eine venöse. Im letzteren Fall leidet also der örtliche
Gaswechsel, namentlich die Sauerstoffzufuhr mehr not als im ersteren. Die Blutfarbe wird ja vom Sauerstoffgehalt des Blutes, von der Menge Oxyhämoglobin,
bedingt. Die anatomischen Veränderungen des Gewebes können den Kreislauf
beeinflussen, indem sie z. B. Verengerung von Adern bewirken. Nicht nur arterielle,
sondern auch zyanotische Hyperämie kann übrigens auch ohne Entzündung auftreten: letzteres bei Blutstauung verschiedenen Ursprunges, ersteres z. B. funktionell,
durch psychische Gefäßlähmung, durch mechanische (Reibung, Druck) oder thermische Reizung bzw. Lähmung von Gefäßen oder Gefäßnerven (§ 16a). Die entzündliche
Hyperämie unterscheidet sich durch eine bestimmte Veränderung (Alteration)
der Gefäßwand (S. 344).

Auf der anderen Seite kann Röte bei Entzündung fehlen, bzw. einer Anämie
Platz machen, indem die Blutgefäße durch Exsudat, oder neugebildetes Gewebe
oder durch geschwollene, entartete Zellen zusammengedrückt werden.

Jede Hyperämie geht mit Schwellung des Körperteils einher. Auf die
entzündliche Schwellung kommen wir § 65 zurück. Hier sei nur bemerkt,

daß nicht jedes Gewebe bzw. Organ gleich dehnbar, somit gleich schwellbar ist. Knochen ist es äußerst wenig, Sehne nur etwas mehr.

Ob die Hitze einer vermehrten Wärmebildung im Entzündungsherd zugeschrieben werden muß, ist eine vielfach untersuchte Frage (vgl. RECK-LINGHAUSEN a. a. O. 201ff.).

Daß ein an der Körperoberfläche liegender akuter Entzündungsherd heißer ist als die nicht entzündete Umgebung oder symmetrische Stelle des Körpers, unterliegt keinem Zweifel. Das beweist aber noch nicht vermehrte Wärmebildung im akut entzündeten Gewebe. Denn der Herd ist hyperämisch, erhält mehr Blut und damit mehr Wärme aus dem Körperinnern — dessen Temperatur ja höher ist als die der normalen, an Abkühlung ausgesetzten Haut (§ 112). Durchschneidet man einen Ohrsympathikus des Kaninchens, so bekommt das Tier eine gleichseitige arterielle Hyperämie und heißes Ohr: da ist nur vermehrte Blutzufuhr und nicht vermehrte Wärmebildung im Ohr. Wer durch Ermüdung Lähmung der Ohrgefäße bekommt, bekommt damit auch heiße Ohren, die durch Ruhe wieder abkühlen. Nun hat man durch Temperaturmessungen mit thermoelektrischen Nadeln eine Temperatur in Entzündungsherden nachgewiesen, die vielleicht doch höher als die innere Temperatur und besonderen chemischen Vorgängen im entzündeten Gewebe zuzuschreiben ist. Erneute Bestimmungen während längerer Zeit sind zur Entscheidung dieser Frage erwünscht. Auch wäre die Temperatur im nicht-hyperämischen, entzündeten Gewebe zu bestimmen.

Der Schmerz beruht auf Reizung bestimmter Nerven. Ob nur Reizung „spezifischer" Schmerznerven oder ob auch Reizung anderer zentripetaler, ja sogar zentrifugaler Nerven — denen vielleicht doch spärliche Schmerznervenfasern beigemischt sind — wenn sie nur stark genug ist, Schmerzempfindung hervorzurufen vermag, ist eine noch nicht entschiedene Frage. Jedenfalls werden wir aber zur Annahme gezwungen, daß nicht überall im Körper Nerven sind, deren (sogar starke) Reizung von Schmerzempfindung gefolgt wird. So ist Parenchym im allgemeinen unempfindlich.

Beschränkte und ausgedehnte akute und chronische entzündliche und andere Veränderungen, Zerstörungen durch Nekrose usw. können im Leber-, Nieren-, Lungen-, Hirn- und Herzgewebe auftreten ohne Schmerzen zu veranlassen. Der Chirurg kann solches Gewebe schneiden oder brennen ohne Schmerz zu erregen. Der seröse Überzug dieser Organe ist hingegen sehr schmerzempfindlich. Druck, Zerrung, Anspannung oder sonstige Dehnung des Bauchfells, Lungenfells, der Hirnhäute pflegt starken Schmerz zu erregen. Vielleicht sind die heftigen Schmerzen bei Gallensteinkolik, wenigstens zum Teil, auf Zusammendrückung solcher Nervenfaser im Bauchfellüberzug zurückzuführen. Schwellung der Leber kann ein gewisses Gefühl von Schwere oder Spannung zur Folge haben. Der heftige Kopfschmerz bei Hirnhautentzündung ist Druck des Exsudates, das Seitenstechen bei akuter Lungenfell-oder Rippenfellentzündung, namentlich während der Einatmung, ist Dehnung des stark empfindlich gewordenen Pleuragewebes zuzuschreiben: der Kranke vermeidet bald tiefe Atmung und damit den Schmerz. Auf einige Einzelheiten gehen wir im folgenden Paragraph ein.

Schmerz hat nicht nur als Merkmal einer Abnormität diagnostische, sondern auch diese Bedeutung, daß er — wie es im Volksmund heißt — den Menschen schwäche. Dieser schwächende Einfluß ist noch nicht untersucht, soviel ich weiß. Es kommen in Betracht Beeinflussung des seelischen Zustandes, der Gefäßnerven und damit der Blutverteilung und des Kreislaufs, der Herzwirkung — der Puls zeigt Änderungen durch Schmerzerregung —; es kann sogar zu Schock (S. 624) kommen, besonders bei Erregung bestimmter Nerven, wie der des Hodens und des Bauchsympathikus; ferner Störung des Schlafes, des Appetits, vielleicht auch der Digestion.

Im allgemeinen sind der vom Patienten angegebene („subjektive") und der vom Arzt nachgewiesene („objektive") Schmerz zu unterscheiden. Sie stimmen nicht immer überein. Es kommt vor, daß der Patient den Entstehungsort des Schmerzes besonders nach längerem Bestehen, ganz richtig angibt. In anderen Fällen aber wird der Schmerz an andere Stellen verlegt. So klagt das Kind mit

Hüftgelenkentzündung, wenigstens anfangs, über Schmerzen im gleichseitigen Kniegelenk und bei Zahnweh durch Pulpitis eines oberen Backenzahnes wird der Schmerz oft in einen unteren Backenzahn verlegt (Irradiation). Der Arzt kann jedoch bei genauer Untersuchung, durch Druck, Dehnung usw., die schmerzhafte Stelle genau feststellen. Nach Amputation eines Oberschenkels meint der Patient noch ab und zu, Schmerz in den gleichseitigen Zehen zu verspüren (exzentrische Projektion).

Wie erklären sich diese falschen Angaben des Patienten? Gelangt ein Reiz in das zu einem sensibelen Nerven gehörige Zentrum, so erregt er dort eine Empfindung, die wir exzentrisch projizieren. Die Erfahrung lehrt uns, wenn nicht zugleich Tastnerven gereizt sind, wo die gereizte Stelle in der Regel liegt bei Reizung einer bestimmten Faser. Wird eine Faser, die eine Zehe mit dem Zentralorgan verbindet, an einer anderen Stelle (als Ausnahme), z. B. in einer Amputationsnarbe, gereizt, so wird der Reizungsort doch in die betreffende Zehe verlegt. Im normalen Bein wird eine solche Faser im gewöhnlichen Leben eben nur an ihrem peripheren Ende, in der Zehe, gereizt. Die Parästhesien, die bei Tabes durch Reizung sensibler Fasern im Rückenmark entstehen, werden nach der Fußsohle (als Ameisenkriechen und dergl.) die lanzinierenden Schmerzen der tabetischen Ischias ins Gebiet des N. ischiadicus verlegt, während auch diese Schmerzen durch Reizung sensibler Rückenmarksfasern entstehen. Exzentrische Projektion, sogar nach der Außenwelt, ist die Regel auch bei Gesichts- und Gehörsempfindungen. Sie findet auch bei den endotischen Geräuschen und endoptischen Erscheinungen (mouches volantes und dergl.) statt. Es kann schwer, ja unmöglich sein, ein endotisches Pfeifen bei Mittelohrkatarrh vom Pfeifen einer Lokomotive zu unterscheiden. Die „Funken", die man bei eintretender Hirnanämie sieht, und die wohl im Sehzentrum entstehen, werden ebenfalls exzentrisch projiziert. Dies geschieht auch mit den Gehörs- und Gesichtshalluzinationen, die wir uns kaum anders als zentralen Ursprunges denken können. Eine Halluzination ist ja, ebenso wie eine Illusion, eine Trugwahrnehmung. Während aber der Illusion eine periphere Sinnesreizung zugrunde liegt, fehlt diese eben bei der Halluzination. Illusion ist eine falsch ausgelegte Wahrnehmung, wie die Verwechslung eines endotischen mit einem exotischen Geräusch oder irgend eines exotischen Geräusches mit dem des Schrittes einer erwarteten Person. Halluzination ist eine leibhafte Wahrnehmung ohne periphere Sinnesreizung und dies eben stempelt sie zur pathologischen Erscheinung, was eine Illusion sein kann, aber nicht sein muß. Der Geisteskranke versucht sich vor den nur in seinem Geist bestehenden, aber von ihm gesehenen wilden Tieren zu verstecken; ein anderer teilt plötzlich Ohrfeigen unter den Umstehenden aus, weil er ihnen die nur von ihm gehörte scheltende Stimme zuschreibt.

In allen diesen Beispielen wird nur der betreffenden Nervenbahn entlang exzentrisch projiziert, sogar bis in die Außenwelt. Der Zahnschmerz, der Schmerz bei Hüftgelenkentzündung (s. oben) werden jedoch in andere Nervenbahnen verlegt. Wir nennen das Irradiation, Ausstrahlung des Schmerzes. Wir müssen dabei verschiedene Fälle unterscheiden: Wird eine sensible Nervenfaser allmählich stärker gereizt, so kann das Gebiet der Schmerzempfindung allmählich größer werden, ähnlich wie nach PFLÜGERS Forschung eine Reflexbewegung durch um so mehr Muskeln ausgeführt wird, also um so ausgedehnter wird, je nachdem der sensible Reiz stärker wird. Hier handelt es sich um Ausstrahlung des Reizes in motorische, beim Schmerz um Ausstrahlung in sensible Nervenbahnen; in beiden Fällen wahrscheinlich durch Anastomosen im Zentralorgan, assoziative Verbindungen zwischen den Zentren oder den Fasern. Ein solcher diffus ausstrahlender Schmerz kann eigenartig dumpf sein. Beim Zahnschmerz kann z. B. die eine Gesichtshälfte schmerzen, obwohl nur ein einziger Zahn die Quelle darstellt.

Außer dieser mehr oder weniger diffusen Ausstrahlung, wobei der Patient keine umschriebene Stelle als (richtige oder unrichtige) Quelle anzudeuten vermag, gibt es Fälle, wo er dies eben tut, aber eine unrichtige Stelle andeutet. Die Verlegung des Zahnschmerzes in einen unteren statt einen oberen Backenzahn, und des Schmerzes bei Hüftgelenkzündung in das Knie stellen Beispiele dar. Hält der Schmerz lange an oder kehrt er oft wieder, so erlernt der Patient eine richtige Angabe. Dies beweist die Rolle der Erfahrung bei der Ortsbestimmung. Gewöhnlich ist der Schmerz bei dieser beschränkten Irradiation nicht heftig. Noch einige Beispiele von dieser Irradiation seien hier erwähnt: Der Schmerz bei Gallensteinkolik strahlt in das Epigastrium aus, das tut auch der Schmerz bei einem Magengeschwür in einer anderen Magengegend; der Schmerz bei Leberabszeß (Perihepatitis) und ebenso der bei Appendizitis kann in die rechte Schulter, der Schmerz bei Krebs des Kehlkopfes in ein Ohrläppchen ausstrahlen. Magenschmerz bei Hyperazidität kann vor der Wirbelsäule hin nach dem Kopf ausstrahlen. Auch kann Hyperalgesie (größere Schmerzempfindlichkeit) einer bestimmten Gegend der Bauchhaut auftreten bei Magengeschwür, Appendizitis usw.

Hier sei auch die „défense musculaire" erwähnt, d. h. eine „abwehrende" reflektorische (?) Zusammenziehung von Muskeln in der Umgebung eines Entzündungsherdes; so z. B. des betreffenden Abschnittes der Bauchwand bei Appendizitis, bei Magengeschwür; von Muskeln, die ein entzündetes Gelenk ruhig stellen. Sie können sogar eine Ankylose (Gelenkversteifung) vortäuschen, die durch Narkose gehoben wird. Der Ursprung dieser Muskelwirkungen ist noch nicht geklärt. Sie gehören wahrscheinlich zu den Ausstrahlungserscheinungen.

Hält Schmerz lange Zeit an, so kann er nachlassen durch zentrale (?) Ermüdung. Der eingeschlafene Patient kann dann aber nach einiger Zeit mit erneutem heftigem Schmerz erwachen.

Schmerz kann einen verschiedenen Charakter haben: stechend, brennend, bohrend, nagend, klopfend, oder es kann ein vages unangenehmes Gefühl bestehen. Das Klopfen findet gleichzeitig mit dem Puls statt. Den normalen Puls fühlen wir, wohl durch Gewöhnung, nicht. Wohl aber, wenn sensible Nerven bei einer Schlagader empfindlicher werden oder wenn der Puls größer wird und kräftiger: so fühlen wir z. B. Klopfen im Kopf nach Muskelanstrengung wie beim Laufen usw. In entzündetem Gewebe können nun kleine Schlagadern erschlaffen und sich erweitern und der Puls dadurch größer werden, auch die Schmerzempfindlichkeit kann zunehmen. Durch jeden Puls nimmt die Gewebsspannung und damit der Schmerz klopfend zu. Kapillarpuls ist unter Umständen zu erwarten (S. 693).

Denn fragen wir, wodurch Schmerz erregt wird, so ist diese Frage zurzeit, allerdings nicht immer, sondern doch in vielen Fällen zu beantworten: durch Druck oder Dehnung sensibler Nervenfasern. Jede Zunahme der Gewebsspannung gewissen Grades erregt Schmerz. Die Schmerzempfindlichkeit eines Gewebes wird daher nicht nur von seinem Reichtum an sensiblen Nervenfasern, sondern auch von seiner Dehnbarkeit bedingt. Daher verursacht ein Furunkel in der straffen Haut des äußeren Gehörganges größeren Schmerz als in der lockeren Haut des Halses; daher kann Entzündung der Beinhaut oder einer Sehne furchtbar schmerzhaft sein, oder die einer Zahnpulpa, welche in einer knöchernen, nicht dehnbaren Schachtel eingeschlossen ist. Durch Dehnung während gewisser Zeit kann die Dehnbarkeit zunehmen. Je rascher die spannungserhöhende Wirkung gewisse Dimensionen erreicht, um so stärker wird der Schmerz sein. Ein Einschnitt, der die Spannung herabsetzt, verringert auch den Schmerz oder hebt ihn sogar auf.

Zu der gestörten Tätigkeit wollen wir nur folgendes bemerken: Sie entzieht sich unserer Beobachtung, solange sie unter der Schwelle unserer Beobachtungsfähigkeit liegt, oder indem kompensatorische Störungen eintreten (§ 6). Wir vermögen ja z. B. die Tätigkeit der Leber, der Haut usw. noch nicht mit der erforderlichen Genauigkeit zu messen und jede Funktionsstörung nachzuweisen.

Fragen wir, wie viele der klinischen Kardinalerscheinungen zur Annahme einer Entzündung erforderlich sind, so ist diese Frage nicht kategorisch zu beantworten. Wir müssen in jedem einzelnen Fall die wesentlichen Erscheinungen bestimmen. Dazu ist aber Verständnis der Gewebsveränderungen, die dem Wesen der Entzündung offenbar näher liegen als die klinischen Erscheinungen und welche diesen zugrunde liegen, erforderlich. Diese sollen wir jetzt studieren,

§ 65. Die entzündlichen Gewebsveränderungen.

Die mikroskopische Untersuchung bestätigt zunächst, daß die Röte auf Erweiterung von Blutgefäßchen beruht. Die Hyperämie erklärt auch, wenigstens zum Teil die Schwellung. Und zwar ergibt — SAMUEL hat zuerst darauf hingewiesen — die entzündliche Hyperämie eine stärkere Anschwellung des Kaninchenohres als die Hyperämie durch Sympathikusdurchschneidung, d. h. Vasomotorenlähmung. Zu einer entzündlichen Hyperämie gesellen sich aber bald andere Veränderungen hinzu, die das Gewebe schwellen. Es tritt bald serös-plasmatische Flüssigkeit aus den Blutgefäßchen in die Gewebsspalten (Ödem) und es können andere Veränderungen folgen, die wir jetzt besprechen sollen.

Wählen wir dazu z. B. einen Furunkel (Blutschwäre), der eine Entzündung eines Haarbalges und dessen Umgebung ist, meist durch Staphylokokken hervorgerufen. Im Innern des hügelförmigen Entzündungsherdes tritt im Haarbalg Nekrose ein. Diesen Nekroseherd sehen wir abgegrenzt durch angehäufte Leukozyten, die zum Teil, nämlich im nekrotischen Gebiet, zerfallen sind. Wir sagen: das Grenzgebiet ist infiltriert, durchsetzt von gelapptkernigen Leukozyten. Entfernen wir uns vom nekrotischen Gebiet, so sehen wir allmählich weniger Leukozyten und um so mehr feinfaseriges, netzförmiges Fibrin, das sich manchmal in reichlicher Menge vorfindet. Dann begegnen wir in noch größerem Abstand, Ödem, d. h. einer serösen oder plasmatischen Flüssigkeit, angehäuft in den Gewebsspalten. Erweiterte Blutgefäßchen finden sich hier oder (und) etwas ferner. Durchmustern wir etwas genauer, bei starker Vergrößerung das entzündete Gewebe, so begegnen wir, besonders im meist peripheren Abschnitt des durch Leukozyten infiltrierten Gewebes und da, wo wir Fibrin antreffen, Kernteilungsfiguren in Bindegewebszellen und „epithelioiden" Bindegewebszellen, d. h. gereizten oder jungen Bindegewebszellen, die Epithelzellen mehr oder weniger ähnlich sind, mit mehr oder weniger bläschenförmigen, hell gefärbten Kernen (§ 68c). Diese Veränderungen treffen wir im voll entwickelten Furunkel an. Sowohl die Anhäufung von Leukozyten wie die von Fibrin und serösem Exsudat und die neugebildeten Zellen tragen zur Schwellung bei, während sie zugleich die Gewebsspannung erhöhen. Die Schwellung durch Ödem ist mehr oder weniger teigig für den tastenden Finger, die durch Leukozyten und neugebildete Bindegewebszellen fester, sogar bretthart. Im von Leukozyten, zum Teil auch von Fibrin durchsetzten lebenden Gewebe läßt sich der größte Schmerz nachweisen.

Bei verschiedenartigen Entzündungen finden sich solche Veränderungen in verschiedenen Mengenverhältnissen. So z. B. beim Panaritium (Entzündung an der volaren Seite eines Fingers), das durch Brennung entstand. Das Ödem kann dabei den dorsalen Abschnitt, des Fingers schwellen. In anderen Fällen, z. B. in Leber und Niere, treten trübe Schwellung und fettige Entartung oft in den Vordergrund; auch dadurch nehmen die Schwellung und Gewebsspannung, mitunter sogar bedeutend, zu. Die anfängliche entzündliche Hyperämie schwindet allmählich durch die zunehmende Gewebsspannung und macht schließlich einer Anämie oder sogar Ischämie (Blutleere) Platz, so daß die eigene Farbe des Gewebes, mehr oder weniger geändert durch die Entartung, durch die Anhäufung von Leukozyten, Fibrin usw. zutage tritt. Wie stark die Schwellung durch Leukozyten, Fibrin usw. sein kann, zeigen uns z. B. die PEYERschen Platten beim Abdominaltyphus. Sie können bedeutend vergrößert sein (Abb. 120).

Die Nekrose, die manchmal bei Entzündung auftritt, kann verschiedenen Ursprunges sein: Zunächst kann sie primär, allein infolge der entzündungserregenden Schädigung eintreten. In anderen Fällen tritt sie erst nachträglich

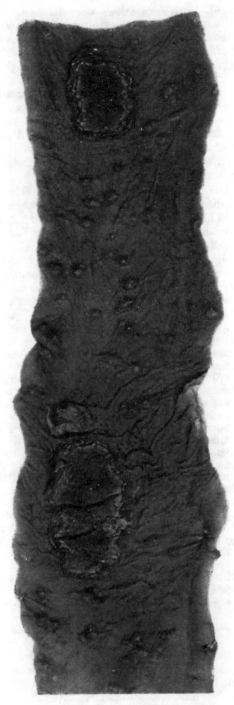

Abb. 120. Typhusdarm. Zwei vergrößerte Platten mit Schorfen. (Nach JOCHMANN, Lehrb. d. Infektionskrankheiten.)

ein und zwar durch Zusammenwirken der Erhöhung der Gewebsspannung mit der entzündlichen Schädigung, die an und für sich oft nicht zur Abtötung des Gewebes ausreicht. Die erhöhte Gewebsspannung schädigt nicht nur unmittelbar das Gewebe, sondern auch mittelbar durch Verringerung bis zur Aufhebung des Blutkreislaufes (Ischämie) und der Lymphströmung. Zunächst werden die Gefäße mit dem niedrigsten Blutdruck, also die Ader, dann die Kapillaren, schließlich aber auch Schlagader zusammengedrückt. In leichteren Entzündungsfällen mit geringer Zusammendrückung von weiteren Adern beobachten wir venöse Stauung in den kleineren Adern, eine mehr oder weniger zyanotische Hyperämie. Wo diese Schädigungen zur Abtötung nicht genügen, bekommen wir Entartungen und in Übergangsfällen Nekrobiose zu Gesicht. Ist Nekrose mit Eiterung eingetreten, so ist zur Heilung im klinischen Sinne Entfernung des toten Gewebes notwendig (§ 70).

Außer Nekrose und Entartung haben wir Zellneubildung erwähnt. Aus was entstehen die jungen, epithelioiden Bindegewebszellen? Nicht aus einem Blastem, sondern es hat sich auch hier die Regel „omnis cellula e cellula eiusdem generis" (S. 19) bewährt: die jungen entstehen durch Teilung aus den vorhandenen Bindegewebszellen, Epithelzellen aus Epithel, Gliazellen aus Gliazellen, usw. Abb. 144 zeigt einige epithelioide Zellen verschiedenen Alters. Die ganz jungen Zellen können Lymphozyten mehr oder weniger ähnlich sein, dann vergrößern sie sich, werden Epithelzellen ähnlich, ferner mehr länglich und spindelförmig, und bekommen Fäserchen in rasch zunehmender Menge.

ERNST ZIEGLER hat 1876 behauptet, später aber diese Behauptung als unrichtig anerkannt, es entstünden Bindegewebszellen aus weißen Blutkörperchen, die aus den Blutgefäßchen in das Gewebe eingewandert wären. Er stützte diese Ansicht auf folgenden Versuch: Er verschaffte sich eine kleine Kammer, deren Inhalt der mikroskopischen Untersuchung leicht zugänglich war, indem er zwei dünne Glasplättchen an einigen Punkten fest aufeinander klebte, so daß ein kapillarer Zwischenraum entstand. Solche Doppelplättchen schob er Hunden unter die Haut und ließ sie daselbst verschieden lange liegen. Der kapillare Raum füllte sich dann allmählich mit Zellen, die entweder absterben und zerfallen oder sich weiter entwickeln. Diese Zellen zeigten die verschiedensten Zwischenformen zwischen weißen Blutkörperchen („lymphatischen Rundzellen") und epithelioiden Bindegewebszellen. Spätere Forscher, wie SENFTLEBEN, TILLMANNS und in neuester Zeit REDDINGIUS und MAXIMOW (die hohle Zylinder von Holundermark benutzten) haben ebenfalls das Hineinkriechen verschiedenartiger Zellen festgestellt. An der Richtigkeit des Befundes ist nicht zu zweifeln. Bei seiner Deutung übersah ZIEGLER aber die Möglichkeit, daß zuerst nur weiße Blutkörperchen in die Glaskammern kriechen, später aber junge Bindegewebszellen eindringen, welche letztere aus alten Bindegewebszellen entstanden und damit auch zusammenhängen. Später (1902) hat MAXIMOW doch wiederum die Entstehung von jungen Bindegewebszellen aus Lymphozyten angenommen, den Beweis ist er aber schuldig geblieben. Gewiß begegnen wir verschiedenartigen weißen Blutkörperchen, Plasmazellen und jungen Bindegewebszellen bei Entzündung es ist aber willkürlich und daher mißlich, aus dem neben- oder nacheinander zum auseinander zu schließen. Es muß dazu mindestens das relative Alter der verschiedenen Gebilde gegeben sein. Gilt es Zellen, so muß dieses in Reinkultur studiert werden.

Oben haben wir auch das Vorkommen von serös-plasmatischer Flüssigkeit, Fibrin und Leukozyten in entzündetem Gewebe erwähnt. Hat sich eine gewisse Menge Flüssigkeit in den Gewebsspalten angehäuft, so nennen wir das Ödem (οἴδημα), das Schwellung bedeutet. Wir nennen aber nur eine solche Schwellung Ödem, bei der der Fingerdruck in das Gewebe eine seichte Grube hinterläßt, welche aber mehr oder weniger rasch verschwindet. Diese Erscheinung deutet ja auf das Vorhandensein einer Flüssigkeit in den Gewebsspalten und Lymphkapillaren, die sich in anstoßende zusammenhängende Räume wegdrücken läßt, aber zurückfließt, nachdem der drückende Finger entfernt ist. Denn durch das Pressen der Flüssigkeit aus *A* in die anstoßenden Räume *B* nimmt die Gewebsspannung in *B* zu: nach Fortnahme des Fingers preßt der Druckunterschied *B—A* die Flüssigkeit zurück. Je höher die Spannung des ödematösen Gewebes ist, um so mehr Kraft ist erforderlich zum Wegdrücken der Flüssigkeit und um so schwerer entsteht eine Grube; je vollkommener die Elastizität des Gewebes ist, um so rascher schwindet die Grube nach Fortnahme des Fingers.

Nun hängt die Spannung des ödematösen Gewebes ab von der Menge der angehäuften Flüssigkeit, von der Raschheit ihrer Anhäufung, von der ursprünglichen Elastizität des Gewebes und vom Alter des Ödems, weil durch längere Dehnung die Elastizität abnimmt (§ 13 d). Die Dehnbarkeit des Gewebes nimmt vielleicht auch daher durch die Anhäufung von Flüssigkeit zu, indem die elastischen Fasern in verschiedener Richtung auseinandergedrängt werden. Das Gewebe wird infolgedessen mürbe, zerreißlich, wie man beim Abschneiden des Darms von einem ödematösen Mesenterium verspürt. Die elastischen Fasern bedingen ja ganz vorwiegend die Elastizität und damit auch die Dehnbarkeit. Diese hängt übrigens ab von der Straffheit bzw. dem lockeren Bau des Gewebes. Lockeres Gewebe wird am leichtesten, und daher bei allgemeinem Hautödem (Anasarka) am ehesten ödematös. Daher beobachten wir bei gewissen akuten Nephritiden zuerst Ödem der Augenlider („poffy face"), des Skrotums bzw. der Labia majora des Weibes. Auch die Lippen können rasch und stark anschwellen durch Ödem, z. B. nach einem Mückenstich. Auch im Lungengewebe kann sich eine große Menge Ödemflüssigkeit anhäufen, die sich aber zum größten Teil innerhalb der Alveolen nachweisen läßt. Sehnen-, Faszien-, Hornhaut- und Knochengewebe werden schwer ödematös.

Ödematöses Binde- und Fettgewebe sieht durchscheinend gelatinös aus, wie das künstlich ödematöse Gewebe nach Einspritzung einer wäßrigen Flüssigkeit, bei Hypodermatoklyse oder SCHLEICH scher Anästhesie.

Ödem kann auch nicht-entzündlichen Ursprunges sein. Die bei Entzündung aus den geschädigten Blutgefäßchen tretende Flüssigkeit nennt man (flüssiges) Exsudat, die bei Blutstauung Transsudat. Die ödematöse, akut entzündete Haut ist heiß (heißes Ödem), während das Hautödem bei Stauung ohne Fieber kalt ist. Kaltes Ödem kommt auch bei chronischer Entzündung vor.

Das flüssige Exsudat wird aus den Blutgefäßchen „ausgeschwitzt" infolge einer vermehrten Durchlässigkeit ihrer Wand, welche durch die entzündungserregende Schädlichkeit geändert wurde. Über Transsudation vgl. § 124.

Das spezifische Gewicht der Ex- und Transsudate geht ihrem Eiweißgehalte ziemlich parallel. In vielen Fällen liegt es bei Transsudaten unter 1015 bis 1010, bei Exsudaten darüber. Nicht selten aber, namentlich bei schleichender, chronischer Serositis, wie z. B. Peritonitis, ist das spezifische Gewicht des serösen Exsudates ebenso niedrig wie das eines Transsudates. Und der Eiweißgehalt eines Transsudates, das durch stärkere, längere Stauung entstand, kann so steigen, daß die Unterscheidung von Exsudat schwierig ist. So kann die Entscheidung, ob Aszites durch Stauung oder durch chronische seröse Entzündung (mit geringer Gefäßwandschädigung) entstand, schwer sein. Im allgemeinen aber enthält ein flüssiges Exsudat mehr Eiweißkörper: außer Serumalbumin und Serumglobulin besonders Fibrinogen, nach PAYKULL häufig ein Nukleoproteid oder Nukleoalbumin und andere, noch nicht sicher erkannte Eiweißkörper. Dadurch ist es klebriger und bildet es rascher und mehr Fibrin als ein Transsudat, das nur Spuren von Fibrinogen enthält, und kaum gerinnungsfähig ist.

Nach Bestimmungen beim Menschen, Pferd und Rind von REUSS, HOFFMANN, HAMMARSTEN u. a. geht hervor, daß das Gesamteiweiß des Blutplasmas etwa 7—8%, das des Blutserums etwa 5% beträgt. Der Eiweißgehalt des flüssigen Exsudates liegt zwischen beiden. Je nachdem der Eiweißgehalt mehr dem des Blutserums bzw. des Blutplasmas entspricht, können wir das Exsudat als seröses oder plasmatisches bezeichnen. Wir dürfen übrigens nicht vergessen, daß die verschiedenen physiologischen Gewebsflüssigkeiten — eine noch nicht erklärte Erscheinung — einen verschieden hohen Eiweißgehalt haben: so ist der Eiweißgehalt der Pleura-,

Herzbeutel- und Bauchfellflüssigkeit bedeutend höher als der des Liquor cerebrospinalis oder des Humor aqueus der vorderen Augenkammer oder des Unterhautzellgewebes.

Wenn wir den Eiweißgehalt von normaler und abnormer Gewebsflüssigkeit miteinander vergleichen wollen, so müssen wir das somit für gleiche Gewebe tun. Je mehr der Eiweißgehalt eines Exsudates sich über den des gleichen normalen Gewebes erhebt, um so stärkere Schädigung der Gefäßwand dürfen wir annehmen. COHNHEIM hat diese Schädigung der Gefäßwand, derzufolge sie mehr und anderes durchläßt, als Alteration bezeichnet. Die flüssige Exsudation ist somit die Folge dieser entzündlichen Alteration der Gefäßwand, namentlich der Kapillarwand. Und der Eiweißgehalt des flüssigen Exsudates hält wohl im großen ganzen mit der Stärke der Gefäßwandschädigung gleichen Schritt (s. unten).

Wodurch führt entzündliche Schädigung der Gefäßwand zum Austritt eines flüssigen Exsudats? Ohne hier auf die verschiedenen Ansichten über die Bildung von normaler Gewebsflüssigkeit einzugehen (§ 123), dürfen wir eine vermehrte Durchlässigkeit der Gefäßwand annehmen. Außerdem eine Zunahme der filtratorischen Kraft dann, wenn sich der intrakapillare Blutdruck (durch Erweiterung der Kapillaren) mehr über die Gewebsspannung erhebt als normaliter.

Woher kommen die Leukozyten, die wir in entzündetem Gewebe antreffen? Sie entstehen nicht, wie VIRCHOW annahm, aus festen Gewebszellen, sondern viele, wenn nicht alle, sind aus Blutgefäßchen getreten. Die Möglichkeit, daß sie sich an Ort und Stelle durch Teilung vermehren (KLEMENSIEWICZ) und die, daß einige wenige von Lymphspalten bzw. Lymphkapillaren herkommen bzw. sich schon im Gewebe fanden, sind außerdem zu berücksichtigen.

Schon HIPPOKRATES hat die Erweiterung der Blutgefäße bei Reizung erkannt: ubi stimulus, ibi affluxus. Auch war ihm schon das Austreten von Blut aus den Gefäßen (διαπήδησις, diapedesis) bekannt. JOHN HUNTER (1794) erklärte Entzündungserscheinungen aus Veränderungen der Blutgefäße. Dann stellten ADDISON (1834) und WALLER (1846) den Austritt von Leuko- und Chromozyten bei Entzündung fest. JULIUS COHNHEIM jedoch war es, der diese Erscheinung experimentell untersuchte und eine molekuläre Alteration der Gefäßwand annahm, derzufolge nicht nur flüssiges Exsudat sondern auch Blutkörperchen austreten. WINIWARTER wies nach, daß eine solche alterierte Gefäßwand schon bei niedrigerem Druck als eine normale eine Kolloidlösung, z. B. Leimlösung durchläßt. Dadurch erklärt sich der hohe Eiweißgehalt des flüssigen Exsudats. Wir müssen eine solche Alteration annehmen auch dann, wenn wir, wie häufig, keine Veränderungen der Gefäßwand mikroskopisch nachzuweisen vermögen.

COHNHEIM fußte seine Annahme auf einen klassischen Versuch:

Man kann den Blutstrom an der ausgespannten Schwimmhaut, Zunge oder Mesenterium eines Frosches mikroskopisch studieren. Bei einem kuraresierten Frosch wird aus einer seitlichen Bauchwunde der Darm herausgezogen und das sorgfältig auf einem geeigneten Objektträger ausgebreitete Mesenterium unter das Mikroskop gebracht. Durch Zerrung, Vertrocknung, andere Temperatur usw. tritt bald Erweiterung der bloßliegenden Gefäßchen ein: zuerst erweitern sich Schlagader, demnächst Ader, am wenigsten Kapillaren. Ob letztere sich relativ, also mit Hinsicht auf die Weite, nicht mehr oder gleich viel erweitern, bleibe dahingestellt. Mit der Erweiterung macht sich alsbald eine Beschleunigung des Blutstroms bemerkbar, am auffälligsten in den Arterien, jedoch erheblich genug auch in den Venen und Kapillaren. Früher oder später, bei zunehmender Erweiterung, macht diese Beschleunigung einer Verlangsamung Platz. Eine Menge Haargefäßchen ist dann durch Erweiterung (mikroskopisch) deutlicher sichtbar geworden, die Pulsation bis in den kleinsten arteriellen Verzweigungen ist auffällig, und die einzelnen Blutkörperchen sind, während der Gefäßdiastole, sogar in den Arterien erkennbar. Außerdem tritt eine sehr bemerkenswerte Änderung in die Erscheinung: es findet in den Venen — wo die Stromgeschwindigkeit geringer ist als in den Arterien — eine Sonderung der roten und weißen Blutkörperchen statt, indem sich die plasmatische Wandschicht (POISEUILLE scher Wandraum § 14) des strömenden Blutzylinders mit zahlreichen weißen Blutkörperchen, ohne ein einziges rotes, füllt. Diese Erscheinung erheischt eine kurze Erläuterung: Unter normalen Umständen strömt durch die nicht erweiterten Adern ein axialer roter Blutzylinder durch einen hohlen wandständigen, gelblichen Zylinder von Plasma. Dieser hohle Plasmazylinder füllt den Wandraum POISEUILLES aus. Aus dem axialen Zylinder tritt dann und wann ein vereinzelter Leukozyt in den Plasmazylinder. Das Blutkörperchen ist klebrig und kann, mit der Gefäßwand in Berührung kommend, zeitweilig festsitzen; dann rückt es wieder eine kleine Strecke vor, macht wieder einen Halt, usw. Dies geschieht unter normalen Verhältnissen. In der entzündlich erweiterten Ader jedoch häuft sich eine Menge Leukozyten in der plasmatischen Wandschicht an und bildet daselbst eine ruhende Wandschicht, indem sie an der Wand kleben (Wandstellung). In den Kapillaren kann eine solche Sonderung nicht eintreten, hier bleiben weiße und rote

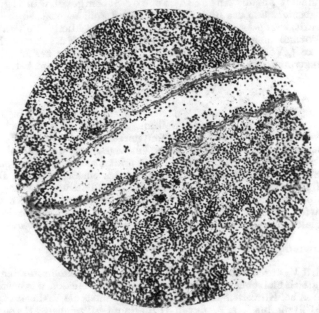

Abb. 121. Wandstellung von Leukozyten in einer erweiterten kleinen Ader. Das umgebende Lungengewebe ist von zahlreichen ausgetretenen Leukozyten durchsetzt.

Blutkörperchen gemischt, wobei letztere überwiegen. Wandstellung von weißen Blutkörperchen tritt hier aber auch ein. In den Arterien treten allerdings während der Gefäßdiastole Leukozyten aus dem zentralen in den Wandzylinder, sie werden aber während der nächsten Gefäßsystole (mit Strombeschleunigung) wieder in den axialen Zylinder hineingerissen. Folgendes bezieht sich nur auf Ader und Haargefäßchen; Diapedese findet, wie aus dem Fehlen der bleibenden Wandstellung folgt, in einer Schlagader nur ausnahmsweise statt, wenn durch besondere Umstände der Blutstrom verlangsamt wird, wie in einem eingeklemmten Bruch.

Am äußeren Umriß der Ader- oder Kapillarwand tritt an einem gegebenen Augenblick eine Spitze hervor; sie verdickt sich und wächst bis zu einem farblosen runden Buckel an. Dieser treibt neue Spitzen nach außen und zieht sich allmählich von der Gefäßwand fort, mit der er schließlich nur noch durch einen dünnen langen Stiel zusammenhängt. Endlich löst auch dieser sich ab und draußen sitzt ein ausgewandertes farbloses Blutkörperchen. Es hat im strömenden Blut eine kugelige Gestalt, die sich aber fortwährend während der Diapedese ändert.

Ob nicht nur gelapptkernige Leukozyten, sondern auch Lymphozyten Pseudopodien (Scheinfüßchen) bilden, ist nicht durch Beobachtung ebenso sicher festgestellt. Weil sie aber Eigenbewegungen haben müssen (S. 351), werden auch sie über
Pseudopodien verfügen. Chromozyten haben keine Eigenbewegungen, sie können
nicht durch die Gefäßwand hindurchkriechen, wohl aber durchgepreßt werden,
nämlich durch die Kapillarwand. Ihre Härte macht sie dazu besser geeignet als die
weißen Blutkörperchen. Während man den aktiven Durchtritt der letzteren als
Diapedese oder Emigration bezeichnet, sollte zellige Exsudation oder Extra-
vasation richtiger für die (passive) Durchpressung passen. Man wendet aber diese
Worte durcheinander an.

Wie erklären sich nun 1. die Änderungen der Stromgeschwindigkeit?
2. die Wandstellung der Leukozyten? 3. die Auswanderung der
Blutkörperchen?

Mit Hinsicht auf die Änderungen der Stromgeschwindigkeit sei zunächst vorausgesetzt, daß das Blut die Gefäßwand wohl benetzt, so daß sich Kapil-
larität und damit, wenigstens für Gefäße von gewisser Lichtung, die von POISEUILLE
festgestellte Formel mehr oder weniger geltend macht. POISEUILLE hat nämlich
die Stromstärke (,,Volumengeschwindigkeit") V_0 von Wasser bestimmt, das durch
Glaskapillaren strömt, deren Durchschnitt $(2r)$. 0,139 bis 0,652 mm beträgt. Er fand:

$$V_0 = \frac{(P_1 - P_2)\, \pi\, r^4}{8\, \eta\, l}$$

Dabei ist P_1 der Druck am Anfang, P_2 der Druck am Ende der Röhre, P_1—P_2 somit
die Triebkraft der Flüssigkeit, η der Reibungskoeffizient (Viskosität) der Flüssigkeit und l die Röhrenlänge, r der Durchschnittsradius. Nach dieser Formel müssen
wir eine Beschleunigung, und nicht eine Verlangsamung des Blutstromes durch
Erweiterung kapillärer Gefäße erwarten. Wie erklärt sich denn die von COHNHEIM
festgestellte Stromverlangsamung? Nicht etwa aus einem größeren Durchschnitt
der Gefäße, denn DUNCAN und GAMGEE fanden für Röhrchen von ungefähr 1 und
mehr Millimeter Durchschnitt die gleiche Formel wie oben, nur r^2 statt r^4.

Wir dürfen COHNHEIMS Befunde aber nicht mit den in obiger Formel ausge-
drückten vergleichen, denn COHNHEIM bestimmte nicht die Stromstärke, sondern die
(Längen)geschwindigkeit v, und es ist $v = \dfrac{V_0}{\pi\, r^2}$, weil $V_0 = v \cdot \pi\, r^2$.

Nun wird V_0 durch Röhrenerweiterung offenbar zunehmen können auch dann,
wenn v dabei gleich bleibt oder gar abnimmt. Außerdem müssen wir berücksichtigen,
daß η des Blutes bei Körpertemperatur 5 mal größer ist als die Viskosität von Wasser.
Ob η sich bei Entzündung, z. B. durch Hyperinose, Hypinose, Hyperleukozytose
und Hypoleukozytose ändert, harrt genauer Untersuchungen. Sodann ist es fraglich,
ob l zunimmt, und schließlich wissen wir nicht, wie sich der Wert von P_1—P_2 ändert.
Durch Erweiterung der Kapillaren und Venen sinkt der Widerstand, dem das strömende
Blut begegnet, wodurch P_1 abnimmt. Durch Erweiterung von Schlagadern kann
aber aus anastomosierenden Arterien mehr Blut in der Zeiteinheit zuströmen. Dies
ist ein Faktor, der P_1 vergrößert. Aber auch der Blutdruck P_2 in den Venen erfährt
durch die vermehrte Blutzufuhr eine Zunahme. KLEMENSIEWICZ stellte Erhöhung
des venösen Blutdruckes sowohl im Entzündungsgebiet wie außerhalb desselben
fest. Mehrere genaue Bestimmungen sind jedoch erforderlich. Alles in allem lassen
sich die Änderungen von P_1 und P_2 nicht voraussagen und auch nicht, wie sich die
Stromstärke ändern wird, wenn v stark abnimmt.

Zur Erklärung der Wandstellung der Leukozyten könnte man an die Möglichkeit denken, daß ein positiv chemotaktischer Stoff, der sich bei der Entzündung
im Gewebe findet, z. B. das entzündungserregende Gift, und durch die Gefäßwand
hin diffundiert, die Leukozyten heranlockt. Das mag vielleicht in gewissem Grade
zutreffen; außerdem ist aber die Wandstellung einer physikalischen Erklärung fähig.

Die Wandstellung tritt nur ein bei niedrigem Wert der (linearen oder Längen-)
Stromgeschwindigkeit, unabhängig von der Stromstärke. In den Adern genügt
dazu eine geringe Stromverlangsamung, in den Schlagadern, wo das Blut viel rascher

strömt, treten nur während der Arteriediastole Leukozyten aus dem axialen in die Wandschicht (s. oben). Die Strömungsgeschwindigkeit ist nämlich in der Wandschicht einer Flüssigkeit, welche die Wand benetzt, am geringsten, sogar gleich 0 (§ 14). Nun hat SCHKLAREWSKY folgenden Versuch angestellt, und damit kommen wir auf einen zweiten Punkt, auf die Bedeutung des spezifischen Gewichtes der mit der Flüssigkeit mitbewegten Körperchen. Einer Kochsalzlösung, die durch ein Glaskapillar strömt, werden feinste Körperchen verschiedener Farbe und verschiedenen spezifischen Gewichtes, wie Karminkörper, Zinnober, Kolophonium, Schmirgel beigemischt. Es zeigt sich dann, daß bei gewisser Stromgeschwindigkeit die spezifisch schwersten in den axialen Wasserzylindern mitbewegt werden, während wir die leichteren Körner in der Wandschicht antreffen. Es kommen nur Körperchen in Betracht, die spezifisch schwerer sind als Wasser, ebenso wie die weißen und roten Blutkörperchen und die Blutplättchen spezifisch schwerer sind als Blutplasma — wie schon aus ihrem Sinken in ruhendem Blut erhellt. Aus diesem Versuch erklärt sich der chromozytenfreie Wandraum POISEUILLES, während nur einzelne Leukozyten in diesem Raum dahinrollen, weil ja alle Blutkörperchen und die Blutplättchen spezifisch schwerer sind als das Blutplasma. Allerdings haben wir auch noch die Klebrigkeit (Viskosität) dieser Gebilde untereinander und dieser Gebilde mit dem Blutplasma in Rechnung zu ziehen, was zurzeit noch nicht genau möglich ist. Auch müßten wir noch damit rechnen, daß die Bewegungsenergie ($^1/_2 m . v^2$) der einzelnen Körperchen von ihrer Masse, und diese wieder von ihrem r^3 (r = Radius), der von ihnen erfahrene Strömungswiderstand aber von r^2 abhängt. Wir lassen diese Einzelheiten außer Betracht, weil die erforderlichen genauen Daten fehlen.

So erklärt sich die Wandstellung der Leukozyten und auch der Blutplättchen aus der Stromverlangsamung oder jedenfalls aus einer gewissen Langsamkeit des Blutstroms. In erweiterten Stellen von Glaskapillaren, die SCHKLAREWSKY benutzte, häufen sich besonders reichlich Körperchen an.

Nun die Auswanderung der Leukozyten. Möglich bleiben sie an der geschädigten Gefäßwand leichter hängen. Für ihre Auswanderung ist jedoch Schädigung der Gefäßwand nicht erforderlich, denn sie findet auch unter normalen Umständen statt. Und zwar dürfen wir diese Auswanderung nicht als eine Auspressung durch Gefäßwandlücken auffassen, denn gäbe es Gefäßwandlücken, so würden nicht Leukozyten, sondern es würde Blut austreten, was in der Tat bei mancher Entzündung, wie z. B. bei der fibrinösen Pneumonie, stattfindet. Die Chromozyten werden ja leichter ausgepreßt als die weicheren Leukozyten. Die von ARNOLD durch Silberfärbung nachgewiesenen schwarzen ,,Stomata" zwischen den Endothelzellen bestehen aus Kittstoff. Lücken (Stomata) würden nicht schwarz aussehen durch Silbersalzlösung. Nein, die Leukozyten kriechen durch die Gefäßwand, auch durch sämtliche Schichten kleiner Adern (Abb. 121), wo von Lücken oder Rissen gar keine Rede ist, hindurch. Die entzündliche Alteration der Gefäßwand, vielleicht auch die Blutdrucksteigerung, mag diese Auswanderung fördern. Leukozyten kriechen ja auch durch andere Gewebe und in andere Zellen.

Hört die Blutströmung durch irgend einen Umstand auf, so hört damit auch die Zufuhr und folglich die Auswanderung von Leukozyten auf. Auch im extravaskulären Gewebe wandern sie manchmal weiter und können sie sich an bestimmten Stellen anhäufen. Ein solcher Haufen heißt Infiltrat. Daß die Leukozyten nicht durch den Blutdruck durch die Gefäßwand hindurchgepreßt werden, erhellt daraus, daß sie sich in so großer Zahl im Gewebe anhäufen können, daß die Blutgefäße zusammengedrückt werden, was beweist, daß der Gewebedruck durch ihre Anhäufung höher wird als der Blutdruck.

Wir haben jetzt im allgemeinen die entzündlichen Gewebsveränderungen als degenerative bzw. nekrotisierende, proliferative und vaskuläre (wozu nicht nur die Hyperämie, sondern auch die flüssige Exsudation und die gesamte Diapedese gehören) kennen gelernt. Jede dieser Veränderungen an und für sich, mit Ausnahme der Exsudation eiweißreichen Exsudates, kommt auch ohne Entzündung vor. Eine gewisse ,,Alteration" der Gefäßwand findet allerdings auch bei Blutstauung gewissen Grades und gewisser Dauer statt, einen so hohen Grad wie bei Entzündung möglich ist, erreicht sie jedoch sonst nicht.

Auswanderung vereinzelter Leukozyten („Wanderzellen") aus Blutgefäßchen kommt auch ohne Entzündung vor, kaum aber vom Umfang eines Leukozyten-infiltrates. Obwohl nun eine einzelne der oben erwähnten Erscheinungen nur ausnahmsweise zur Annahme von Entzündung berechtigt, tun sie es zusammen immer. Finden wir degenerative bzw. nekrotisierende, proliferative und vasku-läre Veränderungen verschiedener Dimensionen nebeneinander, so liegt Ent-zündung vor. Allerdings können diese Dimensionen sehr gering sein. Die Zell-vermehrung bzw. Neigung dazu ist mitunter nur an nicht-degenerativer Schwel-lung der Zelle und einer bläschenartigen Gestalt ihres Kernes zu erkennen; das Exsudat und die regressive Veränderung können ebenfalls sehr geringfügig sein — wer aber fleißig sucht, wird nicht häufig in Verlegenheit geraten.

Wir können Entzündung somit, nach den Gewebeveränderungen, — wenigstens beim Menschen und den höheren Säugetieren — bestimmen als einen **aus drei anderen, aus degenerativen bzw. nekrotisierenden, pro-liferativen oder produktiven und bestimmten vaskulären Ver-änderungen zusammengesetzten Vorgang.** Der Nachweis dieser Ver-änderungen ist für die Annahme einer Entzündung erforderlich.

Kommt nun Entzündung in gefäßlosen Geweben nicht vor? Das müssen wir ja von vornherein erwarten, weil in einem gefäßlosen Gewebe vaskuläre Veränderungen unmöglich sind. Ätzt man die Hornhaut eines Kaninchens mit Argentum nitricum, so trübt sich bald die geätzte Stelle durch Eiweiß-gerinnung. Außerdem pflegen bald Hornhautzellen in der Nähe der Ätzstelle anzuschwellen und innerhalb 24 Stunden zahlreiche Mitosen aufzutreten. Nach einiger Zeit trübt sich aber auch ihre Umgebung, und zwar, wie die mikroskopi-sche Untersuchung zeigt, durch Anhäufung von Leukozyten. Woher kommen diese? Bald nach der Ätzung der Hornhaut erweitern sich Blutgefäße der Binde-haut und der Sklera in der nächsten Nähe der geätzten Stelle: perikorneale Rötung. Aus diesen Gefäßen gelangen nun flüssiges Exsudat und ausgetretene Leukozyten in die vielfach unter einander zusammenhängenden Gewebespalten der Hornhaut. Impft man eine geringe Menge einer Reinkultur von Staphylo-coccus aureus in die Hornhaut (JACOBS), so tritt ebenfalls Keratitis ein mit perikornealer Hyperämie. In beiden Fällen erscheinen somit neben regressiven und progressiven Veränderungen der Hornhautzellen perikorneale Rötung und Exsudation mit Anhäufung von Exsudat und Leukozyten in der Hornhaut. Die perikorneale Rötung mit Exsudation ist einer Schädigung der perikornealen Gefäßchen durch den Stoff zuzuschreiben, der in die Hornhaut eingeführt wurde und zum Teil, durch Diffusion in den Gewebespalten, in das perikorneale Gewebe gelangte. Es ist aber fraglich, ob nicht außerdem perikorneale Gefäßerweiterung eintreten kann durch Reizung von Hornhautnerven. Bald nach einer rein mechanischen Schädigung der Hornhaut durch Schnitt oder ein steriles Fremd-körperchen wie ein eben ausgeglühtes Metallsplitterchen, tritt ebenfalls peri-korneale Hyperämie ein. Exsudation kann hierbei ausbleiben. Diese Hyperämie können wir kaum als die Wirkung eines etwa durch die mechanische Schädigung in der Hornhaut entstandenen und in das perikorneale Gewebe diffundierten Stoffes auffassen. Nach MARCHAND tritt Hyperämie in der Umgebung eines hyalinen Knorpels nach mechanischer Schädigung nicht ein, weil diesem sensible Nervenfaser fehlen. Auch Hyalitis kann in ähnlicher Weise auftreten, obwohl dem Glaskörper Blutgefäße fehlen. Von der Pathogenese der Entzündung der gefäßlosen Herzklappen wissen wir soviel.

Nach METSCHNIKOFF sollten sich im gefäßlosen Schwanz gewisser niederer Tiere nach entzündungserregender Schädigung Leukozyten anhäufen, welche nicht aus benachbarten Blutgefäßen stammen, sondern sich schon vorher als Wanderzellen im Gewebe finden.

Bemerkenswert ist die Vaskularisation der Hornhaut (Pannus nennt man reichliche Gefäßbildung in derselben) und der Herzklappen, die bei länger dauernder Entzündung auftreten kann. Es dringen dabei von Gefäßchen des perikornealen Gewebes bzw. der Herzklappenbasis aus Gefäßsprosse in das gefäßlose Gewebe ein, die so dick werden können, daß man sie mit dem unbewaffneten Auge sieht. Pannus beobachtet man bei chronischen Hornhautgeschwüren, bei der Keratitis parenchymatosa (bei Kindern mit angeborener Syphilis) usw. Die in die Hornhaut eingedrungenen Gefäßchen können, bei Ausheilung der Entzündung, wieder schwinden. Was damit geschieht, wissen wir nicht.

§ 66. Faktoren und Pathogenese der Entzündung.

Jetzt sollen wir die Frage zu beantworten suchen, wie und wodurch die entzündlichen Gewebsveränderungen entstehen. Zunächst erhebt sich die Frage nach dem relativen Alter dieser Gewebsveränderungen. Entstehen sie gleichzeitig oder nacheinander und ist im letzteren Fall eine später eintretende Veränderung von einer früher entstehenden abhängig?

Die Frage nach dem relativen Alter ist nicht für alle Fälle im gleichen Sinne zu beantworten. Nur ausnahmsweise ist es sicher festgestellt durch Beobachtung. So geht die extravaskuläre Gewebsveränderung bei der experimentellen Hornhautentzündung den vaskulären sicher voraus.

Wir müssen uns aber meist mit Annahmen zufrieden geben. Wir nehmen nun an, daß, wenn das entzündungserregende Gift dem Gewebe durch das Blut zugeführt wird, zuerst Alteration der Gefäßwand eintreten wird, weil das Gift nur durch die Gefäßwand hin das perivaskuläre Gewebe erreichen kann. Das mag sich z. B. bei den metastatischen Herden bei Pyämie, bei hämatogener Tuberkulose ereignen. Die Möglichkeit ist jedoch nicht auszuschließen, daß ein im Blutplasma gelöstes Gift, das besondere Affinität zum perivaskulären Gewebe hat, zunächst (nach Austritt) dieses Gewebe und erst nachträglich, bei stärkerer Konzentration die Gefäßwand angreift.

Die Bestimmung des relativen Alters kann zu fehlerhaften Annahmen führen (S. 26). Es ergeben sich von vornherein bei Entzündung mehrere Möglichkeiten: Leukozyteninfiltrate können durch Druck Entartung und Nekrobiose hervorrufen. Nekrose kann von Entzündung gefolgt werden, indem sich Spaltungsprodukte des abgestorbenen Gewebes bis zur entzündungserregenden Stärke anhäufen wie bei der ischämischen Nekrose. Vielleicht entstehen auch bei Entartung gelegentlich entzündungserregende Stoffe. Thrombose von Blutgefäßen im entzündeten Gebiet kann zu Nekrose führen, auch stark vermehrte Gewebespannung durch degenerative Schwellung des Parenchyms vermag das wahrscheinlich. Entstehung der entzündlichen Gewebveränderungen unabhängig voneinander, durch die gleiche Schädlichkeit, ist eine Möglichkeit, die wir jetzt näher zu betrachten haben, wobei immer Verschlimmerung durch nachträgliche Wechselwirkung hinzukommen kann. Hierbei ist das relative Alter der einzelnen Veränderungen für ihre Entstehung gleichgültig. Selbstverständlich können obige Faktoren zusammenwirken.

BROUSSAIS und ANDRAL, dann VIRCHOW nahmen an: Keine Entzündung ohne Entzündungsreiz. Das tun auch wir jetzt. Wir kennen eine ganze Menge Entzündungsreize oder Faktoren (s. unten). Nun können wir uns eine Schädigung von Zellen, auch die Gefäßwandalteration, sehr wohl denken durch verschiedenartige physikalische (mechanische, thermische u. a.) Wirkungen. Die Anhäufung von ausgetretenen Leukozyten an bestimmten Stellen führen wir auf eine positiv chemotaktische Wirkung zurück, und wir müssen daher annehmen, daß die physikalische Schädigung eine Anhäufung eines solchen chemotaktischen Stoffes im Gewebe, wahrscheinlich als Produkt von Zellenschädigung, bewirkt.

Wie wirken nun die Entzündungsreize? VIRCHOW hat funktionelle
(die schwächsten), nutritive (stärkere) und formative Reize angenommen.
Ob diese verschiedenen Reizwirkungen nur von der Stärke des gleichen Reizes
bedingt werden, ist nicht nachgewiesen und bleibe vorläufig dahingestellt. Wir
vermögen in der Tat, ohne eine formative Reizung anzunehmen, die Zellenbildung
bei mancher Entzündung nicht zu verstehen, wenn auch die Wirkungsweise dieser
Reizung zurzeit unbekannt ist. Es gibt aber Forscher, die mit CARL WEIGERT die
Zellneubildung auffassen als einen reparatorischen Vorgang, der nur auf Zellschädigung folgt. Wieder andere Forscher betrachten Zellneubildung als Folge einer Verringerung der normalen Gewebsspannung, welche die Zellen in einer Art formativen
Gleichgewichtes hält. Diese Möglichkeit erheischt gewiß Beachtung in Fällen, wo durch
Gewebsdurchtrennung oder Gewebeverlust die Spannung abnimmt. Wo aber,
wie bei mancher Entzündung, die Gewebsspannung zunimmt, da fällt diese Möglichkeit fort, und müssen wir die beiden zuerst erwähnten Möglichkeiten prüfen.

Zunächst fragt sich: muß die von WEIGERT angenommene Zellschädigung
mikroskopisch erkennbar sein? Wenn ja, so kommt oft Zellneubildung vor ohne
damit gleichen Schritt haltende voraufgehende Zellschädigung; so z. B. können bei
proliferativer Entzündung reichlich Zellen neugebildet werden. Wenn nicht, so ist
die Zellschädigung, gleichgültig ob man die geschädigten oder nur nichtgeschädigten
Zellen sich teilen läßt, häufig nichts weniger hypothetisch als Zellneubildung durch
formative Reizung ohne Schädigung. Und die vorliegenden Daten weisen darauf
hin, daß eben nicht-starke Reize Zellneubildung bewirken. Wir müssen uns eines
endgültigen Urteils enthalten und mehrere genaue Daten abwarten, die vergleichende
Untersuchungen, auch von einzelligen Wesen — man denke an J. LOEBS chemische
Entwickelungserregung — ergeben müssen: Was für Reize und welche Reizstärke,
gemessen als Entzündungsreiz, führen zu Zellneubildung? Vorläufig erkennen wir
eine formative Reizung an. Ist nicht schließlich jede Reizung an und für sich als
schwache oder starke Schädigung aufzufassen? Es kommt bei Zellneubildung
darauf an, ob man annimmt, daß das „gereizte" Protoplasma selbst sich vermehrt
oder das eben dieses zugrunde geht und dafür neues „regeneriert" wird.

Daß ein Entzündungsreiz in gewisser Stärke Entartung, Nekrobiose oder
sofortige Nekrose zu bewirken vermag, geht aus den früheren Erörterungen
und aus § 69 hervor. Dabei müssen wir immer bedenken, daß die Reizstärke
einen nur mit Hinsicht auf bestimmte Zellen relativen Wert hat und daß verschiedene Zellen verschieden empfindlich für denselben Reiz sein können. Außerdem, daß der Zellkern nur durch den Zelleib zu erreichen und durch eine Membran
gewissermaßen geschützt ist. Ein chemisch schädigender Stoff wird somit den
Zelleib in stärkerer Konzentration als den Zellkern treffen können (S. 324).

Wir dürfen nun annehmen, daß in einem entzündeten Körperabschnitt
das Verhältnis der Reizstärke zur Reizbarkeit nicht überall den gleichen Wert
hat, und daß sich daraus das Vorkommen entarteter bzw. abgestorbener Zellen
neben neugebildeten oder sich teilenden Zellen erklärt; ebenso, daß vorzugsweise
die empfindlicheren Parenchymzellen zu der ersten, Bindegewebszellen zu der
zweiten Gruppe gehören.

Sind auch die vaskulären Veränderungen von diesem Gesichtspunkt
aus verständlich?

Nervenreizung kann gewiß die Gefäßerweiterung fördern (S. 336) oder hemmen,
aber nicht ohne weiteres die entzündliche Gefäßwandalteration mit Exsudation und
Auswanderung von Leukozyten bewirken. Demgegenüber tritt entzündliche Hyperämie im Kaninchenohr mit durchschnittenen Nerven ein (SAMUEL). Die entzündliche
Hyperämie und Alteration sind Folge der entzündlichen Schädigung, obwohl wir nur
ausnahmsweise unverkennbare regressive Änderungen der Gefäßwand sehen. Nicht
zu verwechseln damit ist eine formative Schwellung der Endothelzellen von Kapillaren bei Entzündung.

Wir haben angenommen, daß rote Blutkörperchen, die mitunter außerhalb
der Gefäße angetroffen werden, passiv durch die Kapillarwände oder durch Risse
hindurchgepreßt werden. Wie erklärt sich aber die aktive Auswanderung der Leuko-

zyten, und zwar das eine Mal in geringer, ein anderes Mal in recht großer Zahl, wie z. B. bei Phlegmonen, bei der fibrinösen Lungenentzündung? Werden sie aus den Blutgefäßchen gejagt oder in das extravaskuläre Gewebe hineingelockt? Die eigentümliche Anhäufung der Leukozyten in Infiltraten weist auf letzteres hin: Das Infiltrat ist nicht regelmäßig gebaut und scharf begrenzt etwa wie ein Lymphknötchen, sondern es ist, nämlich in lockerem Gewebe, einem Sandhaufen ähnlich. Da sehen wir im Innern des Infiltrats die Leukozyten am meisten aufeinandergedrängt, während ihre Zahl pro Kubikeinheit nach der Peripherie des Haufens abnimmt. Mitunter zeigt das Infiltrat Ausläufer in die Umgebung. Diese Anordnung erklärt sich nicht aus einem Fortgejagtwerden aus den Blutgefäßchen, sondern weitere Untersuchung zeigt uns im Innern des Infiltrats einen Bakteriehaufen, eine nekrotische Stelle, oder dergl. Denken wir dann an die S. 348 beschriebene experimentelle Hornhautentzündung. Da sahen wir Leukozyten aus den perikornealen Gefäßchen in die Hornhaut nach der geschädigten Stelle wandern. Spritzen wir einen sterilen Stoff, z. B. Perubalsam, in geringer Menge in eine Kaninchenlunge ein (§ 69), so entsteht eine nekrotische Stelle in diesem Organ und Leukozyten häufen sich um dieselbe an. All diese Befunde weisen darauf hin, daß die Leukozyten sich anhäufen an Stellen, wohin sie sehr wahrscheinlich durch irgend einen positiv chemotaktischen Stoff gelockt werden. Das kann sein der entzündungserregende Stoff in gewisser Lösungsstärke oder irgend ein Spaltungsprodukt entarteten oder abgetöteten Körpereiweißes oder irgend ein endogenes Gift überhaupt. Das Gift diffundiert durch die Gewebeflüssigkeit und erreicht so die Leukozyten. Verschiedenartige Stoffe wirken ja in gewisser Konzentration positiv, in stärkerer Konzentration negativ chemotaktisch. Spritzen wir einen positiv chemotaktisch wirkenden Stoff ins Blut, so tritt Hyperleukozytose oder kurz Leukozytose ein, also eine Vermehrung der weißen Blutkörperchen im Blute. Physikalische Schädigung des Gewebes, wie Verbrühung des Kaninchenohres, Einwirkung von gewissen Strahlen usw. erregen Entzündung mit seröser oder plasmatischer Exsudation. Leukozytenanhäufungen sind dabei entweder einer sekundären Infektion oder einer Anhäufung eines

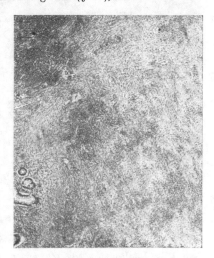

Abb. 122. Leukozytenanhäufungen (in einer entzündeten Darmwand) in Form von Sandhaufen.

endogenen Giftes bis zu gewisser Konzentration im geschädigten Gewebe zuzuschreiben. Bei Blutstauung und Stase kann es zu einer bedeutenden Wandstellung ohne abnorme Auswanderung von Leukozyten kommen, weil ein positiv chemotaktischer Stoff im extravaskulären Gewebe fehlt.

In straffem Gewebe ordnen sich die Leukozyten manchmal reihenweise in Gewebespalten an, so daß die Sandhaufenform des Infiltrates fehlt. Die Richtung der Gewebespalten beeinflußt ihre Anordnung. So wird ihre Anhäufung in Röhren (Bronchiolen usw.) überhaupt erleichtert. Sie kriechen auch zwischen und sogar in Epithelzellen (Abb. 123).

Auch Lymphozyten bilden Infiltrate der oben beschriebenen sandhaufenartigen Form. Wir können uns diese Form nicht erklären, ohne ihnen Eigenbewegungen zuzuschreiben. ARNOLD, ERNST und ASKANAZY haben sehr wahrscheinlich langsame Eigenbewegungen bei Lymphozyten nachgewiesen. Bei Leukämie können sich andererseits, ohne entzündliche Veränderungen, weiße Blutkörperchen in unregelmäßiger Ordnung in gewissen Geweben anhäufen.

Es können sich so reichlich Leukozyten in einem Organ, z. B. in der Lunge bei fibrinöser Pneumonie, anhäufen, daß sie kaum durch das Blut ohne weiteres geliefert sein können. Um so weniger, weil sich eine Hyperleukozytose außerdem ergeben kann! Vielleicht stammen sie zum Teil aus lymphadenoidem Gewebe. Wir wissen nur, daß in solchen Zuständen das rötliche Knochenmark röter und das gelbe Knochenmark der Röhrenknochen rot wird, beides durch Hyperämie. Diese Hyperämie ermöglicht und bedeutet wahrscheinlich auch eine stärkere Funktion, namentlich eine stärkere Leukozytenbildung. (Vgl. § 118.) Ob die Hyperämie des Knochenmarkes aber eine rein funktionelle oder eine entfernte Wirkung der entzündungserregenden Schädlichkeit ist, wissen wir nicht. Ob Leukozyten sich im Blut vermehren, läßt sich jetzt nicht angeben. Es können zweifellos viele Zellteilungen unbeobachtet ablaufen, ebenso wie in wachsendem Gewebe überhaupt.

Wie sich aus obigem ergibt, wird also auch die Auswanderung und Anhäufung von Leukozyten durch das Verhältnis der Reizstärke zu ihrer Reizbarkeit bedingt, wobei die erforderliche Reizstärke (Konzentration) von der Natur des Stoffes abhängt. Genügt sie nicht, so findet nur flüssige Exsudation statt. Ist sie zu stark, so

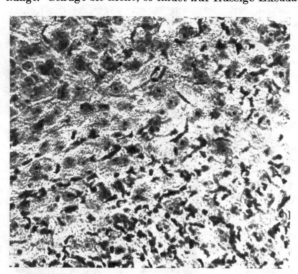

tritt negativ chemotaktische Wirkung ein, ebenso wie Chinin in gewisser Konzentration Leukozyten lähmt (BINZ). So können sehr virulente Bakterien, z. B. Streptokokken, sich so rasch im Gewebe vermehren, daß nur seröse Exsudation im bald absterbenden Gewebe und heftige Allgemeinerscheinungen (Sepsis) erfolgen. Hypoleukozytose (Leukopenie), d. h. eine herabgesetzte Leukozytenzahl im Blut, kann dabei angetroffen werden. Wo die aus dem Blute fortgejagten Leukozyten bleiben? In lymphadenoidem Gewebe, (Lymphdrüsen, Milz, usw.)? Wir wissen es nicht. Hyperleukozytose (Multinukleose) weist somit im allgemeinen auf eine leichtere Erkrankung hin als Leukopenie.

Abb. 123. Leukozyten (die schwarzen, unregelmäßigen Gebilde) zwischen und in Epithelzellen der Oberhaut bei Entzündung.

Allerdings sind Ausnahmen nicht selten. Jene pflegt mit Hyperinose, diese mit Hypinose einherzugehen. Wir kommen hierauf an anderer Stelle zurück.

Alles in allem sind sämtliche entzündliche Gewebsveränderungen von einem einheitlichen Gesichtspunkt aus verständlich, nämlich als die Folgen einer Reizung, wobei das Verhältnis der Reizstärke zur Reizbarkeit über die Natur der auftretenden Veränderung entscheidet. Wir werden in § 69 noch auf weitere Einzelheiten eingehen. Ob gelegentlich noch andere Wirkungen sich geltend machen, erheischt mehr Begründung als dieser Anschauung bis jetzt zu Teil geworden ist.

Wir müssen bei Phagozytose (§ 32) folgendes unterscheiden: Ein weißes Blutkörperchen kann eine Bakterie durch amöboide Bewegungen in sich aufnehmen, aber es kann auch in eine andere, größere Zelle, z. B. in eine Epithelzelle, kriechen. Diese große Zelle würde dann ebenso wie das Blutkörperchen, das aktiv eine Bakterie „gefressen" hatte, Phagozyt heißen, obwohl sie sich vollkommen passiv verhielt. Es können tote Körperchen, wie eingeatmete Staubteilchen von einem Leukozyt gefressen, sie können aber auch ganz passiv von den bei der Atmung jedesmal mehr oder weniger gedehnten, feuchten Alveolarepithelzellen aufgenommen werden. Wir müssen also eine aktive und eine passive, letztere eigentlich keine Phagozytose unterscheiden. Es führt zu Mißverständnis, in all diesen Fällen von Phagozytose ohne weiteres zu reden, wenn man nicht diesem Wort ihre Bedeutung nehmen will, indem man damit nur die Anwesenheit eines Fremdkörperchens in einer Zelle andeutet.

Jedenfalls ist Annäherung der aufnehmenden Zelle und des aufzunehmenden Körperchens erforderlich. Aktive Phagozytose erfolgt keinesfalls bei negativer Chemotaxis: VAILLARD und VINCENT impften bei für Tetanus empfindlichen Versuchstieren Tetanusbazillen, die durch Abwaschen von ihrem Gift befreit waren. Es erfolgte keine Erkrankung sondern Aufnahme und Vernichtung der Bazillen durch Leukozyten. BESSON erzielte durch Einführung „giftfrei" gemachter Sporen des Bacillus septicus kräftige Phagozytose bei Meerschweinchen und Kaninchen. Bleibt hingegen die Phagozytose aus durch negative Chemotaxis, so erfolgt Infektion.

Ob positive Chemotaxis immer der Phagozytose voraufgehen muß, oder ob auch chemotaktisch indifferente Körperchen (sind vielleicht manche Pigmentkörnchen es ?) von Leukozyten „gefressen" werden, wissen wir nicht. Wir dürfen aber annehmen, daß positive Chemotaxis häufig Phagozytose voraufgeht. Sie genügt aber nicht immer. Manchmal scheint die Wirkung von Opsoninen bzw. Bakteriotropinen die „Freßtätigkeit" ermöglichen zu müssen (S. 166). Nach HAMBURGER nimmt die Phagozytose, d. h. die Zahl „fressender" Leukozyten in hyposowie in hyperisotonischen Salzlösungen ab, was, wenigstens zum Teil, einer Änderung ihres Wassergehalts zuzuschreiben ist. $CaCl_2$ fördert, salzsaures Chinin verringert (BINZ), Chloroform in sehr schwacher Konzentration (1:100000) beschleunigt Phago zytose, letzterer Stoff lähmt jedoch bei stärkerer Konzentration (1:20000 bis 1:800) die Leukozyten.

METSCHNIKOFF hat Phagozytose und Entzündung identifiziert, und in Phagozytose das Wesen der Entzündung erblickt, die er dann als Abwehrvorgang betrachtet. Nun mag es sehr wohl sein, daß bei gewissen Tieren eine sonst entzündungserregende Schädigung nur Freßtätigkeit von Zellen bewirkt. Das beweist aber nicht, daß Entzündung und Phagozytose gleich sind. Einerseits ist beim Menschen und bei den höheren Wirbeltieren Phagozytose sehr wohl möglich ohne Entzündung, die ja (S. 348) aus drei Vorgängen besteht. So nehmen z. B. Leukozyten unter vollkommen normalen Umständen in der Darmwand Fettkörnchen in sich auf — da ist von Entzündung keine Rede. Und sie können es auch tun in Erweichungsherden („Fettkörnchenzellen") auch wohl ohne Entzündung. Andererseits ist aber sogar ausgedehnte seröse oder hyperämische oder proliferative Entzündung möglich ohne eine Spur von Phagozytose. Es ist ferner überhaupt der Beweis nicht erbracht worden, daß Leukozyten gelöste entzündungserregende Stoffe in sich aufnehmen. —

Wir können Entzündung somit betrachten als einen zusammengesetzten Vorgang, der Schädigung und Herabsetzung der Lebenseigenschaften einer Gruppe von Zellen und vermehrte Tätigkeit (Auswanderung, Phagozytose, Zellbildung), die man wohl als „Reaktion" bezeichnet, in sich schließt. —

Sehr verschiedenartige Schädigungen können Entzündung bewirken: physikalische, chemische und gleichzeitig physikalisch-chemische. Wir können sie auch als sterile und parasitäre (infektiöse) unterscheiden. Kombinationen sind übrigens nicht selten: es kann z. B. Hitze oder Sonnenlicht zu einer sterilen serösen Entzündung führen und dann im entzündeten Gewebe eine sekundäre, z. B. eine Auto-Infektion eintreten.

Entzündungserregende Stoffe können Fieber hervorrufen, sie müssen aber nicht zugleich phlogo- und pyrogen sein. Umgekehrt braucht nicht jeder pyrogoner Stoff Entzündung zu erregen. Wir wissen aber nicht sicher, ob gleichzeitige Entzündung und Fieber durch den gleichen Stoff hervorgerufen werden, oder ob dann mehrere Stoffe (manche aus zerfallenden Zellen entstehende Stoffe können wahrscheinlich Fieber erregen) wirksam sind. Selbstverständlich kann derselbe Stoff mehrere Wirkungen haben. So können einige Tropfen Krotonöl, in die Kaninchenlunge eingespritzt nicht nur eine zellige Entzündung dieses Organs, sondern auch Durchfall bewirken.

Es gibt eine ganze Reihe physikalischer Schädigungen, die Entzündung bewirken; wir sind schon manchen begegnet: Hitze, Abkühlung, Sonnenlicht, das Erythem und Blasenbildung, RÖNTGEN- und Radiumstrahlen, die Ekzem usw.

hervorrufen. Wir können nicht viel Näheres von der Pathogenese angeben. Physikalische Schädigung im allgemeinen kann Entzündung erregen, indem sie Gewebe zum Absterben bringt und Zerfallstoffe Entzündung hervorrufen, oder indem sie das Gewebe für sekundäre Infektion vorbereitet. Letzteres, indem z. B. Deckepithel geschädigt und dadurch Tür und Tor geöffnet wird für Bakterien, die als Saprophyten an der Körperoberfläche leben, wie Staphylokokken, gewisse Diplokokken usw. Gleichzeitige Zerreißung und Quetschung des subepithelialen Gewebes fördert eine derartige Autoinfektion oder auch eine Heteroinfektion von Bakterien, die bei oder nach der Schädigung von außen her eingeführt werden, wie z. B. beim Überfahren. Scharflinige Wunden schaffen weniger Nischen und Gelegenheit zur Anhäufung von seröser oder blutiger Flüssigkeit die vielen Bakterien ein guter Nährboden ist.

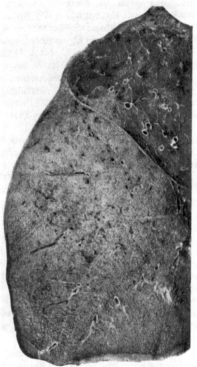

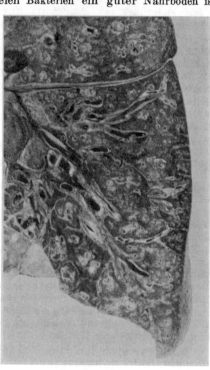

Abb. 124. Diffuse, fibrinöse Pneumonie: Graue Hepatisation des Unterlappens und eines Teils des Oberlappens.

Abb. 125. Herdförmige Entzündung: Vereiternde Bronchopneumonie mit Bildung von kleinen, eiterhaltigen Höhlen (Abszessen).

Eine aseptische mechanische Schädigung des Gewebes, wie z. B. eine subkutane Osteoklasie (KOCHER) kann ohne Entzündung ausheilen. Wahrscheinlich wird ein aseptischer Fremdkörper, aseptisch in das Gewebe eingeführt, ebenfalls ohne Entzündung einheilen können. Ohne Mitwirkung chemisch wirkender Stoffe ist positive Chemotaxis und auch Anhäufung von Leukozyten (Infiltratbildung) unverständlich.

Ferner kennen wir eine große Menge Stoffe, die chemisch Entzündung erregen; und zwar sind es teils endogene Gifte — wie z. B. Harnsäure bzw. harnsaures Natrium und Zerfallsprodukte nekrotischen Gewebes — teils exogene Stoffe, wie Krotonöl, Terpentinöl, Ameisensäure, Argentum nitricum, Oxalsäure, Osmiumsäure (OsO_4), Karbolsäure, Sublimat, Formol, Jodpräparate usw., schließlich eine ganze Reihe parasitärer Gifte (Endo-, Exotoxine, Stoffe entstanden aus Stoffen im Gewebe unter Einfluß von parasitärer Enzymwirkung); auch tote Bakterien, z. B. tote Tuberkelbazillen, vermögen unter gewissen Umständen Entzündung zu erregen, wohl durch ihnen anhaftendes oder aus ihrem Zerfall hervorgehendes Gift. Diese Wirkung bleibt gewöhnlich nur beschränkt, wenn nicht eine sehr große Menge eingeführt wird; dann ist auch Fernwirkung wie beim Krotonöl — s. oben — möglich. Lebende Bakterien erregen hingegen oft metastatische Entzündung. Reine „Fäulnisbakterien" vermögen keine Entzündung hervorzurufen; wohl vermögen es gewisse bei der Fäulnis entstehende Stoffe.

Im allgemeinen kann aus jeder sterilen Entzündung eine infektiöse entstehen, indem Bakterien aus dem Deckepithel oder sonst woher ins steril entzündete Gewebe gelangen und dort wachsen. Gleichgültig, ob die sterile Entzündung thermischen Ursprungs (wie an den Händen bei Wäscherinnen usw.) ist oder durch antiseptische Stoffe (wie an den Händen von Chirurgen) oder durch atmosphärische Schädigung (z. B. Angina durch einen Nordostwind) entstand.

Man darf die infektiöse Entzündung nicht mit der Infektion zusammenwerfen. Entzündung bezieht sich nur auf die Gewebeveränderungen, Infektion auf das Wachstum eines Parasiten in lebendem Gewebe und die daraus erfolgende Schädigung. Diese bewirkt nicht immer Entzündung und Entzündung ist nicht immer infektiösen Ursprungs. So findet Infektion des Plasmodium malariae ohne Entzündung statt, abgesehen von mehr entfernten Folgezuständen, wie z. B. Entzündung, hervorgerufen durch Zerfallsprodukte der vernichteten Chromozyten.

§ 67. Die anatomischen Entzündungsformen.

Wir können verschiedene Entzündungsformen, je nach der anatomischen, makroskopischen Form und den Dimensionen des entzündeten Gebietes und wir können, je nach ihrem Verlauf, akute, subakute, perakute, chronische und subchronische Entzündungen, schließlich, je nach der Natur der Gewebsveränderungen, verschiedene Entzündungsarten unterscheiden. Selbstverständlich schließen sich diese Unterscheidungen nicht aus, sondern sie ergänzen sich. So können wir „die fibrinöse Pneumonie" umschreiben als eine akute, diffuse, fibrinöse Lungenentzündung.

Die anatomische Form, welche gewissermaßen die Ausdehnung der Entzündung einschließt, wird bedingt durch die Dimensionen des Gebietes, wo sich an einem bestimmten Zeitpunkt die entzündende Schädlichkeit geltend macht. Die Natur der Gewebsveränderungen ist abhängig vom örtlichen Verhältnis der Reizstärke (Schädlichkeit) zur Empfindlichkeit des Gewebes mit Berücksichtigung etwaiger älterer Veränderungen sonstigen Ursprunges. In einem entzündeten Gebiet können denn auch verschiedenartige Entzündungen bestehen. Der Verlauf ist von mehreren Faktoren abhängig (§ 70).

Wir unterscheiden herdförmige und diffuse Entzündungen, je nachdem das entzündete Gebiet klein oder groß ist in bezug auf das ganze Organ oder den ganzen betrachteten Körperabschnitt. Selbstverständlich gibt es keine scharfe Grenzen zwischen „kleinen" und „großen" Teilen. Auch gibt es deshalb keine scharfe Grenze, weil aus vielfachen Entzündungsherden durch Vergrößerung und Zusammenschmelzung eine diffuse Entzündung entstehen kann. Eine herdförmige Entzündung zeichnet sich meist scharf gegen die Umgebung ab. Die Pustel (Abb. 119), der Furunkel, der Tuberkel, die Bronchopneumonie (Abb. 125) sind Beispiele einer herdförmigen Entzündung. Die fibrinöse Pneumonie, die Leberzirrhose, die „parenchymatöse", richtiger degenerative Nierenentzündung, viele Fälle von Erysipel, das Erythem, sind Beispiele einer diffusen Entzündung. Es hat jedoch keinen Sinn, einen Herd mit verschwommenen Grenzen deshalb diffus zu nennen.

Es scheint mitunter ein großer Abschnitt eines Organs wie mit einem Schlage in diffuse Entzündung zu geraten, wie die Lunge bei der fibrinösen

Pneumonie, die Haut beim Scharlach. Genaue Untersuchung kann dann aber zutage bringen, daß die diffuse Entzündung aus einer herdförmigen entstand, indem sich rasch ein einziger Herd vergrößerte oder mehrere Herde es taten und dann zusammenschmolzen.

Bei genauerer Untersuchung des Scharlacherythems erkennt man, anfangs wenigstens, die roten Fleckchen, die erst durch ihre rasche Vergrößerung und Zusammenfließen das Erythem bilden. Und im Zentrum jedes Fleckchens ist eine dunkler-rote Stelle nachweisbar, die manchmal durch Druck mit einem Glasspatel nicht verschwindet wie das auf Hyperämie beruhende Erythem, weil das dunkle Pünktchen von einem kleinen Blutaustritt herrührt. Bei der diffusen käsigen Pneumonie kann man oft an einigen Stellen die bronchopneumonischen Herde nachweisen, aus denen die diffuse verkäsende Entzündung hervorging (Abb. 172). Auch bei der fibrinösen Pneumonie ist das mitunter möglich. Ein diffuses nässendes Ekzem setzt als bläs-

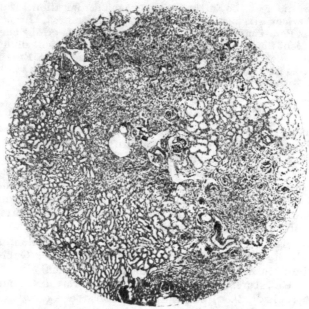

Abb. 126. Genuine Schrumpfniere. Neben erweiterten Harnröhrchen finden sich zusammengeschrumpfte Teile mit Harnröhrchen, die durch starke Atrophie und Verlust ihres Epithels verkleinert sind und mit mehr oder weniger bindegewebig veränderten Harnknäueln.

chenförmige Entzündung ein. Die Variola confluens stellt ein anderes Beispiel dar. In mancher diffus entzündeten Niere lassen sich bei genauer Untersuchung die einzelnen Herde nachweisen, was in der bunten entzündeten Niere leicht gelingt. So ist die genuine Schrumpfniere das Erzeugnis einer herdförmigen Entzündung (Abb. 126). Im allgemeinen können wir den herdförmigen Ursprung erkennen, wo die Herde noch nicht vollkommen zusammengeflossen sind. Wo dieses jedoch sehr rasch eintritt, wie wahrscheinlich häufig bei der fibrinösen Pneumonie, ist die Feststellung des herdförmigen Ursprunges schwer. Bei Kindern kommt eine langsam zusammenfließende Bronchopneumonie vor, welche die Franzosen als „pseudolobäre" bezeichnen (§ 69). Finden sich in einem großen Abschnitt überall Herde, so kann man diese Veränderung diffus herdförmig nennen. Noch schwieriger als die anatomische Unterscheidung herdförmiger und diffuser Entzündung ist oft die klinische Sicherheit bei der Unterscheidung bronchopneumonischer und diffus pneumonischer z. B. tuberkulöser Veränderungen zu erlangen. Es besteht, besonders für Herz, Leber und Niere eine Neigung beim Arzt, sich entzündliche Veränderungen als per se diffuse zu denken. Dies ist ein Fehler, der dem Patienten verhängnisvoll werden kann. Schneidet man in einem diagnostisch verzweifelten Fall ein Stückchen aus der Niere heraus, und erweist sich dieses mikroskopisch als „normal", so ist damit keineswegs Entzündung in der übrigen Niere, z. B. eine Papillitis tuberculosa, ausgeschlossen.

Ein Entzündungsherd kann überall gleiche Veränderungen darbieten, wie z. B. mancher zelliger Herd (Leukozyteninfiltrat), oder er kann aus Abschnitten mit verschiedenen entzündlichen Veränderungen bestehen. Und zwar können diese Abschnitte mehr oder weniger regelmäßig, schicht- oder mantelförmig angeordnet sein (§ 69). So besteht das embolische Herdchen bei Pyämie aus einem nekrotischen, später vereiternden graugelblichen Zentrum (Abszeß) mit einem roten, hyperämischen Hof (Abb. 133). Ein solches Herdchen von etwa 1 mm Durchschnitt oder größer in der Haut kann von sehr großer diagnostischer Bedeutung sein bei der Differentialdiagnose zwischen Pyämie und „septischen' Zuständen (§ 72).

Ferner kann ein Entzündungsherd eine charakteristische Form haben, die von Bedeutung sein kann für die Erkennung der Pathogenese. Als Beispiel nennen wir hier die traubenförmigen bronchopneumonischen Herde, die z. B. in Anschluß an eine Bronchitis oder durch Ansaugung einer entzündenden Flüssigkeit entstehen (Abb. 27 links und rechts unten).

Sowohl Herde charakteristischer wie solche nichtcharakteristischer Form können annähernd gleichmäßig oder schichtförmig gebaut sein.

Auch der Sitz eines Herdes kann mit Hinsicht auf die Erkennung seiner Entstehung (§ 14) sowie auf die Funktionsstörung (Gehirn, Niere) wichtig sein.

§ 68. Die histologischen Entzündungsformen oder Entzündungsarten.

Wir haben gesehen (S. 348), daß Entzündung ein aus regressiven, progressiven und vaskulären Veränderungen zusammengesetzter Vorgang ist. Diese Veränderungen finden sich immer im entzündeten Gebiet, aber nicht immer in gleicher absoluter und relativer Stärke. Die Stufe der Entzündung kann dabei von Bedeutung sein. Wir können, je nachdem die eine oder die andere Veränderung in den Vordergrund tritt, unterscheiden:

a) Entzündungen mit vorwiegend vaskulären Veränderungen
b)   ,,   ,,   ,,   regressiven   ,,
c)   ,,   ,,   ,,   progressiven   ,,
d)   ,,   wobei zwei der soeben genannten   ,,
     nebeneinander in den Vordergrund treten,
e) Entzündungen, wobei sämtliche Veränderungen annähernd gleich stark sind.

Als Beispiele von d) seien hier die exsudativ- (z. B. fibrinös) nekrotisierende und exsudativ-proliferative Entzündung erwähnt. Wir sollen diesen verschiedenen histologischen Entzündungsformen jetzt etwas näher treten.

a) Entzündungen mit vorwiegend vaskulären Veränderungen.

Die vaskulären Veränderungen bei Entzündungen bestehen in Hyperämie, Blutaustritt und Exsudation mit Einschluß der Auswanderung von Leukozyten, die man ja wohl als zellige Exsudation andeutet. Wir unterscheiden je nachdem somit Entzündungen mit vorwiegender 1. Hyperämie, 2. Hämorrhagie und 3. Exsudation.

1. **Hyperämische Entzündungen** treten oft in der Haut auf: das Erythem, das Erysipel, die Exantheme bei Masern, Röteln, Scharlach sind Beispiele davon.

Blutungen können dabei, wie beim Scharlach (S. 356) auftreten. Ferner kann Hyperämie in einer frühen Entwickelungsstufe einer Entzündung im Vordergrund stehen wie bei der Anschoppung (s. unten) der fibrinösen Pneumonie, bei Cholera, bei Magen- und Darmkatarrh, auch bei Katarrh der Luftwege. Der Unterschied zwischen einfacher und entzündlicher Hyperämie, z. B. der Kehlschleimhaut, kann klinisch unmöglich sein (MORITZ SCHMIDT). Auch für manche Serositis gilt dies. Die Franzosen reden von ,,meningisme, peritonisme" und dergl. um einen ,,Reizungszustand" jener serösen Häute anzudeuten, für deren Auffassung als entzündlichen Ursprunges jedoch genügende klinische Daten nicht vorliegen. Anatomisch findet man dann, wenn der Tod erfolgt, eine stark hyperämische Entzündung, wobei Exsudation, pro- und regressive Gewebsveränderungen ganz geringfügig, auch mikroskopisch kaum nachweisbar sein können.

Die hyperämische Entzündung kann zurückgehen, wie z. B. das thermische Erythem. Die Oberhaut schuppt bei der Heilung oft ab. Oder sie kann einer exsudativen Entzündung Platz machen, wie bei der fibrinösen Pneumonie, die wir unten besprechen werden.

2. Die **hämorrhagischen Entzündungen** sind nicht einheitlicher Natur: Es kann einmal in entzündetem Gewebe Blutung eintreten, indem stark erweiterte, somit gedehnte Gefäßchen einreißen, zumal weil die entzündliche Alteration wahrscheinlich ihre Zerreißlichkeit vergrößert. Die kapillaren Blutungen in den Lungenbläschen bei der fibrinösen Pneumonie sind wohl dem zuzuschreiben. Sodann kann Entzündung auftreten bei oder bald gefolgt werden von Schädigungen des Blutes, der Gefäße und sonstiger Gewebe, welche zwar an und für sich zu Blutungen führen können, es aber besonders leicht im entzündeten Gewebe tun. Es treffen hier somit Entzündung und Blutschädigung usw. zusammen, so daß auch ohne starke entzündliche Hyperämie Blutungen im entzündeten Gewebe stattfinden. Dies ereignet sich bei den verschiedenartigsten ,,hämorrhagischen Diathesen" (s. dort) und Vergiftungen und septischen Infektionen, die zu ,,Blutdissolution," Hämatolyse, führen. Ob die Gefäße dabei leichter einreißen oder ob Durchtritt der Chromozyten gefördert wird, beides durch Ernährungsstörung der Gefäßwand, wissen wir nicht. Wir halten beides für möglich.

Es können eine infektiöse Entzündung und die Blutschädigung anscheinend Koeffekte derselben parasitären Wirkung sein, wie z. B. bei den ,,hämorrhagischen Exanthemen", bei den ,,schwarzen" oder ,,Pestpocken", bei hämorrhagischen Masern usw. Die Entscheidung, was in einem gegebenen Fall von hämorrhagischer Nephritis, nach Scharlach, oder von hämorrhagischer Enteritis oder Enzephalitis usw. vorliegt, ist zurzeit manchmal schwierig, ja unmöglich.

Eine Blutung bei Entzündung kann schließlich auftreten durch Arrosion von Gefäßen, z. B. bei Krebs oder Tuberkulose einer serösen Haut. Es reißen dabei Gefäße verschiedener Lichtung ein, die durch das tuberkulöse Gift oder durch unbekannte Schädigung nekrotisch geworden waren. Blutung per diapedesin ist dabei aber nicht ausgeschlossen.

3. Ebenso wie hyperämische treten **exsudative Entzündungen** besonders in lockeren, gefäßreichen Geweben auf. Exsudation pflegt ja mit Hyperämie gleichen Schritt zu halten, und letztere ist in straffem Gewebe (Sehnen, Faszien usw.) schwer oder kaum möglich. Das Lungengewebe, die serösen Häute, manche Schleimhäute sind im allgemeinen einer starken Hyperämie, und damit einer Entzündung mit Bildung einer großen Menge Exsudates fähig. Im lockeren Unterhautzellgewebe kann sich ein faustgroßes und sogar noch größeres Leukozyteninfiltrat (Phlegmone) anhäufen.

Man kann eine flüssige und eine trockene exsudative Entzündung, je nach der Beschaffenheit des Exsudates, unterscheiden. So redet man von einer Serositis (Pleuritis, Peritonitis[1]), usw.) humida bzw. sicca (S. 2). Zur trocknen exsudativen Entzündung gehören die fibrinöse und zellige Entzündung.

Bei Serositis kann eine große Menge serösen oder plasmatischen Exsudates gebildet werden, so z. B. bei Pleuritis mehrere, bei Peritonitis bis zu 40 l (EICH-HORST). Die Menge hängt ab vom Grad der entzündlichen Hyperämie — somit vom Gefäßreichtum und vom Verhältnis von Reizstärke zur Empfindlichkeit des Gewebes — und von der Größe der entzündeten Oberfläche. Die angehäufte Menge wird bedingt vom Verhältnis von Bildung zu Resorption. Über das spezifische Gewicht und den Eiweißgehalt haben wir schon S. 343 gesprochen. Fibrinflocken können in verschiedener Größe und Zahl vorhanden sein. Es besteht häufig zugleich eine fibrinöse Serositis verschiedenen Grades.

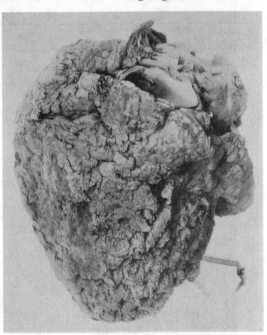

Außerdem finden wir im Exsudat Leukozyten und abgehobene Endothelzellen in verschiedener Zahl. Es kommen Übergänge nach dem seröseitrigen Exsudat vor, die wohl als „serös-zelliges" Exsudat angedeutet werden. Es ist eine seröse Flüssigkeit mit vielen Leukozyten.

Seröse Exsudation findet auch in Geweben, namentlich in lockeren, und zwar mitunter in makroskopisch erkennbarer Form, statt. Die charakteristische „gelatinöse Infiltration" um Eiterherdchen, z. B. bei Pyämie, oder um tuberkulöse Käseherdchen, besonders in der Lunge, ist ein Beispiel. GRANCHER hat sie als „dégénérescence vitreuse" bezeichnet wegen der eigentümlichen Durchsichtigkeit des Gewebes. Diese optische Eigenschaft kommt auch nicht entzündetem ödematösem Gewebe mehr oder weniger zu; Bedingung ist nur gleichmäßige Mischung der Gewebsbestandteile mit klarer oder nur wenig trüber Flüssigkeit.

Abb. 127. Zottenherz, cor villosum, durch fibrinöse Perikarditis.

Besondere Erwähnung erheischt das maligne Ödem, eine ausgedehnte seröse Entzündung des Unterhaut- bzw. Zwischenmuskelgewebes, die beim Menschen mitunter nach Verletzung auftritt und tödlich zu sein pflegt. PASTEUR schrieb sie dem „vibrion septique" (bacillus septicus) zu, den KOCH als Bazillus des malignen Ödems andeutete. E. FRÄNKEL hat aber neuerdings die Wahrscheinlichkeit betont, daß verschiedene anaerobe Bakterien die Fähigkeit besitzen, malignes Ödem zu erzeugen. Auch Meerschweinchen und Kaninchen sind dafür empfänglich. An Schleimhautoberflächen kann sich auch eine große Menge seröses Exsudat bilden, dem sich dann mehr oder weniger Schleim beizumengen pflegt. Eine solche Flüssigkeit kann an der Schleimhautoberfläche frei abfließen (wie bei Katarrhen, z. B. beim Schnupfen, bei Cholera und anderen Darmentzündungen) oder sie kann sich in einer Höhle, z. B. einer Nebennasenhöhle ansammeln, wie beim „Hydrops" des Antrum Highmori. Wir kommen hierauf unten zurück.

[1]) Mit dem Ausgang-itis wird häufig Entzündung des Gewebes oder Organs angedeutet.

Bei der fibrinösen Entzündung verliert die seröse Haut zunächst ihren Glanz und wird rauh, was Reibegeräusche zur Folge hat. Diese Rauheit verdankt sie Schwellung, Trübung und Verlust ihres Endothels. An solchen Stellen lagert sich dann Fibrin ab, es dehnt sich auch über die anstoßende Oberfläche aus, so daß ausgedehnte grauweißliche oder gelbliche Häute von Faserstoff („Pseudomembranen") die seröse Haut bedecken. Sie vermehren die Rauheit. Eine Faserstoffmembran kann eine verschiedene Dicke haben, sie kann aus mehreren Häuten bestehen, die stellenweise zusammenhängen. Auf Durchschnitt zeigen sich die Faserstoffhäute als homogene oder feinkörnige, stellenweise

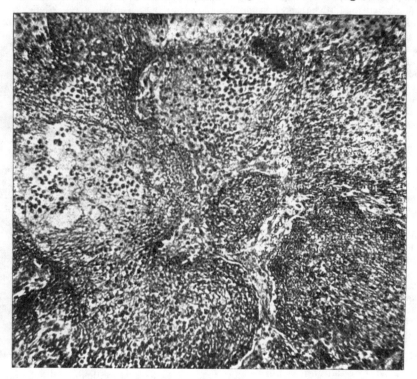

Abb. 128. Fibrinöse Pneumonie (graue Hepatisation). Netzförmig zusammenhängende Fibrinfäserchen, dazwischen Leukozyten, abgehobene Epithelzellen und vereinzelte Chromozyten.

zusammenhängende Balken oder Schollen, zwischen denen also Spalten oder Höhlen bestehen.

Nicht immer sieht aber fibrinöses Exsudat so aus. Innerhalb eines Gewebes, in Lungenbläschen, aber auch manchmal an der Oberfläche einer serösen Haut, ist das Fibrin weniger fest, und besteht es mikroskopisch aus feinen, netzförmig zusammenhängenden Fäserchen, stellenweise abwechselnd mit feinen Körnchen, die, wenigstens zum Teil, Durchschnitte der Fäserchen sind. Zwischen den Fäserchen sehen wir Leukozyten, abgehobene Endo- oder Epithelzellen, gelegentlich rote Blutkörperchen, seröse Flüssigkeit. Solche Fäserchen können strahlenweise von einem bestimmten Punkt (HAUSERS „Gerinnungszentrum") ausstrahlen (s. unten).

Woher nun dieser Unterschied? Handelt es sich um Fibrin anderen Ursprunges? E. NEUMANN u. a. nehmen an, daß die Faserstoffhäute, die auf Durchschnitt als mehr oder weniger homogene Balken erscheinen, durch „fibrinoide" Entartung des Bindegewebes entstehen. Nach Schuchardt gelte dies auch für das in Sehnenscheiden gebildete Fibrin und für die sogen. Reiskörperchen (Corpora oryzoidea), oft mehr Mohnkörnern ähnlich, die sich bei Tendovaginitis und bei Serositis bilden können. Sie bestehen aus festem Faserstoff („Fibrinoid"). Obwohl der Ursprung dieses homogenen Fibrins nicht immer klar ist, fehlen doch Belege für diese Anschauung. Marchand hat demgegenüber darauf hingewiesen, daß der erste Fibrinbelag oft auf dem Endothel liegt, was nicht mit obiger Anschauung übereinzubringen ist. Auch nach vielen anderen Forschern stamme das Fibrin aus dem Fibrinogen des Blutes. Es gibt viele Fälle, wo wir dazu geführt werden, das homogene Fibrinoid zu betrachten als alten, verdichteten, ursprünglich feinnetzförmigen Faserstoff. Beim Altern, vielleicht durch Eintrocknung, legen sich die Fäserchen aneinander und schmelzen sie allmählich zum balkigen bzw. häutigen, festen, nahezu homogenen Fibrin zusammen. Zunächst weisen Übergangsbilder auf diese Möglichkeit hin, obwohl sie nicht diese Entstehung zu beweisen vermögen, ebensowenig wie überhaupt Übergangsbilder die Entstehung eines Zustandes oder einer Form je ohne weiteres beweisen können. Einem Beweis näher steht aber die Beobachtung von ähnlichem homogenem, balkigem Faserstoff in Lungenbläschen bei fibrinöser Pneumonie (s. unten) mit ausbleibender Schmelzung. Hier kennen wir das absolute und relative Alter oft. Dabei finden wir nach einiger Zeit nicht oder nur wenig feinfaseriges Fibrin, sondern an dessen Stelle homogenen, balkigen Faserstoff, der in ähnlicher Weise organisiert wird (S. 383) wie das häutige Fibrin an der Oberfläche einer serösen Haut. Es liegt zurzeit kein Grund vor, das balkige Fibrin aus etwas anderem als aus feinfaserigem Faserstoff entstehen zu lassen.

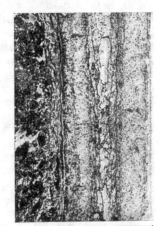

fibrinöses Exsudat.

Abb. 129. Frische fibrinöse Pleuritis.

Fibrinogen ist, sofern wir wissen, der einzige Mutterstoff des Fibrins. Es geht vom Sol- in den Gelzustand über und es bildet Faserstoff, wenn es mit Thrombin (Fibrinenzym) in Berührung kommt und gerinnungswidrige Einflüsse (proteolytisches Enzym z. B.) fehlen; nach einigen Forschern sind außerdem Kalksalze unentbehrlich, während jedoch nach Arthus, Pekelharing u. a. Kalksalze nur für die Bildung von Thrombin aus Prothrombin, nicht aber, bei Gegenwart von Thrombin, für die Entstehung von Fibrin aus Fibrinogen notwendig sind. Das Prothrombin wird zwar von Formelementen des Blutes geliefert, man hat es jedoch auch im Plasma nachgewiesen. Aber auch dann, wenn im Plasma Fibrinogen, Prothrombin und Kalksalze vorkommen, wird erst durch die Wirkung einer Thrombokinase (Morawitz) aus Prothrombin und Kalksalzen, Thrombin gebildet. Diese Kinase bildet, nach Morawitz, α Prothrombin aus einem Mutterstoff, den er Thrombogen nennt; dann wird (α) Prothrombin durch Kalksalze in (α) Thrombin übergeführt. Das Fehlen von Thrombokinase im normalen Plasma erklärt die Flüssigkeit des Blutes. Fuld und Spiro haben die gleiche Ansicht wie Morawitz, die zwar mit vielen, ohne weiteres aber nicht mit allen Daten in Einklang ist: Die Bedeutung der zymoplastischen Stoffe Alex Schmidts bleibt dann unverständlich. Sie sind hitzebeständig und alkohollöslich im Gegensatz zur Thrombokinase und daher von dieser zu unterscheiden. Sie sollen durch Leukozyten, Blutplättchen und anderes Protoplasma gebildet werden. (Vgl. ferner Hammarsten.)

Oben haben wir das Vorkommen von Gerinnungszentren erwähnt. Es sind das sehr kleine Körperchen, deren Natur und Ursprung nicht feststeht. Vielleicht sind es Bruchstücke von Blutkörperchen oder Blutplättchen, und wir müssen die Möglichkeit betonen, daß diese Körperchen Thrombokinase abgeben. Es ist aber noch eine andere Möglichkeit zu beachten: Diese Gerinnungszentren erinnern an Kristallisationszentren. Es kann sehr wohl sein, daß sie als Fremdkörper Fibringerinnung herbeiführen. Denn obwohl wir die Erscheinung zurzeit noch nicht verstehen, steht doch nach den Untersuchungen von FREUND, HAYCRAFT und CARLIER fest, daß unter Öl, in ein eingefettetes Gefäß aufgefangenes Blut nicht gerinnt. Schlagen mit einem nicht eingefetteten Glasstabe oder gar Verunreinigung mit Staubteilchen bewirkt jedoch Gerinnung. BORDET und GENGOU haben schließlich festgestellt, daß Plasma, das durch Zentrifugieren von Formelementen befreit ist, in einem paraffinierten Gefäß nicht gerinnt, wohl aber, wenn es in ein nicht paraffiniertes Gefäß übergeführt wird. Diese Gerinnung durch „Adhäsion an Fremdkörper" ist noch unerklärt. Vielleicht spielen doch Blutplättchen, die sich noch im Plasma fanden, auch nach dem Zentrifugieren, dabei eine Rolle, indem sie durch die „Adhäsion" zerfallen ?

Wahrscheinlich hängt damit die Erscheinung zusammen, daß fibrinöses Exsudat sich nur an solchen Stellen einer serösen Haut fest ablagert, anklebt, wo das Endothel abgehoben, wenigstens geschädigt ist. Allerdings kann es sich dann über die anstoßende Oberfläche mit normalem (?) Endothel ausdehnen. Auch an einer Schleimhaut mit ein- oder mehrzeiligem zylindrischem Epithel, wie in der Luftröhre, kann sich eine Fibrinhaut (Pseudomembran) ablagern nach Abhebung des Epithels. Solch Epithel ist mittelst eines Kittstoffes einer glatten, festen Membrana propria aufgeklebt und ziemlich leicht, z. B. durch Ausschwitzung eines flüssigen Exsudates abzuheben. Die sich dann bildende fibrinöse Pseudomembran liegt der Membrana propria ziemlich locker auf. Sie wird sogar mitunter ausgehustet. Sie enthält nicht nur nekrotische oder mehr oder weniger veränderte Epithelzellen, sondern auch weiße Blutkörperchen, gelegentlich auch Chromozyten (S. 375). Man hat solche fibrinöse Entzündung des Kehlkopfes und der Luftröhre („häutige Bräune") eine kruppöse genannt. Das schottische Wort „croup" bedeutet ein weißes Häutchen auf der Zunge junger Hühner („Pips") und wird auch für „Einschnürung" gebraucht. Man hat das Wort kruppös ferner zur Bezeichnung anderer fibrinöser Entzündungen, z. B. der fibrinösen Pneumonie angewendet.

Die fibrinöse Pneumonie wollen wir als Beispiel einer exsudativen Entzündung etwas näher betrachten. Sie wird meist vom Diplococcus lanceolatus (Pneumococcus) von FRÄNKEL-WEICHSELBAUM, ferner aber auch wohl vom FRIEDLÄNDERschen Bazillus, vom Kolibazillus, und, wenigstens in Tierversuchen, durch Aspergillus fumigatus, schließlich auch in etwas abweichender Form vom Tuberkelbazillus hervorgerufen (s. vielfache herdförmige Nekrose). Die typische fibrinöse Pneumonie setzt akut ein beim gesunden Menschen, der manchmal Schnupfen hat oder eben gehabt hat; und zwar mit einem Schüttelfrost, Seitenstechen, Atemnot und rasch ansteigendem Fieber. Die Körpertemperatur steigt innerhalb einiger Stunden bis zu 39° C und höher an. Das Fieber hält kontinuierlichen Typus inne und schwindet nach einigen Tagen kritisch. Mit Abweichungen von diesem typischen Bilde beschäftigen wir uns hier nicht.

Die Entzündung setzt meist im zentralen Abschnitt einer Lunge, nahe dem Hilus, ein und dehnt sich von da aus rasch aus, meist besonders in kaudaler Richtung. Starke Hyperämie des Lungengewebes, auch von Bronchiolen, mit plasmatischer Exsudation — klinisch am Knisterrasseln erkennbar — ist das erste Erscheinung, die man als Anschoppung („engouement") bezeichnet. Kapillare Blutungen hier und da folgen bald. Durch diese Blutbeimischung — wie sie auch ohne fibrinöse Pneumonie vorkommt — wird infolgedessen der Auswurf rostfarben („Sputum rufum"). Vereinzelte Leukozyten wandern aus in die Lungenbläschen. Epithelzellen der Lungenbläschen schwellen durch trübe Schwellung oder fettige Entartung an und werden hier und da abgehoben. Indem nun das Lungengewebe bald luftleer wird und das bluthaltige Exsudat gerinnt, bekommt das Gewebe die Festigkeit einer Leber (rote Hepatisation). Allmählich nimmt die Menge des Fibrins und der ausgewanderten Leukozyten zu, und treten letztere in den Vordergrund, während die ausgetretenen roten Blutkörperchen zerfallen. Die Blutgefäßchen werden mehr zusammengedrückt, und die rote Hepatisation macht einer rotgrauen und diese wiederum einer grauen Hepatisation Platz. Auf der grauen Schnittfläche ragen

Fibrinkörnchen hervor, die sich in den Lungenbläschen und Bronchiolen finden und, selbst elastisch, durch die Zusammenziehung der Lungenbläschen (nach Öffnung der Brusthöhle und Durchschneidung der Lunge) zum Hervortreten gepreßt werden. Fibrin findet sich manchmal auch in Blut- und Lymphgefäßen des entzündeten Lungengewebes, meist auch am Lungenfell (Pleuritis). Die graue Farbe bekommt weiterhin einen gelblichen Ton, und allmählich macht die graue einer gelben Hepatisation Platz. Mit der zunehmenden gelben Verfärbung pflegt die Festigkeit abzunehmen, indem zugleich das Exsudat erweicht. Von einer gelben Hepatisation können wir somit kaum reden. Die Erweichung führt zur Lösung oder Schmelzung (Lysis oder Resolution) des Exsudates, d. h. zur Entstehung einer Emulsion. Diese sieht gelblich, eiterähnlich aus; sie ist aber kein Eiter (s. unten), weil sie keine Eiterkörperchen, sondern Fett, Lipoide, „Myelin", usw. enthält. Gelegentlich kann allerdings Eiterung hinzukommen. Die gelbe Farbe ist zum Teil diesen Stoffen, wahrscheinlich aber zum Teil Umwandlungsprodukten des Blutfarbstoffes zu verdanken. Der Auswurf kann ebenfalls gelb sein (Sputum croceum, nicht zu verwechseln mit eitrigem Sputum coctum). Das erweichte Exsudat wird aber gewöhnlich ganz oder zum größten Teil in die Lymphwege aufgesogen. Sobald mit der Erweichung die Atembewegungen des Lungengewebes tiefer werden, bekommt die Lymphe, besonders im kaudalen Lungenabschnitt, ihre große kinetische Energie und kehrt damit die starke Resorptionsfähigkeit wieder. Knisterrasseln macht sich wieder hörbar. Mit der Schmelzung fällt die Krisis zusammen.

Inwiefern die Schmelzung des Exsudates als eine „molekulare Dissoziation" des Fibrins, inwiefern sie als die Wirkung einer von den zerfallenden Leukozyten oder (und) Bakterien gelieferten Protease aufzufassen ist, muß weiterer Forschung überlassen bleiben. Ein proteolytisches Enzym kommt in Leukozyten vor (Fr. Müller).

Die verloren gegangenen Epithelzellen werden durch Vermehrung der übrig gebliebenen ersetzt.

4. Bei Entzündung kann auch Anhäufung von Leukozyten (zelliges Exsudat) in den Vordergrund treten. Man redet dann von **zelliger Entzündung.** Als solche ist nicht zu bezeichnen die „desquamative" oder abschuppende Entzündung, wobei Anhäufung abgehobener, geschwollener Epithelzellen überwiegt, wie bei der desquamativen Pneumonie (mit glatter Schnittfläche). Auch Endothelzellen einer serösen Haut (Pleura, Hirnhaut) können schwellen und abgehoben werden; sie können großen Lymphozyten ähnlich und schwer von diesen zu unterscheiden sein. Diese ist offenbar nicht eine exsudative, sondern eine degenerative Entzündungsform.

Ein Infiltrat in lockerem Unterhautzellgewebe, in subserösem oder intermuskulärem lockerem Gewebe nennt man eine Phlegmone, und zwar unterscheidet man je nach ihrem Verlauf und Ausdehnung, eine umschriebene, zirkumskripte, und eine fortschreitende diffuse oder progressive (septische) Phlegmone. Ein Leukozyteninfiltrat kann überhaupt eine große Ausdehnung gewinnen, bis zu Faustgröße und größer und dabei sehr hart werden. Allerdings finden wir in der Regel auch Fibrin, sogar in reichlicher Menge in einigem Abstand von der Mitte der Phlegmone, regelmäßig oder (wenigstens anscheinend) unregelmäßig verteilt. Der Faserstoff vermehrt die Härte. So kommt z. B. am Hals eine brettharte Phlegmone vor, die man als „Holzphlegmone" („phlegmon ligneux" chronique du cou, Reclus) bezeichnet. Phlegmone führt in der Regel zu Nekrose und eitriger Erweichung des Gewebes (Abszeß). Diese kann an mehreren Stellen eintreten, so daß mit Eiter gefüllte Hohlräume entstehen, die sich nach einer oder nach mehreren Richtungen vergrößern und miteinander in Zusammenhang treten können. Kollaterales Ödem um die Phlegmone ist eine häufige Erscheinung. Nach Einschnitt bis in den Eiterherd, wobei sich mitunter nur ein Tropfen Eiter entleert, kann auch eine große Phlegmone innerhalb 24 Stunden durch Resorption — es findet sich ja im Verband nur etwas seröses Exsudat („Wundsekret") — schwinden. Die Leukozyten rücken dann wahrscheinlich, nach Entfernung des positiv chemotaktischen Stoffes (Bakterien), rasch ein. Wohin ? Zunächst wandern sie nach den regionären Lymphdrüsen —

die Lymphbahnen dorthin können wie Heerbahnen mit Leukozyten überschwemmt sein. Was sie aber ferner machen, und ob andere vielleicht in Blutgefäße eintreten, wissen wir nicht.

Aber auch ohne Einschnitt oder Durchbruch kann ein Infiltrat durch Resorption schwinden, sei es auch langsamer. Wahrscheinlich ist dann aber Nekrose oder Eiterung in demselben nicht eingetreten. Es können aber sehr wohl Leukozyten dabei zugrunde gegangen sein. Mitunter häufen sich Gasblasen in einer Phlegmone an (Gasphlegmone), nämlich bei Infektion einer gasbildenden Bakterie — wie der Kolibazillus und einige noch nicht hinreichend untersuchte anaerobe Mikroben — oder bei Gangrän in oder neben dem phlegmonösen Gewebe. Der Bacillus phlegmones emphysematosae E. FRÄNKELS scheint mit dem Bacillus aerogenes capsulatus WELCH identisch zu sein. Er vermag außerdem Schaumorgane zu bilden (S. 81).

Auch aus einer entzündeten Schleimhaut können Leukozyten, sogar in großer Zahl an der Oberfläche austreten. Wir kommen hierauf bei der katarrhalen Entzündung unten zurück. Durch einmalige Einspritzung einer 1—2 mg Radiumbromid entsprechenden Menge Thorium X können beim Hund alle Leukozyten innerhalb weniger Tage aus dem Blut schwinden; das Tier kann dann 20—48 Stunden leben bleiben. Führt man bei einem solchen Hund Kupferdraht in die vordere Augenkammer ein, so häuft sich Fibrin mit Chromozyten, aber keine weißen Blutkörperchen in der Augenkammer an, während letztere beim normalen Hund nach Einbringen von Kupferdraht doch reichlich aus den Blutgefäßchen treten (ROSENOW).

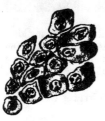

Abb. 130. Plasmazellen, zum Teil (durch Druck usw.) klein und von unregelmäßiger Form.

Die Leukozyten, die ein Infiltrat bilden, können Lymphozyten, gelapptkernige weiße Blutkörperchen und solche mit eosinophilen Körnchen sein. Diese kommen als solche wohl meist aus dem Blute; vielleicht entstehen sie zum Teil durch Vermehrung im Infiltrat, oder es sind Wanderzellen, die sich schon im Gewebe fanden. Die Lymphozyten sind nicht mit gewissen Gliazellen und mit gewissen jungen Bindegewebszellen, die denen des kleinzelligen Sarkoms ähnlich sind, zu verwechseln. In anderen Fällen besteht das Infiltrat aus Plasmazellen, deren Kerne sich mitunter teilen. Auch treffen wir mitunter Klasmatozyten und Mastzellen an.

Was sind Plasmazellen? Es sind große oder gar sehr große Zellen rundlicher oder eiförmiger Gestalt; oft wird diese kleiner und unregelmäßig durch gegenseitigen Druck, bei Anhäufung im Gewebe. In flüssigem Exsudat können Plasmazellen auch Veränderungen der Größe und Form an Leib und Kern erleiden. Im folgenden betrachten wir die typische Plasmazelle (Abb. 130). Der Zelleib ist basophil, besonders in seinen peripheren Teilen, nicht gekörnt (granuliert); in der Mitte haben einige Forscher eine Vakuole beobachtet. Der rundliche, etwas kleine Kern ist dem einer kleinen Lymphozyt ähnlich; sein Chromatingerüst ist jedoch schärfer entwickelt, es zeigt einige wenige, scharf begrenzte durch Fädchen verbundene, grobe Chromatinkörner, die, zuweilen an dem Umriß des Kerns liegend, demselben eine gewisse Ähnlichkeit mit einem Rad verleihen („Radkern"). Der Kern liegt gewöhnlich exzentrisch. Wir finden Plasmazellen normaliter im allgemeinen da, wo Lymphozyten sind: in den blutbereitenden Organen, in der Schleimhaut des Magendarmkanals, im Netz, im Bindegewebsgerüst der Mund- und Zungendrüsen, in der Leber, der Gebärmutter, usw. Während der Verdauung, der Schwangerschaft, in der involvierenden Thymus kann ihre Zahl zunehmen. Fast allgemein nimmt man an, daß Plasmazellen, wenigstens unter bestimmten Umständen, aus Lymphozyten entstehen. MAXIMOW nimmt außerdem einen hämatogenen Ursprung an, einige Forscher lassen sie aus Endothel entstehen. (Vgl. MARCHAND.) Sie gehören nach einigen Forschern den TÜRKSchen Reizungsformen an, was jedoch nicht erwiesen ist. UNNA u. a. treten für Entstehung aus Bindegewebszellen ein. Sicherheit haben wir jedoch noch nicht, es sind nur Vermutungen. Nach einigen Forschern sollten sie durch Gewebszerfall entstehenden Stoffe aufräumen, was jedoch nicht beobachtet ist.

Als pathologische Erscheinung treffen wir sie an bei subakuten und chronischen Entzündungen verschiedenen Ursprunges: ihre Anhäufungen im Gewebe sind nur durch Eigenbewegungen erklärlich, wenn sie nicht an Ort und Stelle, vielleicht aus Lymphozyten, entstehen. Wir können manchmal in Infiltraten Zellen beobachten, die Zwischenformen zwischen Lymphozyt und Plasmazelle sind. Zwischenform bedeutet aber nicht ohne weiteres entwickelungsgeschichtliche Zwischenstufe. Diese kann nur durch Reinkultur festgestellt werden. Dies gilt auch für andere unten zu erwähnenden Zellen. Die Plasmazellen, die ein entzündliches Infiltrat bilden, können stark verkleinert durch Zusammendrückung und infolgedessen schwer erkennbar sein.

Mitunter treten Anhäufungen von Plasmazellen geschwulstartig an vielfachen Stellen des Körpers ein. Man redet hier von Plasmom oder Plasmozytom. Eine Geschwulst ist es sicher nicht immer, wenn je (S. 498).

Im Gewebe kommen dann und wann Zellen vor, die RANVIER als Klasmatozyten beschrieben und als aus den Blutgefäßen getretene, aber sessil gewordene Leukozyten aufgefaßt hat. Es sind spindelförmige oder mehr oder weniger verzweigte Zellen verschiedener Form mit körnigem Leib, in dem Vakuolen manchmal nachweisbar sind. MAXIMOW rechnet sie zu den „Polyblasten", d. h. Abkömmlingen von Lymphozyten, denen wir in sogenannten Granulationsgeweben (S. 381) begegnen. Ihre Formverschiedenheiten stellen, wenigstens zum Teil, wohl verschiedene Stufen amöboider Bewegungen dar, die beim Hindurchschlüpfen zwischen anderen Zellen hindurch fixiert werden, ähnlich wie wir solche bei gelapptkernigen Leukozyten zwischen Epithelzellen beobachten können. Ferner können wir auch Mastzellen und schließlich auch eosinophile Leukozyten antreffen. All diese Zellen kommen auch gelegentlich, aber in kleinerer Zahl, ohne Entzündung vor, und, sogar in größerer Zahl, bei Leukämie. Als Mastzellen bezeichnete EHRLICH Zellen rundlicher oder anderer Gestalt, die im Leib zahlreiche grobe Körnchen haben, die sich mit basischen

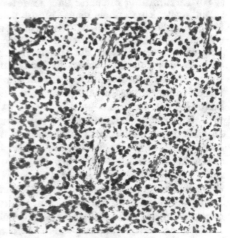

Abb. 131. Sog. Plasmozytom (in der Magenwand).

Anilinfarben sehr stark metachromatisch färben. Die eosinophilen Leukozyten sind oft größer als die neutrophilen, sie besitzen ebenfalls einen gelappten Kern und unterscheiden sich durch stark glänzende Körnchen mit grünlichem Ton, die sich mit Eosin stark rot färben. In diesen Körnchen hat man das eine Mal Eisen nachgewiesen, ein anderes Mal aber nicht. Es ist sehr wohl möglich, und, wenigstens für einige Fälle, wahrscheinlich, daß die Körnchen aus Hämoglobin entstehen (§ 57 f.). Eosinophile Leukozyten können in großer Zahl bei Entzündung im Gewebe vorkommen, z. B. bei Entzündung der Nasenschleimhaut, im Exsudat beim Asthma bronchiale, bei Entzündung des Magendarmkanals, manchmal bei Appendizitis. Die Bedingungen, unter denen sie auftreten, sind noch nicht festgestellt. Sie machen nur 0,5—3 % aller Leukozytenformen aus.

Man hat eine Zeitlang geglaubt bzw. glaubt noch, daß Plasmazellen im Exsudat dessen syphilitischen, Lymphozyten den tuberkulösen Ursprung beweisen, und darauf eine „Zytodiagnostik" gegründet. Aus vergleichenden Untersuchungen geht aber hervor, daß Plasmazellen auch bei Tuberkulose, Lepra, Sporotrichose usw., kurz bei allerlei subakuten und subchronischen, Lymphozyten bei allerlei chronischen, nicht-eitrigen Entzündungen vorkommen. Nun sind chronische nicht-eitrige Serositiden — die man eben berücksichtigte— oft, und chronische nicht-eitrige Pleuritis sogar meist tuberkulösen Ursprunges. Lymphozyten allein weisen somit nur auf eine chronische, nicht-eitrige Entzündung hin, und eine solche Entzündung der Pleura ist meist tuberkulösen Ursprunges (EICHHORST, GROBLER), weiter nichts. Übrigens kommen überwiegend polymorphkernige neutrophile auch wohl in tuberkulösem Exsudat, ebenso wie in tuberkulösem Gewebe mit akuten Veränderungen vor. Lymphozyten bestehen aber ebensowenig nur zum Nachweis des tuberkulösen, wie Plasmazellen zur Erkennung des syphilitischen Ursprunges einer Entzündung. Ich habe mehrmals (in der Nasen- und Magenschleimhaut z. B.) ausgedehnte Plasmazellenanhäufungen (bei Probeausschnitten) angetroffen und dann vernommen, daß Heilung eintrat durch Jodetum kalicum oder natricum. Das beweist höchstens nur, daß gewisse Entzündungen bzw. Plasmazelleninfiltrate durch jenes Salz zum Schwinden zu bringen, nicht aber, daß diese schwindenden Entzündungen syphilitischen Ursprunges sind, wie hoch man auch die Chance darauf anschlagen möge.

Bei akuten, bei eitrigen Entzündungen und bei akuten Aufflackerungen chronischer oder subakuter Entzündungen treffen wir gelapptkernige Leukozyten an. So treffen wir sie bei rein tuberkulöser (§ 75) und rein syphilitischer (§ 80) Entzündung mitunter an. Andererseits können Lymphozyten und Plasmazellen auch kurz nach dem Anfang schon angetroffen werden, wie z. B. in der bei Scharlach entzündeten Niere. Es kommt weniger auf die Dauer des Vorgangs als auf die Stärke des Entzündungsreizes (§ 69) an. Übrigens erschweren „Übergangsformen" mitunter die Unterscheidung von Lymphozyten und Plasmazellen und die von gelapptkernigen Leukozyten und Lymphozyten.

Woher kommen diese Verschiedenheiten des zelligen Exsudates? Sind sie verschiedenartigen chemotaktischen Stoffen zuzuschreiben? Wir kommen hierauf § 69 zurück.

5. **Eitrige Entzündung.** Wir sahen oben, daß ein Infiltrat an einer oder an mehreren Stellen in seinem Innern erweichen kann, indem nicht nur Leukozyten, sondern auch Gewebe unter Karyo- und Chromatolyse und Karyorrhexis zerfallen und nach der Nekrose Verflüssigung (S. 363) eintritt. Meist sind es gelapptkernige Leukozyten, es können aber auch Lymphozyten zerfallen. Gewisse Formen weisen auf die Möglichkeit einer Umwandlung von Lympho- in gelapptkernige Leukozyten hin. Jedenfalls begegnen wir mitunter in einem Leukozyteninfiltrat Zellen, die Zwischenformen zwischen gelapptkernigen Leukozyten und Lymphozyten zu sein scheinen, z. B. Zellen wie etwas größere Lymphozyten mit eingekerbtem Kern aussehend. Allerdings gilt auch hier: Zwischenform bedeutet nicht ohne weiteres Zwischenstufe. Inwiefern Auto-, inwiefern Heterolyse hier im Spiele ist, wissen wir nicht. Leukozyten könnten z. B. zunächst durch Druck getötet werden. Wir haben aber auch bakterielle Gifte zu berücksichtigen. So z. B. haben VAN DE VELDE und DENYS aus Staphylokokken ein Leukozyten abtötendes Gift gewonnen, das sie Leukozidin nannten. Denken wir auch an die Phagolyse METSCHNIKOFFS, den Zerfall von Leukozyten nach Aufnahme gewisser Bakterien (S. 164). Die zerfallenen oder zerfallenden Leukozyten nennen wir Eiterkörperchen —; nicht nennen wir so normale ausgetretene Leukozyten, denn diese können ausgedehnte Infiltrate bilden ohne Spur von Eiterung. Daß sie sich oft in großer Zahl mit Eiterkörperchen mischen, namentlich in Exsudaten, die frei an einer Oberfläche austreten, wie beim Katarrh (s. unten), ist kein Grund sie damit gleichzustellen. Wir müssen an dieser Unterscheidung festhalten, denn das Charakteristische der Eiterung ist der Zerfall und die Verflüssigung von Leukozyten bzw. auch Gewebe. Eiterung ist eine zellig-regressive Entzündung; je mehr die Eiterung in den Vordergrund tritt, um so mehr berechtigt wären wir, die eitrige Entzündung bei den degenerativen zu behandeln; Verflüssigung des Infiltrates ist oft leichter festzustellen als Verflüssigung von einzelnen Leukozyten, die in ein flüssiges Exsudat an einer Körperoberfläche gelangen. Eiter (pus) ist eine mehr oder weniger rahmige Flüssigkeit von graugelblicher, mitunter grünlicher, oder gar

(durch den Bac. pyocyaneus) bläulicher Farbe[1]).
Mikroskopisch sehen wir
Eiterkörperchen im „Eiterserum", außerdem manchmal noch nicht deutlich
geänderte Leukozyten, und
gelegentlich zerfallene Gewebsteile. Die Eiterkörperchen ermöglichen die Unterscheidung von der Emulsion, die durch Schmelzung
fibrinösen Exsudates entsteht (S. 363). Die Flüssigkeit ist zum Teil durch die
Verflüssigung entstanden,
zum Teil flüssiges Exsudat, dem sich jene Flüssigkeit beigemischt hat. Bei
der katarrhalischen Entzündung und bei Serositis
kann eine große Menge
flüssigen Exsudates gebildet werden. Die Grenze
zwischen leukozytenreichem flüssigem Exsudat
und Eiter ist nicht scharf.
Wo der Arzt schon von
Eiter redet, kann es sich
nur um ein serös-zelliges
Exsudat handeln. Eiter
kann andrerseits eindicken
zu einer fest-gallertigen
oder gar mehr oder
weniger trocknen, krümeligen Masse.

Frischer Eiter hat einen
schwachen, nicht üblen Geruch und reagiert alkalisch.
Durch Zersetzung können
aber Fett- und andere
Säuren die Reaktion neutral
oder sauer machen. Das
spezifische Gewicht von
Eiter schwankt zwischen
1,020 und 1,040. Das Eiterserum besteht aus z. B. 913,7
Wasser, 78,57 organischen
und 7,73 anorganischen
Stoffen, es steht somit dem
Blutserum sehr nahe. Eiter

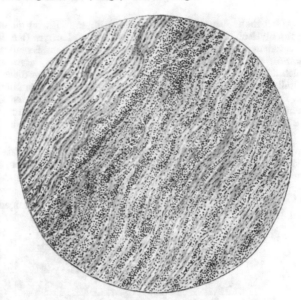

Abb. 132. Eitrige Myokarditis. Man sieht normale Muskelfasern links oben, Leukozyten-Infiltration besonders in der
Mitte mit Kernschwund und Protoplasma-Veränderungen
in den Muskelfasern (nach KÜLBS, in MOHR und STAEHELIN,
Hdb. d. inn. Med. II).

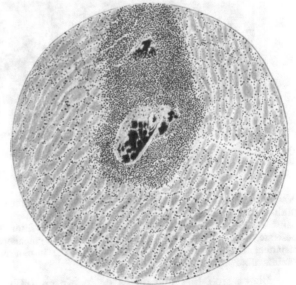

Abb. 133. Herzabzeß. Zirkumskripte zellige Infiltration inmitten des Herzmuskels, im Zentrum Nekrose und Bakterienhaufen (nach KÜLBS in MOHR und STAEHELIN, Hdb. d.
inn. Med. II).

---

[1]) Eiterung = suppuratio; eitrig = suppurativ oder purulent; eiternd = suppurierend;
Pustula = Pustel oder Eiterbläschen, bedeutet ein (kleiner) an der Haut- oder Schleimhautoberfläche hervorragender Abszeß mit einem hyperämischen Hof. Sie pflegt kleiner
als eine Haselnuß zu sein.

gerinnt nicht, auch nicht durch Schlagen. Es ist ja eben in Eiterkörperchen ein proteolytisches (auto- bzw. heterolytisches) Enzym (FR. MÜLLER) vorhanden (S. 326). Trotzdem finden wir dann und wann in eitrigem Exsudat, z. B. bei Serositis, Fibrin- gerinnsel. Handelt es sich nur um zellreiches, nicht-eitriges Exsudat, so erklärt sich das ohne weiteres. Wenn es Eiter ist, könnten dieser und das Fibrin an anderen Stellen entstanden und erst bei der Operation zusammengetreten sein. Im Gewebe, z. B. bei Phlegmone, findet sich ja auch in der nächsten Umgebung von Eiter manch- mal viel Fibrin. Möglich ist auch, daß das Fibrin erst in altem, enzymfrei gewordenem Eiter entstand.

Eiter enthält Albumosen und Peptone, die, abgesehen von etwaigen bakteriellen pyrogenen Stoffen, Fieber erregen könnten. In Eiterkörperchen hat man eine Proteidsubstanz („hyaline" Substanz ROVIDAS) nachgewiesen, welche die Eigen- schaft des Eiters bedinge, durch eine Kochsalzlösung in eine schleimähnliche Masse umgewandelt zu werden.

Die alten Ärzte begrüßten den dicken rahmigen Eiter als „pus bonum et laudabile", womit die Materia peccans entfernt werden sollte. Später suchte man

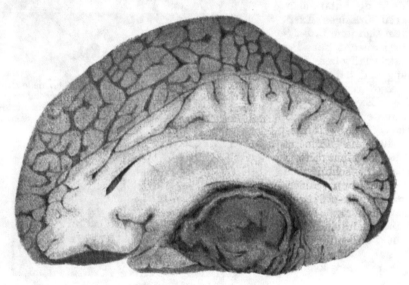

Abb. 134. Hirnabszeß. Um grüngelblich erweichte Wand liegt gräuliches nekrotisches Gewebe, umgeben von blutreichem (violettem) Gewebe.

diese durch „Fontanellen" dem Körper zu entziehen. Mitunter ist Eiter durch Fäulnis dünn, stinkend, rotbräunlich oder schmutziggelblich oder grünlich. Man nennt denselben Ichor, Jauche. Fließt solcher Eiter über normale Haut, so rötet diese sich nach einiger Zeit, die Oberhaut wird gelockert und abgehoben (Arrosion). In jauchendem Eiter fand MASSINI (Lit. § 62) immer anaerobe Bakterien, was mit Fäulnis übereinstimmt (S. 331).

Bildet sich hier und da Eiter in einem Infiltrat, so nennt man dies ein eitriges Infiltrat. Erweicht außerdem ein Teil des infiltrierten Gewebes nach Nekrose, so daß eine Höhle ohne eigene Wand, gefüllt mit Eiter, entsteht, so nennt man diese eiterhaltige Höhle einen Abszeß. Eiterung im Innern eines infiltrierten Gewebes geht wohl immer mit Nekrose und Schmelzung einiger Gewebszellen einher, wobei entweder die Nekrose oder die Eiterung primär oder beides gleichzeitig eintreten kann. Wird Eiter an einer Körperoberfläche gebildet, wie bei katarrhalischer Entzündung, oder in einem serösen Spalt, so kann Nekrose der festen Gewebszellen fehlen.

Ein oberflächlicher Abszeß ist kalt oder heiß, je nachdem die entzündliche Hyperämie gering oder stark ist, was mit der Heftigkeit der Entzündung zusammenhängt. Es kann ein Abszeß zunächst heiß sein, dann kalt werden oder umgekehrt. Ein tuberkulöser Abszeß ist oft zunächst kalt; er kann aber, z. B. durch hinzutretende andere Infektion von Streptokokken usw., heiß werden.

Die Abszeßhöhle liegt in mit Leukozyten infiltriertem Gewebe. Fibrin kann sich ebenfalls, sogar in großer Menge, in größerem oder geringerem Abstande, sogar in der Wand der Höhle finden. Das Fibrin mit den Leukozyten kann wie eine Art Membran aussehen, so daß man von „pyogener Membran" (Abszeßmembran) redet. Diese besteht auch wohl aus nekrotischem, aber noch nicht verflüssigtem Gewebe, mit Leukozyten und reichlichem Fibrin. Manche nennen eine bindegewebige Kapsel, die sich in gewissem Abstand von der Abszeßhöhle bildet, Abszeßmembran. Das ist nicht empfehlenswert, weil diese kaum je eine Membran und nie „pyogen" ist. Sie ist das Erzeugnis einer proliferativen Entzündung, die im infiltrierten Gewebe mehr oder weniger stark eintritt, wobei das neugebildete Bindegewebe fest, nicht membranartig, mit der Umgebung zusammenhängt. Manchmal bekommen wir um den eitrigen Kern herum einige, mehr oder weniger konzentrische Mäntel von zellig, fibrinös, proliferativ, serös und hyperämisch entzündetem Gewebe zu Gesicht (§ 69). Diese Mäntel können sehr ungleich entwickelt sein. Die pyogene Membran kann abgestossen werden, sie kann zerfallen und durch eine neue ersetzt werden. Bei tuberkulösen Abszessen haben wir es das eine Mal nicht mit Eiter, sondern mit verflüssigtem Käse, ein anderes Mal mit Eiter, wieder ein anderes Mal mit einer Mischung beider Flüssigkeiten zu tun. Im ersten und dritten Fall nennt man sie „tuberkulösen Eiter", obwohl im ersten Fall von Eiter keine Spur zu finden ist. Bei Amöbendysenterie können in der Leber metastatische Abszesse auftreten, die nicht immer Abszesse sind, sondern Höhlen, entstanden durch Nekrose mit Erweichung, und gefüllt mit einem mehr oder weniger schokoladefarbigen Brei, der aus erweichtem Gewebe mit verändertem Blut besteht. Dies ist gar kein Eiter. Es können demgegenüber bei Amöben

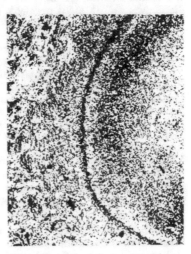

Abb. 135. Abszeß in der Lunge. Rechts Abszeßhöhle, gefüllt mit Eiter. Von oben nach unten sichelförmige Abszeßmembran (Fibrin mit Leukozyten). Nach links von Leukozyten durchsetztes Lungengewebe.

dysenterie eiterhaltige Hohlräume, Abszesse, vorkommen (durch Misch- oder sekundäre Infektion ?), welche denen bei Appendizitis (foie appendiculaire) ähnlich sind.

Eiteranhäufung in einer normaliter schon vorhandenen Höhle nennen wir Empyema. Es ist kein Abszeß, weil die Höhle nicht durch Erweichung entstand. So kennen wir ein Empyem des Sinus frontalis, des Antrum HIGHMORI, der Gallenblase, der verschlossenen Appendix, ein interpleurales Empyem usw. Die Wand kann, muß aber nicht mehr oder weniger nekrotisch (und erweicht) sein.

Man hat eine Zeitlang angenommen: „kein Eiter ohne Bakterien", und zwar meinte man, daß nur ganz bestimmte, „pyogene" Bakterien (Staphylo-, Streptokokken) Eiterung hervorzurufen vermögen. Spätere Untersuchungen haben jedoch festgestellt, nicht nur, daß auch andere Bakterien, wie der Typhus- und Tuberkelbazillus, sondern auch daß sterile bakterienfreie Stoffe wie Kadaverin, Terpentinöl, Krotonöl, Eiterung bewirken können, wenn auch (dies gilt aber auch für infektiöse Eiterung) nicht gleich leicht bei verschiedenen Versuchstieren. Die nicht absichtlich hervorgerufenen Eiterungen sind jedoch fast immer infektiösen Ursprunges. Hieraus erklärt sich der schon alte, und immer von neuem wiederholte

Rat: „ubi pus, evacua". Eiter wird nämlich schwer, wenn überhaupt, resorbiert. Wenn nun auch Eiter in einem Abszeß oder Empyem nach einiger Zeit steril zu werden pflegt, droht doch immer vor dieser Zeit Metastase, Durchbruch in ein Blutgefäß mit Pyämie usw.

Wie erklärt sich die schwere Resorption von Eiter? Zunächst versteht sich, daß Resorption durch eine pyogene Membran hin kaum möglich ist. Ferner werden im von Leukozyten, Fibrin und jungen, neugebildeten Gewebe die Lymphwege zusammengedrückt und dadurch die Resorption verringert. Schließlich sind dickere Eiterarten wenig resorptionsfähig. Wir kommen auf die Resorption von Exsudaten überhaupt in § 70 zurück. Nur sei dies hier bemerkt, daß die bindegewebige Kapsel, besonders wenn das Bindegewebe faserreich wird, den Austausch von Stoffen im Eiter und in der Umgebung und dadurch die Erneuerung des Nährbodens der Bakterien erschwert. Das fördert die Sterilisation des Eiters, und damit hemmt sie das Fortschreiten der Eiterung in die Umgebung. Solange die Kapsel selbst nicht erweicht, setzt sie somit der Eiterung einen Schlagbaum. Durch Schrumpfung kann sie außerdem die Resorption der Flüssigkeit fördern und die Höhle verkleinern. Demgegenüber wirkt aber die Kapsel um so mehr der Resorption entgegen, je älter und faserreicher sie wird, was zugleich Verengerung und Verödung ihrer Gewebespalten und Blutkapillaren bedeutet.

Die Eiterung kann aber immer weiter auf die Umgebung übergreifen und schließlich an eine Oberfläche (Haut, Schleimhaut, Blutgefäß, seröse Haut) gelangen. Erweicht auch das oberflächliche Gewebe, so kann, sogar nach geringfügiger mechanischer Einwirkung oder ohne solche, Durchbruch erfolgen, wenn der Chirurg nicht zuvor eingreift. Vor dem Durchbruch rötet sich die Haut, wenn an einer Stelle derselben der Durchbruch droht, die rote Farbe kann mehr oder weniger zyanotisch sein. Dies kommt z. B. vor bei interpleuralem Empyem als Folge eitriger Pleuritis. Droht dieses an die Hautoberfläche durchzubrechen, so nennt man es wohl „Empyema necessitatis". Über das Geschwür vgl. § 71.

6. Jetzt sollen wir noch eine besondere exsudative Entzündung, nämlich der Schleimhäute, besprechen, die man als **Katarrh** oder **katarrhalische Entzündung** bezeichnet. Wir stellen beide Ausdrücke gleich und halten es für verwirrend, Katarrh nur für seröse katarrhalische Entzündung anzuwenden. Eine Schleimhautentzündung ist eine katarrhalische, wenn Exsudat frei an die Schleimhautoberfläche austritt, gleichgültig, welcher Natur das Exsudat ist.

Es ist somit nicht empfehlenswert, als „trocknen" Katarrh eine Schleimhautentzündung zu bezeichnen, bei der kein Exsudat frei an die Schleimhautoberfläche tritt. Das ist einfach eine trockne, nicht-katarrhalische Schleimhautentzündung. Auch nicht empfehlenswert ist es, gewisse Entzündungen der Haut oder einer serösen Haut als katarrhalisch anzudeuten. Denn das καταρρεῖν (wörtlich herabströmen, z. B. aus der Nase, hier allgemeiner: an die Oberfläche treten) des Exsudates findet, wenigstens bei der Haut, nicht ohne vorherige Abhebung der Oberhaut statt. Diese muß bei der katarrhalischen Schleimhautentzündung nicht voraufgehen, wenn auch meist vereinzelte abgestoßene Epithelzellen im Exsudat nachweisbar sind. Früher wurde das Wort „Katarrh" noch viel mehr mißbraucht.

Beim akuten Katarrh wird die Schleimhaut zunächst hyperämisch; dann tritt seröses Exsudat frei an die Oberfläche, dem sich bald mehr und mehr Schleim und dann Eiter beimischt. Man bezeichnet den Katarrh, je nach dem Hervortreten der einen oder der anderen dieser Flüssigkeiten als einen serösen schleimigen, schleimig-eitrigen bzw. eitrigen, obwohl es oft Stufen derselben Entzündung sind. Außerdem kennen wir einen fibrinösen Katarrh, z. B. der Bronchien, bei fibrinöser Pneumonie aber auch ohne Lungenentzündung, selbständig. Die selbständige fibrinöse Bronchitis ist ein noch wenig gekannter Vorgang. Fibrin und dicker Schleim sind dabei nicht zu verwechseln! Auch kennen wir eine fibrinöse Rhinitis. Die kruppöse Tracheitis bei Diphtherie betrachten wir nicht als eine katarrhalische Entzündung ohne weiteres, weil das Epithel vor der Bildung des Fibrins abgehoben wird. Und bei der „diphtheritischen" Entzündung (S. 373) tritt das Exsudat nicht oder kaum frei an die Oberfläche, sondern es häuft sich zwischen den absterbenden bzw. toten Epithelzellen und im subepithelialen Bindegewebe an.

Die akute Coryza (Schnupfen) ist ein Beispiel einer typischen katarrhalischen Entzündung: Zunächst tritt Hyperämie der Nasenschleimhaut ein, die zu Verschluß der Nasengänge führen kann. Schwellung der Schleimhaut der Nebenhöhlen der Nase bewirkt ein dumpfes, schweres Gefühl, ja Schmerz im Kopf. Der hydrostatische Einfluß macht sich bei diesen Erscheinungen geltend, indem er sie bei Tieflagerung des Kopfes steigert. Übrigens ist es eine unbeantwortete Frage, inwiefern der Kopfschmerz beim Schnupfen einer kollateralen Hyperämie bzw. gar einer kollateralen serösen Entzündung der Hirnhäute zuzuschreiben ist. Es hängen ja die Lymphwege der Nasenschleimhaut, wie SCHWALBE, KEY, RETZIUS u. a. dargetan haben, durch perineurale Lymphgefäße (um den N. olfactorius) mit den intermeningealen Lymph-

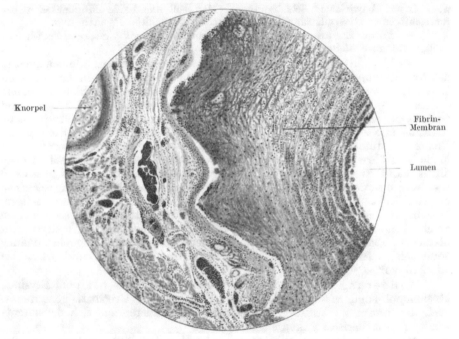

Knorpel

Fibrin-Membran

Lumen

Abb. 136. Fibrinöse Bronchitis bei Diphtherie (nach JOCHMANN, Infektionskrankheiten).

räumen zusammen, ähnlich wie auch ein Zusammenhang zwischen Lymphwegen des Labyrinths und diesen Räumen besteht. Bald setzt in der hyperämischen Nasenschleimhaut eine seröse Exsudation ein, eine Analogie mit der Anschoppung bei der fibrinösen Pneumonie. Während wir von der normalen Schleimbildung in der Nasenschleimhaut nichts oder kaum etwas verspüren, nimmt diese beim Schnupfen dermaßen zu, daß das seröse Exsudat immer schleimiger wird. Wahrscheinlich wird die stärkere Schleimbildung durch den entzündlichen Reiz ausgelöst, während die Hyperämie sie ermöglicht. Hierbei ist zu bemerken, daß, je stärker die Hyperämie ist, um so dünner die serös-schleimige Flüssigkeit; nimmt die Hyperämie nach einiger Zeit ab, so wird der anfangs klare, glasige Schleim dicker, zäher und undurchsichtig. Diese Erscheinung erinnert einigermaßen an die Bildung eines dünnen, reichlichen Speichels durch die Unterkieferspeicheldrüse bei Reizung der Chorda tympani (wodurch starke Hyperämie der Drüse entsteht), während Reizung des Sympathikus (wodurch Anämie) einen spärlichen zähen Speichel zum Vorschein bringt.

Die Undurchsichtigkeit des Schleims rührt nicht nur von ihrer Dicke her, sondern auch von der Gegenwart abgehobener Epithelzellen und ausgetretener Leukozyten. Letztere werden Eiterkörperchen: die serös-schleimige Flüssigkeit wandelt sich allmählich in eine schleimig-eitrige um. Der Eitergehalt kann so in den Vordergrund treten, daß man von einem eitrigen Katarrh redet. Allmählich nehmen die Erscheinungen ab, bis schließlich kein Exsudat mehr zum Vorschein kommt. Dies bedeutet aber noch nicht eine vollkommene Heilung! Manchmal verrät der etwas nasale Klang der Stimme eine noch vorhandene Schwellung der Schleimhaut. Aber auch dann, wenn sich klinisch keine Entzündungsmerkmale mehr nachweisen lassen, können noch Änderungen der Schleimhaut bestehen, die eine gesteigerte Empfindlichkeit zu einer neuen Entzündung zu bedingen scheinen, während in der Tat eine Verschlimmerung der noch nicht ausgeheilten Entzündung auftritt. Hiermit leugnen wir keineswegs das Vorkommen außerdem einer nicht-entzündlichen, nachbleibenden Überempfindlichkeit für gewisse katarrhbewirkende Schädigungen. Man soll nur beide Möglichkeiten berücksichtigen. Dies gilt für allerlei Katarrhe: Bronchitis, Pyelitis usw.

Wird der Katarrh chronisch, so kann fortwährend eine, gewöhnlich nur geringe Menge schleimig-eitrigen Exsudates gebildet werden.

Das hier skizzierte Bild kommt, sofern wir das beurteilen können, auch in den Verästelungen der Luftröhre und in anderen Schleimhäuten (Magendarmkanal, Harnwegen) vor. Auch in der Ohrtrompete und Bronchien, besonders den feineren, kann sich eine Verengerung, letzteres besonders bei Kindern und Greisen, geltend machen: Schwerhörigkeit durch Verengerung der Ohrtrompete, Atemnot mit Atelektase durch Verengerung bzw. Abschluß von Bronchiolen. Bronchopneumonie kann sich anschließen. Der Nasenkatarrh wandert oft in die Luftröhre und Bronchien hinab[1]), auch in den Magendarmkanal. Appendizitis kann sich anschließen, vielleicht metastatisch. Dabei ist der Grad des Nasenkatarrhs durchaus kein Maßstab für den der dann befallenen Schleimhäute. Ein Katarrh kann auch vom Rachen in die Nase aufsteigen. Das eine Mal kann der Nasenkatarrh viel stärker sein als der sich an denselben anschließende, ein anderes Mal wird nur letzterer beobachtet, ersterer aber übersehen, ebenso wie der Schnupfen, welcher der fibrinösen Lungenentzündung voraufgeht. Auch kommt ein Abwechseln von Bronchitis und Otitis bei Kindern vor.

Wanderung einer Entzündung kommt somit nicht nur dem Erysipel, als Monopol, sondern auch manchen Katarrhen, auch der Urethritis gonorrhoica, auch der unten zu besprechenden fibrinös-nekrotisierenden Schleimhautentzündung diphtherischen Ursprunges zu.

Die Exsudatmenge beim Katarrh hängt (vgl. S. 359) ab von der Größe der entzündeten Oberfläche, vom Grad der Hyperämie und die Natur des Exsudates vom Verhältnis der Reizstärke zur Reizbarkeit des Gewebes. Wird Eiter in großer Menge gebildet — wie z. B. manchmal bei der Gonorrhöe — so nennt man es eine Blennorrhoea: βλέννος oder βλέννα bedeutet eigentlich Schleim, der aber im Volksmund gleichbedeutend ist mit Eiter. Man redet dann auch wohl von Pyorrhoea. Wird bei Bronchitis eine große Menge dünnflüssiger, hauptsächlich schleimiger Auswurf von geringem Eiweißgehalt aufgebracht, so nennt man das eine Bronchitis pituitosa. Bei Bronchiektasie häuft sich Exsudat in großer Menge im erweiterten Bronchialabschnitt an und es erfolgt „maulvoller" Auswurf. Demgegenüber steht der von Laënnec beschriebene „catarrhe sec", d. h. eine chronische Schleimhautentzündung mittlerer und feiner Bronchien, besonders bei alten Leuten, mit Bildung einer sehr geringen Menge sehr zähen schleimig-eitrigen Exsudates, das heftige Hustenanfälle veranlaßt, weil es schwer gelockert wird.

---

[1]) Die als Auswurf erscheinende Mischung von vorwiegend Schleim mit Exsudat nannten die Alten Sputum crudum (rohen Auswurf), den schleimig-eitrigen Auswurf nannten sie Sputum coctum (gekochten, reifen (vgl. S. 371).

b) Entzündungen mit vorwiegend regressiven Veränderungen.

Im allgemeinen weisen die am höchsten differenzierten Zellen, besonders die Parenchymzellen der Leber, der Niere, des Hirnes, das Epithel der Lungenbläschen usw. am ehesten und am stärksten trübe Schwellung, fettige Entartung, Abhebung (stark bei der desquamativen Pneumonie), Nekrobiose und Nekrose auf. Solche regressive Veränderungen des Parenchyms können bei Entzündung so sehr in den Vordergrund treten, daß man von „parenchymatöser" Entzündung (Nephritis usw.) geredet hat.

Das ist keine empfehlenswerte Bezeichnung. Man meint ja nicht Entzündung mit Bildung von Parenchym — ebenso wie fibrinöse Entzündung bedeutet Entzündung mit Bildung von Fibrin — sondern man will damit Entzündungen andeuten mit Vorwiegen von regressiven degenerativen Veränderungen des Parenchyms, im Gegensatz zur „interstitiellen" Entzündung, wobei die (vaskulären und proliferativen) Veränderungen des „interstitiellen" Bindegewebes mit denen von Blutgefäßen im Vordergrund stehen. Wir wollen sie unterscheiden wie wir das S. 357 angaben, und die frühere „parenchymatöse"

Entzündung als degenerative bzw. nekrotisierende (auch nekrobiotische) bezeichnen. Darf man die Parenchymveränderung bei degenerativer Entzündung als die primäre betrachten? Möglich ist, daß durch Gewebszerfall entzündungserregende Stoffe entstehen. Bei mancher Nekrose ist es sogar wahrscheinlich (S. 349). Aber demgegenüber kommen ausgedehnte Entartungen vor (trübe Schwellung, fettige Entartung) ohne eine Spur von Entzündung. Auch ist es möglich, daß Nekrose und Entzündung durch die gleiche Schädlichkeit, z. B. durch ein Gift in verschiedener Konzentration (§ 69) entstehen, oder daß Entzündung durch Druck des Exsudates zu Nekrose führt, oder daß sie den Gewebstod wenigstens fördert.

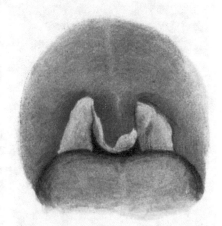

Abb. 137. Rachendiphtherie (nach JOCH-MANN, Infektionskrankheiten).

Bei der degenerativen Entzündung können die vaskulären und proliferativen Veränderungen makroskopisch gar nicht und mikroskopisch schwer nachweisbar sein, so daß man die Gefahr läuft, reine Entartung, keine Entzündung anzunehmen. So sieht die akut entzündete Niere nicht immer rot aus, sondern ihr Blutgehalt kann im Gegenteil durch Zusammendrückung der Blutgefäßchen durch die degenerativ (z. B. trüb) geschwollenen Epithelzellen abgenommen haben. Je nachdem dies herdförmig oder diffus stattfindet, sieht die Niere herdförmig oder diffus graugelblich, bzw. wie gekocht aus. Dabei können blutreiche Harnknäuel als rote Hügelchen emporragen.

Mitunter tritt als Zeichen schwererer Schädigung Nekrose oder Nekrobiose in den Vordergrund. Es kann sogar zu Gangrän kommen.

Nekrotisierende Entzündung kann mit ausgedehnter Entartung und Atrophie zusammengehen wie bei der akuten Leberatrophie. Hierbei kommen atrophische Leberzellbalken vor, die Gallengängen ähnlich sind, so daß diese beim ersten Anblick vermehrt zu sein scheinen. Diese Atrophie ist vielleicht zum Teil toxischen Ursprunges. Bei Tuberkulose und Syphilis kann es zu Verkäsung kommen.

Endometritis puerperalis kann mit putrider Zersetzung (Verjauchung) zunächst zurückgebliebener Reste der Plazenta und der Eihüllen, dann des Endometriums, einhergehen oder daraus entstehen.

An Schleimhäuten kann eine fibrinös-nekrotisierende, sogen. diphtheritische Entzündung zur Bildung einer Pseudomembran (Scheinhaut) gräulicher oder graugelblicher Farbe führen. In der Rachen-, der Kehlkopf-, der Harnblasen-, der Darmschleimhaut kommt das vor. Wir haben dabei zwei Typen der Pseudomembran zu unterscheiden: 1. den Typus der Rachen- und Kehlkopfschleimhaut und 2. den Typus der Darmschleimhaut.

Bei beiden Typen hängt die Pseudomembran fest mit dem Gewebe zusammen, so daß sie nicht ohne Gewebszerreißung, somit Blutung zu entfernen ist, im Gegensatz zur fibrinösen (krupposen) Schleimhautentzündung, bei der die Pseudomembran der Membrana propria locker aufliegt (S. 362). Die beiden Typen der fibrinös-nekrotisierenden Schleimhautentzündung haben den festen Zusammenhang der Pseudomembran mit der Schleimhaut gemeinsam, weil sie in beiden Fällen aus mehr oder weniger nekrotischem Schleimhautgewebe und in demselben angehäuftem Exsudat besteht. Die beiden Typen unterscheiden sich aber darin, daß das Deckepithel in der Rachen- und Kehlkopfschleimhaut erhalten, in der Darmschleimhaut aber ganz oder zum größten Teil abgestoßen oder gar verschwunden ist.

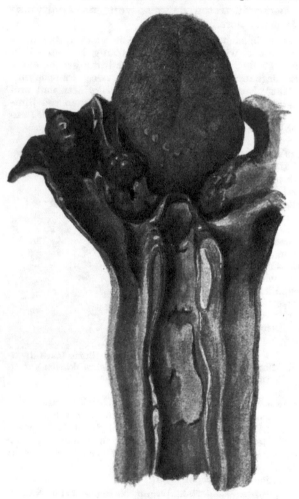

Abb. 138. Schwere Diphtherie des Rachens und Kehlkopfes, auf den Tonsillen nekrotisierende Prozesse. In der Trachea Membranen (nach JOCHMANN).

Wie erklärt sich der Unterschied der beiden Typen? Wir finden den ersten Typus nur an Stellen mit mehrschichtigem Epithel. BRETONNEAU hat in klassischen Zügen das Bild der „diphtheritischen Angina" ($\delta\iota\varphi\vartheta\acute\varepsilon\varrho\alpha$ = Membran) gezeichnet: auf dem geröteten weichen Gaumen und den Gaumenbogen erscheint ein grauweißer oder graugelblicher Belag, der sich nicht ohne Blutung entfernen läßt. Der feste Zusammenhang erklärt sich aus den Epithelfasern, die nicht nur die Epithelzellen miteinander („Stachel") sondern auch, ausstrahlend in das subepitheliale Bindegwebe, das Epithel mit diesem Gewebe fest verbinden (Abb. 139). Ob die Epithelfasern mit den Bindegewebsfasern, und wenn ja, wie sie damit verbunden sind, muß weitere Forschung lehren. Jedenfalls ist das mehrschichtige Epithel durch diese Faser fester mit dem subepithelialen Bindegewebe verbunden als das mehrzeilige Epithel mit der glatten Membrana propria wie in der Luftröhre (S. 362). Häuft sich nun Exsudat zwischen den Epithelzellen (des mehrschichtigen Epithels) und im subepithelialen

Bindegewebe an, und erstarrt dieses Exsudat durch Fibrinbildung, so entsteht eine Pseudomembran, die fest mit dem Gewebe zusammenhängt. Die Epithelzellen in der Membran sind tot oder sie sterben bald ab, zum Teil durch Vergiftung, zum Teil durch ungenügende Ernährung infolge ihrer Absonderung durch das Exsudat. Daß sich außerdem Leukozyten und gar Chromozyten im Exsudat

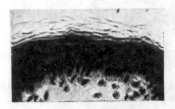

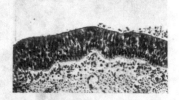

Abb. 139. Mehrschichtiges Pflasterepithel.

Abb. 140. Mehrzeiliges Luftröhrenepithel mit heller Membran. propria.

finden können, sei hier nur kurz erwähnt. Wir können hier von einer entzündlichen Koagulationsnekrose reden. Die Fibrinmenge kann übrigens wechseln.

In der Darmschleimhaut pflegt der fibrinös-nekrotisierenden Entzündung Abstoßung einer oberflächlichen Schleimhautschicht, jedenfalls von Deckepithel voraufzugehen. Die Pseudomembran bildet sich dann allerdings zwischen den Drüsen-

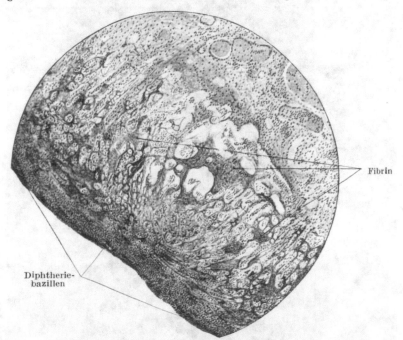

Fibrin

Diphtheriebazillen

Abb. 141. Pseudomembran, bis tief ins Gewebe (nach Jochmann, Infektionskrankheiten).

schläuchen, sie kann sich aber bis in die Submukosa ausdehnen. Diese Entzündung tritt z. B. auf durch Quecksilber- (meist Sublimat-)vergiftung, durch Wismut, durch den Dysenteriebazillus, auch durch längere Anhäufung von Fäzes im Dickdarm („Sterkoraldiphtherie“), besonders im Blinddarm, in den Flexuren und im Enddarm. Gangrän kann hinzu kommen. Das Sublimat ätzt zunächst die oberflächliche Schicht; von der Pathogenese dieser Darmentzündungen sind wir übrigens schlecht

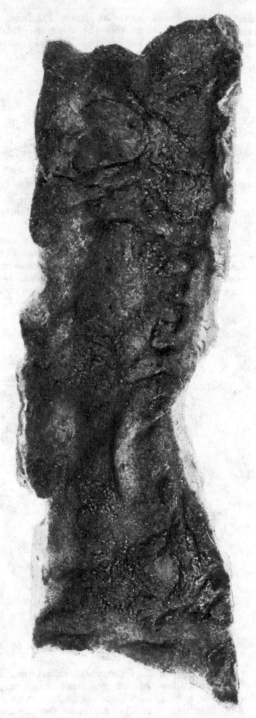

Abb. 142. Fibrinös-nekrotisierende Dickdarmentzündung bei Bazillenruhr (nach JOCHMANN, Infektionskrankheiten).

unterrichtet. Daß die Pseudomembran ebenfalls fest verbunden ist mit der Darmwand, obwohl sie nach Abhebung des Epithels entsteht, verstehen wir, weil sich ja das Fibrin nicht auf einer glatten Tunica propria, sondern im subepithelialen Bindegewebe anhäuft. Auch das Deckepithel des Darms hängt übrigens durch feine Fäserchen mit dem subepithelialen Bindegewebe zusammen.

Wir müssen zu all diesen leicht erkennbaren Entzündungen überhaupt bemerken, daß sie keineswegs „spezifisch" sind für eine bestimmte Bakterie oder ein bestimmtes Gift (§ 37). So wird eine pseudomembranöse Angina nicht nur vom Diphtheriebazillus, von KLEBS-LÖFFLER, sondern auch durch Streptokokken mit bestimmten Eigenschaften, durch Lauge, Salpetersäure, Schwefelsäure, NH_3, und anderen ätzenden Stoffen in bestimmter Konzentration (bei Unglücksfällen oder Selbstmordversuchen) hervorgerufen. Allerdings unterscheidet sich die diphtherische, d. h. vom Diphtheriebazillus hervorgerufene, Rachenentzündung, durch Neigung zur Ausdehnung über die anstoßende Schleimhaut, zum Absteigen vom Rachen in den Kehlkopf, von da in die Luftröhre und Bronchien, was sich aus dem Wachstum des Erregers erklärt. Es wohnt diese Neigung katarrhalischer Entzündung der Luftwege überhaupt inne. Bronchiolitis und Bronchopneumonie (auch durch hinzutretende Infektoren wie Diplokokken) mit reichlichem fibrinösen Exsudat können sich anschließen; und zwar auch dann, wenn der Diphtheriebazillus im Rachen nur eine hyperämische oder leichte exsudative Entzündung erregt hat. Diese kann sogar unterschätzt oder übersehen sein, so daß die Kehlkopfdiphtherie primär zu sein scheint. Zu Schlund- oder Kehlkopfdiphtherie kann übrigens Infektion von anderen Bakterien, wie Diplokokken, Pneumokokken, hinzukommen, welche eine absteigende katarrhalische Entzündung bewirken helfen.

Wir müssen noch bemerken, daß Diphtherie Infektion von Diphtheriebazillus, diphtherisch durch den Diphtheriebazillus hervorgerufen, beides ohne Berücksichtigung der Entzündungsform, bedeutet. Eine diphtherische Entzündung kann diphtheritisch (fibrinös-nekrotisierend), sie kann aber auch hyperämisch sein. Umgekehrt muß eine diphtheritische Entzündung — das Wort diphtheritisch vermeiden wir am besten — nicht diphtherischen, sie kann auch dysenterischen und anderen Ursprunges sein, wie wir oben sahen.

Der Larynxkrupp ist fast immer diphtherischen Ursprunges.

c) Entzündungen mit vorwiegend proliferativen Veränderungen.

Bei den hier gemeinten proliferativen oder produktiven Entzündungen handelt es sich meist um Neubildung von Bindegewebe bzw. Gliagewebe. Es kommt aber auch entzündliche Epithelneubildung vor. So z. B. kann sich das Epithel der Glomeruluskapsel bei gewissen Nephritiden durch Teilung vermehren wie Kernteilungsfiguren beweisen, was wohl zu unterscheiden ist von Abschuppung jenes Epithels und Anhäufung an einer Stelle der Kapsel. Ferner kann Epithel der Haut, der Magenschleimhaut bei chronischer, besonders bei geschwüriger, Entzündung in Wucherung geraten; auch Haut- und Schleimhautepithel bei Lupus, Leberepithel bei Tuberkulose dieses Organs (J. ARNOLD), auch bei Zirrhose. Diese mehr oder weniger atypischen Epithelwucherungen können Ausgangspunkt eines Krebses werden. Diese Epithelbildung durch den entzündlichen Reiz ist wohl zu unterscheiden von der Epithelregeneration, die nach entzündlichem oder nicht-entzündlichem Epithelverlust eintritt (§ 85).

Diese Bemerkung gilt auch, mutatis mutandis, für die Neubildung von Stützgewebe. Schon bald, innerhalb einiger Stunden nach der Einwirkung eines entzündlichen Reizes — nicht immer gleich rasch — können Zeichen von Zellvermehrung auftreten: Schwellung von Zelleib und Kern, Kern- und Zellteilung. Nach bestimmter Reizung kann sich innerhalb 3—4 Tage wie ich in einer Kaninchenlunge nach Einspritzung von verkäster Kavernenwand sah — eine erhebliche Menge Bindegewebszellen bilden. Gewöhnlich aber dauert es längere Zeit und es ist daher bei subakuten und chronischen Entzündungen, daß wir neugebildetes Bindegewebe in größerer Menge antreffen. Umgekehrt finden wir es aber nicht bei jeder chronischen Entzündung. So ist neugebildetes Bindegewebe bei chronischem Katarrh, wobei ja Exsudat und bakterielles Gift frei nach der Oberfläche abfließen, gewöhnlich nicht oder nur spurweise nachweisbar.

Im allgemeinen können die jungen Bindegewebszellen sich entweder zwischen den alten oder ihren Fasern, jedenfalls im .Gewebe ablagern oder den Mutterboden verlassen, indem sie in Fibrin hineinwachsen, das sich z. B. an einer Oberfläche, der Lungenbläschen oder einer serösen Haut, gebildet hat. Ersteres findet bei jeder proliferativen („interstitiellen") Entzündung im Stroma statt, z. B. bei der Schrumpfniere, der Leberzirrhose.

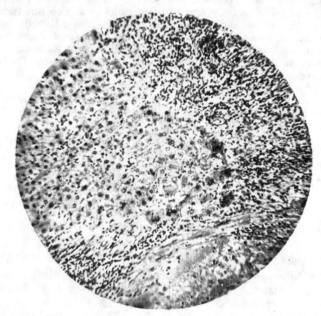

Abb. 143.   Leberentzündung (Cirrhosis hepatis).   Besonders oben Leukozyten im periportalen Bindegewebe. Manche Leberzellen zeigen als Folge von Reizung abnorm große und chromatinreiche (dunkle) Kerne (nach Dr. C. DE LEEUW).

Bei der Autopsie kann man jedoch Stellen finden, wo die Entzündung schon abgelaufen und weder Exsudat noch Degeneration, nur faserreiches Bindegewebe zu sehen ist. In den Leberläppchen kann sich außerdem faseriges Bindegewebe aus den Kapillarendothelzellen (SIEGENBEEK VAN HEUKELOM) in den Harnknäueln aus Kapillarendothel bilden, durch sich anschließende hyaline Entartung dann der hyaline Glomerulus, der wie ein hyalines Klümpchen mit einigen Spalten aussehen kann. Wir begegnen diesen Erscheinungen nicht nur in der alternden Niere, sondern auch in der Schrumpfniere. Inwiefern sich außerhalb der Leber und Niere bei chronischer proliferativer Entzündung faseriges Bindegewebe aus Gefäßendothel bildet, ist noch nicht nachgeforscht. In der Brustdrüse kann sich bei chronischer proliferativer Entzündung im Laufe von Jahren eine große Menge schließlich grobfaserigen bzw. hyalinen Bindegewebes bilden. Verschwindet beim Aufhören der Entzündung das Exsudat immer mehr, so kann die Unterscheidung von einem faserreichen Fibrom mit etwas oder ohne Entzündung schwer sein. In der Lunge kann bei Entzündung verschiedenen Ursprunges, bei Tuberkulose, bei chronischer Peribronchitis bzw. Bronchopneumonie wie solche bei Masern und Keuchhusten vorkommen, bei Pneumonokoniosen, besonders bei der Steinhauerlunge, usw. Bindegewebe herdförmig oder diffus gebildet werden. Sobald die Atembewegungen und damit die Bewegungsenergie der Lymphe (§ 14) demzufolge abnehmen, häuft sich Staubpigment immer mehr an. So entsteht, wenn das Bindegewebe faserreich und hart wird, die „schiefrige" Induration. Durch Schrumpfung (s. unten) des Bindegewebes, auch ohne Verwachsung der Pleurablätter, können Bronchialerweiterungen, Bronchiektasen, entstehen. Auch in Milz, Pankreas und Hoden kommt proliferative Entzündung vor. Im Hirn und Rückenmark tritt neben Bindegewebsbildung bei proliferativer Entzündung auch eine mehr oder weniger ausgedehnte Gliawucherung ein. Junge Gliazellen können jungen Bindegewebszellen so ähnlich sein, daß beide Gewebe nur durch besondere Färbung der Gliafasern oder durch Färbung nach VAN GIESON zu unterscheiden sind; bei letzterer Färbung werden Bindegewebsfasern mehr oder weniger rubinrot, Gliafasern entweder nicht (wenn sie ganz jung und sehr fein sind) oder etwas gelbbräunlich gefärbt. VON FIEANDT hat im Hundehirn reichliche Gliabildung durch tuberkulöses Gift hervorgerufen. Über Gliose vgl. S. 443.

Abnorme Gliabildung muß nicht entzündlichen Ursprungs sein. Abgesehen vom Gliom (Gliageschwulst) und von Gliaanhäufung infolge von Mißbildung (bei

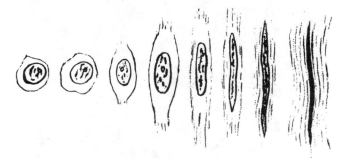

Abb. 144. Typen von Bindegewebszellen verschiedenen Alter: links die jüngsten, nach rechts ältere Typen.

Syringomyelie) erheischt die Möglichkeit von Gliabildung im Anschluß an Entartung von Hirngewebe Nachforschung.

Das vermehrte mehr oder weniger infiltrierte Stützgewebe beeinträchtigt nicht nur den Gehalt und die Bewegung von Blut und Lymphe und die Bewegungen von Lungenbläschen, und damit die Ernährung und Tätigkeit des Parenchyms, sondern es verdrängt geradezu mitunter das Parenchym, dessen Zellen es zu Atrophie und Schwund bringt. Das geschieht in der zirrhotischen Leber, in der Schrumpfniere, in der Lunge, im Hirn. Es findet auch in Lymphdrüsen statt. So kann bei Tuberkulose und beim malignen Lymphom (Granulom) eine große Menge Bindegewebe aus dem Retikulum des lymphadenoiden Gewebes in der Lymphdrüse gebildet werden, das allmählich das lymphadenoide Gewebe verdrängt und zum Schwund bringt, so daß wir nur faseriges Bindegewebe mit spärlichen Lymphozyten, Lymphspalten und Blutgefäßchen und Entzündungsmerkmalen zu Gesicht bekommen. Die Vergrößerung einer solchen Lymphdrüse beruht also keineswegs auf Hypertrophie oder Hyperplasie, womit sie nicht selten zusammengeworfen wird (§ 77).

Jetzt müssen wir die Histogenese der entzündlichen Bindegewebsbildung überhaupt näher betrachten. In einem Gewebe mit proliferativer Entzündung in vollem Gange treffen wir Bindegewebszellen verschiedenen Alters und neugebildete Haargefäßchen an, Zellen verschiedener Form und

Größe. Junge Bindegewebszellen können klein und Lymphozyten einigermaßen ähnlich sein (Abb. 144): ohne faserigen Zwischenzellenstoff sind sie aneinander gelagert, etwas größer und chromatinärmer als Lymphozyten, kleinzelligem Epithel ähnlich (epithelioid). Sie können aber auch epithelioid und größer sein mit hellgefärbtem Kern. Ferner gibt es junge Bindegewebszellen, die den Zellen des Schleimgewebes mehr oder weniger gleichen. Zellen und Kerne verschiedener Form (Polymorphie) können sich nebeneinander finden. Und unter diesen auch atypische Zellen und Kerne, ein- und mehrkernige Riesenzellen, besonders bei gewissen parasitären und durch Fremdkörper erregten Entzündungen. Die Eigenschaften dieser jungen, meist epithelioiden Bindegewebszellen, auch Fibroblasten genannt, sind die des faserigen Bindegewebes; je nachdem sie älter werden, wird die Form von Zelle und Kern mehr länglich,

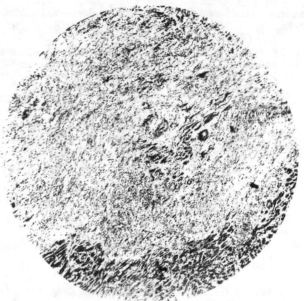

Abb. 145. Myocarditis proliferans. Verdrängung, Atrophie und Schwund von Muskelfasern durch neugebildetes, von Leukozyten durchsetztes Bindegewebe, das allmählich eine Schwiele bildet.

spindelförmig und spalten sich Fäserchen ab, zunächst besonders an den Zellpolen, dann in dem ganzen Zellumriß. Dieser wird dadurch allmählich undeutlicher, und schließlich liegen die Kerne in schmalen, nicht scharf begrenzten Zelleibern, die durch Fasern voneinander getrennt sind. Je nachdem der Zellkern länger wird und sein Querschnitt abnimmt, verdichtet sich sein Chromatin und färbt sich der Kern dunkler. Schließlich wird der Kern in faserreichem Bindegewebe mehr oder weniger pyknotisch. Und diese dunkel gefärbten Kerne entfernen sich durch den zunehmenden Faserreichtum immer mehr voneinander, das Gewebe wird relativ kernärmer. Vielleicht schwinden auch Kerne. Leukozyten und Plasmazellen schwinden allmählich im alternden, faserig werdenden Bindegewebe. Das entzündliche Bindegewebe wird rascher faserig und faserreicher als normales. Durch Schrumpfung der Bindegewebsfasern, die in entzündlichem Bindegewebe bald eintritt, nähern sich die Kerne wieder und werden die Fasern mehr oder weniger wellenförmig gekrümmt. Was die Schrumpfung bedingt — Eintrocknung? — wissen wir nicht. Sie hat Verengerung von Blut- und Lymphgefäßchen zur Folge: An Hautnarben kann man mit dem unbewaffneten Auge feststellen, wie das rötliche junge Bindegewebe später, durch großen Faserreichtum und die darauffolgende Faserschrumpfung blaß, weißlich (durch Blutarmut) wird. Während in jungem entzündlichen Bindegewebe viele Blutkapillaren leicht wahrnehmbar sind, bekommen wir im faserreichen Bindegewebe fast oder gar keine Haargefäßchen zu Gesicht. Außerdem hat die Oberhaut über die Narbe weniger Pigment. Das trockne, faserreiche Bindegewebe knirscht beim Durchschneiden.

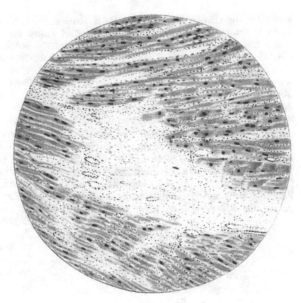

Abb. 146. Herzschwiele, als Ausgang von proliferativer Myokarditis (nach KÜLBS in MOHR u. STAEHELIN, Hdb. d. inn. Med. Bd. II).

Diese Verhärtung entzündlichen Bindegewebes, wozu auch Narbengewebe gehört, nennt man Sklerose (σκληρός = hart) oder Induration. Es entsteht manchmal durch nachfolgende hyaline Entartung Knorpelhärte. Junges Narbengewebe, das eine Wunde ausfüllt, nennt man Granulationsgewebe, weil im Wundboden dieses Gewebe als rötliche Körnchen (Granula) oder Knöspchen sichtbar ist. Ausgedehnte Hautnarben, besonders nach Verbrennung der Haut, können durch Schrumpfung das Gesicht entstellen und durch Biegung eines Arms oder Beins dessen Tätigkeit bedeutend beeinträchtigen, so daß der Chirurg eingreifen muß. Andererseits kann Schrumpfung des Bindegewebes in der Wand eines sich reinigenden Abszesses oder einer tuberkulösen Kaverne durch Verkleinerung der Höhle die Ausheilung fördern.

In entzündlichem Bindegewebe können sich unter den jungen Bindegewebszellen

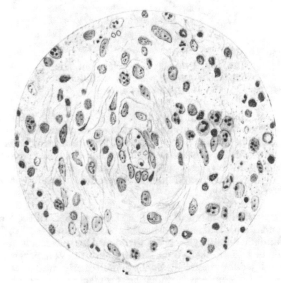

Abb. 147. Granulationsgewebe. In der Mitte ein erweitertes Blutkapillar mit geschwollenen Endothelzellen. Zwischen den umgebenden jungen Bindegewebszellen gelapptkernige Leukozyten (in anderen Fällen auch Plasmazellen, Lymphozyten).

ein- oder mehrkernige Riesenzellen finden. Sie bilden sich meist aus Zellen, die einen Fremdkörper berühren, und werden dann als Fremdkörperriesenzellen bezeichnet. Fremdkörper sind z. B. Seiden- oder Katgutfäden, Wattefäden und allerlei andere, aber auch wohl Körperbestandteile wie Haare, Kalkkörnchen, tote Gewebsstücke überhaupt. Außerdem kennen wir auch Riesenzellen ohne Fremdkörper. Ob die bei parasitärer, z. B. tuberkulöser Entzündung vorkommenden Riesenzellen ihre Entstehung chemisch wirkenden Stoffen verdanken, ist eine unbeantwortete Frage. Wir kennen ein- und mehrkernige Riesenzellen mit sehr wechselndem Chromatingerüst und Chromatinmenge.

Nach einigen Forschern entstehen die Riesenzellen aus Polyblasten (S. 365), die besonders als Phagozyten auftreten sollen. Ohne diese Entstehung leugnen zu können, müssen wir die Möglichkeit betonen, daß die Fremdkörperriesenzelle, ebenso wie Riesenzellen ohne Fremdkörper im jungen Bindegewebe, aus epithelioiden Zellen entstehen, indem diese sich vergrößern und der Kern, nicht aber der Zelleib, sich teilt. Ferner können sie auch aus Kapillarendothelzellen entstehen. Auch ich habe, sei es auch nur ausnahmsweise, wie andere Forscher, Riesenzellen gesehen, welche vielkernige Knospen an Blutkapillaren zu sein schienen. Wir kommen noch an anderen Stellen auf Riesenzellen zurück.

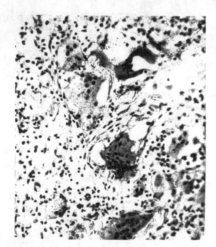

Abb. 148. Fremdkörperriesenzellen. Die Fremdkörperchen sind an den hellen Stellen ausgefallen.

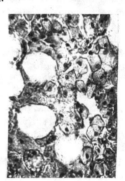

Abb. 149.   Junge Fettzellen.

Bei Entzündung, z. B. des Netzes, des Bauchfelles überhaupt, des Unterhautzellgewebes können auch Fettzellen sich vermehren: die jungen Fettzellen sind scharf begrenzt, sehr epithelioid, mit hell gefärbtem Kerne. Im hellen Zelleib sehen wir zunächst ganz feine Fettkörnchen die sich vergrößern usw. (§ 58). Auch die Fettzellen können ein- und mehrkernige Riesenzellen bilden. Als Lipoblasten bezeichne man nicht junge Fettzellen überhaupt sondern nur embryonale junge Fettzellen.

Aus dem Stroma des Endometriums können schöne epithelioide Zellen entstehen, während der Schwangerschaft füllen sie sich zum Teil mit Glykogen und diese Deziduazellen sehen dann glasigen Epithelzellen sehr ähnlich aus. Bei Endometritis können die Stromazellen ebenfalls epithelioide Zellen, sogar in großer Zahl, bilden, so daß die Unterscheidung von Sarkom schwer sein kann. Diese Zellen sind jedoch mehr ei- oder spindelförmig und nicht so glasig wie Deziduazellen.

Besondere Erwähnung erheischt die entzündliche Papillombildung, die bei Haut- und Larynxtuberkulose, bei Bilharziose auftritt, sowie die Condylomata acuminata.

Wichtig sind auch die Gefäßveränderungen bei Entzündung. Wir sind schon der Gefäßverengerung durch Druck mehrmals begegnet, wir werden später die Thrombose in entzündetem Gewebe kennen lernen. Oben haben wir schon die intraazinöse, wohl auch interazinöse Bildung faserigen Bindegewebes aus Kapillarendothel, auch den gleichen Vorgang im Harnknäuel erwähnt, welch letzterer gefolgt werden kann durch hyaline Entartung. Hyaline Platten können sich auch bei Endarteriitis bilden. Die in entzündetem Gewebe liegenden Schlagadern können eine gleichmäßige oder ungleichmäßige bindegewebige Verdickung der Intima bekommen als Folge einer Endarteriitis und dadurch abgeschlossen werden. Diese proliferative Entzündung der Intima ist wohl von Arteriosklerose zu unterscheiden, die ja nicht entzündlicher Natur ist. Besonders bei tuberkulöser Entzündung tritt eine Verdickung der Intima auf. Abb. 150 zeigt uns eine solche in einer tuberkulösen Lymphdrüse. Übrigens kommen auch Mesarteriitis und Periarteriitis in entzündetem Gewebe vor. Erstere

kann die Weite der Schlagader beeinflussen, indem entweder durch Schwellung Verengerung oder durch Abschwächung Erweiterung erfolgt; letztere kann zu Verlegung periarterieller Lymphgefäße führen.

Nicht nur in Granulationsgewebe, sondern auch im jungen Bindegewebe bei mancher proliferativen Entzündung können wir neugebildete Blutkapillaren verschiedener Weite antreffen, namentlich wenn die Gewebsneubildung gewisse Ausdehnung hat. Die Vaskularisation neugebildeten entzündlichen Bindegewebes ist überhaupt eine unregelmäßige. Wenn je, so werden Schlagader und Ader doch nur selten neugebildet. Allerdings können sich Schlagader und Ader stark erweitern. Und Kapillaren entstehen in unregelmäßiger Verteilung, indem anfangs solide Sprossen aus alten Kapillaren hervorwachsen, die sich mit anderen vereinigen und später hohl werden.

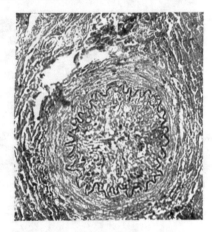

Abb. 150. Verschluß einer kleinen Schlagader durch entzündliche Verdickung der Intima in einer tuberkulösen Lymphdrüse. Die geschlängelte Elastika ist sichtbar.

Über die Vaskularisation gefäßlosen Gewebes vgl. S. 348. Jetzt erübrigt uns noch die Besprechung der Organisation fibrinösen Exsudates.

Wir haben schon S. 361 betont, daß die Fibrinfasern beim Altern allmählich zusammenbacken und mehr oder weniger feste „Balken" bilden, zwischen denen Spalten bestehen. Diese Spaltbildung hat man als Kanalisation des Fibrins bezeichnet. Zwischen den einzelnen sich aufeinander lagernden Faserstoffhäuten können übrigens vom Anfang an Räume bestehen. Nun kann die ganze Fibrinmenge durch neugebildetes, gefäßhaltiges Bindegewebe abgehoben werden; es kommt aber auch vor — nämlich an Stellen, wo das Serosaendothel verloren gegangen ist — daß Blutgefäßsprossen mit Bindegewebszellen in die Fibrinspalten einwachsen. Sie bringen dabei in einer noch unbekannten Weise (durch einwandernde Leukozyten?) das Fibrin zur Resorption, wenigstens zum Schwund, und machen vielleicht auch neue Spalten. Es findet damit eine Vaskularisation und Organisation des Fibrins statt, indem immer mehr neue Gewebesprossen in das Fibrin ein- und in demselben weiter wachsen, und das Fibrin verschwindet. Abb. 151 zeigt uns eine Pleura mit fibrinösem Exsudat, in dessen Spalten gefäßhaltige Gewebesprossen sichtbar sind. Schließlich kann eine sogar dicke Fibrinschicht durch eine vielleicht noch dickere Bindegewebsschicht (Pleuraschwarte) ersetzt werden. Die Schwarte muß nicht in ihrer ganzen Dicke durch Organisation von Fibrin, nein, sie kann zum Teil durch proliferative Entzündung unter dem Fibrin entstanden sein.

Sind zwei einander gegenüberliegende Serosablätter durch fibrinöses Exsudat verklebt, so können sie durch Organisation dieses Exsudates von beiden Blättern aus in verschiedener Ausdehnung miteinander verwachsen (adhäsive Entzündung). Eine solche Verklebung mit nachfolgender Verwachsung oder ohne solche kommt nicht nur bei fibrinöser Pleuritis, sondern auch bei fibrinöser Perikarditis und Peritonitis, bei fibrinöser Serositis überhaupt vor. So entsteht die Concretio pericardii, so die Verwachsung von Darmschlingen oder anderen Bauchorganen mit Bauchfellüberzug miteinander. Durch die Verklebung und nachfolgende Verwachsung von Darmschlingen um einen eitrig entzündeten Wurmfortsatz kann der entstehende Abszeß abgekapselt werden. Unter Umständen wartet der Chirurg eine solche Abkapselung ab. Ohne Verklebung erfolgt keine Verwachsung seröser Flächen.

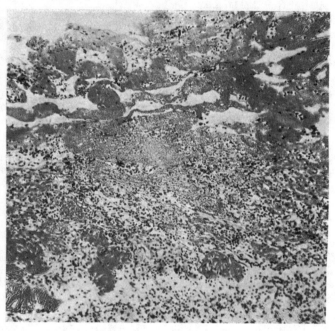

Abb. 151.   Fibrinöse Pleuritis.   Organisation.   Aus dem pleuralen Bindegewebe dringen Sprossen in die Spalten zwischen den grauen Fibrinbalken ein.

Nach MARCHAND nehmen auch die Serosadeckzellen an der entzündlichen Bindegewebsbildung teil, indem sie sich in faserbildende Bindegewebszellen umwandeln. Die Deckzellen gehen aber oft vor oder nach der Verklebung zugrunde. SALTYKOW will sie nach vollendeter Verwachsung in teilungsfähigem Zustande nachgewiesen haben. Einfache Vernähung ohne chemische Schädigung zweier serösen Blätter vermag Verwachsung zu bewirken, einfache mechanische Entfernung des Endothels aber nicht.

Das intraalveolare Fibrin bei fibrinöser Lungenentzündung wird nicht immer rasch gelöst, sondern es kann unter nicht gekannten Umständen liegen bleiben, und mehr oder wenig homogen, klumpig werden. Dieses Fibrin kann auch organisiert werden. Die Lungenbläschen können durch Bindegewebe ersetzt werden. Ausgedehntes Bindegewebe kann dadurch entstehen, ebenso, vielleicht noch mehr als bei interalveolarer Bindegewebsbildung ohne Organisation fibrinösen Exsudats. Man nennt die Umwandlung des hepatisierten Lungengewebes in luftleeres junges Bindegewebe Karnifikation, weil das junge Bindegewebe manchmal fleischähnlich aussieht.

Bei Organisation fibrinösen Exsudates wird somit exsudative von proliferativer Entzündung gefolgt. Auch ein Thrombus kann von einer Stelle der Gefäßwand aus, wo das Endothel geschädigt und entfernt ist, organisiert werden (§ 121). Ferner kann auch ausgetretenes Blut, z. B. in der Bauchhöhle unter bestimmten Umständen (wahrscheinlich bei Schädigung des Bauchfellendothels) organisiert werden. Auch von anderen toten Massen, wenn sie nur genügend weich und porös sind, hat man Organisation beobachtet: von Weizengrießkörnchen (KOPÉC), von geronnenem Hühnereiweiß, das in Blut-

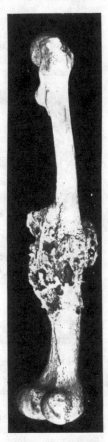

Abb. 152. Exostose bei Heilung eines Schenkelknochenbruchs.

gefäße eingeführt war (H. MERKEL). Auch stellten mehrere Forscher Organisation fest von schleimigem Inhalt eines geborstenen Ovarialkystoms, der in Nischen und Taschen der Bauchhöhle gelangt und dort liegen bleibt. Es tritt dann eine Peritonitis mit Organisation der schleimigen Massen ein usw. Man hat diese Anhäufung von Schleim in die Bauchhöhle als „Pseudomyxoma peritonei" angedeutet. Allerdings ist Implantationsmetastase dabei möglich.

Jede chronische, nichteitrige, nicht nekrotisierende Periostitis ist eine knochenbildende, d. h. eine Peri- bzw. Endostitis ossificans. (Das Endost ist das Stützgewebe des Knochenmarks). Durch sie können Knochenladen (§ 70) und Osteophyten entstehen. Letztere sind stachel- oder dornförmig (Exostosen) oder mehr flächenhaft ausgedehnt (Hyperostosen). Diese können syphilitischen oder anderen Ursprunges sein. Damit ist aber nicht gesagt, daß jeder Knochenauswuchs periostitischen Ursprunges ist. Es gibt ja auch ein Osteom.

Eine Ostitis ohne weiteres gibt es überhaupt nicht, weil das Knochengewebe gefäßlos ist. Immer ist zugleich Mark in den Knochenkanälchen oder in den Markräumen der Spongiosa entzündet. Jede Ostitis ist somit eine Osteomyelitis.

Nun kommt eine Osteomyelitis fibrosa ossificans, eine proliferative Entzündung des gefäßführenden Markgewebes in den Knochenkanälchen bzw. Markräumen der Spongiosa vor. Das Knochenmark wandelt sich dabei in faseriges Bindegewebe (daher: fibrosa) um, das osteoides Gewebe und dann durch Aufnahme von Kalksalzen zu Knochengewebe wird. Die HAVERSschen und anderen Knochenkanälchen werden dadurch ausgefüllt und dichter, und durch Knochenbildung in den Markräumen der Spongiosa wird diese ebenso dicht und hart wie die kompakte Knochensubstanz. Man nennt diese Knochenverdichtung durch Osteomyelitis ossificans (kondensierende Ostitis) Osteosklerose und wenn diese dem Knochen eine elfenbeinartige Härte verleiht, Eburnierung. Diese kommt z. B. bei Leontiasis ossea vor, welche wahrscheinlich einer ossifizierenden Osteomyelitis (PAGETS „Ostitis" deformans) zuzuschreiben ist. Der Schädel nimmt dabei an Umfang zu (Abb. 153). Bei mancher chronischer Osteomyelitis kommt es zu Osteosklerose und gar Eburnierung. Es ist sogar möglich, daß das im Knochenmark gebildete junge Bindegewebe („Granulationsgewebe") zunächst Knochen zum Schwund bringt (Osteoporose), dann aber durch Knochenbildung zu Osteosklerose führt. Das ereignet sich z. B. wohl bei tuberkulöser Osteomyelitis.

Hierzu wollen wir noch bemerken, daß im allgemeinen nicht-eiterndes, lebendes entzündliches Bindegewebe, das mit Knochen in Berührung ist, diesen zu lakunärer Resorption zu bringen vermag, so daß die Knochenkanälchen und Markräume sich erweitern. Außerdem kann es neue „perforierende" Kanälchen (VOLKMANNsche Kanäle) in verschiedenen Richtungen bilden (Kanalikulation). Durch beides wird der Knochen allmählich poröser (entzündliche Osteoporose). Diese Knochenresorption erinnert an den Fibrinschwund bei der Organisation durch das eindringende neugebildete, entzündliche Bindegewebe. Was die Verdrängung des Knochengewebes durch das junge Bindegewebe bewirkt, und wie, wissen wir ebensowenig wie hinsichtlich des Schwundes des Fibrins bei der Organisation fibrinösen Exsudates. Wir wissen nur, daß allein lebendes Bindegewebe, das den Knochen berührt, es vermag; nicht, wenn es etwa durch eine Eiterschicht vom Knochen getrennt ist. Dann kann sogar totes Knochengewebe, wie ein Sequester (§ 70), jahrelang ungeändert bleiben. Eiter bringt Knochen offenbar nicht zum Schwund. Schwund von Knochen, bewirkt durch „Granulationsgewebe", nennt man Karies (Knochenfraß oder Knochenverschwärung), während wir mit Usur Knochenschwund durch Druck ohne Entzündung andeuten (S. 271). Karies kommt nicht nur bei Knochentuber-

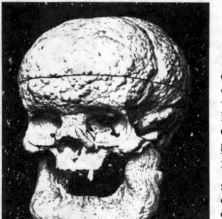

kulose, sondern auch bei Osteomyelitis anderen Ursprunges vor, z. B. im Kiefer bei chronischer Osteomyelitis, von einem „kariösen" Zahn ausgehend.

Manche Forscher betrachten die Bindegewebsbildung bei Entzündung als einen Ausheilungsvorgang. Sie stellen offenbar diese Gewebsbildung mit Gewebsregeneration nach Gewebsverlust gleich, was auch daraus erhellt, daß sie jedes junge entzündliche Bindegewebe „Granulationsgewebe" nennen. Diese Bezeichnung könnte dahingestellt bleiben, wenn man nicht die rein entzündliche Gewebsbildung überhaupt mit dem Granulationsgewebe gleichstellte, das einen Gewebsverlust nach Verwundung, Nekrose, Geschwürsbildung usw. ausfüllt.

Obwohl diese Gewebsregeneration mit Entzündung einherzugehen pflegt, so daß

Abb. 153.   Leontiasis ossea.

das Granulationsgewebe und junges entzündliches, aber nicht regeneratorisches Bindegewebe gleich aussehen können, dürfen wir beides doch weder wegen ihrer Entstehung, noch in ihren Folgen gleichstellen. Was die Entstehung betrifft: Einerseits gibt es eine ganze Reihe von proliferativen Entzündungen, wo kein Grund für die Annahme vorliegt (S. 350), daß Zellverlust der Neubildung voraufgeht. Da ist von Zellersatz keine Rede. Andererseits muß Regeneration keineswegs mit Entzündung einhergehen, wie z. B. die Versuche von PONFICK u. a. (§ 6) beweisen. Beispiele des ersteren: Der Tuberkelbazillus vermag bald nach seiner Ablagerung im Gewebe Zellen zu Neubildung zu bringen, ohne daß erkennbare Schädigung, geschweige denn Verlust von Zellen oder Zellteilen voraufging. Was nötigt uns zur Annahme, daß die Bindegewebsbildung in der Niere bei Scharlach sich einem Gewebsverlust anschließt? Wir müssen hier vielmehr annehmen, daß die Zellneubildung mit der Zellschädigung und den vaskulären Veränderungen Koeffekte sind der entzündlichen Reizung, wobei das Verhältnis von Reizstärke zur Reizbarkeit die Natur der Veränderung bedingt (§ 69). So erklärt sich auch ohne weiteres das oft grobe Mißverhältnis zwischen Ausdehnung der proliferativen und Ausdehnung der degenerativen Veränderungen. Es wäre doch sonderbar, eine über Jahre sich ausdehnende Bindegewebsbildung bei der Schrumpfniere zu betrachten als einen Heilungsvorgang, während die Schädigung viel kürzer dauert. Das sieht man doch nicht bei Regeneration. Streptokokken lassen sich bald nicht mehr nachweisen, auch keine anderen Bakterien. Wahrscheinlich schleicht die Entzündung fort durch abnorme

Stoffwechselprodukte oder normale Stoffwechselprodukte in abnorm hoher Konzentration — das Abnorme durch die Gewebsveränderungen. Was die Folgen anlangt: Regeneration mag das eine Mal ungenügend, ein anderes Mal zu stark sein und über das Ziel hinausschießen, meist hat sie aber eine nützliche Wirkung, nämlich die des Ersatzes. Diese Wirkung fehlt aber dem entzündlichen Bindegewebe. Denn bei Entzündung werden ja besonders Parenchymzellen geschädigt, und diese vermag Bindegewebe nicht zu ersetzen. Ersatz kann nur durch gleiches oder wenigstens verwandtes Gewebe stattfinden. Damit wird die Betrachtung der entzündlichen Bindegewebsbildung als „Ausheilungsvorgang" schwer annehmbar.

§ 69. Reizstärke und Natur der Gewebeveränderungen. Kollaterale Entzündung.

Man hat lange Zeit die Verschiedenheiten der Entzündungsformen und ihrer Kombinationen als spezifische Wirkungen bestimmter Schädlichkeiten betrachtet. Wir haben aber gesehen, daß eine Bakterie verschiedenartige Entzündungsformen hervorzurufen vermag und dieselbe Entzündung manchmal verschiedenartigen Bakterien zuzuschreiben ist usw. (§ 37). Wie erklärt sich das? Bildet denn die gleiche Bakterie unter anderen Umständen verschiedene Gifte oder müssen wir eine andere Reizbarkeit verschiedener Gewebe annehmen? Das eine ist ebensogut möglich wie das andere. So bildet ja der Kolibazillus Indol nur in einer peptonhaltigen, Milchsäure nur in einer Milchzucker enthaltenden Flüssigkeit. So wäre es auch denkbar, daß der Diphtheriebazillus in einem Rachen ein anderes Gift bilde als in einem anderen. Die zur Beurteilung erforderlichen chemischen Daten fehlen. Wir müssen aber auch andere Möglichkeiten untersuchen.

Liegen vielleicht Verschiedenheiten der Reizbarkeit vor? Auch für diese Möglichkeit lassen sich Daten anführen: so entsteht in serösen Häuten besonders oft und leicht fibrinöse Entzündung, was sich als eine Art gewebliche Spezifizität deuten ließe. Wir kommen unten hierauf zurück. Individuelle und gewebliche, bzw. örtliche Unterschiede des gleichen Gewebes kommen also in Betracht.

Die im folgenden zu behandelnden Daten führen zur Auffassung, daß örtliche Verschiedenheiten des Verhältnisses von Reizstärke zur Reizbarkeit die Verschiedenheiten der Entzündung ohne weiteres zu erklären vermögen.

Wiederholt treffen wir in einem Entzündungsherd mehrere Entzündungsformen nebeneinander an. Vergleichen wir mehrere Herde makroskopisch, mit Lupenvergrößerung und mikroskopisch mit einander, so kommen wir zur Schlußfolgerung, daß manche Entzündungsherde in allen Teilen ziemlich gleich sind (z. B. seröse Entzündung, auch Lymphozyteninfiltrate), während andere aus einem Kern und einer oder mehreren verschiedenen Schichten oder Mänteln aufgebaut sind. Besteht der Kern aus nekrotischem, oder eitrig-entzündetem Gewebe bzw. aus einem Abszeß, so begegnen wir oft von diesem Kern aus peripherwärts hintereinander einem zellig, einem fibrinös, einem serös entzündeten und einem hyperämischen Gewebsmantel. Mitunter können wir die Mäntel schlechthin ziemlich konzentrisch nennen. Diese Reihenfolge der Mäntel ist jedoch demgegenüber manchmal erst bei genauer, fortgesetzter mikroskopischer Untersuchung nachweisbar, wenn nämlich die Mäntel in größeren Strecken fehlen oder kaum vorhanden sind.

Im Panaritium, in der Phlegmone haben wir andere Beispiele. Das entzündliche Ödem um einen, sei es auch noch so winzigen Eiterherd, z. B. das Oedema laryngis, auch die seröse Pleuritis bei einem hypophrenischen Abszeß sind Beispiele einer serösen Entzündung bei einem eitrigen Kern. In vielen Fällen finden wir in der oben erwähnten Reihenfolge die oben genannten verschiedenen Mäntel. Diese gesetzmäßige Reihenfolge fordert eine Erklärung. Läßt sich etwa in jedem Mantel eine andere Bakterie nachweisen? Keineswegs. Manchmal sind die Mäntel sogar steril, oder man findet nur einen Bakterietypus im ganzen Herd.

Es genügt nicht, nur die Entstehung eines einzigen Mantels, z. B. der serösen Entzündung (des Ödems) oder sämtlicher Mäntel ohne weiteres zu erklären, nein, wir müssen auch ihre gesetzmäßige Reihenfolge verständlich machen. Folgender Versuch gibt uns einen Fingerzeig:

Wir wählen dazu die Kaninchenlunge, weil vielleicht kein anderes Gewebe die verschiedenartigsten Entzündungsformen so klar zeigt, wie das der Lunge. Besonders was die exsudativen Entzündungen betrifft. Die Lockerheit des Gewebes, sein Reichtum an Blutkapillaren, die Gegenwart sehr empfindlicher Epithelzellen der Lungenbläschen, auch Verschiedenheiten der Blut- und Lymphbewegung, das alles wirkt zusammen. Spritzen wir 150 cmm einer sterilen 60 %igen wäßrigen Lösung von Ameisensäure durch die Brustwand hin an einer bestimmten, immer an derselben, Stelle der Lunge eines jungen Kaninchens ein, so entsteht bei gewissen

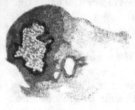

Maßnahmen ein steriler Herd. Im Innern dieses Herdes, wo die Flüssigkeit aus der Kanüle trat — wir bestimmen diesen Punkt — finden wir nach 3—4 Tagen das Gewebe nekrotisch. Um diesen Kern finden sich (Abb. 155) zunächst ein Mantel zerfallener oder zerfallender, dann ein Mantel lebender Leukozyten, dann ein Mantel mit fibrinöser, ferner ein Mantel mit seröser Entzündung, erweiterten Blutkapillaren und abgehobenen Alveolenepithelzellen. Spritzen wir nun bei einigen anderen gleich jungen Kaninchen, wenn möglich desselben Wurfes, Ameisensäure je in anderer Konzentration ein, so stellt sich heraus, daß Hyperämie und seröse Entzündung durch die schwächst wirksame entsteht, während zur Erregung fibrinöser Entzündung eine stärkere, für zellige Entzündung im Kern eine noch stärkere und für Nekrose

Abb. 154. Entzündungsherd in Kaninchenlunge. Nekrotisches Zentrum mit den Mänteln folgender Abb. 155.

eine noch stärkere Lösung erforderlich ist. Die zerfallenen Leukozyten liegen im nekrotischen Gewebe oder im Grenzgebiet — sie haben sich zu weit gewagt. Der nekrotische Kern ist wenigstens größtenteils frei von Leukozyten (durch negative Chemotaxis oder indem sie schon im Grenzgebiet sterben?). Auch durch Einspritzung anderer einfacher Lösungen oder flüssiger Stoffe wie Argentum nitricum, Perubalsam bekommen wir ähnliche Ergebnisse. Abb. 154 zeigt uns einen solchen nekrotischen Kern mit kollateralen Entzündungsmänteln; Abb. 155 zeigt ein Stück dieses Herdes bei starker Vergrößerung.

Diese Versuche beweisen, daß ein und derselbe einfache Stoff in verschiedener Stärke in möglichst gleichem Gewebe verschiedenartige Entzündungen hervorzurufen vermag.

Wie verstehen wir aber den Aufbau des Entzündungsherdes aus mehreren Mänteln in gesetzmäßiger Reihenfolge? Durch die Annahme, daß das Gift im Kern (wo es aus der Nadel fließt) in größter Stärke auf das Gewebe einwirkt, es wird daselbst zum Teil gebunden oder geändert. Zum anderen Teil diffundiert es durch kollaterale anastomosierende Lymphspalten bzw. -gefäßchen in die Umgebung, wo es durch Mischung mit der Lymphe immer mehr verdünnt wird und sich in ein immer zunehmendes Gebiet verteilt. So werden „konzentrische" mantelförmige Gebiete um den Kern durch das Gift in allmählich abnehmender Konzentration geschädigt. Und aus dieser abnehmenden Konzentration versteht sich die gesetzmäßige Reihenfolge der Mäntel. Nun ist es sehr wohl möglich, daß sich dem eingespritzten Gift entzündungserregende Zerfallsstoffe (Säuren z. B.) aus dem nekrotischen Kern beimischen oder daß sogar der schädigende Stoff ganz im Kern festgehalten und weiter unwirksam gemacht wird, während nur entzündungserregende Zerfallsstoffe in die Umgebung diffundieren. Aber auch diese Stoffe werden dann bei ihrer Verbreitung durch kollaterale Lymphwege an Konzentration abnehmen, so daß auch für sie

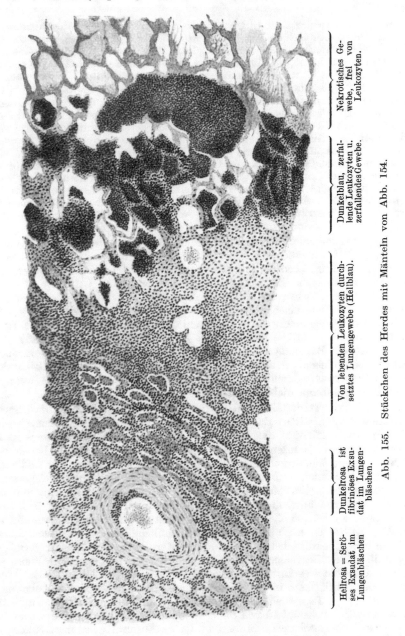

Nekrotisches Gewebe, frei von Leukozyten.

Dunkelblau, zerfallende Leukozyten u. zerfallendes Gewebe.

Von lebenden Leukozyten durchsetztes Lungengewebe (Hellblau).

Dunkelrosa ist fibrinöses Exsudat im Lungenbläschen.

Hellrosa = Seröses Exsudat im Lungenbläschen

Abb. 155. Stückchen des Herdes mit Mänteln von Abb. 154.

die Erklärung im Prinzip zutreffen würde. Wir nennen daher die Entzündung um den Kern eine kollaterale Entzündung. Dies ist eine pathogenetische Bezeichnung, welche ich der anatomischen „perifokalen", welche später von

SCHMIESKY vorgeschlagen ist, vorziehe, weil die kollaterale Entzündung nicht immer den Kern umgibt, sondern sich mitunter nur in einer Richtung ausdehnt, wie die kollaterale seröse Pleuritis bei einem hypophrenischen Abszeß.

In Fällen, wo der Kern nicht nekrotisch, sondern zellig oder fibrinös entzündet ist, finden sich doch die übrigen Mäntel, die einer geringeren Giftstärke entsprechen. Nicht immer findet Diffusion gleich leicht, und in gleich großer Ausdehnung statt. Das hängt von Bindung oder Neutralisation des Giftes, von Gewebseigenschaften, die z. T. von Lymph- und Blutbewegung bedingt werden, ab.

Die alte Bezeichnung „kollaterales Ödem" bedeutet etwas anderes. Von RECKLINGHAUSEN nahm als Grundbedingung derselben an das Zusammentreffen einer von dem Entzündungsherde fortgeleiteten aktiven Kongestion mit einer durch Druck seitens des Herdes veranlaßten Kompression der abführenden Venen. Was bedeutet aber „Fortleitung" der aktiven Kongestion? Und obwohl ein Stauungsödem (durch Druck auf den Venen) gelegentlich sich zu einer Entzündung hinzugesellen kann, vermag es doch nie ein Ödem proximal vom Entzündungsherd verständlich zu machen. Auch ist der (eitrige) Kern manchmal sehr klein, etwa wie eine Erbse, und die teigige Schwellung um denselben sehr ausgedehnt, etwa wie eine Faust so groß, wobei eine Blutstauung nicht nachweisbar ist. So kann man eine kollaterale seröse Pleuritis bei einem hypophrenischen Abszeß schwer auf Stauung zurückführen, usw. (s. unten).

Obige Versuchsergebnisse beweisen wiederum die Bedeutung der Konzentration eines Giftes für die Natur der durch dasselbe hervorgerufenen Gewebsveränderungen. Wir haben bis jetzt aber die „Reizbarkeit" des Gewebes möglichst gleich genommen. Sie ist es jedoch nicht immer. Und wir verstehen diese Unterschiede, sofern sie auf Verschiedenheiten von Faktoren beruhen, welche die Anhäufung eines gelösten Stoffes, den Lymphgehalt des Gewebes usw. beeinflussen oder sofern sie auf Verschiedenheiten der Fähigkeit arterieller Hyperämie beruhen. Diese ist ja von Bedeutung für Fibrinbildung usw. (§ 70). So ist die Bewegungsenergie von Blut und Lymphe im peribronchialen Lungengewebe kleiner als an anderen Stellen. Verschiedenheiten der Reizbarkeit müssen wir bei etwas anderen Ergebnissen berücksichtigen, auch dann, wenn wir ihre einzelnen Faktoren nicht kennen.

Auch für infektiöse Entzündungen gelten die gleichen Betrachtungen. In typischen Fällen wächst das Mikrobion im Kern des Entzündungsherdes. Von diesem aus diffundiert das bakterielle Gift durch die Lymphwege in das umgebende Gewebe: „konzentrische" Mäntel in der gesetzmäßigen Reihenfolge treten auf. Diese Mäntel können vollkommen steril sein; mitunter sind mehr oder weniger Bakterien darin nachweisbar. Im ersten Fall ist die kollaterale Entzündung nicht selbständig wie die Kernentzündung, sondern von der Giftabgabe in diesem ausschließlich bedingt. Sind auch Bakterien in die Mäntel eingeschleppt, so können diese die dort erreichte Giftstärke selbständig erhöhen. Daß in der Tat auch bakterielle Gifte ähnliche kollaterale Entzündungsmäntel um einen nekrotischen oder sonstigen Kern erzeugen können, vermögen wir ebenfalls durch Tierversuche zu zeigen: Spritzen wir in derselben Weise wie oben etwas erweichtes verkästes Gewebe aus einem tuberkulösen Herd oder etwas Sputum eines Phthisikers in die Lunge eines Kaninchens ein, so bekommen wir innerhalb 3—4 Tage einen Entzündungsherd mit verkästem Kern und kollateralen Entzündungsmänteln wie oben zu Gesicht. Es können dabei reichlich neugebildete Bindegewebszellen binnen 4 Tage im Abschnitt des mit Leukozyten und Fibrin infiltrierten Mantels nachweisbar sein. Obwohl die zur Bindegewebsbildung erforderliche Reizstärke (gemessen als Entzündungsreiz) noch nicht gesondert bestimmt ist, weist doch diese Beobachtung, in Übereinstimmung mit anderen Daten, auf eine nur mäßige Stärke hin.

Diese Daten machen es verständlich, daß eine Bakterie verschiedenartige Entzündungen hervorzurufen vermag, und die gleiche Entzündung von verschiedenen Bakterien herrühren kann, je nach dem Verhältnis von Reizstärke zur Reizbarkeit. Dabei wird die Reizstärke von der Konzentration des Giftes, die Reizbarkeit von zum Teil noch unbekannten Faktoren bedingt. Die Reizstärke bezieht sich hier nur auf die entzündungserregende Wirkung. Ob das entzündungserregende Gift zugleich Fieber bewirkt, und ob die Fieberhöhe mit dem Entzündungsgrad gleichen Schritt hält — was nicht immer zutrifft (vgl. z. B. § 72) — ist vollkommen gleichgültig.

Viele Beobachtungen beim Menschen verstehen wir aus obigem: Auch die Wand eines Abszesses, einer tuberkulösen Kaverne besteht, bei nicht zu langsamem Verlauf, aus konzentrischen Entzündungsmänteln wie oben. Das ,,kollaterale Ödem", das einen sonst schwer erkennbaren Eiterherd verrät, ist kollateraler seröser Exsudation zuzuschreiben. Die kollaterale Entzündung um den entzündeten Wurmfortsatz, die manchmal ausgedehnte kollaterale Entzündung um einen kleinen tuberkulösen Kern in der Lunge, sie ermöglichen oft eine sonst kaum zu stellende Diagnose. Der Kliniker nennt in solchen Fällen den ganzen Entzündungsherd ,,Infiltrat", damit durchaus nicht immer eine Leukozytenanhäufung meinend. Er stellt nur gewisse anatomische Gewebsveränderungen, nicht ihre Natur fest. Die kollaterale seröse Pleuritis die, durch Giftdiffusion durch Lymphwege des Zwerchfells hindurch, bei hypophrenischem Abszeß entsteht, führt manchmal den Kranken zum Arzt. Die Funktionsstörungen sind oft eben von der kollateralen Entzündung bedingt, wie die tuberkulöse Hirnhautentzündung zeigt: die winzigen Tuberkel in den Hirnhäuten verursachen kaum eine Störung, sondern das kollaterale fibrinöse und seröse Exsudat um dieselben; letzteres kann sich in großer Menge in den Hirnkammern (Hydrocephalus internus) und an der Hirnbasis subarachnoideal anhäufen und zu Erhöhung des Hirndrucks (Kopfschmerz, Bewußtseinstörungen usw.) führen. Diese Erscheinungen können schwinden durch Entleerung eines Teils des serösen Exsudates mittelst einer Lumbalpunktion. Sofern die Störungen von anatomischen Veränderungen des Hirns oder von fibrinöser oder zelliger Exsudation im Hirngewebe herrühren, werden sie wahrscheinlich durch die Lumbalpunktion nicht beeinflußt, was nähere Nachforschung erheischt.

Wir haben S. 356 gesehen, daß Entzündungsherde sich vergrößern und zusammenfließen können. Dabei müssen wir unterscheiden, ob nur die äußeren Umrisse der Herde, also der kollateralen Entzündungsmäntel oder die Kerne zusammenfließen. Es kann zunächst nur ersteres und dann, durch nachträgliche Vergrößerung der Kerne (infolge von zunehmender kollateraler Giftanhäufung) letzteres stattfinden. Der Kern vergrößert sich, indem mehr Gift als zuvor in das anstoßende, schon kollateral entzündete Gewebe eindringt, so daß die Entzündungsform in diesem Gewebe, durch Zunahme der Giftkonzentration der des Kerns gleich wird.

Die Unterscheidung von Kern und Mänteln ist von prognostischem und therapeutischem Gesichtspunkt aus wichtig. Die kollaterale Entzündung kann schwinden, während die eitrige, nekrotische oder sonstige Kern bestehen bleibt. Rückfälle bleiben dann möglich, sobald Giftbildung im Kern wieder auftritt. Dies ist möglich durch eine primäre Veränderung des Kernes (indem Blut z. B. neues Gift anführt oder durch Trauma) oder indem die Umgebung verändert und die Giftbildung im Kern dadurch angeregt wird. Wir werden einem Beispiel hiervon bei der Tuberkulose begegnen. Erst wenn auch der Kern entfernt oder unschädlich geworden ist, kann man von Heilung reden. Ob man das seröse Exsudat aus einem tuberkulösen Gelenk oder aus der Pleurahöhle entfernt, hilft nichts, wenn nicht der in bestimmten Fällen vorhandene Kern in irgend einer Weise unschädlich wird. Demgegenüber kann eine sogar ausgedehnte kollaterale Entzündung, z. B. ein ausgedehntes Leukozyteninfiltrat um einen winzigen, z. B. stecknadelkopfgroßen eitrigen oder nekrotischen Kern wie mit einem Schlage innerhalb 24 Stunden nach Entfernung des Kerns schwinden. Die mehrmals wiederkehrenden Anfälle von periappendikulärer Entzündung hören auf nach Entfernung des Wurmfortsatzes. Bei der Behandlung der Lungentuberkulose darf man nicht vergessen, daß nach dem Schwinden des „Infiltrats" ein Kern fortbestehen kann, der lange Zeit für Ausheilung braucht und sich der klinischen Beobachtung entziehen kann.

Schließlich noch einiges über die Bedeutung der Konzentration als Reizstärke. Bei mancher Entzündung beobachten wir deutlich nacheinander Hyperämie, seröse, fibrinöse, zellige Entzündung, wie z. B. bei der fibrinösen Pneumonie (S. 362). Das erklärt sich aus einer allmählichen Änderung des Verhältnisses von der Reizstärke zur Reizbarkeit, wovon wir nur Zunahme der Giftstärke durch Infektion als sicher betrachten dürfen. Der Pneumokokkus, der eine überwiegend fibrinöse Entzündung hervorruft, erreicht somit keine hohe Giftstärke. Damit stimmt die Hyperinose (S. 600) und der meist günstige Verlauf der fibrinösen Pneumonie, trotz ihrer Ausdehnung. Wie erklären sich denn aber das hohe Fieber und die übrigen oft ernsten Krankheitserscheinungen? Zunächst müssen wir pyro- und phlogogene Giftwirkung unterscheiden. Sie müssen nicht gleichen Schritt halten. Sodann dürfen wir nicht vergessen, daß die fibrinöse Pneumonie eine große Ausdehnung hat, daß sämtliche recht zahlreiche Pneumokokken in der Zeiteinheit eine große Gesamtmenge Gift abgeben, so daß dieses im Blut wahrscheinlich eine hohe Konzentration erreichen wird. Eine noch näher zu beantwortende Frage!

Die Bedeutung der Reizbarkeit erhellt z. B. aus der großen Häufigkeit von fibrinöser Entzündung seröser Häute. Man könnte hier an eine Art spezifischer Energie denken. Wahrscheinlich sind die große Fähigkeit arterieller Hyperämie (S. 358) und vielleicht große Empfindlichkeit sensibler Nerven, deren Reizung zu starker Hyperämie führt, dabei bedeutende Gewebseigenschaften. Die früher (S. 365) erwähnte Erscheinung, daß Lymphozyten bei chronischen nichteitrigen Entzündungen, Plasmazellen vorwiegend bei bestimmten anderen Entzündungen usw. vorkommen, erheischt eine genaue Forschung vom Gesichtspunkt der quantitativen Reizbarkeitsunterschiede aus.

Die scheinbaren Ausnahmen dieser Regel, wie z. B. das Vorkommen von Lymphozyten und Plasmazellen in der entzündeten Niere bald nach dem Ausbruch eines Scharlachs, erheischen Berücksichtigung der Möglichkeit, daß ein mit Hinsicht auf seine chemotaktische Wirkung schwacher Entzündungsreiz an vielen Stellen ausgedehnte Lymphozyteninfiltrate, und dadurch akute Funktionsstörungen bewirkt.

§ 70. Verlauf der Entzündung. Demarkierende und sequestrierende Entzündung.

Was entscheidet über den Verlauf (akut, chronisch usw., § 48) einer Entzündung? Einerseits Eigenschaften der Schädlichkeit (Natur, Stärke), andererseits die Empfindlichkeit des Gewebes und Faktoren, welche diese Empfindlichkeit und die Resorption von Gift, Zerfallstoffen usw. beeinflussen.

Allgemeine und örtliche Faktoren können den Verlauf einer Entzündung beeinflussen, indem sie entweder auf die Eigenschaften des Gewebes oder auf die Reizstärke durch Resorption von Exsudat, Zerfallsstoffen, Gift usw. einwirken. Zu den allgemeinen Faktoren gehören Diabetes, chronischer Alkoholismus, die Phthise, Nekrose und Gangrän fördern, gewisse Dispositionen, die als exsudative Diathese oder sonstwie angedeutet werden (§ 39). Örtliche Faktoren, welche den Verlauf einer Entzündung beeinflussen, gibt es mehrere, wie z. B. örtliche Blutstauung (s. unten). Atmosphärische Einflüsse: rauhes Wetter verschlimmert Katarrh der Atmungswege, Ekzema faciei et manuum. Dazu gehört auch mechanische oder chemische Schädigung durch Tätigkeit: akute Entzündung erheischt zur Heilung im allgemeinen Ruhe im anatomischen und funktionellen Sinne des Wortes: bei Laryngitis gebrauche man die Stimme gar nicht oder nur äußerst schonend; Massage akut entzündeter Körperteile pflegt die Entzündung, wenigstens die Gewebsschädigung, zu vermehren. Ruhe ist auch zur Heilung von chronischer Entzündung tuberkulösen Ursprunges der Lunge, der Gelenke, usw. unbedingt erforderlich. Dies gilt auch für andere chronische Entzündungen. Damit ist jedoch die Möglichkeit nicht ausgeschlossen, daß in bestimmten Fällen chronischer Entzündung Bewegung, Tätigkeit, Massage, gewisse Übungen von Nutzen sind.

Ferner kann hinzutretende sekundäre Infektion eine Entzündung bakteriellen oder nicht-bakteriellen Ursprunges beeinflussen, wie z. B. Influenza oder Masern eine Lungentuberkulose anfachen kann. Andererseits scheint es auch möglich — genaue Daten fehlen — daß z. B. eine subakute Nephritis durch Streptokokken bei Scharlach entsteht, daß die Streptokokken nach einiger Zeit schwinden und trotzdem eine manchmal unbemerkte, schleichende Entzündung (durch Stoffwechselprodukte ? S. 368f.) zur Schrumpfniere führt.

Im allgemeinen kann jede akute Entzündung, die nicht mit Vernichtung oder starker Schädigung des entzündeten Gewebes einhergeht, spurlos verschwinden. Handelt es sich um einen oberflächlichen Gewebsverlust, so kann vollkommener Wiederersatz durch Neubildung von den übrig gebliebenen Zellen aus erfolgen. Das findet z. B. in der Haut, in Schleimhäuten, in der Lunge (z. B. des Alveolenepithels bei fibrinöser Pneumonie), in der Hornhaut, letzteres sehr rasch nach Abschabung von etwas Epithel, statt. Selbstverständlich ist vollkommene Wiederherstellung nur möglich nach Wegschaffung nekrotischer Gewebsteile, nach Schwund jeder Entartung, nach Resorption oder sonstiger Entfernung des Exsudates. Wir haben schon über die Resorption von weißen Blutkörperchen (S. 364), von Eiter (S. 370) geredet. Chromozyten, die ins Gewebe geraten, zerfallen nach einiger Zeit (§ 57), am längsten bleiben sie in serösen Höhlen erhalten. Aus dem Hämoglobin der zerfallenden roten Blutkörperchen entsteht Pigment welches das Gewebe bzw. flüssige Exsudat färbt, sofern es nicht durch Leukozyten oder Flüssigkeit (Lymphe) entfernt wird.

Die Resorption ist eine Funktion der Lymph- und der Blutbewegung. Sowohl das emulgierte erweichte Exsudat bei fibrinöser Lungenentzündung wie flüssiges Exsudat überhaupt wird wahrscheinlich hauptsächlich, wenn nicht ausschließlich, durch die Lymphbewegung fortgeführt. Ohne hier auf weitere Einzelheiten einzugehen, die noch strittig sind (vgl. dafür HAMBURGER, Osm. Druck usw., HAMMARSTEN, Physiol. Chemie u. a.), beschränken wir uns auf folgendes: Die Erfahrung hat gelehrt, daß Faktoren, welche die Blut- und Lymphabfuhr fördern, auch die Resorption von Exsudat verstärken. So nimmt sie im Arm oder Bein zu durch Hochlagerung des Gliedes. Daß die Lunge ein Organ ist, das rasch große Mengen Flüssigkeit zu resorbieren vermag (S. 61), ist ihrer kräftigen, respiratorischen Saug- und Preßpumpwirkung zuzuschreiben. So kann es nicht wundernehmen, daß eine große Menge geschmolzenen fibrinösen Exsudates innerhalb 24 Stunden resorbiert wird.

Rasche Resorption von Exsudat kann von Fieber begleitet sein. Ob dieses Resorptionsfieber bakteriellen Giften oder Zerfallsprodukten des Gewebes (Peptone ? Albumosen ?) zuzuschreiben ist, hat man noch nicht festgestellt.

Nicht nur die Resorption von Eiter, sondern auch die Aufnahme serösen Exsudates kann schwer von statten gehen. Das ereignet sich z. B. bei seröser Peritonitis oder Pleuritis. Das Exsudat kann dabei lange Zeit liegen bleiben. Von Bedeutung für die Resorption sind eine große Exsudatmenge und sonstige davon unabhängige Verengerung bzw. Verlegung der Blut- und Lymphwege.

Eine große Menge Exsudat kann die Lymphwege in Pleura und Lunge zusammendrücken; fibrinöses Exsudat auf der Pleura kann die Lymphwege abschließen, ebenso Exsudat im pleuralen und subpleuralen Gewebe, sowohl in der Lunge wie in der Brustwand. Das können auch perivaskuläre und peribronchiale Leukozyten-infiltrate und gelegentlich perivaskulär und peribronchial neugebildetes Bindegewebe. Auch fibröse Verdickung der Pleurablätter. So versteht sich, daß die Resorption eines pleuritischen Exsudates um so langsamer vor sich geht, je älter die Entzündung ist. Thrombose der Blutgefäße kommt hier auch in Betracht. Mitunter geht die Resorption einer großen Menge Exsudates ziemlich rasch vonstatten nach Ansaugung (Punktion) eines gewissen Volumens. Ob sich diese Erscheinung nur daraus erklärt, daß durch die Entfernung dieses Volumens die Zusammendrückung der Lymph-gefäße abnimmt, ist unentschieden. Die Menge Exsudates kann übrigens im all-gemeinen gleich bleiben, indem sich Bildung und Resorption im Gleichgewicht halten. Sobald dann aber, z. B. durch Entfernung einer (geringen) Exsudatmenge die Verengerung der Lymph- und Blutwege abnimmt, kann dadurch die Resorption immer mehr über die Exsudatbildung überwiegen und das Exsudat rasch schwinden.

Daß der Verlauf einer kollateralen Entzündung vom Zustand des Herd-kernes abhängt, folgt aus dem S. 391 Bemerkten.

Entsteht durch Nekrose, Entzündung oder Verletzung an einer Körper-, d. h. an einer Haut- oder Schleimhautoberfläche ein Gewebsverlust, der nur träge oder nicht ausheilt oder gar zunimmt, so nennen wir das ein Geschwür (§ 71).

Eine Entzündung kann sich per continuitatem (in demselben oder in zusammenhängenden Geweben), per contiguitatem (in sich berührenden Körperteilen), oder durch Metastase ausdehnen. Viele Katarrhe haben, wie wir sahen, große Neigung zu Ausdehnung per continuitatem. Entzündung der Nasenschleimhaut oder des Mittelohres kann sich den perineuralen Lymph-wegen des ersten bzw. achten Hirnnerven entlang bis in die Schädelhöhle ausdehnen und Hirnhautentzündung zur Folge haben. Als Beispiele von Aus-dehnung per contiguitatem nennen wir das Übergreifen vom einen auf das andere Rippenfell, oder von einem Bauchorgan auf ein anderes, das es berührt.

Lymph- und Blutbewegungen sind, indem Lymphe oder Blut Gift ver-schleppt, von Bedeutung für die Ausbreitung per continuitatem sowie für Metastase.

Bei der metastatischen (§ 14) Entzündung findet sich ein entzündungs-freies Gebiet zwischen primärem und metastatischem Herd. Ein sogen. Senkungs-abszeß ist keine richtige Metastase, sondern eine Pseudometastase.

Denn dabei findet keine Versetzung von Bakterien statt, die dann einen neuen abszeßbildenden Entzündungsherd erzeugen, sondern es wird Eiter oder eine eiter-ähnliche Flüssigkeit versetzt, die dann an irgend einer anderen Stelle sich anhäuft. Dort kann sich allerdings eine nebensächliche Entzündung im anstoßenden Gewebe hinzugesellen. Ein solcher Senkungsabszeß kann z. B. von einem tuberkulösen Wirbel ausgehen: durch kariöse Zerstörung eines Wirbels oder mehrerer Wirbel kann die Wirbelsäule geknickt werden (POTTscher Buckel oder Gibbus). In der durch die Knochenzerstörung entstehenden Höhle kann sich subperiostal „tuberkulöser Eiter" (S. 369) anhäufen, mit oder ohne Gewebsbröckelchen. Hat sich eine gewisse Menge „Eiter" angesammelt, so kann er der Schwerkraft oder dem Druck der Faszien und anderer Teile nachgeben, nach einer anderen Stelle wandern (Senkungs- oder Kongestionsabszeß). So kann z. B. der Eiter in die Scheide des M. ileopsoas geraten und mit dem Psoas, unter dem POUPARTschen Bande und weiter in der Kniekehle als „Abszeß" zum Vorschein kommen und nach einiger Zeit durchbrechen. Ein Senkungsabszeß der oberen Halswirbel kann als retropharyngealer oder retroöso-phagealer Abszeß auftreten. Er kann aber auch längs der Armnerven wandern und in der Achselhöhle erscheinen. Ein retropharyngealer Abszeß kann auch von kariösen Brustwirbeln aufgestiegen sein.

Die Verteilung der eigentlichen Metastasen haben wir schon erörtert (§ 14). Im allgemeinen treten metastatische Entzündungsherde nur ein, wo die Giftstärke dazu genügt. Der metastatische Entzündungsherd kann größer sein als der primäre; so können die regionären Lymphdrüsen bedeutend anschwellen, während der primäre Herd (am Arm oder Bein z. B.) nur winzig, etwa ein Krätzchen, ist.

Die Erfahrung lehrt, daß arterielle Hyperämie exsudative Entzündung fördert. Örtliche Blutentziehung durch Schröpfköpfe oder sonstwie, Anämisierung durch örtliche Anwendung von Eis, vielleicht auch von Alkoholverbänden und von „Revulsivis", vermag nicht nur den Schmerz zu lindern oder gar zu beseitigen, sondern die Entzündung erheblich herabzumindern. Aber selbstverständlich nur, wo arterielle Hyperämie besteht, nicht wo fibrinöses Exsudat oder Leukozyteninfiltrat oder Blutung im Vordergrund steht. Es ist oft Aderlaß bei fibrinöser Pneumonie als heilkräftig gelobt, andererseits aber bestritten. Die Möglichkeit erheischt Beachtung, daß Blutentziehung in der hyperämischen Stufe (Anschoppung) wirksam ist, nicht aber, wenn Hepatisation schon eingetreten ist. Während der grauen Hepatisation wird ja das Gewebe anämisch.

Hat sich reichlich Exsudat in einem Gewebe angehäuft, so fördert Anämisierung die Resorption nicht, möglicherweise fördert sie Nekrose. SAMUEL sah jedenfalls im anämisch gemachten Kaninchenohr manchmal Nekrose statt Entzündung nach Einwirkung von Krotonöl eintreten. Infektion von Kolibazillen und anderen Bakterien im Darm wird jedoch durch vorherige Unterbindung der zuführenden Schlagader hintangehalten, ihr Verlauf verzögert (GÄRTNER, DE KLECKI).

Die Beeinflussung von Entzündung durch arterielle Hyperämie geht aus anderen Versuchen hervor: So wies SAMUEL nach, daß Verbrühung des Kaninchenohres (in Wasser von 54° C während 3 Minuten) nach vorheriger Sympathikusdurchschneidung eine Entzündung hervorruft, die heftiger verläuft (stärkere Hyperämie und Exsudation) als Verbrühung eines normalen Kaninchenohres. DE PAOLI, ROGER u. a. stellten dasselbe für eine durch Streptokokken verursachte Entzündung fest. Andere Forscher bestätigten den Befund für Staphylokokkenentzündung in einer durch Durchschneidung des N. cruralis blutreich gemachten Kaninchenpfote (CHARRIN und RUFFER, FRENKEL, DACHE und MALVOZ).

Wie und wodurch beeinflußt arterielle Hyperämie den Grad und Verlauf einer Entzündung? Es kommen hier mehrere Wirkungen in Betracht: Zunächst ermöglicht mehr Blut auch die Bildung einer größeren Menge Exsudat, vielleicht auch einen regeren Stoffwechsel. Und wo es sich um infektiöse Entzündung handelt, kommt außerdem der höhere Flüssigkeitsgehalt des Gewebes als Faktor in Betracht, der das Wachstum gewisser Bakterien fördert. Man denke in diesem Zusammenhang an die Triumphe, welche die trockne Asepsis gefeiert hat! Auch an die Versuche GÄRTNERS, der feststellte, daß Hydrämie nach akutem Blutverlust beim Kaninchen eine örtliche subkutane Staphylokokkeninfektion begünstigt; diese droht hingegen auszubleiben, wenn das Kaninchen nach der Blutentziehung nur trockenes Futter, somit keine Hydrämie bekam. Beim Menschen scheint Plethora gewisse infektiöse Entzündungen zu verstärken, wie der heftige Verlauf der Lungenentzündung des „vollsäftigen Pneumonikers" zeigt. Daß im allgemeinen Tätigkeit (s. oben) des Gewebes eine Entzündung verschlimmert, erklärt sich vielleicht, wenigstens zum Teil, aus der funktionellen Hyperämie.

Aus all diesen Daten geht hervor, daß arterielle Hyperämie nicht nur eine Erscheinung, sondern geradezu eine Bedingung heftiger akuter exsudativer Entzündung ist, mag diese sterilen oder infektiösen Ursprunges sein. Das bedeutet aber, daß die Fähigkeit heftiger exsudativer Entzündung bedingt wird durch den maximal-erreichbaren Blutreichtum eines Gewebes, durch seine Fähigkeit arterieller Hyperämie (S. 358). So kann altes Narbengewebe inmitten eines akut entzündeten Gewebes frei bleiben von akuter Entzündung, so erklärt sich der heftigere Verlauf einer gleichen exsudativen Entzündung im kaudalen als im kranialen Lungenabschnitt.

Venöse Hyperämie beeinflußt Entzündung nicht immer in gleicher Weise. Nicht nur der Stauungsgrad, sondern auch die Art (Rasse) und Eigenschaften der infizierenden Bakterie sind dabei von Bedeutung.

Zunächst einige Erfahrungen am Menschen: Das variköse Geschwür (Ulcus varicosum) des Unterschenkels heilt nur sehr langsam oder gar nicht. Hochlagerung des Schenkels oder eine geeignete elastische Binde vermag die Heilung zu fördern. Ungenügende Abfuhr von Dissimilationsprodukten aus dem varikösen Unterschenkel, verringerter Stoffwechsel und Beeinflussung etwaiger Infektion sind für die Verzögerung der Heilung verantwortlich zu machen. Ein anderes Beispiel: ein alter Mensch, der wegen eines Oberschenkelbruches einige Zeit ohne genügende Umlagerung ruhig zu liegen genötigt ist, läuft große Gefahr einer hypostatischen Pneumonie. Die schwache Herzwirkung bei alten Leuten hat unter solchen Umständen leicht eine Blut- und Lymphstauung in den abhängigen Lungenteilen, d. h. eine Hypostase, zur Folge, die gewisse Infektionen, meist Autoinfektionen begünstigt. Fieber kann bei einer hypostatischen Lungenentzündung sehr gering sein. Wegen der schwachen Herzwirkung redet man von einer asthenischen oder adynamischen Pneumonie, von „fièvre adynamique des vieillards" (PINARD). Sie kommt auch bei Gefangenen, Potatoren und heruntergekommenen Individuen überhaupt vor. Nekrose und sogar Gangrän des entzündeten Lungengewebes, treten manchmal dabei ein, letztere besonders bei Potatoren. Welche Wechselwirkungen zwischen Gewebe und Bakterien dabei eintreten, hat man noch nicht gesetzmäßig festgestellt.

Gegenüber diesen Erfahrungen haben WINTERNITZ und vor allem später AUG. BIER die heilende Wirkung von venöser Stauung auf gewisse infektiöse Entzündungen wie Tuberkulose, Furunkel, usw. betont. Ist das im Widerspruch mit obigem? Nein. Zunächst ist der Stauungsgrad von Bedeutung: BIER ruft durch Abschnürung und dergl. eine mäßige Stauung hervor, so daß ein „feuriges", warmes Ödem ohne blaue Verfärbung des Gewebes eintritt. Das ist ein Übergang von venöser zu arterieller Hyperämie. Die Stromgeschwindigkeit des Blutes, die innere Atmung des Gewebes, wozu auch die Anhäufung von Stoffwechselprodukten und bakteriellen Giften gehört, sind hierbei andere als bei starker venöser Stauung.

Daß venöse Hyperämie die Virulenz und das Wachstum von Kolibazillen vermehren kann, zeigte DE KLECKI in METSCHNIKOFFS Laboratorium, indem er bei Hunden eine Darmschlinge mittelst eines elastischen Ringes einschnürte. Die Zunahme von Wachstum und Virulenz blieb jedoch aus nach vorheriger Unterbindung der Mesenterialschlagader. Demgegenüber beeinträchtigt, nach C. FRÄNKEL und HAMBURGER, Kohlensäure das Wachstum von Staphylo- und Streptokokken in vitro. Aus diesen Beobachtungen ergibt sich die Notwendigkeit den Stauungsgrad und die Eigenschaften der Bakterien, auch andere Faktoren immer genau zu berücksichtigen.

Stauung eines Sekretes wie Galle und Harn, ebenso Stauung von Magen- und Darminhalt vermag gewisse Entzündungen zu fördern, und zwar ausschließlich oder besonders durch Umsetzung, Gärung des Inhalts, wodurch entzündungserregende oder das Gewebe schädigende Stoffe entstehen. Außerdem kommt Druck und Dehnung der Wand in Betracht. Außerdem begünstigt Stauung des Inhalts die Anhäufung infizierender Bakterien und ihrer Gifte.

Wir müssen hier die demarkierende bzw. sequestrierende Entzündung, ihres besonderen Verlaufes wegen, gesondert behandeln. Demarkierend nennen wir die Entzündung, die ein nekrotisches Gewebe- oder Organstück abgrenzt. Beim Panaritium, in der Kaninchenlunge (§ 69), im Peyerschen Platten bei Abdominaltyphus, auch bei der ischämischen Nekrose begegnen wir demarkierender Entzündung. Die proliferative Entzündung um einen Abszeß oder Käseherd herum ist ebenfalls eine solche. Eine demarkierende Entzündung kann somit verschiedener Natur sein. Sie kann auch eitrig sein, und zwar, wenn gewisse Bakterien im Spiele sind, die z. B. in einem abschließenden Embolus sich fanden.

Jede eitrige demarkierende Entzündung lockert den Zusammenhang des toten Gewebsstückes mit der Umgebung, sie „sequestriert" es. Das aus seinem Zusammenhang gelöste Stück nennt man Sequester. Die demarkierende

Entzündung ist in diesem Fall eine sequestrierende, d. h. eine ablösende. Beim Panaritium kann es eine Phalanx, aber auch infiltriertes Bindegewebe, wie beim Furunkel, sein. In der Lunge kann auch eine sequestrierende Entzündung um einen nekrotischen Herd auftreten. Eitrige Perichondritis arytaenoidea, welche das Perichondrium vom Knorpel abhebt, führt zur Lockerung und Abtötung, also Sequestrierung des gefäßlosen Aryknorpels. Aber auch durch nicht-eitrige Erweichung des Grenzgebietes kann ein totes Gewebestück gelockert und sequestriert werden. Das kann mit dem koagulatisch-nekrotischen Schorf im Peyerschen Haufen beim Abdominaltyphus stattfinden: durch nachträgliche Erweichung wird der Schorf bis auf Fetzen gelöst. Ein totes Knochenstück kann durch lebendes Granulationsgewebe sequestriert werden (s. unten).

Wodurch entsteht die demarkierende Entzündung? Wir schreiben sie bei der sterilen ischämischen Nekrose diffundierenden Dissimilationsprodukten, bei der experimentellen kollateralen Entzündung dem eingespritzten Gift zu, das in schwächerer Konzentration auf das Gewebe einwirkt, das dem nekrotischen Stück anstößt. Bei der akuten eitrigen Osteomyelitis begegnen wir einer dritten Möglichkeit. Die typische, akute infektiöse Osteomyelitis wird meist durch Staphylokokken — gelegentlich auch, in etwas anderer Form durch Typhusbazillen oder andere Bakterien — hervorgerufen. Es sind meist Kinder mit wachsenden Knochen, die befallen werden, und zwar haben Kocher und Gebele nachgewiesen, daß oft einige Wochen bis Monate zuvor ein Ekzem, Furunkel oder sonstige Hautentzündung mit Staphylokokkeninfektion bestand. Auch Angina kann voraufgehen. Wahrscheinlich werden von solchen Entzündungsherden aus dem Knochen, Knochenmark oder der Knochenhaut Staphylokokken bzw. andere Bakterien durch das Blut zugeführt. Manchmal ist die Hautentzündung ausgeheilt als die Osteomyelitis einsetzt, und scheint diese primär zu sein. Die Staphylokokken können längere Zeit primär latent im Knochenmark usw. liegen bleiben (S. 148). Wo sich Osteomyelitis im Verlauf einer Pyämie entwickelt, ist sie deutlich sekundär. Wir betrachten jetzt die scheinbar primäre Osteomyelitis. Das Kind erkrankt plötzlich, mitunter nach einer Kontusion (Schlag, Fall) des betreffenden Knochens, mit Kopfschmerz, hohem Fieber. Allmählich bekommt es Schmerz im entzündeten Knochen. Es werden vorwiegend lange Röhrenknochen, namentlich Femur und Tibia, befallen, und zwar setzt die experimentelle Entzündung durch Einführung von Staphylokokken ins Blut junger Tiere vorzugsweise in der Metaphyse ein, d. h. im spongiösen Abschnitt in der Nähe der Knorpelfugen, wo das Wachstum stark ist (Rodet, Lexer). Das hängt vielleicht mit der Verteilung der Schlagader zusammen, eine noch näher zu erforschende Frage.

Akute Osteomyelitis kommt vielleicht gelegentlich zu Resolution und Ausheilung. Wenn aber Knochennekrose eintritt, wird sie in der Regel chronisch und gestaltet sich ihr Verlauf etwa wie wir im folgenden, an der Hand von Versuchsergebnissen und anatomischen Befunden beim Menschen, skizzieren: Das infizierte Knochenmark wird zunächst hyperämisch, Blutungen können auftreten. Bald schließt sich seröse, fibrinöse bzw. eitrige oder eitrigjauchige Entzündung an, so daß trübgelbe Kerne im roten Knochenmark sichtbar werden. Die Entzündung schreitet bald von der Metaphyse auf die Epiphyse fort, sie kann sogar auf das Gelenk übergreifen („rétentissement articulaire", Flüssigkeitsansammlung im Gelenk). In seltenen Fällen tritt diffuse akute Entzündung auf. Die Entzündung kann sich durch die Gefäßkanäle im Knochen (Endostitis), bis auf das Periost fortpflanzen, so daß eitrige Periostitis, und zugleich Panostitis, erfolgt. Ebenso wie bei der primären eitrigen Periostitis wird das Periost dann an einzelnen Stellen oder in großer Ausdehnung abgehoben (subperiostaler Abszeß, Periostitis purulenta dissecans). Diese Abhebung der Knochenhaut führt durch Ablösung der Gefäße zu Aufhören der Ernährung, zu Knochennekrose. Außerdem kann durch Thrombose vom Mark- und Knochenschlagader in der Meta- und Epiphyse — die ja nach Langer Endarterien sind — tiefe, sogar ausgedehnte Knochennekrose auftreten. Auch wird Nekrose gefördert durch Zusammendrückung von Blutgefäßchen durch das sich in den Knochenräumen anhäufende Exsudat, dem der Knochen nicht ausweicht. Die einzelnen Knochenzellen erleiden demgegenüber nicht leicht Schädigung durch Zusammendrückung. Nekrose erfolgt eher, wenn der Knochen schon zuvor durch heftige Gewalt, wie z. B. einen Pferdetritt, geschädigt wurde.

Ein totes Knochenstück kann nun ganz oder zum Teil durch proliferative demarkierende Entzündung gelockert und gelöst, sequestriert werden; und zwar, indem gefäßreiches Granulationsgewebe, das an der Stelle des Knochenmarks tritt, den lebenden und toten Knochen zu lakunärer Einschmelzung (Resorption) bringt. Dadurch entstehen einerseits kleinere oder größere grubige Vertiefungen an der Knochenoberfläche, die infolgedessen rauh, kariös wird (S. 386) während andererseits die Knochenkanäle und -Räume erweitert werden und der kompakte Knochen porös wird (S. 386); sogar neue Gänge entstehen: entzündliche Osteoporose oder rarefizierende Ostitis. Wir haben schon früher bemerkt, daß Eiter keinen Knochen resorbiert; daher bleibt die von Eiter bedeckte Oberfläche des Sequesters glatt, sogar viele Jahre lang. Der Sequester selbst wird übrigens trocken, weiß, leicht, fettarm, wie mazerierter Knochen, und kann fernerhin lange Zeit unverändert im Eiter liegen bleiben.

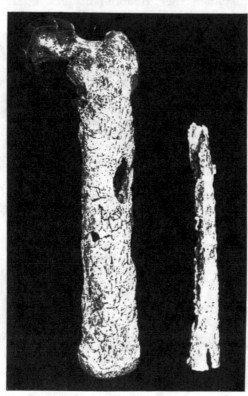

Abb. 156. Links Totenlade des Schenkelknochens mit Kloaken. Rechts der aus dem Laden genommene Sequester.

Solange der Sequester nicht ausgestoßen oder durch chirurgischen Eingriff (Sequestrotomie) entfernt ist — bleibt die eitrige Entzündung bestehen und ist Heilung ausgeschlossen, wie wir das im allgemeinen bei eitriger demarkierender Entzündung sehen, solange das tote Gewebestück sitzen bleibt. Was dabei die Eiterung unterhält? Von Bedeutung ist sicher die mechanische Schädigung des Gewebes durch den Sequester als Fremdkörper, welche das fortwährende Wachstum der eitererregenden Bakterien ermöglicht. So wird die eitrige, sequestrierende, anfangs akute Osteomyelitis allmählich chronisch.

Die Eiterung kann durch die Weichteile fortschreiten, an der Haut durchbrechen, und einen Fistelgang (röhrenförmiges Geschwür) oder mehrere Fistelgänge bilden, die, wenn der Knochenherd tief liegt, stark gewunden sein können. Außerdem tritt eine osteoplastische oder ossifizierende Periostitis (S. 385) in der anstoßenden, nicht durch Eiterung zerstörten Knochenhaut ein. Diese Entzündung führt zur Bildung einer knöchernen Lade (Totenlade oder capsula sequestralis) um den von Eiter umspülten Sequester herum. Diese Totenlade können wir mit der Bindegewebskapsel um einen Abszeß vergleichen. Die Fistelöffnungen (Kloaken) in der Totenlade bleiben erhalten (Abb. 156), solange die Eiterung dauert. Hört diese auf, so schließen sich die Kloaken durch ossifizierende Periostitis. Eine Kloake ist somit ein fistulöses Knochengeschwür. Die Totenlade kann so dick und stark sein, daß sie das Körpergewicht trägt ohne zu brechen, so daß die anfängliche Functio laesa aufhört.

Wird ein Sequester — dies gilt sowohl für tote Knochenstücke wie für andere Gewebe — nicht durch Eiterung umgeben, so kann er resorbiert werden, wenn nicht Verkalkung erfolgt.

§ 71. Das Geschwür.

Nach Durchbruch eines erweichten Herdes nach einer freien Oberfläche hin, es sei Haut, Schleimhaut, seröse Haut, oder Lungenoberfläche, entsteht ein Geschwür. Ein Geschwür kann überhaupt entstehen durch physikalische oder chemische Schädigung oder sonstige Nekrose einer solchen Oberfläche. Wir nennen nämlich jeden Oberflächendefekt mit verzögerter oder ausbleibender Heilung ein Geschwür oder Ulcus.

Nicht jeder Oberflächendefekt stellt somit ein Geschwür dar: entfernen wir ein Hautstück, so ist damit ein Defekt, aber noch nicht ein Geschwür entstanden. Letzteres nennen wir es erst, wenn die Ausfüllung durch Gewebsneubildung ausbleibt oder verzögert wird. Dies kann unter verschiedenen Umständen stattfinden: es kann allerdings Gewebe neugebildet werden, aber abnorm langsam. Oder es zerfällt das neugebildete Gewebe immer wieder zum Teil oder ganz, eitrig oder nichteitrig z. B. käsig; es kann sogar der Gewebszerfall immer weiter auf die Umgebung übergreifen, so daß sich das Geschwür rasch oder langsam vergrößert — ein rasch an Umfang zunehmendes Geschwür nennen wir ein fressendes oder phagedänisches. Oder es kann sich ein zu üppiges, schwammiges oder fungöses, d. h. an weiten, leicht blutenden Kapillaren reiches Granulationsgewebe im Geschwürsboden bilden; es kann die Umgebung des Geschwürs weit überragen; die Heilung bleibt hier aus, weil Überhäutung nicht oder fehlerhaft stattfindet. In wieder anderen Fällen bleibt das Geschwür nahezu unverändert: sein Rand ist schlaff oder eben hart, kallös und er zeigt wie der glatte Geschwürsboden nur wenige oder fast gar kein Lebenszeichen, als ob es gar lebloses Gewebe wäre (atonisches bzw. torpides Geschwür).

An jedem Geschwür unterscheiden wir einen Rand, Boden und Umgebung. Die Flächenform des Geschwürs wird durch die vom Rand gebildete Figur bestimmt. Sie kann rund, länglich, zackig, sinuös ausgebuchtet, usw. sein. Ein oberflächliches Geschwür, dessen Rand allmählich in den Boden übergeht, nennen wir lentikulär, weil der senkrecht auf der Oberfläche geführte Durchschnitt eine linsenartige Figur ergibt. Der Rand kann schlaff oder fest, hart sein; er kann in derselben Höhe wie die Umgebung liegen oder aufgeworfen sein; er kann allmählich oder steil (kraterförmig) in den Boden übergehen, er kann auch durch fortschreitenden Gewebszerfall unterminiert sein, wie oft bei tuberkulösen und syphilitischen Geschwüren. Der Boden kann sehr verschieden sein: speckig (durch nekrotisches Gewebe mit Fibrin), rötlich bis dunkelrot, zyanotisch, usw. Im Boden können sich Epithelinseln finden, oder Haut- bzw. Schleimhautbrücken, besonders bei tuberkulösen und syphilitischen Geschwüren. Solche Epithelinseln und Brücken sind Reste der Haut oder Schleimhaut, welche beim Fortschreiten des Geschwürs bzw. bei der Zusammenschmelzung mehrerer Geschwüre stehen blieben. Ähnliche Gebilde können auch durch partielle Überhäutung (serpiginöses Geschwür) entstehen. Der Boden kann zum Teil oder ganz bedeckt sein mit fungösen oder sonstigen, zum Teil zerfallenden Granulationen. Einige runde Geschwüre können zusammenschmelzen zu einem Geschwür mit sinuös ausgebuchteten Rändern, nämlich bei Tuberkulose, Syphilis, Malleus.

Bricht ein tiefer Abszeß nach einer Oberfläche durch, so geschieht das durch Fortschreiten der vereiternden Entzündung gangförmig durch das Gewebe, wie wir das bei der eitrigen Osteomyelitis erwähnten. Einen solchen, mitunter stark gewundenen Gang oder Kanal, der den ursprünglichen Eiterherd mit der Oberfläche verbindet, nennen wir eine Fistel. Diese stellt ein röhrenförmiges Geschwür dar. Die mit der Atmungsoberfläche verbundene tuberkulöse Lungenkaverne ist ebenfalls ein Geschwür besonderer Form.

Die Umgebung des Geschwürs kann kollateral entzündet sein; sie kann auch selbständige Entzündungsherde, wie Tuberkel, Gummata, kleine Abszesse, Geschwulstknötchen, usw. aufweisen, was mitunter von großer diagnostischer Bedeutung ist, ähnlich wie die im Boden eines krebsigen Hautgeschwürs hervorragenden Epithelknöspchen. Boden und Rand eines krebsigen Geschwüres können aus zerfallendem Geschwulstgewebe bestehen.

Im Boden und im Rand finden wir Entzündung in verschiedener Ausdehnung, und, was ihre Natur betrifft, nicht immer gleich: eitriger oder käsiger Zerfall und proliferative Entzündung in wechselndem Mischverhältnis, Hyperämie und zellige Infiltrate in verschiedenen Dimensionen. Der Aufbau ist dem der Abszeßwand mehr oder weniger ähnlich, was sich ohne weiteres aus der Pathogenese erklärt. Abweichungen können eintreten, indem die Verschwärung (Ulzeration) weiter fortschreitet, so daß andere Gewebe, ja sogar ein anderes Organ den Geschwürsboden bildet. So z. B. kann ein Magengeschwür immer tiefer greifen, so daß der Boden von einem Muskellager, ja schließlich von Lebergewebe dargestellt wird — letzteres nach vorheriger Verwachsung von Magen und Leber.

Geschwüre können verschiedenen Ursprunges sein. Für alle Geschwüre gilt jedoch, daß Heilung nur erfolgt nach Entfernung der Zerfallsprodukte, nach „Reinigung" des Bodens; schwammige Granulationen müssen entfernt werden, wenn möglich, soll Heilung eintreten. Weiter kommt es an auf genügende Neubildung

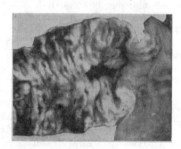

Abb. 157. Duodenalgeschwür bei einem Kind.

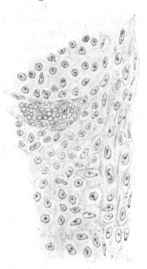

Abb. 158. Kavernenwand, in Ausheilung begriffen. Rechts Epithel (?).

geeigneten Gewebes. Abb. 158 zeigt die Wand einer tuberkulösen Kaverne in Ausheilung begriffen: Reinigung hat stattgefunden, junges, gefäßhaltiges Bindegewebe sehen wir hier, überhäutet durch Epithel oder epithelartige Bindegewebszellen. Bei der Wundheilung kommen wir auf die Heilungsvorgänge zurück.

§ 72. Sepsis und Pyämie, Septikämie, Bakteriämie, Toxinämie.

Jetzt sollen wir einige Zustände besprechen, die bei gewissen infektiösen Entzündungen auftreten und die man nicht selten mit Unrecht gleichstellt. Ihre klinische Unterscheidung ist zurzeit zwar nicht immer möglich; es gibt jedoch typische Fälle neben klinisch düstern und neben Kombinationen. Und es ist nicht nur von theoretischem, sondern auch von praktischem Standpunkt aus notwendig, auch hier möglichst scharf zu unterscheiden, so z. B. bei der Beurteilung der Wirksamkeit des durch Terpentin hervorgerufenen Fixationsabszesses. Dieser scheint mir in bestimmten Fällen von Bakteriämie (z. B. bei kleiner oberflächlicher Verletzung), nicht aber bei Pyämie, vielleicht auch nicht bei Toxinämie, rasche Heilung herbeizuführen. Wir unterscheiden zunächst folgende typische Zustände, die wohl als Sepsis zusammengefaßt werden und die sich durch fieberhafte Allgemeinerscheinungen auszeichnen:

Wir kennen nicht nur Saprämie durch Fäulnisprodukte (S. 333) sondern auch Toxinämie oder Toxämie durch parasitäre Gifte (S. 141). Toxinämie kann ohne Saprämie, an und für sich, bei einer örtlich beschränkten Infektion, vorkommen. Sie kann zu diffuser Entartung von Leber und Nieren führen, ähnlich wie Chloroform es tut. Bei Diphtherie kommt sie rein vor. Sie kann sich übrigens zu den übrigen hier genannten Zuständen hinzugesellen.

An zweiter Stelle nennen wir die Bakteriämie, einen Zustand, wobei wir bei jeder Untersuchung einer genügenden Blutmenge während einiger Zeit die betreffenden pathogenen Bakterien im Blut finden. Wir nehmen dann an, daß sie im strömenden Blut wachsen. Handelte es sich nur um eine Versetzung von Bakterien mit dem Blute, so würden wir sie nur während der Versetzung im Blute antreffen können, nicht einmal müssen, weil sie dann nicht so gleichmäßig verteilt im Blute vorkommen wie bei der Bakteriämie. (Andere nennen eben diesen Fall Bakteriämie). Bakteriämie kann, ebenso wie Toxinämie, von Infektionsherden verschiedener Ausdehnung ausgehen. Man kann sie experimentell erzeugen durch Einspritzung bestimmter Bakterien in bestimmter Menge ins Blut eines bestimmten Tieres. Beim Menschen kommt sie vor bei fibrinöser Pneumonie, beim Abdominaltyphus, ferner im Anschluß an Verletzungen oder Geschwüre verschiedener Größe: von einer kleinen Kratze oder Schrunde, von einer Analfissur, gelegentlich von einem Eiterherde kann sie ausgehen.

Es kommt nur darauf an, daß eine pathogene Bakterie (Strepto-, Staphylo-, Pneumokokkus, Koli-, Typhusbazillus, usw.) im strömenden Blute einen geeigneten Nährboden findet und in genügender Giftstärke in das Blut aufgenommen wird. Die Leukozytenanhäufung und das fibrinöse Exsudat, welche die Blut- und Lymphdurchströmung durch einen Entzündungsherd herabsetzen, verringern damit diese Gefahr. So erklärt sich die Bakteriämie eben bei kleinen Entzündungsherden ohne starke exsudative Veränderungen. Der primäre Herd kann sich der Beobachtung entziehen (kryptogenetische Septikämie bzw. Septikopyämie LEUBES). Aber auch trotz starker Bildung fibrinösen Exsudates und Anhäufung reichlicher Leukozyten kann Bakteriämie folgen, wie wir z. B. bei Milzbrand sehen, welche doch starke Leukozyten- und Fibrinanhäufung hervorzurufen pflegt. Im allgemeinen wird eben hohe Virulenz des Mikroorganismus negative Chemotaxis und Hypinose (S. 352) zur Folge haben und damit um so leichter zu Bakteriämie führen. In Versuchen, die eine hämatogene fibrinöse Pneumonie bei Tieren zu verursachen beabsichtigten, hat man oft statt ihrer eine primäre Bakteriämie auftreten gesehen.

Häufig treten bei Bakteriämie allgemeine Vergiftungserscheinungen in den Vordergrund, was sich aus der Abgabe großer Mengen Gift an das Blut (Toxinämie) erklärt. Dies muß nicht bei jeder Bakteriämie in annähernd gleichem Maße der Fall sein, auch dann nicht, wenn die Bakterien sich gleich rasch vermehren, weil ja nicht alle gleich starke Gifte in gleicher Menge in der Zeiteinheit abgeben, und nicht jedes Gift dem gleichen Los (Resorption, Vernichtung, Ausscheidung) anheimfällt. Bakteriämie kann sich auch mit Saprämie verbinden: nicht, indem reine Fäulniserreger im strömenden Blute wachsen — dies hat man bis jetzt nicht festgestellt — sondern indem es sich um eine Kombination von Infektions- und Fäulniserregern in demselben Mikroorganismus (wie Kolibazillus, Proteus) oder um eine Kombination verschiedener Bakterien handelt. Es kann z. B. eine fibrinöse Pneumonie zu Lungengangrän führen.

Bakteriämie bezeichnet man wohl als Septikämie oder Sepsis („Blutvergiftung"), wozu man auch Saprämie und Septikopyämie rechnet. Wir wollen die Termini Sepsis und Septikämie nur für düstere, nicht weiter unentwirrte Fälle bewahren, und außer Bakteriämie, Toxinämie und Saprämie noch unterscheiden: Pyämie und Septikopyämie.

Pyämie bedeutet „Eiter (im) Blut". Wir meinen damit einen Zustand, wobei wenigstens ein Eiterherd sich im Körper findet, von dem aus dann und wann Bakterien ins Blut geraten, damit anderen Organen und Geweben zugeführt werden und dort, bei genügender Giftstärke, metastatische Eiterherde erzeugen. Diese können fehlen, und trotzdem die klinischen Erscheinungen zur Annahme einer Pyämie führen. Bei reiner Pyämie tritt „Eiterfieber", ein intermittierendes Fieber (§ 114) ein. Die Zunge braucht nicht belegt zu sein;

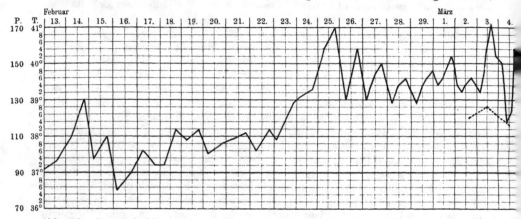

Abb. 159.   Streptokokkensepsis nach Bubooperation, Erysipel.   Karl W., 19 Jahre.   Leistendrüsenvereiterung.   Operative Entfernung der vereiterten Drüsen.   Danach Erysipel.   Seit dem 25. Februar täglich Schüttelfrost.   Im Blut massenhaft Streptoc. vulgar. haemolytic. Gestorben (nach JOCHMANN, Infektionskrankheiten).

zwischen den Fieberanfällen hat der Patient ein klares Bewußtsein; der Puls ist während des Fieberanstiegs beschleunigt usw.

Charakteristisch und diagnostisch von großer Bedeutung sind die embolischen Herde in der Haut, die von Flohstichen und punktförmigen „septischen" Blutungen, von 1 mm Durchschnitt und größer (oft auch auf serösen Häuten und Schleim-

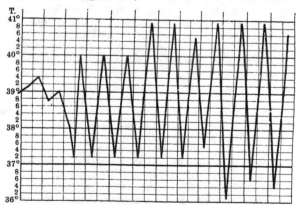

Abb. 160.   Kolisepsis.   Pylephlebitis nach Perityphlitis.   40 jährige Frau mit Perityphlitis erkrankt.   Danach steil intermittierendes Fieber mit Schüttelfrösten.   Lebervergrößerung mit multiplen Abzessen (nach JOCHMANN, Infektionskrankheiten).

häuten bei Bakteriämie und Toxinämie) zu unterscheiden sind. Bei Pyämie treten Herdchen auf von 1 bis mehreren Millimetern Durchschnitt: ein anfangs nekrotisches, später vereiterndes Zentrum, manchmal nur mit Lupenvergrößerung erkennbar, wird von einem hyperämischen Hof umgeben. Das nekrotische, später vereiternde Zentrum ist der Wirkung des Embolus — der aus zerfallenem Gewebe oder Fibrin mit Bakterien oder vielleicht aus nur Bakterien besteht, zuzuschreiben.

Ein grauweißes Zentrum in einer Hautblutung kann aber auch ein nicht-nekrotischer Haarfollikel oder eine Hautdrüse sein.

Bakteriämie kann von einem Eiterherd ausgehen, sie setzt jedoch keineswegs Eiterung voraus, wie aus obigem erhellt. Es tritt ein hohes, kontinuierliches Fieber ein mit trockner, stark dick graulich belegter Zunge, (bei chronischer „Sepsis" kann die Zunge rot, rein, feucht und auffallend glatt werden), benommenem oder stark gestörtem Bewußtsein, und sehr häufigem, kleinem Puls; in einigen Fällen, namentlich wenn Durchfall besteht, kann das Sensorium scheinbar klar sein — die auffallende und trügerische Euphorie (Gefühl des Wohlbefindens) des Kranken bei den ernsten Krankheitserscheinungen weist aber auf Trübung der Seele hin. Zeichen der Blutdissolution können sich hinzugesellen: Ikterus, Haut- und Schleimhautblutungen, usw. Wo keine Gangrän besteht, ist Saprämie ausgeschlossen, die übrigens ein ähnliches Krankheitsbild ergibt. Embolische Herde, Nekrosen usw. können auch ohne Pyämie vorkommen, durch Verschleppung von Stückchen eines Thrombus (z. B. bei Endocarditis verrucosa, die mit Bakteriämie besteht, Streptokokkenemboli in den Harnknäueln bei Scharlach), Eiterung in denselben tritt dann aber nicht auf.

Diese Bemerkungen mögen genügen zum Beweis, daß diese Zustände in ihren reinen Formen wohl zu unterscheiden sind. Nun kommen, wie schon gesagt, Übergänge, unklare Fälle und Kombinationen vor. Treffen wir das aber nicht überall in der Natur an?! Das ist aber nie ein Grund dafür einen Unterschied aufzugeben.

Pyämie schließt sich oft an Thrombose mit Eiterung an, so z. B. an die eitrige Hirnsinusthrombose bei eitriger Mittelohrentzündung, an die eitrige Thrombophlebitis bei puerperaler Infektion, an gewisse Formen von, besonders der geschwürigen Endokarditis — die andererseits eben Folge einer Pyämie sein kann —, an Pylephlebitis durch Kolibazillen, an Gonokokkeninfektion, usw. Die Metastasen können in Lunge, Haut, Niere, Gelenken, Auge, Knochenmark, usw. auftreten. Diffuse Entartung der Niere und Leber oder Entartung des Herzens, welche auf eine diffuse Giftwirkung hinweisen, fehlen bei der reinen Pyämie.

§ 73. Nervöse Einflüsse bei der Entstehung von Entzündung. Symmetrische Entzündungen.

Die alten Ärzte meinten, es entstünde Entzündung, indem sich die angeborene Wärme, τὸ σύμφυτον θέρμον und die kardinalen Säfte an einer Stelle anhäuften. BOERHAAVE und JOHN HUNTER lenkten die Aufmerksamkeit auf den größeren Blutgehalt hin. Die späteren Neuropathologen nahmen an, nicht etwa (vgl. S. 17), daß Nervenwirkung die entzündliche Gefäßerweiterung fördern oder hemmen kann, sondern daß die Entzündung eine Art trophische Nervenwirkung sei. Die für diese Ansicht ins Feld gebrachten Erscheinungen waren: der Herpes zoster, die Keratitis neuroparalytica und gewisse symmetrische Entzündungen, wozu auch die sympathische Ophthalmie zu bringen ist.

Der Herpes zoster (Gürtelrose) ist eine mit oft heftigem Schmerzen einhergehende Bildung von Gruppen von Bläschen im Innervationsgebiet einer bestimmten Nervenwurzel oder auch eines einzelnen peripheren Astes. Am häufigsten ist es das Gebiet eines Interkostalnerven (Abb. 161), so daß die Bläschen halbgürtelförmig sich ausdehnen. Seltener tritt er in einem Trigeminusgebiet auf. Man hat periphere Nervenentzündung oder Veränderungen im Intervertebralganglion (VON BÄRENSPRUNG) oder im hinteren Nervenwurzel nachgewiesen. Wie und wodurch aber die oft bald wieder eintrocknenden Bläschen dabei entstehen, ist ganz unklar; daß sie durch Entzündung entstehen, ist nicht nachgewiesen, ebensowenig wie und wodurch denn die primäre Neuritis entstand. Soviel ist nur sicher, daß der Herpes zoster keineswegs neurogene Entzündung beweist.

Die neuroparalytische Hornhautentzündung tritt nach Durchschneidung des gleichseitigen N. trigeminus ein. Wie und wodurch? MAGENDIE (1855) faßte sie als trophische Störung auf. SNELLEN wies nach, daß die unempfindlich gewordene Hornhaut fortwährend durch Stöße geschädigt wurde. Nähte er das Ohr — das vom N. auricularis vagi Gefühlsnerven erhält — an das empfindungslose Auge, so blieb die sonst eintretende Keratitis aus. Man kann ihr auch zuvorkommen, indem man die Hornhaut durch einen Pfeifendeckel schützt. SENFTLEBEN stellte fest, daß zunächst Nekrose der ungeschützten Hornhaut durch Verletzung eintritt, der sich Entzündung anschließt. Daß nicht immer Keratitis eintritt, erklärt sich wohl aus dem Ausbleiben gröberer Schädigungen.

Man hatte nach Vagusdurchschneidung bei Kaninchen Pneumonie auftreten sehen. Diese Lungenentzündung ist jedoch nicht einfach neurogenen Ursprunges, sondern sie ist, wie TRAUBE nachwies, der Einwirkung von Fremdkörpern, Futterresten, Mundschleim usw. zuzuschreiben, die durch die gelähmten unempfindlichen und offenstehenden Stimmbänder in die Lunge gleiten oder „verschluckt" werden. STEINER konnte eine solche „Schluckpneumonie" verhüten, indem er die vagotomierten Kaninchen fortwährend auf dem Rücken lagerte, so daß der Mundinhalt durch Mund und Nase abfloß.

Es gibt schließlich eine ganze Reihe symmetrischer Entzündungen, die vielleicht auf den ersten Anblick neurogen zu sein scheinen, sich aber als anderen Ursprunges erweisen. So können Chirurgen, Bäcker, Wäscherinnen ein nahezu symmetrisches Ekzem beider Hände und Vorderarme bekommen durch Karbol, Sublimat, durch die Ofenhitze, durch heißes Seifenwasser. Auch parasitäre Entzündungen können symmetrisch auftreten: so z. B. bevorzugt Sarcoptes scabiei die Beugeflächen von Extremitäten und Rumpf und erzeugt dabei oft symmetrische Entzündungen, manchmal der Seitenflächen von Finger und Zehen, d. h. zarte, zugleich warme Hautstellen. Bronchogene Entzündungsherde in der Lunge sind häufig nahezu symmetrisch in zentralen und paravertebralen Lungenteilen mit gleichen physiologischen Eigenschaften. Hämatogene Miliartuberkel bevorzugen stark die Rinde, cystidogene Entzündung das Mark beider Nieren. Die Symmetrie wird von einer symmetrischen Verteilung des Giftes bedingt. Obwohl es zweifellos symmetrische neurogene Erscheinungen gibt, wie z. B. Muskellähmungen durch Bleivergiftung

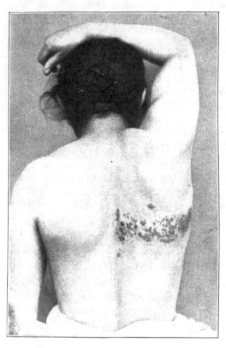

Abb. 161. Herpes zoster im Bereich eines mittleren Brustnerven (nach STEINERT, in CURSCHMANN, Nervenkrankheiten, Berlin 1909).

(„dropping hands" durch doppelseitige Radialislähmung), Lähmung der Peronei bei Polyneuritis usw., beweisen obige Beispiele ebenso zweifellos, daß symmetrische Doppelseitigkeit einer Entzündung keineswegs auf ihren neurogenen Ursprung hinweist.

Die sympathische Ophthalmie (Iridozyklitis) schien eine neurogene Entzündung zu bedeuten. Es ist das eine Entzündung des zweiten Auges, die einige Zeit nach traumatischer Iridozyklitis des ersten Auges eintreten kann. Man meinte, daß die Entzündung des zweiten Auges besonders eintrat nach Verletzung der nervenreichen Ziliargegend des ersten Auges. Man entfernte anfangs bald das verletzte Auge um eine sympathische Ophthalmie des anderen zu verhüten. In letzter Zeit tut man es nicht immer. Jedenfalls hat sich aber herausgestellt, daß die Entzündung sich durch den subduralen Lymphraum um den Sehnerven herum fortpflanzte (DEUTSCHMANN).

COHNHEIM hat schon betont, daß auch Körperteile sich entzünden, die nur noch durch ihre Hauptgefäße mit dem übrigen Körper in Zusammenhang stehen, und daß beim Frosch die Zunge in Entzündung geraten kann, obwohl das Hirn und das verlängerte Mark gänzlich zerstört sind. Manche Gefäße besitzen jedoch Nerven mit Ganglienzellen.

17. Kapitel.

Örtliche Störungen usw.: Entzündung (Folge). „Spezifische" Entzündungen, die sogenannten infektiösen Granulationsgeschwülste.

§ 74. Vorbemerkung.

Man hat eine Gruppe von infektiösen Granulationsgeschwülsten („nodules inflammatoires ou infectieux, inflammations nodulaires, granulomes") unterschieden, womit man „spezifische" knötchenförmige Gewebsneubildungen entzündlicher Natur und bestimmten Ursprunges andeutet. Die Neigung ist dabei mitunter unverkennbar, das gebildete Knötchen ausschließlich einem bestimmten Mikrobion, und diesem Mikrobion ausschließlich das Vermögen solcher Knötchenbildung zuzuschreiben. Von einer solchen Spezifizität kann jedoch keine Rede sein: so werden wir z. B. sehen, daß ein an und für sich charakteristisches Knötchen ebensogut vom Tuberkelbazillus wie von einem Erreger einer Pseudotuberkulose gebildet werden kann; während andererseits der Tuberkelbazillus ganz andere Entzündungsformen als eine knötchenförmige hervorzurufen vermag. Wir fassen in dieser Gruppe eine ganze Reihe von infektiösen Entzündungen verschiedener Natur zusammen, deren Erreger unter bestimmten Umständen auch die Bildung bindegewebiger Knötchen veranlassen können. Wir sollen nacheinander besprechen: die Tuberkulose, Pseudotuberkulosen, Lymphogranulom und Mycosis fungoides, Lepra, Syphilis, Aktinomykose, Botryomykose, Rhinosklerom und Malleus.

Es wird wohl immer die anatomische Form durch die Verteilung des Giftes an einem bestimmten Zeitpunkt, die Natur der Gewebsveränderungen vom örtlichen Verhältnis der Giftstärke zur Empfänglichkeit des Gewebes, mit Berücksichtigung von Veränderungen anderen Ursprunges, bedingt (§ 69). Auch kollaterale Entzündung tritt gelegentlich auf.

Die Gewebsveränderungen sind so wenig beweisend für das eine oder das andere Mikrobion, daß nur der Nachweis des Mikrobions die erreichbare Wahrscheinlichkeit eines bestimmten Ursprunges zu bringen vermag, und daß wir sonst Tuberkulose manchmal nicht von Pseudotuberkulose, Sporotrichose, Syphilis und Aktinomykose zu unterscheiden vermögen.

§ 75. Tuberkulose.

Tuberculum bedeutet Knoten. Tuberkulose war ursprünglich ein anatomischer Begriff. Sie deutet Infektion des Tuberkelbazillus an, seitdem ROBERT KOCH dieses Mikrobion (1882) nachgewiesen hat. Tuberkulose vermag nicht nur Knötchen, sondern alle möglichen Entzündungsformen hervorzurufen. Mit Phthise (Schwindsucht) deuten wir jene Formen von Tuberkulose (namentlich von Lunge, Knochen, Darm und Niere) an, die mit Zerfall und Höhlenbildung einhergehen. Es führt zu Mißverständnis, wenn man diesen alten Unterschied

nicht berücksichtigt. Die verschiedenen Typen des Tuberkelbazillus (der humane,
bovine Typus u. a.) rufen im wesentlichen die gleichen Gewebsveränderungen
hervor, so daß wir hier die Schattierungen derselben nicht berücksichtigen.
Auch die Eigenschaften, welche die Empfänglichkeit des Gewebes darstellen,
können gewisse angeborene vielleicht sogar ererbte, oder erworbene Unterschiede
aufweisen, welche auch für die Ausdehnung und histologische Form der Gewebsveränderungen von Bedeutung sind.

Es gibt sehr verschiedenartige anatomische sowie klinische Formen der
Tuberkulose, die sich nicht in eine schematische Einteilung hineinzwingen
lassen. Man kann nur einige Typen feststellen, um welche sich manche Formen
gruppieren. Dann bleiben noch Zwischenformen und Kombinationen übrig.

Einige Autoren nehmen auch bei Tuberkulose, ähnlich wie bei Syphilis,
einen Primär-, Sekundär- und Tertiäraffekt an. Es hat sich diese Annahme jedoch bei Syphilis
nicht aufrecht halten lassen;
bei Tuberkulose, die oft nur
in einem Herd oder in zwei
Herden auftritt, wird sie
sich schon deshalb noch viel
weniger bewähren, abgesehen
von anderen Bedenken.

a) Die Formen der
tuberkulösen Ent-
zündung.

Die tuberkulösen Gewebs-
veränderungen sind herd-
förmige oder diffuse;
letztere können aus ersteren entstehen. Immer aber
lassen sie sich auf Exsu-
dation, Entartung bzw. Nekrose und Gewebsneubil-
dung, somit auf Entzündung
zurückführen: jede tuber-
kulöse Gewebsverände-
rung ist Entzündung.
Andererseits lehrt die Er-

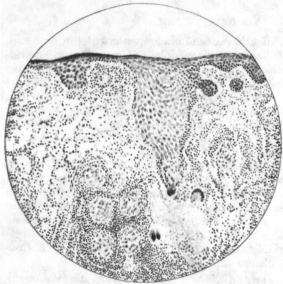

Abb. 162. Atypische Epithelbildung bei Lupus in der
Oberhaut (nach LESSER, Hautkrankheiten, Berlin 1914).

fahrung, wie wir unten sehen werden, daß jede Entzündungsform rein
tuberkulösen Ursprunges sein kann. Das sind zwei wichtige Ergebnisse,
die wir nicht vergessen dürfen! Damit ist selbstverständlich nicht ausgeschlossen, daß gelegentlich ein Teil der beim Menschen oder beim Versuchstier
in einem tuberkulösen Herd nachgewiesenen Veränderungen durch andere
Mikroben (Mischinfektion) hervorgerufen wurde.

Wir unterscheiden eine 1. proliferative (produktive), 2. exsudative
und 3. degenerative bzw. nekrotisierende oder käsige Tuberkulose, 4. Mischformen, ebenso wie bei nichttuberkulöser Entzündung (S. 357).

Die am ersten und am gründlichsten erforschte Veränderung ist die knötchenförmige Gewebsneubildung. Es gibt Knötchen (Tuberkel) von der Größe
eines Hirsekorns (Miliartuberkel, milium = Hirsekorn), kleinere und größere.
Häufig erweist sich ein Knoten als aus mehreren Knötchen aufgebaut. Man
nennt solche zusammengesetzte Knoten wohl „Konglomerattuberkel," ein Wort,
das jedoch auch für Käseknoten (S. 413) gebraucht wird. Das Knötchen wird

fast immer aus Bindegewebszellen, nur ausnahmsweise, z. B. in der Leber (ARNOLD), in der Haut, aus Epithel gebildet, oder es tritt eine unregelmäßige, atypische Epithelbildung ein, wie bei Hauttuberkulose (Abb. 162). Ohne weitere Andeutung meinen wir mit Knötchen ein bindegewebiges.

Das eine Knötchen besteht aus faserigem, derbem, zum Teil hyalinem, kernarmem Bindegewebe ohne weiteres. Ein anderes ist in seinem Innern verkäst, sogar in großer Ausdehnung, oder verkalkt. Wieder ein anderes Knötchen ist aus kernreichem, faserarmem, mehr oder weniger epithelioidem und von Leukozyten durchsetztem Bindegewebe aufgebaut; sein Innere kann verkäst sein. Wir dürfen dieses Knötchen als jünger als das zuerst genannte betrachten. Aber wo der Unterschied geringer ist, wird die Entscheidung unsicherer: Nicht immer treten ja Verkäsung, Faserbildung usw. gleich rasch auf (S. 26). Nur Tierversuche können den histogenetischen Weg einigermaßen sicher zeigen. Mit ihren Ergebnissen können wir dann die Befunde beim Menschen vergleichen. Indem man bei demselben Versuchstier oder bei mehreren möglichst gleichen Versuchstieren eine klinische und anatomisch-histologische Untersuchung zu verschiedenen Zeitpunkten nach der Impfung vornimmt, bekommt man die verschiedenen Entwickelungsstufen zur Beobachtung. Viele Forscher haben das bei recht zahlreichen Kaninchen, Meerschweinchen, Hunden und anderen Tieren getan, indem sie Tuberkelbazillen (in Reinkultur) in die vordere Augenkammer, die Hornhaut, das Netz, die Niere, die Lunge, in eine Ader einführten (R. KOCH, BAUMGARTEN u. a.). Durch Verschiedenheiten der Giftstärke und des Versuchstieres ergaben sich gewisse Verschiedenheiten des Erfolges. Häufig hat man folgendes festgestellt:

Sofort nach der Impfung vermehren sich die Tuberkelbazillen im Gewebe, und es häuft sich bald etwas flüssiges, mitunter auch fibrinöses Exsudat an, während gelapptkernige Leukozyten erscheinen, die wir jedoch bei geringerer Giftstärke vermissen. Sie nehmen Bazillen in sich auf und verschwinden allmählich wieder, oder sie zerfallen an Ort und Stelle, unter Kernfragmentierung, Chromatolyse. Nach einigen Tagen finden wir nur Bazillen in oder zwischen Bindegewebszellen. Hier sei zugleich bemerkt, daß gelapptkernige Leukozyten wiederum erscheinen können, sobald Verkäsung genügend rasch eintritt, auch in älteren Herden. Ob da Zerfallsprodukte aus Bazillen oder aus Körpereiweiß positiv chemotaktisch wirken, ist eine offene Frage.

Schon etwa 48 Stunden nach der Impfung oder gar früher schwellen vom Gift gereizte Bindegewebszellen an, während sich auch ihr Kern vergrößert und manchmal deutlich chromatinreicher wird. Durch mitotische oder amitotische Zellteilung entstehen epithelioide Zellen, die allmählich ein Knötchen bilden, den großzelligen oder Epithelioidzellentuberkel. Zwischen diesen Zellen können sich alte Bindegewebsfasern finden, die ein Netzwerk bilden. (Retikulum nicht zu verwechseln mit Fibrin!). Die jungen Zellen können durch Ausläufer zusammenhängen, die ebenfalls eine Art Netzwerk bilden. Hämatogene Tuberkel (nach Einspritzung in ein Blutgefäß) entstehen in ähnlicher Weise durch Teilung des Gefäßendothels, an welche sich Tuberkelbazillen embolisch ablagern.

Im Knötchen treten oft Riesenzellen (Abb. 163) auf, die besonders von LANGHANS studiert wurden (LANGHANSscher Typus). Ihr Zelleib ist verschieden groß; er kann zum Teil körnig zerfallen oder fettig entartet sein, und mehrere, bis zu 100 und mehr Kerne enthalten. Diese Kerne sind in Form eines Kranzes, eines Hufeisens, eines Kreuzes, oder an einem oder beiden Zellpolen oder unregelmäßig gelagert. Die beobachtete Anordnung kann offenbar von dem optischen Durchschnitt abhängen. Nach WEIGERT entsteht die Riesenzelle durch fortgesetzte Kernteilung in einer Zelle, dessen geschädigter Leib sich aber nicht teilt. Die meist ei- oder spindelförmigen Kerne sind in der Tat denen junger Bindegewebszellen ähnlich. Ich glaube aber, daß ausnahmsweise eine scheinbare Riesenzelle entstehen mag durch Zusammenfließen mehrerer Zellen (Lymphozyten), wie das METSCHNIKOFF annimmt. Die Größe und Form von Zellen und Kernen weisen darauf hin. Die Riesenzellen liegen

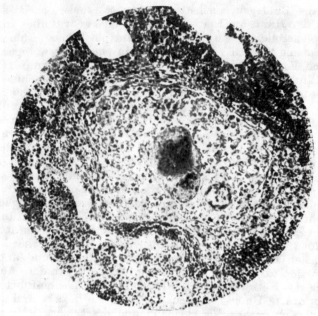

Abb. 163. Epithelioidzellentuberkel mit zwei Riesenzellen; das umgebende Lungengewebe ist dicht von Lymphozyten durchsetzt.

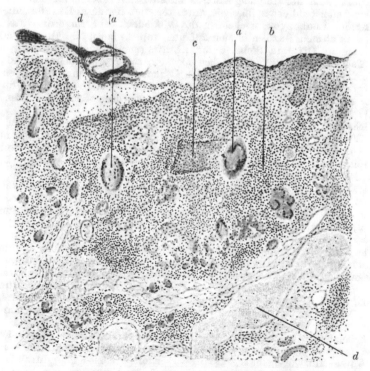

Abb. 164. Lupus mit sehr großen Riesenzellen (a); b dichtes Lymphozyteninfiltrat; c Reste von Talgdrüsenepithel; d erweiterte Gefäße (nach LEWANDOWSKY).

oft auf der Grenze des verkästen und nichtverkästen Abschnitts des Knötchens. Die tuberkulösen Riesenzellen sind den bei anderen nicht-tuberkulösen Entzündungen oft anzutreffenden Riesenzellen gleichzustellen (S. 382).

Von großer Bedeutung ist die Gefäßlosigkeit des Tuberkels, auch des hämatogenen, wenn das Knötchen nicht ausnahmsweise ein präexistierendes Gefäß umwächst. Wir kommen unten hierauf zurück.

Um das wachsende Knötchen tritt bald kollaterale Hyperämie und seröses oder auch fibrinöses Exsudat auf; allmählich sammeln sich Lymphozyten an, sie dringen in das Knötchen ein, durchsetzen es, und zwar mitunter in so großer Zahl, daß der großzellige Bau, wenigstens vorübergehend, verschleiert wird und ein kleinzelliger Tuberkel zu bestehen scheint. Dieser ist, wohl seiner Ähnlichkeit

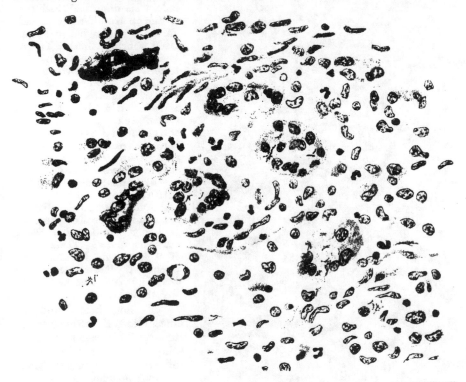

Abb. 165. Impfstelle eines normalen Tieres 7 Tage nach Infektion mit abgetöteten Bazillen (nach LEWANDOWSKY).

mit einem Lymphfollikel wegen, von den Franzosen als „follicule tuberculeux" bezeichnet worden. Später verschwinden die Lymphozyten allmählich. Hieraus ergibt sich jedoch kein Grund für die Annahme, es sei der Tuberkel nicht aus Bindegewebszellen, sondern aus Lymphozyten entstanden, auch dann nicht, wenn Zeichen von Zell- und Kernteilung (bei langsamem Wachstum oder ungenügender Beobachtung) nicht nachgewiesen wurden. Sie pflegen ja in langsam wachsenden Geschwülsten ebenfalls zu fehlen.

Allmählich tritt fibröse Umwandlung des peripheren und Verkäsung des inneren Abschnitts des Tuberkels ein Die fibröse Umwandlung führt zu einer Art Abkapselung des Inneren, indem die peripheren Zellen bis zu mehr oder weniger konzentrischen Mänteln gedehnt werden, manchmal wie die Schalen einer Zwiebel. Dabei werden auch ihre Kerne mehr länglich und bilden sich immer mehr Fasern, wie beim entzündlichen Bindegewebe überhaupt. Hyaline Entartung kann sich anschließen.

Fehlt Verkäsung, so kann das ganze Knötchen hyalin werden. Beim Faserigwerden des Bindegewebes verschwinden die Bazillen allmählich: ein ganz fibröses Knötchen kann steril sein. Koagulationsnekrose im Innern ergibt Käse verschiedener Härte; von sehr fest bis zur Weichheit von Rahmkäse und noch weicher; zwischen diesen Äußersten sind mannigfache Übergänge möglich. Übrigens kann fester Käse nachträglich erweichen. Die Gefäßlosigkeit des Knötchens erleichtert die Verkäsung durch das tuberkulöse Gift.

In den oben erwähnten Versuchen wurden Tuberkelbazillen an bestimmten

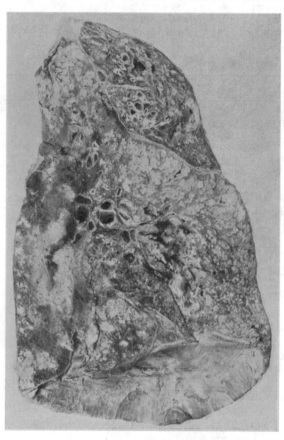

umschriebenen Stellen angehäuft; auch wenn sie in ein Blutgefäß eingeführt werden, indem sie dann embolisch entweder an Kapillarendothel sich anlagern oder in intrakapillaren Fibrinpfröpfchen hängen bleiben, und das Endothel reizen. Abgesehen von nebensächlichen Abweichungen können wir sagen: Tuberkelbazillen, die in gewisser Giftstärke an einer umschriebenen Stelle in empfänglichem Gewebe sich anhäufen, erzeugen daselbst eine knötchenförmige entzündliche Gewebsbildung.

Auch durch tote Bazillen hat man solche Knötchen, sogar mit Verkäsung gebildet (STRAUS und GAMALEIA u. a.). Weil aber tote Bazillen nicht wachsen, überschreitet auch das Knötchen eine bestimmte Größe nicht.

Es liegt kein Grund vor eine andere Entstehungsweise für die Tuberkel beim Menschen anzunehmen. Im Gegenteil weisen die verschiedenen mikroskopischen Bilder auf dieselbe Histogenese hin. Der bovine Bazillus ruft beim Menschen (selten) ebenso wie beim Rind „Perlsucht" hervor: es finden sich Knötchen oder Knoten, wie Perlen auf der Schnur, durch Bindegewebsfädchen an der Pleura oder am Bauchfell und untereinander befestigt.

Abb. 166. Rechts oben stark geschrumpfter Oberlappen (schiefrige Induration) mit erweiterten Bronchien. Im Unterlappen bronchopneumonische Käseherde.

Wird tuberkulöses Gift in gewisser Stärke im Gewebe verstreut, so erfolgt eine diffuse tuberkulöse Bindegewebsbildung („tuberkulöses Gewebe"). Zunächst ist es diffuses junges „Granulationsgewebe" mit neugebildeten Blutkapillaren, in dem typische Tuberkel vorkommen oder fehlen und vereinzelt eingestreute oder gar keine Riesenzellen sichtbar sind. Zunächst finden sich Lymphozyten, später auch Plasmazellen in verschiedener Zahl, mitunter auch gelapptkernige Leukozyten im jungen Bindegewebe; Bazillen sind nur in geringer Zahl, häufig erst nach längerem Suchen, nachweisbar.

Je älter, d. h. je faserreicher und kernarmer das Gewebe wird, um so schwerer wird auch hier der Nachweis von Bazillen. Ist es sklerotisch geworden, so kann man es als nahezu oder vollkommen steril betrachten — mit Ausnahme etwaiger verkäster Stellen, die wir oft früher oder später antreffen. Erhebliche Schrumpfung eines Lungenabschnitts, z. B. des ganzen Oberlappens (Abb. 166) mit dauernder Bronchialerweiterung (Bronchiektasie) ist möglich.

Eine solche diffuse tuberkulöse Bindegewebsbildung können wir z. B. durch Einspritzung einer gewissen Menge tuberkulösen Giftes in die Lunge eines Kaninchens hervorrufen. Beim Menschen tritt sie in verschiedenen Organen auf: in der Lunge, in dem Lungenfell (als Pleuraschwarte), in Lymphdrüsen, in der Haut und gewissen Schleimhäuten (bei Lupus), in Gelenken. Eine Schwarte kann durch Organisation fibrinösen Exsudates entstehen. Tuberkulöse Karnifikation der Lunge kann ebenfalls durch Organisation intraalveolaren fibrinösen Exsudates, außerdem durch interalveolare Bindegewebsbildung auftreten (vgl. S. 384). Auch können peribronchiale, perivaskuläre und interlobulare Bindegewebszüge sich bilden. Übrigens müssen wir immer die Möglichkeit berücksichtigen, daß Tuberkulose in einem durch proliferative Entzündung gebildeten Bindegewebe eintritt, wie z. B. bei pneumonokoniotischer Lungeninduration oder in einem durch den Gonokokkus fibrös veränderten Nebenhoden. Ferner wuchert mitunter im Boden eines tuberkulösen Geschwürs, einer Kaverne oder einer Fistel, reichlich fungöses Gewebe (S. 399).

Bei jeder Tuberkulose tritt Exsudation ein, und zwar kann sie sowohl bei kollateraler wie bei selbständiger tuberkulöser Entzündung in den Vordergrund treten, so daß wir von **exsudativer Tuberkulose**

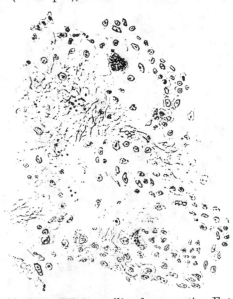

Abb. 167. Fibrinös-zellig-desquamative Entzündung. Rechts girlandenförmige Alveolenwand, sich unten nach links fortsetzend. In Lungenbläschen gelapptkernige Leukozyten, abgestoßene, vergrößerte Alveolenepithelzellen und Fibrin.

reden. Jedes Exsudat kann rein tuberkulösen Ursprunges sein. Auch beim Menschen sind kurz dauernde Fälle verschiedenartiger exsudativer Tuberkulose bekannt geworden, wo weder während des Lebens noch nach dem Tode andere Bakterien als der Tuberkelbazillus nachweisbar waren. Dazu gehören z. B. Entzündung eines Gelenkes mit Anhäufung einer großen Menge serösen Exsudates (Hydrops tuberculosus genu), ausgedehnte fibrinöse Serositis und Lungenentzündung, eitrige Pleuritis und Knochentuberkulose usw. Junge Reinkulturen vom Tuberkelbazillus pflegen weniger ausgedehnte Exsudation hervorzurufen als alte, was wohl dem größeren Reichtum der letzteren an lockerem, leicht in die Umgebung des Bazillus diffundierendem Gift zuzuschreiben ist. Für die Natur des Exsudates ist wahrscheinlich jedenfalls die Konzentration entscheidend. Auch abschuppende (desquamative d. h. nicht exsudative) Entzündung, z. B. der Lunge kann tuberkulösen Ursprunges sein; die „glatte" oder desquamative Pneumonie ist es sogar oft (glatt ist nämlich die Schnittfläche, der hervorragende Fibrinkörnchen fehlen). Dabei treten zunächst Abschuppung von Alveolarepithel und seröse Entzündung („gelatinöse Infiltration") in den Vordergrund. Später kann die anfangs nur spurweise vorhandene Verkäsung allmählich zunehmen und sogar große Ausdehnung gewinnen, so daß man von käsiger Pneumonie redet.

Es handelt sich dabei um eine allmähliche Zunahme käsiger Kerne; die desquamativ-seröse und sonstige Entzündung ist oft eine kollaterale um diese Kerne, obwohl sie auch wohl selbständig auftreten kann. Auch das tuberkulös kollateral entzündete Gebiet kann übrigens an Umfang zunehmen, es können Herde zusammenfließen usw.

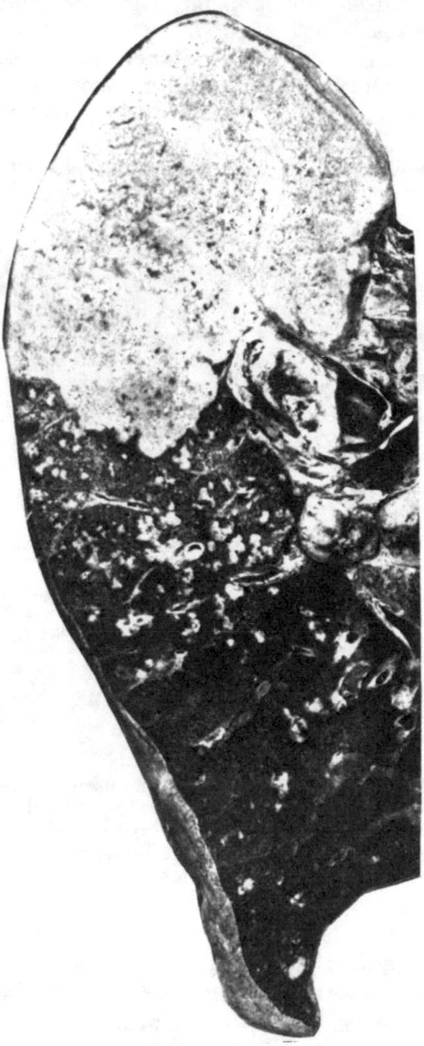

Das Exsudat kann im allgemeinen resorbiert oder (aus der Lunge) ausgehustet werden. Dauernde Heilung wird jedoch nicht eintreten bevor etwaige käsige oder proliferative Herde, die als Kerne zu kollateraler Entzündung führen, entweder verschwinden oder wenigstens bazillenfrei werden, oder wenn die Bazillen durch Verkalkung eingemauert werden. Wir haben ja keinen Grund anzunehmen, daß solcher Kalk je wieder resorbiert wird oder Bazillen aus demselben verschleppt werden.

Jedes exsudativ entzündete tuberkulöse Gewebe kann früher oder später verkäsen. Auch in menschlichen Organen begegnen wir Bildern, die darauf hinweisen: wenn nämlich die Verkäsung noch nicht zu einer gleichmäßigen körnigen Masse geführt hat, können wir die Umrisse, die Schatten des Gewebes — wie z. B. die der Alveolen — erkennen neben einer Masse, die verändertes Exsudat darstellt. In jüngeren Stufen läßt sich das Exsudat noch einigermaßen von den schattenförmigen Zellen unterscheiden. Der alte Käse stellt eine feinkörnige Masse dar. Im erweiterten Nierenbecken oder Eileiter kann sich eine große Menge Käse anhäufen.

Abb. 168. Verkäsung eines größeren kranialen Lungenabschnitts. Traubenförmige, bronchogene Käseherde in kaudalen Teilen.

Aber es ist auch eine mehr oder weniger vollständige bindegewebige Organisation des Exsudates möglich (S. 383 f). In anderen Fällen gewinnt die Entzündung in der Peripherie eines exsudativ-verkäsenden Herdes einen proliferativen Charakter, der zu einer Art Abkapselung des Herdes führt. So kann ein Knoten entstehen, aus einem käsigen Inneren und einer bindegewebigen Kapsel bestehend, einem verkästen bindegewebigen Knoten ähnlich. Mikroskopisch vermögen wir sie dann zu unterscheiden, wenn noch Reste, Schatten oder das alveolar angeordnete elastische Fasergerüst der Lungenbläschen im exsudativ-käsigen Innern nachweisbar sind. Der bindegewebige Tuberkel vergrößert sich ja von einem Punkt aus und beherbergt höchstens wenige regellose Bindegewebsfasern oder elastische Fasern des zuvor bestehenden Gewebes. In anderen Organen, wie im Hirn, in einer Lymphdrüse, in Leber oder Milz, können wir manchmal noch Schatten des Organgewebes oder von Organzellen im exsudativ-käsigen Inneren nachweisen, die im verkästen Bindegewebsknoten fehlen. Größere Käseknoten mit oder ohne bindegewebige Kapsel sind nicht immer „Konglomerattuberkel", sondern häufig verkäste exsudative Entzündungsherde. Wir finden sie z. B. im Hirn, in der Leber, in Lymphdrüsen.

Entartung, Nekrose bzw. **Verkäsung** stellen die dritte elementare tuberkulöse Gewebsveränderung dar. Besonders in hoch differenzierten Zellen,

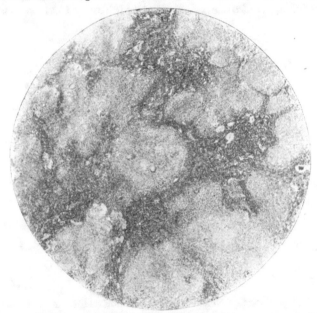

Abb. 169. Lymphdrüsentuberkulose. In der Mitte Tuberkel mit Riesenzellen. Nach unten ausgedehnte exsudativ-verkäsende Entzündung. Die kernreichen dunklen Teile stellen von Leukozyten durchsetztes Lymphdrüsengewebe dar.

wie im Epithel der gewundenen Harnröhrchen, der Leber, vermag das tuberkulöse Gift in schwacher Konzentration — z. B. in der Umgebung eines tuberkulösen Nekroseherdes (s. unten) — trübe Schwellung und fettige Entartung hervorzurufen. Auch im Lungenepithel sehen wir das häufig. Bei gewissem Verhältnis von Giftstärke zur Empfänglichkeit des Gewebes kann aber sofortige einfache Nekrose eintreten. Abb. 170 zeigt uns eine Gruppe solcher nekrotischer Lungenbläschen, aus einem hirsekorngroßen Nekroseherdchen. Solche Herdchen mit starker kollateraler exsudativer Entzündung fanden sich in großer Zahl in den Lungen und in viel geringerer Zahl in Leber und Nieren einer stark heruntergekommenen 40 jährigen Frau. Ein erweichter Käseherd war in eine Lungenader durchgebrochen, und mit dem erweichten Käse hatten sich unzählige Tuberkelbazillen dem Blute beigemischt, wie aus der Untersuchung noch in der Ader befindlichen erweichten Käses äußerst wahrscheinlich wurde. Sie bewirkten primäre herdförmige Nekrose. Durch Einspritzung einer alten pasteurisierten Reinkultur von Tuberkelbazillen in die Kaninchenlunge gelingt es auch wohl, sofortige Nekrose zu bewirken.

In anderen Fällen tritt Verkäsung proliferativ oder exsudativ, mitunter zugleich desquamativ entzündeten Gewebes ein, wie wir oben sahen.

Wir können uns verschiedenartige miliare tuberkulöse Herde in einer Reihe denken, wobei der typische bindegewebige Tuberkel am einen Ende (links), eine sofortige Gewebsnekrose am anderen Ende (rechts) sich findet. Zwischen diesen zwei Äußersten nimmt dann von links nach rechts die Gewebsbildung ab, Exsudation und Verkäsung hingegen zu. Allerlei Zwischenformen, auch Mischformen, kommen auch bei größeren Herden vor.

Was geschieht nun mit dem verkästen bzw. sofort nekrotischen Gewebe ? Von letzterem wissen wir nichts Sicheres; wahrscheinlich kann es, ebenso wie verkästes Gewebe, verkalken, oder erweichen. Fest verkästes Gewebe

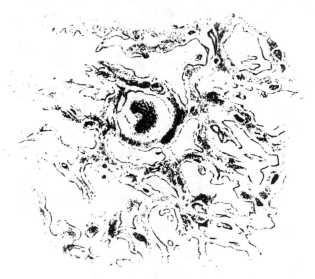

Abb. 170.   Sofortige einfache Nekrose von Lungenbläschen.   Nur vereinzelte Schatten von Kernen sind sichtbar.

kann außerdem längere Zeit unverändert bleiben, wenigstens soweit wir wissen. Verkalkung kann die Bazillen dauernd einmauern und unschädlich machen. Erweichung verkästen Gewebes hingegen ist die Gefahr, die vor allem den Besitzer eines tuberkulösen Herdes bedroht; eine zweite Gefahr ist die Ausdehnung der Verkäsung. Durch Erweichung entsteht eine mehr oder weniger eiterähnliche Flüssigkeit, die meist Käsebröckelchen, aber keine Eiterkörperchen enthält, wenn nicht außer der Erweichung eine Eiterung besteht und dieser Eiter sich mit jener Flüssigkeit mischt, wie das gelegentlich vorkommt. Aber durch die „puriforme Schmelzung" verkästen Gewebes ohne weiteres entsteht sogenannter „tuberkulöser Eiter", der kein Eiter ist (S. 369). Inwiefern diese Flüssigkeit resorbiert werden kann, wissen wir nicht genau — nur dürfen wir annehmen, daß die Resorption schwer von statten geht.

Durch Erweichung verkästen Gewebes an einer Oberfläche, wie in der Bronchial- oder Nierenbeckenschleimhaut, entsteht ein Geschwür. Tritt sie irgendwo im Gewebe ein, so entsteht eine Höhle, gefüllt mit „tuberkulösem Eiter", die wir einen tuberkulösen Abszeß nennen. Und zwar kann es, je nach dem arteriellen Blutgehalt der Abszeßwand und seiner Umgebung, ein heißer oder ein kalter Abszeß sein (S. 369). Durch Verschlimmerung kann ein kalter Abszeß heiß werden. Andere Bakterien als der Tuberkelbazillus können dabei mit im Spiele sein. Solche tuberkulöse Abszesse können auch echten Eiter (s. oben) enthalten, wenn nämlich eitrige Entzündung zur Erweichung hinzukommt. Solche tuberkulöse Abszesse treffen wir in verschiedenen Körperteilen an: in Lymphdrüsen, Knochen und Gelenken, in Lunge und Niere — in letzterer handelt es sich in der Regel um eine käsige bzw. käsig-erweichende Nierenbeckenentzündung mit Anhäufung von erweichtem Käse oder Eiter im Nierenbecken. Fistelgänge können sich von einem solchen Abszeß aus nach einer Körperoberfläche bilden und daselbst durchbrechen. Tritt eine solche Höhle in der Lunge mit den Luftwegen in Zusammenhang, so nennen wir sie eine Kaverne (vomica). Gelegentlich bezeichnet man aber auch einen geschlossenen tuberkulösen Abszeß als Kaverne. Eine Kaverne stellt eine besondere Geschwürsform dar (S. 399). Die Kavernenwand ist nicht immer gleich. Wir

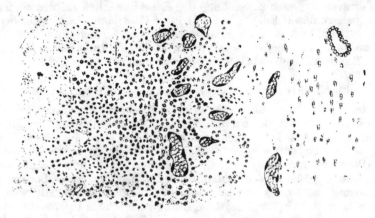

Abb. 171. Kavernenwand. Von links nach rechts: feinkörniges, verkästes Gewebe, in dem Bruchstücke von Kernen; mehr nach rechts Lymphozyten und gelapptkernige Leukozyten in faserigem, neugebildetem Bindegewebe, das weite Kapillaren enthält. Ganz rechts faseriges Bindegewebe.

könnten uns die Kaverne denken — wenn sie eine regelmäßige Gestalt hätte — als einen Körper, entstanden durch Rotation eines tuberkulösen Geschwürs um eine Achse in der Geschwürsfläche. Die buchtige, sinuöse Gestalt entspricht der buchtigen, sinuösen Form des tuberkulösen Geschwürs. Ohne auf weitere Einzelheiten einzugehen, wollen wir nur bemerken: ist die Höhle entstanden durch rasche Erweichung rasch verkästen Gewebes, so besteht ihre Wand aus zum Teil verkästem, tuberkulösem entzündetem Gewebe: Exsudat verschiedener Form und in verschiedener Menge kann vorhanden sein, neugebildetes Bindegewebe pflegen wir dann spärlich anzutreffen. In anderen Fällen, wo der Käse erst nach längerer Zeit erweicht, besteht die Wand der Höhle aus denselben Bestandteilen wie die eines Käseknotens, aus dem sie entstand; von der Höhle aus begegnen wir dann hintereinander: noch nicht erweichtem Käse mit Bruchstücken von Kernen, dann entzündetem jungem Bindegewebe mit oft weiten Blutkapillaren und erhaltenen Kernen, ferner älterem, faserigem, kernärmerem Bindegewebe in verschiedener Menge. Schreiten Verkäsung und Erweichung fort, so bleibt schließlich diese letztere Schicht übrig. Hört die Verkäsung dann auf, so kann der vorhandene Käse erweichen, aufgeräumt werden, und glattes Binde-

gewebe die Wand darstellen. Dieses Bindegewebe kann mit Epithel von anstoßenden Lungenbläschen oder Bronchien aus bedeckt werden und damit
die Höhle zur Ausheilung, jedenfalls zum Stillstand gelangen. Von diesem
Verlauf kommen manche Schattierungen und Abweichungen vor, auf die wir
nicht eingehen. Nur eine einzige sei hier als Beispiel genannt, nämlich die
bronchiektatische Kaverne in der Lunge, die durch fortschreitenden Zerfall
der Bronchialwand und ihrer Umgebung entsteht. Wie aus dieser Schilderung
erhellt, zeigen Kavernenwand und Abszeßwand eine gewisse Analogie (vgl. S. 369),
welche noch größer wird, wenn wir hinzufügen, daß auch in der Wand der fertigen
tuberkulösen Höhle, ebenso wie in der des nichttuberkulösen Abszesses, die
Bindegewebsbildung zunehmen oder — bei sehr rascher Entstehung der Höhle —
zuerst auftreten kann.

Es kann somit nicht nur sofortige tuberkulöse Nekrose, sondern auch
nachträgliche Verkäsung und zwar letztere in bindegewebigen Knötchen (Tuberkeln), in diffus entstandenem Bindegewebe wie in exsudativ entzündetem
Gewebe eintreten. Durch Erweichung des Käses entstehen Höhlen mit flüssigem
Inhalt („tuberkulösem Eiter"), die mit einer Oberfläche in Verbindung treten
können. Sowohl Verkäsung wie Erweichung können fortschreiten oder zum Stillstand kommen. In einer Lunge mit ausgedehnter Bildung festen Bindegewebes
schreitet Kavernenbildung am langsamsten oder gar nicht fort (fibröse Phthise).

b) Ausbreitung und Heilung der Tuberkulose.

Jetzt noch einiges über die weitere Ausbreitung einer tuberkulösen
Entzündung. Wie wir das bei der kollateralen Entzündung im allgemeinen
besprochen haben, so kann auch ein tuberkulöser Herd in seinem Ganzen an
Umfang zunehmen, oder es vergrößert sich nur der Kern, wenn es einen solchen
gibt. Allerdings wird Vergrößerung des Kernes meist von Vergrößerung des
ganzen Herdes gefolgt werden, indem die Giftabgabe durch die Bazillen, die zur
Vergrößerung des Kernes führte, auch von vermehrter Giftdiffusion gefolgt
wird. So kann z. B. in der Lunge ein diffus verkäsendes bzw. verkästes Gebiet
(käsige Pneumonie) entstehen, indem zahlreiche bronchopneumonische oder
hämato- oder lymphogene käsige Kerne sich allmählich vergrößern und schließlich
zusammenfließen, nachdem zuvor die kollateralen Entzündungsherde sich
vergrößert hatten und zusammengeschmolzen waren. So zeigt Abb. 172 im
kaudalen hyperämischen Lungengewebe einige traubenartige Käseherde; ebenso
im kranialen Abschnitt, wo sie durch Vergrößerung zum Teil zu einem mehr
diffus verkästen Gebiet zusammengeschmolzen sind. Das hellgräuliche, durchsichtige Gewebe, in dem einige Käseherdchen eingesprengt sind, ist kollaterale
serös desquamative Entzündung um diese Herdchen (links oben).

Ein bindegewebiges Knötchen kann sich vergrößern durch Zellteilung
in seinem Innern, aber auch durch Bindegewebsbildung in der Umgebung
(Apposition), wodurch die „Kapsel" verstärkt wird. Dies ist von Bedeutung
für den weiteren Verlauf, wie aus folgendem erhellt. Die Gefäßlosigkeit des
Knötchens ist wichtig, weil nicht nur seine Ernährung, sondern auch Verschleppung von Tuberkelbazillen aus seinem Innern nur durch Lymphwege stattfinden
kann. Je mehr Bindegewebe sich bildet und je mehr Bindegewebe sich in derbes
Narbengewebe umwandelt, um so mehr werden die Lymphspalten zusammengedrückt und verschwinden sie. Damit nimmt die Gefahr von Verschleppung
von Bazillen aus dem Knötchen ab, während die Bazillen selbst immer schlechter
ernährt werden. Solange nämlich noch Bazillen vorhanden sind, liefert schließlich fast nur fortschreitende Verkäsung mit Erweichung Gefahr der Ausbreitung.
Ein vollkommen fibröses Knötchen ist als meist gefahrlos zu betrachten.

Durch Vergrößerung von Tuberkeln oder durch Zusammenschmelzung ihrer kollateralen, zum Teil proliferativen Entzündungshöfe, kann ein geschwulstartiges Gebilde entstehen, z. B. im Kehlkopf, in serösen Häuten.

Bei der Ausbreitung der Tuberkulose im Körper spielt die strömende Lymphe eine große Rolle. Folgende Betrachtung gilt für jeden Saft im Gewebe, auch in verkästem Gewebe. Sie muß dazu in ausreichender Berührung mit verschleppbaren Bazillen kommen und eine gewisse Bewegungsenergie haben. Diese Bewegungsenergie ($1/2\ m.v^2$) wird offenbar vom Lymphgehalt des Gewebes und von der Geschwindigkeit der strömenden Lymphe bedingt (m bedeutet die bewegte Lymphmasse, v die Strömungsgeschwindigkeit). Ist ein tuberkulöser Herd gefäßlos, so wird sein Saftgehalt von dem des umgebenden Gewebes bestimmt. Die Bewegung seiner Lymphe wird zum Teil von den Kapazitätsänderungen seiner eigenen, zum Teil von denen der umgebenden Lymph-

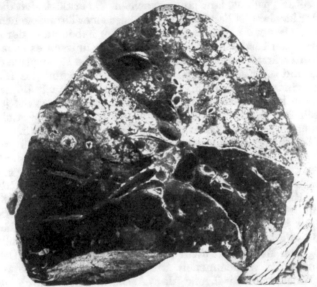

Abb. 172.   Bronchogene verkäsende Tuberkulose.

wege beeinflußt. Und zwar, indem der Lymphdruck bei Erweiterung derselben abnimmt, bei Verengerung ansteigt. So entstehen Druckunterschiede, auch bei ungleichmäßiger Erweiterung bzw. Verengerung, in zusammenhängenden Lymphwegen und denen zufolge Beschleunigung oder Verlangsamung eines an und für sich langsamen Lymphstromes. Liegt z. B. der Herd in Lungengewebe, so wird während der Einatmung Lymphe aus demselben in das umgebende Lungengewebe angesogen, während der Ausatmung Lymphe in dasselbe eingepreßt. Vermehrung der Saftdurchströmung fördert Verschleppung von Gift in die Umgebung und kann auch die Wachstumsbedingungen der Bazillen im Herde verbessern durch Erneuerung der Nährstoffe. Verschleppung des Giftes kann (kollateral) Vergrößerung des Herdes oder Metastase zur Folge haben. Durch die vermehrte Giftabfuhr nimmt aber seine Konzentration im Herde ab, während gesteigertes Wachstum der Bazillen die Konzentration erhöht. Für den Verlauf kommt es nun offenbar darauf an, was überwiegt: die stärkere Abfuhr oder die stärkere Bildung (Zufuhr) des Giftes, und wie viel die eine über die andere Größe überwiegt; außerdem, welche die Eigenschaften des Gewebes sind bzw. werden. Alle Faktoren, welche die Giftabgabe aus dem Herde vermehren oder das Gewebe schädigen, eine Hyperämie bzw. seröse oder sonstige Entzündung in dem anstoßenden Gewebe erregen, können die Verschleppung von Gift und dadurch kollaterale Vergrößerung des Herdes oder (und) Metastase bewirken. Ausschließliche Anfachung des Wachstums der Bazillen im Herde vermag es auch. Erfolgende kollaterale Entzündung kann dann einen Circulus vitiosus schaffen, indem sie die Giftabgabe aus dem Herd fördert und die physikalische Gelegenheit, vielleicht auch die biochemische Empfänglichkeit des Gewebes erhöht. Von letzterer wissen wir aber nichts. Von diesen Gesichtspunkten aus ist die schädliche Beeinflussung einer Tuberkulose durch Trauma, Erkältung, sekundäre Infektionen, Erschöpfung usw. zu beurteilen.

Ein Herd, aus dem die Abfuhr relativ größer ist als die aus einem anderen Herd, wird, ceteris paribus, langsamer wachsen. So erklärt sich das langsamere Wachstum der kaudalen Miliartuberkel bei allgemeiner hämatogenen Miliartuberkulose, sobald sie etwa 1 mm Durchschnitt ($2r$) haben, aus der größeren Bewegungsenergie der kaudalen Lungenlymphe. Wir müssen es sogar für möglich halten, daß durch kräftige Ausspülung eine allmähliche Resorption des Giftes aus einem Herde und sogar ein, wenigstens partieller, Schwund des Herdes eintritt. Vielleicht schwinden die Miliartuberkel des Bauchfells nach Laparotomie (vornehmlich) durch kräftige Ausspülung: nach der Laparotomie tritt ja, wie HILDE-BRANDT durch Tierversuche feststellte, starke arterielle Hyperämie mit seröser Ausschwitzung auf, welche letztere wohl zu kräftiger Ausspülung führen dürfte. Aus dieser Überlegung folgt nun jedoch keineswegs, daß man die Lymphbewegung in tuberkulösem Gewebe fördern soll, etwa durch Massage oder Bewegungen eines tuberkulösen Gelenks oder durch tiefere Atembewegungen einer tuberkulösen Lunge! Im Gegenteil: tuberkulöses Gewebe bedarf Ruhe. Solche mechanische Einwirkungen schädigen es, wahrscheinlich sowohl unmittelbar wie durch die erfolgende Hyperämie und fördern die Tuberkulose, wenn auch wir noch nicht sagen können wie und wodurch. Außerdem dürften wir die andere Gefahr, die der vermehrten Verschleppung von Tuberkelbazillen und damit von lymphogenen Metastasen, nicht aus dem Auge verlieren! Die Notwendigkeit einer möglichst vollkommenen Ruhe für tuberkulöses Gewebe verbietet auch tiefe Einatmungen während der Auskultation. Durch Ruhe nimmt hingegen die Lymphdurchströmung und damit die Zufuhr von Nährstoffen bis auf 0 oder fast auf 0 ab, während tuberkulöses Gift und Dissimilationsprodukte sich im Herde anhäufen, bis schließlich das Wachstum der Bazillen und die Giftabgabe aufhören. Das ist die heilende Wirkung der Ruhe. Man fördert die Ausheilung einer Gelenktuberkulose, einer Lungentuberkulose usw. durch Ruhigstellung des entzündeten Gewebes, letzteres durch vielfache ausgiebige Rippenresektion oder interpleurale Einblasung sterilisierten Stickstoffes in bestimmten Fällen. Dauernde Heilung ist im allgemeinen nur dann sicher, wenn nicht nur das umgebende Gewebe, sondern auch der Kern (§ 69) eines tuberkulösen Herdes unschädlich geworden ist durch Schwund der Bazillen oder durch Verkalkung des Gewebes; weniger sicher durch fibröse Einkapselung. Wir meinen hier also nur Heilung im klinischen Sinne. Anatomische Veränderungen bleiben auch in den „ausgeheilten" Fällen meist nachweisbar. In vielen Fällen kommt es, klinisch, zu einem Stillstand mit zeitweise auftretenden Verschlimmerungen oder zu einem dauernden Stillstand der Tuberkulose.

Wir sahen schon, daß Erweichung tuberkulös verkästen Gewebes eine große Gefahr darstellt. Mit ihr pflegt nicht nur Vergrößerung des Herdes einherzugehen, sondern sie kann außerdem zum Durchbruch der erweichten Masse in ein Blutgefäß, einen Bronchus, einen Lymphraum oder Lymphgefäß (z. B. Brustgang) führen mit nachfolgender hämatogener, bronchogener bzw. lymphogener Metastase. Überall, wo Tuberkelbazillen in genügender Zahl — abhängig von ihrer Virulenz und der örtlichen Empfänglichkeit — hängen bleiben, entsteht ein metastatischer Herd. Gelangen mit dem erweichten Käse zahlreiche Tuberkelbazillen ins Blut, so entstehen zahlreiche Knötchen, in einer Schnittfläche der Lunge z. B. 4000 und mehr; und zwar indem Bazillen embolisch an das Kapillarendothel oder in Fibrinpfröpfchen in den Blutkapillaren hängen bleiben. (Allgemeine hämatogene Miliartuberkulose bzw. herdförmige Nekrose wie im obigen Fall (S. 413). Auch ohne Durchbruch erweichten verkästen Gewebes ist hämatogene Metastase möglich, indem aus einem frischen tuberkulösen Herd in einer Gefäßwand einige Bazillen ins Blut geraten. Die Verteilung der hämatogenen, bronchogenen und lymphogenen Metastasen haben wir schon § 14 besprochen. Gelangt erweichter Käse mit oder ohne Eiter in den Bronchialbaum, so kann er durch Husten, Fließen entlang der Bronchialwand oder Ansaugung weiter verschleppt werden. Lymphogen ist auch die Aussaat von Tuberkelbazillen über eine seröse Haut wie das Bauchfell, wo dann eine verschiedene Zahl von Tuberkeln entstehen kann. Im allgemeinen können die metastatischen Herde derselben Natur sein wie der primäre Herd, sie müssen es aber nicht. Die Natur der Gewebsveränderungen hängt ja von dem Verhältnis der Giftstärke des Virus zur örtlichen Empfänglichkeit des Gewebes ab, und dieses Verhältnis kann sehr wechseln. Bazillen, die ins Blut geraten, werden häufiger und mehr zerstreut als die, die in ein Lymphgefäß aufgenommen werden (S. 61). Dieser Unterschied bedingt, wenigstens zum Teil, daß lymphogene Herde öfter und stärker verkäsen als hämatogene (vgl. S. 62): die lymphogene Lymphdrüsentuberkulose zeigt es im Gegensatz zur hämatogenen miliaren Form, obwohl miliare bindegewebige Tuberkel in einer Lymphdrüse mitunter auch lymphogen sind. Die wahrscheinlich lymphogene zentrale (pyelogene) Nieren- und Nebennierentuberkulose ist eine käsige mehr diffuse im Gegensatz zu den hämatogenen Miliartuberkeln, welche außerdem die Nierenrinde bevorzugen.

Im allgemeinen ist die Ausbreitung der Tuberkulose, besonders die in der Umgebung vorwiegend eine lymphogene. Bei der Lungenschwindsucht aber, wobei aus einer Kaverne oder mehreren Kavernen bzw. sonstigem „offenem" Herd Tuberkelbazillen mit Exsudat frei in die Bronchien gelangen, entstehen Veränderungen der Lunge, welche außer durch den Gewebszerfall durch bronchogene Metastasen, durch traubenartige bronchopneumonische Herde ein charakteristisches Gepräge erhalten.

Schließlich einige Bemerkungen über Knochentuberkulose, die wir nur verstehen können, indem wir die Eigenart des Knochens berücksichtigen obwohl die tuberkulösen Veränderungen an und für sich keine anderen sind als in anderen Geweben. Wir erinnern uns der tuberkulösen Karies (S. 386), die langsam zu entstehen pflegt infolge von Knochenresorption durch lebendes Granulationsgewebe. Sie kann ohne Eiterung (Caries sicca) oder mit Eiterung einhergehen. Im letzteren Fall können wir im tuberkulösen Eiter „Knochensand" antreffen, der aus kleinen Stücken von Knochenbälkchen besteht. Diese Stückchen sind abgestorben, indem sie von Granulationsgewebe umwachsen wurden. Weil dieses Granulationsgewebe aber bald eitrig infiltriert wurde, vermochte es das Knochenstückchen nicht zum Schwund (Resorption) zu bringen, obwohl Entkalkung desselben möglich ist. Es können auch größere Knochensequester von totem Granulationsgewebe umgeben sein: Caries necrotica. Das „knochenfressende" Granulationsgewebe kann vom Periost oder vom Knochenmark (Endost) gebildet werden.

Wir kennen ferner eine einfache ischämische Knochennekrose durch Abschluß der ernährenden Endarterien und eine Knochenverkäsung. Der Schlagaderverschluß kann die Folge von Thrombose oder Endarteriitis tuberculosa

oder von Druck des sich in den Knochenkanälchen anhäufenden Exsudates und
Granulationsgewebes sein. Ob eine Knochenverkäsung nur nach Entkalkung des
Knochens eintritt, ist eine unbeantwortete Frage.

Wir können sagen (vgl. S. 385): jede Knochentuberkulose ist eine Osteomyelitis.
Die Knochenzerstörung ist vor allem der resorbierenden Wirkung des Granulationsgewebes zuzuschreiben. Es kann eine rarefizierende Osteomyelitis sein. die die
Sequestrierung führt, ähnlich wie später vereiterndes Granulationsgewebe es vermag.
Käseherde im Knochen können erweichen, so daß ein Knochenabszeß oder eine
Knochenkaverne entsteht. Knochensequester können viele Jahre in Eiter liegen
bleiben. Kapselbildung ist möglich. Tuberkulose kann zu Periostitis fibrosa,
zu Periostitis ossificans und zu Periostitis albuminosa (Anhäufung einer
fadenziehenden, eiweißhaltigen Flüssigkeit unter dem Periost) führen.

Während durch tuberkulöse Osteomyelitis der Knochen eines Fingergliedes
schwindet, vermag Periostitis ossificans eine spindelig gestaltete Knochenschale zu
bilden (Spina ventosa, Winddorn).

An den platten Schädelknochen, ebenso wie am harten Gaumen kann Tuberkulose zu Perforation führen, indem Granulationsgewebe zunächst Knochen zum
Schwund bringt und dann selbst (verkäst und) zerfällt.

Die Tuberkulose kann durch die Weichteile bis an die Hautoberfläche fortschreiten und durch Erweichung zu Durchbruch und Fistelgängen führen.

§ 76. Pseudotuberkulosen.

Als Pseudotuberkulose deutet man eine ganze Reihe von knötchenförmigen Bildungen an, die den tuberkulösen mehr oder weniger ähnlich oder
sogar gleich sind. Sie sind verschiedenen, nur zum Teil infektiösen Ursprunges.
Nicht infektiösen Ursprunges sind die Fremdkörpertuberkeln. Im allgemeinen
zeigen auch die infektiösen Pseudotuberkulosen keine starke Ausbreitung.

Schon vor mehreren Jahren und dann viele Male haben Forscher sowohl bei
Menschen wie bei Versuchstieren die Bildung von bindegewebigen Knötchen mit oder
ohne Riesenzellen oder von Riesenzellen ohne weiteres um bzw. gegen Fremdkörperchen verschiedener Art, wie Pfefferkörnchen, Lycopodium (Bärlappsamen), Seiden-
und Katgutfäden (die z. B. beim Menschen von einer voraufgegangenen Operation
herrührten), Kalkplatten, Cholesterinkristalle, Klümpchen verhornten Epithels,
Haare usw. festgestellt. Man nennt solche Gebilde Fremdkörpertuberkel bzw.
Fremdkörperriesenzelle. Bei Schafen, Ziegen und anderen Tieren hat man
solche Gebilde um Embryonen von Strongyliden oder des Pseudomitus capillaris
beobachtet, z. B. bei der verminösen Pneumonie dieser Tiere. Verkäsung fehlt in
all diesen Fremdkörpertuberkeln.

Bei gewissen Tieren vermögen die säurefesten Pseudotuberkelbazillen,
welche den Tuberkelbazillen sehr ähnlich sind, Knötchen mit Verkäsung zu bilden,
die von den ,,echten" Tuberkeln nicht zu unterscheiden sind. Nur der bakterielle
Unterschied entscheidet. Beim Menschen hat man sie bis jetzt nicht beobachtet, nur
bei Versuchstieren (vgl. PERTIK). Ferner hat man bei Kaninchen, Meerschweinchen,
Vögeln und, selten, auch bei Rindvieh und beim neugeborenen Menschen vom
plumpen nicht säurefesten Pseudotuberkulosebazillus gebildete Knötchen
beobachtet. Diese bestehen aber vorwiegend aus gelapptkernigen Leukozyten
und Lymphozyten, während epithelioide Zellen nur in geringer Zahl, Riesenzellen
gar nicht vorhanden sind. Verkäsung tritt nicht ein, wohl aber eine Art eitriger
Zerfall, ähnlich wie bei Rotz (§ 84).

Gewisse Schimmelpilze und Streptotricheen vermögen Knötchen zu
bilden, die fast ganz aus weißen Blutkörperchen bestehen.

Französische Dermatologen bezeichnen Lichen scrofulosorum, Erythema
induratum, Lupus erythematodes, einige Erythrodermien, Erytheme usw. als
Tuberkulide, die sie abgeschwächtem bzw. abgetötetem tuberkulosem Virus
zuschreiben. Auch die sogen. Sarkoide sind hier zu erwähnen. Inwiefern es sich
um Pseudotuberkulose bei diesen Abweichungen mit Knötchenbildung handelt,
ist noch nicht entschieden. Die Leichentuberkel bzw. Leichenwarzen, die

meist an der Rückenseite von Hand oder Arm als bläulicher, gewöhnlich derber Knoten von einigen Millimetern Durchschnitt erscheinen, sind nicht alle tuberkulösen Ursprunges.

Ferner sei hier die Sporotrichose erwähnt, bewirkt durch das Sporotrichon (BEURMANN) — schon 1898 hatte SCHENCK subkutane Abszeßbildung beim Menschen durch ein Sporotrichon, nach ihm SCHENCKII genannt, nachgewiesen. Das spindelförmige Sporotrichon ist 2—6 μ lang. Die besonders von GOUGEROT und BEURMANN studierten Veränderungen sind knötchenförmige, diffuse oder beides zugleich. Die Knötchen bestehen aus epithelioiden Zellen, mit Lymphozyten und Plasmazellen, zum Teil perivaskulär angehäuft, besonders in der Peripherie und Umgebung des Knötchens. Eine bindegewebige Kapsel bildet sich, wie beim Gumma und beim Tuberkel, während das Innere, nach Anhäufung von gelapptkernigen Leukozyten, eitrig zerfällt, nachdem das Knötchen eine gewisse Größe erreicht hat. Es entsteht dann also ein zentrales Abszeßchen. Subkutane Knötchen können nach außen durchbrechen, so daß Fistel oder sonstige Geschwüre entstehen. Zwischen Abszeßchen und Kapsel finden sich somit epithelioide Zellen, auch wohl Riesenzellen.

Bei der diffusen Sporotrichose finden sich die gleichen Gewebsveränderungen wie bei der knötchenförmigen, nur diffus und regellos. Bei beiden Formen werden die Verteilung und Giftstärke des Parasiten entscheidend sein für die Anordnung und Ausdehnung der verschiedenen Gewebsveränderungen. Es erheischt aber die Frage, ob die Eiterbildung von anderen, hinzutretenden Parasiten bedingt wird, noch besondere Forschung.

Man hat sie nicht nur in der Haut, sondern auch in inneren Organen und Knochen bei Ratten und Menschen beobachtet.

Bemerkenswert ist die Wirksamkeit von Jodetum kalicum gegen Sporotrichose, ähnlich wie gegen Syphilis, Aktinomykose und mitunter auch, wie es scheint, gegen Tuberkulose.

Ähnliche Knötchen wie bei Sporotrichose hat man übrigens auch bei anderen Mykosen beobachtet: bei Hemisporose, Oidomykose (Oidium cutaneum), Parendomykose (Parendomyces BALZERI), bei einer Dermatomykose durch Mycoderma pulmoneum. Auch bestimmte Hefe- oder Sproßpilze, nämlich pathogene Saccharomycesarten, vermögen sogar geschwulstähnliche Knoten beim Menschen und bei Mäusen hervorzubringen, die bei akutem Verlauf ebenfalls in Eiterung übergehen können (vgl. BUSSE-BUSCHKE). Hautgeschwüre können dadurch entstehen. Bei langsamem Verlauf tritt Bildung von Bindegewebe und Riesenzellen in den Vordergrund. Letztere können Sproßpilze in großer Zahl einschließen. Diffuse Gewebsneubildung kann die Knötchen umgeben. Lupusähnliche Veränderungen der Haut mit sehr langsamer Geschwürsbildung können durch Blastomykose entstehen. DARIER und HALLÉ fanden ähnliche Veränderungen wie die obigen bei Favus.

Schließlich sei noch bemerkt, daß Discomyces Carougei beim Menschen, ebenso wie der KOCHsche Bazillus, bindegewebige Knötchen mit verkäsendem Innern zu bilden vermögen soll.

§ 77. Lymphogranuloma s. Lymphoma malignum.

HODGKIN beschrieb zuerst ein ähnliches Krankheitsbild (HODGKINS disease, 1832), das aber auch Pseudoleukämie umfaßt, die nichts mit malignem Lymphom zu tun hat. Das maligne Lymphom ist vielmehr den Pseudotuberkulosen anzureihen. PALTAUF und STERNBERG bezeichneten sie als eine eigenartige Lymphdrüsentuberkulose. Sie kann klinisch der Pseudoleukämie täuschend ähnlich sein, histologisch erweist sie sich aber als eine chronische proliferative Entzündung, die wir als Lymphadenitis proliferans granulomatosa bezeichnen könnten, während Pseudoleukämie den Geschwulstbildungen angehört oder nahe steht, indem sie sich durch Anhäufungen von Lymphozyten ohne entzündliche Erscheinungen kennzeichnet. Die pseudoleukämischen Lymphdrüsen werden nie hart, nie schmerzhaft, das Blutbild ist ein anderes (§ 118). Daß das Lymphogranulom infektiösen Ursprunges ist, nimmt man allgemein an.

Zunächst tritt Schwellung einer oder mehrerer Lymphdrüsen ein, oft der Hals-, mitunter der Achsel-, Leisten- oder Schenkellymphdrüsen, wohl abhängig von der Eintrittsstelle des Virus. In seltenen Fällen hat man die Veränderungen nur in mesenterialen paraaortalen Lymphdrüsen beobachtet. Zunächst bleiben sie weich, was sich mikroskopisch daraus erklärt, daß fast ausschließlich Anhäufung von Lymphozyten bzw. Plasmazellen, mitunter mit vielen eosinophilen Leukozyten und nur geringe Bindegewebsneubildung eintritt (Abb. 173). Diese kommt ganz allmählich zustande, ausgehend besonders vom retikulären Gewebe. Je mehr das Bindegewebe sich vermehrt und faserreich wird, um so härter wird die Lymphdrüse. Sie pflegt sich dabei durch Schrumpfung des entzündlichen faserreichen Bindegewebes zu verkleinern. Das neugebildete Bindegewebe verdrängt allmählich das lymphadenoide Gewebe, bringt es zur Atrophie und Schwund, und auch die angehäuften Lymphozyten schwinden allmählich (Abb. 174), während Hyalin sich zwischen den Bindegewebsfasern ablagert

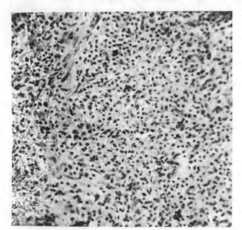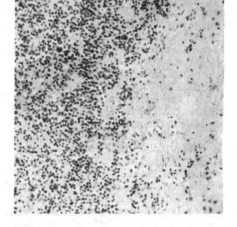

Abb. 173. Lymphogranuloma. Junge Stufe: Leukozyten, Plasmazellen, junge Bindegewebszellen und Riesenzellen. Stärkere Vergrößerung als Abb. 174.

Abb. 174. Lymphogranuloma. Links zellig infiltriertes, ziemlich frisch entzündetes Gewebe. Rechts faseriges und hyalines Bindegewebe (ältere Stufe).

(Induration). Nekrose bzw. Verkäsung ist häufig, trübe Schwellung von Zellen ebenfalls. Anfangs bleiben die einzelnen Drüsen locker, durch eine allmählich fortschreitende Perilymphadenitis verwachsen sie aber später miteinander und bilden zusammenhängende Pakete. In den jüngeren Stufen sieht das Gewebe grau- oder weißrötlich, fischfleischähnlich aus, später grauweißlich, wie derbes Bindegewebe. Die relativen Zahlen der Lymphozyten, Plasmazellen und eosinophilen Leukozyten sind z. T. abhängig von der Entzündungsstufe, sehr verschieden in den einzelnen Fällen und sogar in den einzelnen Drüsen desselben Falles. Schließlich müssen wir eigentümliche Riesenzellen erwähnen, z. T. von mehr oder weniger osteoklastartigem Aussehen (große Zellen mit 4 oder mehr eiförmigen oder unregelmäßig gestalteten Kernen im Innern) oder große Zellen mit einem großen meist unregelmäßig gelappten oder mit einem mehr oder weniger hufeisen- oder ringförmigen chromatinreichen Kern. Auch unregelmäßigen sehr chromatinreichen Kernen begegnen wir, und unregelmäßigen, mißlingenden Kernteilungen, Riesenzellen vom LANGHANSschen Typus pflegen zu fehlen. Diese Riesenzellen stammen, wenigstens zum Teil, von Bindegewebszellen. Die osteoklastähnlichen Zellen kommen, wenn je, wohl nur sehr selten bei sonstigen Entzündungen vor. Riesenzellen können beim malignen Lymphom aber fehlen.

Die zunächst zellige, später proliferative Entzündung greift weiter fort: auf umgebende Muskeln, auf Gefäße, Knochenhaut, von den Hals- auf intrathorakale (intrapulmonale, mediastinale) und intraabdominale Lymphdrüsen, auf Milz, Leber und Nieren.

Die vergrößerte Milz zeigt eine eigentümliche marmorierte Schnittfläche (Porphyrmilz oder Bauernwurstmilz), indem kleinere und größere grauweißgelbliche Knötchen verschiedener, z. T. unregelmäßiger, Form mit dem dunkelroten Pulpagewebe abwechseln. Eine solche Porphyrmilz (STRANZ) hat man bis jetzt nur bei malignem Lymphom angetroffen. Mitunter findet sich nur ein oder einige Porphyrknoten in einer sonst unveränderten Milz. Auch in Leber, Nieren, Lungen und (seltener) in anderen Organen können sich Knötchen und Streifen entzündeten Gewebes wie in der Milz finden. In all diesen metastatischen Herden bekommen wir zellige bzw. proliferative Entzündung mit oder ohne Riesenzellen wie im

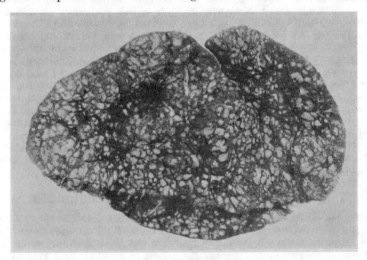

Abb. 175.   Porphyrmilz.

ersten Herd zu Gesicht. In der Leber sah ich haselnußgroße und etwas größere Knoten. Das lymphadenoide Gewebe der Schleimhäute ist im allgemeinen nicht mitbeteiligt. Das Knochenmark ist meist diffus blaßrötlich oder etwas dunkler mit graugelblichen Einlagerungen wie in den anderen Organen.

Das Lymphogranulom kann akut, in einigen Wochen tödlich verlaufen, meist aber chronisch. Wir kennen eine auf eine Drüsengruppe, wie des Halses, beschränkte Form oder die als eine Mediastinalgeschwulst auftritt und eine allgemeine ausgebreitete, besonders bei jungen Individuen. Das maligne Granulom paraaortaler intraabdominaler Lymphdrüsen kann typhoide Erscheinungen bewirken (larvierte Form). In anderen Fällen tritt Milzvergrößerung (Megalosplenie) in den Vordergrund. Das Blut weist meist keine besonderen Veränderungen außer einer mäßigen Hyperleukozytose bzw. Eosinophilie wie bei anderen Entzündungen auf. Fieber von verschiedenem Typus ist meist vorhanden, aber nicht hoch. Fieberfreie Zeiten kommen jedoch vor. Das sogen. chronische Rückfallfieber (EBSTEIN, PEL) ist wahrscheinlich auf Lymphogranuloma zurückzuführen.

Was bewirkt nun das Lymphogranulom? Man hat es wiederholt mit Tuberkulose in Zusammenhang gebracht. Wir müssen unterscheiden das Lymphogranulom ohne weiteres und das Lymphogranulom mit histologisch und bakteriologisch nachweisbarer Tuberkulose. Wir sehen ab von sekundären Infektionen von Kolibazillen, Staphylo-, Strepto- und Pneumokokken. Die Tuberkulose wurde in gewisser, sogar großer Entfernung, oder in der Umgebung von Lymphogranulom nachgewiesen. Einen histologischen Übergang vom Granulom in die Tuberkulose oder umgekehrt hat man aber nicht festgestellt. In einigen Fällen war die Tuberkulose nur durch Impfung bei Meerschweinchen aufzudecken. Wir schweigen hier von der verallgemeinerten Lymphdrüsentuberkulose unter dem klinischen und gar anatomischen Bilde der Pseudoleukämie oder des Lymphogranuloms (ASKANAZY, BAUMGARTEN).

In vielen Fällen hat man im granulomatösen Gewebe, auch wenn außerdem Tuberkulose bestand, die von E. FRÄNKEL und MUCH zuerst beschriebenen Stäbchen nachgewiesen. Es sind das gekörnte, granuläre Stäbchen, die zwar antiforminfest, nicht aber säurefest sind, nach ihren Formeigenschaften nicht von den säurefesten granulären Tuberkelbazillen zu unterscheiden. Sie sind d rch verschärfte GRAM-färbung darstellbar. Nach FRÄNKEL und MUCH kommen ausschließlich diese Stäbchen als Erreger der Lymphogranulomatose in Betracht. Ob es abgeschwächte Tuberkelbazillen des humanen oder des bovinen Typus — der Tuberkelbazillus kann seine Säurefestigkeit verlieren, z. B. in alten Kulturen — oder mit diesen verwandte Paratuberkelbazillen sind, sind noch zu beantwortende Fragen. Impfung einer Reinkultur bei Meerschweinchen (MIEREMET und DE NEGRI) blieb erfolglos. Impfung anscheinend reinen Lymphogranulomgewebes beim Meerschweinchen wurde aber, nach einigen Forschern, von Tuberkulose mit säurefesten Stäbchen gefolgt. Daß man die Stäbchen nicht immer oder nur in geringer Zahl bei Lymphogranulom nachweisen konnte, schließt ihre ursächliche Bedeutung nicht aus. Dasselbe gilt auch für den Tuberkelbazillus bei Tuberkulose. Es kommt vor allem darauf an, was für Gewebe (Stufe) und wieviel man untersucht. Der Verlauf wäre mit dem einer wenig virulenten Tuberkulose in Übereinstimmung.

Man hat auch das Vorkommen eines syphilitischen Lymphogranuloms betont, aber ohne hinreichenden Grund, ohne Nachweis der Spirochaete pallida. Vielleicht war es Syphilis ohne Granulom oder umgekehrt oder eine Kombination von beidem.

§ 78. Mykosis oder Granuloma fungoides

betrachten K. ZIEGLER u. a. als eine besondere Form der Lymphogranulomatose, was andere (ARNDT) bestreiten. In der Haut treten Knoten oder flache „Infiltrate" auf. Die Knoten sowie die Infiltrate bestehen aus Granulationsgewebe, manchmal mit Mitosen, Lymphozyten, Plasmazellen, sogar Mastzellen und verschiedenartigen Riesenzellen. Die Haut weist auch wohl erythematöse Stellen auf, wo man mikroskopisch diffuse Papillitis mit erweiterten Blutkapillaren und ähnliche Zellen wie in den Knoten findet.

Ferner trifft man geschwollene Lymphdrüsen und Knoten in Milz, Leber und anderen Organen an, die histologisch den Hautknoten mehr oder weniger ähnlich sind. Wir müssen mehr ursächliche Daten sammeln. Sekundäre Infektion von Staphylokokken oder anderen Bakterien kann zu tödlicher Sepsis führen.

§ 79. Der Aussatz (Lepra, Elephantiasis Graecorum)[1].

Lepra zeigt in mancher bakteriologischen, klinischen und anatomischen Hinsicht Berührungspunkte mit Tuberkulose. Die Histogenese kennen wir aber nicht, weil man bis jetzt den Leprabazillus noch nicht hat reinzüchten können und die Gewebsveränderungen noch nicht durch Tierversuche studiert hat. Der Leprabazillus (HANSEN) kommt aber, meist in sehr großer Zahl, ausnahmslos und zwar ohne andere Mikroorganismen, in leprösen Geweben vor, sodaß wir seine ursächliche Bedeutung kaum bezweifeln können. Wir müssen Ansteckung von Mensch zu Mensch annehmen, sie findet aber erfahrungsgemäß nicht leicht statt, was wir daraus ver-

---

[1] Als Elephantiasis Arabum bezeichnet man eine chronische Entzündung der Haut und des Unterhautgewebes mit beträchtlicher Anhäufung von Lymphe, durch Filaria. Vgl. auch S. 481.

stehen, daß die meisten Lepraherde geschlossen sind — die Hautknoten sind selten geschwürig und wir haben keinen Grund ein Durchwandern der Bazillen durch die unversehrte Epitheldecke nach außen anzunehmen. Nur Nasen- und Rachen-lepra ist oft offen: das Nasenexsudat enthält häufig Leprabazillen.

Lepra kommt nicht überall, sondern nur in China, auf Java und den Sunda-Inseln, in einzelnen Gegenden von Nord- und Süd-Afrika, in Süd-Amerika, und in Europa nur in den russischen Ostseeprovinzen, in Finnland, Skandinavien, bei Memel (in Ost-Preußen) in einigen Gegenden Österreichs und der Mittelmeerküste vor. Außerdem finden sich in anderen Ländern ganz vereinzelt Patienten.

Der Leprabazillus vermag, ähnlich wie der Tuberkelbazillus, eine knötchen-förmige — den Knoten nennt man Leprom — und eine diffuse proliferative Entzündung zu erregen, andere Entzündungsformen hat man nicht beobachtet. Wir begegnen epithelioiden Zellen, ausnahmsweise Riesenzellen, auch vom LANG-

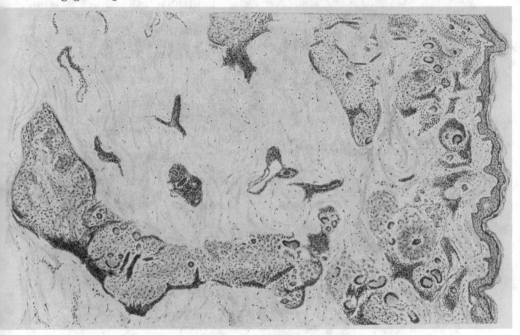

Abb. 176. Tuberkuloide Lepra (nach LEWANDOWSKY).

HANSschen Typus. Viele größere Zellen haben eine Vakuole mit unbekanntem Inhalt („Leprazellen" VIRCHOWS), in dem sich manchmal Leprabazillen, sogar in kleinen Häufchen finden. Solche Zellen können zu großen klumpigen „Lepra-schollen" (NEISSER) zusammenschmelzen. Bazillen finden sich auch außerhalb jener Zellen. Im Gewebe sehen wir übrigens Lymphozyten und Plasmazellen.

In der Haut findet man diffuse leprose Veränderungen, oder vereinzelte Knoten (L. tuberosa = knotige L.) oder zusammengeschmolzene Knoten oder Knöt-chen in zellig entzündetem Gewebe, ähnlich wie im tuberkulösen „Infiltrat." Die Hautlepra kommt besonders im Gesicht und an den Streckseiten der Extremitäten (Knien, Ellbogen, Dorsalflächen von Händen und Füßen) vor. Die Entzündung ist eine besonders perivaskuläre, vorwiegend in der Umgebung der Haarfollikel und Hautdrüsen (Eingangspforten ?). Die Gesichtsfalten können sich durch leprose Infiltration in derbe, dicke Wülste umwandeln (Facies leonina s. Leontiasis leprosa). Auch Lippen, Nase und Augenlider können beträchtlich anschwellen, so daß die Verunstaltung des Gesichts scheußlich wird. Manchmal wird, wie beim (tuberkulösen) Lupus, die Nase und ihre Umgebung bevorzugt. In den regionären Lymphdrüsen tritt proliferative Entzündung ein.

Mitunter findet man nur bei mikroskopischer Untersuchung eine geringfügige lepröse Veränderung mit Bazillen in der Lederhaut, während die Haut makroskopisch

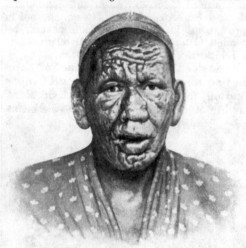

an solchen Stellen rotbräunliche oder weißliche (Vitiligo) Flecken zeigt. Je nachdem solche Stellen außerdem empfindlich oder unempfindlich gegen Schmerz sind, redet man von Lepra maculosa bzw. Lepra maculo-anaesthetica.

Ferner kommt Lepra auch in der Nasen-, Rachen- und Kehlkopfschleimhaut und in inneren Organen vor. So kennen wir periportale Leprome der Leber.

Lepröse Knoten in Haut oder Schleimhaut können zerfallen und Geschwürsbildung erfolgen, was oft in der Nasenschleimhaut geschieht.

Wir können im allgemeinen, namentlich vom klinischen Gesichtspunkt aus, eine Haut-, Schleimhaut- und Nervenlepra (L. cutaneum, L. nervorum) unterscheiden. Der Leprabazillus erregt besonders eine Entzündung des Peri- und

Abb. 177. Lepra tuberosa (Facies leontina). Nach LESSER, Hautkrankheiten, Berlin 1914.

Endoneuriums peripherer Nerven (Peri- und Endoneuritis peripherica). Sie führt zu mehr oder weniger erheblicher Verdickung des (ganzen) Nerven mit grauer Entartung bzw. Atrophie der Nervenfasern, Abnahme und Schwund der Schmerz-

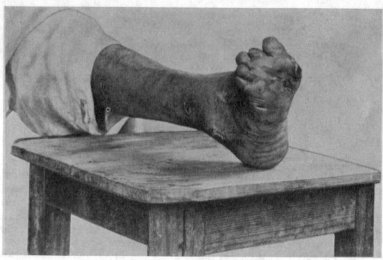

Abb. 178.   Lepra anaesthetica (nach LESSER).

und Temperaturempfindlichkeit. Thermische, chemische und mechanische Schädigungen bleiben nicht aus (vgl. S. 276), sie führen zu Nekrose, Zerfall der Haut mit Geschwürsbildung, die tief fortschreiten kann, so daß Knochen der Fingerglieder usw. ausgestoßen werden (Lepra mutilans). Ob dazu noch „trophische" Einflüsse (neuroparalytische Entzündung, L. maculo-anaesthetica) kommen, ist fraglich (S. 276, 403).

Es ist bemerkenswert, weil ja Entzündung motorischer oder gemischter Nerven rasch zu Lähmung der betreffenden Muskeln zu führen pflegt, daß sie ebenso wie Muskelatrophie, angeblich wenig vorkommt. Man hat hier aber vielleicht noch nicht gesetzmäßig genau untersucht.

§ 80. Syphilis (Lues, Lustseuche).

Die Syphilis wird vor allem durch geschlechtlichen Verkehr von Mensch zu Mensch übertragen, sodann aber auch durch Kuß, Biß, durch Aussaugen der Wunde (nach ritueller Beschneidung) mit syphilitisch infiziertem Mund, während der Geburt, indem das Kind gegen eine syphilitisch infizierte Stelle der mütterlichen Geschlechtsteile gerieben wird, — Syphilis kann auch intrauterin, während der Schwangerschaft, erworben, aber nie ererbt (§ 45) werden — durch Betastung eines offenen

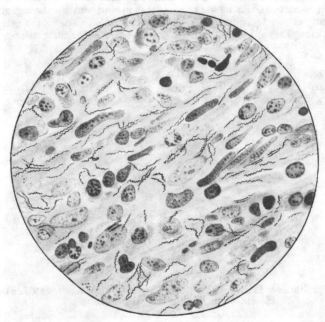

Abb. 179.   Spirochaeta pallida im Primäraffekt, zwischen und in, zum Teil jungen, Bindegewebszellen.   Silberimprägnation nach LEVADITI (nach LESSER).

syphilitischen Infektionsherdes mit wunden Fingern, schließlich durch Berührung einer wunden Körperstelle mit, bzw. Verletzung durch einen Gegenstand, dem syphilitisches Gift anhaftet (Eß- und Trinkgeschirr usw.). Ob eine, sei es noch so geringe Verletzung des Deckepithels Vorbedingung ist oder ob das Virus auch wohl durch unversehrtes Deckepithel („perkutan") aufgenommen werden kann, ist unentschieden. Beim Menschen, bei dem Versuche ausgeschlossen sind, ist eine geringe Verletzung wohl nie auszuschließen. Am Ende des 15. und im Anfang des 16. Jahrhunderts herrschte pandemische Syphilis in Europa.

Als erste Folge der Ansteckung tritt der Primäraffekt (Initialaffekt), also meist an den Geschlechtsteilen, ein. Ausnahmsweise sind es mehrere zugleich, wohl zu unterscheiden von einem einzigen Primäraffekt mit nachfolgender Hetero- oder Autosuperinfektion. Der Primäraffekt kann bei einem bisher nicht-syphilitischen Menschen erscheinen: 1. als harter Schanker (Ulcus durum, Sklerose oder Induration), 2. als Pergamentinduration (chancre parcheminé, RICORD), 3. als induratives oder sklerotisches Ödem, wahrscheinlich durch

Mischinfektion mit Kokken (FINGER) — nur am Präputium, Skrotum, kleinen Labien — und 4. als Impfpapel (Initialpapel). Man hat außerdem auch kryptogenetische (MÜLLER) Syphilis (syphilis d'emblee) beobachtet. Die Frage, ob dabei ein Primäraffekt fehlt oder nur übersehen wurde — was z. B. bei einem Sitz in den weiblichen Geschlechtsteilen leicht wäre — wird verschieden beantwortet. Der Primäraffekt erscheint am frühesten 10 Tage (BÄUMLER), am spätesten einige Monate nach der Ansteckung. Seine Form hängt, wenigstens zum Teil, von der Impfstelle ab, indem der Bau des Gewebes die Ausdehnung und Ausbreitung der Entzündung beeinflußt (s. unten). Denn jeder Primäraffekt stellt eine Entzündung dar, die langsam auftritt, indem die Spirochaete pallida langsam wächst.

Das Virus gelangt zunächst in die Gewebespalten, im weiteren Verlaufe in die Lymphgefäße (EHRMANN). Es bewirkt zunächst in und um die Lymphgefäße feste, harte Anhäufungen von Lymphozyten und Plasmazellen, denen sich gelapptkernige Leukozyten hinzugesellen können. Kurz nach der Ansteckung wiesen EHRMANN

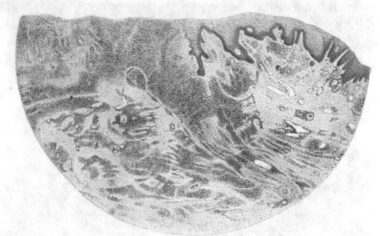

Abb. 180.   Syphilitischer Primäraffekt.   Die Lederhaut ist stark von Leukozyten und Plasmazellen durchsetzt (nach LESSER).

und HOFFMANN zahlreiche Spirochäten in Lymphgefäßen, auch in deren Wand, später auch in Blutgefäßen, in Nerven (zwischen den Fasern) und im perineuralen Bindegewebe, bis im subkutanen Gewebe nach. Das Gift scheint sich zunächst besonders durch die Lymphwege und erst später durch das Blut zu verbreiten. Nicht selten schwellen auch regionäre Lymphgefäße rosenkranzartig durch Entzündung an. Das Auftreten von perivaskulären Infiltraten, sogar das einer Meso- und Endarteriitis bzw. — Phlebitis beweist keineswegs den hämatogenen Ursprung. Eine Blutgefäßentzündung kann ja lymphogen, z. B. von perivaskulären Lymphwegen aus hervorgerufen sein. Blutgefäße können durch eine solche Entzündung verengert, ja abgeschlossen werden. Die eigentümliche Knorpelhärte verdankt das Gewebe, namentlich beim harten Schanker, der Ablagerung eines homogenen, hyalinen Stoffes, den man auch Kollagen nennt, zwischen den Bindegewebsfasern. Je nachdem dieser Stoff auch im tieferen oder nur im oberflächlichen Gewebe abgelagert wird, tritt eine Sklerose oder eine Pergamentinduration ein. Weil nun die Hyalinablagerung besonders um kleinere Schlagadern erfolgt, und solche sich an der Eichel nur ganz oberflächlich (im Stratum papillare) finden, tritt der Primäraffekt dort als Pergamentinduration auf (E. FINGER), an anderen Stellen aber als typischer harter Schanker. Die spärlichen jungen Bindegewebszellen beeinflussen die Härte des Affektes kaum.

Dem Primäraffekt schließt sich eine entzündliche, aber gewöhnlich nicht schmerzhafte Schwellung der regionären, dann allmählich mehrerer, schließlich sogar ungefähr aller Lymphdrüsen, auch die im Sulc. bicipitalis med. an. Dadurch entstehen kleine, feste, „indolente Bubonen". Diese bicipitale Lymphdrüsenschwellung tritt, im Gegensatz zu einer indolenten Schwellung der Leisten-, Achsel-, Nacken- und anderer Drüsen, selten ohne Syphilis ein, so daß ihr eine besondere diagnostische Bedeutung zukommt.

Man hat die klinischen Erscheinungen der Syphilis nach der Zeit ihres Auftretens in primäre (Primäraffekt mit Lymphdrüsenschwellung), sekundäre (Exantheme) und tertiäre (gummöse Erscheinungen) unterschieden, zu denen dann noch die parasyphilitische (FOURNIER) Tabes dorsalis und Dementia paralytica hinzukamen. Diese Unterscheidung läßt sich jedoch nicht aufrecht erhalten, seitdem man sekundäre und tertiäre Erscheinungen hat abwechseln sehen. Jedenfalls ist es aber eine bemerkenswerte und nachforschungsbedürftige Erfahrung, daß gummöse bzw. verkäsende Veränderungen doch meist erst längere Zeit nach der Ansteckung erfolgen. Auch hat man, entgegen der früheren Annahme, frühzeitiges Auftreten von Tabes und Dementia paralytica festgestellt. Schließlich liegt jetzt

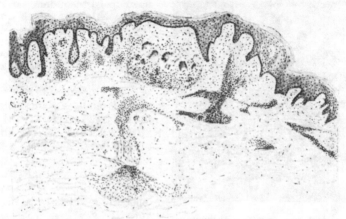

Abb. 181. Tuberkuloide Syphilis: Lentikuläre Papel (nach LEWANDOWSKY).

kein Grund mehr vor, Tabes und Dementia paralytica als parasyphilitischen Ursprunges zu betrachten (d. h. als Veränderungen, die nicht durch das Syphilisvirus hervorgerufen würden, sondern durch konstitutionelle Veränderungen des Zentralnervensystems infolge der Syphilis), seitdem NOGUCHI u. a. im Zentralnervensystem bei jenen Erkrankungen die Spirochaete pallida nachgewiesen haben. Die chronische proliferative Meningoencephalitis, die der Dementia paralytica zugrunde liegt, ebenso wie die Gewebeveränderungen bei Tabes (graue Entartung der Hinterstränge des Rückenmarks mit Gliawucherung) sind wahrscheinlich, wenigstens zum Teil dem Syphilisgift zuzuschreiben. Allerdings vermögen wir die Möglichkeit zurzeit nicht auszuschließen, daß die Spirochaeta pallida im Zentralnervensystem ein anderes Gift bildet als in anderen Geweben, so daß in diesem Sinne vielleicht von parasyphilitischen Veränderungen die Rede sein könnte. Wir wissen aber nichts von den chemischen oder biologischen Eigenschaften des wirksamen syphilitischen Stoffes überhaupt. Daß noch andere individuelle Faktoren mit dem Virus zusammenwirken müssen (geistige Überanstrengung usw.), soll Dementia oder Tabes auftreten, kann nicht wundernehmen. Jedenfalls hat man bei Dementia paralytica im Gehirn (neulich GEBER und BENEDEK 8 Stunden nach dem Tode) lebende Spirochaeten nachgewiesen.

Konstitutionell dürfen wir nur die Syphilis nennen, welche die Widerstandsfähigkeit oder irgend eine konstitutionelle Eigenschaft geändert hat.

Die Effloreszenzen (Exantheme, Hautblüte) der Haut und Schleimhäute deutet man als makulöses, papulöses bzw. pustulöses Syphilid an, vorwiegend exsudative Entzündungen. Besonders Kombinationen (Polymorphie des Exanthems) sollen für Syphilis bezeichnend sein, sie kommen aber auch bei parasitären Dermatosen vor. Als Macula (Flecke) deutet man eine scharf umschriebene, nicht erhabene Änderung der Haut- bzw. Schleimhautfarbe an. Eine Papel (Papula) ist ein bis linsengroßes oder etwas größeres, festes, über die Oberfläche hervorragendes Knötchen. Eine Pustel ist ein an der Oberfläche hervorragendes Abszeßchen. Mikroskopisch finden sich bei Macula und Papula Mischungen von Hyperämie, zelligem, fibrinösem, serösem Exsudat und neugebildeten Zellen, nur in verschiedenen Mengenverhältnissen. Die Papel entsteht ja aus der Macula, die Pusteln aus Papeln und umgekehrt. Nicht immer sind sämtliche Exsudate vorhanden. Entartung pflegt in den Hintergrund zu treten. Blutungen und hämoglobinogene Pigmentierung können hinzukommen.

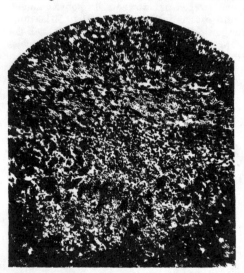

Abb. 182. Aus einem großen Lebergumma. Oben von Lymphozyten und Plasmazellen durchsetzte bindegewebige Kapsel. Unten Schatten von Leberzellen.

Als „plaque muqueuse" bezeichnet man eine breite Schleimhautpapel, besonders der Mund- und Rachenschleimhaut, als Condyloma latum eine breite nässende Hautpapel an feuchten Stellen, wie am After. Diese Papeln sind in hohem Maße ansteckend, was für die trocknen Hautblüten nicht gilt.

Im allgemeinen sind die späteren syphilitischen Veränderungen gummöser bzw. diffus-proliferativentzündlicher Natur, obwohl auch exsudative, nämlich zellige Entzündungen vorkommen. So treten mitunter starke Anhäufungen von Lymphozyten bzw. Plasmazellen in einer Schleimhaut, z. B. der Nase, auf, mit Erscheinungen der Nasenverengerung. Durch IK können sie rasch schwinden.

Wir sollen jetzt das Gumma, die gummöse Entzündung und die proliferative syphilitische Entzündung ohne Gumma(ta) etwas näher betrachten.

Wegen der gummiartigen Elastizität des Knotens hat man das Syphilom Gumma genannt. Eine solche Elastizität findet man übrigens auch an nicht-syphilitischem nekrotischem Gewebe. Der Knoten kann mehr oder weniger rundlich oder sehr unregelmäßiger, mitunter sogar wunderlicher Gestalt und verschieden groß sein. Nicht alle Gummata sind einheitlicher Zusammensetzung und Entstehung. Alle können ein verkästes, elastisches Innere, umgeben von einer bindegewebigen Kapsel, haben. Ähnlich wie beim tuberkulösen Käseknoten müssen wir aber auch hier, nach Bestandteilen und Genese, zweierlei unterscheiden:

1. Kleinere Knötchen, etwa wie Miliartuberkel, bestehend aus neugebildetem Bindegewebe (proliferative Entzündung) mit oder ohne neugebildete Blutkapillaren, mit oder ohne Riesenzellen. Sie können im Inneren verkäsen und eine starke bindegewebige Kapsel bekommen. Die Unterscheidung vom Tuberkel kann schwer und nur bakteriologisch möglich sein. Dies gilt in noch höherem Maße für 2. die größeren Gummaknoten. Diese sind sicher nicht alle verkäste bindegewebige Knoten, sondern z. T. ähnlich wie viele Käseknoten (S. 413) entstanden. So läßt z. B. das erbsengroße oder größere Lebergumma mitunter schattenförmiges

Lebergewebe im nekrotischen Inneren, besonders an den Rändern, erkennen. Wir haben es hier mit einer verkäsenden exsudativen Entzündung (wie der tuberkulösen) oder mit einer langsamen (an- bzw. ischämischen) Nekrose durch verengernde Arteriitis (s. unten) zu tun, mit bindegewebiger Abkapselung. Die Unterscheidung von Tuberkulose kann schwer sein, namentlich im Hirn, im Hoden. Klinisch kann ein Gumma den Eindruck einer Geschwulst machen (in Zunge, Hoden), so daß nur eine antiluetische Behandlung einigermaßen zu entscheiden vermag. Ob die Spirochaete pallida ohne weiteres je Zellen unmittelbar abzutöten oder Verkäsung zu bewirken vermag, ist eine offene Frage.

Ein Gumma kann erweichen, so daß eine Höhle und sogar eine syphilitische Lungenphthise entstehen sollte. Man hüte sich aber vor Verwechslung mit Tuberkulose. Ich kenne keinen unzweideutigen Fall. Tuberkulose kann ja neben Syphilis bestehen oder auftreten oder umgekehrt.

Wir kennen außerdem eine weniger umschriebene, sogar ausgedehnte proliferative syphilitische Entzündung und zwar mit Gummabildung bzw. stellenweise auftretender Verkäsung (gummöse bzw. verkäsende
Entzündung) oder ohne solche. Eine
solche Entzündung finden wir z. B. in
Leber und (seltener) Lunge bei angeborener Syphilis: Ein stellenweise von
Lymphozyten durchsetztes sehr feinfaseriges Bindegewebe drängt die
Leberzellbälkchen auseinander und
bringt sie zu weitgehender Atrophie.
Mitunter treffen wir auch Anhäufungen
von gelapptkernigen Leukozyten an,
vielleicht infolge einer sekundären
enterogenen Infektion (Kolibazillen?)
der Leber nach der Geburt. Die Leber
kann infolge dieser Veränderungen bedeutend größer werden, ein klinisches
Zeichen angeborener Syphilis. In der

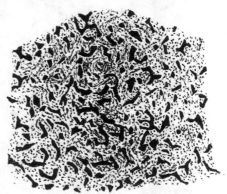

Abb. 183. Hepatitis durch angeborene Syphilis (nach Jores, Anatomische Grundlagen).

Lunge kommt eine ähnliche proliferative Entzündung vor, zu der sich eine Bronchiolitis mit herdförmiger Pneumonie (mit gelapptkernigen Leukozyten durch sekundäre Infektion?) hinzugesellen kann. Das Lungengewebe wird grauweißlich. Bei starker Abhebung von Epithel und starken Leukozyten-anhäufungen redete VIRCHOW von Hepatisatio s. Pneumonia alba. Bei größerem Blutgehalt ist das Gewebe mehr blaurötlich. Auch in Pankreas, Milz und Niere kommt bei angeborener Syphilis eine ähnliche Entzündung vor. Die Spirochaete pallida scheint übrigens ohne Mithilfe von anderen Bakterien gelapptkernige Leukozyten in großer Zahl anlocken zu können. Ja, man hat sogar (vgl. HAERLE) in inneren Organen von Neugeborenen, die 10 Minuten nach der Geburt starben, und bei denen nur Spirochäten, und zwar stellenweise in reichlicher Zahl, jedoch keine anderen Bakterien nachweisbar waren, Abszesse angetroffen.

Nun kommt aber auch bei angeborener, ebenso wie bei nach der Geburt erworbener Syphilis eine stellenweise verkäsende proliferative Entzündung („gummöse" Entzündung) vor, die histologisch einer tuberkulösen sehr ähnlich sein kann. Sie kann zu Schwielenbildung und durch Schrumpfung zu Verunstaltung führen. So entstehen die gelappte Leber und Lunge (Hepar lobatum, Pulmo lobatus), wobei besonders die unregelmäßige Verteilung der

Einziehungen auffällt. Erweichung von verkästen Stellen und Resorption des Erweichten spielen bei der Einziehung dann und wann wohl eine Rolle.

In Schleimhäuten, namentlich der oberen Luftwege, kommen syphilitische Geschwüre vor, ähnlich wie in der Haut. Sie entstehen durch Erweichung und Durchbruch von Gummata bzw. nekrotischen Herden — ihre Genese kennen wir nicht genau — Solche Geschwüre können zu Perforation des weichen Gaumens führen. Sie können ausheilen, indem sich eine schwielige, oft strahlige Narbe bildet, welche, bei gewisser Ausdehnung, durch Schrumpfung den Rachen und den Aditus ad laryngem erheblich verunstalten und verengern kann. Schließlich kann eine Art Diaphragma mit einem Loch von nur einigen Millimetern Durchmesser entstehen. Durch dieses Loch müssen dann Atmung und Ernährung stattfinden. Man neigt dazu, „strahlige" Narben nicht nur in Haut und Schleim-

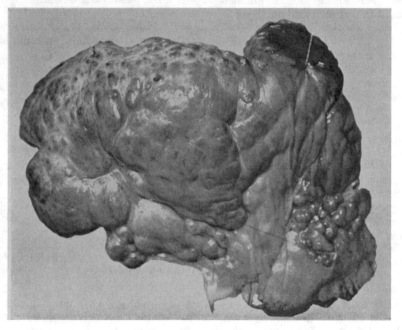

Abb. 184. Hepar lobatum, wahrscheinlich syphilitischen Ursprungs.

häuten, sondern auch in Gefäßen (bei „Arteriosklerose", wahrscheinlich aber Endarteriitis), als bezeichnend für Syphilis zu betrachten. Man vergesse aber nicht, daß auch andere Narben, z. B. nach Verbrennung und solche tuberkulösen Ursprunges, so aussehen können. Nicht selten nimmt man überhaupt ohne ausreichenden Grund Syphilis an.

Von großer Bedeutung sind die syphilitischen Gefäßveränderungen. Wir haben oben schon auf die perivaskulären Anhäufungen von Lymphozyten und Plasmazellen hingewiesen. Sie sind nicht beweisend für Syphilis, weil sie auch bei länger dauernden Entzündungen anderen Ursprunges vorkommen. Dabei ist zu unterscheiden ob die Entzündung von den Vasa vasorum oder von den perivaskulären Lymphgefäßen ausgeht. Etwas mehr auf Lues hinzuweisen scheint die chronische Meso- und Endovaskulitis (Panvaskulitis). Man sei aber immer auf die Möglichkeit eines anderen Ursprunges bedacht. Klinisch größere Bedeutung hat die zu erheblicher Verengerung bzw. Abschluß einer Schlagader führende proliferative Endarteriitis obliterans. Sie tritt als Teilerscheinung einer mehr oder weniger diffusen proliferativen Entzündung oder ohne solche, selbständig, auf. Wir haben oben auf die mögliche Bedeutung einer solchen verengernden Endarteriitis für die Entstehung eines großen „Gummas" hingewiesen. Die manchmal unregelmäßige bizarre Form eines Hirngummas ließe sich damit übereinbringen. Sie erinnert an die Form mancher ischämischen Nekrose, z. B. der Milz oder Lunge (s. dort) Genaue Untersuchungen sind hier erforderlich ob eine nur verengernde Arteriitis vorliegt, die nicht, wie Abschluß einer Endarterie, zu Nekrose mit Erweichung und Resorption führt (vgl. S. 644).

Besonders die, von HEUBNER und RUMPF zuerst eingehend studierte syphilitische Endarteriitis der Hirnarterien — nicht zu verwechseln mit starker Arteriosklerose! — beansprucht große Bedeutung. Gesetzmäßige Untersuchungen zur

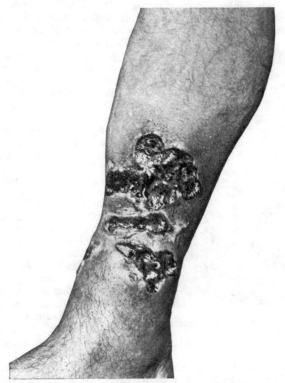

Abb. 185.˙ Zerfallene Hautgummata (nach LESSER).

Unterscheidung von nicht-syphilitischen Vorgängen fehlen jedoch. Und vergessen dürfen wir nicht, daß nicht jede pathologische Veränderung bei einem Syphilitischen luetischen Ursprunges sein muß. Anatomische und histologische Kennzeichen können täuschen. Der Nachweis der Spirochaete pallida wird die Wahrscheinlichkeit des syphilitischen Ursprunges am größten machen. Dies gilt übrigens auch für die Veränderungen der Aorta und die der Kranzschlagader, die auch bei einer schwieligen syphilitischen Myokarditis vorkommen können. Mit gewisser Zurückhaltung dürfen wir aber eine syphilitische, manchmal gummöse bzw. verkäsende proliferative Meso- und Endarteriitis der basalen Hirnschlagader annehmen, welche durch Bindegewebsbildung in jenen Wandschichten zu Verengerung bzw. Abschluß der Schlagader führt. Lymphozyten und Plasmazellen trifft man dabei auch im perivaskulären Gewebe an. Diese Schlagadersyphilis kann mit einer proliferativen, gummösen bzw. verkäsenden, besonders basalen Hirnhautentzündung einhergehen, die ihrerseits ohne jene Arteriitis auftreten kann. Je nachdem ist die Form der Hirnsyphilis

eine arterielle, arterio-meningeale oder meningeale. Durch Verengerung von Hirnschlagadern sind Hemiplegie, Aphasie, apoplektiforme Anfälle möglich. Manchmal
wechseln die klinischen Erscheinungen, vielleicht, indem die Durchgängigkeit der
Schlagader durch Nekrose, Erweichung und Resorption der Zerfallsstoffe zeitweise
zunimmt. Berstung eines Aneurysmas führt zu manchmal tödlicher Hirnblutung
oder zu vorübergehenden Funktionsstörungen.

Schließlich müssen wir noch einiges über Knochensyphilis bemerken.
Zunächst lenkt eine „gummöse" Periostitis oft die Aufmerksamkeit von Patienten
und Arzt auf das Schienbein oder andere Knochen durch die heftigen nächtlichen
Schmerzen (dolores osteocopi). Solche frische Entzündungen sind wohl vorwiegend
exsudativer Natur, sie sind nicht genügend mikroskopisch untersucht. Wir kennen
aber außerdem eine proliferative ossifizierende Periostitis und Osteomyelitis (Ostitis),
welche Hyperostosen und sogar Osteophyten bildet. Auch Winddorn ist möglich.
Schließlich kommt eine Caries sicca und eine Caries necrotica vor, ganz wie bei
Tuberkulose. Das Granulationsgewebe bei
der gummösen Osteomyelitis kann Knochen
in großer Ausdehnung zum Schwund
bringen, wie z. B. am Schädel (Abb. 186),
wo die Schädelwand demzufolge sogar
durchlöchert wird. An manchen Stellen
bekommt der Knochen durch kariöse Erweiterung von Gefäßkanälen ein wurm-
stichiges Aussehen. Kleinere oder größere
Sequester können entstehen. Durchbruch
nach außen kann von Eiterung bzw.
Jauchung, dann von tödlicher Sinusthrombose oder (und) Meningitis gefolgt werden.
Gummöse Osteomyelitis oder eine zu eitriger Osteomyelitis führende Schleimhaut-
verschwärung kann, durch Zerstörung des
Septum narium, eine Sattelnase, und, beim
Sitz im Gaumen, Durchlöcherung des
Gaumens (ähnlich wie durch Tuberkulose)
hervorrufen. Karies kann lange Röhrenknochen brüchiger machen (Osteopsathy-
rosis), so daß es zu Spontanfraktur, d. h.
Bruch ohne besondere Gewalt, z. B.
nur durch Gehen, kommt. Syphilitische
Kachexie scheint zu allgemeiner Knochen-
brüchigkeit führen zu können.

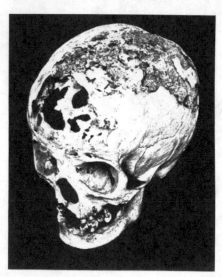

Abb. 186. Gummöse Osteomyelitis. Sattelnase.

Zum Schluß will ich noch einmal auf die große Ähnlichkeit vieler syphilitischer und tuberkulöser Gewebeveränderungen hinweisen: beide Infektionen können zu Knötchenbildung mit oder ohne Verkäsung, zu diffuser proliferativer Entzündung mit oder ohne Verkäsung, zu geschwulstartigen Bildungen,
zu verengernden Gefäßentzündungen, zu Eiterung, zu ähnlichen Knochenveränderungen und Geschwüren von Haut und Schleimhäuten führen. Bemerkenswert ist, daß die syphilitische Verkäsung in der Regel erst später eintritt, was
für die tuberkulöse nicht zutrifft. Vielleicht vermag die Spirochaete pallida
sie nicht so leicht wie der Tuberkelbazillus zu bewirken, sondern nur unter
Mitwirkung bestimmter Faktoren, welche die Disposition zu Nekrose erhöhen,
wie verringerte Blutzufuhr durch verengernde Arteriitis. Oder müssen wir eine
Änderung des Virus oder eine „Umstimmung" der Gewebe, d. h. eine geänderte
Empfindlichkeit, annehmen ?

Auf letztere Möglichkeit scheinen die Versuchsergebnisse von FINGER und
LANDSTEINER hinzuweisen, nach welchen Impfung (Superinfektion durch Superin-
okulation) mit frischem Material von „primärer" und „sekundärer" Syphilis
bei „tertiär" Syphilitischen tertiäre Veränderungen erzielt. Demgegenüber soll

Impfung tertiären Materials bei Affen primäre und sekundäre Erscheinungen hervorrufen.

Diese Versuche von FINGER und LANDSTEINER weisen zugleich auf die Möglichkeit von Superinfektion eines Syphilitischen hin, die man längere Zeit geleugnet hat. Ob Syphilis ausgeheilt war, und in einem gegebenen Fall Reinfektion oder Superinfektion bei latenter Syphilis vorliegt, wäre annähernd durch die WASSERMANN reaktion (in vielen Beobachtungen zwischen den beiden Infektionen mit Ausschluß anderer Umstände, welche die Reaktion veranlassen) zu beantworten. Von der erworbenen Immunität des Menschen gegen Syphilis wissen wir nichts.

Nachdem schon EDWIN KLEBS (1879) u. a. Syphilis vom Menschen auf niedere Affen übertragen hatten, gelang dies METSCHNIKOFF und ROUX 1903 bei Schimpanse, Orang-Utang und Gorilla, NEISSER bei verschiedenartigen Affen, und mehreren Forschern bei Kaninchen. Der Primäraffekt kann beim Tier, ähnlich wie beim Menschen, verschiedene Formen aufweisen. UHLENHUTH und MULZER haben übrigens bei jungen Kaninchen durch wiederholte intravenöse Einspritzung syphilitischen Virus eine allgemeine Syphilis hervorgerufen. Nach NEISSER tritt bei sämtlichen echten Affen Syphilis, nach 3—4 wöchentlicher Inkubation, wie beim Menschen auf: Primäraffekt, Ausschlag, Entwickelung, Verlauf und parasitärer Befund entsprechen durchaus den Befunden heim Menschen.

Fast sämtliche Versuche sind bisher mit syphilitischem Gewebsbrei vorgenommen. Seitdem NOGUCHI die Spirochaete pallida (Treponema pallidum) rein gezüchtet hat, kann man Versuche mit Reinkulturen anstellen. Denn daß in der Tat diese Spirochaete der Syphiliserreger ist, ist immer wahrscheinlicher geworden, nachdem SCHAUDINN sie 1905 zuerst nachwies und dann mit HOFFMANN studierte. Man hat sie in sämtlichen syphilitischen Geweben nachgewiesen, sowohl beim Menschen wie beim Versuchstier, während sie ohne Syphilis nicht in lebenden Geweben vorzukommen scheint. Allerdings hat man sie bei älteren und auch bei schweren syphilitischen Gewebsveränderungen vermißt. Vergessen wir aber nicht, daß auch der Tuberkelbazillus und der Strahlenpilz unter bestimmten Umständen nach einiger Zeit schwinden können. Und ob bei schweren Gewebsveränderungen die Spirochaete vielleicht zugrunde geht, ist näher zu erforschen. Im Primäraffekt findet sie sich ja eben weniger im oberflächlichen geschwürigen Gewebe als in der Tiefe in und um Gefäße und Nerven (S. 428).

Während der sekundären Erscheinungen kommt Spirochaete pallida im peripheren Blut vor — durch Verimpfung solchen Blutes hat man Affen syphilitisch gemacht. Auch innerhalb der Blutgefäßchen von Roseolen hat man sie nachgewiesen (vgl. Typhusbazillen). Ob sie vom Primäraffekt oder erst von infizierten Lymphwegen aus ins Blut gelangen, ist unentschieden. Ihre reichliche Anhäufung in näßenden Papeln macht die große Ansteckungsfähigkeit dieser Gebilde begreiflich. Bemerkenswert ist auch die große Zahl der Spirochäten, die sich in Leber und Lunge bei angeborener Syphilis, sogar häufchenweise, nachweisen lassen. Auch im Nabelstrang und Mutterkuchen hat man sie gefunden, ohne aber zu entscheiden, ob sie von der Frucht oder von der Mutter oder von beiden herrühren.

§ 81. Aktinomykose (Strahlenpilzkrankheit).

Der Aktinomyces (Strahlenpilz) ruft Gewebsveränderungen hervor, welche tuberkulösen und syphilitischen ähnlich sein können, so daß Nachweis des Parasiten zur Unterscheidung erforderlich sein kann. Er bewirkt nämlich eine proliferative Entzündung, und zwar entweder in diffuser Weise, weit ausgedehnt, oder es entsteht entzündliches Bindegewebe (Granulationsgewebe) in Knotenform, manchmal geschwulstartig, wie im Oberkiefer des Rindes und in der Umgebung des Blinddarms beim Menschen. Ein faustgroßer Knoten, der durch Stränge mit den Leistenlymphdrüsen zusammenhängt, kann hier entstehen. Oder endlich es bilden sich bindegewebige Stränge.

Im allgemeinen kann Aktinomykose durch verschiedene Gewebe hindurchwachsen, mitunter wie eine infiltrierende Geschwulst. Sie unterscheidet sich aber von dieser dadurch, daß nicht Körperzellen immer weiter wachsen, sondern der Strahlenpilz, der dann jedesmal andere Zellen zu Teilung anregt. Während dieses Fortschrittes der proliferativen Entzündung kann die Entzündung in

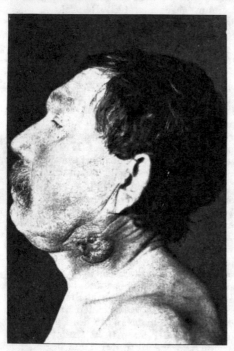

den zuerst veränderten Geweben zum Stillstand und Heilung gelangen: die Exsudation hört auf, das vorhandene Exsudat schwindet, das neugebildete Bindegewebe wird, wie entzündliches Bindegewebe überhaupt, bald faserreich und hart, während es schrumpft. In anderen Fällen entstehen aber kleine oder große Abszesse im Granulationsgewebe. Ob diese dem Strahlenpilz oder einer sekundären Infektion zuzuschreiben sind, ist unentschieden. Es zeigt dann das feste bzw. harte entzündliche Bindegewebe weiche, sogar fluktuierende Stellen, was besonders auf die Möglichkeit von Aktinomykose hinweist. Durchbruch eines Abszesses oder mehrerer Abszesse nach der Hautoberfläche von Backen, Hals, Brust, Bauch und Fistelbildung (Abb. 187) können dann erfolgen. Bei genügend oberflächlicher Lage und Zusammenhang mit der Haut kann diese bläulichrot verfärbt werden durch Kreislaufstörungen, wie sie auch bei sonstiger chronischer Entzündung auftreten. Mikroskopisch finden wir im neugebildeten Bindegewebe nur ausnahmsweise Riesenzellen, ferner in der Regel Lymphozyten, bei eitriger Entzündung gelapptkernige

Abb. 187. Mundhöhlenerkrankung durch Aktinomykose (Durchbruch der Fistelgänge durch die Haut (nach PARTSCH).

Leukozyten und schließlich Aktinomycesdrusen. Die Histogenese hat man noch nicht durch Tierversuche studiert, weil diese kaum gelingen.

Im Eiter kommen manchmal weißgelbliche Aktinomyceskörnchen vor von etwa 1—2 mm Durchschnitt. Sie bestehen aus dem Strahlenpilz in der Form von Drusen. Zerdrückt man ein Körnchen leicht unter dem Deckglase, so sieht man zahlreiche gerade oder gewundene Fädchen (Mycelium), die sich mit Karbolfuchsin und nach GRAM färben. Ein Fädchen besteht aus kurzen Stückchen in Streptobazillen-Anordnung. An ihrem Ende zeigen die Fäden oft eine kolben- oder keulenartige Scheide oder Anschwellung, die sich durch andere

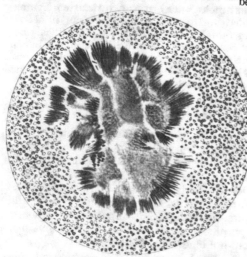

Abb. 188. Aktinomycesdrüse in zellig infiltriertem Gewebe (nach JOCHMANN).

Farbstoffe färbt. Man betrachtet sie als Involutionszeichen, weil sie besonders in alten Kulturen und Kolonien auftreten. In Aktinomyceskörnchen sieht man sie häufig am Rande, strahlenartig angeordnet. Sie sind nicht mit Fettsäurenadeln (z. B. bei Fettgewebsnekrose) zu verwechseln, diese lösen sich in Äther und Alkohol.

Der Aktinomyces wächst vor allem auf Kornähren und Getreidegrannen, auf Stroh, Halm, Gras usw. und gelangt damit in den Körper des Menschen, des Rindes, des Schweines. Daher die starke Bevorzugung des Verdauungskanals. Aktinomykose kann z. B. von einem kariösen Zahn ausgehen, in die Backen eindringen, Kiefersperre bewirken, in Schädelspalten und -höhlen einwachsen usw. In Kiefer, Zunge, Rachen, Speiseröhre, Magen, Darm und Leber, auch metastatisch in anderen Organen begegnen wir ihr. Außerdem kennen wir primäre Lungenaktinomykose (durch Einatmung oder Verschlucken?), wobei die Veränderungen sehr geringfügig sein können, obwohl der Pilz im Auswurf nachweisbar ist. Es können aber ausgedehntere verschiedenartige entzündliche Veränderungen, auch der Pleurablätter, Abszeßbildung in der Brustwand erfolgen. Primäre Hautaktinomykose ist selten. Bemerkenswert ist die heilende Wirkung von IK bei offener Aktinomykose.

§ 82. Botryomykose (Traubenpilzkrankheit).

Sie kommt besonders bei Pferd, Rind und Schwein, ausnahmsweise auch beim Menschen vor. Bei jenen Tieren als geschwulstartige Knoten (Mykodermoid, Mykofibrom, Askokokkengeschwulst, Granuloma pediculatum benignum). Beim Menschen tritt Botryomykose der Haut in Form von eigentümlichen, meist gestielten, erdbeer- oder himbeerähnlichen Gebilden bis zu Kirschengröße auf. Mikroskopisch findet man Granulationsgewebe mit weiten Kapillaren und den Botryomyces (BOLLINGER) oder andere Kokken, die dem Staphylococcus aureus ähnlich (oder gleich?) sind.

PFEIFFER unterscheidet beim Tier 3 Formen: 1. Erbsen- bis haselnußgroße, blumenkohlähnliche Wucherungen von Granulationsgewebe mit typischen, bis sandkorngroßen Botryomycesrasen im Innern. 2. Das Botryomykom oder Mykofibrom, am häufigsten am Samenstrang („Kastrationstumor"), Euter, Vorderbrust und Hals, bis Kürbisgröße. Histologisch ist diese Form der ersten gleich. 3. Den botryomykotischen Abszeß, meist am M. sternocleidomastoideus, in der Gegend der Bugdrüsen (Brustbeule der Pferde). Nach PFEIFFER ist Botryomyces der Erreger. Die Kokken ballen sich zu Kugelhaufen zusammen, so den typischen Kugelrasen bildend.

§ 83. Rhinosklerom.

Das Rhinosklerom wird einem Bazillus (VON FRISCH) zugeschrieben, der sich vom FRIEDLÄNDERschen Pneumobazillus kaum unterscheiden läßt. Bemerkenswerterweise ist das Leiden bis jetzt nur im östlichen Österreich und südwestlichen Rußland bekannt geworden. Es tritt eine knotenförmige, entzündliche Bindegewebsbildung in der Nasen-, Rachenschleimhaut auf, von wo aus sie auf die Kehlkopf- bzw. Luftröhrenschleimhaut fortschreiten kann. Die Knoten sind anfangs weich und blaurot, später graurötlich, grau oder speckig. Sie wachsen langsam, werden auffallend rasch faserreich und hart, wobei sich ihre Farbe ändert. Metastasen treten nicht, Geschwürsbildung nur oberflächlich oder gar nicht ein.

Im Gewebe trifft man zahlreiche Plasmazellen und außerdem manchmal „MIKULICZsche Zellen" an, große, helle und (nach Abbildungen) wie junge Fettzellen aussehende Gebilde. Auch hydropische, bazillenhaltige Zellen hat man beschrieben.

Die proliferative Entzündung greift auch auf tiefere Gewebe über. Sie führt zu bedeutender, durch Schrumpfung noch zunehmender, schließlich tödlicher Verengerung der Luftwege.

§ 84. Malleus oder Maliasmus (Rotz).

LÖFFLER und SCHÜTZ wiesen den Bac. mallei nach, der Einhufer meist tödlich infiziert: Der Esel scheint das empfindlichste Tier zu sein, dann der Maulesel und das Pferd. Die Katze und das Meerschweinchen sind auch sehr empfindlich. Aber auch der Mensch, der mit Pferden umgeht oder mit Rotzvirus arbeitet, wird mitunter infiziert, sogar tödlich.

Wir kennen einen akuten und einen chronischen Rotz (französisch morve). Ersterer tötet gewöhnlich in einigen Tagen oder Wochen, und beginnt beim Pferd fast immer als Schnupfen mit Bildung eines stinkenden, oft bluthaltigen Exsudates. Beim Menschen ist Hautrotz häufiger, indem Rotzgift durch eine Hautwunde aufgenommen wird.

Sowohl der akute wie der chronische Rotz erscheint beim Pferde in Form von Knötchen verschiedener Größe. Beim akuten Rotz bestehen sie zunächst aus gelapptkernigen, später auch aus rundkernigen Leukozyten. Je chronischer die Infektion verläuft, um so mehr epithelioide Zellen kommen hinzu, sogar Riesenzellen vom LANGHANS schen Typus. Die akut entstehenden Knötchen der Nasen- und Luftröhrenschleimhaut pflegen geschwürig zu zerfallen. Liegen sie gruppenweise — dies geschieht oft — so kann ein Geschwür mit ausgebuchteten manchmal unterminierten Rändern entstehen. Der Hautrotz beim Menschen sieht erysipelähnlich aus oder es entstehen aus Knötchen, im großen und ganzen ähnlich wie beim Pferde, Abszesse und Geschwüre. Lymphangioitis und Sepsis schließen sich meist in der Form einer Pyämie an: es treten in anderen Organen Abszesse oder eitrige Hirnhautentzündung und schließlich der Tod ein.

Die subkutane Lymphangioitis und Perilymphangioitis ist besonders bei chronischem Hautrotz ausgeprägt. Die strangförmigen Infiltrationen fühlen sich wie Würmer an, woher die Bezeichnung „Wurmkrankheit" (franz. „farcin"; Malleus farciminosus). Auch Lymphdrüsen schwellen dabei an. Die mehr oder weniger rotbläuliche Haut kann Geschwüre bekommen, die livide und sehr hartnäckig zu sein pflegen. Auch beim chronischen Rotz können sich Abszesse bilden, die meist blutigen Eiter enthalten. Die Knoten können aber auch ohne weiteres resorbiert werden. Sie sind gewöhnlich, manchmal sehr, schmerzhaft.

18. Kapitel.

Örtliche Störungen usw.: Heilungsvorgänge, Verpflanzung, Metaplasie.

§ 85. Wundheilung, Regeneration.

Heilungsvorgang nennen wir jeden Prozeß im Organismus, der eine Wieder-herstellung gestörter oder gar zerstörter anatomischer Verhältnisse zur Folge hat. Die Wiederherstellung kann eine vollkommene Restitutio ad integrum oder eine unvollkommene sein. Im ersten Fall ist der geheilte Körperteil wieder zur alten Tätigkeit vollkommen befähigt. Im letzteren Fall kann er es auch sein, die Tätig-keit und Funktionstüchtigkeit kann dann aber dauernd gestört sein, so daß nicht nur ein anatomischer, sondern auch ein funktioneller dauernder Schaden vorliegt. Für den Grad der Wiederherstellung der Funktion sind die Ausdehnung des Schadens, die Regenerations- und Anpassungsfähigkeit von Bedeutung. Diese beiden Fähigkeiten werden vom Zustand des getroffenen Körperteils, die Anpassungsfähigkeit außerdem von der Funktionstüchtigkeit anderer Organe (§ 6) bedingt.

Heilung kann bei jedem pathologischen Vorgang eintreten: bei Atrophie, Entartung, Entzündung, wie wir sahen bei seelischen Störungen usw. Von der Ausheilung seelischer Störungen, sofern diese nicht von deutlichen anatomischen Abweichungen und deren Ausheilung abhängig sind, wissen wir recht wenig, und dieses Wenige wollen wir dem Psychiater überlassen. Jetzt sollen wir die Heilungsvorgänge in den Geweben etwas näher vom allgemeinen Standpunkt aus betrachten, sofern wir sie noch nicht besprochen haben.

Geht ein Körperteil eines Tieres durch irgend eine Schädigung verloren, so ist der Wiederersatz nicht immer vollkommen. Örtliche und allgemeine Faktoren, der Ernährungszustand der Zellen, welchen die Wiedererzeugung obliegt, Art- und individuelle Unterschiede machen sich dabei geltend. Während z. B. unter gewöhnlichen Ernährungsverhältnissen eine oberflächliche sterile Abkratzung eines Teils des Hornhautepithels bei sehr verschiedenartigen Tieren von einem raschen, vollkommenen Ersatz gefolgt zu werden pflegt, bleibt Regeneration nach Verlust eines Arms oder auch nur Fingers (Zehe) bei den höheren Tieren (Säugetieren, Vögeln, Reptilien) aus. Anders bei niederen Tieren. Im allgemeinen — es gibt also Ausnahmen — können wir sagen, daß in stammesgeschichtlicher Hinsicht tiefer stehende Tiere vollkommener regenerieren als höher stehende. Und außerdem, daß die Regenerationsfähigkeit um so größer ist, je jünger das Individuum ist.

Schon TREMBLEY beobachtete am Süßwasserpolypen, der Hydra, eine sehr weitgehende Regenerationsfähigkeit nach Zerstörung oder Abtrennung sogar großer Körperabschnitte. Man kann eine Hydra in mehrere Stücke zerlegen, von denen jedes zu einem vollständigen Individuum auszuwachsen vermag. Ähnliches geschieht bei manchen Pflanzen, wie Begonie. Auch Regenwürmer haben eine große Regenerationsfähigkeit (REAUMUR u. a.). SPALLANZANI (1768) wies die Regeneration des Schwanzes bei Froschlarven und beim Salamander nach, beim letzteren auch die Wiedererzeugung der Gliedmaßen. Es ist schließlich bekannt, daß die Eidechse nach Abtrennung ihres Schwanzes einen neuen Schwanz bekommt.

Auch die Regenerationsfähigkeit der Protozoen ist im allgemeinen groß, solange genügend Kernsubstanz erhalten bleibt und das Stück nicht zu klein it (MORGAN). Kernlose Stücke gehen zugrunde. Über die Regenerationsfähigkeit der befruchteten Eizelle sind die Ansichten noch geteilt. W. ROUX, BARFURTH u. a. nehmen sie an.

Die Regeneration kann in verschiedener Weise stattfinden: Sie ist möglich durch Sprossung vom erhalten gebliebenen Stück aus. Dies z. B. nach Abschneidung eines Schwanzstückes bei Froschlarven; auch nach „Autotomie" (Selbstverstümmelung), d. h. ein freiwilliges oder „reflektorisches" (?!) Abwerfen eines Gliedes bei Crustaceen und Insekten, auch des Eidechsenschwanzes. Ferner scheint die Regeneration bei Hydra, Plattwürmern usw. ohne Neubildung, nur durch „Umordnung und Umdifferenzierung" (W. ROUX) von Zellen, also durch Gestaltsänderung (T. H. MORGAN) stattzufinden. Auf andere Möglichkeiten gehen wir nicht ein, weil sie unserem Zweck zu fern liegen und außerdem nicht einmal oder nicht sicher zur Regeneration gehören. Findet überschüssige Bildung, z. B. von Gliedern und Zehen bei Amphibien, statt, so ist das als Supraregeneration, eine unterschüssige, oder defektive Regeneration ist als Hypo- (BARFURTH), besser als Infraregeneration zu bezeichnen.

Die Regeneration kann von äußeren Faktoren beeinflußt werden; so geht sie bei Froschlarven rasch von statten bei 28° C, fast gar nicht bei 10° C (BARFURTH).

Rätselhaft sind einige Regenerationen, wie z. B. die Neubildung einer Linse bei Urodelenlarven, indem sie nicht, wie bei sonstigen Regenerationen, aus einem Rest der alten, — diese war zuvor ganz entfernt — sondern vom Irisrande aus stattfindet, der bei der normalen Linsenbildung gar nicht beteiligt ist (G. WOLFF). Das beweist eine gewisse, für gewöhnlich latente Beziehung zwischen Linse und Irisrand, die wir allerdings näher anzudeuten noch nicht vermögen.

Pflanzen haben eine große Regenerationsfähigkeit. Sie ersetzen aber verloren gegangene Teile nicht, wie das Tier, von der Wunde aus, sondern indem sie Nebensprosse und Adventivknospen zur Ausbildung bringen. So wird der abgeschnittene Hauptsproß am Koniferenstamm durch allmähliches Aufrichten und andere Veränderungen eines der annähernd horizontalen Seitenzweige ersetzt (vgl. KORSCHELT). Dies erinnert an die kompensatorische Hyperplasie in der Kaninchenleber (S. 14).

Im folgenden beschränken wir uns auf die Regeneration beim Menschen und bei den Säugern. Eine physiologische Regeneration von Zellen kommt bei ihnen vor, nämlich der immer wieder von neuem abschuppenden Epidermis- und von gewissen Drüsenepithelzellen, die bei der Sekretion verloren gehen, ferner der Haare, die eine beschränkte Lebensdauer haben und dann ausfallen. Durch Sproßbildung im alten Haarbalg entsteht dann ein neues Haar auf der alten Papille (Schwalbe) oder auf einer neuen (Stieda). In Narben, die keine Haarbälge haben, fehlt Neubildung von Haaren. Auch ein Nagel kann sich vollkommen neubilden, wenn nur der Mutterboden, das Nagelbett, nicht geschädigt ist. Höchst bemerkenswert ist die Bildung eines rudimentären Nagelbettes mit einem neuen Nagel am zweiten Fingerglied nach Verlust des ganzen Endgliedes (Marchand). Oben bemerkten wir schon, daß auch das Hornhautepithel einer raschen und, bei nicht zu schwerer Schädigung, vollkommenen Wiedererzeugung fähig ist.

Im allgemeinen können wir beim Menschen und beim Tier zwei Arten von Regeneration nach pathologischer Schädigung unterscheiden: Wiederersatz am Ort der Schädigung, von den unmittelbar an den geschädigten Zellen anstoßenden Zellen ausgehend und Wiederersatz in einigem Abstande von diesen, wie in den Versuchen von Ponfick u. a. (§ 6). Die zuerst genannte Regeneration stellt die Regel dar. Selbstverständlich ist von Ersatz nur dann die Rede, wenn die neugebildeten Zellen den verloren gegangenen mindestens gleichwertig sind (§ 68c), wenn sie also vollkommen gleich oder wenigstens verwandt sind. Die neugebildeten Zellen zeigen im allgemeinen die Eigenschaften ihrer Mutterzellen, obwohl Metaplasie (§ 87) möglich ist. Es entstehen also Epithelzellen nur aus Epithelzellen usw. Ist ein Stück der Haut ausgeschnitten, so wird die Wundhöhle von neugebildetem Bindegewebe mit Blutgefäßchen, also mit Granulationsgewebe ausgefüllt, und es wird dieses Gewebe durch neugebildetes Epithel bedeckt (Überhäutung), das von der Oberhaut und zum Teil auch von Hautdrüsen herstammt.

Als Wunde bezeichnen wir eine Gewebstrennung an der Körperoberfläche. Je nach ihrer Form und Entstehung unterscheidet man Schnitt-, Stich-, Quetsch- und Rißwunden.

Die Heilung einer Wunde beruht auf Zellneubildung. Sie geht meist, wenn nicht immer mit Entzündung einher. Sind die Ränder einer Schnittwunde durch Naht vereinigt und erfolgt die Heilung ohne starke Entzündungserscheinungen, so nennt man sie eine Heilung per primam intentionem. Erfolgt die Heilung nicht unmittelbar, sondern mit Eiterung oder mit einer sonstigen starken Entzündung, so nennt man sie per secundam intentionem. Die Wunde füllt sich dann mit Granulationsgewebe aus. Stärkere Entzündung pflegt infektiösen Ursprunges zu sein. Bei aseptischer Wundheilung tritt die Entzündung gewöhnlich ganz in den Hintergrund. Jede Wundheilung ist dauernde Wiedervereinigung der Wundränder und -flächen (Reunio). Verletzte Epithelzellen schrumpfen, sterben ab und zerfallen. Verletztes Bindegewebe, glatte Muskelzellen sterben ab, letztere wandeln sich in eine homogene gerinnende Masse um. Quergestreifte Muskelfasern zeigen wachsartige Nekrose an den angeschwollenen verletzten Enden. Achsenzylinder schwellen unregelmäßig an und zerfallen dann in Bruchstücke, in den Markscheiden treten Tropfen „Myelin" auf. Nerven- und Gliazellen sterben rasch ab (vgl. ferner Marchand). Neubildung von Bindegewebe und Blutgefäßchen ist schon am 2. Tage deutlich erkennbar. Findet sich fibrinöses Exsudat in der Wunde, so wird dieses allmählich durch das Bindegewebe verdrängt (S. 383). Unter einer Kruste oder Borke (S. 328) kann der Wiederersatz von Bindegewebe und Epithel auch erfolgen.

Die Neubildung von Blutgefäßchen erfolgt durch Sprossenbildung: Als erste Anlage eines neuen Gefäßchens erscheint an der Außenfläche eines Blutkapillars eine zeltförmige Erhebung, die in einem feinen Faden ausläuft. Dieser solide Faden nimmt allmählich an Umfang zu und kann sich mit einem anderen Faden bogenförmig vereinigen. Der anfangs solide Bogen wird später hohl, und die Höhlung tritt bald mit der Lichtung des Kapillars in Verbindung. In anderen Fällen entsteht sie als eine fortschreitende Ausbuchtung vom Kapillar aus.

Anfangs ist die Wand des neugebildeten Haargefäßchens homogen. Allmählich treten sich vermehrende und sich verteilende Kerne und Zellgrenzen auf, die ARNOLD zuerst durch eine Silberlösung nachwies. Angeschwollene Endothelzellen, mit oder ohne Kernteilung, treffen wir oft in entzündetem Gewebe an. Allerdings ist die Entscheidung manchmal schwer, ob sie im Begriff einer Zellteilung oder einer Entartung sind. Neugebildete Kapillaren können zu Arterien und Venen werden, indem an der Außenwand neugebildete zunächst feinverzweigte (MAYER) Muskelzellen auftreten, von der Media herstammend. Nach etwa 14 Tagen kommen dann elastische Fasern hinzu.

Auch Lymphgefäße werden neugebildet.

Während bzw. nach der Wundheilung verschwinden allmählich die Leukozyten, Plasmazellen usw. Das neugebildete Bindegewebe ist anfangs feinfaseriger als das alte. Es bekommt aber relativ rasch reichliche Faser, die bald schrumpfen. Es unterscheidet sich jedenfalls vom Muttergewebe und wird als Narbengewebe angedeutet. Junges Narbengewebe ist rötlich grau durch reichliches Blut in den weiten Kapillaren. Je älter die Narbe wird und je mehr das Gewebe schrumpft, um so mehr werden die Kapillaren verengert und um so mehr grauweiß wird ihr Gewebe. Narbige Schrumpfung, z. B. nach Verbrennung, kann zu erheblicher Verunstaltung des Gesichtes (Ektropion usw.) und anderer Körperteile führen. Es kann auch in einer Wunde, die geschwürig wurde, zu reichliches, blutreiches, schwammiges Granulationsgewebe, Caro luxurians, auftreten (s. unten).

Neugebildetes Epithel kann in unregelmäßiger Weise ins Bindegewebe eindringen in Form von Strängen oder Röhrchen. Wir begegnen einer solchen atypischen Epithelwucherung besonders bei verzögerter Heilung eines Gewebsverlustes an einer Körperoberfläche, das heißt bei der Ausheilung eines Geschwürs (FRIEDLÄNDER). Sie kann, obwohl anfangs beschränkt, später durch fortschreitende Wucherung Krebs ergeben. Atypische Epithelwucherung kann ebenso von Drüsen- wie von Deckepithel ausgehen.

Im allgemeinen wird nicht oder kaum mehr Gewebe neugebildet als zum Ersatz erforderlich ist. Ausnahmsweise aber mehr, z. B. als Caro bzw Callus luxurians, beides durch besondere Reizung oder Blutstauung oder sonstiger Stoffwechselstörung, ersteres bei fungösen Geschwüren, letzteres bei ungenauer oder fehlender Anpassung der Bruchstücke eines gebrochenen Knochens, wobei sich Muskelzug und Schwerkraft geltend machen (s. unten).

Die Regenerationsfähigkeit des Bindegewebes, auch des Fettgewebes, Knochens, Deckepithels, der Blutgefäße ist groß, die des Parenchyms hingegen klein. So überwiegt bei der Heilung eines Organdefektes (Muskel, Nerv, Niere usw.) die Neubildung des Stützgewebes, das man wohl als „Flickgewebe" andeutet. Wir sollen jetzt einiges von der Regeneration der einzelnen Gewebe behandeln.

Hornhaut- und sonstiges Deckepithel vermögen einen Verlust rasch zu ersetzen, auch Hautdrüsenepithel kann einen Anteil daran nehmen. Man hat dies nämlich für Talgdrüsen und die Mamilla (RIBBERT) festgestellt. Auch das Zylinder- und Flimmerepithel von Schleimhäuten ist sowohl eines normalen, wie eines pathologischen (nach Verletzung) Ersatzes fähig. Man hat dies für Magen und Darm, Harnblase und Uterus (nach jeder Menstruation und Schwangerschaft) festgestellt (vgl. BARFURTH). Im allgemeinen finden die Kernteilungen dabei auf mitotischem Wege statt. Im Magen tritt Ersatz vom Fundusepithel aus ein, im Darm von den tiefliegenden Zellen der LIEBERKÜHNschen Krypten. Ferner hat man nicht nur in der Unterkieferspeicheldrüse Wiederersatz von Epithel, sogar von den Ausführungsgängen aus, sondern auch im Pankreas festgestellt. Nach HELLY und KYRLE ist das Epithel der Pankreasläppchen dem der LANGERHANSSchen Inseln nicht artgleich und nicht funktionell gleichwertig.

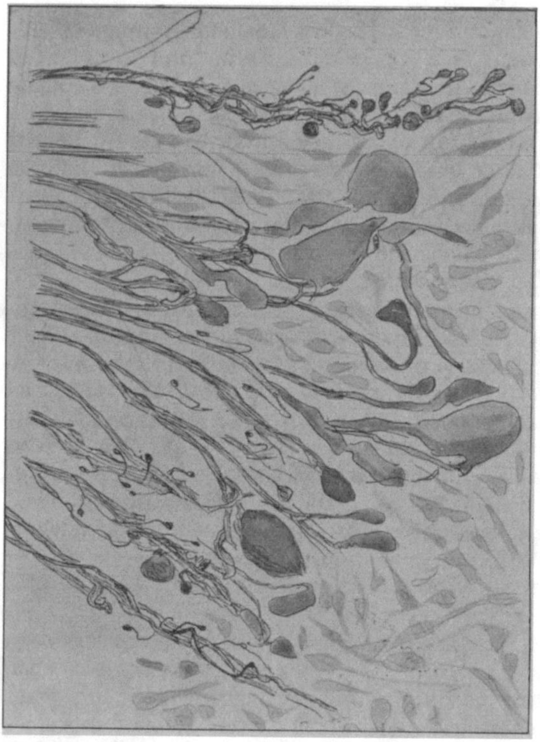

Wir haben schon S. 14 die Regeneration der Kaninchenleber nach Entfernung eines Teils des Organs besprochen und gesehen, daß der Ersatz nicht von der verletzten, sondern von einer entfernten Stelle ausgeht. Bei Leberechinokokkus hat PONFICK etwas Ähnliches beim Menschen beobachtet. Die Angaben über die Niere und andere Organe sind nicht gleichlautend. Neubildung von Harnknäueln ist nicht sicher festgestellt. Wiederersatz von Epithel scheint nur von den Ausführungsgängen, und nur bei herdförmiger Schädigung der Niere stattzufinden (TILP u. a.). Wo Entzündung besteht, soll man mit der Annahme eines Wiederersatzes zurückhalten: der entzündliche Reiz kann ja zu Zellteilung führen, die also eine ganz andere Bedeutung hat als eine Neubildung „funktionellen Ursprunges", den wir allerdings näher anzugeben nicht vermögen.

STILLING sah nach Entfernung einer Nebenniere bei jungen Kaninchen Hypertrophie der anderen, während zurückgebliebene Reste bedeutend an Umfang zunahmen.

Abb. 189. Das zentrale Stumpfende eines durchschnittenen Nerven. Aus den Fasern quellen kleine und große Tropfen. Überall feine, nach den verschiedenen Seiten — auch rückwärts in den Nerven verlaufende — neue Fäserchen. Vergr. ca. 600/1 (nach EDINGER, Die Naturwissenschaften 1916, H. 17).

Nach KYRLE und SCHOPPER wohnt dem Epithel des Canalis epididymidis des Hundes eine große Regenerationsfähigkeit inne, ebenso dem Epithel des Samenleiters.

In all diesen und anderen ähnlichen Beobachtungen vermögen wir die Funktionstüchtigkeit der neugebildeten Zellen zurzeit nicht mit hinreichender Genauigkeit zu bestimmen. Ob sie mit normalen Zellen gleichwertig sind, ist somit eine unbeantwortete Frage.

Verletzung der Milz oder einer Lymphdrüse führt zur Bildung von Narbengewebe ohne weiteres.

Über den Wiederersatz von Blut vgl. § 116 u. 117.

Ganglienzellen werden nicht durch neue ersetzt. Es kommt allerdings Teilung einer Ganglienzelle vor, sie führt jedoch nicht zur Bildung typischer Ganglienzellen. Neuroglia, das Stützgewebe des Zentralnervensystems, ist hingegen

ziemlich ersatzfähig: Junge Gliazellen sind groß, reich an Ausläufern und sie können Ganglienzellen ähnlich sein. Man nennt sie Astrozyten oder Spinnenzellen. Ähnlich wie Bindegewebszellen bilden sie beim Altern Fasern, die anfangs intra- später auch extrazellular liegen. Verdichtung des Gliagewebes durch Wucherung bezeichnet man als Sklerose oder Gliose, obwohl manche letzteres Wort nur für Gliabildung mit nachfolgendem Zerfall des neu-
gebildeten Gliagewebes gebrauchen.
Wucherung von Glia wird oft durch
Bindegewebsbildung begleitet.

Die Neubildung peripheri-
scher Nervenfaser haben viele
Forscher untersucht. Wird eine
Nervenfaser durchschnitten oder
teilweise zerstört, so tritt Neubildung ein, aber nur dann, wenn
die Faser mit ihrer normalen Ganglienzelle in Verbindung steht. Denn
alle Nervenfasern wachsen aus
Ganglienzellen aus. Herstellung erfolgt nur, wenn das zentrale Nervenende auswachsen kann und nicht
einem zu hohen Widerstand begegnet. Das peripherische Stück
der Nervenfaser geht nach vorübergehender Quellung zugrunde (S.309),
während die unter der SCHWANN-
schen Scheide dieses Faserstückes
liegenden Kerne sich mitotisch
vermehren und protoplasmareiche
Zellen entstehen. Das zentrale
Faserstück geht nur bis zum nächsten oder zweitnächsten RANVIER-
schen Schnürring zugrunde. Bei
der Regeneration schwellen zunächst einzelne Achsenzylinder des
zentralen Stumpfes an. Schon in
den ersten Stunden quellen aus
ihren durchschnittenen Enden zahlreiche Tropfen hervor, es sind vorn
angeschwollene Fädchen, welche
Widerständen ausweichen (CAJAL),
sogar umwenden und zurücklaufen.
Viele teilen sich, einige umspinnen
alte Fasern. Die neugebildeten
Achsenzylinder verlängern sich und
bilden in den SCHWANNschen Scheiden Bündel, welche nur selten noch
Reste der alten Nervenfaser ein-
schließen. Es können sogar neue
Nervenfasern die SCHWANNsche
Scheide durchbrechen und im Endoneurium weiterziehen oder durch

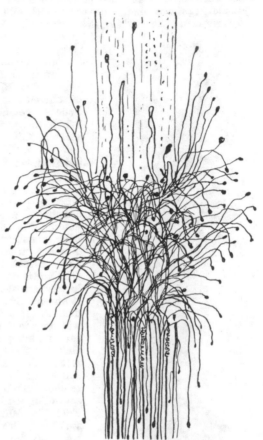

Abb. 190. Halbschema. Heilungsvorgang im durchschnittenen Nerven. Am unteren Ende des zentralen Stückes führen die Fasern in die Narbe und ihrer Umgebung nach allen Seiten. Viele kehren vor dem Widerstand wieder um in das leichter passierbare Bindegewebe des nor-malen zentralen Stückes; auch von denen, welche das periphere Stück — zufällig — erreichen, kehren wieder welche um, eine Zahl anderer aber vermehrt sich da und schafft den neuen Nerven. (Nach EDINGER.)

das Perineurium der Nervenbündel hindurch in das Epineurium eindringen. Die neugebildeten Achsenzylinder umgeben sich bald mit einer Markscheide und die Fasern bekommen eine (bindegewebige) Neurilemmscheide.

Bleibt das zentrale Stück eines durchtrennten Nerven, wie in einem Ampu-tationsstumpf, frei, so umgibt neugebildetes Bindegewebe dieses Nervenende. Nerven-fasern wachsen dann in dasselbe hinein, und zwar mitunter in so großer Zahl und so an ihren Enden anschwellend, daß das Nervenende keulenförmig anschwillt (Amputationsneurom). Im Gehirn können Nervenfaserstümpfe, die mit ihren Ganglienzellen verbunden sind, in Poren von eingeheilten Fremdkörpern oder in Gliagewebe einwachsen.

Sind zwei Stücke eines durchtrennten Nerven durch Naht vereinigt, so können proximale Nervenfasern in das periphere Stück einwachsen, nachdem dessen Fasern zugrunde gegangen sind. FORSSMANN schreibt beim Zerfall entstehenden Stoffen eine chemotaktische Wirkung (Neurotropismus) zu. Wahrscheinlicher aber wachsen

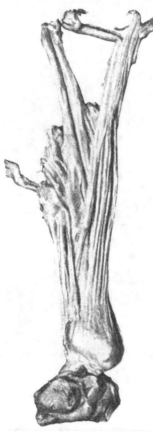

die neuen Fasern eben in der Richtung des geringeren Widerstandes, so daß es für die künstliche Herstellung darauf ankommt, den Widerstand wegzuräumen (EDINGER). Es kann auch das zentrale Stück des N. lingualis in das peripherische des durchtrennten N. hypoglossus, wenn man diese Stücke vereinigt, hineinwachsen (vgl. BOEKE). Wiederersatz von Nerven fordert lange Zeit, sogar viele Monate.

Glatte Muskeln zeigen eine geringe Ersatzfähigkeit nach Verletzung oder sonstiger Schädigung. Dann tritt nur Bindegewebsbildung auf.

Auch im quergestreiften Muskel ist letztere (nach beschränkter Schädigung) zu beobachten, außerdem kann es dann aber zur Bildung neuer Muskelfasern kommen. Nach Verletzung oder sonstiger Schädigung eines quergestreiften Muskels tritt zunächst eine amitotische, dann eine mitotische Teilung von Muskelkernen ein. Der kontraktile Stoff kann nach einer Schädigung in Bruchstücke verschiedener Größe zerfallen. Während der Vermehrung der Muskelkerne nimmt das Sarkoplasma zu. Auch die freien Muskelzellen, welche nicht mit dem kontraktilen Stoff in Zusammenhang stehen, vergrößern sich, während sich ihre Kerne vermehren, zu vielkernigen Riesenzellen. Die neuen Muskelfasern entstehen durch Knospenbildung (NEUMANN) aus dem kernreichen Sarkoplasma. Diese Knospen sind Anschwellungen kolbiger, keulenartiger oder sonstiger Form der Muskelfasern, die sich manchmal zuvor spalten. Geht der kontraktile Stoff zugrunde, während das Sarkolemma erhalten bleibt — wie bei Typhus abdominalis oder sonstiger Giftwirkung — so können sich Muskelfasern diskontinuierlich bilden: es verlängern sich Myo- oder Sarkoblasten, d. h. Zellen, die nicht mit lebenden Muskelfasern zusammenhängen, sie legen sich aneinander, bilden Synzytien (kernreiche Protoplasmaklumpen), die sich in Muskelfasern umwandeln, wobei ebenso wie in den Knospen, zu-

Abb. 191. Amputationsneurom des N. ischiadicus. Präp. des Path. Institutes in Amsterdam (nach WERTHEIM SALOMONSON im Handb. d. Neurologie, Bd. II).

nächst Längs-, dann Querstreifung auftritt. Solche Sarkoblasten können Trümmer zerstörter Muskelfasern in sich aufnehmen.

Knorpel hat im allgemeinen eine sehr beschränkte Regenerationsfähigkeit. Nach Verletzung erfolgt Wucherung des Perichondriums. Kleinere Verletzungen können knorpelig ausheilen. Verletzung eines Epiphysenknorpels pflegt Wucherung von Knorpelzellen anzuregen, welche sich in Säulen anordnen und von Knochenbildung gefolgt werden.

Schließlich sollen wir die Heilung eines Knochenbruchs kurz skizzieren. Nach einem Knochenbruch sind Blutaustritte verschiedener Ausdehnung und bald auch Zeichen von Entzündung (flüssiges und zelliges Exsudat) im hyperämischen

Knochenmark nachweisbar. Diese „traumatische" Entzündung ist wahrscheinlich Stoffen zuzuschreiben, welche aus zerfallendem, gequetschtem Gewebe entstehen. Bei einfachem Knochenbruch, d. h. bei unversehrter Haut, schwindet das Exsudat bald, etwa innerhalb einer Woche. Dann erfolgt Heilung, die wir per primam intentionem nennen können. Vereinzelte Beobachtungen am Menschen lehren, zusammen mit den Ergebnissen von Tierversuchen (vgl. ZONDEK), folgendes: Das Periost sowie das Endost stellen den Mutterboden des neuzubildenden Knochens dar. Ersteres

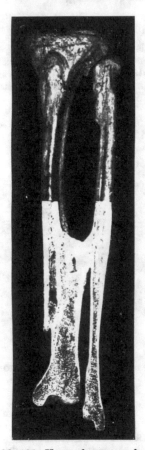

liefert den äußeren, letzteres den inneren (myelogenen) Kallus, während man den zwischen den Bruchenden befindlichen, ebenfalls peri- bzw. endostalen Kallus als intermediären bezeichnet. Das Endost in den HAVERSschen Kanälchen liefert auch Kallus. Dieser Kallus ist zellreiches osteoides Gewebe, d. h. Knochengewebe, dem noch Kalksalze fehlen. Es verbindet die Bruchenden, gleichgültig ob diese sich in derselben Stellung wie vor dem Bruch berühren, oder ob Dislokation besteht. Allmählich findet Ablagerung von Kalksalzen im osteoiden Gewebe statt, während es an Umfang abnimmt. Dadurch entsteht allmählich eine Knochennarbe. Nach Verlauf vieler Monate kann durch allmähliche Abnahme des Umfanges

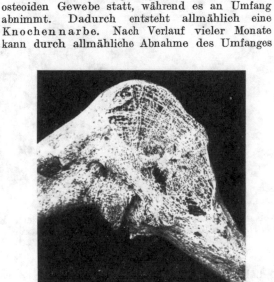

Abb. 192. Verwachsung auch von Tibia und Fibula nach Knochenbruch. Die untere Hälfte zeigt einen Durchschnitt.

Abb. 193. Verwachsung, auch von Knochenlamellen von Femur und Tibia (knöcherne Ankylose).

dieser Narbe eine Restitutio ad integrum eintreten. Aber nur dann, wenn keine Dislokation und falsche Verwachsung stattfindet, wie in Abb. 192.

Das eine Mal tritt periostale, ein anderes Mal endostale Kallusbildung in den Vordergrund. Es kommt sogar Knochenbildung im Bindegewebe zwischen anstoßenden Muskelfasern vor (parostaler Kallus aus Periostausläufern oder aus gewöhnlichem Bindegewebe). Brüche von Röhrenknochen scheinen rascher zu heilen als solche von Schädelknochen.

Sowohl im periostalen wie im endostalen Kallus hat man, beim Menschen (ORTH, E. MEYER u. a.) sowie bei Versuchstieren (VOLKMANN u. a.) Knorpelbildung nachgewiesen. Auch dieses Knorpelgewebe wandelt sich allmählich in osteoides Gewebe um, und zwar langsamer bei Druck als bei Zug (Zondek). Dann bilden sich allmählich Knochenbälkchen in mehr oder weniger gesetzmäßiger Anordnung aus.

Ist die Haut bei einem Knochenbruch verwundet, so daß sogar ein Bruchende nach außen steckt, so nennt man den Bruch einen komplizierten. Eiterung und sogar Sepsis in irgend einer Form können folgen.

Es kann äußerer Kallus in zu großer Menge gebildet werden, so daß eine Verunstaltung entsteht (Callus luxurians bzw. Osteoma fracturae).

§ 86. Transplantation, Verpflanzung.

Transplantation ist die Verpflanzung eines lebenden Körperteils auf eine andere Stelle desselben oder auf einen anderen lebenden Körper. Wird das Stück tief verpflanzt, so redet man wohl von Einpflanzung (Implantation). Replantation ist die Wiedereinpflanzung eines vollkommen gelösten Stückes an dieselbe Stelle. Pfropfung oder freie Transplantation nennt man die Einpflanzung eines vollkommen gelösten Stückes.

Transplantat (Pfropfreis) heißt das verpflanzte Stück. Eine Verpflanzung ist nur dann gelungen, wenn das Stück sich ganz als lebender Teil des Organismus

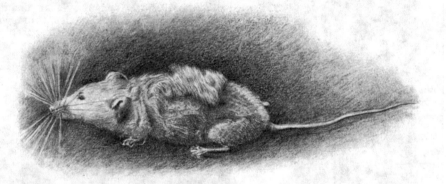

Abb. 194. Maus. Rückenhautlappen reimplantiert. Kopf- und Schwanzende vertauscht. Die Haare auf dem Hautlappen zeigen (nach etwa 6 Monat) nach kopfwärts (nach Schöne, Transplantation, Berlin 1912).

verhält. Man hat kleinere und größere Stücke von Geweben, Organen und ganze Organe verpflanzt.

Autotransplantation (autoplastische Tr.) heißt die Verpflanzung bei demselben Individuum, Homoiotransplantation ist die Verpflanzung bei einem Individuum derselben und Heterotransplantation die bei einem Individuum einer anderen Tierart. Alloplastik nennen wir mit Marchand die Einführung eines leblosen Stoffes in einen lebenden Körper zum Ersatz eines mangelnden Teils. Explantation nennt man wohl die Gewebskultur in vitro (L. Loeb, Carrel u. a.), besonders in geronnenem Blutplasma.

Im allgemeinen hat sich ergeben, daß der Erfolg um so vollkommener ist, je jünger der Spender (dem das Stück entnommen wird) und der Empfänger (bei dem es eingepflanzt wird) sind. Ferner, ähnlich wie bei Regeneration (S. 439), je tiefer das Tier stammesgeschichtlich steht, je weniger differenziert das Gewebe ist, und je mehr verwandt Spender und Empfänger sind. Hier machen sich ganz unbekannte Faktoren geltend, wie sich z. B. bei den Verpflanzungsversuchen mit Geschwülsten herausgestellt hat (S. 464). Schließlich sind die örtlichen Ernährungsverhältnisse wichtig. Am sichersten ist der Erfolg, wenn man (ceteris paribus) das Stück durch einen Stiel mit seinen Ernährungsgefäßen in Zusammenhang läßt, während es schon mit dem Verpflanzungsboden verwächst. Man verfährt so bei der Nasenplastik und bei anderen plastischen Operationen, sogar wenn Spender und Empfänger zwei Individuen sind. Erst nach ausreichender Verwachsung und Ernährung vom neuen Mutterboden aus durchtrennt man den Stiel. (Gärtner nennen dieses Verfahren bei Pflanzen „Ablaktieren"). So hat man ein Darmstück in die Blase (ENDERLEN), in den Magen (REERINK) usw. eingepflanzt. In neuerer

Zeit hat man Organe transplantiert, wobei man die ernährende Schlagader durch Naht mit einer Schlagader des Mutterbodens verband. So hat ZAAIJER mit gutem Erfolg beim Hund eine Niere in den Oberschenkel eingepflanzt, wobei die Nierenschlagader mit der Art. femoralis verbunden wurde. Der Harnleiter wurde in die Harnblase eingepflanzt. Die andere Niere wurde 83 Tage später entfernt, der Hund überlebte diesen Eingriff länger als sechs Jahre.

Findet Pfropfung ohne weiteres statt, so eignet sich besonders gefäßreiches Gewebe (Milz, Knochenmark usw.) als Mutterboden.

Bei Pflanzen pflegt Vertauschung von Sproß- und Wurzelpol bei Reimplantation das Anheilen zu stören (Polarität). Bei niederen Tieren hat man ähnliches beobachtet, bei höheren Tieren und beim Menschen jedoch nicht (SCHÖNE). Bei Pflanzen und niederen Tieren gelingt heteroplastische Pfropfung manchmal, bei höheren Tieren gelingt aber artfremde Hautverpflanzung nicht oder nur ausnahmsweise. Frühere Beobachtungen sind nicht einwandfrei. PFEIFFER hat allerdings mit Erfolg Stücke einer menschlichen BASEDOWstruma in die Milz einer Ziege und eines Hundes eingepflanzt und anheilen sehen, andere Versuche mißlangen aber. Es kommt immer darauf an, daß das Transplantat im Wirtsorganismus genügend ernährt wird und organisch verwächst, was nur möglich ist, wenn Transplantat und Wirt einander nicht schädigen. Hierauf beruht wohl zum Teil der Mißerfolg von Heterotransplantationen. SCHÖNE hat bei der Übertragung der Gewebe von Kaltblütern (Fröschen, Fischen) auf Säugetiere oft tödlichen Ausgang beobachtet. Hingegen kann man zwei blutsverwandte Tiere in Parabiose am Leben er-

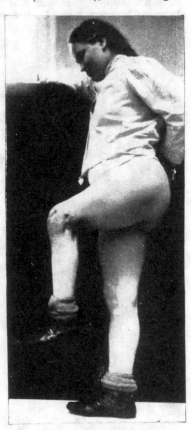

Abb. 195. 18 jähriges Mädchen. Implantation des ganzen, einem frisch amputierten Bein entnommenen Kniegelenks. Heilung mit Beweglichkeit nach 2 Jahren 5 Monaten konstatiert (nach LEXER, Arch. f. klin. Chir. 1909).

halten, indem man die Bauchhöhlen in Zusammenhang bringt und, nach eingetretener Verwachsung, die beiden Nieren des einen Individuums entfernt.

Im allgemeinen geht auch bei Homoiotransplantation ein Teil des verpflanzten Gewebes früher oder später zugrunde, während im übrigen Teil, wenigstens zunächst, Zellbildung mitunter mit Metaplasie, Zystenbildung usw. erfolgt.

Die Größe dieser Teile ist in den einzelnen Fällen eine verschiedene. Die Ernährung geschieht anfangs durch Gewebsflüssigkeit, dann dringen allmählich gefäßhaltige Bindegewebssprossen in das aufgepfropfte Gewebe ein und durchsetzen es. Später kann das neue Gewebe Nerven erhalten, und zwar erhält aufgepfropfte Haut zunächst Nerven der Tast-, dann solche der Schmerz- und Temperaturempfindung (STRANSKY). Aber auch das anfangs wuchernde, verpflanzte Gewebe kann später durch das eindringende Gewebe des Wirtes verdrängt werden und schwinden, ähnlich wie ein lebloser Stoff bei der Organisation (S. 385). Allerdings zeigen sich hier bedeutende Unterschiede, je nach dem verpflanzten Gewebe. Schilddrüsen-, Brustdrüsenepithel erhalten sich lange, Deckepithel sogar dauernd, mitunter Epidermoidkysten bildend. Andere Gewebe gehen rascher zugrunde. Eingepflanzte

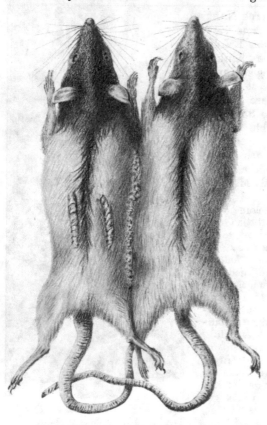

Schilddrüse (PAYR, KOCHER) oder Epithelkörperchen (DANIELSEN) vermag lange Zeit von Nutzen zu sein. Besonders gefäßreiches Gewebe eignet sich als Mutterboden (s. oben). Ein in Knochen eingepflanztes lebendes oder totes Knochen- oder Knorpelstück kann Neubildung von Knochen durch Periost oder (und) Endost anregen. Der neugebildete Knochen bringt das Implantat zum Schwund, füllt aber damit zugleich einen Defekt aus.

Abgeschabte Oberhaut kann man mehrere Tage verpflanzungsfähig in 0,8 % NaCl aufbewahren, andere Gewebe kürzer, aseptische herausgeschnittene Gefäßstücke bleiben in RINGERscher bezw. LOCKERscher Flüssigkeit im Eisschrank, bei einer Temperatur zwischen 0° und 1°, während 35 und mehr Tage einpflanzungsfähig.

Die Anheftung der abgeschabten Oberhaut (mit den Spitzen der Hautpapillen bzw. einer dünnen Lederhautschicht) an die Wundfläche erfolgt durch gerinnendes Blut bzw. Plasma oder Lymphe. Allmählich kann dann Verwachsung erfolgen. Aufgepflanzte Negerhaut kann allmählich durch weiße Haut verdrängt werden und umgekehrt (F. 299). Dies erheischt jedoch genauere Forschung.

Abb. 196. Zwei bunte Ratten in Parabiose. Bauchhöhlen in Kommunikation. Der linken Ratte sind die Nieren exstirpiert worden (nach SCHÖNE, Transplantation, Berlin 1912).

Das Parenchym der meisten Drüsen (Leber, Niere, Hoden, Eierstock) und das Gehirn gehen bald nach Verpflanzung zugrunde. Nur das Stützgewebe und das Epithel der Ausführungsgänge obiger Drüsen (Gallengänge usw.) zeigen oft Wucherung. Allerdings vermag sich das Keimepithel mitsamt Follikeln und Eiern des Eierstockes eines sechs Wochen alten Meerschweinchens an die Bauchwand eines Männchens aus dem gleichen Wurf 158 Tage zu erhalten (SCHULTZ). Durch Autotransplantation haben KNAUER, RIBBERT u. a. vollkommenere Erfolge gehabt. Verpflanzung eines Nervenstücks blieb bisher erfolglos.

Autotransplantation hat, ceteris paribus, die besten Erfolge gehabt. Transplantation auf Blutsverwandten mißlingt schon öfter, noch unsicherer ist Homoiotransplantation unter nicht blutsverwandten Individuen derselben Rasse, und am unsichersten oder aussichtslos die Heterotransplantation Embryonales Gewebe läßt sich, ceteris paribus, vielleicht am besten übertragen. Dann kommen allerlei Gewebe zur Entwicklung (§ 89).

Wichtig ist der Einfluß der Tätigkeit auf das Transplantat (REHN). CARREL u. a. haben Venenstücke des gleichen Individuums an die Stelle eines resezierten Arterienstückes eingeschaltet. Das Venenstück erweiterte sich nicht, sondern es verdickte sich seine Wand durch Hypertrophie der Muskelzellen und Bindegewebswucherung der Intima (STICH und ZÖPPERITZ, FISCHER und SCHMIEDEN, BORST und ENDERLEN).

§ 87. Metaplasie.

Der VIRCHOWsche Satz „Omnis cellula e cellula" wurde von BARD eingeschränkt durch die Hinzufügung: „eiusdem generis" Welches sind aber die Grenzen der Zellgenera?

Die Eigenschaften einer Zelle sind zum Teil von ihrer Anlage, zum Teil von äußeren Faktoren bedingt. Die Bedeutung der äußeren Faktoren, wie Druck, Ernährung usw., erhellt z. B. aus der Polymorphie wuchernder Zellen in vielen Fällen; ferner aus der starken Verhornung, die in der Mundschleimhaut, der Portio vaginalis uteri und der Vagina eintritt, wenn das Deckepithel durch Vorfall eintrocknet. Wie weit geht aber der Einfluß äußerer Faktoren? Diese Frage ist noch nicht mit der erforderlichen Schärfe zu beantworten. Umwandlung eines wohl gekennzeichneten, ausgereiften (differenzierten) Gewebes in ein differenziertes Gewebe mit anderen Eigenschaften nennen wir Metaplasie. Zu Metaplasie gehört nicht die Erscheinung, daß eine bestimmte Stammzelle, also ein nicht differenziertes

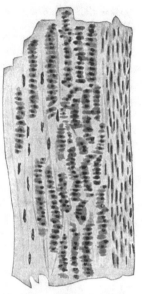

Abb. 197. Transplantation der Vena jugularis in die Carotis beim Hund. Transplantierte Venenwand im Längsschnitt. Versuchsdauer 86 Tage. Hypertrophie der Mediamuskulatur, vermehrte Bindegewebeentwicklung in der Media und ziemlich starke spindelzellige Intimaverdickung (nach FISCHER und SCHMIEDEN, Frankf. Z. f. Pathol. 1909, Bd. 3).

Gebilde, sich unter abnormen Umständen zu einer Zelle mit anderen Eigenschaften entwickelt als unter normalen.

Die Gewebe stammen von drei Keimblättern ab. Die Abkömmlinge verschiedener Keimblätter lassen sich nicht ineinander umwandeln. Ist das aber möglich für die Abkömmlinge desselben Keimblattes? Wandelt sich z. B. je Oberhaut in Gliagewebe oder umgekehrt um? Nein. Es vermag sich aber Periost in osteoides Gewebe und dann in Knochen umzubilden. Sowohl das mehrschichtige verhornende Plattenepithel der Speiseröhre wie das mehrzeilige Flimmerepithel der Luftwege und das einzeilige Zylinderepithel des Magens und Darms stammen vom Hypoblast (Entoderm). Bilden sich diese Epithelformen, nach vollendeter Differentiation, ineinander um? Wo liegt die Grenze der gegenseitigen Umwandelbarkeit der verschiedenen Abkömmlinge desselben Keimblattes? Wir müssen dies für die einzelnen Fälle gesondert bestimmen.

In letzter Zeit haben einige Forscher eine Umbildung von Epithel in Bindegewebe und umgekehrt angenommen. Wir müssen hier Ähnlichkeit bzw. Gleichheit der Form und solche der Lebenseigenschaften unterscheiden. Ohne Zweifel können Bindegewebszellen Epithelzellen ähnlich oder gleich aussehen: denken wir nur an die jungen, epithelioiden Zellen und die Deziduazellen. Umgekehrt können die basalen Zellen der Oberhaut spindelige Bindegewebszellen gleich werden und fest mit Bindegewebsfasern zusammenhängen (§ 101a). Formgleichheit bedeutet aber nicht ohne weiteres Wesensgleichheit. Leberzellen und Pankreaszellen können gleich aussehen, während doch ihre Tätigkeit eine ganz andere ist. Durch Färbung nach VAN GIESON lassen sich spindelige Epithelzellen von Bindegewebszellen manchmal unterscheiden. Ihre epitheliale Natur gibt sich mitunter in Verhornung kund. Eine Metaplasie von Epithel in Bindegewebe oder umgekehrt ist nicht einwandfrei festgestellt

Umbildung einer Epithelform in eine andere, z. B. von Zylinderepithel in verhornendes mehrschichtiges Epithel in Geschwülsten oder bei Geschwürsheilung ist auch nicht sicher. Ein verhornender Krebs der Gallenblase kann durch Wucherung einer dystopischen oder dysplastischen Epithelinsel mit den Eigenschaften verhornenden mehrschichtigen Epithels entstanden sein. Eine solche Insel ist eine Mißbildung des Gewebes (ORTHS embryonale Allo- oder Dysplasie, SCHRIDDES Heteroplasie). Sie kann mehrere Zellformen enthalten, aus denen eine gemischte Geschwulst erwachsen kann. In der Augenbindehaut und in der Nasen-

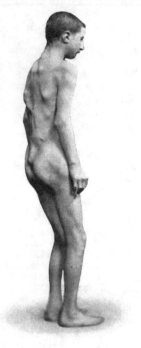

schleimhaut kommen Inseln von mehrschichtigem Epithel vor, das bei Entzündung das mehrzeilige Zylinderepithel verdrängen kann. Das harte Papillom der Nasenschleimhaut, das Cholesteatom der Nebenhöhlen können daraus entstehen ohne irgendwelche Metaplasie. So ist die Möglichkeit zu berücksichtigen, daß ein verhornender Krebs durch Wucherung einer solchen Insel in der Bronchialschleimhaut oder im Lungengewebe entsteht. Im Magen, im Mastdarm, in der Nierenbecken- und Gebärmutterschleimhaut kommen gleichfalls solche Inseln vor. Wenn somit eine Geschwulst aus anderem Epithel aufgebaut wird als das des Mutterbodens, ist immer die Frage zu stellen, ob Metaplasie (Umwandlung) oder Verdrängung (Wucherung einer Insel) vorliegt.

LUBARSCH und FÜTTERER haben sehr wahrscheinlich Metaplasie bewirkt: Ersterer entfernte Stücke der Harnblasenschleimhaut bei Kaninchen, reizte die Wunde chemisch und brachte dann Gallensteine oder Kirschkerne in die Harnblase. FÜTTERER entfernte bei Kaninchen und belgischen Hasen viereckige Stücke (2 × 2 cm) aus der Magenschleimhaut. Während der 3—4 ersten Tage wurde nur flüssige, dann gewöhnliche Kaninchennahrung gegeben. Durch subkutane Einspritzung von Pyrogallussäure wurde der Hb-Gehalt des Blutes etwas unter 70%

Abb. 198. Myositis ossificans (nach WERTHEIM SALOMONSON im Handb. d. Neurologie, Bd. II).

gehalten. Es entstanden langsam ausheilende Magengeschwüre und zwar fand er unter 25 Versuchstieren 2 mal Plattenepithelzapfen in der neugebildeten Schleimhaut. Sollten diese von abnormen Epithelzellen in der Umgebung herrühren? Die Möglichkeit wäre weit geringer, wenn sie in allen Fällen nachgewiesen wären.

Allgemein oder fast allgemein erkennt man Metaplasie von Bindegewebe in Knorpel oder Knochen an. Verknöcherung hat man in der Lunge, im parostalen Kallus, bei Myositis ossificans (Verknöcherung des Muskelbindegewebes), beim Exerzierknochen, in atrophischen Augen usw. festgestellt, ohne daß etwas auf das Vorhandensein von Osteoblasten vor der Verknöcherung hinweist. Umgekehrt kann sich Knorpel in faseriges Bindegewebe umbilden, nämlich wenn seine freie Fläche mit Bindegewebe überzogen wird. Ob alle, oder nur jugendliche Bindegewebszellen einer solchen Metaplasie fähig sind, ist eine offene Frage.

19. Kapitel.

Die Geschwülste.

§ 88. Begriffsbestimmung und Erkennung.

Eine zutreffende Definition einer Geschwulst (Tumor, Neoplasma, Blastom) war VIRCHOW, sie ist auch uns noch unmöglich. Denn zutreffend ist nur eine solche Begriffsbestimmung, die umkehrbar ist (S. 1). Wir haben schon wiederholt gesehen, daß Definitionen in der lebenden Natur sehr schwer, wenn nicht unmöglich sind, weil die von uns gezogenen Grenzen als willkürliche sich erweisen. Trotzdem können wir einer möglichst zutreffenden Begriffsbestimmung einer Geschwulst nicht entbehren. Versuchen wir sie deshalb, wenn auch wir selbst auf ihre Fehler hinweisen müssen.

Zunächst bewirkt eine Geschwulst im allgemeinen eine umschriebene Umfangszunahme eines Körperteils. Kehren wir diese Bestimmung um, so erhellt sofort, daß nicht jede umschriebene Umfangszunahme auf Geschwulstbildung beruht. Eine Blutbeule, ein Hygroma praepatellare, eine Zyste stellen eine umschriebene Anschwellung, aber keine Geschwulst dar.

Aber auch die Definition einer Geschwulst als eine umschriebene Gewebsneubildung wäre noch nicht umkehrbar, weil umschriebene Hyperplasien, Hypertrophien oder manche entzündliche Gewebsneubildungen (wie Tuberkel, pneumonokoniotische oder andere Bindegewebsbildungen) keine Geschwülste sind. Und zwar deshalb nicht, weil wir nur selbständige umschriebene Gewebsneubildungen mit „gesetzwidrigem, autonomem" Wachstum, wachsend unabhängig vom Wachstum anderer Körperteile, ohne bekannten „Reiz", wie die infektiösen Granulationsgeschwülste, als Geschwülste bezeichnen. Eine Geschwulst kann metastasieren. Zwischen der Metastase einer Geschwulst und der eines entzündlichen Gebildes besteht aber ein einschneidender Unterschied: eine Tochtergeschwulst an einer anderen Stelle entsteht durch Verschleppung von Geschwulstzellen von der primären Geschwulst nach jener Stelle und nachfolgendes Auswachsen dieser Zellen durch fortgesetzte Teilung zu einer Geschwulst, welche der primären mehr oder weniger ähnlich ist.

Daß in der Tat Geschwulstzellen verschleppt werden, dürfen wir dann annehmen, wenn die metastatische Geschwulst in einer Umgebung auswächst, wo solche Zellen nie ohne Geschwulst vorkommen, oder vielleicht nur als so hohe Ausnahme, daß wir ihr Vorkommen nicht einmal wissen. So findet sich (verhornendes) Epithel nie ohne Geschwulstbildung in Lymphdrüsen, aber metastatisch von einem (verhornenden) Haut- oder Schleimhautkrebs recht häufig. Metastasen einer bindegewebigen Geschwulst könnten allerdings an den allermeisten Stellen des Körpers aus dort schon normaliter vorhandenen Bindegewebszellen auswachsen, auch Knorpel- und Knochengeschwülste könnten durch Metaplasie aus solchem Bindegewebe entstehen. Wir haben aber keinen Grund, Metastase einer bindegewebigen oder sonstigen Geschwulst überhaupt anders denn als Verschleppung und Wachstum von Geschwulstzellen aufzufassen.

Demgegenüber ist die metastatische Entstehung eines infektiösen entzündlichen Knotens der Verschleppung, nicht von eigenen Zellen, sondern des betreffenden Mikrobions zuzuschreiben. Dieses regt dann Gewebszellen an der Stelle der Metastase zu fortschreitender Wucherung an. Auch dann, wenn je sich echte, metastasierende Geschwülste als parasitären Ursprunges erweisen sollten, würde ihre Art der Zellmetastase von der parasitären, wie wir sie bis jetzt kennen, grundverschieden sein. Solche „echte" Geschwülste nennen wir Blastome. Blastome zeichnen sich somit durch selbständiges Wachstum, auch unabhängig vom Wachstum des Organismus, aus. Ihr Wachstum kann allerdings mehr oder weniger beschränkt, langsamer oder rascher stattfinden, so z. B. im früheren Lebensalter häufig rascher als im höheren Alter. Infiltrierende Geschwülste sind weniger scharf begrenzt. Krebse, manche Sarkome und Fibrome pflegen infiltrativ zu wachsen. Es gibt sogar eine „linite plastique", d. h. eine Form scirrhösen Magenkrebses, wobei der Magen zusammenschrumpft und man in ihrer harten, dicken Wand außer Entzündung einen diffus verbreiteten Krebs findet, der kaum eine umschriebene Umfangszunahme darstellt. Der Umfang, z. B. einer Brustdrüse, kann sogar durch Schrumpfung neugebildeten Bindegewebes beim Scirrhus oder durch Geschwürsbildung abnehmen. Die Definition einer Geschwulst als eine selbständige umschriebene Gewebsneubildung unbekannten Ursprunges gilt somit nicht für alle Geschwülste in gleichem Maße. Jedoch erscheint sie als die zweckmäßigste.

Nun könnte man aber der „spontanen Entstehung" entgegenführen, daß doch mitunter eine Geschwulst nach einem Trauma oder auf dem Boden einer Entzündung zu wachsen anfängt. Gewiß, es kann eine Geschwulst scheinbar traumatischen Ursprunges sein. So habe ich ein Fibrom beobachtet, das nach einem Stoß einer Kuh in der Bauchwand eines Weibes auftrat. Wir dürfen aber nicht vergessen, daß hier mehrere Möglichkeiten vorliegen: Ein Trauma kann ja, 1. wie überhaupt, die Aufmerksamkeit zuerst auf eine schon vorhandene Abnormität hinlenken, 2. das Wachstum einer schon bestehenden Geschwulst fördern, oder 3. ein gewisses unbekanntes Etwas entfesseln oder anregen, das zur Geschwulstbildung führt. Auch Entzündung vermag jenes unbekannte Etwas zu entfesseln oder anzuregen. Es gibt jedenfalls viele Geschwülste ohne voraufgehendes Trauma bzw. Entzündung, und oft Trauma bzw. Entzündung ohne nachfolgende Geschwulstbildung.

Diese Erfahrung beweist aber nicht ohne weiteres, daß ein Entzündungsreiz nicht eine Geschwulst hervorrufen könnte, etwa wie der Tuberkelbazillus einen Tuberkel oder eine sonstige proliferative Entzündung. Warum nehmen wir jedoch an, daß Entzündung, die zu Geschwulstbildung führt, Etwas entfesselt, das dann selbständig, d. h. unabhängig vom Entzündungserreger und von den entzündlichen Vorgängen, die Geschwulstbildung bewirkt? Weil diese manchmal erst beim Abklingen, ja nach Ablauf der Entzündung, wie z. B. Epulis nach Periostitis alveolaris, Krebs in einer Narbe, einsetzt und dann weiter vor sich geht, unabhängig von der abgelaufenen Entzündung und ihrem Erreger. So kann Krebs in einer Lupusnarbe ohne Tuberkelbazillen entstehen. Und in den metastatischen Geschwülsten pflegt der Entzündungserreger überhaupt zu fehlen. Und besteht Entzündung in der primären Geschwulst, so ist Metastase und weiteres Wachstum der Tochtergeschwülste auch ohne voraufgehende Entzündung möglich. Allerdings kommt es vor, daß die bei Krebs vorhandene Entzündung metastatisch ohne Krebs in regionären Lymphdrüsen auftritt. Dies ändert jedoch offenbar nichts an der Bedeutung des soeben Bemerkten.

Wie erkennen wir eine Geschwulst? Was sind ihre Merkmale gegenüber entzündlichen und anderen Neubildungen? Nach ihrer äußeren Form, ihrer Gestalt, kann manche Geschwulst als solche erkennbar sein, namentlich wenn sie einen gewissen Umfang erreicht hat. Dies gilt z. B. für papillomatöse, blumenkohlartige Geschwülste — obwohl infektiöse Papillome bekannt sind — und einige Krebse, wie für manchen Hornkrebs, Leberkrebs, usw. Demgegenüber sind jedoch manche Fibrome, Sarkome, Osteome nicht ohne weitere Untersuchung von einem Tuberkel, von einer proliferativen Entzündung, Hypertrophie bzw. Hyperplasie und von Hamartomen bzw. Choristomen zu unterscheiden. Diese Schwierigkeit wird um so weniger wundern, wenn wir

bedenken, daß aus einer proliferativen Entzündung mit Bindegewebsneubildung
ein Sarkom oder Fibrom, wie bei der Epulis, und aus atypisch gewuchertem
Epithel bei chronischer Entzündung Krebs auswachsen kann; daß aus einer
Hyperplasie von Drüsen ein Adenom bzw. Adenokarzinom und aus Hamartomen und Choristomen Geschwülste entstehen können. Die Hamartome und
Choristome sind örtlich umschriebene Mißbildungen, die geschwulstähnlich
aussehen können. SCHRIDDE bezeichnet solche örtliche umschriebene Gewebs-
mißbildungen als Heteroplasie, ORTH als embryonale Allo- oder Dysplasie
(§ 87). Hamartien bzw. Hamartome sind örtliche Fehlbildungen, die in einem
Zuviel oder Zuwenig eines Bestandteils bestehen; z B die beschränkten Angiome,
Kavernome der Leber, die einer fehlerhaften Gefäßbildung zuzuschreiben sind.
Als Choristome hat E. ALBRECHT abgetrennte bzw. verlagerte Gewebestücke,
versprengte Keime, bezeichnet, die Organome genannt werden, wenn sie den
Bau eines Organs zeigen wie eine Nebenmilz oder ein versprengter Pankreaskeim.
Als Beispiel eines Choristoms seien die ausgeschalteten Epithelzellengruppen
genannt, die man in einem Nävus in der Lederhaut antreffen kann, ferner Gruppen
von mehrschichtigem Plattenepithel in der Nasen- oder Gallenblasenschleimhaut,
und Insel von Zylinderepithel in der Speiseröhrenschleimhaut. Diese Hamartome und Choristome wachsen häufig nicht weiter. Sie können aber zu Geschwülsten auswachsen, wie ein Angiom zu einem Angiosarkom bzw. Sarkom, und wie
nävogene Epithelzellen zu einem Krebs, der oft pigmentiert ist (Melanom, Pigmentkrebs). Solche Übergänge kann man als Hamarto- bzw. Choristo-
blastome bezeichnen. Auch zwischen Teratomen und teratoiden Geschwülsten
kommen Übergänge vor (s. später). Wo liegt nun aber die Grenze zwischen
proliferativer Entzündung und Geschwulst ? Die Geschwulst kennzeichnet
sich durch fortschreitendes Wachstum, unabhängig vom Körperwachstum,
von Entzündungsreiz und Entzündung. (Umfangszunahme durch Blutung,
Entzündung usw. ist natürlich auszuschließen.) Ein solches Wachstum müssen
wir nachweisen oder ausschließen. Nun können wir aber einerseits mikroskopisch
Wachstum nicht feststellen, wenn wir keine Mitosen oder sonstige Zeichen von
Kern- bzw. Zellteilung, oder wenigstens ganz junge Zellen nachzuweisen vermögen.
Andererseits schließt aber das Fehlen dieser Merkmale keineswegs Wachstum, besonders langsames, aus. In solchen Fällen, wo sichere Zeichen weiteren Wachstums fehlen, können die von der Neubildung erreichten Dimensionen einen Hinweis geben. Je größer diese sind, um so größer wird die Chance einer Geschwulstbildung. Kleine Dimensionen schließen sie jedoch keineswegs aus. Es gibt
also keine Grenzdimensionen der Geschwülste gegenüber den (noch) nicht
geschwulstartigen Abnormitäten, aus denen sie herauswachsen können. Ausnahmsweise, wenn es sich um eine abgekapselte Mißbildung handelt, deutet
das Durchwachsen von Zellen durch die Kapsel auf Wachstum hin. Im
allgemeinen deutet der Nachweis von Zellen oder Zellgruppen in einem Gewebe, wo sie nicht hineingehören, auf die Möglichkeit eines Hineinwachsens
hin. Weitere Untersuchung muß da zwischen Mißbildung oder Wachstum oder
Hineinkriechen (von Leukozyten) entscheiden. Gibt es denn keine unverkennbare
,,Krebs''-, ,,Sarkom''- und andere ,,Geschwulstzellen'' ? Nein. Bis jetzt hat man
wenigstens keine Zellen nachgewiesen, die nur einer Geschwulst entstammen
können und nie ohne Geschwulstbildung auftreten. Die Bezeichnung ,,Krebs-
zellen'' usw. hat also nur dann Sinn, wenn man damit die einen Krebs aufbauenden
Zellen andeuten will. Nicht die einzelnen Zellen einer Geschwulst sind charakteristische Gebilde, sondern das von ihnen mit oder ohne Stromagerüst gebildete
Gewebe kann, muß aber nicht bezeichnend sein für Geschwulstbildung. Und
zwar ist dies um so mehr der Fall, je atypischer, je autonomer sich das Gewebe
verhält. Dadurch sind wir eben zu unserer Geschwulstdefinition gelangt. Bei

den einzelnen Geschwülsten werden wir Beispielen begegnen. Hier möge zur Erläuterung nur ein einziges gegeben werden. Bei Hauttuberkulose, bei der Ausheilung eines chronischen Haut- oder Magengeschwürs können Epithelzellen sich vermehren und dabei, ihren Mutterboden verlassend, ins Bindegewebe vordringen. Wir nennen das eine atypische Epithelwucherung, weil, dem Typus nach, Epithel und Bindegewebe einer Körperoberfläche (wie die Lederhaut oder der Membrana propria einer Drüse) sich im Gleichgewicht halten und nicht durcheinander wachsen. Eine solche atypische Epithelwucherung kann bald aufhören und für immer beschränkt bleiben. Sie stellt dann keine Geschwulstbildung dar. Sobald sie aber unabhängig von dem ursprünglichen entzündlichen Vorgang, unaufhaltsam, autonom, weiterwächst, führt sie zu einer Geschwulst, einem Krebs. Die Grenzen, wo die Wucherung eine krebsartige wird, lassen sich jedoch nicht angeben. Persönliche Erfahrung, d. h. eine aus einer genügenden Zahl von unzweideutigen Beobachtungen gemachte richtige Schlußfolgerung kann bei der Bestimmung dieser Grenze von Bedeutung sein. Man sei aber vorsichtig und verwechsle nicht einen wiederholt gewonnenen subjektiven Eindruck mit objektiver Erfahrung!

Wir müssen uns bei einigen Merkmalen der Geschwulstzellen etwas aufhalten, weil sie von Bedeutung sind und vielleicht in der Zukunft noch mehr werden können. Im allgemeinen zeigen Geschwulstzellen Formeigenschaften, die von denen ihrer Mutterzellen mehr oder weniger, manchmal bedeutend abweichen. Sowohl Zelleib wie Zellkern können abnorm groß, und der Kern kann abnorm chromatinreich sein. In anderen Fällen aber sind die Dimensionen eben kleiner als die normalen, wobei die Kerne pyknotisch sein können. Eine Abnahme aller oder der meisten Zell- und Kerndimensionen tritt im allgemeinen ein, wo die Zellen sich vermehren in einer straffen Umgebung, in altem, faserreichem, hyalinem Bindegewebe. In einer solchen Umgebung drücken sie sich und erfahren sie auch vom wenig ausweichenden Gewebe einen hohen Widerstand. Nicht immer aber sind kleine Dimensionen einem hohen Druck zuzuschreiben: die Zellen und chromatinreichen Kerne kleinrundzelliger Sarkome sind z. B. relativ klein und lymphozytenähnlich, ohne daß die Gewebespannung ungewöhnlich hoch ist. Es können die einzelnen Geschwulstzellen und -kerne Verschiedenheiten, sogar bedeutende, der Größe und der Gestalt zeigen. Diese Polymorphie hat man wohl als bezeichnend für Geschwulstzellen gehalten. Aber mit Unrecht. Sämtliche soeben genannten abnormen Zell- und Kerneigenschaften finden wir gelegentlich auch bei entzündlicher und regenerativer Gewebsneubildung. Auch die Polymorphie. Sie kommt sogar physiologisch vor in der Oberhaut, deren tiefste zylindrische Zellen allmählich nach der Oberfläche geschoben werden und dabei, schon bevor sie verhornen, große Formänderungen erleiden. Diese sind zum Teil vom Alter, zum Teil von einer sich ändernden Ernährung, von Austrocknung usw. bedingt. In der Schleimhaut der Harnwege findet sich ebenso polymorphes, mehrschichtiges Epithel. Polymorphie überhaupt kann von verschiedenen Faktoren bedingt sein: zunächst vom Alter der Zelle — wir brauchen uns nur an die verschiedenen Formen und Dimensionen der Bindegewebszelle, je nach ihrem Alter (S. 379) zu erinnern. Sodann kann Polymorphie die Folge sein von verschiedenen wachstumsfördernden bzw. -hemmenden Faktoren. Zu den letzteren gehören die Dehnbarkeit der Umgebung, der Druck, den die Zellen gegenseitig aufeinander, besonders bei raschem Wachstum, ausüben. Die drückenden Kräfte können ungleich sein. Zu den wachstumsfördernden Faktoren gehören großer Blut- und Saftgehalt und große Dehnbarkeit des Gewebes, in dem die Geschwulst wächst. Dies alles macht sich aber auch bei entzündlicher Gewebsneubildung geltend. Polymorphie beweist somit nicht einmal Geschwulstbildung, geschweige denn Bösartigkeit einer Geschwulst. Schließlich kommt auch den besonders von HANSEMANN und BOVERI studierten atypischen (asymmetrischen und multipolaren) Mitosen keine entscheidende Bedeutung zu. Sie kommen ja nicht nur bei Geschwülsten, sondern auch bei entzündlicher Gewebsneubildung vor, wie man jetzt wohl allgemein anerkennt. Dies gilt auch für abortive, hypo- und hyperchromatische Mitosen. Vielkernige Riesenzellen — durch direkte oder indirekte Kernteilung ohne Zellteilung oder durch Verschmelzung mehrerer Zellen (?) — finden sich, wie wir schon (S. 382) sahen, auch ohne Geschwulstbildung. Allerdings haben all diese Abweichungen vielleicht doch einige Bedeutung bei der Geschwulstdiagnose, indem mit ihrer Zahl und ihren Dimensionen auch die Chance zunimmt, daß Geschwulstbildung vorliegt.

Jedenfalls kommt es für die Feststellung einer Geschwulst auf den Nachweis eines fortschreitenden selbständigen Wachstums im obigen Sinne an. Geschwülste können aus allen einzelnen Geweben bzw. Kombinationen derselben aufgebaut werden. Ebenso wie die Geschwulstzellen weicht auch das Geschwulstgewebe mehr oder weniger vom Muttergewebe ab. Allerdings kann der Unterschied so gering sein, daß man von Geschwülsten aus normalem und solchen aus abnormem Gewebe (LAËNNEC, LOBSTEIN) und von homoio- und heterologen, homoio- und heteroplastischen, homoio- und heteromorphen Geschwülsten geredet hat. Zu den Heterogeschwülsten gehörten auch Geschwülste, die aus einem an der betreffenden Stelle vollkommen fremden Gewebe bestehen, wie ein Rhabdomyom in der Niere (Heterotopie). Die Abweichungen betreffen auch die Differentiation, die Verhornung (bei Hornkrebs), die Menge des Zwischenzellenstoffes und die Geschwindigkeit seiner Bildung (wie z. B. in Fibrosarkomen und Fibromen aber auch in Bindegewebe, das durch proliferative Entzündung entsteht), und schließlich die funktionellen Eigenschaften.

Über die Funktion des Geschwulstgewebes sind wir nur recht dürftig unterrichtet. Unsere mikrochemische Forschungstüchtigkeit läßt zu oft im Stich! So kennen wir Talgdrüsengeschwülste, die Talg, und Schweißdrüsengeschwülste, die Schweiß, Ovarialkystome und Schilddrüsengeschwülste, die Kolloid absondern, Metastase eines Leberkrebses im Hirn, die einen gallenähnlichen Stoff abgibt (PERLS), usw. Ob aber die abgesonderten Stoffe den entsprechenden normalen Sekreten gleich sind, wissen wir nicht. Man hat ein Myxödem verschwinden sehen, als Metastasen wuchsen einer Schilddrüsengeschwulst, deren Entfernung zu Myxödem geführt hatte. Auch kann eine Hypophysisgeschwulst (Adenom) zu Hyperpituitarismus führen. Qualitative und quantitative Einzelheiten kennen wir jedoch nicht. Auf die ,,Anaplasie" kommen wir später zurück.

Beachtung verdient, daß Lipome an allgemeiner Abmagerung keinen Teil zu nehmen pflegen. Auch, daß Geschwulstepithel gelegentlich allerdings eine wunde Bindegewebsoberfläche bekleiden kann — diese Bekleidung weicht jedoch erheblich vom normalen Deckepithel ab.

§ 89. Ätiologie und Pathogenese.

Das eine Mal tritt Geschwulstbildung ohne bekannten Anlaß (Reizung), wie Trauma oder Entzündung, ein; ein anderes Mal nach einem solchen. Wir nehmen im letzteren Fall an (S. 452), daß der Anlaß ein Etwas entfesselt oder anregt. Was ist das für Etwas? Man hat schon lange nach einem Parasiten gesucht, der ohne weiteres die Geschwulstbildung bewirken sollte, bis jetzt aber vergeblich. Es müßte ein Parasit sein, der ganz enge, etwa symbiotisch, mit den Geschwulstzellen verbunden ist, weil ja Metastase der Geschwulst ohne Metastase von Geschwulstzellen nicht bekannt ist (S. 451). Nun hat man allerdings nicht nur verschiedene extrazelluläre Bakterien, wie Mikrokokken und andere, sondern auch die verschiedenartigsten intrazellularen und intranuklearen Gebilde als Geschwulst-, nämlich als Krebserreger angedeutet. All solche Annahmen haben sich aber als ebensoviele Irrtümer herausgestellt oder sie sind nicht bestätigt; bei ihnen werden wir uns nicht aufhalten. Die angedeuteten oder gar nur vermeintlichen Mikroben waren oft sekundäre Infektoren, jedenfalls keine Geschwulsterreger. Und die bis jetzt beschriebenen intrazellularen Gebilde sind gar keine Parasiten, sondern von dem Organismus selbst erzeugt, zum Teil durch Entartung entstanden und den Patholog-Anatomen immer besser bekannt geworden (Vergl. die Übersicht mit schönen Abbildungen PIANESEs).

Eine andere Frage ist es, ob Parasiten überhaupt keine Bedeutung haben für die Entstehung von Geschwülsten. Wir werden den Krebs als Beispiel betrachten, weil wir von dieser Geschwulst am meisten wissen. Diese Frage muß zustimmend beantwortet werden. Denn wir kennen Parasiten, die Entzündung bewirken und durch diese, wenigstens nachdem entzündliche Veränderungen einige Zeit bestanden haben, zu Krebs führen. Abgesehen von der Möglichkeit, daß eine Geschwulst das eine Mal parasitären, ein anderes Mal nicht parasitären Ursprungs ist, wäre ein Parasit als Geschwulsterzeuger erst dann zu betrachten, wenn er in der primären, sowie in den metastatischen Geschwülsten vorhanden wäre und in Reinkultur die gleiche oder wenigstens eine verwandte Geschwulst ohne langer voraufgehende Entzündung zu erzeugen vermöchte.

So kennen wir, außer den weiter unten zu erwähnenden Beobachtungen von MORAU, den ,,Bilharziakrebs'': Das Schizostomum oder Distomum haematobium (Bilharzia) kommt in Ägypten, und in einigen Gegenden Afrikas, Asiens und Amerikas vor. Man findet diesen Parasiten besonders in der Pfortader und in den Adern der Beckenorgane bei Männern und Knaben. Er kann zu Blasenentzündung mit Harnröhrenfisteln und Blasensteinbildung führen. Ureteritis und Pyelonephritis können sich anschließen. Papilläre, zum Teil blumenkohlartige, oft blutende Geschwülste (Hämaturie) wachsen aus den inneren Blasenoberfläche empor. In ihrer entzündeten Wand und in den Geschwülsten finden sich Eier des Parasiten, manchmal in großer Zahl. Auch in der Mastdarmschleimhaut kommen ähnliche Geschwülste vor. Die Eier scheinen die Entzündung zu bewirken. Und neuerdings konnte FIBIGER bei Ratten Magenpapillome und Magenkrebs, sogar mit Metastase, erzielen mit Spiroptera, einer Nematode, welche die Schabe (Periplaneta americana et orientalis) als Zwischenwirt hat. In den Metastasen waren Parasiten nicht nachweisbar, weshalb FIBIGER sie einer Toxinwirkung zuschreibt. Auch in den primären Geschwülsten hielt die Zahl der Parasiten keinen gleichen Schritt mit den Dimensionen der Geschwulst. Sind diese Würmer keine Krebserreger? Nein. Es ist von vornherein sehr wohl möglich, daß derselbe Parasit das eine Mal Geschwulstbildung, ein anderes Mal nur Entzündung bewirkt. Die Faktoren, welche seine Wirkung beeinflussen, sind ja nicht immer gleich. Der Tuberkelbazillus bewirkt z. B. nicht immer die gleichen Gewebsveränderungen. Es müßte somit weder immer derselbe Krebserreger noch dieser Erreger nur bei Krebs gefunden werden. Denken wir nur an Tuberkulose und die Pseudotuberkulosen usw. Daß verschiedenartige Parasiten Krebs zu erzeugen vermöchten, würde keineswegs den parasitären Ursprung ausschließen, ebenso wenig wie die Erfahrung, daß Krebs in anderen Fällen ohne Mitwirkung irgend eines Parasiten entstünde: Es könnte Krebse verschiedenen Ursprunges geben. Aber wenn auch wir zugeben müssen, daß in obigen Fällen ein Parasit eine gewisse Rolle spielt, so tut er dies jedoch offenbar nicht durch unmittelbare Beeinflussung des Wachstums der Epithelzellen, die den Krebs aufbauen ohne weiteres, wie etwa der Tuberkelbazillus Bindegewebszellen anregt zu Knötchenbildung. Denn in den Metastasen konnte FIBIGER keinen Parasiten nachweisen. Wir müssen hier an eine Änderung der Eigenschaften der Epithelzellen denken, welche sie zu selbständigem Wachstum bringt, ähnlich wie chronische Reizung durch RÖNTGENstrahlen und andrer Natur es zu tun vermag. ,,Präkarzinomatöse'' Veränderungen der Zellen bzw. des Gewebes nimmt man dabei an, die eingehender Forschung harren. Die Annahme einer Fernwirkung durch ein vom Parasiten abgegebenes Gift erscheint nicht hinreichend begründet. Ist ja ein Gift bisher nicht nachgewiesen. FIBIGER selbst betont den entzündlichen Ursprung der durch Spiroptera erzeugten Geschwülste.

Andere Forscher, wie HENKE, geben an mit wahrscheinlich zellfreiem Krebssaft Impfgeschwülste bei Mäusen erzeugt zu haben.

In anderen Fällen, z. B. wo sich aus einer angeborenen Mißbildung eine Geschwulst, wie ein Sarkom aus einem Angiom, ein Krebs aus Zellgruppen bei Nävus entwickelt, mag Entzündung fehlen. Es wäre aber willkürlich, hier eine parasitäre Wirkung ohne weiteres anzunehmen. Und es wäre doch recht gezwungen, den Mischgeschwülsten oder teratoiden Geschwülsten einen parasitären Ursprung zuzuschreiben. Sollte da ein einziger Parasit die heterotope Neubildung mehrerer Gewebe bewirken, oder sollten da mehrere Parasiten zusammenwirken ?!

Von Bedeutung ist, daß VON BRUNN unter 368 Fällen von primärem Krebs einer Extremität nur in 48 präkarzinomatöse Veränderungen nachzuweisen nicht vermochte. ROGER WILLIAMS konnte hingegen unter 40 primären Hautkrebsen (allerdings eine weit geringere Zahl) nur 11mal voraufgehende Veränderungen der Haut feststellen. Für Krebs der inneren Organe ist die klinische Feststellung solcher Veränderungen nur in beschränkterem Maße möglich. Häufig müssen wir uns mit den makro- und mikroskopischen Befunden nach dem Tode begnügen.

Zu diesen präkarzinomatösen Veränderungen gehören zunächst verschiedenartige Narbenbildungen nach parasitärer oder nicht parasitärer Entzündung, durch Lupus, Syphilis, nach Verbrennung und in sonstigen Haut- und Schleimhautgeschwüren, wie im chronischen Magengeschwür (G. HAUSER). Krebs tritt dann erst nach mehreren Jahren ein. Daß Magenkrebs häufiger bei Männern vorkommt als bei Frauen, Magengeschwür umgekehrt, würde an und für sich nicht die Möglichkeit ausschließen, daß jeder Magenkrebs aus einem (geheilten) Magengeschwür emporwachse. Nur der Nachweis, daß bei Männern bzw. Frauen Magenkrebs häufiger sei als Magengeschwür, könnte das. Dieser Nachweis ist jedoch nicht erbracht worden. HENKE u. a.

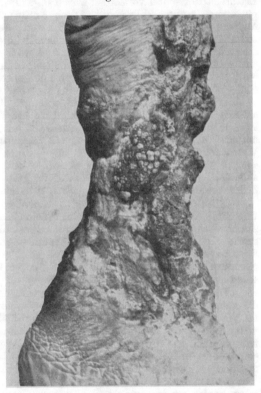

Abb. 199. Geschwüriger Hautkrebs des Unterschenkels mit papillomähnlichen Wucherungen, 17 Jahr nach Verbrennung. Vgl. S. 515.

konnten allerdings nur in einem geringen Teil der von ihnen untersuchten Magenkrebse die Entstehung aus einem Ulcus bzw. aus einer Geschwürsnarbe wahrscheinlich machen. Sodann seien hier verschiedenartige chronische Entzündungen genannt, wie z. B. die chronische proliferative Hepatitis (Zirrhose), die zu Leberkrebs führen kann. Im allgemeinen kann langdauernde mechanische, chemische, thermische, aktinische Reizung zu chronischer Entzündung führen, die von Krebsbildung gefolgt wird. Beispiele: Krebs nach oft, während längerer Zeit, wiederholter mechanischer, chemischer (Arg. nitricum), thermischer (mit glühendem PAQUELINbrenner) Behandlung eines Klavus, Hühnerauges; Krebs der Wangenschleimhaut bei Indern, die Sirih und Betel kauen; Krebs der Bauchwand bei Bewohnern von Cashmere, die ein heißes Körbchen (Kangri basket) auf dem Bauch tragen; ferner Hautkrebs bei Leuten, die eine chronische Hautentzündung durch RÖNTGENstrahlen bekamen; Hautkrebs bei Schornsteinfegern, bei Paraffinarbeitern, der Naphtholkrebs der Harnblase, der Anilinkrebs, der Arsenkrebs. Ferner Krebs in der „Seemannshaut" (UNNA), PAGETS „disease of the nipple", Krebs nach Leukoplakia und Kraurosis der Mund- und der weiblichen Genitalschleimhaut usw. Vielleicht auch die zuerst von B. FISCHER durch Einspritzung von Scharlachrot bzw. Sudan III bei Tieren hervorgerufene atypische Epithelwucherung.

Was für Etwas wird dabei in den Epithelzellen in Gang gesetzt, was sie zu schrankenlosem Wachstum führt? Wir müssen annehmen, daß neue Epithelzellen mit anderen Lebenseigenschaften entstehen, oder daß sich die Eigenschaften der präexistierenden Epithelzellen ändern, oder daß einige Epithelzellen mit anderen Eigenschaften schon vorhanden waren (s. weiter unten embryonale Keime). HAUSER redet von „neuen Zellrassen". Diese Änderung der Lebenseigenschaften, die mit Änderung der Formeigenschaften einherzugehen pflegt, können wir mit HANSEMANN Anaplasie nennen. Sie stellt somit einen vor allem physiologischen Begriff dar und gibt sich in gesteigerter und selbständiger Wachstumsfähigkeit und vielleicht in abnormen Stoffwechselprodukten (Enzymen) kund. Wie und wodurch ändern sich nun diese Epitheleigenschaften? Das wissen wir eben nicht. Einige Forscher haben durch scheinbar, aber nicht unumstößlich sicher zellfreien Krebssaft bei Mäusen Geschwülste erzeugt. Die Änderung der Zelleigenschaften nehmen wir nur als die wahrscheinlichste Möglichkeit an. Und diese Annahme ist nicht mehr als ein theoretischer Ausdruck unserer Erfahrung, daß gewisse Zellen mitunter nach chronischer Reizung ein zügelloses, selbständiges Wachstum zeigen. Wahrscheinlich werden sie durch die immer wiederkehrende Reizung geändert oder es werden vom Hause aus abnorme Zellen zu Wachstum gereizt. Ob dabei außerdem entzündliche Gewebsveränderungen, welche ja die Ernährung sämtlicher Zellen beeinflussen, eine Rolle spielen, müssen wir dahingestellt lassen (s. unten).

RIBBERT schreibt eben diesen Gewebsveränderungen große Bedeutung zu. Er nimmt an, daß „auf irgend eine Weise ein Gewebskeim aus dem organischen Zusammenhange gelöst wird und dann selbständig weiter wächst". Allein es ist eine solche Keimausschaltung durch Entzündung oder nach der Geburt überhaupt keineswegs nachgewiesen, im Gegenteil sind mehrere Versuche in dieser Richtung gescheitert (vgl. LEWIN). Die von RIBBERT vorausgesetzte postnatale Keimausschaltung erinnert an COHNHEIMS angeborene Keimversprengung (s. unten).

Die vermehrte Blutdurchströmung während der Reizung erleichtert allerdings die Assimilation, sie bewirkt aber ohne weiteres höchstwahrscheinlich kein vermehrtes Wachstum und noch viel weniger Grund hätten wir für die Annahme, es entnähmen ihr Zellen auch in Metastasen eine gesteigerte Wachstumsenergie. Außerdem tritt der Krebs vorzugsweise eben in geschrumpftem, oft blutärmerem Narbengewebe und in höherem Alter auf. Die Frage lautet: wodurch bekommt die Assimilation in gewissen Zellen an einem gegebenen Augenblick oder allmählich das Übergewicht über die Dissimilation und folgt Zellteilung, und wodurch geht diese schrankenlos weiter, wie durch eine neue Zelleigenschaft, auch in Metastasen der Geschwulst? Wachstum tritt ja nicht ein, wenn nicht die Assimilation über die Dissimilation überwiegt. Überwiegende Assimilation ohne weiteres bedeutet aber noch keine Zellteilung, sondern Hypertrophie.

Es wirft sich weiter die Frage auf, wie das große Mißverhältnis der viel größeren Häufigkeit von chronischen Entzündungen als von Geschwülsten nach chronischer Reizung begreiflich sei. Zunächst ist nicht jeder „Reiz", der chronische Entzündung hervorruft, qualitativ und quantitativ gleich, also in gleichem Maße geeignet zur Auslösung einer Geschwulstbildung. Andererseits haben wir die Reizbarkeit, anders gesagt die Disposition zu selbständiger Wucherung der verschiedenen Gewebe und der verschiedenen Zellen desselben Gewebes zu berücksichtigen. Auch sie wird höchst wahrscheinlich viele Unterschiede darbieten.

Diese geschwulstbildende Disposition einer Zelle bzw. eines Gewebes ist als eine konstitutionelle Eigenschaft der Zelle bzw. des Gewebes zu betrachten; eine Eigenschaft, die wir uns sehr wohl als individuell verschieden und als ererbt und erblich denken können. Und zwar können wir uns eine solche Eigenschaft als sämtlichen oder nur als einigen (abnormen) Zellen eines Gewebes zukommend denken. Damit kommen wir auf die Bedeutung der Erblichkeit der Geschwulstbildung. Ob eine Geschwulst erblich ist oder nicht, wissen wir nicht sicher. Sicher sind nur manche Fälle von familiärer Geschwulstbildung bekannt geworden: es gibt Familien, in denen Krebs oder Bindegewebsgeschwülste auffallend häufig auftreten. Sogar Krebs eines bestimmten Körperteils wie Brustdrüsenkrebs, Magenkrebs, und in einem mir bekannt gewordenen Fall Krebs der Nasenrachenschleimhaut bei drei Schwestern. In anderen Fällen hat eine gleichartige Geschwulst jedesmal einen anderen Sitz, wie z. B. in einer Beobachtung BROCAS unter 3 Generationen einer Familie von 22 Individuen 8 mal Brustdrüsenkrebs, 4 mal Leberkrebs, 1 mal Magen- und 1 mal Gebärmutterkrebs. Wir müssen bei den dürftigen bis jetzt vorliegenden Zusammenstellungen solcher Fälle mit Schlußfolgerungen zurückhalten. Wer aber Familiarität anerkennt und einen unmittelbar parasitären oder sonstigen exogenen Ursprung verwirft, wird kaum Erblichkeit leugnen können.

Was wäre denn erblich? Außer einer besonderen, oben angedeuteten großen Disposition zu selbständiger Wucherung, die bei gewisser, auslösender Reizung in Wirkung tritt, kommt noch eine andere Möglichkeit in Betracht, nämlich die der erblichen Geschwulstanlagen oder Geschwulstkeime. Was sind Geschwulstkeime? Wir müssen sie uns von vornherein denken als Zellen oder Zellgruppen, die sich in bestimmten Eigenschaften von anderen, übrigens gleichartigen Zellen unterscheiden, so daß sie an einem gegebenen Augenblick ein abnorm großes Wachstumsvermögen zeigen, das wir einem äußeren auslösenden Einfluß nicht berechtigt sind. Als Beispiele nenne ich den durch Wucherung von Epithelzellen in einem Muttermal entstehenden Pigmentkrebs, den verhornenden primären Krebs der Lunge, der Gallenblase, den wir sehr wahrscheinlich der Wucherung einer Gruppe hornbildender Epithelzellen zuschreiben müssen, welche durch Mißbildung sich in der Lunge bzw. der Gallenblase fanden usw. (§ 87). Hier greifen wir zurück auf die Annahme COHNHEIMS, daß es nicht nur Dermoide als angeborene Bildungsfehler, sondern auch andere Fehler, Unregelmäßigkeiten der embryonalen Anlage gibt' „in denen die eigentliche Ursache der späteren Geschwulst gesucht werden muß". Solchen Geschwulstkeimen, die durch Fehler entstehen, wohne „die Fähigkeit der reichlichen Zellproduktion von vornherein inne" und es bedürfe zur Geschwulstbildung keiner Erregung, „sondern einzig und allein einer ausreichenden Blutzufuhr."

Nach Versuchen ZAHNs und LEOPOLDs wurden alle Gewebsstücke, welche von schon geborenen, älteren oder ganz jungen Kaninchen entnommen und in die vordere Augenkammer oder in die Bauchhöhle von lebenden Kaninchen eingebracht wurden, vollständig resorbiert oder sie schrumpften, wuchsen aber nie, behielten höchstens ihre Größe; „was aber von einem noch ungeborenen Fötus genommen war, lebte nicht bloß in dem neuen, fremden Organismus fort, sondern wuchs daselbst in der überraschendsten Weise." So können Stückchen fötalen Knorpels auf das Vielfache, selbst Zwei- bis Dreihundertfache der ursprünglichen Größe zu förmlichen Chondromen auswachsen. Neuere Transplantationsversuche haben diesen Unterschied zwischen Überimpfungen embryonalen und nicht embryonalen Gewebes bestätigt (S. 448). Andererseits ist auch das Alter des Tieres, bei dem geimpft wird, von Bedeutung: junge Tiere eignen sich zu Verpflanzungsversuchen besser als alte. Verpflanzung embryonaler Gewebe oder ganzer Embryone (in Breiform) subkutan oder in die Bauchhöhle von Ratten und Mäusen führte zur Bildung verschiedenartiger Gewebe (Zysten, Muskeln, Knochen usw.) von mehr oder weniger teratoider Form. Ihr Wachstum pflegt aber beschränkt zu sein und von Rückbildung gefolgt zu werden. WILMS erhielt beträchtliche Gewebsbildung bei Hühnern und Hähnen, ASKANAZY stellte aber zweimal, nach $1^3/_4$ bzw. $2^1/_4$ Jahren Latenz, Sarkom und Krebs in solchen teratoiden Bildungen fest.

COHNHEIM stützt nicht nur seine Annahme, es entstehen Geschwülste aus überschüssigen embryonalen Zellen, aus gewissen embryonalen Zellen jedenfalls, denen eine bestimmte starke Wachstumsneigung („Potenz") innewohne, auf obigen älteren Versuchen, sondern er führt aus, daß folgende Daten ebenfalls für sie sprechen: Zunächst die Erfahrung, daß aus einer kleinen angeborenen Gewebsmißbildung an einem gegebenen Augenblick ohne weiteres eine Geschwulst auswächst, wie ein Melanom aus einem Nävus, ein Angiom aus einer Teleangiektasie usw. Solche Choristome und Hamartome stellen, wenigstens zum Teil — eben indem ihnen eine abnorme Wachstumsneigung innewohnt, die nur eine gute Gelegenheit abwartet — Geschwulstanlagen, Geschwulstkeime dar. Übrigens sind kleine, angeborene Geschwülste (Fibrom, Lipom, Schädelenchondrom) gar nicht selten. Und in letzter Zeit hat sich die Vermutung COHNHEIMS als richtig erwiesen, daß ganz kleine, sogar nur mikroskopische Mißbildungen weit häufiger sind als man früher glaubte. (Vgl.

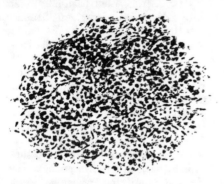

Abb. 200. Appendixkrebs. Unreife Epithelzellen in bindegewebigen „Alveolen" liegend (nach W. V. SIMON, in Ergebn. der Chir. Bd. 9).

HERXHEIMER, SCHRIDDE). Ferner betont COHNHEIM, daß auch der Sitz mancher Geschwülste, namentlich Krebse, Stellen entspricht, wo im embryonalen Leben zwei Keimblätter oder verschiedene Epithelarten zusammenstoßen, oder wo anfangs Spalten bestehen, die später schwinden, oder wo Einstülpungen stattfinden, kurz Stellen, wo besondere Gelegenheit zu epithelialen Mißbildungen, zur Bildung eines überschüssigen Epithelzellenhaufens gegeben ist. So tritt Krebs mit Vorliebe an Lippen und Zunge, Nasenflügeln und Augenlidern, an Präputium und Eichel auf; im Rektum, wo das Enddarmepithel sich mit dem eingestülpten Epiblastepithel vereinigt; in der Speiseröhre, wo diese die Luftwege kreuzt, d. h. wo sie beim Embryo mit der Luftröhre zusammenhing; Magenkrebs bevorzugt Kardia und Pylorus; letzteres in 66,3 % unter 1524 Fällen von Magenkrebs (BRINTON und WELCH); im Uterus, namentlich im Orificium externum, wo das mehrschichtige Pflasterepithel mit dem Zylinderepithel der MÜLLERschen Gänge zusammenstößt. ROGER WILLIAMS betont, daß Brustdrüsenkrebs oft außerhalb der Brustdrüse einsetzt, von einem ausgeschalteten Stückchen der Brustdrüse ausgehend usw. Ferner weist die Heterotopie (auch wohl Heterologie genannt, S. 455) mancher Geschwülste auf einen embryonalen Fehler hin, der einen Keim schaffte: So läßt sich ein Enchondrom mitten im fertigen Knochen mit gleichem Recht einer Wucherung eines Knorpelrestes im Knochen als Metaplasie zuschreiben, ebenso das Enchondrom der Parotisgegend einem knorpeligen, unverwendeten Kiemenbogenrest, das Osteom bzw. Chondrom der Lunge einem Bronchialknorpelrest. Das Rhabdomyom der Urogenitalorgane ist kaum auf etwas anderes als einen „verirrten" Keim zurückzuführen. Auch der Atypie der Geschwulstgewebe kann gewisse Bedeutung nicht abgesprochen werden. Wenn auch manche Atypie entzündlichem Ursprunge oder äußeren Umständen wie Druck usw. (S. 454) zu verdanken ist, so werden die kleinen runden Zellen gewisser Sarkome, Knorpelzellen ohne Kapsel nicht nach dem embryonalen Leben außerhalb von Geschwülsten gebildet. Die Mischgeschwülste, die ja Übergänge zu den teratoiden Geschwülsten darstellen (§ 102), sind schwer verständlich, wenn sie sich nicht aus embryonalen Keimen entwickeln sollten. Schließlich sei hier die Multiplizität gewisser Geschwülste derselben Art erwähnt, wie das Neurofibrom (VON RECKLINGHAUSEN), Angiom,

Teleangiektasie, Enchondrom, das Vorkommen mehrerer aus verschiedenem Epithel aufgebauter Krebse (Carcinoma duplex, triplex) an verschiedenen Stellen, — in all diesen Fällen ist Metastase der übrigen Geschwülste von einer aus wenig wahrschein-lich — und besonders die Kombination mit anderen angeborenen Mißbildungen hervorgehoben, wie z. B. das Vorkommen von Pigmentflecken, von psychischer Minderwertigkeit bis zur Idiotie beim multiplen Neurofibrom. Solche Kombinationen sind verständlich, wenn wir sämtliche Abweichungen auf embryonale Entwicklungs-fehler zurückführen.

COHNHEIM definiert eine Geschwulst als „eine atypische Gewebsneubildung von embryonaler Anlage". Es ist aber fraglich, ob diese Bestimmung nicht zu eng ist, weil sie nur eine Gruppe von Geschwülsten umfaßt. Denn wir können, wie sich aus obigem ergibt, unsere Erfahrung über die Entstehung von Geschwül-sten folgendermaßen zusammenfassen: 1. Die Geschwulstbildung tritt auf im Anschluß an längere Reizung mit chronischer Entzündung bzw. Narbenbildung; („Reizungstheorie" VIRCHOWS), 2. Die Geschwulst bildet sich aus einer embryo-nalen, wenigstens angeborenen Anlage.

Wir haben oben betont, daß im ersten Fall wahrscheinlich eine Disposition besteht, die bei bestimmten Individuen oder gar bei bestimmten Zellgruppen besonders groß sein kann. Je größer diese Disposition, um so geringer wird die zur Geschwulstbildung erforderliche Stärke eines geeigneten Reizes sein. Eine solche Disposition kann, muß aber nicht durch eine örtliche Mißbildung gegeben sein; sie kann auch auf bestimmten biochemischen oder anderen Eigenschaften fußen, die nur dann mit einer örtlichen Mißbildung etwas zu tun haben, wenn sie abnorm sind. Die normale Disposition ist als erblich zu betrachten; die abnorme kann, muß aber nicht erblich (familiär) sein. Letztere unterscheidet sich von einer Geschwulstanlage (Geschwulstkeim), wie Disposition und Anlage sich überhaupt unterscheiden (S. 196). Nicht immer wird der Unterschied durchführbar sein, z. B. wenn eine mißbildete Zellengruppe nach chronischer Reizung zu einer Geschwulst auswächst, wie ein Nävus durch oft wiederholtes Kratzen usw. Aber auch eine Geschwulstanlage kann, wie jede Mißbildung überhaupt, erblich sein. Ist einer Zelle die embryonale Natur nicht immer anzusehen, so ist morpho-logische Forschung zur weiteren Entscheidung ausgeschlossen und bleibt nur physiologische Entscheidung möglich. Ob alle Hamartome und Choristome als Geschwulstkeime zu betrachten sind, ist eine offene Frage. Ihre Beantwortung wird erschwert durch den Umstand, daß aus solchen Mißbildungen entstehende Geschwülste in sehr verschiedenem Alter auftreten, so daß vielleicht ausbleibende Geschwulstbildung nur einem zu frühen Tode zuzuschreiben sind. Geschwulst-zellen unterscheiden sich von ihrem Muttergewebe oft durch Unreifheit und „embryonale Merkmale", auch wenn die Neubildung nach chronischer Reizung z. B. in der Haut, auftrat. Es ist aber nur eine Formähnlichkeit, die wir fest-stellen; ihre Bedeutung ist noch näher zu erforschen.

Bei der Beurteilung der Häufigkeit von Krebs in den verschiedenen Teilen des Darms müssen wir zwei Fälle unterscheiden: die Häufigkeit an verschiedenen Punkten von etwa 1 qcm Oberfläche und die Häufigkeit in den verschiedenen größeren Abschnitten des Darms. Zur Prüfung der COHNHEIMschen Theorie brauchen wir ersteres, zur Prüfung der Chance einer Schädigung (Reizung) der Darmwand, z. B. durch Stagnation des Inhalts, letzteres. Was ersteres betrifft, kommen z. B. Rektumkrebse am häufigsten (nach R. WILLIAMS in 54,5 %) einige Zentimeter innerhalb des Anus vor, übereinstimmend mit COHNHEIMS Angabe. Wollen wir aber die Häufigkeit des Krebses der verschiedenen Abschnitte bestimmen zur Prüfung der Bedeutung der Bewegungsgeschwindigkeit (Stagnation) des Darminhalts für das Auftreten von Krebs, so genügt es nicht, die Häufigkeitszahlen des Krebses der ver-schiedenen Abschnitte untereinander zu vergleichen. Wir müssen dann aber — was bis jetzt nie geschah, sofern ich weiß — die Zahlen für Darmabschnitte von gleicher Oberfläche berechnen. Nach einer Angabe NOTHNAGELS fanden sich

unter 243 Darmkrebsen 5 des Duodenums, 6 des Dünndarms, 14 des Blinddarms,
1 der Appendix, 63 des Dickdarms, 40 der Flexur und 114 des Enddarms. Die
Oberflächen dieser Darmabschnitte sind bzw. (berechnet nach Angaben in VIER-
ORDTS Anatomische und Physiologische Daten und Tabellen) 360, 6615, 126, 10,8,
1530, 540 und 240 qcm. Die Häufigkeitszahlen wären nun, wenn jeder Darmabschnitt
1000 qcm Oberfläche hätte:

$$\text{für das Duodenum} \quad 5 \times \frac{1000}{360} = 14 \text{ statt} \quad 5.$$

$$\text{,, den Dünndarm} \quad 6 \times \frac{1000}{6615} = 1 \quad \text{,,} \quad 6.$$

$$\text{,, den Blinddarm} \quad 14 \times \frac{1000}{126} = 112 \quad \text{,,} \quad 14.$$

$$\text{,, die Appendix} \quad 1 \times \frac{1000}{10,8} = 99 \quad \text{,,} \quad 1.$$

$$\text{,, den Dickdarm} \quad 63 \times \frac{1000}{1530} = 42 \quad \text{,,} \quad 63.$$

$$\text{,, die Flexur} \quad 40 \times \frac{1000}{540} = 74 \quad \text{,,} \quad 40.$$

$$\text{,, den Enddarm} \quad 114 \times \frac{1000}{240} = 456 \quad \text{,,} \quad 114.$$

Während die Gesamtzahl der jetzt berechneten Krebse 798 statt der beobachteten Zahl 243 wird, also etwa 3,2 mal größer, ist die Häufigkeit des Appendixkrebses
99mal, die des Enddarmkrebses 4mal größer geworden usw. Bei der Würdigung
der Bedeutung dieser Zahlen müssen wir außerdem doch die Häufigkeit an verschiedenen Punkten berücksichtigen. Allerdings kommt obigen Zahlen keine
statistische Bedeutung zu, weil sie zu klein sind. Auch der Sitz des Milchdrüsen-
krebses ist genau zu bestimmen, nämlich in welchem Sektor der Drüse oder ob
neben ihr.

Was für andere Daten stehen zur Verfügung zur Entscheidung der Frage,
ob Erblichkeit oder Erwerb vorliegt? Wir haben S. 459 angenommen,
daß sich Erblichkeit sowohl auf Anlage wie auf besonders große Disposition
zu Geschwulstbildung beziehen kann, gleichgültig ob der zu letzterer kommende
Reiz ein parasitärer ist oder nicht. Erwerb umfaßt verschiedene Möglichkeiten,
auch parasitäre Faktoren.

Man hat das gehäufte Vorkommen von Geschwulstbildung bei Tieren
und beim Menschen zugunsten einer parasitären Entstehung angeführt. So sah
MORAU fast alle bis jetzt krebsfreien Mäuse (in einem Käfige) nach einiger Zeit Krebs
bekommen, als er Wanzen aus einem Käfige mit krebskranken Mäusen in ihren
Käfig einführte oder verimpfte. Auch andere Forscher machten ähnliche Beobachtungen. PICK stellte Endemien eines bösartigen Schilddrüsenkropfes bei Salmoniden
in Fischzuchtanstalten fest. Man kann in diesen Fällen ohne weitere genaue Daten
nicht entscheiden, ob Erblichkeit eines Keimes oder Ansteckung wie in den Versuchen
MORAUS vorlag. Und wo Ansteckung anzunehmen ist, bleibt noch die Frage zu beantworten übrig, ob Geschwulstzellen verpflanzt oder Parasiten übertragen werden,
und im letzteren Fall, wie diese Geschwulstbildung hervorrufen: ob die Zellen unabhängig oder nur abhängig vom Parasiten wuchern (S. 455). Die zur Beantwortung
erforderlichen Daten fehlen.

Auch beim Menschen treten örtliche Anhäufungen bösartiger Geschwülste
auf in Ländern, Gemeinden, Straßen bzw. Häusern. Auch hier kommen Erblichkeit
und Ansteckung, ferner aber auch örtliche Einflüsse wie Bodenbeschaffenheit (moorige
und sumpfige Gegenden sollen mehr Fälle aufweisen) in Betracht; gelegentlich ist
auch örtliche Anhäufung gewisser Arbeiter, deren Beruf zu chronischer Reizung
und Geschwulstbildung führen kann, zu berücksichtigen. Alles in allem haben
statistische Untersuchungen hier noch nicht Entscheidendes ergeben. Der sogen.
„Cancer à deux" (bei Eheleuten und zusammenwohnenden Leuten überhaupt)
kommt selten vor, so daß Zufall nicht auszuschließen ist. Fälle, wo mit genügender

Wahrscheinlichkeit Übertragung von Krebs oder einer sonstigen Geschwulst von Mensch auf Mensch anzunehmen war, sind nicht beobachtet. HAHN, CORNIL u. a. haben Verimpfung von Krebs und Sarkom mit nachfolgender Geschwulstbildung (Impfmetastase) bei Menschen beobachtet, wenig empfehlenswerte Versuche übrigens.

Die Erblichkeitsforschung stößt hier auf eine eigenartige Schwierigkeit: Muß man nur Krebsfälle bzw. Fälle einer bestimmten Geschwulstbildung in einer Familie, oder, mit Hinsicht auf Krebs auch sonstige epitheliale Geschwülste, oder sogar epitheliale Mißbildungen, die nicht weiter wachsen oder gar noch andere Geschwülste und Mißbildungen berücksichtigen? Wir dürfen nicht vergessen, daß wir gar nicht wissen, in wieviel sonstigen verschiedenen Formen die gleiche Keimesvariation, die zu Krebs führen kann, sich, abhängig von verschiedenen Faktoren, zu äußern vermag, und dies ist doch eine fundamentale Frage, die bei der Aufstellung von „Erblichkeitsstatistiken" bis jetzt vernachlässigt zu sein scheint (§ 43 und 45).

Daß eine Geschwulst erst in höherem Alter zum Vorschein kommt, beweist nicht, daß sie nicht durch Wachstum eines embryonalen Keimes entstand. Die Weisheitszähne kommen manchmal erst nach vollendetem Wachstum, sogar erst im 35. Lebensjahr oder gar nicht zum Vorschein. Das hängt von der Wachstumsgelegenheit ab, deren Erforschung eine unserer zukünftigen Aufgaben darstellt. Daß es für Geschwulstbildung aber „einzig und allein ausreichender Blutzufuhr" bedürfen sollte (S. 458), ist keineswegs erwiesen oder auch nur wahrscheinlich gemacht. Ebenso wie der Keim eines Weisheitszahns, so kann wahrscheinlich auch ein Geschwulstkeim dauernd latent bleiben. Dies müssen wir ja auch für andere Anlagen, deren Erblichkeit kaum zu leugnen ist, annehmen. Jedenfalls bleiben viele Hamartome und Choristome was sie sind. Die Erblichkeitsforschung wird auch dadurch erschwert, was zu größerer Anstrengung nötigt.

Andererseits kommen hier Versuche der Übertragung, Verimpfung von Geschwülsten bei Tieren, sogar in mehreren Generationen, die von zahlreichen Forschern vorgenommen worden sind, in Betracht. (Vgl. die Übersichten von LEWIN und WOGLOM). Dabei handelt es sich um Verimpfung menschlicher Geschwülste, vorwiegend Krebse, auf Tiere und um Verpflanzung tierischer Geschwülste auf Tiere. Diese Forschungen haben zunächst ans Licht gebracht, daß bei Tieren, auch Kaltblütern (PICK, MARIANNE PLEHN) viel öfter verschiedenartige Geschwülste vorkommen als bis jetzt bekannt war. Übrigens haben wir im allgemeinen bei der Beurteilung der Ergebnisse folgende Punkte zu berücksichtigen: 1. daß nur solche Befunde zur Beurteilung in Betracht kommen, die genaue mikroskopische, von berufener pathologisch-anatomischer Seite geprüfte Forschung einschließen; 2. daß Verimpfung von Geschwulstzellen mit oder ohne Übertragung von Virus geschieht, während Verimpfung zellfreien Filtrates Übertragung eines chemischen toten Stoffes oder eines lebenden Virus bedeuten kann. Im letzteren Fall ist dann noch zu entscheiden, welche Rolle der tote Stoff bzw. das lebende Virus in der primären Geschwulst spielte, ob es durch Geschwulstzellen gebildet (Stoffwechselprodukt) ist; und, wenn es ein Virus ist, ob dieses die primäre Geschwulstbildung hervorrief; wenn ja, wie und wodurch; wenn nein, ob es ein sekundärer, mit Hinsicht auf die Geschwulstbildung nebensächlicher Infektor ist.

Fragen wir nun, was sämtliche, bis jetzt bekannt gewordene Versuchsergebnisse lehren, so lautet die Antwort kurz: Es ist bis jetzt nicht oder nur als hohe Ausnahme gelungen, eine menschliche Geschwulst bei Tieren zu verimpfen. Es gibt allerdings mehrere Angaben (DAGONET, LEWIN u. a.) von gelungener Übertragung von menschlichem Krebs bei Tieren (Ratten, Hunden, Kaninchen usw.), Patholog-Anatomen, die die Präparate sahen, hielten die Bildungen aber für infektiöse Granulationsgeschwülste, durch nähere nachzuweisende Infektoren hervorgerufen. Jedenfalls sollten, nach den betreffenden Forschern, die Infektoren der primären Geschwulst entstammen und konnten auch durch fortgesetzte Impfung von

Tier auf Tier wiederum die gleichen Infektionsgeschwülste erzeugt werden. Ob Beimischung eines Infektors zum ersten Impfstoff ausgeschlossen ist, wäre durch weitere Versuche zu prüfen. Nur in einem vereinzelten Fall (GAYLORD) wurde beim Versuchstier ein Adenom nachgewiesen, das jedoch höchst wahrscheinlich eine Geschwulst war, wie sie häufig bei Hunden vorkommen (VON HANSEMANN). O. LANZ, JÜRGENS u. a. haben angeblich bei Meerschweinchen Stückchen einer menschlichen Pigmentgeschwulst mit nachfolgendem Wachstum verimpft. Bei den Verimpfungen von Tier auf Tier machen sich Einflüsse der Rasse und des Alters geltend: So konnte ein Krebs (JENSEN) von Kopenhagener auf Berliner weiße Mäuse nicht verimpft werden, ebensowenig ein Krebs von Berliner auf Kopenhagener Mäuse (L. MICHAELIS u. a.); in anderen Fällen war die Ausbeute bei verschiedenen Rassen ungleich (HAALAND). Verschiedene Tierrassen und sogar viele Individuen einer übrigens empfindlichen Rasse zeigen sich somit unempfänglich (erblich oder erworben), immun. Ferner hatten BASHFORD und LEWIN eine viel größere Impfausbeute bei 5—6 Wochen alten als bei erwachsenen und älteren Tieren. Es ergibt sich also ein gewisser Gegensatz, insofern der spontane Krebs beim Menschen und (BASHFORD) bei einigen Tieren vorzugsweise in höherem Alter auftritt. Das beweist, daß entweder die Chance (Reizung) mit dem Alter zunimmt oder die Bedingungen für die Entstehung von Krebs mit fortschreitendem Alter günstiger werden, vielleicht durch Änderungen gewisser Gewebseigenschaften. Nicht aber, daß das Wachstum eines einmal entstandenen Krebses mit zunehmendem Alter leichter wird. Es pflegt im Gegenteil Krebs bei jüngeren Individuen rascher zu wachsen als bei älteren: Das Geschlecht scheint die Disposition nicht zu beeinflussen. RIBBERT konnte ein Fibrom eines Hundes bei anderen Hunden nicht mit Erfolg übertragen; bei dem gleichen Hund aber gelang die Verimpfung, ebenso gelang die Verpflanzung eines Adenomyxochondroms auf den gleichen Hund (LEO

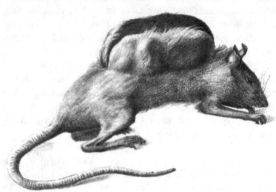

Abb. 201. Deutsche Ratte, bei der ein Spindelzellensarkom einer dänischen Ratte von Prof. JENSEN verimpft wurde und üppig wuchs (nach SCHÖNE, Transplantation, Berlin 1912).

LOEB und LEOPOLD). Ferner haben zahlreiche Forscher, besonders LEO LOEB, FLEXNER, LEWIN, Sarkom von weißen Ratten aufeinander verpflanzt, LOEB sogar (subkutan sowie intraperitoneal) durch 40 Generationen, bis Verunreinigung mit Fäulnisbakterien eintrat; dieses Rattensarkom ging nur bei weißen Ratten bzw. Bastarden derselben an. Ferner gelang HANAU die Übertragung eines verhornenden Plattenepithelkrebses in die Tunica vaginalis zweier gesunder Ratten, die nach 7—8 Wochen einen ausgedehnten Bauchfellkrebs desselben Baues darboten. Vor allem hat man aber in letzter Zeit, nach JENSENS Versuchen, die Übertragung des Mäusekrebses studiert, außerdem auch Chondrome, Sarkome und Mischgeschwülste unter diesen Tieren verimpft. Im allgemeinen sind diese Geschwülste nur zum geringsten Teil übertragbar. Nach LEWIN kann man die Übertragbarkeit (Virulenz?) bei Ratten erhöhen durch zweimaliges Impfen im Verlauf weniger Tage; andere Forscher sahen jedoch keinen Einfluß von wiederholter Impfung.

Die verimpften Geschwülste wiesen manchmal andere Zellformen bei ihrem weiteren Wachstum auf, was nicht wundernehmen kann, weil sogar in einem und demselben Tumor sehr verschiedene Zellformen und sogar Wachstumsformen (z. B. Epithelzellen, die in papillärer oder alveolärer oder anderer Form wachsen, wie nicht selten im Ovarialkystom) vorkommen können. Auch das Abwechseln eines adenoma-

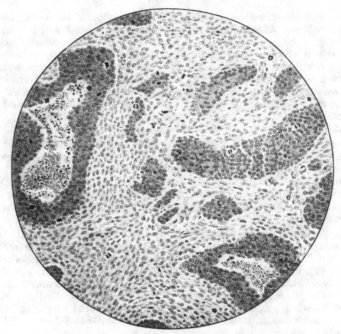

Abb. 202. Mischtumor: Karzinom und Sarkom. (Karzinosarkom.)

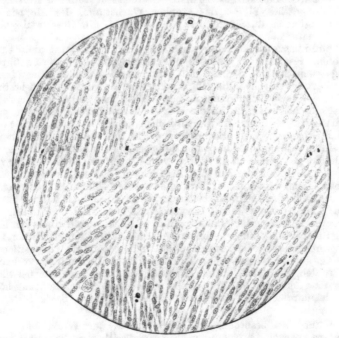

Abb. 203. Reines Spindelzellensarkom.

Abb. 202 und 203. Entwicklung eines „Sarkoms" aus dem Stroma eines epithelialen Mäuse-
tumors im Verlauf fortgesetzter Transplantationen. (Nach APOLANT, Arb. a. d. Königl.
Inst. f. exper. Ther. zu Frankfurt a. M. 1906. Heft 1.)

tösen Baues und eines Aufbaues aus soliden Zellsträngen ist beim menschlichen Krebs nicht selten. Ebensowenig der Befund verhornenden Plattenepithels in einem Zylinderzellenkrebs. Etwas Neues war aber die Beobachtung von EHRLICH und APOLANT: in einem schon zehnmal verimpften Mäusekrebs trat sarkomatöse Umwandlung des Stromas auf. Allmählich war der krebsige Bau und auch wohl der krebsige Anteil bei den voraufgehenden Verimpfungen verdrängt durch ein sarkomähnliches Gewebe, bis schließlich ein Spindelzellensarkom rein aufwuchs. Andere Forscher (LOEB, L. MICHAELIS, LEWIN usw.) haben ähnliche Umwandlungen beobachtet, und zugleich die Übertragbarkeit der „reinen Sarkome" festgestellt. COENEN hat diese Tumoren als Mutationsgeschwülste bezeichnet.

Um was handelt es sich hier? Um Metaplasie von Krebsepithel in Bindegewebszellen, die dann sarkomatös wuchsen? Um Granulationsgeschwülste, die ein sarkomatöses Aussehen bekamen oder aus denen Sarkom wuchs? Um eine Kombination schon in der primären Geschwulst von Sarkom und Krebs, wobei der Krebs allmählich von dem in den Vordergrund tretenden Sarkomgewebe verdrängt wurde? Oder um Entstehung eines Sarkoms im Stroma des verimpften Krebses?

Die Eigenschaften des verimpften Geschwulstgewebes — man redet von „Geschwulststämmen" — aber auch die der Versuchstiere sind zu berücksichtigen. Metaplasie von Zylinder- in verhornendes Plattenepithel oder umgekehrt (s. oben) ist möglich (§ 87), vielleicht stammen aber beide Zellformen von anderen Mutterzellen in der primären Geschwulst ab, diese Mutterzellen mögen dann normaliter oder als Mißbildung nebeneinander vorkommen. Metaplasie von Epithel in Bindegewebe (Sarkom) ist jedoch gänzlich unerwiesen. Auch eine sarkomähnliche Umwandlung des Krebses (Carcinoma sarcomatodes, S. 491) ist, auf Grund der Abbildungen und Beschreibungen, wenigstens in einigen Fällen auszuschließen. In einigen Fällen mag es sich um „Granulationsgeschwülste" handeln, in anderen müssen wir doch wegen des histologischen Bildes, des starken Wachstums, der Metastasenbildung und der Übertragbarkeit durch mehrere Generationen, die Geschwulst als Sarkom bezeichnen. Es entstanden die „Sarkomzellen" aus Stromazellen, nach den Angaben und Abbildungen der Forscher. Allerdings wurde bis jetzt nicht entschieden, ob Stromazellen des primären Tumors oder Bindegewebszellen der Impflinge geschwulstartig wuchsen. Das Stroma der primären Geschwulst pflegt freilich nach Verimpfung zugrunde zu gehen, die Möglichkeit, daß einige Zellen bei bestimmten — nicht bei allen — Versuchstieren am Leben bleiben und sogar wuchern, ist jedoch keineswegs ausgeschlossen. Nun ist die Möglichkeit zu berücksichtigen, daß im primären Geschwulstkeim nicht nur Epithelzellen, sondern auch Bindegewebszellen mit abnormen Eigenschaften vorkommen, welche letztere unter bestimmten Umständen, in einem geeigneten Nährboden, langsam oder rasch, wachsen und Sarkom bilden. Vielleicht genügen dazu nur einige wenige überlebende Zellen des verimpften Stromas. Schließlich müssen wir die Möglichkeit berücksichtigen, daß Sarkom aus länger gereiztem, entzündetem Bindegewebe des Impflings oder der primären Geschwulst auswächst. Ein zellreiches Fibrom oder Fibrosarkom kann ja aus chronisch entzündetem Kieferperiost (Epulis) hervorgehen. Nun findet sich beim Krebs in der Regel chronische Entzündung des Stromas, vielleicht durch einen von Krebszellen abgegebenen Stoff hervorgerufen (s. unten). Damit ist also ein möglicher, wenn auch seltener Ausgangspunkt für Sarkom gegeben. Eine besondere Disposition zu dieser Sarkombildung könnte bei gewissen Tierrassen bzw. Individuen vorhanden sein, bei anderen fehlen. Daß auch andere Eigenschaften des Stromas bei wiederholter Übertragung eine Änderung erfahren, geht z. B. aus der Beobachtung hervor, daß ein anfangs hämorrhagischer Krebs allmählich Abnahme bzw. Schwund dieser Eigenschaft zeigte.

Welche der oben besprochenen Möglichkeiten der Wirklichkeit entspricht, muß fortgesetzte Forschung entscheiden. Sie wird die Übertragbarkeit mit erfolgender Wachstumsenergie („Virulenz") der verschiedenen Geschwulstbestandteile, auch die Disposition in ihren verschiedenen Abstufungen bis zur Immunität weiter nachzugehen haben.

§ 90. Wachstum und Ausbreitung der Geschwülste.

Wachstum durch fortgehende Zellteilung führt zu Umfangszunahme einer Geschwulst, wenn nicht zugleich in gleichem oder gar stärkerem Maße der Umfang durch Schrumpfung oder Zerfall und Fortschaffung von Gewebe abnimmt. Umgekehrt bedeutet aber nicht jede Umfangszunahme Wachstum. Sie kann ja ebenfalls durch Blutung, Blut- und Lymphstauung oder Entzündung auftreten. Wachstum ist nicht nur möglich der Geschwulstzellen, sondern auch des Geschwulstgerüstes, des Stromas, und zwar letzteres durch proliferative Entzündung.

Außerdem werden Blutgefäße neugebildet. In Geschwülsten finden wir nicht nur gelegentlich umwucherte präexistierende Schlagader, Ader und Kapillaren, sondern auch neugebildete Kapillaren in verschiedener Zahl.

An Tiergeschwülsten mit durch Pelikantinte beim lebenden Tier gefärbten Gefäßen hat GOLDMANN die Neubildung von anfangs soliden, spitz zulaufenden Gefäßsprossen mit ihrer allmählich fortschreitenden Aushöhlung und die eintretende Anastomosierung mit benachbarten Kapillarsprossen, wie sie zuerst ARNOLD beschrieben hat, dargestellt. Niemals war Neubildung größerer Gefäßstämme, nur eine solche von Kapillaren nachweisbar, in die sich die Gefäßstämme unvermittelt auflösen. Schlanke neugebildete Kapillaren treffen wir vorzugsweise in den peripheren, jüngsten Abschnitten einer Geschwulst an. In älteren Abschnitten können stark erweiterte Bluträume aus solchen hervorgegangen sein, Bluträume, deren stark gedehnte Wand leicht einreißt, so daß Blutung erfolgt, wie beim hämorrhagischen Krebs. Ganze Geflechte von Kapillarschlingen sind mitunter anzutreffen. Über die Richtung der Kapillaren läßt sich nur im allgemeinen sagen, daß sie sehr unregelmäßig sein kann und keineswegs etwa mit der Richtung länglicher Geschwulstzellen übereinstimmen oder in anderer Weise zusammenhängen muß. Die Darstellung GOLDMANNS stimmt im allgemeinen mit den Beobachtungen an menschlichen Geschwülsten. Bei Sarkomen kann die Gefäßentwicklung ebenfalls verschieden stark sein; die Endothelzellen der Blutkapillaren liegen den Geschwulstzellen unmittelbar, ohne Stroma, an. EVANS und GOLDMANN konnten eine Neubildung von Lymphbahnen bei Krebs nicht nachweisen. Nervenneubildung hat man bis jetzt ebensowenig in Geschwülsten feststellen können. Welche Bedeutung das Fehlen von Lymphbahnen und Nerven für das Geschwulstgewebe hat, läßt sich noch nicht angeben. Sicher ist nur, daß wir manchmal in gefäßreichen Krebsen und Sarkomen Nekrose, sogar in beträchtlicher Ausdehnung antreffen. Inwiefern diese Nekrose einem ungenügend geregelten Stoffwechsel, wobei eben jene Fehler von Bedeutung sein könnten, inwiefern sie einer chemischen Schädigung des Gewebes durch einen von den Geschwulstzellen selbst abgegebenen Stoff (§ 91) oder einer ungenügenden Durchblutung zuzuschreiben ist, (letzteres indem die Triebkraft des Blutes für das ausgedehnte Kapillargebiet der Geschwulst nicht ausreicht), muß durch weitere Forschung entschieden werden. Hervorgehoben sei nur in Zusammenhang mit dieser Möglichkeit, daß sich im Krebsstroma meist deutlich subakute bzw. chronische Entzündung nachweisen läßt, auch dann, wenn keine Nekrose besteht: Infiltrate von Lymphozyten bzw. Plasmazellen, Zeichen von degenerativen und proliferativen Veränderungen der Stromazellen. Diese Entzündung kann große Ausdehnung gewinnen. Sie mag manchmal auf sekundäre Infektion zurückzuführen sein, die Möglichkeit ist aber keineswegs von der Hand zu weisen, daß sie durch einen (oder mehreren) von den Krebszellen abgegebenen Stoff entsteht, der in stärkerer Konzentration Nekrose zu bewirken vermag, ähnlich wie wir dies bestimmt von vielen anderen Stoffen wissen. Daß eine solche Entzündung nicht einfach als präkarzinomatöse Veränderung abzufertigen ist, geht aus ihrem Auftreten bei den durch Verimpfung bei Versuchstieren erzeugten Geschwülsten hervor. Bei anderen Geschwülsten tritt Entzündung nur ausnahmsweise auf.

Für das Wachstum einer Geschwulst kann eine begleitende Entzündung eine verschiedene Bedeutung haben, die wir Änderungen des Blutgehalts und des Widerstandes, dem die wachsenden Geschwulstzellen begegnen, zuzuschreiben haben. Entzündung kann ja mit Zunahme, sie kann aber auch mit Abnahme des Blutgehalts des Gewebes einhergehen und zwar letzteres von dem Augenblick ab, in dem Blutgefäße durch Exsudat oder neugebildetes oder schrumpfendes Gewebe zusammengedrückt werden (S. 336). So kann es nicht wundernehmen, daß Krebs in festem, faserreichem, blutarmem, schrumpfendem Bindegewebe nur sehr langsam wächst, ja gelegentlich, besonders bei alten Leuten, zum Stillstand oder gar Rückgang kommt. Am scirrhösen Brustkrebs alter Frauen kann man das mitunter verfolgen.

Es soll sogar Krebs durch Nekrose, Zerfall und Resorption verschwinden, „ausheilen" können (vgl. ORTH, LOMER). Gewisse, kleinrundzellige Sarkome hat man nach Einschneidung oder nach Probeausschneidung verschwinden sehen. Allerdings sei hierzu bemerkt, daß an einem durch Probeausschnitt gewonnenen Geschwulststückchen eine histologisch vollkommen sichere Abgrenzung gegenüber entzündlicher Gewebsneubildung sehr schwer sein kann. Übrigens kann ein subkutanes Lipom nekrotisieren, erweichen, durchbrechen und damit „ausheilen". Bei Impfgeschwülsten hat man allerdings (STICHER in 15 %, LEWIN in 10 %) zunächst Wachstum bis zur Pflaumengröße und dann restloses Verschwinden ohne Eiterung beobachtet; ein Verhalten, das dem mancher nicht geschwulstartiger transplantierter Gewebestücke gleicht. Das beweist jedoch nichts mit Hinsicht auf eine spontane Geschwulst. Ich sah allerdings mehrmals kümmerliche Reste eines wohl in Rückgang befindlichen Krebses in straffem schrumpfendem Narbengewebe, z. B. in einer verengerten Stelle des Dickdarms. Solche Befunde sind aber Ausnahmen.

Sicher ist demgegenüber, daß eine Geschwulst mit äußerst langsamem Wachstum plötzlich rasch zu wachsen anfangen kann, wenn sie z. B. aus straffem in lockeres saftreiches Gewebe kommt. Wir können das z. B. bei einem scirrhösen Wangenkrebs (einem sogen. Ulcus rodens) beobachten. Viele Jahre kann eine Geschwulst von einigen Millimetern Durchschnitt in straffem Gewebe bestehen, kaum an Umfang gewinnend um dann, manchmal ohne bekannten Anlaß, gelegentlich im Anschluß an eine Operation, rasch weiter zu wachsen in Form eines Krebses mit größeren Epithelzellen und lockerem Stroma. Es trat das raschere Wachstum ein, sobald lockeres blutreicheres Stroma mit serösem Exsudat erreicht wurde. Denn hyperämisches Gewebe mit einer mäßigen Menge serösen Exsudates, das es lockert, fördert wahrscheinlich das Wachstum eines Krebses. Eine zur Entfernung ungenügende Operation vermag die Gewebespannung zu verringern, so daß der Wachstumswiderstand abnimmt.

Mit Obigem sind aber keineswegs andere Faktoren ausgeschlossen, die das Wachstum einer Geschwulst hemmen oder fördern. Das können im allgemeinen Faktoren sein, welche die allgemeine oder die örtliche Disposition im weitesten Sinne beeinflussen. Wir wissen aber nichts davon, und wollen uns nicht in Vermutungen vertiefen. Ob Verlangsamung, Beschleunigung oder Ungleichheiten des Wachstums in den verschiedenen Abschnitten einer Geschwulst sich immer vollkommen aus den oben erwähnten örtlichen Faktoren erklären, läßt sich zurzeit nicht sagen.

Im allgemeinen besteht ein gewisser Zusammenhang zwischen Zellform und Wachstumsgeschwindigkeit: jugendliche Zellformen in einer Geschwulst weisen auf rasches Wachstum hin; und zwar nicht einfach, weil man in einer rasch wachsenden Geschwulst selbstverständlich relativ mehr junge Zellen als in einem langsam wachsenden Tumor antreffen wird, sondern offenbar, weil eben abnorm jugendlichen, mehr embryonalen Zellformen eine größere Wachstumsenergie innewohnt. Das Fehlen älterer Zellformen weist darauf hin, daß die Zellen ihr jugendliches, sogar embryonales Vorkommen lange Zeit, vielleicht für immer, bewahren. Ein schönes Beispiel liefern uns die verschiedenen Sarkomformen. Die aus kleinen, rundlichen Zellen aufgebauten Sarkome wachsen am raschesten, die großzelligen langsamer, die spindelzelligen noch langsamer. Auch bei anderen Geschwülsten begegnen wir ähnlichem. Wir können im allgemeinen sagen: je atypischer und jugendlicher die Zellform, um so größer ist die Wachstumsgeschwindigkeit der Geschwulst.

Man nennt das Wachstum ein zentrales oder expansives, wenn die kugel- oder knotenförmige, scharfumschriebene Geschwulst wie ein Leiomyom (Abb. 206) beim Wachstum allerdings das umgebende Gewebe verdrängt, nicht aber in dasselbe eindringt. Letzteres geschieht beim peripheren oder infiltrierenden Wachstum. Dabei dringen wuchernde Zellen in Form von Strängen — deren Quer- und Schrägdurchschnitte den Eindruck von Zellnestern erwecken — in die Spalten des anstoßenden Gewebes ein. Ein infil-

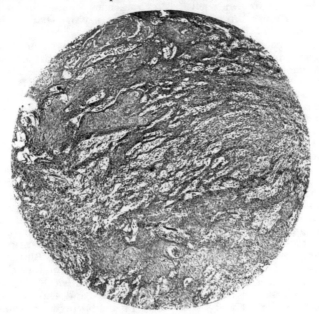

Abb. 204. Infiltrierendes Wachstum eines Hautkrebses. Verzweigte Epithelstränge im subepithelialen Bindegewebe.

trierender Krebs oder Sarkom kann das Gewebe, das es durchsetzt, in Fasern bzw. Zellen zersplittern. Eine anfangs scharf umschriebene Geschwulst verliert durch solche Ausläufer ihre scharfen Grenzen. Ein infiltrierendes Wachstum kann unaufhaltsam vor sich gehen, kein Gewebe schonend. Wir treffen es in hohem Maße bei gewissen bösartigen Geschwülsten, wie beim Krebs und kleinzelligen Sarkom an. Es kommt aber auch, sei es auch in beschränktem Maße, beim langsam wachsenden, subkutanen Fibrom vor. Infiltrierendes Wachstum kann per continuitatem — in demselben anatomisch abgegrenzten Körperteil — oder per contiguitatem — übergreifend auf einen anderen räumlich getrennten Körperteil, wie vom Magen auf die Leber — stattfinden. Im letzteren Falle pflegen die Körperteile zu verwachsen.

Schließlich kann eine Geschwulst, gleichgültig ob expansiv oder infiltrierend wachsend, sich durch Metastase (S. 58) ausbreiten. Dazu ist somit erforderlich: Lockerung lebensfähiger Geschwulstzellen, Verschleppung, Haften an einer

Stelle mit geeignetem Nährboden. In den gefäßlosen Knorpel ist hämatogene Einschleppung ausgeschlossen. Ebenso in die Hornhaut.

Wir kennen hämato- und lymphogene, auch rückläufige, und Impfmetastasen. Als letztere deutet man eine Versetzung eines Geschwulstteilchens durch die Außenwelt; z. B. von einer Körperoberfläche auf eine andere, vom Mund in die Speiseröhre usw. Zu den lymphogenen Metastasen gehört auch die Aussäung von Geschwulstteilchen mit nachfolgendem Wachstum auf einer serösen Haut, wie z. B. ein knotenförmiger Krebs des Bauchfells oder der Pleurablätter (bei gewisser Größe der Knötchen Miliarkarzinome), weil ja diese serösen Räume zu den Lymphräumen zu rechnen sind. Man hat eine solche Aussäung bei Mäusen nach Verimpfung von Krebs in die Bauchhöhle beobachtet. Über den Sitz lympho- und hämatogener Metastasen vgl. § 14a und b). Nicht immer wachsen aber haftende Geschwulstzellen weiter. M. B. SCHMIDT hat im Gegenteil durch genaue Untersuchungen dargetan, daß hämatogene Metastase von Krebszellen öfter vorkommt als man bisher dachte, daß aber die Zellen, in einem Pfropf in Lungengefäßen nachweisbar, meist zugrunde gehen, so daß sekundäre Geschwulstbildung ausbleibt.

Wir können nun freilich wohl sagen: metastatische Sarkomgeschwülste sind meist hämatogen; nicht aber im allgemeinen sagen: metastatische Krebsgeschwülste sind meist lymphogen. Denn einige Krebse, namentlich die des Magens und des Darms, scheinen vorzugsweise hämatogen, und zwar durch die Pfortader in die Leber, zu metastasieren. Andere freilich, wie Krebs der Brustdrüse, Lippen und Geschlechtsteile, werden meist von lymphogenen Metastasen gefolgt. Auch Magenkrebs kann übrigens von metastatischem Krebs in intrathorakalen, sogar in supraklavikularen Lymphdrüsen (letzteres ist ein altes diagnostisches Merkmal von Magenkrebs), gefolgt werden. Brustdrüsenkrebs kann in verschiedenen Lymphdrüsengruppen metastasieren (S. 65). Fragen wir nach dem Grund des Überwiegens von hämato- bzw. lymphogenen Metastasen, so können wir folgendes anführen: Der Krebs wächst in die Gewebespalten und dann oft in die Lymphkapillaren eindringend. Damit ist die größere Chance auf lymphogene Metastase gegeben, die wir bei den meisten Krebsen antreffen. Das Sarkom wächst oft expansiv. Außerdem aber hat es eigene weite Blutkapillaren, deren dünnes Endothel den Geschwulstzellen unmittelbar, ohne Stroma, aufgeklebt ist. Blutaustritt findet leicht statt, umgekehrt aber auch wohl Eintritt von Geschwulstzellen in die Blutbahn. Bemerkenswert sind die weiten Blutkapillaren und Blutungen, die wir im Chorionepitheliom antreffen, einer Geschwulst, die hämatogen metastasiert.

Finden sich nun auch im hämatogen metastasierenden Krebs weite, dünnwändige Blutkapillaren und Blutungen? Nun, Magen- und Darmkrebse bluten in der Regel, sogar wiederholt und stark. Sind diese Blutungen besonderen Eigenschaften der Gefäße oder besonderen Schädigungen durch Darmtätigkeit bzw. durch den Inhalt oder beidem zuzuschreiben? Sicher ist, daß wir oft weite, dünnwändige Kapillaren in diesen Krebsen finden; ob aber eben diese Krebse hämatogen, andere lymphogen metastasieren, ist nur durch ausgedehnte vergleichende Forschung zu entscheiden. Dabei erheischen die Verhältnisse der Blutgefäße zum Geschwulstgewebe im allgemeinen genaue Berücksichtigung. Injektion derselben wird dabei gute Dienste leisten können. Selbstverständlich wird eine Tochtergeschwulst nur da entstehen, wo die Bedingungen für ihr Wachstum günstige sind; es ist die Frage zu berücksichtigen, ob die hämatogene und lymphogene Versetzung, und inwiefern verschiedenartige Gewebe in dieser Hinsicht Unterschied machen. Dabei muß aber die Lebensfähigkeit der versetzten Zellen in den untereinander zu vergleichenden Fällen gleich sein, was wir aber bei den Beobachtungen am Menschen und bei einer spontanen Tiergeschwulst überhaupt nie wissen.

Wir sahen, daß die wuchernden Krebszellen in Gewebespalten und Lymphbahnen eindringen. Sie können diese ausfüllen, welchen Vorgang man sonderbarerweise als Lymphangioitis carcinomatosa bezeichnet hat, obwohl sie mit Entzündung nichts zu tun hat. Ein Brustdrüsenkrebs kann, den Lymphwegen folgend, die Brustwand durchbohren und in die Lymphwege der Pleurablätter ferner in die der Lunge (peribronchiale und perivaskuläre Krebsstränge und -mäntel) sich weiter ausbreiten, auf Lymphwege des Zwerchfells übergreifen und in paraaortale intraabdominale Lymphwege und Lymphdrüsen hineingelangen. In den genannten serösen Häuten können dabei schöne wurmähnliche Krebsstränge (in Lymphgefäßen) auftreten. Es ist möglich, daß an einer von der primären Geschwulst entfernten Stelle eine sekundäre große Geschwulst auftritt, scheinbar metastatisch, in der Tat aber durch einen sehr feinen Krebsstrang mit ihr verbunden. Die sekundäre Geschwulst entstand in diesem Fall also durch fortschreitendes Wachstum des Krebses per continuitatem et contiguitatem. Nach HANDLEY soll der Brustdrüsenkrebs sich nicht sprungweise, metastatisch sondern durch fortschreitendes Wachstum ausdehnen. Dabei soll aber der Zusammenhang (der Krebsstrang) durch eine proliferative Perilymphangioitis mit nachfolgender Schrumpfung des neugebildeten Bindegewebes aufgehoben werden. Das mag vielleicht dann und wann zutreffen, damit wird die Ausbreitung durch Metastase keineswegs ausgeschlossen.

Daß der Krebs mitunter an einer von der primären Geschwulst entfernten Stelle einen größeren Umfang erreicht, ist wohl örtlichen Verschiedenheiten der Wachstumsgelegenheit zuzuschreiben. Auch die Form und Dimensionen der Zellen und ihrer Kerne können dementsprechend andere sein. Ebenso sind Verschiedenheiten im Auftreten von Nekrose und Entartungen möglich. So lenkt mitunter die Metastase die Aufmerksamkeit auf die primäre Geschwulst hin. Ein Leberkrebs kann während des Lebens erkennbar sein, während die primäre kleine Magen- oder Darmgeschwulst, von der aus jener entstand, erst bei der Autopsie nachzuweisen ist. Ein beim Gehen ohne weiteres unerwartet eintretender Bruch des Oberschenkelbeins bei einer alten Frau vermag zur Entdeckung eines kleinen schrumpfenden Milchdrüsenscirrhus zu führen, von dem aus eine metastatische Geschwulst im Oberschenkelknochen entstand, welche diesen Knochen usurierte, wie uns die RÖNTGENstrahlen schon während de Lebens zu enthüllen vermögen.

Nicht jede regionäre Lymphdrüsenschwellung bei Krebs bedeutet metastatische Geschwulstbildung: es kann nur die den Krebs begleitende Entzündung metastasieren, während von Krebs in der Lymphdrüse nichts nachweisbar ist.

Übrigens bedeutet das Vorhandensein oder gar das Nacheinanderauftreten mehrerer gleichartiger Geschwülste nicht ohne weiteres, daß eine dieser Geschwülste primär und die übrigen metastatisch aus ihr entstanden sind. Wir haben noch nie einen sicher primären, weil alleinigen Krebs einer Lymphdrüse festgestellt; immer war ein anderer Krebs nachweisbar, der als primär zu betrachten ist, weil er früher zur Beobachtung gelangte, während Epithelzellen in normalen Lymphdrüsen fehlen. Darum dürfen wir im allgemeinen Lymphdrüsenkrebs als metastatisch auffassen. In anderen Fällen gelten ähnliche Überlegungen. Finden wir aber zwei Krebse an Stellen, wo primärer Krebs bekannt oder wenigstens als möglich zu betrachten ist, weil sich daselbst normaliter Epithel findet, so muß durch genaue Untersuchung entschieden werden, ob beide Geschwülste primär, also unabhängig voneinander (S. 460) oder aber ob die eine primär, die andere metastatisch entstand.

In Milz, Hoden, Eierstock, Nebennieren sind metastatische Geschwülste sehr selten. Ob hämato- bzw. lymphogene Ablagerung von Zellen in diesen Organen selten stattfindet, oder ob die biochemische Wachstumsgelegenheit für metastatische Geschwulstzellen eine geringe ist, oder ob beides zutrifft, vermögen wir zurzeit nicht zu beurteilen. Wir wissen aber, daß hämatogene Embolie nicht in allen Organen gleich oft auftritt.

Nach Entfernung einer Geschwulst kann Rezidiv (Rückfall) auftreten. Und zwar unterscheidet man ein örtliches bzw. regionäres und ein entferntes Rezidiv. Das örtliche oder kontinuierliche Rezidiv ist dem Wachstum eines zurückgelassenen, manchmal wahrscheinlich nur mikroskopisch erkennbaren Geschwulstteils zuzuschreiben. Tritt nach einiger Zeit in der Nähe der Narbe eine neue, gleichartige Geschwulst auf, so nennt man das ein regionäres Rezidiv. Aus was diese Geschwulst entsteht, ob von einer Metastase oder von einem neuen Keim, also unabhängig von der weggenommenen Geschwulst, aus, ist nicht sicher; es ist übrigens zwischen diesen beiden Rezidiven eine scharfe räumliche Grenze nicht zu ziehen. Sicher metastatische Geschwülste in Lymphdrüsen usw. gehören zu den entfernten Rezidiven, die man früher als „Infektionsrezidive" bezeichnete.

§ 91. Gut- und Bösartigkeit der Geschwülste.

Wir nennen eine Geschwulst gut- oder bösartig, je nachdem sie für die Gesundheit gleichgültig ist oder schädlich. Die Gut- und Bösartigkeit sind somit klinische Begriffe.

An was erkennen wir die Bösartigkeit einer Geschwulst? Als Merkmale nennt man die Kachexie, infiltrierendes und rasches Wachstum, Metastase, Nekrose mit oder ohne Erweichung — die durchaus nicht Eiterung bedeutet — und das Rezidiv nach Entfernung.

Kachexie bedeutet schlechte Körperbeschaffenheit ($\varkappa\alpha\varkappa\acute{o}\varsigma$ schlecht, $\ddot{\varepsilon}\xi\iota\varsigma$ Zustand) die mit Kräfteverfall, Abmagerung und typischer gelbbräunlicher Hautverfärbung eintritt bei chronischer Syphilis, Malaria und bei Krebs. Kachexie bedeutet somit mehr als Anämie und Abmagerung, die auch ohne Kachexie wohl bei Geschwülsten (z. B. des Magendarmkanals, die zu Blutungen führen) vorkommen. Bei anderen Geschwülsten wurde bis jetzt keine Kachexie beobachtet. Sie kommt auch nicht einmal bei jedem Krebs vor (s. unten), so daß das Fehlen von Kachexie keineswegs die Abwesenheit von Krebs beweist.

Was bedingt die Kachexie? Nach Fr. Müller findet bei mancher Krebskachexie Eiweißzerfall unabhängig von der Nahrungsaufnahme statt: es wird ja mehr Stickstoff ausgeschieden als in der Nahrung aufgenommen. Weitere Einzelheiten stehen uns nicht zur Verfügung.

Als mögliche Quelle der Kachexie kommt Giftbildung in Betracht. Ferner soll, nach Untersuchungen von Blumenthal u. a., die Krebszelle mehr Albumin und weniger Globulin enthalten als normale Zellen; auch mehr Aminosäuren, aber weniger Leucin; ferner werden Krebszellen bzw. Eiweiß aus denselben sehr leicht von tryptischem Ferment (normale Zellen nicht), schwer von peptischen Fermenten (normale Zellen eben leicht), angegriffen; sodann enthält die Krebszelle nicht nur, wie jede Zelle im allgemeinen, ein autolytisches Enzym (S. 326) sondern außerdem ein Enzym, das — ähnlich wie Enzyme normaler Verdauungsdrüsen — Eiweiß anderer Gewebe abzubauen vermag. Die Möglichkeit ist zu berücksichtigen, daß dieses Enzym andere Organe und damit den Stoffwechsel schädigt und so die Krebskachexie herbeiführt. Dazu muß es aber aus Krebszellen freikommen, und dies erfolgt nun, nach Blumenthal, bei Zerfall von Krebszellen. Das Enzym sollte auch das infiltrierende Wachstum fördern können, indem es das umgebende Gewebe schädigt und damit eine Hemmung für die Wucherung der Krebszellen beseitigt.

Diese Möglichkeiten haben wir gewiß zu berücksichtigen. Bemerkenswert ist, daß vor allem (oder gar ausschließlich?) Krebs mit deutlichem Zerfall, nämlich mit Geschwürsbildung, zu Kachexie führt. Denn daß Kachexie außerdem bei Krebsen auftritt, die durch Verengerung einer Stelle des Magendarmkanals oder der Speiseröhre die Einnahme bzw. Verdauung von Speisen erschweren und bei Krebs, der durch viele metastatische Geschwülste die Tätigkeit mancher Organe beeinträchtigt (von Hansemann), beweist nicht, daß in diesen Fällen kein Zerfall von Krebszellen stattfand. Verengernde Krebse des Magendarmkanals pflegen eben geschwürige zu sein. Fortgesetzte Forschung ist erforderlich auch zur Beantwortung der Frage, ob gewisse Funktionsstörungen durch Krebsmetastasen ohne weiteres zu Krebskachexie zu führen vermögen. Bemerkenswerterweise hat man bis jetzt bei Mäusen keine Kachexie festgestellt, selbst dann nicht, wenn der Krebs riesenhafte Dimensionen erreichte.

Infiltrierendes Wachstum kommt zwar in mikroskopischen Dimensionen auch bei gutartigen Geschwülsten vor, in klinisch erkennbarem Maße jedoch vielleicht nur bei bösartigen, namentlich beim Krebs. Die klinischen Zeichen infiltrierenden Wachstums sind „Verwachsungen", z. B. einer anfangs subkutanen Geschwulst wie Krebs der Brustdrüse mit der Haut, Verwachsung desselben mit dem tiefer liegenden großen Brustmuskel, auf dem er anfangs verschiebbar war; ferner „Fixierung" eines Stimmbandes und demzufolge Störungen der Stimmbildung bei Krebs des Kehlkopfes; auch sei hier die Einziehung der Brustwarze bei Milchdrüsenkrebs durch Schrumpfung von Bindegewebe, die aber auch durch chronische proliferative Entzündung ohne Krebs möglich ist, wie ich mikroskopisch festgestellt habe, erwähnt. Auch kann Verwachsung durch Entzündung oder durch Übergreifen der Geschwulst, wie z. B. vom Magen auf die Leber, eintreten.

Rasches Wachstum legt den Verdacht auf Bösartigkeit nahe. Wir finden denn auch in rasch wachsenden Geschwülsten zahlreiche junge Zellen, und im allgemeinen deutet ein solcher Nachweis ebenso wie der Nachweis vieler Zell- und Kernteilungen auf Bösartigkeit hin (S. 468). Es gibt aber bindegewebige Geschwülste, aus epithelioiden Zellen, somit aus Zellen von jungem Typus bestehend, die nicht besonders bösartig sind, wie z. B. manche Endotheliome.

Metastase einer Geschwulst weist im allgemeinen auf Bösartigkeit hin. Denn je mehr Geschwülste, um so größer wird die Gefahr der Schädigung lebenswichtiger Funktionen durch Druck usw. (s. unten) und die Gefahr der Kachexie.

Man schreibt oft Nekrose die Bedeutung eines Merkmals von Bösartigkeit zu; besonders wenn sie zu Erweichung führt. Sie kommt aber nicht selten in gutartigen Geschwülsten wie Lipomen, Myomen, vor. Nekrose kann ja durch verschiedene Faktoren in einer Geschwulst eintreten: durch mangelhafte Gefäßentwicklung und Blutzufuhr, durch Verdickung der Intima der Schlagadern, wie nicht selten in Uterusmyomen, mit nachfolgender Verengerung und Verringerung der Blutzufuhr, — in beiden Fällen braucht von Bösartigkeit keine Rede zu sein. Nekrose, welche die Folge ist von Druck der Geschwulstzellen aufeinander, deutet, wenn die Geschwulstzellen nicht besonders empfindlich gegen Druck sind — wie Knorpelzellen z. B. — auf eine Wachstumsenergie hin, welche einen solchen Widerstand zu überwinden vermag, daß die Zellen einander tot drücken. So etwas tritt besonders ein bei Wachstum in starrer Umgebung, wie z. B. in straffem Bindegewebe, in Knochen. In straffem Bindegewebe kommt gewöhnlich Blutarmut, also ungenügende Ernährung der Geschwulstzellen, hinzu. Mechanische oder chemische Schädigung kann außerdem die Nekrose fördern, wie z. B. bei Krebs der Schleimhäute des Magendarmkanals, der Lippen. Eine nekrotische Geschwulst kann verkalken oder erweichen usw. Verschiedene Entartungen sind auch möglich.

Rezidiv nach Entfernung beweist an und für sich nicht Bösartigkeit. Gutartige Fibrome können ja wiederkommen, wenn z. B. bei der Operation ein mikroskopischer Ausläufer zurückgelassen wurde, oder wenn die Geschwulst von vornherein vielfach war. Im letzteren Fall ist es kein Rezidiv.

Schließlich kann eine Geschwulst, die, nach allen obigen Merkmalen beurteilt, gutartig heißen müßte, doch bösartig sein, indem sie dem Leben bloß durch ihren Sitz ein Ziel setzt, wie das Nasenrachenfibrom, das in den Schädel hineinwächst und die Hirntätigkeit stört, wie intrakraniale Fibrome überhaupt es vermögen. Viele Hirngeschwülste (Gliome, Endotheliome, Fibrome) gehören hierzu. Sie wachsen, ohne Metastase, nicht infiltrierend, ohne Kachexie, allerdings manchmal mit Nekrose, sie wachsen aber so langsam, daß die Grenzen der Anpassung als sehr weit sich erweisen, obwohl die knöcherne Schädelwandung nicht nachgibt: treten schließlich klinische Erscheinungen ein, so ist oft die Hirngeschwulst durch ihre Ausdehnung inoperabel geworden. Die gutartigen Eigenschaften ihres Gewebes werden dann die Quelle ihrer Bösartigkeit für den Patienten, der seiner Hirngeschwulst schließlich erliegt, besonders durch den allmählich zunehmenden Druck, den sie auf immer mehr Hirnteile, auf Blut- und Lymphgefäße ausübt, durch letzteres Kreislaufstörungen und erhöhten hydrostatischen

Hirndruck durch Hydrocephalus internus bewirkend. Hätte die Geschwulst sich rascher vergrößert, so wäre sie vielleicht in noch operablem Zustand entdeckt.

Was bedingt die Gut- oder Bösartigkeit einer Geschwulst, sofern diese von ihrem Wachstum und Metastase abhängt? Sowohl die Natur der Geschwulstzellen wie die Ernährungs- und Wachstumsbedingungen. Im allgemeinen zeigen Geschwülste um so rascheres Wachstum je embryonaler, unreifer, atypischer, je weniger differenziert die sie aufbauenden Zellen sind (S. 469). Kann aber auch die eine Geschwulst aufbauende Zelle, z. B. die Epithelzelle eines Papilloms, anfangs gutartig sein, später aber bösartig werden? Dies ist eine offene Frage.

§ 92. Einteilung der Geschwülste.

VIRCHOW unterschied histioide Geschwülste, aus einem Gewebe, organoide, aus zwei Geweben (wie aus Parenchym und Gerüst oder Stroma), und Teratome (organismoide oder teratoide Geschwülste), die aus mehr als zwei Geweben bzw. Organteilen bestehen. In der Regel sind der atypische oder metatypische Bau und die Anordnung der Zellen bzw. Zellgruppen leicht, nur ausnahmsweise sind sie schwer erkennbar. Auch die Form und Größe der Zellen und Kerne, die Mitosen sind von der Norm abweichend, atypisch, wie wir in Einzelheiten bei den einzelnen Geschwulstformen ersehen werden.

Eine Gruppierung der Geschwülste auf histogenetischer Grundlage erweist sich als die zweckmäßigste, obwohl zurzeit noch nicht immer durchzuführen. Wenn auch die histogenetisch zusammengehörigen Geschwülste, wie die verschiedenen Krebse oder Sarkome, bedeutende Unterschiede zeigen können, wenn auch ein Endotheliom ganz wie ein Krebs aussehen kann, so daß einige Forscher von Endothelkrebs reden, so findet Metaplasie nur statt innerhalb der in § 87 festgestellten Grenzen. Nur Gewebe, die histogenetisch eng verwandt sind, vermögen sich ineinander umzuwandeln, wie z. B. die verschiedenen Bindegewebsformen untereinander.

Wir werden also nacheinander besprechen: Geschwülste aus Muskelgewebe (Myome), aus Nervengewebe (Neurome), aus Gefäßen (Angiome), aus Bindegewebe (Sarkome, Fibrome), aus Endothel (Endotheliome), aus Epithel (Epitheliome) mit oder ohne Bindegewebe, die Mischgeschwülste, den Krebs und die teratoiden Geschwülste.

Nach der Gestalt unterscheidet man polypöse (gestielte) Geschwülste, die übrigens verschiedener Natur sein können, fungöse (blumenkohlartige), tuberöse (knotenförmige oder höckerige), papilläre (mit warzenartigen Erhebungen), verruköse (ebenfalls warzenartige), dendritische (baumförmig verzweigte) Geschwülste.

§ 93. Das Myoma, die Muskelgewebegeschwulst.

Eine Muskelgeschwulst kann verschiedener Natur, muß nicht eine aus Muskelgewebe bestehende Neubildung sein. Das Myoma hingegen wird aus Muskelgewebe, und zwar aus glatten Muskelzellen (Leiomyoma oder Myoma levicellulare) oder aus quergestreiften Zellen (Rhabdomyoma oder M. striocellulare) aufgebaut. In beiden Fällen färbt sich der Zelleib dunkelrosa, etwas leuchtend durch Eosin und bräunlichgelb durch VAN GIESONS Mischung; und zwar durch das Muskelhämoglobin, das allerdings nicht vollkommen dem Bluthämoglobin gleich zu sein scheint und von einigen Forschern Myohämatin genannt wird.

Das **Leiomyom** (M. levicellulare) ist oft faserreich, namentlich wenn die Geschwulst älter ist, und wird dann Fibromyom genannt. Andere nennen es Fibro-myom wegen der Mischung mit reichlichem faserigem Bindegewebe. Wir müssen hier zwei Faserarten unterscheiden: Das Myoma besteht aus Bündeln etwas durchscheinender, gelbrötlicher Muskelzellen, die sich in verschiedenen Richtungen durcheinander verflechten. Hier und da sieht man grauweißliche, weniger oder fast gar nicht durchsichtige Bindegewebsbündel, die das gefäßhaltige Stroma darstellen, zwischen den Muskelzellbündeln ein (Abb. 205). Dieses bindegewebige Gerüst ist verschieden stark entwickelt. Außerdem treten aber in den alternden Myomzellen allmählich nur mikroskopisch erkennbare längsverlaufende Fäserchen auf, ähnlich wie in alternden Bindegewebszellen. Die anfangs sowohl in Längs-wie in Quer- und Schrägdurchschnitten scharf begrenzten Muskelzellen verlieren durch diese Faserbildung allmählich ihre scharfen Grenzen. Diese Muskelzellfasern färben sich nicht durch VAN GIESONS Mischung rubinrot wie die kollagenen Bindegewebsfasern. Dies ist neben dem Nachweis des Muskelhämoglobins differential-diagnostisch gegenüber Fibrosarkom, dessen Unterscheidung sonst unmöglich sein kann, von Bedeutung. Diese Muskel-fäserchen sind noch nicht genau untersucht. Sowohl diese wie die bindegewebigen Fasern machen die Geschwulst fest, hart (M. fibrosum s. durum), sind aber auseinanderzuhalten. Die Muskelzellfäserchen verringern die Durchsichtigkeit. Die Muskelzellbündel pflegen wenigstens ein Blutkapillar, häufig mehrere Blutkapillaren zu enthalten. Die Muskelzellen kann man durch 33 % Kalilösung lockern und dann einzeln studieren.

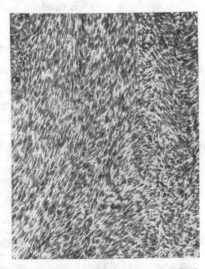

Abb. 205. Leiomyoma uteri, zum Teil Fibromyoma. Sich durcheinander verflechtende Zellbündel.

Das Leiomyom ist eine scharf abgegrenzte, wie abgekapselte, kugelige oder knollige Geschwulst, welche das anstoßende Gewebe zusammendrücken kann und auf der Schnittfläche über die Umgebung emporzuragen pflegt. Die knollige Gestalt entsteht durch das Zusammenstoßen einiger Knoten oder weiter wachsende Geschwulstkeime. Auch in der Uteruswand — wo die meisten Myome gefunden werden — hebt sich das Myom von dem glattzelligen

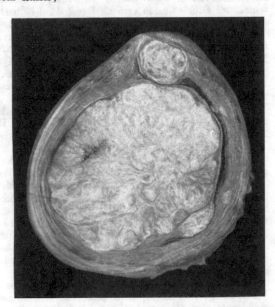

Abb. 206. Leiomyoma in Uteruswand (als Kapsel erscheinend); oben kleines Myom. Wirbelförmiger Aufbau aus Muskelzellbündeln und Bindegewebe.

Muskelgewebe der Gebärmutter ab. Und mikroskopisch erweisen sich die Geschwulstzellen gewöhnlich als größer als die Zellen des Uterusmuskels; auch scheinen sie rascher faserreich zu werden.

Das Leiomyom wächst fast immer zentral und es bleibt demzufolge die Geschwulst scharf abgegrenzt und leicht auszuschälen, auch dann, wenn sie einen großen Umfang und ein Gewicht von mehreren kg erreicht hat. Es ist dann eine gutartige Neubildung, die allerdings durch ihre Schwere oder durch Druck oder durch Stieldrehung (bei subserösem Sitz) oder durch Blutungen (bei submukösem Sitz im Uterus) Beschwerden machen kann. Manchmal kommen vielfache Myome verschiedener Größe, besonders im Uterus, nebeneinander vor. Ausnahmsweise aber kann das Myom infiltrierend wachsen, in Lymph- und Blutgefäße eindringen und metastatische Geschwülste in Bauchorganen und Lungen erzeugen, kurz, sich als bösartige Geschwulst verhalten und gar tödlich werden. In einem solchen Fall fand ich viele Muskelzellen in höherem Maße atypisch als gewöhnlich der Fall zu sein pflegt.

Die atypischen Zellformen können Sarkomzellen von embryonalen Eigenschaften so ähnlich sein, daß man von einem myoblastischen Sarkom redet. Daß aber in der Tat Umwandlung von (embryonalen) Muskelzellen in Sarkom-, d. h. in Bindegewebszellen je stattfindet, ist bisher nicht erwiesen und unwahrscheinlich. Es muß aber jedenfalls die Möglichkeit berücksichtigt werden, daß neben der Muskelzellengeschwulst ein Sarkom aus Bindegewebszellen des Stromas wächst. Es könnten sowohl das Myom wie das Sarkom nebeneinander aus gesonderten aber zusammenhängenden embryonalen abnormen Keimen (Mutterzellen) hervorgegangen sein. Dies ist von vornherein auch möglich für die Adenomyome der Gebärmutter und des Magendarmkanals. Ob jedoch in solchen Geschwülsten die Drüsen immer oder auch nur in der Regel geschwulstartig wuchern, ist zu bezweifeln. Wir bekommen manchmal den Eindruck, daß es nur vom Myom umwucherte Drüsenschläuche sind. Daß aber wirkliche Adenomyome, sogar Myom mit Adenokarzinom vorkommen, dürfen wir demgegenüber als sicher betrachten.

Wir kennen ein M. lymphangiectaticum, d. h. mit weiten, mit Endothel ausgekleideten Lymphräumen, zwischen welchen wir Muskelzellbündel von verschiedener Dicke und in verschiedener Zahl sehen; die Lymphe verleiht dem Gewebe ein makroskopisch sulziges, gelatinöses Aussehen.

Schließlich kennen wir noch ein M. teleangiectaticum oder garcavernosum d. h. mit zahlreichen weiten Blutgefäßchen bzw. Buträumen. Wir haben diese Leiomyome als Kombinationsgeschwülste von Myom mit Lymph- bzw. Hämangiom (s. unten), höchstwahrscheinlich aus embryonalen abnormen Keimen ausgewachsen, zu betrachten. Auch gilt dies für Fettgewebe, das mitunter in einem Uterusmyom, sonst aber nie in der Gebärmutter vorkommt.

Das Leiomyom kommt überall vor, wo sich normaliter glattes Muskelgewebe findet: in Uterus, Magendarmkanal, Harnleiter, Harnblase, Vorsteherdrüse, Hoden, Tunica dartos, Haut (von Arrectores pili ausgehend) ferner auch an muskelfreien Stellen, wahrscheinlich von einem versprengten Keim ausgehend. Im Uterus unterscheiden wir, je nach ihrem Sitz, subseröse, manchmal gestielte, interstitielle oder intramurale (in der Uteruswand) und submuköse Myome.

Wir haben schon die Verhärtung durch zunehmenden Faserreichtum als mögliche Veränderung erwähnt. Sie kann noch zunehmen durch hinzutretende hyaline Entartung, wobei der Eiweißstoff nicht nur zwischen den Bindegewebsfasern, und zwar zwischen den Muskelzellbündeln, sondern auch zwischen den Muskelzellfasern abgelagert werden kann. Das mikroskopische Bild ist je nachdem verschieden. Im hyalin entarteten Gewebe kann dann noch Verkalkung auftreten, und zwar an einzelnen Stellen oder so diffus, daß die ganze Geschwulst mehr oder weniger versteinert. Kalkablagerung kann übrigens auch nach Nekrose erfolgen, die ihrerseits die Folge ist von starker Intimaverdickung (mit oder ohne Verkalkung) von Schlagadern, oder von Zusammendrückung von Blut- und Lymphgefäßen in der Geschwulst oder (und) ihrer Umgebung, oder (bei subserösem Sitz) von Stieldrehung, d. h. Achsendrehung eines Stieles mit erfolgender Blutstauung und Blutungen oder, bei stärkerer Drehung, Ischämie und Nekrose. Nekrose eines Myoms kann übrigens auch von Erweichung oder gar, bei submukösem Sitz, von Gangrän gefolgt werden.

In einem Myom kann auch Blutstauung mit Blutungen und Ödem eintreten. Ob es Myome mit myxomatöser Entartung des Bindegewebes gibt, wobei Verwechslung mit Ödem ausgeschlossen ist, weiß ich nicht.

Rhabdomyome kommen nur äußerst selten rein, und dann als scharf abgegrenzte Geschwülste von blaßrötlicher Farbe, vor. Sie sind aus Muskelfaserbündeln aufgebaut, die, ähnlich wie im Leiomyom, miteinander verflochten sind. Fast immer bauen aber solche Muskelfasern mit anderen Geweben Mischgeschwülste (§ 100) auf, und zwar mit bindegewebigen Geschwulstanteilen (Myxom, Sarkom) und vor allem in der Niere und in den übrigen Urogenitalorganen, sodann im Herzen. Man hat Rhabdomyosarkome beobachtet, bei denen jedoch Entstehung des Sarkomgewebes aus Muskelelementen wiederum (s. oben) höchst unwahrscheinlich ist. Wenn man hier von einem „Myoma sarkomatodes" redet, so kann das nur diesen Sinn haben, daß — wie das Wort besagt — das Geschwulstgewebe sarkomähnlich ist. Nun, die Muskelzellen des Rhabdomyoms können Zellen gewisser Sarkomformen ähnlich aussehen. Fast immer sind sie in hohem Maße atypisch: kolbenförmig endend, mit einem oder mehr Kernen im Kolben, spindelig aufgetrieben oder spindelförmig als ob sie aus glatten Muskelzellen entstanden seien, meist röhrenförmig wie die embryonalen Muskelzellen, wobei der Kanal durch kernhaltiges Sarkoplasma ausgefüllt wird, usw. Die Querstreifung kann sehr unregelmäßig und sogar nur stellenweise vorhanden sein. Diese mehr oder weniger embryonalen, jedenfalls atypischen Zellformen, in Zusammenhang mit dem Sitz oft in der Niere, die ja normaliter keine quergestreiften Muskelfasern enthält, wozu noch das Auftreten in Mischgeschwülsten kommt, weist auf Entstehung aus einem abnormen embryonalen Keim, aus einer Mißbildung hin.

§ 94. Geschwülste aus Nerven- und Gliagewebe.

Wir müssen unterscheiden Nervengeschwülste, Geschwülste aus Nervengewebe, d. h. aus Nervenzellen mit oder ohne Nervenfasern und Geschwülste aus Stützgewebe des zentralen Nervensystemes, d. h. Gliome. Verschiedenartige Geschwülste, primäre bzw. sekundäre Sarkome, Krebse usw. können als Nervengeschwülste auftreten, indem sie in oder an einem Nerven oder im zentralen Nervensystem wachsen. Zu den Nervengeschwülsten gehört auch das multiple Neurofibrom, das daran verwandte Rankenneurom, das Nervenmyxom. Das multiple Nervenfibrom gehört zu den bindegewebigen Geschwülsten, die vom Peri- oder Endoneurium auszugehen scheinen, und nicht nur an dickeren Nervenstämmen (am Armgeflecht, am Hörnerven usw.) sondern auch an dünneren, subkutanen Nerven auftreten.

Ein **Neurom**, d. h. eine Geschwulst aus Nervengewebe, kann nur durch Wachstum von Nervenzellen entstehen, also aus Nervenzellen mit oder ohne Nervenfasern bestehen. Eine Neubildung von Nervenfasern — die ja nur Fortsätze von Nervenzellen sind und ein von diesen vollkommen abhängiges Leben führen — ohne Beteiligung der Nervenzelle ist unbekannt. Die sich in Neuromen findenden und vermehrenden Nervenzellen sind Ganglienzellen — wir reden dann von Ganglioneuromen — oder es sind unreife, mehr oder weniger embryonale Stammzellen der Nervenzellen, die man als Neurozyten oder Neuroblasten bezeichnet — MARCHAND nennt die Geschwülste dementsprechend Neurozytome, PETER Neuroblastome. Diese Geschwülste kommen fast ausschließlich im sympathischen Nervensystem und seinen Ganglien, nur sehr selten im Hirn oder im übrigen Nervensystem vor. Man nennt die Zellen denn auch im ersten Fall „Sympathikusbildungszellen" und die Geschwulst wohl Sympathogoniom oder gar Sympathom (!), auch wohl Ganglioma bzw. Paraganglioma sympath. Die Bezeichnungen Ganglioma, Sympathoma und ähnliche sind verwerflich, weil sie nicht das Gewebe andeuten, aus dem die Geschwulst besteht, sondern das Organ, in dem sie entsteht, ebenso verwerflich wie die Bezeichnung einer Lebergeschwulst als „Hepatom" wäre.

Die Neurozytome oder Neuroblastome kommen fast ausschließlich bei Kindern vor. Sie werden aus kleinen Zellen mit chromatinreichen Kernen, die bisweilen in Rosetten angeordnet sind, aufgebaut. Diese Zellen sind Gliazellen und Zellen mancher kleinzelliger Sarkome ähnlich. Ihre Ähnlichkeit mit Gliomen (s. unten) nimmt noch zu durch die Rosetten und durch die Bildung feiner Fäserchen, welche den Gliafasern ähnlich sind. HERXHEIMER wies jedoch durch BIELSCHOWSKY-Färbung nach, daß es Neurofibrillen sind. Dies schließt zugleich die Auffassung jener Geschwülste als Sarkome aus. Sie haben mit den kleinzelligen Sarkomen auch das infiltrierende Wachstum und die Metastasenbildung gemein. Man darf sie allerdings als Neuroma oder Neuroblastoma sarkomatodes, also sarkomähnlich, nicht aber als neuroblastische Sarkome bezeichnen. Sarkome sind Bindegewebsgeschwülste, also aufgebaut aus Abkömmlingen des Mesoblasts, die Neurozytome jedoch werden aus Abkömmlingen des Epiblasts aufgebaut, und die Abkömmlinge eines Keimblattes wandeln sich nie in die eines anderen um. Vielleicht ist schon manches Neuroblastom bei Kindern als Sarkom ohne weiteres betrachtet (MERKEL).

Aus etwas mehr differenzierten chromaffinen Zellen ist die chromaffine suprarenale Struma (HEDINGER) oder das Phäochromazytom (PICK) oder Phäochromatom (ORTH) aufgebaut, Zellen, die in Haufen und Strängen in gefäßhaltigem Stroma angeordnet sind. Auch Sympathikusbildungszellen mit Übergangsformen nach chromaffinen Zellen finden sich, unter denen noch nicht chromo-

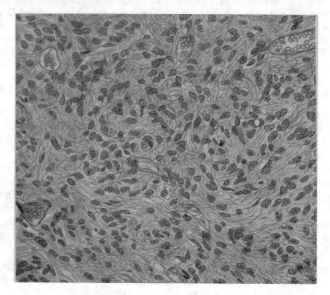

Abb. 207.   Gliom (Hämalaun-Eosin-Färbung).   Nach E. REDLICH.

phile Jugendformen der chromaffinen Zellen. Die reiferen Zellen können auch chromaffine Tropfen enthalten (HEDINGER). ORTH wies in einem Phäochromatom freies, wirksames Adrenalin nach.

Auch Geschwülste der Karotisdrüse und des ZUCKERKANDLschen Organs (bei der Bifurkation der Aorta) gehören zu den Neurozytomen. BEITZKE redet von Struma intercarotica, SIMMONDS von Paraganglioma intercaroticum. Der Bau kommt mit dem der oben erwähnten Geschwülste überein, auch chromaffine Zellen können sie enthalten, ebenso mehrkernige Riesenzellen. Bei diesen Geschwülsten sehen wir, ähnlich wie beim Bindegewebe: je faserreicher das Gewebe, um so undeutlicher wird der Zelleib und umgekehrt. Diese Geschwülste sind nicht selten für Peritheliome gehalten worden, die vom Endothel perivaskulärer Lymphgefäße ausgehen sollten. —

Das **Gliom** besteht aus gewucherter Neuroglia (Nervenkitt), d. h. Stützgewebe des Zentralnervensystems, das ektodermalen Ursprunges ist. Bekanntlich entstehen die Gliazellen embryonal aus dem Epithel des embryonalen Medullaroder Nervenrohres, von dem aus sie als ,,Spongioblasten" (HIS) in das Gehirn bzw. Rückenmark eingeschoben werden. Wir unterscheiden im vollentwickelten Zentralnervensystem zwei Gliaarten: das zylindrische Epithel der Hirnkammern und des Zentralkanals (Ependym) — jede Zelle mit einem langen Fortsatz — und die sternförmigen Zellen (Astrozyten oder DEITERSsche Zellen) im grauen und weißen Hirnstoff. Sie haben verschiedene Form und Größe: manche sehen einer kleinen Lymphozyt ähnlich aus (kleiner rundlicher Zelleib, fast ganz von einem rundlichen chromatinreichen Kern ausgefüllt), andere sind größer, von unregelmäßiger Gestalt; alle haben sie jedoch eine geringere oder größere Zahl Fäserchen, welche, wenigstens zum Teil, durch die Zellen hindurchgehen und zusammen ein Wirrwarr darstellen können. Größere Gliazellen mit wenigeren aber gröberen Fasern nennt man wohl „Spinnenzellen" wegen der Ähnlichkeit mit dem Tierchen. In der Stützsubstanz finden sich übrigens auch vereinzelte Bindegewebszellen mit Fasern, nicht nur in den Pialfortsätzen, sondern auch die Blutgefäße begleitend. Während sich die Gliafasern nach WEIGERTS Verfahren mit Methylviolett färben, nicht aber rubinrot durch VAN GIESON-Färbung werden, trifft das Umgekehrte für die Bindegewebsfasern zu. Dieser Unterschied ist wichtig für die Erkennung mancher Gliome und bei pathologischen Veränderungen der nervösen Zentralorgane überhaupt.

Gliome zeigen große Verschiedenheiten der Zell- und Kernformen und des Faserreichtums. Nicht nur Zellformen, die den verschiedenen normalen Formen mehr oder weniger ähnlich sind, sondern auch epithelioide und spindelförmige Zellen verschiedener Größe können wir in einem Gliom antreffen. Dabei kann der Fasergehalt gering sein, so daß die Unterscheidung von Sarkom nur durch obige Färbungen möglich ist. Auch die kleinen rundzelligen Gliome können gleichnamigen Sarkomen täuschend ähnlich sein. Man redet in solchen Fällen wohl von Gliosarkom oder glioblastischem Sarkom. Das ist nicht empfehlenswert. Ein Gliom, das kein Sarkom, sondern nur sarkomähnlich ist, nennen wir richtiger Glioma sarcomatodes. Daß ein Sarkom nur aus Zellen mesodermalen Ursprunges entstehen kann, und nicht aus Glia, brauchen wir nicht zu betonen. Wollte man eine etwaige Kombination von Gliom und Sarkom — das ja aus Bindegewebszellen (s. oben) der Pia usw. entstehen kann — also eine Mischgeschwulst, als Gliosarkom bezeichnen, so wäre dagegen nichts einzuwenden. Ob sie aber vorkommt, weiß ich nicht. In Gliomen ordnen sich mitunter Geschwulstzellen — die Zylinderepithelzellen ähnlich und mit den Spongioblasten (von den Epithelzellen des embryonalen Medullarrohres) gleichzustellen sind — rosettenförmig an, wie das auch in Neuroblastomen vorkommt.

Gliome sehen meist grau, durchsichtig oder, je nach ihrem Gefäßreichtum bzw. durch Blutungen, graurötlich bis dunkelgraurot aus. Blutungen sind nicht selten; ob aber im Anschluß an eine ebensowenig seltene Nekrose oder durch eine große Zerreißlichkeit der Gliomgefäße oder durch Stauung, bleibe dahingestellt. Auch Ödem ist häufig, vielleicht durch Stauung, indem die Geschwulst selbst abführende Ader zusammendrückt. Auch das Gehirn kann durch ein Gliom in größerer Ausdehnung ödematös werden. Ob dies Stauung oder seröser Entzündung zuzuschreiben ist, bedarf Nachforschung. Die Nekrose ergibt eine mattgraugelbliche Farbe. Das nekrotische Gewebe kann erweichen, der Brei resorbiert werden, und eine Zyste mit lymphartigem Inhalt und allmählich glatt werdender Wand sich bilden. Nicht jede Zyste mit glatter, mit mehr oder weniger deutlich erkennbaren platten Zellen bekleideter Wand, bei Gliom ist aber auf diese Weise oder nach Nekrose durch Blutung entstanden. Es kann auch ein aus einem embryonalen Keim ausgewachsenes Kystoma sein, dessen Zellen durch Erweiterung nachträglich abgeplattet wurden. (Vgl. für Nekrose und Erweichung Abb. 354.)

Gliome sind oft nicht scharf abgegrenzt. Mikroskopische Untersuchung zeigt dann entweder feine Gliazellstränge, die in das umgebende Gewebe eingedrungen sind, oder im anstoßenden Gewebe eine chronische proliferative Entzündung mit Gliose (entzündlicher Gliabildung) aus der Stützsubstanz. Dabei kann auch Bindegewebe neugebildet sein.

Im Rückenmark kann Gliom auftreten mit zentraler Höhlenbildung, was zu einer Form der Syringomyelie führen kann. Syringomyelie kann ja verschiedenen Ursprunges sein (vgl. KAUFMANN). Es kommt sodann Gliom vor, das das Rückenmark wie eine ungleichmäßig ausgebildete, zum Teil knotenförmig angeschwollene Scheide umgibt. In dem abgebildeten Fall (Abb. 207) sieht das Gliom, wenigstens stellenweise, sarkomähnlich aus, und zwar besteht es daselbst aus mehr oder weniger spindelförmigen Zellen, jedoch mit einem faserigen Zwischenzellenstoff, der sich durch oben genannte Färbungen als gliöses erkennen läßt. RIBBERT beschreibt eben ein Gliom im Innern des Rückenmarks, das das Rückenmark stark auftreibt. Auch in der Zirbeldrüse kommt Gliom vor.

Gesondert zu erwähnen ist das Gliom der Netzhaut, das ebenso wie das Gliom des Zentralorgans, nur ausnahmsweise metastasiert, aber stark und rasch infiltrierend zu wachsen pflegt. Und zwar nicht nur in den Glaskörper, sondern auch durch die Sklera hindurch in das Gewebe der Augenhöhle. Sobald dies geschehen ist, wird Operation oft von Rezidiv gefolgt.

Das Netzhautgliom besteht vorzugsweise aus kleinen rundlichen oder eiförmigen Zellen; es kann aber auch epithelartige Zellen enthalten („Neuroepitheliom"), die rosettenförmig geordnet sein können.

Das Gliom im allgemeinen wächst wahrscheinlich, wenigstens in einem Teil der Fälle, aus einem embryonalen Keim heraus. Das Vorkommen von Mischgeschwülsten, wie das Neuroglioma ganglionare, und von Kombinationen deutet darauf hin. Es gibt aber Hirngliome mit starken alten entzündlichen Veränderungen, welche auf die Möglichkeit eines entzündlichen Ursprunges auch der Geschwulst hinweisen. Die Unterscheidung von einem Gliom mit (sekundärer) Entzündung und einer geschwulstähnlichen, entzündlichen Glianeubildung ist mitunter schwer. Eine genaue, auch anamnestische Forschung, mit besonderer Berücksichtigung von möglichen Quellen einer proliferativen Hirnentzündung (Mittelohr usw.) ist hier angezeigt.

§ 95. Gefäßgeschwülste.

Gefäßgeschwülste sind manchmal schwer von örtlichen Gefäßmißbildungen zu unterscheiden. Eine Geschwulst unterscheidet sich ja von einer Mißbildung ohne weiteres durch ihr fortschreitendes, selbständiges Wachstum, unabhängig vom Wachstum des übrigen Organismus. Bei manchen Gefäßgeschwülsten, die sichtbar an einer Körperoberfläche liegen, läßt sich allerdings rasches oder langsames Wachstum feststellen, bei anderen aber, wie z. B. beim Leberkavernom, bleibt oft unentschieden, ob selbständiges Wachstum stattfand oder nicht. Jedenfalls läßt sich an mißbildeten bzw. geschwulstartig wuchernden Gefäßen ein mehr oder weniger atypischer Bau feststellen, wenigstens eine atypische Lichtung oder ein Mißverhältnis zwischen Lichtung und Wanddicke. Auch die einzelnen Gefäßwandzellen können abnorme Dimensionen aufweisen. Ein Angiom kann durch Druck Knochenusur bewirken. Metastase ist bei den Gefäßgeschwülsten nicht festgestellt.

Hämangioma s. Angioma. Das Angioma simplex oder Teleangiektasie („Endgefäßerweiterung") ist eine aus weiten Blutkapillaren aufgebaute Mißbildung bzw. Geschwulst, besonders in der Lederhaut. Ihr Umfang kann zunehmen durch Neubildung von Gefäßchen oder durch Oberflächenvergrößerung der einmal bestehenden weiten Kapillaren durch Schlängelung und Erweiterung.

Nach RIBBERT kann die Teleangiektasie von den umgebenden Gefäßen fast ganz abgeschlossen sein — selbstverständlich besteht einiger Zusammenhang. Zwischen den Kapillaren können sich Hautdrüsen finden. Kleinere Angiome sind mitunter mit Fibrom oder Lipom kombiniert. Man hüte sich allerdings vor Verwechslung normalen faserigen Binde- oder Fettgewebes mit Geschwulstbildung.

Das Haemangioma simplex kann größere Ausdehnung gewinnen, so daß größere hellrote, mehr arterielle, oder bläulichrote, mehr venöse Flecke in der Haut entstehen. Sie können mehr oder weniger, mitunter beetartig über die Haut hervorragen. Man rechnet das Hautangiom zu den Naevis (Naevus bedeutet Muttermal) und zwar nennt man es Naevus vasculosus. Ist das Blut mehr arteriell, so nennt man es Naevus flammeus, ist es mehr venös, N. vinosus.

Werden die Kapillaren sehr weit, so redet man von kavernösem Angiom (Kavernom), das aus einer Art Schwellgewebe bestehen kann. Solche Kavernome kommen in der Haut, in den Lippen, der Zunge (Makroglossie), Leber, Milz, Nieren, Gehirn und Rückenmark, Herzen und anderen Körperteilen vor. Die Wände bestehen aus Bindegewebe mit dünnem Endothel ausgekleidet; in der Leber kommen vereinzelte, meist kleine Leberzellen in denselben (an der Angiomgrenze) vor.

Mitunter ist das Endothel des Haemangioma simplex kubisch und ein- oder mehrschichtig. Man nennt das ein Angioma hypertrophicum. Das Angiosarkoma ist zu unterscheiden durch sein plattes Kapillarendothel, das dem Sarkomgewebe aufgeklebt ist.

Während Hämorrhoiden und sonstige Varices (an umschriebenen Stellen durch starke Blutstauung erweiterte Venen) nicht hierher gehören, gibt es durch Mißbildung bzw. Geschwulstbildung erweiterte, geschlängelte Schlagader mit mehr oder weniger verdickter Wand: Angioma arteriale racemosum s. plexiforme. Das Aneurysma cirsoides (Rankenaneurysma) hingegen besteht aus einer meist nach Trauma stark geschlängelten und erweiterten Schlagader.

Das **Lymphangiom** (Angioma lymphaticum) ist meist nicht scharf abgegrenzt und kommt manchmal mit Fibrom oder Lipom vor. Wir kennen ein Lymphangioma simplex (s. teleangiektaticum), ein L. cavernosum und ein L. cysticum. Von letzterem redet man, wenn die mit Endothel ausgekleideten Lymphräume eine rundliche Gestalt und größere Dimensionen annehmen. Ein solches L. cysticum kann faustgroß und größer werden. Es kommt in verschiedener Größe an verschiedenen Körperstellen vor: Am Hals als Hygroma colli cyst. congenitum, meist doppelseitig, ferner im Mesenterium usw. Auf angeborenes kavernöses Lymphangiom sind manche Fälle von Makrocheilie (Rüssellippe) Makroglossie (große Zunge) und sonstige Elephantiasis zurückzuführen. Im Mesenterium kennen wir auch ein angeborenes kavernöses Chylangiom. In den Gefäßen eines Lymphangioms kommen mitunter glatte Muskelzellenbündel vor, die man wohl, aber ohne genügende Begründung, als hypertrophisch bezeichnen. Es ist wahrscheinlich Miß- bzw. Geschwulstbildung im Spiele.

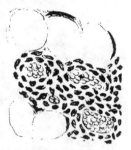

Abb. 208. Angioma hypertrophicum. Oben 3, unten 2 Fettzellen.

Nicht mit diesen Lymphangiomen zu verwechseln sind die erworbenen Lymphangiektasien, die durch Lymphstauung bei Verschluß der abführenden Lymphgefäße entstehen, und zwar meist (oder immer?) in Zusammenhang mit chronischer Entzündung und Pachydermie, ohne daß wir jedoch zurzeit das wie und wodurch anzugeben vermögen. Durch solche Vorgänge können z. B. die Beine elephantiastisch anschwellen. Man nennt dies Elephantiasis arabum, die verschiedenen Ursprunges sein kann, wie es scheint.

Was man als „Lymphangioma hypertrophicum" bezeichnet, ist, wenigstens manchmal, wenn nicht immer, gar kein Lymphangiom, sondern eine Mißbildung bzw. Geschwulst aus zylindrischen oder spindelförmigen, „basalen" (S. 518) Epithelzellen.

§ 96. Bindegewebsgeschwülste.

Zu diesen Geschwülsten gehören nicht nur solche aus verschieden zell- bzw. faserreichem Bindegewebe, sondern auch solche aus Fettgewebe (Lipom), Schleimgewebe (Myxom), Knorpel (Chondrom), Knochen (Osteom). Die Geschwülste aus Bindegewebe sind die zellreicheren Sarkome, die faserreichen Fibrome und die Zwischenformen. Im allgemeinen kommen Mischgeschwülste aus diesen Geweben, wozu sich mitunter andere, wie Epithel, Muskelgewebe, hinzugesellen können, nicht selten vor.

Das **Lipom** besteht aus Fettgewebe, in dem sich verschieden dicke bindegewebige Septen und Balken finden können. Mitunter wächst auch das Bindegewebe geschwulstartig (Fibrolipom). Gewöhnlich (oder immer?) ist das Lipom gegen die Umgebung abgegrenzt, manchmal durch eine Art bindegewebige Kapsel, die allerdings sehr dünn sein kann. Die Geschwulst besteht, wenn sie eine gewisse Größe erreicht hat, aus Lappen oder Läppchen, die ebenfalls mehr oder weniger scharf abgegrenzt und verschieden groß sein können. Das Lipom kann weich (molle) oder hart (durum) sein, vornehmlich je nachdem sein Gehalt an faserigem Binde-gewebe gering oder groß ist. Normale Fettzellen im Unterhautgewebe usw. können schon groß sein, die Fettzellen des Lipoms können aber die großen normalen Fett-zellen noch an Umfang übertreffen. Allerdings treffen wir oft auch kleinere, sogar junge Fettzellen (S. 382) im Lipom an. Mitunter nehmen letztere die Form mehr-kerniger Riesenzellen an. Das Lipom pflegt bei allgemeiner Abmagerung wenig oder nichts an Umfang einzubüßen (S. 270).

Das Lipom kann gestielt sein (L. pendulum). Demgegenüber kommen mehr diffuse Lipome vor, wie z. B. das Lipom am Nacken, das MADELUNG als „Fetthals" angedeutet hat. Es ist aber fraglich, ob dieser nicht einfach einer Vergrößerung von

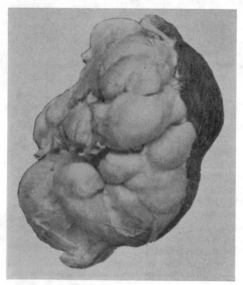

Fettzellen zuzuschreiben ist. Im Knie-gelenk und in Sehnenscheiden wächst mitunter das Lipoma arborescens: Durch Wucherung des Fettgewebes und Bindegewebes nehmen die Synovial-zotten an Umfang zu, so daß baum-förmige, papillomähnliche Gebilde ent-stehen. Man hat dieses Lipom auf Tuber-kulose zurückgeführt. Denn obwohl zu-nächst auch mikroskopisch keine tuber-kulösen Gewebsveränderungen nach-weisbar sind, gesellt sich manchmal Hydrarthros hinzu, es kommt zum Durchbruch und es entsteht dann eine typische tuberkulöse Fistel. Damit wird aber selbstverständlich das Vorkommen eines nicht-tuberkulösen Lipoma arbo-rescens nicht geleugnet. Das tuberkulöse Lipoma arborescens ist vielleicht mit den papillären Wucherungen in der Nähe eines tuberkulösen Geschwüres zu ver-gleichen (S. 500).

Lipome können übrigens an verschie-denen Körperstellen auftreten. Ziemlich oft finden wir sie im Unterhautfett-gewebe am Rücken, an den Schultern und am Hals, mitunter multipel und

Abb. 209. Gelapptes Lipom bei einem Neger. Rechts schwarze Haut.

symmetrisch. Ferner auch mitunter in inneren Organen wie im Herzen, im Ver-dauungskanal usw. Man hüte sich dabei vor Verwechslung mit nicht geschwulst-artiger Fettgewebsbildung, wozu die örtlich beschränkte Fettsucht gehört.

Ihre klinische Bedeutung hängt von ihrem Sitz und Umfang ab. An der Körper-oberfläche pflegen sie geringe Beschwerde zu geben außer mitunter einer Nekrose mit Erweichung und Durchbruch; der Darm kann aber durch ein Lipom verengt werden mit gestörter Fortbewegung seines Inhalts.

Durch Verflüssigung des Fettes kann aus einem Lipom eine sogen. Ölzyste entstehen. Es kann aber auch Nekrose mit nachfolgender Erweichung des Gewebes eintreten und Durchbruch erfolgen. Damit kann das Lipom ganz entfernt werden. Bleibt aber ein Stück zurück, so kann von diesem aus eine neue Geschwulst hervor-wachsen. Verkalkung eines Lipoms (petrifizierendes L.) findet zuweilen statt.

Wahrscheinlich entsteht das Lipom, wenigstens in der Regel, aus einem embryonalen Geschwulstkeim. Das Vorkommen eines Myxolipoms (nicht zu ver-wechseln mit ödematösem Fettgewebe!), eines Myolipoms und dergl. weist besonders darauf hin, auch die Abkapselung.

Als **Xanthoma** bezeichnet man schwefelgelbe oder bräunlichgelbe Flecke in der Haut. Sie können flach (X. planum, Xanthelasma) sein oder sich über die

Haut erheben (X. tuberosum), erstere besonders bei älteren, letztere bei jüngeren Leuten und zwar an den Augenlidern. Sie sind nicht alle einheitlicher Natur, obwohl sich bei allen in der Lederhaut Bindegewebszellen finden, welche sehr feine Körnchen, Fett oder Lipoide, mitunter auch Pigment, enthalten. In geschwulstartigen Xanthomen kommen mitunter Riesenzellen vor. Es gibt Xanthome, welche den Naevis nahe stehen, indem sie auf eine Mißbildung fettbildender Zellen zurückzuführen sind, während andere entzündlichen Ursprunges sind. Zu letzteren gehört auch das sogen. Pseudoxanthom. Die „echten" Xanthome sind die auf Mißbildungen zurückzuführenden. Es sind ebensowenig Geschwülste wie die Naevi. Allerdings kann eine Geschwulst, z. B. ein Riesenzellenfibrosarkom aus einem Xanthom wachsen. Die in höherem Alter auftretenden Xanthome sind unbekannten Ursprunges. Xanthome finden sich mitunter vielfach, symmetrisch, in der Gegend von Hautnerven.

Das **Myxom** besteht aus Schleimgewebe, dessen normales Beispiel wir in der WHARTONschen Sulze des Nabelstranges antreffen. Zum Nachweis pathologischen Schleimgewebes muß Schleim mikrochemisch festgestellt werden. Bei niedrigem Muzingehalt ist jedoch eine sichere Unterscheidung vom morphologisch ähnlichen ödematösen Gewebe schwer. Wir müssen ferner unterscheiden Schleim, der von Epithel gebildet und im benachbarten Bindegewebe angehäuft wird, wie beim Schleimkrebs, und Schleim, den wir im Bindegewebe antreffen, ohne daß wir Grund haben, denselben als von Epithel gebildet zu betrachten. Hier müssen wir Metaplasie von Binde- in Schleimgewebe annehmen ohne etwas Näheres von der Schleimbildung angeben zu können, wenn nicht die Geschwulst aus einem embryonalen Schleimgewebe entstanden ist. Geschwülste aus solchem Schleimgewebe kommen vor, sei es auch nicht oft, und zwar gänzlich von Epithel getrennt durch Binde- oder Fettgewebe. So z. B. kann ein Myxom

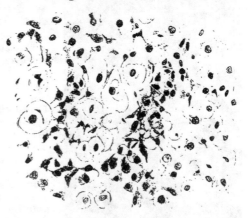

Abb. 210. Chondrosarkom (nach JORES, Anat. Grundlagen).

im Unterhautzellgewebe des Arms oder im intermuskulären Bindegewebe der Nates vorkommen. Häufiger findet man Schleimgewebe in Mischgeschwülsten, in denen gewöhnlich auch Epithel anzutreffen ist, das den Schleim gebildet haben könnte (S. 508 f.).

Das Myxom sieht grauweiß und durchscheinend, sulzig aus. Das Gewebe besteht aus Spindel- oder sternförmigen oder anders gestalteten Zellen mit Ausläufern, die miteinander zusammenhängen: in den Maschen zwischen diesen Ausläufern findet sich der Schleim. Nekrose und Erweichung kommen mitunter zur Beobachtung. Auf Entstehung aus einem embryonalen Keim scheint das relativ häufige Vorkommen im Herzen hinzuweisen, weil das Endokard beim Embryo aus Schleimgewebe besteht (RIBBERT), auch das Auftreten in Mischgeschwülsten.

Das **Chondrom** besteht aus atypischem Knorpel. Atypisch, weil die Zellen oft ungleich groß und gewöhnlich größer sind als normale Knorpelzellen, ihre Kerne mehr oder weniger Chromatin enthalten, weil sie oft keine „Kapsel" haben und nicht in einer Höhle liegen, mehr oder weniger spindelig oder sternförmig sind usw. Das Chondrom ist eine knollige, lappige Geschwulst. Sie kann einen großen Umfang, z. B. den eines Manneskopfes, erreichen. Je nach der Art der Grundsubstanz ist das Chondrom hart, wenn es aus hyalinem, faserigem oder Netzknorpel, und weich, wenn es aus Schleimknorpel besteht (Chondroma myxomatodes), der dem Schleimgewebe nahe steht. Meist ist die Geschwulst derb elastisch. Oft zeigt die Grundsubstanz eine Faserung und elastische Fasern, die an embryonalen Knorpel erinnern.

Sehr hart wird die Geschwulst durch Verkalkung oder Verknöcherung. Im letzteren Fall wandelt sich das Chondrom, nach Vaskularisation, in ein Osteom um.

Mitunter entsteht im Periost eines langen Röhrenknochens ein Osteoid. chondrom (VIRCHOW): die Knorpelzellen sehen Knochenkörperchen mehr oder weniger ähnlich aus, sie haben oft keine Kapsel und sind in einem faserigen oder scheinbar homogenen Zwischenzellenstoff gelagert. Es zeigt manchmal Übergänge zu bzw. Mischung mit Osteo(id)sarkom.

Das Chondrom entsteht entweder von normalem Knorpel aus, in Zusammenhang mit diesem (Ekchondrom bzw. Enchondrom) oder heterotop, wie z. B. die branchiogenen Chondrome des Halses, der Mandeln oder Speicheldrüsen, und das Chondrom in der Brustdrüse bei Hunden. Einen kleineren hyperplastischen Auswuchs am Knorpel, den man nicht als Geschwulst betrachtet, nennt man Ekchondrose. Die im Innern eines Knochens sitzenden Chondrome bezeichnet man als Enchondrome, die an der Außenseite als Ekchondrome.

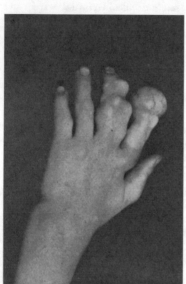

Abb. 211.   Multiple Enchondrome.

Im Chondrom kann Nekrose auftreten. Wird sie von Erweichung gefolgt, so entsteht eine Höhle mit breiigem Inhalt.

Das Chondrom ist meist gutartig, weil es keine Metastasen macht und leicht ganz zu entfernen ist. Es kommen jedoch Ausnahmen vor. Besonders die Schleimknorpelgeschwülste haben einen gewissen üblen Ruf. Ferner versäume man nicht auf Mischung mit anderen Geschwülsten, wie Sarkom, zu achten. Wir kennen ein Chondroma sarcomatodes (chondroblastisches Sarkom) oder Chondrosarkom, das aus mehr oder weniger embryonalen, wenig oder nicht differenzierten Chondroblasten (Stammzellen der Knorpelzellen) entsteht, die zum Teil ein sarkomatöses, zum Teil ein knorpeliges Gewebe bilden. Mehrere Zellformen kommen dabei vor.

VIRCHOW hat in der Mittellinie des Clivus BLUMENBACHII eine ,,Ekchondrosis physalifera spheno-occipitalis" angetroffen. Diese kleine Geschwulst oder Hamartom sitzt unter der Dura oder dehnt sich durch ein Loch in der Dura bis in die Arachnoidea und Pia aus. Sie sitzt dann mit einem Stiel am Knochen fest. Es ist aber fraglich, ob es sich hier um ein Chondrom mit eigenartigen Zellen oder um ein Chordom (H. MÜLLER, RIBBERT) handelt, das durch Wachstum eines Chordarestes entstehen soll. Die Geschwulst besteht aus glasigem, durchscheinendem Gewebe, das sich in den Markräumen des Knochens ausdehnt und hier gleichsam wurzelt (RIBBERT). Schon KLEBS hat eine ähnliche Geschwulst an der Vorderfläche der Halswirbelsäule auf einen Chordarest zurückgeführt (,,chordales Chondrom"). Das Gewebe besteht aus großen blasigen Zellen (Physaliden) und einem gallertigen, weichen Zwischenzellenstoff.

Das Osteom ist nicht scharf von den Osteophyten (Ex-, End- und Hyperostose) abzugrenzen (S. 385).

Ein Osteophyt kann schwammiger oder blättriger Form sein. Es kann nicht nur durch ossifizierende Peri- bzw. Endostitis, sondern auch durch Verknöcherung eines embryonalen knorpeligen Keimes entstanden, und in diesem Fall meist mit Knorpel überzogen (Exostosis cartilaginea) sein. Außerdem gibt es Exostosen unbekannten Ursprunges. Verknöcherung eines Sehnenansatzes kommt hier auch in Betracht. Es gibt auch Exostosen, die nicht mit dem Knochen zusammenhängen sondern durch Bindegewebe (Periost) davon getrennt sind: parostale Exostose. All diese Knochenneubildungen sind vom Osteom, von der Knochengeschwulst, zu unterscheiden, wenn auch nicht scharf davon abzugrenzen, um so weniger, weil das Osteom meist ebenfalls ein nur beschränktes Wachstum hat.

Das Osteom kann, ebenso wie das Chondrom, mit normalem Knochen zusammen-hängen oder heterotop entstehen. Letzteres z. B. in der Dura, in der Pleura, im Herzbeutel, sogar im Gehirn. In der Lunge gehen Osteome vielleicht von verknöchern-den embryonalen Knorpelkeimen aus, die genetisch mit Bronchialknorpeln zusammen-hängen. Auch im männlichen Gliede hat man Knochenstücke beobachtet (LEN-HOSSEK). Ferner kommt das Osteom nicht selten in Mischgeschwülsten vor. Das Osteom entsteht also durch Knochenneubildung durch Peri- oder Endost, durch Verknöcherung von Knorpel und vielleicht auch durch Metaplasie aus gebildetem Bindegewebe. Wir müssen aber manchmal recht zurückhalten mit unserem Urteil, weil die Entscheidung nicht möglich ist, ob eine Geschwulst oder eine sonstige Knochenneubildung vorliegt, indem die zur Beurteilung der Pathogenee erforders-lichen Daten fehlen. Auch Knochenbildungen wie die bei der Myositis ossificans, den Reit- und Exerzierknochen, Verknöcherungen in Sklera und Chorioidea, kommen hier zur Unterscheidung in Betracht.

Osteome sind meist glatt. Sie sind ver-schieden hart: Das Osteoma durum besteht fast nur aus kompaktem Knochen mit ernähren-den Gefäßen. Es kann eine elfenbeinerne Härte haben (O. eburneum). Demgegenüber kennen wir auch spongiöse Knochengeschwülste (O. spongio-sum), welche aus Knochen mit weiten Markräumen und mehr oder weniger Markgewebe bestehen. Will man besonderen Reichtum an Markgewebe hervorheben, so nennt man das Osteoma medul-lare s. medullosum. Auch die nicht geschwulst-artigen Knochenneubildungen weisen übrigens ähn-liche Verschiedenheiten des Gewebes auf. Osteome treten nicht selten vielfach auf, ebenso wie die multiplen, mit Knorpel überzogenen Exostosen. Diese sitzen meist an den Enden der Röhren-knochen. Sie sind oft unverkennbar angeboren und wohl als Mißbildungen aufzufassen.

Das Osteom ist im allgemeinen eine gut-artige Geschwulst. Allerdings müssen wir auch hier Mischungen mit bösartiger Neubildung, wie Sarkom, das osteoblastische Sarkom (Osteoma sarcomatodes oder Osteoidsarkom) berücksichtigen. Letzteres besteht aus osteoblastischen Zellen, die

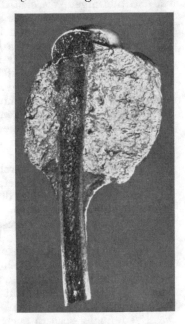

Abb. 212. Periostales Osteo-sarkom.

sarkomähnlich gewuchert sind und stellenweise, sei es auch unvollständiges, einiger-maßen rudimentäres, Knochengewebe bilden. Außerdem kann das osteoblastische Keimgewebe sogar stellenweise, herdförmig Schleim- und Knochenmarkgewebe ein-schließen (Osteosarkome). Dies gilt namentlich für myelogene oder endostale (zentrale) Osteosarkome.

Das „myelogene", endostale Osteosarkom entsteht im Innern des Knochens und pflegt sehr zell- und gefäßreich zu sein. Auch Riesenzellen mit vielen Kernen, wie große Osteoklasten aussehend, kann es enthalten (s. unten). Durch die wachsende Geschwulst wird der Knochen usuriert (durch Osteoklasten?). Indem das Periost aber immer wieder neuen Knochen bildet, wird die Geschwulst immer ganz oder zum Teil von einer Knochenschale umgeben. Man gewinnt den Eindruck, daß der Knochen blasig aufgetrieben wird (Pergamentknittern). Entsteht eine solche Geschwulst in einem langen Röhrenknochen des Beins, so kann sie weite Gefäße mit vielfacher (traumatischer) Aneurysmenbildung beherbergen. Auch Zysten treten manchmal auf, deren Entstehung (durch Erweichung?) wir nicht sicher kennen (Zystosarkom).

Abb. 212 zeigt ein periostales Osteosarkom. Dieses hat oft einen eigentümlichen strahligen Bau durch strahlig angeordnete Knochenbälkchen. Nicht jedes Periostsarkom ist aber ein Osteosarkom. Das Periost kann auch der Mutterboden eines kleinzelligen oder sonstigen, gar keinen Knochen bildenden Sarkoms bzw. Fibrosarkoms sein, wie der Epulis (S. 492), des Nasenrachenfibroms usw.

Es gibt periostale Sarkome, die Übergänge zum Osteoidchondrom (S. 484) zeigen. Über die weichen „Myelome" kommen wir später zu reden. Sie haben nichts mit Osteosarkomen zu tun.

Zementneubildungen, die von den Zähnen oder Alveolarfortsätzen des Kiefers ausgehen, deutet man als Dentalosteome, Geschwülste oder Hamartome aus Dentin und Schmelz als Odontome (Dentinoide) an (S. 509).

Die **Bindegewebsgeschwülste** im engeren Sinne umfassen eine große Gruppe von Neubildungen, die sich durch verschiedene Gewebstypen unterscheiden. Wir haben S. 380 gesehen, daß das Bindegewebe je nach seinem Alter nicht nur andere Dimensionen von Zell und Kern, sondern auch Verschiedenheiten der Form und einen verschiedenen Fasergehalt aufweist (Abb. 144). Solche Typen und davon noch mehr oder weniger abweichende Zellformen vermögen nun Geschwülste zu bilden. Sämtliche bindegewebige Geschwülste sind gefäßhaltig, und das Geschwulstgewebe ist fast immer deutlich vom Mutterboden verschieden, und zwar nicht nur durch die Form und Größe der Zellen, sondern oft auch durch den größeren Zellreichtum (Kernreichtum), mitunter aber, nämlich bei gewissen Fibromen, eben durch einen größeren Fasergehalt. Wir ordnen diese bindegewebigen Geschwülste in drei Gruppen: 1. die Fibrome mit reichlichem Fasergehalt, 2. die Sarkome ohne faserigen Zwischenzellstoff oder mit nur spärlichen Faserchen, und 3. die Fibrosarkome, die einen Übergang zwischen den beiden ersten Gruppen darstellen. Die Abgrenzung der letzteren Gruppe gegenüber den beiden anderen ist nicht scharf. Es gibt Geschwülste, die man mit gleichem Recht als Fibrosarkom wie als Fibrom, andere, die man als zellreiches Fibrosarkom oder als Sarkom bezeichnen könnte. Es kommt hier weniger auf eine haarscharfe Abgrenzung als auf den Begriff an. Es erscheint nicht empfehlenswert, das Fibrosarkom als fibroblastisches Sarkom zu bezeichnen, weil es nicht ein faserbildendes Sarkom, sondern eine Geschwulst darstellt, die histologisch zwischen Fibrom und Sarkom steht, während wir von ihrer Histogenese nicht genug wissen, um sie histogenetisch mit Sarkom in Zusammenhang zu bringen. Im Gegenteil müssen wir nicht bloß eine Altersverschiedenheit, sondern auch eine Verschiedenheit der Fibrom- und Sarkomzellen annehmen: die Fibromzellen bilden rasch, die Sarkomzellen wenig oder keine Fasern, so daß junge Fibrome faserreicher sind als ältere Sarkome. Fibrosarkom ist bloß ein histologischer Begriff, kein histogenetischer, wenigstens zurzeit wären wir nicht zu einer solchen Annahme berechtigt.

Im allgemeinen können wir sagen, daß die Geschwülste dieser drei Gruppen um so gutartiger sind, je zellarmer und faserreicher, und um so bösartiger, je zellreicher sie sind und besonders je jünger, unreifer, embryonaler der Typus der aufbauenden Zellen ist. Die von kleinen, lymphozytähnlichen Zellen gebildeten Sarkome sind die bösartigsten, die faserreichen, derben Fibrome gehören zu den gutartigsten Geschwülsten. Allerdings gibt es auch zellreiche Fibrome, z. B. der Haut, die nicht bösartig sind. Sie sind aber zugleich faserreich.

Das **Fibrom** kann sehr verschieden faserreich, und die Fasern können verschieden grob bzw. fein sein. Mitunter ist ein grobfaseriges, faserreiches Fibrom, z. B. der Brustdrüse, nicht sicher von dem Erzeugnis einer (abgelaufenen) proliferativen sklerosierenden Entzündung zu unterscheiden. Fibrome können gemischt mit Sarkom, Osteom usw. (s. Mischgeschwülste), auch mit Epithelneubildung (s. Fibroepitheliome) vorkommen. Auch Angiofibrome — Fibrome mit zahlreichen weiten Blutgefäßchen — kennen wir. Lymphgefäße kommen auch in Fibromen

vor — sie können gar so weit sein, daß sie Zysten ähnlich sind. Das an einer Oberfläche sitzende Fibrom ist mitunter gestielt (Fibroma pendulum).

Je nach dem Reichtum und Grobheit der Fasern ist das Fibrom hart (Fibroma
durum) oder weich (F. molle s. molluscum). Das harte Fibrom ist mehr weißlich
als grau, sehnenartig, glänzend, es knirscht unter dem Messer. Nekrose und Verkalkung, mitunter aber auch Verknöcherung, wenigstens Knochenbildung, können
im Fibrom auftreten. Die einzelnen Fasern sind leicht gebogen oder mehr oder weniger
wellenförmig.

Die beiden Abb. 213 und 214 zeigen einen Mann mit zahlreichen Nervenfibromen verschiedener Größe an der Körperoberfläche, sogar unter der Schädelhaut,

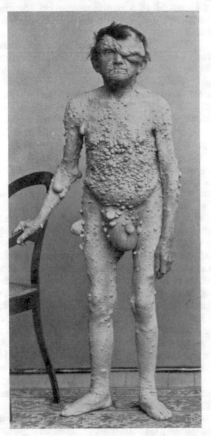
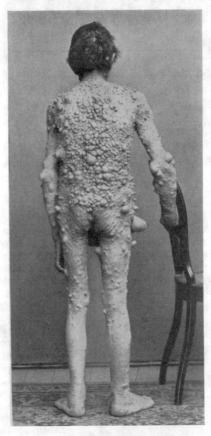

Abb. 213. Multiple Fibrome (nach LESSER,   Abb. 214. Multiple Fibrome (nach LESSER,
Hautkrankheiten).   Hautkrankheiten).

außerdem Pigmentflecke (die manchmal dabei vorkommen, während er psychische
Störungen zeigte (S. 461). Es sind knotige oder mehr kugelige Geschwülste oder
sie sehen wie knotige oder spindelförmige Auftreibungen der Nerven aus. Diese
multiplen Nervenfibrome werden zusammen mit den übrigen klinischen Erscheinungen
als „VON RECKLINGHAUSENSche Krankheit" oder Elephantiasis neuromatodes
bezeichnet. Manchmal findet man dabei auch Fibrome der Hirnbasis, besonders des
Hörnerven. Befallen Fibrome ein bestimmtes Nervengeflecht, und zwar in größerer
Zahl dicht zusammen, oft mit Schlängelung (Verlängerung der Nervenstämme),
so kann ein anatomisches Bild entstehen, das an das Aneurysma cirsoides erinnert.
Man nennt das plexiforme Nervenfibrome oder Rankenneurome. Man hat

bis jetzt nie mit Sicherheit Neubildung von Nervenzellen oder Nervenfasern nachgewiesen. Diese faserigen Geschwülste sind, wie das Nervenfibrom, Fibrome. Ihr
Muttergewebe ist wahrscheinlich die bindegewebige SCHWANNsche Scheide, das
Neurilemm. Sie bestehen aus mäßig zellreichem, faserigem Bindegewebe (vgl.
Fibrom). VON RECKLINGHAUSEN und VEROCAY haben Ganglienzellen in denselben
nachgewiesen. Wir betrachten diese Geschwülste am ungezwungensten als gewachsen
aus abnormen embryonalen Keimen. Obwohl Metastase — z. B. perineurale lymphogene — dabei nicht auszuschließen ist,
sind doch vielfache Keime wahrscheinlicher. Größere Pigmentflecke in der Haut
und seelische Abweichungen bei solchen
Patienten weisen ebenso auf Fehler der
Anlage hin.

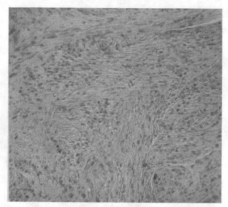

    Zum Fibroma durum pflegt man
auch das Keloid oder Narbengeschwulst
($\varkappa\eta\lambda\iota\varsigma$ = Narbe) zu rechnen. Es besteht
aus sehr derbem, schwieligem, glänzen-
dem Gewebe von rötlicher Farbe, und
tritt in kugeliger oder plattenartiger Gestalt oder in Form von Wülsten oder
Strängen auf. Es entsteht manchmal im
Anschluß an eine Verletzung, andere Male
aber (nur scheinbar?) ohne solche, also
„spontan". Man unterscheidet je nachdem ein traumatisches oder Narben-
und ein spontanes Keloid. Weil aber
die Verletzung manchmal nur ganz gering-

Abb. 215. Neurofibrom.

fügig ist, z. B. Durchstechen des Ohrläppchens (zur Aufhängung von Ohrringen),
erhebt sich die Frage, ob das spontane Keloid nicht ebenfalls auf eine Verletzung
zurückzuführen ist, die aber unbeobachtet blieb. Das spontane Keloid unterscheidet sich jedenfalls histologisch nicht vom traumatischen. Das spontane Keloid
besteht angeblich manchmal aus platten Knoten, während das Narbenkeloid eine
kugelige oder andere Gestalt haben kann. Letzteres, vielleicht bloß ist wahrscheinlich auf einen entzündlichen Ursprung zurückzuführen. Es bildet sich zu
viel (hyperplastisches) Narbengewebe, und — was wohl
die Hauptsache ist — es häuft sich zwischen den Bindegewebsfasern ein homogener Stoff an, Hyalin dürfen
wir es nennen, wenn wir uns nur bewußt bleiben, mit
diesem Wort nichts anders als einen homogenen, mehr
oder weniger glasartigen Stoff anzudeuten, der zwischen
Bindegewebsfasern abgelagert ist (S. 289). Diese verschmelzen dadurch zu dicken homogenen Balken
(Abb. 216), welche das Keloid auszeichnen. Das Keloid
entsteht größtenteils eben durch Anhäufung dieses
Stoffes. Es ist die „Geschwulst" vielmehr einer
hyalinen Entartung pathologischen, manchmal
oder immer narbigen, Bindegewebes als einer Gewebsneubildung, geschweige denn einer Geschwulst-

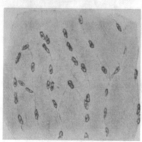

Abb. 216. Keloid.

bildung zuzuschreiben. Das Keloid zeigt allerdings Rezidive, es metastasiert aber
nie. Das Rezidiv kann aber verschiedenen Ursprunges sein, es beweist keineswegs,
daß das Keloid eine Geschwulst sei. Es wäre ja möglich, daß die Hyalinablagerung
fortschreitet in etwas zurückgelassenem pathologischen Bindegewebe, oder daß
all das pathologische Gewebe entfernt wird, aber eben die Operation eine neue,
entzündliche Veränderung mit nachfolgender Hyalinablagerung bewirkt. Jedenfalls
erscheint ja die Annahme einer besonderen, gelegentlich familiären, Disposition
des Bindegewebes zu ausgedehnter Hyalinablagerung unumgänglich.
    Die weichen Fibrome sind zum Teil junge Fibrome, die allmählich härter
werden, zum Teil bleiben sie weich. Letzteres gilt z. B. für die Fibrome mit zahlreichen aber feinen Fasern, deren Gewebe außerdem ödematös ist oder in seinen

Maschen eine Flüssigkeit beherbergt, die eine kaum nachweisbare Menge Schleim enthält. Das Gewebe sieht mehr oder weniger durchscheinend, graurötlich aus. Feinfaserige, mehr oder weniger ödematöse Fibrome kommen in der Haut vor. Ödematöse oder schleimhaltige Fibrome finden wir nicht selten in der Nasenschleimhaut, und zwar manchmal gestielt. In ihrem Gewebe begegnen wir außerdem oft rund- oder gelapptkernigen weißen Blutkörperchen. Schleimhaltiges oder ödematöses Bindegewebe treffen wir ferner in der Regel im Fibroepithelioma mammae, und zwar unmittelbar perikanalikulär an, während das übrige Fibromgewebe fester oder gar sehr festfaserig ist. Einer besonderen Erwähnung bedarf das Nasenrachenfibrom. Es besteht aus faserigem, im allgemeinen ziemlich festem Bindegewebe, dessen Zellen zum Teil epithelioiden Zellen mäßigen Alters am ähnlichsten sind, zum Teil älteren Typen näher kommen. Die Fasern sind meist fein; stellenweise kann das Gewebe ödematös sein; manchmal ist es entzündet. Es ist dem Gewebe der periostalen bzw. periodontalen Fibrome (Epulis s. unten) ähnlich. Es fehlen aber Riesenzellen oder sie kommen nur spärlich vor. Diese Nasenrachenpolypen gehen wahrscheinlich von der Knochenhaut der Rachendecke, der Basis des Keil- und Hinterhauptknochens, aus. Und ähnlich wie die Epulis haben sie große klinische Bedeutung deshalb, weil sie, obwohl nicht metastasierend und histologisch den gutartigen Geschwülsten gehörend, doch unaufhaltsam, sei es auch langsam, weiterwachsen, durch Druck Knochen usurierend, durch Spalten weiter vordringend, Ausläufer in die benachbarten Höhlen schickend, schließlich in die Schädelhöhle eindringen und durch Druck auf das Gehirn tödlich werden. Sie kommen besonders bei Kindern und jugendlichen Personen vor. Nach operativer Entfernung rezidivieren sie oft.

Solche Fibrome können weite Blut- oder Lymphgefäße enthalten.

Das Rezidivieren eines Fibroms nach operativer Entfernung ist wahrscheinlich dem Zurückbleiben mikroskopischer Ausläufer zuzuschreiben.

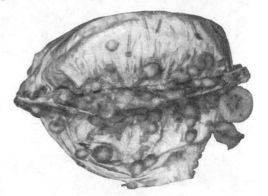

Abb. 217. Multiple Endotheliome der Dura mater (nach REDLICH, in LEWANDOWSKY, Neurologie II).

Denn obwohl manche Fibrome, besonders die harten, kugelige, scharf abgegrenzte Gewächse sind, zeigen andere ein infiltratives Wachstum. Wir können dies z. B. bei den zellreicheren Hautfibromen manchmal feststellen. Die Hautfibrome gehören zum Teil zu den Nervenfibromen (S. 487) und weisen untereinander Schattierungen des Zell- und Faserreichtums auf.

RIBBERT hat ungefähr linsengroße Stückchen aus einem knolligen, sehr harten Fibrom bei einem großen Hunde ausgeschnitten und bei demselben Hunde in das Unterhautzellgewebe verimpft. Diese verimpften Stücke wuchsen rasch bis sie nach ungefähr 4 Monaten die Größe einer Walnuß erreichten. Von diesen Geschwülsten wurden wiederum Stückchen mit dem gleichen Erfolg verimpft. Sämtliche Geschwülste waren scharf abgegrenzt und in den peripheren Teilen kernreicher. Die in der Geschwulst ausgeschnittenen Löcher wurden durch Granulationsgewebe (vom Fibromgewebe ausgehend) ausgefüllt, das sich aber schon nach 14 Tagen nicht mehr vom Fibromgewebe unterscheiden ließ, also vielleicht von vornherein Fibromgewebe war (Ref.). Diese Versuche beweisen nicht die Möglichkeit einer Metastase, weil sie nicht die Möglichkeit einer Lockerung von Fibromteilchen ohne mechanische Kunsthülfe dartun (vgl. S. 469).

In den Hirnhäuten kommen Fibrome bzw. Fibrosarkome vor, die zum Teil als Endotheliome bezeichnet und nicht immer davon zu unterscheiden sind (S. 493). Wir begegnen aber auch wohl in den Hirnhäuten kleinen Knötchen Bindegewebes, deren Gefäßchen manchmal dicke hyaline Wände zeigen. Solche, ganz

kleine, Knötchen können in größerer Zahl zusammenliegen in faserreichem Bindegewebe; selbst sind sie dann manchmal faserreiche Fibrome, und zwar zum Teil
oder sogar ganz hyalin entartet. Verkalkung der Knötchen tritt oft ein, sie werden
dadurch zu Hirnsand (Acer-
vulus). Man nennt diese verkalkenden bzw. verkalkten
Knötchen Psammome oder
Acervulome. Sie kommen
auch in der Epiphyse vor.

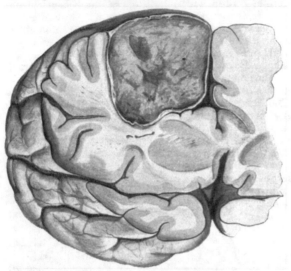

Abb. 218. Endotheliom, von der Pia ausgehend (nach
LEWANDOWSKY).

Je zellreicher und faser-
armer das Fibrom ist, um
so mehr nähert es sich
histologisch dem Sarkom.
Die histologischen Übergänge
nennen wir Fibrosarkome (s.
oben). Manche Epulis oder
Hautfibrom können wir nach
Belieben als zellreiches Fibrom oder als Fibrosarkom
bezeichnen. Es kann eine
Geschwulst in einem älteren
(?) Abschnitt fibromatös, in
einem anderen, jüngeren (?)
fibrosarkomatös oder gar sarkomatös aussehen. Es kommt
vor, daß aus einem an-
fangs langsam wachsenden
Fibrom ein bedeutend rascher
wachsendes Fibrosarkom oder
gar Sarkom hervorgeht, z. B.
nach einer Verletzung. Das
Fibrosarkom zeigt nicht nur
größeren Zellreichtum als das
Fibrom, sondern auch mehr
und weitere neugebildete Blutkapillaren, deren Endothel dem
Geschwulstgewebe unmittelbar
aufgeklebt ist. Dies finden wir
noch deutlicher beim Sarkom.
Die Schnittfläche eines Sarkoms
ist gewöhnlich glatt, seine Kon-
sistenz sehr verschieden, es ist
um so weicher, je zellreicher,
um so härter, je faserreicher die
Geschwulst ist. Osteosarkome
sind die härtesten. Es gibt,
wie sich aus obiger Bemerkung
(S. 486) erwarten läßt, mancherlei Sarkomformen. Es gibt Sarkome aus kleinen und großen
rundlichen Zellen (klein- und
groß-rundzellige Sarkome),
aus kleinen und großen Spindel-
zellen (kleine- und große-
Spindelzellensarkome). Das
sind 4 Typen, von denen mannig-

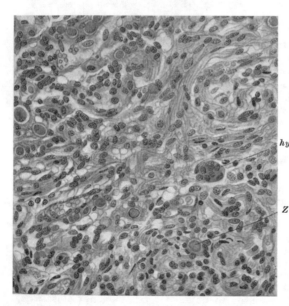

Abb. 219. Endotheliom mit hyalinen Kugeln (hy)
und Zellhaufen (Z) nach REDLICH.

fache Abweichungen und Schattierungen vorkommen. So gibt es Sarkome aus
epithelioiden Zellen (Epithelioidzellensarkom) und Sarkome aus recht großen
Zellen, abgesehen von den typischen Riesenzellensarkomen bzw. -fibrosarkomen.

Die Zellen dieser Sarkome, mit Ausnahme der kleinrundzelligen Sarkome, können Fäserchen bilden, deren Menge allerdings beschränkt bleibt — sonst tritt die Geschwulst in die Gruppe der Fibrosarkome ein. Die Fäserchen liegen außerhalb der Zellkörper, wie RIBBERT nach MALLORYS Verfahren nachgewiesen hat. Sie sind selbstverständlich wohl zu unterscheiden von etwaigem faserigen Bindegewebe, in das ein Sarkom infiltrativ hineingewachsen ist. Übrigens ist Polymorphie der Geschwulstzellen eine gewöhnliche Erscheinung bei Sarkomen. Sie kann sehr stark sein.

Die Zellen sind manchmal in Bündeln geordnet, die in ihrem Innern ein oder mehrere, meist weite Blutkapillaren haben. Sind diese neugebildet, so zeigt ihr Endothel das oben angedeutete Verhalten. Außerdem kommen mitunter (wohl alte) Blutkapillaren mit bindegewebiger Hülle vor, die durch Sarkom umwuchert sind. Besteht eine Geschwulst aus solchen Zellbündeln, voneinander getrennt durch Bindegewebe oder sonstiges Stroma, so bezeichnen manche sie als Angiosarkom, während andere mit diesem Namen eine Kombination von Angiom und Sarkom andeuten. Jene erachten es auch für möglich, daß solche Angiosarkome durch Wucherung von Kapillarendothel entstehen. (Vgl. Endotheliom und Peritheliom § 97). Quer- und Schrägdurchschnitte solcher Bündel sehen aus wie Alveolen, so daß man von Alveolarsarkom redet. Daß es aber nicht noch andere, wirkliche Alveolärsarkome gibt, ist damit nicht gesagt. Peritheliome können auch für Alveolarsarkome gehalten werden.

Ein Sarkom kann überhaupt strangförmig infiltrierend wachsen, ähnlich wie Krebs, und manchmal schwer von diesem zu unterscheiden sein. Und dies gilt nicht nur für die aus epithelioiden, sondern auch für die aus Spindel- und anderen Zellen aufgebauten Sarkome. Denn die Epithelzellen eines Krebses können solche Formen annehmen, wie wir später sehen werden. Soll man all solche krebsähnliche Sarkome einfach als Krebs bezeichnen? Keineswegs. Krebse entstehen nur durch Wucherung von Epithel. Nein, wir müssen die Unterscheidung versuchen: 1. Sarkome

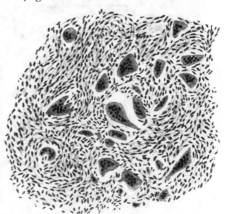

Abb. 220. Riesenzellenfibrosarkom (nach JORES).

bilden oft Fasern, die sich als Bindegewebs- und nicht als Epithelfasern färben lassen (z. B. durch Färbung nach VAN GIESON). 2. Das Endothel der neugebildeten Blutkapillaren ist unmittelbar auf das Sarkomgewebe geklebt. Dies kommt nur bei einigen Epithelgruppen (Hypophysis, LANGERHANSSsche Insel, Leber usw.) vor. Sonst finden sich Bindegewebsfasern zwischen Kapillarendothel und Geschwulstepithel. Allerdings können diese Fasern recht spärlich vorhanden und schwer nachweisbar sein. 3. Der Ausgangspunkt, das Muttergewebe ist manchmal nachweisbar. Die makroskopische Unterscheidung ist manchmal unmöglich. Die Schnittfläche eines Krebses kann ebenso glatt sein wie die eines Sarkoms; andererseits kann letztere körnig sein. „Krebsmilch", d. h. Gewebeflüssigkeit mit Zerfallsstoffen nekro(bio)tischen Gewebes, ist manchmal auch von der Schnittfläche eines nekrotisierenden Sarkoms zu streichen, während sie bei Krebs fehlen kann. Gelingt die Unterscheidung nicht, so müssen wir den betreffenden Fall einfach als einen unklaren bezeichnen. Eine krebsähnliche, als Sarkom erkannte Geschwulst mag man als Sarcoma carcinomatodes bezeichnen, ebenso einen sarkomähnlichen Krebs als Carcinoma sarcomatodes, eine Kombination von Sarkom und Krebs aber als Sarcocarcinoma oder Carcinosarcoma. Eine besondere Form sind die experimentellen Mutationsgeschwülste (S. 466).

Spindelzellensarkome (Abb. 203) und Fibrosarkome können, auch im bündelförmigen Bau, Leiomyomen so ähnlich sein, daß eine Unterscheidung nur durch färberischen Nachweis des Muskelhämoglobins (durch Färbung nach VAN GIESON) möglich wird. Das Säurefuchsin im VAN GIESONschen Gemisch färbt zugleich nicht zu junge Bindegewebsfasern rubinrot.

Eine besondere Form des Sarkoms ist das Melanosarkom, das oft schwer vom Pigmentkrebs zu unterscheiden ist. Wo dies nicht möglich erscheint, bezeichnen wir die Geschwulst mit dem VIRCHOWschen Sammelnamen Melanom (vgl. Pigmentkrebs). Im Pigment ist im allgemeinen Eisen nicht nachweisbar. Nach M. B. SCHMIDT ist aber in den Anfangsstufen Hämosiderin nachweisbar.

Eine andere besondere Form ist das Riesenzellensarkom bzw. -fibrosarkom (Sarcoma gigantocellulare), das keineswegs immer so bösartig ist, wie man das wohl angenommen hat. Wir müssen hier einige Typen unterscheiden, je nach dem Faserreichtum und wahrscheinlich auch je nach dem entzündlichen oder nicht-entzündlichen Ursprung. Im allgemeinen metastasieren diese Geschwülste nicht.

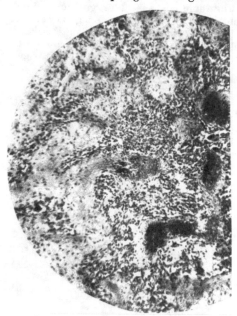

Sie können aber, wie die periostalen Fibrome (S. 489) unaufhaltsam, sei es auch manchmal langsam, fortwuchern. Die Riesenzellen können einen großen Umfang erreichen und viele, gewöhnlich rundliche oder eiförmige Kerne enthalten, hypertrophischen Osteoklasten ähnlich. Sie gehen meist (oder immer?) vom Periost bzw. Endost aus. Manchmal sind sie entzündlichen Ursprunges. Dies gilt namentlich für die Epulis. Diese Kiefergeschwulst geht vom Kieferperiost bzw. vom Periodontium aus. Im Anschluß an eine Periodontitis alveolaris mit entzündlich - infiltrativer Schwellung der Kieferschleimhaut entwickelt sich die Geschwulst. Anfangs wird sie nur als eine hartnäckige entzündliche Schwellung betrachtet. Sie kann den Knochen usurieren und weiterwachsen, ohne zu metastasieren. Außerdem kommen peri- bzw. endostale Riesenzellen (Fibro-) Sarkome ohne entzündliche Erscheinungen vor. Diese sind regelmäßiger gebaut als die entzündlichen. Schließlich gibt es auch Riesenzellen(Fibro-)Sarkome ohne nachweisbaren Zusammenhang mit Periost, z. B. in der Brustdrüse. Die Riesenzellen in diesen letzteren Geschwülsten sind ungleich von Größe und Form und

Abb. 221. Osteoidfibrosarkom mit Kalkablagerung (schwarz) an einigen Stellen. Das osteoide Gewebe ist hell, das fibrosarkomatöse ist kernreicher.

haben nur einen einzigen oder nur einige mehr oder weniger gelappte große, ja riesenhafte sehr chromatinreiche Kerne. Die von mir beobachteten Geschwülste wuchsen langsam und metastasierten nicht.

Wir kennen auch Kombinationsformen der Bindegewebsgeschwülste, wie z. B. das Chondrofibromyxosarkom, das Osteoidfibrosarkom (Abb. 221) und Mischgeschwülste (§ 100).

Die Unterscheidung eines Sarkoms von proliferativer Entzündung ohne Geschwulst kann schwer sein — wir können hier nicht auf Einzelheiten eingehen. Auf das Lymphosarkom kommen wir § 98 zurück.

Sarkome können sowohl zentral (expansiv) wie peripher (infiltrativ) wachsen. Letzteres tun besonders die kleinzelligen Sarkome, aber auch wohl andere Formen. Eben durch infiltratives Wachstum entsteht ein krebsähnlicher Aufbau, tritt auch Vernichtung von Geweben wie durch Krebs ein. Knochen können dadurch zerstört (usuriert) werden, so daß in der Geschwulstmasse nur noch Knochensplitterchen und Knochensand als nekrotische Reste nachweisbar sind. Entartungen (fettige, schleimige) treffen wir mitunter in Sarkomen an, auch wohl Nekrose. Entzündung tritt — wenn sie nicht eben der Geschwulstbildung voraufging — in und um Sarkome herum nicht so oft auf wie bei Krebs. Metastase findet ausnahmsweise lymphogen, in der Regel hämatogen statt (S. 470).

Sarkome können ohne nachweisbare äußere Schädigung oder nach einer solchen, wie Trauma, oder auf entzündlichem Boden, usw. auftreten.

§ 97. Endotheliom, Mesotheliom und Peritheliom.

Als Endotheliome bezeichnet man nicht nur Geschwülste, die nachweisbar durch gewucherte Endothelzellen aufgebaut werden, sondern auch einige Geschwülste anderen oder unbekannten Ursprunges. Letzteres läßt sich nicht verteidigen. Zu letzterer Gruppe gehören einige Hirnhautgeschwülste, einige basale Epithelgeschwülste der Haut und einiger Schleimhäute (§ 101a) und einige Gebilde in Mischgeschwülsten.

Wir können die Endotheliome in zwei Gruppen ordnen: 1. Geschwülste, die aus soliden Endothelbündeln und -nestern, 2. Geschwülste, die aus hohlen, bluthaltigen Zellsträngen bestehen (Hämangioendotheliomen).

Die soliden Endotheliome werden auch wohl „Endothelkrebs" genannt, was keine Empfehlung verdient (S. 474). Sie treten in serösen Häuten (Hirnhäuten, Pleura, Bauchfell) auf. Die normalen Histologen nennen die Schicht platte Zellen, welche die serösen Körperhöhlen auskleiden, Epithel (abstammend vom Cölumepithel). Wir nennen sie Endothel und die durch Wucherung dieser Zellen entstehenden Geschwülste Endo- oder Mesotheliome. Das wuchernde Endothel dringt in Form von Strängen und Bündeln in die seröse Haut, in Gewebespalten und Lymphgefäße, ähnlich wie Krebs. Es kann so in das von der serösen Haut umgebene Organ eindringen, so z. B. von der Pleura in die Lunge, vom Bauchfell in die Leber. Es zeigt aber flächenhafte Ausbreitung in die seröse Haut selbst. Zellige und fibrinöse Entzündung (mit Organisation) pflegen außerdem zur Verdickung der serösen Haut beizutragen. Die Pleura, die Leberkapsel kann bedeutend dicker werden. Bei Bauchfellendotheliom kann Verdickung der Leberkapsel eintreten, so daß dieses Organ der „Zuckergußleber" (CURSCHMANN) ähnlich aussieht. Ich fand folgendes bei der Autopsie einer 52jährigen Frau mit diffusem Endothelioma peritonei. Die atrophische Leber wird durch eine an Zuckerguß erinnernde dicke Kapsel umgeben. Fast überall sind die serösen Flächen der Eingeweide miteinander verwachsen. Endothelioma führt nämlich leicht durch fibrinöse Entzündung zu Verklebung mit nachfolgender Verwachsung der serösen Flächen. An einzelnen Stellen fanden sich abgekapselte mit seröser Flüssigkeit gefüllte Höhlen zwischen Darmschlingen. Abb. 222 zeigt erweiterte Lymphräume mit gewucherten großen Endothelzellen. Auch in paraaortalen retroperitonealen Lymphdrüsen war (wohl metastatisches) Endotheliom nachweisbar. Ein ähnlicher Fall ist m. W. noch nicht beschrieben.

Das Pleuraendotheliom vermag durch die Lymphgefäße des Zwerchfells hin in die Bauchhöhle einzudringen. Es gewinnt aber nie oder nur als hohe Ausnahme größeren Umfang. Die begleitende Entzündung (Pleuritis exsudativa) ist meist klinisch am wichtigsten. Vielleicht leitet sie das Endotheliom mitunter ein.

Als Endotheliom der Hirnhäute, besonders der Dura, sind verschiedenartige Geschwülste bezeichnet: Zunächst Geschwülste, die Endotheliome zu sein scheinen, indem die durch Wucherung entstandenen Zellstränge an die Endotheliome der Pleura erinnern und mit dem Duraendothel zusammenhängen. Sodann mehr oder weniger aus konzentrischen Schichten platter oder spindelförmiger Zellen aufgebaute kugelige Geschwülste (S. 491), die sich zurzeit nicht sicher gegen gewisse Sarkome abgrenzen lassen. Es kann eine größere Geschwulst aufgebaut werden aus mehreren kleineren Knötchen, die durch gefäßhaltiges Bindegewebe zusammengehalten werden. Schließlich Geschwülste, die aus wahrscheinlich epithelialen Strängen aufgebaut werden. Und zwar sind diese Epithelzellen als von einem Choristom abstammend zu betrachten, einem Choristom, das während des Schlußes des Medullarrohres durch Verlagerung von Epidermiskeimen (Epiblast oder Ektoderm) entstand. Das Vorkommen solcher Choristome in den Hirnhäuten und gar in der oberflächlichen Gehirnschicht ist keineswegs unwahrscheinlich. Wir müssen es annehmen zur Erklärung des dort vorkommenden Cholesteatoms (s. später), wenn wir nämlich die Schuppen als verhorntes Epithel betrachten. Ohne Verhornung wäre ein endotheliales Cholesteatom nicht ohne weiteres abzulehnen.

Die Geschwülste der Hirnhäute können verschieden groß werden. Man hat Dimensionen von 6 bis 10 cm beobachtet, was das Auftreten von Erscheinungen erhöhten Hirndruckes begreiflich macht. Sie wachsen gewöhnlich expansiv.

Als Alveolarendotheliome, z. B. der Haut, werden zum Teil epitheliale Mißbildungen bzw. Geschwülste, zum Teil Alveolarsarkome, zum Teil Peritheliome

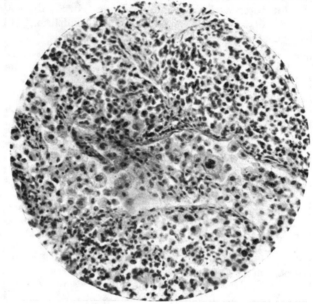

Abb. 222. Metastatische Geschwulst in einer Mesenteriallymphdrüse bei Endothelioma peritonei. Quer durch das Gesichtsfeld läuft ein Lymphsinus mit vielen, zum Teil großen Geschwulstzellen mit großen dunklen Kernen. Auch oben und unten ist das Gewebe von Geschwulstzellen verschiedener Größe durchsetzt.

(Endothelioma perivasculare) bezeichnet. Letztere sind Geschwülste, die durch Wucherung des Perithels zu entstehen scheinen, d. h. des Endothels der perivaskulären Lymphkapillaren. Ein solches Peritheliom besteht aus mehr oder weniger kubischen, zylindrischen oder vieleckigen Zellen, die bündelförmig um Blutkapillaren angeordnet und durch sehr wenig faseriges Bindegewebe von der Endothelwand dieser Gefäßchen getrennt sind. Manchmal steht die längste Dimension der Geschwulstzelle senkrecht auf dem Blutgefäß. Es kann ein alveolarer Bau in einer solchen Geschwulst erkennbar sein, indem Räume zwischen den Blutgefäßchen durch Geschwulstgewebe ausgefüllt werden. Eine Abgrenzung gegen das Alveolarsarkom ist nur möglich durch das Kennzeichen, das bei letzterem das Endothel der Blutkapillaren unmittelbar auf das Geschwulstgewebe geklebt ist. Die Deutung der soeben beschriebenen Geschwulst als Peritheliom ist nun aber keineswegs über allen Zweifel erhaben. Es ist nämlich einerseits Geschwulstbildung durch Wucherung von „Perithel" nicht histogenetisch nachgewiesen oder wahrscheinlich gemacht, andererseits die epitheliale Natur der „Peritheliom"zellen nicht ausgeschlossen.

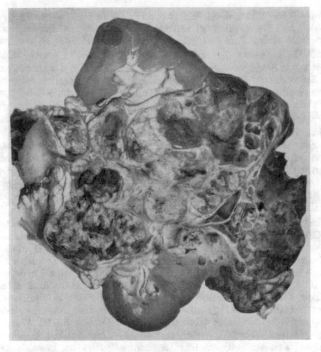

Abb. 223. Sog. Hypernephrom, das die Niere quer durchwuchert hat. Die Geschwulst besteht aus helleren (gelblichen) und dunkleren (blutreichen) Abschnitten.

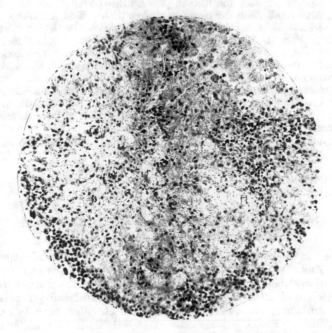

Abb. 224. Endotheliom der Milz. Große, helle Zellen mit relativ kleinen rundlichen Kernen haben das Milzgewebe zum Teil verdrängt.

Welchen Ursprunges wären diese Epithelzellen denn? Das hängt vom Sitz der Geschwulst ab. Die Geschwulst ist schließlich auch möglicherweise ein perivaskuläres Sarkom, wie einige Forscher (BORST, RIBBERT, HART) es auffassen.

Ob Endotheliomzellen je, wie Bindegewebszellen, Fasern bilden, die sich auch färberisch wie Bindegewebsfasern verhalten und somit diagnostische Bedeutung hätten, ist nicht festgestellt. Es muß von vornherein als möglich betrachtet werden: Endothelzellen haben ja die gleiche Abstammung wie Bindegewebe vom Mesoblast. Und die Endothelzellen der Leberkapillaren bilden doch — z. B. bei gewissen Entzündungen — faseriges Bindegewebe (SIEGENBEEK VAN HEUKELOM).

Man hat in der Haut usw. ein Lymphangiendotheliom beschrieben. Das sind aber, wenigstens zum Teil, „basale" epitheliale Geschwülste, die höchstwahrscheinlich entweder aus Oberhautepithel oder aus embryonal abgesonderten Epithelzellnestern — wie wir sie z. B. in Naevis antreffen — hervorwachsen. Unbestreitbare Lymphangiendotheliome hat man bis jetzt nicht nachgewiesen, wenn man nämlich die oben besprochenen Geschwülste der serösen Häute nicht als solche bezeichnen will.

Hohle Endotheliome oder Hämangiendotheliome kommen an verschiedenen Stellen des Körpers vor: in der Niere, welche Geschwulst von mehreren Forschern als GRAWITZsches Nebennierenadenom (aus einem versprengten Nebennierenkeim entstanden) betrachtet wird; eben eine solche Geschwulst aber sah ich auch an der Elle, welche sie örtlich ganz zerstört hatte, also in recht großer Ferne von Niere und Nebenniere. Diese Geschwülste haben einen lappigen Bau und eine wechselnde Farbe: zum Teil kann diese gelblich sein wie die Farbe der Nebennierenrinde, zum Teil rötlichgrau, rotbraun und gräulich. Die Geschwulst besteht (mikroskopisch) aus soliden Abschnitten und aus bluthaltigen Röhren, deren Wand aus hohen, zylindrischen, scharf abgegrenzten Zellen besteht. Der Zelleib sieht oft hell glasig (durch Glykogen) aus, der Zellkern liegt manchmal nicht im basalen Teil der Zelle, sondern in ihrer Spitze, an der Röhrenlichtung. Ein bindegewebiges Gerüst ist im allgemeinen nur spärlich, stellenweise reichlicher vorhanden. Sind das nun Epithelzellen? Wie käme dann aber das Blut in jene Epithelröhren? Blutaustritte aus den Gefäßen in Röhren außerhalb der Gefäße sind es nicht. Die Annahme drängt sich auf, daß es nicht Epithel, sondern atypisches Endothel, die Geschwulst somit ein Hämangiendotheliom ist. Nicht ein Angiom, weil nicht überall das Endothel Röhren bildet bzw. auskleidet, sondern auch solide Zellnester, wie sich aus Serienschnitten nachweisen läßt. Die Knochengeschwulst (s. oben) pulsierte sogar, so daß die klinische Diagnose Sarcoma ulnae teleangiectaticum lautete. Mit allem dem ist durchaus nicht das Vorkommen eines Nierenadenoms, das aus einem Nebennierenkeim gewachsen ist, ausgeschlossen. Auch ich habe Geschwülste gesehen, die einer solchen Deutung fähig waren. Andere rechnen auch solide und papilläre Adenokarzinome der Niere usw. zu den GRAWITZschen Geschwülsten. Vgl. S. 503.

Die sogen. idiopathische, familiäre Megalosplenie (GAUCHER) beruht auf einer Hyperplasie oder Endotheliom des Pulpaendothels, wenigstens in einigen Fällen; aber auch in anderen lymphatischen Organen kommen diese Zellen vor. RIESEL und MARCHAND haben bei Megalosplenie Wucherung von Retikulumzellen mit Aufnahme eines unbekannten Stoffes angenommen.

§ 98. Geschwülste oder geschwulstartige Anhäufung von Blutzellen und verwandten Zellen.

Die hier in Betracht kommenden Gebilde treten in blutbereitenden Geweben auf. Zum Teil sind es Geschwülste, wie das klein-rundzellige Sarkom und das Lymphosarkom (Lymphoblastom), zum Teil Anhäufungen von Zellen, von denen sich noch nicht sicher die Natur und Entstehung angeben lassen. Nicht jede Anhäufung von Zellen ist ja eine Geschwulst: nur Zellen, die sich an einer bestimmten Stelle, primär oder metastatisch, immer weiter teilen und ein zusammenhängendes Gewebe aufbauen, kommen als Geschwulstzellen in Betracht. Das Sarkom, das aus kleinen runden Zellen aufgebaut wird,

die sich an Ort und Stelle teilen — wie die karyokinetischen Figuren bezeugen —
und ein zusammenhängendes Gewebe mit eigenen Blutkapillaren bilden, ist eine
Geschwulst. Die kleinen rundlichen Zellen sind allerdings kleinen Lymphozyten
sehr ähnlich, wenn auch meist größer. Es gibt noch andere ähnliche Zellen
wie die Gliazellen und Neuroblasten, die auch Geschwülste aufbauen (S. 477).
Ein solches Sarkom kann in einem blutbereitenden Gewebe entstehen z. B. als
Myelom (S. 498), ebenso wie an anderen Stellen des Körpers.

Als Lymphosarkom bezeichnen wir eine Geschwulst, die aus Zellen aufgebaut wird, die den mehr oder weniger polymorphen, rundlichen, oder mehr eckigen
Zellen in den Keimzentren der Lymphfollikeln, die man als Lymphoblasten (unreife
Lymphozyten) bezeichnen kann, sehr ähnlich sind. Nehmen wir an, daß sie von solchen
Zellen abstammen, so dürfen wir die von ihnen gebildete Geschwulst, das Lymphosarkom, folglich auch als Lympho(zyto)blastom bezeichnen. Die lympho-
blastähnlichen Zellen vermehren sich ja an Ort und Stelle, bilden ein Gewebe mit
eigenen Kapillaren, deren Endothel unmittelbar auf das Gewebe geklebt ist. Wir
sollen eine solche oder eine andere Geschwulst überhaupt nicht als Lymphoma
bezeichnen. Es erscheint angezeigt um Verwirrung zu verhüten, mit Lymphom nur
eine vergrößerte Lymphdrüse anzudeuten, gleichgültig, was die Vergrößerung bewirkte, Entzündung, Geschwulstbildung usw. wie das bisher üblich war. Wir nennen
es im Lymphosarkom, weil es eine Geschwulst ist, die, wie es scheint, nur bestimmte
Bestandteile lymphadenoiden Gewebes (Lymphoblasten) zum Mutterboden (Matrix)
hat: sie wurde nur in Tonsillen oder in der Schleimhaut (des Magendarmkanals)
mit Lymphfollikeln beobachtet. Das Lymphosarkom der Rachenmandel kann einen
großen Umfang erreichen und dadurch die Atmung und das Essen und Trinken
bedeutend erschweren. Tracheotomie kann schließlich erforderlich werden. Metastasen werden von einigen Forschern angegeben; es ist aber fraglich, ob es sich um ein
Lymphosarkom in unserem Sinne handelt. Man bezeichnet nämlich auch wohl
andere Sarkome wegen ihres Sitzes in Lymphdrüsen als Lymphosarkome. Richtiger
scheint mir, diese als Lymphdrüsensarkome anzudeuten, womit man nur den anatomischen Sitz, nicht die Natur des aufbauenden Gewebes — wie in Lymphosarkom,
ebenso wie in Geschwulstnamen überhaupt — andeutet. Die übrigen Sarkome
der Lymphdrüse können von ihrem Stützgewebe ausgehen, ebenso wie Muskel-,
Lungensarkome usw. Sie weisen kein besonderes Gewebe auf.

Sehen wir fernerhin aber von sämtlichen soeben erwähnten Sarkomen ab,
so bleibt eine Reihe geschwulstartiger Zellanhäufungen übrig, von denen die Frage
zurzeit nicht sicher zu beantworten ist, ob sie zusammenhängende Gewebe, die durch
fortgesetzte Zellteilung an Ort und Stelle entstehen oder Anhäufungen (Infiltrate)
von Zellen darstellen, die einer bestimmten Stelle zugeführt werden, während sie
irgendwo sonst, in der Nähe oder in der Ferne, entstehen. Vereinzelte Zell- und
Kernteilungen an Ort und Stelle schließen selbstverständlich letztere Möglichkeit
nicht aus. Ein gewebscher Zusammenhang läßt sich nicht sicher nachweisen —
er ist aber auch nicht selten für metastatischen Krebs schwer nachweisbar, dessen
Zellen ebenfalls locker (gelockert?) nebeneinander liegen können. Werden die Zellen
an anderer Stelle, in einem blutbereitenden Gewebe gebildet, so erhebt sich die Frage,
ob dies nicht eine geschwulstartige Neubildung besonderer Form ist (§ 118). Zu den
hier gemeinten Zellanhäufungen gehören das Lymphozytom (Lymphadenom),
das Chlorom, das Plasmozytom, das Myeloblastom und das Myelozytom.

Man nennt eine geschwulstartige Anhäufung von Lymphozyten Lymphozytom, und wenn wir eine Neubildung lymphadenoiden Gewebes annehmen,
reden wir von Lymphadenom. Allerdings ist der Nachweis einer Neubildung
retikularen Bindegewebes — in dessen Maschen sich Lymphozyten finden — nicht
leicht einwandfrei zu erbringen, weil Lymphozyten, die schon vorhandenes sonstiges
Bindegewebe infiltrieren, unter bestimmten Umständen dieses Bindegewebe in reti-
kulare Form auseinanderdrängen. Ob es ein Lymphadenom gibt, ist nicht sicher.
Verwechslung mit klein-rundzelligem Sarkom ist nicht ausgeschlossen. Die als
Lymphozytome bezeichneten Zellanhäufungen (Geschwülste?) stehen in noch nicht
scharf festgestellter Beziehung zur Pseudoleukämie (s. dort). Vielleicht sind es besondere Fälle von Pseudoleukämie. Die von Kundrat und Paltauf beschriebene

„Lymphosarkomatose" (atypische Wucherung lymphatischen Gewebes, die lymphogen weitergreift) stellt vielleicht ein Lymphadenom oder Lymphozytom dar.

Das Chlorom scheint in einer ebenfalls noch näher zu ermittelnden Beziehung zur Leukämie zu stehen. Es treten grünlich (durch Lipochrom oder einen unbekannten Farbstoff) gefärbte Knoten, besonders subperiostal, auf. Die aufbauenden Zellen sind Lymphozyten bzw. Myeloblasten mehr oder weniger ähnlich (s. ferner § 118). RIBBERT sah auch Chlorom der Brustdrüse.

Das Plasmozytom ist bisher nicht sicher von einem entzündlichen Plasmazelleninfiltrat bzw. einer nicht-entzündlichen Anhäufung zu unterscheiden. Der große Umfang einer Anhäufung kennzeichnet diese noch nicht als Geschwulst (S. 452, 496).

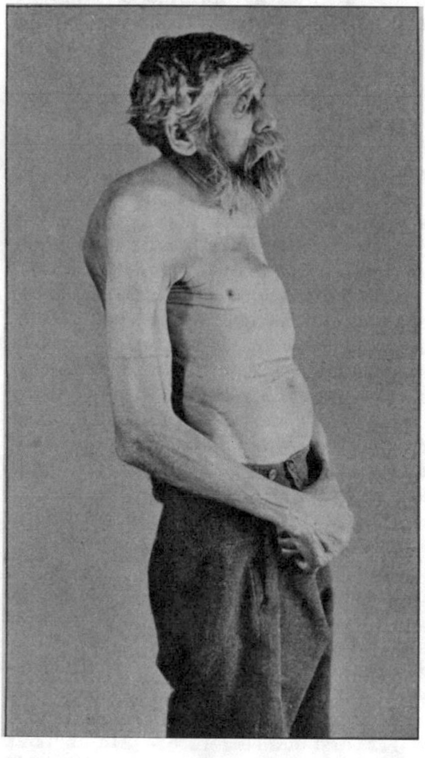

Schließlich hat man eine Gruppe von Geschwülsten als Myelome bezeichnet, ein anatomischer, nicht histologischer Sammelnamen nach ihrem Sitz im Knochenmark für kleinrundzelliges Sarkom, Myeloblastom, Myelozytom und Plasmozytom, vielleicht auch noch Lymphozytom. Diese graurötlichen, weichen Markgeschwülste können das Mark und sogar den Knochen, den sie blasig auftreiben ohne aber in das umliegende Gewebe einzudringen, wie andere zentrale Markgeschwülste, zerstören (S. 485). Sie können also aus verschiedenen Zellen bzw. Geweben bestehen. Es gibt aber typische Fälle von multiplem Myelom mit Albumosurie (BENCE JONES), vielfachen knotenförmigen Auftreibungen von Rippen, Usur von Wirbeln, Verunstaltungen des Brustkastens, „Spontanfrakturen" usw. Anämie tritt dabei auf. Die Geschwulst kann in solchen Fällen angeblich aus myeloblast- oder myelozytähnlichen Zellen aufgebaut sein (Myeloblastom bzw. Myelozytom), ein kleinrundzelliges Sarkom kann es aber auch sein, wie ich in einem Fall von HYMANS v. d. BERGH sah. Zwischen den Zellen eines Myeloblastoms bzw. Myelozytoms hat man mehr oder weniger Erythroblasten nachgewiesen. Ja, diese können so in den Vordergrund treten, daß man von Erythroblastom redet. Megakaryozyten finden sich außerdem manchmal. Ob es Geschwülste sind?! Infektiöser Ursprung oder nichtgeschwulstartige Hyperplasie ist nicht ausgeschlossen. Man hat allerdings ein Erythroblastom in der Leber als Hamartom beschrieben. Wir wiederholen übrigens, daß das „systematische" Auftreten Geschwulstbildung ebensowenig wie einen infektiösen oder giftigen Ursprung ausschließt (vgl. Leukämie usw.)

Das „maligne Lymphom" ist keine Geschwulst (§ 77).

Abb. 225. Wirbelsäule, Brustbein und Rippen durch multiples Myelom verunstaltet (nach F. LOMMEL, in MOHR und STAEHELIN, Hdb. d. inn. Med. Bd. IV).

§ 99. Fibroepithel- und Epithelgeschwülste außer Krebs.

Eine Geschwulst, die aus wachsendem Epithel und wachsendem Bindegewebe aufgebaut wird, nennen wir eine fibroepitheliale Geschwulst. Epithelgeschwülste entstehen durch Wucherung von Epithel allein, wenn auch mitunter das Bindegewebe, z. B. entzündlich, sich vermehrt. Letzteres verwischt die Grenze zwischen Epithel- und Fibroepithelgeschwülsten einigermaßen. Zu ersteren gehören Adenome, manche Kystome, zu letzteren die Papillome (Warzen), Fibroadenome und einige Mischgeschwülste. Sämtliche Geschwülste heißen im allgemeinen gutartig. Es wächst aber manchmal Krebs aus einer zunächst gutartig scheinenden Epithel- bzw. Fibroepithelgeschwulst hervor, ohne daß wir anzugeben vermögen, ob die Eigenschaften der Epithelzellen vom Hause aus „bösartig" waren oder ob sie es erst allmählich wurden: im ersteren Fall wäre noch ein die Bösartigkeit bewirkender Faktor, im letzteren ein „Reiz" nachzuweisen.

a) Geschwülste aus Bindegewebe und Deckepithel.

Das Papillom, die Warze, ist eine baumförmig gebaute, mitunter zottige Geschwulst. Die Bezeichnung ist eine anatomische nach der äußeren Form, keine histologische, und daher unrichtig, aber fest eingebürgert. Es ist — sofern es Hautwarzen betrifft — als ob Papillen der Lederhaut, indem sie sich vergrößern und sich baumförmig verzweigen, eine Geschwulst bilden. Die Epitheldecke wächst dabei mitunter sogar stärker als die Papillen, oder sie macht den Eindruck, nur von diesen mitgenommen zu sein ohne selbst zu wachsen.

Je nachdem hat man unterschieden Warzen, die durch Epithel-, solche die durch Bindegewebswucherung und Warzen, die durch beides entstanden. Die Entscheidung ist manchmal schwer und willkürlich getroffen. Jedenfalls ist aber das Verhältnis vom Epithel zum Bindegewebe (mit den ernährenden Blutgefäßchen) wichtig.

Überwiegt das Bindegewebe in einer Hautwarze, so ist sie weich (P. molle), überwiegt das verhornende Epithel, so wird sie hart (P. durum). Andere Geschwülste, die aus nichtverhornendem Epithel und Bindegewebe bestehen, werden eben um so härter, je mehr die Menge faserreichen Bindegewebes überwiegt, wie z. B. scirrhöse Krebse. Denken wir nur an die Härte von Sehnengewebe. Verhornendes Hautepithel ist

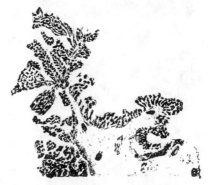

Abb. 226. Papillom der Darmschleimhaut.

aber noch härter. Es kann sogar ein Hauthorn, Cornu cutaneum (Abb. 72) durch Anhäufung reichlicher Mengen verhornten Epithels beim Menschen, entstehen. Im basalen Teil findet sich ein baumförmig verzweigtes Bindegewebsgerüst mit Blutgefäßchen, das gleichsam in das Horn ausstrahlt. An feuchten Oberflächen wird verhorntes Epithel gewöhnlich mazeriert und entfernt. Daraus versteht sich, daß Warzen an schweißenden Hautstellen weich, an trocknen hart sind. Bei Ichthyosis (S. 293) kommen harte Warzen vor.

Wie und wodurch entstehen Warzen?

Wir müssen zunächst zwei Gruppen unterscheiden, die beide, auch histogenetisch, weiterer Forschung bedürfen: 1. Warzen, die angeborene Nävi (Muttermäler) sind oder aus solchen hervorwachsen und 2. entzündliche, meist (oder immer?) infektiöse Papillome, also keine Geschwülste.

Das Muttermal ist eine Mißbildung der Haut. Je nachdem es platt und glatt oder haarreich ist, unterscheidet man einen Naevus spilus und N. pilosus. Ferner kennen wir ein pigmentreiches (N. pigmentosus), ein gefäßreiches (N. vasculosus bzw. lymphaticus), ein zellreiches (N. cellulosus) und ein warzartiges (N. papillomatosus s. verrucosus) Muttermal. Beim zellreichen Nävus finden sich in der Lederhaut Gruppen von Zellen, von denen einige oder viele pigmentiert und den Chromatophoren ähnlich sein können. Meist scheinen sie nicht mit der Oberhaut zusammenzuhängen, ein Zusammenhang wurde aber dann und wann (z. B. von J. H. ZAAYER) nachgewiesen. Wir müssen diese Nävuszellen als verirrte Zellen der Keim-

32*

schicht (Rete MALPIGHII) der Oberhaut oder als Zellen gemeinsamer Abstammung betrachten. Sie können der Mutterboden eines Pigmentkrebses werden, weil sie Pigment bilden.

Die entzündlichen Hautwarzen sind manchmal infektiös. Die gewöhnlichen Warzen der Hand haben sich, wenigstens dann und wann, als ansteckend erwiesen, indem z. B. das Blut derselben an anderen Stellen Warzenbildung veranlaßt (O. LANZ u. a.). Ob sie aber alle infektiösen Ursprunges sind, ist noch nicht genügend untersucht. Ferner sind auch die Condylomata acuminata ansteckend. Das sind aus spitzen Zweigen aufgebaute, meist an den Geschlechtsteilen auftretende, „spezifische" entzündliche Warzen, die man früher als gonorrhoischen Ursprunges betrachtet hat. Wahrscheinlich werden sie aber durch ein anderes Virus als durch den Gonokokkus hervorgerufen, obwohl sie manchmal neben Gonorrhöe auftreten. Diese spitzen Warzen können einen großen Umfang erreichen. Die Condylomata lata sind ebenfalls entzündliche, aber niedrige Papillome syphilitischen Ursprunges (S. 430). Schließlich kennen wir auch tuberkulöse Papillome, und zwar nicht nur der Haut (Lupus verrucosus s. papillaris), sondern auch gewisser Schleimhäute,

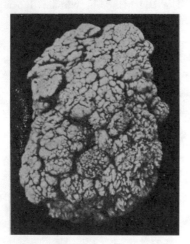

besonders der oberen Luftwege: so können in der Umgebung eines tuberkulösen Geschwürs der Kehlkopfschleimhaut entzündliche Papillome aufwachsen, die laryngoskopisch entdeckt werden, während das tuberkulöse Geschwür sich dem Nachweis entzieht.

Man hat auch den Klavus (Hühnerauge) wohl als Papillom angedeutet, aber mit Unrecht. Es ist eine durch mechanische Reizung hervorgerufene örtlich umschriebene Verdickung der Oberhaut, ebenso wie Kallus der Handfläche. Der mehr oder weniger entzündete Papillarkörper der Lederhaut pflegt dabei sogar infolge des Druckes zu atrophieren.

Die einzelnen mit Epithel bekleideten papilliformen Bindegewebszweige können ohne Zusammenhang miteinander weiterwachsen, oder das bedeckende Epithel kann gleichsam einen gemeinsamen Mantel bilden mit Einsenkungen an der Oberfläche. Im ersteren Fall sieht die Geschwulst zottig oder blumenkohlartig aus (Abb. 227). Aber auch wo die einzelnen Fibro-

Abb. 227. Papillom der Harnblase.

epithelzweige bis an der Oberfläche zusammenhängen, wie miteinander verwachsen sind, kann die Oberfläche blumenkohlartig aussehen. Diese Papillome sind epithelreich und immer als verdächtig auf Krebs zu betrachten. Sie kommen z. B. im Kehlkopf vor, wo sie große diagnostische Schwierigkeiten bereiten können. Histologisch finden wir in solchen Fällen manchmal Unregelmäßigkeiten (Atypie) der Form und Anordnung der Epithelzellen. Damit ist aber nicht gesagt, daß die andere Form des Papilloms jede Möglichkeit einer krebsigen Natur oder eines späteren krebsigen Wachstums ausschließt. In der Harnblase kommt eine, manchmal vielfache, Zottengeschwulst vor, die als typisches Papillom mit über eine große Strecke nicht zusammenhängenden Fibroepithelzweigen aussieht. Das Epithel ist mehrschichtig, dem der Harnblase ähnlich. Die Geschwulst führt zu wiederholten, schließlich gar tödlichen Blasenblutungen, — im Bindegewebe finden sich weite Blutkapillaren — sie rezidiviert manchmal nach operativer Entfernung, kurz, sie verläuft nicht selten bösartig. In einer späteren Wachstumsstufe treffen wir bei mikroskopischer Untersuchung — ich sage nicht immer — atypisch in die Blasenwand hineinwuchernde Epithelzellstränge an, wie bei Krebs. Mitunter haben diese eindringenden Epithelzellen eine papilliforme Anordnung um gefäßhaltige Bindegewebsstiele. Solche Blasenpapillome entstehen, wie es scheint, das eine Mal ohne, ein anderes Mal nach voraufgehender Entzündung, z. B. durch Bilharzia (S. 456). In der Schleimhaut des Nierenbeckens kann ausgedehntes Papillom mit immer fortschreitendem Wachstum auftreten, das ebenfalls krebsartig verläuft. Auch in der Mundschleimhaut können Papillome wachsen, die unmerklich in Krebs übergehen. Sie kommen selbständig oder bei anderen anatomischen Veränderungen, wie Psoriasis buccalis, vor. Auch im Darm (Abb. 226) und in den Plexus chorioidei treffen wir mitunter baumförmige Gewächse an.

b) Geschwülste aus Bindegewebe und Drüsen.

Diese fibroepithelialen Geschwülste sind nicht baumförmig gebaut, obwohl papillomatöse Wucherungen hinzukommen können.

Zunächst seien die Fibroadenome des Magens und des Darms erwähnt. Diese sitzen gewöhnlich mit einem Stiel (polypös) selten breiter der Magen- bzw. Darmschleimhaut auf. Der Stiel kann ziemlich lang und dünn sein. Die Geschwulst selbst besteht aus feinfaserigem, gefäßhaltigem Bindegewebe mit einer geringeren oder größeren Zahl Drüsenschläuche. Diese Schläuche können ebenso regelmäßig wie die der normalen Magen- bzw. Darmschleimhaut aussehen (Abb. 247), das Zylinderepithel kann in Größe und Form übereinstimmen. Solche Polypen sind als gutartig zu betrachten. In anderen Fällen jedoch sehen wir außer normalen, ganz regelmäßigen Drüsenschläuchen solche mit mehrschichtigem Zylinderepithel. Außerdem unterscheiden sich die einzelnen Zellen von den normalen nicht nur durch Polymorphie, durch verschiedene Größe und Form des Zelleibs, sondern außerdem durch ihre größeren und dunkler gefärbten Kerne. Diese Polypen sind als verdächtig auf Krebs zu betrachten. Sind die atypischen Veränderungen ausgedehnt, so müssen wir die Geschwulst als Drüsenkrebs (Adenokarzinom) bezeichnen. Sie sind im Dickdarm nicht selten. Es dauert einige Zeit, bevor der Krebs durch den Stiel hin die Darmwand erreicht. Gewöhnlich haben Beschwerden der Darmverengerung bzw. Darmblutung schon zuvor den Patienten zum Chirurgen geführt. Nach Entfernung pflegen Rezidiv oder Metastasen nicht zu kommen.

In der Darm- und Nasenschleimhaut kommen Polypen vor mit Schleimdrüsen. Mitunter ist eine Schleimdrüse bzw. ihr Ausführungsgang durch angehäuften Schleim stark, blasenartig erweitert (Blasenpolyp). Das Bindegewebe der Nasenpolypen ist feinfaserig und mehr oder weniger schleimhaltig oder ödematös. Beiläufig sei hier bemerkt, daß nicht nur polypöse (Nasenrachen)fibrome (S. 489), sondern auch polypöse Angiome, Myxome vorkommen. Mitunter hat der Nasenpolyp einen papillären Bau. Das Deckepithel eines Polypen kann sehr verdickt und atypisch, krebsartig sein. Auch in der Gebärmutter kennen wir Polypen, die zum Teil als umschriebene „Hypertrophie" oder Hyperplasie aufgefaßt werden. Wir kennen Übergänge zu Adenokarzinom. Mehr oder weniger polypös ist mitunter auch das sogen. Nabeladenom, das aus Drüsenschläuchen und Bindegewebe besteht. SIEGENBEEK VAN HEUKELOM stellte in einem Fall saure Reaktion des Sekrets fest, er suchte den Ursprung in der Anlage der Magenschleimhaut. Andere Forscher leiten die Drüsenschläuche von einem anderen Mutterboden ab. In polypösen Gewächsen treffen wir manchmal Entzündung an.

Die fibroepithelialen drüsigen Geschwülste werden auch als Fibroadenome bezeichnet. Ein Adenom ist nämlich eine beschränkte, aus Drüsenschläuchen oder -bläschen aufgebaute Geschwulst. Sie metastasiert nicht. Hier sei die S. 499 gemachte Bemerkung wiederholt, daß manchmal nicht sicher zu entscheiden ist, ob nur Drüsen oder nur Bindegewebe oder ob beides geschwulstartig gewuchert ist. Papilläre Auswüchse kommen dann und wann in den Drüsenschläuchen vor. Im allgemeinen heben sich die Fibroadenome mehr oder weniger deutlich vom Mutterboden ab, nicht nur makroskopisch durch ihre Farbe — wie z. B. die weißlichgrauen Fibroadenome der Niere, die gewöhnlich nicht mehr als einige Millimeter Durchschnitt haben — sondern auch durch den Typus und die relativ große Zahl der Drüsenschläuche. Manchmal ist das Fibroadenom sogar abgekapselt oder es hat wenigstens das anstoßende Bindegewebe zu einer Art Kapsel gedehnt und zusammengedrückt, aus der die Geschwulst auf der Schnittfläche sich emporwölbt. Dies sehen wir gewöhnlich am jüngeren Fibroadenoma mammae, das eine knollige grauweißliche, etwas durchscheinende Geschwulst darstellt. Mit dem bloßen Auge kann man auf der Schnittfläche die spaltförmigen Drüsengänge erkennen.

Das Fibroadenom der Brustdrüse ist oft multipel und zwar nicht selten in beiden Brustdrüsen. Es können mehrere stielartig verbundene Knollen eine Geschwulst bilden, die sich ziemlich leicht ausschälen läßt. Oft sieht das Bindegewebe in der unmittelbaren Nähe der Drüsengänge (perikanalikulär) jung aus. Es ist gewöhnlich myxomatös oder wenigstens ödematös, im letzteren Fall ist vielleicht allerdings Schleim vorhanden, aber nicht nachweisbar (S. 489). Daß das Epithel neugebildet ist, müssen wir annehmen, weil seine gesamte Oberfläche in der Geschwulst bedeutend vergrößert erscheint und keine Zeichen von Dehnung an den Zellen nachweisbar sind. Die Zellen sind nämlich nicht breiter und niedriger auf dem Durchschnitt als normale Drüsenzellen, somit müssen sie sich vermehrt haben. Die Drüsenschläuche bestehen aus einer meist scharf begrenzten Tunica propria, der ein- oder meist zweischichtiges Epithel aufsitzt und zwar eine äußere, mehr platte, und eine innere kubische Epithelschicht. In den Drüsenschläuchen finden wir oft einen homogenen, sich mit Eosin färbenden, kolloiden Stoff, den wir als vom Epithel gebildet betrachten ohne Näheres angeben zu können.

Es können sich Drüsenräume erheblich, zystös erweitern: Cystadenoma mammae. In diesen Räumen kann Bindegewebe blattartig einwachsen: Cystadenoma phyllodes, oder papilläre Gebilde: Cystadenoma papillare. Mitunter begegnen wir einem zystischen, mit blumenkohlartigen Gewächsen ausgefüllten Raum.

Bemerkung verdient, daß nicht selten aus einem Fibroadenom der Milchdrüse Krebs hervorwächst. Als Vorstufe sind wahrscheinlich solide Epithelstränge und -nester (die auch in Serien- und Querschnitten solide sind) zu betrachten, die wir dann und wann im Fibroadenom antreffen. Mitunter begegnen wir verhornendem mehrschichtigem Epithel, das mit Hinsicht auf die Abstammung der Milchdrüse vom Epiblast (Ektoderm) und zwar von der Haut, ebenso wie die Schweiß- und Talgdrüsen, nicht wundernehmen kann. Wir brauchen dann nur die Entstehung des Fibroadenoms aus einer Mißbildung anzunehmen.

Mitunter treffen wir in der Milchdrüse einen faserreichen, harten, bindegewebigen Knoten an, der kein Adenofibrom ist, weil von vermehrten Drüsenschläuchen nichts erhellt. Es ist die Entscheidung schwer oder gar unmöglich, ob ein solcher Knoten als Fibrom oder als das Erzeugnis einer umschriebenen proliferativen, abgelaufenen Entzündung zu betrachten ist.

Mitunter ist die ganze Milchdrüse vergrößert und finden wir ein Zuviel an Bindegewebe und an Drüsenschläuchen. Geschwulstbildung ist das nicht. Die Kliniker nennen es „Hypertrophie" der Milchdrüse. Die Bezeichnung Riesenwuchs wäre passender.

Mitunter findet sich ein scheinbar reines **Adenom** (s. oben) in der Milchdrüse, der Niere, der Nebenniere, der Schilddrüse, der Hypophyse, dem Hoden, dem Pankreas, der Prostata. Wir kennen außerdem ein Adenom der Leber bzw. der Gallengänge — in den Drüsenschläuchen kommt eine gallenähnliche Flüssigkeit vor — ein Adenom der Schweißdrüsen, der Talgdrüsen. Dann kommen in der Haut Epithelgeschwülste bzw. Mißbildungen vor, die aus „basalen" Epithelsträngen (s. unten) bestehen. Diese Epithelstränge können schlauchförmig sein, sich zu Hohlräumen erweitern (vgl. KROMPECHER). BROOKE hat ein solches Gebilde als Epithelioma adenoides cysticum, E. HOFFMANN als adenoides Nävoepitheliom (der Haut) bezeichnet. Wir nennen es eine Zylinder- oder Spindel- Epithelzellengeschwulst (S. 509).

In den meisten Adenomen unterscheidet sich das Epithel mehr oder weniger vom Epithel des Mutterbodens bzw. vom homologen Epithel, mitunter ist der Unterschied ein ähnlicher wie im adenokarzinomatösen Darmpolypen (S. 520). Wir müssen dann auf eine krebsige Natur gefaßt sein, und zwar um so mehr, je atypischer das Epithel oder die Schläuche sind, auch dann, wenn das betreffende Adenom noch kein schrankenloses Wachstum zeigt und nicht metastasiert. In der Tat kommt Metastase bei einem solchen Adenom vor. So z. B. hat man beim Adenom der Schilddrüse Metastasen (Strumae aberratae) in den Lungen, der Wirbelsäule und in Lymphdrüsen nachgewiesen; auch das Nebennierenadenom metastasiert mitunter in anderen Organen (Lunge, Leber usw.). Hiervon sind zu unterscheiden die wirklichen bzw.

scheinbaren **Hypernephrome** der **Niere**. Erstere wachsen aus einem versprengten Nebennierenkeim in der Niere hervor, letztere sind Endotheliome (S. 496). Erstere nannte GRAWITZ „Strumae aberratae suprarenales"; sie sind oft abgekapselt, der Nebenniere sehr ähnlich und gutartig. In der Niere kommen ferner kleine weißlich-graue Fibroadenome oder richtiger Choristome, vor (S. 501). Außerdem kennen wir aber auch ein Adenom aus Nierenepithel. Es besteht aus Schläuchen und Räumen, in denen manchmal papilläre Wucherungen vorkommen. Die Schläuche und das Epithel dieser Adenome überhaupt unterscheiden sich in der Regel so stark vom normalen Nierengewebe, daß die Geschwulst schon mit dem bloßen Auge oder mit der Lupe im mikroskopischen Präparat abzugrenzen ist. Diese, meist papilliferen Nierenadenome können abgekapselt sein, sie können aber auch schrankenlos, krebsartig wachsen und einen bedeutenden Umfang erreichen. Über das Adenom der Hypophyse vgl. S. 554 f. Ob es nicht eher ein Riesenwachstum als ein Adenom ist, fordert weitere Forschung.

Schließlich noch eine Bemerkung über **Prostatadenome**. Diese sind zum Teil Fibroadenome und sowohl diese wie die reinen Adenome sind Geschwülste, ebenso wie die Myome und die Adenomyome der Vorsteherdrüse. Wir müssen aber gewisse Vergrößerungen dieser Drüse, welche als „Hypertrophie" zusammengefaßt werden, von der Geschwulstbildung trennen. Manchmal bekommen wir eine Vorsteherdrüse zur Untersuchung, in der sich zystische Erweiterung bis zu hohem Grade, Retentionszysten (S. 506 f.), außerdem manchmal Entzündung, aber nicht sicher Neubildung, also auch keine Geschwulstbildung nachweisen läßt. Auch in diesen Fällen kann der sogenannte Lobus medius s. pathologicus am meisten vergrößert sein.

c) Kystome.

Wir müssen die Zyste vom **Kystom** unterscheiden. Beide sind abgeschlossene hohle Gebilde mit einem gewöhnlich flüssigen Inhalt. Die Zyste ist aber

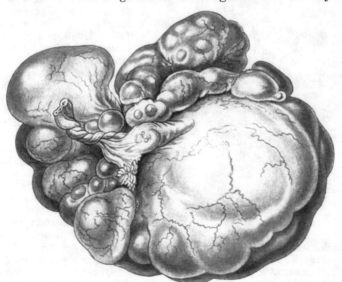

Abb. 228. Multilokuläres Kystadenom mit Stieldrehung. Kystoma pseudomucinosum (nach HOWARD KELLY).

keine Geschwulst wie das Kystom, sondern höchstens eine Scheingeschwulst. Sie entsteht ja nicht durch Wachstum, sondern durch Anhäufung des Inhalts eines hohlen Gebildes, wodurch seine Wand gedehnt wird (Retentionszyste).

Das Gebilde ist ein Drüsenschlauch (Mikrozyste), der Ausführungsgang einer Drüse oder die ganze Drüse (wie bei der Hydronephrose). Sein Inhalt ist das Se- bzw. Exkret dieser Drüse, das sich durch Sperre der Abfuhr anhäufte. Wir reden aber in noch anderen, ursächlich ähnlichen Fällen von Zysten (vgl. *d.*). Das Kystom hingegen entsteht durch Wachstum der Wand eines hohlen Gebildes: während die Epithelzellen der Zystenwand bei fortgehender Dehnung allmählich niedriger und platter werden, kann das Epithel der Zystenwand, eben weil es wächst, hoch zylindrisch bleiben, gleichgültig, welchen Umfang das

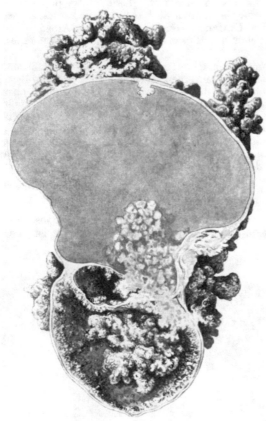

Kystom erreicht. Wir sehen gewöhnlich in der Wand eines Ovarialkystoms hohe zylindrische Epithelzellen mit körnigem (kolloid bzw. muzinös entartendem, „sezernierendem") Zelleib. Zell- oder Kernteilungen treffen wir sehr selten an, was bei dem langsamen Wachstum nicht wundern kann. Allerdings kommt auch wohl Dehnung mit etwas Epithelabplattung durch An-häufung des Inhalts des Ovarialkystoms vor.

Das Cystoma pflegt aus einem hohlen epithelialen Gebilde ohne Ausführungsgang zu entstehen. Aber nicht in allen Organen mit solchen Gebilden treffen wir sie häufig an. So sind sie in der Schilddrüse und Hypophyse unbekannt. Wir kennen nur ein einziges Cystoma, und zwar das des Ovariums bzw. Parovariums. Es ist eine mit Bauchfell überzogene Geschwulst verschiedener Größe, die bis 20, 30 und mehr kg flüssigen, mitunter „serösen" oder sulzigen, kolloiden Inhalt haben kann. Ihre Gestalt ist annähernd kugelig oder eiförmig, wenn es ein einfaches (unilokuläres) und knollig oder buckelig, wenn es ein mehrfaches (multilokuläres) Kystom ist. Letzteres besteht aus mehreren Kystomen verschiedener Größe,

Abb. 229. Cystoma serosum papillare auf dem Durchschnitt (nach KRÖNIG und PANKOW, Gynäkologie, 5. Aufl.).

die miteinander zusammenhängen und eine größere Blase als gemeinschaftliche Kapsel haben (Abb. 228). Es kann außerdem jedes dieser kleineren Kystome wieder mehrere kleinere beherbergen. Auf der äußeren peritonealen Oberfläche eines Kystoms sind mitunter blumenkohlartige, papilläre Auswüchse sichtbar (Abb. 229). Verwachsungen des Kystoms mit der Umgebung sind nicht selten. Durch Blutaustritt, z. B. infolge von Stieldrehung und Blutstauung (s. unten), kann der Inhalt rot- oder gelbbräunlich oder gelblich verfärbt werden.

Mikroskopisch können wir am hohen zylindrischen Epithel mitunter Flimmerhaar nachweisen. Das Epithel ist oft regelmäßig geordnet, ziemlich gleich von Größe, der rundliche Kern in der Nähe der bindegewebigen Wand gelagert. Ein solches Kystom mit glatter Wand nennt man ein Cystoma simplex. Mitunter sind schlauchartige Einstülpungen des Epithels, wie Drüsenschläuche, sichtbar: Cystadenoma. Einige Forscher erachten die Entstehung eines neuen Kystoms aus solch einem Schlauch für möglich — es ist ebensowenig erwiesen wie zu leugnen; nur wäre die Abschnürung ohne weiteres unverständlich. In anderen Fällen erheben sich papilläre Wucherungen auf der Innenwand: Cyst(aden)oma papillare s. papilliferum. Diese Papillome stehen in üblem Ruf, indem man sie als einer „krebsigen Entartung" fähig betrachtet. In der Tat wachsen sie nicht selten durch die Wand hin und erscheinen auf der peritonealen Oberfläche (s. oben). Dann erfolgen oft Impfmetastasen über das Bauchfell, während eine krebsartig gebaute Geschwulst entsteht. Es kann aber Krebs in einem Ovarialkystom auch ohne papilläre Wucherungen auswachsen:

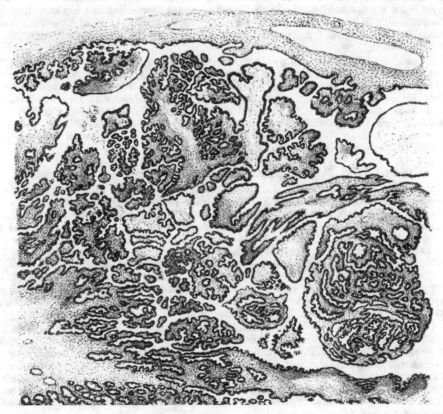

Abb. 230. Cystoma papillare (nach Krönig und Pankow, Gynäkologie, 5. Aufl.).

unregelmäßig gebaute, atypische Epithelzellstränge und -Nester treten dann in der Wand des Kystoms, in ihrer Umgebung bzw. in den regionären, parailiakalen und paraaortalen Lymphdrüsen auf. Aszites pflegt solche krebsige Kystome zu begleiten. Und umgekehrt hat man schon seit langem der Aszites beim Ovarialkystom eine üble prognostische Bedeutung zugeschrieben. Wahrscheinlich handelt es sich um Anhäufung von serösem Exsudat infolge von Entzündung, die ja bei Krebs nicht zu fehlen pflegt. Wir denken hier auch an die seröse Pleuritis bei Endotheliom des Lungenfells (S. 493). Manchmal findet man Psammomkörper oder wenigstens Körnchen von kohlensaurem Kalzium mit einem organischen Gerüst in papillären Kystomen.

Die Kystome des Parovariums, richtiger Epoophorons, haben einen Inhalt, der gewöhnlich eiweiß- und pseudomuzinfrei ist und einen ähnlichen Bau wie das Ovarialkystom. Übrigens sind in Kystomen Verfettung des Epithels, Blutung,

Entzündung, Verwachsung mit der Umgebung durch Entzündung oder krebsige Wucherung, Verkalkung, Durchbruch möglich. Das Kystom kann in der Richtung des Hilus des Eierstockes, intraligamentär, oder frei in die Bauchhöhle, im letzteren Fall gestielt, weiterwachsen. Das gestielte Kystom kann um den Stiel gedreht werden, was zu mehr oder weniger starker Blutstauung oder sogar zu Ischämie führen kann, je nach der Größe des Drehungswinkels.

Aus was entsteht das Kystom des Eierstocks? Man hat das Keimepithel, die PFLÜGERschen Schläuche, DE GRAAFsche Follikel, Reste der Urniere, Zellmißbildungen im Eierstock als mögliche Ausgangspunkte von Ovarialkystomen angedeutet (vgl. KAUFMANN, Lehrb. d. spez. path. Anatomie). Zilienbesatz hat man am Keimepithel, am Granulosaepithel nachgewiesen. Das Vorkommen von Flimmerepithel im Kystom schließt somit die Entstehung aus diesen Zellen nicht aus. RIBBERT deutet obige Kystome als einseitig ausgebildete Teratome. Die nicht seltene Kombination von Kystom mit Teratom sei nicht als ein zufälliges Zusammentreffen zu betrachten.

Als Pseudomyxoma peritonei hat man einen Austritt in die Bauchhöhle des Inhalts eines Kystoms nach traumatischer oder spontaner Zerreißung seiner Wand bezeichnet. Der kolloide Stoff wird dann durch die Darmbewegungen verteilt, bleibt in Nischen und Taschen liegen und erregt mechanisch oder (und) chemisch eine eigentümliche Bauchfellentzündung (WERTHS Fremdkörperperitonitis). Es kann immer von neuem Kolloid aus dem Riß in die Bauchhöhle treten und Entzündung erregen. Wohl zu unterscheiden ist Kolloidbildung durch metastatische Geschwülste eines Kystoms mit Gallertkrebs.

d) Anhang: Zysten und zystenartige Scheingeschwülste.

Wir haben S. 503 schon die Zyste definiert. Nicht nur durch Anhäufung von Sekret erweiterte Drüsenabschnitte bzw. deren Ausführungsgänge deutet man als Zysten an, sondern auch andere Gebilde: Urachuszysten nennt man die Hohlräume, die entstehen, wenn der Urachus stellenweise offen bleibt, einen beschränkten Hydromyelus bezeichnet man als Myelozyste, erweiterte Lymphräume als Lymphzysten. Es ist dabei manchmal fraglich, zunächst ob es abgeschlossene hohle Gebilde oder örtliche Erweiterungen von Lymphwegen, Lymphangiektasien, Lymphangiome, und dergl. sind. Sodann wenn es abgeschlossene hohle Gebilde sind, ob sie pathogenetisch mit den Retentionszysten auf eine Linie zu setzen sind. Lymphzysten hat man in verschiedenen Organen und Geweben beschrieben ohne obige zwei Fragen gebührend zu beantworten.

Man redet aber auch wohl von Zyste (Pseudozyste), wenn es eine Höhle ist, durch Erweichung von Gewebe entstanden, mit einer Art eigener Wand aus nicht erweichtem Gewebe, z. B. aus Bindegewebe in mehr oder weniger konzentrischen Schichten. Sogar die sich mit seröser Flüssigkeit füllende Höhle, durch ischämische Hirnerweichung entstanden, bezeichnet man wohl als Zyste. Der Inhalt solcher Zysten entspricht ihrer Entstehung: durch Erweichung gebildete Stoffe mit oder ohne Blut, später seröse Flüssigkeit. Blut kann sich übrigens auch dem Inhalt anderer Zysten beimengen.

Als Beispiele von Retentionszysten nennen wir zunächst den Blasenpolypen der Nasenschleimhaut, des Gebärmutterhalses (S. 501), ferner die Ranula („Fröschleingeschwulst"), wohl gebraucht als Sammelnamen für Retentionszysten am Boden der Mundhöhle oder unter der Zunge nahe dem Frenulum linguae. Die typische Ranula ist aber eine Retentionszyste der BLANDIN-NUHNschen Schleimdrüse in der Zungenspitze durch Verlegung eines großen Drüsenganges (VON RECKLINGHAUSEN). Durch Eindickung des Talgs im Ausführungsgang einer Talgdrüse häuft sich proximal Talg an. Durch seitlichen Druck läßt sich ein wurmähnlicher Pfropf, Comedo (Mitesser) mit einem äußeren durch Staub schwärzlichen Ende entfernen. Dieser steht der Retentionszyste nahe. Ebenso das Milium (Grutum, Hautgrieß), das besonders in der Haut der Wange, Augenlider, Schläfe, aber bei Säuglingen auch im Gaumengewölbe vorkommt. Es ist einem Gerstenkorn ähnlich, weißlich gelb, liegt unter dem Epithel und besteht aus mehr oder weniger verhornten Epithelzellen, angehäuft in einem oder mehreren Läppchen einer ober-

flächlichen Talgdrüse. Eine größere Retentionszyste, aus Haarbälgen bzw. Talgdrüsen bestehend, wird als Atherom oder Atheromzyste, auch als Follikel-
zyste (CHIARI), „Grützbeutel", oder mit Unrecht als „Balggeschwulst" bezeichnet.
Ganz etwas anderes sind die Dermoid- und Epidermoidzysten (nicht zu verwechseln mit dem Teratom „Dermoid"! § 102), die unrichtigerweise auch wohl als
Atherom angedeutet werden. GARRÉ hat zuerst „traumatische Epithelzysten"
an der Hand beschrieben. Sie entstehen, wie SCHWENINGER, E. KAUFMANN und

RIBBERT in Tierversuchen ebenfalls
nachwiesen, durch Verletzung der Haut,
wobei lebende Oberhautzellen in der
Lederhaut oder tiefer einheilen, während
die Oberhaut darüber heilt. Diese Zellen
wachsen fort, verhornen, und das gebildete Horn häuft sich in einer mit
Epithel ausgekleideten Höhle an. Diese
steht mitunter mit der Hautoberfläche
in Zusammenhang, wenn die Oberhaut
nicht verheilt und ein Stückchen davon
nur in die Lederhaut eingestülpt ist.
Wir kennen außer diesen traumatischen
auch angeborene Epidermoidzysten,
die infolge von Mißbildung, in der Nähe
von Kopfspalten, aus Gängen wie der
Ductus thyreoglossus, oder aus Aus-

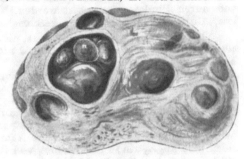

Abb. 231. Kleinzystische Degeneration des
Ovariums auf dem Durchschnitt (nach KRÖNIG
und PANKOW, Gynäkologie, 5. Aufl.).

führungsgängen von Anhangsdrüsen des Ductus (M. B. SCHMIDT), aus Keimen-
gängen (branchiogene Epithelzysten) entstehen. Die Dermoidzysten sind ebenfalls
Mißbildungen zuzuschreiben. Ihre Wand besteht aus vollständiger Haut mit Haaren,
Talg-, mitunter auch Schweißdrüsen, ihr Inhalt aus dem Sekret dieser Drüsen
und abgestoßenen Epithelzellen. Sie können sich zu einem erheblichen Umfang
vergrößern. Sie kommen am Kopf besonders in der Nähe von embryonalen Spalten,
ferner aber auch im Mundboden und an
anderen Stellen vor. Hier sei auch das
Cholesteatom, die „Perlmuttergeschwulst",
erwähnt. Das hohle zystenähnliche Gebilde
besteht aus einer bindegewebigen Wand, die
von Epidermis ausgekleidet ist, und einem
Inhalt von reichlichen verhornten Epithel-
schuppen mit Cholesterin. Sie sind in mehr
oder weniger blättrigen Schichten angeordnet,
perlmutterähnlich glänzend. Die Epithelzellen
wachsen offenbar wie die einer normalen Oberhaut, indem die verhornten, abgeschuppten
immer wieder durch neue ersetzt werden.
Schon dadurch nimmt das Cholesteatom langsam an Umfang zu. Ein geschwulstartiges
Wachstum ist bis jetzt nicht nachgewiesen.
Das Cholesteatom kommt besonders in der
Pia, und zwar an der Hirnbasis, aber auch
an anderen Stellen, auch im Wirbelkanal, vor.
Wir müssen es aus verlagerten Oberhaut-
keimen entstehen lassen (BOSTRÖM), obwohl

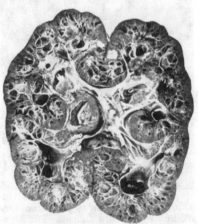

Abb. 232. Angeborene Zystenniere.

Einzelheiten noch fehlen. Ferner trifft man nicht selten Cholesteatom der Pauken-
höhlen und der anstoßenden Höhlen an. Durch allmählich zunehmende Anhäufung
der Epidermisschuppen erweitert sich die Höhle allmählich, so daß sogar Durchbruch in die Schädelhöhle erfolgen kann. Ob hier Metaplasie der Schleimhaut
oder Mißbildung vorliegt, läßt sich noch nicht entscheiden. Das Cholesteatom
des Nierenbeckens und Harnleiters beruht vielleicht auf entzündlicher Metaplasie.
Zu den Zystenbildungen rechnen wir auch den Hydrops follicularis des
Eierstockes: Platzt ein reifer DE GRAAFscher Follikel nicht, so kann sein seröser

Inhalt allmählich zunehmen. Die Wand besteht aus der Theca folliculi mit einschichtigem zylindrischem Epithel ausgekleidet. Näheres ist nicht sicher festgestellt. Bei
chronischer Oophoritis kann es ferner zum Untergang des Eies und des Epithels im
DE GRAAFschen Follikel kommen. Die epithellosen Follikel wandeln sich dann in
stecknadelknopf- bis erbsengroße Bläschen mit wäßrigem Inhalt um („kleinzystische
Degeneration" HEGARS). Die Granulosazellen entarten fettig, werden abgehoben,
das Ei kann aufgelöst werden (VON KAHLDEN), die Follikel schließlich untergehen
und durch Bindegewebe ersetzt werden. ROKITANSKY hat ferner schon epithel-
lose „Corpus luteumzysten" beschrieben.

Ferner seien die Zysten erwähnt, die in Adenomen auftreten können (Cystadenoma mammae S. 502, z. B.), wobei nicht sicher anzugeben ist, ob es sich um
Kystom mit hinzutretender Dehnung handelt oder um Adenom mit Retention des
Sekretes und Dehnung, schließlich die angeborene Zystenleber, Zystenniere
und dergl., deren Entstehung noch nicht sichergestellt ist. Wahrscheinlich sind es
Retentionszysten durch Atresie der Gallengänge mit Zystenbildung und nachträg-
lichem Hydrops, bzw. Atresie oder Undurchgängigkeit durch proliferative Entzündung der Harnröhrchen oder Nierenpapillen. Die angeborenen Zystenorgane
sind Mißbildungen. Eine Zystenniere kann einen sehr großen Umfang erreichen,
indem sich die Zysten zu Hohlräumen von 10 mm Durchschnitt und mehr erweitern,
welche einen kolloiden Inhalt haben.

§ 100. Mischgeschwülste.

Diese Geschwülste werden aufgebaut aus faserigem oder schleimigem
Bindegewebe und aus Zellhaufen und Zellsträngen, die mitunter hohl sind und
einen homogenen, durch Eosin sich dunkelrosa färbenden Inhalt haben. Die
Zellen sind nahezu kubisch, zylindrisch
oder spindelförmig, ihre Kerne sind eiförmig oder rund, oder sie haben eine
etwas unregelmäßige Gestalt. Sie werden
von einigen Pathologen als Endothelzellen,
und die Geschwulst als Endotheliom oder
Angiosarkom betrachtet. Warum sollten
das aber Endothelzellen sein? Noch nie
hat man Endothel als ihren Mutterboden
nachgewiesen und der homogene Inhalt
der schlauchförmigen Stränge ist nicht
als Lymphe oder Blut (etwa als „hyaliner"
Thrombus?) zu betrachten. Was sind es
denn für Zellen? Diese Geschwülste
treffen wir in den Speicheldrüsen, in der
Haut und in Schleimhäuten mit mehrschichtigem Epithel (Mundhöhle usw.) an,
besonders an Stellen, wo während des
Embryonallebens Spalten waren. Mitunter
ist in den Zellsträngen oder -haufen Verhornung, sei es auch in unregelmäßiger
Weise, nachweisbar. Wir müssen die Zellen

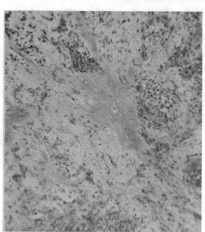

Abb. 233. Chondromyxoepitheliom. Ungefähr in der Mitte Knorpel. Die kernreichen Teile sind Epithel.

als Epithelzellen betrachten, die morphologisch und oft auch genetisch,
den zylindrischen basalen Zellen der Oberhaut bzw. der Mundschleimhaut am
nächsten stehen. Der homogene Inhalt der Schläuche ist als von diesen
Epithelzellen gebildet und als „Kolloid" zu betrachten, analog dem Kolloid in
den Drüsenschläuchen des Fibroadenoma mammae. Die Geschwülste sind somit
Fibroepitheliome, Myxoepitheliome, oder, wenn außerdem noch Knorpel,
Knochen- und Fettgewebe in ihnen vorkommen, als Fibromyxochondroosteolipo-

epitheliome zu bezeichnen. So zusammengesetzte Geschwülste erinnern an Teratome (§ 102).

KROMPECHER, der ein ausgedehntes Studium über diese Gewächse gab, deutet die Epithelzellen als „basale" an, und redet von basaler Epithelzellengeschwulst usw. Es scheint empfehlenswerter, sie als zylindrische oder spindelförmige Epithelzellen zu bezeichnen, weil diese rein morphologische Bezeichnung auch da gilt, wo der Mutterboden aus einschichtigem Epithel besteht wie im Eierstock. Die Epithelzellen zeigen manchmal Fasern, die sich färberisch nicht als bindegewebige sondern als Epithelfasern, durch VAN GIESONS Gemisch bräunlich gelb färben.

Häufig finden sich Hohlräume mit unbekanntem Inhalt in den Zellsträngen Epithelioma adenoides cysticum, Nävoepitheliom (S. 502). Die Zellstränge sind genetisch denn auch mit den Nävuszellgruppen gleichzustellen. Ein Zusammenhang mit der Oberhaut läßt sich mitunter nachweisen. Oft ist im Gegenteil eine Art bindegewebiger Abkapselung der Geschwulst nicht zu verkennen. Eine Ähnlichkeit bzw. Verwandtschaft mit Schweißdrüsenadenomen drängt sich mitunter auf. Die Hohlräume erinnern ein anderes Mal an mißbildete Talgdrüsen.

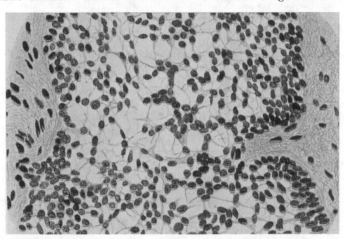

Abb. 234. Adamantinom. In der Mitte Epithelstrang, rechts und links Bindegewebe (nach B. FISCHER, Frankf. Zeitschr. f. Pathol.).

Die drüsenschlauchähnlichen Zellstränge enthalten in solchen Geschwülsten der Speicheldrüsen mitunter einen Schleimstoff. Wir nennen dann die Geschwulst mit BILLROTH ein Zylindrom. Es kommt auch an anderen Stellen vor.

Schließlich gehört auch hierzu das Adamantinom (Epithelioma adamantinum), eine Geschwulst, die ähnlich wie das Schmelzorgan gebaut ist. Sie kommt im Innern der Kieferknochen, besonders bei Erwachsenen, aber auch an anderen Stellen, so an der Tibia (B. FISCHER) vor. Sie kann die Größe eines Kindeskopfes — sei es auch ausnahmsweise erreichen. Man bezeichnet es auch wohl als weiches Odontom. Es besteht aus innig zusammenhängendem Epithel und Bindegewebe. Das Epithel ist dem des Schmelzorgans, das Bindegewebe dem der Zahnpapille ähnlich. Es kann Schleim enthalten. Das Epithel bildet netzförmig geordnete Stränge. Das dem Bindegewebe aufsitzende Epithel ist zylindrisch, während die Zellen im Innern der Stränge eine sternförmige Gestalt haben. Mitunter tritt Verhornung ein, in anderen Fällen Bildung zystischer Hohlräume, wie in den oben besprochenen fibroepithelialen Geschwülsten (A. cysticum). Es gibt Odontome, die harte Teile (Schmelz und Dentin) enthalten, oder größtenteils daraus bestehen (Odontoma durum). Es kann das Dentin strahlenförmig angeordnet sein, während sich der Schmelz zwischen diesen Strahlen findet. Odontome entstehen aus Zahnkeimen, wahrscheinlich aus abgesprengten Teilen eines Schmelzorgans (débris épithéliaux paradentaires, MALASSEZ).

Obwohl wir den Mutterboden obiger Geschwülste manchmal nicht genügend sicher andeuten können, müssen wir doch im allgemeinen eine umschriebene Mißbildung als Anlage voraussetzen. Manchmal finden wir solche. Sie wird aber, wie immer, erst zur Geschwulst, sobald sie selbständig zu wachsen anfängt. Dann entsteht eine Geschwulst, die durch eine ziemlich starke Kapsel, wie z. B. die der Parotis, lange Zeit beschränkt bleibt. Es kommt aber auch nicht nur ein krebsähnlicher Bau, sondern außerdem ein krebsartiges Wachstum bei solchen Geschwülsten vor, so daß wir sie als Krebs betrachten müssen.

Ein Karzinosarkom ist auch eine Mischgeschwulst.

§ 101. Der Krebs. (Carcinoma).

Schon die Alten vor GALEN nahmen Geschwülste an (Tumores humorales s. praeter naturam), die nicht wie die Tumores secundum naturam, z. B. die schwangere Gebärmutter, physiologische Erscheinungen, auch nicht wie die Kallusbildung nach Knochenbruch (Tumores supra naturam), als Wiederherstellung zu betrachten, sondern die Neubildungen sind, hervorgerufen durch die Humores. GALEN betrachtete den Krebs (καρκίνωμα, von καρκίνος, Krebs, cancer) als eine bösartige Geschwulst, die sich ausbreite wie Krebsfüße, inde nomen. GALEN kannte auch schon die Metastase, womit er ein Aufflackern der Krankheit an einem neuen Herde verstand. Die Krebsmilch, die man aus der Geschwulst (wie von der Schnittfläche) gewinnen konnte, kam dann hinzu. Weiter kam man aber nicht, bis VIRCHOW die Geschwülste in histioide und organoide einteilte und den Krebs als organoide Geschwulst bezeichnete. Nach ihm bestehen alle Krebse aus einem bindegewebigen Stroma, das in allseitig abgeschlossenen Hohlräumen, „Alveolen", das Parenchym, das aus Krebszellen besteht, enthält. Die Alveolen liegen in einem Organ oder tief unter der Haut. Der Bau der Krebszellen stimmt, nach VIRCHOW, mit dem der Epithelial- oder Epidermoidealzellen, insbesondere der Zellen des sogen. Übergangsepithels überein. Er schrieb nämlich den Zellen des (verhornenden) „Kankroids" einen epidermoidalen Charakter zu und betonte ihre Verwandtschaft mit den Cholesteatomen. Die epithelioiden Krebszellen hängen aber, weil sie ja, nach VIRCHOW, in allseitig abgeschlossenen Alveolen liegen, nirgends mit Epithel zusammen. Sie entstehen durch „Heteroplasie" aus Bindegewebszellen. CARL KÖSTER nahm eine Abstammung der Krebszellen von den Endothelzellen der Lymphgefäße an. ROBERT REMAK, der die Lehre der drei Keimblätter aufstellte, bestritt die VIRCHOWsche Annahme, weil ja aus Bindegewebe, das aus dem mittleren Keimblatt entsteht, nie Epithel herauswachsen könne. Epithelzellen können nur aus Epithelzellen entstehen, was auch ROBIN und CORNIL betonten.

Die Untersuchungen von CARL THIERSCH (1861, 1865), ergänzt von WALDEYER und G. HAUSER, haben aber den epithelialen Ursprung der Krebszellen über allen Zweifel erhoben.

Zunächst wies THIERSCH für den Hautkrebs durch Serienschnitte nach, daß die Krebszellen nicht in allseitig abgeschlossenen Alveolen liegen, sondern daß die von ihnen gebildeten Zellnester Quer- und Schrägdurchschnitte von Epithelsträngen sind, die in verschiedenen Richtungen verlaufen und miteinander und mit der Oberhaut zusammenhängen. Damit war eine Grundlage für weitere Forschung geschaffen. WALDEYER (1867—72) bestätigte nicht nur diese Befunde für den Hautkrebs, sondern auch für den aus Drüsenepithel und sonstigem Zylinderepithel wachsenden Krebs. Er kam zur Schlußfolgerung: Krebs ist eine epitheliale Geschwulst, die nur aus Epithel entstehen kann. Dies gilt sowohl für den primären wie für den metastatischen Krebs. In epithelfreiem Gewebe kann somit kein Krebs entstehen.

Diesen Standpunkt nehmen wir auch jetzt uneingeschränkt ein. Allerdings gibt es französische und englische Autoren, die mit „Cancer" allerlei andere Geschwülste, wie Sarkome, Lymphozytome, ja nahezu alle bösartigen Geschwülste andeuten, was wenig empfehlenswert erscheint, weil Gefahr des Mißverständnisses daraus erwächst.

HAUSER hat die Befunde WALDEYERS für Drüsenkrebse des Magens und des Darms durch gesetzmäßige Serienschnitte und eine Art Rekonstruktion erweitert. Er wies außerdem zuerst Kern- und Zellteilungen im Drüsen- und Krebsepithel und damit die Entstehung des letzteren aus dem Drüsenepithel nach. Spätere Forscher haben die Richtigkeit dieser Befunde sichergestellt.

Der Krebs gehört somit zu den **Epitheliomen** (Epithelgeschwülsten). Er unterscheidet sich von den übrigen Epitheliomen durch **starke Atypie der Epithelzellen** und **ihrer Anordnung** und durch **schrankenloses infiltrierendes Wachstum** und Metastase, durch **Bösartigkeit. Alle bösartigen Epitheliome sind umgekehrt Krebse.**

Nur ist man dabei allerdings auf scheinbare Ausnahmen gestoßen. Nicht alle Krebse hängen nämlich mit normalem Epithel zusammen. So kennen wir Hautkrebse, die ganz von Bindegewebe umgeben sind und keinen Zusammenhang mit der Oberhaut oder ihren Drüsen zeigen. Sind solche primäre Krebse denn aus Bindegewebe oder Endothel gewachsen?

Nein, in manchen Fällen ist ihre Abstammung von epithelialen Nävuszellen, in anderen von Kiemengangresten (branchiogenes Karzinom) oder sonstigen epithelialen Mißbildungen, Choristomen, nachgewiesen oder doch wahrscheinlich. So sah ich einen allseitig von Fettgewebe umgebenen verhornenden Krebs etwa 8 cm seitwärts von der Milchdrüse. RIBBERT vertritt die Ansicht, daß nicht nur während des embryonalen Lebens, durch Mißbildung, Epithelkeime verlagert werden können, sondern daß auch nach der Geburt durch entzündliche Veränderungen des Bindegewebes Epithel ausgeschaltet werden kann, und daß eben diese Ausschaltung einer Epithelzellgruppe aus dem organischen Verband mit dem normalen Epithel, die Krebsbildung einleitet. Diese Möglichkeit ist von vornherein nicht abzulehnen, weil wir nichts davon wissen, histogenetische Belege fehlen

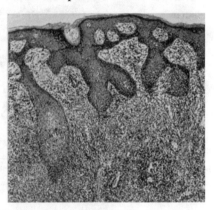

Abb. 235. Beginnender Lippenkrebs. Die gewucherten Epithelkegel durch Leukozyteninfiltrate abgegrenzt.

aber. Demgegenüber verfügen wir über viele Beobachtungen in der Haut usw. von Epithel, das im organischen Zusammenhang bleibend, bei Entzündung, wahrscheinlich durch den Entzündungsreiz, in atypische bzw. krebsige Wucherung gerät. Wir haben keinen Grund hier eine nachträgliche Verwachsung mit dem Mutterboden anzunehmen von Epithel, das zunächst ausgeschaltet wäre.

WALTHER PETERSEN hat nach dem bei Embryologen üblichen „Plattenmodellierverfahren" BORNS Modelle von kleineren Hautkrebsen aufgebaut und auch damit nachgewiesen, daß abgeschlossene Alveolen (Metastasen?) sehr selten sind. Bedenken wir, daß dünne, einzellige Epithelstränge übersehen oder als Bindegewebe gedeutet werden können, so dürfte der organische Verband noch viel seltener gelöst sein.

Wir müssen jetzt annehmen, daß das Epithel bei krebsiger Wucherung in Gewebsspalten und Lymphkapillaren eindringt, Stränge bildend, die miteinander stellenweise zusammenhängen, und daß Durchschnitte dieser Stränge als „Alveolen" mit Epithel ausgefüllt erscheinen. Die Untersuchung von Serienschnitten gewährt ein richtiges Urteil.

Das Gewebe, in das das Epithel hineinwuchert, stellt das **Stroma**, gleichsam das Gerüst des Krebses, dar. Es ist meist faseriges Bindegewebe, in dem sich auch die den Krebs ernährenden Blutgefäße und Lymphwege finden. In diesem Bindegewebe tritt in der Regel Entzündung ein, die proliferativer Natur sein und zur Neubildung einer erheblichen Menge faserigen, manchmal hyalin entartenden Bindegewebes führen kann. Es ist oft unbestimmt, was älter ist, die Entzündung oder der Krebs. Leukozyteninfiltrate verschiedener Ausdehnung treffen wir gewöhnlich an. Mitunter, so z. B. bei beginnendem Lippenkrebs (Abb. 235), wird die Geschwulst durch starke Leukozyteninfiltrate von dem tieferen Gewebe abgegrenzt. Es sind manchmal Lymphozyten, in anderen Fällen, besonders wo Geschwüre bestehen, begegnen wir zahlreichen gelappt-kernigen weißen Blutkörperchen; in wieder anderen Fällen Plasmazelleninfil-traten verschiedenen Umfanges. Seröse Entzündung scheint, vielleicht durch Lockerung des Gewebes, das Wachstum von Krebs fördern zu können. Ich gewann diesen Eindruck bei durch Röntgen-Strahlen behandeltem Krebs der Wange, der in den oberflächlichen Schichten abstarb, im tieferen, in seröse Entzündung geratenen Gewebe aber rasch weiterwuchs. Allerdings mögen auch die abgeschwächten Strahlen die tieferen Epithelzellen dazu gereizt haben.

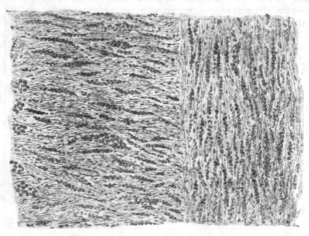

Abb. 236.   Appendixkrebs. Epithelstränge zwischen und in der Richtung von den Muskel-zellbündeln (nach W. V. Simon, Ergebn. d. Chir. Bd. IX).

Das Stroma kann auch aus lymphadenoidem, Fett- oder Schleimgewebe, ja aus Muskelgewebe (wie z. B. bei Zungenkrebs oder Milchdrüsenkrebs, der in die Brustmuskeln einwächst), Knochenmark bzw. Knochen oder Knorpel — der zuvor zerfasert wird — bestehen, je nach dem Ort, wo der Krebs wächst. Es kann auch neugebildetes Bindegewebe sein. Jedenfalls sind die Dehnbar-keit und der Reichtum an Blutgefäßen zwei Eigenschaften des Stromas, wichtig für die Form und Wachstumsgeschwindigkeit des Krebses. Wo das Stroma am wenigsten dehnbar und am gefäßärmsten ist, pflegt das Wachstum am langsamsten, der Krebs am wenigsten bösartig zu sein. Wächst Krebs in faserreichem, wenig dehnbarem, gefäßarmem Bindegewebe, so kriecht er in Form von dünnen Epithelsträngen fort. Es entsteht eine harte Geschwulst, die wir als Scirrhus bezeichnen. (Schon Galen gebrauchte das Wort σχιϱϱος für harte Geschwulst.) Die dünnen Epithelstränge sind nicht charakteristisch für Scirrhus, denn sie finden sich ebenfalls beim rasch in lockerem Bindegewebe wachsenden Krebs, der das Bindegewebe durch dünne Epithelstränge gleichsam zersplittert. Während aber bei diesem rasch wachsenden Krebs die Menge Epithel nicht geringer ist als die des Bindegewebes, werden die Epithelstränge im Scirrhus durch große Mengen straffen Bindegewebes getrennt. Je nach dem Mengenverhältnis vom Epithel zum Bindegewebe unterscheidet man den Scirrhus, den Medullärkrebs (Markschwamm) und das Carcinoma simplex. Das Carc. medullare ist durch reichliches Epithel ausgezeichnet, das die Geschwulst markähnlich aussehen läßt. Dem Epithel gegenüber tritt das Bindegewebe in den Hintergrund. Zeigt das mikroskopische Präparat einen alveolaren Bau, indem die Epithelzellen in großen Haufen liegen, die durch dünne Bindegewebssepten getrennt sind, so nennt man die Geschwulst Carc. alveolare. Scirrhöse Krebse sind hart, epithelreiche Krebse hingegen weich, wenn nämlich das Epithel nicht verhornt, was die Geschwulst sehr hart macht. Zwischen Scirrhus und Carc. medullare kommen Formen vor, bei denen Epithel und Bindegewebe in nahezu gleicher Menge sichtbar sind und die man als Carc. simplex be-

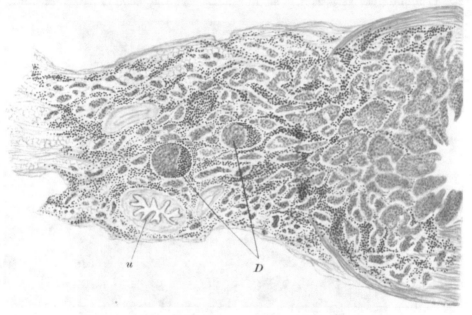

Abb. 237. Carcinoma uteri. Parametrium mit karzinomatösen Drüsen (D) und Ureter (U), der selbst frei ist von Karzinom (nach KRÖNIG und PANKOW, Gynäkologie, 5. Aufl.).

zeichnet. Im allgemeinen sind diese Formen nicht scharf getrennt, sondern es kommen vielfach Übergänge in derselben Geschwulst vor, sobald der Krebs aus hartem, festem in lockeres Bindegewebe hineinwächst oder umgekehrt. Abb. 238 zeigt ein Zylinder- bzw. Spindelzellenkrebs der Haut, wo ein Epithelstrang in verschieden festes Bindegewebe wächst: Links sehen wir den Durchschnitt eines dünnen, rechts den eines dickeren Teils des Epithelstranges. Je mehr die Zellen aufeinander gedrängt sind, um so dunkler und kleiner sind ihre Kerne bis zur völligen Pyknose. Solche Zellen sind weniger lebenskräftig, wachsen langsamer als die übrigen. Sobald sie aber in ein mehr lockeres und blutreiches Bindegewebe gelangen, können sie rasch weiter wachsen. Wir beobachten dies nicht nur in der primären, sondern manchmal auch in der metastatischen Geschwulst, die ja rasch einen erheblichen Umfang erreichen kann, während die primäre Geschwulst klein, ja sogar klinisch verborgen blieb! So können umfangreiche metastatische Krebsknoten in der Leber deutlich während des Lebens erkennbar werden, das kleine primäre scirrhöse Magenkarzinom sich aber der klinischen Beobachtung entziehen. Jene Abhängigkeit der Form und Wachstumsgeschwindigkeit eines Krebses von der Umgebung mahnt zur Vorsicht bei der Prognose! Ein kleines Ulcus rodens (s. unten) der Nasenhaut kann mehrere Jahre ungefähr gleich klein bleiben, dann aber, sobald einige Krebszellen lockeres, saftreiches Bindegewebe erreicht haben, innerhalb einiger Monate bis in den Rachen fortgewachsen sein, Schleimhäute und Knochen zerstörend.

Der Krebs ist mitunter schwer vom Sarkom zu unterscheiden. Einerseits gibt es nämlich Zylinder- bzw. Spindelzellenkrebse, andererseits (S. 491) Epithelioidzellensarkome. Zur Unterscheidung müssen wir 1. den Ausgangspunkt (Mutterboden) feststellen, 2. auf Bindegewebs- bzw. Epithelfasern fahnden und 3. das Verhalten der Blutkapillaren berücksichtigen. Ihr Endothel ist nämlich den Sarkomzellen unmittelbar aufgeklebt, was nur ausnahmsweise beim Krebs vorkommt,

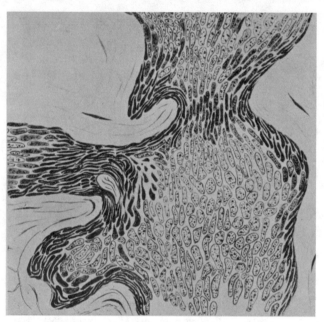

Abb. 238.   Zylinder- bzw. Spindelzellenkrebs der Haut.

nämlich beim Krebs solcher Organe, in denen das Kapillarendothel dem Epithel anhaftet (S. 491). Es kann außerdem Krebs in perikapillare Lymphwege sich ausbreiten, so, daß zwischen dem Epi- und dem Endothel stellenweise keine Bindegewebsfasern nachweisbar sind. Andererseits kann auch Sarkom normale Blutkapillaren umwachsen, so daß die Geschwulstzellen durch Bindegewebe vom Endothel getrennt sind. Wenn aber bei ausführlicher Untersuchung nirgends Endothel nachweisbar ist, das den Geschwulstzellen anhaftet, müssen wir mit der Annahme eines Sarkoms zurückhalten.

Das bindegewebige Stroma eines Krebses kann schleimig entarten, wenigstens Schleim enthalten, z. B. beim Gallertkrebs (s. später). Nekrose macht das Gewebe matt, lehmfarben. Verkalkung kommt auch vor, z. B. in verhornenden Krebsen.

Wir können die Krebse nach ihrem Mutterboden, also histogenetisch, unterscheiden in: a) Krebse, ausgehend von Deckepithel, b) Krebse, ausgehend von Drüsenepithel, Drüsenkrebs, c) Krebse, ausgehend von Epithel nicht sicher erkannter Natur, wie mancher Ovarialkrebs.

ORTH unterscheidet histologisch drei Karzinomarten: 1. das Kankroid (verhornenden oder epidermoiden Krebs, 2. den Drüsenkrebs (Adenokarzinom) und 3. den Cancer, der sich durch atypische, regellose Lagerung des Krebs-

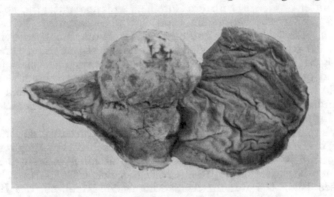

Abb. 239. Polypöser Drüsenkrebs (Adenokarzinom) des Magens. Nur ein Teil der Magenwand ist abgebildet. ($^3/_4$ nat. Gr.)

epithels auszeichnet. Diese histologische Einteilung deckt sich nicht vollkommen mit der histogenetischen. So gehört meist der Basalzellenkrebs (Deckepithel) und ausnahmsweise ein Drüsenkrebs zum Cancer. Es kann aber der Bau des Krebses und seine übrigen Zelleigenschaften einen deutlichen Hinweis auf den Mutterboden geben. So ist in der Regel der Krebs, vom Deckepithel der Portio vaginalis uteri ausgehend, ein Kankroid, der Zervixkrebs aber ein oft solider Drüsenkrebs von eigentümlich alveolarem Bau und der Krebs des Gebärmutterkörpers ein schönes Adenokarzinom. Im Gebärmutterhals entsteht aber nicht selten eine „Übergangsform".

In der Regel besteht der Drüsenkrebs aus mehr oder weniger atypischen, drüsenähnlichen Epithelröhrchen, ausnahmsweise aus soliden, und nicht selten zum Teil aus drüsenähnlichen, zum Teil aus soliden Epithelsträngen. Andererseits kann ein Deckepithelkrebs drüsenähnliche Gebilde besitzen, wie z. B. mancher Basalzellenkrebs.

All diese Krebse können sein:

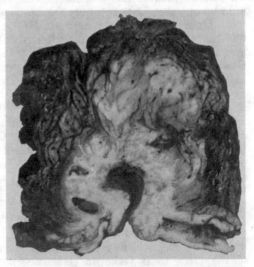

Abb. 240. Querdurchschnittener geschwüriger Enddarmkrebs (weißlich) aus sehr hartem Gewebe, das durch Schrumpfung Verengerung des Enddarms bewirkte. (Das gelappte grauweißliche Gebilde oben stellt Fettgewebe dar.) ($^4/_5$ nat. Gr.)

1. warzenartig (papillär, verrukös), blumenkohl- oder hutpilzartig, 2. flach erhaben, 3. geschwürig, sofern es sich um oberflächliche Geschwülste handelt. Abb. 199 zeigt einen Krebs des Unterschenkels, gewachsen in einem hartnäckigen Hautgeschwür nach Verbrennung. Wir sehen hier nicht nur Geschwürsbildung, sondern auch einen papillären,

blumenkohlartigen Krebs. Abb. 239 zeigt einen polypösen, pilzartigen Krebs der Magenschleimhaut, wie er auch im Darm, namentlich im Dickdarm, nicht selten ist und in der Haut ausnahmsweise vorkommt. Wir bemerken, daß manchmal nicht zu unterscheiden ist, ob ein Papillom anfangs gutartig, später krebsig „entartete", oder von vornherein, zunächst aber latenter, krebsiger Natur, war. Flach erhabene Krebse kommen in der Haut sowie in Schleimhäuten (Lippen z. B.) vor. Das Ulcus rodens nasi kann so beginnen, es kann aber auch warzenartig beginnen. Manche Scirrhi ventriculi sind auch Beispiele. Geschwürige Krebse sind genetisch zu unterscheiden in Krebse, die in einem Geschwür entstehen, wie im obigen Beispiel und wie mancher Magenkrebs, und Krebse, die erst sekundär Geschwürsbildung zeigen, nach oberflächlicher Nekrose, wie mancher Lippenkrebs und das Ulcus rodens.

Das krebsige Geschwür kennzeichnet sich durch aufgeworfene Ränder (Abb. 199) und einen ungleichen Boden. Die der Geschwürsbildung voraufgehende Nekrose pflegt ja im Innern der Geschwulst, nicht gerade in den Rändern, aufzutreten. Nach Entfernung des erweichten nekrotischen Gewebes entsteht dann dieses Bild. Die Ränder des verhornenden Krebses, des Hornkrebses, zeichnen sich durch große Festheit und Härte aus. Außerdem können wir manchmal im Geschwürsboden hervorragende Hügelchen oder Körnchen sehen, welche die freien Enden von Epithelsträngen sind. Mitunter, namentlich wenn das Epithel verhornt ist, lassen sich diese „Hornperlen" ausdrücken: sie kommen dann wurmartig zutage, ähnlich wie eine Komedo (S. 506). Nicht jeder geschwüriger Krebs hat diese Eigenschaften der Ränder Es kann sich z. B. ein Magengeschwür mit weichen, kaum oder nicht aufgeworfenen Rändern bei mikroskopischer Untersuchung als krebsiger Natur herausstellen.

Unter der Oberfläche liegende Krebse können harte oder weiche Knoten bilden, wie z. B. in der Brustdrüse, der Leber. Scirrhöse Krebse sind hart, medulläre weich. Im Inneren eines Knotens kann Nekrose eintreten, nekrotisches Gewebe kann erweichen und resorbiert werden. Dadurch kann in einem an der Leberoberfläche liegenden Knoten eine Delle (Krebsnabel) entstehen.

a) Deckepithelkrebs.

Sie können ausgehen vom zuvor scheinbar normalen Deckepithel, von atypisch gewuchertem Epithel in einem Geschwür, oder von einem Papillom (S. 500) oder von verlagerten Deckepithelzellen, wie sie in Nävi (S. 499) vorkommen oder von Deckepithel in gröberen Mißbildungen, in Teratomen usw. Ein von einer Drüse ausgehender Krebs, der aus soliden Zellsträngen aufgebaut wird, wie z. B. ein Talgdrüsenkrebs es sein kann, ist mitunter schwer von einem Deckepithelkrebs zu unterscheiden.

Krebs, von einschichtigem Deckepithel ausgehend, kennen wir nicht genau. Vielfach untersucht sind hingegen die Krebse der Haut und der Schleimhäute mit mehrschichtigem Epithel, das normaliter verhornt (Mund, Speiseröhre) oder nicht verhornt (Harnwege). Besonders beim Hautkrebs haben RIBBERT, PETERSEN u. a. den uni- und multizentrischen Ursprung festgestellt, d. h. einen einfachen oder vielfachen Ursprung aus dem Deckepithel.

Wir können die von verhornendem mehrschichtigen Epithel ausgehenden Krebse unterscheiden in Kankroide und nicht-verhornende Krebse, welche letztere aus zylindrischen oder spindelförmigen Epithelzellen aufgebaut werden (Basalzellenkrebse KROMPECHERS). In beiden können zystöse Gebilde vorkommen, beim Kankroid ausgefüllt mit Hornstoff, bei den nicht-verhornenden Krebsen mit einem unbekannten, mitunter kolloiden Stoff.

In den Kankroiden tritt zwar Verhornung ein, aber in atypischer Weise, indem nicht alle Schichten wie im normalen verhornenden Deckepithel nachzuweisen

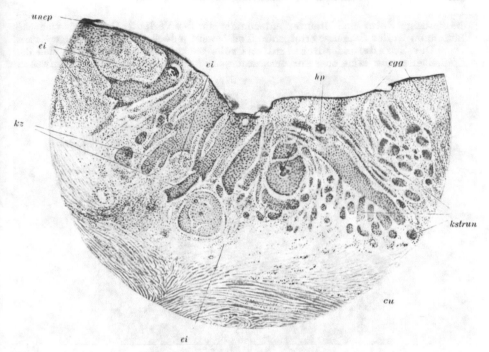

Abb. 241. Verhornender Plattenepithelkrebs (nach ARNDT, Grundriß der Dermatologie).

kz = Krebszapfen; *ei* = entzündliches Infiltrat; *unep* = unverhorntes Epithel; *hp* = Hornperlen; *egg* = Leukozytenanhäufungen; *kstrun* = Krebsstränge und -nester; *cu* = Cutis.

sind. Es fehlt hingegen eine oder mehrere Schichten. Die Behauptung, daß eben die „basale" Schicht zylindrischer Epithelzellen in den krebsigen Zellsträngen fehlen soll, ist aber unrichtig. Man kann diese Schicht oft nachweisen, obwohl die Zellen in Gestalt und Größe von den typischen normalen basalen Zellen etwas abweichen. Selbstverständlich sind die mit dem Bindegewebe zusammenhängenden Epithelzellen die jüngsten, sie entsprechen der Keimschicht der Haut. Der gebildete Hornstoff findet sich im Innern der Krebsstränge. Die verhornten Epithelzellen können zu weißlich glänzenden perlenähnlichen Gebilden zusammenballen (Kankroidperlen). Es gibt verhornte Epithelzellen mit gefärbten Kernen (Parakeratose S. 292). Leukozyten liegen nicht selten zwischen und sogar in Epithelzellen. Mit den Epithelsträngen können sich die Hornperlen verzweigen. Das verhornte Epithel färbt sich oft dunkelrosa durch Eosin und blau nach GRAM.

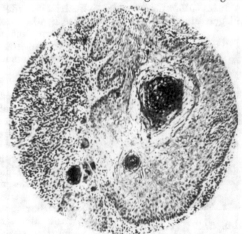

Abb. 242. Sog. Hornperle (schwärzlich) in einem Epithelzapfen eines Kankroid. Links unten „Fremdkörperriesenzellen" im Bindegewebe, das links von Leukozyten durchsetzt ist.

Es ist manchmal schwer, ein krebsiges von einem nicht-krebsigen Papillom, z. B. der Harnblase, des Kehlkopfes, histologisch abzugrenzen. Mehr oder weniger starke Atypie des Epithels, infiltrierendes Wachstum weisen auf die krebsige Natur hin. Mitunter entscheidet nur der Verlauf. Der durch vielfache Blutungen in der Harnblase erfolgende Tod beweist jedoch nicht die krebsige Natur.

Der Spindel- oder Basalzellenkrebs zeichnet sich dadurch aus, daß die Epithelzellen gar keine oder nur ausnahmsweise Spuren von Verhornung aufweisen

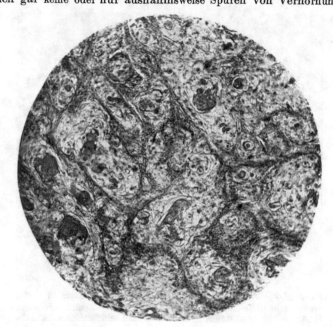

Abb. 243. Atypisch verhornende Epithelzellgruppen in einem Kankroid.

und im allgemeinen eine zylindrische oder spindelförmige Gestalt besitzen. Sie pflegen ein Gewebe zu bilden, das Bindegewebe ähnlich aussieht, wobei die Epithel-

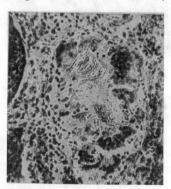

Abb. 244. Verhornte Epithelzellen mit mehrkernigen Riesenzellen.

fasern fest mit den Bindegewebsfasern zusammenhängen können, so daß nur der Nachweis ihres Mutterbodens oder die Färbung nach VAN GIESON entscheiden kann. Mitunter kommen wir nicht weiter als zur Annahme eines Sarcoma carcinomatodes oder Carcinoma sarcomatodes. Kein Wunder, daß diese Krebse oft mit Sarkom, Endotheliom verwechselt worden sind. Der Nachweis von Verhornung oder Zusammenhang mit der Keimschicht der Oberhaut entscheidet — Verwachsung des Krebsepithels mit der Keimschicht, sobald es, aus der Tiefe wachsend, diese erreicht, ist nicht nachgewiesen oder auch nur wahrscheinlich gemacht worden. Die Spindelepithelzellengeschwulst umfaßt offenbar mehr als den Basalzellenkrebs — sie umfaßt alle aus spindelförmigen Epithelzellen aufgebauten Geschwülste.

Was das Ausbleiben der Verhornung und der Bildung von Stachelzellen im Basalzellenkrebs bedingt, wissen wir nicht.

Der Basalzellenkrebs und der Pigmentkrebs der Haut haben den gleichen Mutterboden: sind ja eben die basalen Zellen der Oberhaut pigmentiert. So kann es nicht wundernehmen, daß der Basalzellenkrebs mitunter ganz oder zum Teil ein Pigmentkrebs ist, ja, wir müssen eher die Pigmentlosigkeit der aufbauenden Zellen als abnorm betrachten. Sowohl der pigmentierte wie der pigmentfreie Basalzellen-krebs der Haut kann aus kleinen Mißbildungen wie Naevi oder aus chronisch ge-reizten Hautstellen erwachsen: letzteres z. B. bei der Seemannshaut; ferner sah ich

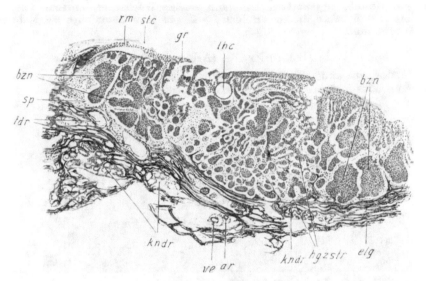

Abb. 245. Basalzellenkrebs der Haut (nach ARNDT, Grundriß der Dermatologie).
rm = Rete Malpighii; *stc* = Stratum corneum; *gr* = Geschwürsrand; *lhc* = leere Horncyste; *bzn* = Basal-zellennester; *sp* = Spalt; *tdr* = Talgdrüsen; *kndr* = Knäueldrüsen; *ve* = Vene; *ar* = Arterie; *hgzstr* = hirschgeweihartig verzweigte Zellstränge; *elg* = elastisches Gewebe.

z. B. einen teilweise pigmentierten Basalzellenkrebs der Fußsohle mit Metastasen in den gleichseitigen Leistendrüsen und in inneren Organen, der sich aus einem jahrelang mit Ätzmitteln gereizten Kallus entwickelte. In den metastatischen Geschwülsten der Leistendrüsen hingen die spindelförmigen Epithelzellen stellenweise scheinbar genau wie die Zellen eines Fasersarkoms mit dem Binde-gewebe zusammen. Das pigmentierte Gewebe eines Melanoms kann erweichen. Melanurie (vgl. HAMMARSTEN u. a.) kann bei Melanom auf-treten.

Sind alle Chromatophoren der Lederhaut Epithelzellen (der Keimschicht), so sind die von ihnen gebildeten Geschwülste Epitheliome bzw. Pigmentkrebse; sind sie Bindegewebszellen, so sind die Geschwülste Pigmentsarkome (S. 492). Die Unterscheidung kann schwer sein. RIBBERT nennt alle durch Wucherung von Pigmentzellen, Chromatophoren, entstandenen Geschwülste Chromatophorome. KROMPECHER betrachtet auch das Melanom und Gliom der Netzhaut als Pigmentkrebse. Die Entstehung des Melanoms der Nebenniere erheischt genauere Forschung.

Das Ulcus rodens ist ein sehr langsam wachsender geschwüriger Basalzellenkrebs der Haut, der aus einer kleinen „Warze" hervor-geht oder in einer alten Hautschrunde einsetzt.

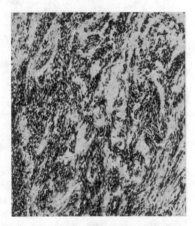

Abb. 246. Metastatischer Basalzellen-krebs in einer Leistenlymphdrüse.

Dieser Krebs bevorzugt die Haut der Nase und ihrer Umgebung besonders bei Leuten, die sich viel der Einwirkung der Außenluft ausgesetzt haben. Das ganz langsame Wachstum und das Ausbleiben von Metastasen machen den Eindruck eines gutartigen Gewächses. Aber mit Unrecht. Zeitige Entfernung vermag allerdings das Übel für immer zu beseitigen, sobald aber das wuchernde Epithel aus der straffen Lederhaut in lockeres, blutreicheres Gewebe eingewachsen ist, kann rasches Wachstum, mitunter mit Verhornung an einzelnen Stellen erfolgen, während man dann auch auf Metastase gefaßt sein muß.

b) Drüsenkrebs (Adenokarzinom).

Jeder aus drüsenähnlichen Gebilden aufgebaute Krebs ist ein Adenokarzinom oder malignes Adenom. Die aufbauenden Epithelröhrchen oder Hohl-

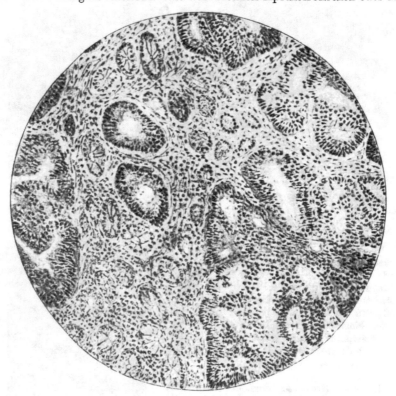

Abb. 247. Adenokarzinom des Dickdarms. Außer typischen (kleinen) Drüsenröhrchen mehrere atypische (besonders rechts): unregelmäßig mehrschichtiges Epithel mit größeren und chromatinreicheren Kernen.

räume unterscheiden sich mehr oder weniger von denen des Mutterbodens durch Atypie der einzelnen Epithelzellen oder ihrer Schichtung, indem z. B. unregelmäßig mehrschichtiges Epithel an die Stelle eines einschichtigen tritt. Es verdient aber keine Empfehlung den Drüsenkrebs mit geringer Atypie als malignes Adenom, den mit stärkerer Atypie als Adenokarzinom zu bezeichnen. Beide sind ja infiltrierende, metastasierende, somit krebsige (S. 511) Epitheliome. Werden ziemlich regelmäßige Röhrchen gebildet, so nennt man den Drüsenkrebs wohl ein Carcinoma tubulare.

Das wuchernde Epithel vermag nicht nur die Hohlräume der drüsigen Gebilde auszufüllen, sondern auch durch die Membr. propria hindurchzuwachsen.

Letzteres darf man nur schließen aus der Untersuchung von Serienschnitten oder von Schnitten, welche senkrecht auf der Fläche der Membr. propria stehen.

Drüsenkrebse können vom sezernierenden Drüsenepithel oder vom Epithel eines Ausführungsganges ausgehen. Letzterer kann in verschiedener Tiefe in das Deckepithel der Körperoberfläche, wohin er führt, übergehen, wie z. B. in der Milchdrüse. Drüsenkrebse, welche aus sezernierendem Epithel entstehen, können ein Sekret bilden, das dem des Mutterepithels ähnlich oder vielleicht gar gleich ist, wie z. B. Krebs der Leber, der Schilddrüse (S. 455). Schleimbildendes Epithel, das durch Wucherung Krebs bildet, kann in der Geschwulst ebenfalls einen Schleimstoff bilden. Ob dieser dem physiologisch gebildeten gleich ist, läßt sich nicht im allgemeinen, und vorläufig noch nie sicher beantworten. Wir kennen einen Schleim- oder Gallertkrebs (Carcinoma gelatinosum, s. mucosum), einen Kolloidkrebs (Carcinoma colloides s. cylindromatosum), ein Carc. psammosum (mit verkalkten Schichtungskugeln, besonders in

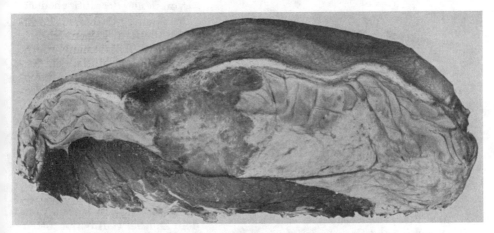

Abb. 248.   Gallertkrebs (der glasige Knoten) der Brustdrüse.

Brustdrüse, Gebärmutter, Eierstock). Der Schleim- und der Kolloidkrebs unterscheiden sich darin, daß das Krebsepithel im ersten Fall Schleim, im zweiten Kolloid bildet. Es kommt aber vor, daß ein Kolloidkrebs Kolloid (rosa durch Eosin) zwischen den Epithelzellen in den „Alveolen", jedoch Schleim (blau durch Hämatoxylin) zwischen den Fasern des bindegewebigen Stromas enthält. Dieser Schleim entstammt höchstwahrscheinlich in bestimmten Fällen ebenfalls dem Krebsepithel, er ist wahrscheinlich basophil gewordenes Kolloid. Wie und wodurch das vor sich geht, wissen wir nicht. In gewissen Mischgeschwülsten (Myxokarzinomen) entsteht er wohl im Bindegewebe.

Beim Kolloidkrebs bildet sich das Kolloid in den Epithelzellen, in deren Zellleib es zuerst als Körnchen erscheint, die sich allmählich vergrößern, zusammenfließen und den Kern gegen die Zellwand drängen, wobei dieser eine Schüsselform annimmt. Die Zellwand wird allmählich dünner, besonders an der dem Kern gegenüberliegenden Seite. Schließlich reißt sie dort ein und es tritt das Kolloid aus. Ein sichelförmiger, kernhaltiger Zellrest bleibt dann übrig. Das Kolloid häuft sich vor allem oder ausschließlich zwischen den Zellen an, es kann auch in die Lymphspalten zwischen den Bindegewebsfasern der Umgebung eintreten. Der Kolloidkrebs kann aber schon für das unbewaffnete Auge erkennbar sein: seine Schnittfläche sieht glasig, durchscheinend, mehr oder weniger eisartig aus.

In einem Drüsenkrebs sind zystöse Erweiterungen durch Anhäufung von Sekret nicht selten: Zystokarzinom.

Entsteht Krebs in der Wand eines hohlen Organs, so kann sich das Muskellager dieser Wand verdicken, und zwar entweder durch Hypertrophie, indem die Geschwulst zu Verengerung geführt hat, oder durch krebsige Durchwachsung derselben. Im letzteren Fall können die Epithelstränge die Muskelzellen zu Atrophie bringen, wie bei der Linitis plastica (s. dort).

Zu den Drüsenkrebsen sind auch gewisse maligne Nierenadenome und Strumae suprarenales aberratae zu rechnen: Es kommen versprengte Nebennierenkeime in der Niere vor, die nicht weiter zu wachsen scheinen, es sind also Choristome. Andere wachsen aber krebsartig weiter (GRAWITZsche Geschwulst) nicht zu verwechseln mit Nierenendotheliom (S. 496).

c) Krebse von unsicherem Ursprung.

Solche können sich an verschiedenen Stellen finden. Sie lassen sich kaum von einem allgemeinen Standpunkt aus behandeln. Zellen und Kerne können so von denen des Mutterbodens abweichen, daß ihre Formeigenschaften keinen Hinweis auf ihre Abstammung geben. Da bleibt nur übrig, dem Zusammenhang mit dem Mutterboden, nötigenfalls durch Serienschnitte, nachzuspüren.

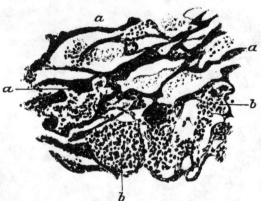

Abb. 249. Chorionepitheliom des Uterus.
a Syncytium. *b* LANGHANSsche Zellen (nach JORES).

Zu den Krebsen gehört auch das Syncytioma oder Chorionepithelioma malignum, weil es ja eine bösartige, metastasierende, tödliche Epithelgeschwulst ist. Früher nannte man sie Deziduom, MARCHAND wies aber ihre Entstehung aus dem Epithel von Chorionzotten nach. Bekanntlich werden die Chorionzotten von einem zwei-schichtigen Epithel, das vom fötalen Epiblast (Ektoderm) abstammt, bedeckt. Die innere Schicht besteht aus scharf abgegrenzten, durchscheinenden, glykogenreichen, vieleckigen (vielflächigen) LANGHANSschen Zellen, die äußere Schicht aus großen, kernreichen Protoplasmaplatten (Syncytium). Beide Epithelarten können, und zwar in verschiedener Menge, in Wucherung geraten und ein Chorionepitheliom bilden.

Dabei kann Syncytium als Riesenzellen auftreten, welche Sarkomriesenzellen ähnlich sind. In der primären sowie in den metastatischen Geschwülsten finden sich oft große, mit Blut gefüllte Räume, Hämatome, welche durch Arrosion von Gefäßchen durch die Geschwulstzellen (?) entstehen. Manchmal glaubt man auf dem ersten Anblick nur ein rundliches Hämatom vor sich zu haben. Bei mikroskopischer Untersuchung läßt sich dann Chorionepithel nachweisen. Hämatogene metastatische Geschwülste treten häufig in Lungen und anderen Organen auf. Bemerkenswert sind Metastasen in der Vaginalwand, die eine harmlose Varix vortäuschen können.

Dem Chorionepitheliom geht in vielen Fällen eine Blasenmole mit hydropischen (schleimhaltigen?) Zotten, ein „Myxoma" chorii voraus, wobei man oft schon Wucherung des Chorionepithels antrifft. In denen die Zotten einer Blasenmole in die Gebärmutterwand und Gefäße hineinwuchern („destruierende" Blasenmole). In anderen Fällen entsteht das Chorionepitheliom durch Wucherung des Chorionepithels allein. Es kann aber auch ohne Blasenmole ein Chorionepitheliom entstehen, indem es aus einem zurückgebliebenen Plazentarrest (Plazentarpolyp), der selbst keine Geschwulst ist, auswächst. Schon ohne Geschwulstbildung können Chorionzotten ziemlich tief in die Gebärmutterwand eindringen, so daß die Unterscheidung eines solchen harmlosen Vordringens und eines bösartigen Chorionepithelioms schwer, ja an ausgekratzten Stückchen unmöglich sein kann. Und das Chorionepitheliom kann schnell weiterwachsen und metastasieren!

In der Vaginalwand, in Lunge, Leber, Niere, im Herzen (B u s s e) hat man primäres Chorionepitheliom nach Blasenmole oder sonstigem Abortus beobachtet. Wir müssen da eine Verschleppung von Chorionepithel in jene Organe als wahrscheinlich annehmen, das dann ausnahmsweise — Chorionepithel wird oft durch das Blut verschleppt ohne daß Geschwulstbildung erfolgt — zu einer Geschwulst auswächst. Jedoch ist zu bedenken, daß auch ohne Schwangerschaft, ja sogar beim Mann (im Hoden), im Magen, Schilddrüse, Brustdrüse und an anderen Stellen eine ähnliche Geschwulst (Pseudochorionepitheliom) auftreten kann. Die

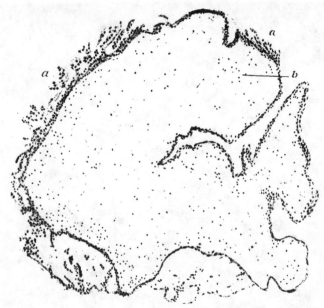

Abb. 250. Blasenmole (schwache Vergr.). *a* Gewuchertes Chorionepithel. *b* Ödematöses Stroma der Zotte (nach JORES).

Franzosen haben ähnliche Geschwülste als „sarcome angioplastique" oder „cancer hématode" bezeichnet. Ihr Ursprung ist dunkel, auch wenn man einen embryonalen Keim annimmt oder die Geschwulst als eine teratoide (§ 102) betrachtet.

§ 102. Teratome (Embryome) und teratoide Mischgeschwülste.

Wir haben S. 212 schon bemerkt, daß manches Teratom als der Parasit bei einer asymmetrischen Doppelbildung zu betrachten ist. Solche Teratome sind also Mißbildungen, aus welchen oder in welchen allerdings eine Geschwulst, z. B. Krebs, entstehen kann, wie bei anderen Mißbildungen. Ein Teratoma nennt man T. simplex, wenn es nur eine Mißbildung, T. blastomatosum oder teratoide (embryoide) Geschwulst, wenn es eine Geschwulst darstellt oder enthält. Ersteres ist als Störung der Entwicklung, letzteres als solche des Wachstums aufzufassen. Die Grenzen sind aber nicht immer, ebensowenig wie die zwischen Mißbildung und Geschwulstbildung überhaupt (S. 453), scharf zu ziehen.

Ein Teratom besteht gewöhnlich aus Erzeugnissen der drei Keimblätter (T. triphyllum), es kann aber nur aus solchen zweier Keimblätter (T. diphyllum, ASKANAZY) aufgebaut werden. Letztere sind schwer von den Mischgeschwülsten (§ 100) abzugrenzen. Das Teratom zeichnet sich im allgemeinen aus dadurch, daß es Organe (wie Haut mit Drüsen, Zähne, Muskel, Auge) oder Ansätze zu Organbildungen enthält, sei es auch nur in mikroskopischen Dimensionen. Mitunter enthält es sogar ein eigenes Nervensystem. Während die Mischgeschwülste, auch in ihrer Zusammensetzung, an bestimmte Stellen gebunden sind, kann ein Teratom, z. B. ein Dermoid des Eierstocks einem Mediastinalteratom gleich sein. Die das Teratom aufbauenden Gewebe können ungereift, embryonal (T. embryonale) oder gereift sein. Das Teratom macht den Eindruck, ein mißbildeter Fötus zu sein (Embryom, WILMS). Auch das zweikeimblättrige

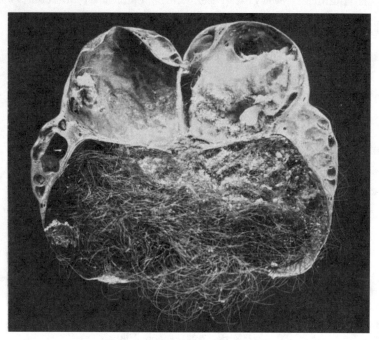

Abb. 251. Dermoid des Eierstocks. Im oberen Abschnitt ein paar (weiße) Zähne, unten Haare mit Talg. Die einzelnen Gewebe übrigens nur mikroskopisch erkennbar.

Teratom, das sich eben dadurch von der Mischgeschwulst bzw. der ihr zugrunde liegenden örtlichen Mißbildung unterscheidet. Sowohl diese wie die Mischgeschwulst weisen Eigenschaften auf, welche den Geweben des Entstehungsortes eigen sind.

In Teratomen findet sich meist Haut mit anderen Erzeugnissen des Epiblastes (Zähne, Haare) oder ohne solche, ferner Knochen, Knorpel, Muskel usw. Solche Teratome nennt man Dermoidzysten (Dermazysten, ASKANAZY).

ASKANAZY u. a. haben bei Versuchstieren Teratoide erzeugt (S. 459), die sich vom spontanen Teratom bei Mensch und Tier dadurch unterscheiden, daß sie sich oft zurückbilden, letztere nicht. Es läßt sich ein experimentelles Teratoid mit Erfolg auf ein zweites und drittes Tier verimpfen. Das Wachstum eines experimentellen Teratoids wird mitunter durch Schwangerschaft oder Brutzeit (bei Vögeln) des Versuchstiers gesteigert. Ein außerhalb des Körpers aufbewahrter Embryo vermag noch längere Zeit ein dreikeimblättriges Teratoid zu erzeugen.

Der Ursprung der Teratome muß nicht immer derselbe sein. Die hochorganisierten Teratome verstehen wir am besten als Gebilde bigerminalen Ursprunges, nämlich als Foetus in foetu, d. h. als abortive Doppelmißbildungen. Über weitere Einzelheiten vermögen wir nichts anzugeben, ebensowenig wie über die Entstehung der Doppelmißbildungen überhaupt (S. 223). Nehmen wir Entstehung des Teratoms aus einem einzigen Keim an, so muß dieser Keim um so mehr einer befruchteten Eizelle bzw. Teil derselben gleichwertig sein, je mehr verschiedenartige Abkömmlinge der drei Keimblätter das Teratom enthält.

20. Kapitel

Allgemeine Störungen des Stoffwechsels.

§ 103. Einleitung.

Wir haben § 51 schon einige allgemeine Bemerkungen über den Stoffwechsel gemacht und die örtlichen Störungen des Metabolismus, sofern wir diese an Veränderungen der Zellen und des Zwischenzellengewebes zu erkennen vermögen, besprochen. Jetzt sollen wir die allgemeinen Störungen des Stoffwechsels erörtern.

Bei dem ersten Anblick scheinen diese allgemein, d. h. nicht durch bestimmte Zellen oder Zellgruppen bedingt zu sein, sondern auf primär pathologischen Eigenschaften aller oder vieler Gewebe zu beruhen, eben jener Gewebe welche die Stoffwechselstörung zeigen. So hat man Fettsucht zunächst einem zuwenig des oxydativen Fettspaltungsvermögens jener Gewebe zugeschrieben, die eben das zu reichliche Fettgewebe bilden. Es hat sich jedoch allmählich mehr und mehr herausgestellt, daß die verschiedenen Stoffwechselvorgänge verwickelter Natur und von der Tätigkeit bestimmter Organe, die Enzyme oder innere Sekrete bilden, abhängig sind. Störungen dieser Funktionen können zu allgemeinen Stoffwechselstörungen führen, das heißt zu Störungen, an denen der ganze Organismus teilzunehmen scheint und aus denen Krankheit erfolgen kann. Es können dabei gewisse Stoffe, wie z B. Fett, Harnsäure, in zu großer Menge im Organismus angehäuft und abgelagert oder eben wie z. B. Zucker in zu großer Menge ausgeschieden werden, oder es können Stoffe erscheinen, die wir im normalen Organismus bisher nicht angetroffen haben, wie z. B. Homogentisinsäure (Hydrochinonessigsäure) bei der sog. Alkaptonurie.

Ohne in Einzelheiten zu treten, müssen wir folgende allgemeine Bemerkungen über die Untersuchung des Stoffwechsels vorausschicken: Man kann den Stoffwechsel zunächst stofflich, chemisch, untersuchen, indem man die Nährstoffe genau qualitativ und quantitativ bestimmt, ebenso die Endprodukte des Stoffwechsels und die Veränderungen, welche die Nährstoffe erleiden, bevor sie als Endprodukte ausgeschieden werden. Die Veränderungen der Nährstoffe im Magendarmkanal bei der Digestion rechnet man nicht zum Stoffwechsel. Dieser setzt erst an den resorbierten Stoffen ein. Die Veränderungen, die dann auftreten bis zur Bildung der Endprodukte, fassen wir als intermediären Stoffwechsel zusammen. Von den dabei auseinander hervorgehenden Zwischenprodukten wissen wir recht wenig; aber eben ihre Kenntnis ist für unsere Einsicht in den Stoffwechselvorgängen unentbehrlich. Wir nehmen an, daß Enzyme und innere Sekrete dabei eine Rolle spielen. Aber diese Enzyme und inneren Sekrete sind meist noch hypothetischer Natur und noch nicht stofflich rein, etwa wie NaCl, ja meist noch nicht einmal in ihrer Tätigkeit rein dargestellt (S. 119).

Nun kann man den Stoffwechsel aber auch „dynamisch", energetisch, untersuchen. Stoffwechsel bedeutet Wechsel von Form und Verteilung der in den

Nährstoffen vorhandenen Energie im lebenden Organismus. Es ist die Quelle, die einzige Quelle, sofern wir wissen, aller tierischen Wärme, aller Wirkungen, aller „Kräfte" überhaupt im tierischen Organismus. RUBNER hat festgestellt, daß bei Verbrennung der Nährstoffe zu den gleichen Endprodukten, im lebenden Organismus und im Kalorimeter, die gleiche Wärmemenge entsteht. Das Gesetz der Erhaltung der Energie (ROBERT MAYER, HELMHOLTZ) gilt auch hier. Und es ist das Verdienst von RUBNER, FR. MÜLLER, VON NOORDEN u. a., die energetische, das heißt kalorimetrische Untersuchung des Stoffwechsels eingeführt zu haben. Diese bestimmt den energetischen Wert der Nährstoffe. Nach RUBNER rechnet der Organismus der Tiere mit den Energiewerten der Nährstoffe und der Körperstoffe, und es ist, trotz des verschiedenen Chemismus der Zerlegung, der Energieumsatz die bestimmende Einheit. Nach seinem Isodynamie-Gesetz können sich die verschiedenen Nährstoffe, ihrem Wärmewerte entsprechend, vertreten. So sind 100,0 Fett, 232,0 Stärke, 234,0 Rohrzucker und 243,0 g trocknes Fleisch isodynam. Es hat dieses Gesetz jedoch keine unbedingte Gültigkeit, denn Mensch und Tier können ohne Stickstoff (Eiweiß) nicht lang am Leben bleiben. Wir schweigen dann noch von den Vitaminen (S. 136) und von Fetten und Kohlehydraten, die ja auch nicht ohne Schaden zu entbehren sind.

So hat man den Kalorienbedarf des ruhenden und verschieden stark arbeitenden Menschen (VON NOORDEN), und das Kaloriengleichgewicht bei richtiger stofflicher Mischung der Nährstoffe bestimmt. Übertrifft die Kalorienzufuhr den Bedarf, so tritt Ansatz, namentlich von Fett, ein. Ist sie kleiner als der Bedarf, so werden Körperstoffe, und zwar an erster Stelle Glykogen und Fett, verbrannt. Grundumsatz eines Organismus nennt man das Minimum an Energie, das zur Erhaltung des Lebens nötig ist. Er wird durch Temperatur, Ernährung und körperliche, wahrscheinlich auch geistige Arbeit geändert.

Aus obigem geht hervor, daß sich die stoffliche (chemische) und energetische Untersuchung ergänzen. Die stoffliche Untersuchung lehrt nichts über den energetischen Wert, die energetische Untersuchung nichts über die Natur der chemischen Vorgänge und die qualitativen Bedürfnisse des Organismus. Und wir brauchen sowohl die Kenntnis des einen wie die des anderen. Nicht jede Mischung energetisch gleichwertiger Nährstoffe ist für alle, auch normale, Individuen, unter allen Umständen in gleichem Maße geeignet, die Leistungsfähigkeit zu fördern (BÄLTZ).

Die Nährstoffe des tierischen Organismus sind bekanntlich nach ihrer chemischen Zusammensetzung zum Teil organische (Eiweißstoffe, Fette, Kohlehydrate, einige Salze organischer Säuren), zum Teil anorganische (Wasser, Salze). Außerdem wird in den Lungen Sauerstoff ins Blut aufgenommen. Man bestimmt bei den Stoffwechseluntersuchungen genau die Einnahmen und die Ausgaben. Als Maß des Eiweißzerfalls betrachtet man die N-Menge, die mit dem Harn als Harnstoff, Harnsäure und Ammoniak ausgeschieden wird. Vollkommen genau ist dieses Maß aber nicht: denn einerseits wird ein Teil der Zerfallsstoffe des Eiweißes mit dem Kot und mit dem Schweiß ausgeschieden, andererseits ist wiederholt die Möglichkeit betont worden (VOIT, UMBER), daß Eiweißkörper im Organismus in einen N-haltigen und einen N-freien Teil zerfallen, und daß unter gewissen Umständen nur der N-freie Teil weiter zerfällt und als CO_2 ausgeschieden wird, während der N-haltige Teil im Körper zurückbleibt. Die in der Atmungsluft ausgeschiedene Kohlensäure kann nach dieser Annahme somit von Eiweißkörpern herrühren; für gewöhnlich ist sie jedoch ein Endprodukt der Oxydation besonders von Kohlehydraten, weniger von Fetten. Bekanntlich nennt man $\dfrac{CO_2}{O_2}$ den respiratorischen Quotient. Er ist < 1, weil der O_2 noch zu anderen Oxydationen als zur Bildung von CO_2 gebraucht wird. —

Im allgemeinen wird nur eine ganz unerhebliche Menge N mit dem Schweiß ausgeschieden. Nach KRAMER stieg sie aber bei einem Marsch im Sommer auf 711 mg in 8 Stunden, bei angestrengter Arbeit gar auf 1881 mg in 8 Stunden, d. h. bis auf 12 % des Stickstoffes im Harn und Kot.

Wer von Stoffwechselkrankheiten redet, bedient sich eines unrichtigen Ausdruckes, weil ja der Stoffwechsel wohl gestört aber nicht krank sein kann. Krank kann nur ein bestimmtes Organ oder der Organismus sein, und diese Krankheit, z. B. Hypo- oder Athyreoidie, kann sich in Stoffwechselstörungen äußern oder eben, wie Selbstvergiftungen, von ihr hervorgerufen sein. Wir können zurzeit aber noch nicht immer die Funktionsstörung, die einer Stoffwechselstörung zugrunde liegt, anweisen, und müssen uns daher vorläufig auf die Stoffwechselstörungen selbst als Grund einer Einteilung beschränken. Wir dürfen also nicht vergessen, daß sie nur Erscheinungen einer Krankheit bzw. Symptomenkomplexe darstellen, die, wie z. B. Diabetes mellitus, bei verschiedenen Erkrankungen auftreten können. Aber selbst diese Einteilung ist eine dürftige. So pflegt man den Diabetes melitus zu den Störungen des Kohlehydratestoffwechsels zu rechnen, obwohl manchmal bedeutende Störungen des Eiweißstoffwechsels dabei auftreten, ja eben die größte Bedeutung haben. Wir wollen keine solche Einteilung vornehmen, und nacheinander besprechen: Hungerzustände, Magerkeit und Fettsucht, Diabetes, Störungen des Harnsäurestoffwechsels, einige andere wenig gekannte Stoffwechselstörungen.

Im allgemeinen haben wir, wo Stoffe sich im Körper anhäufen, entweder mit zu großer Zufuhr oder Bildung, oder mit zu geringer Ausscheidung oder Spaltung (Verbrennung) oder mit beidem zu tun. Wo ein Stoff im Körper abnimmt, hat entweder die Zufuhr bzw. der Aufbau ab- oder der Abbau bzw. die Ausscheidung zugenommen, oder beides zugleich stattgefunden. Nur wenn Zufuhr und Bildung einerseits und Spaltung und Ausscheidung andererseits gleich sind, herrscht Gleichgewicht.

§ 104. Hungerzustände, Unterernährung, Inanition.

Ein Hungerzustand (Unterernährung) tritt ein, sobald die Menge resorbierter Nährstoffe geringer ist als die im Stoffwechsel zerfallende. Die Bedeutung eines Hungerzustandes für den Organismus hängt ab von seinem Grad und seiner Dauer. Völlige Enthaltsamkeit von Nahrung führt nach einiger Zeit zu Atrophie (S. 269) sämtlicher Gewebe, auch des Blutes (Anämie) mit Erschöpfung. Diesen Zustand bezeichnen wir als Inanition. Sie führt schließlich zum Tode.

Ist die Haut welk, auffallend trocken und spröde, so bezeichnet man den Zustand als Marasmus, hat sie eine gelbbräunliche Farbe angenommen, welche nicht irgend einer äußeren Schädigung zuzuschreiben wäre, als Kachexie (§ 91).

Man hat den Stoffwechsel in Hungerzuständen an Versuchstieren und Hungerkünstlern studiert. BOUCHARD sah Hunde an Inanition zugrunde gehen, sobald ihr Körpergewicht etwa 40 % abgenommen hatte, andere Forscher erst nach größerem Gewichtsverlust. Bei jüngeren Individuen erfolgt der Tod früher. Von dem Gesamtverlust an Gewicht kommt ein bedeutender Teil, etwa $^2/_3$, auf das Wasser; durch Trinken wird der Gewichtsverlust geringer. Hunger mit Durst tötet denn auch weit eher als Hunger mit Darreichung von Wasser. So erlagen Tauben dem Hunger mit Durst nach 4—5 Tagen, Hunger ohne Durst bis nach 12 Tagen (RUBNER), Hunde starben nach 20 bzw. 30 Tagen (BOUCHARD). Die Hungerkünstler pflegen Wasser zu trinken. Kälte beschleunigt das Ende, weil sie, wenigstens unter gewissen Umständen (S. 579), den Stoffwechsel erhöht.

Beim Hungern nehmen zunächst das im Körper vorrätige Brennmaterial (Glykogen und Fett) ab. Bei hungernden Hunden behalten die Muskeln das Glykogen länger als die Leber. Je mehr Glykogen und Fett (VOIT) vorrätig sind, um so später wird das Körpereiweiß, namentlich in den willkürlichen Muskeln und Drüsen, angegriffen, um so später nimmt wenigstens der N-Gehalt des Harns zu (PRAUSNITZ, BENEDICT). Das Glykogen wird beim Hungern eher verbraucht als das Fett, es bedingt nur in den ersten Tagen Eiweißersparnis. Es scheint aber, nach einigen Angaben, mit zunehmender Inanition der Glykogenvorrat im Körper wiederum zunehmen zu können, wahrscheinlich aus dem N-freien Teil des zerfallenden Eiweißes. Die Fett- und Eiweißmenge im Körper am Anfang des Hungerns bestimmen an erster Stelle die Widerstandsfähigkeit gegen Hungern.

Man hat beobachtet (S. 134), daß bei abnormem Zerfall von Körperfett, wenn Kohlehydrate fehlen, Azetonkörper im Harn auftreten. Nun hat FR. MÜLLER beim Hungerkünstler CETTI in der Tat Azetonkörper im Harn nachgewiesen, sogar 0,784 g am 4. Hungertage. Sie können aber auch fehlen (WALDVOGEL u. a.).

Sind Glykogen und Fett verbrannt, so verbrennt weiterhin nur Eiweiß. Was für Eiweiß? VOIT hat „zirkulierendes Eiweiß" (RUBNERs Vorratseiweiß), das nach der Resorption den Geweben zugeführt und verbrannt wird, und das „lebendige Organeiweiß" unterschieden. Inwiefern unter normalen Verhältnissen dieser Unterschied zutrifft, bleibe dahingestellt. In hungernden Organismen aber wird — wir müssen dies annehmen — nicht nur Organeiweiß zerlegt, sondern auch von bestimmten Organen und Geweben anderen zugeführt. Wie könnten sonst die Geschlechtsorgane des hungernden Rheinlachses (S. 269) auf Kosten seiner Muskeln hypertrophieren? Wahrscheinlich wird das Organeiweiß der Muskeln usw. zunächst in einfachere Körper, die dem leblosen Nahrungseiweiß und seinen Spaltungsprodukten nahe kommen, oder in Aminosäuren usw. gespalten und dann aus diesen einfacheren Stoffen das Gewebe der Geschlechtsorgane aufgebaut. Ähnliches mag auch mit anderen Geweben stattfinden. Wir sahen schon früher, daß nicht alle Gewebe in gleichem Maße beim Hungern zerfallen. Das eine Eiweiß kann das andere sparen, ähnlich wie die Gelatine, obwohl sie sich nicht in Gewebseiweiß verwandeln kann, doch die Verbrennung des lebendigen Eiweißes einschränkt, wie VOIT festgestellt hat.

Das Körpergewicht nimmt in den ersten Hungertagen am meisten, dann eine Zeitlang ziemlich gleichmäßig und schließlich allmählich weniger ab. Bemerkenswert ist, wie MUNK, E. und O. FREUND bei den Hungerern CETTI und SUCCI, und BENEDICT bei anderen Menschen fanden, daß die Kalorien und die Stickstoffausscheidung im Hunger allmählich abnehmen um sich auf einen niedrigeren Wert einzustellen. Der Organismus vermag sich dann mit Wenigerem an Eiweiß zu behelfen. Beim ungenügend ernährten Menschen stellt sich wohl ein Gleichgewichtszustand auf einem niedrigeren Niveau von Lebens- und Arbeitskraft ein, allerdings mit einem geringeren Widerstandsvermögen verschiedenen Schädigungen gegenüber. Jedoch scheint in der Regel dieses Niveau nicht viel tiefer zu liegen. Wenn auch beim Hungern der Umsatz mit dem Körpergewicht fällt, so ist doch der Energieumsatz beim hungernden Tier, auf das Kilo Körpergewicht berechnet, kaum niedriger (RUBNER); auch für den Menschen trifft das zu (ZUNTZ u. a.). Werden nach einiger Zeit von Unterernährung dem Körper größere Mengen Nahrungsstoffe zugeführt, so wird Stickstoff im Körper zurückgehalten, und die atrophierten Zellen erholen sich auch dann, wenn die zugeführte N-Menge zur Deckung einer normalen Dissimilation nicht genügen würde. Die Zellen scheinen dann eine Avidität für Eiweiß zu haben. Der Typhusrekonvaleszent z. B. kann sogar besonders kräftig werden. Es ist möglich, daß das Körperfett noch abnimmt, wenn schon Eiweiß abgesetzt, wenigstens zurückgehalten wird (FR. MÜLLER, KLEMPERER).

Während des Hungerns nimmt die Ausscheidung der Chloride bald ab (MUNK), an den ersten Nahrungstagen wird Kochsalz im Körper zurückgehalten, was darauf hinweist, daß im Hunger den Geweben Chlor entzogen wurde. Dies trifft auch zu für Phosphate und Kalksalze, welche namentlich den Knochen entnommen werden. Bei genügender Nahrung werden, der Nahrung entsprechend, mehr Natron- als Kalisalze im Harn ausgeschieden, im Hunger aber umgekehrt, weil Kalisalze in den Geweben überwiegen.

§ 105. Magerkeit, Abmagerung, Fettsucht.

Das subkutane, subseröse und anderweitige Fettgewebe kann sehr verschieden stark entwickelt sein, von der hochgradigsten Magerkeit ab bis zur hochgradigsten Fettsucht. Die Kenntnis dieser verschiedenen Zustände ist von Bedeutung für unsere Einsicht in das individuelle Widerstandsvermögen und Erkrankungsgefahr. Während das Körperfett einerseits wertvolles Brennmaterial darstellt, kann es, in zu großer Menge angehäuft, die Tätigkeit verschiedener Organe bedeutend erschweren. Allgemeine Fettsucht (Obesitas, Adipositas oder Polysarcie) erschwert die Körperbewegungen und starke Anhäufung von Fett im subepikardialen und myokardialen Bindegewebe (Fettherz, Cor adiposum, Adipositas oder Pimelosis cordis) kann zu hochgradiger Atrophie der Herzmuskelfasern und zu tödlicher Herzinsuffizienz führen. Im allgemeinen häuft sich das Fett bei verschiedenen Fettsüchtigen nicht immer an denselben Stellen am stärksten an. Es kommt eine partielle, örtliche Fettsucht vor: wir können sogar nur Fettherz bei der Autopsie antreffen, dessen Entstehung noch nicht geklärt ist. Die Bedeutung starker mesenterialer, mediastinaler Fettanhäufung für die Tätigkeit der Brust- und Bauchorgane ist nicht genügend festgestellt. Nur dürfen wir annehmen, daß sie die Atmung erschwert. Fette Menschen vertragen hohe Außentemperaturen viel schlechter als nichtfette unter im übrigen gleichen Umständen.

Der individuelle Fettgehalt des „normalen" Menschen schwankt von 9 bis $23^0/_0$ des Gesamtkörpergewichts (BISCHOFF, C. v. VOIT). Bei Weibern ist er im allgemeinen höher. Es findet sich ungefähr $40^0/_0$ des Körperfettes im Unterhautgewebe (was von Bedeutung ist für die Wärmespeicherung im Körperinnern) und $30^0/_0$ in der Bauchhöhle (PFEIFFER). Menschliches Fett besteht zu etwa $75^0/_0$ aus flüssigem Triolein, im übrigen aus Tristearin und Tripalmitin. Diese Zusammensetzung läßt sich durch Verfütterung körperfremder Fettsäureester usw. bedeutend ändern (ROSENFELD).

Die Anhäufung von Fett geschieht derart, daß die bestehenden Fettzellen, wenigstens zum Teil, sich vergrößern, während außerdem neue Fettzellen aus Bindegewebszellen entstehen, wie wir S. 303 angaben. Die Entwickelung des Fettgewebes ist von mehreren Faktoren abhängig: von der Menge und Natur der Speisen und Getränke, von Körperbewegung, von seelischen Einflüssen (selbstverständlich ceteris paribus) wie Sorgen, Gehirnarbeit bald nach dem Essen, und von noch anderen, weiter unten zu erörternden individuellen inneren Faktoren. Von vornherein können die Einflüsse auf die Anhäufung von Körperfett ihren Angriffspunkt haben in der Digestion, der Resorption und dem Stoffwechsel (Fettaufbau und -Zerfall in den Zellen). Was im einzelnen Fall zutrifft, ist nicht immer so leicht zu entscheiden, wie man auf den ersten Anblick denken könnte. Bei Menschen mit chronischem Durchfall liegt jedenfalls zu geringe Resorption des Chylus vor: Daß ein Kind mit Tabes mesaraica, d. h. mit einer beträchtlichen käsigen Vergrößerung von vielen tuberkulösen mesenterialen Lymphdrüsen, allmählich auszehrt, daß es verhungert trotz reichlicher Nahrungszufuhr, schreiben wir der ungenügenden Resorption des Chylus zu. Ebenso bei mancher Pädatrophie mit Durchfall. Wie versteht es sich aber, daß ein Schläfchen nach dem Mittagstisch Fettsucht fördert, während Körperbewegung sie hintanhält? Durch Beeinflussung der Digestion, der Resorption oder des Stoffwechsels, oder all dieser drei Faktoren? Die zur Entscheidung erforderlichen Daten fehlen. Insbesondere wissen wir wenig von den individuellen Verschiedenheiten der Digestion und Resorption, wenn nicht grobe Funktionsstörungen, wie Durchfall, bestehen. Es sind hier eingehend individualisierende Untersuchungen notwendig.

Von den individuellen Verschiedenheiten der Fettablagerung wissen wir einiges: Wie wir schon § 51 sahen, haben Aufbau und Abbau in verschiedenem Alter verschiedene Werte. In gewissem Lebensalter nimmt das Fettgewebe zu, beim Altern atrophiert es, ähnlich wie bei manchen Frauen in und nahe dem Klimakterium. Sehen wir aber von diesen Alterseinflüssen ab, so können wir eine exogene (Mastfettsucht, Faulheitsfettsucht) und eine endogene Fettsucht unterscheiden. Die Mastfettsucht verstehen wir vollkommen aus zu reichlicher Ernährung und die Faulheitsfettsucht aus zu großer körperlicher und seelischer Ruhe bei nicht kärglicher Ernährung. Dies gilt nicht für die endogene, konstitutionelle Fettsucht. Es kommen ohne Zweifel Menschen vor, die mäßig essen und trinken und nicht faul sind, trotzdem aber fett werden. Bevor wir hierauf weiter eingehen, will ich darauf hinweisen, daß es andererseits auch Menschen gibt, sogar kräftige Individuen, die viel essen und nicht wenig dazu trinken, nicht außerordentlich viel Körperbewegung nehmen und sich einer gewissen seelischen Ruhe freuen, trotzdem aber mager sind und bleiben, wenigstens nicht fett werden. Diese Erscheinung hat man noch nicht untersucht, sofern ich weiß. Sie ist vielleicht einer Störung einer inneren Sekretion (der Schilddrüse oder Keimdrüse ?) zuzuschreiben. Diese „endogene Magerkeit" sollen wir wohl unterscheiden von Abmagerung infolge einer Krankheit oder eines verborgenen Leidens wie eines Krebses, einer Lungentuberkulose, usw. Hierbei nehmen Fettgewebe und Körpereiweiß (Muskelmasse) ab und findet nicht etwa nur Wasserentziehung durch Durchfall statt.

Jetzt sollen wir die Fettsucht etwas näher betrachten. Es ist sicher, daß Menschen, ebenso wie Schlachttiere, durch reichliche Ernährung (mit Fetten und Kohlehydraten) und körperliche Ruhe fett werden können, besonders wenn sie viel Flüssigkeit, namentlich alkoholische Getränke, zu den Mahlzeiten nehmen. Die Wirkung der Flüssigkeit ist noch nicht aufgeklärt. Fördert sie die Resorption ? Selbstverständlich ist Flüssigkeitsanhäufung (latentes Ödem), die das Körpergewicht vermehrt, ganz etwas anderes. Tiere mästet man in engschließenden Käfigen, welche nur wenige Bewegung gestatten, durch reichliche Ernährung. Aber nicht alle Menschen werden unter den gleichen äußeren Umständen gleich rasch fett. IMMERMANN hat plethorische (vollblütige, s. Plethora) und anämische Fettsucht unterschieden, zwischen denen allerdings mannigfache Übergänge vorkommen.

LIEBIG und VIRCHOW haben die endogene Fettsucht durch Anoxämie (zu schwache Oxydation) erklärt, und in der Tat hat BERGMANN (1909) in einigen Fällen eine abnorm niedrige Oxydation festgestellt. Nach anderen Untersuchungen erweist sich jedoch der respiratorische Quotient als normal. Weitere Forschung muß die Frage beantworten, ob die Anlage zu Fettsucht in einem zu schwachen fettoxydierenden oder verseifenden Vermögen des Organismus zu suchen ist. COHNSTEIN und MICHAELIS haben eine (verseifende) Lipase in roten Blutkörperchen nachgewiesen, die Fett zu CO_2 und HOH oxydieren sollte. Es wäre möglich, daß die Keimdrüsen und andere Organe solche Lipasen bilden oder in Wirkung versetzen. Aber auch Beeinflussung des Aufbaues ist nicht ausgeschlossen. Folgende Beobachtungen weisen aber jedenfalls auf die Fettsucht als primäre endogene Stoffwechselanomalie hin: 1. das Auftreten von Fettleibigkeit ohne Überernährung und ohne besondere Ruhe; 2. ihr Auftreten in bestimmten Familien (Heredität); die Möglichkeit einer nicht-erblichen Familiarität durch gleiche Mästungsverhältnisse in einer Familie ist selbstverständlich auszuschließen; 3. der Einfluß bestimmter innerer Sekrete auf die Entwickelung des Fettgewebes; 4. das Nebeneinandervorkommen von Fettsucht und Gicht bei einem Individuum. Harnsäure entsteht ja auch in überflüssiger Menge durch einen Stoffwechselfehler.

Welche innere Sekrete beeinflussen den Fettstoffwechsel, und wie tun sie es ?

Es ist schon eine alte Erfahrung, daß Eunuchen und Eunuchoide (§ 110) sehr leicht fett werden. Man hat übereinstimmend bei Knaben sowie bei jungen Tieren nach doppelseitiger Kastration Abnahme des Sauerstoffverbrauches, bei den Versuchstieren um 20 % pro kg Körpergewicht (RICHTER und LÖWY), festgestellt. L. ZUNTZ fand ähnliches bei drei kastrierten Frauen. Andere Forscher bezweifeln es. Wir dürfen aber nicht vergessen, daß, wenn sich bei Eunuchoiden kein Unterschied gegen die Norm ergab, doch ein geringer Unterschied vorhanden sein könnte, der aber für allmähliche Entstehung von Fettsucht ausreichte. Innere Darreichung von Eierstock — von Hoden viel weniger — erhöht den Sauerstoffverbrauch bei kastrierten (auch männlichen) Tieren, nicht bei normalen. Im Klimakterium nimmt die Fettablagerung oft zu, was mit obigem im Einklang wäre, wenn die innere Sekretion der Eierstöcke dann nämlich abnimmt. Dies wissen wir aber nicht. Werden die beiden Eierstöcke durch Geschwulstbildung, Entzündung oder sonstige pathologische Schädigung geweblich geändert, so tritt nicht immer Fettsucht ein. Ob das Ausbleiben der Fettsucht irgend einer Anpassung des Organismus der langsamen Schädigung der Eierstöcke, oder aber einem Zurückbleiben tätigen Eierstockgewebes zuzuschreiben ist, wissen wir auch nicht.

Wir haben Grund für die Annahme, daß noch andere innere Sekrete die Fettablagerung bzw. Fettspaltung zu beeinflussen vermögen. Während wir § 111 hierauf zurückkommen, sei hier nur erwähnt, daß leichte Hypothyreoidie eine ziemlich rasch entstehende Fettsucht, wobei eine Schilddrüsenkur rasche Abmagerung bewirkt (VON NOORDEN). Außer dieser thyreogenen vermutet man noch eine pankreatogene Fettsucht. Ferner haben DERCUM, VITAUT u. a. eine Adipositas dolorosa beschrieben, eine Anhäufung schmerzhafter Fettmassen, wozu Asthenie und (nicht immer) psychische Veränderungen hinzutreten. Dabei handelt es sich nicht um eine gewöhnliche Fettsucht, sondern um das Auftreten geschwulstartiger, scharf beschränkter oder ausgedehnter, mitunter höckeriger, knotiger Fettmassen, manchmal wie ein Bündel von Würmern (DERCUM); wo Kleider, Strumpfbänder und dergl. einen Druck ausüben, sind die Fettmassen durch tiefe Furchen voneinander getrennt. Arme und Beine können frei, mager bleiben. Man hat dabei so verschiedenartige Veränderungen der Blutdrüsen gefunden, daß FALTA wohl mit Recht ihre ursächliche Bedeutung für die Adipositas dolorosa bezweifelt, und wir ihren Ursprung vorderhand als unbekannt betrachten müssen. Als Quelle der Schmerzen kommt Entzündung peripherer Nerven und des pathologischen Fettgewebes in Betracht.

Wie innere Sekrete das Fettgewebe beeinflussen, wissen wir nicht.

Die neutralen tierischen Fette bestehen hauptsächlich aus Gemengen von Tripalmitin, Tristearin und Triolein, die für die verschiedenen Tierarten verschieden sind (S. 301). Sie werden aus Fetten, aber auch aus Kohlehydraten der Nahrung aufgebaut, letztere außerhalb der Leber. In der Leber selbst häuft sich, bei Mästung eines Schweines mit Kohlehydraten, Glykogen an. Gänse bekommen aber durch Mästung mit Kohlehydraten eine Fettleber (ROSENFELD) und Seefische, die sich fast ausschließlich mit Fetten und Eiweiß ernähren, bekommen Fettleber, aus der man z. B. beim Kabeljau den Lebertran gewinnt. Fett kann sich auch aus Glykogen, und dieses sich aus Eiweiß bilden (S. 527); ob aber Fett geradewegs aus Eiweiß entstehen kann, ist zweifelhaft.

§ 106. Störungen des Purinstoffwechsels. Gicht. Gestörter Abbau von Aminosäuren usw.

GARROD hat (1848) im Blute von Gichtischen immer mittels seiner „Fadenprobe" Harnsäure aus Natriumurat gewonnen: Dazu wird ein rauher Leinwand- oder Baumwollfaden im zu untersuchenden und mit ein paar Tropfen Essigsäure angesäuerten Blutserum in ein Urschälchen gelegt und, mit einem anderen Urschälchen bedeckt, während 24 Stunden bei 16° bis 20° C stehen gelassen. Am Faden findet man dann Harnsäurekristalle. Auch spätere Forscher haben, mit anderen Methoden, bei Gicht Urikämie (Harnsäure im Blut) nachgewiesen. BRUGSCH und SCHITTENHELM fanden sie bei 7 Gichtischen immer, trotz monatelang fortgesetzter purinfreier Diät. Bei übrigens normalen Menschen tritt Urikämie nur nach Genuß von Purinbasen auf, die den Mutterstoff der Harnsäure darstellen (s. unten).

Wie entsteht die Urikämie des Gichtischen? Durch zu starke Bildung bzw. Zufuhr oder durch geringe Zersetzung bzw. Abfuhr der Harnsäure? GARROD schrieb sie einer ungenügenden Harnsäureausscheidung durch die Nieren zu. Es ist von vornherein denkbar, daß gewisse anatomische Veränderungen der Nieren, wie z. B. die der Bleischrumpfniere, von ungenügender Harnsäureausscheidung und „Retentionsurikämie" gefolgt wird; auch, daß Schrumpfniere infolge von Gicht die Urikämie verschlimmert. Man hat aber die Harnsäureausscheidung bei Gicht nicht immer, und HIS nur kurz vor dem Gichtanfall verringert gefunden (vgl. unten). Ärzte haben immer wieder die Bedeutung eines reichlichen Genusses von Fleisch und Wein für die Entstehung von Gicht betont, obwohl andererseits eine „Proletariergicht" (Arthritis pauperum) vorkommt. Ferner kann chronische Bleivergiftung bei Bleiarbeitern zu Gicht (Bleigicht, Arthritis s. Gutta saturnina) führen.

Was wissen wir nun von der Bildung und Zersetzung der Harnsäure überhaupt? Die Harnsäure ist ein Produkt des intermediären Stoffwechsels, das wenigstens zum größten Teil im Organismus, wahrscheinlich in der Leber, zerstört wird; wie, wissen wir nicht. Bis jetzt hat man eine synthetische Bildung von Harnsäure, wie bei Hühnern aus Harnstoff oder Ammonsalzen in der Leber (MINKOWSKI), bei Säugern nicht nachgewiesen. Die Harnsäure stammt nicht von Eiweißkörpern überhaupt, sondern nur von Nukleoproteiden, die einen wichtigen Bestandteil von Zellkernen, nämlich des Chromatins, darstellen (MIESCHER, KOSSEL, SCHMIEDEBERG). Die Nukleoproteide spalten sich durch Kochen mit 1 % HCl in verschiedene Eiweißkörper und verschiedene Nukleine. Aus den Nukleinen kann man wieder verschiedene Nukleinsäuren gewinnen, und aus tierischen Nukleinsäuren haben KOSSEL u. a. die sogenannten Nuklein- oder Purinbasen, die Pyrimidinbasen, eine unbekannte Hexose und Phosphorsäure abgesondert. Die Purinbasen oder Purinkörper sind: Guanin, Adenin, Hypoxanthin und Xanthin. Sie enthalten alle den Purinkern C_5N_4. Das Purin ist der Mutterstoff der Xanthin- und Harnsäuregruppe (E. FISCHER). Guanin und Adenin sind als Aminopurine zu betrachten, die beiden anderen Körper als Oxypurine. Durch fortschreitende Oxydation entstehen aus Purin: Hypoxanthin (Oxypurin), Xanthin (Dioxypurin) und Harnsäure (Trioxypurin):

Purin   Hypoxanthin (Oxypurin)   Xanthin (Dioxypurin)   Harnsäure (Trioxypurin)

FISCHER nimmt außer dieser Laktamformel der unbeständigen Harnsäure noch eine Laktimformel (tautomere beständige Form) an. Wir geben sie neben den Formeln von Adenin (Aminopurin) und Guanin (Aminooxypurin):

Adenin (Aminopurin)   Guanin (Aminooxypurin)   Harnsäure (Laktimformel)

In gewissen Pflanzen kommen das Theobromin und Theophyllin, zwei isomere Dimethylxanthine, und das Koffein oder Trimethylxanthin vor. Diese Methylpurine können im normalen Organismus in Harnsäure übergehen, aber nur in geringer Menge.

Wahrscheinlich können die Purinbasen im Organismus synthetisch entstehen (MIESCHER u. a.) ebenso wie Nukleoproteide. Übrigens werden im Darm Nuklein-säuren aus der Nahrung resorbiert. Inwiefern sie bis zur Harnsäure abgebaut werden, inwiefern Nukleine aus der Nahrung zum Aufbau der Zellkerne gelangen, wissen wir nicht. Wir nehmen aber mit HORBACZEWSKI an, daß, wo im Organismus Nukleine zersetzt werden, Purinkörper, und wo genügend Sauerstoff sich findet, Harnsäure entstehen können. Weitere Untersuchungen haben gelehrt, daß nicht nur Leuko-zytenkerne, sondern auch sonstige Nukleine den Mutterstoff für die Harnsäure liefern können. So hat WEINTRAUD eine Zunahme der Harnsäureausscheidung beim Menschen nach Genuß der nukleinreichen Kalbsthymus, MINKOWSKI beim Menschen und beim Hund nach Verfütterung freien Hypoxanthins festgestellt.

Die im Körper gebildete Harnsäure wird zum Teil als K- und Na-Salz mit dem Harn ausgeschieden, zum anderen Teil aber wahrscheinlich abgebaut. Wir wissen allerdings nicht wie und wo, obwohl Zerstörung in der Leber sehr wahrscheinlich stattfindet. Man hat verschiedenartige Fermente aus Leber, Milz und Muskeln

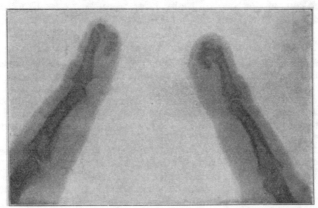

Abb. 252. „Kalkgicht"; Ablagerung von phosphorsaurem Kalk unter der Haut, auch in den Muskeln und Sehnen (nach WICHMANN, in MOHR und STAEHELIN, Hdb. d. inn. Med. Bd. IV).

verschiedener Säugetiere nachgewiesen: Nuklease, welches freie Nukleinsäure in Purinbasen, Pyrimidinbasen, Hexose und Phosphorsäure zerlegt; Purin(des)-amidase, das Xanthin und Ammoniak aus Guanin mit Wasser, und Hypoxanthin und Ammoniak aus Adenin mit Wasser bildet; Xanthinoxydase, das, bei vorhan-denem Sauerstoff, Hypoxanthin zu Xanthin, und Xanthin zu Harnsäure oxydiert; Urikase (urikolytisches Enzym), das die Harnsäure weiter zerlegt. STOKVIS hat schon 1860 festgestellt, was BRUNTON und BOKENHAM bestätigten, daß durch Er-wärmung von harnsauren Salzen mit Brei von frischer Verdauungsleber Harnsäure zerlegt und Harnstoff gebildet wird, durch Leberbrei eines hungernden Tieres aber nicht. Die Angaben über die Verhältnisse bei den verschiedenen Tierarten stimmen jedoch nicht überein, so daß wir bei unserer Auffassung des menschlichen Nuklein-stoffwechsels recht vorsichtig sein müssen.

Wir unterscheiden endo- und exogene Purinkörper bzw. Harnsäure, je nachdem sie bei purinfreier Diät im Körper vorkommen, also den eigenen Körper-zellen oder aber der Nahrung entstammen; so auch einen endo- und exogenen Harn-purinwert, usw. Besonders kernreiche Organe (Thymus, Leber, Niere) haben einen hohen Purinwert. Endogene Urikämie ist eine konstante Erscheinung der Gicht.

Bei Gicht haben wir gewisse Anfälle von akuter Gelenkentzündung und die anfallsfreie Zeit zu unterscheiden. In der anfallsfreien Zeit scheint die Harnsäureausscheidung mitunter geringer als beim normalen Menschen zu sein. Unmittelbar nach dem Anfang des Anfalls steigt sie, und mit den Erscheinungen der akuten Gelenkentzündung nimmt sie grosso modo ab. Nach Brugsch und Schittenhelm ist die Ausscheidung exogener Harnsäure und Purinbasen nach Fütterung von Nukleinsäuren bei chronischen Gichtikern mit normalen Nieren meist etwas verringert; außerdem ist auch die Harnstoffausscheidung, somit möglich auch die Harnstoffbildung aus den verfütterten Purinkörpern, geringer. Sie nehmen an — es sind hier weitere Untersuchungen abzuwarten — daß sowohl die Bildung wie die Zerstörung der Harnsäure bei Gicht gestört, und außerdem die Harnsäureausscheidung verlangsamt ist. Nehmen wir an, daß sowohl Bildung wie Zerstörung der Harnsäure auch beim Menschen auf fermentative Wirkung beruht, so würde es sich bei Gicht um Störungen gewisser Enzymwirkungen handeln. Nach Fr. Müller und Ignatowski kommen im Harn des Gichtischen solche Mengen Aminosäuren, z. B. Glykokoll, vor, daß die Bildung von Harnstoff aus denselben wohl abgenommen hat.

Fragen wir, was die Vergiftungserscheinungen (entzündliche Veränderungen in den Gelenken, in der Niere, mehr oder weniger vage Funktionsstörungen anderer Organe) bei Gicht hervorruft, so läßt sich zurzeit eine bestimmte Antwort nicht geben. Ist es nur die Harnsäure oder ein harnsaures Salz, oder kommen Aminosäuren und vielleicht noch andere Stoffe in Betracht?

Wir beschränken uns auf die Harnsäure. Sie kreist als Mononatriumurat im Blut (Gudzent) und zwar findet man bei Gicht ohne nachweisbare Niereninsuffizienz bis zu 8 oder 10 mg Mononatriumurat für 100 ccm Blutserum. Während des Anfalls nimmt diese Menge zu (Brugsch). Bei Niereninsuffizienz kann sie größer sein und bei leukämischer Urikämie bis zu 20 oder gar 30 mg ansteigen. Die leukämische Urikämie ist endogenen Ursprunges, und zwar entstammt die Harnsäure dabei wohl den Nukleinen der in großer Zahl zugrunde gehenden Leukozyten. (Nach Gudzent ist die unbeständigere Laktamform des Mononatriumurats löslicher als die Laktimform, in welche sie sich umsetzen kann.)

Bei chronischer Gicht kann Harnsäure in verschiedener Menge in entzündetem Gewebe, z. B. eines Gelenks, einer Sehnenscheide, abgelagert gefunden werden (§ 60a). An der Gelenkkapsel können Verdickungen und am Knochen und Gelenkknorpel Veränderungen auftreten, indem sich z. B. Harnsäure auf dem Gelenkknorpel ablagert; dieser wird infolgedessen rauh, und es kann zu Knorpelusur kommen. Es entstehen Veränderungen, die denen der Arthritis deformans ähnlich sind. Außerdem kann sich Harnsäure in der Haut, in Sehnen und Schleimbeuteln ablagern. Garrod fand in einem abgelagerten Salz 66 % Mononatriumurat und 34 % harnsaures und phosphorsaures Calcium, kohlensaures Ammoniak und Kochsalz. Durch solche Ablagerungen treten Knoten mit einem kreideartigen Inhalt auf, die man Tophi nennt, und die zur Erkennung der Gicht führen können. Ihre diagnostische Bedeutung ist um so höher, weil die Erscheinungen der chronischen Gicht sehr vage sein können. Steinbildung in den Harnwegen (S. 319) ist ein anderer Vorgang als Ablagerung von Salzen in den Geweben aus Blut oder Säften.

Die chronische gichtische Gelenkentzündung (Arthritis urica oder uratica chronica) kann sich schleichend oder durch mehrfache Wiederholung einer akuten, anfallsweise auftretenden Gelenkentzündung entwickeln. Diese akute Arthritis stellt den akuten Gichtanfall dar: Ganz unerwartet oder nach einigen Vorboten (Dyspepsie, Störung der Stimmung usw.) tritt in der Nacht ein heftiger Schmerz in dem befallenen Gelenk auf, gewöhnlich in dem Metatarso-phalangealgelenk einer großen Zehe. Die Gelenkgegend schwillt stark an, die Haut wird daselbst rot, heiß und sehr empfindlich, selbst gegen die leiseste Berührung. Das eine Mal schon nach einigen Stunden, ein anderes Mal später, sogar erst nach mehreren Tagen, nehmen diese Erscheinungen ab. Mitunter werden mehrere Gelenke nacheinander befallen (polyartikuläre Gicht). Je nach dem Sitz in einem Fuß- einem Hand-, Schulter-, Kniegelenk usw. spricht man von Podagra, Chiragra, Omagra, Gonagra usw. Im Gichtanfall treten bald Frostschauer und Fieber auf.

Wie und wodurch entstehen nun Tophus und Gichtanfall? WILHELM EBSTEIN hat darauf hingewiesen, daß sich die kristallinischen Uratablagerungen in nekrotischem Gewebe finden. Spätere Untersuchungen haben das bestätigt. Was ist aber primär, was sekundär?. FREUDWEILER hat bei Kaninchen, Meerschweinchen und Hunden durch Aufschwemmungen von Mononatriumurat im subkutanen Gewebe und sein Lehrer W. HIS auch nach intraperitonealer und intraartikulärer Einspritzung Entzündungsherde mit nekrotischem Zentrum erzeugt. Aufschwemmung von Kalk vermag solche nicht hervorzurufen. Diese Entzündungsherde sind den gichtischen ähnlich. Wenn nun auch aus diesen Versuchen die Möglichkeit einer Nekrose mit Entzündung durch Mononatriumurat hervorgeht, so ist doch die Entstehung des akuten Gichtanfalls, nämlich eben wodurch und wie die Ablagerung des Urats beim Gichtiker erfolgt, damit noch nicht erklärt. Die Annahme etwa einer zeitlichen Niereninsuffizienz gegenüber Harnsäure genügt nicht; ein hoher Harnsäuregehalt des Blutes ohne weiteres genügt auch nicht, wie z. B. das Ausbleiben des Anfalls bei der leukämischen Urikämie beweist. Ein Diätfehler (Genuß von Thymus oder Pankreas) vermag aber einen akuten Anfall beim Gichtleider zu bewirken. Auch das Auftreten eines Anfalls durch gewisse Änderungen der Witterung usw. bliebe dann noch unklar.

Die Versuche VAN LOGHEMS machen es wahrscheinlich, daß jedenfalls oder sogar nur dem Mononatriumurat starke entzündungserregende Eigenschaften zukommen. Nachdem er Kaninchen in Wasser aufgeschwemmte Harnsäure unter die Haut eingespritzt hatte, wurde die Harnsäure allmählich in kristallinisches Mononatriumurat umgewandelt. (Harnsäure ist viel löslicher in Serumalbuminlösung als in Wasser, vgl. LICHTWITZ.) Dann erfolgte sofort die typische Entzündung. Diese Entzündung konnte durch Salzsäure in gewisser Menge (per os) verhindert, durch Alkalien beschleunigt werden, indem im ersten Fall die Bildung des Mononatriumurats unmöglich, im zweiten Fall erleichtert wurde. Wodurch die Entzündung um das nekrotische Zentrum und wodurch die Nekrose eintritt, ist noch unbeantwortet. Ist jene eine kollaterale Entzündung, so bleibt noch zu entscheiden, was für Gift aus dem Nekroseherdchen in die anstoßenden Lymphwege hinein diffundiert. Ob die Nekrose einer mechanischen Wirkung der Kristalle zuzuschreiben ist, wissen wir nicht. Daß Gicht erblich, wenigstens familiär ist, verdient Beachtung; diese Erscheinung kann vielleicht zu neuen Fragen führen.

Hier wollen wir noch den Einfluß der Muskelwirkung erwähnen (vgl. BURIAN): Durchblutungsversuche an überlebenden Hundemuskeln haben gezeigt, daß sie fortwährend Hypoxanthin ausscheiden. In der Ruhe wird das Hypoxanthin (durch Xanthinoxydase) zu Harnsäure oxydiert; bei starker Muskelarbeit bleibt aber diese Oxydation (durch Sauerstoffmangel?) aus und es gelangt reichliches Hypoxanthin in Blut und Harn — wie man auch beim Menschen nachgewiesen hat. So könnten wir den nützlichen Einfluß von Muskelwirkung auf Gicht aus der Abnahme der Harnsäurebildung aus Hypoxanthin verstehen. —

Es kommen noch andere Störungen des intermediären Stoffwechsels vor, wobei Aminosäuren nicht weiter abgebaut werden. Es erscheinen dann Monaminosäuren und Diaminosäuren im Harn: Leuzin, Tyrosin, Zystin, usw.; und bei der sogenannten Alkaptonurie Homogentisinsäure. Von der Bedeutung dieser Stoffe für den Organismus und der Erkennung seiner Funktionsstörungen wissen wir nichts, so daß wir uns hier nicht weiter mit denselben beschäftigen.

§ 107. Diabetes mellitus, Diabetes insipidus, usw.

Mit Diabetes meinen wir, nach dem Sprachgebrauch, D. mellitus, Zuckerharnruhr oder Zuckerkrankheit. Mit Zucker ohne weitere Andeutung meinen wir Dextrose (rechtsdrehende d-Glykose). Der normale Harn enthält eine Spur Glykose, die sich durch gröbere Reagenzien ohne weiteres nicht nachweisen läßt. Unter besonderen Umständen kann der Zuckergehalt des Harns zunehmen, so daß der Zucker durch die gewöhnlichen Reagenzien festzustellen ist. Wir reden dann von Glykosurie oder Melliturie. Es findet sich dann zum mindesten 0,5 % Zucker im Harn. Bei Zuckerharnruhr hat man bis zu 10, ja 15 %, d. h. bis zu 1 kg und mehr Zucker in 24 Stunden nachgewiesen. Glykosurie kommt aber auch ohne Diabetes vor, z. B. nach Einnahme gewisser Medikamente wie Morphium oder Kurare, oder nach dem Genuß von etwa 200 g Dextrose, nüchtern genommen (Glykosuria e saccharo), auch wohl nach sehr reichlichem Genuß von Kohlehydraten (alimentäre Glykosurie). Bei Kindern und Greisen tritt sie eher ein als bei anderen; ebenso bei Leberkrankheiten, Fettsucht usw.; auch sonstige individuelle Unterschiede kommen vor. Alimentäre Glykosurie geht bald vorüber. Sie ist einer vorübergehenden Hyperglykämie (kurz: Glykämie, abnorm hoher Zuckergehalt des Blutes) zuzuschreiben Im allgemeinen können wir annehmen, daß, wenn der Zuckergehalt des Blutes, obwohl schwer einwandfrei festzustellen (vgl. HAMMARSTEN), über 0,2 oder 0,3 % ansteigt (der normale Zuckergehalt ist 0,6 bis 0,1 %), Glykosurie in der Regel bald erfolgt.

Nun kommt auch ohne reichliche Kohlehydratnahrung oder sonstige außergewöhnliche äußere Einflüsse eine Glykosurie vor, die dauernd oder wenigstens längere Zeit besteht. Dazu können sich Polydipsie (gesteigerter Durst), Polyphagie (Gefrässigkeit), Polyurie (vermehrte Harnausscheidung), Abmagerung und noch andere Erscheinungen wie Diazeturie, Azetonurie, erhöhte Empfänglichkeit für Furunkulose, Gangrän usw. hinzugesellen. Diesen Symptomenkomplex — der allerdings nicht vollständig zu sein braucht — bezeichnen wir als Diabetes mellitus oder melitus.

Große Zuckermengen können im Harn den Körper verlassen (s. oben). Der Diabetische kann bis zu 10, und sogar noch mehr Liter Harn (statt 1,5) innerhalb 24 Stunden entleeren. Der Zuckergehalt des Blutes kann bis zu 0,7 % ansteigen. Was ist nun der Zusammenhang dieser Erscheinungen ? Ist die Hyperglykämie primär und sind die übrigen Erscheinungen von ihr abhängig ? Polyurie führt zu Polydipsie, weil durch primäre Steigerung der Harnausscheidung die Gewebe wasserärmer werden. Aber umgekehrt kann Polydipsie von Polyurie gefolgt werden, wenn das genossene Zuviel an Wasser nicht durch den Darm (Durchfall) oder als Schweiß den Körper verläßt. Ferner kann aber die Hyperglykämie auch den gesteigerten Durst — eine trockene Kehle ist mitunter die erste Angabe des Kranken — und die Glykosurie die Polyurie erklären, letzteres weil der Harnzucker Wasser „bindet". So wären die Polydipsie und Polyurie, die sich gegenseitig verstärken können, auf die Hyperglykämie zurückzuführen. Es besteht aber nicht ein notwendiger Zusammenhang zwischen diesen Erscheinungen, mit Ausschluß anderer Möglichkeiten. Im allgemeinen halten allerdings Harnmenge und Harnzuckermenge gleichen Schritt. Dies erhellt z. B. aus den von VON NOORDEN angegebenen Zahlen. So findet man

bei einer täglichen Harn- menge	von 1500— 2500 ccm 2—3 % Zucker, (spez. Gew. des Harns 1025—1030)
	„ 2500— 4000 ccm 3—5 % „ , („ „ „ „ 1030—1036)
	„ 4000— 6000 ccm 4—7 % „ , („ „ „ „ 1032—1040)
	„ 6000—10000 ccm 6—9 % „ , („ „ „ „ 1036—1046)

Es bestehen aber Ausnahmen. Es kommen sogar Fälle vor, in denen die Harnmenge nicht ungewöhnlich groß ist, trotz der Glykosurie (Diabetes decipiens). In anderen Fällen kommt anfangs starke Polyurie ohne Glykosurie vor; Harnruhr ohne Harnzucker nennt man Diabetes insipidus. In wieder anderen Fällen verschwindet die anfängliche Glykosurie, während jedoch die Polyurie zurückbleibt. Wir dürfen also dem Harnzucker zwar eine gewisse, aber keineswegs eine entscheidende Bedeutung für das Auftreten der Polyurie zuschreiben.

Die Polyphagie wäre ebenfalls aus der Glykosurie verständlich. Diese bedeutet ja Verlust von Brennstoff. Das daraus entstehende Bedürfnis des Organismus an Brennstoff gibt sich als Hunger kund, ein Allgemeingefühl, das sich örtlich im Magen kenntlich macht. Der Diabetische empfindet manchmal eben das Verlangen nach Kohlehydraten.

Alles in allem sind die Hyperglykämie und Glykosurie die bedeutendsten Erscheinungen des Diabetes, ähnlich wie es die Urikämie der Gicht ist. Daher sollen wir zunächst die Frage zu beantworten suchen: Woher kommt die Hyperglykämie?

CLAUDE BERNARD war der erste (1847), der den Zuckergehalt des Blutes, und zwar bei Hunden, gesetzmäßig untersuchte. Er stellte fest, daß der Zuckergehalt des Blutes der Leberader, die von der unteren Hohlader abgeschlossen war, und ebenso der Zuckergehalt des Karotidenblutes, ziemlich konstant und unabhängig von Digestion und Resorption ist. Auch nach vier Tagen ausschließlicher Fleischkost oder sogar Hungern kommt Zucker im Leberaderblut vor. Das führte zur Vermutung, daß die Leber beim hungernden Tier und bei Fleischkost Zucker bildet. Aus was? CLAUDE BERNARD hackte frische Leber fein, kochte sie, und fand dann wenig Zucker, aber einen amylumartigen Stoff, den er Glykogen nannte. Das Glykogen läßt sich aus dem Filtrat durch Alkohol fällen. Während Amylum blau wird durch Jod, wird Glykogen („tierisches Amylum") weinrot. Durch Einwirkung eines diastatischen Fermentes konnte er das Glykogen in Dextrose zerlegen, wie auch umgekehrt Glykogen aus Dextrose entstehen kann. Es ist das Glykogen den Stärkearten nahe verwandt. CL. BERNARD nahm an, daß aller Blutzucker aus dem Leberglykogen entsteht durch Einwirkung eines Enzyms; ein solches Enzym könnte aus den zerfallenden roten Blutkörperchen frei kommen. Der Blutzucker wird den übrigen Geweben zugeführt und daselbst, besonders in den Muskeln, verbrannt, wie man später nachgewiesen hat. Andere Forscher haben Glykogen auch in anderen Organen (S. 310), sogar in größerer Menge, aber nie im Blute nachgewiesen. Jedoch ist es nicht ausgeschlossen, daß, sei es vielleicht ausnahmsweise, nicht Zucker, sondern Glykogen aus der Leber jenen Geweben zugeführt wird. Jedenfalls wohnt Muskelgewebe das Vermögen inne, aus Zucker Glykogen zu bilden. KÜLZ fand nämlich in Muskeln, die mit zuckerreichem Blut durchströmt waren, mehr Glykogen als in mit normalem Blut durchströmten. Sodann kommt auch nach Ausschaltung der Leber bei Tieren, denen Zuckerlösungen verabfolgt werden, viel Glykogen in den Muskeln vor.

Woher stammt aber das Leberglykogen? Von der Nahrung. Darauf weist zunächst die Erfahrung hin, daß die Leber durch Hungern glykogenfrei wird, und zwar bei Pflanzenfressern rascher als bei Fleischfressern. Führt man aber bei einem Tier, dessen Leber nach einigen Tagen Hunger, wie die eines Kontrolltieres, als glykogenfrei vorausgesetzt werden darf, Zucker in den Magen ein, so tritt Glykogen in der Leber auf. Glykogen bildet sich somit in der Leber aus Zucker, und — wie Untersuchungen von PAVY u. a. gezeigt haben — aus vielen anderen Kohlehydraten.

Wie gelangt der Zucker aus dem Darm in die Leber? VON MERING (1877) stellte zuerst fest, daß das Pfortaderblut bei einem hungernden Hunde 0,2 % Dextrose, d. h. genau so viel wie das Leberaderblut, nach kohlehydratreicher Fütterung aber bis zu 0,4 % enthielt. Der im Darm resorbierte Zucker kommt nur zu einem verschwindend kleinen, etwa den $^1/_{100}$ Teil, in den Chylus, wie MUNK und ROSENSTEIN auch bei einem Menschen mit Chylusfistel nachwiesen. Nur dann, wenn sehr große Mengen Kohlehydrate im Darm zu Resorption gelangen, tritt ein bedeutender Teil in die Darmlymphe und mit dieser in den allgemeinen Kreislauf über. Daraus vermögen wir die alimentäre Glykosurie zu verstehen. Man hat aber, soviel ich weiß, den Zuckergehalt des Leberaderblutes bei alimentärer Glykosurie noch nicht bestimmt.

Der Zucker, der mit dem Pfortaderblut in die Leber gelangt, wird ganz oder zum Teil in Glykogen umgewandelt und als solches in der Leber festgehalten. Die Leber vermag aus verschiedenen Zuckerarten Glykogen zu bilden: aus Dextrose und Lävulose, in die sich auch die beiden Disacchariden Rohrzucker und Maltose im Darm umwandeln; ferner aus Milchzucker und Galaktose, auch aus Pentosen und Heptosen. Die Monosacchariden werden als solche resorbiert, die übrigen nach Inversion im Darm. Das Glykogen treffen wir als kleine, glänzende, doppelbrechende Kügelchen oder Klümpchen in den Leberzellen an. Die synthetische Glykogenbildung ist eine Eigenschaft der lebenden Leberzelle. So vermögen die Muskeln wahrscheinlich ebenfalls Glykogen aus Zucker zu bilden. Glykogen ist die Form, in der Zucker in Geweben gespeichert wird.

Der Glykogengehalt der Leber und der Muskeln nimmt durch starke Muskeltätigkeit rasch ab, besonders der der Leber (KÜLZ). Durch Hungern nimmt er auch ab. Sinkt der Zuckergehalt des Leberaderblutes (also des Gesamtblutes) unterhalb der Norm, so bildet die Leber Zucker aus ihrem Glykogen, bis der Zuckergehalt des Blutes wiederum 0,1—0,2 % beträgt. Die Leber ist also ein Organ, das ein Zuwenig an Blutzucker ausfüllt. Sie ist aber nicht die einzige Organ, das den Zuckergehalt des Blutes beeinflußt. Denn andererseits wird Blutzucker durch die Nieren ausgeschieden und an die verschiedenen Gewebe, besonders aber an Muskeln und andere Drüsen, abgegeben und daselbst zu CO_2 und HOH verbrannt. Verbrennung von 1 g Glykogen liefert 4,19 Kalorien; die Muskeln und Drüsen sind die größten Wärmebildner (§ 112). In den Muskeln entsteht dabei zunächst Fleischmilchsäure. Was die Muskeln und übrigen Drüsen tun, wenn Hyperglykämie besteht, wissen wir nicht; sicher ist nur, daß dann Glykosurie eintritt, welche die Hyperglykämie beschränkt oder gar aufhebt.

Die Leber vermag nun aber nicht nur aus Kohlehydraten, sondern auch aus Eiweiß Glykogen zu bilden, sei es auch nicht aus allen Eiweißkörpern in gleichem Maße. Schon CL. BERNARD nahm die Glykogenbildung aus Eiweiß an, als er bei einem Hund, dem er, nachdem durch Hungern das Leberglykogen wohl verschwunden war, reines Fibrin verabreichte, Glykogen in der Leber nachwies. Pathologische Beobachtungen weisen auch auf diese Möglichkeit hin: schwere Diabetische, die nur Eiweiß und Fett bekommen, können während längerer Zeit große Mengen Zucker im Harn ausscheiden, also auch nachdem das anfangs vorrätige, aus Kohlehydraten gebildete Glykogen gewiß verbraucht war. Da muß der Zucker wohl, wenigstens zum Teil, aus Eiweiß gebildet sein. Um so mehr werden wir zu dieser Annahme gezwungen, weil wir keinen Grund haben, im Körper eine reichliche Zuckerbildung aus Fetten vorauszusetzen. Allerdings hat E. FISCHER in vitro Glyzerose aus Glyzerin gebildet, aus der den Dextrosen analoge Zuckerarten entstehen können; auch hat LÜTHJE Zucker aus Glyzerin gewonnen; aber wie wenig Zucker könnte ein Fett im günstigsten Fall liefern, weil sich in Fett nur 9 % Glyzerin findet! Und die im Darm resorbierten Fette gelangen eben nicht mit dem Pfortaderblut in die Leber, sondern sie gehen durch die Chylusgefäße und die Schlagadern auch anderen Organen und Geweben zu. Mit UMBER, FR. MÜLLER u. a. nehmen wir an, daß unter bestimmten Umständen, die allerdings noch nicht genau anzugeben sind aber bei schwerem Diabetes offenbar zusammentreffen können, ein „partieller Eiweißabbau" eintritt: ein kohlehydrathaltiger Teil spaltet sich ab und aus diesem entsteht Zucker. Der übrige N-haltige Körper bleibt im Körper zurück und kann wieder zum Eiweißaufbau dienen. Ob daraus aber normal oder abnorm gebaute Eiweißkörper entstehen, ist eine sich erhebende, aber noch nicht beantwortete Frage.

Fragen wir nun: Welche Funktionsstörung führt zum Diabetes? so ergeben sich bei der Beantwortung mehrere Möglichkeiten. Zunächst könnte die Zuckerausscheidung, sodann die Zuckerverbrennung, ferner die Zuckerzufuhr bzw. die Zuckerbildung gestört sein.

Hat die Zuckerausscheidung primär zugenommen? Das wäre denkbar durch eine funktionelle Schädigung etwa des Glomerulusepithels, wodurch die Niere durchlässiger für den Blutzucker wird. MINKOWSKI hat ja auf die Wahrscheinlichkeit hingewiesen, daß die nephrogene Glykosurie, wie sie VON MERING durch Verfütterung mit dem Glykosid Phlorizin bei Tieren hervorrief, einer Schädigung des Nierenepithels zuzuschreiben ist. Und durch oft wiederholte Darreichung von Phlorizin kann man das Krankheitsbild eines schweren Diabetes hervorrufen. Nun findet man allerdings manchmal anatomische Veränderungen der Nieren des Diabetischen. Eine primär erhöhte Durchlässigkeit der Nieren für den Blutzucker müßte jedoch eher zu Hypo- als zu Hyperglykämie führen. Letztere fehlt denn auch der Phlorizin-Glykosurie (MINKOWSKI). Immerhin ist es möglich, daß Funktionsstörungen der Nieren die Zuckerausscheidung beim Diabetischen vermehren. Diabetes innocuus nennen einige Forscher (LÉPINE, KLEMPERER, G. ROSENFELD) eine unschädliche, leichte Zuckerharnruhr ohne Hyperglykämie und ziemlich unabhängig von Kohlehydratnahrung. PORGES wies ihn bei Schwangeren nach.

Müssen wir eine primäre Abnahme der Zuckerverbrennung annehmen? Zur Beantwortung dieser Frage müssen wir die Werte des respiratorischen Quotienten (S. 526) bei Diabetes kennen. Nach den Bestimmungen von ZUNTZ und GEPPERT beträgt der respiratorische Quotient $\frac{CO_2}{O_2}$ durch Zersetzung von Fett 0,707, also 0,7, durch Zersetzung von Muskelsubstanz 0,793, also 0,8, und durch Zersetzung von Stärke 1. Bei Diabetes hat man nun Werte gefunden zwischen 0,78 und 0,6 je nach der Schwere des Falls. Obwohl nun Fehler nicht vollkommen ausgeschlossen sind, so dürfen wir aus diesen Angaben doch folgern, daß in solchen Fällen mit niedrigem respiratorischem Quotienten sehr wenig, fast gar kein Kohlehydrat verbrannt wird. Dazu kommt noch ein einschneidender Unterschied zwischen dem schweren Diabetischen und dem normalen Menschen: Durch Vermehrung der Kohlehydrate in der Nahrung nimmt der respiratorische Quotient des schweren Diabetischen nicht oder sehr wenig zu! Daraus folgt, daß die Zuckerverbrennung bis zu HOH und CO_2, die „Glykolyse" (BOUCHARD) in den Geweben abgenommen hat. Bemerkenswert ist, daß dies nicht für alle Zuckerarten in gleichem Maße gilt: so wird Lävulose von vielen Diabetischen gut, Milchzucker, Galaktose und Rohrzucker, auch Inulin, das sich in Lävulose umwandelt, weniger verbrannt. In schweren Fällen werden auch andere Stoffe, wie die β-Oxybuttersäure (s. unten) nicht oxydiert.

Aus dieser herabgesetzten Zuckerverbrennung versteht sich die Erfahrung, daß Muskeltätigkeit die Zuckerausscheidung bei Diabetes herabmindern kann, weil sie die Glykolyse fördert. Erinnern wir uns ihrer günstiger Wirkung bei Fettsucht und Gicht! Französische und englische Forscher heben das häufige Zusammentreffen von Gicht bzw. Fettsucht und Diabetes in bestimmten Familien und sogar bei einem Individuum hervor. Die Franzosen unterscheiden einen „diabète gras", d. h. ein Zusammentreffen von Fettsucht (mitunter auch Gicht) mit Diabetes und einen „diabète maigre". Während die erstere Form im allgemeinen gutartig verläuft, zehrt der, meist jugendliche, magere Diabetische allmählich aus (Autophagie).

Nun wäre allerdings ein leichter Diabetes durch die Annahme einer ungenügenden Zuckerverbrennung vielleicht ohne weiteres verständlich, für die schweren Fälle kämen wir jedoch damit kaum aus. Da müssen wir eine zu starke Zuckerzufuhr bzw. Zuckerbildung annehmen. Eine zu große Zuckerzufuhr fällt als Quelle fort in all jenen schwereren Fällen, wo selbst bei geringer oder gar keiner Zufuhr von Kohlehydraten mit der Nahrung die Hyperglykämie und Glykosurie fortbestehen. Man hat eben, je nachdem diese pathologischen Erscheinungen bei kohlehydratarmer bzw. -freier Diät verschwinden oder fortbestehen, den Diabetes leicht oder schwer genannt. Diese Unterscheidung ist jedoch nicht streng durchzuführen. Aber auch in den „leichten" Fällen ist die Glykosurie bei gewöhnlicher Kost nur insofern als eine alimentäre zu betrachten als der betreffende Patient wahrscheinlich seinen Harnzucker der Nahrung verdankt: die Glykosurie hört ja bei Fleisch-Fettdiät auf. Damit ist aber nicht gesagt, daß er seine Glykosurie einem Übertritt des Zuckers in den Darmchylus verdankt. Es ist von vornherein sehr wohl möglich, daß seine Glykosurie einer ungenügenden Glykolyse in den Geweben oder einer ungenügenden Umwandlung in der Leber des mit dem Pfortaderblut zugeführten Zuckers in Glykogen zuzuschreiben ist. Im letzteren Fall wäre der Diabetes somit ein hepatogener. Gestörte Lebertätigkeit ist auch bei schwerem Diabetes sehr wahrscheinlich, und zwar in diesem Sinne, daß die Leber Zucker aus Eiweiß und Fett bildet, diesen Zucker aber nicht oder nur unvollkommen als Glykogen festzulegen vermag. Wir nehmen dann also, außer einer verringerten Glykolyse in den

Geweben, eine vermehrte Zuckerbildung (aus Eiweiß und Fett) und eine verringerte Bildung von Glykogen aus diesem Zucker in der Leber an.

Lehrt nun die quantitative Bestimmung des ausgeschiedenen Stickstoffs etwas mit Hinsicht auf die oben besprochenen Möglichkeiten? Anfangs hat man für schwere Fälle angenommen, daß es ein ziemlich konstantes Verhältnis $\left(\dfrac{D}{N} = \dfrac{1}{2,8}\right)$ zwischen ausgeschiedenem Zucker (Dextrose) und Stickstoff gäbe. Eine gesteigerte N-Ausfuhr, die auf vermehrten Eiweißzerfall hinweist, hat man allerdings festgestellt; später hat man aber viel niedrigere Zahlen für die N-Werte gefunden. Dies schließt nun aber keineswegs aus, daß in den schweren Fällen der Zucker aus Eiweiß, nämlich aus einem N-freien Teil des Eiweißes, entsteht (s. oben).

Alles in allem nahmen wir also bis jetzt an: verringerte Glykolyse und gestörte Lebertätigkeit in den schweren Fällen. Wie und wodurch entstehen diese zwei Störungen? Lépine hat vor einiger Zeit ein zuckerzerstörendes Enzym im Blut (besonders an die Leukozyten gebunden) angenommen. Dieses Enzym führt jedoch, nach anderen Forschern, ein sehr zweifelhaftes Dasein.

Zur Beurteilung der gestörten Lebertätigkeit liegen einige Daten vor. Zunächst die „Piqûre" von Claude Bernard, der Zuckerstich; sodann die Untersuchungen über die Bedeutung des Pankreas.

Der Zuckerstich, d. h. ein Stich in den Boden der vierten Hirnkammer, etwa in der Mitte zwischen Akustikus- und Vagusursprung, ruft beim Kaninchen gewöhnlich nach 30—40 Minuten Hyperglykämie mit Glykosurie hervor. Diese Erscheinungen hören innerhalb 6, höchstens (beim Hund) 24 Stunden auf. Je nachdem der Stich mehr kaudal oder kranial angebracht wird, tritt nur Zuckerharn oder Zuckerharn mit Polyurie oder nur Polyurie (Diabetes insipidus) auf. Der Zuckerharn bleibt aber aus nach längerem Hungern, also wenn die Leber glykogenfrei oder wenigstens glykogenarm ist. Ferner tritt die Glykosurie nach dem Zuckerstich bei einem Frosch, dem die Leber entnommen war, nicht ein; und wenn man bei einem Frosch durch den Zuckerstich Glykosurie hervorruft und dann die Leber entfernt, hört jene sofort auf; Ligatur des D. choledochus macht den Zuckerstich ebenfalls unwirksam. Außerdem bedeutet der Zuckerstich wahrscheinlich eine partielle Verletzung des Gefäßzentrums, das beim Kaninchen etwa 3 mm kranial vom Calamus scriptorius, in der Rautengrube liegt. Man hat nun angenommen, daß der Zuckerstich eine Lähmung der Gefäßnerven der Leber und dadurch eine Beschleunigung des Blutstromes in diesem Organ zur Folge habe, so daß der Leber mehr Zucker entzogen werde. Werde an einer mehr kranialen Stelle gestochen, so trete Gefäßerweiterung und reichlichere Blutdurchströmung der Niere, und dadurch Polyurie, ein. Nun ist es allerdings recht fraglich, ob Lähmung eines so großen Schlagadergebietes wie das der Leber zu (linearer) Strombeschleunigung, und nicht eben zu Stromverlangsamung führt. Es ist aber bei der Wirkung des Zuckerstiches nicht nur die Rede davon, daß durch zu große Stromgeschwindigkeit des Blutes die Leber keine Gelegenheit hat soviel Zucker wie sonst als Glykogen festzulegen, sondern auch davon, daß die Leber durch größere Stromstärke dem Blut mehr Zucker entnimmt und davon, daß sie aus ihrem vorrätigen Glykogen mehr Zucker macht als sonst. Es muß weiteren Untersuchungen überlassen sein, ob der Zuckerstich außerdem noch in anderer Weise tätig ist.

Die Piqûre ist unwirksam nach Fortnahme der beiden Nebennieren; auch nach Durchschneidung des Grenzstranges des Sympathikus. Durchschneidung aller Lebernerven hebt hingegen ebensowenig die Wirksamkeit der Piqûre auf wie Durchschneidung des rechtsseitigen N. splanchnicus, der die Leber versorgt. Beeinflußt der Zuckerstich die Tätigkeit der Nebennieren (diabète suprarénale) oder des Pankreas? Oder beides? Andere Untersuchungen deuten auf einen gewissen Unterschied zwischen der durch Adrenalin (§ 111) hervorgerufenen Hyperglykämie mit Glykosurie und der Wirkung des Zuckerstichs hin. Jedenfalls können wir aus der Wirkung des Zuckerstiches einigermaßen das Auftreten eines nervösen Diabetes leichteren oder schwereren Grades verstehen, letzteres nach Zerstörung bestimmter Teile des Nervensystems. Auch die Zunahme des Zuckergehalts des Harns durch

Gemütserregungen, Sorgen und andere seelische Faktoren wird daraus einigermaßen begreiflich. Auch die Glykosurie nach Apoplexie (Hirnblutung) und dgl. gehört vielleicht hierzu.

Daß das Pankreas eine sehr wichtige, ja, eine lebenswichtige Rolle im Zuckerhaushalt spielt, kann als sicher gelten. Schon 1845 hat BOUCHARDAT diese Ansicht ausgesprochen, obwohl seine Versuche der Pankreasexstirpation nicht gelangen. LANCEREAUX lenkte dann (1879) die Aufmerksamkeit auf Veränderungen des Pankreas hin, die er bei Sektionen bei schwerem Diabetes (diabète maigre) nachgewiesen hatte. Da gelang es VON MERING und MINKOWSKI (1889) durch Entfernung des Pankreas beim Hunde Diabetes hervorzurufen, und zwar einen schweren, wenn die ganze Drüse entfernt wurde. Wird auch nur ein geringer Teil der Drüse zurückgelassen, so bleibt der Diabetes aus. Erfährt jedoch dieses Stück nachträglich Veränderungen durch Entzündung usw., so können diese zu Diabetes führen. Wird nur ein sehr kleiner Teil des Pankreas zurückgelassen, so erfolgt ein leichter Diabetes. Viele spätere Versuche haben dies bestätigt. In ungefähr 48 Stunden nach der Entfernung des ganzen Pankreas entwickelt sich der Diabetes zu voller Höhe. Das Tier überlebt den Eingriff höchstens vierzehn Tage.

Zufuhr von Traubenzucker erhöht die Glykosurie um den zugeführten Betrag an Zucker; der Quotient $\frac{D}{N}$ ist ziemlich unveränderlich $\frac{1}{2,8}$, gleichgültig ob der Hund hungert oder mit Eiweißkörpern gefüttert wird. (MINKOWSKI.) Alles Glykogen verschwindet. Man hat zunächst Einwände erhoben: es werde bei dem Eingriff der Bauchsympathikus geschädigt, usw. Eine Schädigung des Bauchsympathikus ohne weiteres hat aber nicht einen schweren Diabetes zur Folge. Demgegenüber führt Unterbindung des Ausführungsganges des Pankreas beim Kaninchen zu Atrophie dieses Organs und nach ungefähr 30 Tagen zu Diabetes (E. SAUERBECK). Außerdem haben mehrere Forscher (WEICHSELBAUM, VON HANSEMANN u. a.) beim diabetischen Menschen post mortem eingreifende Veränderungen der LANGERHANS-schen Inseln, Sklerose mit hochgradiger Atrophie, Atrophie ohne Sklerose, hyaline Entartung von den intrainsulären Gefäßchen ausgehend usw. beobachtet. Es ist wahrscheinlich, daß der schwere Diabetes, der zu starker Abmagerung und oft baldigem Tode führt, solchen weitgehenden Pankreasveränderungen (Atrophie, Sklerose usw.), namentlich der LANGERHANSschen Inseln, zuzuschreiben ist. Die leichteren Fälle können anderen z. B. neurogenen, Ursprunges sein, sie fußen aber vielleicht auch in Funktionsstörungen des Pankreas. Daß jetzt nicht immer mikroskopische Veränderungen nachgewiesen sind, beweist nicht ihr Fehlen. Außerdem ist die Möglichkeit durchaus nicht ausgeschlossen, daß Diabetes eintritt durch Funktionsstörung der Leber ohne Funktionsstörung des Pankreas. Hier bedarf noch manches weiterer experimenteller und histologischer Untersuchung.

Was für Bedeutung käme dem Pankreas, namentlich den LANGERHANSschen Inseln für den Zuckerhaushalt zu? Wir nehmen an, daß sie ein inneres Sekret bilden, das durch die Pfortader der Leber zugeführt wird. Dieses Sekret sollte die Zuckerbildung aus Glykogen und die Glykogenie in Leber und Muskeln (?) und vielleicht auch die Glykolyse in den Geweben und den Eiweißstoffwechsel, beeinflussen. Auf weitere Einzelheiten müssen wir vorläufig verzichten. Der Bau der LANGER-HANSschen Insel, in der das Blutkapillarendothel dem Epithel unmittelbar aufgeklebt ist, während sie vom Ductus pancreaticus aus nicht aufzuspritzen ist, wäre mit einer inner-sekretorischen Tätigkeit in Einklang. Ferner ist wichtig, daß Ableitung des Pankreassaftes durch eine Fistel nach der Außenwelt ebensowenig wie Verpflanzung der Drüse mit Erhaltung ihrer Gefäßverbindungen nach einer anderen Stelle Diabetes zur Folge hat.

Die Frage, ob Diabetes je einer Hyperfunktion der Nebennieren oder der Schilddrüse zuzuschreiben ist, hat man bis jetzt noch nicht beantwortet. Besonders BORCHARDT hat die Häufigkeit von Glykosurie bzw. leichtem Diabetes bei Akromegalie (vgl. Hypophyse) betont.

Außer den im obigen schon genannten Folgen des Diabetes für den Organismus (Autophagie usw.) erwähne ich die rasche Ermüdbarkeit, die Empfänglichkeit für Erkältung und gewisse Infektionen — wobei der Zuckergehalt der Gewebe von Bedeutung sein dürfte — und die Selbstvergiftung (S. 134).

Man hat weiter noch unterschieden: Diabetes phosphaturica (Polyurie mit viel Phosphaten im Harn), D. azoturica (Polyurie mit viel N-haltigen Stoffen im Harn), D. peptonurica (id. mit viel Peptonen), D. inositus (Inosine, Muskelzucker im Harn). Teissier sah abwechselnd Glykosurie und Phosphaturie bei Diabetes.

§ 108. Rachitis und Osteomalazie.

Es gibt noch andere pathologische Zustände und Veränderungen im Organismus, die mit Stoffwechselstörungen zusammenhängen, von deren Entstehung wir aber recht wenig wissen. Dazu gehören die von Glisson beschriebene Rachitis (Englische Krankheit) und die Osteomalazie (Knochenerweichung). Inwiefern es sich dabei um eine Selbstvergiftung oder um eine enterogene Vergiftung handelt, können wir zurzeit nicht entscheiden.

Rachitis ist ein Allgemeinleiden, das in den ersten Lebensjahren, aber wahrscheinlich nicht vor der Geburt, auftritt. Es äußert sich vor allem in Störungen des Knochenwachstums, in Entwickelungshemmung sämtlicher oder mehrerer Skeletteile: Rachitische Kinder bleiben an Körperlänge zurück durch mangelhaftes Wachstum der Wirbelsäule und der Röhrenknochen; sogar Zwergwuchs durch Rachitis kommt vor.

Die Gesichtsknochen entwickeln sich weniger als der Schädel; manchmal entsteht die „Frons quadrata". Die Epiphysen schwellen an, zunächst die sternalen Enden der Rippen („rachitischer Rosenkranz"). Die Seiten des Brustkastens flachen sich ab, ja sie werden sogar eingezogen, so daß das Brustbein hervorspringt und man von einer „Hühnerbrust" (pectus carinatum oder gallinaceum) redet. Auch an anderen Röhrenknochen treten, durch Einwirkung der Schwerkraft oder durch Muskelwirkung, Verbiegungen, Knickungen und sogar Frakturen auf. Die Genua valga (X-Beine) und Crura vara (O-Beine) rachitica sind häufige Vorkommnisse. Das Hinterhauptsbein bleibt oder wird stellenweise, namentlich gegenüber den Hirnwindungen, eindrückbar wie ein Kartenblatt (Kraniotabes). Die große Fontanelle vergrößert sich zunächst und bleibt viel länger membranös als normaliter. Die erste Dentition ist mehr oder weniger, oft um $1\frac{1}{2}$ Jahre, verzögert. Die Muskeln des Rumpfes und der Extremitäten sind schlaff, mangelhaft entwickelt, schwach. Außerdem treffen wir Anämie und andere Blutveränderungen, Schwellung von Leber, Milz und Lymphdrüsen an, Verdauungsstörungen und manchmal einen wohl sekundären Katarrh der Atmungswege.

Wie und wodurch entstehen nun diese pathologischen Erscheinungen? Man hat vor allem die Knochenveränderungen berücksichtigt. Wir gehen hier nicht ausführlich auf dieselben ein, sondern beschränken uns auf folgendes: Die rachitischen Knochen enthalten zu wenig CaO und P_2O_5; sie sind durch Weichheit gekennzeichnet, welche die Kraniotabes, die Verkrümmungen, Infraktionen und Brüche begreiflich macht. Die Weichheit ist einer ungenügenden Ablagerung von Kalksalzen am Ort der Knochenbildung zuzuschreiben, während die physiologische Resorption im wachsenden Knochen unvermindert (Pommer, Schmorl) vor sich geht. Es wird bei Rachitis allerdings ein zu Verknöcherung bestimmtes Gewebe gebildet, es bleibt aber kalklos, osteoid (Virchow), oder verkalkt unvollständig; es wird somit nicht zu Knochen. Von diesem osteoiden Gewebe ist richtiges oder später entkalktes Knochengewebe wohl zu unterscheiden auch dann, wenn der mikroskopische Unterschied fast unmöglich ist. Von den Unregelmäßigkeiten der enchondralen und periostalen Ossifikation und Verdickungen der Epidiaphysenknorpel, von den weiten Blutgefäßchen und der mangelhaften Vaskularisation und anderen Einzelheiten schweigen wir. Es sei hier nur bemerkt, daß der Vorgang kein entzündlicher ist, und daß auch kein Grund für die Annahme einer Infektion vorliegt. Von Hypertrophie oder Hyperplasie ist ebensowenig die Rede, eher von einem zu geringen Wachstum und Umbau des Knorpels.

Was bewirkt diese Veränderungen? Man hat eine Lösung der Kalksalze durch im Blut angehäufte Milchsäure angenommen, die im Darm infolge von Verdauungsstörungen gebildet werde. Man hat jedoch bei rachitischen Kindern ebensowenig eine Übersäuerung des Blutes wie einen ungewöhnlich starken Abbau der Knochen oder einen hohen Kalkgehalt des Harns nachgewiesen. Nach SEEMANN wäre dieser Kalkgehalt sogar abnorm niedrig. Und wären alle übrigen Erscheinungen durch die hypothetische Übersäuerung des Blutes verständlich?

Andere Forscher heben eine mangelhafte Kalkaufnahme aus der Nahrung hervor: Nach PETERSEN und BAGINSKY enthalten die Fäzes rachitischer Kinder mehr Kalk als die nichtrachitischer Kinder. Durch Hypazidität (zu niedrigen Säuregehalt) des Magensaftes sollten weniger Kalksalze zur Lösung und Resorption gelangen. Die Hypazidität ist aber nicht nachgewiesen. Nach RIEDEL sind jedoch bei gleicher Ernährung, Kalkaufnahme und Kalkabscheidung bei rachitischen und nicht-rachitischen Kindern gleich. Man hat allerdings bei jungen Hunden durch palkarme Nahrung rachitisähnliche Veränderungen hervorgerufen; sie sind aber den rachitischen nicht gleich, und daher von STÖLTZNER als pseudo-rachitische Osteoporose bezeichnet. In Japan,

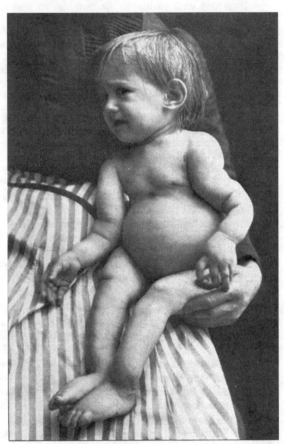

Abb. 253. Schwere rachitische Deformität des Brustkorbes und der Extremitäten (nach H. VOGT, in MOHR und STAEHELIN, Hdb. d. inn. Med. IV).

wo der kalkarme Reis häufig als ausschließliches Nahrungsmittel dient, soll sie bei Kindern vorkommen; Rachitis gibt es in Japan aber nicht (BÄLZ). STÖLTZNER nimmt an, daß neugebildetes osteoides Gewebe überhaupt eine bestimmte chemische Umwandlung durchmachen muß, um die Fähigkeit der Aufnahme von Erdsalzen zu erlangen. Diese chemische Umwandlung tritt durch eine bestimmte Einwirkung ein, die von einem Körpersaft ausgeht. Bleibt diese Einwirkung und folglich die chemische Umwandlung des osteoiden Gewebes aus, so entsteht Rachitis. Tritt sie später ein, so heilt die Rachitis. Ein inneres Sekret könnte das osteoide Gewebe umwandeln, so daß es durch Aufnahme von Kalksalzen zu Knochengewebe wird. STÖLTZNER betrachtet ungenügende Tätigkeit der Nebennieren als die der

Rachitis zugrunde liegende Störung. Ohne eine mögliche Bedeutung der Nebennieren zu leugnen, sollen wir andere Daten berücksichtigen. So hat PAWLOW nach Anlegung einer Pankreas- und Gallengangsfistel Veränderungen am Skelett seiner Versuchstiere beobachtet, die auch von VON RECKLINGHAUSEN als typisch rachitische gedeutet worden sind. VON RECKLINGHAUSEN nimmt an, daß es sich in den Fällen von Rachitis nach Entfernung eines Organs (Schilddrüse, Epithelkörperchen, Thymus, Kap. 21) nicht um den Ausfall einer „spezifischen" Wirkung, sondern um die Folge einer allgemeinen Ernährungsstörung handelt. Damit wären aber das Wie und Wodurch noch nicht beantwortet.

Daß wir nach mehreren Seiten hin zu suchen haben, darauf weisen folgende Beobachtungen hin: Rachitis kommt nicht überall vor, sondern sie ist in den Tropen, den Polargegenden und den Hochalpen angeblich unbekannt. Negerkinder sollen nicht in den Tropen, wohl aber in Europa rachitisch werden (W. HIS). Übrigens betrachtet man vor allem Mangel an frischer Luft und Licht, unzweckmäßige, besonders einseitige Mehl- oder Kartoffelnahrung, ferner sowohl Über- wie Unterernährung überhaupt als von ursächlicher Bedeutung. Nach HENOCH sieht man aber „oft genug Kinder aus den höheren Ständen unter den günstigsten Lebensverhältnissen bei anscheinend vortrefflicher Brustnahrung rachitisch werden". Es kann ja überhaupt eine bestimmte Frauenmilch ein Kind gut, ein anderes aber nicht gut gedeihen lassen. Nach VON HANSEMANN vermögen Domestikation und Gefangenschaft Tiere rachitisch zu machen. H. VOGT betont Erblichkeit, wenigstens Familiarität der Rachitis.

Aus obigem geht die Dürftigkeit unserer Kenntnis genügend hervor. Über das Vorkommen einer „Spätrachitis" (nach dem 4. Lebensjahre) ist man nicht einig.

Die osteomalazischen Knochenveränderungen sind nach VON RECKLINGHAUSEN, in Übereinstimmung mit den früheren Untersuchungen von POMMER und STÖLTZNER, von den rachitischen nicht zu unterscheiden. Bei beiden kommt nicht nur mangelhafte Verkalkung des neugebildeten Knochens, sondern auch richtige Erweichung des ursprünglich kalkhaltigen, ausgebildeten Knochens durch Abfuhr seiner Kalksalze vor. Diese Erweichung, Malazie, ist nach VON RECKLINGHAUSEN das Wesentliche der rachitisch-malazischen Vorgänge. Bei der Rachitis kommen aber Unregelmäßigkeiten der Ossifikation hinzu.

Aber auch dann, wenn wir diese Unregelmäßigkeiten als vom Wachstumsalter bedingt und wenn wir Rachitis und Osteomalazie sonst, ihrer Erscheinungsform nach, als gleich betrachteten, würde diese Formgleichheit noch nicht ihre ursächliche Gleichheit bedeuten, wie wir in § 37 im allgemeinen betont und an vielen Entartungen, Entzündungen, Tuberkulose und Pseudotuberkulosen usw. verwirklicht gesehen haben. Es kann somit Rachitis einen anderen Ursprung haben als die Osteomalazie der Schwangeren, welche sogar durch etwas anderes bewirkt sein kann als Osteomalazie bei nicht-schwangeren Frauen.

Klinisch unterscheiden sich Rachitis und Osteomalazie in manchen Hinsichten: Rachitis ist ein Leiden der ersten Lebensjahre, Osteomalazie kommt am häufigsten bei schwangeren oder säugenden Frauen (puerperale Osteomalazie) vor, sehr viel seltener bei Männern und Kindern. Jede neue Schwangerschaft kann einen Rückfall oder eine Zunahme des Leidens bewirken. FEHLING hat eine zu starke innere Sekretion der Eierstöcke angenommen und man hat nach doppelseitiger Kastration Heilung oder wenigstens Besserung beobachtet — aber nicht immer. Die Eierstöcke an und für sich entscheiden also nicht. Müssen wir sodann die Osteomalazie der Männer einer Funktionsstörung der Hoden zuschreiben? Und wie wird denn die „rheumatische" Osteomalazie verständlich? STÖLTZNER nimmt auch hier ungenügende Tätigkeit der Nebennieren an — der Beweis steht aber aus. HOENNICKE weist auf das schon von anderen betonte Zusammentreffen von Osteomalazie und Morbus Basedowi und schreibt die Osteomalazie einer Schilddrüsenerkrankung zu.

Durch ihre Weichheit geben die osteomalazischen Knochen der Schwerkraft und der Muskelwirkung mehr oder weniger nach. Starke Verbiegungen, eine eigentümliche Schnabelform des Beckens usw. können eintreten. Das Körpergewicht nimmt bedeutend ab, auch durch Abmagerung. Man hat die Frage gestellt aber noch nicht beantwortet, ob gewisse Coxa vara, Genua valga usw. nicht Folgen einer leichten kindlichen Osteomalazie seien. Auch hier stehen wir eben im Anfang der Forschung.

21. Kapitel.

Allgemeine Störungen des Wachstums und des Stoffwechsels, insbesondere in Zusammenhang mit Störungen innerer Sekretionen.

§ 109. Einleitende Bemerkungen.

Das Wachstum junger Zellen, ihr Stoffwechsel und mit letzterem auch ihre Tätigkeit werden durch verschiedenartige Faktoren und durch einander gegenseitig beeinflußt. Abgesehen von einer ererbten Anlage, von der wir zurzeit nur einiges zu vermuten vermögen, haben wir folgendes zu berücksichtigen: Das Wachstum eines Organs wird von seiner Tätigkeit beeinflußt, wie wir das schon bei der Arbeitshypertrophie und der Ruheatrophie besprochen haben. Die Tätigkeit eines Organs vermag aber auch das Wachstum anderer Körperteile zu fördern, wie z. B. Muskeltätigkeit das Wachstum der Knochen, mit denen der tätige Muskel zusammenhängt. Ferner ist die Tätigkeit nicht nur vom Stoffwechsel abhängig, der ja die Energiequelle darstellt, sondern sie erhöht umgekehrt den Stoffwechsel. So wissen wir, daß Muskeltätigkeit die Kohlensäurebildung steigert; wir haben ferner im vorigen Kapitel den Einfluß der Muskeltätigkeit auf die Verbrennung der Fette, des Zuckers und auf die Harnsäurebildung kennen gelernt. Der Stoffwechsel wird ferner von der Bluttemperatur (§ 112), und wahrscheinlich auch durch giftige Stoffe, wie Alkohol, Chinin, und durch innere Sekrete beeinflußt. Fragen wir, wie und wodurch Tätigkeit das Wachstum fördert, so kann diese Frage zurzeit nicht sicher beantwortet werden. Es kommen mehrere Faktoren in Betracht. Zunächst nehmen der Blutgehalt, die Blutdurchströmung und die Lymphabfuhr eines Organs im allgemeinen mit seiner normalen Tätigkeit zu, wie bei den Rumpf- und Extremitätenmuskeln. Dadurch werden nicht nur mehr Nahrungsstoffe zugeführt, sondern außerdem giftige Dissimilationsprodukte vollständiger abgeführt. Es ist aber nicht bewiesen und nicht einmal wahrscheinlich gemacht worden, daß arterielle Hyperämie ohne weiteres das Wachstum vermehrt. Dazu ist wahrscheinlich ein „Wachstumsreiz" erforderlich (S. 263 f.). Wir wissen andererseits, daß Wachstum auch ohne reichlichen Blutgehalt erfolgen kann, wie z. B. bei bettlägerigen anämischen Kindern. Ferner kommt als wachstumsfördernder Faktor die höhere Temperatur des tätigen Organes in Betracht. Wir wissen davon nichts Sicheres. Daß die Temperatur eines Organs durch Tätigkeit steigen kann, dürfen wir annehmen; es entsteht aber nur ein geringer Temperaturunterschied, wenn nicht außerordentliche Umstände vorliegen (§ 112). Sodann erheischt der Aktionsstrom eines tätigen Organs Beachtung. Bekanntlich ist er nicht nur in Muskeln, sondern auch in Drüsen, im Auge, nachgewiesen. Seine Bedeutung für das Wachstum junger Zellen ist aber bis jetzt noch nicht untersucht worden. Allerdings haben Versuche von MÜLLER-HETTLINGEN u. a. dargetan, daß das Wachstum von Pflanzen durch Elektrizität beeinflußt wird. Schließlich erheischt die

Möglichkeit Nachforschung, daß gewisse **Stoffwechselprodukte** des tätigen Organs in gewisser Konzentration sein Wachstum anregen. Zu diesen Stoffwechselprodukten gehören auch die sogenannten **Hormone** oder **inneren Sekrete**. Es ist von vornherein als möglich zu betrachten, daß ein inneres Sekret eines Organs das Wachstum dieses Organs oder das Wachstum anderer oder sämtlicher Organe beeinflußt.

Als innere Sekrete oder Hormone ($\delta\varrho\mu\acute{\alpha}\omega$ = ich errege) bezeichnet man besondere Stoffe, die von Organen gebildet und an Lymphe oder Blut abgegeben werden. Man nennt die Drüsen ohne Ausführungsgang (Schilddrüsen, Epithelkörperchen, Nebennieren, Thymus, Hypophysis, Gl. pinealis) daher Blut- oder Gefäßdrüsen. Aber auch Drüsen mit Ausführungsgang können innere Sekrete bilden. Wir nehmen dies z. B. an für das Pankreas (LANGERHANSsche Inseln, S. 541); die Pankreaszellen selbst werden zur Bildung des Pankreassaftes (also ihres äußeren Sekretes) erregt durch ein Sekretin, das die Epithelzellen des oberen Darmabschnitts abgeben, nach Einwirkung von Salzsäure (BAYLISS und STARLING).

Man betrachtet die Blutdrüsen zusammen wohl gleichsam als einen Staat in einem Staat, als ein „autonomes System", als ob sie untereinander besonders korrelativ verbunden seien, mehr als andere Organe. Diese Betrachtung ist jedoch nicht genügend gerechtfertigt und sehr geeignet durch Einseitigkeitsfehler Mißverständnisse zu schaffen. Zunächst bilden, wie wir soeben bemerkten, auch Drüsen mit äußerer Sekretion außerdem innere Sekrete, wovon wir allerdings noch wenig wissen und nur einiges vermuten. Sodann hängen auch andere Organe funktionell fest zusammen, wie z. B. Herz und Nieren, Darm und Leber, wie auch das oben erwähnte Beispiel der Salzsäurewirkung auf das Darmepithel zeigt. Ferner dürfen wir nicht vergessen, daß wir die einzelnen Wirkungen vieler Organe zu messen noch nicht vermögen, daß wir die inneren Sekrete der Blutdrüsen noch nicht einmal in reinem Zustande gewonnen haben, sie chemisch nicht kennen, kurz, daß uns die erforderliche Grundlage fehlt zur Beantwortung der Frage, ob die Blutdrüsen funktionell fester mit einander zusammenhängen als die übrigen Organe untereinander oder als Blutdrüsen mit anderen Organen. Auch vermeide man von „uni-, pauci-, pluriglandulären" Störungen zu reden, so lange wir nicht wissen, ob die Funktionsstörungen mehrerer Drüsen abhängig oder unabhängig voneinander auftreten.

Wie kann ein inneres Sekret auf ein Organ bzw. den Organismus einwirken? Diese Frage kann zu neuen Fragestellungen führen und ist deshalb wichtig. Zunächst ist möglich, daß ein inneres Sekret die Tätigkeit des sezernierenden Organs selbst — etwa wie die per os eingenommene Galle die Gallenbildung anregt — oder die eines anderen Organs oder anderer Organe, ändert. Bei zu starker Konzentration wird das innere Sekret bestimmte Zellen schädigen, also zu Vergiftung führen können. Sodann könnte ein inneres Sekret sich mit einem Zwischen- oder Endprodukt des Stoffwechsels binden und dadurch die Assimilationsfähigkeit oder weitere Zerlegbarkeit dieses Stoffes erhöhen, oder giftige Verbindungen in ungiftige umwandeln. Wird ein solches inneres Sekret in ungenügender Menge oder gar nicht gebildet, so wird Darreichung desselben in geeigneter Form und Menge — ein inneres Sekret in zu starker Konzentration kann ja giftig sein — die sonst eintretende Vergiftung verhüten, bzw. eine schon eingetretene Vergiftung heben können. (Selbstverständlich kann ein fehlendes Sekret selbst eine Vergiftung nicht bewirken.) Es ist aber von vornherein auch als möglich zu betrachten, daß eine Drüse nicht durch ein inneres Sekret, sondern dadurch entgiftend wirkt, daß sie bei ihrer Tätigkeit bestimmte giftige Stoffe in ungiftige umwandelt. In diesem Fall wird Darreichung des von dieser Drüse gelieferten Sekretes keine entgiftende Wirkung haben bei einer Vergiftung infolge von ungenügender Tätigkeit (Hypofunktion) der Drüse. Hier wird nur Erhöhung der Tätigkeit in genügendem Maße oder Einpflanzung einer tätigen gleichartigen Drüse entgiftend wirken. Schließlich kann ein inneres Sekret eine gewisse Wirkung hemmen, entweder durch chemische Bindung oder durch sonstige Änderung eines anderen inneren Sekretes oder durch antagonistische Wirkung, antagonistisch eben mit Hinsicht auf die zu hemmende Wirkung. Solange wir von den chemischen Eigenschaften der inneren Sekrete nicht mehr wissen als jetzt, — nur vom Adrenalin und Schilddrüsensekret wissen wir etwas — müssen wir uns auf gewisse klinische Erscheinungen und anatomische Veränderungen beim Menschen und die Ergebnisse der Tierversuche beschränken. Die Erscheinungen einer leichten Störung einer inneren Sekretion deutet man wohl als „Abortivformen" (wenig empfehlenswert) oder „formes frustes" an.

Selbstverständlich ist bei Tierversuchen peinlichst darauf zu achten, daß nichts anderes als der bezweckte Eingriff, z. B. Wegnahme oder Einpflanzung eines bestimmten Organs, namentlich keine Schädigung bestimmter Nerven stattfindet. Die Fragen, die durch Tierversuche zu beantworten sind, lauten: Was für Folge(n) hat die Entfernung (Ausfall) eines bestimmten Organs? Was für Folge(n) hat eine stärkere, eine schwächere bzw. eine qualitativ geänderte Tätigkeit dieses Organs? Eine qualitative Änderung der Tätigkeit ist schwer sicher zu erreichen (s. oben). Die Tätigkeit sucht man abzuschwächen durch Wegnahme eines verschieden großen Teils des Organs, oder durch Schädigung desselben durch Giftwirkung oder sonstwie. Gänzliche Entfernung eines Organs bedeutet Ausfall ihrer Tätigkeit. Eine stärkere Tätigkeit hat man nachzuahmen versucht durch Einverleibung des reinen (?) inneren Sekretes oder eines Extraktes des Organs oder eines frischen Organs eines anderen Tiers, usw. Das ist ein Wagnis. Es ist zwar möglich, daß eine solche Einverleibung mit einer stärkeren Tätigkeit übereinstimmt, es muß aber nicht. So sind Änderungen durch Digestion eines per os eingenommenen Stoffes nicht ausgeschlossen; ferner ist die Frage zu berücksichtigen, ob der Status nascens der im Körper selbst entstehenden Sekrete Bedeutung hat und wenn ja, welche. Einnahme per os der Schilddrüse vermag die Ausfallserscheinungen allerdings zu beseitigen, sogar beim Menschen, der Schafschilddrüse einnimmt. Damit ist jedoch nicht ohne weiteres dasselbe für die anderen Organe erwiesen oder anzunehmen. Man hat die Wirkung der oben erwähnten Eingriffe schon für verschiedenartige innere Sekrete, bei verschiedenartigen Tieren, zu bestimmen gesucht, dabei auf das Alter, das Geschlecht und sonstige individuelle Eigenschaften des Versuchstieres achtend. Insbesondere wo die Beeinflussung des Wachstums beabsichtigt wird, muß die Wirkung bei jungen und alten Tieren verglichen werden. Wir werden jetzt die Störungen des Wachstums und des Stoffwechsels und der damit zusammenhängenden Eigenschaften und Tätigkeiten etwas näher betrachten.

Es ist ohne ausführliche Betonung klar, daß der Unterschied zwischen Dys- und Hyperfunktion und der zwischen Dys- und Hypofunktion aus den klinischen und anatomischen Erscheinungen allein nicht sicher möglich ist. Denn einerseits könnte eine Störung eben nur einem Zuwenig einer einzigen bestimmten Wirkung wie einem Zuwenig sämtlicher Funktionen einer Drüse, oder eine andere Störung ebensogut einem partiellen wie einem gänzlichen Zuviel einer Drüsentätigkeit zuzuschreiben sein. Wir wollen hier gleich vorweg bemerken, daß bis jetzt keine einzige innere Sekretion vollständig mit so befriedigendem Ergebnis untersucht ist, daß sämtliche soeben behandelte Fragen mit Hinsicht auf ihre Bedeutung für den Organismus beantwortet werden können.

Wenn wir den Einfluß der inneren Sekrete auf Wachstum und Stoffwechsel bestimmen wollen, so dürfen die Beobachtungen am Menschen nur, ebenso wie sonst immer, mit Vorsicht und Zurückhaltung beurteilt werden. Auch hier ist die Frage manchmal nicht mit der erforderlichen Sicherheit zu beantworten, welche Störung primär, welche sekundär war und welche Störungen unabhängig voneinander auftraten. Ausgedehnte experimentelle Ergebnisse sollen hier den Weg weisen. Wir verzichten hier auf eine Darlegung der einzelnen Möglichkeiten der Beziehungen zwischen Blutdrüsen und Nervensystem und beschränken uns auf folgendes.

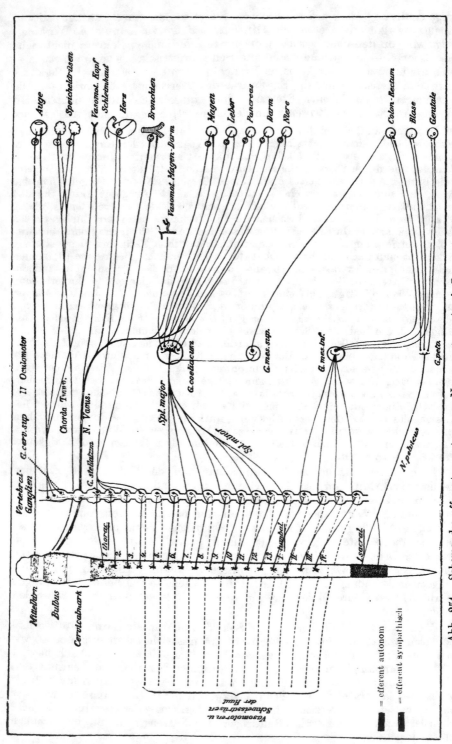

Abb. 254. Schema des efferenten autonomen Nervensystems (nach LANGLEY, MÜLLER und HIGIER).

Die Fasern, welche das Rückenmark mit den 3 prävertebralen Ganglien (coel. und mes.) verbinden, durchziehen ohne Einschaltung von Ganglienzellen die vertebralen Ganglien.

Man nennt das zerebrospinale Nervensystem das animale, den Sympathikus das vegetative Nervensystem. Durch die Rami communicantes hängen Hirn und Rückenmark mit dem Sympathikus zusammen. Man kann das animale Nervensystem nicht als ausschließlich willkürlichen Bewegungen und bewußter Empfindung dienend auffassen. So werden auch glatte, unwillkürliche Muskeln wie der M. ciliaris vom Oculomotorius, von „animalen" Nerven innerviert. Ein Unterschied zwischen beiden Systemen ist, daß die efferenten „animalen" Nerven ununterbrochen zu ihren Erfolgsorganen ziehen; jeder Muskel wird somit durch nur ein einziges Neuron mit seinem Zentrum verbunden, und dieses Neuron besteht aus Ganglienzelle und peripherer Nervenfaser mit Endausbreitung. In den „vegetativen" Nerven sind hingegen Ganglienzellen eingeschaltet, und zwar in den vertebralen bzw. drei prävertebralen Ganglien (Abb. 254). Im Ganglion wird das Neuron unterbrochen und es beginnt mit einer Ganglienzelle und ihrer Nervenfaser ein anderes Neuron. Man redet daher von prä- und postganglionären Fasern oder Neuronen. Nun bezeichnen LANGLEY

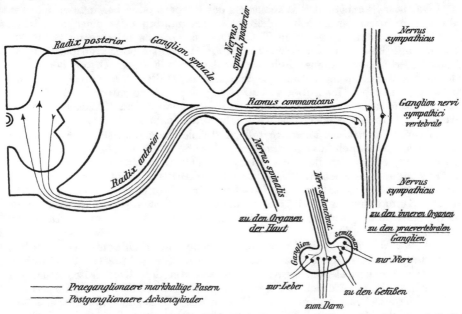

Abb. 255. Schema der efferenten Fasern des sympathischen Nervensystems (nach L. R. MÜLLER, in CURSCHMANN, Nervenkrankheiten).

u. a. das ganze vegetative System als autonom und unterscheiden einen kraniozervikalen, thorazikolumbalen und sakralen Teil desselben. Der thorazikolumbale Teil (Brust- und Bauchgrenzstrang mit seinen Geflechten und Verzweigungen) stellt das sympathische System im engeren Sinne dar, dem dann noch die Plexus von AUERBACH und MEISSNER als enterales oder Darmnervensystem beizuzählen sind. Andere, namentlich deutsche Autoren stellen diesen thorazikolumbalen Teil als sympathisches dem autonomen System gegenüber. Dieses autonome System besteht, nach ihnen, aus den kraniobulbären (dem Mittelhirn und verlängerten Mark entstammenden Nervenfasern, welche in den Bahnen des N. oculomotorius, facialis, IX, und X verlaufen) und aus den sakralen (dem untersten Lumbal- und Sakralmarke entstammenden) Nervenfasern, welche im N. pelvicus enthalten sind.

Fast alle vegetativen Organe werden nun durch sympathische sowie autonome Nervenfasern innerviert, wobei diese Fasern oft physiologische Antagonisten sind; nur die Schweißdrüsen, Haarmuskeln und ein Teil der Gefäßmuskeln der Eingeweide besitzen ausschließlich sympathische Nervenfasern. Mehrere Beispiele der antagonistischen Tätigkeit stehen zur Verfügung: so wird der Herzschlag beschleunigt durch den sympathischen N. accelerans, verlangsamt durch den autonomen N. vagus; dieser fördert hingegen die Darmperistaltik, die durch den sympathischen N. splanchnicus gehemmt wird. Auch für die Wirkungen gewisser Gifte hat der Unterschied in sympathische und autonome Nervenfaser Bedeutung: so wirkt Adrenalin elektiv auf sympathische Nervenfasern, gleichgültig, ob diese eine bestimmte Funktion fördern oder hemmen. Man hüte sich jedoch vor scharfen Trennungen oder Gegensätzen, denn schon jetzt sind manche Ausnahmen bekannt geworden. So z. B. wirken Gifte der Atropin- und Muskaringruppe auf die autonomen Fasern von Auge, Speicheldrüsen, Herz, Bronchialmuskeln, Magendarmkanal, aber auch auf die nur vom Sympathikus innervierten Schweißdrüsen.

§ 110. Störungen des Wachstums durch Störungen innerer Sekretionen.

Gewisse Störungen des Wachstums des Körpers oder bestimmter Körperteile dürfen wir einer zu schwachen bzw. mangelnden oder einer zu starken oder einer qualitativ geänderten Tätigkeit eines Organs mit innerer Sekretion zuschreiben. Und zwar weil sich beim Menschen Aplasie oder Hypoplasie dieses Organs, also ein angeborener Fehler oder der Verlust dieses Organs oder eines Abschnitts desselben in früher Jugend hat feststellen lassen und weil Versuchsergebnisse bei Tieren dieser Auffassung eine Stütze geben. Für die Annahme einer zu starken bzw. einer qualitativ geänderten Tätigkeit sind die Gründe viel unzureichender, wie wir weiter unten sehen werden.

Allmählich hat sich herausgestellt, daß viele Drüsen mit innerer Sekretion das Wachstum zu beeinflussen vermögen. Das älteste Beispiel stellen die **Keimdrüsen** dar, namentlich ihre Beeinflussung der **sekundären Geschlechtscharaktere** (Kennzeichen, die zu der Fortpflanzung nicht in unmittelbarer Beziehung stehen wie z. B. der Bartwuchs). Einige Forscher betrachten nämlich nur die Keimdrüsen als pri märe und die übrigen Geschlechtsteile sowie einige andere Merkmale (Stimme, Haarwuchs, Körperbau usw.) als sekundäre Geschlechtscharaktere.

Außer der mangelhaften Entwickelung des Kehlkopfes bei Knaben nach doppelseitiger Kastration haben wir mehrere sekundäre Geschlechtscharaktere kennen gelernt, die aber nicht alle von den Keimdrüsen abhängig sein müssen. So machen sich schon in frühester Jugend seelische und körperliche Unterschiede zwischen Knaben und Mädchen, des Charakters und Körperbaues, erkennbar, die nicht notwendig von dem Unterschied der Keimdrüsen bedingt sind. Es ist noch unentschieden, welche Eigenschaften als von den Keimdrüsen abhängig, welche als von diesen unabhängig schon in der befruchteten Eizelle als Anlage vorhanden waren. Daß die sekundären Geschlechtscharaktere in der Pubertät ihre volle Ausbildung erreichen, zugleich mit den Geschlechtsdrüsen, beweist selbstverständlich nichts, weil dies für viele anderen körperlichen und seelischen Eigenschaften in gleichem Maße gilt, für die wir doch eine Abhängigkeit von den Geschlechtsdrüsen anzunehmen nicht gezwungen werden. Die Erscheinung, daß sich manchmal die sekundären Geschlechtscharaktere nicht in gleichem Maße entwickeln, sondern das eine Mal die Behaarung mehr als die Stimmbildung oder ein anderes Mal die Behaarung an einer Stelle mehr in den Vordergrund tritt, weist auf andere Einflüsse als den eines doch wohl gleichmäßig verteilten inneren Sekrets hin. Jedenfalls üben aber die Keimdrüsen, und zwar sehr wahrscheinlich durch ein inneres Sekret oder durch innere Sekrete, einen unverkennbaren Einfluß aus auf das Wachstum und die Eigenschaften gewisser Körperteile. Hochgradige Hypoplasie oder Verlust der Keimdrüsen in der Jugend (präpuberal) durch doppelseitige Kastration (zur Erziehung schöner Knabenstimmen, von Haremswächtern, und aus religiösem Grunde bei den Skopzen, einer russischen Sekte) führt nämlich zu folgenden Veränderungen, die man an Eunuchen studiert hat (TANDLER und GROSZ).

Ein Umschlagen der übrigen körperlichen und seelischen Eigenschaften in die des anderen Geschlechts tritt bei präpuberaler Kastration nie ein. Es kommen nur die sekundären Geschlechtsmerkmale zu mangelhafter Entwickelung: Penis, Prostata und Samenbläschen bleiben klein, der Kehlkopf, das Becken bleiben klein, mehr oder weniger kindlich; die Stimme folglich auch; Bart-, Scham- und Achselhaare fehlen oder entwickeln sich nur spärlich, Behaarung um die Analöffnung fehlt. Ferner heben mehrere Beobachter Hochwuchs, Hochbeinigkeit hervor, oft bis zu 200 cm, wobei aber das Skelett zart gebaut ist. Bemerkenswert sind ferner der kleine Kopf, die relativ kurze Wirbelsäule, hingegen eine relativ große Länge der Extremitäten, besonders in ihren distalen Teilen. Verzögerter Schluß der Epiphysenfugen, verzögerte Verknöcherung der Epiphysenknorpel, hat daran schuld. Auch die Verknöcherung der Schädelnähte ist verzögert. Die Ansatzstellen der Muskeln an den Knochen sind wenig ausgebildet, die Muskeln schlaff und mit Fett durchwachsen; die Bewegungen sind träge. Schließlich tritt oft eine Fettsucht auf, wobei die Fettverteilung der bei der Dystrophia adip. genitalis (S. 557) entspricht. Es treten Fettwülste auf in der Unterbauchdecke und besonders am Mons Veneris, an den Nates, Hüften und Oberschenkeln, den Brustdrüsen und oberen Augenlidern. Es kommen aber auch sehr magere männliche Kastraten vor, ohne daß wir wissen, wodurch. Mut und männliche Leidenschaft sollen bei antepuberaler Kastration des Knaben später fehlen ebenso wie bei Ochsen und Kapaunen (kastrierten jungen Hähnen). Bei postpuberaler Kastration hat man ebenfalls häufig Fettsucht beobachtet, die Wachstumsstörungen fehlen dann selbstverständlich. Die Vorsteherdrüse erfährt eine Rückbildung.

Von antepuberaler Kastration bei Mädchen liegen nur wenige Angaben einer mangelhaften Entwickelung der sekundären Geschlechtscharaktere, wie z. B. der Brustdrüsen vor. Diese werden sonst durch die Keimdrüsen beeinflußt: sie schwellen während der Brunst bzw. Menstruation an. Die Veränderungen während der Schwangerschaft werden wahrscheinlich, wenigstens zum Teil, von der Frucht hervorgerufen, wie STARLING und Miss CLAYPON zeigten, indem sie die nämlichen Veränderungen in den Brust-

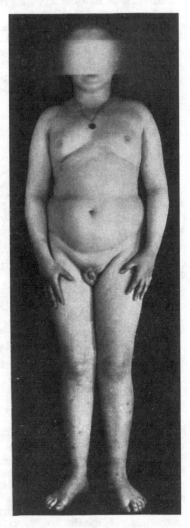

Abb. 256. Eunuchoid (nach FALTA.)

drüsen virginaler, nicht schwangerer Kaninchen hervorriefen durch wochenlang fortgeführte Einspritzung von Extrakten aus Kaninchenföten — FoÀ bestätigte dies sogar durch Einspritzung von Rinderfötenextrakt bei Kaninchen: Es bildeten sich milchabsondernde Alveolen aus. Viele Mädchen und besonders Frauen sind aus Heilzwecken nach der Pubertät kastriert. Es folgt dann Atrophie von Gebärmutter und Scheide. Die Menstruation hört auf, wenn sie zuvor noch bestand. Bleibt aber ein kleiner funktionstüchtiger Teil eines Eierstocks zurück, so bleiben diese pathologischen Folgen aus.

Bei hypoplastischer Minderwertigkeit der männlichen Geschlechtsteile entstehen Individuen, die den echten Eunuchen vollkommen oder fast völlig gleichen. Die geschlechtliche Tätigkeit und Libido solcher Eunuchoide fehlen oder sind nur in geringem Grade vorhanden. Hochbeinigkeit und übermäßiger Fettansatz sind bei solchem „Hypogenitalismus" beobachtet. Diese Typen sind von denen des Infantilismus und der hypophysären Dystrophie (S. 556) zu unterscheiden. Auch weibliche Eunuchoide kommen vor.

Bemerkenswert ist, daß die Eunuchoidie nach TANDLER und GROSZ und auch FALTA vorübergehen kann, indem sich die Geschlechtsteile nachträglich entwickeln. Ob die Tätigkeit der Keimdrüsen früh wieder erlischt, ist noch nicht festgestellt. FALTA bezeichnet als Späteunuchoidie eine von ihm in einem bereits ausgereiften Organismus beobachtete „Atrophie des genitellen Hilfsapparates" (beim Mann Rückbildung des Penis, des Skrotums, der Prostata usw., beim Weib der großen

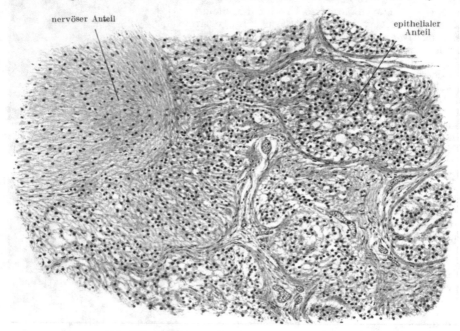

Abb. 257. Epiphyse des Menschen (nach FALTA).

Schamlippen und des Uterus), ferner Rückbildung der Behaarung, schließlich übermäßiger Fettansatz. Diesen Erscheinungen ging eine hochgradige Atrophie der Hoden nach einer schweren Verletzung, eine schwere beiderseitige luetische, gonorrhoische oder Mumpsorchitis, Atrophie der Hoden nach Typhus usw. vorauf.

Die Insuffizienz der Keimdrüsen beim Manne hat man bis jetzt nicht, nur die eunuchoide Fettsucht hat man durch Darreichung von Schilddrüsenpräparaten mit Erfolg bekämpft. Bei weiblichen Tieren hat man Einpflanzung von Eierstöcken schon mit einigem Erfolg (HALBAN) vorgenommen.

Im Hoden stellen wahrscheinlich die LEYDIGschen Zwischenzellen („interstitielle" Drüse) die Zellen der inneren Sekretion dar. Sie enthalten azido- und basophile Granula, sind den Zellen der Nebennierenrinde ähnlich und entwickeln sich besonders in der Pubertät. Dies tun auch die sogenannten Thekaluteinzellen beim Weibe, die sich aus der Theca interna atretischer Follikel bilden. Die Annahme, daß diese Zellen das innere Keimdrüsensekret beim weiblichen Menschen und Affen liefern, ist von zweifelhafter Bedeutung.

Es kommt nun auch ein „Hypergenitalismus" vor, der zu einer „Pubertas praecox", d. h. einer vorzeitigen Entwickelung der Geschlechtsteile und des übrigen

Organismus führt. Mitunter scheint die Epiphyse (Gland. pinealis) oder die Nebennierenrinde die Quelle dieser Erscheinungen zu sein (s. unten), in anderen Fällen hat man jedoch nichts anderes als eine bösartige Hoden- oder Eierstocksgeschwulst gefunden. Ein von BERNHARDT-ZIEHEN untersuchter Knabe entwickelte sich sehr vorzeitig: Mit 2 Jahren waren die Scham-, Achsel- und Barthaare vorhanden, mit 8 Jahren war er 138 cm lang, während 116 cm diesem Alter entsprechen, und sah er aus wie ein 25—30jähriger Mann. NEURATH hat solche Fälle auch bei Mädchen (sogen. Menstruatio praecox) zusammengestellt. In solchen Fällen scheint ein primärer Hypergenitalismus vorzuliegen. Ob die geschwulstbildenden Zellen einfach die Menge normalen inneren Sekretes vergrößern oder anderes Sekret liefern, entzieht sich zurzeit gänzlich der Beobachtung. —

An zweiter Stelle nennen wir als eine Drüse, die durch ein inneres Sekret das Wachstum beeinflußt, die **Epiphyse**, die Zirbeldrüse. Erst in den letzten Jahren hat man der aus Nervenelementen und Drüsengewebe bestehenden Glandula pinealis Aufmerksamkeit geschenkt. Schon im siebenten Lebensjahr setzt ihre Involution ein. Von ihrer funktionellen Bedeutung wissen wir aber noch recht wenig. Aus der frühzeitigen Involution folgt schon, daß Abnahme ihrer Tätigkeit (Hypopinealismus) nur in frühester Jugend sich geltend machen wird. Was wir wissen von dieser Tätigkeit, verdanken wir einigen Beobachtungen von Epiphysengeschwulst bei Kindern. Es handelte sich dabei um Teratom, Sarkom, Gliom, Krebs, Psammom oder Zyste, auch einmal um Gumma. Was dürfen wir aus diesen Beobachtungen ableiten? Das ist nicht sicher. Denn die Epiphysengeschwulst übt, ebenso wie eine Vierhügelgeschwulst überhaupt, Druck auf die Umgebung, und, wenn sie zu Hydrocephalus internus führt (§ 147), auch in größerem Abstande aus. So kann die Hypophysis durch Ausdehnung des Bodens der dritten Hirnkammer platt gedrückt werden. Die vielfachen Erscheinungen der Epiphysengeschwulst sind sicher zum Teil von diesem Druck bedingt,

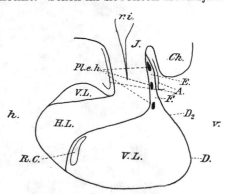

Abb. 258.   Schema des Baues der Hypophyse (nach ERDHEIM).

Ch. = Chiasma; *V. L.* = Vorderlappen; *H. L.* = Hinterlappen; *Pl. e. h.* = Plattenepithelhaufen; *R. C.* = RATHKEsche Cyste; *F.* = Fortsatz; *E* = Endanschwellung des Fortsatzes; *R. i.* = Recessus infundibuli; *J.* = Infundibulum; *D.* = Dura; *D₂* = Diaphragma sellae; *A.* = Arachnoidea.

so z. B. die allgemeinen „Druckerscheinungen". Fragen wir nun, welche Erscheinungen dem durch Schwund der Epiphyse entstehenden Hypopinealismus zuzuschreiben sind, so können wir zurzeit nur mit gewisser Wahrscheinlichkeit annehmen, daß Hypopinealismus in frühester Jugend zu vorzeitiger außergewöhnlicher Entwickelung der Hoden und mancher sekundärer Geschlechtscharaktere führt. C. FOÀ hat das nach Entfernung der Epiphyse bei jungen Hähnen ebenfalls beobachtet. Umgekehrt hat Kastration in der Jugend bei männlichen und weiblichen Tieren Atrophie der Zirbeldrüse zur Folge (BIACH und HULLES). Die dann und wann beobachtete Fettsucht und die rasche Körperentwickelung sind vielleicht anderen Wirkungen der Zirbelgeschwulst oder des Hypopinealismus zu verdanken.

Vom Hyperpinealismus ist uns nichts bekannt.

Etwas mehr wissen wir von der pathologischen Bedeutung der abnormalen **Hypophyse**, dank den Versuchen der neueren Zeit.

Die Hypophyse besteht bekanntlich aus einem drüsigen Vorderlappen und nervösen Hinterlappen (Neurohypophyse), der durch das Infundibulum (Gliagewebe) mit dem Gehirn zusammenhängt. Der Hinterlappen besteht aus Gliagewebe, noch nicht näher bestimmten Zellen und Nervenfasern. Der Vorderlappen ist ektodermalen Ursprunges und besteht größtenteils aus Epithelschläuchen. Er ist die eigentliche Gl. pituitaria. Seine Zellen enthalten zum Teil feinere oder gröbere azidophile Körnchen, die sich besonders mit Säurefuchsin färben (chromophile Granula).

In der Schwangerschaft nimmt der Vorderlappen durch Zellbildung bedeutend an Gewicht zu. Bei Multiparen wird es mehr als 50 % höher (ERDHEIM und STUMME). In und unter der Schleimhaut des Rachendaches fanden ERDHEIM und HABERFELD beim Menschen einen aus Hypophysisgewebe bestehenden Strang, den sie als Neben-

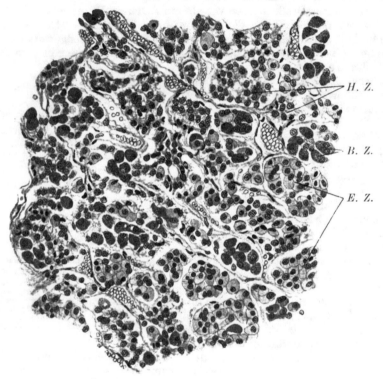

H. Z.

B. Z.

E. Z.

Abb. 259. Vorderlappen der Hypophyse. *E. Z.* = cosinophile Zellen. *B. Z.* = basophile Zellen. *H. Z.* = Hauptzellen (nach FALTA).

hypophyse oder Hypophysis pharyngea bezeichneten. Ihre Bedeutung ist noch nicht klar.

Von der chemischen Natur des Vorderlappensekrets, wissen wir nichts. Das Kolloid enthält, ebenso wie das der Schilddrüse, Jod.

PIERRE MARIE trennte die Akromegalie oder Pachyakrie (Riesenwuchs der akralen Körperteile) vom Riesenwuchs im allgemeinen und schrieb sie einer Zerstörung der Hypophyse durch Geschwulstbildung in derselben, also einem Hypopituitarismus, zu. Spätere Forscher (TAMBURINI u. a.) haben demgegenüber eine Hyperfunktion der Hypophyse angenommen. Hierzu werden wir durch folgende Daten auch jetzt geführt. Zunächst tritt Akromegalie nur auf bei Adenom oder Adenokarzinom, nicht bei anderen Geschwülsten der Hypophyse (HANAU u. a.); die Geschwulst wird dabei aus Epithelzellen aufgebaut, in denen sich die chromatophilen Körnchen, sogar in reichlicher

Zahl, nachweisen lassen; dies weist auf die Wahrscheinlichkeit einer sekretorischen Tätigkeit auch der Geschwulstzellen hin. Sodann ist wichtig die Beobachtung (ERDHEIM und HABERFELD) eines Falles von Akromegalie bei normaler Hypophyse aber bei Adenom, das aus versprengten (dystopischen) Hypophysenkeimen entstanden sein dürfte. Ferner hat man nach Entfernung der Hypophysengeschwulst beim Menschen in einigen Fällen (HOCHENEGG, CUSHING, EISELSBERG u. a.), die Akromegalie verschwinden sehen. Eine Hypofunktion der Hypophyse ist außerdem ausgeschlossen, weil diese ganz andere Folgen hat (s. unten). Es bleibt also nur die Wahl zwischen Hyper- und Dysfunktion, wovon die letztere zurzeit nicht auszuschließen ist.

Welches sind die Erscheinungen der Akromegalie? Bei der Beantwortung dieser Frage müssen wir zunächst die meist nach dem 20. Lebensjahr und die in der Jugend auftretende Akromegalie unterscheiden. Beide gehen mit Störungen der Tätigkeit anderer Organe, Drüsen mit innerer Sekretion, einher, was die Abgrenzung der eigentlichen Akromegalie erschwert, und zwar um so mehr, weil jene Störungen das eine Mal in einer Hyper- ein anderes Mal in einer Hypofunktion desselben Organs bestehen. So pflegt die Tätigkeit der Fortpflanzungszellen abzunehmen bzw. zu erlöschen unter

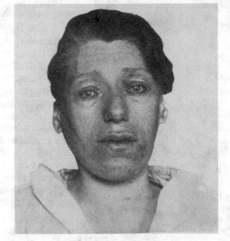

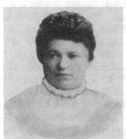

Abb. 260.   Fall von Akromegalie.   Abb. 261.
(vor der Erkrankung)   (auf der Höhe der Erkrankung)
(nach FALTA).

Atrophie der Keimdrüsen, so daß Amenorrhöe bzw. Impotenz eintreten; sie kann aber auch zunehmen. Die sekundären Geschlechtscharaktere, nämlich die Behaarung, kann besonders stark sein in einigen (immer denselben?) Körpergegenden. Ferner kommt Hyperthyreoidie, in anderen Fällen aber Hypothyreoidie vor. Es kann dabei zugleich oder voraufgehend zur Bildung eines Kropfes, ähnlich wie bei der GRAVES-BASEDOWschen Krankheit, kommen. Die Thymusdrüse verkleinert sich, nach vielen Angaben, nicht, dem Lebensalter entsprechend, sondern sie nimmt sogar an Umfang zu. Das Pankreas ist manchmal „sklerosiert", in anderen Fällen normal, usw. Man hat sogar die Veränderungen der Keimdrüsen als primär betrachtet, oder die Akromegalie als eine „pluriglanduläre" Krankheit aufgefaßt. Wir gehen auf die jetzt noch nicht genügend zu entwirrenden Verhältnisse nicht ein, sondern beschränken uns auf die Bemerkung, daß die unzweifelbare Vergrößerung der Hypophyse während der Schwangerschaft (nach einigen Forschern auch nach Kastration!) allerdings auf die Möglichkeit einer Beeinflussung ihrer Größe von den Geschlechtsorganen aus hinweist; daß Thyreoidektomie ebenfalls zu Vergrößerung der Hypophyse führen kann (ROGOWITSCH u. a.), daß aber ein wirkliches Adenom oder Adenokarzinom der Hypophyse, also eine Geschwulst, wie auch ich sie beobachtet habe, doch höchst wahrscheinlich unabhängig von den soeben erwähnten Einflüssen entsteht. Es kommen auch Hypophysengeschwülste ohne Akromegalie, weil ohne Hyperpituitarismus, vor.

Als Erscheinungen der eigentlichen postpuberalen Akromegalie betrachten wir das Größerwerden der gipfelnden Teile: Nicht nur die Weichteile, sondern auch die Knochen des Gesichts wachsen; die Nase nimmt an Umfang zu, die Arcus superciliares, Jochbogen und Unterkiefer springen stark vor; der Gehirnschädel kann an Umfang so zunehmen, daß die Hüte nicht mehr passen (FALTA). Die Augenlider, Lippen und Zunge schwellen. Durch die Vergrößerung des Ober- und besonders des Unterkiefers, rücken die Zähne auseinander. Der Kehlkopf kann größer und die Stimme tiefer werden. Sämtliche Knochen können sich übrigens verdicken; besonders aber die Endphalangen der Finger und Zehen, während die Hände und Füße über-

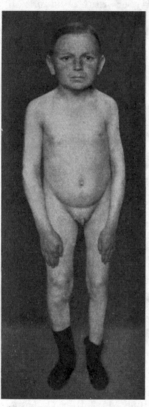

haupt plump (tatzenartig), länger und breiter werden, auch durch Verdickung von Haut und Unterhautzellgewebe. Die Muskelkraft ist anfangs nicht geringer, sie kann sogar groß sein. Später nimmt sie aber durch Atrophie der Muskeln ab. Die Zeichen einer Hirngeschwulst werden allmählich deutlicher (Kopfschmerzen, Schwindel, Sehstörungen, Erbrechen) und nach mehreren Jahren erfolgt der Tod.

Tritt Hyperpituitarismus vor Abschluß des Körperwachstums, präpuberal, ein, so erfolgt (LAUNOIS und ROY) Riesenwuchs (Gigantismus oder Makrosomie). Diese Forscher haben nämlich bei der Autopsie in zehn Fällen von Riesenwuchs eine mehr oder weniger abnorm große Hypophyse, meist durch ein Zuviel an Drüsengewebe gefunden. Es sind Riesen beschrieben mit außerordentlich großen Händen und Füßen, Fälle, in denen Akromegalie sehr wahrscheinlich ist. Es kann die Vergrößerung der Gesichtsknochen z. B. viel später erfolgen als die der Hände und Füße. Nicht jeder Riesenwuchs ist aber als Folge von Hyperpituitarismus zu betrachten (S. 565). Die zurückbleibende Entwickelung der Geschlechtsteile bei großer Unterlänge (Hochbeinigkeit) kommt eben bei Eunuchoiden vor.

Etwas besser begründet, besonders durch Tierversuche, ist unsere Kenntnis der Bedeutung des Hypopituitarismus. Nach zahlreichen mißlungenen Versuchen, hat PAULESCO durch intrakranielle Operation bei 22 Hunden und 2 Katzen festgestellt, daß Trennung der Hypophyse vom Hirn ebenso rasch zum Tode führt wie ihre gänzliche oder nahezu gänzliche Entfernung; Eröffnung des 3. Ventrikels an und für sich tötet nicht. CUSHING und BIEDL bestätigten dies.

Abb. 262. Hypophysärer Zwergwuchs. 22 jähriger Zwerg, 119 cm hoch, 27 kg schwer (nach BAUER).

Gänzliche Entfernung der Hypophyse wird unter den Erscheinungen einer charakteristischen „Cachexia hypophyseopriva", nach einigen Tagen bis einigen Wochen vom Tode gefolgt. PAULESCO und CUSHING betrachten den Vorderlappen als den lebenswichtigen Teil; der Hinterlappen kann ohne Schaden weggenommen werden. Partielle Entfernung des Vorderlappens hat Fettsucht und Atrophie der Geschlechtsorgane zur Folge. Junge Hunde überleben die gänzliche Entfernung einige Zeit. Bei ihnen hat Apituitarismus erhebliches Zurückbleiben im Wachstum und Körpergewicht, Verkürzung des Schädels, insbesondere der Schnauze, sehr dürftige Entwickelung der Geschlechtsteile, Aufhören der Spermatogenese bzw. Rückbildung der Ovarialfollikel, reichlichen Fettansatz, Apathie und infantilen Habitus zur Folge CUSHING transplantierte Hypophyse mit Erfolg.

Inwiefern der Fettansatz vom Apituitarismus oder von der herabgesetzten Funktion der Keimdrüsen abhängig ist, wissen wir nicht. Beim Menschen sind nun eine Reihe von Fällen bekannt geworden, die als hypophysäre Dystrophie oder hypophysäre Fettsucht oder Dystrophia adiposogenitalis bezeichnet werden. A. FRÖHLICH schrieb zuerst (1901) einen solchen Fall einer Hypophysengeschwulst zu, die durch Druck den Hirnanhang zu Atrophie und dadurch zu Hypopituitarismus führte. Es handelt sich hier also nicht um sezernierende Hypophysegeschwülste wie die der Akromegalie zugrunde liegenden. In einigen Fällen hat man denn auch durch intrakraniale Entfernung eine mehr oder weniger erhebliche Besserung, eine Abnahme der Fettsucht und eine Zunahme der Tätigkeit der Keimdrüsen, erzielt. In anderen Fällen trat angeblich Besserung ein durch Darreichung von Hypophysensubstanz.

Die hypophysäre Dystrophie (§ 111) ist gekennzeichnet durch eine Fettsucht, wie sie bei Eunuchen und Eunuchoiden auftritt (Fettwülste in Unterbauchgegend, Nates, an Hüften, Oberschenkeln, Brustdrüsen und Augenlidern), und durch Entwickelungshemmung bzw. nachträgliche Atrophie der Keimdrüsen und Ausbleiben bzw. Rückbildung der sekundären Geschlechtscharaktere. In der Jugend auftretender Hypopituitarismus hat ein mehr oder weniger deutliches Zurückbleiben des Wachstums zur Folge. Die Fettsucht kann fehlen. Außerdem kommen noch andere Er-

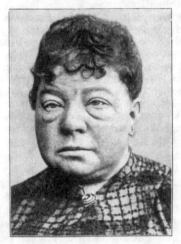
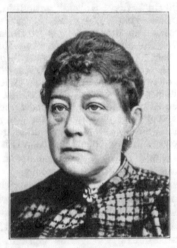

Abb. 263.　　　　Myxödem.　　　　Abb. 264.
(vor der Behandlung)　　　　　　　　(nach der Behandlung)
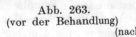
(nach MAGNUS LEVY).

scheinungen vor (§ 111). Auch die Genitalatrophie kann fehlen, während doch die Fettsucht auftritt, was auf eine Unabhängigkeit der letzteren von der ersteren hinweist.

Sitzt die Geschwulst außerhalb der Sella turcica, so kann doch Fettsucht eintreten (ERDHEIM u. a.). ASCHNER hat daher auf die Möglichkeit hingewiesen, daß sich in der Regio subthalamica ein trophisches Zentrum finde, das den Fettstoffwechsel beherrsche. Es wird aber auch die Möglichkeit näher zu untersuchen sein, inwiefern eine extrasellare Geschwulst durch Druck auf den Hypophysestiel, d. h. auf das Infundibulum, den Hirnanhang ausschaltet. Jedenfalls scheint Zerstörung einer über der Hypophyse liegenden Stelle der Regio subthalamica ebenso wie Entfernung des Hirnanhanges zu Genitalatrophie zu führen. Inwiefern liegt hier eine Analogie mit den Versuchsergebnissen PAULESCOS (Trennung des Hirnanhanges, s. oben) vor?

Die **Schilddrüse** gehört zu den bestgekannten Drüsen mit innerer Sekretion ORD hat 1877 von „Myxödem", CHARCOT 1879 von „cachexie pachydermique" geredet; TH. KOCHER war es aber, der 1883 betonte, daß der Mensch nach Entfernung der ganzen Schilddrüse ohne Ausnahme erhebliche Störungen des

Stoffwechsels und der seelischen Tätigkeit aufweist. Diese Erscheinungen, die ohne Behandlung tödlich verlaufen, bezeichnete er als Kachexia strumipriva, weil er sie nach Entfernung von Kropfgeschwülsten (Kropf = struma) auftreten sah. REVERDIN nannte es myxœdème postopératoire. Später nachdem VICTOR HORSLEY an Affen, und OTTO LANZ und FUHR an anderen Tieren feststellten, daß jene Erscheinungen der Entfernung der Schilddrüse, also der Athyreoidie, zuzuschreiben sind, fing man von Kachexia thyreopriva zu reden an. Ebenso sind auch das „spontane" Myxödem und der sporadische Kretinismus durch A- bzw. Hypothyreoidie zu deuten. Wir dürfen das annehmen, weil all diese pathologischen Zustände durch Darreichung von Preßsaft der Schilddrüse (MURRAY und HOWITZ) oder von Schilddrüse ausheilen können. Auch gelungene Transplantation der Schilddrüse bei thyreopriven Tieren und Menschen bringen die thyreopriven Erscheinungen zum Schwinden (SCHIFF, VON EISELSBERG u. a.).

Die Schilddrüse besteht bekanntlich aus zahlreichen geschlossenen Blasen, „Follikeln", die „Kolloid" enthalten, das von dem kubischen Epithel ihrer Wand sezerniert wird. Wir haben S. 287 schon bemerkt, daß Kolloid ein Sammelname chemisch verschiedenartiger Stoffe ist, die durch Epithelzellen gebildet werden. Das Schilddrüsenkolloid gelangt in die Lymphwege, wo es manchmal nachweisbar ist, und von da aus, vielleicht auch wohl unmittelbar, in die Blutbahn. BAUMANN, ROOS u. a. haben nun im Schilddrüsenkolloid einen jodhaltigen Eiweißkörper, den sie Jodothyrin nannten, nachgewiesen. Nach TH. KOCHER ist es nicht identisch mit dem Thyreoidin, dem Extrakt der ganzen Schilddrüse, weil ihre Wirkung bei Patienten ungleich ist: Es kann ein Patient von Jodothyrin günstig beeinflußt werden, nicht aber von Thyreoidin, und umgekehrt. OSWALD hält das Schilddrüsenkolloid für ein Gemenge von einem jodhaltigen Thyreoglobulin und einem jodfreien Nukleoproteid. Unsere chemische Kenntnis dieser Stoffe ist eine recht dürftige.

Nach den pathologischen Erscheinungen unterscheiden wir Zustände, die aus A- bzw. Hypothyreoidie, und Zustände, die aus Hyper- (oder Dys- ?) thyreoidie entstehen. Die Krankheitsbilder können sehr wechseln, Hypo-, und mehr noch Athyreoidie hat eine Abnahme aller vitalen, vegetativen sowie seelischen Vorgänge, eine Abnahme des Stoffwechsels (§ 111) und der Erregbarkeit des Nervensystems, eine Verlangsamung der seelischen Funktionen (trägen Gedankengang, langsame Sprache, usw.) und gewisse Ernährungsstörungen zur Folge. Hier beschränken wir uns auf die letzteren: sie betreffen besonders die Haut (Myxödem) ferner andere epiblastische Gebilde wie Haare, Nägel und Zähne. Die myxödematöse Haut ist gedunsen, der ödematösen einigermaßen ähnlich, Fingerdruck erzeugt aber keine Delle; sie ist trocken, kalt, rauh, häufig schuppend, die Schuppen sind kleienartig; die Haare werden trocken, brüchig, sie können ausfallen, die Nägel werden rissig. Auch Schleimhäute schwellen an und werden trocken. Man hat in der Haut, am meisten um die Talgdrüsen einen muzinartigen Stoff nachgewiesen, der chemisch noch nicht genau definiert ist (STEVENSON, HALLIBURTON u. a.).

Die schwersten Formen entstehen durch A- bzw. Hypothyreoidie, die in der Jugend auftritt. Dabei kommt es zu Myxödem und Wachstumsstörungen, die um so stärker sind, je früher die Sekretion versiegt. So entsteht der sporadische Kretinismus. Selbstverständlich ist der Grad der Hypothyreoidie von Bedeutung. Die schlimmsten Störungen trifft man an beim völligen Fehlen der Schilddrüse, bei der Thyreoaplasie, die schon im jugendlichen Alter zum Tode zu führen scheint (PINELES). In anderen Fällen fand man Mißbildung der Schilddrüse. Bei der Geburt waren die Kinder gut entwickelt. Allmählich tritt aber, je nach dem Grade der Sekretionsstörung, eine Entwickelungshemmung der Knochen, des Zentralnervensystems und anderer Organe zutage. Zunächst trifft ein erhebliches Zurückbleiben des Längenwachstums; die Knochen kerne und der Epiphysenschluß treten verspätet auf. Bei Thyreoaplasie bleibt Verknöcherung der Epiphysenfugen ganz aus. Die große Fontanelle hat man noch im 20. Lebensjahr „offen" gefunden. Nach KOCHER kennzeichnet sich der Kretintypus durch relativ kurze, dicke Extremitäten, dicke Hände mit kurzen Fingern, großen Kopf mit vorstehenden Tubera, niedrige Stirne, aufgeworfene Nase mit eingesunkenem Nasenrücken (durch zurückbleibendes Wachstum des Keilbeins), kurzen Brustkasten, der im Verein mit dem relativ kleinen Becken zu starkem Vorragen des Bauches führt, alles durch Stillstand des Epiphysenwachstums begreiflich. KASSOWITZ fand bei 22 Fällen 16mal einen Nabelbruch. Ferner bleibt auch die Ausbildung des Zentralnervensystems mehr oder weniger zurück, was sich in den mangelhaften seelischen Fähigkeiten, in apathischer Idiotie, sogar in Unfähigkeit zu feineren koordinatorischen Bewegungen, kundgibt. Die Kinder lernen erst spät den Kopf balanzieren, sitzen und gehen (KASSOWITZ). Auch das Sprechen ist mangelhaft, mitunter werden nur unartikulierte Laute geäußert. Die Geschlechtsteile und weiblichen Brustdrüsen entwickeln sich kümmerlich. Die Behaarung der Schamgegend und der Achseln und der Stimmwechsel bleiben aus. Übrigens finden sich Erscheinungen des Myxödems beim Erwachsenen (§ 111).

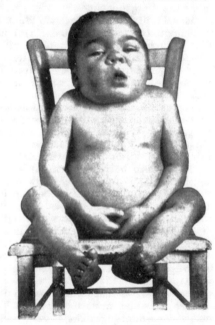

Daß dem sporadischen Kretinismus A- oder Hypothyreoidie zugrunde liegt, wird äußerst wahrscheinlich durch die prompte heilende Wirkung dargereichter Schilddrüse. Das Wachstum kann sich dadurch sogar noch im 20. Jahre einstellen. Auch Einpflanzung frischen menschlichen Schilddrüsengewebes in die Milz (PAYR) hatte eine wesentliche, aber nicht dauerhafte Besserung zur Folge. Auch Tierversuche stützen obige Auffassung des sporadischen Kretinismus.

HOFMEISTER hat nach Thyreoidektomie bei jungen Kaninchen, VON EISELSBERG bei Lämmern eine bedeutende

Abb. 265. Sporadischer Kretinismus (nach FALTA).

Wachstumshemmung durch verzögerte Verknöcherung, Auftreibung des Leibes, sogar eine apathische Idiotie, kurz, analoge Erscheinungen wie beim idiotischen Zwergwuchs, festgestellt. Die Hypophyse war vergrößert. Starke Abmagerung und Kachexie folgen in der Regel. BIEDL rief bei jungen Hunden durch Entfernung der Schilddrüse die gleichen Erscheinungen hervor, nur trat keine Apathie auf. Bei solchen Zwerghunden fand er eine große Hypophyse (mit Kolloid), eine breite Nebennierenrinde, aber hypoplastische Keimdrüsen neben einem Fortbestehen der Thymus.

Außer dem sporadischen kennen wir einen endemischen Kretinismus, der nicht, wie der sporadische, überall, sondern nur in bestimmten Gegenden (Schweiz, Tirol, Steiermark, Unterfranken, der Lombardei, Schlesien, Kärnten, Oberitalien) vorkommt. Das sind „Kropfgegenden". Dies weist auf eine andere Entstehung als des sporadischen Kropfes hin, und zwar auf die Einwirkung einer an bestimmten Gegenden gebundenen Schädlichkeit. BIRCHER und KOCHER haben auf Familien hingewiesen, die in kropffreier Gegend normale Kinder, in einer Kropfgegend aber Kretins zur Welt brachten. Auch bei Tieren hat man das beobachtet. Man hat schon lange ein Gift im Trinkwasser vermutet, das den Kropf erzeugen soll, und besonders H. BIRCHER hat diese Annahme in den Vordergrund der ursächlichen Forschung gebracht, und, wie es scheint, mit Grund und Erfolg. So soll die Gemeinde Rapperswil kropffrei geworden sein, nachdem sie ihr Trinkwasser aus anderen Quellen (im Jura) bezog. Und E. BIRCHER konnte Affen, Hunden und namentlich Ratten einen Kropf besorgen durch Tränkung mit „Kropfbrunnenwasser". Andere Forscher (DAVIDSOHN, vgl. ferner JULIUS BAUER) weisen auf die Möglichkeit hin, daß mehrere Gifte endemischen Kropf und Kretinismus erzeugen können.

Was hat nun aber Kropf mit Kretinismus zu tun? Unter Struma, Kropf versteht man vergrößerte Schilddrüse, ebenso wie unter Lymphom vergrößerte Lymphdrüse, und zwar ohne Rücksicht auf die Natur der Gewebsveränderungen, welche die Vergrößerung bewirkten, und auf die Funktionstüchtigkeit. So kennen wir einen Kropf durch Geschwulstbildung (Krebs, Sarkom, beides zugleich), einen durch Entzündung (Struma inflammatoria); beides kann zu Abnahme der ganzen Funktionstüchtigkeit führen durch Atrophie und sonstige regressive Veränderungen des gedrückten Drüsengewebes, wenn nicht kompensatorische Hypertrophie eintritt; ferner Kropf durch Hyperämie, durch Hyperplasie und Hypertrophie des Drüsenepithels (mit möglicher aber nicht notwendiger Hyperthyreoidie, vielleicht auch Dysthyreoidie); schließlich die Struma colloides, den Gallertkropf, der durch Anhäufung von Kolloid in den sich infolgedessen erweiternden Drüsenbläschen entsteht. Letztere können sich zu Zysten vergrößern. In der Struma können wir manchmal mit gewisser Wahrscheinlichkeit die Neubildung von Drüsenbläschen, wenigstens Drüsenepithel, nachweisen. Ich wiederhole hier, daß wir die Funktionstüchtigkeit einer Zelle nur innerhalb gewisser Grenzen mikroskopisch beurteilen können. Was die Schilddrüse betrifft, haben wir bis jetzt kein Recht aus einer Anhäufung von Kolloid auf Hyperfunktion, ebensowenig aus dem Fund einer geringen Menge Kolloids auf eine Hypofunktion zu schließen. Die Anhäufung ist ja nicht nur von der Bildung (Zufuhr) sondern auch von der Abfuhr (Resorption), und diese wiederum von gewissen anatomischen und physiologischen Eigenschaften des Gewebes und von den physikalischen Eigenschaften des Kolloids abhängig. Außerdem kann die Zusammensetzung des Kolloids eine andere sein. Aus diesen Bemerkungen erhellt, daß wir die Bedeutung eines Kropfes für den Organismus seines Besitzers nur nach genauester Untersuchung annähernd zu schätzen vermögen. Die funktionelle Untersuchung der Kropfträger läßt ebenfalls manchmal im Stich: nach verschiedenen Angaben können sogar Erscheinungen einer Hyper- neben solchen einer Hypothyreoidie vorkommen, was sich in unkomplizierten Fällen kaum anders verstehen ließe als durch qualitative Änderungen des Sekrets, nämlich eine zu starke Konzentration eines bestimmten Bestandteils neben dem Mangel oder einer zu schwachen Konzentration eines anderen Bestandteils des Schilddrüsensekrets. FALTA weist auf eine andere Möglichkeit, nämlich darauf hin, daß neben einer Hypo- oder Hyperfunktion der Schilddrüse Funktionsstörungen der oft kropfigen Hypophyse auftreten.

Dies gilt für den endemischen, mitunter epidemisch auftretenden Kropf: man kann nicht im allgemeinen sagen, daß er mit Hyper- oder Hypofunktion einhergeht, es kommen vielmehr verschiedene Fälle und Übergänge, sogar Mischformen vor. Aber auch für die endemischen Kretinen gilt dies. Zwischentypen hat man als Kretinoid bezeichnet. Es ist also nicht möglich, ein einheitliches Bild des endemischen Kretins zu entwerfen. Es gibt welche, die dem sporadischen Kretin mehr oder weniger ähnlich sind. Vor allem betrifft die Wachstumsstörung die Knochen des Kopfes, dem sie eine ganz eigene Physiognomie gibt (H. BIRCHER), und in zweiter Linie Knochen des Rumpfes und der Extremitäten. Die 2. Dentition ist verzögert. Übrigens kommen leichtere und schwerere Funktionsstörungen bis zur Idiotie vor. Endemische Taubstummheit ist dabei auch beobachtet. Myxödematöse Erscheinungen fehlen manchmal.

KOCHER und andere Forscher haben den Kretinismus der Kinder dem Kropf der Eltern und einer gänzlichen Aufhebung oder schweren Beeinträchtigung der Schilddrüsentätigkeit auch bei den Kindern, zugeschrieben. H. BIRCHER weist jedoch darauf hin, daß allerdings ausnahmsweise bei Kretins die Schilddrüse fehlen mag — was jedenfalls nur durch genaueste anatomische Untersuchung und nicht klinisch festzustellen ist — daß sie in anderen Fällen hochgradig atrophisch, in wieder anderen eben „kropfig" war, daß aber der Beweis nicht erbracht ist, daß in diesen Fällen eine Hypo- oder gar Athyreoidie vorlag. Es kommt im Gegenteil vor, daß die Entfernung einer Struma bei Kretins von Myxödem gefolgt wird, was auf das Vorhandensein tätigen Schilddrüsengewebes im Kropf hinweist. Bei anderen Kretins findet man eine anscheinend normale Schilddrüse. Daß es Kretins mit „spontanem" Myxödem gibt, beweist somit keineswegs, daß der Kretinismus überhaupt einer Hypo- oder Athyreoidie zuzuschreiben ist. Dann vielleicht einer Dysfunktion der Schilddrüse? Die Möglichkeit ist im allgemeinen zwar nicht ohne weiteres zu verneinen, für die schild-

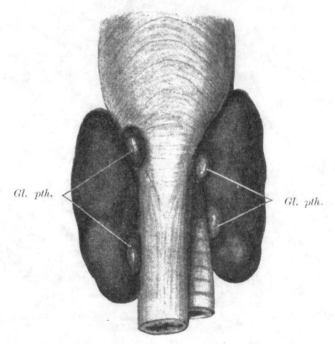

Abb. 266. Epithelkörperchen beim Menschen (nach ZUCKERKANDL). Halsorgane von rückwärts gesehen. *Gl. pth.* = Glandulae parathyreoideae.

drüsenlosen Kretins muß sie aber abgelehnt werden, es sei denn, daß dystopische dysfunktionierende Nebenschilddrüsen (nicht Epithelkörperchen!) übersehen wurden. E. BIRCHER führt den Kretinismus auf eine Schädigung durch das kropfbildende Gift zurück, das nicht nur die Wachstumsstörungen, sondern auch die Erscheinungen des „Kropfherzens" (Tachykardie, Vergrößerung und Schwäche des Herzens durch „Degeneration") bewirke. Zu diesen Folgen dieser Giftwirkung gehöre auch Hypo- bzw. Dysthyreoidie, welche dann ihrerseits neue Störungen, Myxödem usw., verursache. Wir sind hier zurzeit zu einer Entscheidung nicht berechtigt, sondern müssen eine fortgesetzte klinische und anatomische Entwirrung der verschiedenen Möglichkeiten und weitere ursächliche Forschung abwarten.

Die Beeinflussung des Wachstums durch Hyperthyreoidie hat man, sofern ich weiß, noch nicht genau untersucht.

Es sind nur einige Beobachtungen bekannt geworden von jugendlichen Personen mit GRAVES-BASEDOWscher Krankheit, die ein starkes Längenwachstum und frühen Epiphysenschluß zeigten. Nun kommt bei dieser Krankheit höchstwahrscheinlich Hyperthyreoidie vor, wir kennen aber noch nicht genügend die anderen Störungen dabei. Und obwohl es nicht wunderzunehmen braucht, daß Hyperthyreoidie das Wachstum beschleunigt, seitdem wir wissen, daß Hypothyreoidie es verlangsamt, dürfen wir ersteres ohne weiteres doch durchaus nicht als notwendig erwarten. Ferner hat man in einigen Fällen von verlangsamtem Wachstum (bei Eunuchoidie?), Beschleunigung durch Darreichung von Schilddrüse beobachtet. Diese Beobachtungen beweisen jedoch nicht die unmittelbar wachstumsfördernde Wirkung der Schilddrüse. Denn abgesehen von der Erfahrung, daß bei Eunuchoidie ohne besondere Behandlung Besserung eintreten kann — die Zahl obiger Beobachtungen ist sehr klein — könnte eine Wirkung der Schilddrüse dabei eine mittelbare sein,

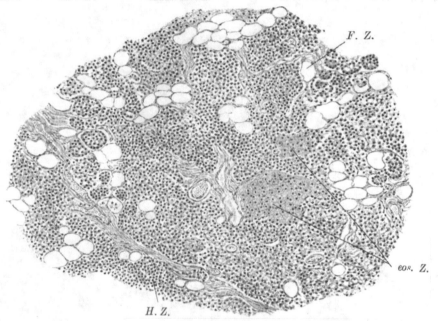

Abb. 267.   Epithelkörperchen.   *F. Z.* = Fettzellen.   *eos. Z.* = eosinophile Zellen.   *H. Z.* =
Hauptzellen (nach FALTA).

indem sie z. B. die Stoffwechselstörung aufhebt oder irgend ein noch unbekanntes Gift entgiftet.

An der Hinterfläche der Seitenlappen der Schilddrüse liegen 2 oder 3, ja ausnahmsweise 4 Paar mehr oder weniger bohnenförmige Körperchen, die 3—15 mm lang, 2—4 mm dick und ebenso breit sind. Man halte sich beim Aufsuchen an die Art. thyr. inf. Sie werden als Glandulae parathyreoideae bezeichnet; weil dieser Namen aber leicht zu Mißverständnis führt, indem man sie als akzessorische Schilddrüsen oder Nebenschilddrüsen auffassen könnte, hat man sie **Epithelkörperchen** genannt.

Sie können teilweise in Schilddrüsengewebe eingeschlossen sein, sind aber durch Bindegewebe von ihr getrennt. Die vergleichende Anatomie hat große Verschiedenheiten in ihrer Zahl und Lage bei verschiedenen Tierarten zutage gebracht, auf die wir hier jedoch nicht eingehen. Sie unterscheiden sich in Bau von der Schilddrüse, weil sie nicht wie diese und wie die akzessorischen Schilddrüsen aus kolloidhaltigen Bläschen, sondern aus soliden Strängen von ziemlich großen Hauptzellen und kleineren azidophilen (eosinophilen) Epithelzellen besteht, die in Bindegewebe gelagert sind, das an Blutkapillaren reich ist. Von Kolloid findet man keine Spur.

GLEY u. a. haben aber Jod in Epithelkörperchen nachgewiesen, sei es auch weniger als in der Schilddrüse. Übrigens kommen Verschiedenheiten im Bau vor. Während die Nebenschilddrüsen höchstwahrscheinlich vikariierend für die Schilddrüse einzutreten vermögen, können die Epithelkörperchen es nicht. SANDSTRÖM hat sie 1880 entdeckt. Ihre funktionelle Bedeutung und Trennung von der Schilddrüse folgte aber erst später durch KOHN, MONSSY u. a.

Von der Bedeutung der Epithelkörperchen für das Wachstum ist noch wenig bekannt. SCHÜLLER meint, daß Ausfall ihrer Tätigkeit vor Abschluß des Knochenwachstums zu rachitischen Veränderungen und Verzögerung des Knochenwachstums führt. Er stützt diese Ansicht auf eine Untersuchung einiger Fälle von Rachitis tarda, und ERDHEIM nimmt etwas Ähnliches an für Ratten nach Entfernung der Epithelkörperchen. FALTA trennt jedoch Rachitis von den Veränderungen nach Entfernung der Epithelkörperchen.

Die **Thymus** ist in den letzten Jahren Gegenstand der experimentellen Forschung gewesen. Dabei ist zunächst, u. a. von BASCH, KLOSE und VOGT festgestellt, daß sie unentbehrlich ist für das Leben. Man muß sie aber ganz entfernen, und dies gelingt nur bei sehr jungen Individuen, z. B. bei Hunden, die nicht älter als 2 oder 3 Wochen sind.

Nach der 2. extrauterinen Lebenswoche tritt die Involution der Thymus beim Hunde ein; sie ist nach dem 2. bis 3. Lebensmonat nahezu vollendet. Man muß die thymektomierten Hunde an der Mutterbrust säugen lassen, um sie möglichst lange am Leben zu erhalten. WALDEYER hat darauf aufmerksam gemacht, daß das Thymusgewebe nie gänzlich verschwindet, daß sich im Gegenteil bis zum höchsten Alter im retrosternalen oder thymischen Fettkörper Reste des „lymphadenoiden" Thymusgewebes beim Menschen nachweisen lassen. Ob dieses Gewebe wirklich lymphadenoid ist, oder ob es aus retikulärem Bindegewebe besteht, in dem stark veränderte Epithelzellen eingelagert sind, ist unentschieden. Die Bedeutung der im Mark befindlichen HASSALschen Körper ist rätselhaft. Atrophie der Thymus tritt u. a. bei Pädatrophie ein.

Nach HENDERSON wird die Involution der Thymus bei Rindern und Hunden erheblich beschleunigt durch Tätigkeit der Geschlechtsdrüsen, während demgegenüber doppelseitige Kastration von Vergrößerung der Thymus gefolgt wird; letzteres hat man auch bei Männern beobachtet. Ferner nimmt die Schilddrüse an Umfang zu nach Entfernung der Thymus und umgekehrt.

BASCH und dann KLOSE und VOGT stellten übereinstimmend fest, daß bei Hunden, die in der ersten bis dritten Lebenswoche thymuslos gemacht wurden, die langen Röhrenknochen im Wachstum zurückblieben (nicht operierte Hunde desselben Wurfes dienten zum Vergleich); die Knochen wurden weicher und biegsamer, der Gang breitspuriger und ungeschickter, die Bewegungen langsamer, Ermüdung trat rasch ein. Regeneration von Knochen nach Knochenbruch oder Entfernung eines Knochenstückes trat langsamer ein. Die Muskeln wurden weniger fest, schwammiger als die der nichtoperierten Hunde. Eine außerordentliche Freßsucht und Fettsucht (Stadium adipositatis) treten ein mit einer Art pastösen Habitus mit Apathie. Etwa im 3. bis 4. Lebensmonat fällt dann aber allmählich das Körpergewicht, trotz der Freßgier, ab, während Muskel- und Knochenschwäche zunehmen. Muskelzittern und Staupe treten ein, die Haare fallen aus, die Tiere liegen wie sinnlos da, wütend um sich beißend, bis sie im Koma thymicum sterben. In dieser Kachexia thymipriva (Stadium kachecticum mit Idiotia thymica) können Pneumonie, Pleuritis, Darmkatarrh, usw. auftreten. Das Gehirn erscheint feucht und geschwollen. Wahrscheinlich kommt die Idiotia thymica auch beim Menschen vor.

Die Ergebnisse der Thymuseinpflanzung sind nicht eindeutig. KÖNIG hat nach Thymusresektion bei einem neunmonatlichen Kind eine schwere Rachitis gesehen, so daß das Kind erst mit 4¹/₂ Jahren gehen lernte.

Die Bedeutung der Thymusvergrößerung ist unklar. Wir wissen nur, daß eine große Thymus durch Druck auf die Luftröhre zu Atemnot (Asthma thymicum) führen kann.

Die **Nebenniere** ist von einer bindegewebigen Kapsel umgeben, die glatte Muskelfasern enthalten soll (FUSARI).

Die Nebenniere besteht aus Rinde und Mark, erstere aus einer Zona glomerulosa, einer Zona fasciculata und einer Zona reticularis. Die Vena suprarenalis ist der Ausführungsgang des Marks. Rinde und Mark sind entwickelungsgeschichtlich und funktionell zu trennen. Die vergleichende Anatomie hat gelehrt, daß sie bei höheren Wirbeltieren zu einem Organ vereinigt werden, bei niederen aber getrennt bleiben. So trennt man bei den Selachiern das **Interrenalorgan** oder -system oder -Körper (BALFOUR), das vom ventralen Mesoblastabschnitt im Bereiche der Zwischennierenzone stammt — die Rinde der Nebenniere ist mit ihm gleichwertig — und ein Supra- oder **Adrenalorgan** (oder -Körper), das auch wohl als chromaffines oder phäochromes System bezeichnet wird; das Nebennierenmark ist mit diesem Organ gleichwertig. Es wird aus den charakteristischen chromaffinen Zellen aufgebaut, d. h. aus Zellen, die eine besondere Affinität zu Chromsalzen besitzen, indem sie eine hellgelbe bis dunkelbraune Färbung durch dieselben annehmen und durch jene Salze oder Chromsäure gut fixiert werden können (HENLE, 1865). Ihr feinkörniges Protoplasma färbt sich mit Eisenchlorid schwarzgrün und zeigt eine große Verwandtschaft zu Kernfarbstoffen. Diese chromaffinen Zellen entstammen einer mit den sympathischen Ganglien gemeinsamen Anlage aus dem Epiblast (Ektoderm). Obwohl bei den Säugern die Inter- und Adrenalkörper sich zu Rinde und Mark der Nebenniere vereinigt haben, finden sich auch bei diesen Tieren längs des ganzen sympathischen Nervensystems kleinere oder größere Ansammlungen von chromaffinen Zellen verstreut.

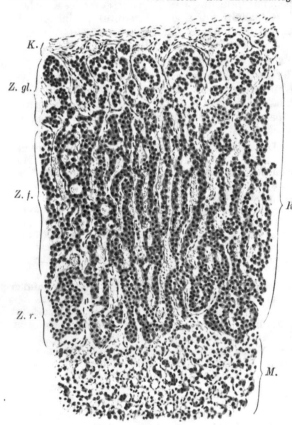

Abb. 268. Nebenniere des Menschen. *K* = Kapsel. *R* = Rinde. *M* = Mark. *Z. gl.* = Zona glomerul. *Z. f.* = Zona fascicul. *Z. r.* = Zona reticul. (Nach FALTA).

KOHN bezeichnet sie als „Paraganglien" und betrachtet auch das Nebennierenmark als ein großes Paraganglion suprarenale. Die Karotisdrüse an der Gabelung der Karotis und die ZUCKERKANDLschen Nebenorgane des Sympathicus an der Teilungsstelle der Bauchaorta stellen ebenfalls solche Paraganglien dar. Wahrscheinlich haben alle diese Paraganglien dieselbe funktionelle und vielleicht quantitativ gar eine größere innersekretorische Tätigkeit als das Nebennierenmark, das man auch als intrakapsulären Abschnitt des Adrenalsystems bezeichnet (nämlich innerhalb der Nebennierenkapsel).

Die sogenannten akzessorischen Nebennieren sind zum Teil marklos und als freie Anteile des Interrenalsystems (akzessorische Interrenalkörper oder Beizwischennieren) zu betrachten. Sie finden sich bei der Nebenniere, in der Niere, ferner retroperitoneal, im Lig. latum, am Hoden.

Obwohl das Nebennierenextrakt Adrenalin aus dem Mark zu stammen scheint, ist die Rinde doch lebensnotwendig. Kaninchen und Hunde bleiben am Leben, wenn der zurückgelassene mindestens $1/8$ Teil der Nebennieren aus Rinde besteht. Einer vollständigen Entfernung der Nebennieren erliegen sie nach 2—3 tägigem Wohlbefinden. Damit ist jedoch nicht gesagt, daß das Mark nicht lebensnotwendig ist, denn die verstreuten Paraganglien könnten eine für das Leben genügende Menge Adrenalin bilden. Hierauf weist die Erfahrung, daß weder Entfernung beider Nebennieren noch Unterbindung der beiden Nebennierenadern von einer nennenswerten Blutdrucksenkung gefolgt wird — das Adrenalin erhöht ja (S. 574) den Blutdruck. Bis jetzt hat man sämtliches Adrenalgewebe noch nicht entfernt. Wahrscheinlich aber bildet es ein für die Tätigkeit des ganzen Sympathicus unentbehrliches inneres Sekret. Von der Bedeutung des Inter- und Adrenalsystems für das Wachstum wissen wir recht wenig.

Es sind Fälle von Adenom der Nebennierenrinde bei Kindern beobachtet mit sehr beschleunigtem Wachstum und prämaturer Entwickelung der Geschlechtscharaktere. Die Oberlänge übertraf einmal die Unterlänge. Sogar bei Mädchen von 7 bzw. 5 Jahren fanden sich Backen- und Schnurrbarthaare (RICHARDS, GLYNN). Außerdem wurde Adipositas beobachtet. Seele und Geschlechtstrieb entwickelten sich langsamer. Die Hypophyse war normal. In diesen Fällen nahm man eine Hyperfunktion durch die Geschwulst mit oder ohne Metastasen an. Auch bei erwachsenen Frauen, bei denen Schnurr- und Backenbart und überhaupt stärkere Behaarung auftraten, wurde eine Geschwulst der Nebennierenrinde gefunden. Ob Fälle von Pseudohermaphroditismus ebenfalls einer Hyperfunktion der Nebennierenrinde zuzuschreiben sind, erscheint zweifelhaft. Es ist die Möglichkeit nicht ausgeschlossen, daß beides voneinander unabhängige Mißbildung ist (FALTA gibt eine Kasuistik).

Wir haben jetzt einige mehr oder weniger wahrscheinliche oder nur mögliche inner-sekretorische Wirkungen erwähnt. Meist gehen die Angaben nicht über Vermutung hinaus. Wir haben gleichgerichtete und entgegengesetzte Wirkungen erwähnt. Ob eine bestimmte Wirkung unmittelbar das Wachstum beeinflußt oder mittelbar, indem sie eine andere Wirkung ändert, ist durch weitere Forschung zu entscheiden.

Selbstverständlich sind auch hier, ebenso wie sonst, Kombinationen möglich, indem mehrere Wirkungen unabhängig voneinander gestört werden durch dieselbe Schädigung, die mehrere Organe trifft. Vielleicht stellt die „multiple Blutdrüsensklerose" (FALTA) eine solche Möglichkeit dar, die noch weiterer Prüfung bedarf. —

Außer den schon erwähnten kommen noch Wachstumsstörungen beim Menschen vor, die mit gewissem Recht, und solche, die ohne genügenden Grund Störungen innerer Sekretion zugeschrieben werden. Zu der ersten Gruppe gehören gewisse Formen von **Riesenwuchs,** zu der zweiten **Zwergwuchs, Infantilismus,** usw. Ein Zwerg ist ein kleines, ein Riese ein großes Individuum, klein bzw. groß mit Hinsicht auf die „normale" Größe seiner Rasse. Es gibt ja kleine Rassen wie die japanische, und große wie die der Kongoneger.

Die echten Riesen ebenso wie die echten Zwerge unterscheiden sich durch im allgemeinen normale Proportionen der Körperdimensionen. Es sind aber die absoluten Maße bei ihnen abnorm groß bzw. abnorm klein. Es kommen aber auch unrichtig proportionierte Riesen und Zwerge vor. Wir kennen einen partiellen, sogar einen halbseitigen Riesenwuchs bzw. Zwergwuchs. Die Akromegalie stellt ein Beispiel eines partiellen Riesenwuchses dar. Selbstverständlich gibt es keine scharfe Grenzen des Längenmaßes von Riesen und

Zwergen. Das neugeborene Kind kann schon auffallend groß oder klein sein oder es kann „normale" Dimensionen haben.

C. VON LANGER hat „normale" (richtig proportionierte) und „pathologische" (unrichtig proportionierte) Riesen unterschieden. Ein hochbeiniger Riese und ein Riese mit Akromegalie (S. 555) stellen unrichtig proportionierte Riesen dar. Einige Forscher haben jeden Riesenwuchs als pathologische Erscheinung und von einer Funktionsstörung der Hypophyse bedingt, betrachtet. Nach STERNBERG sind 40 % der Riesen akromegal und etwa 20 % aller Akromegale Riesen. Obwohl „hypophysäre" Riesen ohne nachweisbare Störungen der Keimdrüsen vorkommen, so gibt es aber auch Riesenwuchs bei Eunuchen und Eunuchoiden (S. 551), bei denen sich die Hypophyse nicht als pathologisch erkennen läßt. Kombinationen von akromegalem und eunuchoidem Riesenwuchs kommen vor. Schließlich kommen normal

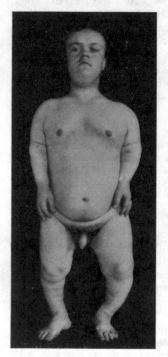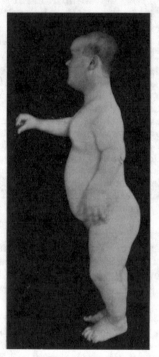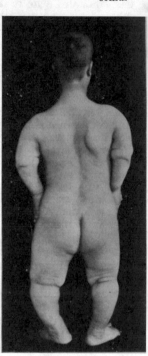

Abb. 269.   Abb. 270.   Abb. 271.
                    Chondrodystrophie (nach FALTA).

proportionierte Riesen, die bis in höherem Alter nicht akromegal werden, vor. Weitere Forschung ist auf diesem noch jungen Wissensgebiet allerdings dringend erforderlich.

Man faßt alle Zwergformen unter dem Namen Mikrosomie oder Nanosomie (Nanismus) zusammen. Wir haben schon einige Zwergformen kennen gelernt, die durch Störung einer inneren Sekretion oder vielleicht durch eine exogene Giftbildung, wie der endemische Kretinismus, zu erklären wären. Jetzt bleiben noch die „echten", die infantilen, die rachitischen, chondrodystrophischen Zwerge und die mongoloiden Idiote zu erwähnen übrig. HANSEMANN nennt den „echten" Zwergwuchs Nanosomia primordialis, d. h. Zwergwuchs auf embryonaler Grundlage z. B. durch ein Zuwenig an Anlagematerial oder durch irgend eine intrauterine Hemmung. Der primordiale Zwerg hat und behält immer richtig proportionierte, aber kleinere Dimensionen als normale Individuen desselben Alters, die Epiphysenknorpel verknöchern und sie erreichen einen Abschluß ihrer körperlichen und geistlichen Entwickelung, wobei auch die geschlechtlichen Leistungen ihrem Alter entsprechen können. Mitunter sind mehrere Geschwister primordiale Zwerge. So z. B. waren 3 der 8 Kinder des vollkommen normal entwickelten Ehepaares MAGRI Zwerge. Übergänge zu dem Infantilismus kommen aber vor. Der Infantilismus (Nanosomia infantilis) ist Zwergwuchs, der durch Stillstand des Wachstums in frühem Alter entsteht infolge von einer postnatalen Schädigung, wie ein Trauma (Blitzschlag, Schädelfraktur), eine schwere Infektionskrankheit (Typhus, Syphilis, usw.), schwere Schädigung der allgemeinen Ernährung, oder von einem antenatalen oder im frühen Kindesalter entstandenen Herzfehler („nanisme cardiaque"). Die infantilen Zwerge kennzeichnen sich durch im ganzen kindliche körperliche und seelische Eigenschaften, somit auch Proportionen. Die Epiphysenknorpel bleiben lange erhalten, die Knochenkerne treten spät auf, die Involution des lymphadenoiden Gewebes ist mangelhaft. Die Geschlechtsorgane, Libido sexualis und sekundären Geschlechtscharaktere bleiben denen

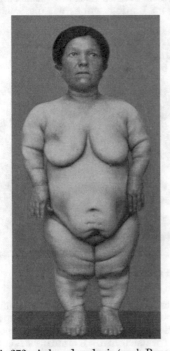

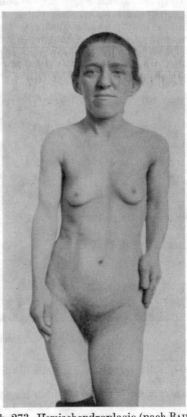

Abb. 272. Achondroplasie (nach Bauer).   Abb. 273. Hemiachondroplasie (nach BAUER).

eines Kindes von gewissem Alter gleich. Die Keimdrüsen sind also tätig, und nicht denen der Eunuchoide gleichzustellen, aber nicht stärker als die eines Kindes. Auch die seelischen Eigenschaften, die Unselbständigkeit und Logik, ferner auch Mimik und Betonung der Worte, bleiben mehr oder weniger kindlich. Es liegt kein Grund für die Annahme einer primären Störung einer inneren Sekretion vor. Wahrscheinlich wird aber auch die Entwickelung der Organe mit innerer Sekretion und damit diese Tätigkeit verzögert und wird diese Verzögerung von Einfluß sein. Tritt die ursächliche Schädigung spät im Wachstumsalter ein, so redet man von Juvenilismus; die Störungen sind dann entsprechend leichter. Infantile Individuen sterben meist früh.

Hochgradige Rachitis kann das Wachstum hemmen. Außerdem treten dann die früher besprochenen Knochenveränderungen usw. ein. Die Geschlechtsorgane, sekundären Geschlechtscharaktere und seelischen Eigenschaften weisen keine Veränderungen auf.

Als fötale Rachitis hat man früher die Chondrodystrophie (Achondroplasie) betrachtet, aber mit Unrecht. Sie setzt schon im frühen Fötalleben ein und beruht auf einer mangelhaften Knorpelbildung und frühzeitigem Aufhören der endochondralen Ossifikation (E. KAUFMANN). Die Diaphysen bleiben kurz, können aber durch periostale Knochenbildung sklerotisch werden: Osteosclerosis congenita (KUNDRAT). Es wird, nach KAUFMANN, entweder zu wenig Knorpel gebildet (Ch. hypoplastica) oder er erweicht (Ch. malacica) oder er wuchert regellos (Ch. hyperplastica). Durch Stillstand des Knorpelwachstums an den sphenobasilaren und intersphenoidalen Fugen allein oder durch gleichzeitige prämature Synostose der Fugen kommt es zu einer tiefen Einziehung der Nasenwurzel. Der dadurch entstehende kretinenhafte Ausdruck kann aber auch ohne Synostose des Os tribasilare, und zwar durch Verkürzung der vor demselben gelegenen Nasen-Oberkieferteile, entstehen. Sie kann aber trotz prämaturer Synostose des Os tribasilare ausbleiben durch starke Entwickelung jener Nasen-Oberkieferteile. Aus obigem versteht sich, daß die Parostose (Knochenbildung im Bindegewebe, wie die Schädel-

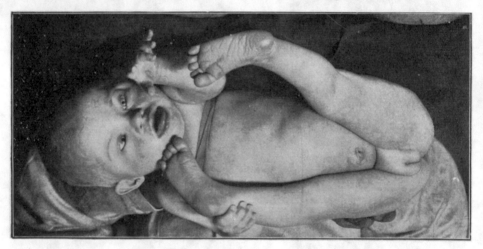

Abb. 274. Mongoloïd (nach PFAUNDLER).

knochen) nicht gestört ist. Durch die Störung des Wachstums der Röhrenknochen überwiegt die Oberlänge bedeutend, so daß Oberlänge zu Unterlänge sich wie 2:1 verhalten können. Weil die Fibula länger wird als die Tibia, werden die Unterbeine gekrümmt und entstehen Pedes vari. Der Gang ist watschelnd. Keimdrüsen, sekundäre Geschlechtscharaktere und Intellekt entwickeln sich ohne Störung. Die Muskeln entwickeln sich gut, sogar kräftig.

Die Chondrodystrophie kann familiär bzw. erblich sein. Aus obigem erhellt genügend, daß es keine Rachitis ist. Man hat sie, aber ohne genügenden Grund, einer Störung einer innersekretorischen Tätigkeit, z. B. der Schilddrüse, zugeschrieben. Die Annahme KLEBS erheischt unsere Aufmerksamkeit, nämlich die eines auf die Frucht ausgeübten zu starken Druckes, z. B. durch ein zu enges Amnion oder vielleicht durch die Gebärmutter selbst. Hemiachondroplasie wäre dann auch begreiflich. Der Befund eines Hydramnions beweist nicht einen abnorm hohen Druck (S. 227).

Schließlich erwähnen wir den Mongolismus (mongoloide Idiotie), den man auch ohne Beweis als Folge einer innersekretorischen Störung aufgefaßt hat. Die mongoloiden Kinder sind einander und Mongolen sehr ähnlich: Der Kopf ist klein und rund, die Stirne niedrig und flach, die Nase klein, die Nasenwurzel etwas eingesunken, die Lidspalten sind schmal, schief gestellt, schlitzförmig. Das Knochenwachstum ist anfangs etwas gehemmt, später mitunter stark, so daß sogar mongoloider Zwergwuchs beobachtet ist (BOURNEVILLE). Auch die Dentition ist verzögert. KASSOWITZ fand 44mal unter 53 Fällen einen Nabelbruch. Das Gehirn ist dem eines Idioten mehr oder weniger ähnlich (SCHOLZ). Es kann geringe Hypothyreoidie bestehen, übrigens besteht kein Anhaltspunkt für die Annahme einer ursächlichen inner-sekretorischen Störung. Das Bild unterscheidet sich scharf von den durch solche Störungen hervorgerufenen Wachstumshemmungen.

Wir haben jetzt einige Typen von Wachstumsstörungen besprochen. Zwischen ihnen kommen Formen vor, die sich zurzeit nur schwer oder gar noch nicht deuten lassen. Man sei nicht voreilig mit der Annahme einer ,,Übergangsform" oder ,,Kombinationsform". Wir verfügen ja über so wenig Daten, daß immer weiter zu forschen ist.

§ 111. Beeinflussung des Stoffwechsels durch Störungen der inneren Sekretionen.

Wir haben S. 551 gesehen, daß doppelseitige Kastration so oft von Fettsucht gefolgt wird, daß ein ursächlicher Zusammenhang sehr wahrscheinlich ist. Im allgemeinen müssen wir die Möglichkeit berücksichtigen, daß eine pathologische Funktionsstörung so geringe Abweichungen des Stoffwechsels zur Folge hat, daß sie durch chemische Untersuchung nicht sicher erkennbar wird, während sie doch zu Störungen des allgemeinen Ernährungszustandes führen.

Diese Bemerkung gilt auch für die Stoffwechseluntersuchungen bei der hypophysären Dystrophie. Bei hypophysenlos gemachten Hunden haben einige Forscher eine bedeutende Abnahme des respiratorischen Gaswechsels festgestellt. Hier war die Tätigkeit der Hypophyse plötzlich ganz ausgefallen, während sie pathologisch, durch eine Geschwulst usw., allmählich abnimmt. Bemerkenswert ist, daß man bei Akromegalie manchmal eine erniedrigte Toleranz gegen Kohlehydrate, bei der hypophysären Dystrophie im Gegenteil keine Neigung zu Glykosurie festgestellt hat. Hingegen hat man häufig Diabetes insipidus (Polyurie und Polydipsie) bei hypophysärer Dystrophie beobachtet. VON FRANKL-HOCHWART hat ferner auf die niedrige Bluttemperatur dabei (zwischen 35^0 und 36^0) hingewiesen.

Wir haben schon etwas von der Bedeutung der Schilddrüse für den Stoffwechsel erwähnt. Als Folge schon einer leichten Schilddrüseninsuffizienz scheint (thyreogene) Fettsucht auftreten zu können, auch bei geringer Nahrung. Ob wir aber umgekehrt berechtigt sind, aus dem Schwinden einer Fettsucht durch Darreichung von Schilddrüse oder Schilddrüsenpräparaten diese Fettsucht als eine thyreogene zu betrachten, ist eine andere Frage, die wir zurzeit noch nicht zu beantworten vermögen. Hierzu sei nur bemerkt, daß es von vornherein denkbar ist, daß eine an und für sich genügende Tätigkeit der Schilddrüse übertroffen wird durch einen anderen, Fettsucht hervorrufenden Einfluß. Die Mastfettsucht wird angeblich fast gar nicht durch Schilddrüse beeinflußt.

Im allgemeinen können wir sagen, daß der Stoffwechsel bei Myxödematösen stark verringert und die Bluttemperatur erniedrigt ($\pm 36^0$) ist: MAGNUS-LEVY stellte eine Abnahme des Grundumsatzes bis auf 58 % fest. Durch Darreichung von Thyreoidin nimmt er zu, durch mehr (zu viel) Thyreoidin steigt er über die Norm.

FALTA fand den Eiweißumsatz an hungernden schilddrüsenlosen Hunden herabgesetzt. Wird einem myxomatösen Individuum Thyreoidin einverleibt, so steigt die Stickstoffausscheidung zunächst, wahrscheinlich durch Verbrauch des schleimigen Stoffes, bedeutend an, um nach einiger Zeit herabzusinken. Alimentäre Glykosurie tritt viel schwerer bei schilddrüsenlosen Hunden und Menschen ein als bei normalen (durch stärkere innersekretorische Tätigkeit des Pankreas?) Es kommen aber Fälle von Myxödem und Diabetes vor (durch eine gleichzeitige Pankreasin-suffizienz?). Bei myxödematösen Frauen treten Störungen der Menstruation, frühzeitiges Klimakterium auf, bei myxödematösen Männern erlischen die Libido und Potenz; durch Schilddrüsenbehandlung kann Heilung eintreten. Die Chromo-zytenzahl und besonders der Hämoglobingehalt des Blutes haben abgenommen, hingegen hat man Mononukleose und Hypereosinophilie beobachtet (BENCE, ENGEL, FALTA). Bei Kretinen hat man eine sehr geringe Wirkung des Pilokarpins festgestellt. (Man denke an die trockene Haut bei Myxödem!) Bei sporadischem Kretinismus ist der Stoffwechsel ebenfalls stark herabgesetzt; HAUGARDY und LANGSTEIN stellten außerdem in einem Fall von infantilem Myxödem fest, daß die Kalkassimilation nur den dritten Teil der eines Kindes gleichen Alters betrug, was für das Knochen-wachstum von Bedeutung sein dürfte.

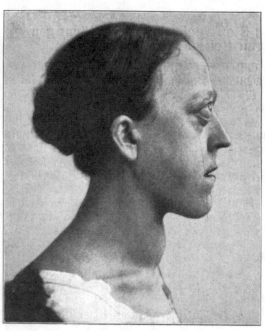

Abb. 275. Mädchen mit schwerem Morbus Basedowi (Exophthalmus, Struma, Abmagerung) (nach HEINR. CURSCHMANN).

Bei der BASEDOWschen Krankheit (Glotzaugenkrank-heit, „goître exophthalmique") treten ganz andere Erschei-nungen als beim Myxödem auf. Diese Erscheinungen sind einander zum Teil entgegen-gesetzt (MÖBIUS), wie aus folgendem erhellt. Dies hat zur Annahme einer Hyper-thyreoidie geführt, die der Glotzaugenkrankheit zugrunde liegen soll. Das Myxödem schwindet hingegen durch Ein-nahme von Schafschilddrüse, auch durch die Entwickelung metastatischer Geschwülste nach Wegnahme einer kreb-sigen Struma (KOCHER). Aller-dings ist die Möglichkeit einer Dysthyreoidie keineswegs aus-geschlossen; und zwar, indem nur ein gewisser Bestandteil des Schilddrüsensekrets, nicht das ganze Sekret, in zu starker Konzentration oder indem ein fremder Bestandteil durch die Schilddrüse dem Blut abgegeben wird. Man hat bis jetzt bei Tieren noch keinen typischen Morbus BASEDOWI hervorgerufen, man hat aber wiederholt bei Menschen, denen aus irgend einem Grund Schilddrüse verabreicht wurde, Erscheinungen der Glotzaugenkrankheit auftreten sehen, sobald mehr einge-nommen wurde als offenbar zweckmäßig war. Diese Erscheinungen scheinen aber nicht ohne gewisse „Disposition" einzutreten. Diese Erfahrung beweist jedoch offenbar (S. 546 f.) ebensowenig gegen eine Dys- und für eine Hyperfunktion wie die Tatsache, daß nach REHN, KOCHER u. a. in reinen typischen Fällen eine rasche Besserung nach der Entfernung eines großen Abschnittes der Drüse eintritt. Dies ist auch bei Dysfunktion denkbar. Nach ALB. KOCHER enthalten die Bläschen eines BASEDOW-Kropfes ein dünnflüssigeres, somit resorptions-fähigeres und iodärmeres Kolloid als die Bläschen einer normalen Schilddrüse.

Die Erscheinungen der Glotzaugenkrankheit sind zunächst: Exophthalmus, Kropf und Tachykardie. An den Augen fällt auf eine Protrusio und eine große Weite der Lidspalten. Die Protrusio ist wohl einem ungewöhnlich starken Tonus des vom Sympathikus innervierten MÜLLER-LANDSTRÖMschen Musculus palpebralis[1]) zuzuschreiben. CL. BERNARD erzeugte sie schon durch elektrische Reizung des Halssympathikus. Außerdem kann Zunahme des retrobulbären Fettgewebes Protrusio hervorrufen oder unterhalten. Das Klaffen der Lidspalten ist wahrscheinlich einem stärkeren Tonus des M. levator palpebrarum (N. oculomotorius) zuzuschreiben. Der Kropf (Struma) beruht auf einer Erweiterung von Blutgefäßchen (auch Neubildung?) und gleichmäßiger Hyperplasie (Vermehrung) bzw. Hypertrophie (Vergrößerung) der sezernierenden Epithelzellen. Diese können sich papillomatös anordnen und in die Drüsenbläschen hineinragen, ähnlich wie wir dem bei Kystomen und Adenomen, auch bei der „Hypertrophie" der Gebärmutterschleimhaut begegnen. Die ganze Schilddrüse oder ein Abschnitt ist gleichmäßig grobkörnig auf der Schnittfläche. Man denke an eine Brustdrüse im Zustande der Laktation (KOCHER). Die Schilddrüse kann ganz oder zum Teil das Bild einer Struma colloides darbieten (durch Retention von Kolloid erweiterte Bläschen). Das Epithel erscheint dann mehr oder weniger niedrig. Dies schließt jedoch eine voraufgehende Hypertrophie des Epithels nicht aus, indem es erst durch die nachträgliche Erweiterung der Bläschen abgeplattet sein könnte. — Während bei Myxödem der Puls langsam und klein, aber regelmäßig ist, findet man bei Glotzaugenkrankheit Tachykardie: einen häufigen, ab und zu unregelmäßigen Puls. Auch die übrigen Erscheinungen sind entgegengesetzt. Wir beschränken uns auf folgendes: statt der kalten, trocknen, spröden Haut bei Myxödem finden wir hier eine zarte, feuchte Haut mit leicht wechselnder Blutfülle. Im Gegensatz zum Myxödem ist hier der Grundumsatz bedeutend, bis zu 70% gesteigert, von MAGNUS LEVY auch in der ruhenden Zelle angenommen. Auch der Eiweißumsatz ist gesteigert, sogar bei N-freier Kost (RUDINGER). Alimentäre Glykosurie tritt leichter, sogar bei gemischter Kost, ein. Die Bluttemperatur kann ohne sonstigen nachweisbaren Grund ansteigen, FR. MÜLLER fand sogar prämortal in perakuten Fällen 40^0—41^0. Menstruation, Libido und Potenz können die gleichen Störungen wie beim Myxödem aufweisen. Ferner wollen wir noch den Gegensatz der seelischen Tätigkeiten erwähnen: beim Myxödem Schläfrigkeit, Schlafsucht, Verlangsamung der Empfindung, Apperzeption und Aktion, erschwerten Gedankenablauf, Gedankenmangel, Trägheit, usw.; bei der GRAVES-BASEDOWschen Krankheit Schlaflosigkeit, aufgeregter Schlaf, Steigerung der Empfindung, Apperzeption und Aktion, erleichterten Gedankenablauf, Gedankenjagd, leichte Erregbarkeit, Erregungen, stete Unruhe und Hast. Über den gegensätzlichen Einfluß auf das Wachstum haben wir schon im vorigen Paragraph geredet. Schließlich sei hier noch auf die vermehrte Speichel- und Schweißbildung im Gegensatz zu Myxödem und den häufigen Durchfall (bei Myxödem Stuhlverstopfung) und auf die verringerte Fettresorption, die bei der Glotzaugenkrankheit auftreten kann (s. FALTA), hingewiesen. Es können aber ausnahmsweise bei Glotzaugenkranken Myxödem-Erscheinungen vorkommen und umgekehrt, ohne daß wir dies zurzeit befriedigend zu deuten vermögen!

Wir müssen aber noch andere Möglichkeiten ins Auge fassen, namentlich diese, daß die Reizungserscheinungen des Sympathikus (s. oben) nicht von der Hyperthyreoidie bedingt, wenn auch vielleicht durch sie verstärkt werden. Man hat sogar Funktionsstörungen des Sympathikus als das Primäre betrachtet und zugleich auch andere Schilddrüsennerven berücksichtigt (E. VON CYON): dadurch sollte Erweiterung der Schilddrüsengefäße mit Struma und Hyperfunktion usw. eintreten. Wir müssen mehrere Daten abwarten und wollen nur noch kurz die Frage streifen: wodurch die Hyperthyreoidie bzw. die nervösen Funktionsstörungen primär eintreten. Zunächst seien akute Infektionskrankheiten, vor allem Influenza und Gelenkrheumatismus, erwähnt. Ferner sind körperliche oder seelische Traumen voraufgegangen. Von Bedeutung ist, daß die Erschei-

---

[1]) Dieser Muskel strahlt vom Frontaläquator des Augapfels als ein mehr oder weniger vollständiger Zylindermuskel nach vorne und nach dem Septum orbitale und dem fornix coniunctivae aus. Er zieht den Augapfel nach vorne und ruft somit Exophthalmus hervor, während er die Lider rückwärts bewegt.

nungen sehr günstig beeinflußt werden können durch größte körperliche und seelische Ruhe. Vielleicht ist die Glotzaugenkrankheit auf primäre Störungen des zentralen Nervensystems zurückzuführen, die zugleich andere Erscheinungen als Koeffekte hervorrufen können. Auch die weitere Untersuchung der leichten und klinisch unvollständigen Formen („formes frustes") und der Anfangsstufen wird viel zur Klärung beitragen können.

Nach Entfernung der **Epithelkörperchen** tritt beim Menschen sowie bei Hund und Katze Tetanie auf (früher nicht von der Kachexia thyreopriva getrennt). Bei Hund und Katze tritt etwa 3 Tage nach der Wegnahme allmählich mechanische Übererregbarkeit peripherer Nervenstämme, dann fibrilläre Zuckungen in einzelnen Muskeln, ferner Muskelkrämpfe ein. Schließlich folgt ein tetanischer Anfall.

Während die Atem- und Herztätigkeit zunimmt, steigt die Körpertemperatur bis zu 41⁰ und 42,5⁰ an, und das Tier geht unter heftiger Atemnot mit Opisthotonus und tonischem Zwerchfellkrampf zugrunde. Bei anderen Tieren kommen andere

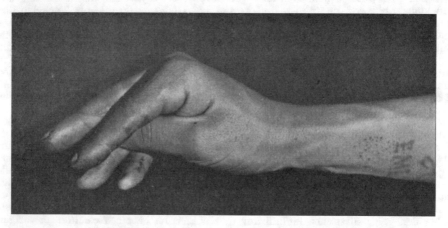

Abb. 276.   Typische Stellung der Hand im tetanoiden Krampfanfall (nach PHLEPS).

Erscheinungen, aber jedenfalls tödliche Störungen des Nervensystems nach der Entfernung sämtlicher Epithelkörperchen vor. Außerdem sind Haarausfall, Ekzeme, Brüchigwerden der Nägel, zunehmende Abmagerung zu beobachten. Beim Menschen tritt fast immer direkte mechanische und erhöhte galvanische Erregbarkeit der motorischen Nerven ein: Leichtes Klopfen, selbst bloßes Anstreifen auf den N. facialis, den N. ulnaris und peronaeus vermögen Zuckungen hervorzurufen (CHVOSTEKsches Phänomen). Indem man mit den Fingern die Nerven im Sulcus bicipitalis zusammendrückt, ruft man meist einen typischen Krampfanfall im Arme und in der Hand hervor (TROUSSEAUsches Zeichen). Ferner treten ab und zu tonische („intermittierende") Krämpfe verschiedener Extremitätenmuskeln ein. So z. B. die „Geburtshelferstellung" (Abb. 276), Schreibestellung der Finger, usw. Es kann auch zu schwereren Krampfanfällen kommen, und zwar auch der Rumpf- und Atemmuskeln. Dabei kann die Bluttemperatur bedeutend (bis 40⁰ und höher) ansteigen auch dann, wenn wir keinen anderen Grund dafür anzugeben vermögen als eben die Muskelkrämpfe. Seelenstörungen verschiedener Art sind mitunter zu beobachten. Es gibt leichtere, vorübergehende, wenn auch manchmal rezidivierende Tetanie, wie die sogenannte idiopathische Arbeitertetanie (s. unten) und die in Schwangerschaft auftretende. Tödlich ist hingegen die Tetanie nach Entfernung sämtlicher Epithelkörperchen. Pathologische Zerstörung der Epithelkörperchen wird wahrscheinlich auch tödlich sein: ERDHEIM u. a. fanden Blutungen in den

Epithelkörperchen tetanischer Kinder. Trophische Störungen der Haut, der Nägel, Ausfall der Haare usw.

Der Stoffwechsel ist im akuten Anfall gesteigert, sowohl Eiweißkörper wie Kohlehydrate werden in abnorm großer Menge abgebaut, was der erhöhten Wärmebildung (s. oben) zugrunde liegt. Andere Einzelheiten und Störungen des intermediären Stoffwechsels sind noch nicht hinreichend sichergestellt. Nur sei noch bemerkt, daß der Kalziumstoffwechsel besondere Aufmerksamkeit beansprucht, nachdem HALSTED und CRILE gefunden haben, daß sich der Ausfall der Epithelkörperchentätigkeit durch Kalziumchlorat oder -laktat decken läßt.

Tetanie hat man im Anschluß an Magendarmstörungen verschiedenster Art auftreten sehen, ferner die „idiopathische Arbeitertetanie" bei Schustern und Schneidern in bestimmten Städten (Wien) zu bestimmten Zeiten, (v. FRANKL-HOCHWART nimmt einen infektiösen Ursprung an), bei Schwangeren, Säugenden (beides als „Maternitätstetanie" bekannt) Säuglingen, bei Glotzaugenkrankheit (!), bei gewissen Infektionskrankheiten (Typhus, Influenza usw.), bei gewissen Vergiftungen wie Ergotismus, Alkoholismus, Bleivergiftung, usw. Fragt man aber, wie und wodurch die Tetanie dabei auftritt, so vermögen wir eine bestimmte Antwort nicht zu geben. Was führt zur Übererregbarkeit des Nervensystems, besonders der zentralen Organe? Kalziumsalze wirken auch bei anderen Krämpfen hemmend ein (BIEDL), so daß eine Störung des Kalziumstoffwechsels nicht vorliegen muß; sie kann aber vorhanden sein. Auch ist die Möglichkeit zu berücksichtigen, daß die Epithelkörperchen in irgend einer Weise (S. 546) entgiftend wirken.

Es scheinen gewisse Beziehungen zwischen Schilddrüse und Epithelkörperchen zu bestehen: Nach TH. KOCHER u. a. sollen Schilddrüsenpräparate die Tetanie bei Menschen und Versuchstieren jedesmal prompt (BIEDL) bessern und die Lebensdauer der Versuchstiere erheblich verlängern. Nach anderen Angaben soll nach Entfernung der Epithelkörperchen die Schilddrüse hypertrophieren. Ob nach Thyreoidektomie schilddrüsenähnliche Follikeln in den Epithelkörperchen gebildet werden, ist unsicher.

Einpflanzung von Epithelkörperchen hat bei Tetanie von Versuchstieren und Menschen (VON EISELSBERG) gute Erfolge gehabt.

Von Hyperfunktion der Epithelkörperchen wissen wir nichts.

Die Bedeutung der **Thymus** für den Stoffwechsel ist noch fast gar nicht untersucht. Nach KLOSE und VOGT ist die Menge des angesetzten Kalkes im gesamten Knochenskelett der thymektomierten jungen Hunde nur halb so groß wie bei den Kontrolltieren (aus demselben Wurf). Nach LIESEGANG würde nach Thymektomie eine Säurevergiftung auftreten, indem die Thymus die aus dem Zerfall organischer Phosphorverbindungen entstehenden Phosphorsäuren durch Nukleinsynthese fortschafft, was nach der Thymektomie nicht mehr stattfinde: Oder vielleicht durch die Milz? Wir sind hier auf dem Gebiet der Vermutungen.

Im Jahre 1855 hat THOMAS ADDISON die Aufmerksamkeit auf die nach ihm genannte ADDISONsche Krankheit hingelenkt: sie gibt sich durch hochgradige körperliche und geistige Adynamie und Apathie, Verdauungsstörungen, meist Anämie, und eine charakteristische bronzefarbige Pigmentierung der Haut („bronced skin") und gewisser Schleimhäute bei zunehmender Abmagerung und Kachexie kund. Durchfall, Konvulsionen und Koma können dem Tode voraufgehen. ADDISON machte Wegfall der Nebennierentätigkeit, besonders durch Tuberkulose, dafür verantwortlich. Auch hochgradige Atrophie oder Zirrhose der Nebennieren vermag die Krankheit zu verursachen.

Experimentell hat man sie bis jetzt nicht bei Tieren hervorrufen können; entweder das Tier erliegt rasch der Wegnahme beider Nebennieren — bei der ADDISONschen Krankheit erlischt demgegenüber ihre Tätigkeit ganz allmählich — oder es tritt eine genügende vikariierende Tätigkeit zurückbleibender akzessorischer Organe (S. 564) ein. Es kommen auch perakute, innerhalb einiger

Tage tödlich endende Fälle von Nebennniereninsuffizienz — keine typische ADDISONsche Krankheit — beim Menschen vor, durch rasche Zerstörung der Nebennieren durch Blutung, Thrombose, usw.

Bei der typischen ADDISONschen Krankheit tritt Abmagerung auch ohne Durchfall ein. Genaue Stoffwechselbestimmungen liegen aber nicht vor. Nach PORGES soll ebenso wie schon von BIERRY und MALLOISEL und von ihm selbst bei nebennierenlosen Hunden gefunden war — auch beim ADDISON-Kranken Hypoglykämie bestehen.

Wie und wodurch schädigt nun Nebennniereninsuffizienz den Organismus? Nicht immer sind Mark und Rinde in gleichem Maße betroffen. Die käsige Tuberkulose — die durch Verkalkung des verkästen Gewebes gefolgt werden kann — pflegt im Mark anzufangen und von da aus fortzuschreiten. Übrigens ist es oft, bei der unregelmäßigen Form der Nebennieren und den starken individuellen Variationen derselben, nur durch ausgedehnte mikroskopische Untersuchung möglich, sich ein richtiges Urteil über die Ausdehnung der anatomischen Veränderungen zu bilden. Vielleicht erklären sich daraus die, wenn auch seltenen Befunde „normaler" Nebennieren bei ADDISONscher Krankheit, oder aus unserem Unvermögen überhaupt sogar schwere Funktionsstörungen an die Zelle abzulesen (S. 20). Es fehlen zurzeit die erforderlichen genauen, vollständigen anatomischen Untersuchungen der ganzen Ad- und Interrenalsysteme bei ADDISONscher Krankheit, erforderlich zur Entscheidung der Frage, ob diese Krankheit eine Insuffizienz nur eines dieser Systeme oder von beidem ist. Und dann fehlt uns noch die erforderliche Kenntnis der Tätigkeit der beiden Systeme. Wir wissen nur, daß das Adrenalin vom Adrenalsystem herrührt. Wir gehen jetzt denn auch nicht ein auf die von einigen Forschern ausgesprochene Vermutung, daß die Nebennieren gewisse giftige Abfallsprodukte des Stoffwechsels unschädlich machen, und daß diese Gifte bei Nebennniereninsuffizienz zur Wirkung gelangen (vgl. ABELOUS und LANGLOIS).

Aber auch dann, wenn diese Wirkung des Nebennierensystems festgestellt wäre, blieben wahrscheinlich noch einige Folgeerscheinungen seiner Insuffizienz, wie z. B. die Adynamie, in anderer Weise zu erklären übrig. Wir werden zu dieser Annahme geführt durch unsere Kenntnis des Adrenalins, d. h. des vom Adrenalsystem abgegebenen, wenigstens des als solchem gewonnenen Stoffes. Das Adrenalin ist ein Bestandteil des Nebennierenextraktes, dessen andere Bestandteile wir nicht kennen. BRUNNER hielt das von VULPIAN (1856) nachgewiesene Chromogen der Nebenniere für identisch mit dem Brenzkatechin; MOORE stellte aber ihren Unterschied und die Identität des Chromogens mit dem von OLIVER und SCHÄFER im wäßrigen Nebennierenextrakt gewonnenen Stoffe nach. Dieser Stoff steigert den Blutdruck. Er wurde dann in 1901 von JOKISHI, TAKAMINE und ALDRICH (unabhängig voneinander) in kristallinischer Form rein dargestellt. TAKAMINE nannte ihn Adrenalin. Mehrere Forscher haben seine Formel festgestellt als $C_9H_{13}NO_3$, und zwar von nebenstehender Konstitution. Durch Untersuchungen von STOLZ u. a. stellte sich dann heraus, daß das aus der Nebenniere gewonnene Adrenalin mit dem Methylamino-Äthanolbrenzkatechin oder Orthodioxyphenyläthanolmethyl-

$$\text{HOC}\underset{\text{CH}}{\overset{\text{CH}}{\bigotimes}}\text{C}\text{---}\overset{H}{\underset{\text{CH}_2.\,NH.\,CH_3}{\text{C---OH}}}\text{---}\text{HOC}\text{C---H}$$

amin chemisch identisch ist. Das synthetisch bereitete razemische Suprarenin besteht aus gleichen Teilen links- und rechtsdrehendem Suprarenin (FLÄCHER); das l-Suprarenin ist vollkommen, auch physiologisch, mit dem Adrenalin identisch; das d-Suprarenin wirkt viel schwächer. Die zwei freien Hydroxylgruppen in Orthostellung im Benzolkern scheinen die Wirkung des Moleküls zu verstärken.

Die wichtigste, bis jetzt festgestellte Wirkung des Adrenalins ist die Erregung der sympathischen Nervenendigungen. Auch in sehr kleinen Gaben ($^1/_{20}$ mg und weniger) ruft es rasch eine hohe Blutdrucksteigerung hervor, die 30 Sekunden bis einige Minuten dauert, aber bald durch hochgradige Pulsverlangsamung zum Teil verdeckt wird. Diese Blutdrucksteigerung beruht auf Verengerung peripherer Gefäße: das Volumen der vom Splanchnikus innervierten Baucheingeweide nimmt ab. BIEDL konnte bei Tieren mit völlig zerstörtem Zentralnervensystem den arteriellen Blutdruck durch kontinuierliches Einströmen einer verdünnten Lösung von Nebennierenextrakt stundenlang auf 140—160 mm Hg erhalten. Größere Gaben Adrenalin haben Flimmern des Herzens mit oder ohne Lungenödem oder plötzlichen Herzstillstand zur Folge. Adrenalin wirkt nicht nur auf Nerven des Gefäßsystems, sondern auch auf andere sympathische, fördernde sowie hemmende, Nerven. Atropin ist ein Antagonist. Die Koronargefäße des Herzens erweitern sich. Auf die Bewegungen des Schluckdarms, Magens und Darms wirkt Adrenalin hemmend, ebenso auf die der Harnblase. Es bringt die Gebärmutter zu starker Zusammenziehung; A. FRÄNKEL benützt sogar den überlebenden Kaninchenuterus zum quantitativen Nachweis des Adrenalins. Die Musculi arrectores pilorum bringt es zur Wirkung, wenigstens bei Katze und Seeigel (LEWANDOWSKY) und einigen anderen Tieren, nach LANGLEY am Katzenkopf auch nach Entfernung des Ganglion cervicale supremum und Zerstörung der postganglionären Fasern, so daß er eine Einwirkung des Nebennierenextraktes auf die glatten Haarmuskelzellen annimmt. Auch hat man eine Einwirkung von Adrenalin auf verschiedene Drüsen festgestellt, auf die wir nicht eingehen.

Der Stoffwechsel wird von Adrenalin beeinflußt: es steigert den Eiweißumsatz bei Hungertieren (EPPINGER, FALTA, RUDINGER). Die Harnsäureausscheidung nimmt bedeutend zu (FALTA). Bemerkenswert ist die Adrenalinglykosurie, die $1^1/_2$—2 Stunden nach intravenöser, besonders aber nach subkutaner oder intraperitonealer Einspritzung von Nebennierenextrakt oder 0,01—0,1 mg Adrenalin auftritt, zuerst von BLUM (1901) festgestellt. Diese Glykosurie dauert ungefähr 3 Stunden. Das Tier bekommt dabei Heyperglykämie, während sein Leber- und Muskel glykogen zum geringeren oder größeren Teil schwindet. Nach L. POLLAK tritt bei hungernden Kaninchen durch wiederholte Einspritzung von Adrenalin nicht nur Glykosurie, sondern auch Glykogenaufstapelung in der Leber ein. Ob diese Glykogenbildung nur dem erhöhten Eiweißumsatz (s. oben) oder anderen Faktoren zuzuschreiben ist, harrt einer weiteren Lösung. (Man hat die Hyperglykämie wohl als „erhöhten Zuckertonus" bezeichnet.)

Man führt die Adrenalinhyperglykämie und Glykosurie auf eine periphere Sympathikusreizung zurück, was sie von der Glykosurie durch (zentralen) Zuckerstich (S. 540) unterscheidet. Denn Durchschneidung des Sympathikus macht den Zuckerstich erfolglos (CL. BERNARD u. a.), indem sie die Verbindung der Leber mit dem verlängerten Mark verbricht. Die Adrenalinglykosurie tritt jedoch auch nach Sympathikotomie auf. Übrigens scheint das Adrenalin auch die innere Sekretion des Pankreas zu hemmen, während umgekehrt das Pankreas die Adrenalinwirkung abschwächt. Bepinselung des Pankreas mit Adrenalin hat Hyperglykämie (VOSBOURGH und RICHARDS) und Glykosurie (HERTER und WAKEMAN) zur Folge. Bemerkenswert ist, daß sowohl die blutdrucksteigernde wie die glykosurische Wirkung des Adrenalins durch Entfernung der Schilddrüse erheblich abgeschwächt werden Die Entfernung der Epithelkörperchen steigert sie hingegen (EPPINGER, FALTA, RUDINGER).

Subkutane oder intraperitoneale Einspritzung von Adrenalin kann eine bedeutende Steigerung der Körpertemperatur hervorrufen.

Nach einigen Forschern kommt im wäßrigen Nebennierenextrakt Cholin (früher Neurin genannt) vor. Es ist Trimethyloxäthylammoniumhydroxyd:

$(CH_3)_3 . N {<}^{OH}_{CH_2 . CH_2OH}.$ Die Bedeutung des Cholins, das ja übrigens, sei es auch an Lezithin gebunden, in vielen Geweben und Körpersäften vorkommt, ist noch unklar. Dies gilt auch für die in den Nebennieren nachgewiesenen Lipoide.

Diese Daten, die mit noch einigen mehr oder weniger unsicheren Einzelheiten zu vermehren wären, gestatten uns noch nicht eine Einsicht in die physiologische Bedeutung der Nebennierensysteme; es ist jedenfalls freudig zu begrüßen, daß wir das Adrenalin chemisch und physiologisch nachzuweisen imstande sind. Die pathologische Bedeutung jener Systeme ist ebenfalls noch unklar.

Zu dem oben Bemerkten können wir noch hinzufügen, daß das Adrenalin vielleicht eine Rolle spielt in der Entstehung gewisser, als Arteriosklerose bezeichneten Gefäßveränderungen. Josué hat nämlich zuerst (1902) und dann haben andere Forscher im großen und ganzen dieselben Befunde von Arteriosklerose (Atheromatose) bei Kaninchen nach Einspritzung von Adrenalin hervorgehoben. Daß es sich dabei, wenigstens zum Teil, in der Tat um eine Wirkung des Adrenalins und nicht um zufällige Arteriosklerose anderen Ursprunges handelt, wird wahrscheinlich aus dem verschiedenen Alter der Veränderungen, je nachdem das Tier seit dem Anfang des Versuches kürzer oder länger lebte. Ohne hier auf Einzelheiten einzugehen sei nur erwähnt, daß zunächst stippchenförmige, weißliche Stellen an der Aorteninnenfläche entstehen, die sich allmählich vergrößern, zusammenfließen und nach Nekrose bald verkalken.

Wiesel meint, in allen Fällen von Nephritis mit bestehender Herzhypertrophie eine ausgesprochene Hyperplasie des chromaffinen Gewebes im Nebennierenmark, im Plexus solaris und in der Gegend der linken Koronararterie gefunden zu haben, welche zur Herzhypertrophie geführt habe. Bittorf konnte hingegen eine solche Hyperplasie nicht nachweisen. Die ,,normalen" Dimensionen der Nebennierenabschnitte sind recht schwer zu bestimmen!

Bei der Graves-Basedowschen Krankheit scheint der Adrenalingehalt des Blutes immer erhöht zu sein. Vielleicht wäre der erhöhte Erregungszustand des Sympathikus dadurch erklärlich. Von einer Hyperfunktion des von Grawitz zuerst beschriebenen Hypernephroms liegt eine Beobachtung Orths vor.

22. Kapitel.

Störungen des Wärmehaushalts.

§ 112. Vorbemerkungen. Hyper- und Hypothermie.

Die Körperwärme ist von großer Bedeutung für die Lebensvorgänge. Umgekehrt findet fast keine Wärmebildung ohne Stoffwechsel im lebenden Organismus statt, so daß die Lebensvorgänge selbst eine Bedingung des Lebens erfüllen.

Man kann die im Körper in gewisser Zeit gebildete Wärmemenge messen (Kalorimetrie) und man kann den Wärmegrad, die Temperatur, bestimmen (Thermometrie). Eine kurz dauernde kalorimetrische Untersuchung vermag nur die abgegebene Wärmemenge zu bestimmen. Zur Feststellung der gebildeten Wärmemenge ist eine lang dauernde kalorimetrische Bestimmung erforderlich. Als Einheit der Wärmemenge gebraucht man gewöhnlich die K (große Kalorie, d. h. die Wärmemenge, welche erforderlich ist um 1 kg destilliertes Wasser von 0^0 auf 1^0C zu erwärmen), seltener die k (kleine oder Grammkalorie). Nach Helmholtz bildet ein gesunder Mensch von 82 kg Körpergewicht durchschnittlich 114 K pro Stunde, also ungefähr 1,5 K pro kg Körpergewicht.

Als thermometrische Einheit dient der Wärmegrad nach Celsius. Wir können die periphere oder Hauttemperatur und wir können die zentrale oder Bluttemperatur messen, die letztere am genauesten im Mastdarm. Wir können die an verschiedenen Tageszeiten bestimmten Temperaturen in einem rechtwinkligen Ordinatensystem einschreiben und daraus den Gang der Temperatur ersehen (Thermographie). Wunderlich, Liebermeister und Jürgensen haben besonders die große Bedeutung dieses Verfahrens erwiesen. Zahlreiche Bestimmungen bei Menschen haben zunächst Tagesschwankungen der Bluttemperatur aufgedeckt: Vormittags früh (4—7 Uhr) ist die Temperatur am niedrigsten. Sie steigt allmählich, etwas unregelmäßig an und erreicht nachmittags etwa von 4—6 Uhr den höchsten Grad. Dann sinkt sie allmählich, nach 9 oder 10 Uhr abends rascher, ab bis zu ihrem Minimum. Solche Schwankungen kommen auch bei warmblütigen Tieren vor

(PEMBREY). Die Angaben über die normalen Grenzwerte stimmen nicht genau überein. Wir berücksichtigen nur die Aufnahmen im Mastdarm. Dabei ist von Einfluß, wie tief und wie lange der Thermometer eingesteckt, wie er festgehalten wird, ob er taugt usw. Als obere Grenze gibt man 37,3—37,6° an, während SAUGMANN 37,7° als zweifelhaft betrachtet, die untere Grenze liegt 0,8—1° tiefer als die obere. Bei Affen (Macacus rhoesus) fand man 37,8—39,7°, Pferd 37,7—37,9°, Rind 38,6 bis 38,9°, Schaf 40—40,6°, Hund 37,9—38,8°, Katze 38,7°, Kaninchen 38,7—39,2°, Meerschweinchen 37,4—39,2°, Schwein 38,7—39,6°, Vögel 41—44°.

Außer den allgemeinen kommen individuelle Schwankungen der Körpertemperatur vor, welche von großer Bedeutung sind bei der Beantwortung der Frage, ob Fieber (§ 113) besteht.

Was bewirkt die normalen Tagesschwankungen? Die Nahrungsaufnahme und Muskelbewegungen beeinflussen ohne Zweifel die Bluttemperatur. Nicht nur bei Rennpferden, sondern auch bei normalen Ski- und Schnelläufern, Ringkämpfern und nach sonstiger Muskelanstrengung hat man Temperaturen bis 39° und höher festgestellt (GRUNDT, FLACK). Auch Geistesarbeit vermag die Bluttemperatur zu erhöhen. Die Tagesschwankungen bestehen aber bei vollkommener Bettruhe und im Hunger. GALBRAITH und SIMPSON riefen bei Affen, die sie am Tage im Dunkeln und während der Nacht im Licht hielten, eine Umkehr der Temperaturkurve hervor. Beim Menschen ist das aber bis jetzt nicht gelungen.

Trotz der Tagesschwankungen bezeichnen wir die Bluttemperatur des Menschen und der homoiothermen (warmblütigen) Tiere als konstant, weil sie sehr wenig durch äußere Faktoren beeinflußt wird. Die Bluttemperatur des poikilothermen (kaltblütigen) Tieres ist hingegen in hohem Maße von dem Wärmegrad der Umgebung abhängig. So ist die Bluttemperatur des grünen Frosches (Rana esculenta) 3—1° höher als die Temperatur der Umgebung, wenn diese 2—11°, und 0,5—3° niedriger als die Außentemperatur, wenn diese 23—41° beträgt.

Die Bluttemperatur ist immer eine Funktion des Unterschiedes W_b—W_a, wenn W_b die vom Körper innerhalb einer gewissen Zeit gebildete, W_a die in derselben Zeit abgegebene Wärmemenge darstellt. Es ist somit die Differenz W_b—W_a beim homoiothermen Tier unabhängig, beim poikilothermen Organismus ist sie aber eine Funktion der Außentemperatur. Dies gilt aber nur innerhalb gewisser Grenzen. Wir können nämlich durch außergewöhnliche Einflüsse die Bluttemperatur des homoiothermen Organismus künstlich erhöhen (Hyperthermie oder Überwärmung) oder herabsetzen (Hypothermie oder Unterwärmung).

Ein Vollbad von 20° und 15—20 Minuten Dauer erhöht anfangs die Bluttemperatur des homoiothermen Organismus, dann sinkt sie etwas (primäre Nachwirkung, JÜRGENSEN). Nach stärkerer Wärmeentziehung kann sie nach dem Bade sogar über die Norm ansteigen (sekundäre, entfernte Nachwirkung). Anfangs nimmt nämlich die Wärmeabgabe durch Verengerung der Hautgefäße ab, dann erweitern sich diese („Reaktion", S. 90) und es tritt, durch größere Wärmeabgabe, die primäre Nachwirkung ein. Die sekundäre Nachwirkung beruht auf vermehrter Wärmebildung. Erst durch eine niedrigere Temperatur des Wassers oder (und) längere Dauer des Bades sinkt die Bluttemperatur 1° oder mehr, bei kleinen, mageren Individuen eher als bei großen, fettreichen.

Durch Erhöhung der Außentemperatur steigt die Bluttemperatur nur an, sobald die Wärmeabgabe nicht mehr zureicht, wie in einem Dampfbad von gewisser Dauer.

Diese und andere Beobachtungen führen zur Annahme: Der homoiotherme Organismus verfügt über eine Regelung des Unterschiedes W_b—W_a, und damit der Bluttemperatur, welche dem poikilothermen Tier fehlt. Nur durch außergewöhnliche Faktoren versagt diese Regelung. Beim Studium des Wärmehaushalts müssen wir somit homoio- und poikilotherme Organismen trennen. Im folgenden berücksichtigen wir nur den homoiothermen Organismus, wenn das Gegenteil nicht erwähnt wird.

Bevor wir die Regelung der Körperwärme besprechen, sei einiges über Wärme-bildung und Wärmeabgabe bemerkt. Lavoisier (1777) betrachtete Oxydationen im Körper wie Oxydation von Kohlen, wir betrachten alle Dissimilationsvorgänge als Wärmequelle. Die Bedeutung der Assimilation als solche kennen wir nicht. Es wird vor allem durch die Muskeln und großen Drüsen, sodann durch das Zentral-nervensystem Wärme gebildet. Auch der ruhende, ja sogar der Muskel mit abge-bundener Schlagader (Meade Smith) hat Stoffwechsel und bildet Wärme. Die Herzwirkung soll ungefähr 6 % der Körperwärme liefern. Die größere Festheit (Tonus) der Muskeln bei niedriger Außentemperatur, z. B. bei 15°, geht wahrschein-lich mit vermehrter Wärmebildung einher. Sinkt die Temperatur der Luft, welche die Körperhaut berührt, z. B. im Schwimmbad, so tritt Zittern mit Gänsehaut (durch Zusammenziehung der Haarmuskeln) ein und man macht sogar willkürliche Be-wegungen. Daß Drüsen Wärme bilden, erhellt aus folgenden Untersuchungen: Cl. Bernard fand das Leberaderblut beim Hund immer 0,2—0,4° wärmer als das Pfortaderblut; auch bestätigte er die Angabe von Ludwig und Spiess, daß der Sub-maxillarisspeichel bis zu 1,5° wärmer sei als das Blut. Ferner ist, nach Grijns, der Harn sehr oft wärmer als das arterielle Blut. Mosso, und später Berger, stellten schließlich Erhöhung der intrakranialen Temperatur durch Geistesarbeit fest.

Wärme wird nur in geringer Menge an die eingeatmete Luft und die einge-nommenen Speisen und Tränke abgegeben, ferner bei einem ruhenden Mann, bei mittlerer Außentemperatur und mittlerer Luftfeuchtigkeit, zu 97,28 % durch die Haut, und zwar durch Wasserverdunstung 20,66 %, durch Leitung 30,85 %, durch Strahlung 43,74 % (Rubner). In bewegter Luft kann noch Wärme durch Kon-vektion abgegeben werden, zunehmend mit der Stärke der Luftbewegung. Bei hoher Außentemperatur kann die Abgabe durch Schweißverdünstung erheblich zu-nehmen, bis zu 95 % der gesamten Wärmeabgabe (s. unten). Beim Hund tritt Wasserverdunstung aus dem geöffneten Munde, besonders aus der Zunge, in den Vordergrund.

Nach Rubner u. a. ist die Wärmeabgabe eine Funktion nicht des Körper-gewichts P, sondern der Körperoberfläche und somit der Größe $P^{2/3}$ proportional. Empirisch hat man $P^{0,68}$ festgestellt. Diese Erscheinung hängt wohl mit der großen Bedeutung der Haut für die Wärmeabgabe zusammen. Weil nun $W_b—W_a$ konstant ist, so muß auch W_b von der Körperoberfläche abhängig sein, was in der Tat zutrifft: Hunde von verschiedenem Körpergewicht bilden eine verschiedene Wärmemenge pro Kilogramm, jedoch alle annähernd 1143 K auf den Quadratmeter Oberfläche. Weil nun die Haut sowie die Schleimhäute die von ihnen abgegebene Wärme dem Blut entnehmen, ist die in der Zeiteinheit aus den inneren Organen diesen Teilen der Körperoberfläche zugeführte Blutmenge von großem Gewicht für die W_a. Und weil die Blutverteilung auch von Bedeutung ist für die W_b in Muskeln, Drüsen und Zentralnervensystem, müssen wir ihr im allgemeinen einen bedeutenden Einfluß auf W_b sowie W_a zuschreiben. Die Temperatur und die Feuchtigkeit der umgebenden Luft beeinflussen die Wärmeabgabe durch Leitung, Strahlung und Schweißver-dunstung. Je trockner und je wärmer die umgebende Luft ist, um so mehr Wasser-dampf wird vom Menschen und vom Hund, bei gleichem körperlichem Zustand, abgegeben (Rubner, z. T. mit Lewaschew). Bei 80 % Feuchtigkeit wird eine Lufttemperatur von 24° von einem nicht daran gewöhnten Menschen nur bei voll-kommener Muskelruhe vertragen. Heizer der transatlantischen Dampfer vertragen durch Gewöhnung Temperaturen von 50° und die dabei auftretende Hyperthermie. Bewegte Luft (Fächer) vermag die Wärmeabgabe durch Konvektion und Verdunstung zu fördern.

Wie und wodurch wird nun $W_b—W_a$ konstant erhalten? Nach hoher Durchtrennung des Rückenmarks (auf der Grenze von Brücke und Kopfmark) hat man bald Abfall bald Anstieg der Körpertemperatur beobachtet. Außerdem verliert das Tier die Fähigkeit, seine Körperwärme gleich zu erhalten. Ist dies nun der zugleich auftretenden Lähmung vieler Muskeln oder Störung der Vasomotoren-tätigkeit und damit der Blutverteilung und auch der Tätigkeit der Schweißdrüsen zuzuschreiben? Oder wird die Wirkung eines die Körperwärme regelnden, kranial-wärts von der Durchtrennung liegenden Zentrums ausgeschaltet? Besonders Aron-sohn und Sachs haben das Vorhandensein eines Wärmezentrums im oberen

Drittel des medialen Abschnitts des Nucleus caudatus betont. Sticht man beim Hund oder Kaninchen an dieser Stelle eine Nadel bis zur Basis cranii und zieht man die Nadel sofort wieder heraus (Wärmestich), so werden ohne sonstige Störungen Puls und Atmung allmählich häufiger und es tritt eine Hyperthermie ein, die einige Tage fortdauern kann. Das Tier nimmt bis zu 16 % mehr O_2 auf und gibt bis zu 21 % mehr CO_2 und mindestens 25 % mehr N im Harn ab. Viele Forscher haben diese Befunde bestätigt. Elektrische Reizung bewirkt ebenfalls einen Anstieg der Temperatur. Außerdem nehmen ARONSOHN u. a. an, daß viele Stoffe, wie Terpentinöl, Senföl usw., mehrere im Körper gebildete und bakterielle Stoffe pyro- oder thermogen wirken, d. h. die Körpertemperatur erhöhen durch Reizung des Wärmezentrums. Allerdings sind die Grenzen dieses Zentrums nicht genau bekannt. Es könnte zum Teil, wie das Atemzentrum, vom Willen beeinflußbar sein. Bemerkenswert ist das kleine Corpus striatum bei Fischen und Amphibien, das größere bei Reptilien und das sehr große bei Vögeln, welche eine hohe Bluttemperatur haben.

Wie soll nun das Wärmezentrum wirken? Es gibt mehrere Teile des Hirns, deren Reizung Muskelkrämpfe oder vasomotorische Störungen und dadurch Anstieg oder Abfall der Körpertemperatur bewirkt, diesen Teilen wohnt jedoch nicht das Vermögen inne, die W_b und W_a so zu regeln, daß die Körpertemperatur gleich bleibt. Das hypothetische Wärmezentrum verfügt wahrscheinlich nicht über andere Wirkungen als die oben genannte W_b und W_a; es regelt, koordiniert diese aber. Wir können uns eine Regelung der W_b und W_a unter verschiedenen Umständen kaum anders als durch ein Zentrum denken. Einfache Änderungen der Vasomotorenwirkung genügen wohl nicht, weil sie den Stoffwechsel (W_b) nicht ausreichend beeinflussen. Das Wärmezentrum muß sowohl die Vasomotoren wie die Muskel- und Drüsennervenwirkung beeinflussen. Demgegenüber wird jedoch nicht jede Änderung der W_b oder W_a durch das Wärmezentrum bewirkt. Es gibt im Gegenteil Störungen des Wärmehaushalts, wie z. B. durch starke Muskelanstrengung oder durch Abkühlung, denen eben das Wärmezentrum entgegentritt und die es ausgleicht. Der Wärmestich beweist nur, daß es eine Stelle gibt, deren Reizung vorübergehende Hyperthermie usw. gibt, nicht aber daß dieses durch vorübergehende Schädigung eines Wärmezentrums geschieht. Entfernung eines umschriebenen Hirnteils mit nachfolgender dauernder Störung der Wärmeregelung würde das viel wahrscheinlicher machen.

Wie beeinflussen Abkühlung und Erwärmung den Wärmehaushalt? Sowohl Abkühlung wie Erwärmung kann innerhalb ziemlich weiter Grenze stattfinden ohne Änderung der Bluttemperatur. Nach VOIT und besonders RUBNER (unter Ausschluß von Fehlerquellen durch Nahrung, Bewegung, Kleidung usw.) wird von Männern bei 2° bis 20° Außentemperatur mehr O_2 aufgenommen und mehr CO_2, bei 30° bis 40° weniger CO_2 abgegeben. Nach RUBNER nimmt die von einem Meerschweinchen gebildete CO_2-Menge pro Kilogramm Körpergewicht pro Stunde von 2,905 g bei 0° Außentemperatur allmählich ab bis 1,454 g bei 40° Außentemperatur. Solange die Bluttemperatur gleich bleibt, ändert sich die N-Ausscheidung im Harn nicht. Dies schließt jedoch erhöhten Eiweißzerfall mit Zurückhaltung des N-haltigen Teils (S. 526) durch Abkühlung nicht aus. Abkühlung bewirkt reichliche Entleerung eines hellen Harns (durch Nierenhyperämie?). Sobald die Bluttemperatur aber sinkt durch Abkühlung von gewissem Grad und Dauer, kann beim Mensch und beim Hunde die Ausscheidung von N zunehmen, der Gaswechsel kann dann aber abnehmen. Der Stoffwechsel des poikilothermen Tieres nimmt aber durch jede Abkühlung ab (H. SCHULZ), ebenso der des kuraresierten Warmblüters (ZUNTZ und RÖHRIG, PFLÜGER). Sowohl der homoio- wie der poikilotherme Organismus zeigt hingegen einen vermehrten Stoffwechsel, sobald die Bluttemperatur ansteigt, weil die höhere Bluttemperatur die chemischen Vorgänge fördert (PFLÜGER).

Abkühlung hat zunächst Abnahme des Blutgehalts der Haut und der Wärmeabgabe zur Folge: physikalische Regulation (RUBNER). Hierzu gehören auch die vermehrte Schweißverdunstung und die vermehrte Atmung (Polypnoë) durch Erwärmung. Die Zunahme des Stoffwechsels durch Abkühlung bzw. Abnahme durch Erwärmung nennen wir mit RUBNER chemische Regulation, gleichgültig ob sie unwillkürlich oder willkürlich (durch Muskelbewegung) stattfindet. Macht die Verengerung der Hautgefäße durch Abkühlung einer Erweiterung Platz, so nimmt W_a zu, und ist die Erhaltung der gleichen Bluttemperatur gänzlich von vermehrter W_b bedingt. Die chemische Regelung tritt auch ohne sichtbare Muskelbewegungen ein (S. 578). Der Einfluß von Kurare (s. oben) weist auf die Bedeutung zentrifugaler Reize hin, weil ja das Gift die Reizleitung in den motorischen Endplatten aufhebt.

WINTERNITZ hat die Bluttemperatur bei Kaninchen rasch auf 34⁰—31⁰ erniedrigt: Störungen der Wärmeregelung machten sich dann bemerkbar, bei weiterer Abkühlung auf 29—26—22⁰ traten Schläfrigkeit, eine Art Katalepsie, Sopor, Sinken des Blutdruckes, mitunter Krämpfe und schließlich der Tod ein. Bei allmählicher Abkühlung blieben Kaninchen mit einer Bluttemperatur von 18⁰ einige Zeit am Leben.

Igel, Fledermaus, Marmotte, Hamster, Monotremen zeigen während ihres Winterschlafes physiologische Hypothermie, sie sind dann poikilo-, im Sommer aber homoiotherm. Während des Winterschlafes zeigen die zusammengerollten Tiere eine sehr niedrige Bluttemperatur (mitunter 2⁰) und fast keinen Stoffwechsel. Angeblich setzt der Winterschlaf ein, sobald die Außentemperatur unter 15—10⁰ sinkt. Sinkt sie unter 0⁰, so soll das Tier homoiotherm werden. — Beim neugeborenen Kind, Hund, Katze, Kaninchen, sinkt die Bluttemperatur in den ersten Tagen 0,3—0,6⁰.

Hunger, Ermüdung, ungenügende Kleidung in kalter Luft (bei Schildwachen), Trunkenschaft (Hauthyperämie vermehrt die W_a), Vagabundieren führen beim Menschen, besonders wenn er auf dem Boden in der freien Luft einschläft, pathologische Hypothermie herbei. Diese kann in Tod durch Erfrieren übergehen. Ferner tritt vorübergehende Hypothermie ein bei Genesenden nach einer fieberhaften Infektionskrankheit wie Bauchtyphus, fibrinöser Lungenentzündung, nach Blutverlust und bei heruntergekommenen hungernden Individuen mit verringertem Stoffwechsel (S. 523).

Was geschieht bei Anstieg der Außentemperatur? Dabei sind Grad und Dauer der Wärmeeinwirkung und die Luftfeuchtigkeit von Bedeutung, letztere besonders für die Schweißverdunstung. Weil die Wärmebildung nicht abnimmt, kann die Bluttemperatur nur gleich bleiben durch Zunahme der Wärmeabgabe, und zwar durch Schweißverdunstung, weil die W_a durch Leitung und Strahlung abnehmen. Die W_a durch Konvektion kann man durch Wind, Fächer usw. vermehren. Je mehr aber die Luft mit Wasserdampf gesättigt wird, um so geringer wird, ceteris paribus, die Schweißverdunstung, so daß Hyperthermie eintreten kann. Im Dampfbad oder heißem Vollbad steigt denn auch die Bluttemperatur rasch an bis zu 39,7⁰ (LIEBERMEISTER u. a.). WICK fand seine Bluttemperatur in einem Vollbad von 38⁰ höher, in einem Wasserbad von 40⁰ während 30 Minuten aber niedriger als die Wassertemperatur. Je höher die Außentemperatur, innerhalb gewisser Grenzen, ansteigt, um so mehr wird die Hauttemperatur der Blutwärme gleich.

Hyperthermie von gewisser Höhe und Dauer wird tödlich, für den Menschen etwa bei 42—45⁰. Angaben von höheren Bluttemperaturen ohne tödlichen Ablauf beruhen vielleicht auf Fehler. Für Kaninchen und Hund wird eine Bluttemperatur von ungefähr 42⁰, für Vögel eine von 51—52⁰ tödlich. Vielleicht erfolgt der Tod durch Gerinnung gewisser Eiweißstoffe, vielleicht durch eine andere Schädigung.

Aber auch in der freien Luft kann Hyperthermie, nämlich in Form von Hitzschlag (coup de chaleur) auftreten. Diese beruht auf Wärmestauung und ist wohl zu unterscheiden vom Sonnenstich (coup de soleil), der eine Schädigung des Gehirns durch Sonnenlicht (§ 17) bedeutet. Allerdings ist die Möglichkeit, ob Sonnenstich zu Hitzschlag führen kann, noch nicht hinreichend untersucht. In den Tropen steigt jedenfalls bei Hunden, Affen und Kaninchen, die einige Stunden der Einwirkung der tropischen Sonne überlassen werden, die Bluttemperatur bald an, besonders aber die subkutane Temperatur, thermoelektrisch bestimmt. Nach H. ARON (Philippinen) sterben Affen in der Sonne nach 70—80 Minuten. Sie bleiben aber gesund, wenn zugleich ein Ventilator einen starken Wind über ihren Körper bläst. Ihre Bluttemperatur steigt dann nicht oder kaum an. Dies gilt auch für Affen, deren Körper in einer doppelten Holzkiste vor den Sonnenstrahlen geschützt, während ihr Kopf denselben ausgesetzt war. Sogar nach 12 Tagen (54 Stunden) trat dann weder Hitzschlag noch Sonnenstich ein. Affen bekommen demnach leichter Hitzschlag als Sonnenstich, und wahrscheinlich leichter — genaue Messungen fehlen — Hitzschlag als der Mensch, zunächst weil sie weniger Schweißdrüsen haben, sodann, weil ihre Behaarung die Verdunstung erschwert.

Beim Menschen erfolgt Hitzschlag, wenn bei einer gewissen hohen Lufttemperatur und Feuchtigkeit der die Haut bedeckenden Luftschicht die Schweißverdunstung nicht ausreicht für die erforderliche Wärmeabgabe. Am ehesten, wenn diese Luftschicht mit Wasserdampf gesättigt ist. Nach HALDANE fängt dann die Bluttemperatur des ruhenden Bergwerkarbeiters an zu steigen, sobald die Temperatur etwa $32,5^0$ bei ruhender, 36^0 bei bewegter Luft übersteigt. Durch Muskelarbeit tritt die Erhöhung der Bluttemperatur eher ein. Jedem Grad Erhöhung der Bluttemperatur entspricht eine Pulsvermehrung von 36 Schlägen in der Minute. Bei Heizern der Dampfer im roten Meer beobachtet man ähnliches. Mitunter — wahrscheinlich bei Herzschwäche — tritt Kollaps vor dem Temperaturanstieg ein (Collapsus s. Prostratio thermica). Auch andere individuelle Faktoren machen sich geltend: So erschwert ein dickes Fettpolster die Entwärmung in feuchter Luft, so daß fettreiche Menschen besonders feuchte Wärme schlecht vertragen. Außer Muskelarbeit fördern Alkoholismus, ungenügende Wassereinnahme, dicke und dichte Kleidung den Hitzschlag, letztere, indem sie die Abfuhr des verdunsteten Schweißes erschwert und dadurch die Feuchtigkeit der die Haut bedeckenden Luftschicht (zwischen Haut und Kleidung) erhöht. Schwer bepackte, nebeneinander marschierende Soldaten werden im Sommer, ceteris paribus, eher vom Hitzschlag bedroht als der luftig gekleidete Mensch im freien Feld. Auch wenn der Himmel mit Wolken bedeckt ist, sogar in einem Zelt kann Hitzschlag eintreten, und zwar um so eher, je ruhiger die Luft ist. Die Haut wird dann trocken und heiß, Atmung und Puls werden häufiger, Erbrechen und Krämpfe, Bewußtlosigkeit und Tod können erfolgen. Die Bluttemperatur steigt bis 41^0, 45^0, in tödlichen Fällen sogar höher, obwohl sie vor dem Tod wieder etwas sinken kann. Bei der Autopsie findet man meist Hyperämie des Hirns, angeblich besonders des verlängerten Marks, und der Hirnhäute, Ekchymosen in Pleura- und Perikardblättern, manchmal auch im Gehirn. Totenstarre sowie Fäulnis treten rasch ein, was, wenigstens zum Teil, der hohen Außentemperatur zuzuschreiben ist. Ob die Hyperthermie als solche tödlich ist, wissen wir nicht. Wahrscheinlich schädigt sie lebenswichtige Gehirnzentren.

Bemerkenswert ist die Trockenheit der Haut. Bewirkt vielleicht Lähmung der Schweißdrüsen nach angestrengter Tätigkeit Wärmestauung und dadurch Hitzschlag, wenigstens in einigen Fällen? Oder ist die Trockenheit Folge einer zu geringen Wassereinnahme?

§ 113. Das Fieber.

Das Wesen des Fiebers kennen wir nicht, so daß wir uns auf die Namendefinition beschränken müssen. Wir nennen Fieber oder febrile Hyperthermie einen Symptomenkomplex, der sich manchmal nur durch seinen Ursprung, mitunter durch starkes Gefühl des Krankseins von sonstiger Hyperthermie unterscheidet. Wir nennen nämlich nur solche Hyperthermie, die nicht durch äußere physikalische oder willkürliche (durch Muskelarbeit) Änderung des Wärmegleichgewichts entsteht, eine fieberhafte. Ob das Krankheitsgefühl bei manchem Fieber zum Fieber gehört oder mit diesem durch irgend eine Schädigung entsteht, läßt sich oft nicht entscheiden. Wir müssen im allgemeinen die fiebererregende (pyrogene) Wirkung eines Giftes von anderen Wirkungen, wie die entzündungserregende (phlogogene), trennen, so z. B. bei Infektionen, die zu Entzündung, Fieber und sonstigen Vergiftungserscheinungen (Schädigung des Bewußtseins, der Herzwirkung, der Nierentätigkeit durch trübe Schwellung usw.) führen. Die experimentelle Untersuchung des Fiebers wird erschwert durch den Umstand, daß die fieberhaften Erscheinungen bei verschiedenen homoiothermen Tierarten untereinander und von denen beim Menschen verschieden sein können (F. KRAUS). Wir müssen uns daher ganz vorwiegend auf die beim Menschen beschränken. Die fieberhafte Hyperthermie beim Menschen geht auch nicht immer mit denselben Erscheinungen (vgl. S. 141) einher, indem z. B. beim Typhus (durch Giftwirkung auf das Herz) und bei Hirnhautentzündung (durch Druck auf den Vagus) die Pulszahl relativ oder absolut abnimmt, während sie bei Scharlach eben abnorm hoch ist. Die Atmung ist mehr als der Temperaturerhöhung entsprechend beschleunigt bei Verringerung der Atmungsoberfläche, wie bei Lungenentzündung, bei ausgedehnter seröser Pleuritis.

Was bewirkt Fieber beim Menschen? Zunächst viele Bakterien und viele Protozoen (wie Malaria, Spirochäte OBERMEIER). Die hypothetischen fiebererregenden Gifte nennt man „Pyrotoxine". Außerdem vermögen durch Abbau von parasitären oder von eigenen Eiweißkörpern entstandene Stoffe Fieber zu erregen. Das „aseptische" Fieber (VOLKMANN) schreibt man der Resorption solcher Stoffe (Pepsin? Trypsin? Fibrinenzym?) zu. Die Annahme, es sei Fieber immer der Resorption solcher Stoffe zuzuschreiben, ist jedoch nicht hinreichend begründet. Außerdem hat man nach Infusion einer physiologischen Kochsalzlösung Fieber beobachtet. Ferner bei Erkrankungen des Nervensystems ohne Infektion. Fieber nach Hirnblutung und Hirnzertrümmerung ist wahrscheinlich der Einwirkung eiweißartiger Zerfallsstoffe (oder vielleicht Druck auf das „Wärmezentrum" durch das ausgetretene Blut?) zuzuschreiben. Ob Hyperthermie durch Krämpfe nur durch die starke Muskelwirkung oder außerdem durch Reizung des Wärmezentrums entsteht, ist eine offene Frage. Man hat ferner einen „reflektorischen" Ursprung von Fieber angenommen, wie beim „Urethralfieber" nach Katheterismus. Verletzung der Harnröhre mit Resorption fiebererregender Stoffe, vielleicht mit Eindringen von Staphylokokken, ist jedoch nicht ausgeschlossen. Schließlich treten nach Verletzung des Halsmarks bei Halswirbelbruch usw. Temperaturanstiege bis zu 42°, 44° auf. Ob sie einer Resorption von Stoffen aus zertrümmertem Gewebe oder einer Wirkung wie bei hoher Durchtrennung des Kopfmarks zuzuschreiben sind, ist noch nicht untersucht. Auch nach Hirnerschütterung (s. dort) kann die Bluttemperatur ansteigen.

Immer sollen wir nicht nur den fiebererregenden Faktor, sondern auch die Fieberbereitschaft berücksichtigen. Schon von vornherein müssen wir individuelle Unterschiede annehmen. Kleine Kinder bekommen besonders oft hohe Temperaturanstiege, die bald wieder verschwinden, ohne bekannten Faktor. Wir denken hier an die Überempfindlichkeit mancher gesunden Säuglinge gegen Kuhmilch (FINKELSTEIN) oder Buttermilch (TUGENDREICH) usw. Ähnlich wäre eine große Empfindlichkeit gegen gewisse pyrogene Stoffe möglich. Tuberkulöse Erwachsene, die sonst fieberfrei sind, bekommen, besonders nach längerer Bettruhe, oft leicht Temperaturanstiege nach Muskelbewegung, seelischer Aufregung usw. Aber auch manche nichttuberkulöse Erwachsene, chirurgische Patienten, zeigen einen geringen Temperaturanstieg nach dem ersten Gehversuch, wenn längere Bettruhe voraufging. Prof. ZAAYER war so freundlich, auf meine Bitte, einige Krankengeschichten chirurgischer Patienten ohne irgend eine Infektion hierauf nachzusehen. Vielleicht regen seelische Einflüsse die Schilddrüse an, welche dann pyrogene Stoffe abgibt (S. 571. „Entwöhnung".)

Beim Fieber können wir, besonders bei rascherem Anstieg und Abfall der Bluttemperatur, drei Stufen unterscheiden: 1. Die initiale Periode (pyrogenetisches Stadium, Stadium incrementi), Anstieg der Bluttemperatur. Bei raschem Anstieg ist es ein kaltes Stadium, „kaltes Fieber". 2. Periode der Fieberhöhe (Akme oder Fastigium oder Status scil. febrilis). Es ist das heiße Stadium, der Gipfel der höchsten Bluttemperatur. Dieser Gipfel ist spitz, wenn die Temperatur rasch wieder fällt, um so breiter, je länger sie hoch bleibt. Eine Bluttemperatur über 42⁰ nennt man eine hyperpyretische. 3. Defervescenz (Stadium decrementi), Abfall der Temperatur, mitunter mit Schweißausbruch (kritischem Schweiß, Schweißstadium).

Fällt die Temperatur innerhalb weniger Stunden dauernd oder vorübergehend zur Norm oder tiefer herab, so redet man von Krise, geht sie langsam, oft staffelförmig herab, so daß erst nach einigen Tagen die Norm erreicht wird, von Lyse (Abb. 284). Eine Übergangsform bezeichnet man als protrahierte Krise.

Vergleichen wir den Gang der Blut- mit dem der peripheren Temperatur im pyrogenetischen Stadium in verschiedenen Fällen, so ergibt sich ein bedeutender Unterschied, je nachdem die Bluttemperatur rasch, mit Schüttelfrost oder ohne solchen, langsam ihren Höhepunkt erreicht.

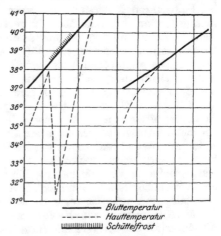

Abb. 277. (Etwas geändert nach UGHETTI).

Im letzteren Fall (Abb. 277 rechts) bewegen sich Blut- und Hauttemperatur ziemlich gleichzeitig zu ihrem Höhepunkt. Im ersten Fall (Abb. 277 links) sinkt die Hauttemperatur nach einem kurzen Anstieg, während des Schüttelfrosts. Gegen Ende des Schüttelfrosts steigt sie rasch an.

Der Schüttelfrost besteht, ganz wie bei rascher starker Abkühlung der Haut ohne „Reaktion" (S. 90), in unwillkürlichen mitunter heftigen Zusammenziehungen der Hautgefäße, der Arrectores pili (Gänsehaut), vieler sonstiger Muskeln (Zittern, Zähneklappern) mit subjektivem Kältegefühl. Im Gegensatz zur Abkühlung können diese Erscheinungen auch trotz Erwärmung durch Decken längere Zeit bestehen bleiben. Der Puls ist klein (p. contractus) durch Zusammenziehung der Schlagader.

Eine plötzliche starke Zusammenziehung sämtlicher Hautgefäße vermag wahrscheinlich, durch Verringerung der Wärmezufuhr zur Haut (S. 578) den Abfall der Hauttemperatur sowie die übrigen Erscheinungen während des Schüttelfrostes zu bewirken. Wird die Haut später blutreicher, röter und wärmer, so endet der Schüttelfrost. Schweißbildung kann dann, wie im Fastigium, eintreten. Bei der asiatischen Cholera kann die Hauttemperatur abnorm niedrig, die Bluttemperatur hingegen hoch sein. Hier ist von einer Erhöhung der Bluttemperatur durch verringerte Wärmeabgabe die Rede. Es ist aber eine Ausnahme.

Was wissen wir vom Stoffwechsel im Fieber? Die Angaben sind nicht gleichlautend. So gibt F. KRAUS den respiratorischen Quotient (S. 526) als 0,85, REGNARD u. a. aber, besonders beim Typhus, als 0,6 und darunter an. REGNARD weist auf die Möglichkeit einer qualitativen Veränderung des Stoffwechsels beim Typhus. Individuelle Abweichungen können Verschiedenheiten der Natur und Stärke des Fiebergiftes — dieses kann mitunter, unabhängig vom Fieber, bestimmte Gewebe schädigen —, des Fiebergrades, der Fieberdauer und vielleicht auch des Fiebertypus zuzuschreiben sein, abgesehen von individuellen Verschiedenheiten der untersuchten Organismen.

Im allgemeinen nehmen aber O_2-Aufnahme sowie CO_2-Abgabe im Anfang des Fiebers mit der Bluttemperatur zu. Im Fastigium nehmen beide etwas ab und bei längerer Dauer noch mehr. Es tritt dann Abmagerung ein: Glykogen und Fett schwinden, die Muskeln atrophieren wie im Hunger. Ungenügende Ernährung spielt dabei manchmal eine gewisse Rolle, vermehrter Zerfall des Körpereiweißes und zwar besonders der Muskeln und Drüsen ist aber wiederholt bei Fiebernden festgestellt und zum Verständnis der Abmagerung zu berücksichtigen: der fiebernde Mensch verbraucht mehr Eiweiß als der gesunde bei gleicher Ernährung, Ruhe und anderen äußeren Umständen. Ebenso wie bei Hungernden werden aber nach längerem Fieber Eiweißzerfall, O_2-Aufnahme und CO_2-Abgabe ungewöhnlich niedrig (S. 528). Die Drüsenzellen werden bei fieberhaften Erkrankungen oft atrophisch oder sie entarten albuminös oder fettig, was dem pyrogenen Gift oder einem anderen Gift neben ihm zuzuschreiben ist. Ob das Gift unmittelbar das Protoplasma schädigt oder indem es durch Änderung einer inneren Sekretion oder sonstwie den Eiweißzerfall erhöht, wissen wir nicht. Außerdem vermag aber auch die erhöhte Bluttemperatur den Eiweißzerfall zu vermehren: Schon wiederholte heiße Bäder (FORMANEK) und Hyperthermie ungiftigen Ursprunges tun dies beim übrigens normalen Menschen. Die fieberhafte Vermehrung des Eiweißzerfalls läßt sich jedoch nicht so leicht durch stickstofffreie Kost ausgleichen. Sie tritt ferner schon vor dem Temperaturanstieg ein und ist sogar ohne Temperaturerhöhung durch fiebererregende Stoffe (Albumosen) von KREHL und MATTHES hervorgerufen. Ferner ist der Eiweißzerfall bei den verschiedenen Infektionskrankheiten nach LÖNING ungleich und entspricht er nicht immer der Temperaturkurve, wobei sich die Dauer des Fiebers und andere Faktoren (s. oben) geltend machen.

Febrile Albuminurie ist häufig. Azetonurie kommt ebenso wie bei nichtfebriler Inanition, vor. Mitunter ist der Ammoniakgehalt des Harns erhöht (S. 135) im Fieber, ähnlich (?) wie nach kalten Bädern.

Wie entsteht nun der Symptomenkomplex Fieber? ARONSOHN nennt die Hyperthermie durch den Wärmestich Febris simplex, womit er das infektiöse Fieber gleichstellt. Es ist aber eben die Frage zu beantworten, ob beide in gleicher Weise entstehen. Zunächst fragt sich ob die febrile Hyperthermie die Zunahme des Stoffwechsels bewirkt — sie fördert ja chemische Vorgänge — oder umgekehrt. Nach LIEBERMEISTER wäre die Wärmeregelung im Fieber auf eine höhere Temperatur eingestellt. Für das Fastigium bei der fibrinösen Pneumonie und beim Bauchtypus, sowie für F. continua überhaupt erscheint diese Annahme sehr verführerisch, weil dabei die dauernd erhöhte Bluttemperatur tägliche Tagesschwankungen aufweist, wie die normale und durch Abkühlung im kalten Vollbad nur vorübergehend oder gar nicht sinkt. Bei anderen Fiebertypen (§ 114) wie bei F. intermittens müssen wir aber Störung der Wärmeregelung annehmen.

Steigt die Bluttemperatur im Fieber durch verringerte W_a, also durch Wärmestauung, oder durch vermehrte W_b oder durch beides? TRAUBE, SAHLI u. a. betrachten Wärmestauung als des Fiebers Wesen und die vermehrte W_b

als nebensächlich. Daß es eine Hyperthermie durch Wärmestauung gibt (S. 580), beweist nichts. Was lehrt die Beobachtung am fiebernden Menschen? Während des Schüttelfrostes, wenn die Haut blutarm und kühl ist, müssen wir Wärmestauung annehmen, wenn vermehrte W_a auf anderem Wege, z. B. durch starken Durchfall, ausgeschlossen ist. Ob aber eine solche Wärmestauung ohne weiteres die Hyperthermie bewirkt, wäre eine andere Frage. Nach Abb. 277 folgt aber die kühle Haut erst nach einem Anstieg der Hauttemperatur. Und im allgemeinen müssen wir eine Wärmestauung bei normaler W_b ausschließen, wenn die Hauttemperatur normal oder höher und die Temperatur der Umgebung nicht ungewöhnlich hoch ist. Dann ist Anstieg der Bluttemperatur vermehrter W_b zuzuschreiben. Nun ist im Fastigium die Haut durchweg heiß, wenn auch bei länger dauerndem Fieber Schwankungen der Hauttemperatur bei gleicher Bluttemperatur vorkommen. Wir müssen, wenn die Haut heiß, die Bluttemperatur hoch und die Außentemperatur nicht ungewöhnlich hoch ist, annehmen, daß trotz der vermehrten W_a, die Bluttemperatur ansteigt, was nur aus einer Zunahme der W_b verständlich ist. Dies kann schon im pyrogenetischen Stadium eintreten. Ist der Stoffwechsel während des Fastigiums nicht immer erhöht? Wir müssen hierzu allerdings bedenken, daß jede Hyperthermie den Stoffwechsel zu vermehren vermag. Nach PFLÜGER nimmt der Stoffwechsel beim Kaninchen um 6% zu, wenn die Bluttemperatur nach hoher Rückenmarksdurchtrennung um 1° ansteigt.

Wie könnte die W_b zunehmen? Reizung von Muskeln und Drüsen vom Wärmezentrum aus (beim Wärmestich) oder durch das fiebererregende Gift und derzufolge vermehrte Dissimilation wäre denkbar. Es ist hier noch nichts sicher. Beachtung verdient die Abmagerung mancher Leute in sumpfigen Gegenden ohne deutliche Erhöhung der Bluttemperatur. Früher nannte man diese Erscheinung Malaria. Parasiten sind jedoch nicht nachweisbar. Es verdient der Name Sumpffieber (oder das niederländische „binnenkoorts") einige Empfehlung.

Wir kennen das relative Alter der erhöhten Bluttemperatur und des vermehrten Stoffwechsels nicht durch unmittelbare Bestimmung.

Ob die Verengerung der Hautgefäße während des Schüttelfrostes einer (zentralen?) Reizung durch das Fiebergift oder dem plötzlichen Anstieg der Bluttemperatur zuzuschreiben ist, wissen wir nicht. Letzteres wäre eine unerwartete Erscheinung, weil ja Wärme eben eine Erweiterung der Hautgefäße zu bewirken pflegt. Die spätere Erweiterung könnte auf Lähmung oder auf Erwärmung durch das ungewöhnlich warme Blut beruhen.

Nach LIEBERMEISTER nimmt die Pulszahl im allgemeinen um etwa 8 Schläge auf jede Temperatursteigerung um 1° zu, was, wenigstens zum Teil, der höheren Bluttemperatur zuzuschreiben ist. Sowohl das isolierte Katzenherz wie das isolierte Froschherz schlägt ja in der Wärme viel häufiger als in der Kälte (LANGENDORFF). Wie die höhere Temperatur wirkt, wissen wir nicht. Außerdem kann sich aber auch Giftwirkung auf die Puls- und Atmungszahl geltend machen. Ob auch histiogene Gifte dies vermögen, wissen wir nicht. Ohne besondere Einflüsse verhält sich die Atmungszahl zur Pulszahl wie 1:4.

Auch ohne selbständige Erkrankung (Myokarditis, Arteriosklerose usw.) zeigt das Herz nach längerem Fieber (durch giftige oder thermische Schädigung durch Atrophie oder Entartung, s. oben) Zeichen der Schwäche, schwachen Puls, niedrigen Blutdruck, welche zu einem Kollaps (§ 119) führen kann: der Puls wird dann immer häufiger und schwächer, ja unfühlbar und unter Temperaturabfall und Schweißausbruch kann der Tod erfolgen. (Beim kritischen Temperaturabfall nimmt die Pulszahl ab.) Bei Infektionen kann übrigens, wenigstens bei Kaninchen, Kollaps auch durch Erweiterung der Unterleibsgefäße infolge von Lähmung des Splanchnikus bei Infektion von Pneumococcus, B. pyocyaneus oder B. diphtheriae, und sogar der Tod eintreten. Auch bei kräftigem Herzen sinkt dann nämlich der Aortendruck erheblich und nimmt demzufolge die Herzwirkung ab. Auch beim fiebernden Menschen ist eine ähnliche, wohl zentrale, Splanchnikuslähmung als möglich zu betrachten. Obwohl der Haut dann weniger Blut zuströmt, somit W_a abnimmt, sinkt die Bluttemperatur (durch geringere W_b infolge des verringerten Kreislaufs?). Schließlich kennen wir einen Kollaps bei Hypothermie giftigen Ursprunges bei heruntergekommenen Individuen (s. unten). Nähere Daten fehlen.

Der Fieberpuls zeichnet sich aus durch größere Dikrotie, d. h. durch eine abnorm hohe zweite, der Hauptwelle folgende, sogar fühlbare Wellenerhebung. Ohne auf Einzelheiten einzugehen, wollen wir nur bemerken, daß die Dikrotie des Pulses, ceteris paribus, um so deutlicher wird, je geringer die Spannung der Schlagaderwand ist, weil dann die zweite Erhebung — gleichgültig wie sie entsteht — einem geringeren Widerstand in der zu dehnenden Wand begegnet. Bei geringer Wandspannung scheint der Puls zugleich groß und voll, „sthenisch", obwohl durchaus nicht immer kräftig. Einen leeren, weichen und häufigen Puls nennt man einen asthenischen (S. 396). Er ist ein Zeichen der Herzschwäche. Die Schädigungen des Herzens durch Entzündung, wie bei Influenza, sind manchmal zunächst klinisch latent, auch bei Rekonvaleszenten. Vage Erscheinungen sind vom Arzt nicht zu vernachlässigen!

Bewußtseinsstörungen können bei Fiebernden auftreten durch giftige oder (und) thermische Schädigung des Gehirns, abgesehen von Entzündung der Hirnhäute, erhöhtem Hirndruck usw. Ein kaltes Bad vermag sie zu bessern, ob durch Reizung vieler Hautnerven oder durch Änderung der Blutverteilung oder sonstwie, ist eine offene Frage.

Der Ursprung der febrilen Digestionsstörungen (Abnahme von Appetit, von Sekretionen wie die des Speichels und der HCl, welche Säure im Magensaft fehlen kann) ist noch nicht festgestellt: Giftwirkung, Hyperthermie, Wasserverlust durch Schweißverdunstung bzw. auch durch Atmung durch den geöffneten Mund kommen in Betracht. Die Zunge ist oft trocken, bei akuter Septikämie mit einem dicken schmutzig graugelblichen Belag bedeckt, bei chronischen septischen Zuständen kann sie glatt, rot, ohne Belag sein.

Der Harn ist spärlich und konzentriert infolge des Wasserverlusts durch Schweißbildung und enthält viel Harnsäure und harnsaure Salze (Sedimentum lateritium).

Die Bluttemperatur des Fiebernden kann durch starken Durchfall sinken. Hört dieser auf, so steigt sie an, wie ich beobachtete. Es fehlen die erforderlichen Daten zur Beantwortung der Frage, ob der Durchfall durch vermehrte W_a oder durch Giftausscheidung oder durch beides wirkt.

Bei Individuen, die im Krieg oder durch schwächende Lebensgewohnheiten heruntergekommen sind und eine fieberhafte Krankheit bekommen, wie Typhus oder Pneumonie, kann die Bluttemperatur niedrig bleiben oder gar subnormal werden (Hypothermie). Man redet hier von asthenischem oder adynamischem Typhus bzw. Pneumonie. Wahrscheinlich sind die abgeschwächten Zellen zu einem erhöhten Stoffwechsel nicht imstande und sie versagen durch die giftige Schädigung, so daß die Temperatur sinkt. PEL sah nach Eröffnung eines tropischen Leberabszesses die subnormale Bluttemperatur normal werden. —

Ist die Erhöhung der Bluttemperatur bei Infektionskrankheiten nützlich? Durch Vermehrung des Stoffwechsels kann sie den Menschen schädigen. Schädigt sie aber den Parasiten mehr? Mehrere Kliniker schreiben der Herabsetzung einer hohen Bluttemperatur beim Typhus um 1—2° durch ein Vollbad von etwa 20° während 10 Minuten eine günstige Beeinflussung des Wohlbefindens und des Appetits zu. Solche Bäder wirken aber auch auf die Blutverteilung und das Nervensystem ein. Auch Pharmaka, wie Chinin und Salicylsäure, wirken nicht nur auf den Wärmehaushalt ein. Demgegenüber ist die Möglichkeit zu berücksichtigen, daß erhöhte Bluttemperatur die Bildung von Schutzstoffen und die Tätigkeit der Leukozyten anregt, wie einige Forscher annehmen. Kaninchen erkranken aber, nach LOEWY und RICHTER, nach dem Wärmestich, leichter an Hühnercholera, Diphtherie usw. Wir brauchen mehr Daten, sollen uns aber schon jetzt davor hüten, das Fieber als eine „zweckmäßige Reaktion" des Organismus „im Kampfe ums Dasein" zu verkündigen und seinen Einfluß auf diesem Organismus selbst nicht vernachlässigen!

§ 114. Fiebertypen.

Nach dem Gang der Bluttemperatur unterscheidet man einige Fiebertypen, die sich mitunter zugleich durch andere Erscheinungen des Bewußtseins, des Wohlbefindens, Euphorie usw., kennzeichnen.

Wir haben gesehen, daß beim Kollaps die Temperatur rasch abfallen kann unter Zunahme der Pulszahl. Der Tod kann eintreten (Abb. 278). Es kann aber die Temperatur prämortal (präagonal) ansteigen (Abb. 279). Beim Tetanus ist dieser Anstieg aus heftigen Muskelkrämpfen begreiflich. Was erhöht aber die Bluttemperatur, wenn Krämpfe fehlen? Wir wissen es nicht. Nicht nur bei Tetanus, sondern auch bei Verletzungen des Gehirns oder des verlängerten Marks hat man postmortale Temperatursteigerung beobachtet. Man schreibt sie einer postmortalen Dissimilation zu, während die Wärmeabgabe nach dem Tode, mit dem Aufhören der Blutströmung und der Atmung, sofort ganz bedeutend sinkt. Beides trifft aber immer zu. Es fragt sich somit: warum ist in obigen bestimmten Fällen der Unterschied $W_b - W_a$ größer als sonst? Der Hinweis auf die Beteiligung des zentralen Nervensystems genügt nicht.

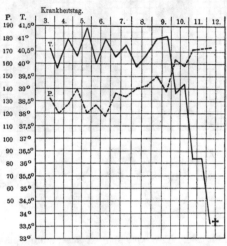

Abb. 278. Fleckfieber (Todesfall mit prämortalem Temperaturabfall nach Curschmann).

Wodurch tritt die Krise bei der fibrinösen Pneumonie ein? Vielleicht durch das Freikommen von Bakteriolysinen oder ähnlichen Stoffen aus Leukozyten, die bei der Schmelzung des fibrinösen Exsudates in großer Zahl zerfallen (S. 185). Ich habe ein kritisches Ende einer typischen Bakteriämie mit hohem kontinuierlichen Fieber (40°) bei einem erwachsenen Mann gesehen, bald nachdem ich durch Einspritzung von sterilem Terpentinöl einen „Fixationsabszeß" in der Glutäalgegend hervorgerufen hatte. Auch hier trat rascher Zerfall zahlreicher Leukozyten und festen Gewebes ein.

Im allgemeinen zeigt auch die fieberhafte Temperatur tägliche Schwankungen, welche denen der normalen Bluttemperatur entsprechen. Nicht immer aber erreicht die fieberhafte Temperatur mittags zwischen

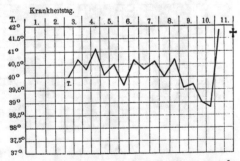

Abb. 279. Fleckfieber (Todesfall mit prämortaler Temperatursteigerung nach Curschmann).

2—6 Uhr ihren Höhepunkt, so z. B. mitunter bei Lungentuberkulose (Cornet u. a.). Es gibt sogar einen Typus inversus bei allgemeiner hämatogener Miliartuberkulose, wobei die Temperatur in der Nacht am höchsten, mittags am niedrigsten ist.

Das Fastigium kann verschieden lange dauern. Bei der Febris intermittens quotidiana tritt nachmittags eine Temperaturerhöhung ein, während die niedrigste Temperatur etwas erhöht oder normal oder gar subnormal ist. Im letzteren Fall nennt man das Fieber ein hektisches. Intermittierendes Fieber tritt auf bei Pyämie, auch die durch Kolibazillen (Abb. 160), welche

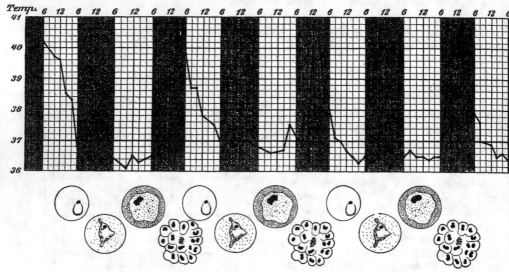

Abb. 280. Tertiana simplex anteponens (nach MANNABERG). (Unter der Kurve sind die entsprechenden Stadien der Schizogonie eingezeichnet.) (Aus MOHR-STAEHELIN, Hdb. d. inn. Med. I, Beitrag SCHILLING.)

sich bei Eiterung in den Gallenwegen, im Darm (Perityphlitis, Pylephlebitis) oder in den Harnwegen (Pyelitis) finden können. Beim intermittierenden Fieber von gewisser Höhe pflegt der rasche Temperaturanstieg mit Schüttelfrost,

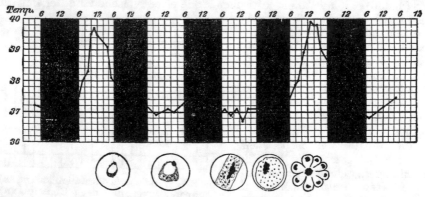

Abb. 281. Quartana simplex (nach SILVESTRINI). (Aus MOHR-STAEHELIN, Hdb. d. inn. Med. I, Beitrag SCHILLING.)

der Abfall mit Schweißausbruch einherzugehen. Während des Fiebers ist der Patient krank (Kopfschmerz, Bewußtseinsstörungen).

Bei Malaria kommt außerdem eine F. intermittens tertiana (Abb. 280), wobei jedesmal ein fieberfreier Tag, und eine F. intermittens quartana (Abb. 281), wobei jedesmal zwei fieberfreie Tage zwischen den Fieberanfällen liegen.

Wie versteht sich der intermittierende Fiebertypus? Man hat schon lange Überschwemmung des Blutes mit dem betreffenden Parasiten während des Fieberanfalls angenommen und ihr das Unwohlsein zugeschrieben. Einigemal hat man in der Tat (vgl. JOCHMANN) während des Fiebers Bakterien im Blut nachgewiesen, die in der fieberfreien Zeit fehlten. Malaria kann als F. tertiana, als F. quartana und als F. tropica auftreten. Nach MANNABERG beginnt der Anfall in 91 % der Fälle bei den zwei zuerst genannten Formen zwischen 10 Uhr morgens und 3 Uhr nachmittags. Bei frischer Infektion (Erstlingsfieber) treten die Anfälle meist typisch tertian oder quartan ein, nach einiger Zeit kommen sie jedoch etwas früher (F. anteponens) oder etwas später (F. postponens) als nach 48 bzw. 72 Stunden. Dadurch kann ein unregelmäßiges, ein remittierendes oder

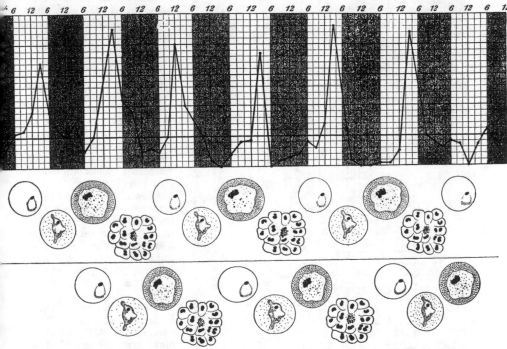

Abb. 282. Tertiana duplex (Quotidiana) nach MARCHIAFAVA und BIGNAMI. (Obere Reihe: 1. Generation im peripheren Blut. Untere Reihe: 2. Generation im peripheren Blut). (Aus MOHR-STAEHELIN. Hdb. d. inn. Med. I, Beitrag SCHILLING.)

gar kontinuierliches Fieber entstehen. Zahlreiche Blutuntersuchungen haben ergeben, daß die Fieberanfälle mit der Teilung der in den roten Blutkörperchen des peripheren Blutes wachsenden Tertiana- oder Quartanaparasiten zusammenfallen (vgl. die Abb. 280—283).

Diese Teilung (Schizogonie) in viele Stücke führt zur Entstehung von vielen Schizonten, außer welchen aber auch Geschlechtsformen (Gameten) auftreten, die schon als kleinste Merozoiten (Teilinge) Pigment, aber keine „Vakuole", wie die Schizonten, enthalten. Diese jungen Formen dringen in Chromozyten ein und eine neue Schizogonie erfolgt. Man unterschiedet: 1. Plasmodium vivax, den Erreger der F. tertiana. Das im roten Blutkörperchen wachsende Plasmodium ruft bald eine gleichmäßige Tüpfelung (PLEHN, SCHÜFFNER) hervor: ziegelrote feinste Körnchen treten auf, die allmählich an Größe und Zahl zunehmen. Der Parasit teilt sich, nach etwa 44 Stunden, in 15 oder mehr Stücke. 2. P. malariae, den Erreger der

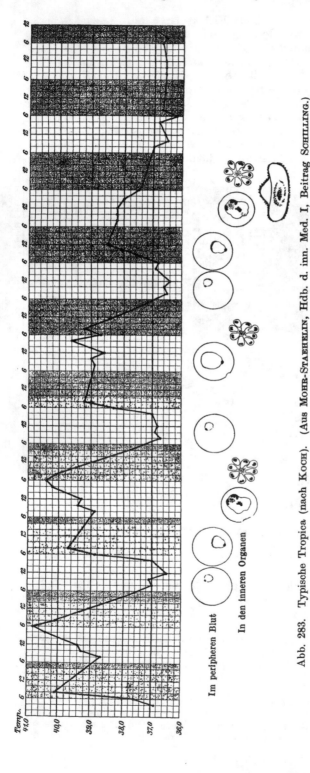

Abb. 283. Typische Tropica (nach Koch). (Aus Mohr-Staehelin, Hdb. d. inn. Med. I, Beitrag Schilling.)

F. quartana. Es streckt sich meist in die Länge, so daß ein Band quer durch das Blutkörperchen durchzieht (Abb. 281). Es teilt sich in 6 Stücke. 3. P. immaculatum s. praecox, den Erreger der F. tropica perniciosa. Es hat viel weniger Protoplasma als die beiden anderen Parasiten. Oft finden sich zwei und mehr Parasiten in einem Blutkörperchen. Die erste Entwickelung geschieht im peripheren Blut, die weitere fast immer in Milz, Knochenmark, Gehirn und anderen Organen. Der Parasit teilt sich in 8—25 Stücke. Die Gameten zeigen im ausgewachsenen Zustande eine Wurstform, sie werden als „Halbmonde" bezeichnet.

Die F. intermittens quotidiana ist als — wenn auch vielleicht nicht immer — eine tertiana duplex aufzufassen, indem zwei Generationen sich abwechselnd im Blut entwickeln, so daß man jüngere neben älteren Formen im Blut findet. Man kennt auch eine F. quartana duplex, ja triplex, letztere mit drei Generationen im Blut.

Die Fieberanfälle der F. tropica dauern 36 Stunden (Abb. 283) mit einer nicht zur Norm gehenden Erniedrigung. Es ist eine schwere Malaria (maligna, perniciosa) oft atypischer Form. Der Parasit entwickelt sich zum Teil in Blutkapillaren verschiedener Organe.

Wahrscheinlich gelangt bei der Teilung des Parasiten bei Malaria irgend ein Gift ins Blut, das Fieber bewirkt. Bei der F. tropica scheint die Giftabgabe nicht, oder nicht ausschließlich von der Teilung des Parasiten abzuhängen. —

Dauert das Fastigium eines Fiebers mehrere Tage, so zeigt die erhöhte Temperatur Schwankungen, welche den täglichen Schwankungen der normalen Temperatur entsprechen. Bewegen sich diese Schwankungen innerhalb eines Grades, so reden wir von Febris continua, sind sie größer, von F. remittens. Eine

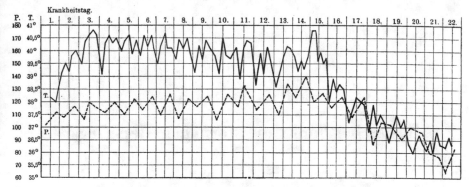

Abb. 284. Fleckfieber (typische Kurve nach Curschmann).

vorübergehende Erniedrigung der fieberhaften Temperatur nennt man eine Remission.

Ein kontinuierliches Fieber finden wir bei der fibrinösen Pneumonie, wo es kritisch endet, ferner bei Septikämie; ferner als Fastigium beim Fleck- und beim Bauchtyphus (Abb. 284). Die Temperatur steigt dabei staffelförmig an und ab (Lyse), die täglichen Schwankungen überschreiten mitunter 1°.

Die Febris recurrens (Rückfallfieber, relapsing fever) wird einer von Obermeier nachgewiesenen Spirochäte zugeschrieben. Metschnikoff be-

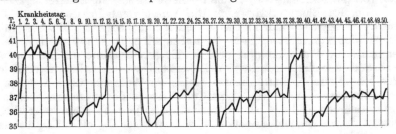

Abb. 285. Europäisches Rückfallfieber. Typischer Fall (nach Eggebrecht).

kam nach Einspritzung spirillenhaltigen Blutes eines an Rückfallfieber Erkrankten zweimal das Fieber. Der Fiebertypus zeichnet sich aus durch Anfälle von einigen Tagen eines hohen kontinuierlichen Fiebers (mit Spirochäten im Blut). Die Temperatur steigt rasch an und fällt kritisch. Zwischen den Anfällen liegen fieberfreie Zeiten von einigen Tagen Dauer (Abb. 285).

Über das chronische Rückfallsfieber von Ebstein und Pel vgl. § 77.

Allgemeine Funktionsstörungen der Organe.

23. Kapitel.

Das Blut und die Blutverteilung.

§ 115. Einleitung.

Das Blut ermöglicht die Ernährung und den Gaswechsel der Gewebe: es führt denselben frische Nährstoffe verschiedener Art (Eiweißkörper, Kohlehydrate, Fette, Salze und Sauerstoff) und die Produkte des Stoffwechsels (die zum Teil giftig sind, wie die Kohlensäure) den ausscheidenden Organen, auch den Lungen, zu. Außerdem überträgt das Blut gewisse Stoffe, wie innere Sekrete von gewissen Organen, Zucker von der Leber, in andere Organe. Aus dieser Rolle des Blutes erklärt sich die Verschiedenheit des venösen Blutes verschiedener Organe, während das arterielle Blut, sofern wir wissen, überall die gleiche Zusammensetzung hat. So haben wir z. B. schon gesehen, daß der Zuckergehalt des Pfortaderblutes von der Zuckeraufnahme im Darm abhängig ist, während der Zuckergehalt des Leberaderblutes ziemlich unveränderlich und der des arteriellen Blutes diesem gleich ist. Wahrscheinlich kommen jetzt noch unbekannte Unterschiede des Blutes verschiedener Adern vor; ja, wir müssen annehmen, daß das Blut derselben Ader je nach Ruhe oder Tätigkeit des Organs anders zusammengesetzt ist, z. B. weniger O_2, mehr CO_2 und andere Stoffe enthält.

Wir betrachten das Blut in Zusammenhang mit den blutbereitenden Organen, wo Blutkörperchen gebildet und zerstört werden. Die pathologischen Änderungen des Blutes sind ja großenteils von solchen jener Organe bedingt. Allerdings gibt es auch Schädigungen, welche unmittelbar das Blut treffen, wie der Malariaparasit oder ein Gift, das beim Versuchstier oder beim Fötus (vom mütterlichen Blute aus) oder vom Magendarmkanal (wie z. B. Kalium chloricum) oder von der Leber (wie z. B. gallensaure Salze) in das Blut eingeführt wird. Blutveränderungen können übrigens auch von anderen Organen oder Geweben aus hervorgerufen werden, wie z. B. Hydrämie durch Niereninsuffizienz, oder indem von einem Nekrose- oder Entzündungsherd aus Gifte ins Blut gelangen.

Das Blut kann nach verschiedenen Richtungen hin Änderungen erleiden. Eine Änderung kann andere zur Folge haben, wie wir wiederholt sehen werden. Wir sollen nacheinander besprechen: die Änderungen der Menge, der Zusammensetzung, der Verteilung und (in einem gesonderten Kapitel) der Bewegung des Blutes.

§ 116. Änderungen der Blutmenge.

Die Frage: Was ist die normale Blutmenge? vermögen wir noch weniger als die nach manchen anderen normalen Dimensionen genau zu beantworten. Wir müssen unterscheiden das absolute und relative Gewicht bzw. Volumen des Blutes, relativ in bezug auf das Körpergewicht bzw. die Kapazität des Gefäßsystems.

Die unmittelbare Bestimmung der ganzen Blutmenge bei Tieren und hingerichteten Menschen, durch Auffangen des ausfließenden Blutes und nachheriges Auspressen der Organe und Gewebe begegnet manchen Fehlerquellen: einerseits hat man keine Sicherheit, die ganze Blutmenge gewonnen zu haben, andererseits kann mitausgepreßte Gewebsflüssigkeit und Lymphe die Menge zu groß machen. So hat man bei Hunden die Blutmenge auf 8 bis 9 %, BISCHOFF bei zwei hingerichteten Menschen auf 7,1 bzw. 7,7 %, KRAUS auf 5,2 % des Körpergewichts festgestellt. Die mittelbaren Berechnungen der relativen Blutmenge am normalen lebenden Menschen (TARCHANOFF u. a.) haben so weit auseinandergehende Werte (3,3—12,5 %) ergeben, daß sie nicht als zuverlässig zu betrachten sind. In letzter Zeit hält man die niedrigeren Werte, etwa 5 %, für die richtigsten.

Diese Dürftigkeit unserer Kenntnis hat jedoch nicht davon abgehalten, in gewissen Fällen Oligämie oder relative Anämie, eine zu kleine, in anderen Fällen **Polyämie** oder Plethora (Vollblütigkeit oder Vollsäftigkeit) d. h. eine zu große Blutmenge, anzunehmen. Und zwar unterscheidet man eine Plethora vera (Polyämie) mit unveränderter, und eine Plethora spuria mit veränderter Zusammensetzung des Blutes. Sind nur die flüssigen Bestandteile des Blutes vermehrt, so redet man von einer Pl. serosa s. hydraemica; sind die roten Blutkörperchen pro Kubikmillimeter vermehrt, von einer Pl. polycytaemica oder Polyzytämie.

Man nimmt eine wahre Plethora beim Menschen mit kräftigem Körperbau, gut entwickeltem Fettpolster, roten Wangen und Lippen und vollem, kräftigem Puls, kräftigem, sogar hypertrophischem Herzen ohne bekannten Anlaß an. Häufig sind das Leute, die einer üppigen Lebensweise mit regelmäßigem Alkoholgenuß fröhnen. In der Tat findet man bei solchen Leuten nach plötzlichem Tode ohne Blutverlust sämtliche Organe sehr blutreich, wie VON RECKLINGHAUSEN schon betont hat.

Berechtigen diese klinischen Erscheinungen zur Annahme einer Polyämie? Nicht unbedingt. Sie tun es nur, wenn sie nicht vorübergehend, sondern immer oder doch durchgehend vorhanden sind. Es können ja Lippen und Wangen auch bei nichtplethorischen Menschen vorübergehend rot werden z. B. durch Körperbewegung in kalter frischer Luft. Dann kann auch der Puls voll und kräftig werden, während er es sonst nicht ist, indem sich die Blutverteilung ändert und die Herztätigkeit stärker wird.

Andererseits kommen rote Lippen und Wangen oder ein voller, kräftiger Puls an und für sich auch ohne Plethora vor. Ein voller, kräftiger Puls kommt mitunter bei Hypertrophie der linken Herzkammer vor. Und rote Lippen und Wangen finden sich auch fortwährend bei dünner, durchsichtiger Haut und oberflächlicher Lage der Blutkapillaren — die Lippen verdanken ja ihre normaliter rote Farbe der oberflächlicheren Lage reichlicher Blutkapillaren — wir kennen sogar eine Chlorosis rubra. Es gibt andererseits Familien mit dicker, wenig durchscheinender Haut, die durch ihre bleiche Wangenfarbe eine Anämie vortäuschen; die roten Lippen können aber diese unrichtige Annahme verhüten. Plethora ist bei ihnen möglich. Selbstverständlich können, z. B. durch Schreck, die Wangen und Lippen eines Vollblütigen vorübergehend erblassen und sein Puls leer und schwach werden. Dies ist auch möglich durch Ermüdung.

Die Bedeutung der Plethora ist eine unsichere. Beachtung verdient die Erfahrung, daß fibrinöse Pneumonie und manchmal auch Bauchtyphus bei Vollblütigen sehr heftig, unter schweren Vergiftungserscheinungen (Bewußt-

seinsstörungen, Delirien usw.), verläuft. Welche Rolle regelmäßiger Alkoholgenuß dabei spielt, muß allerdings näher ermittelt werden.

Man hat eine Plethora apocoptica (ἀποκόπτω = ich haue ab) angenommen
nach Amputation eines größeren Körperteils, z. B. eines Beins, wenn weder vor
noch während oder nach der Operation eine nennenswerte Blutmenge verloren ging
und im Gegenteil ein großes Blutvolumen durch Anwendung der ESMARCHschen
Blutleere aus dem Bein in den Körper zurückfloß. Es wird ja bei der Anwendung
dieser Blutleere zunächst das Bein des liegenden Patienten während einiger
Zeit senkrecht gestellt und erst dann der Gummischlauch fest angezogen, so daß
kein Blut aus dem Körper in das Bein fließt, wenn dieses zur Amputation wage-
recht gelegt wird. Eine Pl. apocoptica hat man jedoch nicht nachweisen können.
Vielleicht genügt das vom Bein in den Körper geflossene Blut dazu nicht. Oder
es entsteht eine Plethora, die aber, wie die künstlich bei Tieren erzeugte, in kurzer
Zeit wieder schwindet.

Man kann nämlich das Blutvolumen eines Hundes oder anderen Versuchstieres vergrößern durch Einspritzung in eine Ader, z. B. in die Drosselader,
von defibriniertem Blut eines anderen gleichartigen Tieres. Eine solche Überleitung von Blut nennt man Transfusion. Vorherige Defibrinierung soll
Gerinnselbildung und Verstopfung der Blutgefäße verhüten. Man muß Blut
derselben oder einer verwandten Tierart nehmen, weil das Serum einer fremden
Tierart hämolytisch zu wirken droht.

Die Geschichte der Transfusion ist, wie manche andere, lehrreich. Die erste
Transfusion war die von Schafblut beim Menschen, 1667 in Paris mit gutem Erfolg
von DENIS ausgeführt. Als dann aber später, im gleichen Jahrhundert, einige Trans-
fusionen tödlich verliefen, wurde dieser Eingriff vom Staat verboten. Erst 1820
versuchte sie JAMES BLUNDELL von neuem, indem er Blut von der Karotis eines
Schafs geradewegs in eine menschliche Ader überleitete. Es kamen dann gut und
schlechtverlaufende Fälle vor. PONFICK, LANDOIS u. a. betonten später die Gefahr
der Blutungen mit Fieber und Tod, und man erkannte die hämolytische Wirkung
artfremden Blutes. In den ersten Jahren der Heilserumbehandlung bei Diphtherie
(1894ff.) hat man nicht auf die mögliche hämolytische Wirkung von Pferdeserum
auf menschliches Blut geachtet. Im Serum findet sich ja der hämolytische Stoff.
Erst übele Zufälle lenkten die Aufmerksamkeit darauf hin, und weitere Forschung
lehrte, daß Erhitzung des Serums auf 65° C die hämolytische Wirkung aufhebt.

Man kann aber auch statt defibrinierten Blutes eine isotonische, „physiologische", d. h. 0,9 %-ige Kochsalzlösung in eine Ader einleiten und dadurch das Blutvolumen vergrößern (intravenöse Infusion).

Was sind die Folgen einer Trans- bzw. Infusion? Von vornherein
müssen wir eine Steigerung des arteriellen Blutdrucks erwarten, weil ja dieser Blutdruck vom Verhältnis des Blutvolumens zur Kapazität des arteriellen Gefäßsystems,
ceteris paribus, bedingt wird und mit der Überfüllung der Schlagader zu- und abnimmt (§ 125). Der arterielle Blutdruck steigt in der Tat an, sobald das Blutvolumen
in gewissem Maße zugenommen hat. Wir müssen aber weiterhin unterscheiden,
ob zuvor Blutverlust stattfand oder nicht, ob es sich also um einfache oder plethorische Hydrämie (S. 596) handelt. Ohne voraufgehenden Blutverlust sinkt der
arterielle Blutdruck schon nach einigen Minuten zum normalen Wert herab. Wie
erklärt sich das? Ein Teil der überschüssigen Flüssigkeit häuft sich in kleinen Adern
und Haargefäßchen, besonders der Leber, an, die infolgedessen fester, ja bretthart
wird. Außerdem nimmt vielleicht der Tonus gewisser Schlagadern ab (§ 119). Ferner
nimmt das intravaskuläre Flüssigkeitsvolumen ab durch vermehrte Transsudation in
den Gewebespalten (Ödem) und serösen Höhlen (Hydrops) und durch Zunahme einiger
Sekretionen. Die Darmschleimhaut sondert Wasser ab und resorbiert weniger als
sonst, so daß sich Durchfall einstellen kann; große Mengen Speichels fließen den
Hunden aus dem Maule ab (COHNHEIM und LICHTHEIM). Sämtliche Bauchorgane
und die Speicheldrüsen dieser Hunde sind wassersüchtig und in der Bauchhöhle
häuft sich klare Flüssigkeit an. Alle übrigen Organe sind demgegenüber bemerkenswerterweise trocken, mit Ausnahme der seltenen Fälle von Lungenödem. Die Wirkung

der Schweißdrüsen ist noch nicht genau untersucht. Die Nieren sondern aber mehr Harn ab. Findet Infusion einer isotonischen Kochsalzlösung nicht zu rasch statt, so hält die vermehrte Harnbildung gleichen Schritt mit ihr (Dastre und Loye). Die Blutdruckerhöhung und die Hydrämie oder Verwässerung des Blutes (nach Infusion) sind dafür verantwortlich zu machen (s. unten).

Bei Zunahme des Blutvolumens durch Transfusion werden die Grenzen des Kompensationsvermögens des Organismus eher überschritten als bei Infusion. Dem Herzen werden dann immer höhere Anforderungen gesetzt, die es nach einiger Zeit vermehrter Arbeit nicht mehr zu bewältigen vermag, so daß es erlahmt, und zwar schon während oder einige Zeit nach der Transfusion. Rasche Entziehung eines Teils des transfundierten Blutes kann dann lebensrettend wirken. Was erhöht denn die Herzarbeit? Zunächst ist die Viskosität oder innere Reibung defibrinierten Blutes in noch nicht erklärter Weise größer als die des normalen Blutes (S. 601). Ferner nimmt sie noch mehr zu durch allmähliche Eindickung des Blutes infolge der vermehrten Transsudation und Sekretion. Das Zuviel an Chromozyten schwindet nämlich erst allmählich aus dem Blute. Ob dazu noch Gefäßlähmung und Schädigung von Geweben durch den erhöhten Blutdruck kommen, ist eine unbeantwortete Frage. Sicher ist nur, daß Überfüllung des rechten Herzens und Herzlähmung erfolgen können. Wieviel Flüssigkeit ohne merkbaren Schaden transfundiert werden kann, hängt nicht nur von der Geschwindigkeit der Überleitung, sondern auch von noch wenig gekannten individuellen Verschiedenheiten ab. Hierzu gehören wahrscheinlich Verschiedenheiten der Zwerchfellwirkung (§ 119b) und eine verschiedene Dehnbarkeit der Leber, welche die Anhäufung von Blut in diesem Organ beeinflussen. Auch Verschiedenheiten der Dehnbarkeit anderer Blutgefäße kommen hier in Betracht.

Die künstliche Überfüllung des Gefäßsystems schwindet somit bald, solange nicht gewisse Grenzen überschritten sind, und der Blutdruck wird wiederum normal. Dies beweist aber offenbar nichts gegen das Vorkommen einer spontanen Plethora, die ja unter anderen Umständen entsteht. Anders gestalten sich die Verhältnisse nach Blutverlust, bei **Oligämie**. Tritt bei Verwundung, nach einer Entbindung oder sonstwie Blutverlust ein, so verkleinert sich zunächst die Kapazität des Gefäßsystems: wahrscheinlich gerät das vasomotorische Zentrum im Kopfmark in stärkere Tätigkeit, wenn die Blutzufuhr abnimmt, und zwar um so mehr, je größer der Blutverlust ist und je rascher er stattfindet. Auch das Atmungszentrum wird beeinflußt, was sich in einer rascheren Atmung kundgibt. Durch die stärkere Zusammenziehung der Gefäßmuskeln nimmt die Kapazität ab, die Wandspannung hingegen zu und durch beides steigt der gesunkene Blutdruck. Es ist, als ob der Organismus einem konstanten arteriellen Blutdruck nachstrebt, indem er das Verhältnis von Blutvolumen zur Kapazität des Gefäßsystems gleich hält bzw. gleich macht. Überschreitet jedoch der Blutverlust gewisse Grenzen, so sinkt der arterielle Blutdruck allmählich, der Puls wird klein, weich und schnell, die am meisten peripheren, besonders die gipfelnden Körperteile (Nasenspitze, Ohren, Finger und Zehen) werden subjektiv und objektiv kalt, indem mit der geringeren Blut- auch eine geringere Wärmemenge der Körperoberfläche zugeführt wird, und die gipfelnden Teile durch ihre relativ größere Oberfläche mehr Wärme abgeben als die flachen; ein kalter Schweiß bricht aus, Funken werden gesehen, dann sinkt ein schwarzer Schleier vor den Augen herab, der Verblutende fällt in Ohnmacht (Kollaps). Tod durch Verblutung kann erfolgen.

Unter diesen Umständen, also nach Blutverlust, vermag Trans- bzw. Infusion körperwarmer isotonischer Kochsalzlösung das Leben zu retten und den gesunkenen Blutdruck dauernd zu heben. Auch eine Hypodermoklyse (Einspritzung isotonischer Kochsalzlösung in das Unterhautzellgewebe) oder das Trinken reichlicher Mengen erwärmter Flüssigkeit — mit Zusatz von Wein oder Kognak — vermag es. Es kommt an auf rasche Stillung der Blutung und Hebung des Blutdrucks und der Herztätigkeit. Man kann letzteres manchmal auch durch Autotransfusion erreichen: der Kopf wird tief gelagert, um die besonders bedeutungsvolle Hirnanämie zu bekämpfen, Arme und Beine vertikal erhoben, wodurch Blut in die Rumpfgefäße herabfließt, und mit elastischen Binden eingewickelt. Durch dieses Verfahren wird die Kapazität des Gefäßsystems verkleinert und dem Rumpf und Kopf möglichst viel Blut zugeführt, wodurch das erforderliche Verhältnis von Blutvolumen zur Gefäßkapazität soviel wie möglich wiederhergestellt wird.

Wieviel Blut kann der Mensch verlieren ohne zu sterben? Das läßt sich im allgemeinen nicht sagen. Individuelle Unterschiede kommen vor. Verlust annähernd eines Viertels oder gar Drittels der Blutmenge muß nicht tödlich sein, Verlust der Hälfte pflegt es jedoch zu sein. Verlust von ungefähr 50 ccm wird schon von gewissen Veränderungen im Organismus gefolgt.

Überlebt der Mensch einen Blutverlust gewissen Umfanges ohne Trans- oder Infusion, so nehmen Harn- und Speichelabsonderung ab, die Schweißbildung hingegen manchmal zu. Ein starker Durst stellt sich ein, wohl infolge des Übertritts von Wasser aus den Geweben in das Blut — also das Umgekehrte wie bei der künstlichen Vermehrung des normalen Blutvolumens. Es ist ja Durst ein von Wasserarmut der Gewebe bedingtes Allgemeingefühl, wenn auch wir es gewöhnlich in die Kehlenschleimhaut verlegen und als von ihrer Trockenheit abhängig betrachten. Durst pflegt sich auch nach starkem Durchfall oder starkem Schwitzen einzustellen. Der Durst nach Blutverlust führt bald durch reichliches Trinken zu Hydrämie d. h. zur Wiederherstellung des Volumens des, sei es auch „wäßrigen", Blutes. Erst ganz allmählich wird die Zusammensetzung des Blutes wieder normal, indem zunächst die weißen Blutkörperchen und erst später an Zahl zunehmen. Die weißen Blutkörperchen werden sogar ungewöhnlich zahlreich (Leukozytämie). Es ist, als ob der Organismus einer bestimmten Zusammensetzung des Blutes nachstrebt. Aber auch hier sind Grenzen. Besonders nach wiederholten Blutverlusten gewissen Umfanges kann vollkommene Wiederherstellung ausbleiben und die Anämie andauern, auch ohne erneuten Blutverlust und ohne Krankheit.

Die Blutveränderungen (Atrophie) in chronischen Hungerzuständen und beim Altern sind noch nicht genau untersucht.

Eine spontane echte Oligämie (Oligaemia vera) ist ebenso schwer genau nachweisbar wie eine Plethora. Vielleicht kommt sie vor mit Enge (Hypoplasie) des Gefäßsystems und Kleinheit des Herzens, wie sie VIRCHOW bei Chlorose nachgewiesen hat. Als Folge von Krankheiten, die mit allgemeiner Atrophie und Entartungen verlaufen, bei Unterernährung, kann sie bemerkbar werden. Bei der Autopsie erweisen sich dabei die Organe im allgemeinen als blutarm. Die Anämie bei Magenkrebs, Lungenschwindsucht und die perniziöse Anämie sind Beispiele solcher Krankheiten. Zwischen diesen Äußersten und der „Norm" kommen mannigfache Schattierungen vor.

§ 117. Änderungen der Zusammensetzung des Blutes.

Das Blut besteht bekanntlich aus Plasma, Blutkörperchen und Blutplättchen. Wir sollen zunächst die Änderungen des **Blutplasmas** besprechen, und zwar zunächst die Hydrämie, wäßriges Blut. Sie tritt nicht nur nach Blutverlust, sondern auch bei gewissen Herz- und Nierenkrankheiten und in Erschöpfungszuständen bei bösartigen Geschwülsten, chronischen Infektionen usw. ein.

Wie entsteht die Hydrämie in diesen Fällen? Der Wassergehalt normalen Blutes beträgt 79,9 %, also rund 80 %, der Trockenrückstand 20,1, rund 20 %, bei einem spezifischen Gewicht von 1056—1059. Wäßriges Blut bedeutet Blut mit relativ oder absolut zu wenig Eiweiß und Blutkörperchen. Daher auch die hellere Farbe hydrämischen Blutes. Wir können nun unterscheiden: 1. Hydrämie durch Anhäufung von Wasser in den Blutgefäßen mit Zunahme des Blutvolumens, wie bei der künstlichen serösen Plethora durch Infusion: plethorische Hydrämie; 2. Hydrämie durch Verlust von Eiweiß und Blutkörperchen ohne Zunahme des Blutvolumens, wie nach Blutverlust: einfache Hydrämie. Die einfache Hydrämie bei erschöpfenden Krankheiten, Kachexie und chronischen Hungerzuständen ist einer ungenügenden Tätigkeit der atrophischen und entarteten Organe bzw. einer ungenügenden Nahrungszufuhr, zuzuschreiben. Infolgedessen nimmt der Eiweißgehalt des Plasmas ab (Hypalbuminose). Bei chronischen Infektionen kann noch Giftwirkung auf die Organe hinzukommen. Tritt ungenügende Herzwirkung und dadurch ungenügende Nierentätigkeit ein, so kann sich (s. unten) seröse Plethora hinzugesellen. Ob bei saugenden Frauen Hydrämie, und zwar durch Eiweißverlust, eintritt, ist fraglich. Jedenfalls gibt es blühende säugende Mütter.

Die kardiale Hydrämie (durch ungenügende Herzwirkung) ist ausschließlich oder hauptsächlich eine plethorische. Durch ungenügende Herz-

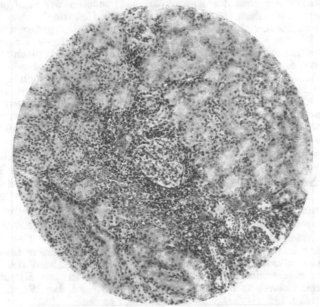

Abb. 236. Glomerulonephritis bei Scharlach. In der Mitte ein Harnknäuel, der, sei es auch nicht so stark wie das umgebende Gewebe, von Leukozyten durchsetzt ist. Höchst wahrscheinlich hat die Durchblutung infolgedessen abgenommen und damit die Harnbildung (vgl. § 144).

wirkung mag nach einiger Zeit durch Stoffwechselstörungen einige Verarmung der Eiweißkörper, auch im Blute, entstehen, sie tritt doch in den Hintergrund gegenüber der Bedeutung der Herzinsuffizienz für die Harnsekretion (S. 631). Bleibt — wie gewöhnlich — Steigerung der Wasserentfernung durch Darm und Schweißdrüsen aus, so gibt der Organismus weniger Wasser ab als er einnimmt; es tritt Zurückhaltung von Wasser ein. Wo bleibt dieses Wasser? Zum Teil im Blut, zum Teil tritt es aus dem Blut in die Gewebsspalten als Gewebsflüssigkeit. Zunächst verrät sich die Wasserretention nur in einer Zunahme des Körpergewichts, die sich in keiner anderen Weise erklären läßt. Nimmt sie dann zu, so tritt erkennbares Stauungsödem ein.

Auch bei gewissen Nierenkranken kann es zu Wasserretention, plethorischer Hydrämie und Ödem kommen. Wir müssen einige Fälle unterscheiden: Zunächst kommt bei Schrumpfniere sekundäre Insuffizienz des hypertrophischen

Herzens vor, die zu kardialer Hydrämie führt. Bei anderen Nierenkranken aber, z. B. bei solchen mit (sub)akuter Glomerulonephritis oder mit starker degenerativer Entzündung und Anämie der Niere, kommt Hydrämie anderen Ursprunges vor.

Man könnte geneigt sein sie dem Eiweißverlust durch die Albuminurie zuzuschreiben. Vielleicht kommt dieser in der Tat einige Bedeutung zu; es kann aber wie ich beobachtete, starke Albuminurie jahrelang bestehen ohne Spur von Hydrämie oder Ödem. Es verdienen vor allem folgende Möglichkeiten der renalen Hydrämie Beachtung: Wir haben Grund für die Annahme, daß die Harnknäuel das Harnwasser, und das Epithel der gewundenen Harnröhrchen die Salze ausscheiden. Bei Nierenentzündung mit vorwiegender Verringerung der Tätigkeit der Glomeruli (also bei Glomerulonephritis) dürfen wir eine primäre renale Wasserretention (Oligurie bis Anurie) erwarten; bei Nierenentzündung bzw. Nephrose (trüber Schwellung mit vorwiegender Abnahme der Epitheltätigkeit) müssen wir eine primäre renale Zurückhaltung von Salzen, namentlich Kochsalz, für möglich erachten. Und eine solche Salzretention kann zu sekundärer Zurückhaltung von durch das Salz gebundenem Wasser — Salz ist bekanntlich hygroskopisch — also zu Hydrämie bzw. (zunächst latentem) Ödem führen (S. 601). Das sind zwei typische Möglichkeiten renaler Hydrämie. Sie können jedoch in gleichem oder ungleichem Maße gemischt auftreten, indem z. B. Glomerulonephritis neben starker Epithelschädigung besteht, oder indem starke trübe Schwellung, besonders der gewundenen Harnröhrchen, durch Druck zu Anämie der Niere und dadurch zu primärer Abnahme der Harnmenge neben der sekundären durch verringerte Salzausscheidung führt. Fortgesetzte Forschung, nämlich ein gesetzmäßiger Vergleich genauer klinischer und pathologisch-anatomischer Befunde ist hier erforderlich.

Welchen Einfluß übt Hydrämie auf die Körperfunktionen aus? Wie wir schon sahen, nimmt das durch Überleitung vermehrte Blutvolumen durch vermehrte Harnausscheidung und Transsudation bald ab. Bei der kardialen und renalen Hydrämie ist aber die Harnausscheidung eben primär verringert, so daß hier nur die vermehrte Transsudation — mitunter mit Durchfall und vermehrter Schweißbildung — wirken kann. COHNHEIM hat folgendes festgestellt:

Sobald nach der Einführung einer gewissen Menge (etwa 1 ccm) isotonischer Kochsalzlösung beim Frosch das Blut sich vollständig mit dieser Lösung gemischt hat, kann man mikroskopisch an der Zunge oder Schwimmhaut des Tieres sehen, daß das Blut rascher durch sämtliche Gefäße strömt; in den Kapillaren vermag man sogar keine einzelnen Körperchen zu erkennen, und der Wandraum (S. 345) der Ader erweist sich als frei von farblosen Körperchen. Auch am Mesenterium des Hundes kann man das beobachten. Oder man kann sich davon überzeugen, daß aus der Dorsalvene des Vorderbeins in der Zeiteinheit mehr Blut nach der Infusion ausströmt als zuvor. Mikroskopisch wird also die Längen-, im letzteren Fall die Volumengeschwindigkeit bestimmt (S. 346). Der Blutstrom kann ein paar Stunden beschleunigt bleiben. Diese Strombeschleunigung ist offenbar unabhängig von der Blutdruckerhöhung, die sie ja überdauert. Sie ist einer Abnahme der Viskosität des Blutes (s. unten) und der Erweiterung der kapillaren Blutgefäßchen zuzuschreiben; durch beides nimmt ja der Widerstand ab. Ob aber bei kardialer, renaler und einfacher Hydrämie ebenfalls Strombeschleunigung eintritt und was ihre Bedeutung ist, wissen wir nicht.

Anhydrämie, richtiger Hyphydrämie, auch wohl Oligaemia sicca genannt, Eindickung des Blutes, entsteht durch starken Wasserverlust. Spritzt man eine sehr konzentrierte Salz- oder Zuckerlösung in die Bauchhöhle eines Kaninchens ein, so tritt eine so große Wassermenge aus den Blutgefäßchen des Bauchfells in die Bauchhöhle, daß das Blut dickflüssig wird (WEGNER, MAAS). So kann beim Menschen das Blut durch starkes Schwitzen, und viel mehr noch durch starken Durchfall eingedickt werden. In beiden Fällen stellt sich, infolge der Wasserentziehung aus den Geweben, bald Durst ein. Ein Beispiel:

Der Cholerabazillus ruft eine starke schleimigseröse Entzündung der Magen- und Darmschleimhaut hervor: Nicht nur durch Erbrechen, sondern besonders durch starken Durchfall werden dem Körper große Wassermengen entzogen. Der grauweiß- liche, reiswasserähnliche Stuhl besteht wahrscheinlich aus serösem Exsudat, Darm- saft, grauem Schleim, Epithel, letzteres mit Schleim Flocken bildend. Die Haut und sonstigen Gewebe werden trocken, die Haut läßt sich leicht in Falten aufheben, die Harnausscheidung nimmt ab bis auf Null, der Gewebsturgor nimmt ebenfalls ab, das Gesicht fällt ein, während Nase und Kinn spitz hervorragen (facies cholerica), die Stimme wird schwächer durch Muskelschwäche und klanglos durch Eintrocknung der Stimmbänder (vox cholerica). Findet nicht zeitig genügende Wasserzufuhr statt, so wird durch den Magendarmkanal dem Blut, und durch das Blut den Geweben immer mehr Wasser entzogen. Durch Abnahme des Blutvolumens sinkt der arterielle Blutdruck. Außerdem nimmt die Viskosität, die innere Reibung des Blutes, das allmählich eine teerartige Beschaffenheit gewinnt, zu. Zeichen der Herzschwäche stellen sich schließlich ein, wahrscheinlich durch Eintrocknung, durch ungenügende Blutdurchströmung durch Zunahme der Viskosität (Widerstand) des Blutes und vielleicht noch durch Vergiftung (durch das Choleragift) des Herzmuskels. Auch die Tätigkeit der übrigen Organe wird abnehmen, so daß ein recht verwickelter Zustand entsteht, der einer genauen Zerlegung harrt, zum Teil ein Circulus vitiosus, der z. B. aus der allmählich abnehmenden Blutbewegung erhellt. Die Haut wird allmählich kalt, weil ihr aus den inneren Organen, besonders Muskeln und Drüsen immer weniger Wärme (Blut) zugeführt wird, außerdem zyanotisch, weil ihr auch weniger Sauerstoff zugeführt wird und der zugeführte Sauerstoff durch den lang- samen Blutstrom vollständiger verbraucht wird. Die blaue Hautfarbe soll außerdem einer Methämoglobinämie zu verdanken sein. Diese durch eine kalte, blaue Haut gekennzeichnete Stufe nennt man Stadium algidum s. asphycticum. Der Bauch wird oft kahnförmig eingezogen und nach dem Tode nimmt die Leiche häufig eine „Fechterstellung" an, indem die Totenstarre stärker in den Beugemuskeln auftritt. In manchen Fällen folgt eine 2. Stufe (Choleratyphoid, Stadium comatosum) mit Schwund der Kreislaufstörung. OTTO MÜLLER und LEHNDORFF schreiben das Stadium algidum vor allem einer starken Hyperämie der Baucheingeweide infolge von Sympathikuslähmung (LEHNDORFF) zu. Hört diese auf, so könne das zweite (komatöse) Stadium durch Giftwirkung eintreten.

Jetzt sollen wir Abnormitäten der **Eiweißkörper** besprechen.

Das Blutplasma enthält Fibrinogen, Nukleoproteide, Serumglobuline und Serumalbumine; das Blutserum unterscheidet sich vom Plasma vornehmlich durch das Fehlen von Fibrinogen, die Gegenwart von viel Fibrinenzym und stärkere Alkalizität. Fibrinogen kommt auch in Chylus, Lymphe, und in einigen Trans- und Exsudaten vor. Die Bildungsstätte des Fibrinogens ist noch unsicher. Wahrscheinlich spielt die Leber eine gewisse Rolle dabei: nach Leberexstirpation (NOLF) nimmt der Fibri- nogengehalt des Blutes ab, ebenso bei Phosphor- und Chloroformvergiftung, um bei Heilung wieder zu steigen, schließlich ist nach DOYON, MOREL und KAREFF das Leberaderblut reicher an Fibrinogen als Blut anderer Gefäße (vgl. ferner HAMMARSTEN). Beachtung verdient die alte, von MOLL und anderen Forschern bestätigte und aus- gearbeitete Bemerkung VIRCHOWS, daß sehr selten eine erhebliche Vermehrung des Fibrins (was man als Hyperinose oder Hyperfibrinose bezeichnet) stattfindet ohne gleichzeitige Vermehrung der weißen Blutkörperchen: Stoffe, welche die Zahl der Leukozyten im Blute vermehren, also Leukozytose hervorrufen, wie Terpentinöl, $AgNO_3$, erhöhen auch den Fibrinogengehalt des Blutes. Andererseits tritt bei Peptonvergiftung und einigen anderen Zuständen Hypinose neben Hypoleuko- zytose auf.

Wir dürfen die Fibrinogenmenge und die Fibrinmenge, die man aus dem Blutplasma gewinnt, nicht als gleich voraussetzen. Es wird, wie es scheint, nie die ganze Menge Fibrinogen bei Gerinnung in Faserstoff umgewandelt, sondern es bleibt eine kleine Menge gelöst. Ob die Bestimmung des Fibrinogengehalts immer mit der erforderlichen Genauigkeit möglich ist? Aus normalem Menschenblut bekommt man 0,1—0,4 Gewichtsprozent Fibrin. Unter pathologischen Umständen kann dieser Gehalt bis zu 1 oder 1,3 % ansteigen. Inwiefern dann ein vermehrter Fibrinogengehalt, inwiefern eine erhöhte Gerinnbarkeit bzw. günstigere Konstellation für Gerinnung vorliegt, vermögen wir zurzeit nicht zu sagen. Wir kennen ja die Gerinnungsbedingungen nicht genügend. Auch die Umstände, die den Fibrinogengehalt des Blutes bedingen, kennen wir nicht genau. Wir wissen (s. oben), daß Hyperinose mit Hyperleukozytose einherzugehen pflegt. Man hat schon lange der Hyperinose, und in letzter Zeit auch der Hyperleukozytose eine günstige prognostische Bedeutung zugeschrieben, so z. B. bei fibrinöser Pneumonie, bei Appendizitis. Ausnahmen kommen aber vor. Vergessen wir nicht, daß einer vereinzelten Erscheinung nie ein absoluter Wert zukommt, und daß krankhafte Zustände immer mehr oder weniger verwickelt sind und in ihrem Verlauf von mehreren Faktoren beeinflußt werden, die gleich oder entgegengesetzt wirken können. Auf die Hyper- und Hypoleukozytose kommen wir weiter unten zurück.

Andererseits findet sich Hypinose häufig bei Zuständen mit weniger günstiger Vorhersage, und zwar oft neben Hypoleukozytose. Man findet Hypinose aber auch wohl dann, wenn das Leben nicht bedroht wird, z. B. bei Gelenkrheumatismus.

Von den Veränderungen der Serumeiweiße wissen wir so wenig, daß wir uns dabei nicht aufhalten.

Auf einer Anomalie der Gerinnbarkeit des Fibrinogens beruht die Hämophilie oder Bluterkrankheit. In gewissen Familien („Bluterfamilien") kommt eine erbliche Disposition zu heftigen, mitunter unstillbaren und dadurch tödlichen Blutungen vor; sogar nach einer geringfügigen Verletzung (kleinem Stich, Zahnextraktion) kann eine solche Blutung eintreten, ja, ohne bekannten Anlaß ist ein tödliches Nasenbluten möglich. Wir haben schon § 45 gesehen, wie sie sich vererbt und wie sie beim Weib fast immer nur latent vorkommt; daß nur geringe Andeutungen (zu starke Menstruation) bei ihr vorkommen.

Wie erklärt sich nun diese schwere Stillbarkeit der Blutung und die Neigung zu spontaner Blutung? Man hat letztere an abnorme Dünnheit und Zerreißlichkeit der Gefäße, auch an ihre mangelhafte Zusammenziehung nach Verletzung, ferner abnormen Druckverhältnissen infolge zu großer Enge der großen Arterienstämme (VIRCHOW) zugeschrieben. Der Beweis ist aber bis jetzt ausgeblieben. Allerdings scheinen wenn nicht alle, so doch viele Gefäße zerreißlicher zu sein, weil ja die geringste Verletzung oder Quetschung von starker Blutung gefolgt wird. THIERSCH hat schon auf die große Zerreißlichkeit neugebildeter Gefäßchen in Wunden bei Hämophilen hingewiesen. Ob aber die spontanen Blutungen bei Hämophilen per diapedesin stattfinden, wissen wir nicht.

Die Stillung einer Blutung pflegt bei Nicht-Hämophilen , wenn nicht größere Gefäße verletzt sind, von selbst zu erfolgen, und zwar durch Zusammenziehung bzw. Zurückziehung der durchschnittenen Gefäßchen und durch Gerinnselbildung. Bei Verletzung größerer Gefäße ist Kunsthilfe erforderlich. Nun haben SAHLI u. a. Verlangsamung der Gerinnung bei Hämophilen nachgewiesen, während sich aus dem Blute des Hämophilen eine normale Fibrinmenge (0,2—0,5 %) gewinnen läßt. Nach SAHLI soll an der verletzten Stelle zu wenig Thrombokinase, und zwar (NOLF) von dem Gefäßendothel, gebildet werden. So wäre also der abnormen Beschaffenheit der Gefäßwand die Hämophilie zuzuschreiben. Wir dürfen aber andere Möglichkeiten nicht außer Betracht lassen, z. B. nicht die einer Wirkung gerinnungshemmender Stoffe wie das Blutegelextrakt Hirudin, Albumosen und Peptone. So hebt Einspritzung von 0,3 g WITTE-Pepton pro kg Körpergewicht bei Hunden die Gerinnungsfähigkeit des Blutes auf eine Stunde auf. —

Im allgemeinen scheint der Gehalt einiger im Serum gelösten Stoffe unter normalen Umständen ziemlich gleich zu sein, wenn auch, wie überall sonst, individuelle Unterschiede vorkommen. Wir haben dies für den Blutzucker besprochen (§ 107) und auf die regelnde Bedeutung einiger Organe hingewiesen.

Änderungen der Blutbestandteile können die **Viskosität** η beeinflussen. Wir haben vor allem zu bedenken, daß das Blut nicht eine homogene Flüssigkeit ist, sondern aus Plasma und Körperchen besteht. Das Plasma benetzt wahrscheinlich die Gefäßwand. Die Viskosität oder innere Reibung des Blutes setzt sich zusammen aus der inneren Reibung des Plasmas, der Reibung der Körperchen am Plasma, unter sich und an den Wänden. Die Blutkörperchen haben nicht alle die gleiche Geschwindigkeit (S. 347), und diese Unterschiede machen sich besonders in den kleineren Gefäßchen geltend. Wir dürfen ferner nicht vergessen, daß die Verhältnisse für eine durch Glaskapillaren und die für eine durch kapillare Gefäßchen strömende Flüssigkeit nicht gleich sind, auch dann nicht, wenn wir die Dehnbarkeit, Elastizität, Schlängelungen usw. der Blutgefäßchen außer Betracht lassen (W. Heubner, Nicolai). Die Viskosität η des Blutes wird zum größten Teil, etwa zum $^2/_3$ bis $^3/_4$ von den Blutkörperchen bedingt. Zunahme ihres Volumens oder ihrer Zahl vergrößert die Viskosität (W. Heubner, Bence). Diese nimmt ferner mit dem Kohlensäuregehalt des Blutes (Korányi) und durch Defibrinieren zu. Flüssige Gelatine erhöht sie ebenfalls. Erhöhung der Temperatur vermehrt die innere Reibung des Blutes mehr als die des Serums.

Die Bedeutung dieser Einflüsse bei krankhaften Zuständen läßt sich zurzeit nicht angeben, weil sich zugleich andere, auch entgegengesetzte, Einflüsse durch Änderung der Gefäßweite, des Blutdrucks, Verwässerung oder Eindickung des Blutes geltend machen können, und wir zurzeit weder die algebraische Summe dieser Einflüsse noch diese Einflüsse selbst einzeln bei den verschiedenen Zuständen kennen.

Der normale **Fettgehalt** des Blutserums im nüchternen Zustand wird auf 0,1 bis 1 % angegeben. Feinste Fettkügelchen sind als „Hämokonien" beschrieben; sie kommen in normalem Blut vor. Während der Verdauung nimmt der Fettgehalt zu (Verdauungslipämie). Bei pathologischer Lipämie ist er noch höher, z. B. bei Alkoholismus und im diabetischen Koma. Diese Verhältnisse sind noch unklar.

Von Hyperglykämie, Urikämie, Uratämie, Urämie ist an anderen Stellen die Rede. Auch von inneren Sekreten, Giften, Antikörpern usw. schweigen wir hier.

Eine bedeutende Rolle spielen die **Salze**, besonders die Chloride. Diese bedingen mit phosphorsaurem und kohlensaurem Natrium, Basen und Säuren die elektrische Leitfähigkeit des Blutes, die ziemlich gleichbleibend zu sein scheint. Man findet normaliter 0,5 bis 0,6 % Chloride (besonders Kochsalz) im Serum, welcher Wert in fieberhaften Zuständen (Pneumonie) bis auf 0,4 % sinken kann. Durch ungenügende Nierenwirkung (S. 676) kann er bis auf 0,8 % ansteigen.

Es ist bei gewissen fieberhaften Zuständen eine Zurückhaltung von Chloriden ohne Retention von Wasser möglich, während doch Wasser und Kochsalz einander binden. Wie ist das verständlich? Bei Zurückhaltung von Chloriden und von Wasser tritt Ödem ein, früher oder später, und das Kochsalz findet sich dann in der Gewebeflüssigkeit (vgl. renales Ödem). Wo findet es sich bei den hier gemeinten fieberhaften Zuständen ohne primäre Störung der Nierentätigkeit und ohne Ödem?

Man hat im pleuritischen und sonstigen Exsudat bei solchen Zuständen eine so große Kochsalzmenge wie die zurückgehaltene nicht nachweisen können. Am Ende der Krankheit tritt dann vermehrte Kochsalzausscheidung (Hyperchlorurie) mit vermehrter Harnmenge (Polyurie) auf. Der abnorm niedrige Chloridegehalt des Serums weist darauf hin, daß die Chloride durch irgend etwas aus dem Blut ausgezogen werden. Wohin? Häuften sie sich im Gewebesaft an, so würde Ödem erfolgen.

Van Leer, ein Rotterdamer Arzt, hat einen vernünftigen Erklärungsversuch aufgestellt: Die Chloride — nicht NaCl — häufen sich in den Gewebszellen an. Diese Zellen sind für NaCl ganz oder fast vollkommen undurchgängig, wenn nicht zugleich eine Säure, z. B. CO_2, vorhanden ist. Findet sich im Blut oder in den Gewebeflüssigkeiten eine freie Säure, so wird ein Teil der Chloride von den Zellen aufgenommen. Unter anderen Umständen können sie wieder frei kommen. In der Tat stellte Van Leer zweimal Chlorideretention im diabetischen Koma (Säurevergiftung, S. 134) fest ohne Fieber und ohne Infektionskrankheit. Eine physikalisch-chemische Erklärung erscheint möglich, wenn wir annehmen, daß die Gewebezellen zwar für die negativen Cl-Ionen, nicht aber für die positiven Na-Ionen durchgängig sind. Nun werden aber die Cl-Ionen in einer Kochsalzlösung von den Na-Ionen festgehalten.

Kommen aber andere negative Ionen hinzu, wie die einer Säure, so halten diese die Na-Ionen fest und es erfolgt Aufnahme von Cl-Ionen in die Zellen in einer solchen Anzahl, bis das Gleichgewicht wieder hergestellt ist. Etwas Ähnliches oder dasselbe wäre auch in gewissen fieberhaften Zuständen möglich.

Die gelösten Salze bedingen größtenteils den osmotischen Druck bzw. die molekulare Konzentration des Serums und zwar Kochsalz zu $^2/_3$. Der gelöste Blutzucker tritt unter normalen Umständen ganz in den Hintergrund, bei Hyperglykämie kann er aber große, nicht zu vernachlässigende Bedeutung gewinnen.

Dabei ist zu bedenken, daß der isotonische Koeffizient von Kochsalz 3, von Traubenzucker 2 ist, so daß 2 Moleküle NaCl (Molekulargewicht 58,5) isotonisch sind mit 3 Molekülen Traubenzucker (Molekulargewicht 180). Es ist somit eine Lösung von $2 \times 58,5$ g NaCl pro Liter isotonisch mit einer Lösung von 3×180 g Traubenzucker pro Liter. Außerdem haben HAMBURGER u. a. nachgewiesen, daß auch die Eiweißkörper — die ja Wasser anziehen — am osmotischen Druck des Serums beteiligt sind (Quellungsdruck).

Der osmotische Druck des Serums wird ziemlich gleich gehalten (Homoiotonie) durch die Tätigkeit von Magendarmkanal, Nieren und Schweißdrüsen, die den Wasser- und Salzgehalt des Blutes regeln, und zwar entspricht er bei den höheren Wirbeltieren dem Druck einer 0,9 %-igen, „physiologischen" Kochsalzlösung. Dem entspricht auch der osmotische Druck innerhalb der roten Blutkörperchen. Menschenserum hat einen Gefrierpunkt $\Delta = -0,55^0$, Hundeserum $\Delta = -0,60^0$. Venöses Blut hat eine höhere osmotische Spannung als arterielles, Lymphe eine höhere als Blut. Die Bedeutung der Quellung der Kolloide durch Wasseraufnahme bzw. der Entquellung durch Wasserabgabe in der Pathologie läßt sich jedoch noch nicht übersehen, weil genaue Bestimmungen noch fehlen.

Wir haben schon S. 117 über die hämolytische Wirkung osmotischer Druckunterschiede gesprochen. Bei solchen Versuchen ebenso wie bei Versuchen mit defibriniertem Blut dürfen wir aber nicht vergessen, daß die Verhältnisse im strömenden Blut andere sind, als die in vitro, was von entscheidender Bedeutung für das Eintreten oder Ausbleiben von Hämolyse sein kann. Schon der Eiweißgehalt des Plasmas kommt hier in Betracht. Wir haben damals auch schon gesehen, daß nicht alle Chromozyten gleich leicht ihren Farbstoff abgeben. Man kann diese verschiedene Resistenz der roten Blutkörperchen messen, indem man die hypisotonische Kochsalzlösung bestimmt, in der auch die schwächsten Chromozyten des zu untersuchenden Blutes keinen Farbstoff abgeben. (HAMBURGER) Eine solche Lösung bestimmt die „Minimum-Resistenz" (VON LIMBECK). Verdünnt man nun die Salzlösung immer mehr, so werden immer mehr und schließlich alle Blutkörperchen zerstört. Die Lösung in der nur die stärksten Blutkörperchen unversehrt bleiben, nennt VON LIMBECK „Maximum-Resistenz". Die Resistenz nimmt durch Venosität und in fieberhaften Zuständen ab, ersteres durch den höheren Kohlensäuregehalt, letzteres durch den verringerten Alkaligehalt des Blutes (HAMBURGER). Sie nimmt zu durch Ikterus. GRAWITZ unterscheidet mit Recht eine „osmotische" und eine „vitale" (richtiger: nicht-osmotische) Resistenz.

Wir sind hiermit an die **Änderungen der roten Blutkörperchen** (Erythrozyten oder Chromozyten) gelangt. Wie wir schon (S. 117) sahen, können verschiedenartige Gifte und thermische Schädigung der Chromozyten zu Hämolyse und Hämoglobinämie führen. Das Hämoglobin tritt dabei frei ins Plasma, getrennt von den Stromata („Schatten") der Chromozyten.

Die durch Hämoglobinolyse entstehende Hämoglobinämie bezeichnet man wohl als Folge der Blutdissolution. Blutdissolution umfaßt aber auch Vernichtung, Zerbröckelung von Erythrozyten usw., auch Methämoglobinämie (S. 116). Die Zahl der roten Blutkörperchen nimmt dadurch ab. Bei septischen Zuständen kann es zu Blutdissolution, wohl durch bakterielles Gift, kommen, ohne daß wir genau wissen, ob einfache Hämoglobinämie oder außerdem Vernichtung der ganzen Erythrozyten vorliegt. Ebenso bei Aufnahme von Galle, namentlich von gallensauren Salzen ins Blut, also bei Cholämie. Bei Hbämie wird das Plasma sowie das Serum durch das Hb gefärbt. In kleinerer Menge ist das Hb spektroskopisch nachweisbar.

Die Folgen einer Blutdissolution sind nicht immer gleich. Ihr Grad (ob einfache Hämoglobinämie oder Vernichtung der Erythrozyten) und Ausdehnung sind wohl dabei von Bedeutung ohne daß wir zurzeit Näheres anzugeben vermögen. Es wäre möglich, daß die intravaskulären Gerinnungen, die dabei auftreten können, durch Vernichtung von Erythrozyten bedingt sind, indem dabei ein gerinnungsförderndes Enzym freikommt. Bemerkenswert ist in dieser Hinsicht, daß starke Hämoglobinämie ohne Gerinnungen vorkommt. Wir müssen aber andererseits auf das Vorkommen gerinnungswidriger Stoffe im Blute, z. B. bei septischen Zuständen, gefaßt sein. Die Gerinnungen können zu Abschließung von Blutgefäßchen führen, was z. B. im Zentralnervensystem von sehr ernster Bedeutung sein kann. Dadurch kann es zu kleinen hämorrhagischen Infarkten kommen. Außerdem können dabei in verschiedenen Organen, besonders in Haut, Schleimhäuten und serösen Häuten kleinere Blutungen, Ekchymosen und Petechien auftreten, die man nicht näher gekannten Ernährungsstörungen der Gefäßwände zuschreibt. Sie sind nicht mit den embolischen Herdchen bei Pyämie mit nekrotischem später vereiterndem Zentrum und hyperämischem Hof, auch nicht mit Flohstichen zu verwechseln. Die septikämischen Blutungen und die Blutungen bei den „hämorrhagischen Diathesen" gehören hierzu.

Hämoglobinämie gewissen Grades führt oft zu Hämoglobinurie, indem der gelöste Blutfarbstoff zum Teil mit dem Harn den Körper verläßt. Beiläufig sei hier bemerkt, daß umgekehrt nicht jede Hämoglobinurie Folge einer Hämoglobinämie sein muß (S. 604). Allerdings ist sie in leichten Fällen nicht ohne besondere Nachforschung erkennbar. Außerdem kann Oligurie, ja sogar Anurie in den schwereren Fällen eintreten, was auf Schädigung der Niere hinweist und zwar durch Verstopfung der Harnröhrchen durch angehäuften Blutfarbstoff. Dieser scheint an und für sich unschädlich zu sein. Es ist fraglich, ob er sich in den Harnkanälchen einer normal wirkenden Niere anhäuft. Was denn die Niere schädigte, der hämolytisch wirkende Stoff oder andere, vielleicht bei der Hämolyse frei werdende Stoffe, ist unbekannt. Nicht nur durch die Hämoglobinurie sondern auch durch Ablagerung schwindet freies Hämoglobin bald aus dem Plasma. Diese Ablagerung findet statt in Leber, Niere, Milz, Knochenmark, paraaortalen Lymphdrüsen der Bauchhöhle, in portalen Lymphdrüsen (Hämochromatose S. 295). Diese Organe können infolgedessen rostfarben werden; z. B. bei Malaria, perniziöser Anämie, bei „diabète bronzé" (schwere Zuckerkrankheit mit Leberzirrhose). Ein Teil des gelösten Hämoglobins kann in Harnurobilin umgewandelt werden (Urobilinurie). Hierzu sei bemerkt, daß es mehrere Urobiline gibt, und daß das Harnurobilin nicht identisch ist mit Hydrobilirubin (HOPKINS und GARROD, vgl. HAMMARSTEN, Physiol. Chemie u. a.).

Das der Leber zugeführte Hämoglobin wird, wenigstens zum Teil, in Gallenfarbstoff umgewandelt, wie normaliter. Durch die große Menge freien Hämoglobins bei Blutdissolution nimmt aber die Menge Gallenfarbstoff zu (Polycholie), und mitunter sogar so stark, daß die dadurch dicke Galle feinere Gallenwege verlegt. Es wird dann Galle ins Blut aufgenommen (Ikterus, § 142), welche die Hämolyse zu verstärken vermag. Ein solcher Ikterus ist eine ernste Erscheinung der Blutdissolution, bei septischen und anderen Zuständen.

Während eisenfreie Pigmente (Hämatoidin, Bilirubin) bei Blutdissolution selten in größerer Menge gefunden werden, lassen sich kleine gelbliche Körnchen, Hämosiderin, in denen Eisen manchmal in großer Menge nachweisbar ist, mikroskopisch in den Endothelzellen und in Leberzellen, besonders in der Nähe des periportalen Bindegewebes, nachweisen (Abb. 98).

Die Malariaparasiten vernichten Chromozyten, in denen sie leben und wachsen. Es kommt nun bei Malaria mitunter, z. B. bei Europäern, nachdem sie einige Zeit in gewissen Gegenden Afrikas gelebt haben, Schwarzwasserfieber (Febris haemoglobinurica perniciosa, fièvre bilieuse hématurique) vor. Bösartige, unregelmäßige Fieberanfälle, die mit Schüttelfrost einsetzen, mit Benommenheit, Delirien, schwerer Blutdissolution und starker Hämoglobinurie („Schwarzwasser") verlaufen. Die

Frage, ob sie der Malaria oder Chiningebrauch (R. Koch) zuzuschreiben sind, ist von mehreren Ärzten dahin beantwortet, daß Schwarzwasserfieber allerdings auch ohne vorherigen Chiningebrauch eintreten, aber durch hohe Chiningaben hervorgerufen werden kann; niemals aber wurde es ohne Malaria beobachtet, die eine „Disposition" schaffe.

Erwähnt sei hier auch die paroxysmale Hämoglobinurie. „Eigentümliche Anfälle charakterisieren sie: unter Frost und Hitze, Fieber, Parästhesien und allen möglichen Schmerzen beginnen die Kranken einen burgunderroten oder tiefbraunen Harn zu entleeren. Er enthält Serumeiweiß, besonders aber reichliche Mengen von Oxy- und Methämoglobin und dabei — in den Schulfällen wenigstens — nur ganz vereinzelte Erythrozyten. Leber und Milz schwellen an, zuweilen stellt sich Ikterus ein, Angst und Beklemmung kommen manchmal hinzu. Nach einigen Stunden ist alles vorüber und nur dunkle Darmentleerungen erinnern noch an das Erlebte" (Krehl). Von diesem Typus kommen allerdings mannigfache Abweichungen vor.

Die Anfälle werden durch Muskelanstrengung („Marschhämoglobinurie") und, noch häufiger, durch Abkühlung der Hautoberfläche („Kältehämoglobinurie" durch Aufenthalt in kalter Luft, Eintauchen einer Hand in Eiswasser) hervorgerufen. Man hat mehrmals eine Beziehung zu Syphilis angenommen. Abgesehen davon, ist die Frage noch nicht entschieden, ob eine abnorm geringe Resistenz der Chromozyten vorliegt oder ob sich im Blutplasma ein Hämolysin findet. Chvostek, Landsteiner und Donath, L. van 't Hoff u. a. wiesen eine verringerte Resistenz bei paroxysmaler Hämoglobinurie nach. Bemerkenswert sind die Anfälle, wo sich das Plasma als frei von Hämoglobin erweist (Hayem); sie lenken die Aufmerksamkeit auf die Nieren als Stätte der Entstehung hin. Vielleicht spielt in gewissen Fällen die Kohlensäure eine Rolle.

Ähnliche Hämoglobinurie kommt vor nach Transfusion von Menschenblut, besonders bei Anämischen, was zur Vorsicht mahnt.

Hämoglobinämie mit oder ohne Hämoglobinurie kommt nach Verbrennung (S. 86) und nach Verbrühung vor. Es gibt aber Fälle von Hautverbrennung, wo man post mortem weder in den Nieren noch im Harn Zeichen von Hämoglobinurie nachzuweisen vermag, während doch Hämoglobinämie bestand. Vielleicht fehlte, eben bei schwerer Verbrennung, die Zeit zur Hämoglobinurie, indem der Tod rasch eintrat.

Die Bedeutung der Hämolyse für die Atmung ist nicht hinreichend untersucht. Kommt dem freien Hämoglobin noch eine respiratorische Tätigkeit zu? Warburg hat diese Frage für Gänsehämoglobin zustimmend beantwortet. Sie ist aber von untergeordneter Bedeutung, weil das Hämoglobin ja rasch aus dem Blut schwindet. Es kommt also an auf die unversehrt bleibenden Erythrozyten. Wieviel normale Chromozyten genügen für eine ausreichende Atmung? Dies ist eine noch unbeantwortete Frage. Die Bindung vom Sauerstoff und Hämoglobin ist wahrscheinlich eine chemische, wobei 1 Mol $Hb + 1$ Mol $O_2 \rightleftarrows 1$ Mol OHb. Damit wird die Möglichkeit jedoch nicht geleugnet, daß Adsorption eine gewisse Rolle spielt. Die Änderung des Spektrums von Hb in das von OHb weist aber auf Änderung des Moleküls hin (Butterfield). Die respiratorische Tätigkeit des Hämoglobins kann nicht nur durch Hämo(globino)lyse, sondern auch durch feste Bindung des nicht gelockerten Hämoglobins an Gasen wie CO beeinträchtigt werden (S. 116).

Man kann die Größe, das Volumen, die Elastizität, die Zahl und den Farbstoffgehalt der Chromozyten bestimmen. Die Zahl mit dem Zahlapparat von Thoma-Zeiss, den Farbstoffgehalt mit dem Hämoglobinometer von Gowers, Sahli, von Fleischl-Miescher oder von Hoppe-Seyler oder spektrophotometrisch. Beim Mann findet man ungefähr 14, bei der Frau ungefähr 13 g in 100 ccm Blut. Es entspricht die Färbeintensität einer Hämoglobinlösung ihrer Sauerstoffkapazität (Hüfner, Butterfield).

Bekanntlich finden sich normaliter beim Mann 5 und beim Weib $4,5$ Millionen Chromozyten gegen 8000—9000 Leukozyten in 1 cmm Blut. Die Blutkörperchenzahl läßt sich nur beurteilen, wenn nicht durch starkes Schweißen, durch Durchfall oder durch starke Wasseraufnahme sich das Blutvolumen geändert hat. Außerdem dürfen wir nie vergessen, daß eine ungleiche Verteilung der Blutkörperchen im peripheren und Organen-Blut vorliegen kann, während wir am lebenden Menschen nur das periphere Blut untersuchen. Die Zahl der Chromozyten kann zunehmen (Hyperglobulie der Franzosen, rote Polyzytämie) oder abnehmen (Hypoglobulie, Oligozytämie). Wir haben die Polyglobulie (Polyzytämie) durch Transfusion und bei Eindickung des Blutes schon früher erwähnt.

Durch Körperbewegung in der freien, frischen Luft und geeignete Ernährung nimmt die Chromozytenzahl zu, während bald darauf auch der Farbstoffgehalt des Blutes anzusteigen pflegt. Dies hat man wenigstens bei Besuchern einiger Luftkurorte über jeden Zweifel erhoben (S. 109). Ferner ist, nach MALASSEZ, die Chromozytenzahl im Winter höher als im Sommer. Und bei chronischer Zyanose (bei angeborenen Herzfehlern) nimmt ihre Zahl bis zu 8 oder 9 Millionen zu. Diese Beobachtungen haben zur Zusammenfassung (keineswegs Erklärung!) geführt: es nehme die Chromozytenzahl jedesmal zu, wenn der Organismus ein gesteigertes Sauerstoffbedürfnis hat, wie durch gesteigerte Verbrennung im Winter, wie im Hochgebirge, usw. Dann pflegt auch der Farbstoffgehalt der einzelnen Chromozyten zuzunehmen. Wodurch und wie, wissen wir nicht genauer.

Wir kennen auch eine Polyzytämie bei CO-, Arsen- und Phosphorvergiftung, bei Trichinellose und Milztuberkulose. Ferner tritt Polycytaemia vera s. rubra auf bei Zuständen mit chronischer Zyanose, nämlich bei angeborenen Herzfehlern. Bei erworbenen Herzfehlern älterer Leute hat man sie bis jetzt nicht beobachtet. Man faßt die Zyanose als primär, die Polyglobulie als sekundär auf. Außerdem kommt eine „selbständige" Polyzytämie vor, die TÜRK als Erythrämie oder Erythrozytämie bezeichnet hat, und die mit oder ohne Milzschwellung bestehen kann. Die Form mit Milzschwellung entspricht der Polycytaemia megalosplenica (VAQUEZ). Es ist eine dauernde Vermehrung der Chromozyten bis auf 8 Millionen und mehr; auch die Leukozyten haben zugenommen bis auf 35000, ja 45000 in 1 cmm Blut (s. unten). Der Hämoglobingehalt des Blutes ist erhöht, aber nicht im Verhältnis zur Chromozytenzahl. Außerdem hat man in einigen Fällen Polyämie, also Plethora polycytaemica, festgestellt. Haut und sichtbare Schleimhäute zeigen eine purpurrote Farbe (Erythrose), Kopfschmerzen, Schwindelanfälle, Nasen- und Zahnfleischblutungen kommen vor, die tödlich werden können. Auch Herzinsuffizienz — durch vermehrte Viskosität? — kann dem Leben ein Ziel stecken. Die Milzschwellung und die vermehrte blutbildende Tätigkeit des Knochenmarks sind noch unerklärt. Im allgemeinen ist die Bedeutung der verschiedenen Fälle von Polyzytämie noch dunkel und die Frage nach ihrer genetischen Zusammengehörigkeit noch nicht zu beantworten. GAISBÖCK beschrieb eine Polycytaemia rubra, meist ohne Milzvergrößerung, mit Blutdrucksteigerung (Polycytaemia hypertonica).

Eine dauernde Hypoglobulie finden wir bei chronischen Anämien verschiedenen Ursprunges: nach wiederholtem Blutverlust, bei langdauernder Inanition (zusammen mit Hydrämie, S. 597), bei gewissen chronischen Infektionskrankheiten wie Syphilis, Malaria, Lungenschwindsucht. In letzteren Fällen können mehrere Faktoren zusammenwirken: Giftwirkung, gestörte Tätigkeit des Magendarmkanals, Blutdissolution bei Malaria, Blutverluste durch Hämoptoe usw.

Unmittelbar nach der Geburt ist die Zahl der Chromozyten groß, sie sinkt in den ersten Lebenswochen herab bis auf ein Minimum (damit hängt der Icterus neonatorum zusammen), um dann wieder anzusteigen während des Wachstums und im höheren Alter wieder abzunehmen. |

Bei Hydrämie nach Blutverlust finden wir nicht nur relative, sondern auch absolute Oligozytämie; ebenso sofort nach Hämolyse, nach Verbrennung usw. Bei Hydrämie ohne voraufgehende Vernichtung von Chromozyten ist die Oligozytämie nur eine relative. Nach Blutverlust, also bei posthämorrhagischer Anämie, pflegt aber bald Regeneration einzutreten: es erscheinen Normoblasten oder Erythroblasten (kernhaltige Chromozyten, kernlose Chromozyten werden auch wohl Erythro- oder Normozyten genannt), die als Jugendformen zu betrachten sind, im Blut.

Im Blute des Säugetierembryos finden sich zunächst nur kernhaltige rote Blutkörperchen, ähnlich wie bei den erwachsenen niederen Wirbeltieren. In der fötalen Zeit erscheinen dann kernlose Chromozyten, die allmählich an Zahl zunehmen, während die kernhaltigen zurücktreten, so daß diese im Blut des Neugeborenen fehlen. Sobald aber, wie nach Blutverlust, das Knochenmark „aktiv" wird (S. 613), erscheinen Normoblasten im Blut. Wie Erythrozyten durch Kernverlust aus ihnen entstehen, ist unbekannt. Man nimmt wohl an „durch Auflösung" des Kerns — wie geht das aber? Manchmal finden sich noch Kernreste in den Chromozyten. Mit den Normoblasten nicht zu verwechseln sind Megaloblasten, große kernhaltige Chromozyten, die nur bei schweren Anämien im Blut nachweisbar sind.

Der **Hämoglobingehalt** des Blutes, bedingt von dem Eisengehalt, ist von dem der einzelnen Chromozyten wohl zu unterscheiden.

Der Hb-Gehalt des Blutes ist offenbar dem mittleren Hb-Gehalt und der Zahl der Chromozyten proportional. Man hat das Verhältnis des Hämoglobingehalts des Blutes (Hb) zum Chromozytenprozent (Z) als **Färbeindex** bezeichnet. Also Hb : Z = F. J. Mit Z wird das Verhältnis der festgestellten Chromozytenzahl

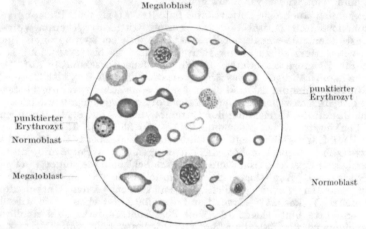

Abb. 287.   Perniziöse Anämie (JENNER-MAY-Färbung). Megaloblasten, Normoblasten, punktierte Erythrozyten, polychromatophile Erythrozyten, Poikilozytose (nach LENHARTZ und ERICH MEYER).

zur normalen Zahl (5 Millionen) in 1 cmm gemeint; wenn man z. B. 4 Millionen Chromozyten findet, ist $Z = {}^4/_5 = 80\ \%$, und folglich $F.\ J = \dfrac{Hb}{80}$. Über die Bestimmung des Hb-Gehalts vgl. die Lehr- und Handbücher der klinischen Untersuchungsmethoden.

    Starke Zu- bzw. Abnahme des Hb-Gehalts der einzelnen Chromozyten ist mikroskopisch erkennbar, erstere an der mehr gesättigten, letztere an der blasseren ja fehlenden Färbung des inneren Teils des Blutkörperchens (Ring- oder Pessarform.) Die Bestimmung des Hb-Gehalts und der Chromozytenzahl ist oft ungenau.

    Im allgemeinen vermögen Schädigungen, welche die Chromozytenzahl verringern, auch ihren Farbstoffgehalt zu mindern. Das wie und wodurch ist aber keineswegs klar. Verringerten Farbstoffgehalt des Blutes nennt man Oligochromämie oder Hypochromämie. Bei posthämorrhagischer Anämie trifft man sie an. Oligochromämie findet sich neben Abnahme der Chromozytenzahl bei manchen Infektionskrankheiten (HAYEM). Der Färbeindex ist dabei gewöhnlich etwas geringer (NÄGELI). Absolute Hyperchromämie (abnorm hoher Farbstoffgehalt des Blutes) findet sich bei Polyzytämie und Erythrämie. Über andere Anämien sollen wir unten reden.

    Auch die Gestalt und Färbbarkeit der roten Blutkörperchen und ihre Veränderungen sind wichtig. Die Form und Größe der normalen Chromozyten sind

ungefähr gleich. Nach HAYEM haben die meisten einen Durchmesser von 7 μ und
nur ungefähr 25 % einen Durchmesser von bis 8,5 bzw. 6,5 μ. Unter pathologischen
Umständen finden sich große, Makro - oder Megalozyten mit einem Durchmesser
von 9 bis 16 μ (,,Gigantozyten") und abnorm kleine, Mikrozyten von 6 bis 2,9 μ.
Finden sich Blutzellen verschiedener Größe nebeneinander, so redet man von
Anisozytose. Mitunter finden sich kleine, hantel- oder birnenförmige Gebilde: Diese
Verschiedenartigkeit der Gestalt nennt man Poikilozytose (QUINCKE) (Abb.287).
Jene Gebilde sind wahrscheinlich durch Abschnürung und Absprengung normaler
Chromozyten im Blut entstanden (EHRLICH). Dies tritt nicht nur bei perniziöser
Anämie sondern auch sonst, sogar durch Kunstfehler bei Anfertigung des Blut-
präparates, ein. Makro- und Mikrozyten finden sich bei manchen Anämien.

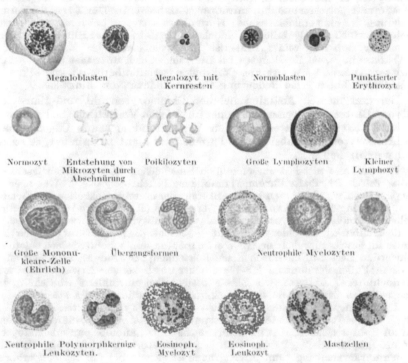

Abb. 288. Blutzellen. Färbung nach JENNER-MAY (nach LENHARTZ und ERICH MEYER).

Durch Einwirkung gewisser Blutgifte (Phenylhydrazin, Pyrodin, Nitrobenzol)
treten beim Menschen auffallend blaß gefärbte neben normalen Blutkörperchen
auf (R. PALTAUF), was einer ungleichmäßigen Verteilung des Giftes unter den Chromozyten oder einer verschiedenen individuellen Empfindlichkeit derselben oder beidem
zuzuschreiben ist. Es können sogar durch Einwirkung von chlorsaurem Kali und
anderen Giften glänzende, farbstoffhaltige Körner aus den Chromozyten ausgeschieden
werden (MARCHAND, HEINZ).

Chromozyten sind azidophil, daher eosinophil. Mitunter treffen wir aber
Chromozyten an, die zugleich basophil sind, so daß sie sich durch Methylenblau
blau färben. (Polychromasie oder Polychromatophilie.) Sie kommt in embryonalem Blute und überhaupt bei jungen Chromozyten vor. Der junge Zelleib überhaupt zeigt ja oft Basophilie. Nach MORAWITZ findet sich Polychromasie außerdem
bei stärkerer Sauerstoffaufnahme und nach PAPPENHEIM auch als Entartungs-
erscheinung. Mit der Polychromasie dürfte eine basophile Körnelung, Tüpfelung
oder Punktierung, die durch Methylenblau leicht nachweisbar ist, in gewissem

Zusammenhang stehen. Sie tritt z. B. bei Bleivergiftung als Früherscheinung ein, auch durch andere Blutgifte und weist, nach NÄGELI, auf pathologische Neubildung von Chromozyten hin. Die Körnchen verhalten sich färberisch nicht ganz wie Chromatin, weil sie sich mit Pyronin rot färben. Man findet diese Körnelung auch bei verschiedenen Anämien.

Wir haben oben schon das Auftreten von Normoblasten (Erythroblasten) im Blut erwähnt. Neben diesen normal großen können nun auch abnorm große kernhaltige Chromozyten, Megaloblasten, bzw. Gigantoblasten im Blute auftreten. Während der Normoblastenkern körnig oder diffus verteiltes, reichliches Chromatin besitzt, ist der Kern der Megaloblasten weniger chromatinreich und viel größer. Der Zelleib der Normoblasten verhält sich färberisch ganz wie der der Chromozyten, er kann ebenfalls getüpfelt sein usw. Der Zelleib der Megaloblasten ist fast immer polychromatophil, mitunter stark basophil. Der Typus der normalen Blutbildung ist die normoblastische; Normoblasten treten bei den verschiedensten Anämien, einfach als Folge erhöhter Knochenmarkstätigkeit, im Blut auf. Sie können Zeichen der Besserung sein ("Blutkrise"). Megaloblasten im Knochenmark und ihre Abkömmlinge, die Megalozyten im Blut, finden sich aber fast nur bei schwerer perniziöser Anämie, sonst fast nie. Mikroblasten sind überhaupt sehr selten. Die Megaloblasten haben keine Bedeutung für die Bildung von Blutzellen.

Bei den meisten **Anämien** nehmen Chromozytenzahl und Hämoglobingehalt des Blutes ab, jedoch nicht immer im gleichen Verhältnis. So kennzeichnet sich die Chlorose durch eine in den Vordergrund tretende Oligochromämie. Die Chromozyten sind dabei an Zahl wenig oder nicht vermindert, es sei denn in schweren Fällen.

Die Chlorose tritt fast ausschließlich bei Mädchen im Entwickelungsalter ein, offenbar durch fehlerhafte Chromozytenbildung ("Achroozytose"). Was aber diese bedingt, wissen wir nicht; man hat an Störung der inneren Sekretion der Eierstöcke (S. 550), an angeborene (KAHANE) bzw. erworbene (R. PALTAUF) Minderwertigkeit der blutbereitenden Organe, an Hypoplasie des Gefäßsystems (VIRCHOW) — wogegen aber die Heilbarkeit der Chlorose spricht — gedacht. SAHLI hat auf eine „larvierte" Chlorose hingewiesen, wobei der Hb-Wert normal zu sein scheint, jedoch chlorotische Beschwerden bestehen, die durch Eisen-Behandlung schwinden. Er nimmt an, daß in solchen Fällen der normale Hb-Wert höher ist als sonst. Etwas anderes ist die „Pseudochlorose" LAACHES, wo Blässe besteht, bei normalem Hb-Gehalt, durch angiospastische Zustände wie bei VERMEHRENS „Pseudoanaemia spastica."

Es treten, wie wir sahen, bei vielen Anämien Erythroblasten ins Blut. Mitunter bleiben sie aber aus, indem das Fettmark gelb bleibt, und während die Leukozyten an Zahl abnehmen, HAYEM nennt solche Fälle „anémie par anhématopoèse," EHRLICH „aplastische", PAPPENHEIM „aregeneratorische" Anämie. Deutliche Knochenmarkerkrankung kann ihr zugrunde liegen wie bei der „osteosklerotischen Anämie" (ASKANAZY u. a.).

Außerdem kommen Anämien vor, die man als sekundäre bezeichnet, wenn man eine Veränderung außerhalb der blutbereitenden Organe dafür verantwortlich zu machen vermag, wie z. B. Magenkrebs, Lungentuberkulose, Anämie durch ungenügende Ernährung; als primäre, wenn man eine solche nicht anzudeuten weiß. Bei wiederholter posthämorrhagischer Anämie pflegt der Färbeindex niedrig zu sein, wenn die Neubildung der Chromozyten nicht gleichen Schritt hält mit dem Verlust. Bei den sekundären Anämien hält die Abnahme des Hämoglobingehalts gleichen Schritt mit der der Chromozytenzahl. Bei posthämorrhagischer Regeneration nehmen zunächst die Chromozyten an Zahl zu, der Hb-Gehalt langsamer. Sowohl primäre wie sekundäre Anämien können tödlich werden. Als besondere Form hat BIERMER 1868 die progressive perniziöse (früher auch „idiopathische" oder „essentielle" genannte) Anämie unbekannten Ursprunges beschrieben.

Die Anämie durch Bothriocephalus latus oder andere Bandwürmer, die Anämie der Tunnel- und Bergarbeiter (durch Ankylostoma duodenale, das Darmblutungen bewirkt, wozu vielleicht Giftwirkung kommt) gehören nicht zur perniziösen Anämie. Ebensowenig eine Anämie bei klinisch latentem Magenkrebs oder Tuberkulose. Das Blutbild bei der perniziösen Anämie kennzeichnet sich durch starke Anämie mit hohem Färbeindex; Verminderung der gelapptkernigen Leukozyten, Vermehrung der Lymphozyten, während das Auftreten starker Anisozytose mit Megaloblasten auch auf sie hinweist. Allerdings kann es eine „aplastische" Anämie sein, gerade bei den schwersten Fällen, so daß die Chromozyten nur geringe Veränderungen aufweisen. Bei der Autopsie ist kennzeichnend die Hämosiderose der inneren Organe (Leber, besonders periportal, und Milz), die bei den posthämorrhagischen Anämien zu fehlen pflegt. Im zentralen Nervensystem haben NONNE u. a. Blutungen mit Rundzelleninfiltration, pachymeningitische Membranen usw. nachgewiesen. Ist diese Anämie einer (enterogenen) Giftwirkung zuzuschreiben? Man hat diese Frage gestellt aber noch nicht beantwortet.

Die gelapptkernigen Leukozyten können bei anderen Anämien vermehrt sein: so in den ersten Tagen nach Blutverlust, ferner bei Anämie durch eine bösartige Geschwulst.

LEUBE hat (1900) als Leukanämie gewisse „atypische schwere Anämien" angedeutet: zahlreiche Normo- und Megaloblasten, gewöhnlich Leukozytose und viele Myelozyten. Er dachte eine akute Mischform der Biermerschen Anämie mit Leukämie (s. unten) vor sich zu haben. Es handelt sich jedoch nicht oder nicht immer darum, sondern wahrscheinlich, um Knochenmarksreizung verschiedenen Ursprunges, z. B. durch Krebs des Marks, ferner bei Malaria (ZERI), nach NÄGELI bei Anaemia pseudoleucaemica infantum (S. 618).

Die farblosen Blutkörperchen (Leukozyten), die wir in normalem menschlichem Blut antreffen, sind:

1. Die kleinen „mononukleären" rundkernigen Lymphozyten mit chromatinreichem, rundem oder eiförmigem, bisweilen leicht eingebuchtetem Kern, der fast die ganze Zelle ausfüllt. Die Lymphozyt ist meist etwas kleiner als die Chromozyt. Das Vorkommen von Granula (SCHRIDDE) in ihrem Zelleib wird von anderen Forschern verneint. Sie stellen 20—25 % aller farblosen Blutkörperchen dar, also 1200—2000 im cmm Blut. Ihre Vermehrung bezeichnet man als Lymphozytose, ihre Abnahme als Lymphopenie.

2. Die großen mononukleären rundkernigen Leukozyten, auch wohl als große Lymphozyten betrachtet, die größten Blutzellen und die „Übergangsformen" (EHRLICH). Die ersteren haben einen großen runden, die letzteren einen großen eingebuchteten oder stärker gelappten Kern: EHRLICH, DOMINICI und PAPPENHEIM betrachteten sie als Übergangsformen zu den gelapptkernigen Leukozyten, was jedoch andere Forscher bestreiten. Der Kern ist wenig chromatinreich. In ihrem schwach basophilen Zelleib lassen sich, ebenso wie bei den kleinen Lymphozyten, durch GIEMSAfärbung Azurgranula darstellen. Es sind Makrophagen METSCHNIKOFFS. Sie stellen 3—5 % aller weißen Blutkörperchen dar, also 200—400 im cmm Blut. Von Bedeutung ist, daß die Zahl der „mononukleären" Leukozyten beim Kind, bis in die Pubertät, größer ist.

3. Polymorphkernige, multinukleäre oder gelapptkernige Leukozyten, häufig kurz als „Leukozyten" angedeutet im Gegensatz zu den Lymphozyten, die aber auch Leukozyten sind. Sie werden auch wohl als „Granulozyten" bezeichnet, weil sie scharf begrenzte Körnchen, Granula, im Zelleib haben. EHRLICH u. a. messen diesen Körnchen eine sehr große Bedeutung bei zur Unterscheidung der Lymphozyten, denen sie fehlen. Je nachdem sich die Körnchen mit Triazid (oder nach JENNER-MAY) oder mit Eosin mehr oder weniger stark rot, oder durch Methylenblau blau oder blauviolett färben, unterscheidet man Leukozyten mit neutro- oder amphophilen, solche mit azido- oder eosinophilen, und solche mit basophilen Körnchen, welch letztere Mastzellen genannt werden. Die biologische Bedeutung dieser Körnchen ist dunkel, ebenso wie ihre Entstehung; gewisse Vorsicht bei differentialdiagnostischer Anwendung derselben ist immer erwünscht.

Die Leukozyten mit neutrophilen Körnchen oder kurz neutrophilen Leukozyten stellen 70—72 % aller weißen Blutkörperchen dar, also 5000—5500 im cmm Blut. Ihr Kern ist gelappt, vielgestaltig, es scheinen mitunter mehrere getrennte

Kernstücke vorhanden zu sein. Es sind dies die gelapptkernigen Leukozyten, denen wir bei akuten Entzündungen zu begegnen pflegen, obwohl wir mitunter auch eosinophile Leukozyten, sogar in großer Zahl, dabei antreffen. METSCHNIKOFF deutet sie als „Mikrophagen" an. ARNETH hat noch besondere Formen unterschieden, auf die wir jedoch nicht eingehen.

Die eosinophilen Leukozyten sind etwas größer als die neutrophilen, die schon größer sind als Chromozyten. Ihr Kern ist weniger gelappt. Die eosinophilen Granula zeigen einen hämoglobinartigen Glanz. Die Zahl dieser Zellen beträgt 0,5—3 % aller Leukozyten, also ungefähr 150 Zellen im cmm Blut. Wir begegnen ihnen manchmal bei Entzündung der Darmschleimhaut, Nasenschleimhaut, bei Asthma. Ob sie besonders durch bestimmte (welche ?) Stoffe angelockt werden ? Das könnte nicht wundern, weil wir dies ja auch für die Lymphozyten und neutrophilen Leukozyten annehmen müssen (S. 392), wobei jedesmal die Konzentration des Stoffes zu berücksichtigen ist.

Die basophilen Leukozyten oder Mastzellen kennzeichnen sich durch grobe, basophile Granula, die aber den Farbstoff wieder leicht abgeben. Sie machen 0,5 % aller farblosen Blutkörperchen aus, also 50 Zellen im cmm Blut.

Unter pathologischen Umständen können die myelogenen Vorstufen der gelapptkernigen Leukozyten — die ja, wenigstens zum Teil, im Knochenmark gebildet werden — ins Blut treten, also neutrophil oder azido- oder basophil gekörnte Myelozyten (Markzellen — auch die Myeloblasten (s. unten) werden wohl als unreife Markzellen bezeichnet —), bzw. Übergangsstufen von diesen Zellen zu den entsprechend granulierten gelapptkernigen Leukozyten. Diese Myelozyten sind große Zellen mit chromatinarmem, ungelapptem Kern (Abb. 288). Sie treten bei schweren Anämien, bei Knochenmarksreizung (bei Infektionskrankheiten) im Blute auf, wie wir weiter unten an Beispielen sehen werden.

Außerdem können ungranulierte, „unreife" Myelozyten, die den großen mononukleären Leukozyten (große Lymphozyten) ähnlich (vielleicht gleich ?) sind, unter pathologischen Umständen im Blut angetroffen werden. Es sind CORNILS „cellules medullaires", NÄGELIS Myeloblasten, PAPPENHEIMS Lymphoidozyten, SCHRIDDES Lymphoblasten; die TÜRKschen Reizungsformen (die Plasmazellen ähnlich bzw. gleich sind und von NÄGELI und SCHRIDDE als pathologische Myeloblasten betrachtet werden) gehören zu dieser vielleicht gar nicht einheitlichen Gruppe (Die Plasmazellen in entzündetem Gewebe sind wahrscheinlich andere Gebilde, die aus Lymphozyten entstehen und sich durch mitotische Teilung vermehren können.) Sowohl Mitochondrien von ALTMANN-BENDA, wie Azurkörnchen und andere Merkmale hat man nicht nur in Myeloblasten sondern auch in großen Lymphozyten nachgewiesen, so daß eine Unterscheidung dieser zwei Zellformen schwer ist. Die Bedeutung all dieser Zellen ist nichts weniger als klar. Mehrere Autoren haben verschiedene Bezeichnungen angewendet, was die Unklarheit und Gefahr von Mißverständnis nicht wenig vergrößert. Allgemein nimmt man an, daß die gekörnten Leukozyten aus gekörnten Myelozyten, und diese aus ungekörnten Knochenmarkszellen (Myeloblasten) entstehen. Zwischenformen hat man genug beobachtet; jedoch sollen wir auch hier nicht vergessen, daß morphologische „Zwischenformen" keineswegs ohne weiteres genetische Zwischenstufen bedeuten. Der genetische Zusammenhang dieser verschiedenen Zellformen ist keineswegs festgestellt, die Untersuchung von Reinkulturen wäre dazu erforderlich. Nur Vorstellungen von Wahrscheinlichkeiten hat man sich bis jetzt gebildet. Nicht nur über Einzelheiten, sondern auch über Hauptfragen ist man jedoch noch nicht einig geworden. Der Hauptsache nach besteht eine dualistische und eine unitarische Auffassung.

Die älteste dualistische oder polyphyletische Auffassung (EHRLICH) unterscheidet scharf die Entstehung der kleinen Lymphozyten und die der übrigen weißen Blutkörperchen mitsamt den sogen. großen Lymphozyten. Die kleinen Lymphozyten entstehen nach EHRLICH nur aus Lymphoblasten, d. h. Zellen der Keimzentren

der Lymphfollikel, vielleicht aber auch aus Zellen des lymphatischen (lymphadenoiden) Gewebes im Knochenmark. Lymphfollikel finden sich bekanntlich
nicht nur in Lymphdrüsen, sondern auch in der Milz, der Schleimhaut des Magendarmkanals und ferner zerstreut an einigen Stellen des Körpers. Sie sind als anatomische Einheiten zu betrachten. Die Granulozyten und großen Lymphozyten
entstehen aber, ebenso wie die Erythrozyten, nur im Knochenmark, und zwar aus
myeloidem (myeloischem) Gewebe, das sich neben lymphatischem Gewebe in demselben findet. Beide Gewebe werden von EHRLICH scharf getrennt. In Lymphdrüsen,
Lymphfollikeln und Milz hat man bis jetzt unter normalen Umständen nie myeloides
Gewebe nachgewiesen. Bemerkenswert ist, daß beim Embryo die Bildung der übrigen
weißen Blutkörperchen der der kleinen Lymphozyten voraufgeht, daß also eine
zeitliche Trennung besteht. (ASKANAZY hat im Mark des menschlichen Femurs
Lymphknötchen, fast stets ohne Keimzentren, nachgewiesen, welche, wie die Milzfollikel, an „arterielle Kapillaren" gebunden sind.)

Das myeloide Gewebe zerfällt in einen erythroblastischen und einen
leukoblastischen Anteil. Das erythroblastische bildet rote Blutkörperchen;
es findet sich nach der Geburt nur im Knochenmark, vor der Geburt außerdem in
Leber und Milz. Das leukoblastische Gewebe bildet die gelapptkernigen Leukozyten,
ebenfalls nach der Geburt nur im Knochenmark. Die Grenzen zwischen diesen
beiden Geweben sind zurzeit aber nicht zu ziehen — wir vermögen ja die verschiedenen
Stammzellen der weißen und roten Blutkörperchen noch nicht einmal sicher anzudeuten. Nur dies ist wahrscheinlich, daß die gekörnten gelapptkernigen Leukozyten
aus gleich gekörnten Myelozyten (Abb. 288), und diese aus ungekörnten Myeloblasten entstehen. Eine sichere histogenetische Andeutung fehlt, wir kennen ja nicht
einmal das relative Alter jener Zellformen, und eine Forschung isolierter Zellen,
in Reinkultur, liegt bis jetzt nicht vor. Die Stammzellen der Erythroblasten, d. h.
der kernhaltigen Mutterzellen der Erythrozyten, aus denen diese unter Kernverlust
entstehen, sind somit noch nicht von denen der Leukozyten zu unterscheiden.

Nach der unitarischen oder monophyletischen Auffassung (FERRATA,
MAXIMOW, WEIDENREICH u. a.) entstehen sämtliche weißé Blutkörperchen aus
einer und derselben Stammzelle und sie können alle in allen blutbildenden Geweben
gebildet werden. Eine große, ungekörnte, einkernige Markzelle (Myeloblast) stellt
die Stammzelle dar. Während der WEIDENREICH, GRAWITZ u. a. eine Umwandlung
der fertigen Lymphozyten in gelapptkernige weiße Blutkörperchen für möglich
erachten, schließen PAPPENHEIM und FERRATA diese Möglichkeit aus, wie EHRLICH
es selbstverständlich tut. Auch nach diesen Forschern sind die gekörnten Myelozyten als Mutterzellen der gleich gekörnten Leukozyten zu betrachten.

Im normalen roten, früher „lymphoid", jetzt myeloid (myeloisch) genannten
Knochenmark finden wir jedenfalls nebeneinander: 1. ungekörnte Myeloblasten,
2. gekörnte Myelozyten (neutro-, baso- und eosinophile), 3. Erythroblasten
verschiedener Größe und Erythrozyten, 4. Megakaryozyten, große Riesenzellen
(etwa 30—40 μ) mit großem, chromatinreichem, stark gelapptem, manchmal wal-
nußartigem Kern; sie liegen mitten im Mark und entstehen wahrscheinlich aus Leukozyten oder deren Vorstufen; 5. Osteoklasten, gewöhnlich mehrkernige große
Zellen, die in der Nähe des Knochens liegen. Außerdem auch gekörnte Leukozyten,
wie sie im Blute vorkommen und die nicht identisch sind mit den entsprechend
gekörnten Myelozyten, aus denen sie hervorgehen. All diese Zellen liegen meist
locker und nicht ganz ordnungslos, obwohl eine bestimmte Ordnung schwer festzustellen ist. Die rote Farbe verdankt das Knochenmark den Chromozyten und
Erythroblasten. Die Myeloblasten lassen sich von größeren Lymphozyten nicht
sicher unterscheiden.

Eine vorübergehende Zunahme der Leukozyten im peripheren Blute
nennt man Leukozytose (kurzer Ausdruck für Hyperleukozytose), eine solche
von Lymphozyten Lymphozytose (Lymphämie). Obwohl Lymphozytose
auch eine Leukozytose ist, meint man mit letzterer Bezeichnung ohne weiteres
eine Vermehrung nur der gelapptkernigen Leukozyten. Diese Leukozytose
ist eine absolute; Lymphozytose kann aber relativ sein, und zwar dann, wenn
sie auftritt ohne Zunahme der Gesamtzahl der weißen Blutkörperchen, also

unter Abnahme der übrigen Leukozyten. Man hat dies z. B. beim Bauchtyphus, beim Morbus BASEDOWI (durch Wirkung des pathologischen Schilddrüsensekrets ?), ferner nach Einspritzung von Tuberkulin oder Pilokarpin beobachtet. Es handelt sich dabei hauptsächlich um Zunahme der kleinen, nur ausnahmsweise (z. B. bei Malaria) um die der großen Lymphozyten. Absolute Abnahme der Leukozyten im peripheren Blut nennt man Hypoleukozytose oder Leukopenie.

Physiologische Leukozytose ist die während der Verdauung, besonders eiweißreicher Kost. Die Leukozytenzahl erreicht dann 3—4 Stunden nach der Mahlzeit ihren höchsten Wert,. d. h. eine Zunahme um 30—40 % (RIEDER). Starke Muskelarbeit kann auch Leukozytose hervorrufen (Marschleukozytose). In den letzten Schwangerschaftsmonaten erweist sich die Leukozytenzahl um 50—80 % vermehrt. Bei diesen physiologischen Leukozytosen ist im allgemeinen das Zahlenverhältnis der verschiedenen Formen normal. Eine so rasch auftretende und verschwindende Leukozytose wie die physiologische beruht wahrscheinlich nur auf einer geänderten Verteilung der weißen Blutkörperchen im peripheren und zentralen Blut bzw. Knochenmark durch chemotaktische oder andere Einflüsse. Bei den pathologischen Leukozytosen ist hingegen besonders eine bestimmte Leukozyte vermehrt: So gibt es eine neutro-, eosinophile bzw. Mastzellenleukozytose, und eine Lymphozytose. Bei der Bestimmung der dia- und prognostischen Bedeutung dieser Zellvermehrungen dürfen wir nie vergessen, daß einer vereinzelten Krankheitserscheinung nie ein absoluter Wert zukommt (§ 37). Neutrophilie (neutrophile Leukozytose) tritt bei fibrinöser Pneumonie, bei schwerer Diphtherie, Scharlach, bei mancher Septikämie ein bei gleichzeitiger Abnahme der Eosinophilen. Bei der Temperaturkrise (bei der fibrinösen Pneumonie), bei der Ausheilung der Diphtherie nehmen die Neutrophilen ab, die Eosinophilen zu. Bei eitriger Appendizitis kommen Verschiedenheiten vor (CURSCHMANN). Experimentell hat man durch bakterielle und andere Gifte Neutrophilie hervorgerufen. Beim Bauchtyphus nehmen Neutrophilen und Eosinophilen ab (erstere nach vorübergehender Zunahme ?) und später die Lymphozyten zu. Die Lymphozytose überdauert die Heilung einige Zeit. Eosinophilie hat man bei Asthma, bei Helminthiasis, (Filariasis, Ankylostomiasis, bei Tänien, Trichinen usw.) festgestellt; auch bei Pemphigus, Ekzem und anderen Hautkrankheiten, bei einigen Infektionskrankheiten und in gewissen Familien ohne bekannten besonderen Anlaß, in Zusammenhang mit Besonderheiten des autonomen Nervensystems. Mastzellenleukozytose ist selten, nur in einigen Fällen von chronischer Eiterung und bei einigen Hautkrankheiten gefunden und durch einige Gifte wie Pyrodin, Staphylotoxin hervorgerufen. Leukopenie betrifft in der Regel nur die gelapptkernigen Leukozyten, so daß (relative) Lymphozytose vorliegt. Sie kommt im Anfang mancher Infektionen wie Masern, Röteln, Typhus (s. oben), ferner bei der gutartigen intermittierenden Malaria (während der Anfälle nehmen, nach TÜRK, die Neutrophilen auf Kosten der Eosinophilen und Lymphozyten zu), schließlich bei einigen Vergiftungen vor. Leukopenie geht oft der Leukozytose vorauf (STERNBERG). Als Uninukleose (Mononukleose) bezeichnet man Vermehrung der großen Lymphozyten im peripheren Blut, wie bei Malaria, Flecktyphus, Trypanosomiasen.

Wahrscheinlich spielt positive bzw. negative Chemotaxis bei all diesen Veränderungen eine gewisse Rolle, nämlich bei der Ausschwemmung aus der Bildungsstätte, wenn nur eine andere Verteilung, eine Anhäufung bzw. Verringerung der betreffenden Zellen im peripheren Blut vorliegt. In Fällen aber, wo ihre Gesamtzahl zugenommen hat, ist außerdem vermehrte Tätigkeit des Knochenmarks mit roter Färbung des gelben Marks von Bedeutung. Allerdings wurde sie in einigen Fällen (SCHUR und LÖWY) vermißt, was man als „aplastische" Leukozytose bezeichnet hat. Jedoch wäre eine von WOLFF, BUTTERFIELD u. a. festgestellte, „myeloide Metaplasie", jedenfalls eine Neubildung knochenmarkähnlichen Gewebes außerhalb des Knochenmarks in blutbereitenden Organen auch in diesen Fällen möglich (s. unten).

Was entscheidet nun über die Form der Leukozytose ? Wahrscheinlich die Natur und die Konzentration des schädigenden Stoffes, sowohl für die chemotaktische Wirkung wie für die Änderungen (Tätigkeit) des Knochenmarks. Die Bedeutung der Konzentration (§ 69) hat man noch nicht berücksichtigt. Für Leukopenie müssen wir nicht nur negative Chemotaxis, sogar mit Leuko- bzw. Lympholyse, sondern außerdem Verringerung der Knochenmarkstätigkeit annehmen.

Es kommt auch eine neutro- bzw. eosinophile Myelozytose (Myelämie) vor. Bei jungen Kindern treten bei Infektionskrankheiten manchmal vereinzelte Myelozyten ins Blut, bei Erwachsenen jedoch nur ausnahmsweise, bei starker Reizung des Knochenmarks.

Von der Bedeutung der Blutplättchen für die Blutkrankheiten wissen wir recht wenig. (Vgl. Thrombose.)

§ 118. Veränderungen der blutbereitenden Organe. Leukämie, Pseudoleukämie usw. Die Milz.

EHRLICH hat scharf das lymphatische oder lymphadenoide und myeloide (myeloische) Gewebe in diesen Organen unterschieden (s. oben). Man redet nun wohl in gewissen pathologischen Fällen (Leukämie) von einer „myeloiden Metaplasie" des lymphatischen bzw. einer „lymphoiden oder lympha-tischen Metaplasie" des myeloischen Gewebes, während es sich jedoch vielleicht um Verdrängung des einen Gewebes durch das andere, in großer Menge neugebildet, handelt. Metaplasie schließt übrigens Verdrängung nicht aus oder umgekehrt. Eine solche Verdrängung ist nicht nur im Knochenmark möglich, wo sich beide Gewebe nebeneinander finden, sondern auch in Milz und Lymphdrüsen. Weil in diesen Organen normaliter myeloides Gewebe nicht nachgewiesen ist, fragt sich, ob das unter pathologischen Umständen dort be-obachtete myeloische Gewebe in der Tat durch Metaplasie aus dem lymph-adenoiden entstand oder ob es sich um Metastase aus dem Knochenmark oder endlich um Neubildung aus kleinen embryonalen Keimen myeloischen Gewebes („extramedullare Versprengung") handelt. Für die Annahme von Metaplasie lassen sich keine Daten anführen. Sie ist aber nicht ausgeschlossen. Metastase aus dem Knochenmark ist nicht ohne weiteres abzulehnen: werden z. B. Megakaryozyten ja oft verschleppt (s. unten); bei „aplastischer" Leuko-zytose oder Leukämie, wo Veränderungen des Knochenmarks fehlen, ist sie jedoch unwahrscheinlich und tritt die dritte Möglichkeit (der embryonalen Keime) in den Vordergrund. Hier wollen wir nur noch bemerken, daß nach MARCHAND aus gewissen Zellen in der Gefäßadventitia im großen Netz ver-schiedener Tiere Leukozyten entstehen.

Im allgemeinen unterscheiden wir rotes (tätiges) und gelbes (ruhendes) Knochenmark. Letzteres besteht fast ausschließlich aus Fettgewebe, daher „Fett-mark", in dem kleine Inselchen roten Knochenmarks sich finden. Im roten Mark finden sich frühzeitig vereinzelte Fettzellen. Nach der Geburt findet sich überall rotes Mark; allmählich nehmen aber mit fortschreitendem Wachstum, in den langen Röhrenknochen — man hat vorzugsweise den Oberschenkelknochen untersucht — die Fettzellen an Zahl und Umfang zu, das rote Mark ab. ORTH weist auf die Analogie mit der Thymusdrüse und manchen Lymphdrüsen hin, deren Gewebe ja auch bei fortschreitendem Wachstum durch Fettgewebe ersetzt wird. Im späteren Alter kann auch in den kurzen und platten Knochen Fettmark an Stelle des roten Marks treten; man hat dann wieder rotes Mark in den langen Röhrenknochen gesehen. Das Fettmark wird übrigens im höheren Alter manchmal gelatinös atrophisch (§ 53). Neulich hat aber HEDINGER auf Abweichungen aufmerksam gemacht und zu erneuter Prüfung aufgefordert. Das Fettmark hat ebensowenig Bedeutung für die Blutbildung wie das gelatinöse.

Nun wird das Fettmark unter verschiedenen pathologischen Umständen wieder rot durch Neubildung erythroblastischen Gewebes („myeloide Reaktion"). Dieses kann sogar in Milz, Lymphdrüsen und Leber auftreten (E. MEYER und HEINEKE). So finden wir bei allen Anämien gewissen Grades mit Erythroblasten im peripheren Blut rotes Knochenmark in den Röhrenknochen, auch in den kurzen, und zwar zunächst in den Epiphysen (NEUMANN u. a.). Außerdem begegnen wir dieser Veränderung bei manchen akuten Infektionen. Allerdings treten dabei beim Menschen Normoblasten nicht so bald ins Blut wie beim Kaninchen, obwohl sie im Knochenmark stark vermehrt sind (DOMINICI). Übrigens trifft man Veränderungen des Knochenmarks an, welche den oben erwähnten Leuko- und Lymphozytosen zugrunde liegen. Im allgemeinen darf man aber Aktivierung des Knochenmarks und Einschwemmung bestimmter Zellen ins Blut nicht gleich setzen. So ist die Aktivierung, d. h. die Umwandlung des Fett- in rotes Mark beim Bauchtyphus (vgl. das Blutbild dabei, S. 612) latent. Diese Latenz der Aktivierung des Knochenmarks ist eine bemerkenswerte Erscheinung.

Das leukoblastische Gewebe kann durch bakterielle und andere Gifte wie Arsen, Kalomel (intramuskulär beim Kaninchen) ebenso wie das erythroblastische Gewebe aktiviert werden. Durch größere Giftmengen, längere Einwirkung, Hungern, RÖNTGENstrahlen und andere Schädigungen kann es atrophieren.

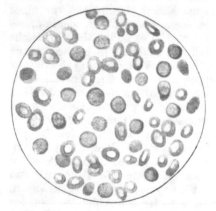

Lymphadenoides Gewebe kommt in so großer Menge im Körper vor, daß ein Teil ohne merkbaren Schaden wegfallen kann. Von der Tätigkeit der (prävertebral liegenden) Blutlymphdrüsen wissen wir nichts.

Der Blutbefund ohne weiteres, d. h. ohne vollständige anatomisch-mikroskopische Untersuchung der blutbereitenden Gewebe, vermag uns bei den Leukozytosen nichts mit Hinsicht auf den Zustand dieser Gewebe zu lehren. Auch bei den **Leukämien** ist der Blutbefund an und für sich nur eine der Erscheinungen einer Erkrankung oder nichtkrankhaften Abnormität dieser Gewebe, der zur sicheren Erkennung nicht immer genügt. Er kann bei

Abb. 289. Lymphatische Leukämie; Färbung nach JENNER-MAY (nach LENHARTZ und MEYER).

einer doch nur kurz dauernden Leukozytose dem einer Leukämie gleich sein. Eine länger dauernde pathologische Vermehrung der weißen Blutzellen bzw. Markzellen im Blute als Folge einer Neubildung unbekannten Ursprunges, von lymphatischem bzw. myeloischem Gewebe kennzeichnet die Leukämien. Diese Definition nähert sich, auch was ihre Unsicherheit betrifft, der einer Geschwulst (S. 452), nur sind die leukämischen Organveränderungen weniger umschrieben, mehr systematisiert. Unten kommen wir hierauf zurück. Es gibt allerdings Fälle ohne konstante Leukozytenvermehrung. Wir kennen eine chronische lymphatische, eine chronische myeloide (myeloische) und eine akute stürmisch oder etwas langsamer verlaufende myeloide Leukämie mit Abstufungen und „Übergängen" zu den lymphatischen und myeloiden chronischen Formen. Eine rein lienale Leukämie, die man früher annahm, gibt es nicht, weil immer Knochenmarkveränderungen dabei bestehen und die Milz sich als durch Neubildung myeloischen Gewebes vergrößert erweist; die lienale Leukämie ist somit eine myeloide. Die chronischen Formen sind jetzt besser gekannt als die akuten.

Die chronische lymphatische Leukämie kennzeichnet sich durch Lymphämie d. h. absolute und relative Vermehrung der Lymphozyten, besonders der kleinen, und zwar sowohl im Blute wie in den leukämischen „Infiltraten" in Organen. Die weißen Blutkörperchen im Blut können sich zu den roten verhalten wie 1:2 und dabei fast ausschließlich (bis zu mehr als 90 %) aus kleinen Lymphozyten bestehen

(Abb. 289). Überall im Körper kann eine hochgradige Vermehrung (Hyperplasie ?) des lymphatischen Gewebes auftreten oder richtiger: können mehr oder weniger ausgedehnte Lymphozytenanhäufungen auftreten, aber durchaus nicht immer in Form lymphadenoiden Gewebes. Im Gegenteil, die regellos angehäuften Lymphozyten verdrängen nicht allein das myeloische Gewebe, sondern sie machen auch die Lymphknötchen (Follikel) unkenntlich, sowohl in den Lymphdrüsen, wie in den Schleimhäuten, wo sie sich normaliter finden, und in der Milz. Die Tonsillen und andere Anhäufungen lymphadenoiden Gewebes vergrößern sich oft, die Milz immer, aber vor allem die Lymphdrüsen. Besonders die Hals-, Achsel- und Leistendrüsen schwellen bohnengroß, ja bis zur Eigröße an. Sie bleiben dabei gewöhnlich frei verschieblich, auch gegeneinander; sie werden nie schmerzhaft und werden selbst nach längerer Zeit nicht hart wie das Lymphogranulom. In der Leber finden wir Lymphozyteninfiltrate um Gallengänge und Gefäße, auch in der Nierenrinde finden wir solche. Myelozyten, auch große Lymphozyten trifft man im Gewebe an, Myelozyten selten im Blut. Die kleinen Lymphozyten beschränken sich nicht auf das Innere der Lymphdrüse, sondern sie häufen sich auch in ihrer Kapsel und in ihrer Umgebung an. Blutungen treten in Lymphdrüsen manchmal auf. Anämie tritt früher oder

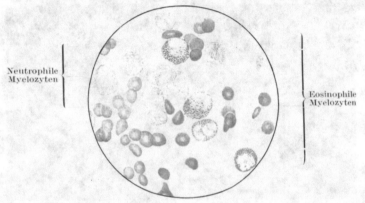

Abb. 290. Myeloide Leukämie (Nativpräparat). Man beachte die Verschiedenartigkeit der Leukozytenformen; die großen Myelozyten und die stark lichtbrechenden Granula der eosinophilen Leukozyten (nach MEYER-RIEDER).

später ein und zwar nimmt meist sowohl die Chromozytenzahl wie der Hb-Gehalt stark ab; Nasenbluten kann zu den ersten krankhaften Erscheinungen gehören; der Hämoglobingehalt kann aber lange normal bleiben.

Die chronische myeloide Leukämie oder Myelämie kennzeichnet sich klinisch durch beträchtliche Vergrößerung der Milz, während die Schwellung der Lymphdrüsen geringer ist als bei der lymphatischen Form. Die Anämie pflegt anfangs geringer zu sein, später nimmt sie zu. Im Blut sind die neutrophilen Leukozyten vermehrt bis zu 300000 und 400000; außerdem finden sich zahlreiche neutro- und eosinophile Myelozyten (die bei Leukozytose fehlen!), Mastzellen und zahlreiche kernhaltige Chromozyten (Abb. 290). Die Lymphozyten, besonders die kleinen, sind hingegen vermindert, sie können fast ganz fehlen.

Das Blut der Leiche gerinnt leicht, grünlich-weißliche Gerinnsel bildend. Es kann in schwereren Fällen wie eiterhaltig aussehen: die alten Pathologen nahmen Pyämie an, VIRCHOW nannte es „weißes Blut" (Leukämie). Nach längerem Stehen bilden sich viele CHARCOT-NEUMANNsche Kristalle unbekannter Natur, die sich auch im myeloischen Gewebe finden. Blutungen kommen vor. Leber und Milz sind stark vergrößert. Die Milz ist tiefrot oder graurot: man findet außer vielen Myelozyten myeloisches Gewebe, welches in kleinen Herden auftritt, die sich allmählich vergrößern und das lymphadenoide (Follikel) und das tiefrote Milzgewebe überhaupt verdrängen und zu Atrophie führen. Außerdem, namentlich bei längerer Dauer.

neugebildetes Bindegewebe das, ähnlich wie bei chronischer Entzündung, zu Induration führen kann. Auch in Lymphdrüsen tritt myeloisches Gewebe auf, das lymphadenoide verdrängend. Das Knochenmark ist bald „pyoid" (NEUMANN), eitergelb, bald blaßrot oder dunkelgraurot (NÄGELI). Auch in der Leber und mitunter im Herzmuskel finden wir Myelozyten bzw. myeloides Gewebe.

Übergang von lymphatischer in myeloide Leukämie und umgekehrt bzw. Kombination beider Formen wird von einigen Forschern angenommen, von anderen verworfen. Solche Fälle erheischen genaueste Forschung, weil sie zur Klärung der Entstehung bzw. des Zusammenhanges der verschiedenen Formen beizutragen vermögen.

Was nun den ursächlichen Faktor der lymphatischen Leukämie betrifft, einerseits hat man Schwellung der PEYERschen Platten wie beim Bauchtyphus, andererseits aber geschwulstartige Knoten des Perikards (VON HANSEMANN u. a.),

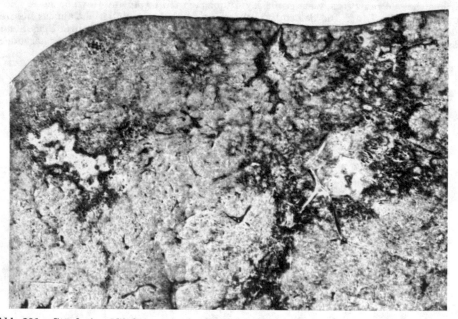

Abb. 291. Stück einer Milz bei myeloider Leukämie. Die etwas leuchtenden, hellgräulichen, wolkenförmigen Gebilde und Inseln bestehen aus myeloidem Gewebe, zwischen welchen schwärzliche Reste des verdrängten Milzgewebes und zwei weißliche nekrotische Teile sichtbar sind ($^4/_5$ nat. Gr.).

der Pleura (BENDA u. a.) und sarkomartige Schwellung retroperitonealer Lymphdrüsen beobachtet. Letztere Beobachtungen, zusammen mit dem „infiltrierenden Wachstum" (objektiver: Anhäufung) der Lymphozyten, das den Bau der Organe sogar verwischt, und mit dem Auftreten pathologischer Zellen mit atypischen Kernen („RIEDER-Zellen") hat einige Forscher dazu geführt, die lymphatische Leukämie als eine Geschwulstbildung zu betrachten. STERNBERG will nur die Formen mit in den Vordergrund tretenden großen Lymphozyten, welche andere weiße Blutkörperchen verdrängen, als solche, nämlich als Leukosarkomatose bzw. Chloroleukosarkomatose auffassen. Nach E. FRÄNKEL liegt hier aber keine Geschwulstbildung, sondern nur geschwulstähnliche Leukämie vor. Und die Leukämie ist, wie man ins Feld führt, von Hause aus eine „Systemerkrankung". Mit dieser Bezeichnung ist die Sache aber nicht entschieden. Die multiple Neurofibromatose kann man ja auch als eine Systemerkrankung bezeichnen, und doch handelt es sich dabei um Geschwulstbildung. Und Syphilis pflegt Entzündung in sämtlichen Lymphdrüsen hervorzurufen, welche wir als infektiöse Systemerkrankung bezeichnen

könnten. Ein parasitärer Ursprung der Leukämie ist denn auch nicht ausgeschlossen. Ob die vielfachen Herde bei der Leukämie metastatisch auseinander oder unabhängig voneinander entstehen, ist zurzeit nicht bestimmt. Gegenüber den Gründen der Auffassung als Geschwulst dürfen wir nicht vergessen: Zunächst daß ein „infiltrierendes Wachstum" der großen Lymphozyten nicht nachgewiesen ist — nirgends hat man ja eine Zell- oder Kernteilung festgestellt. Wir dürfen nur infiltrierende Anhäufung oder etwas Ähnliches, nichts entscheidendes sagen. Solche „infiltrierende" Anhäufungen sind denen von kleinen Lymphozyten bei bestimmten Entzündungen längerer Dauer (S. 392) und milderen Verlaufs ähnlich. Sie wären als rein entzündliche Erscheinung bei einer Infektionskrankheit vollkommen verständlich. Nur wäre das Auftreten eben von großen Lymphozyten bei akutem, sogar stürmischem Verlauf erklärungsbedürftig. Atypische, unreife Zellformen mit atypischen Kernen sind ebenfalls eine nicht seltene Erscheinung bei proliferativer Entzündung. Ähnliche Lymphozyteninfiltrate um Gefäße und Gallengänge finden sich z. B. in der Leber beim Bauchtyphus. Schließlich weisen das Fieber und der septische Zustand, wenigstens bei den akuten Formen, mehr auf Infektion oder Giftwirkung als auf Geschwulstbildung ohne weiteres hin. Es wäre ja willkürlich, diese klinischen Erscheinungen als etwas Hinzukommendes, der Leukämie Unwesentliches, zu betrachten. Fortgesetzte Forschung ist hier abzuwarten, insbesondere auch der Übergänge nach den chronischen Leukämieformen.

Die akute Leukämie ist eine myeloide. Es sind wohl Fälle akuter lymphatischer Leukämie beschrieben worden, es ist aber die Möglichkeit nicht ausgeschlossen, daß man dabei kleinere Myeloblasten für größere kleine Lymphozyten gehalten hat. Manchmal handelte es sich um anatomisch ältere Veränderungen bei klinisch-akutem Verlauf. Die akute myeloide Leukämie kann, unter hohem Fieber, starker hämorrhagischer Diathese, gangränösen Geschwüren der Schleimhaut und des tieferen Gewebes der Tonsillen, aber auch an anderen Stellen des Darmkanals,

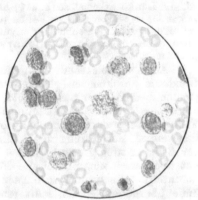

Abb. 292. Akute Leukämie (JENNER-MAY-Färbung nach MEYER-RIEDER).

in wenigen Tagen, Wochen bzw. Monaten zum Tode führen. Tödlich scheint sie immer zu sein, mitunter so rasch, daß es nicht einmal zur Vermehrung der weißen Blutkörperchen kommt! Oder es ist vielleicht das Fehlen dieser Vermehrung einer negativen Chemotaxis zuzuschreiben. Besonders bei Kindern verläuft sie rasch. Die Erscheinungen sind die einer mit Sepsis verlaufenden Infektionskrankheit, die zu einer schweren Anämie führt. Im Blute findet man übrigens gewöhnlich eine Vermehrung der Leukozyten bis zu 80000. Es sind aber große Zellen, und zwar entweder große Lymphozyten oder Myeloblasten und mitunter Myelozyten, so daß NÄGELI von „Myeloblastenleukämie" redet. Man verwechsle sie, nach ihm, nicht mit schwerer Anämie mit starker myeloischer Gewebstätigkeit und Myeloblastenleukozytose. Ob aber die Myeloblasten ganz andere Zellen als die großen Lymphozyten oder von diesen nicht zu trennen sind, ist eine offene Frage, wie wir S. 610 sahen. Schwellung von Lymphdrüsen und Milz findet sich, aber nicht immer; in der Milz schwellen zunächst die Follikel an. Übrigens sind große „Lymphozyten-"infiltrate in Schleimhäuten, in der Dura und anderen serösen Häuten usw. nachweisbar. Nekroseherden und Blutungen begegnet man. Je rascher der Verlauf, um so weniger geändert sind die Organe, auch das Knochenmark, das allmählich tiefrot wird. Im allgemeinen nähern sich die Veränderungen mit zunehmender Dauer denen bei der chronischen Form. Diese Abstufungen weisen auf die Zusammengehörigkeit hin, sie ist aber nicht erwiesen, und kann es, in ursächlicher Beziehung, auch nicht sein, solange wir eben den ursächlichen Faktor nicht kennen. Daß bald die Lymphdrüsen, bald das Knochenmark, bald die Thymus am meisten verändert sind, ist vielleicht als nebensächlich zu betrachten.

In einem von mir beobachteten Fall fanden sich Herde von Myeloblasten von mehreren Millimetern Dimensionen im Herzmuskel, während zwischen vielen Muskelfasern, zum Teil nachweisbar in Blutkapillaren, Myeloblasten in einzelnen, zwei- oder dreifachen Reihen angehäuft waren.

In gewisser morphologischer, vielleicht auch ursächlicher Beziehung zur Leukämie stehen das Chlorom (Chloroleukämie NÄGELI) und die Pseudoleukämien. Man kann eine lymphatische und eine myeloide Form des Chloroms unterscheiden, die mit der lymphatischen bzw. akuten myeloischen Leukämie im Blutbild übereinstimmen sollen. Das Chlorom unterscheidet sich von der Leukämie durch eine grünliche Färbung der — nicht immer aber aller — Knoten, und durch deren Sitz: man findet sie nämlich vorzugsweise subperiostal, und zwar an Schädel, Rippen und prävertebral. Knochenschmerzen kommen vor. Man findet auch wohl Einlagerungen des grünen Farbstoffes unbekannter Natur (S. 300) in den blutbereitenden Organen. Das Chlorom wächst mehr oder weniger geschwulstartig, wird aber unter den Systemerkrankungen der blutbereitenden Organe eingereiht. STERNBERG hebt für die Mehrzahl der Fälle eine vollständige Übereinstimmung mit der Leukosarkomatose (S. 616) hervor; in anderen Fällen mit der Myeloblastenleukämie; in wieder anderen Fällen (die er als Chloromyelosarkomatose bezeichnete) lag eine atypische Neubildung myeloischen Gewebes vor. Es bestehen also eine Chloroleuko-, Chloromyelosarkomatose und eine Chloromyeloblastenleukämie.

Als **Pseudoleukämie** hat man eine Erkrankung bezeichnet, welche der Leukämie vollkommen gleicht was die Veränderungen der blutbereitenden Organe betrifft; nur das Blutbild ist ein anderes: es fehlt jede Veränderung, abgesehen von etwaiger Anämie, oder es besteht — dies gilt für die allermeisten Fälle — eine relative Lymphozytose (sublymphämisches Blutbild). Und zwar liegt meist Vermehrung der kleinen Lymphozyten vor, obwohl auch große zur Beobachtung gelangen. Diese Pseudoleukämie ist eine lymphatische; man hat aber auch eine myeloische Form mit Myelozyten im Blute beschrieben (s. unten). Die lymphatische Pseudoleukämie kann in die gleichnamige Leukämie übergehen, so daß man jene als Vorstufe dieser zu bezeichnen geneigt sein könnte. Mehrere Daten sind hier jedoch abzuwarten. Auch wären die Faktoren zu bestimmen, die den Übergang in Leukämie bewirken. Die lymphatische Leukämie und Pseudoleukämie als „allgemeine Lymphozytomatosen" zusammenzufassen erscheint etwas verfrüht.

Es gibt eine akute lymphatische Pseudoleukämie, die unter dem Bilde vom Morbus maculosus WERLHOFII zum Tode führt. Die Anaemia pseudoleucaemica (HAYEM, VON JAKSCH) unterscheidet sich durch Megaloblasten und Megalozyten, aber auch — was der perniziösen Anämie fehlt — durch Zunahme von gelapptkernigen Leukozyten und Lymphozyten. Chromozytenzahl und Hb-Gehalt haben stark abgenommen, der Färbeindex ist verschieden. Ob es eine myeloische Pseudoleukämie als Myelom gibt, bleibe dahingestellt.

Ebenfalls von den Pseudoleukämien auszuscheiden sind die „Granulomatosen", d. h. das syphilitische, tuberkulöse und „maligne" Granulom, die wir schon (S. 423f.) besprochen haben, und die Splenomegalie (typus GAUCHER). Andere Splenomegalien kommen auch nicht in Betracht, weil sie entzündlichen Ursprunges sind.

Die **Milz** ist durch ihr schwammiges Pulpagewebe bedeutender Schwankungen ihres Blutgehaltes und ihres Volumens fähig. Beide Größen werden durch die Wirkung der glatten Muskelzellen in der Milzkapsel und in den Trabekeln bei einzelnen Säugetieren und beim Menschen (SOBOTTA) beeinflußt. Die Nerven dieser Zellen sowie die der Blutgefäße kommen mit dem linken N. splanchnicus aus dem Ganglion coeliacum, zu denen sich noch Vagusfasern hinzufügen (STRASSER und WOLFF). Das Milzvolumen ändert sich mit ihrem Blutgehalt. Mehrere Forscher haben, auch onkometrisch (SCHIFF, ROY u. a.), nicht nur pulsatorische Volumenschwankungen, sondern im allgemeinen festgestellt, daß das Milzvolumen mit dem allgemeinen arteriellen Blutdruck zu- und abnimmt (STRASSER und WOLFF). Die Milzvergrößerung bei Infektionskrankheiten ist vor allem der Hyperämie mit seröser Exsudation oder ohne solche und nur in geringerem Maße der Anhäufung und Schwellung von Zellen zuzuschreiben. GROBER stellte nämlich fest, daß der Wassergehalt der Milz infizierter Meerschweinchen und Mäuse zu-, der Trockenrückstand hingegen abnahm. — Auch nach Durchschneidung des Milzsplanchnikus bewirkt Adrenalin eine rasche Verkleinerung der Milz (STRASSER und WOLFF) und sogar Auspressung der Pulpa mit Übertritt von Milzzellen in das Milzaderblut. FREY und LURY betrachten sogar die Lymphozytose nach Adrenalineinspritzung beim Kaninchen als Folge davon. Kältereize auf der Haut in der Milzgegend bewirken, ebenso wie Wärme über 50⁰, durch Zusammenziehung der glatten Muskelzellen, Verkleinerung, Wärme unter 50⁰ hingegen hat, ebenso wie Durchschneidung des Milzsplanchnikus, Vergrößerung des Organs zur Folge. Bei chronischer proliferativer Entzündung nimmt das Milzvolumen, ebenso wie durch zellig-infiltrative Entzündung (Abszeß), zu. Auch durch Anhäufung von zerfallenen Chromozyten (s. unten), von Amyloid usw. kann sich die Milz vergrößern. Die manchmal erhebliche Milzschwellung bei Leukämie haben wir im obigen schon kennen gelernt. Was die Milz bei Schwangerschaft vergrößert, ist unbekannt.

Von der Bedeutung der Milz für den Organismus wissen wir noch wenig. Wachstum und Stoffwechsel werden nicht oder nicht bedeutend von ihr beeinflußt. Die Trypsinbildung wird vielleicht von ihr angeregt oder verstärkt.

Groß ist die Rolle der Milz bei der Bluterneuerung. Der große Reichtum des Milzaderblutes an Lymphozyten hat schon KÖLLIKER und FUNKE zur Annahme der Bildung dieser Zellen in der Milz geführt. Nach WEIDENREICH entstehen auch neutro- und eosinophile Leukozyten in diesem Organ. Schon im späteren Embryonalleben entstehen Lymphozyten in den MALPIGHISCHEN Körperchen. Aber noch früher bildet das Pulpagewebe, sei es auch in geringerer Zahl als die Leber, rote Blutkörperchen. Nach EBNER u. a. sind beim Menschen, Rind, Schwein und Kaninchen so oft kernhaltige Chromozyten in der Milz nachweisbar, daß auch nach der Geburt Erythropoiese in diesem Organ anzunehmen ist. Aus was für Zellen die Chromozyten entstehen, aus Endothel- oder anderen Zellen, und ob intra- oder extravaskulär, ist strittig (MAXIMOW, SCHRIDDE u. a.). Beim Embryo entstehen angeblich auch Myelozyten in der Milzpulpa. Ob Blutplättchen in der Milz gebildet werden, ist fraglich.

Bei Anämie nach Blutung oder Vergiftung, bei Osteosklerose (mit Schwund von Knochenmark), bei gewissen Infektionskrankheiten (Pocken, Diphtherie, Malaria, Syphilis), nach Röntgenbestrahlung der Milz kann die Erythropoiese in diesem Organ zunehmen. Man hat dabei auch myeloide Parenchymbildung (durch Metaplasie oder Metastase aus dem Knochenmark?) in der Milz angenommen.

Die Splenektomie, Entfernung der Milz, hat bei Hunden und Kaninchen einen Abfall des Hämoglobingehalts und der Chromozytenzahl im Gefolge, wenn die Nahrung eisenarm ist, eine Zunahme hingegen, bei genügend eisenhaltiger Nahrung (ASHER und VOGEL und SOLLBERGER). Dabei erscheinen mitunter zahlreiche Normoblasten im Blut (PORT). Die Zunahme im letzteren Fall ist wohl nicht nur der gesteigerten Knochenmarkstätigkeit, sondern auch dem Ausfall der chromozytenzerstörenden Milztätigkeit zuzuschreiben. Die Zahl der verschiedenartigen Leukozyten wird durch Splenektomie nicht immer gleich beeinflußt, was zum Teil von der Tierart abhängt. So tritt beim Meerschweinchen nach Splenektomie immer Lymphozytose auf, vielleicht, weil die

Milz bei diesem Tier eine große Rolle bei der Lymphozytenbildung spielt und nach Splenektomie Überkompensation durch das Knochenmark sich geltend mache (SCHMINCKE).

Splenektomie beim Menschen kann verschiedene Folgen haben: Geschieht sie zur Entfernung einer eingerissenen Milz, so hat gewöhnlich Blutverlust stattgefunden, so daß Anämie, zunächst mit Leukozytose (Eosinophilie bis $6^0/_0$) und Lymphopenie, später mit Lymphozytose bis $64^0/_0$ eintritt und dann noch später die Norm allmählich wiederkehrt. Die Lymphozytose ist vielleicht einer vermehrten Tätigkeit von Lymphdrüsen zuzuschreiben, welche in etwa $25^0/_0$ nach Splenektomie anschwellen. Ob die Thymus zur Eosinophilie und Lymphozytose anregt, indem diese Drüse, durch die Milz antagonistisch gehemmt, nach Splenektomie den Vagotonus verstärke (BAYER), bleibe dahingestellt; nach KLOSE wirken Milz und Thymus eben im gleichen Sinne.

Die Entfernung der Milz bei angeborenem familiaren Ikterus, perniziöser Anämie, Morbus BANTI, hat eine andere Wirkung. Sie wird von Zunahme der verringerten Chromozytenzahl bis zur Norm gefolgt. Dabei erscheinen viele Chromozyten mit Kernresten (sog. HOWELL-JOLLY-Körperchen) im Blut. Diese Zunahme der roten Blutkörperchen nach Splenektomie ist wohl dem Ausfall der hämolytischen Milztätigkeit zu verdanken. Es werden nämlich beim normalen Menschen fortwährend einige Chromozyten von Erythrophagen (vorwiegend Endothelzellen) der Milz aufgenommen und vernichtet. Ihr Hämoglobin wird gespalten in einen eisenfreien Teil, welcher durch das Pfortaderblut der Leber zugeführt und Mutterstoff der Gallenfarbstoffe wird und in einen eisenhaltigen Teil, welcher in der Milz zurückgehalten wird, in Pulpazellen und weißen Blutkörperchen als Pigment nachweisbar ist. Auch in Leber und Knochenmark kommt übrigens Siderose (s. dort) vor. Im Milzaderblut hat man Bilirubin nachgewiesen, was nicht wundern kann, seitdem VIRCHOW und viele andere Forscher Bilirubinbildung in verschiedenen Geweben festgestellt haben, in welchen Chromozyten zerfallen. Ob nur alte und schwache Chromozyten überhaupt in der Milz vernichtet werden, ist unentschieden; ebensowenig bekannt ist, wie und wodurch dies geschieht. Hämolysine hat man in normalem Milzgewebe noch nicht einwandfrei nachgewiesen. Jedenfalls ist es kein Wunder, daß die Galle eines entmilzten Hundes farbstoffärmer (PUGLIESE, SCHINDELER) wird und der Stuhl eines splenektomierten Menschen weniger Urobilin (Sterkobilin), das höchstwahrscheinlich durch Reduktion aus Gallenfarbstoff im Darminhalt entsteht, enthält (EPPINGER).

Wir haben schon früher gesehen, daß Hämolyse bei gewissen Blut- und Infektionskrankheiten zu Siderose und Hämochromatose der Leber, Milz usw. führen kann. Durch diese Ablagerung von Hb in verschiedene Gewebe erfolgt bei Hämolyse nicht sofort, sondern erst nach dem Freikommen einer größeren Hb-Menge Hämoglobinämie und Hämoglobinurie. Bei der chronischen tropischen Malaria kann die Milz nicht nur pigmentreich, sondern auch hart durch Bindegewebsbildung werden. Bei akutem Verlauf kann hingegen die Milzpulpa durch die Pigmentierung erweichen und sogar breiig werden. Bei perniziöser Anämie, „BANTIscher Krankheit", in gewissen Fällen von Ikterus usw. häufen sich ebenfalls Schlacken von Chromozyten in der Milz an, so daß sie anschwillt (spodogene Milzschwellung, PONFICK), indem die Hämolyse in diesem Organ zugenommen hat, und es können Pleiochromie (§ 142), Bilirubinurie und Urobilinurie (nach Resorption ungewöhnlich großer Urobilinmengen aus dem Darm) erfolgen.

Wodurch nimmt der Chromozytenzerfall in solchen Krankheiten zu? Wir haben keinen Grund für die Annahme eines Zuwachses der hämolytischen Eigenschaft der Milz; wahrscheinlich werden Chromozyten geschädigt, so daß sie leichter und in größerer Zahl zerfallen. Aber auch dann, wenn sich die hämolytische Eigenschaft der Milz als vergrößert erweisen sollte, würde ihre Zunahme nicht notwendig eine primäre sein. Sie könnte die Folge einer anderen krankhaften Störung im Organismus sein. Wenn ferner Splenektomie bei den hier gemeinten Krankheiten von Besserung oder gar Heilung gefolgt wird, so beweist dieser Erfolg ohne weiteres keineswegs, daß die Milz die Quelle der krankhaften Störungen sei, sondern allein, daß sie eine Rolle bei ihrer Entstehung und Fortdauer spielte. Diese Rolle wäre aber vielleicht nur die soeben besprochene der Vernichtung der außerhalb der Milz abgeschwächten roten Blutkörperchen. Fällt diese Wirkung durch Splenektomie aus, so ist Besserung und sogar Heilung möglich, wenn die Schädigung der Chromozyten nicht zu stark ist bzw. inzwischen abnimmt. Der Erfolg der Splenektomie beweist somit nicht, daß es eine „Bantische Krankheit" (primäre Milzerkrankung mit sekundärer Anämie und Leberzirrhose) gibt. Auch bei primärer Leberzirrhose mit Milzvergrößerung und Anämie wäre ein solcher Erfolg in bestimmten Fällen kein Wunder. Ob eine besondere Bantische Krankheit besteht, ist denn auch noch fraglich.

In der Milz wird übrigens, ebenso wie in Knochenmark und Lymphdrüsen, ein Teil des im Darm aus der Nahrung aufgenommenen Eisens als Reserveeisen angehäuft, bis es zur Hämoglobinbildung dient. Das übrige Eisen wird wahrscheinlich durch Darm und Nieren wieder ausgeschieden. Nach Asher und Zimmermann scheiden entmilzte Hunde mehr Eisen aus als milzhaltige; Bayer stellte dasselbe bei einem jungen entmilzten Menschen fest. Bei myeloider Leukämie fand er hingegen verringerte Eisenausscheidung.

M. B. Schmidt wies bei weißen Mäusen nach, daß der Eisengehalt der Milzpulpa vom Eisengehalt der Nahrung unabhängig ist und erst zunimmt durch stärkeren Chromozytenumsatz bei eisenreicher Nahrung. Der Eisengehalt der Leber nimmt jedoch mit der Nahrung und mit dem der Milzpulpa zu. Nach Splenektomie sah Schmidt zuerst knötchenförmige Wucherung der Kupfferschen Sternzellen in der Leber, welche vielleicht als Stellvertreter der Milz zu betrachten sind.

Nebenmilzen sind gar nicht selten. Von einer zu erwartenden Hypertrophie dieser Organe nach Ausfall der Milz liegen jedoch bis jetzt keine Beobachtungen vor.

§ 119. Änderungen der Blutverteilung.

Bei jeder Blutverteilung und Änderung der Blutverteilung haben wir scharf auseinanderzuhalten die statische und die dynamische (kinetische) Frage. Die statische Frage hat Bezug auf die Änderungen der (mittleren) Blutmenge, des (mittleren) Blutgehalts und des (mittleren) Blutdrucks eines Körperteils, die dynamische Frage auf die ursächlichen bzw. die daraus folgenden oder damit einhergehenden Änderungen der Stromgeschwindigkeit. Blutgehalt und Stromgeschwindigkeit beeinflussen sich gegenseitig. Denn einerseits erhöht, ceteris paribus, Zunahme des Blutvolumens in einem Gefäßgebiet den Blutdruck in diesem Gebiet — örtliche Kreislaufstörungen sind die unmittelbare Folge einer Änderung des arterio-venösen Druckunterschiedes, der ja die Triebkraft des Blutes ist (§ 125). Andererseits wird der Blutgehalt vom Verhältnis von der Zufuhr zur Abfuhr des Blutes beherrscht (vgl. § 125). Auf die verschiedene Bedeutung der hier genannten Größen für die Tätigkeit des betreffenden Körperteils werden wir mehrmals zurückkommen. Mit Blutverteilung ohne nähere Andeutung meinen wir den statischen Begriff.

Schon unter physiologischen Umständen ändert sich fortwährend die Blutverteilung im Körper, und zwar zum Teil durch Wirkung der Schwerkraft zum Teil durch Muskelwirkung, zum Teil durch Zusammenziehung von Gefäßen, vor allem von kleinen Schlagadern. Hebt man einen Arm, so nimmt sein Volumen durch geringere hämostatische Wirkung ab, also durch Verringerung des Blut-

und Lymphgehalts. Wir haben auf die Beeinflussung einer Entzündung dadurch schon hingewiesen; auch auf die Bedeutung der Tieflagerung des Kopfes bei Verblutung. Es ist nicht gesagt, daß sich in all diesen Fällen ausschließlich die Schwerkraft, und nicht außerdem Nerven- und Muskelwirkung geltend macht. Bemerkenswert ist, daß bei Hebung und dadurch Volumenabnahme des einen Arms der andere Arm an Volumen zunimmt. Diese Erscheinung erinnert an die Anämisierung eines Kaninchenohres durch Durchschneidung des Sympathikus und derzufolge Hyperämisierung des anderen (s. unten). Welche Rolle die Gefäßnerven (Vasomotoren bzw. „Vasodilatatoren"), welche Rolle unmittelbare Beeinflussung der Gefäßmuskeln dabei spielt, ob noch Zusammenziehung bzw. primäre Erschlaffung der Ader und gar Haargefäßchen mitwirkt, sind noch unbeantwortete Fragen.

Während seiner Tätigkeit wird wahrscheinlich jedes Organ arteriell blutreich: Beobachtung hat ja gelehrt, daß die Speicheldrüse während ihrer Tätigkeit durch mehr Blut durchströmt wird, daß die Reizung der Chorda tympani arterielle Hyperämie und stärkere Speichelbildung der Unterkieferspeicheldrüse bewirkt (CL. BERNARD); daß die Magenschleimhaut während der Sekretion sich rötet; daß sich die Gefäße des Muskels während seiner Zusammenziehung erweitern.

In einem kurarisierten Muskel erweitern sich die Gefäße durch Reizung des motorischen Nerven, was auf besondere Nervenfasern für die Muskelgefäße hindeutet. Das Hirnvolumen nimmt zu, wahrscheinlich durch funktionelle Hyperämie, wenn man die Aufmerksamkeit auf etwas lenkt (MOSSO u. a.). Und SPEHL bestätigte die Angabe RANKES, nach welcher der Bewegungsapparat eines Kaninchens in der Ruhe durchschnittlich 36,6 %, bei allgemeinem Krampf durchschnittlich 66,6 % der ganzen Blutmenge des Körpers enthält. Nichts widerspricht der Annahme, daß jedes Organ während seiner Tätigkeit mehr Blut bekommt als während der Ruhe. Das mehrere Blut führt mehr Nähr- und Arbeitsstoff an. Wir dürfen jedoch nicht sagen „es erhalte jeder Körperteil unter normalen Umständen gerade die Blutmenge, die er bedürfe", weil wir ja weder das Bedürfnis noch die zugeführte Blutmenge kennen. Das mehrere Blut, das dem tätigen Organ zuströmt, wird anderen Körperteilen entzogen. Ob dies aber dadurch geschieht, daß die Gefäße eines tätigen Organs durch ihre Erweiterung Blut aus anderen Gefäßgebieten ansaugen, so daß diese sich demzufolge verengern, oder ob diese sich zugleich, durch „koordinatorische" Gefäßnervenwirkung verengern und dadurch die andere Blutverteilung fördern, ist ebensowenig sichergestellt wie die Frage nach der Ursache der funktionellen Hyperämie des tätigen Organs beantwortet ist. Machen sich hierbei mechanische, chemische (Hormone?), elektrische oder andere Einflüsse geltend? Wir wissen jedenfalls, daß ein Kaninchenohr blutarm wird, wenn das andere Ohr durch Durchschneidung des Sympathikus blutreich wird (SAMUEL). Gefäßerweiternde Nervenreizung ist vielleicht erklärlich durch Zusammenziehung längsverlaufender Muskelzellen, die man in der Art. renalis, lienalis, dorsalis penis nachgewiesen hat. Jedenfalls ist eine vasodilatatorische Nervenwirkung, z. B. an den Nn. erigentes penis, nachgewiesen. Der hydrostatische Faktor mag gelegentlich eine Rolle dabei spielen. Die funktionelle Hyperämie mahnt dazu, nicht zugleich von verschiedenartigen Organen zugleich starke Arbeit zu fordern, z. B. nicht sofort nach der Mahlzeit angestrengt zu arbeiten: plenus venter non studet libenter! Post coenam mille passus eabis!

Es gibt noch Änderungen der Blutverteilung anderen Ursprunges. Man hat einen gewissen Antagonismus zwischen dem Blutgehalt der Eingeweide einerseits und dem der Haut, Muskeln und Gehirn andererseits festgestellt (DASTRE und MORAT, BAYLISS); erweitern sich durch Vagusreizung die Blutgefäße der Eingeweide, so nimmt der Blutgehalt von Haut, Muskeln und Gehirn ab und umgekehrt. Ferner hat Abkühlung Änderung der Blutverteilung zur Folge (S. 90 ff).

Auch ist sekundäre Anämie innerer Organe möglich durch die bei Abkühlung der Haut unter bestimmten Umständen auftretende Hyperämie („Reaktion", S. 90). Ferner können psychische Faktoren die Blutverteilung ändern: man kann durch Schreck erblassen, ja in Ohnmacht fallen (durch gleichzeitige Wirkung auf das Herz?) durch Hirnanämie, vor Freude oder Scham erröten usw. Schmerz kann von Hyperämie gefolgt oder begleitet werden wie Zahnschmerz von Backenhyperämie, was vielleicht zum Teil reflektorischer oder ausstrahlender Nervenwirkung, vielleicht auch seelischer Wirkung zuzuschreiben ist. Der Einfluß der inneren Sekrete auf die Blutverteilung ist nicht genau studiert. Daß Alkohol, eingeatmetes Amylnitrit Hyperämie des Kopfes und viele andere, namentlich entzündungserregende Stoffe, Hyperämie zu bewirken vermögen, haben wir gesehen. Allerdings unterscheidet sich die entzündliche Hyperämie durch eine bestimmte, von Exsudation gefolgte Schädigung der Gefäßwand. Als physikalische Faktoren, die vermehrte Blutfülle bewirken, nennen wir mechanische Reize wie eine Ohrfeige, oder schwächere wie einen Kratz; sogar ein leichter Kratz kann bei empfindlichen Leuten eine umschriebene Hyperämie hervorrufen (Dermographie, Urticaria graphica).

Änderungen der Blutverteilung haben nicht nur Bedeutung für die Tätigkeit der betreffenden Organe, sondern auch für den örtlichen und den allgemeinen Blutdruck. Erweiterung eines arteriellen und kapillaren Gefäßgebietes bedeutet ja nicht nur Zunahme der Blutfülle sondern auch Abnahme der Strömungswiderstände in diesem Gefäßgebiet. Dadurch beeinflußt sie die Stromstärke (Volumengeschwindigkeit) und manchmal auch die lineare Geschwindigkeit. Die Triebkraft des Blutes in einem Körperteil ist ja der Unterschied des arteriellen und venösen Blutdruckes (§ 125) in dessen Gefäßgebiet. Dieser Druckunterschied, und auch damit die Stromgeschwindigkeit, wird durch die Gefäßerweiterung beeinflußt — in welchem Sinne er sich ändert, läßt sich jedoch nicht von vornherein im allgemeinen sagen: Vermehrte Zufuhr zu den Adern erhöht den venösen Blutdruck, wenn nämlich die Elastizität der Wand gleichbleibt; ob sie sich in einem bestimmten Fall oder je durch Nervenwirkung ändert, wissen wir nicht. Abnahme der Widerstände in den kleinen Gefäßchen bedeutet einen den arteriellen Blutdruck verringernden Einfluß, dem aber die blutdruckerhöhende Wirkung des vermehrten Zuflusses arteriellen Blutes gegenübersteht. Die algebraische Summe all dieser Faktoren entscheidet über die Wirkung.

Wir müssen hierzu noch bemerken, daß der Zufluß des arteriellen Blutes wiederum bedingt wird von dem Unterschied des Blutdruckes in den erweiterten und in den stromaufwärts liegenden, nicht-erweiterten Schlagadern, bzw. Aortendruck. Je größer dieser Druckunterschied ist, um so stärker ist der Zufluß, ceteris paribus. Nun sinkt aber der Druck stromaufwärts, sagen wir: der Aortendruck, durch Erweiterung eines arteriellen Stromgebiets, falls sich die Abnahme der Widerstände durch diese Erweiterung nicht vollkommen durch Zunahme der Widerstände durch Verengerung eines anderen Stromgebietes ausgleicht. Erweitert sich nur ein kleineres Gefäßgebiet, so pflegt diese Ausgleichung vollkommen zu sein; erweitert sich aber etwa das vom Bauchsympathikus innervierte große Gefäßgebiet der Baucheingeweide in gewissem Grade — so wird die Ausgleichung unzureichend und es sinkt der Aortendruck. Bei Verengerung eines arteriellen Gefäßgebietes tritt nur dann eine dauernde Blutdruckerhöhung ein, wenn das übrige Schlagadergebiet sich nicht in genügendem Maße erweitert. Wir können das Sinken des Blutdruckes durch rasche Erweiterung eines Gefäßgebietes mit dem Sinken des Blutdruckes durch Blutverlust vergleichen: in beiden Fällen sind die übrigen S. 595 genannten Erscheinungen zu beobachten.

In beiden Fällen sinkt der arterielle Blutdruck durch Störung des richtigen (normalen) Verhältnisses zwischen Blutvolumen und Kapazität des Gefäßsystems im gleichen Sinne, gelegentlich auch im gleichen Maße; nur die Entstehungsweise ist ungleich: im einen Fall wird die Kapazität zu groß, im anderen das Blutvolumen zu klein. Es tritt dann in beiden Fällen nicht nur Anämie anderer Organe, z. B. des Gehirns, als Folge der geänderten (statischen) Blutverteilung ein, sondern diese Anämie nimmt noch mehr oder weniger zu durch das Sinken des Aortendruckes, und die damit einhergehende Abnahme des arterio-venösen Blutdruckunterschiedes, d. h. der Triebkraft des Blutes. Und die Abnahme des Aortendruckes hat noch eine andere Folge, nämlich Abschwächung der Herzwirkung. Denn Sinken des Aortendruckes bedeutet Abnahme der Triebkraft des Blutes nach den Adern hin, und infolgedessen durch unvollkommene Entleerung der Adern geringere Füllung des Herzens und folglich der Aorta also wiederum Verringerung des arterio-venösen Druckunterschiedes. Wir ersehen, daß ein wahrer Circulus vitiosus damit eingetreten ist. Durchschneidung des Bauchsympathikus beim Versuchstier bewirkt einen solchen Zustand. Wir reden in solchen Fällen von Kollaps, d. h. einem Zusammensinken, mitunter mit tödlichem Ablauf, wie wir ihn schon beim Fieber und infolge von Blutverlust haben kennen gelernt. Auch da handelte es sich um Abnahme des arteriellen Blutdrucks und der Herzwirkung und infolgedessen um Hirnanämie. Die schwache Herzwirkung ist am Puls erkennbar, der bedeutend häufiger und schwächer, ja unfühlbar wird. Das rasche Sinken des arteriellen Blutdrucks ist maßgebend. Es kann auch infolge von primärer Herzinsuffizienz (§ 127) zu Kollaps führen.

Der Schock deutet einen Zustand von Depression, von Betäubung an mit starker, bis tödlicher Abnahme von Herzwirkung, Atmung und Hirnwirkung, mit tödlicher Blässe, kalter Haut, zyanotischen Lippen. Schock tritt ein bei gewissen Verletzungen, z. B. nach Zug am Mesenterium bei einer Bauchoperation, bei der Zusammenschnürung des Samenstranges während einer Kastration, sogar beim chloroformierten Patienten (BILLROTH), nach einem Stoß oder Schlag gegen den Bauch (besonders Epigastrium) oder auf den Hoden, durch Druck auf den Hoden oder auf bestimmten Punkten der seitlichen Halsgegend; aber auch wohl nach anderen, besonders nach schmerzhaften Verletzungen. Empfindliche Individuen können sogar durch schwächere Reize — wie z. B. Einatmung von etwas Chloroform oder eine Gemütserregung — Schock bekommen. Der Schock kann vorübergehen — er kann aber auch mit tiefer Ohnmacht und dem Tode enden: Bezeichnend ist die absolute oder relative Pulsverlangsamung im Gegensatz zur starken Beschleunigung beim Kollaps, bezeichnend auch eine seelische Hemmung. Der Blutdruck braucht beim nichttödlichen Schock nicht zu sinken wie beim Kollaps.

Wir denken an eine „reflektorische" Beeinflussung der Herzwirkung (Hemmung, Inhibition durch Vagusreizung), ähnlich wie beim bekannten GOLTZschen Klopfversuch am Frosch (Klopfen der Baucheingeweide mit dem Finger bewirkt Vagusstillstand des Herzens). Es kommt aber nicht bei jedem Schock Hyperämie der Baucheingeweide wie beim geklopften Frosch vor, ja, es kann bei der Autopsie jede Veränderung fehlen. Müssen wir dann nur eine nervöse Beeinflussung der Herzwirkung, Atmung und der Hirntätigkeit annehmen? Es bleibt nichts anderes übrig, wie es scheint. CIRLE hat durch plötzlichen Druck auf das Gehirn Pulsverlangsamung und Stillstand der Atmung bewirkt. Es ist aber die Frage, ob diese Wirkung der des Schocks gleichzusetzen ist. Beeinflussung des Zentralnervensystems, nämlich des Vasomotorenzentrums, ist beim Schock mit vermehrter Blutfülle der Baucheingeweide übrigens ebensowenig abzulehnen; die Pulsverlangsamung weist ja darauf hin. Nach YANDELL HENDERSON ist übermäßige künstliche Atmung imstande, das Herz allmählich rascher und schwächer schlagen zu machen und den Blutdruck herabzumindern bis zum Tode. Das Versuchstier bleibt jedoch am Leben, wenn Kohlensäure zur eingeatmeten Luft hinzugefügt wird. Das ist aber kein Schock, weil ja keine Pulsverlangsamung auftritt, offenbar auch nicht vor der Pulsbeschleunigung. Nach HENDERSON kann übermäßige künstliche Atmung auch durch Lähmung des Atmungszentrums tödlich werden.

Auch kennen wir einen psychischen Schock, wie nach Schreck.

Als Schock werden mitunter ungleichartige Zustände angedeutet. Man hat sogar Kollaps damit verwechselt.

Abnahme des arterio-venösen Blutdruckunterschiedes, es sei durch primäre Abschwächung der Herzwirkung oder durch primäre Erweiterung eines größeren Gefäßgebietes oder durch beides, kann somit bei gewissem Grade zum Tode führen. Bei geringerem Grad tritt oft mit Schwindel und Erbrechen Ohnmacht (engl. „fainting") — d. h. ein gewöhnlich rasch vorübergehender Schwächezustand mit Bewußtseinsverlust — ein, sobald die Blutzufuhr zum Gehirn zur Erhaltung des Bewußtseins nicht genügt. Im allgemeinen tritt Ohnmacht ein durch ungenügende Blutzufuhr zum Gehirn (Hirnanämie). Sie kann beim Kollaps ebenso wie beim Schock erfolgen. Tiefe Ohnmacht nennt man auch wohl „Synkope" oder Lipothymie. Horizontale Lagerung vermag oft ohne weiteres eine genügende Blutzufuhr zum Gehirn und Rückkehr des Bewußtseins zu bewirken.

Ob die seelische Schädigung durch Lähmung des Sympathikus oder durch Verringerung der Herzwirkung oder durch beides zu Ohnmacht führt, ist nicht klar. Schwindel und Ohnmachtsanwandlung treten oft ein bei Leuten, die etwa einige Wochen oder länger — mitunter kürzer — bettlägerig waren und dann zum erstenmal aufstehen. Dann tritt Hirnanämie ein, und zwar einmal durch den hydrostatischen Faktor, der Blutanhäufung in den Beinen bewirkt; die Blutgefäße der Beine sind dem höheren hydrostatischen Blutdruck „entwöhnt," sie erschlaffen, und es häuft sich eine größere Blutmenge in denselben an. Dieses Blut wird den höher befindlichen Körperteilen, vor allem dem Gehirn entzogen. Außerdem nimmt die Herzwirkung schon durch die Änderung der horizontalen Körperhaltung in die vertikale an und für sich wahrscheinlich ab. Beim Kollaps errege man, beim Schock beruhige man.

Körperliche Überanstrengung, z. B. beim Wettkampf, wird manchmal von Ohnmacht gefolgt. Wie versteht sich das? Hier kommt schon wieder primäre Abnahme der Herzwirkung, Gefäßlähmung gewisser Ausdehnung und das Zusammentreffen von beidem in Betracht. Später werden wir sehen, wie sich das Herz an jeder Muskelanstrengung mitbeteiligt, so daß Überanstrengung zu Herzschwäche führen kann. Und was die Gefäßlähmung betrifft: rote, warme Ohren, ohne mechanische, thermische oder sonstige äußere Einwirkung, stellen bei Gesunden ein untrügliches Zeichen der Ermüdung durch körperliche oder geistliche Arbeit dar: indem die Blutgefäßmuskeln oder die Vasomotoren ermüden, nimmt ihr Tonus ab. Ist ein Kind mit solchen Ohren mürrisch und reizbar, so bringt Schlaf Heilung! Nun können wir uns sehr wohl denken, daß sich durch Überanstrengung größere Gefäßgebiete erweitern. Man hat Lungenhyperämie dabei festgestellt. Vgl. S. 50.

Aus obigem geht die große Bedeutung der Blutverteilung und ihrer Änderungen hervor. Diese Bedeutung ist nicht immer gleich und auch nicht immer klar. So kann halbseitiger Kopfschmerz mit Hyperämie der gleichseitigen Gesichtshälfte (Hemicrania angioparalytica) oder mit gleichseitiger Anämie (Hemicrania angiospastica) auftreten. Ist nun die Hyperämie bzw. Anämie nur Begleiterscheinung oder bewirkt sie den Kopfschmerz, indem sie auch etwa in den Hirnhäuten besteht, und wir Grund haben für die Annahme, daß sowohl Hyperämie wie Anämie gewissen Grades der Hirnhäute Kopfschmerzen erregt?

Eine wichtige Frage ist die nach der Bedeutung der geänderten Blutverteilung für die Tätigkeit des Organs, das sie erleidet. Wir haben schon einiges davon im obigen besprochen, und werden nur einige allgemeine Bemerkungen hinzufügen. Wahrscheinlich hat die mittlere Blutfülle eines

Organs geringere Bedeutung für dessen Tätigkeit als die in der Zeiteinheit durch dasselbe strömende Blutmenge: die in der Zeiteinheit durch die Nieren gebildete Harnmenge ist jedenfalls von dieser Größe bedingt (s. Nieren). Wahrscheinlich gilt dies mehr oder weniger genau auch für die übrigen Organe, weil ja deren Stoffwechsel dadurch beeinflußt wird. Damit will ich nicht sagen, daß ein Organ durch gesteigerte Blutdurchströmung ohne weiteres zu stärkerer Tätigkeit angeregt wird, wie durch einen funktionellen Reiz, sondern nur, daß die Arbeitsfähigkeit, die ja vom Stoffwechsel abhängt, durch Unterschiede der Blutdurchströmung beeinflußt wird. Steigt die Stromgeschwindigkeit über ein Optimum an oder sinkt sie unter dieses, so können wir uns von vornherein eine Abnahme der Tätigkeit durch verringerte Gelegenheit zur Abgabe von Stoffen an das durchströmte Gewebe und zur Aufnahme von Stoffen aus demselben denken (S. 54).

Ich brauche nicht ausführlich zu betonen, daß mit anderen Worten mittlere Blutfülle und mittlere Stromgeschwindigkeit des Blutes allerdings gleichen Schritt halten können, wie bei arterieller Hyperämie, nicht aber müssen. Letzteres zeigt uns die venöse Hyperämie, Stagnation, oder Blutstauung, die als Folge von erschwertem Abfluß des Blutes eintritt. Es ist klar, daß sich um so mehr Blut, ceteris paribus, in einem Gefäßgebiet anhäufen wird, je mehr der Abfluß erschwert wird; daß aber zugleich eben die Stromgeschwindigkeit abnimmt. Stockt die Abfuhr ganz, so kommt es zur Stase, d. h. Stillstand des Blutes in den venösen, kapillaren und sogar arteriellen Gefäßchen stromaufwärts des Hindernisses. Es kann nicht wundernehmen, daß bei arterieller Hyperämie das rascher strömende Blut in den Adern weniger, daß aber bei venöser Hyperämie das langsamer strömende Blut in den Adern stärker venös ist, nämlich weniger O_2 enthält als normaliter. Das venöse Blut, das aus den Kapillaren eines arteriell-hyperämischen Gefäßgebietes strömt, ist somit heller rot als bei gewöhnlicher Stromgeschwindigkeit (durch mehr Oxyhämoglobin); das ganze arteriell-hyperämische Gewebe sieht infolgedessen heller rot aus, während das an Sauerstoff ärmere venös-hyperämische Gewebe zyanotisch, d. h. bläulich-rot oder bläulich-grau gefärbt ist. Wir dürfen nicht vergessen, daß die zyanotische Farbe durchaus nicht nur venöser Hyperämie zukommt. Sie tritt im allgemeinen auf, wo das Blut durch allgemeine oder örtliche Störungen weniger O_2 enthält als normaliter (CO_2 beeinflußt die Blutfarbe nicht); und dies ist auch möglich ohne venöse Stauung. Wenn sich z. B. die arteriellen und Haargefäßchen, vielleicht auch Äderchen, in der Haut durch Abkühlung stark zusammenziehen, so nehmen die Blutzufuhr, die Blutfülle und die Strömungsgeschwindigkeit ab. Es wird somit weniger O_2 zugeführt und mehr O_2 abgegeben (Oligoxämie bzw. Anoxämie), die Haut wird kalt, die Nagelbetten, Ohren und Lippen zyanotisch, während das Volumen der Finger abnimmt. Wenn ein Lungenabschnitt durch pleuritisches Exsudat zusammengedrückt oder durch Verschluß seines Bronchus und nachfolgende Resorption der Luft atelektatisch (luftleer) wird, so wird er tief blaurot oder tief graublau, obwohl seine Blutgefäßchen weniger Blut enthalten als zuvor. Die Farbe wird dunkler, indem das wenigere Blut in einem kleineren Raum angehäuft wird: so entsteht relative Hyperämie. Wir haben hiermit wohl genügend den Unterschied zwischen der statischen und der dynamischen Frage betont.

Arteriell-hyperämisches Gewebe unterscheidet sich ferner von venös-hyperämischem Gewebe dadurch, daß der Blutdruck in jenem höher zu sein pflegt als in diesem. Verdrängt man das Blut etwa durch Fingerdruck, so kehrt es im ersten Fall rascher zurück als im zweiten, sobald der Druck aufhört. Ferner ist die arteriell-hyperämische Haut wärmer, die venös-hyperämische kälter als die normale, weil die aus den inneren Organen durch das Blut zugeführte Wärme (§ 112) mit der zuströmenden Blutmenge zu- und abnimmt, und außerdem die Wärmeabgabe in der Haut durch Verlangsamung des Blutstroms gefördert wird. Schließlich ist, nach einigen Angaben, arteriell-hyperämisches Gewebe überhaupt feuchter als venös-hyperämisches. Dies gilt aber nur solange kein Stauungsödem eingetreten ist. Diese Grenze ist aber nicht scharf zu ziehen.

Örtliche Abnahme der Blutfülle nennt man (örtliche) Anämie: das Gewebe wird blaß, so daß sogar die Eigenfarbe ziemlich rein zutage tritt (S. 294); liegt es oberflächlich, so wird es kalt, durch verringerte Wärmezufuhr. Gänzliches Aufhören der örtlichen Blutzufuhr nennt man Ischämie. Während jede Ischämie pathologisch ist, trifft dies nicht für jede Anämie und Hyperämie zu. So sind z. B. die funktionellen Änderungen der Blutverteilung physiologisch.

a) Arterielle Hyperämie.

Die arterielle (aktive, fluxionäre, kongestive) Hyperämie tritt infolge von primärer Zunahme der Blutzufuhr oder von primärer Erweiterung von arteriellen oder Haargefäßchen ein. Auch die Venen pflegen sich infolge der vermehrten Blutzufuhr zu erweitern. Pathologisch nennen wir eine Hyperämie, die an Stärke oder Dauer die physiologische gleichartigen Ursprunges übertrifft und ferner jede Hyperämie abnormen Ursprunges. Die Stärke und Dauer können absolut oder relativ — d. h. mit Rücksicht auf die Stärke des hyperämisierenden Faktors — die physiologische übertreffen. Wir haben schon einige Beispiele von pathologischer arterieller Hyperämie besprochen. Sie kann im allgemeinen eintreten: 1. durch pathologische Stärke eines physiologischen Reizes; 2. durch abnorm große Empfindlichkeit gegenüber physiologischen Reizen; 3. durch schädigende Einflüsse, die auch in geringerer Stärke physiologisch nicht vorkommen, bei normaler oder abnormer Empfindlichkeit.

Als Beispiel der ersten Möglichkeit nennen wir eine starke oder ungewöhnlich lange Sonnenbestrahlung, die sogar zu entzündlicher Hauthyperämie führen kann (S. 95). Ferner bekommen Gärtner, Kutscher, Seeleute und überhaupt Leute, die viel in der freien Luft leben, oft dauernde Blutüberfüllung der Nasen- und Backenhaut, mit sichtbarer Erweiterung von Gefäßchen. Als drittes Beispiel diene eine höchstwahrscheinlich ungewöhnlich starke bzw. langdauernde Hyperämie von Magen, Darm und Leber infolge von reichlichen gewürzten Mahlzeiten, besonders bei körperlicher Ruhe. Die Tropenleber („Indian liver") ist wahrscheinlich, wenigstens zum Teil einer solchen Schädigung zuzuschreiben (S. 129). Muskelbewegung und tiefe Atmung einige Zeit nach der Mahlzeit fördern nicht nur den Blutkreislauf im allgemeinen, sondern insbesondere den der Leber, indem das Zwerchfell bei seiner Zusammenziehung die Leber einigermaßen auspreßt. Eine stark-hyperämische und dadurch steifer gewordene Leber läßt sich aber schwerer durch das Zwerchfell auspressen. Zwischen arterieller Hyperämie und Entzündung gibt es schleichende Übergänge (S. 358), wenn auch mikroskopisch die Grenze schärfer ist. Die Empfindlichkeit nimmt im allgemeinen durch Reizung zu, so daß manchmal bald ein Circulus vitiosus geschaffen wird.

Ob und inwiefern die Hyperämie in diesen Fällen neurogen oder myo-, bzw. angiogen ist, läßt sich nicht sicher entscheiden. Angiogen nennen wir Hyperämie durch Schädigung (Lähmung) der Gefäßwand überhaupt, bei den Kapillaren der Endothelzellen; myogen heißt die Hyperämie durch Schädigung der Gefäßmuskelschicht, neurogen ist die durch Lähmung des Vasomotors (neuroparalytisch) oder Erregung des Vasodilatators (neurotonisch) eintretende Gefäßerweiterung. Denn obwohl Vasodilatatoren keineswegs überall nachgewiesen sind und ihre Wirkung überhaupt nicht aufgeklärt ist, können wir nicht bezweifeln, daß bestimmte Reizung bestimmter Nerven von Erweiterung gewisser Schlagader gefolgt wird (S. 622).

Abnorm große Empfindlichkeit gegenüber normalen Reizen kann zu arterieller Hyperämie führen, wie Erröten bei gewöhnlichem Anreden.

Es gibt viele pathologische Schädigungen ohne physiologisches Beispiel, die arterielle Hyperämie bewirken: so die rote Wange bei gleichseitiger Lungenentzündung oder akuter Mastitis, wie ich sah, und die wohl auf neurogene Gefäßlähmung zurückzuführen ist. Ferner die durch Ansaugung (Aspiration) eintretende Hyperämie, sobald ein Druck, der ein Gefäßgebiet einige Zeit zusammengepreßt hat, rasch schwindet. Es können dann sogar Gefäße bersten und Blutung erfolgen. Wir sahen (S. 52), daß Venen am ehesten, dann Kapillaren und zuletzt Schlagader durch einen gleichmäßig einwirkenden Außendruck verengt werden, weil ja der Blutdruck in der umgekehrten Reihenfolge abnimmt. Schwindet dieser Außendruck, so sind es somit besonders die Venen und Kapillaren, am wenigsten die Schlagader, die sich erweitern.

So erklärt sich die Hyperämie in der Lunge bei Atmung in Luft niedrigeren Druckes ("Unterdruckatmung", O. BRUNS); die Hyperämie der Haut und gewisser Schleimhäute bei rascher Dekompression (S. 80). Ferner die Hyperämie der Bauchfellgefäße, sogar mit Blutungen, nach rascher Entleerung einer großen Menge Flüssigkeit, die sich frei in der Bauchhöhle fand (bei Aszites). Auch die Hyperämie, die in der Lunge und wohl auch in der Brustwand auftritt, durch rasche Entleerung einer großen Menge pleuritischen Exsudates, das die Lunge zusammengedrückt und die Brustwand vorgewölbt hatte. Der Arzt darf daher nie rasch eine große Flüssigkeitsmenge aus solchen Höhlen entleeren. Dies gilt auch für die stark überfüllte Harnblase: in dieser kann sich nämlich eine große Harnmenge, bis zu mehreren Litern anhäufen, wenn die Entleerung durch Prostatahypertrophie bedeutend erschwert wird, besonders wenn durch Alkoholgenuß die Schleimhaut im Blasenhals noch anschwillt.

Warum erfolgt in solchen Fällen eine abnorm starke Erweiterung und sogar Berstung der Gefäße? Wahrscheinlich weil die Gefäße der dehnenden Kraft des Blutdruckes entwöhnt waren (S. 625) und außerdem ihre Ernährung während der Zusammenpressung gelitten hat. Was allerdings das Wesen dieser Entwöhnung ist (ein schwächerer Vasomotorentonus durch geringere Inanspruchnahme während gewisser Zeit?) wissen wir nicht.

Ein ähnlicher Fall ist folgender. Macht man ein Bein blutleer, z. B. vor einer Amputation, durch Vertikalstellung während einiger Zeit und nachfolgende Anlegung einer ESMARCHschen Binde, so wird es nach Abnahme der Binde hyperämisch. BIER meint, daß anämisches Gewebe gierig arterielles Blut anzieht und nennt dies das "Blutgefühl" der Gewebe. Mit diesem Wort wird eine Selbstregelung des Blutzuflusses der Gewebe gemeint, ohne das "Wie" angeben zu können. BIER vergleicht dieses Blutgefühl mit dem Schmerzgefühl, das ja auch gegen Schädigung schützt. Es fragt sich, ob nicht einfach ein verringerter Vasomotorentonus (s. oben) die sekundäre arterielle Hyperämie zur Folge hat. Andere Versuche BIERS sind nicht ganz eindeutig. Wir müssen nähere Daten abwarten. Das Blutgefühl spielt nach BIER auch eine Rolle bei der Entstehung des kollateralen Kreislaufs und der kollateralen arteriellen Hyperämie nach Verlegung einer Schlagader (S. 638). Die entzündliche kollaterale Hyperämie ist aber jedenfalls der entzündungserregenden Schädigung zuzuschreiben bzw. als neuroparalytische Gefäßerweiterung aufzufassen (S. 388).

b) Venöse Hyperämie (Blutstauung).

Blutstauung tritt ein durch Abnahme der Abfuhr und zwar infolge von Abnahme der das Blut abführenden Kräfte oder durch Zunahme des Strömungswiderstandes, wie durch Verengerung oder Verschluß einer Ader. Blutstauung kann eine allgemeine oder eine örtliche sein. Je nach dem Grad unterscheiden wir eine Verlangsamung des Blutstromes (Stagnation) und einen Stillstand (Stase) des Blutes.

Das venöse Blut wird fortbewegt: zunächst durch die noch übrig gebliebene geringe Triebkraft des Blutes, welche Vis a tergo es der Herzwirkung verdankt (§ 125); die Strömungsgeschwindigkeit ist kleiner als die in den entsprechenden Schlagadern mit ihrem kleineren Durchschnitt. Der Blutdruck wird in den Aderstämmen in der Nähe des Brustkastens während der Einatmung sogar subatmosphärisch („negativ", § 131). Die Einatmung fördert denn auch die Blutzufuhr zum Herzen. Ob die Gefäßmuskeln zur Fortbewegung des Blutes mitwirken (Hürthle), ist eine noch nicht beantwortete Frage. Als sicher dürfen wir jedoch annehmen, daß zeitliche Druckerhöhung in der Umgebung der Ader, namentlich durch Muskelwirkung, die Blutströmung fördert; die bei ihrer Zusammenziehung dicker werdenden Muskeln, mit den Blutgefäßen durch starke Faszien umschlossen, pressen die Venen zum Teil oder ganz leer. Das Blut strömt dabei nur herzwärts, solange die Aderklappen normal tätig sind und periphere Strömung unmöglich machen. Alle Venen mit einem Durchschnitt größer als 2 mm haben solche Klappen, mit Ausnahme der intrakranialen, intrathorakalen und intraabdominalen Adern. In ähnlicher Weise fördern die Atmungsbewegungen der Lungen den Kreislauf, wie eine Saug- und Preßpumpe (§ 131). Ferner macht sich auch die Schwerkraft, der hämostatische Druck, geltend: er fördert den Abfluß des Blutes aus allen Körperteilen, die über einer durch die Einflußöffnung in das Herz zu denkenden horizontalen Fläche liegen, und wirkt dem Abfluß aus den übrigen Teilen entgegen. Das Volumen eines Arms nimmt durch senkrechte Hebung ab, wie plethysmographisch festgestellt ist.

Solange das Herz genügend arbeitet und die intrathorakalen Druck- und Spannungsverhältnisse nicht stark verändert sind, gewinnt diese Wirkung der Schwerkraft keine pathologische Bedeutung. Anders aber bei Herzinsuffizienz und bei Änderungen der intrathorakalen Druck- und Spannungsverhältnisse. Dann tritt **allgemeine Blutstauung** kardialen oder thorakalen Ursprunges ein, mit abnormer Anhäufung von Blut in den abhängigen Teilen, sobald nämlich die Leber nicht all das in der unteren Hohlader gestaute Blut in sich aufnimmt, wie wir sogleich besprechen werden.

Wir können unsere Erfahrungen folgendermaßen zusammenfassen: Ungenügende Tätigkeit der linken Herzhälfte führt durch ungenügende Ansaugung des venösen Blutes aus den Lungenadern zu Blutstauung in den Lungen. Ungenügende Tätigkeit der rechten Herzhälfte führt zu Blutstauung in den extrathorakalen Körperteilen. Ungenügende Tätigkeit des ganzen Herzens führt zu allgemeiner Blutstauung (§ 127). Außerdem kann extrathorakale Blutstauung eintreten infolge von gewissen Änderungen der intrathorakalen Spannungen und intrathorakale Verengerung der Hohladern (§ 132). Ist zugleich der intraabdominale Druck erhöht durch Vermehrung des Bauchinhalts, so kann Blutanhäufung in Bauchgefäßen unmöglich sein und es beschränkt sich die Stauung auf extrathorakale und extraabdominale Ader.

Erschwerter Abfluß des Blutes zur rechten Herzhälfte bedeutet Anhäufung in den Hohladern, und bei sitzenden, gehenden oder stehenden Leuten zunächst besonders in der unteren Hohlader. Sobald diese nun in gewissem, individuell wohl verschiedenem Grade überfüllt ist, staut das Blut zunächst in der Leber zurück. Die Kapazität der Lebergefäße ist groß: nach Ranke enthält sie normaliter ungefähr ¼ der gesamten Blutmenge. Bei Blutstauung in der unteren Hohlader können sie eine beträchtliche Menge Blut außerdem in sich aufnehmen. Dabei schwillt die Leber bis in klinisch erkennbarem Maße an, indem sie gedehnt wird. Nicht alle „normale" Leber sind aber gleich dehnbar; ihre Dehnbarkeit nimmt durch fibröse Kapselverdickung, z. B. schon manchmal bei Schnürleber und sehr stark bei Perihepatitis fibrosa, ferner durch proliferative Entzündung (Zirrhose), durch Altern und vielleicht noch durch andere Faktoren mehr oder weniger ab. Je weniger dehnbar die Leber ist, um so eher macht sich die Stauung im Wurzelgebiet der Pfortader (im Magen, Darm, Pankreas, Bauchfell und nicht an letzter Stelle in der Milz) bzw. im Wurzelgebiet der unteren Hohlader außerhalb der Leber geltend. Wir können ja die Lebergefäße mit dem Pfortadergebiet als ein Ganzes betrachten in dessen Teilen sich das

Blut um so leichter anhäuft, je dehnbarer die Teile sind. Blutstauung kardialen oder intrathorakalen Ursprunges überhaupt muß sich aber durch Leberkapillaren fortpflanzen, bevor sie die Pfortader und ihr Wurzelgebiet erreicht. Nun bekommen wir bei allgemeiner Stauung bei der Autopsie verschiedene Blutverteilungen zu Gesicht: es kann, besonders bei jugendlichen Individuen, die Stauungsleber ganz in den Vordergrund treten, während im Wurzelgebiet der Pfortader und überall außerhalb der Leber nur mäßige, ja kaum erkennbare Stauung besteht. Hier müssen wir eine beträchtliche Dehnbarkeit der Leber annehmen, wie sie bei jugendlichen Individuen ohne besondere pathologische Veränderungen (s. oben) im allgemeinen vorauszusetzen ist. In anderen Fällen finden wir allerdings manchmal eine Muskatnußleber (s. unten), aber nur geringe Schwellung dieses Organs, jedoch eine stark vergrößerte, blutreiche Milz und starke Blutanhäufung im Wurzelgebiet der Pfortader überhaupt. Da handelt

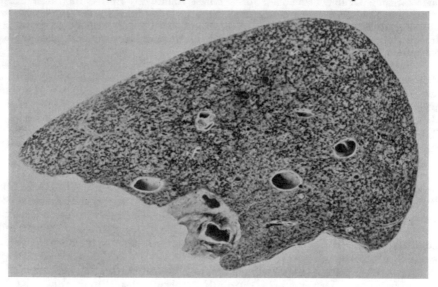

Abb. 293. Fast gleichmäßige Muskatnußleber.

es sich um ältere Leute oder um anatomische Veränderungen (Verdickung der bindegewebigen Kapsel und des bindegewebigen Gerüstes), welche die Dehnbarkeit der Leber verringerten.

Es gibt ferner manche Schattierungen. Dabei ist wahrscheinlich nicht nur die Dehnbarkeit der Leber, sondern auch die Größe der inspiratorischen Erhöhung des intraabdominalen Druckes im kranialen Abschnitt der Bauchhöhle (§ 131) von Bedeutung. Durch inspiratorische Erhöhung des Druckes auf die Leberoberfläche werden Blut, Lymphe und Galle mehr oder weniger aus diesem Organ ausgepreßt. Es wird besonders die Blutbewegung aus der Leber nach dem Herzen hin durch die Zwerchfellwirkung gefördert, indem sie zugleich das Volumen und die Spannung der Brustorgane vermehrt und dadurch den Blutdruckunterschied zwischen den Leberadern und dem intrathorakalen Abschnitt der unteren Hohlader vergrößert. Wahrscheinlich ändert sich die Form der Leber nicht unerheblich durch die Zwerchfellwirkung, indem der Druck auf die Leberoberfläche nicht überall gleich ist. Vielleicht erklärt sich dadurch die sehr ungleiche Verteilung der Stauung, der Muskatnußzeichnung und der blutärmeren Leberabschnitte, die wir in verschiedenen Lebern zu Gesicht bekommen, vielleicht ist diese ungleiche Verteilung jedoch anderen Einflüssen zuzuschreiben. Es kann die Stauung in allen Leberteilen gleich stark sein.

Wir wissen ja von dem Blutkreislauf in den verschiedenen Leberabschnitten noch recht wenig, so daß eine gesetzmäßige Forschung in dieser Richtung sehr erwünscht ist. Die Bedeutung der Leberform, die einer verschiedenen Dehnbarkeit der Leber und einer verschiedenen Spannung des Bauchinhalts an verschiedenen Stellen wäre dabei zu berücksichtigen. Ein örtlich beschränkter Druck hat ja in der Leber eine örtlich beschränkte Wirkung (S. 33). Mit Hinsicht auf die Auspressung der Leber ist ihre Zusammendrückbarkeit im allgemeinen und in verschiedenen Teilen von Bedeutung. Besteht einmal eine gewisse Stauung, so ist dadurch die Zusammendrückbarkeit des Lebergewebes verringert und ein Circulus vitiosus gegeben, indem das Gewebe durch Stauung immer starrer wird, und dadurch immer schwerer ihres Zuviels an Blut durch die Zwerchfellwirkung los wird.

Jetzt noch einige Einzelheiten über die Stauungsleber. Das Blut häuft sich zunächst in den sublobularen und zentralen Adern an. Anfangs hat die Stauungsleber eine dunkelblaurote Farbe. Von den zentralen Adern aus werden dann allmählich perizentrale Kapillaren erweitert — die Blutdruckerhöhung pflanzt sich schwer durch Kapillaren fort. Die perizentralen Leberzellen atrophieren allmählich, und diese Atrophie schreitet mit der Erweiterung der Blutkapillaren fort (S. 305). Die stark erweiterten perizentralen Kapillaren erscheinen dem unbewaffneten Auge als dunkelblaurote Flecke verschiedener Schattierung, während sich die mehr periportalen Leberzellbälkchen mit ihrer grauweißlichen oder durch Fett gelblichen Farbe scharf abheben, so daß eine Farbenzeichnung wie die einer Muskatnuß entsteht (Muskatnußleber). Die dunkelblauroten perizentralen Teile hängen stellenweise, manchmal girlandenförmig, zusammen. Denn die Menschenleber besteht nicht, wie z. B. die in manchen Lehrbüchern der Histologie abgebildete Schweineleber, aus Läppchen, welche durch Bindegewebe umgeben und voneinander abgegrenzt sind, sondern aus Leberzellbälkchen, die miteinander zusammenhängen, und stellenweise Stränge periportalen Bindegewebes, die Schlagadern, Adern, Lymphgefäße und Gallengänge umhüllen.

Unter bestimmten Umständen, die wir nicht genauer anzugeben vermögen, vielleicht nur bei gewisser Kombination von Grad und Dauer der Stauung, wobei individuelle Disposition in Betracht kommt —, jedenfalls aber erst nach längerer Dauer kommt es zu einer „cirrhose cardiaque". Sie kommt nur in einem kleinen Bruchteil aller chronischen Stauungsleber vor: es bildet dabei das Endothel der stark erweiterten, also zunächst der perizentralen Kapillaren, faseriges Bindegewebe. Auch die Wand der sublobularen Adern kann sich mehr oder weniger verdicken. Die Leber wird fester. Hat die Stauung einige Zeit gedauert, so kann das Organ, das anfangs durch Blutanhäufung vergrößert war, durch die Atrophie der Leberzellen sich verkleinern: Atrophische Stauungs- oder Muskatnußleber, auch wohl zyanotische Atrophie, und mit Hinsicht auf die Verhärtung durch Bindegewebsbildung: zyanotische Induration.

Die Stauung pflanzt sich früher oder später (s. oben) bis in die Pfortaderwurzeln fort. Es kann dadurch zu Milzvergrößerung, zu Hyperämie, sogar mit Blutungen in der Magen- und Darmschleimhaut, zu Hämorrhoiden (Varices der Hämorrhoidalader) kommen. Diese Erscheinungen pflegen bei hepatogener Pfortaderstauung oder Pfortaderverschluß stärker zu sein (s. unten).

Von den Funktionsstörungen der Leber durch Stauung wissen wir wenig: die gesamte Arbeitsfähigkeit nimmt wohl durch Blutstromverlangsamung und Atrophie ab; wie groß ist aber die Reserveenergie? Es kann Ikterus auftreten, vielleicht indem die Galle aus der starr gewordenen Leber in ungenügender Menge herausgepreßt wird, staut und dann resorbiert wird. Durch Mischung der ikterischen mit der zyanotischen Hautfarbe entsteht der Icterus viridis, der bläulich-grüne Ikterus.

Die allgemeine Stauung macht sich auch in anderen Organen geltend: z. B. in der Lunge (s. unten), der Niere. In der Niere erweitern sich zunächst die Markvenen. Später erscheinen die Harnknäuel für das unbewaffnete Auge als dunkelblaurötliche Pünktchen. Das Stroma der Niere kann sich etwas faserig verdicken (zyanotische Induration), aber nicht so stark wie bei der „Cirrhose cardiaque". Die Stauungsnieren scheiden eine geringere tägliche Harnmenge aus (Stauungsharn), indem in der Zeiteinheit weniger Blut durch die Nieren strömt als normaliter. Ob außerdem harntreibende Stoffe weniger einwirken, ist eine offene Frage. Der Stauungsharn ist konzentrierter und enthält eine geringe Menge Albumen (Oligurie und Albuminurie).

Schreitet die allgemeine Stauung weiter fort, so werden immer mehr Organe befallen. Kälte und Zyanose der Haut und der Lippen pflegt schon früh erkennbar zu sein. Willkürliche Bewegungen, die gewisse Anstrengung fordern, können bald nicht ohne Mühe und Atemnot ausgeführt werden, nicht am wenigsten durch Herz- und Lungeninsuffizienz. Stauung gewissen Grades und gewisser Dauer kann zu Blutungen, hämorrhagischer Infarzierung des Gewebes (s. dort) führen; im Harn und im Auswurf können kleine Blutmengen, mitunter nur vereinzelte Chromozyten auftreten (sanguinolenter Auswurf).

Nicht nur in der Magenschleimhaut bei Pfortaderstauung, sondern auch aus Hämorrhoiden, die als Folge von Stuhlverstopfung entstehen, können starke Blutungen auftreten. Auch aus einer platzenden Varix des Unterschenkels ist das möglich: Die immer stärker gedehnte Varixwand wird dünner; schließlich vermag sie dem Blutdruck, besonders bei kräftiger Preß- oder Brechbewegung und im Unterschenkel nach längerem Stehen keinen Widerstand zu leisten und sie reißt ein.

Kleinere Blutungen (Ekchymosen) treten manchmal bei oft wiederholter, heftiger, stoßweise stattfindender Stauung ein, und zwar durch Zerreißung von kleinen Adern oder Kapillaren.

So entstehen die mitunter starken Blutungen in der Bindehaut und Nasenschleimhaut bei Keuchhusten; die Ekchymosen und Petechien in denselben Schleimhäuten des Kopfes und in den intrathorakalen serösen Häuten bei verschiedenartiger Erstickung — wobei Atemnot von allgemeinen Krämpfen gefolgt zu werden pflegt —; bei epileptischen Krämpfen; ferner auch subarachnoideale Blutungen bei kräftigen Preßbewegungen — ich sah einmal bei Hyperemesis gravidarum mit plötzlichem Tod eine ungefähr markstückgroße subarachnoideale Blutung auf dem rechten Frontallappen. Schließlich seien hier auch die Petechien und Ekchymosen erwähnt, die in der Schleimhaut der kleinen Kurvatur des Magens auftreten durch heftiges Erbrechen, z. B. nach Narkose. Das Blut wird dabei durch die kräftige kaudo-kranialwärts wirkende Preßbewegung plötzlich von der übrigen Magenschleimhaut nach der kleinen Kurvatur hingepreßt. Durch Abhebung der Schleimhaut können dann Erosionen entstehen.

Durch allgemeine Stauung gewissen Grades und gewisser Dauer kann Ödem in verschiedenen Körperteilen auftreten: Anasarka, Lungenödem, Hydrops aszites, Hydrothorax, Hydroperikard. Durch diese Flüssigkeitsanhäufungen wird die Tätigkeit der Lungen, wahrscheinlich auch der Bauchorgane, vielleicht auch des Herzens, beeinträchtigt. Die durch die Herzinsuffizienz schon vorhandene Atemnot nimmt durch diese Ödeme noch zu. Eine andere Erscheinung bei chronischer allgemeiner Blutstauung ist die sogen. „Herzkachexie" (ANDRAL), die einen hohen Grad erreichen kann; ob sie der ungenügenden Tätigkeit der Organe zuzuschreiben ist, harrt der Beantwortung. Allgemeine Stauung im Wachstumsalter hemmt das Wachstum mehr oder weniger. „Trommelschlägelfinger" können durch Stauung überhaupt entstehen. Die Nagelphalangen der Finger, auch wohl der Zehen, werden kolbig aufgetrieben, die Nägel gekrümmt. Die Histogenese kennen wir nicht. Ödem hat einen gewissen Anteil. Die Anschwellungen können nach dem Aufhören der Stauung zurückgehen.

Örtlich beschränkte Blutstauung würde ohne die zahlreichen Anastomosen der Adern viel häufiger und stärker sein als es in der Tat der Fall ist. Wird eine Ader verengt oder verlegt, so erweitern sich, sobald der Blutdruck oberhalb der verengten Stelle bis zu gewissem Grade ansteigt, Seitenäste (Kollateralen), welche diese Ader oberhalb der verengten Stelle mit ihrem Abschnitt unter dieser Stelle oder mit anderen Venen verbinden, und das Blut strömt durch letztere dem Herzen zu. Die Erweiterung der Seitenäste beweist nicht eine Rückströmung aus der verlegten Ader, wie sich aus weiterer Überlegung ergibt. Einige Beispiele folgen hier:

Wird die Pfortader durch Druck einer sie umwachsenden Geschwulst oder durch Thrombose ganz abgeschlossen oder in gewissem Grade verengt, oder werden ihre Verzweigungen innerhalb der Leber (hepatogene Pfortaderstauung) durch Zirrhose verengt, so erweitern sich ihre Wurzeln (in Magen, Darm, Milz, Pankreas, Bauchfell) und Anastomosen derselben mit anderen Venen: von Magenadern mit den Speiseröhrenadern, von Magen- und Milzadern mit Venen der Nierenkapsel;

von Magenadern mit Zwerchfellsadern, von Milzader und Vena azygos; das Blut aus der Leberkapsel und oberflächlichen Leberteilen fließt den Zwerchfelladern und Sappeys akzessorischen Lebervenen zu. Letztere anastomosieren, dem Lig. teres entlang, mit der V. epigastrica sup., V. mammaria int. und parumbilikalen subkutanen Venen. Durch variköse Erweiterung der zuletzt genannten Adern entsteht das „Caput Medusae" um den Nabel herum. Ferner seien noch die Anastomosen der hämorrhoidalen Adern mit den Venae lumbales und Venae spermat. internae erwähnt und auf das Vorkommen von kleineren Anastomosen zwischen Adern in von Bauchfell unbedeckten Darmabschnitten (im Duodenum, Dick- und Enddarm) mit der Bauchwand usw. hingewiesen. Sichtbare Venenerweiterungen sind von diagnostischer Bedeutung. Mitunter sind jedoch eben nur die tiefen, unsichtbaren Adern erweitert, die sichtbaren kaum oder nicht. Wir haben schon bemerkt, daß bei Pfortaderstauung die Milz sich vergrößert, Magen- und Darmblutungen und Aszites auftreten können. Nun kommt bei Leberzirrhose auch Nasenbluten und zwar als erste Erscheinung vor.

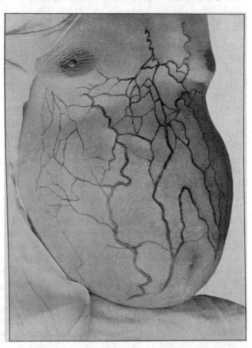

Abb. 294. Caput Medusae (nach Umber in Mohr-Staehelin, Hdb. d. inn. Med. Bd. III).

Sie ist wahrscheinlich aber einer Blutveränderung bei Leberzirrhose zuzuschreiben. Auch Hämorrhoiden (Varizes in den Hämorrhoidaladern) treten als Folge von Pfortaderstauung auf. Durch diese Anastomosen kann eine Leberzirrhose oder eine Pfortaderthrombose wahrscheinlich viele Jahre latent bleiben. Die kollaterale Abfuhr genügt jedoch nicht immer, so daß es zu Hydrops ascites kommt (§ 124). Um die Abfuhr des Pfortaderblutes zu verstärken, hat Talma die Befestigung des Netzes in die Bauchwand empfohlen, mit Erfolg. Stauung im Pfortadergebiet durch ungenügende Herzwirkung wird selbstverständlich nicht durch kollaterale Abfuhr ausgeglichen.

Bei Verlegung der unteren Hohlader können die Venae epigastricae und mammariae für die kollaterale Abfuhr des Blutes aus den Beinen dienen. Aus den Nieren ist, bei Verlegung der Nierenader, einige Abfuhr durch die Kapselvenen (Stellulae Verheyenii) möglich. Bei Schwangeren kann es zu einer gewissermaßen physiologischen Stauung in den Beinen, sogar mit Ödem, kommen durch Druck der vergrößerten Gebärmutter auf die untere Hohlader und die iliakalen

Venen, wie schon PETRUS CAMPER 1784 annahm. Nach der Entbindung kann die Stauung, sei es auch nicht immer ganz, schwinden. Bei folgenden Schwangerschaften kann sie stärker werden, besonders bei Frauen, die viel stehen: Die Venen erweitern sich allmählich mehr, ihre Klappen werden schlußunfähig, was die Stauung wieder fördert. Gleichmäßige Erweiterung über eine größere Strecke (Ektasie), Varizes (Blutaderknoten oder Krampfader), Schlängelungen, Kombinationen dieser Veränderungen können durch wiederholte Schwangerschaft entstehen. Chronisches Ekzem gesellt sich oft dazu und kann durch Jucken zu Kratzen und hierdurch zu Geschwürsbildung (Ulcus varicosum) führen (S. 396). Durch kleinere Venenerweiterungen kann die Haut, besonders in der Malleolengegend eine bläuliche Farbe annehmen. In einem varikösen Bein kann sich das Bindegewebe faserig verdicken. Die Varixwand hingegen wird oft allmählich dünner; sie kann platzen und es erfolgt Blutung. In anderen Fällen tritt Thrombose und Organisation des Thrombus in der Varix ein.

Varizes entstehen überhaupt oft durch langdauernde oder durch häufig wiederholte, kurze, mehr oder weniger stoßförmige Stauung, so z. B. am Unterschenkel bei Ruderern usw. Außer den oben schon genannten Hämorrhoiden sind Varizes des Plexus pampiniformis (Varikozele) ziemlich häufig, und zwar besonders links, weil sich die linke V. spermatica interna in die linke Nierenader ergießt, wodurch der Blutabfluß schwerer ist als durch die rechte gleichnamige Ader, die unter spitzem Winkel die untere Hohlader erreicht.

Manchmal tritt Stauung in Adern, aber keine Varixbildung auf. Dies weist darauf hin, daß erhöhter Blutdruck nicht genügt, sondern eine gewisse, zurzeit noch nicht näher anzudeutende Disposition (Minderwertigkeit des elastischen und des Muskelgewebes?) erforderlich ist. Die Versuche von B. FISCHER und SCHMIEDEN sind sonst auch nicht verständlich. Sie verpflanzten 15mal bei 8 Hunden Stücke aus der V. jugularis ext. in die Carotis communis, so daß dieses Aderstück dem Karotisdruck ausgesetzt war. Auch pflanzten sie die Karotis in eine Ader ein, so daß das Karotidenblut die Aderverzweigungen durchströmte. Nach 3—86 Tagen wurde das Tier getötet: nie wurde Erweiterung der Ader gefunden, im Gegenteil Verengerung durch Bindegewebsbildung und Hypertrophie der Muskeln. Es ist näheres abzuwarten.

Wir müssen hier noch die Veränderungen der Lunge erwähnen, die durch Stenose, weniger durch Insuffizienz des linken atrio-ventrikularen Ostiums eintreten. Die Lunge wird durch Blutstauung überhaupt größer und fester, so daß man von roter, und nachdem sich aus ausgetretenem Blut braunes Pigment im Gewebe gebildet hat, von brauner Induration redet. Durch dieses Pigment bekommt das Lungengewebe einen durch die Pleura hindurchscheinenden bräunlichen oder braunen Schimmer. Eine geringe Bindegewebsmenge, vielleicht nur mehr Faser, mögen bei Stauung in der Lunge gebildet werden wie bei der zyanotischen Induration anderer Organe. Die Lunge kann bei gewissem Grad und Dauer der Stauung sehr fest und starr werden. Wahrscheinlich kann bei der Autopsie die Festheit abnehmen, indem Blut aus den Lungengefäßen strömte, so daß Starrheit in manchen Fällen sogar zu fehlen scheint. GROSSMANN hat, im VON BASCHschen Laboratorium, Lungenstarre bei Tieren hervorgerufen durch Erschwerung des Blutabflusses. Zugleich nahm der intraalveolare Raum zu, was wohl einer Streckung der Lungenkapillaren zuzuschreiben ist. Streckt sich ja eine bewegliche, geschlängelte Röhre, die wir aufspritzen, weil der hydraulische Druck auf der gewölbten Wand mit ihrer größeren Oberfläche größer ist als auf der hohlen. Eine Streckung der Lungenkapillaren ist jedoch nur möglich bei gleichzeitiger Vergrößerung der Wandoberfläche der Lungenbläschen, mit denen sie fest zusammenhängen, d. h. mit Zunahme des intraalveolaren Raums. Dieser kann aber auch abnehmen durch Erweiterung der Blutkapillaren. In einer Stauungslunge sind die Kapillaren deutlicher als sonst, mitunter recht deutlich als Würstchen sichtbar. Lungenstarre erschwert die Atmung. — Das braune Pigment (s. oben) rührt von ausgetretenen Chromozyten her, die durch Kapillarblutungen austreten. Es kann sich als vereinzelte Körnchen oder als Häufchen solcher Körnchen im Gewebe, auch in Leukozyten und Alveolarepithelzellen finden. Letztere können abgehoben und mit Auswurf aufgebracht werden. Solche pigmenthaltige Leukozyten und Epithelzellen bezeichnet man als Herz-

fehlerzellen, weil sie nur bei längerdauernder Stauung durch Mitralklappenfehler auftreten (Abb. 99).

Jetzt die Bedeutung des Stauungsgrades (S. 396). Bei ganz schwacher
Schnürung eines Fingers mit einem elastischen Streifen werden zunächst nur
Ader merkbar verengt, weil der venöse Blutdruck den niedrigsten Wert hat.
Es nimmt somit zunächst nur die Blutabfuhr etwas ab und es tritt eine geringe Anhäufung fast normalen Blutes ein, das kaum mehr Wärme und Sauerstoff abgibt als normaliter, weil die Stromgeschwindigkeit dazu offenbar nicht
genügend abgenommen hat. Die Haut des abgeschnürten Teils wird sogar
wärmer. Bei zunehmender Schnürung verengern sich die Venen allmählich
mehr, die Stromgeschwindigkeit nimmt ab, letzteres immer mehr, je nachdem
auch Kapillaren sich mehr verengern: Zyanose und Kühlheit treten auf und
werden immer stärker. Schließlich nimmt die Blutzufuhr ab durch Verengerung
von Schlagadern. Nekrose kann durch ungenügende Ernährung eintreten.
Ödem ist bei gewissem Grad möglich. Blutstauung gewissen Grades sowie
Stase (s. unten) können zu Blutaustritt führen, durch Zerreißung der Wand
kleiner Gefäße oder durch eine hypothetische Störung ihres Ernährungszustandes.

Wird eine aus der Bauchhöhle hervorgebrachte Darmschlinge durch einen
elastischen Ring abgeschnürt, so treten allmählich ähnliche Veränderungen ein.
Bei einem gewissen Stauungsgrad nimmt die Transsudation (§ 124) sowohl innerhalb
der Schlinge wie außerhalb derselben, an der serösen Oberfläche, zu. Außerdem
finden kleinere oder größere Blutaustritte aus den Gefäßchen, ja eine hämorrhagische
Infarzierung, wie das Stauungsinfarkt der Lunge (S. 642) statt. Durch Anhäufung
des Transsudates in der Schlinge schwillt diese an und nehmen Dehnung und Spannung
ihrer Wand zu. Hierdurch werden die Blutgefäßchen, zunächst wieder nur die
mit niedrigstem Blutdruck, verengert usw. Allmählich tritt Nekrose oder Brand
in der bräunlich oder grünlich schwarz sich verfärbenden Darmwand ein, und zwar
um so rascher, je stärker die Abschnürung ist. Ist diese bald sehr stark, so kann
Nekrose durch Ischämie entstehen. Eine solche Abschnürung kann auch an
einem Eingeweidebruch beim Menschen oder Tier stattfinden, wenn der Bruch durch
eine enge elastische Bruchpforte eingeklemmt wird (Brucheinklemmung, In-
carceratio herniae). Ein Bruch ist ein mit Bauchfell bekleidetes Eingeweide,
das durch eine normale oder pathologische Öffnung (Bruchpforte) in der inneren
Bauchwand tritt und das parietale Blatt des Bauchfells vor sich hin ausstülpt. Das
Eingeweide tritt dabei in einen präformierten Kanal, wie der Leistenbruch in den
Leistenkanal, oder in eine sonstige Höhle wie die H. diaphragmatica (wobei ein Eingeweide durch ein Loch im Zwerchfell in die Brusthöhle tritt). Der vorgestülpte
Teil des Bauchfells, der den Bruch gleichsam umschließt, heißt Bruchsack, das
ausgetretene Eingeweide heißt Bruchinhalt. Tritt ein Organ oder Organteil
ganz unbedeckt zutage, so redet man von Prolaps. — Während wir auf die Faktoren
und den Mechanismus der Brucheinklemmung nicht eingehen, beschränken wir uns
kurz auf die Veränderungen, die stattfinden, wenn das Eingeweide eine Darmschlinge
ist. Ist die Bruchpforte genügend weit, so geht der Kreislauf von Blut und Lymphe
in der Schlinge ungestört vonstatten. Sobald aber die Bruchpforte relativ zu eng
ist, wird die Darmschlinge, ähnlich wie im obigen Versuch durch den Ring, durch
sie eingeschnürt, und es treten ähnliche Veränderungen ein: Zwischen Darmschlinge
und Bruchsack häuft sich Transsudat („Bruchwasser") an, und auch innerhalb der
Schlinge. Die durch Stauung und Ödem veränderte Darmwand gerät früher oder
später in Entzündung, wobei Darminhalt oder Bakterien als Entzündungserreger
wirken. Diese Bakterien sind gewöhnliche Darmschmarotzer, wie Kolibazillen,
die aber in einer eingeklemmten Darmschlinge rascher wachsen, an Virulenz zunehmen und in die Darmwand eindringen können. De Klecki hat das in Versuchen
bei Hunden nachgewiesen (S. 149). Seröse, fibrinöse und zellige Exsudation tritt
auf, der Inhalt der Schlinge nimmt durch das flüssige Exsudat zu, dadurch wächst
der Umfang der Schlinge und die zunehmende Spannung ihrer Wand zieht allmählich
mehr Darm durch die Bruchpforte aus der Bauchhöhle in den Bruchsack hinein

(KORTEWEG). Die Entzündung dehnt sich allmählich aus, allgemeine tödliche Bauch-fellentzündung kann folgen, wenn der Tod nicht durch Sepsis, Schock (durch Dehnung des Bauchfells?) schon früher eintrat. Die Darmverlegung führt übrigens zu Er-brechen, Kotbrechen (Ileus oder Miserere). Rechtzeitige Lösung der Einklemmung vermag Heilung herbeizuführen.

Sog. „Stieldrehung" einer Eierstocks- oder anderen gestielten Geschwulst vermag ähnliche, sei es auch in der Regel nicht infektiöse Veränderungen zu bewirken. Eine geringe Drehung um den Stiel, in dem die Gefäße liegen, kann harmlos sein. Mehrfache Drehung führt zu Stauung bzw. Stase mit Blutungen und Nekrose.

Durch Verlegung der abführenden Ader kann es zur Stockung, „Stase" des Blutes kommen. Nimmt die Stromgeschwindigkeit immer mehr ab, so treten aus dem axialen Blutzylinder allmählich mehr weiße Blutkörperchen und Blutplättchen, schließlich auch Chromozyten in den hohlen wandständigen Plasmazylinder ein (S. 347), so daß das Gefäß schließlich vollkommen mit Blut gefüllt ist. Die Blutkörperchen scheinen mitunter zusammengebacken zu sein. Wenn aber, wie im Tierversuch, die Venensperrung gehoben wird, so sieht man (LUBARSCH) wie sich aus dem gleichmäßig roten Zylinder die einzelnen unverletzten roten Blutkörperchen loslösen und allmählich ein ganz normales Ansehen des sich wiederherstellenden Blutstromes eintritt.

Stase kann ferner auch eintreten durch Wasserverdunstung, und zwar nicht nur bei der mikroskopischen Beobachtung einer ausgespannten durchsichtigen Haut von Kaltblütern, die nicht fortwährend mit physiologischer Kochsalzlösung befeuchtet wird, sondern wahrscheinlich auch bei Erhitzung (zu etwa 50°) und Er-frieren (—7°) des Gewebes; auch bei Einwirkung von Salzen, Zucker, Glyzerin usw., die in starker Lösung Stase bewirken, tritt Wasserentziehung ein.

Von der Stase zu unterscheiden ist Stillstand des Blutes durch Gerinnung, die durch starke Erhitzung oder chemische Schädigung der Gefäße und des Blutes hervorgerufen wird.

c) Örtliche Anämie und Ischämie.

Durch Anämie nimmt das Volumen eines Körperteils ab. Wir haben schon einige Beispiele von Anämie kennen gelernt, so z. B. die Anämie eines Organs infolge von Gefäßerweiterung in einem anderen Körperteil, wie die Hirn-anämie durch Lähmung des Bauchsympathikus, Anämie durch thermische Einflüsse usw. Im allgemeinen entsteht Anämie bzw. Ischämie durch Ver-engerung bzw. Verschluß der Schlagader oder Kapillaren. Und Verengerung oder Verschluß einer Röhre überhaupt (Harnleiter, Darm, Bronchus, Blut-gefäß) ist möglich: 1. durch Zusammendrückung, 2. durch Zusammenziehung, Schwellung oder Verdickung der Wand, 3. durch etwas, einen Pfropf usw., in der Röhre.

Ad 1um. Schlagader oder Haargefäßchen können durch eine wachsende Geschwulst, durch Exsudat, durch entzündliche Neubildung oder Schrumpfung von Bindegewebe, wahrscheinlich auch unter besonderen Umständen durch Muskelkrampf, wie z. B. Pyloruskrampf, zusammengedrückt werden. Pylorus-krampf vermag zu Geschwürsbildung in der Magenschleimhaut zu führen (TALMA). Vielleicht spielt Gefäßkrampf dabei auch eine Rolle.

Ad 2um. Geschwulstbildung, Tuberkulose der Schlagaderwand, Endarteriitis obliterans und Arteriosklerose können kleinere Schlagadern verengern und ab-schließen, wie z. B. der hyaline Harnknäuel zeigt. Ferner müssen wir die „para-lytische Anämie" erwähnen, die in einer gelähmten Extremität auftritt, indem die Gefäßerweiterung bei Muskelwirkung mit dieser ausbleibt. Aber auch Zusammenziehung der Gefäßwand kann zu Anämie und sogar Ischämie führen. So kennen wir die Frostgangrän (S. 88), ferner ischämische Nekrose durch tonischen Krampf[1]) der Schlagadermuskeln (angiospastische Anämie). Gefäßkrampf an und für sich scheint nicht schmerzhaft zu sein; er kann aber von Schmerzen begleitet werden, indem das anämische Gewebe weh tut, wie wir das von den Hirnhäuten annehmen, z. B. bei der Hemicrania angiospastica. Es gibt Stoffe, die in gewisser Stärke Schlagaderkrampf und dadurch sogar Nekrose herbeiführen. So ruft z. B. Adrenalin schon in einer Lösung von $^1/_{1000}$ oder $^1/_{10000}$ eine hochgradige Anämie im Gewebe hervor, die man zu chirurgischen Zwecken benutzt. Ferner kann Mutterkorn (Secale cornutum) bedeutenden Gefäßkrampf erregen. Es ist das Sklerotium des Pilzes Claviceps purpurea.

Dieser Pilz kann in Gramineen, besonders in Roggenblüte, zur Entwickelung kommen. Das Mutterkorn kann in Mehl leicht nachgewiesen werden. Versäumt man seine Entfernung, wie das dann und wann unter dem armen Landvolk (besonders in Rußland) vorgekommen ist, so treten Vergiftungsfälle, ja Epidemien von Ergotismus auf. Man unterscheidet eine konvulsivische Form oder Ergotismus spasmodicus (Krampfseuche), mit überwiegenden Krämpfen und eine gangränöse Form (Ergotismus gangraenosus oder Brandseuche). Beide Formen pflegen mit Parästhesien (dem Gefühl von Taubsein, Kriebeln und Pelzigsein) an den Fingern, sich allmählich über den Körper verbreitend, einherzugehen. Daher der Namen ,,Kriebelkrankheit''. Dann folgen Brechdurchfälle und schließlich bei der spastischen Form sehr schmerzhafte tonische und andere Krämpfe, besonders der Beugemuskeln der Extremitäten, bei der gangränösen Form die Nekrose. Die Haut der nekrotisierenden Teile wird allmählich blauschwarz, die Oberhaut hebt sich ab und es kommt unter heftigen Schmerzen zu (trockener) Nekrose (also nicht zu Gangrän in unserem Sinne) von Fingern, Zehen, Ohren, Nase. Nägel und Fingerglieder können abfallen, ganz oder fast ohne Blutung. Man weiß noch nicht, welcher Bestandteil des Mutterkorns (Ergotinin, Ergotoxin, Sphazelinsäure, Sphazelotoxin usw.) diese Wirkung hat.

Auch Gefäßkrampf nervösen Ursprunges kann zu Nekrose führen. Das nehmen wir jedenfalls an für die symmetrische Gangrän (,,Asphyxie locale symmétrique'' oder ,,Maladie de RAYNAUD''). Es ist jedoch noch nicht festgestellt, welche Bedeutung der von DEHIO dabei nachgewiesenen Endarteriitis und Endophlebitis der kleinen Gefäße zukommt; ist sie primär oder sekundär? Die symmetrische Gangrän kommt besonders bei Mädchen mit ,,nervöser Disposition'' vor. Gemütserregungen (Schreck z. B.), Einwirkung von Kälte (Waschen der Hände in kaltem Wasser) und andere Einflüsse lösen Anfälle von Gefäßkrampf in symmetrischen Finger- oder Zehenteilen aus: diese werden wachsbleich, kalt und so blutarm. daß ein Nadelstich keinen Tropfen Blut hervorbringt. Parästhesien (Gefühl von Kriebeln, von Abgestorbensein) und gar heftige Schmerzen, die sich während des Anfalls noch steigern, können diesem schon Tage oder Wochen vorausgehen. Die Blässe kann spurlos verschwinden oder von Zyanose gefolgt werden; die blaurote Verfärbung der Haut, besonders an den Nagelphalangen, wird dunkler und geht schließlich in die schwarze Farbe der Nekrose über. Der Anfall dauert ein paar Monate oder länger. Es kann Jahre dauern, bevor, nach wiederholten Anfällen, Nekrose eintritt. Eintrocknung, Schrumpfung des Gewebes und Abstoßung der nekrotischen Teile stellen das Ende dar. Besonders schwache Personen können durch Waschen in kaltem Wasser sehr blutarme ,,tote'' Finger bekommen, sogar mit Schmerzen. Vielleicht dürfen wir dies als einen leichten Anfall der Maladie de RAYNAUD betrachten, die nach kurzer Zeit wieder schwindet.

Ad 3um. Eine Schlagader, Ader oder ein Kapillar kann auch abgeschlossen werden durch Embolie oder Thrombose, auf die wir weiter unten zurückkommen.

---

[1]) Unter Krampf (Spasmus) verstehen wir eine unwillkürliche starke Zusammenziehung eines Muskels oder einer Muskelgruppe; auch willkürliche Muskeln können in Krampf geraten. Ein Krampf kann tonisch sein, d. h. längere Zeit ununterbrochen bestehen, wie der Wadenkrampf, oder klonisch, wobei viele Zusammenziehungen und Erschlaffungen rasch abwechseln. Ein Krampf kann sehr schmerzhaft sein, wie der Wadenkrampf, Darm-, Nierenstein-, Gallensteinkolik. Der Schmerz ist wahrscheinlich einer starken Zusammendrückung sensibler Nervenfasern zuzuschreiben.

Was sind nun die **Folgen von Verengerung bzw. Verschluß einer Schlagader?** Folgende Umstände sind dabei von Bedeutung: Solange nur Verengerung und kein Verschluß einer Schlagader besteht, ist die Triebkraft des Blutes entscheidend: vermag sie den höheren Widerstand zu überwinden, so geht der Kreislauf ungehindert weiter. Wenn nicht, so kommt es, wie beim Verschluß darauf an, ob sich ein genügender Seitenbahnkreislauf einstellt. Für die Schlagader gilt grundsätzlich dasselbe wie für die Ader. Für die Wiederherstellung der Blutdurchströmung durch das Schlagadergebiet unterhalb der Verschlußstelle ist eine Verbindung dieses Schlagaderteils durch **arterielle** Anastomosen mit einer oder mehreren Schlagadern erforderlich. Kapillare Anastomosen genügen vielleicht bei Verschluß eines ganz kleinen Arterieästchens, sonst kommt ihnen nur eine andere Bedeutung zu, die wir unten besprechen werden. Nun kann die Schlagader unterhalb der Verschlußstelle durch arterielle Äste verbunden sein mit ihrem Abschnitt oberhalb dieser Stelle.

So z. B. ist die Art. brachialis durch kräftige arterielle Anastomosen mit ihren Ästen, der Art. radialis und ulnaris, verbunden. Unterbindet man ferner die Art.

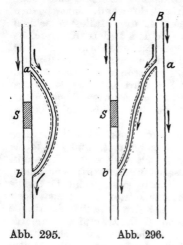

Abb. 295.   Abb. 296.

brachialis proximal von der A. profunda brachii, so genügen die Anastomosen zwischen letzterer und den A. subscapularis und circumflexa humeri für den Kreislauf. Es kommen aber auch Anastomosen zwischen zwei oder mehr Arterien vor; so z. B. werden die Art. radialis und ulnaris durch die beiden kräftigen Arcus volares (Hohlhandbogen) verbunden. Die Pulswelle kann sich sogar von der A. ulnaris aus bis in das periphere Stück der durch den Fingerdruck verschlossenen A. radialis fortpflanzen (Pulsus recurrens).

Wie und wodurch entwickelt sich der kollaterale Kreislauf? Durch die arteriellen Anastomosen strömt normaliter wahrscheinlich nur wenig Blut, weil der Druckunterschied zwischen a und b (Abb. 295) nicht groß ist und die dünnen verbindenden Zweige hohen Widerstand leisten. Die verbindenden Schlagadern pflegen dünn zu sein. Wird aber eine Arterie in S verlegt, so sinkt der Blutdruck stromabwärts von S, auch in b, weil kein neues Blut zuströmt, während er stromaufwärts ansteigt, indem ja das immer zuströmende Blut nicht wie zuvor weiterströmt. Dadurch (Fall I) steigt der Druck auch in a. Jetzt strömt mehr Blut von a nach b, weil der Druckunterschied zwischen a und b größer ist. Ihre Verbindung erweitert sich allmählich mehr, während ihre Wand dicker wird. Viele arterielle Äste können sich zwischen a und b entwickeln. Ob dabei neue Äste gebildet werden oder nur zuvor kaum erkennbare zur Entwickelung gelangen, bleibe dahin gestellt; die erstere Möglichkeit ist nicht festgestellt, nur angenommen worden; vielleicht werden neue Äste gebildet, wenn Schlagader durchschnitten sind. Im Fall II (Abb. 296) sind die Verhältnisse grundsätzlich gleich: In Schlagader A wird sich oberhalb S Blut anhäufen und zurückstauen, weil nichts abfließt und immer Blut hinzukommt. Dadurch können schließlich andere benachbarte Schlagadern, auch B, stärker überfüllt werden. Während somit der Druck in B wenigstens gleich bleibt, wenn nicht ansteigt, sinkt er in A unterhalb S: der Druckunterschied zwischen a und b nimmt somit zu und es strömt allmählich mehr Blut von B durch $a\,b$ in den distalen Teil von A. Auch hier erfolgt eine mehr oder weniger kräftige Entwickelung von Anastomosen. Diese Deutung gilt im

Prinzip auch für mehrfache Anastomosen; so auch für den von THOMA abgebildeten Fall J. F. MECKELS eines angeborenen Verschlusses der Aorta an der Insertionsstelle des Lig. arteriosum. Sämtliche Zwischenrippenschlagadern und Anastomosen waren stark erweitert. Es fragt sich aber, ob bei der Entwickelung der Anastomosen nur die geänderten hämodynamischen Verhältnisse oder vielleicht außerdem Nerveneinflüsse wirksam sind. Die Versuche STEFANIS scheinen auf letztere hinzuweisen: Durchschneidet man bei einem Salamander, Frosch oder Taube alle Nerven einer Extremität und unterbindet man dann die größte Schlagader dieses Gliedes, so stellt sich ein Seitenbahnkreislauf nicht oder so fehlerhaft ein, daß Nekrose zu folgen pflegt. Die Wärme der Extremität sinkt. Muß man hier Störung des „Blutgefühls" oder irgend einer reflektorischen Wirkung annehmen? Es scheint nichts dazu zu zwingen. Denn zuvor müssen wir die Frage beantworten, was mit der Blutzufuhr in einer Extremität mit durchschnittenen Nerven ohne weiteres geschieht. Nimmt sie vielleicht sogar bedeutend ab, wie bei der paralytischen Anämie (S. 636), so kann das Ausbleiben eines ausreichenden kollateralen Kreislaufs nicht wundernehmen. Und wenn wir dem anämischen (ischämischen) Gewebe ein Blutgefühl (S. 628) zuschreiben wollten, das in irgend einer Weise die Entwickelung der arteriellen Anastomosen bewirkt, wie und wodurch entwickeln sich dann die venösen Anastomosen bei Adersperrung?

Der Seitenbahnkreislauf stellt sich nicht immer gleich rasch vollkommen ein. Die Zahl und ursprüngliche Weite der Seitenäste sind dabei von Bedeutung. Es gibt in einigen Organen Schlagadern, deren Äste nicht mit anderen Arterien anastomosieren (die Lobulararterien der Lunge, ferner im Gehirn, Niere, Milz, Knochenmark). COHNHEIM nannte sie Endarterien. SPALTEHOLZ hat aber neuerdings im Herzen, Hirn und Knochenmark mehr, allerdings feine, arterielle Anastomosen nachgewiesen als man bis jetzt annahm. Verschluß einer Endarterie wird denn auch von ischämischer Nekrose (nicht: ischämischer oder anämischer Infarkt. Fehlendes Blut kann ja ein Gewebe nicht infarzieren!) bzw. hämorrhagischem Infarkt gefolgt. Weiter unten kommen wir hierauf zurück.

Es kommt aber auch dann in einigen Gebieten zu Nekrose bzw. hämorrhagischer Infarzierung, wenn eine Schlagader verschlossen wird, die stromabwärts leicht erkennbare arterielle Anastomosen hat. So wird Verschluß der Art. mesenterica sup. oder inf. von hämorrhagischer Infarzierung eines großen entsprechenden Darmabschnitts gefolgt. Sind hier die Anastomosen zu schwach, verengern sie sich sogar, so daß allerdings in das ischämische Gewebe Blut aus denselben einströmt, aber, indem eine ausreichende Strömung fehlt, zur Stase gelangt und aus den absterbenden Gefäßchen in das Gewebe gelangt? Wahrscheinlich. Warum erweitern sich denn die zahlreichen Anastomosen nicht? Weil dem Darm nach BIER ein Blutgefühl fehle? Oder durch die ausgedehnte fächerförmige Verbreitung der arteriellen Äste? Was gesc ieht denn bei Sperrung kleiner Äste der Mesenterialschlagader? Auch dann erfolgt hämorrhagische Infarzierung. LITTEN hat, die COHNHEIMsche Bezeichnung Endarterien erweiternd, solche Schlagadern, die anastomotisch mit anderen verbunden sind, sich aber bei Sperrung als Endarterien verhalten, als funktionelle Endarterien bezeichnet. Auch im Herzen kommen funktionelle Endarterien vor. Obwohl nach TOLDT, LANGER, JAMIN und MERKEL und nach SPALTEHOLZ sowohl zwischen Hauptstämmen wie zwischen den Ästen der Kranzschlagader zahlreiche, sei es auch feine Anastomosen sowohl in den Herzkammern wie in den Vorkammern bestehen, tritt nach Verschluß einer Arterie Nekrose (hämorrhagischer Infarkt) ein.

So fand z. B. FRÄNKEL 5 Tage nach Unterbindung des R. descendens der Art. coron. sin. (wegen Selbstmordversuches) in der Wand der linken Kammer

„einen großen Infarkt". (Lungenentzündung hatte den Tod bewirkt.) Und als HIRSCH bei 8 Hunden und 2 Affen den R. ascendens ant. der Art. coron. sin. in verschiedener Höhe unterband und die Tiere nach 3—4 Wochen tötete, fand er ohne Ausnahme einen Infarkt; und zwar im Zentrum des Stromgebietes der gesperrten Schlagader, weit stromabwärts von der Sperrung. Die Blutzufuhr durch Anastomosen reichte offenbar für den äußeren, nicht aber für den innersten Teil des Stromgebietes aus. Funktionsstörungen des Herzens waren nicht aufgetreten. Bei jugendlichen Individuen sollten solche feineren Anastomosen ausreichen, nicht aber bei älteren. Dies scheint auch für das Gehirn zu gelten: Schon innerhalb 1 bis 2 Tagen nach Verschluß eines Astes der Art. fossae Sylvii sind die Arterien stromabwärts von der Sperrung stark gefüllt, und zwar ist das Blut durch die kleinen Anastomosen in der Pia mater in dieselben hineingeströmt, aber es dauert längere Zeit, bis der Kreislauf völlig wiederhergestellt ist (MARCHAND).

Vielleicht sind auch die Endarterien in Milz und Niere durch feine arterielle Zweige verbunden, somit nur funktionell, nicht anatomisch Endarterien.

Für die Erscheinungen einer Schlagadersperrung ist ferner von Bedeutung die Raschheit, womit sie entsteht.

Unterbindung der Art. brachialis hat anfänglich Schwäche des Armes zur Folge, die erst allmählich wieder schwindet. Wird die Schlagader durch Thrombose, also allmählich, verschlossen, so können Funktionsstörungen ausbleiben. Plötzlicher Verschluß einer größeren Hirnschlagader durch Embolie kann zu bedeutender Bewußtseinstörung führen, während diese bei allmählichem Verschluß durch Thrombose ausbleibt. Wahrscheinlich ist die Bewußtseinstörung einer plötzlichen Blutanhäufung mit Blutdruckerhöhung im übrigen Hirn zuzuschreiben, welche eintritt, sobald eine bedeutende Blutmenge, die sonst durch ein Gefäßgebiet weiterströmt, durch Embolie plötzlich diesen Abfluß nicht mehr findet. Bei langsamer Sperrung durch Thrombose ist allmähliche Anpassung möglich. Nähere Daten sind jedoch zur Beurteilung erforderlich. Die sogenannten Herderscheinungen durch Ausfall eines Hirnteils (Mono-, Hemiplegie usw.) treten bei Embolie ebenso plötzlich auf wie bei Zerstörung desselben Hirnteils durch Blutung. Bei Sperrung durch Thrombose entstehen sie gewöhnlich allmählich. Allerdings haben wir die Möglichkeit zu berücksichtigen, daß eine Thrombose zunächst, schleichend zunehmend, klinisch latent bleibt, dann aber durch raschere Sperrung infolge von sekundärer Gerinnselbildung, plötzlich Funktionsstörungen hervorruft. Obwohl bei Thrombose von vornherein Anpassung möglich ist, erscheint diese im Gehirn doch beschränkt. Embolie oder Thrombose der Art. basilaris ist fast immer tödlich. Die Angaben über die Folgen einer Sperrung der Kranzschlagader des Herzens erlauben noch kein endgültiges Urteil. Sie kann, muß aber nicht tödlich sein; die entscheidenden Umstände kennen wir eben noch nicht. Die Schnelligkeit, womit sie entstand, ist wohl von Bedeutung.

Selbstverständlich wird die Bedeutung einer Schlagadersperrung auch bedingt von ihrem Sitz: lebenswichtige Zentren kann man nicht, von Lunge, Milz, Niere usw. kann man hingegen sogar einen größeren Teil entbehren.

Embolie der Lungenschlagader wird nicht immer von plötzlichem Tod gefolgt. (Versuche von SCHUMACHER und JEHN bei Hunden, auf welche wir später zurückkommen). Embolie eines Astes derselben kann zu ischämischer Nekrose oder hämorrhagischem Infarkt führen (s. unten). Verschluß einer Art. glomerulifera führt zu ischämischer Nekrose des betreffenden Nierenabschnitts; Verschluß eines Glomerulus aber wird von Atrophie der hinzugehörigen Epithelröhrchen gefolgt, mit grubenförmiger Einsenkung der Nierenoberfläche. Nekrose erfolgt in diesem Fall nicht, weil das Kapillarnetz, das sich aus dem Vas efferens bildet, mit anderen und außerdem mit Kapillaren der Arteriolae rectae verae anastomosiert (vgl. BÖHM und DAVIDOFF). Durch diese Anastomosen wird das Gewebe am Leben gehalten. Die Epithelzellen atrophieren aber, weil der Harnknäuel kein Wasser absondert, das die von den gewundenen Harnröhrchen abgesonderten Salze (und andere Stoffe?) fortspült. Ob infolgedessen ihre Epithelzellen einer Ruhe-Atrophie oder einer Vergiftung durch jene Stoffe oder beidem anheimfallen, ist zu erforschen.

Für die Folge einer Gefäßsperrung ist auch von Bedeutung, ob das verschließende Ding nur mechanisch oder außerdem chemisch schädigende, bakterielle oder sterile Wirkung hat. Auch die Dauer des Verschlusses ist mitunter entscheidend.

Eine Sperrung kann wieder gehoben werden: so kann z. B. ein Kalkplättchen von ungleichen Dimensionen in der einen Lage vollkommen ein Gefäß abschließen, wenn sich aber seine Lage ändert, Blut durchlassen. Ferner kann ein Thrombus durch Erweichung und Kanalisation durchgängig werden. Dann kann sich ein ausreichender Seitenbahnkreislauf in einem Fall rascher einstellen als in einem anderen. Wird der Kreislauf relativ bald wieder hergestellt, so kommt es auf die Empfindlichkeit des Gewebes an. Diese ist verschieden groß (S. 323): das Hirngewebe des Kaninchens büßt seine Erregbarkeit ein durch Absperrung des Blutes während zwei Minuten (Kussmaul und Tenner). Spronck sah nach Abklemmung der Bauchaorta (Stensonschem Versuch) während 10 Minuten vollständige Lähmung der Hinterpfoten; in anderen Fällen folgte jedoch sogar nach Abklemmung während 30 Minuten Wiederherstellung.

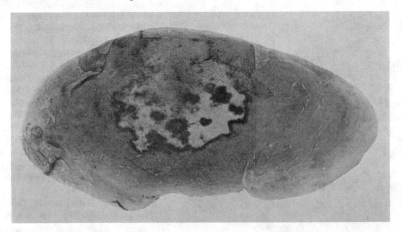

Abb. 297. Ischämische Nekrose der Niere.

Jetzt wollen wir die **ischämische Nekrose** und den **hämorrhagischen Infarkt** gesondert besprechen. Nach der Absperrung einer Endarterie strömt das im peripheren Stück vorhandene Blut zum großen Teil durch die Kapillaren in die Ader, sofern seine gesamte Energie es zur Überwindung der Widerstände in den Kapillaren befähigt. Das ischämische Gewebe zeigt zunächst mehr, sogar fast vollkommen seine Eigenfarbe, also Nierengewebe z. B. die Farbe jungen Eichholzes. Während es abstirbt, bekommt diese Farbe einen Stich ins Gelbliche und sieht das Gewebe matter, lehmartig aus (Koagulationsnekrose, S. 324). Das absterbende Gewebestück schwillt zunächst etwas an, so daß es an der Oberfläche hervorragt, und zwar zum Teil durch Vergrößerung (Gerinnung) der absterbenden Zellen, zum Teil durch Eindringen eines serös-plasmatischen Exsudates aus den Blutkapillaren des anstoßenden lebenden Gewebes und interzellulare Gerinnung des Fibrinogens, das auch aus den Kapillaren des absterbenden Gewebes getreten ist. Die Form des scharf abgegrenzten nekrotischen Gewebestückes ist manchmal der einer Pyramide ähnlich, deren Gipfel ungefähr bei der Absperrung der Schlagader liegt; dies gilt auch für den hämorrhagischen Infarkt, z. B. der Lunge. In anderen Fällen ist jedoch die Form eine unregelmäßige. Das unmittelbar unter der Kapsel des Organs liegende Gewebe ist in der Niere manchmal, in der Milz ausnahmsweise nicht nekrotisch und auf

Durchschnitt wie ein subkapsularer Saum sichtbar. Wahrscheinlich wird es durch Gefäße von der Kapsel aus ernährt. Das ischämische Gewebe wird bald von einem hyperämischen, ja hämorrhagisch-infarzierten Saum dunkelblauroter Farbe umgeben. Dieser Saum liegt zum Teil im lebenden, zum Teil im toten Gewebe. Mikroskopisch finden wir an der Innenseite dieses Saums und zum Teil innerhalb desselben mehr oder weniger ausgetretene gelapptkernige Leukozyten, die zerfallen, wo sie sich zu weit ins nekrotische Gewebe wagen.

Die Anhäufung von Leukozyten ist wahrscheinlich einer positiv chemotaktischen Wirkung von Dissimilationsprodukten (Säuren?) des absterbenden Gewebes zuzuschreiben, welche in das lebende Gewebe eindringen (Diffusion). Die Kapillarerweiterung mit Blutaustritt im Grenzgebiet kann zum Teil desselben kollateralentzündlichen Ursprunges wie die Leukozytendiapedese sein, zum Teil ist sie als Hyperämie bei Einstellung eines kapillaren Kollateralkreislaufes zu deuten. Zu einem subpleuralen Infarkt (Nekrose) der Lunge pflegt sich umschriebene fibrinöse Pleuritis hinzuzugesellen.

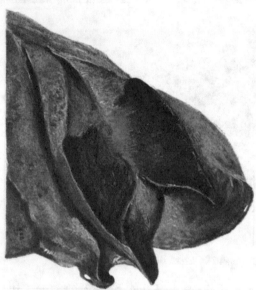

Erhitzt man das Blatt einer Aucuba japonica über eine Flamme an einer umschriebenen Stelle bis zum Absterben, so bräunt sich der tote Teil; er wird aber durch einen violetten Saum vom lebenden abgegrenzt. Dieser Saum entsteht wahrscheinlich durch Einwirkung eines aus dem absterbenden oder toten Teil freikommenden Enzyms. Herrn Prof. JANSE verdanke ich diese Beobachtung.

Beim hämorrhagischen Infarkt kommt es auch zu Nekrose, aber mit hämorrhagischer Infarzierung (Durchsetzung) des ganzen Gewebestückes: die dunkelblaurote Farbe des Infarktes weist schon auf den erheblich vermehrten Blutgehalt

Abb. 298. Hämorrhagischer Infarkt der Lunge
(nach JORES).

hin. Wie und wodurch entsteht der hämorrhagische Infarkt? Bemerkenswert ist, daß in Milz und Niere nur ganz kleine Infarkte vorkommen. Sie sind wahrscheinlich als kleine ischämische Nekrose zu deuten, wobei der hämorrhagische Saum das ganze Herdchen ausfüllt, so daß es kein „Saum" ist. Demgegenüber kommen hämorrhagische Infarkte verschiedener Größe in der Lunge oft vor. Wie erklärt sich dieser Unterschied? In der Lunge kommen auch ohne Schlagaderverschluß Stauungsinfarkte vor als Folgen von Stauungsblutung bei schwacher Herzwirkung. Sie bevorzugen die kaudalen dorsalen Lungenabschnitte, welche bei bettlägerigen Patienten den größten Blutgehalt, die stärkste Hypostase haben. Solche Stauungsinfarkte sind gewöhnlich nicht scharf abgegrenzt und pflegen vielmehr allmählich in das umgebende blutreiche Gewebe überzugehen. Sie entstehen wohl wie die Darminfarkte durch Anhäufung und vollkommenen oder fast vollkommenen Stillstand des Blutes, so daß die Ernährung notleidet und Blut aus den schlechternährten bzw. nekrotisierenden Gefäßchen in das absterbende Gewebe austritt. Dies müssen wir als allgemeine Bedingung hämorrhagischer Infarzierung annehmen. Dabei kommt noch Blut entweder aus einer Schlagader (wie im Darm S. 639), oder aus kapillaren Anastomosen (wie im hämorrhagischen Saum der ischämischen Nekrose) oder aus einer Ader (wie bei Stauung), wie wir sogleich besprechen werden.

In anderen Fällen, nämlich bei Verschluß einer Schlagader, finden wir, besonders bei Mitralklappenfehlern, hämorrhagische Infarkte in der Lunge, ähnlich scharf abgegrenzt wie die ischämische Nekrose. Wie entsteht nun die Infarzierung in einem solchen Fall? Warum hat die Schlagadersperrung nicht ischämische Nekrose zur Folge, während doch arterielle Anastomosen ganz oder fast ganz fehlen? Auch hier müssen wir allerdings vermehrten Blutgehalt, aber einen nicht ausreichenden Kreislauf annehmen. Woher kommt denn das mehrere Blut? Von vornherein ist möglich: aus Kapillaren oder nicht-ausreichenden arteriellen Anastomosen oder durch Zurückströmung aus den Adern. Nun, kapillare Anastomosen würden nur für ganz kleine Herde genügen (s. oben). Denn die Triebkraft des Blutes in den Kapillaren wird wohl nicht zur Überwindung der hohen Widerstände in einem anastomotisch damit zusammenhängenden anderen Kapillargebiet ausreichen. Arterielle Anastomosen zwischen den lobularen Schlagadern fehlen gänzlich. Inwiefern durch von KÜTTNER nachgewiesene Anastomosen zwischen pulmonalen und bronchialen Arterien Blut aus diesen in jene zu fließen und unterhalb einer Sperrung das Gewebe zu infarzieren vermag, entzieht sich einer Beurteilung, solange wir den Sitz und die Ausdehnung dieser Anastomosen beim Menschen nicht kennen. Jeden-

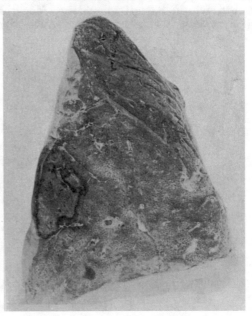

Abb. 299. Ischämische Nekrose der Lunge.

falls ist es aber sehr auffallend, daß ein hämorrhagischer Infarkt nur dann in der Lunge gefunden wird, wenn Blutstauung besteht, und besonders dann, wenn das Lungenvenenblut zurückstaut durch einen Mitralklappenfehler. Dies weist auf einen Rückfluß des Blutes aus den Lungenvenen — in die sich auch die Adern der kleineren Bronchien ergießen — in die Kapillaren des ischämischen Gewebes. Ist dies denn von einem hydrodynamischen Standpunkt aus möglich? Unter normalen Umständen wird die Energie des arteriellen Blutes zum größten Teil zur Überwindung der Widerstände in den Kapillaren verbraucht. Das venöse Blut hätte infolgedessen keine Energie genug zur Überwindung jener Widerstände. Nun kann aber eben bei Mitralklappenfehlern der Druck in den Lungenadern bedeutend erhöht sein, so daß sogar starke Hypertrophie der rechten Herzkammer (§ 126a) erfolgt, indem sich der erhöhte Druck bis in die Lungenschlagader fortpflanzt. Unter diesen Umständen ist die Annahme nicht ohne Grund, es könne so viel Blut aus den Lungenadern und anstoßenden Kapillaren, in denen der Blutdruck ja auch erhöht ist, in das ischämische Gewebe zurückfließen, daß hämorrhagische Infarzierung erfolgt. Bemerkenswert ist, daß ischämische Nekrose, wenn auch selten, doch auch in der Lunge vorkommt (Abb. 299) — ich sah es ohne Stauung in den Lungenadern, besonders bei älteren Individuen, z. B. mit Klappenthromben, von welchen aus Embolie möglich war.

Bei septischer Embolie kommt auch hämorrhagische Infarzierung vor, und zwar ohne Stauung in den Lungenvenen. Wahrscheinlich handelt es sich dabei um einen ganz anderen Vorgang, nämlich um septische Blutung ohne vollkommenen Verschluß der Schlagader.

Wird die Sperrung der Schlagader zeitig gehoben — die Grenzen dieses „zeitig" kennen wir allerdings nicht — so kann Wiederherstellung folgen. Kommt es jedoch zu Nekrose ohne oder mit hämorrhagischer Infarzierung, so ergeben sich die S. 326 ff. behandelten Möglichkeiten: zunächst jedenfalls Koagulationsnekrose, die in Erweichung (Auto- oder Heterolyse) übergehen und von

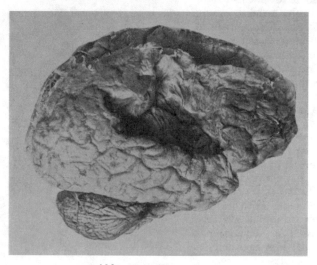

Abb. 300. Hirnzyste.

Resorption (Körnchenzellen treten dabei auf) gefolgt werden kann. Zugleich kann im anstoßenden Gewebe Bindegewebe (s. oben) neugebildet werden, so daß nach vollendeter Resorption eine kleine Narbe zurückbleibt. Es kann aber auch spurlose Resorption erfolgen, wie an der Nierenoberfläche, wo nur eine Grube zurückbleibt. Im Hirn tritt Erweichung und — indem die knöcherne Schädelwand einem so geringen Druckunterschied nicht nachgibt — Bildung einer Höhle (Zyste) ein, gefüllt mit wässeriger, dem Liquor cerebro-spinalis ähnlicher Flüssigkeit, ähnlich wie nach Hirnblutung; eine bräunliche hämatogene Pigmentierung der Umgebung kann dann einige Zeit bestehen bleiben.

Nicht immer erfolgt aber einfache, sterile Erweichung. Gelangen von einem Embolus oder Thrombus, von einem benachbarten Herd oder Bronchus aus Eiter- oder Fäulniserreger ins nekrotisierende Gewebe, so kann Eiterung bzw. Gangrän auftreten. Die Eiterung kann zu Abszeßbildung führen oder sich auf das Grenzgebiet beschränken und das tote Stück sequestrieren (S. 396). Auch kann die Erweichung eine gangränöse sein. In seltenen Fällen bleibt Erweichung aus, oder ist sie bedeutungslos und es tritt Verkalkung an ihre Stelle.

§ 120. Blutungen und Lymphorrhagie.

Den Austritt von Blut aus einem Blutgefäß während des Lebens nennen wir Blutung, Hämorrhagie. Sie kann durch eine Wunde, einen Riß, ein Loch in der Gefäßwand erfolgen (Hämorrhagia per rhexin) wie aus einem Aneurysma (S. 660), oder durch Usur, durch Zernagen der Gefäßwand (per diabrosin), oder durch „Anfressen" (per arrosionem), wie z. B. in einem Geschwür, durch Übergreifen von Nekrose bzw. Gangrän auf die Gefäßwand. Aus kleinen Adern und Kapillaren kann ferner Blutung per diapedesin, in nicht näher gekannter Weise, stattfinden. Oft ist nicht zu entscheiden, welche Blutungsweise vorliegt, so z. B. bei der physiologischen menstruellen Blutung, wobei (nach L. F. DRIESSEN) nekrotische Schleimhautstücke ab- und ausgestoßen werden; ferner bei Nasenblutungen, bei Sepsis, bei Stauung (S.632).

Je nachdem das ausgetretene Blut frei an eine Körperoberfläche gelangt und so für uns erkennbar wird oder nicht, unterscheidet man äußere und innere Blutungen. Zu den ersteren gehören nicht nur Blutungen aus der Haut, sondern auch Magen-, Darm-, Nasen-, Nieren-, Lungenblutungen; zu den letzteren Hirnblutungen, Blutung aus einem Aortenaneurysma zwischen den Pleurablättern (Hämatothorax), Bluterguß in den Herzbeutel bei Herzverletzung

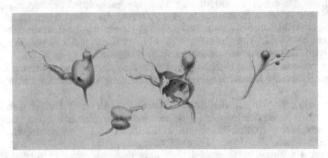

Abb. 301. Miliare Aneurysmen (nach L. PICK). Doppelte natürliche Größe.

oder Herzruptur (Hämatoperikard) usw. Ein Aneurysma des Aortenbogens kann auch nach Usur des Brustbeins nach außen durchbrechen mit tödlicher äußerer Blutung. Durch hämorrhagische Cholezystitis kann Blut im Stuhl erscheinen, also eine äußere Blutung auftreten.

Je nach der Natur des blutenden Gefäßes unterscheiden wir arterielle, kapillare und venöse Blutungen, die alle äußere oder innere sein können. Ein Varix am Unterschenkel oder ein Hämorrhoidalknoten kann platzen und es kann daraus eine Blutung erfolgen. Kapillare Blutungen können ganz klein, „punktförmig" sein. Solche Blutungen an der Haut oder an einer Schleimhaut oder serösen Haut nennt man Petechien. Haben sie einen größeren Durchschnitt als etwa 2 mm, so nennt man sie Ekchymosen; sind sie streifenförmig, Vibices; eine nicht scharf begrenzte, flächenhafte Blutunterlaufung heißt Sugillatio, und wenn sie groß ist, Suffusio. Eine geschwulstähnliche Blutanhäufung (Blutgeschwulst, Blutbeule) heißt Hämatoma. Blutet eine Gewebsfläche, ohne daß man die einzelnen blutenden Gefäßchen zu erkennen vermag, so redet man von einer „parenchymatösen" Blutung, ein veralteter weniger empfehlenswerter Terminus als diffuse Blutung. „Spontane" kleine, umschriebene Haut- oder Schleimhautblutungen nennt man Purpura.

Hier seien noch einige Bezeichnungen erwähnt: Epistaxis (Nasenbluten), Hämatemesis (Blutbrechen), Gastrorrhagie (Magenblutung), Enterorrhagie (Darmblutung). Hämoptysis und Hämoptoe (Blutspeien, Bluthusten), Menorrhagie (übermäßig starke Menstrualblutung), Metrorrhagie (nichtmenstruelle Gebärmutterblutung), Hämathidrosis (Blutschwitzen). Dies sind alle äußere Blutungen. Zu den inneren Blutungen gehören Hämatokolpos (Blutanhäufung in der Vagina) Hämatometra (Blutanhäufung in der Gebärmutter), Hämatozele (id. in der Tun. vaginalis propria testis) Hämatocephalus (id. in der Schädelhöhle), Encephalorrhagie oder Haemorrhagia cerebri (Blutung im Hirn usw.)

Verschiedenartige Schädigungen können Blutung verursachen:

Verletzung durch scharfe Werkzeuge oder durch stumpfe Gewalt, Einreißen der Gefäßwand durch erhöhten Blutdruck (S. 15). Hierzu gehören auch die Stauungsblutungen, wenigstens zum Teil, und die durch starke Preßbewegungen oder Husten auftretenden Petechien und Ekchymosen (S. 632). Preßbewegungen können auch Berstung eines Miliaraneurysmas einer Hirnschlagader bewirken, indem sie eine stoßweise auftretende Anhäufung von Blut in den Kopfschlagadern bewirken. Man kann die Schläfenschlagadern während kräftigen Hustens stark, stoßweise anschwellen sehen. Auch nach heftigem Husten bleiben sie noch einige Zeit erweitert. Ob das Blut nur aus den Adern in die Arterien zurückstaut (Kollateralabfuhr aus dem Kopf gibt es ja nicht!) oder außerdem aus intrathorakalen Schlagadern stoßweise Blut hinzukommt, bleibe dahingestellt. Kräftige Preßbewegungen spielen bei der Entstehung solcher Miliaraneurysmen wahrscheinlich eine Rolle. Auch seien hier die durch Stieldrehung in einer gestielten Geschwulst, wie z. B.. einem Eierstockskystom auftretende Blutung, ferner die Blutungen durch Aspiration (S. 628), das Nasenbluten bei einer Ballonfahrt durch starke Luftdruckerniedrigung und durch zu rasche Dekompression (S. 80) erwähnt. All diese Blutungen sind mechanischen, manche traumatischen Ursprunges.

Sodann nennen wir die Blutungen durch Ernährungsstörung der Gefäßwand, wie z. B. bei der hämorrhagischen Infarzierung um einen ischämisch-nekrotischen Herd.

Ferner erinnern wir an die infektiös-toxischen Blutungen, besonders in der Haut und in Schleimhäuten, ganz besonders Nasenbluten, aber auch in inneren Organen, bei verschiedenartigen Infektionen und Vergiftungen, bei Typhus, Diphtherie, Scharlach, Erysipel. Ihre Pathogenese ist meist unklar. Zum Teil mag Hämolyse, die Blutaustritt erleichtert, eine Rolle spielen, zum Teil Ernährungsstörung der Gefäßwand, toxische Schädigung derselben, zum Teil handelt es sich um Zerreißung entzündlich erweiterter Gefäßchen (hämorrhagische Entzündung), wie z. B. bei den „schwarzen Pocken", deren Farbe durch Blutaustritt entsteht. KOLBS konnte durch gewisse filtrierte bakterielle Gifte Blutungen hervorrufen. Übrigens kennen wir Blutungen durch Schlangengift, Kali chloricum, durch Gallenbestandteile (bei Ikterus).

Bei Lungentuberkulose, auch bei klinisch latenter, kann es zu Hämoptyse (Hämoptoe, Bluthusten) verschiedenen Umfanges kommen: Berstung eines verkästen oder aneurysmatischen bzw. variösen Gefäßabschnitts kann von einem starken, sogar tödlichen Bluterguß gefolgt werden. In anderen Fällen mischt sich dem Auswurf bei Tracheobronchitis eine sehr geringe oder eine größere Blutmenge bei. Ob sie der entzündeten tracheobronchialen Schleimhaut — die bei Lungentuberkulose sehr blutreich sein kann, so daß heftiger Husten zu Zerreißung kleiner Gefäßchen führen mag — oder entzündlich-hyperämischem Lungengewebe entstammt, läßt sich im Einzelfall nicht entscheiden. Bei Lungentuberkulose mit Schrumpfung eines Abschnitts des Organs und Bronchialerweiterung kann es zu wiederholten Blutungen (aus varikös erweiterten Gefäßchen der Schleimhaut der erweiterten Bronchien?) kommen. Ich sah bei einer Arbeiterfrau mehrmals jährlich während mehrerer Jahre Hämoptyse ohne merkbare Verschlimmerung ihres körperlichen Zustandes.

Ob die Blutungen bei den sog. hämorrhagischen Diathesen, beim Morbus maculosus Werlhofii, bei den verschiedenen Purpuraformen, bei MÖLLER-BARLOWscher Krankheit, bei Skorbut nur durch ungenügende Ernährung der Gefäßwand oder außerdem durch giftige Schädigung derselben auftreten, wissen wir nicht. Ebensowenig klar ist dies für die Blutungen bei Leukämie und Pseudoleukämie.

Wir sollen uns in solchen Fällen nicht ohne weiteres mit der Annahme endogener Giftwirkung begnügen. Die Blutungen bei Hämophilie haben wir S. 600 erörtert. HAYEM bezog die mangelhafte Blutgerinnung bei der perniziösen Anämie und der Purpura haemorrhagica auf dem dabei bestehenden Plättchenmangel. Diese Annahme erheischt auch für die anderen Blutkrankheiten Beachtung. Geringfügige Schädigung, wie eine nicht besonders kräftige Preßbewegung, vermag bei „hämorrhagischer Diathese" eine Blutung zu bewirken.

Schließlich kennen wir noch nervöse oder neurotische Blutungen. Sie erfolgen wohl nach starker neurogener Gefäßerweiterung. Gehört vielleicht auch die menstruelle Blutung hierzu? Diese wird ja einem nervösen, von der Ovulation hervorgerufenen Einfluß (Reizung) zugeschrieben.

Bemerkenswert ist die „vikariierende" menstruelle Blutung (bei Ausbleiben der Gebärmutterblutung), die aus der Lunge oder der Lippe, im letzteren Fall genau verfolgbar (HAUPTMANN) eintritt! Nervöse Blutungen sind besonders bei hysterischen Frauen bekannt geworden: die Belgische LOUISE LATEAU blutete aus Stellen (Stigmata), den Wunden Jesu entsprechend (stigmatisierte Blutung). TITTEL und WAGNER wiesen nach, daß es sich dabei um Hämathidrosis handelte: Blut trat aus Gefäßen in Schweißdrüsen und vermischte sich mit Schweiß.

Der Verlauf einer Blutung und ihre Folgen hängen ab von der Größe der Gefäßschädigung und von der Wirkung der blutstillenden Faktoren. Zu diesen Faktoren gehört die Gerinnbarkeit des Blutes (S. 600). Die Blutung aus einem verletzten oder gerissenen Gefäße kann aufhören, indem ein Gerinnsel in oder vor dem Loch in der Gefäßwand (also im extravaskularen Gewebe) das Loch verschließt. Dies wird aber nur möglich sein, wenn das Blut nicht mit zu großer Kraft aus diesem Loch strömt, also bei nicht zu großem Loch und nicht zu hohem Blutdruck. In dieser Hinsicht ist von Bedeutung, wenn es sich z. B. um eine Schnittwunde handelt, ob das Gefäß, sagen wir die Schlagader quer durchtrennt oder nur angeschnitten ist. Im ersten Fall ziehen die beiden Teile sich zurück im Gewebe und verengern sich zugleich die Durchschnittsöffnungen, und zwar um so mehr, je lockerer das umgebende Gewebe ist und je weiter sie sich voneinander zurückziehen. Ist die Schlagaderwand aber in der Richtung der Längsachse durchschnitten, so klaffen die Wundränder und es entsteht ein mehr oder weniger eiförmiges Loch, aus dem das Blut emporströmt. Ferner gibt es allerlei Schattierungen.

Weiter ist von Bedeutung, ob die Blutung eine äußere oder eine innere ist. Im ersten Fall kann das Blut meist ungehindert fortströmen. Im zweiten Fall häuft es sich im umgebenden Gewebe oder in einer Höhle (Herzbeutel, zwischen den Pleurablättern usw.) an. Die Gewebespannung nimmt durch die Blutanhäufung zu, und zwar, wenn die Blutung nicht eher durch andere Faktoren aufhört, solange bis sie dem Blutdruck gleich ist. Dann hört die Blutung auf. Diese wachsende Gewebespannung kann somit heilsam, sie kann aber auch gefährlich, ja tödlich werden, indem sie die Tätigkeit eines lebenswichtigen Organes unmöglich macht.

Dies trifft z. B. zu bei mancher Hirnblutung, die nicht durch unmittelbare Zerstörung eines Hirnteils, z. B. eines Stammganglions — die nur zu gewissen, lebensunwichtigen Ausfallserscheinungen (Arm-, Zungenlähmung usw.) führen würde — sondern durch Erhöhung des intrakranialen Druckes tötet. Lebenswichtige Zentren, wie das Atmungszentrum, können durch diesen Druck außer Tätigkeit versetzt werden. Nach einer kleinen Stichverwundung des Herzens kann ferner das aus diesem Organ mit großer Energie sich im Herzbeutel anhäufende Blut eine solche Spannung (Druck) in demselben bekommen, daß die Entleerung der Höhladern in die Vorhöfe nur unvollständig oder gar nicht mehr stattfindet, und damit der Kreislauf aufhört. Es entsteht dann ein Zustand wie in COHNHEIMS Versuch: Führt man in den Herzbeutel eines Hundes rasch Öl ein, so sinkt, sobald die Ölspannung einen gewissen Wert erreicht, der Blutdruck in der Art. femoralis, während der Blutdruck in der Drosselader steigt. Und diese Erscheinungen nehmen mit der

Spannung des Herzbeutels, welche dem Öldruck gleich ist, zu, bis schließlich der Kreislauf erlischt. Läßt man hingegen bei einem Tier das Öl aus dem gespannten Herzbeutel, so schnellt der arterielle Blutdruck in die Höhe und sinkt der Aderdruck.

Hat der Stich nicht eine kleine, sondern eine große, klaffende Wunde in Herzbeutel und Brustwand gemacht, so vermag das Blut frei nach der Körperoberfläche auszuströmen; obwohl der Blutverlust in diesem Fall größer ist als bei einer kleinen Wunde von Brustwand und Herzbeutel, kann er weniger gefährlich als die Blutanhäufung im Herzbeutel sein.

Dieses Beispiel der Herzverletzung zeigt, daß die Menge des zutage tretenden Blutes keineswegs ein Maßstab für die aus der Gefäßbahn ausgetretene Blutmenge darstellen muß. Es ist für den Arzt wichtig, daß dies im allgemeinen, auch z. B. für Magen-, Lungenblutungen usw. gilt. Es kann z. B. eine große Menge Blutes in den Lungenbläschen und Bronchien verbleiben, bis sie resorbiert wird, während nur einige Kubikzentimeter ausgeworfen werden. Die Lungen vermögen ja rasch eine große Flüssigkeitsmenge zu resorbieren (S. 61).

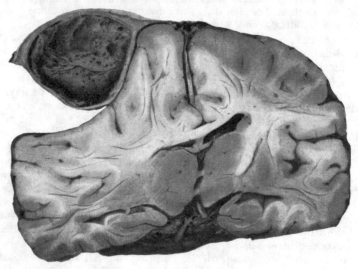

Abb. 302. Organisiertes intradurales Hämatom (durch die Fixierung zum Teil vom Gehirn abgehoben). (Pathol. Institut des Krankenhauses im Friedrichshain. L. Pick.)

Schließlich kann eine Blutung auch dadurch aufhören, daß durch den Blutverlust der Blutdruck im blutenden Gefäß sinkt bis er der Spannung des umgebenden Gewebes gleich wird. Das kann vor dem Tode eintreten und lebensrettend wirken. Bei welchem Umfang der Blutung das Leben aufhört, haben wir S. 596 besprochen.

Was geschieht nun mit dem ausgetretenen Blut? In serösen Höhlen bleibt es lange Zeit flüssig, im Gewebe zerfallen bald die Chromozyten, Hämatoidin, Bilirubin und andere Pigmente bildend (§ 57 f), Entzündung kann hinzukommen. Die Gefäßwunde kann ausheilen. Auch Organisation ist möglich (Abb. 302).

Lymphorrhagie bedeutet Lympherguß ins Gewebe, in eine Körperhöhle oder einen Körperspalt oder an die Körperoberfläche. Sie tritt ein durch stumpfe oder scharfe Gewalt, per rhexin, per diabrosin, per arrosionem, wie Blutung (S. 645). Eine Lymphfistel kann entstehen, aus der Lymphe an die Körperoberfläche oder in eine Körperhöhle abfließt. Durch fortwährenden Lympherguß können große Mengen verloren gehen, was besonders bei Erguß vom milchigen Chylus (Chylorrhagie) nach Verwundung, Einreißung usw. des Brustganges von großem Schaden sein kann. In einer Wunde kann Lymph- neben Blutaustritt stattfinden. Das Loch oder der Riß im Lymphgefäß kann unter günstigen Umständen ausheilen.

Chyluserguß kann in die Brusthöhle (Chylothorax), Bauchhöhle (Ascites chylosus), den Herzbeutel (Chyloperikard) erfolgen.

24. Kapitel.

Intravaskuläre Gerinnung, Thrombose und Embolie.

§ 121. Intravaskuläre Gerinnung und Thrombose.

Thrombus bedeutet ursprünglich Klumpen geronnenen Blutes. Man be- zeichnet aber als Thrombus eine in einem Blutgefäß oder im Herzen während des Lebens aus dem Blut in Form eines Pfropfens entstandene feste Masse. Diese Bestimmung ist jedoch zu weit: reine intravaskuläre Gerinnsel sind keine Thromben.

Im Herzen und in den großen Blutgefäßen finden wir nach dem Tode meist Gerinnsel verschiedener Form, Farbe und Größe. Das Gerinnsel kann speckig oder bernsteinähnlich, mehr oder weniger durchscheinend, gallertig aussehen. Diese Art Gerinnsel (Koagulum) besteht, wie die Speckhaut (Crusta phlogistica), die sich bei der Gerinnung von Pferdeblut in vitro bildet, fast ausschließlich aus Fibrin, Leukozyten und Blutplättchen, letztere oft — besonders bei langsamer Gerinnung — in Haufen, von denen dichte Fibrinnetze ausgehen. Die Plättchenhaufen geben wahrscheinlich Fibrinenzym ab, treten somit als „Gerinnungszentren" (S. 361) auf. Leukozyten kommen im Speckgerinnsel in wechselnder Zahl und Verteilung vor. Rote Blutkörperchen jedoch treffen wir nur in geringer Zahl im Speckgerinnsel an. Andere Gerinnsel haben eine rötliche, ja dunkelblaurote, oder sogar die fast schwarze Farbe des Blutkuchens, je nach der Zahl der Chromozyten. Sie sind dem Cruor mehr oder weniger gleich. Bei der experimentellen Nachforschung und Beurteilung der Gerinnung dürfen wir den Unterschied zwischen Gerinnung in vitro und in vivo, nämlich im Blutgefäß, nicht vernachlässigen. So z. B. geht sie in vitro in der Regel von der Wandschicht aus, durch die gerinnungsfördernde Wirkung der Wand als die eines Fremdkörpers. Nach BORDET und GENGOU kann nämlich in körperchen- freiem Plasma jeder Fremdkörper als Gerinnungszentrum auftreten. Im Blutgefäß hingegen nehmen wir eine gerinnungshemmende Wirkung des lebenden normalen Endothels an (s. unten), welche die Gerinnung in kleinen Gefäßen sogar völlig ver- hindern kann.

Ohne hier auf unsichere Vergleichungen einzugehen, stellen wir fest, daß bei sicher rasch erfolgtem Tode, z. B. durch Unfall, im Herzen und in den Blut- gefäßen eines zuvor nicht an Herzinsuffizienz leidenden Menschen, nie speckige oder bernsteinähnliche Gerinnsel gefunden werden. Wo hingegen lange Zeit — etwa einige Stunden vor dem Tode — Herzinsuffizienz bestand, sind häufig speckige Gerinnsel, in der Regel mit anhängendem roten Gerinnsel, nachweis- bar. Mitunter finden sich nur oder fast nur speckige Gerinnsel in einer Herz- höhle. Das speckige Gerinnsel findet sich gewöhnlich wandständig, das blutige zentral. Blutige Gerinnsel entstehen anscheinend nur kurz vor oder nach dem Tode. Dies alles lehrt uns die Erfahrung im allgemeinen, wenn auch scheinbare Ausnahmen vorkommen (s. später). Es ist die Annahme verführerisch, daß die Abscheidung von Fibrin mit Leukozyten und Blutplättchen von den Chromo- zyten im stillstehenden Menschenblut im Herzen ebensowenig wie in vitro stattfindet — während sie sich im ruhenden Pferdeblut mit seinen spezifisch schwereren, somit sich rascher senkenden, Chromozyten in vitro vollzieht — sondern daß es dazu eine geringe Bewegung des Blutes bedarf, während die normale Blutbewegung zu stark ist. Diese Möglichkeit erheischt nähere Forschung. Die Schwerkraft spielt im Herzen kaum eine Rolle. Manchmal findet sich ja das speckige Gerinnsel gerade tiefer als das rote oder es ist seine Lagerung schwer mit Wirkung der Schwerkraft vereinbar, indem Schichten Speckgerinnsels mit Kruorschichten abwechseln. Ferner ist beachtenswert, daß nie oder vielleicht nur als hohe Ausnahme eine Speckschicht in menschlichem Blut (aus Mutterkuchen) entsteht, das man in einem Zylinderglas bei 20⁰ oder bei 37⁰ stehen läßt. Dann bildet sich nur Kruor, der Serum auspreßt. Der oft große Reichtum an Leukozyten des Speckgerinnsels beweist nicht seine intravitale Entstehung, weil Leukozyten einige Zeit nach dem Herztod wanderungsfähig bleiben können (BENEKE). Jedenfalls weist ein speckiges Gerinnsel auf eine dem Tode einige Zeit voraufgegangene Abnahme der Herzwirkung hin. Während sich all diese Gerinnsel in der Leiche ziemlich rasch durch Wirkung eines fibrinolytischen Enzyms lösen, ist dies nicht der Fall für den Thrombus.

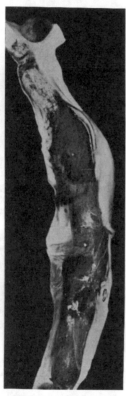

Abb. 303. Frischer Thrombus in der Vena femoralis. Oben grauer Kopfteil; der größte übrige Teil ist geronnenes Blut.

Intravaskuläre Gerinnselbildung kann rasch eintreten durch Einspritzung in die Blutbahn des Fibrinenzyms (in lackfarbenem Blut) oder von Äther oder Cholaten (NAUNYN). Wenn man (nach KÖHLER und COHNHEIM) einem kräftigen Kaninchen 10—12 ccm Blut aus einer Schlagader entzieht, und zu einem festen Kuchen gerinnen läßt, den man, sobald die ersten Tropfen Serum auf der Oberfläche erscheinen, zerschneidet und nun zwischen Leinwand auspreßt; wenn man das so gewonnene Blut filtriert und davon 5—6 ccm langsam und vorsichtig dem gleichen Tiere in die V. jugularis einspritzt, so tritt bald Opisthotonus mit schnappenden Atembewegungen und weiten Pupillen ein, und das Tier stirbt. In der rechten Herzhälfte und in den Lungenschlagadern findet man dann, sofort nach dem Tode, eine große Menge roter Gerinnsel.

Prothrombin kann auch aus Blutplättchen freikommen (S. 361). Daß Blutplättchen die Gerinnungszeit verkürzen, haben neuerdings BORDET und DE LANGE wahrscheinlich gemacht, indem sie zum Plasma Serum hinzufügten, das Blutplättchen enthielt, während Serum ohne Blutplättchen keinen nennenswerten Einfluß ausübte. Sie suchen daher das Thrombin als „Cytozyme" besonders in Blutplättchen. Ferner ist wichtig, daß Fremdkörper die Gerinnung fördern (S. 362). Demgegenüber steht fest, daß Blut, das in Berührung bleibt mit lebendem, ungeschädigtem Gefäß- oder Herzendothel, lange Zeit ohne jede Spur von Gerinnung bleibt. In einer aseptisch und ohne grobe Schädigung doppelt unterbundenen Ader bleibt es lange Zeit flüssig (BRÜCKE, BAUMGARTEN), ebenso in serösen Höhlen, wenn nur das Endothel unversehrt ist. In der doppelt unterbundenen lebenden Ader gerinnt es schließlich zunächst in dem axialen Zylinder, ebenso in anderen Blutgefäßen. Nach dem Tode, aber auch in einem lebenden Harnleiter, gerinnt es bald. All diese Beobachtungen haben zur Vermutung eines gerinnungswidrigen Einflusses des lebenden, ungeschädigten Endothels geführt, den wir allerdings zurzeit näher anzudeuten nicht vermögen. Glätte der Wand (eingeölter oder paraffinierter Gegenstände) hat überhaupt einen gerinnungswidrigen Einfluß, vielleicht indem eine glatte Wand die Blutplättchen nicht schädigt.

Der Thrombus unterscheidet sich — wir berücksichtigen zunächst nur typische Fälle — in manchen Hinsichten vom intravaskulären Gerinnsel: Zunächst ist er fest an der Gefäßwand geklebt, wie gewachsen, sei es mitunter auch nur durch eine Art Stiel, also polypenartig, an einer kleinen Stelle. Entfernt man den Thrombus, so bleiben Bruchstücke haften oder es kommt wenigstens kein glattes, glänzendes, spiegelndes Endothel zutage; ja es zeigt sich sogar ein tiefer gehender geschwürähnlicher Schaden der Wand. Gerinnsel hingegen liegen frei in der Gefäßlichtung. Allerdings scheinen sie mitunter der Wand fest anzuhaften; wenn man sie aber vorsichtig entfernt, so findet man Ausläufer des Gerinnsels, die (in einem Gefäß) in Seitenästen stecken oder (im Herzen) zwischen den Muskelbalken verflochten sind und es dadurch festlegen. Nach Entfernung des Gerinnsels zeigt sich das Endothel glatt,

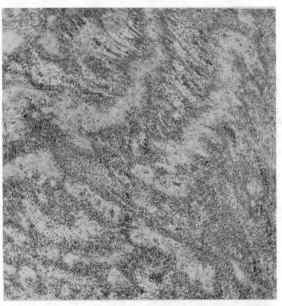

Abb. 304. Bau eines frischen Thrombus (schwache Vergrößerung): Die hellgrauen Gebilde stellen das Gerüst dar; zwischen ihnen finden sich Leukozyten, Fibrin usw.

glänzend, spiegelnd, also für das bloße Auge nicht geschädigt. Nun kommt es vor, daß einem kleinen Thrombus ein großes sekundäres Gerinnsel anhängt. Hier vermag manchmal die mikroskopische Untersuchung Aufschluß zu geben. Es ist aber auch nicht ausgeschlossen, daß ausnahmsweise ein Gerinnsel an einer geschädigten Stelle der Gefäßinnenhaut haftet. Der Thrombus hat meist keine glatte, sondern eine feinkörnige oder buckelige, ja oft geriffelte oder gerippte Oberfläche, und auf Durchschnitt häufig abwechselnd gräuliche und rote Schichten. Ein Gerinnsel kann übrigens auch eine unebene Oberfläche zeigen, die wohl nur durch Bewegung des Blutes (s. unten) entsteht. Der Thrombus pflegt brüchiger und trockener zu sein als das Gerinnsel, auch dann, wenn er noch frisch ist. VIRCHOW hat schon den schichtförmigen Bau und die intravitale Entstehung des Thrombus gegenüber dem

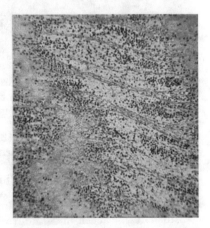

Abb. 305. Teil des Bildes Abb. 304 bei stärkerer Vergrößerung: Links nach rechts oben Gerüst. Von links nach rechts Fibrinfäden, zwischen welchen Blutkörperchen, besonders weiße.

postmortalen oder agonalen Ursprung des intravaskulären bzw. intrakardialen Gerinnsels betont.

Aus was besteht nun ein Thrombus? Zunächst müssen wir einige

Formen bzw. Abschnitte der Thromben unterscheiden. Man hat schon seit VIRCHOW einen gräulich weißen, einen roten und einen gemischten Thrombus unterschieden. Der rote Thrombus besteht so vorwiegend aus roten Blutkörperchen, daß mit dem bloßen Auge nichts vom grauen Bestandteil sichtbar ist oder es ist geronnenes Blut, kein Thrombus. Der grauweiße Thrombus ist der reine Thrombus. In Blutgefäßen besteht ein Thrombus manchmal aus zwei oder drei Teilen, nämlich aus dem Thrombus, der der Gefäßwand fest anhaftet und aus einem ihm anhaftenden roten Gerinnsel, das man wohl als „Stagnationsthrombus" bezeichnet, weil es im stillstehenden Blut (stromaufwärts) entsteht, wenn das Gefäß durch den Thrombus abgeschlossen ist, und wahrscheinlich Fibrinenzym aus dem Thrombus in dieses Blut gelangt. Man nennt solche Gerinnsel auch wohl „Koagulationsthromben". Den wandständigen Teil nennt man auch wohl Kopf-, das Gerinnsel Schwanzteil des Thrombus; beide können durch einen gemischten Thrombus — der also aus grauweißen und roten Abschnitten besteht — als Halsteil verbunden sein. Wir haben es im folgenden mit dem reinen und dem gemischten Thrombus zu tun.

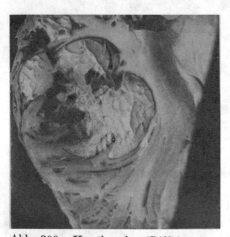

Abb. 306.   Herzthrombus (Riffelung).

Für das Verständnis der Entstehung des Thrombus ist die Riffelung seiner Oberfläche von einschneidender Bedeutung und mehr noch der damit zusammenhängende schichtförmige Bau eines frischen reinen Thrombus, dessen einzelne Bestandteile sich noch erkennen lassen. Einen solchen gesetzmäßigen Aufbau hat das Gerinnsel nicht. Allerdings ist er auch nicht in allen Thromben gleich klar. Wir sehen mikroskopisch ein mit Eosin sich schwach rötlich färbendes Gerüst, das dem Durchschnitt eines Badeschwammes oder Korallenstocks ähnlich ist (Abb. 304). In den Höhlen treffen wir meist zahlreiche Leukozyten an, womit die Gerüstwände ausgekleidet sein können; ferner rote Blutkörperchen und Fibrin, meist in geringer, mitunter in größerer Menge. Im gemischten Thrombus begegnen wir Schichten von beiden in verschiedener Menge. Die Riffelungen der Oberfläche erweisen sich als Gipfel der Balken oder Schotten, welche, wie un einem Schwamm, Kanäle und Hohlräume abgrenzen; wiefern diese Räume und Kanäle zusammenhängen, ist nur durch Serienschnitte zu entscheiden. Die Balken und Schotten bilden zusammen das schwammartige Thrombusgerüst. Dieses Gerüst wird aus Blutplättchen aufgebaut; durch weiteren Ansatz vo Blutplättchen können die Balken und Schotten dicker werden. In älteren Thromben werden nicht nur die Blutplättchen und andere Bestandteile dれnh Kongelation schwer oder nicht mehr erkennbar, sondern es fließt auch d Gerüst allmählich mit dem Inhalt seiner Räume zusammen.

Mit Kongelation deutet man eine glasige, dieseer „hyaline" genannte Umwandlung verschiedenartiger Eiweißkörper, von Zdrenhsowie von Fibrin an, die aufquellen und zu einem feinkörnigen oder fastauch ogenen Stoff verschmelzen. Das Fibrin ist durch besondere Färbung darzustellchendIn frischen Thromben läßt sich meist das Gerüst nachweisen. Unabhängig undrsu vas abweichend von MANTEGAZZA (1869) hat schon ZAHN (1875) in einem klassisemn Versuch den Aufbau des Thrombus aus Körperchen dargetan. Breitet man   Mesenterium oder die Zunge

eines Frosches aus und schädigt man dann eine Ader oder Schlagader gewissen
Kalibers, indem man z. B. einen kleinen Kochsalzkristall neben das Gefäß legt, so
häufen sich bald „weiße Blutkörperchen" zu einem weißgräulichen Hügel an der
entsprechenden Stelle der Gefäßwand an; während das Kochsalz schmilzt, nimmt
ihre Zahl zu; nur wenige rote Blutkörperchen bekommt man außerdem zu Gesicht.
Der so entstehende „weiße" Pfropf kann das Gefäß verschließen. Es kommt aber
auch vor, daß er zertrümmert, von dem Blutstrom mitgerissen wird und an einer
anderen Stelle haften bleibt. ZAHN unterschied scharf den roten Thrombus als
Gerinnsel vom weißen Thrombus als Erzeugnis einer Abscheidung aus dem Blut.
Man nennt den Thrombus daher auch wohl einen „Abscheidungs"- oder „Anhäufungs-
pfropf". Später (1882) betonte BIZOZZERO den Aufbau des Thrombus aus Blutplättchen, die einen Körnchenhaufen bilden und schnell verschmelzen. Die Beobachtung ZAHNS gelte, nach ihm, allerdings für den Frosch, nicht aber für das
Säugetier. Wahrscheinlich hat ZAHN die beim Frosch nur schwer erkennbare und
wenig zahlreiche Blutplättchen übersehen oder es sind die von ihm beobachteten
spindelförmigen Gebilde nichts anderes als damals noch nicht als solche betrachtete
Blutplättchen (EBERTH und SCHIMMELBUSCH). Jedenfalls haben viele Forscher
immer wieder die Blutplättchen als den wesentlichen Bestandteil des Thrombus-
gerüstes anerkannt, wenn auch zahlreiche weiße und sogar rote Blutkörperchen
hinzukommen können. Die Blutplättchen haften an die Gefäßwand und verschmelzen im Thrombus bald (Konglutination oder Agglutination) — ihre Hinfällig-
keit wurde von DEETJEN und DEKHUYZEN dargetan. Dabei kann sich sekundär
Fibrin, sogar in großer Menge, bilden, nicht aus den Blutplättchen, sondern aus
Fibrinogen, wobei die Blutplättchen allerdings eine wichtige Rolle spielen (S. 650).
Nach Entfernung der Plättchen aus dem Blut nach BIZOZZEROS Verfahren (rasch
aufeinanderfolgende Aderlässe und Reinfusion des inzwischen defibrinierten Blutes)
konnten DE LA CAMP und MORAWITZ keinen Leukozytenthrombus erzeugen. Durch
dieses Verfahren wird aber zugleich die Rolle der Fibrinbildung ausgeschaltet.

Über die Herkunft der Blutplättchen ist man noch nicht einig (vgl.
Lit. bei PALTAUF, OGATA). Während HAYEM hämoglobinhaltige „hématoblastes"
als Vorstufen von Chromozyten betrachtete, sah BIZOZZERO hämoglobinfreie Blutplättchen. Dann beobachteten DEKHUYZEN, DEETJEN u. a. kernartige Innenkörper-
chen in Blutplättchen. Nach ARNOLD, E. SCHWALBE u. a. entstehen die meisten
Blutplättchen — auch die hämoglobinlosen — aus Chromozyten, und zwar durch
Ausstoßung endoglobulärer Plättchen oder durch Abschnürung (Plasmorrhexis)
oder Zerfall (Plasmoschisis). Nach WRIGHT, SCHRIDDE u. a. stammen die Blutplättchen von Megakaryozyten: ihr Protoplasma zeige die gleiche sehr feine Körnelung mit Ausnahme der Randzone, wie jene Knochenmarksriesenzellen. Alles in
allem ist die Abstammung der Blutplättchen unsicher. Es sei hier nur wiederum
Vorsicht betont bei der Beurteilung der Abstammung solcher Gebilde ohne Untersuchung von Reinkulturen der vermutlichen Mutterzellen (S. 610). Die spindelförmigen Gebilde des Vogel- und Kaltblüterblutes sollen den Megakaryozyten entsprechen. Sie sind ebenfalls sehr klebrig und hinfällig. Jedenfalls kommen aber
beim Menschen und bei vielen Säugetieren Blutplättchen als freie, wahrscheinlich
immer durch Zerfall bestimmter Zellen entstandene Gebilde im strömenden Blut
vor, und zwar hat man 40—50mal mehr Blutplättchen als Leukozyten gezählt.

Wie und wodurch entsteht nun der Thrombus? In stillstehendem
Blut tritt Thrombose nicht ein, weil da Abscheidung und Anhäufung einer genügenden Zahl Blutplättchen ausbleibt. Andererseits fehlt die Gelegenheit zur
Abscheidung und Anhäufung in rasch strömendem Blut ebenso, weil die Blutplättchen mit den weißen und roten Blutkörperchen im axialen Blutzylinder
mitgeführt werden und nur ausnahmsweise in den wandständigen hohlen Plasmazylinder treten. VIRCHOW und VON RECKLINGHAUSEN erkannten schon in
Stromverlangsamung des Blutes einen thromboseförderndenFaktor. EBERTH
und SCHIMMELBUSCH haben dann ihre Bedeutung bei Kalt- und Warmblütern
eingehend studiert. Sie tauchten dazu das zu untersuchende Gefäßgebiet
(Mesenterium, Netz) und die Linse des Mikroskops beide tief in eine in-

differente Salzlösung gewisser Temperatur, so daß stundenlange Beobachtung möglich war.

In kleinen Gefäßen des Mesenteriums oder der Schwimmhaut des Frosches kann man den hohlen wandständigen Plasmazylinder (Wandraum POISEVILLES) und den axialen, rascher strömenden Blutzylinder (S. 345) unterscheiden. Bei gewisser Stromgeschwindigkeit rollen nur ganz vereinzelte Leukozyten im hohlen Plasmazylinder dahin und finden sich nur ausnahmsweise Blutplättchen in demselben. Wird nun der Blutstrom allmählich mehr und mehr verlangsamt, z. B. durch Gefäßerweiterung, so treten zunächst immer mehr Leu ozyten und Blutplättchen aus dem Blut in den Plasmazylinder. Bei zunehmender Stromverlangsamung nimmt aber die Leukozytenzahl ab, die der Blutplättchen zu. Kommt das Blut zum Stillstand, so findet eine bunte Verteilung der verschiedenen Körperchen statt, was hier aber außer Betracht bleibt.

Berührung der Gefäßwand durch Blutplättchen genügt aber noch nicht für Thrombose: dazu müssen sie 1. an einer Stelle der Gefäßwand haften und es müssen 2. mit der wandständigen Plättchenschicht neue Blutplättchen verkleben und zu einer feinkörnigen Masse, verschmelzen, ,,kon"- oder ,,agglutinieren" — man nennt den Thrombus auch wohl Kon - oder Agglutinationsthrombus. Von der feinkörnigen Masse läßt sich Fibrin, das sich gewöhnlich auch bildet, schwer unterscheiden. An normalem, glattem Endothel haften die Plättchen aber nicht; sie tun es nur an mehr oder weniger rauhen, spitzen, kantigen Stellen der Gefäßwand, an nekrotischem Gewebe, an Embolis verschiedener Natur, an Fibrin, Kalk, kurz an verschieden-artigen Fremdkörpern. Das Haften scheint ihre Viskosität (Klebrigkeit) zu vermehren (durch Zerfall ?), so daß ihre Konglutination bald erfolgt, was nicht in gleichem Maße für die weißen und noch weniger für die roten Blutkörperchen zutrifft. Führt man einen blanden, benetzbaren Fremdkörper, z. B. einen Seidenfaden oder Glaswollfaden in strömendes Blut ein, spült man es in 1 %/₀ Osmiumsäure ab und betrachtet man es mikroskopisch, so erweist es sich als mit Blutplättchen, mitunter mit einigen weißen oder sogar roten Blutkörperchen, bedeckt. Es gibt auch Stoffe, die chemisch ähnlich wirken. Man kann das einen künstlichen Thrombus nennen, der aber nicht an der Gefäßwand haftet.

KLEMENSIEWICZ leitet aus eigenen und anderer Versuchen ab, daß Bedingung für das Haftenbleiben von Formelementen des Blutes die Abscheidung eines gallertigen, hautförmigen Stoffes ist, der eine verletzte Stelle der inneren Gefäßwandschicht überzieht.

Aber nicht immer ist Verlangsamung des Blutstroms für Thrombose erforderlich. Es muß nur Blutbewegung zahlreichen Blutplättchen die Gelegenheit zur Berührung der Gefäßwand schaffen. Es ist ein Optimum der Stromgeschwindigkeit anzunehmen, über und unter welcher weniger oder keine Blutplättchen mit der Wand in Berührung kommen. Es sind somit Fälle denkbar, wo Strombeschleunigung die Thrombose fördert. Auch die Dauer einer Änderung der Stromgeschwindigkeit kann von Bedeutung sein. Wirbelbildung — die freilich auch bei Stromverlangsamung hinter einer verengten Stelle oder in einer örtlichen Erweiterung vorkommt — vermag Blutplättchen mit der Gefäßwand in Berührung zu bringen, indem die regelmäßige Verteilung der verschiedenartigen Blutkörperchen örtlich gehoben wird, und alle mit der Wand in Berührung kommen. Das kann auch mit einem Vorsprung in die Gefäßlichtung der Fall sein. Außerdem gelangen beim Menschen Fälle von Thrombose, z. B. der Hirnleiter, zur Beobachtung, wo wir nicht zur Annahme einer Wirbelbildung oder Stromverlangsamung berechtigt sind, obwohl sie auch nicht ausgeschlossen ist. Da müssen wir annehmen, daß schon der normale Blutstrom den Plättchen genügend Gelegenheit zur Berührung mit der Gefäßwand bot. Wir dürfen nicht vergessen, daß die Beobachtungszeit in obigen Versuchen eine relativ kurze war, und die Thrombose beim Menschen längere Zeit für ihre Entstehung gebraucht haben mag.

Jedenfalls dürfen wir annehmen, daß Thrombose nur dann eintritt, wenn 1. der Blutstrom so langsam bzw. verlangsamt ist oder Wirbelbildung eintritt, so daß Blutplättchen in genügender Zahl mit einer abnormen Stelle der Gefäßwand in Berührung kommen und

2. an dieser Stelle haften bleiben. Für die dann erfolgende Konglutination dürften Unterschiede der Klebrigkeit der Plättchen von Bedeutung sein. Daten hierüber stehen uns aber nicht zur Verfügung.

Oben haben wir die Abscheidung und Anhäufung der Blutplättchen besprochen, ohne aber den schwammartigen Bau und die Riffelung der Oberfläche eines Thrombus begreiflich zu machen. Ähnliche Riffelungen kann der Wind in einem Schneefeld mit losem Schnee, z. B. in Oberengadin, kann auch der Wind oder das einkommende Wasser an einem flachen Meeresstrande erzeugen. — ZAHN hat die Riffelform des Thrombus als „erstarrte Wellen" gedeutet. Wie Wind und Wasser das aber tun, vermögen wir zurzeit ebensowenig anzugeben wie für den Thrombus. Sobald nur eine kleine Menge sich angehäuft hat, versteht sich, daß immer mehr Plättchen mit diesen verschmelzen. Was bedingt aber die regelmäßigen Abstände der Anhäufungen? Bemerkenswert ist, daß Leukozyten sich an den Plättchenbalken ablagern. Die Bedeutung ihres spezifischen Gewichtes (S. 55 und 347) ist noch näher zu erforschen.

Man hat den wandständigen Thrombus als Wellenthrombus, und den sich frei im Blut um einen Fremdkörper oder als solchen auftretenden Körperbestandteil sich bildenden als Wirbelthrombus bezeichnet — damit ist aber keine Erklärung gegeben.

In Versuchen hat man Thrombose durch verschiedenartige Schädigungen der Gefäßwand und des Blutes hervorgerufen: durch Zusammendrückung, Umschnürung, Durchstechung, Ätzung usw. eines Gefäßes; ferner durch Einführung von Äther, von verschiedenen Zellemulsionen, Hämoglobinlösungen, gallensauren Salzen in die Blutbahn. Allerdings sollen wir dabei nicht vergessen, daß manche Forscher auch Gerinnsel als Thromben bezeichnen. Man hat die durch Ätzung auftretende als Präzipitationsthrombose und den durch Hämolyse, aus Trümmern von Chromozyten entstehenden als „spodogenen" Thrombus bezeichnet.

Was wissen wir nun von der Thrombose beim Menschen? Im allgemeinen treffen wir sie viel häufiger in Adern als in Schlagadern an und zwar besonders oft in Adern der kaudalen Körperteile. So fand LUBARSCH unter 584 Thrombosefällen 241 mal Thrombose einer Vena femoralis, 283 mal der Beckenvenen (Plexus vaginalis). Dabei spielt die Langsamkeit des Blutstroms, die durch viel Sitzen und Stehen in jenen Adern noch zunimmt, sehr wahrscheinlich eine Rolle. Aber auch Infektionen von den weiblichen Geschlechtsorganen aus (s. unten) sind dabei von Bedeutung. Ferner kommt Thrombose ziemlich häufig in den Blutleitern der harten Hirnhaut und in den Herzohren vor. In Blutkapillaren, die ja den größten Gesamtquerschnitt haben, ist der Blutstrom am langsamsten, die Blutplättchen treten hier aber so sehr in den Hintergrund, daß Leukozyten- und Fibrinpfröpfe häufigere Erscheinungen sind als Thromben.

Manchmal haben wir Grund, beim Menschen eine allgemeine (durch Herzinsuffizienz), oder eine örtliche Verlangsamung des Blutstroms als Faktor der Thrombose anzunehmen. Ungenügende Herzwirkung als Faktor von Thrombose kommt bei Infektionskrankheiten, bei Erschöpfungszuständen (marantische Thrombose), bei Blutkrankheiten (Chlorose usw.) vor. Zur Stromverlangsamung kommen dann noch Schädigungen der Gefäße und des Blutes hinzu (s. unten). Örtliche Erweiterung einer Ader oder Schlagader (Varix, Aneurysma) hat Stromverlangsamung zur Folge, weil ja bei einer stationären Strömung durch jeden Durchschnitt in der gleichen Zeit eine gleiche Blutmenge fließt, folglich die Stromgeschwindigkeit sich umgekehrt proportional mit dem Querschnitt verhält. Das Endothel in einem erweiterten Gefäßabschnitt erleidet oft atheromatöse und geringfügigere Veränderungen, die der Thrombose Vorschub leisten, auch in Adern. Durch Erweiterung gewissen Grades findet außerdem Wirbelbildung statt, eben da, wo sich das Gefäß erweitert. Ebenso vor einer plötzlichen Verengerung. Stromabwärts einer örtlichen Verengerung kann auch Wirbelbildung vorkommen. Die Thrombose in einem erweiterten Abschnitt nennt man Dilatations-, und die stromabwärts von einer zusammengedrückten (verengerten) Wandstelle Kompressionsthrombose; als Pulsionsthrombose bezeichnet man die häufigste Thrombose durch genügend langsamen Blutstrom. Mitunter finden wir einen Thrombus in einer Aderklappe (klappenständigen Thrombus). Auch auf einer Herzklappe kann sich ein Thrombus bilden (Endocarditis verrucosa) nach Schädigung des Endothels. Die Histogenese ist nicht genau untersucht.

Während glatte arteriosklerotische Stellen der Aorta oder einer sonstigen Schlagader nicht zu Thrombose führen, treffen wir diese wohl an in atheromatösen Geschwüren, sogar der Aorta. Hier fördert wahrscheinlich Wirbelbildung an den Geschwürsrändern oder gar Stromverlangsamung im Geschwür, das eine Erweiterung der Lichtung darstellt, die Thrombose. Weit häufiger findet man Geschwüre oder sonstige rauhe Stellen in einer Schlagader ohne Spur von Thrombose, ein Beweis, daß noch etwas Wirbelbildung oder Stromverlangsamung hinzukommen muß, soll Thrombose eintreten.

Im Herzen, namentlich im linken Vorhof, findet man mitunter einen Thrombus (kein Gerinnsel), der den Raum zum größten Teil oder ganz ausfüllt und (meist fibrinöse) Ausläufer in den Lungenadern besitzen kann. Ein solcher Thrombus ist oft im Innern erweicht. Hängt er nur durch einen Stiel mit der Herzwand zusammen, so nennt man ihn wohl einen „Herzpolypen". Durch Erweichung seines Stieles kann er frei und zum „Kugelthrombus" werden. Beim Kugelthrombus findet man besonders oft im Herzohr einen Thrombusrest (WELCH). Wird ein Kugelthrombus plötzlich in ein Klappenostium eingekeilt, so kann der Tod sofort erfolgen. Kugelthromben findet man besonders bei chronischer Herzinsuffizienz (WELCH, BENEKE).

Versuche ohne Schädigung der Gefäßwand eine echte Thrombose zu bewirken, sind nicht sicher gelungen. Beim Menschen sind primäre Änderungen der Gefäßwand selbstverständlich manchmal nicht mehr festzustellen, wenn wir bei der Autopsie einen Thrombus finden. Manchmal dürfen wir dann aber solche auf Grund der Krankengeschichte annehmen. Dies erhellt aus der jetzt folgenden Beantwortung der Frage:

Welche Schädigungen führen zu Thrombose? Verschiedenartige mechanische Schädigungen wie stumpfe Gewalt, wozu auch die Schädigungen gehören, welche Fremdkörper in einem Blutgefäß bewirken können, wie Kalkplättchen die, von einer verkalkten Stelle der Gefäßwand losgerissen, an einer anderen Stelle stecken bleiben. Ob Parasiten, wie Strongylus armatus beim Pferd, Geschwulstund andere Gewebestückchen, die embolisch in ein Gefäß geraten, nur mechanisch oder (auch) chemisch wirken — LUBARSCH erachtet eine hämolytische thrombosierende Wirkung möglich — bleibe dahingestellt. Thermische Schädigung kann auch Thrombose herbeiführen. Schon ZAHN hat sie nach Abkühlung beobachtet. KLEBS und WELTI sahen bei längerer Verbrühung des Kaninchenohres in allmählich heißer werdendem Wasser Thrombose nicht nur im verbrühten Ohr, sondern auch (Gerinnsel?) ın Lungen, Hirn, Nieren und Darm auftreten, und SALVIOLI rief durch heiße Überspülung des ausgespannten Mesenteriums Gefäßerweiterung und Thrombose hervor. Auch eine aktinische Thrombose durch Einwirkung von Elektrizität, RÖNTGENstrahlen usw. kennen wir.

Einer ganzen Reihe von endo- und exogenen, zum Teil hypothetischen (!) Giften hat man ferner eine thrombosierende Wirkung zugeschrieben. Ob es sich aber dabei immer um Thromben und nicht um Gerinnsel handelt, ist unentschieden. Die Wirkungsweise ist meist unklar. An Hämolyse hat man dabei gedacht. Wie diese aber Thrombose herbeiführen sollte, ist unklar. Ob an der marantischen Thrombose und an der Thrombose bei Blutkrankheiten nicht nur Stromverlangsamung, sondern außerdem eine zurzeit hypothetische Giftwirkung schuld ist, oder ob ein noch unbekannter thrombosierender Faktor als Komplikation hinzutritt, vermögen wir nicht näher anzudeuten. Man hat in mehreren Fällen eine Thrombophilie, d. h. eine besondere Disposition zu Thrombose angenommen, die einem abnorm hohen

Plättchengehalt oder Fibringehalt des Blutes zuzuschreiben wäre, von der aber nichts Sicheres bekannt ist.

Schließlich bewirkt infektiöse Schädigung oft Thrombose. LUBARSCH vermißte unter 584 Thrombosefällen nur in 16,7% jede bakterielle Wirkung. Dabei ist eine genaue Anamnese (Angina, Furunkel) notwendig. Andere Forscher nehmen sogar, jedoch viel zu weitgehend, für jede Thrombose einen infektiösen Ursprung an. Nicht immer wo Infektion in einem Organismus nachweisbar ist, darf man diese als ursächlichen Faktor einer Thrombose betrachten. Daß andererseits bei den meisten schweren Infektionen Thrombose fehlt, spricht nicht gegen die ursächliche Bedeutung von Infektionen in anderen Fällen. Oft ist diese Bedeutung kaum zu leugnen. So z. B., wenn eine infektiöse Entzündung aus der Umgebung auf ein Gefäß übergreift und hintereinander Peri- (Meso-), Endophlebitis bzw. -arteriitis und Thrombose auftreten. So z. B. die Thrombose der Becken- und Kruralvene, die sich anschließt an eine vernachlässigte Appendizitis und Periappendizitis, die auf jene Gefäße übergreift, oder die Pylethrombose bei einer vom Magen ausgehenden Pylephlebitis. Mikroben haben LUBARSCH und ASCHOFF allerdings nur ausnahmsweise in Thromben gefunden, es kann aber steriles bakterielles Gift durch kollaterale Lymphwege in die Gefäßwand aufgenommen sein. Auch können Bakterien anfangs vorhanden gewesen, später aber verschwunden sein. Man hat bei Tieren Thrombose durch Staphylokokken, Kolibazillen hervorgerufen (vgl. LUBARSCH). Bei einer solchen Thrombophlebitis bzw. -arteriitis (Phlebitis bzw. Arteriitis thrombotica) erscheint die Annahme einer nicht mehr nachweisbaren voraufgegangenen Endothelschädigung nicht zu kühn. Ob Verlangsamung des Blutstromes durch Gefäßerweiterung oder sonstwie der Thrombose voraufging, ist für jeden Einzelfall näher nachzuforschen. Andererseits ist es aber möglich, daß die infektiöse Schädigung zunächst die Innenhaut des Gefäßes trifft, nämlich wenn der infektiöse Stoff als hämatogener Embolus stecken bleibt. Diese Möglichkeit kommt nicht nur bei pyämischen und septischen Zuständen, sondern auch bei leichteren Infektionen vor. Im Wochenbett kann sowohl die eine wie die andere Möglichkeit verwirklicht werden. Außerdem kann puerperale Infektion im Beckenbindegewebe Parametritis bewirken, die sich bis auf und in die Oberschenkelvene fortpflanzt und zu Peri- bzw. Endophlebitis mit Thrombose führt. Dann kann — während die voraufgegangene Thrombose von Gebärmutter- und Beckenadern klinisch latent bleibt — ein mehr oder weniger ausgedehntes Ödem mit Schmerzhaftigkeit, ja eine bedeutende schmerzhafte Schwellung des ganzen Beins erfolgen (Phlegmasia alba dolens, oedème blanc douloureux, weiße schmerzhafte Zellgewebsentzündung). Das Ödem kann dabei verschiedenen Ursprunges sein: Wir müssen ein kollaterales entzündliches Ödem um die entzündete Ader als „Kern" (S. 387) und ein Stauungsödem infolge von thrombotischem Verschluß von Venen und von Abschluß von Lymphgefäßen durch Gerinnsel unterscheiden. Wir wollen hier als anderes Beispiel noch erwähnen die vereiternde Thrombose des Sinus transversus mit Pyämie, welche sich einer eitrigen Mittelohrentzündung anschließt.

Wir müssen postoperative Thrombose nicht ohne weiteres als infektiösen Ursprunges betrachten. Sie kann z. B. in der Vena femoralis, entfernt vom Operationsfeld, auftreten, und vielleicht schwacher Herzwirkung, Blutverlust, Schädigung durch Betäubungsmittel oder durch eine voraufgegangene Krankheit usw. zuzuschreiben sein. In letzter Zeit hat man vorgeschlagen, zur Verhütung einer postoperativen Thrombose und einer Thrombose im Wochenbett die Patienten möglichst früh, am 1.—3. Tage nach der Operation bzw. Entbindung, aufstehen zu lassen. Die dann stattfindenden Körperbewegungen sollten durch Beschleunigung des Blutstroms die Entstehung einer Thrombose verhüten. Bei der Beantwortung der Frage, ob diese Maßnahme empfehlenswert ist — die bis jetzt mir bekannt gewordenen Statistiken sind nicht entscheidend — sollen wir zwei Dinge unterscheiden: 1. Die Vor- und Nachteile des Frühaufstehens für den ganzen Menschen und 2. seine Bedeutung für die Entstehung eines Thrombus bzw. die Schicksale eines schon bestehenden Thrombus.

Ad 1. sei bemerkt, daß die europäischen zivilisierten Wöchnerinnen nicht ohne weiteres mit denen bei den Naturvölkern gleichzustellen sind, die sofort nach der Entbindung ihres Wegs gehen. Im allgemeinen sind besonders die schwächlichen, bzw. schon mehr oder weniger erkrankten Frauen gefährdet, die ja unter den zivilisierten Wöchnerinnen in größerer Zahl anzutreffen sind. Bei ihnen wird das Frühaufstehen, abgesehen von vielleicht noch anderen, unbekannten Folgen, leicht zu bedeutender Ermüdung mit verringerter Herzwirkung, und dadurch zu Stromverlangsamung führen können. Auch dann, wenn während der Körperbewegungen der Blutstrom beschleunigt war, können diese doch wohl nie mehr als einige Stunden täglich vorgenommen werden. Hat sich einmal — was rasch geschehen kann — ein Thrombus angesetzt, so daß er einen Vorsprung bildet, so kann er (S. 654) sogar bei allgemeiner Strombeschleunigung durch Körperbewegungen weiter wachsen.

Ad 2. Zunächst kann Schädigung eines Blutgefäßes — mechanisch bei der Operation oder durch infektiöse oder sonstige Entzündung — durch Körperbewegungen zunehmen. Ferner können Körperbewegungen das Fortschreiten einer

Abb. 307. Alter schichtförmiger Thrombus, mit nahezu zentralem Kanal, aus einem Aortenaneurysma.

Entzündung und ihr Übergreifen auf die Gefäßwand fördern. Schließlich sei noch bemerkt, daß der Arzt nie eine schon vorhandene Thrombose oder eine schon vorhandene Gefäßwandschädigung auszuschließen vermag, und daß Körperbewegungen die Lockerung eines Thrombusstückes oder eines sekundären Gerinnsels und die Gefahr einer tödlichen Embolie in die Lungenschlagader oder im Hirn bewirken können. Alles in allem ist größte Vorsicht bei der Beurteilung und bei den vorbeugenden Maßnahmen angezeigt.

Schicksale des Thrombus. Der wachsende Thrombus kann das Gefäß mit einer allmählich dicker werdenden Schicht auskleiden, wobei es aber durchgängig bleibt, wie beim Thrombus, der ein Aneurysma ausfüllt (Abb. 307). Er kann aber auch das Gefäß gänzlich verschließen: obturierender Thrombus. Je langsamer dabei der Blutstrom oberhalb der verengerten Stelle wird, um so leichter bildet sich ein sekundäres Gerinnsel („Schwanzteil") am Thrombus.

Allmählich wird oft (S. 652) die alternde Thrombusmasse, anfangs feinkörnig, mehr oder weniger homogen (Kongelation). Außerdem wird er trockener und schrumpft er zusammen. Ob und inwiefern dies durch Zusammenziehung des Fibrins oder der Gefäßwand oder durch Wasserentziehung geschieht, ist nicht klar. Eintrocknung kann, von vornherein betrachtet, ebensogut Ursache wie Folge der Schrumpfung sein. Während dieser Eintrocknung können sich lamellöse Schichten (Abb. 307) im Thrombus bilden und Spalten, die eine Art Kanalisation zur Folge haben können. Im Thrombus befindliche rote Blutkörperchen zerfallen und erleiden die gleichen Veränderungen wie ins Gewebe ausgetretene (S. 295). Kanalisation ist ferner, und vielleicht am häufigsten, Folge einer Erweichung, die wir nicht in Einzelheiten kennen, aber einer Enzymwirkung von Leukozyten aus oder einer nicht näher aufgeklärten Schmelzung und Resorption durch eindringendes Endothel bzw. Bindegewebe zuschreiben. Letzteres wäre somit mit der Resorption von fibrinösem Exsudat durch organi-

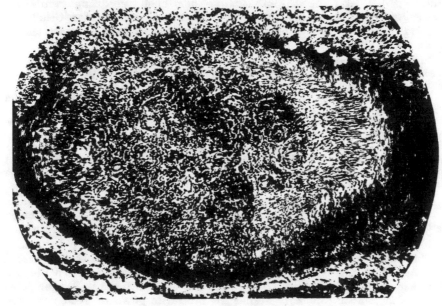

Abb. 308. Organisierter Thrombus. Der thrombosierte Gefäßabschnitt ist von gefäßhaltigem Bindegewebe ausgefüllt, das an mehreren Stellen kanalisiert ist. Die dunkle eiförmige Abgrenzung stellt die Tun. media dar.

sierendes Gewebe zu vergleichen. Durch Kanalisation eines obturierenden Thrombus kann der Blutstrom mehr oder weniger wiederhergestellt werden, sei es auch durch einen oft ungleich weiten und gebogenen Kanal. Daß ein Thrombus in der Tat, sei es auch nur vorübergehend, das Gefäß abgeschlossen hat, geht aus Kreislaufstörungen (erweiterten Seitengefäßen, Ödem) hervor.

Die „einfache", wahrscheinlich autolytische, Schmelzung, von der soeben die Rede war, ergibt eine eiterähnliche Emulsion, die aus fettigen und fettähnlichen Stoffen besteht (puriforme Schmelzung). Es kommt aber auch eine eitrige, suppurative Schmelzung, wenn „eiterbildende" Bakterien im Thrombus wachsen, auch eine septische, infektiöse, aber nicht mit Eiterung verlaufende Schmelzung vor. Bakterien erregen bei der eitrigen Form eine Thrombophlebitis bzw. -arteriitis suppurativa, wie z. B. die eitrige puerperale Thrombophlebitis, eitrige Hirnleiterthrombose usw. Durch sterile oder eitrige Schmelzung kann ein Thrombus zum Teil oder ganz schwinden.

Schmelzung kann zur Lockerung eines Thrombusstückes führen, das dann mit dem Blutstrom fortgeschwemmt wird und als Embolus in einem Gefäß stecken bleiben kann. Tödliche Embolie der Lungenschlagader oder eines Hirngefäßes ist eine große Gefahr der Thrombose. Allerdings nimmt man sie häufig ohne genügenden Grund an (S. 662). Im allgemeinen ist offenbar die Gefahr der Losreißung eines Thrombusstückes um so größer, je stärker der Blutstrom ist. So werden Thrombusstücke bei verruköser Endokarditis oft abgerissen (wobei auch der Klappenschluß mithelfen mag) und verschleppt. Je nachdem solche Thrombusstücke pathogene Bakterien enthalten oder nicht, werden sie infektiöse oder blande Emboli.

Wie oben schon bemerkt wurde, kann ein Thrombus, in ähnlicher Weise wie fibrinöses Exsudat, vom subendothelialen Gewebe aus organisiert werden, wobei also die Thrombusmasse allmählich verdrängt wird. Im allgemeinen geht Organisation nur von einer wenig geschädigten Gefäßwand bzw. Endokard aus. Daher bleibt sie in Aneurysmen mit Atherom und in Varizes meist aus.

Die thrombotischen Warzen bei verruköser Endokarditis können durch Organisation in bindegewebige umgewandelt werden; Vaskularisation ist möglich, nachdem Gefäßchen vom tieferen Gewebe aus in die gefäßlose Klappe eingedrungen sind; durch Schrumpfung des Bindegewebes kann ein Ostium schlußunfähig oder aber verengert werden. Ein organisierter Herzklappen- oder Herzwandthrombus kann einer Geschwulst, namentlich einem Hamartom, so ähnlich sein, daß die Unterscheidung schwer fällt. Elastische Fasern, hyalines Bindegewebe, Knochengewebe neben Thrombenresten kann man in einem solchen organisierten Thrombus finden (WELCH, LUBARSCH u. a.). Er ist wohl von Geschwulstbildung mit sekundärer Thrombose zu unterscheiden. Auch ein nach Gefäßunterbindung entstandener Thrombus kann organisiert werden.

Schließlich ist Verkalkung (Versteinerung) eines Thrombus möglich. Dadurch können Phlebolithen (Adersteine) entstehen, die besonders im Pfortadergebiet, im Plexus uterinus und im Plexus prostaticus zu finden sind.

Zum Schluß noch einige Bemerkungen über die Bedeutung der Thrombose für den Organismus. Thrombose kann schädlich, ja tödlich werden durch Abschluß eines Gefäßes, das einem lebenswichtigen Körperteil Blut zuführt, wie z. B. gewisse Hirnschlagadern und die Pfortader. Sodann durch Abgabe von Emboli (S. 662). Ferner als Brutstätte gewisser Bakterien, also als Infektionsherd und als Ausgangspunkt einer Pyämie, wie die eitrige Hirnsinusthrombose, puerperale Beckenaderthrombose und die Pylethrombose. Demgegenüber kann Thrombose aber auch nützlich sein, nämlich durch Sicherung des Verschlusses eines unterbundenen Gefäßes und durch Ausfüllung eines erweiterten Gefäßabschnittes (Aneurysma, Varix). Die Blutungen aus einem Varix, wie Hämorrhoidalblutungen, können dadurch aufhören und es kann sich der Varix durch Organisation eines ihn ausfüllenden Thrombus in ein bindegewebiges Knötchen umwandeln. Atherom (Arteriosklerose) der Aneurysmawand bietet günstige Gelegenheit für Thrombose.

Die Ausfüllung eines erweiterten Abschnitts durch einen Thrombus kann nicht nur eine funktionelle Ausheilung, sondern auch Aufhören einer fortschreitenden Erweiterung bedeuten. Ein Aneurysma kann durch Druck auf Nerven usw. schaden und schließlich durch Berstung zu einer tödlichen Blutung führen. Der Hirnschlag (Apoplexie) erfolgt meist durch Berstung eines Miliaraneurysmas einer Hirnschlagader; besonders die Art. cerebri media (A. fossae Sylvii) und ihre Äste besitzen nicht selten solche Aneurysmen, die auch ohne Arteriosklerose auftreten, und wahrscheinlich oft wiederholter, örtlicher Überdehnung durch Blutdruckerhöhung zuzuschreiben sind, wodurch schwächere Wandstellen oder Stellen mit höherem Blutdruck ausgebuchtet werden, und allmählich aneurysmatisch werden.

Die durch fortschreitende Dehnung immer dünner werdende Aneurysmawand reißt schließlich, besonders durch Blutdruckerhöhung, wie bei Anwendung der Bauchpresse (Husten, Defäkation usw.), ein und es erfolgt eine tödliche oder nicht tödliche Hirnblutung. Wenn auch der ausfüllende Thrombus die elastische Gefäßwand nicht zu ersetzen vermag, so wirkt er doch einer fortschreitenden Erweiterung entgegen, indem er die durch Atherom, Dehnung und andere Veränderungen abgeschwächte und zerreißlichere Aneurysmawand verstärkt und indem er die örtliche Blutdruckerhöhung in einem erweiterten Abschnitt aufhebt.

Letzteres erheischt einige Erläuterung: Bei einer stationären Strömung durch eine überall gleich weite Röhre nimmt der Blutdruck stromabwärts ab, indem er zur Überwindung der Widerstände gebraucht und in Wärme umgewandelt wird. Erleidet aber ein Blutgefäß eine örtliche Erweiterung, so findet eine andere Verteilung von Geschwindigkeit und Blutdruck statt: indem die Stromstärke (Volumengeschwindigkeit) in allen Querschnitten gleich bleibt, nimmt die lineare Geschwindigkeit ab, der Druck nimmt aber weniger ab als in einer überall gleich weiten Röhre. Er kann sogar, bei gewisser Stromgeschwindigkeit und bei gewisser Erweiterung, folglich gewisser Stromverlangsamung, den Druck im nicht erweiterten Abschnitt stromaufwärts übertreffen. Die Flüssigkeit vermag gegen den höheren Druck zu strömen, weil sie Geschwindigkeit, also $\frac{1}{2}\,m\,v^2$ hat, und die Summe der potentiellen und kinetischen Energie der Teilchen stromaufwärts größer als die Summe dieser Größen im erweiterten Abschnitt ist, indem ein Teil der Energie zur Überwindung der Widerstände durch die strömende Flüssigkeit verbraucht, d. h. in Wärme umgewandelt wird.

Auch in **Lymphgefäßen** kann Pfropfbildung eintreten, die aus (kongelierten) Leukozyten und Fibrin bestehen — Chromozyten und Blutplättchen fehlen ja in Lymphgefäßen. Auch hier ist Organisation möglich. Verschluß von Lymphwegen hat keinen Schaden zur Folge, durch die zahlreichen Anastomosen.

§ 122. Embolie.

Embolie nennen wir das Steckenbleiben eines mit Blut oder Lymphe mitgeführten Körperchens in einem Blut- oder Lymphgefäß. Das Körperchen nennen wir Embolus ($\dot{\epsilon}\mu\beta\dot{\alpha}\lambda\lambda\kappa\iota\nu$ = einwerfen). Ein Embolus bleibt an einer Stelle eines Gefäßes hängen, sobald die Lichtung des immer enger werdenden Gefäßes seinen Durchtritt nicht gestattet, oder indem es auf einer Teilungsstelle, z. B. einer Schlagader „reitet" („reitender Embolus"), oder indem all seine Dimensionen allerdings kleiner sind als die Gefäßlichtung, das Körperchen aber bei einer geringen Stromgeschwindigkeit an die Gefäßwand gelangt und an ihr haftet. Dies geschieht z. B. mit Bakterien, Staubteilchen usw. in Blutkapillaren, in den Sinus einer Lymphdrüse usw. (§ 14). Hieraus verstehen wir, daß Embolie in Adern nur unter besonderen Umständen auftritt. Dann und wann findet in Adern „retrograde" Verschleppung eines Thrombusstückes, einiger Geschwulstzellen usw. statt (§ 14c). Ob, und wenn ja, welche Rolle Zusammenziehung von Gefäßen bei der Verschleppung und Einkeilung von Emboli spielt, entzieht sich zurzeit unserem Urteil.

Die absolute und relative Häufigkeit der Emboli ist schwer zu beurteilen, weil sich besonders kleinere Emboli leicht dem Nachweis entziehen. Es scheint Embolie der Nierenschlagader und gewisser Hirnarterien, namentlich der A. fossae Sylvii zu den häufigsten zu gehören. Sie ist jedenfalls am häufigsten nachgewiesen.

Wir haben § 14 die Verteilung von Körperchen, die in die Blutbahn geraten, besprochen. Hier sei nur noch die gekreuzte Embolie („Embolie croisée" Rostans) erwähnt: wir reden davon, wenn ein Embolus durch ein offen gebliebenes und während der Herztätigkeit offenes Foramen ovale aus dem rechten in den linken Vorhof oder durch eine sonstige abnorme Ver-

bindung aus der rechten in die linke Herzhälfte und damit aus einer Hohlader
in die Aorta gelangt, ohne durch die Lungengefäße verschleppt zu sein.

Die Folgen einer Embolie können sehr verschieden sein: zunächst
sind sie abhängig davon, ob das Gefäß zum Teil oder ganz durch den Embolus
verschlossen wird, und wenn ja, ob sich zeitig ein genügender Seitenbahnkreislauf einstellt; sodann von der Natur des Embolus. Es gibt blande, indifferente Emboli, die gar nicht (wie manche Staubteilchen) oder nur mechanisch
(wie Kalkstückchen), und Emboli, die chemisch oder durch Wachstum oder
durch beides schädlich sind. Zu den letzteren gehören Geschwulstzellen, die
zu einer metastatischen Tochtergeschwulst auswachsen; zu den chemisch schädlichen Emboli gehören Bakterien, die bei bestimmtem Verhältnis von Giftstärke
zur Empfänglichkeit des erreichten Gewebes einen metastatischen Infektionsherd bilden. Die funktionellen Folgen einer Embolie hängen offenbar von dem
Sitz und der Ausdehnung der vom Embolus bewirkten Schädigung ab. Wir
werden im folgenden Beispielen begegnen.

Nach ihrer Herkunft unterscheiden wir endo- und exogene Emboli. Zu
den **endogenen** Emboli gehören Thrombusstücke und Gerinnsel. Der Unterschied zwischen einem derartigen Embolus und einem autochthonen Thrombus
kann sehr schwer, ja unmöglich sein, namentlich wenn Embolie von Thrombose
gefolgt wird. Schon VIRCHOW hat betont, daß man keine Embolie durch ein
Thrombusstück annehmen sollte, ohne die Quelle des Embolus, d. h. einen
Thrombus an einer anderen Stelle nachzuweisen, welchem ein Stück fehlt, und
ohne den Nachweis einer Bruchfläche am Embolus, die sich einer Bruchfläche
des Thrombus anpaßt.

Diese Feststellung kann eine große „praktische" Bedeutung haben, z. B.
zur Unterscheidung, ob bei einem Unfall wirklich plötzlicher Herztod vorliegt. Ein
Thrombusstück, das aus einer Ader in das rechte Herz und dann in die Lungenschlagader verschleppt wird, kann diese abschließen und dadurch plötzlichen Tod
herbeiführen. Es kann aber auch ein unerwarteter Tod dann eintreten, wenn ein
Patient, z. B. bei einer Körperbewegung, mitunter mit einem Schrei, stirbt, und
wir bei der Autopsie keinen Thrombus oder etwas anderes als Emboliequelle finden,
sondern ein speckiges Gerinnsel ohne Bruchfläche im Herzen, zum Teil in die Lungenschlagader oder in die Aorta steckend. Wir dürfen annehmen (S. 649), daß ein
solches Gerinnsel mehrere Stunden vor dem Tode zur Entstehung braucht. Selbst
dann, wenn kurz vor dem Tode der Puls „gut", d. h. nicht ganz schwach zu sein
schien, muß in solchen Fällen doch eine schwache Herzwirkung während einiger
Zeit angenommen werden, welche die Gelegenheit zur Gerinnselbildung verschaffte.
Eine schwache Herzwirkung während der letzten Lebenszeit wird in solchen Fällen
aus den anderen Befunden bei der Autopsie wahrscheinlich. Die Abschätzung der
Kraft des Pulses ist trügerisch, um so mehr, wenn die Lähmung in der rechten
Herzhälfte beginnt. Hiermit wäre der Nachweis speckiger Gerinnsel besonders
oder ausschließlich in der rechten Herzhälfte im Einklang. Durch die Körper-
bewegung oder ohne bekannten Einfluß wurde dann ein Teil des Gerinnsels in
Aorta bzw. Lungenschlagader verschoben oder verschleppt und dem Leben ein
Ziel gesteckt. Um so genauer muß man jedoch untersuchen, weil ja neue throm-
botische Massen, bzw. Gerinnsel sich an ein embolisches Thrombusstückchen anlagern können.

Ferner können Stückchen verkalkten Gewebes, Eiterpfröpfchen,
Stückchen lebenden Gewebes, wie z. B. der Leber bei Leberzerreißung, von
Fettgewebe und Knochenmark bei Knochenbruch und allerlei Zellen ins Blut aufgenommen werden und embolisch in Lungengefäßchen oder sonstwo stecken bleiben.
So hat man Synzytien der Plazentarzotten, besonders nach langdauernder Entbindung oder dem Eklampsie, als Emboli in Gefäßchen der Lunge und der Gebärmutter nachgewiesen (SCHMORL, VEIT); ferner findet man Knochenmarksriesenzellen (Megakaryozyten) oder ihre nackten, charakteristischen Kerne — der Zellleib geht bei der Verschleppung oft ganz oder zum Teil verloren — oft embolisch

in Blutgefäßchen bei Blutkrankheiten, bei Infektionen, Verbrennung, Knochen-bruch. Aschoff erzielte Megakaryozytenembolie an aufgespannten Kaninchen durch Chloroformvergiftung. Wodurch und wie die Riesenzellen bei diesen Schä-digungen das Knochenmark verlassen, wissen wir nicht. Die hier erwähnten lebenden Emboli gehen bald zugrunde — man hat nie etwas anderes gesehen. Auch Zellen eines Krebses oder Sarkoms können als hämato- bzw. lymphogene Emboli auftreten. Ob lymphogene Krebszellenemboli öfter weiter wachsen als hämatogene (S. 470) ist unbekannt. Ferner kennen wir Embolie endogenen Pigmentes, wodurch z. B. siderofere fixe Zellen entstehen (S. 295). Sie kommen bei Blutdissolution, sogar physiologisch in Leber und Milz vor. Sodann kann Pigmentverschleppung und -embolie bei Melanomen erfolgen: schon in der Umgebung von Pigmentgeschwulst-zellen finden sich manchmal Pigmentkörnchen im faserigen Bindegewebe, auch in Leukozyten. Bei Melanom kann man in der Leber manchmal reichliches Pigment

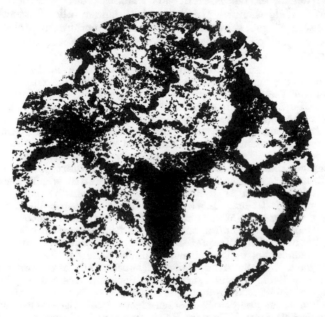

Abb. 309. Fettembolie in Lungengefäßchen. Die ungleich dicken Fettzylinder sind schwarz durch Osmium.

zu Gesicht bekommen. Ob bei Addisonscher Krankheit der Haut Pigment durch das Blut zugeführt wird, ist unentschieden. Schmorl hat dabei Pigment in Lymph-drüsen nachgewiesen, die Lymphe aus der Haut bekommen.

Etwas länger müssen wir uns bei der endogenen Fettembolie aufhalten. Sie ist meist nur mikroskopisch, und zwar durch OsO_4 bzw. Sudan III, nachweisbar. Bei vielen Brüchen von Knochen mit fetthaltigem Mark, auch ohne Erschütterung sämtlicher Knochen, ferner nach starken Er-schütterungen des Körpers, besonders der großen Röhrenknochen, z. B. durch einen heftigen Fall oder Schlag (Ribbert, Lubarsch), bei Osteomyelitis, nach Operationen in fettreichem Gewebe, nach einigen Vergiftungen (Phos-phor, Kohlenoxyd, Zyankali, Sublimat, chlorsaures Kali, Karbolsäure usw.) hat man (Wagner 1862 zuerst) Fettembolie in Blutgefäßchen nachgewiesen. Bei akuter Pankreatitis mit Fettgewebsnekrose des Pankreas ist Fettembolie in Leberkapillaren beobachtet (Gröndahl). Durch Nackenschlag getötete Kaninchen können schon Fettembolie in den Lungen zeigen (Flournoy).

Selbstverständlich hat man bei der Feststellung von Fettembolie Fehlerquellen zu berücksichtigen.

Wie und wodurch Fettembolie entsteht, läßt sich nur noch vermutungsweise beantworten. Möglicherweise werden, wo Schädigung fetthaltigen Knochenmarks vorliegt, venöse Kapillaren in demselben eingerissen; ebenso werden wohl bei der Fettembolie bei Puerperaleklampsie und nach Verletzung des Unterhautzellgewebes venöse Gefäßchen in diesem Gewebe dem Gewebsfett geöffnet. Jedoch ist die Möglichkeit nicht ausgeschlossen, daß Fett zunächst in Lymphgefäße und von da aus in Blutgefäße gerät.

Die Folgen der Fettembolie sind verschieden und zunächst von ihrer Zahl und ihrem Sitz bedingt. Man hat in Gefäßchen der Lunge, des Hirns, des Herzens, der Leber, der Nieren, des Pankreas, der Milz usw. Fettemboli nachgewiesen. Wahrscheinlich bleiben nicht immer alle Fettemboli in den Lungenkapillaren hängen, sondern es geht ein Teil der Fettröpfchen durch dieselben hindurch und gerät in den großen Kreislauf, auch bei geschlossenem Foramen ovale.

GRÖNDAHL fand den Querdurchmesser der nahezu zylindrischen Fettemboli in den Kapillaren der Lungen größer als in denen des Gehirns und der Nieren, was also eine weitere Verschleppung durch die Lungenkapillaren ermöglichen sollte. Außerdem ist die Zusammendrückbarkeit und Dehnbarkeit der Fettröpfchen von Bedeutung für die Verschleppung durch Kapillaren. Bei Lungenemphysem und anderen Zuständen mit verkleinertem Stromgebiet in den Lungen nimmt die Stromgeschwindigkeit in den durchgängigen Kapillaren und damit die Bewegungsenergie des Blutes, welche die Fettröpfchen verschleppt, zu. Gleichzeitige Verengerung der durchgängigen Lungenkapillaren bei Emphysem fördert jedoch das Hängenbleiben der Emboli. Außerdem ist die Zähigkeit des Fettes von Bedeutung: zähere Fettröpfchen bleiben schon in kleinen Schlagaderästchen hängen, wie BENEKE in seinen Versuchen feststellte. Inwiefern rückläufige Fettembolie in kleinen Adern obiger Organe vorkommt, erheischt nähere Forschung. Bei Fettembolie sind oft viele innere Organe blutreich und zyanotisch. In den Lungen und im Gehirn, selten in der Leber, können stecknadelkopfgroße, mitunter viel größere (EBERTH) Blutungen vorkommen, besonders im weißen Hirnstoff in der Nähe der Seitenkammern („Gehirnpurpura" nach M. B. SCHMIDT, flohstichähnlich). Oft erkennen wir — bei gewisser Größe der Herde — einen typischen Bau: um das verstopfte Gefäßchen (Schlagader) ein Gebiet nekrotischen gequollenen Gewebes, umgeben durch einen hämorrhagischen Saum, also das Bild eines kleinen ischämisch-nekrotischen Herdes mit hämorrhagischem Saum. Kleinere Herde sind gänzlich hämorrhagisch infarziert. Nekrose durch Fettembolie ist schon lange bekannt: Spritzt man Öl in genügender Menge in eine Schlagader des Kaninchenohres, so daß ein großer Teil der Kapillaren verstopft werden, so stirbt der von ihnen genährte Teil des Ohres ab (COHNHEIM); das nekrotische Gewebe erweicht. In den kleinen Schlagadern und Harnknäueln der Niere vermag man ebenfalls oft Fettemboli nachzuweisen. In der Lunge ist hämorrhagische Infarzierung möglich.

Fettembolie kann tödlich sein, und zwar hat PAYR (1900) scharf einen zerebralen und einen respiratorischen Tod unterschieden. Der letztere verläuft rascher unter heftiger Atemnot.

Dem Hirntod kann eine erscheinungslose Zeit voraufgehen; dann tritt Sopor ein, der in Koma mit Temperaturerhöhung (nervösem Fieber?) oder Temperaturerniedrigung übergeht. Die zerebrale Form der Fettembolie scheint durch schwierigen Transport eines durch einen Unfall getroffenen gefördert zu werden. Lungentod wird wohl nur durch sehr ausgedehnte Fettembolie in den Lungengefäßchen bewirkt. Wissen wir doch, daß mehr als eine ganze Lunge durch fibrinöses Exsudat ausgefüllt oder durch pleuritisches Exsudat oder Gas (Pneumothorax) zusammengedrückt sein kann, ohne daß dies den Tod zur Folge hat. Nach LICHTHEIMS und VOGTS Versuchen (§ 126g) kann ferner etwa die Hälfte der Lungengefäßchen ohne Gefährdung des Lebens ausgeschaltet werden. Bei bedeutender Herzinsuffizienz liegt die Sache wohl anders, indem die geringere Bewegungsenergie des Blutes die Fettröpfchen nicht in genügendem Maße aus den Lungenkapillaren fortzuschaffen vermag und vor allem, weil schon vor der Embolie die äußere Atmung überall in den Lungen infolge der Herzinsuffizienz herabgesetzt war. Aber sonst kann es kaum wunder-nehmen, daß z. B. in FIBIGERS Fall, nachdem bei einem Patienten unabsichtlich 50 g Öl in eine Ader eingeführt wurde, allerdings Atemnot und vorübergehende Be-wußtlosigkeit, aber kein Tod eintrat. Tötet die Fettembolie nicht, so verschwinden die Tröpfchen allmählich, wahrscheinlich zum Teil durch Verseifung, zum Teil durch Zersplitterung und Verschleppung durch Leukozyten (BENEKE), zum Teil durch Ausscheidung durch die Nieren und Talgdrüsen (?).

Von der **exogenen** Embolie nennen wir zunächst die Luftembolie, die mit der Fettembolie manches gemein hat. Wir schweigen hier von Verschleppung von Luftbläschen, die sich bei zu rascher Dekompression im Blute bilden (S. 80). Auch lassen wir die intravitale Gasentwickelung in Organen und im Blute, wo-durch die sogen. „Schaumorgane" entstehen, durch den Kolibazillus oder den FRÄNKELschen Gasbazillus, ebenso Verschleppung von Fäulnisgasblasen, außer Betracht, und beschränken uns auf das Einsaugen von atmosphärischer Luft in eine eröffnete Ader mit subatmosphärischem Druck. Das geschah im vorigen Jahrhundert nicht selten, als bei einer Operation am Hals (ohne Betäubung) die Vena jugularis angeschnitten wurde. Dann wurde geräuschlos oder mit schlürfendem Geräusch Luft eingesogen und der Tod erfolgte gewöhnlich, meist nach 8—10 Minuten unter lautem Aufschrei und Krämpfen. Es wird nur dann Luft in ein eröffnetes Gefäß eingesogen, wenn der Druck im Gefäß niedriger ist als der atmosphärische Luftdruck. Nun ist dies nur in bestimmten Adern fortwährend oder während der Einatmung der Fall, in anderen nur bei tiefer Einatmung, wie z. B. sogar in Armadern und in der V. saphena (WERTHEIMER). In Adern in der Nähe der Brusthöhle herrscht regelmäßig subatmosphärischer Druck, wie in den Halsadern (berüchtigte „Zone von BÉRARD"). Die Ader darf sich aber nicht, eben durch den auf ihrer Wand einwirkenden Druck-unterschied so stark verengern, daß der intravenöse Druck dem atmosphärischen gleich wird. Es muß m. a. W. Verengerung der Ader unmöglich sein durch Befestigung ihrer Wand an einer starren Umgebung, wie der Hirnleiter, der an gespannten Halsaponeurosen befestigten Halsadern, der an den Rändern des Foramen quadrilaterum befestigten unteren Hohlader, oder wie Verengerung einer Ader, in der eine starre Kanüle steckt. So hat GENZMER Luftembolie vom Längsblutleiter aus bei der Autopsie festgestellt. L. BRAUER hat außerdem neuerdings auf die Möglichkeit hingewiesen, daß bei einer Lungenoperation, sogar bei einer Lungenpunktion, eine Lungenader verletzt wird und Luft bzw. ein anderes Gas(gemisch) in dieselbe eingesogen wird. Dadurch werden die dann und wann dabei auftretenden vorübergehenden Bewußtseinsstörungen mit Herderscheinungen (Lähmung) oder gar ein bis jetzt unbegreiflicher plötz-licher Tod verständlich.

Wie und wodurch erfolgt nun der Tod durch Luftembolie? MOR-GAGNI, DUPUYTREN, COHNHEIM u. a. stellten eine Erweiterung des rechten Vorhofs und Ventrikels durch Luft fest. Ob ein Teil des Sauerstoffs resorbiert war, bleibe dahingestellt. Nach CONTY drückt nun die rechte Kammer die elastische Luft in sich zusammen, statt sie auszutreiben. Dadurch könne kein Körperaderblut in sie einströmen und höre nicht nur der Lungen-, sondern auch der Aortenkreislauf auf. Demgegenüber schreiben PANUM, VON RECKLINGHAUSEN u. a. den Tod einer Luftblasenembolie in den Ästen und Kapillaren der Lungenschlagader zu. Wer hat nun recht? Eine Überfüllung der rechten Herzhälfte mit Luft „bis auf das Doppelte und Dreifache" (COHNHEIM) während einiger Zeit muß „Herztod" bewirken. Mitunter stirbt jedoch ein am Halse operierter Patient erst nach einigen Tagen unter zunehmender Atemnot und Kreislaufstörungen, und findet man bei ihm Luftblasen im Herzen und in den großen Adern, wie z. B. in einem Fall von PONCET.

außerdem mitunter Luftblasen in den Lungengefäßen. Fehlt aber jede Über-, ja bloße Ausfüllung des Herzens mit Luft, so müssen wir die Möglichkeit eines Lungentodes berücksichtigen. Allerdings sollen wir bedenken, daß mehr als die Hälfte der Lungengefäße ausgeschaltet

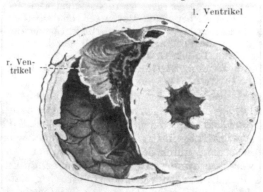

l. Ventrikel

r. Ventrikel

Abb. 310. Herz durch Horizontalschnitt eröffnet. Man erkennt den fest kontrahierten, fast blutleeren linken Ventrikel, der rechte ist maximal dilatiert, enthält nur Luft (nach JEHN und NAEGELI).

werden kann ohne Tod (S. 701); sodann, daß es einen wesentlichen Unterschied macht, ob die Luft auf einmal oder absatzweise eingesogen wird. Dies geht auch aus den Versuchen von DELORE und DUTEIL hervor: Zur Tötung eines großen Hundes genügt rasche Einführung von 40—60 ccm Luft. Findet die Einführung aber langsam statt, so verträgt der Hund 200 ccm. Schlagend ist, daß, nach diesen Forschern, Ansaugung von Luft mittels einer Spritze mit dünner Nadel aus dem rechten Vorhof sofort die drohenden Erscheinungen beseitigt. JEHN und NAEGELI fanden bei ihren Versuchstieren (Hunden, Katzen, Kaninchen) starke Überdehnung

der rechten Herzhälfte, während die linke Herzhälfte leer und zusammengezogen war (Abb. 310). Sie betrachten diese Änderungen als die Grundlage der Todesursache. Außerdem erwies sich das Blut der Lungenschlagader bis in ihren feinsten Verzweigungen als lufthaltig. In den Lungenadern fand sich hingegen niemals Luft. Hunde vertragen relativ viel größere Luftmengen als Katzen und Kaninchen, bei welchen es auch nie gelang (wie bei Hunden) durch Ansaugung von Luft aus dem Herzen den Kreislauf wiederherzustellen.

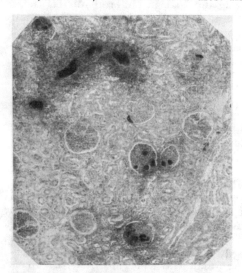

Abb. 311. Hämatogene Streptokokkenembolie (schwarz) in Harnknäueln und anderen Nierengefäßchen bei Pyämie, mit nachfolgender Glomerulonephritis.

Schließlich sei nur noch die Embolie von Staub- und Farbstoffkörnchen und die von tierischen und pflanzlichen Parasiten erwähnt:

So werden beim Pferd Embryonen des Strongylus armatus von den Darmadern aus im ganzen Körper verschleppt. Sie entwickeln sich in der Wand der Mesenterialarterien zu Würmern von 6—23 mm Länge, und machen in der Schlagaderwand Wurmkanäle, wobei Aneurysmen entstehen können (EPPINGER). Bei solchen tierischen Parasitenembolis findet man fast nie Thrombose. Bei Menschen werden (ASKANAZY)

Trichinenembryonen durch die Lymphgefäße des Darmes verschleppt; sie gelangen dann in mesenteriale Lymphdrüsen, in den Brustgang, ins Lungenblut. Ob Eigenbewegungen der Embryonen dabei mithelfen, bleibe dahingestellt. ORTH hat einen Einbruch von Leberechinokokkenblasen in die untere Hohlader beschrieben. Ferner kommt Embolie von Malariaplasmodien und Trypanosomen (z. B. bei der Schlafkrankheit in Haargefäßchen des Gehirns) beim Menschen vor.

Bei Menschen und Tieren können Mikroorganismen als Emboli auftreten. Wir haben schon lymphogene Bakterienemboli in Lymphdrüsen, und hämatogene kennen gelernt, die entweder am Gefäßendothel oder in einem intravaskulären Gerinnsel hängen bleiben (S. 56). Bei der allgemeinen hämatogenen Miliartuberkulose und bei Pyämie begegnen wir Beispielen davon. Schöne Streptokokkenemboli (von der Angina aus?) können wir bei Scharlach in den Harnknäueln antreffen. Sie vermögen Glomerulonephritis zu bewirken. Wir haben schon früher bemerkt, daß Bakterienemboli im allgemeinen sofort oder erst nach einiger Latenz, unter günstigeren Umständen einen Infektionsherd bilden oder, ohne nachweisbare Veränderungen zu erregen, zugrunde gehen können.

25. Kapitel.

Gewebesaft und Lymphe.

§ 123. Lymphbildung und Lymphbewegung.

Als Lymphe bezeichnen wir die hellgelbe in den Lymphgefäßen befindliche Flüssigkeit. Sie ist, ebenso wie Blutplasma, zu unterscheiden von der Flüssigkeit in den Gewebespalten, d. h. in den Spalten zwischen den Zellen und den interzellulären Fasern. Diese Flüssigkeit nennen wir mit LUDWIG Gewebeflüssigkeit oder Gewebesaft.

Wir betrachten das Lymphgefäßsystem als ein geschlossenes, mit Endothel ausgekleidetes Röhrensystem. Es fängt mit blinden, nur aus Endothel bestehenden Kapillaren in den Geweben an (Abb. 312). Diese Kapillaren vereinigen sich zu Lymphgefäßchen, die großenteils Klappen führen, diese Lymphgefäßchen wiederum zu größeren Gefäßen, deren Lymphe sich schließlich in zwei Hauptstämmen ansammelt: 1. in den Truncus oder Ductus lymphaticus dexter, in den sich die Lymphgefäße aus der rechten Kopf- und Halsseite, des rechten Arms, der rechten Thoraxhälfte und Lunge, der rechten Herzhälfte und der kranialen Leberfläche ergießen; 2. in den Ductus thoracicus (Brustgang), der alle übrige Lymphe mitsamt dem Chylus abführt. Der D. lymphaticus dexter mündet in die Vena anonyma dextra oder in den Angulus venosus dexter, der D. thoracicus mündet in die V. subclavia sinistra ein. Die größeren Lymphgefäße haben nicht nur eine Intima und Adventitia, sondern auch eine Muskelschicht, die an einzelnen Stellen ziemlich stark ist. Die Lymphkapillaren bekommen ihre Lymphe aus den umgebenden Gewebe-

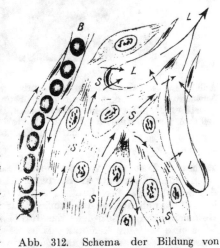

Abb. 312. Schema der Bildung von Gewebesaft und Lymphe.
B = Blutkapillar, *S* = Gewebespalten, *L* = Lymphkapillar.

spalten, die überall zwischen Zellen und Fasern in reichlicher Zahl, mehr oder weniger netzförmig, vielfach zusammenhängend, vorhanden sind. Lymphe entstammt somit der Gewebeflüssigkeit, die mehr oder weniger geändert durch das Endothel der Lymphkapillaren in diese eindringt. Die Gewebeflüssigkeit entstammt dem Blut. Die Blutkapillaren werden von reichlichen feinen, zusammenhängenden Spalten (in Abb. 313 bräunlich gefärbt durch Silberverbindung) umsponnen. Aus den Blutkapillaren tritt Flüssigkeit, die man „Ernährungstranssudat" oder Blutlymphe (HEIDENHAIN) nennt, in die umspinnenden Gewebespalten und wird zum Gewebesaft, indem sie sich in die Gewebespalten zwischen den Gewebezellen und -fasern weiter verbreitet. Dabei ändert sich allmählich ihre Zusammensetzung, indem sie Sauerstoff und Ernährungsstoffe an die Zellen abgibt und Dissimilationsprodukte aus denselben aufnimmt. So hat somit die „Blutlymphe" eine andere Zusammensetzung als die Flüssigkeit, welche die Lymphkapillaren umspült. Daher müssen wir Ernährungstranssudat (wohl zu unterscheiden vom später zu erwähnenden pathologischen Transsudat) von Gewebeflüssigkeit (Gewebesaft) und Lymphe trennen, wenn auch die Unterschiede in Einzelheiten anzugeben wir zurzeit nicht vermögen.

Ob die Blutlymphe (das Transsudat) in den perikapillaren Spalten aller Gewebe gleich ist, wissen wir nicht. Was wir aber wissen, ist, daß der Preßsaft aus verschiedenartigen Geweben, der wenigstens größtenteils aus Gewebesaft besteht, Unterschiede aufweist. Auch wissen wir, daß die Zerebrospinalflüssigkeit, die Flüssigkeit der serösen Höhlen (die ja als Lymphräume zu betrachten sind) einen verschiedenen Eiweißgehalt haben, während sich der Chylus durch sehr hohen Fettgehalt aus-

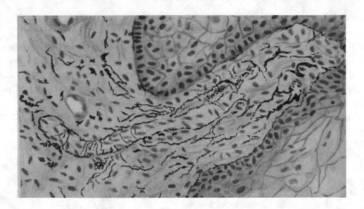

Abb. 313. Gewebespalten in der Mundschleimhaut eines Menschen, nach längerer örtlicher Anwendung von Argentum nitricum bräunlich gefärbt. In der Längsrichtung der bindegewebigen Papille, von links nach rechts, liegt ein Blutkapillar, umsäumt durch bräunlich gefärbte Gewebespalten. Nur die Endothelzellen, kein Blut sichtbar. Die dunkler gefärbten Zellen sind Epithel.

zeichnet. Das war von vornherein zu erwarten, weil ja verschiedene Zellarten einen verschiedenartigen Stoffwechsel haben und dieser die Zusammensetzung des Gewebesafts beeinflußt. Daraus ergibt sich aber mit gewisser Wahrscheinlichkeit, daß auch die aus den Blutkapillaren tretende Flüssigkeit in verschiedenartigen Geweben eine verschiedene Zusammensetzung hat. Die Wand der Blutkapillaren ist ja eine kolloide Membran (als festes Kolloid betrachtet, ZANGGER), deren Durchlässigkeit von der Natur und Zusammensetzung der sie benetzenden Flüssigkeiten beeinflußt wird. Es ist somit die Möglichkeit gegeben, daß eine andere Zusammensetzung der Gewebeflüssigkeit, folglich auch eine verschiedene Tätigkeit des Gewebes die Zusammensetzung der aus den Blutkapillaren tretenden Flüssigkeit beeinflußt. Ob das Kapillarendothel auch noch Verschiedenheiten der Tätigkeit in den verschiedenen Geweben aufweist, wissen wir nicht. Die bekannt gewordenen Verschiedenheiten der Form und Größe beweisen mit Hinsicht darauf nichts, und funktionelle Bestimmungen liegen bis jetzt nicht vor. Das arterielle Blut ist höchstwahrscheinlich überall gleich. Auch das Endothel der Lymphkapillaren stellt eine kolloide Membran dar, von deren Tätigkeit wir aber nichts Sicheres anzugeben vermögen. Wahrscheinlich erleidet der Gewebesaft Änderungen bei seiner Aufnahme in die Lymphkapillaren.

Welche Kräfte bewirken nun die Lymphbildung, d. h. 1. den Austritt der Flüssigkeit (Blutlymphe) aus den Blutkapillaren, 2. den Austausch seiner Bestandteile mit Stoffen aus den Zellen bzw. dem Zwischenzellenstoff und 3. die Aufnahme des dadurch entstandenen Gewebesaftes als Lymphe in die Lymphkapillaren? Die gebildete Lymphmenge nimmt durch Arbeit zu; Asher hat nachgewiesen, daß mit der Erhöhung des Stoffwechsels eines Organs mehr Lymphe aus seinen Lymphgefäßen fließt. Lymphbildung tritt bei Organarbeit ein; ob je ohne Organarbeit, bleibe dahingestellt. Reizt man die Chorda tympani beim Hund, so erfolgt nicht nur Speichelbildung durch die Unterkieferdrüse, sondern auch Zunahme des Lymphausflusses aus ihr. Erhöht man die Gallenbildung durch intravenöse Einführung von taurocholsaurem Natrium oder von Hämoglobin, so nimmt die von der Leber gebildete Lymphmenge (der Ausfluß) ebenfalls zu.

Welche Kräfte sind dabei tätig? Die in der Zeiteinheit aus einem Lymphgefäß ausfließende Lymphmenge wird von der in der Zeiteinheit in seine Wurzelkapillaren aufgenommenen Flüssigkeitsmenge, und diese wieder — bei einer genügend langen Beobachtungszeit — von der in der Zeiteinheit aus den entsprechenden Blutkapillaren tretenden Menge bedingt. Von letzterer wissen wir am meisten, wenn auch noch nicht genügend.

Was bewirkt nun diesen Austritt, diese Transsudation? Carl Ludwig nahm Filtration an, obwohl er keineswegs die Mitwirkung anderer Kräfte ausschloß. Er nahm also an, daß der Blutdruck auf der Innenwand des Blutkapillars den Druck des Transsudats (der Blutlymphe) auf der Außenwand übertraf, und daß dieser Druckunterschied, der etwa 5 mm Hg betragen mag, den Flüssigkeitsaustritt bewirkt. Der hydrostatische Druck des Transsudates ist dem des Gewebesaftes und dieser ist der Gewebespannung (dem Gewebsturgor) gleichzustellen. Dieser Turgor entsteht ja durch Dehnung besonders der elastischen Fasern, durch Anhäufung von Gewebesaft, auch durch die Blutfülle (vgl. Landerer). Die Bedeutung der Gewebespannung hat man bei der Nachforschung der Rolle der Filtration bei der Lymphbildung noch nicht oder nicht genügend berücksichtigt. Es hat allerdings Klemensiewicz neulich diesen Außendruck auf die Blutgefäße berücksichtigt. Auch darf man nicht vergessen, daß es auf den kapillaren Blutdruck ankommt und daß dieser nicht immer mit dem arteriellen gleichen Schritt hält. Die Zusammensetzung der Lymphe bei venöser Stauung stimmt insofern mit einer filtratorischen Bildung überein, als die Lymphe (das Filtrat) weniger Kolloide (Eiweißkörper) enthält als das Blutplasma (das Filtrans). Wir wissen aber nichts Sicheres von den Veränderungen durch Austausch mit den Gewebezellen, auch nicht mit Hinsicht auf die kristalloiden Bestandteile der Lymphe.

Heidenhain hat aber gegen die Auffassung der Lymphbildung als Filtration angeführt: 1. Daß gewisse Stoffe, wie Krebsmuskel-, Blutegelextrakt, Pepton (die er Lymphagoga erster Ordnung nannte), in die Blutbahn eingeführt, die Lymphbildung verstärken, ohne den Blutdruck zu erhöhen, und 2. daß andere Stoffe, wie Traubenzucker, Kochsalz und andere Kristalloide (Lymphagoga zweiter Ordnung) lymphbildend wirken, wobei sie in stärkerer Konzentration in der Lymphe als im Blute erscheinen, was unvereinbar ist mit Filtration ohne weiteres. Er betrachtete daher die Lymphbildung als eine Sekretion des Endothels der Blutkapillaren. Demgegenüber nehmen jedoch andere Forscher (Starling, Bayliss, Cohnstein), eine Sekretion verwerfend, an, daß die Lymphagoga I. Ordnung die Blutzusammensetzung eingreifend ändern und das Gefäßendothel durchlässiger machen. Letzteres werde nach ihnen auch durch die Lymphagoga II. Ordnung bewirkt. Ohne hier auf weitere Einzelheiten einzugehen, wollen wir nur feststellen, daß, obwohl Filtration ohne weiteres die Erscheinungen nicht zu erklären vermag, nichts zurzeit dazu zwingt, Sekretion anzunehmen. Sekretion ist übrigens ein noch in bekannte Vorgänge physikalischer, chemischer oder physikochemischer Natur zu zerlegender Vorgang.

Filtration spielt jedenfalls höchstwahrscheinlich eine Rolle. Außerdem kommt aber Diffusion durch das Kapillarendothel infolge von osmotischem Druckunterschied als lymphbildender Faktor hinzu. Diffusion ist die gegenseitige molekulare Durchdringung zweier mischbaren Flüssigkeiten, wie Äther und Chloroform, oder eines gelösten Stoffes und der lösenden Flüssigkeit, wie einer wässerigen Salzlösung und Wasser, bis die Konzentration überall gleich ist, und zwar unabhängig vom hydrostatischen Druckunterschied. Dieser stellt die filtrierende Kraft dar. Wir schreiben Diffusion einer intermolekularen Anziehungskraft zu, die VAN 'THOFF osmotischen Druck nannte. Diffusion kann auch durch eine Membran wie das Kapillarendothel stattfinden. Nach COHNSTEIN ist Transsudation als Filtration + Diffusion aufzufassen. Die Größe der Rollen dieser beiden Faktoren vermögen wir zurzeit aber nicht anzugeben. Wir erinnern nur an den nach Blutverlust statt-findenden Übertritt von Gewebeflüssigkeit aus den Geweben in das Blut und an die vermehrte Transsudation bei Hydrämie. Es wäre möglich, daß die Lymphagoga II. Ordnung Hydrämie hervorrufen und dadurch lymphtreibend wirken. Diese Verhältnisse lassen sich nicht beurteilen, so lange wir nicht wissen, welche Eigen-schaften das lebende Endothel als Membran hat, was es durchläßt, was nicht. Wir können kaum bezweifeln, daß es auch Eiweißkörper austreten läßt, sei es auch schwerer als Kristalloide. Auch die wasseranziehende Kraft kolloider Stoffe er-heischt Berücksichtigung. Wir dürfen diesen Quellungsdruck (S. 111) nicht mit dem osmotischen gleichsetzen, weil nicht bewiesen ist, daß er, wie der osmotische Druck in verdünnten Lösungen, denselben Gesetzen folgt wie die Spannung (der barometrische Druck) bei Gasen.

Bei dem Austausch von Stoffen zwischen Zellen und Gewebesaft müssen Hydrodiffusion, Durchlässigkeit der Zellen für bestimmte Stoffe, sekretorische bzw. exkretorische Tätigkeit und die Zusammensetzung des Gewebesaftes berücksichtigt werden —, wir wissen fast gar nichts davon. Auch von der Umwandlung des Gewebe-saftes in Lymphe und ihrer Aufnahme in die Lymphkapillaren und von der Rolle, welche Filtration, Diffusion, Sekretion dabei spielen, wissen wir nichts.

Welches sind nun die Kräfte, welche das Transsudat und die Lymphe fortbewegen? Im allgemeinen sind sie den Kräften gleich oder ähnlich, die das venöse Blut fortbewegen (S. 628): Zunächst die Herzwirkung, die ja das Blut auch aus den großen Adern und damit auch die sich damit mischende Lymphe ansaugt; ferner die inspiratorische Saugkraft des Brustkastens, die Schwerkraft (lympho-statischer Druck) für die über den Venae subclaviae befindliche Lymphe; Muskel-wirkung (Bedeutung der Klappen in den Lymphgefäßen); ob auch Lymphgefäß-muskeln mitwirken, ist unbekannt; die Atembewegungen für die Fortbewegung der Lymphe durch die Lungen, ferner Lymphherzen bei Amphibien, Reptilien, Fischen und Vögeln, und schließlich die Vis a tergo. Diese ist zunächst die Triebkraft, die das Transsudat vom Blute noch hat, dann die Gewebespannung. Die größte Be-deutung hat die Herzwirkung. Sie scheint an und für sich für eine ausreichende Lymphbewegung zu genügen, während Herzinsuffizienz, auch unter übrigens gleichen Umständen, zu Stauungsödem (s. unten) führt. Der Saugkraft der Brusthöhle kommt keine große Bedeutung zu: öffnet man bei einem kuraresierten, künstlich atmenden Hunde auch die Bauchhöhle, so kann man das kontinuierliche, mit jeder Herzdiastole verstärkte Einfließen der Lymphe in die Vena subclavia sehen (COHN-HEIM). Die Schwerkraft kann die Abfuhr (Resorption) von Lymphe sehr fördern: so kann das am Tage beim Stehen und Sitzen sich besonders um die Knöchel herum bildende Ödem während der horizontalen Lagerung in der Nacht schwinden. Ferner wissen wir ja, daß Hochlagerung eines entzündeten Körperteils die Resorption flüssigen Exsudats (in den Gewebespalten) erheblich beschleunigt. Die Resorption der Lymphe ist eine unter normalen sowie abnormen Umständen wichtige Er-scheinung, weil sie die Abfuhr mancher in gewisser Konzentration giftiger Stoffe bedeutet. Nun wird alle Lymphe wahrscheinlich durch die Lymphgefäße abgeführt. Es muß aber nicht aller Gewebesaft in die Lymphkapillaren übertreten, sondern es kann ein Teil in Blutkapillaren und kleine Adern zurücktreten, wie MAGENDIE u. a. ausschließlich annahmen; und zwar, indem der höhere Eiweißgehalt des Blut-plasmas Gewebesaft (mit niedrigerem Eiweißgehalt) durch die Endothelwand hin anzieht, wobei auch Salze mit hinüberwandern (HAMBURGER, KLEMENSIEWICZ). Nach STARLING beträgt dieser partielle, von Eiweiß ausgeübte Quellungsdruck 25—40 mm Hg. Bedenken wir außerdem, daß der Blutdruck in den Blutkapillaren rasch abnimmt, so ist die Möglichkeit gegeben nicht nur, daß er in den venösen Kapillarenden bedeutend niedriger als in den arteriellen, sondern daß er sogar niedriger als die Spannung des Gewebesaftes ist, falls dieser ausschließlich oder wenigstens vorwiegend aus den arteriellen Kapillarenden in die Gewebespalten tritt.

Es wird somit Gewebesaft in das Blut zurücktreten, bis der osmotische mitsamt dem Quellungsdruck und der hydrostatische (filtratorische) Druckunterschied zwischen Gewebesaft und Blut sich das Gleichgewicht halten. Daß eine „Rücktranssudation" (richtiger wäre einfach „Rücktritt" oder Resorption) von Gewebesaft in das Blut möglich ist, geht schon aus der Aufnahme von Gewebesaft nach Blutentziehung hervor. Unter welchen anderen Umständen Rücktritt geschieht, ist eine zum Teil offene Frage. Manchmal vermag sie eine sonst unverständliche Erscheinung begreiflich zu machen. So z. B. vermag Abschluß aller Lymphgefäße einer Extremität keine Lymphstauung zu bewirken (COHNHEIM), so lange nur der Blutabfluß ungehindert vor sich geht. Allerdings scheint Abschluß sämtlicher Lymphgefäße schwer ausführbar zu sein. Venöse Stauung in gewissem Grade (z. B. durch Thrombose) wird hingegen von Lymphstauung (Ödem) gefolgt, auch dann, wenn wir keinen Grund haben, Abschluß der Lymphgefäße anzunehmen. Diese Beobachtungen weisen auf eine Aufnahme wenigstens von Gewebeflüssigkeit in das Blut hin. Abschluß des Brustganges, z. B. durch Unterbindung beim Hund oder Thrombose der Vena subclavia sin. führt aber mitunter auch ohne venöse Stauung zu (chylösem) Aszites; jedoch stellt sich oft eine ausreichende kollaterale Abfuhr ein.

Rückresorption in das Blut bedeutet eine raschere Aufnahme in das Blut und Verteilung im Körper als lymphatische Resorption.

§ 124. Das Ödem.

Wir haben schon wiederholt Ödem kennen gelernt als Schwellung infolge von Anhäufung von Flüssigkeit in den Gewebespalten, namentlich faserigen Bindegewebes. Die Flüssigkeit beim entzündlichen Ödem nennen wir Exsudat, die beim sonstigen Ödem (pathologisches) Transsudat, die Vorgänge Exsudation bzw. Transsudation.

Allgemeines Ödem des Unterhautzellgewebes nennen wir Anasarka, Anhäufung von Transsudat frei in einer serösen Höhle heißt Hydrops. Hydrops ascites (Hydroperitoneum) oder Bauchwassersucht bedeutet Ansammlung freier seröser Flüssigkeit in der Bauchhöhle; ferner Hydroperikard, Hydrothorax, Hydrocephalus int. et ext., Hydrozele (Hydrops der Tunica vaginalis propria testis). Man hat aber auch andere Flüssigkeitsansammlungen wohl als Hydrops bezeichnet, wie z. B. Hydrops antri Highmori, Hydrops vesicae felleae, wenn sich eine mehr oder weniger schleimige Flüssigkeit nach Abschluß der Höhle (bzw. Resorption der Galle) in ihr angehäuft hat. Mit Hydrops deutet man auch wohl Anasarka an (engl. „dropsy").

Ödem kann zu erheblichen Funktionsstörungen führen. Zunächst wird der Körper oder Körperabschnitt schon merkbar schwerer,

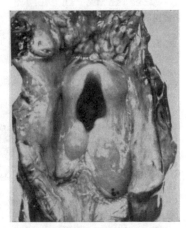

Abb. 314. Ödem des Kehlkopfes.

bevor die Schwellung festzustellen ist (S. 597). Sodann kann durch Raumbeschränkung bzw. Druck die Tätigkeit von Organen in lebensgefährlichem Maße beeinträchtigt werden. Hydrothorax, Hydrops ascites erschweren die Atmung, Hydroperikard die Herzwirkung, zuweilen auch die Atmung. Hydrocephalus übt einen schädlichen Druck auf das Hirn aus, und Ödem des Kehlkopfes kann dem Leben innerhalb weniger Stunden ein Ziel stecken.

Man nennt dies oft Oedema glottidis, aber mit Unrecht. Denn nicht nur kann die Stimmritze, ein Spalt, nicht ödematös sein, aber auch die festen Stimmbänder werden es eben nicht oder am wenigsten. Das Larynxödem sitzt vornehmlich in den lockeren ary-epiglottischen Schleimhautfalten und ihrer Umgebung, auch am Kehldeckel. Abb. 314 zeigt ein nach dem Tode durch Fixierung und Härtung abgeschwollenes Larynxödem, es ist aber die erhebliche Verengerung des Aditus ad laryngem noch ersichtlich. Es stammt von einem etwa 20jährigen Mann und trat einige Stunden nach einer Tonsillotomie auf. Es kann auch eine infraglottideale, ödematöse Schwellung der Luftröhrenschleimhaut, wie wir beim Pseudokrupp ausführlicher sehen werden, zu einer recht hinderlichen Verengerung führen.

Das nur mikroskopisch erkennbare Ödem wird einen ähnlichen mechanischen Einfluß auf die einzelnen Zellen ausüben wie das makroskopische auf die Gewebe. Vergessen wir außerdem nicht, daß jedes Ödem überhaupt eine Störung des Kreislaufs des den Stoffwechsel der Zellen besorgenden Gewebesaftes und damit auch des Stoffwechsels selbst bedeutet.

Der Beantwortung der Frage wodurch und wie Ödem entsteht, schicken wir voraus, daß Ödem im allgemeinen am ehesten in lockeren, leicht dehnbaren Geweben auftritt und dort auch die größte Ausdehnung zu gewinnen pflegt (S. 343). Wir wissen aber nicht, ob nicht andere Faktoren als die Dehnbarkeit des Gewebes, z. B. große Durchlässigkeit des Blutgefäßendothels für die Leichtigkeit, mit der Ödem in einem Gewebe auftritt, in Betracht kommen. Hierüber fehlen genaue Daten. Von Bedeutung ist jedenfalls, daß Ödem in Leber, Niere und Milz beim Menschen in makroskopisch erkennbarem Grade selten ist. Wir dürfen hier die Zunahme der Gewebespannung nicht vernachlässigen: diese Organe sind von einer elastischen Kapsel umgeben. Nimmt der Inhalt dieser Kapsel zu, so wird auch die intrakapsuläre Gewebespannung größer, so daß sogar Anämie, wie z. B. der Niere bei trüber Schwellung, erfolgt. Sobald durch venöse Stauung Ödem droht, nimmt diese Gefahr zugleich durch die zunehmende Gewebespannung ab. Es ist hier aber eine vollständige gesetzmäßige Untersuchung erforderlich.

Fragen wir nun, wie und wodurch Ödem entsteht, so müssen wir von vornherein abnorm vermehrte Transsudation (bzw. Exsudation) oder eine ungenügende Abfuhr des Gewebesaftes oder ein Zusammentreffen von beidem annehmen: Es muß das Gleichgewicht zwischen Bildung (Anhäufung) und Abfuhr gestört sein.

Nach M. H. Fischer besteht das Ödem in Quellung der kollagenen Fasern des Bindegewebes durch Wasseraufnahme. Beim entzündlichen Ödem kommt eine solche Quellung vielleicht mitunter — nach dem mikroskopischen Bild — vor. Hat Ödem jedoch eine gewisse Ausdehnung gewonnen, so pflegen wir von Quellung der kollagenen Fasern nichts zu sehen. Wir erkennen dann im Gegenteil in unzweideutiger Weise stark erweiterte Gewebespalten und Lymphgefäße, gefüllt mit Gewebesaft bzw. Lymphe. Auch Beobachtungen wie die folgenden beweisen, daß die Ödemflüssigkeit sich frei in den Gewebespalten bzw. Lungenbläschen findet: Durch Skarifikationen der ödematösen Haut läßt sich die dünne Flüssigkeit leicht entfernen; von der Schnittfläche einer ödematösen Lunge strömt durch leichten Druck die schaumige Flüssigkeit. Fischer meint das Ödem gleichstellen zu dürfen mit der Wasseraufnahme in einen abgebundenen Froschpfoten, der in Wasser eingehängt wird. Die Umstände sind dabei aber offenbar andere als im tierischen Organismus, in dem die Gewebe Gewebesaft aus dem Blute erhalten und festhalten.

Wollen wir die Störung dieses Gleichgewichts zwischen Bildung und Abfuhr des Gewebesaftes erforschen, so müssen wir das entzündliche, das hydrämische, kachektische, marantische, das mechanische oder Stauungsödem, das Ödem durch gestörte Nierentätigkeit, das Oedema ex vacuo und das angioneurotische (neuropathische) Ödem unterscheiden.

Wir haben S. 343 gesehen, daß der Eiweißgehalt flüssigen, serösen oder plasmatischen Exsudates in der Regel höher ist als der eines Transsudates. Wahrscheinlich liegt auch in Zuständen mit nicht-entzündlicher Ödembildung immer eine geringere oder stärkere Schädigung des Kapillarendothels vor (s. unten) und nimmt mit ihrer Stärke auch der Eiweißgehalt der Ödemflüssigkeit zu. Wir erinnern daran (S. 343), daß der Eiweißgehalt des normalen Transsudates in verschiedenen Geweben verschiedene Werte hat, was, auch bei gleich starker Schädigung von Blutkapillaren, sich auch im pathologischen Transsudat geltend machen wird. Wir wissen, daß bei hochgradiger Blutstauung sogar rote Blutkörperchen aus den Haargefäßchen in das umgebende Gewebe austreten können.

Oben (S. 671) haben wir schon betont, daß auch erhebliche Hindernisse der Lymphabfuhr nicht zu Ödem zu führen pflegen, wenn nur der venöse Blutstrom ungehindert ist. Vergleichen wir alle genügend übersehbare Daten untereinander, so erscheint die Annahme gerechtfertigt, daß im allgemeinen nur dann Ödem eintritt, wenn die Transsudation vermehrt ist. Und zwar lassen sich sämtliche Fälle von Ödem zurückführen: 1. Auf Zunahme des Blutgehalts, wohl auch des kapillaren Blutdruckes, unter bestimmten Umständen, 2. auf Ernährungsstörung des Kapillarendothels und 3. auf Zusammentreffen von beidem. Welche Gründe wir für diese Annahme haben, erhellt aus folgendem:

Zunächst das Stauungsödem. Nach dem Versuch von Ludwig und Tomsa nimmt sofort nach der Unterbindung des Plexus pampiniformis beim Hunde der Lymphstrom aus den Lymphgefäßen des Hodens zu. Der Hoden schwillt dann stark an und mit zunehmender Schwellung nimmt der Lymphabfluß ab, schließlich hört er auf, wahrscheinlich durch Zusammendrückung der Lymphkapillaren durch angehäuftes Transsudat. Einen ähnlichen Versuch machte Cohnheim: Bringt man eine Kanüle in eines der Lymphgefäße an der äußeren Seite des Unterschenkels eines Hundes, so nimmt die Menge aus der Kanüle strömender Lymphe stark zu nach Unterbindung der Hauptvenen, welche das Blut aus dem Unterschenkel abführen. Ein anderer Versuch: Wenn nach Unterbindung oder Abklemmung der Vena femoralis des Hundes der Blutdruck in der Art. femoralis nicht ansteigt, so ist das entweder einer genügenden Abfuhr des venösen Blutes durch andere Adern oder einer Zunahme der Transsudation oder beidem zuzuschreiben. Stauungsödem braucht man aber nicht zu finden. Füllt man jedoch die größeren Adern mit Gipsbrei von einer kleinen Hautvene des Fußrückens aus, während zugleich die Extremität zeitweilig fest durch einen Kautschukschlauch abgebunden ist; entfernt man diesen Schlauch sobald der Gipsbrei erstarrt ist, nach etwa 15 Minuten, so tritt Stauungsödem unfehlbar ein. Vom dritten bis vierten Tage an beginnt das Ödem jedoch wieder zu verschwinden. Aus diesen Versuchen geht hervor, daß venöse Stauung starken Grades zu Stauungsödem und unter Umständen zu vermehrter Lymphabfuhr führt. Wiefern Stauung des Gewebesafts infolge von verringerter Abfuhr durch die Ader eintritt, ist nicht entschieden. Vermehrte Filtration infolge des erhöhten venösen und wohl auch kapillaren Blutdruckes spielt aber wahrscheinlich eine große Rolle; damit ist der niedrige Eiweißgehalt des Transsudates in Übereinstimmung. Auf Filtration weist auch ʰer Einfluß der Schwerkraft: Das Ödem bei chronischer Herzinsuffizienz tritt oft zunächst nur im Laufe des Tages, und zwar circa malleolos (Knöchelödem) und auf der Vorderfläche des Schienbeins auf — die Pantoffel werden zu klein — nämlich bei stehenden, sitzenden und gehenden Patienten. Während der nächtlichen horizontalen Lagerung schwindet das Ödem. Allmählich nimmt es, mit der Herzinsuffizienz, an Ausdehnung zu: Später kommt Ödem des Skrotums bzw. der Labia majora hinzu. Im allgemeinen tritt das Stauungsödem zunächst in den abhängigen Körperteilen und zwar besonders in den lockeren Geweben ein. Später kommt dann manchmal allgemeines Hautödem (Anasarka) und Anhäufung von Transsudat in serösen Höhlen (Hydrothorax, Hydroperikard, Aszites) hinzu. Jedoch keineswegs immer oder in derselben Reihenfolge. Individuelle Unterschiede machen sich auch hier bemerkbar in Fällen, wo übrigens schwere Herzinsuffizienz längere Zeit bei bettlägerigen Patienten bestand. Bei Leuten, die lange Zeit bettlägerig waren und dann aufstehen, schwellen die Füße im Laufe der ersten Tage an, durch Hyperämie und sogar Ödem, das nachts schwindet: Entwöhnung der Gefäße (S. 625) und wohl auch vermehrte Durchlässigkeit des Endothels sind daran schuld. Beim rein nephritischen Ödem macht sich die Schwerkraft nicht bemerkbar. Jedoch sind beim Stauungsödem andere Wirkungen als Filtration, wie solche des zunehmenden Kohlensäuregehalts nicht ausgeschlossen. Dauert starke Blutstauung längere Zeit, wie z. B. bei chronischer Herzinsuffizienz, so kommen höchstwahrscheinlich Ernährungsstörungen des Kapillarendothels hinzu, es steigt dann der Eiweißgehalt des Transsudats, so daß die Unterscheidung von serösem Exsudat schwer wird.

Bei allgemeiner Stauung durch Herzinsuffizienz kann infolge von ungenügender Tätigkeit der Stauungsnieren die tägliche Harnmenge abnehmen und bei gleicher Einnahme und ohne kompensatorische Diarrhöe oder Schweißbildung, Hydrämie sich einstellen, die ihrerseits zu Ödem führen kann (S. 676). Bei allgemeiner Stauung kann ferner Einnahme abnorm großer Mengen Kochsalz das Ödem verschlimmern, während salzlose Diät dem entgegenwirkt (s. unten).

Die Anhäufung des Transsudates im Gewebe findet zunehmenden Widerstand von der allmählich zunehmenden Gewebespannung. Nimmt jedoch die Elastizität und mit ihr die Spannung des Gewebes infolge der fortwährenden Dehnung durch die angehäufte Flüssigkeit allmählich ab, so kann die Transsudation wiederum zunehmen.

Bestehen bei einem Patienten Ödem der beiden Beine und Aszites, so können beide Erscheinungen derselben Funktionsstörung, z. B. des Herzens, zuzuschreiben sein. Es ist aber auch möglich, daß zunächst Stauungsödem im Wurzelgebiet der Pfortader, z. B. infolge von Leberzirrhose oder Pfortaderthrombose, und dann Zusammendrückung der Venae iliacae auftritt, sobald die Spannung (der Druck) der Aszitesflüssigkeit den Blutdruck in jenen Adern übertrifft.

Die Entstehung des Lungenödems hat zu Widerstreit geführt. Wir meinen hier nicht das agonale (terminale) Lungenödem, das als Vorbote des Todes erscheint, sondern das anfallsweise auftretende, das tödlich werden kann. Es kommt z. B. bei Herzkranken vor. Bei beiden Formen tritt Transsudat frei in die Lungenbläschen aus und gelangt von da aus, mit Luftbläschen Schaum bildend, in die Luftwege, was auch bei entzündlichem Ödem geschehen kann. Wie und wodurch entsteht es? COHNHEIM und WELCH faßten es schon als Stauungsödem auf. Unterbindung der Aorta ascendens, Kompression der linken Herzkammer oder des linken Vorhofes führt beim Versuchstier Lungenödem herbei, wenn die rechte Herzhälfte kräftig fortarbeitet. GROSSMANN hat durch ähnliche Versuche, wobei die linke Herzhälfte völlig außer Wirkung gesetzt wurde, ebenfalls Lungenödem bewirkt. Nun hat man aber gegen die Übertragung dieser Versuchsergebnisse auf den Menschen mit Recht eingewendet, daß akutes allgemeines Lungenödem beim Menschen auftritt bei fortdauernder Wirkung auch der linken Herzhälfte. Ja, es scheint der Radialpuls mitunter, z. B. bei Nephritis, sogar ziemlich kräftig zu sein, während doch das Lungenödem auftritt. Demgegenüber ist aber zu bemerken, daß es sich um normale Versuchstiere und um abnorme Menschen handelt, sogar um Menschen, die schon längere Zeit krank, vielleicht hydrämisch und deren Gefäße, wie KREHL anführt, außerdem vielleicht verändert waren. Schließlich wird die Kraft des Pulses oft überschätzt (S. 662), und so ist es sehr wohl möglich, daß es bei gewisser Störung des Verhältnisses zwischen der Tätigkeit der linken und rechten Herzhälfte, unter bestimmten sonstigen abnormen Bedingungen wie Hydrämie usw., zu Lungenödem kommt, auch dann, wenn der Radialpuls nicht schwach zu sein scheint. Blutdruckbestimmung ist hier erforderlich. Erholt sich das Herz, so geht der gefährliche Anfall vorüber, indem das Lungenödem schwindet. Mitunter — wie oft? — spielt ein angioneurotischer Faktor bei der Entstehung des Lungenödems eine Rolle (s. unten).

Zu dieser Frage sei noch bemerkt, daß erhebliche, aber allmählich zunehmende Stauung im Lungenkreislauf auftreten und lange Zeit bestehen kann ohne Lungenödem, z. B. bei Fehlern der Mitralklappe.

Es kann dabei sogar zu Blutungen aus den strotzend erweiterten Kapillaren kommen ohne Ödem. Die erforderlichen, auch quantitativen, Daten fehlen aber zur Beantwortung der Frage, ob die Lungenkapillaren weniger durchlässig sind für Transsudat als andere Kapillaren. Das sie überhäutende Alveolarepithel spielt dabei vielleicht eine gewisse Rolle, obwohl wir bedenken müssen, daß die eingeatmete Luft in den Lungenbläschen normaliter Wasserdampf aus dem Blut erhält. Wann bei Mitralfeblern Lungenödem eintritt, namentlich ob dies nur bei ungenügender Wirkung auch des rechten Herzens stattfindet, wissen wir nicht. Bei Lungenödem durch ungenügende Herzwirkung sowie beim agonalen Lungenödem macht sich oft die Schwerkraft geltend, wie wir aus der Hypostase (Blutanhäufung in den tiefstliegenden Lungenteilen) und dem aus ihr hervorgehenden hypostatischen Ödem erkennen.

Als Kriegsödem bezeichnen MAASE und ZONDEK das im Weltkrieg, besonders bei Männern im Alter von 40—65 Jahren beobachtete Ödem der Beine, seltener der Arme, von Skrotum und Gesicht, ausnahmsweise auch Aszites und Hydrothorax. Durch Bettruhe schwindet fast immer rasch, unter vermehrter Harnausscheidung die im Körper aufgespeicherte Wassermenge; in einigen Fällen schwand das Ödem ebenfalls rasch durch Zulage von 100 g Speck täglich zur Nahrung für eine Woche lang, auch ohne Bettruhe. Im Transsudat fand sich nur 0,116% Eiweiß (gew. analyt.) gegen 0,343% bei nephritischem und 0,941% bei Stauungsödem; hingegen 0,0170% NH$_3$ gegen 0,0085% bzw. 0,0068%. Diese auch von anderen Forschern festgestellten hohen Ammoniakzahlen seien Ausdruck eines abnormen Eiweißzerfalls (oder einer Säureanhäufung? vgl. S 135). Nach Schwund des Ödems erweisen sich die Muskeln als sehr atrophisch. Wiederaufnahme der Arbeit, auch des Sitzens eines Kutschers auf dem Bock, wird sofort von erneutem Ödem gefolgt. Eine Kreislaufstörung (es besteht Bradykardie) spielt wahrscheinlich eine Rolle, außerdem litt wahrscheinlich die Ernährung der Gefäße durch Mangel an Fett in der Nahrung. Der Harn ist frei von Eiweiß und Zucker. Der Hb-Gehalt ist 50—70%, der Färbeindex 0,7—0,9, die Chromozytenzahl 3 000 000—4 000 000.

Oedema ex vacuo entsteht durch Abnahme der Gewebespannung durch Gewebeschwund („Horror vacui" der Alten). Der Druckunterschied auf Innen- und Außenwand der Blutkapillaren nimmt dann zu und damit die Transsudation. Es kommt neben Hydrocephalus internus subarachnoideal vor bei seniler Gehirnatrophie (S. 267), indem die Schädelwand nicht nachgibt. Auch atrophisches Fettgewebe wird manchmal ödematös („serös infiltriert").

Hydrämie führt nur unter bestimmten Umständen zu Ödem. Zunächst müssen wir auch hier die plethorische und die einfache Hydrämie unterscheiden. Plethorische Hydrämie ist nicht leicht zu erhalten, weil ja das künstlich eingeführte Wasser bald durch Nieren, Darm und Drüsen ausgeschieden wird (S. 594). COHNHEIM und LICHTHEIM stellten fest, daß erst dann, wenn sehr große Mengen physiologischer Kochsalzlösung mit gewisser Geschwindigkeit einverleibt werden, Ödem innerer Organe, mitunter auch der Lungen, und Höhlenhydrops eintreten. Offenbar hält dann die Ausscheidung mit der Einführung nicht gleichen Schritt. Anasarka (Ödem des Unterhautgewebes) tritt dabei jedoch kaum auf. MAGNUS bestätigte diese Ergebnisse. Er fand aber außerdem, daß Hautödem bald durch Hydrämie hervorzurufen ist, sobald die Gefäßwände durch gewisse Gifte geschädigt werden. Über die Empfindlichkeit verschiedener Gefäßgebiete vermögen wir aus all diesen Versuchsergebnissen jedoch kein Urteil zu bilden: wir haben ja durchaus keine Sicherheit, daß der Blutdruck durch rasche Einführung großer Wassermengen in allen Kapillaren in gleichem Maße ansteigt; und ebensowenig, daß die Konzentration des auf die verschiedenen Kapillargebiete einwirkenden Giftes gleich ist. Wir dürfen aber annehmen, daß MAGNUS durch Giftwirkung die Durchlässigkeit der Blutkapillaren vermehrte und damit bestätigte, was COHNHEIM schon annahm, daß nämlich Hydrämie zu Anasarka überhaupt führen kann, wenn die Durchlässigkeit der Gefäßwandungen zunimmt. Dies kann schon stattfinden durch die hydrämische Blutbeschaffenheit selber, aber erst nach längerer Dauer. Während obige Versuchsergebnisse also nur auf Zustände kurzer Dauer Beziehung haben — eine plethorische längerer Dauer gibt es ja nicht — vermag einfache Hydrämie nach längerer Dauer, durch Steigerung der Durchlässigkeit der Gefäßwände (infolge von Ernährungsstörung), Anasarka zu bewirken. Vielleicht fördert Abnahme des Plasmaeiweißes (Hypalbuminose S. 597) also Abnahme des intrakapillaren Quellungsdruckes die Transsudation (S. 670). Das Ödem bei Erschöpfungszuständen (kachektisches, marantisches Ödem) ist von diesem Gesichtspunkt aus zu beurteilen. Allerdings kommt manchmal ungenügende Herzwirkung in solchen Fällen hinzu. Jedenfalls macht sich die Schwerkraft geltend, wie z. B. aus dem Auftreten des Ödems zunächst circa malleolos erhellt.

Bei manchen Nierenkrankheiten kann Ödem (Anasarka) und Höhlenhydrops auftreten. Dieses sogen. nephritische, richtiger renale Ödem ist jedoch nicht einheitlicher Natur. Zunächst ist das Ödem in späteren Stufen der Schrumpfniere in der Regel ein Stauungsödem infolge von Insuffizienz des hypertrophischen Herzens. Ganz anderen Ursprunges ist das Ödem bei akuten und subakuten Nephritiden bzw. Nephrosen ohne voraufgegangene Herzinsuffizienz. Es bevorzugt die am meisten dehnbaren Gewebe und wird zuerst am gedunsenen Gesicht und an den Augenlidern („poffy face") erkennbar. Wir haben schon (S. 598 ff.) auf ein paar Möglichkeiten von Störung der Nierentätigkeit hingewiesen, die zu Hydrämie führen: entweder primäre Wasserretention oder primäre Zurückhaltung von Kochsalz (von den Phosphaten und anderen Salzen wissen wir fast nichts) mit sekundärer Wasserretention, oder drittens eine Kombination beider Möglichkeiten, mitunter mit Stauung. Zunächst wird der Blutdruck durch primäre oder sekundäre Zurückhaltung von Wasser bei genügender Herzwirkung etwas ansteigen, sofern nicht Erweiterung von Blutgefäßen und vermehrte Transsudation dies verhindert. Vermehrte Transsudation ohne entsprechend vermehrte Lymphabfuhr bedeutet aber einsetzendes, sei es auch zunächst latentes Ödem. Dieses Ödem kann dann allmählich zunehmen, bis es klinisch als solches nachweisbar wird.

In der Tat haben WIDAL und JAVAL bei gewissen Nierenkranken, die 15 g Kochsalz täglich einnahmen, eine Abnahme der täglich mit dem Harn ausgeschiedenen Kochsalzmenge von 15 auf 4 g, also eine Zurückhaltung von etwa 11 g festgestellt, vorausgesetzt, daß keine vikariierende Ausscheidung durch Darm oder Haut stattfand, wovon bis jetzt nichts bekannt geworden ist. Durchfall kann allerdings eine ziemlich bedeutende Kochsalzausscheidung durch den Darm bewirken. Gewisse Naturvölker und Vegetarier fügen kein Kochsalz zu ihren Speisen hinzu und bekommen somit nur das in denselben vorhandene Salz. Der „Kulturmensch" nimmt aber sonst in der Regel etwa 15 g Kochsalz täglich zu sich. Die Kochsalzmoleküle verlassen fast alle mit dem Harn den Körper, neuen Molekülen Platz machend. Bei ihren Patienten stellten WIDAL und JAVAL Ödem fest, das durch „salzlose" Diät (Milchdiät) schwand. Dann wurde täglich mehr Kochsalz mit dem Harn ausgeschieden als eingenommen und damit auch das Zuviel an Wasser entfernt. Vermögen nämlich z. B. zwei erkrankte Nieren täglich nur 5 g Kochsalz auszuscheiden, während der Kranke 8 g einnimmt, so werden 3 g täglich zurückgehalten („hyperchloruration") mit einer entsprechenden Wassermenge („hydratation"). Nimmt er dann, während der salzarmen Diät, täglich nur 3 g ein, so kann täglich 2 g Kochsalz mehr ausgeschieden als eingenommen werden („hypochloruration" und wenn gar kein Kochsalz eingenommen wird, „déchloruration"; beides mit entsprechender „deshydratation"). Nimmt der Kranke dann wieder zu viel Kochsalz ein, so kehrt das Ödem zurück, um durch „salzlose" Diät wiederum zu schwinden usw. Nach WIDAL gehen „hydratation" und „chloruration", „déshydratation" und „déchloruration" Hand in Hand.

Dies gilt auch für Polyurie, insofern dabei dem Körper mehr Salz als unter normalen Umständen entzogen wird. Andererseits scheiden normale Nieren durch Darreichung von Kochsalz mehr Wasser aus. Daher schreibt man dem Kochsalz diuretische Wirkung zu. Nun hat man aber bei anderen Nierenkranken nicht immer eine Beeinflussung des Ödems durch salzlose Diät beobachtet. Wie müssen wir uns das vorstellen? Wenn eine primäre Wassermit einer sekundären Salzretention vorliegt, wird allerdings auch Salzwasser zurückgehalten, die Niere vermag dann aber nicht mehr als eine beschränkte Wassermenge täglich auszuscheiden, und das zurückgehaltene Wasser bindet

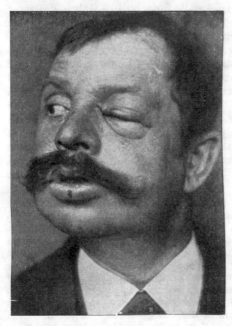 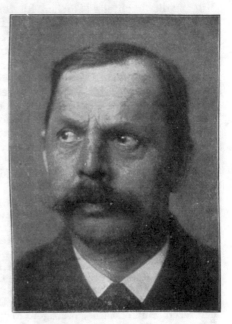

Abb. 315. Oedema cutis circumscriptum (nach MORITZ). Abb. 316. Dieselbe Person wie Abb. 315 in anfallsfreier Zeit (nach MORITZ).

eine entsprechende Salzmenge. Die salzlose Diät genügt dann zur Entwässerung nicht. Selbstverständlich ist auch die Herzwirkung, welche ja die Nierentätigkeit beeinflußt, von Bedeutung. Alles in allem erscheint auch hier eine vollständige Untersuchung des ganzen Menschen zur Beurteilung notwendig.

Wo bleiben das zurückgehaltene Kochsalz und das zurückgehaltene Wasser? Höchstwahrscheinlich bleibt das Salz im Wasser gelöst und häuft sich diese Lösung als Gewebeflüssigkeit an, so daß Ödem erfolgt. ACHARD und LOEPER haben nachgewiesen, daß nach intravenöser Einspritzung von Salzwasser das Salz sich nicht im Blute, sondern in den Geweben anhäuft.

Aus obigem können wir das Ödem bei ungenügender Nierentätigkeit einigermaßen verstehen. Wir dürfen annehmen, daß Ödem durch Hydrämie nach einiger Dauer ohne weiteres auftritt. Bei Nierenentzündung im Verlauf von Scharlach kann eine Schädigung der Hautgefäße durch das

Scharlachgift, das ja eine Hautentzündung bewirkt, mitwirken. Vielleicht vermögen auch andere Gifte nicht nur Nephritis hervorzurufen, sondern außerdem Gefäße außerhalb der Nieren zu schädigen, so daß ihre Durchlässigkeit zunimmt. In anderen Fällen können andere ödemfördernde Faktoren hinzutreten.

Schließlich wollen wir noch das angioneurotische (neuro- oder idiopathische) Ödem (QUINCKE, STRÜBING) besprechen. Es tritt plötzlich, nach einem geringen oder ohne bekannten Anlaß eine mehr oder weniger umschriebene ödematöse Anschwellung mit starker Röte an irgend einer Körperstelle auf: am Kopf, am Halse (zuweilen kropfähnlich), an der Hand oder Fuß usw. Nach kurzer Zeit, nach 20 Minuten, $1^1/_2$ Stunde, oder länger schwindet die Schwellung. Mitunter bekommt der Patient zahlreiche Anfälle; ein von HERM. MÜLLER beobachtetes Mädchen hatte 115 Anfälle innerhalb 3 Jahre, darunter auch Lungenödem! Der Genuß von Fisch oder einer frischen Zigarre (MORITZ SCHMIDT) kann es veranlassen. Ich kenne den Fall eines 20jährigen sonst gesunden Mannes, der ungefähr 7 Stunden nach einer glattverlaufenen Tonsillotomie (wegen einfach vergrößerter Mandeln) ein tödliches Kehlkopf- und Lungenödem bekam (Abb. 314). Er hatte sich während eines mehrstündigen Spazierganges rauhem Wetter ausgesetzt. Zuvor hatte er schon einigemal starkes Ödem der Hände nach einer geringfügigen Verletzung oder ohne bekannte Schädigung. Hierher gehört auch wohl die Beobachtung POTAINS von einem halbseitigen Anasarka nach gleichseitiger Nierenkontusion. Beim Pseudokrupp und beim Asthma nervosum ist der angioneurotische Faktor zu berücksichtigen (s. dort). Das angioneurotische Ödem steht vielleicht in gewisser Beziehung zu den Quaddeln bei Urtikaria und zum Erythema nodosum. Vgl. Abb. 315 und 316.

Wie müssen wir uns die Entstehung des angioneurotischen Ödems vorstellen? Durch starke neurogene Hyperämie? Wenn man den Sekretionsnerven der Unterkieferspeicheldrüse mit Atropin vergiftet, hat Reizung der Chorda tympani allerdings beträchtliche Hyperämie, aber keine Zunahme des Lymphabflusses aus dem Halslymphstamm zur Folge (HEIDENHAIN). Es ist also beträchtliche neurogene Hyperämie möglich ohne vermehrte Lymphbildung. Demgegenüber steht aber ein anderer Versuch von OSTROUMOFF, durch COHNHEIM u. a. bestätigt. Reizt man bei einem Hund den peripheren Stumpf des durchschnittenen N. lingualis eine Zeitlang durch Induktionsströme von allmählich wachsender Stärke, so gesellt sich zu der rasch eintretenden gewaltigen Hyperämie der betreffenden Zungenhälfte ein Ödem, das etwa zehn Minuten nach Beginn der Reizung für das bloße Auge erkennbar wird und dann allmählich zunimmt. Diese Erscheinung steht allerdings vereinzelt da, sie beweist aber die Möglichkeit eines starken neurogenen Ödems.

Bei Muskellähmung kann Ödem auftreten, das wohl, wenigstens zum Teil der Blut- und Lymphstauung zuzuschreiben ist. Auch das Ödem bei Neuritis kann von Blut- und Lymphstauung herrühren, indem die Nervenentzündung Muskellähmung zur Folge hat. Es kann sich aber auch wohl um ein chronisches neuropathisches Ödem infolge von Nervenreizung handeln. Außerdem ist die Möglichkeit eines Ödems durch selbständige oder kollaterale seröse Entzündung zu berücksichtigen. Genaue Daten fehlen aber.

Schließlich ist noch das angeborene, familiäre Ödem zu erwähnen. NONNE beschrieb es zuerst als Elephantiasis congenita hereditaria. Meist handelt es sich um Ödem der beiden Unterbeine bzw. auch des Skrotums. Es nimmt mit dem Wachstum zu. Es wird als eine trophonervöse Erscheinung aufgefaßt, womit aber das wie und wodurch nicht verständlich wird. MILROY sah es schwinden nach Entfernung eines vergrößerten Hodens.

26. Kapitel.

Allgemeine Blutbewegung. Herztätigkeit.

§ 125. Einleitung. Herzarbeit.

Was ist die Triebkraft des allgemeinen Kreislaufs? Die Herzwirkung, gestützt durch die übrigen § 132 genannten Faktoren, unterhält den Kreislauf, indem sie das Blut aus den Adern in die Schlagadern schafft, sie stellt aber nicht die unmittelbare Triebkraft der Blutbewegung dar. Mit der Herzwirkung hört diese ja nicht sofort auf, sondern die Triebkraft überdauert die Herzwirkung. Daran möge vielleicht Zusammenziehung von Gefäßmuskeln einen Anteil haben, auch ohne solche müssen wir von vornherein erwarten, daß der Kreislauf die Herzwirkung überdauert. Ein physikalischer Versuch zeigt es uns. Treiben wir durch rasch aufeinander folgende periodische Zusammenpressungen eines Gummiballons stoßweise Wasser in eine elastische Röhre, die an ihrem anderen Ende eine ziemlich enge Ausflußöffnung hat — wir können diesen Ausflußwiderstand durch einen Hahn nach Belieben erhöhen oder verringern — so strömt die Flüssigkeit bald aus, jedoch nicht in gleichem Maße stoßweise wie sie eingetrieben wurde, sondern mehr kontinuierlich mit periodischen Verstärkungen, Treiben wir nun nicht weiter Wasser stoßweise ein, so hört der Ausfluß nicht zugleich auf, nein, er hält noch einige Zeit an und zwar solange, bis der Wasserdruck in der gedehnten (erweiterten) Kautschukröhre erschöpft ist oder wenigstens zur Überwindung des Ausflußwiderstandes nicht mehr ausreicht. Der Wasserdruck, welcher der Spannung der gedehnten Röhrenwand gleich ist, stellt somit die unmittelbare Triebkraft des Wassers dar. Die Geschwindigkeit, welche der einpressende Ballon dem Wasser erteilte, tritt ihr gegenüber um so mehr in den Hintergrund, je höher der Wasserdruck ansteigt. Sie darf bei einem gewissen Verhältnis ihres Wertes zu dem des Wasserdruckes vernachlässigt werden. Diesen Fall nehmen wir jetzt an.

Woher kommt nun der Wasserdruck? Die kurz nacheinander eingeworfenen Wasservolumina durcheilen nicht frei, wie Kugel, die Röhre, sondern es strömt zunächst bei gewissem Ausflußwiderstand und gewisser Röhrenlänge (innerer Reibung), in der Zeiteinheit weniger Wasser aus als ein: Es füllt und **überfüllt** sich infolgedessen die Röhre. Vom Augenblick an, daß sie sich überfüllt, wird ihre Wand gespannt und gedehnt. Und zwar ist die Wandspannung, bei gleichbleibender Elastizität (wie wir annehmen) ein Maß der Überfüllung. Sie ist offenbar immer dem Druck der Flüssigkeit (Wasserdruck) auf die Wand gleich. Der Wasserdruck an einem gegebenen Augenblick ist offenbar dem Wasservolumen gerade, und der Kapazität der Röhre (bei gleicher Dehnbarkeit) umgekehrt proportional. Und das Verhältnis vom Zu- zum Ausfluß bedingt, ceteris paribus, das vorhandene Wasservolumen. Es tritt nach einiger Zeit, wenn wir immer fortfahren, stoßweise jedesmal das gleiche Wasservolumen in die Röhre einzutreiben, eine gleichbleibende mittlere Überfüllung, also ein gleichbleibender mittlerer Wasserdruck, mit periodischen Zunahmen ein. Es ist dann die in der Zeiteinheit ausfließende Wassermenge der in der Zeiteinheit eingepreßten gleich, und die Strömung ist stationär geworden, d. h., es bleibt die mittlere Geschwindigkeit an jedem willkürlichen Punkt dauernd gleich. Es fließt dann in der Zeiteinheit mehr Wasser aus als anfangs, als die Röhre noch nicht überfüllt war. Denn eben dieser Wasserdruck stellt die fortwährend wirkende Triebkraft des Wassers dar. Je höher der Ausflußwiderstand ist, um so höher muß der Wasserdruck ansteigen, bevor sein mittlerer Wert gleich bleibt; ein höherer Ausflußwiderstand führt bei gleichbleibender Wasserzufuhr, zu stärkerer Überfüllung und zwar so lange, bis eben der dadurch zunehmende Druck (Triebkraft) den Ausfluß gleich der Zufuhr macht. Wir betrachten den Druck eben als eine gehemmte Bewegung, die in Bewegung übergeht, sobald er den hemmenden Widerstand zu überwinden vermag.

Wir können uns die Verhältnisse durch folgenden Versuch klar machen: Lassen wir in ein Druckgefäß mit horizontaler Ausflußröhre aus einem Hahn immer soviel Wasser einströmen, daß der Wasserspiegel dauernd gleich hoch (D) bleibt, unabhängig vom Ausfluß, den wir durch einen Hahn nach Belieben ändern können. Steht dieser Hahn ganz offen, so fließt in der Zeiteinheit das größte Wasservolumen aus. Je mehr wir den Hahn zudrehen, um so geringer wird dieses Volumen. Zugleich sehen wir aber den Wanddruck (in den Piezometern) ansteigen. Die Triebkraft, welche das Wasser durch die Röhre bewegt, ist der hydrostatische Wasserdruck D im Gefäß. Dieser D wird zum Teil zur Überwindung der inneren Reibung in der Röhre und ihren Öffnungen (Eintritt und Ausfluß) verbraucht, sie wandelt sich dabei in Wärme[1]) um. Dieser Teil, die „Widerstandshöhe" D_W (D_1, D_2 usw.) ist als hydrodynamischer Druck in den Piezometern meßbar. Er nimmt offenbar nach der Ausflußöffnung hin ab, je nachdem er zur Überwindung des Widerstandes verbraucht ist. Bei einer stationären Strömung ist der Wanddruck an einem Punkt der Röhre der Summe der Widerstände stromabwärts gleich. Der Druck D_0 in der Ausflußöffnung ist $= 0$. Der Druckunterschied $D—D_0$ ist also die Triebkraft des

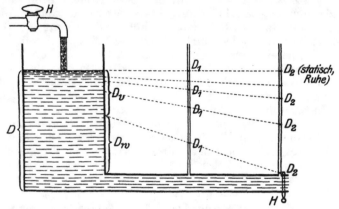

Abb. 317. Wasserdruckverhältnisse.

Wassers durch die Röhre; weil aber $D_0 = 0$, können wir D als solche andeuten. Der Teil D_V der Triebkraft D erteilt dem Wasser Geschwindigkeit. Wir bezeichnen ihn als D_V (Geschwindigkeitshöhe). Nun ist offenbar $D_V = D—D_W$. Weil D immer gleich bleibt (wir setzten dies ja voraus), wird offenbar D_V um so geringer, je mehr D_W ansteigt. Je mehr wir den Ausflußhahn zudrehen, um so mehr nimmt also D_W zu, D_V aber ab. Schließen wir den Hahn, so wird der Widerstand ∞, $D_W = D$ und folglich $D_V = 0$, d. h. es strömt kein Wasser mehr durch die Röhre und der dynamische (kinetische) Zustand geht in den statischen über. Wir können auch sagen: Durch Verschluß des Hahns wird $D_V = 0$, folglich $D_W = D$. Es geht der hydrodynamische Druck D_W beim Schließen des Hahns in den überall gleichen hydrostatischen Druck D über, während $D_V = 0$ wird.

Wenden wir nun diese Betrachtungen auf den Kreislauf an, so ergibt sich folgendes: Zunächst dürfen wir die Körperflüssigkeiten als volumenbeständig voraussetzen, d. h. wir dürfen annehmen, daß ihr Volumen sich nicht durch Druck, Temperaturänderung usw. ändert. Das Herz wirft bei jeder Kammer-

---

[1]) Unter den hier in Betracht kommenden Umständen dürfen wir die Flüssigkeitsteilchen, welche die Wand benetzen, als (durch Adhäsion) in Ruhe betrachten. Der Widerstand, dem die strömende Flüssigkeit begegnet, ist somit die innere Reibung als Folge der Kohäsion der Flüssigkeitsteilchen. Wir gebrauchen im folgenden Wanddruck = Seitendruck.

systole das gleiche Blutvolumen — wir dürfen dies im großen und ganzen bei einer regelmäßigen Herztätigkeit annehmen — in die Aorta bzw. die Lungenschlagader. Beide Gefäße sind stark überfüllt, und ihre Überfüllung, die den Blutdruck bedingt, wird durch die regelmäßige systolische Zufuhr unterhalten. Das Herz entnimmt das einzuwerfende Blut den entsprechenden Adern und verhütet dadurch eine stärkere Überfüllung dieser Gefäße. Durch die Herztätigkeit bleibt somit, ceteris paribus, der mittlere arterielle Druck hoch, der mittlere venöse Druck niedrig. Wir können auch sagen: Durch die regelmäßige Herztätigkeit bleibt der arterio-venöse Druckunterschied, gemessen in den betreffenden Gefäßen in der nächsten Nähe des Herzens, gleich. Dieser arterio-venöse Druckunterschied ist die Triebkraft des Kreislaufs. Ihr gegenüber dürfen wir nämlich, ohne groben Fehler, die dem systolischen Blutvolumen erteilte Geschwindigkeit, die Vis viva ($\frac{1}{2}\,m\,v^2$), meist vernachlässigen. Wir nehmen im allgemeinen an: in jedem willkürlichen Abschnitt des Gefäßsystems ist der Druckunterschied D_1—D_2, gemessen an dem Anfangs- und Endpunkt des Abschnitts, die Triebkraft des Blutes. Der Druck wandelt sich, je nachdem die Summe der Widerstände stromabwärts größer oder geringer wird, zum geringeren oder größeren Teil in Geschwindigkeit um. Bleibt der Widerstand gleich, so hält die Durchblutung mit dem Druckunterschied gleichen Schritt (s. unten).

Indem die systolisch stoßweise eingetriebene Blutmenge die Aorta erweitert und dabei Blutwirbel hervorruft, erhöht sie eben durch diese Wirbel den Widerstand für den Blutstrom. Die örtliche Aortenerweiterung pflanzt sich als Pulswelle durch die Schlagaderwand, und die Wirbel höchstwahrscheinlich durch die arterielle Blutsäule fort. Dadurch wird die Vis viva des Schlagvolumens, d. h. des systolisch eingeworfenen Blutvolumens, so klein, daß wir sie vernachlässigen dürfen. Die Pulswelle hat mit der Blutströmung übrigens nichts zu tun, ebensowenig wie die Wellen mit der Strömung eines Stromes. Ihre Geschwindigkeit wird bekanntlich von anderen Faktoren bestimmt als die des Blutstromes.

Nur ausnahmsweise kommt die Stromgeschwindigkeit in Betracht, wie z. B. bei der Blutbewegung in ein Aneurysma von gewisser Weite (S. 661). So können wir wohl noch anderen Ausnahmen begegnen, welche eine Berücksichtigung der Geschwindigkeit bzw. der Bewegungsenergie fordern. So z. B. wenn wir nur eine kleine Stromstrecke in einem nicht zu engen Gefäß betrachten: es tritt dann der Druckunterschied gegenüber der Stromgeschwindigkeit in den Hintergrund.

Wir müssen die Verhältnisse folgendermaßen betrachten. Eine Flüssigkeit strömt nur dann von A nach B, wenn ihre Gesamtenergie (also die Summe ihrer statischen und kinetischen Energie) in A größer ist als in B. Die statische Energie $P \cdot h$ (wobei P die Gewichtseinheit, h den Seitendruck vorstellt) findet Ausdruck im Seitendruck; die kinetische Energie $\frac{1}{2}\,m \cdot v^2$ ist für die Masseneinheit m durch Berechnung der v zu bestimmen. Die Gesamtenergie wäre zu messen mittels eines Piezometers mit rechtwinklig umgebogenem Endstück, das man so einführt, daß die Flüssigkeit geradewegs in das Endstück einströmt. Sie steigt dann im Piezometer so viel höher als in einem geraden Seitendruckmesser an als die Geschwindigkeitshöhe (D_V in Abb. 317) beträgt. Nun sind solche „blutige" Bestimmungen allerdings bei Versuchstieren, nicht aber beim Menschen ausführbar. Daher empfiehlt sich für Untersuchungen beim Menschen obige Betrachtung des Druckunterschieds als Triebkraft des Blutes, mit Berücksichtigung der Ausnahmen. Der Blutdruck läßt sich nämlich beim Menschen, wenigstens annähernd, in unblutiger Weise an einigen Gefäßen bestimmen.

Die Stromstärke I ist der Quotient von der Triebkraft D_1—D_2 und dem Widerstande W, also $I = \dfrac{D_1-D_2}{W}$. Nun wird der Widerstand, wenn die Flüssigkeit nämlich die Röhrenwand benetzt, wie das Blut die Gefäßwand, nicht nur von der Viskosität der Flüssigkeit, sondern außerdem von der Röhrenlichtung, Röhrenlänge, Krümmungen, Verzweigungen usw. bedingt. Mit der Stromgeschwindigkeit nimmt er zu, indem damit auch die Zahl der in der Zeiteinheit voneinander zu reißenden Teilchen wächst. Wärme verstärkt die Molekularbewegung, sie verringert folglich den Widerstand. Es sind besonders die Blutkapillaren und die kleinen Schlagadern, die in physikalischer Hinsicht zu den kapillaren Röhrchen zu rechnen sind, welche den Widerstand für das strömende Blut bedingen. Die Ausflußmenge nimmt ja für Kapillarröhrchen mit r^4 zu, wie POISEVILLE (S. 346) feststellte.

Sofern wir die in Betracht kommenden Faktoren übersehen, haben wir bei den Kreislaufsstörungen ausschließlich oder fast ausschließlich die Veränderungen der Lichtung, also des Radius, besonders der kleineren Gefäße, zu berücksichtigen. Es sind besonders diese Veränderungen, die zum Teil durch die Gefäßmuskeln bewirkt werden, welche nicht nur die Blutverteilung, sondern auch den Blutdruck bzw. den Druckunterschied, also die Triebkraft des Blutes, beeinflussen. Der Radius der Gefäße beeinflußt offenbar sowohl statisch wie dynamisch den Blutdruck: Abnahme des Radius bedeutet ja Abnahme der Kapazität der Gefäße, somit, bei gleichbleibendem Blutvolumen, Zuwachs des Blutdrucks. Und vom dynamischen Gesichtspunkt aus betrachtet, bedeutet Abnahme des Radius Vermehrung des Widerstandes, somit, bei gleichem Blutzufluß, Erhöhung des Blutdrucks. Zunahme des Radius hat den entgegengesetzten Einfluß. Je nach dem Sitz und der Ausdehnung der Gefäßverengerung bzw. Gefäßerweiterung tritt die statische oder die dynamische Bedeutung der Veränderung des Radius in den Vordergrund. — Aber nicht nur dieser Radius, sondern auch die Herzwirkung ist (bei gleichbleibendem Gesamtvolumen des Blutes) von einschneidender Bedeutung für die Triebkraft des Blutes, indem sie, wie wir oben sahen, die Entleerung der Ader und die Überfüllung der Schlagader unterhält.

Wir haben bis jetzt die Herzwirkung als gleichbleibend vorausgesetzt. Trifft dies nun in der Wirklichkeit zu, wenn der Widerstand für den Blutstrom durch Änderung der Lichtung der kleinen Arterien ab- oder zunimmt? Oder ändert sich dann auch die Herztätigkeit? Wir haben schon gesehen (S. 623), daß Verengerung oder Erweiterung eines arteriellen Gebietes nur dann von Erhöhung bzw. Erniedrigung des arteriellen Blutdruckes gefolgt wird, wenn die übrigen Schlagadern sich nicht entsprechend erweitern bzw. verengern. Setzen wir den Fall, daß eine solche kompensatorische Erweiterung bzw. Verengerung nicht ausreichend eintritt, so wird der Blutdruck in der Aorta sinken durch Erweiterung und ansteigen durch Verengerung kleiner („peripherer") Schlagadern. Im ersten Fall nimmt auch die Herztätigkeit ab, indem weniger Blut aus den Schlagadern in die Adern und aus diesen dem Herzen zuströmt, vielleicht auch durch noch andere Faktoren. Ohnmacht, Kollaps, Tod können erfolgen. Steigt aber der Blutdruck in der Aorta durch Verengerung eines ausgedehnten Schlagadergebietes, so bleibt er höher, solange diese Verengerung anhält, falls das Herz entsprechend mehr Arbeit leistet. Bemerkenswerterweise treibt das Herz bei gewisser Blutdrucksteigerung infolge von Zusammenziehung von Schlagadern sogar eine größere Blutmenge in die Aorta ein als bei niedrigerem Blutdruck. Von Bedeutung ist, daß der belastete Herzmuskel, wie ein Körpermuskel, einen Zuckungsreiz kräftiger beantwortet als ein unbelasteter (O. FRANK). Aber nur innerhalb gewisser Grenzen. Ist die Blutdrucksteigerung sehr bedeutend, so wird das Schlagvolumen kleiner (ROY, ADAMI, JOHANSSON und TIGERSTEDT u. a.). Die Pulsfrequenz kann dabei, wahrscheinlich eben infolge von Blutdruckerhöhung, zunehmen. Eine vermehrte Pulsfrequenz bedeutet aber andererseits nicht immer eine in der Zeiteinheit größere Zufuhr von Blut in die Aorta: Wir brauchen uns nur an den Kollaps zu erinnern (S. 624). Ähnliches sehen wir auch bei chronischer Herzinsuffizienz. Im allgemeinen geht Herzinsuffizienz mit Abnahme des Sekunden - und Minutenvolumens (d. h. des pro Sekunde bzw. Minute ausgeworfenen Blutvolumens) eben mit vermehrter Schlaghäufigkeit einher. Es kommt ja offenbar nicht nur auf die Zahl der Herzschläge, sondern auch auf die Größe des Schlagvolumens an: Das Produkt beider Größen bestimmt das in einer bestimmten Zeit ausgeworfene Blutvolumen, das man Zeit- (Minuten- oder Sekunden-) oder Stromvolumen nennt. Es kann ferner, wie PAWLOW nachwies, bei gleicher Schlagzahl das Schlagvolumen zunehmen Und bei Herzinsuffizienz mit vermehrter Pulsfrequenz kann das Sekundenvolumen zunehmen, somit der Blutdruck steigen, sobald die Schläge seltener aber kräftiger werden, wie wir später sehen werden. Andererseits wird die linke Kammer, auch wenn sie mit größerer Kraft arbeitet, nur dann den mittleren Aortendruck erhöhen, wenn sie in der Zeiteinheit ein größeres Blutvolumen in die Aorta einpreßt. Wir werden bei den Klappenfehlern usw. Beispielen begegnen.

Warum nimmt das Schlagvolumen ab, wenn der Widerstand über einen gewissen Wert wächst? Weil mit dem Widerstand (Aortenblutdruck) auch die von der linken Herzkammer zu leistende Arbeit zunimmt, und ihre Arbeitsfähigkeit ihre Grenzen hat. (Wir betrachten die auf die Sekunde bezogene Arbeit, also die Leistung oder den Effekt.) Wird der Blutdruck zu hoch, so muß das Gewicht der eingeworfenen Blutmenge, also das Zeitvolumen abnehmen. Denn die von der linken Kammer bei einer Systole geleistete hämodynamisch nützliche Arbeit ist $= Ph + \frac{1}{2} mv^2$ ($P =$ Gewicht, $m =$ Masse des Blutvolumens, $h =$ mittlerer Blutdruck am Anfang der Aorta während der Eintreibung des Blutes, $v =$ Geschwindigkeit des eingetriebenen Blutes). Die Bewegungsenergie $\frac{1}{2} mv^2$ ist so klein mit Hinsicht auf die hämodynamisch nützliche Arbeit Ph, daß wir sie vernachlässigen dürfen. Erhöhung des Aortendrucks bedeutet somit Vermehrung der Herzarbeit, soll das Schlag-, wenigstens das Sekundenvolumen, gleich groß bleiben.

Beträgt der Aortendruck des erwachsenen Menschen etwa 2 m Blut, sei ferner $P = 60$ g, so ist $P \cdot h = 60 \times 2 = 120$ Grammmeter. Wir bekommen dann

für $\frac{1}{2} m \cdot v^2 = \frac{1}{2} \dfrac{P}{g} \cdot v^2 = \dfrac{1 \times 60 \times 0{,}5^2}{2 \times 9{,}8} = 0{,}76$ Grammmeter, wenn wir $v = 0{,}5$ m

setzen, wie allgemein angenommen wird. Diese Zahlen sind allerdings nur annähernd, sie weisen jedoch auf die geringe Bedeutung von $\frac{1}{2} m \cdot v^2$ hin. Bei dieser Arbeit der linken Kammer ist nicht in Rechnung gezogen die zur Überwindung des Reibungswiderstandes am Aortenostium. Die systolische Arbeit der rechten Kammer dürfte der $\frac{2}{5}$ oder $\frac{1}{3}$ obiger Arbeit sein. Solange wir die pathologischen Änderungen des Schlagvolumens der Vorhöfe und Kammern nicht genau kennen, müssen wir uns mit dem Prinzip, der in den mathematischen Formeln Ausdruck findet, begnügen. Wir müssen annehmen, daß die Schlagvolumina der beiden Kammern bei einer gleichbleibenden Blutverteilung im Körper gleich sind, weil die Schlagzahl gleich ist. Sonst würde ja eine ungleiche Verteilung des Blutes im großen und kleinen Kreislauf erfolgen müssen. Dies gilt auch unter pathologischen Umständen, z. B. bei den Klappenfehlern. Beim Defekt des membranösen Teils des Septum ventriculorum ist die Summe der statischen (Ph) und kinetischen ($\frac{1}{2} mv^2$) Arbeit für beide Kammern gleich, wie wir aus der gleich starken Muskelentwickelung ableiten dürfen.

Nun berechtigt uns die Erfahrung zur Aufstellung dieser Schlußfolgerung: Der normale Herzmuskel verfügt über eine Reserveenergie, die ihn zu sofortiger Leistung einer viel größeren Arbeit als die normale befähigt (S. 12). Er leistet denn auch höheren Anforderungen, innerhalb gewisser Grenzen, sofort Folge, so z. B. beim Bergsteigen und anderen körperlichen Anstrengungen (S. 685). Genaue mathematische Angaben sind zurzeit jedoch noch nicht möglich, weil wir weder P, noch h, noch v, noch die ganze geleistete Arbeit in den einzelnen Fällen genau kennen. Im folgenden werden wir viele Beispiele dieses Anpassungsvermögens des Herzmuskels kennen lernen, welche obige Schlußfolgerung begründen. Die Angaben von der Reserveenergie des Herzens im Vergleich mit der der Skelettmuskeln sind denn auch nicht genügend genau. Ob die Reserveenergie einer Anhäufung von Glykogen oder (und) einer raschen Assimilation zuzuschreiben ist, bleibe dahingestellt. Es erscheint nicht überflüssig, folgendes nachdrücklich zu betonen: Wenn wir sagen, das Herz habe immer, solange es seiner Aufgabe gewachsen ist, eine „maximale Kontraktion", so meinen wir und können wir damit nur meinen eine maximale Verkürzung seiner Fasern, eine maximale Kontraktionsgröße. Nicht aber wendet es bei jeder normalen Zusammenziehung seine maximale Kraft an. Dies würde ja bedeuten, daß das Herz keine verfügbare Reserveenergie hätte, was die Erfahrung eben anders lehrt. Bei jeder Zusammenziehung eines Muskels sind zu unterscheiden: die Geschwindigkeit, die Größe (Verkürzung) und die Kraft der Zusammenziehung. Es kann die Kontraktionsgröße maximal sein bei minimaler, wenigstens geringer Kraftanwendung; umgekehrt kann die Anstrengung maximal und die Kontraktionsgröße gering, sogar Null sein. Letzteres kann man erfahren, wenn man z. B. versucht 1000 kg mit einem Arm unmittelbar aufzuheben Dies gilt auch für das Herz; die äußersten, wie eine Verkürzung = 0 bei maximaler Anstrengung des Muskels, kommen dabei aber wohl nicht vor. Im allgemeinen findet die systolische Zusammenziehungskraft der linken Kammer Ausdruck in der Stärke (Unterdrückbarkeit), die Verkürzung, ceteris paribus, in der Größe der Pulswelle und die Geschwindigkeit des Anfanges der Systole in der Steilheit des anakroten Teils der Pulskurve. Wir nehmen an — erwiesen ist es nicht — daß die Verkürzung der Herzmuskelfasern, solange nicht Herzinsuffizienz besteht, maximal ist, die Herzhöhle sich somit maximal entleert. Wieviel Blut aber nach maximaler Entleerung in der Höhle zurückbleibt, wissen wir nicht. Autopsiebefunde lehren, daß die Herzkammern in rigore gar kein oder fast kein Blut enthalten. Leider wird die Amplitude (Größe) der Pulswelle so bedeutend von der oft wechselnden Spannung der Schlagaderwand und vom peripheren Widerstand beeinflußt, daß sie nicht immer als brauchbares Maß des Schlagvolumens dienen kann. Auch die Dauer der Systole, die pathologisch länger werden kann, beeinflußt die Größe der Pulswelle (vgl. Aortenstenose). Die Kraft des Pulses ist schwer mit dem Finger, genauer, sei es auch nur annähernd, unblutig manometrisch abzuschätzen.

Noch eine Bemerkung wollen wir machen über eine „aktive Diastole" des Herzens, wodurch die Kammer Blut aus dem Vorhof, der Vorhof aus den Adern ansaugt. Es müßten schon ganz zwingende Gründe angebracht werden, sollten wir eine aktive Diastole ausschließen. Denn es unterscheidet sich die Zusammenziehung des Herzmuskels in einem so prinzipiellen Punkt nicht von der Kontraktion jeden sonstigen Muskels: Zur Kontraktion eines Muskels gehört ja nicht nur die Verkürzung, sondern auch die Wiederausdehnung seiner Fasern, wie die myographischen Kurven klar zeigen. Nun, die Wiedergewinnung ihrer Ruhelänge ist eben die Diastole eines zusammengezogenen Herzabschnitts. Auch das klopfende, ausgeschnittene Froschherz hat Diastolen. Ob man die Diastole „aktiv" nennt, ist nebensächlich, ob sie nur der Elastizität oder außerdem anderen Kräften zuzuschreiben ist, unentschieden. Aber nach Goltz und Gaule sinkt der Druck in der diastolisch sich erweiternden Herzhöhle (bei geöffnetem Brustkasten). Dies bedeutet, daß ein solcher Herzabschnitt eine gewisse „Saugkraft" auszuüben vermag, wie wir soeben annahmen.

Wir dürfen annehmen, daß eine Herzkammer um so mehr Blut in die Schlagader wirft, je mehr Blut sie aus dem gleichseitigen Vorhof bekommt, solange sich ihre Fasern bei der Systole maximal verkürzen. Auf ihre diastolische Füllung ist aber nicht nur ihre eigene Saugkraft, sondern sind auch die früher erwähnten Kräfte (S. 628) von Einfluß, die das Blut durch die Ader zur Brusthöhle und zum Herzen fördern.

Aus obigen und früheren Erörterungen ergibt sich, daß allgemeine Kreislaufstörungen eintreten als unmittelbare Folge einer störenden Änderung der Triebkraft, d. h. des Druckunterschiedes $D_a - D_v$, wenn D_a den Aortendruck D_v den Druck in den intrathorakalen Abschnitten der Hohladern darstellt. Solche Änderungen der Triebkraft finden statt:

1. Durch Abnahme des Blutvolumens in solchem Maße, daß der arterielle Blutdruck sinkt (S. 595).

2. Durch abnorm hohe oder abnorm niedrige Werte des Widerstandes infolge von Zusammenziehung bzw. Lähmung (S. 623) der Muskeln eines großen Schlagadergebietes, durch Reizung oder Lähmung von Vasomotoren oder Reizung von Vasodilatatoren oder durch Änderung der Viskosität des Blutes.

3. Durch ungenügende Wirkung der Kräfte (Faktoren) außer der Herzwirkung, welche die venöse Blutströmung fördern (§ 132).

4. Durch Herzinsuffizienz.

§ 126. Herzhypertrophie.

Die Erfahrung hat gelehrt, daß vermehrte Anstrengung des ganzen Herzmuskels oder eines Herzabschnitts nach einiger Zeit zu Hypertrophie des stärker arbeitenden Muskels führt. Weil stärkere Anstrengung Gebrauch der Reserveenergie bedeutet, dürfen wir sagen: Inanspruchnahme der Reserveenergie während einiger Zeit führt zu Hypertrophie eines normalen Herzens oder Herzabschnitts (S. 262). Ist das Herz nicht normal oder wird es nicht ausreichend ernährt (§ 52), so sind mehr Arbeit und Hypertrophie unmöglich. Vom wie und wodurch vermögen wir jedoch zurzeit nichts Näheres anzugeben. Wir wollen aber jetzt die Frage beantworten: Wodurch und wie das Herz zu größerer Anstrengung gebracht wird.

Wir fangen an mit der Herzwirkung bei starken Muskelanstrengungen, die im täglichen Leben, in bestimmten Berufen, bei Sport vorkommen und gewissermaßen die Bedeutung von Versuchen haben. Dann werden wir Zustände besprechen, die infolge von pathologischen Änderungen im Körper eintreten. Immer gilt aber, daß die einsetzende Hypertrophie des Herzmuskels klinisch ebensowenig wie anatomisch sicher nachweisbar ist, auch nicht durch Wägung der verschiedenen Herzteile nach W. MÜLLER. Im folgenden kann somit nur ziemlich starke, unzweifelhafte mikroskopisch festgestellte Hypertrophie in Betracht kommen.

Die Frage nach der Größe der Reserveenergie des hypertrophischen Herzens ist noch nicht beantwortet. Daß dies mit mathematischer Genauigkeit noch nicht möglich ist, sahen wir oben. Es macht sich außerdem dabei eine Schwierigkeit geltend: Es sind nicht alle hypertrophischen Herzen gleich. Zunächst werden wir berücksichtigen müssen, ob die Hypertrophie schon ausgebildet oder noch in Entwickelung ist. Sodann ist der übrige Zustand des Herzmuskels bzw. des Herzens sicher nicht in allen Fällen gleich, auch dann nicht, wenn von Herzinsuffizienz nicht die Rede ist.

Bei Muskelanstrengung fängt das Herz bald an sich kräftiger, zunächst langsamer, später rascher, zusammenzuziehen, wie man am Puls feststellen kann. Oft hat man eine Zunahme des arteriellen Blutdruckes festgestellt. Die Atmung wird tiefer und bei starker Muskelanstrengung deutlich häufiger. Welches ist der Zusammenhang zwischen Muskelanstrengung und verstärkter Herzwirkung? Wir dürfen annehmen, daß die Muskelarbeit und die verstärkte Atmung die Blutzufuhr zum rechten Vorhof vermehren. Wir haben aber keinen Grund für die Annahme, daß diese vermehrte Blutzufuhr ohne weiteres eine stärkere Diastole mit vollständiger Systole oder eine Vermehrung der Herzschläge zur Folge haben wird. Die vermehrte Herzwirkung wäre vielleicht zum Teil einer Erhöhung des arteriellen Blutdruckes und letztere einer Verengerung der vom Splanchnikus innervierten Gefäße zuzuschreiben, welche die Erweiterung der Muskelgefäße bei der Körperarbeit überkompensieren soll (TIGERSTEDT). Außerdem soll zugleich mit dem Willensimpuls zur Muskelbewegung der Tonus des Herzhemmungszentrums von der Großhirnrinde aus herabgesetzt bzw. Nerven erregt werden, die den Herzschlag beschleunigen (JOHANSSON). Psychische Beeinflussung der Herzwirkung kennen wir ja und Willenstätigkeit ist ja Seelentätigkeit. Schließlich kommt auch, aber erst nach einiger Zeit, und nicht für die sofort eintretende Zunahme der Herzwirkung, eine Reizung durch Stoffwechselprodukte in Betracht.

Der Puls ist, wenigstens solange er nicht erheblich beschleunigt ist, kräftiger. Zuverlässige Daten über die Größe des Schlagvolumens fehlen jedoch. Wo der Blutdruck erhöht ist, dürfen wir eine Zunahme der Herzarbeit annehmen, auch dann, wenn mit zunehmender Pulszahl das Schlagvolumen abnimmt, vielleicht sogar kleiner als das normale wird. Die Herzarbeit wird ja schließlich bestimmt durch das Produkt von Aortendruck h und Sekundenvolumen (S. 683). Es ist übrigens ein Parallelismus zwischen Zunahme der Pulszahl und Abnahme des Schlagvolumens nicht nachgewiesen und durchaus nicht als notwendig vorauszusetzen.

Mehrere Forscher haben palpatorisch und perkutorisch, bzw. auch orthodiagraphisch das normale Herz normaler Männer vor und nach einer Muskelanstrengung (Ringkampf, Rudern, Skilaufen usw.) untersucht und folgendes festgestellt: Nicht alle Ergebnisse sind gleich, was zum Teil vielleicht Verschiedenheiten des Untersuchungsverfahrens, zum anderen Teil jedoch individuellen Unterschieden zuzuschreiben ist. Einige Forscher stellten nach einer solchen Anstrengung eine Vergrößerung (Dilatation) fest, andere (DE LA CAMP, MORITZ, DIETLEN) hingegen fanden orthodiagraphisch Verkleinerung, sobald die Körperanstrengung zu einer Vermehrung der Pulszahl führte. Ebenso bei normalen Tieren im Laufrad. Auch kann das Volumen gleich bleiben (HENSCHEN). Die Verkleinerung ist wohl einer geringeren diastolischen Füllung der Kammern zuzuschreiben, welche ein kleineres Schlagvolumen zur Folge hat, auch wenn die Verkürzung der Muskelfasern maximal bleibt. Nach HENSCHEN sind die Größe der Anstrengung und besonders der Zustand des Herzens von Bedeutung. Herzvergrößerung kann Folge einer stärkeren diastolischen Erweiterung bei maximaler systolischer Entleerung sein (bei vollkommener Funktionstüchtigkeit), sie kann aber auch Folge einer Erweiterung (Dilatation) sein, welche eintritt, indem die Kammern sich unvollständig entleeren (vgl. § 127). Der Aortendruck sinkt dann, obwohl die Schlagzahl bedeutend zunimmt. So ist wahrscheinlich die Beobachtung SELIGS bei 22 Berufsringkämpfern aufzufassen, bei denen Puls- und Atmungshäufigkeit bis zu 187 bzw. 60 pro Minute anstiegen, während der arterielle Blutdruck bedeutend, z. B. von 110 auf 40 mm Hg herabsank. Das Herz mag kräftig gewesen, aber solchen Anforderungen wie denen während des Ringkampfes nicht gewachsen gewesen sein. Der Puls wurde fadenförmig — die starke Blutdruckerniedrigung liegt außerhalb des Gebietes von Beobachtungsfehlern. Durch die akute Herzinsuffizienz versteht sich die Ohnmacht, die bei solcher Anstrengung eintreten kann. Daß individuelle Unterschiede der Reserveenergie, aber auch der Anstrengung dabei vorkommen, dürfen wir kaum anders erwarten.

Nun kann auch mäßige Körperanstrengung bei schwächlichen Individuen mit oder ohne voraufgehende Hypertrophie und mit oder ohne erkannte vorherige Herzschwäche, nach einiger Zeit zu Überanstrengung des Herzens (FRÄNTZEL) zum „weakened heart" führen (§ 127). Sie kann sogar bald, akut, nach einer einmaligen Körperanstrengung eintreten. Ob das Herz zuvor schon schwach war, wird man am besten an der zur Überanstrengung erforderlichen Anstrengung abschätzen können. In anderen Fällen aber, bei günstigerem

Verhältnis von erhöhter Anforderung zur Leistungsfähigkeit des Herzens, führt vermehrte Herzarbeit nach einiger Zeit zu Hypertrophie des Herzens. Dabei gewinnt das Herz neue Reserveenergie nicht genau bekannter Größe.

Külbs ließ Hunde gleichen Wurfs teils in erzwungener Ruhe, teils bei erzwungener Arbeit (Laufrad) aufwachsen: die Arbeitshunde bekamen größere Herzen als die Ruhehunde. Grober hat diese Versuche mit genauen Wägungen (nach W. Müllers Verfahren) wiederholt und ihre Ergebnisse bestätigt und erweitert. Besonders die linke Herzkammer hatte sich beim Laufhund stärker entwickelt. Grober hat auch die Gewichte der einzelnen Herzteile bei 37 Stallkaninchen, 5 wilden Kaninchen und 24 Hasen bestimmt und folgende Zahlen bekommen, berechnet nach einem Körpergewicht von 1000 g:

Durchschnittliches Gewicht	beim Stall-,	wilden Kaninchen,	Hasen
des ganzen Herzens.	2,400	2,76	7,750
der linken Kammer.	0,989	1,08	2,840
der rechten Kammer	0,462	0,543	1,860

Bei diesen einander nahe stehenden, ,,verwandten'' Tieren fand sich also bei den muskeltätigeren schnellaufenden Hasen ein schwereres Herz, und zwar eine besonders schwere rechte Kammer. Parrot und Grober fanden in ähnlicher Weise ein schwereres Herz, besonders eine schwerere rechte Kammer bei den stark fliegenden Möwen als bei der Wild- und der Hausente. Wahrscheinlich erklärt sich die besonders starke Entwickelung der rechten Kammer aus einer Erhöhung des intraalveolaren Luftdruckes und damit des Widerstandes für den Lungenkreislauf (durch Zusammendrückung der Lungengefäßchen (S. 701).

Kommt ähnliches auch beim fliegenden Menschen, beim Skiläufer und beim Motorradfahrer vor? Untersuchungsergebnisse liegen noch nicht vor. Beim Lastträger, Athleten und Gewichtenheber dürften kräftige Preßbewegungen durch erhebliche Erhöhung des intraalveolaren Luftdruckes ebenfalls, durch Zusammendrückung von Lungengefäßchen, den Widerstand des Lungenkreislaufs steigern. Bekommen solche Leute nach einiger Zeit auch eine Hypertrophie besonders der rechten Kammer? Wir wissen nur, daß bei ihnen, ebenso bei Turnern, Arbeitern, Skiläufern (Henschen) eine sogenannte Arbeitshypertrophie (Cohnheim) vorkommt. Genauere Daten fehlen — wir dürfen aber im allgemeinen annehmen, daß bei ,,normalen'' Individuen ein gewisses Verhältnis vom Herz- zum Körperrichtiger gesamten Muskelgewicht besteht. Ob Fechten, Pauken (!) zu Arbeitshypertrophie des Herzens zu führen vermag, erscheint höchst zweifelhaft, wenn es nicht regelmäßig wie im Beruf stattfindet.

Wenn wir hier mit Cohnheim von Arbeitshypertrophie des Herzens reden, bedeutet Arbeit: Anstrengung der willkürlichen Muskeln. Denn sofern wir jetzt die Sache übersehen, ist jede Hypertrophie eines Herzabschnitts bzw. des Herzens vermehrter Herzarbeit zuzuschreiben.

Es gibt eine Reihe von Herzhypertrophien, die durch **pathologische Faktoren** bedingt werden. Das Verhältnis vom Herz- zum gesamten Muskelgewicht kann infolgedessen bedeutend verändert werden. Die Hypertrophie tritt dabei in einem bestimmten Herzabschnitt oder im ganzen Herzen auf, Herzhöhlen können sich zuvor oder zugleich erweitern, indem zuviel Blut während der Diastole einströmt, wie bei Aorteninsuffizienz. Diese Erweiterung ist wohl zu unterscheiden von der Erweiterung infolge von ungenügender Herzwirkung (§ 127). Es kann sich eine Herzhöhle aber auch verkleinern (ohne Hypertrophie allerdings) wie die linke Kammer bei hochgradiger Mitralstenose. Cohnheim bezeichnete Hypertrophie mit Dilatation der Herzhöhle(n) — wobei die Erweiterung der Hypertrophie voraufgeht — als exzentrische. Man nennt Hypertrophie ohne Erweiterung, wie z. B. der linken Kammer bei Aortenstenose, eine konzentrische. Durch Erweiterung einer Herzhöhle nimmt ihre Wanddicke ab, indem die Muskelfasern länger und dünner werden. Hypertrophie ist dann durch ein Längenmaß schwerer nachweisbar als sonst. Wägung, nötigenfalls der einzelnen Abschnitte (nach W. Müller), ist dann erforderlich.

Außerdem ist aber immer mikroskopische Untersuchung verschiedener Abschnitte unerläßlich, um Volumen- und Gewichtszunahme durch makroskopisch nicht erkennbare, wenigstens nicht erkannte, Myokarditis, Fettablagerung usw. auszuschließen. So ist fraglich, ob die bei Beriberi gefundene „Herzhypertrophie" in der Tat eine solche und nicht etwa Herzvergrößerung durch Myokarditis ist. Kombination ist allerdings möglich.

Pathologische Hypertrophie mit oder ohne Dilatation einzelner Herzabschnitte bzw. des ganzen Herzens tritt auf infolge von Klappenfehlern, von „Arteriosklerose", von gewissen Nierenentzündungen, von Biertrinken, von Perikarditis, von Schwangerschaft, von Störungen des Lungenkreislaufs. Wir sollen diese Zustände einzeln besprechen. Ob je Herzhypertrophie infolge nervösen Herzklopfens eintritt, wissen wir nicht. Man hat auch eine „idiopathische" Herzhypertrophie angenommen, ohne jedoch die Möglichkeit eines nephritischen, arteriosklerotischen oder sonstigen Ursprunges auszuschließen.

a) Herzhypertrophie bei Klappenfehlern.

Wir meinen hier mit „Klappenfehler" nur solche Mißbildungen oder anatomische Veränderungen, welche zu Funktionsstörungen der Klappe und des

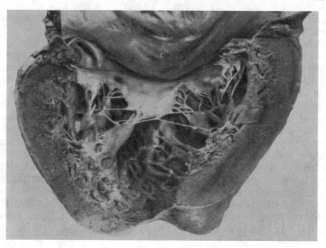

Abb. 318. Normale linke Herzkammer: Jeder Papillarmuskel gibt an die anstoßenden Hälften zweier Mitralzipfel Chordae tendineae ab.

Herzens führen. So sind Löcher distal von der Schließungslinie der Klappen (der Grenze ihrer Berührungsfläche während der Diastole), wie bei den gefensterten Klappen, und manche Verdickungen und Schrumpfungen ohne Bedeutung für die Herztätigkeit.

Die Klappenfehler sind angeborene Mißbildungen oder Folgen von postnataler Endokarditis oder Arteriosklerose. Ohne hier auf anatomische Einzelheiten einzugehen, sei folgendes bemerkt. Fehler der rechten Herzklappen sind meist angeboren, die der linken hingegen nach der Geburt entstanden. Von letzteren kennen wir die Entstehung sicherer als von den zuerst genannten. Arteriosklerose, eitrige und sonstige Entzündungen und Thrombose bewirken die nach der Geburt entstandenen Klappenfehler. Geschwüriger, eitriger Zerfall der Klappenränder oder des Klappeninnern (mit nachfolgender Durchlöcherung) kann zu Schlußunfähigkeit (Insuffizienz) der Klappe führen. Das ereignet sich bei Endocarditis ulcerosa. Dabei kann es auch zu Mitral- bzw. Trikuspidalinsuffizienz kommen durch Abreißung von Chordae tendineae. Die anstoßenden Hälften zweier Klappen werden nämlich durch die Chordae tendineae eines Papillarmuskels bei der Zusammenziehung dieses Muskels einander genähert. Der wachsende intraventrikuläre Blutdruck vollzieht dann den Schluß der Klappen, während die Chordae tendineae das Umschlagen der Klappen in den Vorhof hin unmöglich machen. Hieraus ergibt sich, daß nicht nur Abreißen oder Verlängerung, sondern auch Verkürzung durch Schrumpfung der Chordae Insuffizienz zur Folge haben kann (Abb. 318).

Ferner kann nicht nur bei Arteriosklerose, sondern auch bei chronischer, besonders bei der „rekurrierenden" Endokarditis, durch Organisation eines Thrombus, der sich nach (meist infektiöser) Schädigung des Endothels auf einer Klappe bildet, bindegewebige Verdickung einer Klappe bzw. Chorda tendinea entstehen. Dadurch kann die Klappe hart und steif und in ihren Bewegungen eingeschränkt werden: Sowohl Schlußunfähigkeit wie Verengerung (Stenosis) oder beides kann daraus erfolgen. Schrumpfung solchen Bindegewebes kann außerdem zu Insuffizienz führen, wenn sie senkrecht auf der Klappenbasis, zu Stenose, wenn sie parallel zur Klappenbasis stattfindet. Steifheit tritt auch durch Verkalkung eines Thrombus ein. Ein Thrombus vermag ohne weiteres, namentlich wenn er in der Nähe der Schließungslinie sitzt, sowohl den Schluß zu verhindern wie das Ostium zu verengern.

Weiter können die anstoßenden Teile zweier oder dreier Klappen durch einen Thrombus verkleben und dann, durch Organisation dieses Thrombus, verwachsen. Die Verwachsung verhindert die Anlagerung der Klappe an die Wand des Herzens bzw. der Schlagader, sie bedeutet somit Verengerung des Ostiums. Sie kann fortschreiten, so daß nur eine kleine runde Öffnung das Ostium darstellt.

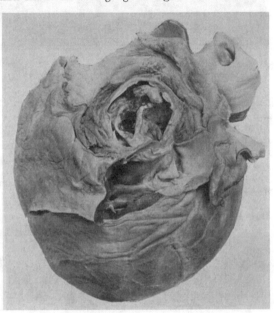

Abb. 319. Stenose des Aortenostiums durch Verwachsung der Klappen. Die Aorta ist ganz nahe quer abgeschnitten. Der schwarze Fleck stellt das verengerte Ostium dar.

Schließlich sind Kombinationen möglich. Aus obigem verstehen wir die häufige Kombination von Insuffizienz und Stenose an einem Ostium. Und aus der Nachbarschaft des „Aortenzipfels" der Mitralklappe und einer der Aortenklappen verstehen wir das nicht seltene Übergreifen eines (infektiösen) Vorganges von einer auf die andere Klappe.

Man bezeichnet eine Klappeninsuffizienz als eine relative, wenn sie bloß einer Erweiterung des Herzens bzw. der Schlagader zuzuschreiben ist.

Die Verengerung des Aortenostiums führt, sobald sie einen gewissen Grad erreicht, zu einer allerdings nicht starken Hypertrophie der linken Kammer. Wodurch? Solange keine anderen Faktoren ändernd einwirken und das Zeitvolumen dem normalen gleich bleibt, ist dies auch mit dem Aortendruck h der Fall. Die statische Arbeit $P \cdot h$ der linken Kammer nimmt somit infolge der Aortenstenose weder zu noch ab. Es nimmt aber der Eintrittswiderstand

(Reibung) durch die Verengerung zu. Außerdem wird die kinetische Arbeit $1/_2 mv^2$ größer. Dies ergibt sich aus folgender Überlegung.

Die Systole der Kammer verlängert sich nicht leicht. So fanden Gad und Lüderitz bei starker experimenteller Verengerung der Aorta eine Verlängerung der Systole um 7 bis zu 30 %. Nehmen wir zunächst an, daß die Systole durch Stenose des Aortenostiums nicht verlängert wird, so preßt die linke Kammer in der gleichen Zeit die gleiche Blutmenge durch eine engere Öffnung. Das vermag sie aber nur zu tun, indem sie dem Blut eine größere Geschwindigkeit erteilt, indem sie also in der Zeiteinheit eine größere kinetische Arbeit $1/_2 mv^2$ leistet. Diese Vermehrung ist bei einer erheblichen Verengerung des Aortenostiums nicht gering. Wir können

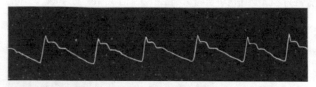

uns davon überzeugen, daß mehr Kraft dazu erforderlich ist, eine Spritze mit enger als eine mit weiter Ausflußöffnung gleich rasch zu entleeren.

Abb. 320. Normaler Puls, einigermaßen P. celer. (nach Henschen, Herzklappenfehler, Berlin, 1916.)

Wir können uns folgende Vorstellung über den Einfluß der Aortenverengerung auf die Geschwindigkeit v des in sie eingepreßten Blutes machen: Es sei der Radius der Aortenlichtung, sagen wir auch des normalen Ostiums, wie in einem fixierten Herzen mit Aortenstenose, 14 mm, so wird das Schlagvolumen V durch eine Öffnung von $\pi \cdot 14^2 = \pi \cdot 196$ mm² in die Aorta eingepreßt mit einer Geschwindigkeit v. Nimmt nun durch Stenose der Radius bis 5 mm ab, so muß die Geschwindigkeit v_s soviel mal größer sein wie das Ostium enger wurde, soll V, die ja $= \pi r^2 v$ ist, gleichbleiben. Es muß also $v_s = 196 : 5^2 \times v = 7,84\ v$ sein. Es verhalten sich im allgemeinen $v : v_s = \pi r_s^2 : \pi r^2$, wenn r den Radius des normalen und r_s den des verengten Aortenostiums darstellt.

Wieviel mehr Arbeit muß nun die linke Kammer leisten, wenn $v_s > v$ ist? Weil im obigen Beispiel die Geschwindigkeit $v_s = 7,84 \times v$, wird $v_s^2 = 7,84^2 \times v^2$.

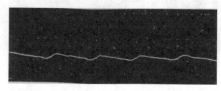

Es wird also die Bewegungsenergie $1/_2 mv^2$ durch die Verengerung im obigen Fall, bei gleich langer Systole, $7,84^2 = 61,46$mal größer. War $1/_2\ m \cdot v^2 = 0,76$ gm (S. 683), so wird $1/_2\ m \cdot v_s^2 = 61,46 \times 0,76$ gm $= 46,7$ gm. Es wächst also die Arbeit der linken Kammer von 120,76 bis zu 167,5 gm, also um ungefähr 38 %.

Abb. 321. Aortenstenose und Arteriosklerose: Pulsus parvus, tardus (nach Henschen. Herzklappenfehler, Berlin 1916.)

Nun haben wir aber eine gleichbleibende Dauer der Systole bei Aortenstenose vorausgesetzt. Ist diese Annahme richtig? Man kann die Dauer der Systole, namentlich der Einflußzeit des Blutes in die Aorta kardio- oder sphygmographisch, sei es auch nur annähernd bestimmen. Kardiogramme bei Aortenstenose fehlen, über Sphygmogramme in ziemlich großer Zahl verfügen wir: Ist der Puls, wie oft, tardus (träge), rarus (selten) und parvus (klein), so ist die Systole verlängert. Trotz der verlängerten Systole kann doch, bei einem gewissen Verhältnis von v_s zu v, Hypertrophie der linken Kammer erfolgen durch den Widerstand der verengerten Stelle oder durch Arteriosklerose. Letztere findet sich oft bei Aortenklappenfehler, was die Deutung des Pulses sehr erschwert.

Solange die linke Kammer in obigen Fällen der vermehrten Aufgabe gewachsen ist, kann der Klappenfehler verborgen bleiben, wenn nicht andere Störungen, z. B. infolge von Arteriosklerose der Kranzschlagader, die Aufmerksamkeit auf das Herz lenken.

Verengerung des Pulmonalostiums mit erfolgender Hypertrophie der rechten Herzkammer ist, mutatis mutandis, von demselben Gesichtspunkt aus zu beurteilen.

Die Bedeutung einer (experimentellen) Verengerung der Lungenschlagader zeigt folgender Versuch A. Vogts: Eine hohle zugespitzte Metallsonde wird durch die Jugularader eines kuraresierten Hundes in den rechten Vorhof geführt. Sie ist mit einer 1%igen Lösung von zitronensaurem Natron gefüllt und durch einen Gummischlauch mit dem Schreibapparat eines Kymographen verbunden. Zugleich wird der Druck der Femoralarterie durch einen Kymograph bestimmt. Mittels einer Klemme wird nun die Lungenschlagader (nach Resektion von zwei oder drei Rippen) langsam verengert. Die Schlagader kann bedeutend verengert sein, ohne daß irgend eine Veränderung in den zwei Blutdruckkurven auftritt. Erst bei sehr hochgradiger Verengerung nehmen der endokardiale Druck und dessen Schwankungen zu, während der Femoralisdruck sinkt (Abb. 322). Die Zunahme der Schwankungen (Ausschläge) des endokardialen Druckes geht mit einer vermehrten Anstrengung der rechten Kammer einher. Durch die allmählich zunehmende Ver-

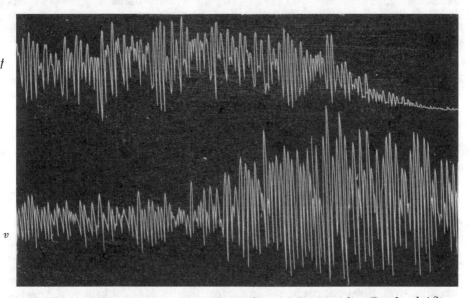

Abb. 322. Die Schwankungen des endokardialen und des arteriellen Druckes bei Stenosierung der Art. pulmonalis. v = endokardialer Druck im rechten Ventrikel; f = Druck in der Femoralarterie (nach Vogt, Pathologie des Herzens, Berlin 1912.)

engerung der Lungenschlagader reicht aber die vermehrte Arbeitsleistung der rechten Kammer nicht aus, wie der Abfall des Femoralisdruckes zeigt, und das Herz steht schließlich still.

Insufficientia valvularum aortae führt zu Erweiterung und Hypertrophie der linken Kammer und mitunter auch anderer Herzabschnitte. Schließen die Aortenklappen nicht, so strömt während der Kammerdiastole nicht nur aus dem linken Vorhof, sondern auch aus der Aorta Blut in die linke Kammer. Letzteres durch eine Kraft, welche der Unterschied zwischen intraaortalem und intraventrikularem Blutdruck ist. Der intraventrikuläre Druck nimmt mit der Füllung der Kammer allmählich zu, bis er, sobald die linke Kammer eben gefüllt ist, dem Aortendruck gleich ist. Dieser Druck erweitert die linke Kammer. Je größer die Aorteninsuffizienz, um so eher tritt dieser Augenblick ein, um so länger wirkt der Aortendruck erweiternd ein und um so mehr Blut strömt in die Kammer zurück, um so mehr erweitert sich diese. Die linke Kammer bekommt eine mehr kugelige Gestalt, indem der sie erweiternde Aortendruck überall denselben Wert hat und ihre Wand nahezu überall gleich dehnbar ist. Ihre Muskel-

balken werden abgeplattet, ja wie ausgehöhlt, die Scheidewand in die rechte
Kammer vorgewölbt, so daß letztere kleiner, namentlich untiefer zu werden
scheint. Diese Veränderungen treffen wir bei Dilatation infolge von Herzmuskel-
insuffizienz nicht, oder nicht in so starkem Maße an.

Die Größe des Aortenfehlers bestimmt das aus der Aorta zurückströmende
Blutvolumen V'. Das normale Schlagvolumen V der linken Kammer wird somit
durch Aorteninsuffizienz $V + V'$. Setzen wir sein Gewicht $= P + P'$, so beträgt
die statische systolische Arbeit der linken Kammer $P'h$ mehr als die normale, also
$(P + P')\,h$. Der mittlere Aortendruck h steigt durch Aorteninsuffizienz nicht an,
weil das Volumen V' bei jeder Diastole wieder in die linke Kammer zurückfließt,
und Pulszahl und Widerstand nicht zunehmen, wenn nicht zugleich Arteriosklerose
bestimmten Sitzes und bestimmter Ausdehnung besteht. Wie steht es mit der
kinetischen Kammerarbeit $\frac{1}{2}\,m \cdot v^2$? Wird die Systole nicht entsprechend verlängert (s. unten), so nimmt sie offenbar zu, denn nicht nur m, sondern auch v_i
ist dann größer als v, weil eine größere Blutmenge nur durch größere Geschwindigkeit
in der gleichen Zeit ausgetrieben werden kann. Die Bewegungsenergie beträgt
$\frac{1}{2}\,(m + m')\,v_i^2$.

Sind die Angaben richtig, daß bei Aorteninsuffizienz mehr Hirn- und andere
Blutungen vorkommen als sonst — gesetzmäßige Untersuchung liegt nicht vor
— so sind diese Blutungen nicht einem höheren mittleren Blutdruck, sondern

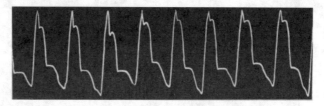

Abb. 323.   Aorteninsuffizienz mit Erweiterung der Aorta.   Pulsus magnus, celer. (nach
HENSCHEN, Herzklappenfehler, Berlin 1916).

der stärkeren Dehnung der Schlagader durch die größere Pulswelle (pulsatorische
Druckerhöhung) zuzuschreiben. Diese führt wohl eher zur Entstehung und zur
Berstung von Miliaraneurysmen. Außerdem ist die Möglichkeit von Arteriosklerose zu berücksichtigen, die ja eben der Aorteninsuffizienz zugrunde liegen
und auch zu Aneurysma und Blutungen führen kann.

Der Puls ist groß (magnus) und schnellend (celer), d. h. er hat einen steilen
ana- und katakroten Schenkel und einen spitzen Gipfel. Man kann ihn steil und
hoch nennen. Die Höhe und damit die stärkere pulsatorische Dehnung der Aorta
erklärt sich aus dem größeren Schlagvolumen, das mit gleicher oder größerer
Geschwindigkeit einströmt. Denn obwohl die Dauer der Systole nicht genau festgestellt ist, scheint sie doch, nach den vorliegenden Pulskurven, nicht oder nur
wenig verlängert und der anakrote Pulsschenkel jedenfalls mindestens ebenso steil,
wenn nicht steiler als der normale zu sein. Durch die Höhe des Pulses erscheint
auch das pulsatorische Erröten und Erblassen des Gewebes (des etwas gedrückten
Nagelbetts), d. h. der Kapillarpuls, bei Aorteninsuffizienz. Unter normalen
Umständen erlischt die Pulswelle in den kleinsten Schlagadern durch die bereits
überwundene Reibung, so daß in den Kapillaren keine Pulswelle erscheint. Ist
aber der Puls zugleich groß und kräftig, oder hat der Widerstand gegen seine Fortpflanzung abgenommen, z. B. durch Erweiterung der kleinen Schlagadern, so tritt
der Kapillarpuls auf. Wie stark dämpfend ein Kapillar auf die Fortpflanzung von
Wellen einwirkt, ersehen wir z. B. am LUDWIGschen Kymographion, das nicht nur
den Blutdruck, sondern auch seine pulsatorischen Schwankungen aufzuschreiben
vermag. Bekanntlich besteht dieser Wellenzeichner aus einer U förmig gebogenen,
überall gleich weiten Röhre. Die Pulswellen pflanzen sich von einem in den anderen

Schenkel fort. Bringen wir aber im gekrümmten Teil — wie SETSCHENOW tat — einen Hahn an, so können wir diesen so weit zudrehen, daß die beiden Röhrenschenkel nur durch eine kapillare Öffnung zusammenhängen, durch welche die normalen Pulswellen eben nicht mehr fortgepflanzt werden. Wird aber die Pulswelle, wie bei Aorteninsuffizienz, verstärkt, so wird sie fortgepflanzt. Der Puls kann dabei ja so kräftig und groß sein, daß sogar die Bettstelle des Patienten pulsatorische Erschütterungen zeigt. Erweiterung der kleinen Schlagadern entspricht einer weiteren Öffnung des Hahns, die ebenfalls von Fortpflanzung der (normalen) Pulswellen gefolgt wird. Das „Klopfen" akut entzündeten Gewebes (S. 339) beruht, wenigstens zum Teil, vielleicht auf den Kapillarpuls durch Gefäßerweiterung.

Mehrere Forscher haben bei Tieren Insuffizienz der Aortenklappen bewirkt indem sie ein Loch in die Klappen stießen (Abb. 324 u. 325).

Wir nahmen oben an, daß der intraventrikuläre Blutdruck bei Aorteninsuffizienz abnorm hoch ist und während der Diastole allmählich ansteigt bis zum Aortendruck. Je kürzer die Diastole dauert, um so niedriger wird der intraventrikuläre Druck sein und um so kürzer wird er erweiternd auf die Kammer einwirken. Weil nun durch Zunahme der Pulszahl besonders die Diastole, mehr als die Systole, abgekürzt wird, ist vermehrte Pulszahl bei Aorteninsuffizienz günstig für den Patienten. Denn im allgemeinen ist Erweiterung einer oder

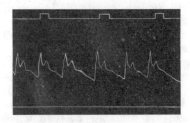
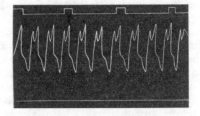

Abb. 324. Die Karotiskurve des Versuchstieres vor dem Durchstoßen der Aortenklappe.

Abb. 325. Nach der Läsion der Aortenklappe (Technik O. ROSENBACH.)

Man sieht auf der Abb. 325 eine deutliche anakrote Erhebung des Pulses (nach ZOLLINGER). (Aus KÜLBS in MOHR-STAEHELIN, Hdb. d. inn. Med. Bd. II).

mehrerer Herzhöhlen von ungünstiger Bedeutung für den Patienten. Im allgemeinen droht nämlich fortschreitende Erweiterung mit Beeinträchtigung des Zusammenziehungsvermögens der allmählich stärker verlängerten Muskelfasern (S. 31). Dann wird die Verkürzung der Fasern bei der Systole unvollkommen, und allmählich unvollkommener: es tritt mit anderen Worten Insuffizienz des Herzmuskels ein (§ 127). Bei Aorteninsuffizienz ist diese Gefahr um so größer, weil mit der Erweiterung auch das Schlagvolumen, d. h. die systolische Arbeit, zunimmt.

Dazu kommt, daß fortschreitende Erweiterung der linken Kammer zu Erweiterung des Aorten- und Mitralostiums und dadurch zu einer relativen Insuffizienz jener Klappen führen kann. Nicht nur durch ungenügende Entleerung der linken Kammer bei der Systole, sondern auch durch relative Mitralinsuffizienz kann ungenügende Entleerung und Überfüllung des linken Vorhofes, wie bei sonstiger Mitralinsuffizienz (s. unten) mit ihren Folgen für den Lungenkreislauf erfolgen. Die weiteren Folgen hängen dann zu einem großen Teil von der Tätigkeit der rechten Kammer ab, wie wir unten sehen werden.

Insuffizienz der Pulmonalklappen ist viel seltener und viel weniger studiert. Wir haben ihre Folgen für die rechte Kammer und eine auftretende relative Insuffizienz der Trikuspidalklappen mit erfolgender Blutstauung in den beiden Hohladern von denselben Gesichtspunkten wie die Folgen der Aorteninsuffizienz für die linke Herzhälfte zu beurteilen. Die rechte Kammerwand vermag überhaupt stark zu hypertrophieren — sie kann bei einer angeborenen Öffnung in der Scheidewand der beiden Kammern sogar dicker werden als die linke Kammerwand. Daß sie einer Insuffizienz der Pulmonalklappen gegenüber eher versagen würde als die linke Kammer bei Aorteninsuffizienz ist nicht erwiesen oder wahrscheinlich gemacht.

Mitralstenose hat für den linken Vorhof Folgen, welche schlimmer sind als die der Aortenstenose für die linke Kammer. Dieser Unterschied ergibt sich aus folgendem: Während der Kammerdiastole strömt Blut aus dem Vorhof in die Kammer durch den atrioventrikularen Druckunterschied. Erst am Schluß der Diastole, unmittelbar präsystolisch, kommt Muskelwirkung hinzu, indem sich dann der Vorhof zusammenzieht. Indem nun bei Mitralstenose weniger Blut während des ersten, größten Teils der Kammerdiastole in die linke Kammer einströmt, enthält der linke Vorhof am Schluß jener Diastole mehr Blut als sonst. Er hat somit nicht nur, wie die linke Kammer bei Aortenstenose, mehr Eintrittswiderstand zu überwinden und mehr Bewegungsenergie zu liefern, weil das Ostium verengert, sondern letzteres außerdem, weil die zu bewegende Blutmasse abnorm groß ist. Außerdem kommt noch ein anderer Unterschied in Betracht: der linke Vorhof stellt gleichsam eine ampullare Erweiterung der Lungenader dar. Ob er unter normalen Umständen durch eine kreisförmige Muskelschicht während seiner Systole gegen die Lungenader abgeschlossen wird, ist unsicher. Wenn das linke Atrium aber, wie bei Mitralstenose, am Ende der Kammerdiastole überfüllt ist, preßt es wahrscheinlich nur einen Teil seines Inhalts in die linke Kammer, den übrigen Teil aber in die Lungenader zurück. Dieses Blutvolumen fügt sich bei der folgenden Vorhofsdiastole zum gewöhnlich aus den Lungenadern zufließenden Blut, was die Überfüllung des Vorhofs verstärkt — ein Circulus vitiosus ist damit gegeben. Das Zurückwerfen des Blutes in die Lungenader ist allerdings nicht nachgewiesen, sondern nur als wahrscheinlich zu betrachten, als analoge Erscheinung der präsystolischen Blutwelle, die bei Trikuspidalstenose in der Drosselader und als Pulsation der Leber festzustellen (MACKENZIE) ist.

Der linke Vorhof hypertrophiert bei Mitral-, der rechte bei **Trikuspidalstenose.** Beide scheinen aber leicht insuffizient zu werden. Ob ihre Muskelfasern einer ausreichenden Hypertrophie nicht fähig sind, oder ob sie durch fortschreitende Überfüllung der Vorhöfe leichter erlahmen, wissen wir nicht.

Bei **Mitralstenose** ist als Zeichen erhöhten Druckes in der Lungenschlagader ein verstärkter zweiter Pulmonalton während des Lebens hörbar. Erhöhung dieses Blutdruckes während längerer Zeit führt aber zu Hypertrophie der rechten Kammer. Diese finden wir denn auch bei der Sektion neben Zeichen einer chronischen Stauung in den Lungen, d. h. in typischen älteren Fällen eine braune Induration (S. 634) usw. Die Hypertrophie der rechten Kammer hat eine entscheidende kompensierende Bedeutung. Von ihrer Tätigkeit wird die Leistungsfähigkeit des Patienten zu einem erheblichen Teil bedingt. Allerdings kann die Mitralstenose einen so hohen Grad erreichen — es können z. B. die Mitralklappen zu einem starren Trichter verwachsen, dessen Öffnung einen Radius von nur 3 mm hat — daß auch eine kräftige Hypertrophie der rechten Kammer nicht ausreicht, und der Patient bei jeder Anstrengung Atemnot bekommt (§ 127).

Wodurch entsteht denn die Hypertrophie der rechten Kammer und was kompensiert sie? Die Blutdrucksteigerung in den Lungenadern pflanzt sich durch die Lungenkapillaren in die Lungenschlagader fort. Anastomosen zwischen den Lungenvenen und anderen Adern, durch welche das Zuviel an Blut einen Abfluß finden könnte, gibt es ja nicht und Blutdruckerniedrigung durch vermehrte Transsudation tritt erst bei stärkerem Stauungsgrad ein (S. 673). Der Blutdruck h_p in der Lungenschlagader steigt also um h'_p an, so daß die statische systolische Arbeit der rechten Kammer um $P \cdot h'_p$ zunimmt und im ganzen $P \, (h_p + h'_p)$ wird. Der Wert von h'_p ist offenbar von dem Verengerungsgrad des Mitralostiums abhängig. Die rechte Kammer hypertrophiert. Durch vermehrte Arbeit vermag sie mehr oder weniger vollständig die Blutströmung durch die Lunge aufrecht zu erhalten. Das ist die kompensierende Bedeutung ihrer Hypertrophie. Ihrer Leistungsfähigkeit sind aber Grenzen gesetzt. Erreicht die Stenose einen gewissen Grad oder erlahmt die rechte Kammer, so leidet der Lungenkreislauf und folglich, durch ungenügende Blutzufuhr zur linken Kammer, auch der „große" Kreislauf Not. Das Schlagvolumen der linken Kammer nimmt dann ab, der Radialpuls wird klein und weich. Die linke Kammer kann sogar atrophieren.

Demgegenüber finden wir sie hypertrophisch, wenn die Stenose nicht zu stark ist und außerdem **Insuffizienz der Mitralklappen** gewissen Grades besteht. Bei dieser Funktionsstörung wird nicht das ganze Schlagvolumen, sondern nur der $m/_n$ in die Aorta, der übrige $\dfrac{n-m}{n}$ in den linken Vorhof getrieben. Dieser wird infolgedessen überfüllt, und diese Überfüllung schreitet in die Lungenader fort. Ähnlich wie bei der Mitralstenose kommt es auch bei Mitralinsuffizienz zu Hypertrophie der rechten Kammer. Die linke Kammer bekommt aber bei Mitralinsuffizienz während ihrer Diastole mehr Blut aus dem gleichnamigen Vorhof als normaliter, ihr Schlagvolumen nimmt mit V' zu, dessen Gewicht P' sei.

Ihre statisch-systolische Arbeit A wird also:

$$A = \frac{m}{n} \, (P + P') \, h_{ao} + \frac{n-m}{n} \, (P + P') \, h_v,$$

wenn h_{ao} den Aortendruck, h_v den mittleren Druck im linken Vorhof darstellt. Je nach den Werten von P', m und h_v wird die Arbeit vermehrt und die Hypertrophie der linken Kammer stärker oder geringer sein. Der linke Vorhof hypertrophiert ebenfalls. Gesellt sich zur Insuffizienz eine Verengerung des Mitralostiums, so ändern sich das in den Vorhof zurückgeworfene und auch das in die Kammer einströmende Blutvolumen und dementsprechend die Arbeit der linken Kammer. Der Puls bei Mitralinsuffizienz ist ungleich, wie sich aus anderen Werten von P', m und h_v schon von vornherein erwarten läßt, auch abgesehen von einer hinzutretenden Verengerung des Ostiums.

Für **Insuffizienz der Trikuspidalklappen** gelten, mutatis mutandis, die gleichen Betrachtungen. Die Überfüllung des rechten Vorhofs schreitet in die beiden Hohladern und in ihre sämtlichen extrathorakalen Wurzelgebiete fort: Blutstauung in sämtlichen extrathorakalen Organen mit Zyanose usw. erfolgt. Eine andere Folge sind der Jugular- und Leberpuls: Bei richtig wirkenden Trikuspidalklappen schwellen die sich in den rechten Vorhof entleerenden Adern, auch die Jugularvenen, während der Vorhofsystole an, indem dann das Blut nicht in den Vorhof abfließt. Bei Trikuspidalinsuffizienz wird aber durch die rechte Kammer ein gewisses Blutvolumen in die Ader zurückgeworfen. Es erscheint diese Welle als (positiver) Jugular- und Leberpuls.

Insuffizienz und **Stenose** derselben Klappe kommen oft vor, wie S. 689 schon bemerkt wurde. Aber auch Fehler verschiedener Klappen können nebeneinander auftreten (S. 689), wobei allerdings einer mehr in den Vordergrund zu treten pflegt. Die Bedeutung solcher **Kombinationen** von Klappenfehlern ist verschieden: Vor allem ist der Erweiterungsgrad der Herzhöhlen von Bedeutung, ferner hochgradige Verengerung, die als solche den Blutstrom verringert. Es kann ein Klappenfehler die Folgen eines anderen Fehlers mindern. So ist die Kombination einer nicht zu starken Mitralstenose mit Aorteninsuffizienz günstig, indem sie die Erweiterung der linken Kammer und die Zelerität des Pulses verringert. Ungünstig ist hingegen die Kombination von Mitralinsuffizienz mit Aortenstenose, weil diese die Überfüllung des Vorhofs fördert. Ebenfalls ungünstig ist die Kombination von Mitral- und Aorteninsuffizienz, weil eine starke Erweiterung der linken Kammer und gar des linken Vorhofes dadurch zu entstehen droht. Von Bamberger hat ein übrigens fast normales Herz gefunden bei beträchtlicher Verengerung der Aorten-, Mitral- und Trikuspidalostien. Der Blutstrom schien nur etwas verlangsamt zu sein.

Bei Kombinationen von Klappenfehlern fällt nicht nur der Grad der einzelnen Fehler, sondern auch die Reihenfolge und die Raschheit ihrer Entstehung ins Gewicht. Ausreichende Hypertrophie des betreffenden Abschnittes des Herzens kann einen schleichend entstehenden Herzfehler verdecken. Durch die neue Reserveenergie (S. 685) vermag das hypertrophische Herz höheren Anforderungen als den täglichen zu genügen. Je nachdem die Hypertrophie (noch) nicht oder wohl ausreicht, nennen wir den Herzfehler (noch) nicht oder wohl kompensiert. Diese Kompensation kann dann aber wieder gestört werden. Immer, sobald die Kompensation primär oder sekundär nicht ausreicht, besteht Herzinsuffizienz (§ 127).

Angeborene Enge der Aorta- oder Lungenschlagaderstammes kann zu Hypertrophie der entsprechenden Kammer und angeborene **Septumdefekte** zu entsprechender Erweiterung, Hypertrophie usw. der entsprechenden Herzabschnitte führen.

b) Herzhypertrophie bei Arteriosklerose.

Unter Arteriosklerose oder Atherosklerose (weil fettige Entartung der Intima nach einigen Forschern zu den ersten Erscheinungen gehört) verstehen wir einen noch nicht genügend analysierten Vorgang, der mit nicht-entzündlicher Verdickung der Intima, Schwächung der Muskelschicht und elastischen Fasern (?) und Elastizitätsabnahme einhergeht. Ohne auf ursächliche Unterschiede, auf das wie und wodurch weiter einzugehen, beschränken wir uns auf folgende Bemerkungen: Es genügt nicht, von Herzhypertrophie bei „Arteriosklerose" zu reden, sondern wir müssen jedesmal Sitz, Ausdehnung und Grad der Schlagaderveränderungen genau angeben. Diese können ja sehr verschieden sein: das eine Mal in der Aorta und den Hüftschlagadern, ein anderes Mal im Gebiet der Nieren- oder der Hirnarterien auftretend, oder, bei stark mit den Armen arbeitenden Leuten in den Armschlagadern (Bäumler). Genaue Berücksichtigung dieser Verschiedenheiten wird zu erklären vermögen, warum das eine Mal Herzhypertrophie „bei Arteriosklerose" (z. B. der Nierengefäße) vorkommt, ein anderes Mal aber fehlt. Dabei sind dann noch andere Einzelheiten zu berücksichtigen, z. B. ob Schrumpfnieren arteriosklerotischen oder solche nicht-arteriosklerotischen Ursprunges bestehen. Wir müssen nicht nur die Lichtung, sondern auch mehr als dies üblich ist, die Dehnbarkeit und Elastizität der Schlagader bestimmen. Änderungen dieser Eigenschaften können mit dem Grad der Sklerose gleichen Schritt halten, sie tun es aber keineswegs immer (S. 50).

Verengerung und Erstarrung einer gewissen Zahl kleiner Schlagadern, wie z. B. des Splanchnikusgebietes, vermag vielleicht (§ 130) Hypertrophie der linken Kammer zu bewirken, indem sie den Blutdruck in der Aorta erhöht, und zwar statisch durch Verringerung der Kapazität sämtlicher Schlagadern, sowie hydrodynamisch durch Erhöhung des Widerstandes in den verengerten Gefäßen. Die sklerotischen Schlagadern sind einer Erweiterung oder Verengerung weniger oder gar nicht mehr fähig. Verengert oder erweitert sich ein anderes Gefäßgebiet, so wird das sklerotische Gebiet sich nicht (ausreichend) kompensatorisch erweitern bzw. verengern: Ungewöhnliche Erhöhung des Aortablutdruckes, also vermehrte Herzarbeit, erfolgt im ersten, Erniedrigung des Blutdruckes, also verringerte Triebkraft, im zweiten Fall. Diesen Schädigungen ist der Patient ausgesetzt. Das ist eine Möglichkeit.

Eine andere Möglichkeit ist, daß die Dehnbarkeit der Aorta und einiger Hauptstämme so stark abgenommen hat — wobei die sklerotischen Veränderungen verschieden stark sein können — daß wir sie als starre Röhren betrachten dürfen. Kann infolge dieser Veränderungen Hypertrophie der linken Kammer auftreten? Ein Teil des in die Aorta eingepreßten Schlagvolumens strömt schon während der Systole ab. Die Aorta wird aber durch den übrigen Teil des Schlagvolumens örtlich gedehnt, welche Formänderung sich als Pulswelle fortpflanzt. Das ist möglich, weil sie dehnbar ist; und weil sie elastisch ist, wird in ihrer gedehnten Wand ein Teil der Energie des Schlagvolumens als potentielle Energie zeitlich aufgespeichert, wie ein Teil des Arbeitsvermögens des Wassers im Windkessel einer Feuerspritze. Wäre die Aorta vollkommen starr, so wäre eine solche Speicherung unmöglich — weil das Blut nahezu unzusammendrückbar ist und es müßte die linke Kammer das ganze Schlagvolumen in etwa $^1/_{10}$ Sekunde in die Aorta vorschieben, und dabei erheblichen Widerstand überwinden, während die weitere Fortbewegung eines Schlagvolumens durch die Aorta unter normalen Umständen, bei 72 Pulsschlägen in der Minute, $^8/_{10}$ Sekunde, also 8mal länger dauert. Nun könnte die systolische Einpressungszeit des Blutes in die Aorta verlängert werden, sie kann aber nie ebenso lange dauern wie eine ganze Herzaktion, die aus Systole und Diastole besteht. Und erfahrungsgemäß kommt eine bedeutende Verlängerung der Systole nur als hohe Ausnahme vor. Es wird somit bei Abnahme der Dehnbarkeit und Elastizität der Aorta die linke Kammer dem Blut eine größere Geschwindigkeit erteilen und einen größeren Widerstand überwinden müssen, und zwar nimmt ihre Arbeit mit der Starrheit der Aorta zu. Sind außerdem auch viele kleinere Schlagadern starr, so wird der Widerstand noch größer. Die Pulswelle wird nach ROMBERG höher bei Arteriosklerose, wahrscheinlich wohl nur, wenn diese sich auf die größeren Schlagadern beschränkt, und sich insbesondere nicht auf die sphygmographisch untersuchte Arterie ausdehnt. Bei Starrheit der großen Schlagader bleibt kompensatorische Verengerung bzw. Erweiterung der kleinen Schlagader (S. 623) möglich.

Wir haben hier zwei Möglichkeiten besprochen. Inwiefern sie der Wirklichkeit entsprechen, soll durch gesetzmäßige vollständige klinische und pathologisch-anatomische Untersuchungen entschieden werden, auch welche Kombinationen es gibt. Dann werden wir wahrscheinlich verstehen, daß klinisch nachweisbare Arteriosklerose ohne Blutdruckerhöhung (vgl. A. FABER) und ausgedehnte Arteriosklerose ohne Herzhypertrophie (KREHL) vorkommt.

Arteriosklerose kann zu einer solchen Verengerung der Kranzschlagader und zu sekundären myomalazischen und myokarditischen Veränderungen des Herzmuskels führen, daß Hypertrophie nicht oder nicht ausreichend eintritt und Herzinsuffizienz erfolgt, wenn der Aortendruck ansteigt.

Aneurysmen beeinflussen im allgemeinen die Herzarbeit nicht, weil die in ihnen auftretende Blutdruckerhöhung nur eine örtlich beschränkte Bedeutung hat (S. 661). Nur das Aortenaneurysma, das zur Erweiterung des Aortenostiums und dadurch zu relativer Insuffizienz führt, vermehrt die Herzarbeit wie eine sonstige Aorteninsuffizienz.

c) Herzhypertrophie bei Nephritis und Hydronephrose.

Bei gewissen Formen von Nierenentzündung kommt Herzhypertrophie vor, und zwar, wie ROMBERG hervorhebt, das eine Mal nur der linken, ein anderes Mal auch der rechten Kammer. Bei was für Nephritiden? Bei jenen chronischen Nierenentzündungen, bei denen Bindegewebsbildung und Schrumpfung des Bindegewebes auftreten, also bei den Schrumpfnieren. Außerdem haben FRIEDLÄNDER u. a. bei Scharlachnephritis bei Kindern schon innerhalb einiger Wochen Herzhypertrophie nachgewiesen. Eine solche, mikroskopisch festzustellende Herzhypertrophie wäre vielleicht von demselben Gesichtspunkt aus wie bei der Schrumpfniere verständlich. Erinnern wir uns daran, daß die typische Scharlachnephritis eine Glomerulonephritis ist, die heilen aber auch latent werden und dann später als Schrumpfniere zutage treten kann. Wir werden uns zunächst auf den Zusammenhang zwischen Herzhypertrophie und Schrumpfniere beschränken. Bei solchen Patienten ist wiederholt erhöhter arterieller Blutdruck festgestellt. Nun ergeben sich von vornherein mehrere Möglichkeiten:

1. Nephritis, Herzhypertrophie und Blutdruckerhöhung werden durch denselben giftigen Stoff bewirkt, der nicht nur die Nieren schädigt, sondern auch den Herzmuskel und die Blutgefäße reizt und den Tonus der letzteren erhöht, also Hypertonie bewirkt. Keine Beobachtungen weisen aber auf die Verwirklichung dieser Möglichkeit hin.

2. Infolge einer primären Nephritis werden Dissimilationsprodukte bzw. Stoffe des intermediären Stoffwechsels ungenügend durch die Nieren ausgeschieden und folglich im Blute bzw. den Geweben angehäuft. Auch kämen hier Dissimilationsstoffe des geschädigten Nierengewebes in Betracht. Ein solcher Stoff könnte nun entweder das Herz sowie die Gefäße reizen wie bei der zuerst erwähnten Möglichkeit, oder es könnte zunächst durch vermehrten Tonus der Schlagadern der arterielle Blutdruck erhöht werden, was nach einiger Zeit zu Hypertrophie der linken bzw. der beiden Kammern führen würde. Es fehlt jeder Grund zur Annahme einer primären Hypertrophie einer Kammer die zu Blutdruckerhöhung führen sollte. Man hat die Blutdruckerhöhung und die Herzhypertrophie mit den urämischen Erscheinungen in Zusammenhang gebracht. Fr. Müller weist darauf hin, daß der Blutdruck zur Zeit urämischer Zustände oft ganz besonders hohe Werte (220—270 mm Hg) erreicht, die später wieder bedeutend absinken, wenn die Urämie überwunden ist. Ferner, daß nach eiweißreicher Kost, z. B. nach Verabreichung größerer Mengen von Hühnereiern (Prior) oder fleischreicher Kost (Loeb) der Blutdruck z. B. um 50 mm Hg wuchs. Das sind gewiß wichtige Beobachtungen. Allein es fehlt noch immer der Nachweis des Stoffes, der in gewisser Konzentration Urämie, bzw. Hypertonie und Herzhypertrophie bewirkt — auch scheinen die erforderlichen Kontrolluntersuchungen zu fehlen, ob es nicht auch Menschen ohne Schrumpfnieren gibt, die nach der gleichen eiweißreichen Kost Hypertonie bekommen. Bemerkenswert ist vor allem, daß die chronischen urämischen Erscheinungen (Kopfschmerz) besonders vorkommen bei Schrumpfniere und daß ein gewisser Parallelismus zwischen jenen Erscheinungen, Herzhypertrophie und Polyurie (somit auch wohl Hypertonie) zu bestehen scheint. Bedenken wir dazu, daß die Harnröhrchen bei Schrumpfniere nicht so schwer geschädigt zu sein scheinen wie bei den degenerativen Nierenentzündungen und daß gewisse im Harn befindliche Stoffe eben durch die gewundenen Harnröhrchen ausgeschieden werden, so müssen wir die strenge Forderung des Nachweises des schuldigen Stoffes aufrecht erhalten (vgl. Urämie). Um so mehr, weil außerdem eine andere Möglichkeit nicht von der Hand zu weisen ist, auf die wir gleich zu sprechen kommen. Wir müssen nicht von vornherein annehmen, daß akute und chronische Urämie durch die gleiche Schädlichkeit, nur unter anderen Umständen, bewirkt wird.

Einige Forscher wollen eine Hypertrophie der Nebennieren — auch die Paraganglien kämen hier in Betracht — nachgewiesen haben und die Blutdruckerhöhung mit der Herzhypertrophie auf einen erhöhten Adrenalingehalt des Blutes zurückführen. Andere Forscher vermißten aber Hypertrophie der Nebennieren. Form und Größe normaler Nebennieren können stark wechseln, so daß es oft schwer sein wird, geringere Grade von Hypertrophie festzustellen oder auszuschließen. Der Nachweis eines blutdruckerhöhenden Stoffes im Blute — und hierauf käme es doch an — hat jedenfalls bis jetzt nicht stattgefunden. Fortgesetzte Forschung in dieser Richtung ist abzuwarten. Orth fand bei einer Nebennierengeschwulst mit stark vermehrtem Adrenalingehalt, ohne Nierenveränderungen, eine starke Herzhypertrophie.

3. Drittens sind die Gefäßveränderungen bei Schrumpfniere schon von Gull und Sutton hervorgehoben, namentlich eine bindegewebige Verdickung der Wand von Schlagadern und Haargefäßchen („Arterio-capillary fibrosis"). Daraus ließen sich nicht nur die Nierenveränderungen, sondern auch die Herzhypertrophie erklären. Wir müssen unterscheiden die arteriosklerotische und die genuine Schrumpfniere. Erstere ist eine Folgeerscheinung von Sklerose von Nierenschlagadern. Herzhypertrophie kann bei gewissem Sitz und gewisser Ausdehnung der Arteriosklerose dabei auftreten. Die arteriosklerotische Schrumpfniere bleibt hier jedoch außer Betracht. Nun treten aber in der genuinen Schrumpfniere gewöhnlich ausgedehnte Gefäßveränderungen, namentlich Faserbildung und hyaline Entartung der Glomeruli, auf. Solche Gefäßveränderungen kommen bei prolifera-

tiver Entzündung gewöhnlich um so ausgedehnter vor, je stärker und älter die Binde-gewebsbildung ist. Daß nun in der Schrumpfniere eben die Harnknäuel starke Veränderungen zu zeigen pflegen, kann um so weniger wundernehmen, wenn wir als wahrscheinlich voraussetzen, daß die Entzündung eben von Anfang an eine Glomerulonephritis ist. Jedenfalls nimmt das Gefäßgebiet in der genuinen Schrumpf-niere allmählich ab. Wie und wodurch kann nun diese Verengerung des Gefäß-gebietes zu Erhöhung des arteriellen Blutdruckes und Herzhypertrophie führen? Man könnte mit TRAUBE an Abnahme der gesamten Kapazität der Schlagadern und an verringerte Flüssigkeitsausscheidung denken. Letztere besteht aber nicht, im Gegenteil scheiden Schrumpfnieren eher mehr Harn aus als normale Nieren. Und was die Abnahme der Kapazität der Schlagadern betrifft, auch abgesehen von der Frage, ob wirklich ein störend großes Gefäßgebiet in den Schrumpfnieren ver-loren geht, erinnern wir an die Erfahrung (S. 594), daß nach Amputation eines Beins Plethora apocoptica nicht eintritt. COHNHEIM hat die Verengerung der Strombahn in den Nieren und die daraus erfolgende Erhöhung des Widerstandes für den Blutstrom, also nicht die hämostatische, wie TRAUBE, sondern die hämo-dynamische Bedeutung der Gefäßveränderungen hervorgehoben. Wir müssen diese zwei Fälle wohl unterscheiden. Es erscheint von vornherein recht fraglich, ob Verengung eines so kleinen Gefäßgebietes wie das der beiden Nieren den Aorten-druck so erhöhen würde, daß Hypertrophie der linken Kammer erfolgt. Außerdem bliebe dann die Hypertrophie der rechten Kammer in manchen Fällen völlig un-erklärt. Allerdings haben PÄSSLER und H. HEINEKE durch Entfernung eines erheb-lichen Teils beider Nieren beim Hunde Blutdruckerhöhung hervorgerufen. Und ALWENS bewirkte durch Zusammendrückung der Nieren mittelst des COHNHEIM-Royschen Onkometers ebenfalls Blutdruckerhöhung.

Es ist aber damit nicht gesagt, daß die Blutdruckerhöhung der Verengung des Stromgebietes zuzuschreiben ist. BARRINGTON entfernte bei Katern und Katzen soviel von den beiden Nieren, als sich mit Erhaltung des Lebens vertrug, es erfolgte aber nie Herzhypertrophie. Wir müssen nämlich eine vierte Möglichkeit berück-sichtigen, daß von der Niere aus eine reflektorische Verengung verschiedener Gefäßgebiete außerhalb der Nieren ausgelöst wird, die zu Blutdruckerhöhung, unter Umständen auch in der Lungenschlagader und Herzhypertrophie, zu Kopf-schmerzen usw. führt. MAC GILLAVRY hat beim Kaninchen dorsal von der Nieren-schlagader einen Nerven gefunden, dessen Reizung von einer zwar nicht erheblichen aber doch unverkennbaren Erhöhung des arteriellen Blutdruckes gefolgt wurde. Weitere Forschung wird entscheiden müssen, ob und inwiefern Reizung eines solchen Nerven durch Nierenschrumpfung bei mancher Hydronephrose, bei subakuter Scharlachnephritis an die Blutdruckerhöhung und Herzhypertrophie schuld ist. Wir müssen nicht von vornherein jede Blutdrucksteigerung bei verschiedenen Nieren-veränderungen in derselben Weise aufzuklären suchen. So ist es wohl möglich, daß eine von FR. MÜLLER schon vom zweiten Tage einer Sublimatvergiftung an festgestellte erhebliche Blutdrucksteigerung einen ganz anderen Ursprung hatte. In diesem Fall bestand starke Degeneration der gewundenen Harnkanälchen; starke, trübe Schwellung mag einerseits Abnahme der Ausscheidung gewisser Stoffe im Gefolge haben, sie vermag aber andererseits die Nierenkapsel erheblich anzu-spannen, wodurch die Möglichkeit von Nervenreizung gegeben ist. Nach FR. MÜLLER kann die Blutdruckerhöhung bei Hydro- oder Pyonephrose so stark sein (336 mm Hg), wie dieser Forscher bisher bei keiner Nierenentzündung feststellte.

d) Herzhypertrophie durch Biertrinken.

In München und an anderen Orten hat man bei Leuten, die reichlich Bier trinken, ein hypertrophisches Herz mit weiten Höhlen (Bierherz) und einen großen Puls nachgewiesen, der mit einer gewissen Wahrscheinlichkeit auf ein großes Schlag-volumen deutet. Vielleicht führt ein fortwährend vergrößertes Schlagvolumen zu Erweiterung mit Hypertrophie. Genaue Blutdruckbestimmungen fehlen. Wie und wodurch das Schlagvolumen bei Biertrinkern zunimmt, ist eine unbeantwortete Frage.

e) Schwangerschaft

vermag Herzvergrößerung zu bewirken. Ob aber nur Vergrößerung der Herzhöhlen oder Hypertrophie oder beides, oder Lageveränderung vorliegt, ist unentschieden.

f) Herzhypertrophie bei Perikarditis.

Perikarditis kann in verschiedener Weise das Herz und die Herzwirkung beeinflussen. Abgesehen von der Möglichkeit, daß sich zur Herzbeutel- eine Herzmuskelentzündung hinzugesellt, müssen wir die proliferativ-adhäsive und die flüssigexsudative, z. B. seröse Perikarditis unterscheiden. Letztere vermag die Herzwirkung zu ändern, ebenso wie Anhäufung einer anderen Flüssigkeit (Blut, Öl, wie im COHNHEIMschen Versuch S. 647) in gewisser Menge mit gewisser Geschwindigkeit. Die proliferativ-adhäsive Perikarditis hat Störungen der Herztätigkeit zur Folge, wenn Peri- und Epikard vollkommen verwachsen (Concretio pericardii) oder wenn das Herz besonders an seiner Basis fest verwachsen und in seiner Beweglichkeit beeinträchtigt ist. Namentlich bei schwieliger Mediastinoperikarditis scheint dies einzutreten. BRAUER hat in gewissen Fällen operative Beweglichmachung durch Rippenresektion mit Erfolg versucht. Man hat jedenfalls in einigen Fällen Herzhypertrophie festgestellt (ob aber ausreichend mikroskopisch, ist mir nicht bekannt) und diese einer Erschwerung der Herztätigkeit zugeschrieben. In anderen Fällen fehlt sie aber oder war das Herz sogar atrophisch. Selbstverständlich muß vor allem Dickenzunahme des Herzmuskels durch Myokarditis ausgeschlossen werden. Findet sich in der Tat Hypertrophie, so ist die Möglichkeit zu berücksichtigen, daß sie einer gleichzeitigen Pleuritis zuzuschreiben ist, wie wir sogleich besprechen werden.

g) Hypertrophie der rechten Kammer durch Verengerung der Lungenstrombahn.

Wir haben gesehen, daß Blutdruckerhöhung in der Lungenschlagader unter bestimmten Umständen nach einiger Zeit zu Hypertrophie der rechten

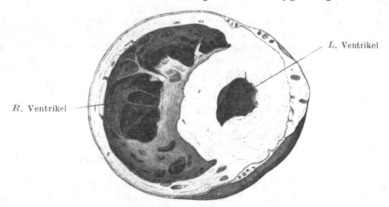

Abb. 326. Horizontalschnitt durch das Herz. Man erkennt den kleinen, fest kontrahierten linken, sowie den großen, stark dilatierten rechten Ventrikel (nat. Größe). (Nach SCHUMACHER und JEHN in Zeitschr. f. d. ges. exper. Med. Bd. 3. Heft 4/5.)

Kammer führt. Eben durch die vermehrte Arbeit der rechten Kammer kann der Lungenkreislauf in ausreichendem Maße erhalten bleiben. LICHTHEIM sah nach experimenteller Verengerung der Lungenschlagader auf $1/2$—$1/3$ keine deutliche Blutdruckerniedrigung im großen Kreislauf (S. 695). VOGT bestätigte die Ergebnisse LICHTHEIMS, indem er, ohne Resektion der Brustwand, kleine Fremdkörper durch das rechte Herz in die Lungenschlagader embolisch einführte. Wir dürfen im allgemeinen annehmen, daß bei Verengerung oder Wegfall eines Teils der Lungenstrombahn erst dann der Druck in der Lungenschlagader ansteigt, wenn die übrigen Lungengefäßchen sich nicht ausreichend erweitern. Erst dann wird auch die Arbeit der rechten Kammer erhöht. Und je nach seinem Zustand wird das Herz dieser höheren Anforderung Folge leisten können oder nicht. Im ersten Fall tritt allmählich Hypertrophie ein, im zweiten, wenn also im Augenblick der gesteigerten Anforderung schon Herzschwäche besteht — Herzinsuffizienz. Wir verfügen über eine ganze Reihe von Beobachtungen am Menschen, die sich von diesem Gesichtspunkt aus erklären und wollen hier einige Beispiele kurz besprechen.

SCHUMACHER und JEHN bestätigten die Versuchsergebnisse LICHTHEIMS, indem sie bei Hunden zusammengedrehte, in verflüssigte Gelatine eingetauchte Wattestränge möglichst tief in eine Vena iugul. ext. einführten und dann mit einem kräftigen Strahl physiologischer Kochsalzlösung aus einer Spritze ins Herz jagten. Erfolgte ein rascher Tod, so fanden sie eine stark erweiterte rechte Herzhälfte und eine fast leere linke Herzhälfte (Abb. 326).

Bei fibrinöser Lungenentzündung werden zahlreiche Blutkapillaren durch das fibrinös-zellige Exsudat erheblich zusammengedrückt, ja abgeschlossen, außerdem werden auch größere Blutgefäße durch Thromben oder intravaskuläre Gerinnsel verengert oder abgeschlossen. Blutdruckerhöhung in der Lungenschlagader ist bei gewisser Ausdehnung der Entzündung zu erwarten. War das Herz schon schwach, z. B. durch Myokarditis oder durch chronischen Alkoholismus, so erweist sich die rechte Kammer als der erhöhten Aufgabe nicht gewachsen und sie erlahmt. Auch Schädigung des Herzens durch das bakterielle Gift und das Fieber bei der Pneumonie kann dazu beitragen. Es kann der Tod eintreten trotz aller Versuche, durch Digitalis und sonstige Mittel die Herzwirkung anzuregen.

Anhäufung einer größeren Menge flüssigen pleuritischen Exsudates kann ebenfalls durch Zusammendrückung eines zu großen Gefäßgebietes der Lunge zu Blutdruckerhöhung in der Lungenschlagader und Erweiterung der rechten Kammer infolge von Muskelinsuffizienz führen. Auch chronische proliferative Lungen- und Lungenfellentzündung kann von Hypertrophie der rechten Kammer gefolgt werden. Dabei ist selbstverständlich nicht nur die Ausdehnung dieser anatomischen Veränderungen, sondern unter Umständen auch die Zusammenwirkung mehrerer Faktoren zu berücksichtigen. Zunächst kann jede Pleuraschwarte von gewisser Ausdehnung, wozu gewöhnlich proliferative Lungenentzündung mit Verödung von Kapillaren kommt, beides durch Schrumpfung, das Lungenvolumen verkleinern und die Atembewegungen beschränken. Abnahme des Lungenvolumens an und für sich bedeutet aber Abnahme der Kapazität ihrer Gefäße und Erhöhung des Widerstandes für den Blutstrom durch Verengerung und Schlängelung, so daß der Blutdruck in der Lungenschlagader steigt, wenn nicht die übrigen Lungengefäße sich ausreichend erweitern. Die Abnahme der Atembewegungen — welche durch hinzutretende Verwachsung der Pleurablätter noch mehr beeinträchtigt werden — bedeutet außerdem Verringerung der Saug- und Preßpumpwirkung der Lunge und des Brustkastens (§ 131). Wie groß der Einfluß von Verwachsung der Pleurablätter an ihrer ganzen Oberfläche auf den Lungenkreislauf an und für sich ist, wissen wir nicht. Es kann sich Pericarditis adhaesiva oder schwielige Mediastinoperikarditis hinzugesellen. Hypertrophie der rechten Kammer, vielleicht noch anderer Herzteile, mag manche Störung der Blutströmung durch die Lungen kompensieren, wenn aber so viele anatomische Veränderungen zusammentreten, wozu noch Myokarditis kommen kann, darf es nicht wundernehmen, daß der Patient kurzatmig, von Herzklopfen belästigt wird und eine allmählich zunehmende Herzinsuffizienz bekommt. Allerdings sind wir noch weit von einer genauen Analyse der Krankheitserscheinungen und von einer wohl begründeten Würdigung der einzelnen Störungen entfernt. Es fehlen die dazu erforderlichen vergleichenden klinischen und anatomischen Untersuchungen, wobei auch Innervationsstörungen der Vagi zu beachten sind.

Bei Skoliose, Kyphose und Kyphoskoliose findet ein- oder doppel-seitige Verkleinerung der Brusthöhle und der Lungen statt (§ 132). Wir beschränken uns hier auf die Bemerkung, daß die Kapazität der Lungengefäßchen dabei so ab-, und der Strömungswiderstand durch stärkere Schlängelung der Lungenkapillaren in denselben so zunehmen kann, daß Hypertrophie der rechten Kammer erfolgt. Schließlich erwähnen wir das Lungenemphysem, d. h. Dehnungsatrophie mit Verengerung und Schwund von Kapillaren. Sobald die Verengung der Strom-bahn einen gewissen Wert erreicht hat, wird auch hier der Blutdruck in der Lungenschlagader ansteigen. Allerdings findet in manchen wenig erweiterten Lungenbläschen wahrscheinlich Erweiterung neben Verlängerung und Entschlänge-lung von Kapillaren statt. Vielleicht fällt die algebraische Summe dieser entgegen-gesetzten Einflüsse im Sinne einer Widerstandsverringerung aus (S. 53). Jedenfalls finden wir aber bei Emphysem gewissen Grades und gewisser Ausdehnung mitunter Hypertrophie der rechten Kammer.

Im allgemeinen hängt in allen in diesem Paragraphen besprochenen Fällen der Grad der Hypertrophie eines Herzabschnitts oder des ganzen Herzens ab: 1. Von der Höhe und der Dauer der abnormen Anforderung. Es ist eine ge-wisse Dauer bzw. Wiederholung erforderlich. 2. Von dem Zustand des Herz-muskels. Schädigung gewissen Grades der Muskelfasern, wie sie bei Fettherz, ausgedehnter Myokarditis möglich ist, kann ebenso wie ungenügende Ernährung durch erhebliche arteriosklerotische Verengerung der Kranzschlagadern, einer Hypertrophie im Wege stehen. Trotz eines dürftigen allgemeinen Ernährungs-zustandes des Körpers kann aber Hypertrophie des Herzmuskels erfolgen, ähnlich wie die der Gebärmutter (S. 263). Für die kompensatorische Bedeutung einer Hypertrophie ist die Geschwindigkeit, mit der ein Klappenfehler entsteht und zunimmt, von Bedeutung. Je langsamer, um so vollkommener wird, ceteris paribus, die Kompensation. Es ist bei langsam entstehenden Klappenfehlern, wie z. B. die der Aorta manchmal sind, durch vollkommene Kompensation eine wahrscheinlich jahrelange Latenz des Fehlers möglich.

Ein Klappenfehler kann, wie sich aus obigem ergibt, somit 1. noch nicht kompensiert, 2. kompensiert und (vgl. § 127) 3. nicht mehr kompensiert sein.

§ 127. Ungenügende Herztätigkeit. Herzinsuffizienz und Herzlähmung.

Ungenügend ist die Tätigkeit des Herzmuskels, wenn sie die Triebkraft für den Kreislauf, d. h. den arteriovenösen Blutdruckunterschied nicht auf der erforderlichen Höhe aufrecht zu erhalten vermag. Stromverlangsamung und Blutstauung erfolgen daraus. Wir reden dann von Herz(muskel)insuf-fizienz, die sehr verschiedene Grade bis zur vollständigen Erlahmung auf-weisen kann. Herzinsuffizienz bezieht sich auf die Tätigkeit, Herzschwäche auf den Zustand, die Leistungsfähigkeit des Herzens. Herzschwäche äußert sich unter bestimmten Umständen als Herzinsuffizienz. Sie kann aber, bei genügender Ruhe, ohne starke Anforderung, latent bleiben. Wir können die Herzinsuffizienz eine absolute nennen, wenn das Herz den gewöhnlichen, eine relative. wenn es nur außerordentlich hohen Anforderungen nicht gewachsen ist. Scharfe Grenzen zwischen absoluter und relativer Insuffizienz gibt es aber ebensowenig wie zwischen normal und abnorm hoher Anforderung. Ein absolut insuffizientes Herz hat keine Reserveenergie, seine Tätigkeit genügt sogar bei Körperruhe nicht. Absolute Insuffizienz bedeutet Erkrankung des Herz-muskels bzw. seiner Nerven, wie z. B. durch Fettablagerung im Bindegewebe zwischen den Muskelfasern oder durch ausgedehnte Myokarditis. Ein solches Herz vermag sogar niedrigeren Anforderungen als den gewöhnlichen schließlich nicht mehr zu genügen. Relative Insuffizienz kann auch eintreten, wenn der Herzmuskel normal war. Steigt z. B. der Widerstand in der Strombahn rasch ganz bedeutend wie in gewissen Versuchen (Abklemmung der Aorta oder der Lungenschlagader), so tritt nach einiger Zeit Insuffizienz des vollkommen funktionstüchtigen Herzens ein. Steigt die Anforderung nicht so hoch an, so kann doch — wie bei der Überanstrengung im Wettkampf — nach einiger Zeit Erschöpfung des Herzmuskels und Herzinsuffizienz (S. 686) eintreten. Individuelle Unterschiede können sich dabei geltend machen. Im allgemeinen können wir aber sagen: Der Herzmuskel vermag einer höheren Anforderung zu genügen oder nicht. Im ersten Fall kann aber allmählich Erschöpfung und folglich Insuffizienz oder aber nach einiger Zeit — wenn keine Ermüdung eintritt — Hypertrophie auftreten. Im zweiten Fall macht sich sofort Herzinsuffizienz bemerkbar.

Wir unterscheiden außerdem eine primäre und eine sekundäre Herzinsuffizienz, je nachdem die zur ungenügenden Herztätigkeit führende Störung im Herzmuskel oder seinen Nerven einsetzt oder eine der S. 685 unter 1—3 erwähnten Störungen ist. Nicht immer ist jedoch zurzeit eine ausreichende Analyse des Zustandes möglich. So tritt beim typischen mechanischen Schock durch einen Schlag gegen den Bauch Erweiterung der vom N. splanchnicus innervierten Schlagadern und derzufolge Erniedrigung des Aortendruckes, aber zugleich Pulsverlangsamung bis zu Herzstillstand ein. Ist diese als Folge oder als unabhängig von der Blutdruckerniedrigung, nämlich durch Vagusreizung zu betrachten oder ist die Störung der Herztätigkeit Folge von beiden? Jedenfalls ist dies zugleich ein Beispiel davon, daß Herzinsuffizienz auch ohne schwere, ja ohne bekannte anatomische Veränderungen auftreten kann, wie das z. B. auch durch Giftwirkung möglich ist (§ 128).

Auch zeigt dieses Beispiel, daß Herzinsuffizienz rasch eintreten kann durch Schädigung des Herzens (mitsamt seinen Nerven), ohne erhöhte Anforderung, ja bei erheblicher Erniedrigung des Aortendruckes.

Sowohl das hypertrophische wie das nicht-hypertrophische Herz kann insuffizient werden. Immer haben wir obige Möglichkeiten gesetzmäßig zu untersuchen, also nicht nur den Zustand des Herzens und seiner Nerven, sondern auch den der Blutgefäße und der S. 685 erwähnten, an anderen Stellen besprochenen Hilfskräfte des Kreislaufs zu berücksichtigen, wenn wir den Ursprung einer Kreislaufsstörung nachweisen wollen. Die Funktionsstörungen infolge von Herzinsuffizienz sind je nach der Raschheit und Stärke der Schädigung und nach individuellen Eigenschaften verschieden. So können Überanstrengung und Schock zu Ohnmacht, ja zum Tode führen. Der Puls wird beim Schock seltener, im allgemeinen nimmt er sonst bei Herzschwäche, auch bei längerer Dauer, zu; immer wird er kleiner und weicher. Zunahme der Pulszahl nach geringer Körperbewegung ist oft das erste Zeichen von Herzschwäche. Weil die Schlagadern nicht stärker gespannt zu sein pflegen, deutet der kleine Puls auf ein kleines Schlagvolumen hin. Daß, trotz der vermehrten Pulszahl, auch das Zeitvolumen abgenommen hat, wird sehr wahrscheinlich aus dem niedrigeren arteriellen Blutdruck, falls wir keinen Grund haben die Kapazität der Schlagader als vermehrt oder den Widerstand als verringert zu betrachten. Demgegenüber treffen wir nicht nur Zyanose der Haut (Nägel, Ohren) und Schleimhäute (Lippen) an als Folge von Störung der inneren Atmung durch Verlangsamung des Blutstroms (S. 626), somit als Folge hämodynamischer, sondern außerdem eine stärkere Füllung der Venen als Folge hämostatischer Störung (§ 119). Ferner ist eine Abnahme gewisser Sekretionen, namentlich des Harns (Stauungsharn s. dort) und Atemnot (s. dort), beides als Folgen hämodynamischer Störung, bemerkbar. Diese Atemnot stellt sich bei leichterer Herzinsuffizienz nur bei Körperanstrengungen, wie beim Treppensteigen, Laufen, bei schwererer Insuffizienz aber schon beim Gehen in der Ebene, je nach der Abnahme der Reserveenergie (S. 12) ein. Diese kann bis zu Null abnehmen, so daß auch die geringste Anstrengung von Atemnot gefolgt wird. Schmerz oder Beklemmung auf der Brust kann schon bei leichter Herzinsuffizienz, besonders bei der durch geistliche Überanstrengung, auftreten. Sämtliche hämodynamische allgemeine Kreislaufsstörungen, die schließlich zu Ödem (Anasarka und Hydrops, S. 673 f.) führen, sind die Folgen einer Abnahme des arteriovenösen Blutdruckunterschiedes. Und diese Abnahme ist die Folge davon, daß das

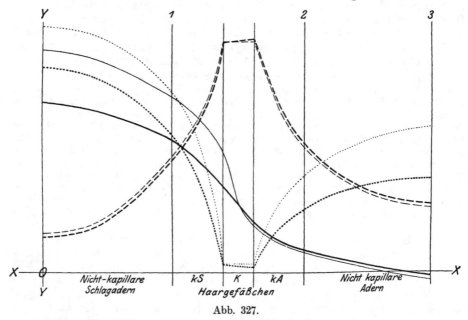

Abb. 327.

══════ Blutdruck in der XX-Achse dem atmosphärischen Druck gleich.
═ ═ ═ ═ Gesamtdurchschnitt der Blutgefäße des großen Kreislaufs.
.... (Lineare) Stromgeschwindigkeit des Blutes in den Gefäßen des großen Kreislaufs.

Obige Abbildung gibt eine schematische Darstellung des Blutdrucks, des Gesamtdurchschnitts des großen Kreislaufs und der Stromgeschwindigkeit des Blutes bei genügender (rot) und bei ungenügender (schwarz) Herztätigkeit. Obwohl genaue, vollständige Zahlenbestimmungen nicht vorliegen und die hämostatischen sowie die hämodynamischen Verhältnisse, je nach dem Grad der Herzinsuffizienz und Schwankungen der Gefäßwandspannung, graduell verschieden sein können, bleibt jedoch das Schema im Prinzip gültig. — Der linke Abschnitt umfaßt die nichtkapillaren Schlagadern, der rechte die nichtkapillaren Adern, der mittlere die Haargefäßchen im physikalischen Sinne des Wortes; letztere umfassen die kapillaren Schlagadern (kS) und Adern (kA), wobei das Wort kapillar sich auf physikalische Eigenschaften der Gefäße bezieht, und die Kapillaren K (im histologischen Sinn). Die Werte des Blutdrucks unter der Abszissenachse sind subatmosphärisch. Im allgemeinen nehmen die Werte von unten nach oben, wie die der üblichen Ordinate, zu.

insuffiziente Herz in der Zeiteinheit zu wenig Blut in die Schlagadern einpreßt und zu wenig Blut aus den Adern ansaugt.

Es können dabei Zeichen der Stromverlangsamung (Zyanose, Stauungsharn) in den Vordergrund treten gegenüber einer Überfüllung der Adern. Es kann ja die Stromgeschwindigkeit schon bedeutend abnehmen durch eine relativ geringe Herzinsuffizienz, die noch nicht zu starker Blutanhäufung in den Venen, aber doch zu einer erheblichen Abnahme des arterio-venösen Blutdruckunterschiedes geführt hat, besonders wenn zahlreiche kleine Schlagadern sich durch Verringerung ihres Tonus erweitern. Die Reihenfolge und der Grad der einzelnen Funktionsstörungen bei zunehmender Herzinsuffizienz weisen individuelle Verschiedenheiten auf. Bei einem Patienten tritt Blutanhäufung in der Leber (vgl. Blutstauung), bei einem anderen Lungenhyperämie in den Vordergrund usw. Mikroskopisch beobachten wir verschiedene Grade der Erweiterung von Haargefäßchen im anatomischen Sinne. Daß sie sich nicht zugleich und nicht gleich stark in allen Strecken erweitern, sehen wir in Stauungslebern, worin sich ja zunächst nur die perizentralen, und erst viel später die periportalen Blutkapillaren erkennbar erweitern. Auch in anderen Organen und Geweben müssen wir ähnliche Verhältnisse erwarten, weil sich eine Druckerhöhung ja nur schwer durch eine Kapillare fortpflanzt. Allerdings sind die proximalen und distalen Abschnitte der Blutkapillaren in anderen Organen nicht so leicht zu unterscheiden wie in der Leber. Die Verengerung der Schlagadern durch Herzinsuffizienz ist in der Regel nicht so leicht nachweisbar wie die Erweiterung der Adern. Wir müssen sie aber annehmen, wenn die Adern und Kapillaren überfüllt sind und das Blutvolumen nicht zugenommen hat. Vgl. Abb. 327.

Ein Klappenfehler kann durch eine entsprechende Hypertrophie lange Zeit verborgen bleiben (S. 696). Ein Herz mit unvollständig kompensiertem, frischem Klappenfehler fordert Schonung. Es kann, bei einem ausgedehnten Klappenfehler und einem einer entsprechenden Hypertrophie nicht fähigen Herzmuskel (S. 263), sogar die Kompensation völlig, bis zum Tode, ausbleiben. Aber auch dann, wenn vollkommene Kompensation eintritt, wird diese doch in der Regel nach kürzerer oder längerer Zeit ungenügend und es stellen sich Zeichen von Herzinsuffizienz ein, ähnlich wie bei Herzen ohne Klappenfehler aber mit fortschreitender Schädigung des Muskels durch Entzündung, Fettablagerung, Giftwirkung, Verengerung der Kranzschlagader oder sonstige Einflüsse.

Wird das ganze Herz zugleich oder wird zunächst nur ein bestimmter Herzabschnitt insuffizient? Wir wissen es nicht, müssen aber verschiedene Fälle als möglich betrachten, wobei nicht nur die Raschheit der Schädigung, sondern auch ihre Ausdehnung von Bedeutung sein dürfte. Wir können uns aber kaum vorstellen, daß ein Herzteil, d. h. ein Vorhof oder eine Herzkammer, längere Zeit ungenügend arbeitet ohne erfolgende Störungen aller anderen Herzteile. Aus unseren Betrachtungen der Folgen der Klappenfehler geht dies genügend hervor. Sorgt eine Kammer oder ein Vorhof nicht ausreichend für die weitere Beförderung des Blutes, so bekommt der stromabwärts liegende Abschnitt des Blutgefäßsystems und des Herzens zu wenig und behält der stromaufwärts liegende Abschnitt hingegen zu viel Blut. Tritt dann keine ausreichende Kompensation ein, so bedeutet das vollständige Herzinsuffizienz. Und eine solche Kompensation können wir uns nur denken für den Fall, daß bloß der linke Vorhof in gewissem Grade insuffizient wird, sich nämlich unvollständig entleert: die rechte Kammer wird dann durch kräftigere Wirkung kompensieren können. Mancher Herzkranke stirbt unerwartet, sogar dann, wenn eine vollkommene Kompensation zu bestehen scheint, mitunter nach einer körperlichen Anstrengung oder einer seelischen Aufregung, mitunter ohne bekannten „Anlaß". Wir können aber die Funktionstüchtigkeit des Herzens manchmal noch nicht mit der erforderlichen Genauigkeit (ohne Gefahr, den Patienten zu schaden!) bestimmen. Wir haben bei der Embolie (S. 662) schon ein Beispiel unrichtiger Deutung eines „plötzlichen" Herztodes kennen gelernt.

Was liegt der Herzinsuffizienz zugrunde? Immer muß es ein Mißverhältnis zwischen funktioneller Anforderung und Funktionstüchtigkeit sein. Wie äußert es sich in der Herzwirkung? Wie wir S. 686 sahen, in einer Zunahme der Pulszahl und Abnahme der Pulsgröße, Pulskraft und des arteriovenösen Blutdruckunterschiedes, der abnimmt durch Erniedrigung des arteriellen und Erhöhung des venösen Blutdrucks.

Wodurch nimmt nun das Schlagvolumen ab? Durch geringere diastolische Füllung der linken Kammer, durch unvollständige systolische Entleerung oder durch beides? Die klinischen Befunde haben noch nicht zu Einigkeit geführt, ebensowenig wie über die Frage, wann Erweiterung der Herzhöhlen durch Muskelinsuffizienz

eintritt. Wir haben schon gesehen, daß die Befunde bei Überanstrengung nicht
gleichlautend waren, daß vielleicht auch Verschiedenheiten vorkommen (S. 686). Auf
die Fehlerquellen bei der klinischen Untersuchung gehen wir nicht ein. Nun haben
wir folgende Möglichkeiten zu beachten: Ermüdet ein Muskel, so nimmt, bei gleicher
Belastung und Reizung, die Hubhöhe, d. h. die Verkürzung seiner Fasern, ab. Ana-
logerweise müssen wir erwarten, daß die systolische Verkürzung eines ermüdenden
Herzmuskels abnimmt. Dabei dürfen wir voraussetzen, daß die Kraft am Anfang
der Systole am größten ist, am Ende am geringsten, ähnlich wie die absolute Kraft
eines Muskels, wie Schwann nachgewiesen hat, um so geringer wird, je mehr seine
Fasern sich schon verkürzt haben. Träfe nicht dieses, sondern etwa das Umgekehrte
für den Herzmuskel zu, so wäre es weit schlimmer für den Patienten, weil es dann
keine unvollständige Systole, sondern nur entweder eine vollständige, oder gar
keine Systole gäbe. Daß aber unvollständige Systole vorkommt, beweist uns die
mitunter sogar große Menge speckigen Gerinnsels, die wir bei der Autopsie finden,
und die während des Lebens (agonal) entstanden sein müssen (S. 649 f.). Manches
Herz mit höchstwahrscheinlich unvollständiger Systole — ich sage nicht: mit
speckigen Gerinnseln — vermag sich aber bei geeigneter Behandlung zu erholen.

Nehmen wir nun an, daß Herzinsuffizienz zu unvollständiger Systole
führen kann, indem die Verkürzung der Muskelfasern nicht mehr maximal ist,
so fragt sich, ob Herzinsuffizienz auch von Erweiterung (Dilatation) der
Herzhöhlen gefolgt wird. Der klinische Nachweis beginnender Erweiterung
ist schwer. Und bedenken wir, daß Vorhof und Kammer sich abwechselnd
zusammenziehen, so wird dadurch die Gefahr noch größer, daß unvollständige
Systole eines Vorhofs den Eindruck einer Erweiterung einer Kammer macht.
Wir meinen hier nicht eine Erweiterung, wie bei Aorteninsuffizienz, durch Erhöhung des intrakardialen Blutdruckes während der Diastole, sondern eine
Erweiterung infolge von Erschlaffung, von Zunahme der Dehnbarkeit des
Herzmuskels, so daß auch bei normalem, sogar bei niedrigerem intrakardialem
Blutdruck während der Diastole eine Überfüllung erfolgt. Eine solche Erschlaffung kann durch Erschöpfung oder weitgehende anatomische Veränderungen, durch Abnahme des „Herztonus" eintreten. Es ist klar, daß das Schlagvolumen, auch dann, wenn die Kammer diastolisch mehr Blut als normaliter
enthält, kleiner sein kann durch unvollständige Systole. Abnahme des Kammer-
inhalts durch Insuffizienz ist nicht sichergestellt.

Was lehren uns die Sektionsbefunde bei Menschen, die durch Herzinsuffizienz starben? Manchmal finden wir bei plötzlichem Herztod — z. B.
durch Überanstrengung oder Schock — die Herzkammern nahezu blutleer. Die
Möglichkeit ist jedoch dabei zu berücksichtigen, daß die Kammern durch frühzeitige Totenstarre das eben bei raschem Tode flüssige Blut ausgepreßt haben.
In anderen äußersten Fällen finden wir erweiterte Herzhöhlen, gefüllt mit
100 ccm und mehr speckigen und roten Gerinnseln, während Klappenfehler
nicht vorhanden sind. In diesen Fällen hat unvollständige Systole bestanden.
Wieviel Blut enthält aber die normale Kammer am Ende ihrer normalen
Diastole? Wahrscheinlich nicht 100 ccm. Je niedriger wir diese höchste Grenze
nehmen, um so häufiger werden wir diastolische Erweiterung durch Erschlaffung
annehmen müssen. Offenbar kann Dilatation durch Erschlaffung durch die
letzte, sei es auch unvollkommene Systole sofern abnehmen, daß sie bei der
Autopsie nicht nachweisbar ist. Es ist hier weitere Forschung abzuwarten.

Herzinsuffizienz, auch absolute, kann wieder schwinden.

Es gibt nämlich verschiedene Grade: Zunächst macht sich bloß ein Zuwenig
an Reserveenergie bemerkbar, wobei ein ungestörtes Leben, bei körperlicher und
geistiger Ruhe, ohne jede Anstrengung möglich ist. Zu den Anstrengungen gehören
übermäßiges Essen und Trinken, die zu Blähung des Magendarmkanals mit Erschwerung der Atmung, der Defäkation usw. führen. Alle Gemütserregungen,
sogar durch Musik, sind zu vermeiden, weil sie das Herz erregen. Jede Zunahme

des Widerstandes für den Blutstrom, z. B. durch Verengerung peripherer Schlagadern, kann schädigen. Ein kaltes Bad vermag unter bestimmten Umständen einen Herzkranken zu töten, während ein Kohlensäurebad Erleichterung bringen kann. Ersteres bewirkt Verengerung, letzteres Erweiterung der Hautgefäße; ob es außerdem die Herzwirkung noch in anderer Weise beeinflußt, ist unbekannt. Unter geeigneten Umständen kann sich das Herz erholen, indem es, wie es scheint, neue Reserveenergie aufspeichert. In ungünstigen Fällen aber nimmt seine Tätigkeit unaufhaltsam ab, bis zuletzt, unter Erscheinungen von zunehmender Herzinsuffizienz, der Tod erfolgt. In einigen Fällen vermag Digitalis eine auch hochgradige Herzinsuffizienz zu heben; diese ist also nicht von unveränderlichen anatomischen Veränderungen bedingt, um so weniger, weil die Herztätigkeit auch nach Aussetzen des Digitalis, wenigstens eine Zeitlang, genügend bleiben kann.

Bemerkenswert ist der günstige Einfluß der horizontalen Ruhelage auf die Herzwirkung bei manchen Kranken. Wir vermögen zum Verständnis dieser Erscheinung nur folgendes anzudeuten: Denken wir uns eine horizontale Fläche durch den rechten Vorhof, so wird der Blutabfluß aus den Körperteilen unter dieser Fläche erschwert, aus denen über ihr gefördert. Nun bilden die unter der Fläche liegenden Teile bei aufrechter Körperhaltung einen größeren Körperabschnitt als bei horizontaler Lage und die unteren Extremitäten liegen dann auch viel tiefer unterhalb, als der Kopf über der horizontalen Fläche. Alles in allem stellt die horizontale Lagerung einen Gewinn an hämostatischer Triebkraft dar. Ferner nimmt die Pulszahl durch horizontale Lagerung ab, und zwar beim Gesunden um 10 Schläge (VIVENOT). Es gibt aber Herzkranke, die eben beim Liegen mehr Pulsschläge bekommen. Bleiben Schlagvolumen und Aortadruck gleich, so würden z. B. 7 Schläge weniger in der Minute eine Ersparnis von $7 \times 60 \times 24 = 10\,080$ Schläge pro Tag, d. h. von $10\,080\,(P\,h + \frac{1}{2}\,m\,v^2)$ gm Arbeit ergeben. Wir wissen aber nichts von P und h bei diesen Kranken.

Jedoch werden manche Herzkranke zum Aufrechtsitzen (Orthopnoe) gezwungen. Der Kranke kann sich dann mit den Händen gegen feste Punkte stemmen und so die Schultergürtel fixieren, so daß auch die Schulter-Brustmuskeln an der Erweiterung des Brustkastens mitwirken können. Spielt die Größe eines erweiterten Herzens dabei eine Rolle? Oder ist es die Lungenstarre (S. 634) oder Bronchiolenverengerung (S. 748) durch Schwellung der Schleimhaut, welche zu Anstrengung der Einatemmuskeln und daher zu aufrechter Körperhaltung zwingt? Oder verspürt der Kranke eine gewisse Erleichterung durch diese Haltung dadurch, daß die venöse Hyperämie des Gehirns abnimmt? Oder alles zusammen? Das sind unbeantwortete Fragen.

War ein Kranker einige Zeit bettlägerig, so bekommt er „ein leichtes Gefühl", Schwindel oder gar Ohnmacht beim Aufrichten des Oberkörpers. Das Blut muß dann ja auf einmal 40—50 cm höher aufgeführt werden, das Herz mehr Arbeit leisten, soll das Gehirn ausreichend arterielles Blut bekommen. Tut das Herz es nicht oder nicht genügend, so tritt Schwindel oder Ohnmacht durch Hirnanämie ein. Wenn der Patient zuerst steht, kommt noch eine Hyperämie der unterhalb der horizontalen Fläche liegenden, einem so hohen Blutdruck entwöhnten Gefäße (S. 625) hinzu.

Was sind nun die anatomischen Grundlagen der Herzinsuffizienz bzw. Herzlähmung?

Sekundäre Herzinsuffizienz kann, nach ROMBERG und seinen Mitarbeitern, auf der Höhe einer Infektionskrankheit erfolgen durch Lähmung des Vasomotorenzentrums im verlängerten Mark, wodurch der Blutdruck sinkt. Das Blut häuft sich dann namentlich in den vom N. splanchnicus innervierten Bauchgefäßen an, womit Anämie der anderen Organe und Abnahme des Kreislaufs überhaupt einhergeht (S. 624).

Es kann bei Infektionskrankheiten aber auch primäre Herzinsuffizienz erfolgen, und zwar neben der soeben erwähnten sekundären oder ohne solche. So tritt bei Diphtherie nicht selten „Herztod" ein, d. h. Tod durch Herzlähmung. Diese kann Ende der 2. oder Anfang der 3. Woche (Frühherztod) oder später,

sogar viel später (Spätherztod), nach scheinbar vollkommener Genesung, plötzlich, meist unerwartet, eintreten. Man findet dann wachsartige Entartung
der Muskelfasern oder eine mehr oder weniger ausgedehnte Myokarditis (Abb.
145), ausnahmsweise Veränderungen des atrio-ventrikulären Bündels. Außerdem ist Vasomotorenlähmung bei Tieren durch Schädigung der Nebennieren
durch Diphtheriegift möglich (vgl. ROHMER). Auch Influenza kann zu Myokarditis und dadurch zu Herzschwäche führen.

Daß primäre Herzinsuffizienz Folge von Fettherz sein kann, sei hier nur
kurz erwähnt.

Was liegt der Herzinsuffizienz bei Klappenfehlern zugrunde?

Früher nahm man Verfettung der Herzmuskelfasern, später Myokarditis
als Grund der Herzinsuffizienz an. Nun findet sich in der Tat mitunter eine
so ausgedehnte Verfettung von Muskelfasern oder, und zwar häufiger, eine
so ausgedehnte Fettablagerung unter dem Epikard und zwischen den Muskel-

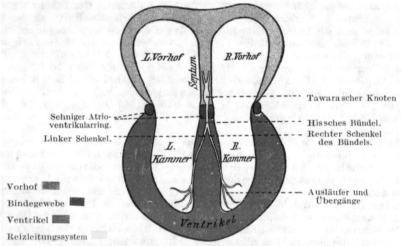

Abb. 328. Verlauf des HISschen Bündels beim Menschen (schematisch) (nach KÜLBS in
MOHR-STAEHELIN, Hdb. d. inn. Med. Bd. II).

fasern oder eine so starke Verengerung der Kranzschlagader oder Myokarditis
mit Atrophie des Herzmuskels, daß sie wohl zu Herzinsuffizienz führen mußten.
Die Muskelmasse kann bei Fettherz sehr beträchtlich, bis etwa auf $1/_3$ und mehr
abgenommen haben, wie namentlich in der rechten Kammerwand ersichtlich
ist. Es gibt aber eine ganze Reihe von Fällen von Lähmung eines sogar hypertrophischen Herzens ohne daß die gefundenen anatomischen Veränderungen
sie zu erklären vermögen, indem sie zu geringfügig erscheinen. Der Kliniker
gebraucht mitunter den nicht empfehlenswerten anatomischen Namen „Myode-
generatio cordis" um Herzinsuffizienz unbekannten Ursprunges anzudeuten.
Es sind hier mehrere Möglichkeiten zu berücksichtigen: Zunahme des Klappen-
fehlers, bzw. Hinzutreten neuer Fehler; Arteriosklerose; Nephritis usw.

Selbstverständlich dürfen wir nicht jede anatomische Veränderung als für
die Herzinsuffizienz verantwortlich betrachten. Dies zu bedenken kann z. B. in
forensischen oder Unfallversicherungssachen von großer Bedeutung sein. Es kann
z. B. der Tod durch Schock eintreten und eine harmlose myokarditische Schwiele
bei der Sektion nachweisbar sein. In anderen Fällen kann es sich um Giftwirkung
ohne zurzeit bekannte Gewebeveränderungen handeln, und zwar um eine bakterielle
(bei Infektionskrankheiten) oder um eine sonstige, nichtbakterielle Herzvergiftung

(§ 128). In wieder anderen Fällen kann starke Überanstrengung (durch langes Laufen z. B.) zu plötzlicher Herzlähmung geführt haben. Ist denn nicht auch Erschöpfung eines hypertrophischen Muskels bei Ruderern z. B. als Grundlage der Lähmung zu betrachten, eine Erschöpfung, die rascher oder langsamer eintritt? In gewissen Fällen ist vielleicht Myokarditis im hypertrophischen Herzen der Ursprung der Herzinsuffizienz, wie KREHL und ROMBERG betont haben. Bevor wir aber ein einigermaßen abschließendes Urteil aufstellen, muß in einer Reihe von Fällen nicht nur die Ausdehnung, sondern auch der Sitz der anatomischen Veränderung, und zwar in Zusammenhang mit den klinischen Erscheinungen, genau berücksichtigt werden. Vollkommen objektiv und vollständig, und nicht nur mit Hinsicht auf das HISsche atrioventrikuläre Bündel, das man als Reizleitungssystem betrachtet. Dieses Bündel fängt an im TAWARAschen Knoten, der sich im Septum atriorum findet, an der Aortenwurzel unter der halbmondförmigen Klappe, an der keine Kranzschlagader entspringt. Er liegt dicht oberhalb des Septum fibrosum, das Vorhof und Kammer vollkommen trennt. Das HISsche Bündel ist die einzige muskulöse Verbindung zwischen Vorhöfen und Kammern. Vom Vorhof her steigt es durch das Septum fibrosum zur Kuppe des Kammerseptums und an den beiden Seiten dieses Septums in zwei Schenkeln herab zu den Papillarmuskeln in beiden Kammern. Von diesen aus breitet es sich an der ganzen Kammerwand in Gestalt eines zierlichen Netzwerkes aus, welches dann erst mit der Kammermuskulatur in direkte Verbindung tritt. Die Endausbreitungen dieses Reizleitungssystemes entsprechen den netzförmigen PURKINJEschen Fäden. Dieses HISsche Bündel vermittelt, nach verbreiteter Annahme, die Reizleitung zwischen Vorhöfen und Kammern (§ 128).

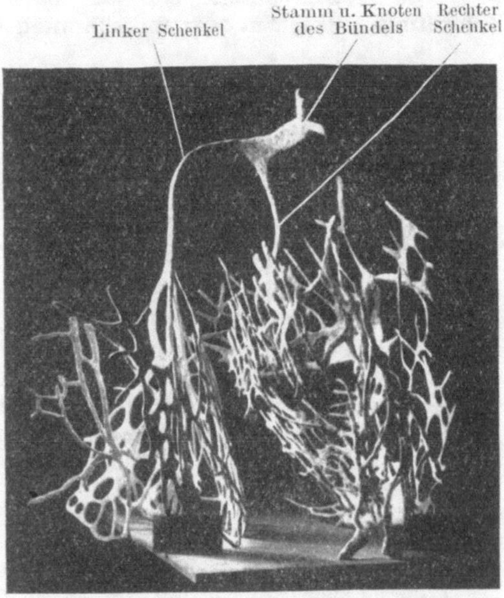

Nun haben MÖNCKEBERG u. a. eine gewisse Unabhängigkeit des Ernährungszustandes dieses Bündels

Abb. 329. HISsches Bündel im Kalbsherzen. (Nach einer Modell-Rekonstruktion von LYDIA DE WITT; aus KÜLBS in MOHR-STAEHELIN, Hdb. d. inn. Med. Bd. II).

von dem des übrigen Herzmuskels festgestellt. Es nimmt an Hypertrophie bzw. Atrophie des übrigen Herzmuskels keinen Teil. Auch fettige Entartung kann selbständig im Bündel vorkommen, andererseits fehlen, wo sie im übrigen Herzen vorhanden ist usw. Ob aber eine alleinige starke Veränderung dieses Bündels ohne weiteres zu Herzinsuffizienz führt, ist zu bezweifeln. Man hat jedenfalls ziemlich starke Veränderungen des Bündels ohne nennenswerte Funktionsstörung des Herzens festgestellt. Sogar völlige Durchtrennung des Bündels wird allerdings von einer „Dissoziation" von Vorhofs- und Kammertätigkeit, aber nicht von Herzinsuffizienz gefolgt, was mit der Auffassung des Bündels als „Reizleitungssystem" übereinstimmt. Es müssen denn auch alle anderen Herzabschnitte gesetzmäßig untersucht werden, wobei die anatomischen mit den klinischen Befunden zu vergleichen sind.

Schließlich müssen wir die Möglichkeit beachten, daß die bei Hypertrophie gebildete Muskelsubstanz minderwertig ist, obwohl wir irgend einen morphologischen oder chemischen Unterschied anzugeben zurzeit nicht vermögen. Ein minderwertiges Gewebe wird früher altern, es wird den Anforderungen der Tätigkeit rascher erliegen. Wir wollen uns hier nicht weiter auf hypothetisches Gebiet begeben, sondern nur daran erinnern, daß die n ach dem Wachstum, durch höhere funktionelle Anforderung eintretende Hypertrophie eines Skelettmuskels wieder schwindet, sobald die Anforderung niedriger wird. Dies gilt auch für die Arbeits-hypertrophie des Herzens.

Alles in allem gibt es Fälle von Herzinsuffizienz, deren anatomische Grund-lage wir noch nicht kennen. Ob die erheblichen Besserungen, die durch Digitalis eintreten können, nur in solchen Fällen vorkommen, ist eine offene Frage.

In neuer Zeit haben mehrere Forscher den Nutzen von Zucker, sogar Zuckerinfusionen gegen gewisse Störungen der Herztätigkeit betont (BÜDINGEN, KAUSCH). Es soll der Glykogengehalt des Herzmuskels dadurch zunehmen, besonders wenn Hypoglykämie besteht.

Die Herzinsuffizienz bei oder nach Arhythmie kann, ebenso wie die Arhythmie, bekannten oder unbekannten Ursprunges sein (§ 128).

§ 128. Arhythmien, Änderungen der Pulsfrequenz, Herzneurosen.

Arhythmie bedeutet Störung des Rhythmus der Herztätigkeit, also der Dauerverhältnisse ihrer einzelnen Teile. Man gebraucht das Wort aber auch wohl für Störungen der Schlaghäufigkeit bei erhaltenem Rhythmus.

Viele der hier zu behandelnden Störungen hat man als funktionelle oder nervöse (Neurosen) betrachtet, d. h. als Störungen ohne nachweisbare organische Grundlage. Jede Funktionsstörung fußt aber in Störung stofflicher Ver-änderungen. Je mehr wir suchen, um so öfter finden wir die organische Grund-lage einer Störung (S. 6). Im allgemeinen ist es oft schwer, aus den klinischen Erscheinungen allein zu entscheiden, ob nur geringfügige, nicht nachweisbare, oder tiefgreifende anatomische Veränderungen einer Funktionsstörung zu-grunde liegen. Einerseits kann z. B. nach Influenza Myokarditis bestehen, die zu „nervös" erscheinenden Störungen führt. Auch nach Typhus und Diphtherie kommen ähnliche Arhythmien vor, ähnlich wie ohne nachweisbare Infektionskrankheit.

So z. B. fand sich bei einem 25jährigen jungen Mann bei der Autopsie eine ganz erhebliche Verdickung der Intima der Aorta ascendens und des Aortenbogens; die Mündungen der Kranzschlagader waren zu ganz kleinen Spältchen, die Anfänge des Truncus anonymus und der Carotis communis bis auf etwa $\frac{1}{3}$ ihrer ursprüng-lichen Lichtung verengert. Während des Lebens hatte er Schmerzen in der Herz-gegend, die das eine Mal nach Bewegung, ein anderes Mal eben durch Bettruhe oder Elektrizität abnahmen, also wechselnd wie bei einer „Neurose". Er starb plötz-lich nach einem kurzen Spaziergang im Garten.

Solche Beispiele mahnen zu größter Zurückhaltung mit der Annahme einer „Neurose", wenn man damit ausgedehnte Veränderungen ausschließt. Andererseits können (s. oben) ziemlich starke anatomische Veränderungen des Atrioventrikularbündels (MÖNCKEBERG) nach dem Tode nachgewiesen werden, während keine Erscheinungen während des Lebens auf sie hinwiesen. Wir dürfen somit nicht eine Funktionsstörung ohne weiteres einer nach dem Tode nachgewiesenen anatomischen Veränderung zuschreiben. Hier ist noch viel durch vergleichende, auch experimentelle Zusammenwirkung von Arzt und Patholog-Anatom zu arbeiten, bevor wir zu Schlußfolgerungen berechtigt sind.

Manche Arhythmie, die viele Jahre bestehen kann bei vollkommener Leistungsfähigkeit des Herzens (WENCKEBACH), hat man früher einer schweren Schädigung des Herzmuskels zugeschrieben. Später hat sich jedoch heraus-gestellt, daß diese vollkommen fehlen kann. Dies dürfen wir z. B. für die Extra-systolen annehmen. Diese kommen auch beim gesunden Menschen und zwar ebenso wie andere Arhythmieformen, besonders bei Menschen mit abnorm reizbarem Nervensystem vor (WENCKEBACH). Durch Druck mit der Fingerkuppe auf den Vagus (lateral von der Karotis), auch wohl durch Druck auf den Augapfel oder den Bauch läßt sich eine Extrasystole hervorrufen (KRAUS und NICOLAI u. a.). HERING, FUNKE u. a. haben bei Tieren Extrasystolen hervorgerufen durch Reizung des Vagus oder des Vasomotorenzentrums. Auch WENCKEBACHs Erfahrung, daß Beruhigung des Patienten das wirksamste Heilmittel ist, beansprucht in dieser Hinsicht Beachtung. Extrasystolen können aber auch bei schwerer Herzschädigung auftreten.

Man deutet mit Extrasystole eine vorzeitige Zusammenziehung (Systole) des ganzen Herzens oder eines Herzteils an, die dann von einer längeren Pause gefolgt wird, indem die nachfolgende Systole nur etwas früher als am richtigen, normalen Zeitpunkt eintritt. Dieser Herzschlag pflegt dann aber besonders kräftig zu sein, was dem Patienten eine unangenehme Empfindung besorgt, abgesehen von etwaigen Kreislaufstörungen, wenn es nämlich eine Extrasystole der linken Kammer ist.

Man unterscheidet eine ventrikuläre und aurikuläre Extrasystole, je nachdem man eine abnorme Reizung der Kammer oder des Vorhofs annimmt. Wird das HISsche Bündel gereizt und der Reiz gleichmäßig nach Vorhof und Kammer

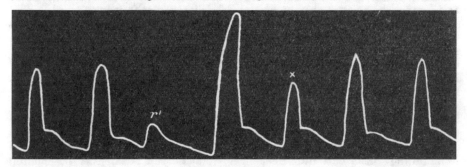

Abb. 330. Ventrikuläre Extrasystole (nach MACKENZIE, Lehrbuch der Herzkrankheiten, Berlin 1910).

fortgeleitet, so daß sich diese beiden Abschnitte gleichzeitig vorzeitig zusammenziehen, so nennt man diese Zusammenziehung eine atrioventrikuläre Extrasystole. Auf weitere Einzelheiten gehen wir nicht ein.

Andere Störungen, nämlich die der Schlaghäufigkeit, hat man lange Zeit als neurogenen Ursprunges betrachtet, indem man, je nach den Erscheinungen, einen Reizungs- oder aber einen Lähmungszustand der Herznerven annahm. Es kamen dabei also der tonisch (fortwährend) hemmende Vagus und die sympathischen Förderungsnerven in Betracht. In letzter Zeit haben aber viele Forscher (HERING, MACKENZIE, WENCKEBACH, F. B. HOFFMANN u. a.) den Herzrhythmus studiert und dabei auf die Möglichkeit einer myogenen Entstehung mancher Funktionsstörungen hingewiesen. Diese Untersuchungen schlossen sich den physiologischen von GASKELL, ENGELMANN u. a. an, die zur Annahme des myogenen Ursprunges der Herztätigkeit geführt hatten. Diese Frage nach dem Entstehungsort des Herzreizes — in den intrakardialen Nervenganglien oder im Herzmuskel selbst ? — ist noch nicht entscheidend beantwortet worden.

Schon FICK und ENGELMANN hatten früher aus ihren Versuchsergebnissen eine Reizleitung durch den Herzmuskel abgeleitet. Der Nachweis des HISschen Bündels (S. 709) gab dieser Annahme anscheinend eine anatomische Grundlage. Der „Herzreiz" sollte dann nach einigen Forschern im Sinusknoten von KEITH und FLACK oder im TAWARAschen Knoten entstehen. Jedenfalls nennt man Reize, die von der Sinusgegend ausgehen, nomotope, alle anderen heterotope. Nach

Durchschneidung des HISschen Bündels (HIS, ERLANGER, HERING u. a.) schlagen die Kammern selbständig, unabhängig von den Vorhöfen, 30—40 in der Minute. Herzblock nennt man diesen Zustand, weil die Reizleitung von den Vorhöfen zu den Kammern „blockiert" wird. Herzblock ist aber von vornherein ebensogut möglich bei neuro- wie bei myogener Reizung und ebensogut bei Leitung des Reizes durch Nerven- wie durch Muskelsubstanz. Nun haben TAWARA u. a. in allen Teilen des Herzmuskels, auch im Atrioventrikularbündel, Nervenfasern und Ganglienzellen nachgewiesen. Sowohl Reizleitung durch Nervenfasern wie Reizbildung in Ganglienzellen ist somit in allen Herzteilen, auch im HISschen Bündel, möglich. Nach Durchtrennung des HISschen Bündels kommen die Ganglienzellen der Kammerwand als Stätte der Reizbildung in Betracht. Die myogene Theorie ist durch neuere Untersuchungen keineswegs fester begründet. Bemerkenswert sind die Befunde CARLSONS, der bei Limulus, einer Krebsart, bei der die Herznerven dem Herzen locker aufliegen, nachwies, daß die Herztätigkeit nach Abtrennung der Nerven aufhörte und nicht wieder hervorzurufen war. Sofern ich weiß, sind diese Untersuchungen noch nicht nachgeprüft. Wir müssen uns aber jedenfalls die Bemerkung erlauben: Überall im Körper, wo sich Muskelzellen und Ganglienzellen in anatomischer Verknüpfung finden, sind jene diesen untergeordnet. Sollte das im Herzen anders sein ? Es ist möglich, bis jetzt aber nicht wahrscheinlich gemacht worden.

Niemand bezweifelt, daß die Herzwirkung vom Nervensystem beeinflußt wird durch seelische und andere neurogene Reize. Bei den verschiedenen Arhythmien und Änderungen der Schlaghäufigkeit ist immer die Frage zu beantworten: Ist die Störung neuro- oder myogenen Ursprungs? Immer ist nach beiden Richtungen hin sowohl klinisch wie anatomisch zu forschen.

ENGELMANN unterscheidet chronotrope, inotrope, dromotrope und bathmotrope Nervenwirkung. Die chronotrope Nervenwirkung beeinflußt die Schlaghäufigkeit und den Rhythmus, die inotrope die Schlagstärke, die dromotrope die Reizleitung und die bathmotrope die Reizbarkeit bzw. die Reizbildung. Man darf nun aber nicht voraussetzen, daß jeder besonderen Arhythmieform die Störung einer einzigen dieser Eigenschaften zugrunde liegt. Das mag dann und wann zutreffen, wir sind aber keineswegs berechtigt es im allgemeinen zu erwarten. Die pathologisch-anatomische Erfahrung lehrt im Gegenteil, daß die anatomischen Veränderungen bei Entzündungen usw. sich keineswegs auf bestimmte Zellen oder Zellgruppen, welche die Träger bestimmter Eigenschaften sind, zu beschränken pflegen. Außerdem ist es nicht einmal sicher, daß obige Eigenschaften eine getrennte anatomische Grundlage haben. Wer von obiger Voraussetzung ausgeht läuft große Gefahr unrichtige Gruppierungen vorzunehmen.

Obwohl die verlangsamende (negativ chronotrope) Wirkung der Vagusreizung und die beschleunigende (positiv chronotrope) Wirkung der Sympathikusreizung schon seit langem feststeht, ist die Möglichkeit einer myogenen Änderung der Schlaghäufigkeit immer wohl zu berücksichtigen.

So ist die Frage noch ungelöst, ob Durchtrennung bzw. starke anatomische Veränderung des HISschen Bündels zu myo- oder zu neurogener Verlangsamung der Kammerschläge führt. Ein neurogener Ursprung der geänderten Schlaghäufigkeit ist anzunehmen, wenn keine Veränderungen im Herzmuskel, extrakardiale Veränderungen der Herznerven hingegen wohl nachweisbar sind. So liegt kein Grund vor, die Pulsverlangsamung bei tuberkulöser Hirnhautentzündung, etwas anderem als dem Druck des meningitischen Exsudats auf den Vagus zuzuschreiben. Nach einiger Zeit kann der Vagus erlahmen und demzufolge Pulsbeschleunigung eintreten. Unklarer ist schon die vermehrte Pulszahl bei Hyperthyreoidie. Daß sich dabei auch andere Zeichen von Sympathikusreizung finden, schließt unmittelbare Reizung des Herzmuskels nicht aus. Sämtliche Herznerven können sowohl intra- wie extrakardial geschädigt (gereizt) werden, und zwar letzteres in ihrem Zentrum oder in ihrem peripheren Abschnitt. Im allgemeinen ist die Entscheidung, ob die

Störung der Herztätigkeit myo- oder neurogen ist, schwer oder zurzeit unmöglich, wenn sie nicht sicher extrakardial entsteht.

Ein Beispiel: Starker Ikterus kann zu Verlangsamung und Abschwächung, auch zu Unregelmäßigkeit der Herztätigkeit führen. Wodurch und wie? Man ist darüber einig, daß die Gallensäuren den schädigenden Stoff darstellen (Röhrig). Was greifen sie an? Röhrig rief durch Einspritzung von Galle ins Blut, nach Durchschneidung der Vagi und des Sympathikus, Pulsverlangsamung hervor. Er nahm eine Beeinträchtigung der Ernährung des Herzmuskels an, vielleicht durch Schädigung der roten Blutkörperchen. Das ist gewiß als möglich zu betrachten. Es ist aber außerdem möglich, daß die Gallensäuren den Herzmuskel selbst schädigen. Sie sind ja für Skelettmuskeln sehr giftig (Kühne u. a.). Damit wäre aber eine Schädigung von Herznerven noch nicht ausgeschlossen. Nach neueren Untersuchungen von Brandenburg greift die Galle das Froschherz in der Sinusgegend an, wo das Reizzentrum, wo auch Ganglienzellen sich finden. Die Frage, ob letztere geschädigt werden, ist eine offene. Die Versuche von Braun und Mayer schließen eine Nervenschädigung nicht aus: Sie sahen verminderte Schlagzahl des Säugetierherzens durch Galle, auch nach Atropinisierung des Vagus. Auch wenn wir annehmen, daß sämtliche Vagusfäserchen durch das Atropin gelähmt waren, beweist dieses Ergebnis nur — was allerdings sehr wichtig ist — daß die Galle durch Schädigung des Herzmuskels, ohne Vaguswirkung, Pulsverlangsamung bewirkt, nicht aber, daß sie nicht außerdem einen nichtgelähmten Vagus zu reizen vermag.

Die Pharmakologen weisen übrigens auf Gifte hin, die nur bestimmte Strecken eines Herznerven erregen bzw. lähmen. So erregen das Adrenalin und die zur Digitalingruppe gehörenden Gifte das Vaguszentrum. Das Nikotin lähmt, nach vorübergehender Erregung, periphere extrakardiale Vagusabschnitte (Schmiedeberg), wobei die gelähmte „präganglionäre" Strecke leitungsunfähig wird. Das Herz schlägt anscheinend, mitunter nach kurzem vorübergehendem Stillstand in Diastole, normal. Reizt man dann aber den Sinus venosus oder bringt man etwas Muskarin auf das Herz, so bleibt das zuvor mit Nikotin vergiftete Herz in Diastole stehen. Muskarin an und für sich beeinflußt nämlich, so wie Atropin, die „postganglionären" intrakardialen Vagusfasern, die schon bei der Sinusreizung getroffen werden. Das Muskarin führt durch Hemmung (negativ inotrope Wirkung) zum Stillstand in Diastole: mechanische oder elektrische Reizung löst jedoch sofort eine Zusammenziehung der Herzkammer aus. Atropin in kleinen Gaben am Herzen lähmt hingegen die vom Muskarin gereizten Endapparate. Diese Wirkungen hat man nicht nur am Frosch- sondern auch am Warmblüterherzen beobachtet. Vgl. für Einzelheiten Heinz, Gottlieb und Meyer u. a.

Aber auch bei extrakardialem Sitz der primären Störung kann die Entscheidung, ob die Änderung der Herztätigkeit durch Muskel- oder Nervenschädigung oder durch beides eintritt, schwer sein. Was bewirkt die vermehrte Schlagzahl beim Fieber? Das wärmere Blut, das fiebererregende Gift oder beides? (S. 585). Was ist aber der Angriffspunkt?

Erhöhung des arteriellen Blutdruckes durch Abklemmung der Aorta oder der Lungenschlagader kann zu Extrasystolen führen, die im ersten Fall von der linken, im letzteren Fall von der rechten Kammer ausgehen. Blutdrucksenkung durch Aderlaß wird von einer Zunahme der Schlagzahl gefolgt. Wo liegt der Angriffspunkt in diesen Fällen? Eine vorübergehende Blutdrucksteigerung reizt nach Bernstein das Vaguszentrum. Ist das aber die ganze Wirkung oder macht sich auch die Änderung, die Erhöhung bzw. Erniedrigung des intrakardialen Blutdruckes auf den Herzmuskel bzw. die intrakardialen Herznerven geltend? Reizt „Erstickungsblut" das Vaguszentrum ebenso wie das Vasomotorenzentrum, oder greift es auch intrakardiale Nerven oder den Herzmuskel an?

Gleichzeitige gleichsinnige Änderungen der Atmungshäufigkeit weisen im allgemeinen auf Reizung (Schädigung) extrakardialer Nerven hin, ohne jedoch ohne weiteres Einwirkung auf den Herzmuskel auszuschließen. Puls und Atmung können auch bei Körperanstrengung im normalen Zahlenverhältnis (4 : 1) zunehmen. Wir kennen aber Ausnahmen, welche ihren Ursprung außerhalb oder innerhalb des Herzens haben können. So vermag ein vollkommen „normaler" Mensch seine

Atmung willkürlich bedeutend zu beschleunigen oder zu verlangsamen, ohne daß sich die Pulszahl entsprechend ändert. Vielleicht stellt die relative Pulsverlangsamung beim Typhus ein Beispiel einer intrakardialen Schädigung dar. Das Typhusgift vermag Muskeln (S. 325), vielleicht aber auch Herznerven, zu schädigen.

Wir wollen jetzt einige Arhythmien kurz besprechen. Dabei fragt sich somit jedesmal, ob die Arhythmie einen **extra-** oder **intrakardialen**, einen **neuro-** oder **myogenen Ursprung** hat.

Zunächst die **Extrasystole** (S. 711). Sie kann neurogenen und extrakardialen Ursprunges sein. So kann sie durch stärkere Füllung des Magens (Vagusreizung?) eintreten. Tabak, Galle (S. 713), salizylsaures Natrium, Digitalis vermögen ebenfalls Extrasystolen hervorzurufen, ohne daß wir von ihrem Ursprung etwas mehr angeben können als aus dem bereits Bemerkten erhellt. Ob die Extrasystolen, die bei Herzklappenfehlern, bei Concretio pericardii und bei Myokarditis, bei Schrumpfniere mit erhöhtem Aortendruck und die, welche durch Kneifen des Herzens oder durch Einstich auftreten, neuro- oder myogen sind, ist nicht ausgemacht. Ebensowenig ist dies für die harmlosen Extrasystolen, welche bei Kindern durch Ermüdung oder ohne bekannten Anlaß auftreten.

Die Extrasystole tritt schon **vor** Ablauf der Diastole ein, wenn die Erregbarkeit des Herzens, die während der Systole = o ist (,,refraktäre" Phase MAREYS; eine Refraktärzeit hat man übrigens auch bei maximal gereizten anderen Muskeln, am Froschischiadikus usw. beobachtet), noch heranwächst. Zwischen der Extrasystole (vorzeitigen Systole) und der nächsten Systole verläuft eine ungewöhnlich lange Zeit, weil letztere nur etwas, viel weniger als die Extrasystole, verfrüht wird. Es scheint für den tastenden Finger ein Puls ausgefallen zu sein — der alte ,,Pulsus intermittens" ist eine Extrasystole der Kammer. Durch vergleichende graphische Untersuchung des Radial- und Jugularpulses und des Herzstoßes erkennt man aber ihre Natur. Die Extrasystolen der Kammer, die sich nicht nur am Herzen, sondern auch am Radialpuls feststellen lassen, kennen wir am besten. Von den Sinus- und Vorhofextrasystolen wissen wir viel weniger. Letztere scheinen z. B. bei starker Erweiterung des linken Vorhofs bei Mitralstenose aufzutreten. Die aurikulare Extrasystole ist an der Jugularkurve erkennbar, welche einigen Aufschluß über die Wirkung des rechten Vorhofs und der rechten Kammer gibt.

Einer **extrakardialen** Vagusreizung ist wohl die **respiratorische Arhythmie** zuzuschreiben. Sie kommt bei Kindern und nach Infektionskrankheiten auch bei Erwachsenen vor ohne ernste intra- oder extrakardiale Veränderungen. Diese Arhythmie kennzeichnet sich durch geringere Pulszahl während der ruhigen Ausatmung, so daß z. B. 3 exspiratorische auf 5 inspiratorische Pulsschläge kommen, während doch die Ausatmung länger dauert. Die Kraft der Schläge ist annähernd gleich. Sie kommt beim normalen Hund in der Regel (,,Hundepuls"), beim normalen Menschen nicht selten vor, und zwar in jedem Lebensalter (WIERSMA). Bei Tieren schwindet sie durch Durchschneidung oder Atropinisierung des Vagus. Beim Menschen schwindet sie durch alles, was das Herz schneller schlagen macht (WENCKEBACH). So hat C. WINKLER schon 1898 das Aufhören der respiratorischen Arhythmie festgestellt, wenn durch Aufmerksamkeit die Pulszahl zunimmt, während WIERSMA, ergänzend, respiratorische Arhythmie mit Pulsverlangsamung nachwies, wenn die Aufmerksamkeit abschweifte oder aufhörte. Dieser Einfluß der Aufmerksamkeit und die Zunahme durch aufrechte Körperhaltung unterscheiden diese exspiratorische Pulsverlangsamung, die zu deutlicher Abnahme der Pulszahl führen kann, von der Bradykardie (s. unten). Bedenken wir, daß der Puls des Kranken während der Untersuchung an Zahl bedeutend zunehmen kann (,,Beobachtungspuls").

Wie entsteht die respiratorische Arhythmie? Der Versuch des belgischen Physiologen FRÉDÉRICQ (1882) ist sehr lehrreich: Man entfernt bei einem Hunde den größten Teil der Brustwand, macht einen breiten Kreuzschnitt in der Bauchwand, lähmt das Zwerchfell durch Durchschneidung des N. phrenicus, schont jedoch die Vagi. Das Tier kann jetzt nur durch künstliche Atmung, d. h. durch Einblasung von Luft in die Luftröhre usw., am Leben bleiben. Während der künstlichen Atmung schwindet die respiratorische Arhythmie vollständig. Setzt man aber diese Atmung einen Augenblick aus, so beginnt das Tier seine Atmungsmuskeln fruchtlos anzustrengen und die Arhythmie erscheint wieder. Die Lungen werden dabei gar nicht gedehnt. Wir müssen einen Zusammenhang zwischen der Arhythmie und der Anstrengung der Atmungsmuskeln annehmen. Aber wie? Offenbar durch Vaguserregung. Durchschneidet oder atropinisiert man nämlich bei einem solchen Hund die Vagi, so bleibt die Arhythmie, ebenso wie bei normaler Atmung, aus. Wir müssen der Vaguswirkung dabei eine exspiratorische Verlangsamung zuschreiben. Darauf weist auch die Abnahme der ganzen Pulszahl hin. Die Wirkung der Einatmungsmuskeln hat wahrscheinlich eine Vagusreizung zur Folge, welche aber erst am Ende der Einatmung (WERTHEIMER) den Puls verlangsamt.

Nicht mit ihr zu verwechseln ist der Pulsus paradoxus, s. inspiratione intermittens. Während der respiratorische Arhythmie bei ruhiger Atmung erscheint, tritt der paradoxe Puls bei tiefer Einatmung, z. B. beim MÜLLERschen Versuch (§ 132) oder bei adhäsiver Mediastinoperikarditis ein: Der Puls wird dann langsamer und kleiner, er kann sogar schwinden.

Wir haben schon Fälle von Tachykardie (beschleunigter Herzwirkung) kennen gelernt. Auch haben wir schon S. 683 darauf hingewiesen, daß die Herzarbeit während einer gewissen Zeit vom Produkt von P mit der Pulszahl und dem Aortendruck während jener Zeit bestimmt wird. Im allgemeinen nimmt bei Beschleunigung der Herztätigkeit zunächst vor allem die Dauer der Diastole ab.

Schon lange bekannt ist die orthostatische Tachykardie, d. h. die bei manchen Personen eintretende Pulsbeschleunigung durch Änderung der horizontalen Lagerung in die aufrechte Körperhaltung (vgl. S. 707). Dabei kann der Blutdruck zunehmen oder gleich bleiben (ESMEIN). Die Schlaghäufigkeit des Herzens ändert sich im allgemeinen leicht durch Schmerz, frohe Erwartung, Musik usw. Im allgemeinen ist die Entscheidung, ob Vaguslähmung oder Sympathikusreizung oder Muskeländerung der Tachykardie zugrunde liegt, schwer.

Eine besondere Stelle beansprucht die paroxysmale (anfallsweise auftretende) auch wohl als „essentielle" bezeichnete Tachykardie. Die Anfälle kommen nach Gemütserregungen, Muskelanstrengung, Magen- oder Darmblähung oder ohne Anlaß bei sonst anscheinend gesunden Menschen vor. Ich habe Patienten gekannt, die jedesmal, als im Frühjahr oder Sommer die Lufttemperatur rasch bedeutend anstieg, einen Anfall bekamen. Die Anfälle setzten plötzlich oder allmählich ein und können verschieden lange, von einigen Augenblicken bis zu Tage lang dauern. Mitunter dehnen sie sich aus und es wird sogar die paroxysmale Tachykardie eine dauernde.

Ist diese Tachykardie extra- oder intrakardialen, neuro- oder myogenen Ursprunges? Nur ausnahmsweise hat eine eingehende Untersuchung stattgefunden. Man hat einen Druck durch vergrößerte Lymphdrüsen auf den Vagus nachgewiesen. Ist das die Quelle der Tachykardie? Durchschneidung eines Vagus hat aber nur vorübergehende Pulsbeschleunigung zur Folge. Damit ist aber die Frage nicht beantwortet, was für Einfluß Druck vergrößerter Lymphdrüsen auf die hemmenden und die fördernden (beschleunigenden) Vagusfasern ausübt. Vielleicht ist Vagusentzündung dabei noch zu berücksichtigen. Tachykardie ist häufig, die Fälle mit nachgewiesener extrakardialer Vagusschädigung sind selten, so daß ein zufälliges Zusammentreffen nicht ausgeschlossen, während gesetzmäßige Untersuchung auch des Sympathikus erforderlich ist. Die Möglichkeit eines intrakardialen neuro- oder myogenen Ursprunges ist außerdem zu berücksichtigen. Die vorliegenden Daten erlauben kein Urteil. Auch die Beziehung der Tachykardie — die im allgemeinen keine ernste Bedeutung hat — in einzelnen Fällen zu einer organischen Herzveränderung ist ebenfalls noch aufzuklären.

Bradykardie bedeutet vorübergehende oder dauernde Pulsverlangsamung durch Abnahme der Kammerschläge. Wir haben schon die Bradykardie durch Giftwirkung (S. 713) erwähnt. Bradykardie durch Vagusreizung sei immer unregelmäßig (WENCKEBACH). Außerdem kommt ein abnorm langsamer Puls (55—60 Schläge) sogar familiär, nicht selten bei anscheinend normalen Menschen vor. NAPOLEON hatte einen Puls von 44 Schlägen in der Minute. Die „Bradysphygmie" durch Extrasystolen ist eine nur scheinbare Bradykardie. Nun ist aber Pulsverlangsamung durch verringerten Kammerschlag kein einheitlicher Begriff: Bei der soeben genannten, mitunter familiären, harmlosen Bradykardie schlagen sämtliche Herzabschnitte weniger, aber gleich häufig. In anderen Fällen jedoch schlagen die Vorhöfe — wie man durch Vergleichen von Kurven des Jugularpulses mit denen des Radialpulses und des Spitzenstoßes feststellen kann (vgl. MACKENZIE u. a.) — im gleichen oder gar in rascherem Tempo weiter, während die Kammerschläge verlangsamt sind. Man nimmt hier Herzblock (S. 712) an, der eine Erscheinung des MORGAGNI-ADAMS-STOKESschen Symptomenkomplexes ist.

Dieser Symptomenkomplex umfaßt außer einer dauernden Pulsverlangsamung Anfälle, die gewöhnlich epileptiform oder pseudoapoplektiform sind und mit einer Bewußtseinstörung verbunden sind. Schon MORGAGNI hat dies 1765 beobachtet. Man hat in einigen Fällen starke Veränderungen des Atrioventrikularbündels (Gummiknoten, Verkalkung, Vernichtung) nachgewiesen. Man unterscheidet eine Überleitungshemmung (partiellen Block) und eine Überleitungsunterbrechung (völligen Herzblock). Im ersten Fall fällt dann und wann eine Kammersystole aus, so daß ein Pulsschlag ebensolang dauert wie sonst zwei. Es kann aber auch die Reizleitung verlangsamt werden, so daß in der Minute weniger Kammer- als Vorhofssystolen stattfinden. Die Dauer der einzelnen Kammersystolen ist dann aber gleich. Es ist die Frage, ob Abnahme der Leitungsfähigkeit des Atrioventrikularbündels oder Abnahme der Erregbarkeit der Kammer der Erscheinung des partiellen Blocks zugrunde liegt. Beim vollständigen Block schlagen Vorhöfe und Kammer vollkommen unabhängig — man nennt das eine „Dissoziation" ihrer Wirkungen. Die Kammern schlagen dann selbständig und langsamer (S. 712). Allmählich scheint die Schlagzahl zunehmen zu können. Der Ausgangspunkt der Kammerkontraktion ist noch unbekannt. Durch Gehen, Fieber usw. nimmt die Pulszahl bei Dissoziation der Vorhofs- und Kammerwirkung nicht zu. Sie schwindet auch nicht durch Atropin wie die Pulsverlangsamung durch Vagusreizung.

Es gibt auch noch eine neurogene Pulsverlangsamung, die anfallsweise auftritt. Eine große Pulszahl ist, nach den Versuchen von CUSHING und EDMUNDS, auch bei Herzblock möglich.

Noch wenig geklärt ist die Arhythmia perpetua, früher Tachyarhythmie oder Delirium cordis genannt. Sie zeichnet sich durch einen Pulsus irregularis perpetuus aus.

Der Puls ist mäßig beschleunigt (120—130 Schläge in der Minute), mitunter zeitweise verlangsamt und die einzelnen Schläge sind sehr ungleich. Durch Atropin kann die Pulszahl zunehmen, die Unregelmäßigkeit bleibt jedoch. Extrasystolen kommen häufig vor. Die fortwährende Arhythmie kommt neben Herzschwäche aber auch ohne solche vor. D. GERHARDT stellte zuerst Stillstand der Vorhöfe bei dieser Arhythmie fest, WENCKEBACH wies auf ihre Ähnlichkeit mit der unregelmäßigen Herztätigkeit des Froschherzens nach Abtrennung des Sinus (STANNIUS-scher Versuch) hin. Vergleichende Untersuchung der Spitzenstoß-, Jugular- und Radialiskurven lehrt, daß die präsystolische Welle a in der Jugularkurve, welche Ausdruck der Vorhofsystole ist, fehlt. Fügen wir noch hinzu, daß (MACKENZIE) das präsystolische Schwirren und Geräusch bei Mitralstenose aufhören, sobald Arhythmia perpetua auftritt. All diese Erscheinungen weisen auf das Fehlen einer nachweisbaren Vorhofssystole hin, was man einer starken Erweiterung mit Lähmung oder einem Flimmern bis zu Flattern (Versuche von ROTHBERGER, WINTERBERG

u. a.) der Vorhöfe zugeschrieben hat. Es soll nach einigen Forschern sogar Herzblock erfolgen. Die Arhythmia perpetua hat meist ernste Bedeutung.

Durch die verschiedenen Arhythmien wird der Kreislauf in verschiedenem Maße gestört je nach ihrer Natur, Grad, Dauer und je nachdem sie neben ausgedehnten Herzveränderungen mit Herzschwäche oder ohne solche auftreten. Schon Kammer-Extrasystolen scheinen ohne weiteres Kreislaufstörung bewirken zu können, indem sie die Entleerung der Vorhöfe erschweren oder unvollständig machen. Es kann dabei zu „Vorhofpfropfung" kommen, wenn die Extrasystole der Kammer mit der Vorhofsystole zusammenfällt: es erscheint dann gewöhnlich eine große Vorhofwelle in der Drosselader. Auch bei Herzblock können Kammer- und Vorhofsystole zugleich und dadurch Vorhofpfropfung („Auricular plugging") auftreten. Wiederholt sich diese Erscheinung einigemal, so kann bedeutende venöse Stauung erfolgen. Die Arhythmia perpetua kann von mehr oder weniger bedeutender venöser Stauung, besonders in der unteren Hohlader und Leber, gefolgt werden.

§ 129. Störungen der Herzsensibilität.

Wir fühlen die Herzwirkung und das Klopfen der Schlagadern unter normalen Umständen ebensowenig wie wir während der Arbeit das Ticken der Uhr im Zimmer hören, weil wir daran gewöhnt sind. Wir fühlen den Herzschlag aber 1. wenn er ungewöhnlich stark wird, wie z. B. nach einer vorzeitigen („Extra")-systole oder bei Körperanstrengung — wir fühlen dann auch wohl das Klopfen der Schlagadern; 2. wenn die Empfindlichkeit zugenommen hat. In diesem Fall fühlen wir die Herzschläge nicht fortwährend, sondern schon bei ganz geringer Zunahme der Herztätigkeit. Selbstverständlich können Schlagstärke und Empfindlichkeit beide zunehmen. So fühlen manche Rekonvaleszenten schon bei geringer Körperanstrengung ihre beschleunigte und nur etwas verstärkte Herzwirkung: „Herzklopfen" weist also nicht immer auf eine objektiv entsprechend verstärkte Herztätigkeit hin, wie z. B. der Herzklopfen durch Rennen bei normaler Empfindlichkeit. Es ist aber die Deutung eines konkreten Falles manchmal schwer.

Es kann unter besonderen Umständen zu Anfällen von Herzschmerz kommen, der sich zu einer Angina pectoris (Stenokardie) steigern kann, indem sich ein Beklemmungsgefühl auf der Brust und manchmal unsägliche Angst, das Gefühl des drohenden Todes, hinzugesellt. Den Schmerz fühlt man gewöhnlich quer durch die Brust und zwar besonders im kranialen Brustteil (VAQUEZ) hindurch. Er kann in die linke Achsel und den Arm herunter zum Ulnarrand des Vorderarmes und der Hand ausstrahlen. Selten wird er in den entsprechenden Bezirken rechts empfunden, angeblich sogar im Nacken und Hinterkopf. Nach wiederholten Anfällen tritt Hyperalgesie (erhöhte Schmerzempfindlichkeit) auf, zunächst in der Herzgegend, allmählich im oben genannten Abschnitt des linken Arms. Das Herz arbeitet gewöhnlich weniger kräftig. Extrasystolen treten auf.

Herzschmerz kann örtlichen oder allgemeinen Ursprunges sein. Örtlichen Ursprunges ist der Schmerz, der nach Verlegung einer Kranzschlagader auftritt, und zwar plötzlich, wenn der Verschluß durch einen Embolus eintritt. Verengerung der Kranzschlagader durch Arteriosklerose vermag auch Anfälle von Herzschmerzen und Angina pectoris zu veranlassen. Ob eine Angina pectoris vasomotoria (NOTHNAGEL) als Folge einer Blutdruckerhöhung durch Krampf der Hautschlagader vorkommt, ist eine unbeantwortete Frage.

Herzschmerz allgemeinen Ursprunges tritt besonders ein durch Überanstrengung und durch Sorgen. Dabei kann arteriosklerotische Verengerung der Kranzschlagader bei der Autopsie nachweisbar sein. Diese macht es einigermaßen verständlich,

daß die Blutzufuhr nur für geringe, nicht aber für angestrengte Herztätigkeit ausreicht. Die Bedeutung der Sorgen ohne Sklerose als ursächlicher Faktor ist aber
noch nicht aufgeklärt. Durch Ruhe oder in manchen Fällen durch mäßige Körperbewegung zusammen mit Zerstreuung statt der Sorgen, kann Verbesserung oder
Heilung eintreten.

VAQUEZ und MANOUELIAN meinen, daß Schmerz auch durch akute Dehnung
des Herzens und der Aorta auftreten kann, wodurch sensible Nerven gereizt werden.
VAQUEZ will eine „kardio-aortale" Erweiterung während des Anfalls nachgewiesen
haben, die mit seinem Ende schwand.

Daß ungenügende Ernährung und Erschöpfung zu Anfällen von Herzschmerz
usw. führen können, dürfen wir annehmen. Aber wie und wodurch? Herzschwäche
verschiedenen Grades ohne Schmerz ist sehr häufig. Und bei der Stenokardie
stehen die sensiblen Erscheinungen im Vordergrund, die Herzschwäche im Hintergrund. Bei der Analyse der Erscheinungen dürfen wir nicht alle übrigen Schmerz-
empfindungen ohne weiteres als „Ausstrahlung" betrachten, sondern wir sollen
die Möglichkeit berücksichtigen, daß neben dem Herzschmerz Interkostalneuralgie,
Brachialgie, Ischias usw. bestehen, unabhängig vom Herzschmerz, und mit diesem
Folgen der Erschöpfung. Denken wir hier auch an Hyperchlorhydrie des Magens,
die mitunter abwechselnd mit Neuralgien, durch erschöpfende Sorgen eintreten kann.

Auch wäre die Möglichkeit zu berücksichtigen, daß ein Schmerz außerhalb
des Herzens in das Herz verlegt wird. Sind vielleicht das Beklemmungsgefühl in
der Herzgegend und die Präkordialangst bei Melancholie Empfindungen zerebralen
(psychogenen) Ursprunges (ähnlich wie psychogene Neuralgien), die in die Brust
projiziert werden, „ausstrahlen"? Es kommen bei Melancholie überhaupt viele
extrazerebrale Störungen vor, die doch wahrscheinlich intrazerebral entstehen.

§ 130. Bemerkung zur Arterioskleroseforschung.

Wir sind schon manchmal der bindegewebigen Verdickung, oft mit hyaliner
Entartung, der Schlagaderintima begegnet und haben dabei bemerkt, daß in der
Regel die Elastizität des Gefäßes abgenommen hat und oft eine Abschwächung der
Media nachgewiesen ist. Wodurch Arteriosklerose entsteht, ist eine verschieden
beantwortete Frage. Wahrscheinlich können verschiedene Faktoren sie verursachen:
Primäre Erweiterung der Schlagader infolge von infektiösen oder sonstigen Giften,
welche besonders die Media schwächen, oder von Ermüdung, die durch Abnahme
des Tonus zu Erweiterung führt und schließlich, nach häufiger Wiederholung, zu
unvollkommener elastischer Nachwirkung (§ 13, d) — primäre Erweiterung kann
zu Arteriosklerose führen (THOMA, JORES). Körperliche und geistige Überanstrengung, die zu Erschlaffung der Schlagaderwand führen, kommen somit als ursächliche Faktoren, besonders der diffusen Arteriosklerose, in Betracht. Die knotenförmigen Verdickungen der Intima, die z. B. um die Mündungen der Seitenäste
der Aorta auftreten, sind wahrscheinlich Zerrungen bei erhöhtem Blutdruck zuzuschreiben.

Schon oft hat man die Lösung der Frage versucht, ob Arteriosklerose durch
Blutdruckerhöhung entstehe. Diese Frage ist durch ihre Vagheit nicht zu beantworten. Wir haben S. 696 schon bemerkt, daß Arteriosklerose in sehr verschiedener Verteilung und Ausdehnung vorkommen kann. Auch Blutdruckerhöhung ist
durchaus nicht immer eine allgemeine, und der Blutdruck wird in der Regel nur an
einer einzigen Schlagader gemessen. Weil nun ein Parallelismus des Blutdruckes
in den verschiedenen Schlagadergebieten nicht notwendig ist, haben solche Blutdruckbestimmungen für die Frage nach der Entstehung von Arteriosklerose durch
Blutdruckerhöhung einen nur sehr beschränkten Wert. Es kann allerdings der
Blutdruck in allen Schlagadern zugleich zu- oder abnehmen, z. B. durch allgemeine
Vasomotorenreizung oder -Lähmung oder durch Zu- oder Abnahme der Herzwirkung
ohne weiteres. Wir haben aber schon wiederholt Beispiele gesehen von Blut-
druckänderung in einem Schlagadergebiet ohne Änderung des Aortendruckes.
Obige Frage muß somit dahin präzisiert werden: vermag Blutdruckerhöhung

in einem Schlagadergebiet in diesen Schlagadern Arteriosklerose zu bewirken?

Arteriosklerose entsteht in der Regel wohl sehr allmählich, so daß Blutdruckerhöhung einige Zeit bestehen kann, ohne daß die Arterienwand erkennbar verändert ist. Die Arteriosklerose in den Armschlagadern bei Leuten, die stark mit den Armen gearbeitet haben (BÄUMLER), ist vielleicht einer genauen klinischen und pathologisch-anatomischen Forschung genügend zugänglich.

Fragen wir nun, wie Blutdruckerhöhung in demselben Schlagadergebiet zu Arteriosklerose führen könnte, so sind folgende Möglichkeiten zu beachten: 1. In einem Schlagadergebiet tritt Blutdruckerhöhung ohne Erweiterung, sogar durch Verengerung ein; Dehnung der Wand findet somit nicht statt. 2. Blutdruckerhöhung führt zu oder geht wenigstens mit Erweiterung, somit Wanddehnung, einher. 3. Änderungen der Stromgeschwindigkeit sind zu berücksichtigen (vgl. THOMA). Bei allen Möglichkeiten kommt außerdem nachträgliche Erweiterung durch Ermüdung, und, wenn sich diese oft genug wiederholt, Erschlaffung mit dauernder Erweiterung durch unvollkommene elastische Nachwirkung und erfolgende Intimaverdickung in Betracht (§ 13, d). Daß arterielle Hyperämie auftritt durch Ermüdung, lehren uns die roten Ohren (S. 625), lehrt uns auch die Erweiterung der Schläfenschlagader bei Ermüdeten. Beide Erscheinungen schwinden durch Ruhe, wenn nicht schon unvollkommene elastische Nachwirkung besteht. Es ist die Frage sehr zu beachten, wiefern die Folgen einer unvollständigen elastischen Nachwirkung mit Abnahme des Tonus durch Erschöpfung die klinischen Erscheinungen von „Arteriosklerose" ergeben. Allerdings hat sich ein Parallelismus zwischen der Größe des Elastizitätsverlustes und dem Grad der arteriosklerotischen Veränderungen nicht nachweisen lassen. Es ist aber möglich, daß Erweiterung nur unter bestimmten Umständen zu Arteriosklerose führt.

27. Kapitel.

Intrathorakale und intraabdominale Druck- und Spannungsverhältnisse.

§ 131. Normale Verhältnisse. Bauchpresse.

Wir denken uns zunächst den ganzen Körper in Ruhe. Nach dem Tode, vor oder nach der Totenstarre, besteht physikalisches Gleichgewicht zwischen den gedehnten und zusammengedrückten Körperteilen. Öffnen wir die Brusthöhle eines Erwachsenen, so strömt Luft hinein, es ziehen sich die Lungen zusammen („Kollaps"), die Bronchien verengern sich, ihre Schleimhaut faltet sich, das Zwerchfell steigt kaudalwärts herab, die Rippen bewegen sich auswärts; beides ist zu beobachten nach vorheriger Entfernung der Bauchorgane. Könnten wir es sehen, so würden wir zugleich Verengerung der intrathorakalen Adern beobachten. All diese Erscheinungen sind Änderungen von Spannung und Druck zuzuschreiben. Beim Neugeborenen, der noch gar keine Einatembewegung gemacht hat, fehlen die Spannungen, welche durch Öffnung der Brusthöhle des Erwachsenen abnehmen oder schwinden. Wie und wodurch entstehen sie denn? Sobald durch Muskelwirkung die erste Einatmung stattfindet, erweitert sich der Brustkasten und werden die Lungen lufthaltig und gedehnt. Durch Wachstum nimmt dann der Brustraum rascher an Kapazität zu als die Brustorgane an Volumen (HERMANN, K. LEHMANN). Durch dieses Mißverhältnis zwischen Thoraxkapazität und Gesamtvolumen der Brustorgane zugunsten der ersteren treten Spannungen ein. Man schreibt sie oft „der Lungenelastizität" oder dem „Lungenzug" zu, aber mit Unrecht, denn die

Lungenspannung entsteht genau so wie die Spannungen der übrigen elastischen Gebilde. Folgender Versuch möge dies veranschaulichen.

Es sei C ein mit Luft gefüllter Glaszylinder, wie die für Irrigator gebrauchten, der an allen Seiten, auch durch den Saugerstempel S luftdicht abgeschlossen ist. Es sei M eine Kautschukmembran, am Rande eines Lochs der Zylinderwand befestigt, B eine Kautschukblase, an der luftdicht in der Zylinderdecke gesteckte Röhre befestigt. Man. ist ein Manometer zur Bestimmung des Luftdruckes im Zylinder. Der Saugerstempel besteht aus einem metallenen Ring und einer in diesem ausgespannten Kautschukmembran M'. G ist eine Kautschukröhre, durch welche Wasser stationär strömt. Findet sich der Saugerstempel S in I, so herrscht im Zylinder der atmosphärische Luftdruck. Wird S aber nach II verschoben, so sinkt der Luftdruck im Zylinder auf einen subatmosphärischen Druck D herab. Durch den Druckunterschied A—D sinken M und M' ein, vergrößert sich B und erweitert sich die Röhre G, so daß die Spannung (elastische Kraft) E in all diesen Gebilden dem Druckunterschied A—D Gleichgewicht macht, also E = A—D. Die Spannung E ist' in all diesen elastischen Gebilden gleich, die Dehnungsgröße aber nicht, sie hält mit der Dehnbarkeit des Gebildes gleichen Schritt. Nehmen wir nun in einer Reihe von Versuchen alles Übrige, auch die Verschiebung des Stempels S, gleich, aber Bläschen B von verschiedener Dehnbarkeit, so sehen wir: je dehnbarer das Bläschen ist, um so mehr vergrößert es sich, um so geringer werden die Dehnungsgrößen der übrigen elastischen Gebilde usw. Wäre das Bläschen dehnbar, aber nicht elastisch, so daß es der dehnenden Kraft nicht widerstünde, so würden die übrigen elastischen Gebilde ihre Dimensionen behalten, als ob S in I geblieben wäre. Dies gilt, mutatis mutandis, aber auch für die übrigen elastischen Gebilde.

Es beeinflussen sich somit die Dehnungsgrößen gegenseitig (Gesetz der Verteilung oder gegenseitigen Beeinflussung der Dehnungsgrößen). Dieses Gesetz gilt nun auch für die Brustwand (M entsprechend), das Zwerchfell (M'), die Lungen (B) und die intrathorakalen Gefäße (G), von welchen letzteren die Venen mit ihrer dehnbareren Wand mehr erweitert werden als die Schlagadern, wenn sich der Brustraum vergrößert. Die Brustwand wird einwärts, das Zwerchfell kranialwärts gedrückt. Machen wir eine Öffnung in M_1, während S im II steht, so bekommen die verschiedenen elastischen Gebilde ihre Dimensionen wieder, welche sie vor der Dehnung hatten. Hieraus verstehen wir die oben erwähnten Erscheinungen nach Eröffnung des Brustraums.

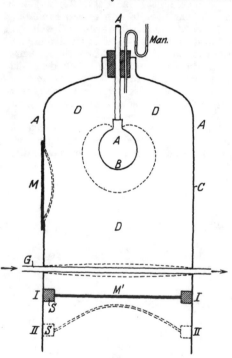

Abb. 331. Schema der Spannungsverhältnisse.

Es gibt jedoch einen bedeutenden Unterschied: in obigem Versuch werden die elastischen Gebilde durch freie Luft voneinander getrennt. Der Brustraum hingegen ist gänzlich durch Organe, Binde- und Fettgewebe ausgefüllt. Freies Gas findet sich nirgends außerhalb der Lungenbläschen und zwischen den Pleurablättern; zwischen Peri- und Epikard findet sich ebenso eine kapillare

Flüssigkeitsschicht. Der intrathorakale bzw. interpleurale „subatmosphärische" oder „negative" Druck ist somit ein virtueller. Die intrathorakalen Spannungsverhältnisse sind nur solche, als ob es einen subatmosphärischen intrathorakalen Druck D gäbe wie im Zylinder in unserem Versuch. Nur bei Pneumothorax, wenn durch eine pathologische Öffnung in Brustwand oder Lunge sich Luft interpleural angehäuft hat, liegt ein ähnlicher Zustand wie im Zylinder vor. Der Unterschied: freie Luft oder keine Luft, sondern nur eine kapillare Flüssigkeitsschicht zwischen den Pleurablättern, ist einschneidend für den Einfluß einer örtlich umschriebenen Änderung einer Dehnungsgröße bzw. Spannung: Im Zylinder wird D überall denselben Wert haben, in den verschiedenen Teilen der Brustorgane kann E ungleiche Werte haben, indem sich eine örtlich beschränkte Zug- oder Druckwirkung nur durch die elastischen Gewebe des Brustinhalts fortpflanzt wie in § 13a dargetan ist, während die kapillare Flüssigkeitsschicht dabei nur in Betracht kommt, sofern sie die Pleurablätter durch Ko- und Adhäsion aneinanderklebt. Die Spannung der Brustorgane ist aber Folge des oben erwähnten Mißverhältnisses zwischen ihrem Gesamtvolumen und der Thoraxkapazität.

Die kapillare Flüssigkeitsschicht erleichtert zwar die Verschiebung der Pleurablätter, sie klebt aber diese Blätter mit einer großen Kraft aufeinander, so daß sie sich nur mit Mühe durch einen senkrecht auf ihrer Berührungsfläche angreifenden Zug voneinander entfernen lassen, ähnlich schwer wie zwei fettfreie Objektgläser, die durch eine kapillare Wasserschicht aneinander geklebt sind. Und diese Klebkraft nimmt mit der Spannung der serösen Häute zu (SAM. WEST). Obwohl die Brustwand und das Zwerchfell durch eine elastische Kraft E_w sich fortwährend nach außen zu bewegen, und die Lungen und Gefäße durch eine elastische Kraft E_0 sich fortwährend zu verkleinern suchen, obwohl somit E_w und E_0 in entgegengesetzter Richtung wirken, bleiben die Pleurablätter aneinander geklebt. Und solange sie aneinandergeklebt bleiben, werden sie in einer Richtung senkrecht auf ihrer Berührungsfläche immer wie ein Ganzes gleiche Bewegungen machen.

Physikalisches Gleichgewicht besteht nur, wenn $E_w = E_0$. Wir werden vorläufig die Spannung $E_w = E_0$ als E und als überall gleich voraussetzen und erst später auf die örtlichen Unterschiede eingehen. Die Spannung E ist nun dem virtuellen Druckunterschied A—D (vgl. obigen Versuch) gleichzusetzen. Sie stellt die „Saugkraft" des Brustkastens dar und wurde zuerst von CARSON und DONDERS bestimmt. Sie nimmt ab bzw. schwindet durch Einströmen von Luft in die Brusthöhle, überhaupt durch alles, was das Mißverhältnis der Thoraxkapazität zum Volumen der Brustorgane verringert bzw. aufhebt. Durch diese Faktoren verengern sich die intrathorakalen Gefäße, besonders die Adern, während sich zugleich die extrathorakalen Gefäße erweitern (§ 132).

Während des Lebens kommt auch während der Atemruhe der Tonus der Einatemmuskeln hinzu, welche insbesondere die kranialen Thoraxabschnitte etwas erweitern, während an dem kaudalen Abschnitte sich vielleicht der Tonus der Bauchmuskeln in entgegengesetzter Richtung bemerkbar macht. Wir lassen diese Wirkung außer Betracht.

Was geschieht nun bei der **Atmung?** Die Einatemmuskeln bewirken eine Vergrößerung des Brustraums, also eine Zunahme des Mißverhältnisses der Thoraxkapazität zum Volumen der Brustorgane. Dabei nimmt aber E_w ab bis o, indem die Kraft der Einatemmuskeln an ihre Stelle tritt. Sie wird dann bei fortschreitender Einatmung sogar negativ durch Drehung der Rippenknorpeln und Zug von Gelenkbändern, E_0 nimmt aber zu, so daß Gleichgewicht nur dann besteht, wenn $E_0 = \text{Muskelkraft} + E_w$, wobei somit zu bedenken ist, daß E positiv oder negativ oder = o sein kann. (Wir nennen positiv eine nach außen gerichtete E_w und eine nach innen gerichtete E_0 und negativ die gleichnamigen Spannungen mit entgegengesetzter Richtung.) Durch die Einatmung wird E_0 immer mehr positiv.

Die ruhige Ausatmung ist ganz oder fast ganz (nach A. FICK und LUCIANI beteiligen sich dabei noch die Musculi intercost. interni, triangularis sterni und serrat. post.) eine elastische Nachwirkung (S. 46) von E_o—E_w. Solange E_w negativ ist, wirkt sie somit in der gleichen Richtung wie E_o, d. h. sie fördert die Ausatmung.

Während der statische intraabdominale Druck (Bauchdruck) im Sitzen und Stehen in kranio-kaudaler Richtung zunimmt, sind seine respiratorischen Schwankungen im kranialen Abschnitt, im Epigastrium und in den Hypochondrien, am größten, indem sich diese Schwankungen wahrscheinlich ungleichmäßig in kaudaler Richtung fortpflanzen. Angestrengte Ausatmung (bei Reden, Schreien, Husten, Glasblasen usw.) findet durch die Bauchmuskeln statt, welche die Bauchhöhle verkleinern, die Spannung des Bauchinhalts vermehren, dadurch das Zwerchfell in kranialer Richtung pressen und zugleich den kaudalen Abschnitt des Brustkastens, wo diese Muskeln angreifen, etwa die 6 kaudalen Rippen verengern. Auf die Blähung der kranialen Lungenabschnitte kommen wir § 132 und 136 zurück.

Die Bauchpresse (bei der Stuhlentleerung, beim Gebären, Erbrechen usw.) besteht bekanntlich in tiefer Einatmung, Schließen der Stimmritze und dann, während das Zwerchfell zusammengezogen und die Stimmritze geschlossen bleibt, in kräftiger Zusammenziehung der Bauchmuskeln. Durch die gleichzeitige Zusammenziehung dieser Muskeln und des Zwerchfells wird die Bauchhöhle am meisten verkleinert und die Spannung ihres Inhalts am meisten vermehrt. Es ist wahrscheinlich, daß die Wirkung (Koordination) der Bauchmuskeln in obigen Fällen nicht gleich ist, sondern daß die pressende Kraft beim Erbrechen mehr kaudokranial, beim Gebären und bei der Stuhlentleerung mehr kraniokaudalwärts gerichtet ist.

Bei all diesen Preßbewegungen ist als möglich anzunehmen, daß, sobald die Bauchmuskeln am Ende der Ausatmung erschlaffen, der Bauchdruck einen Augenblick unter den intrathorakalen sinkt (S. 67).

§ 132. Abnorme Druck- und Spannungsverhältnisse.

Wir können die hier in Betracht kommenden Zustände unterscheiden in solche, wobei die Pleurablätter durch die kapillare Flüssigkeitsschicht aneinander geklebt bleiben bzw. verwachsen und in solche, wobei sich Gas oder mehr Flüssigkeit zwischen denselben anhäuft. Immer liegt aber eine Änderung des Mißverhältnisses der Thoraxkapazität zum Volumen der Brustorgane vor.

Wir betrachten zunächst die erste Gruppe. Sie umfaßt Fälle, in denen der Brustraum und das Volumen der Brustorgane zugenommen und solche, in denen beide abgenommen haben. Es ist dabei immer die Frage zu beantworten, ob eine Veränderung die andere bewirkte oder ob beide einer gemeinsamen Wirkung zuzuschreiben sind. Sichere Beispiele einer primären Umfangszunahme der Brustorgane sind Geschwulstbildung, Aortenaneurysma, Anhäufung von Flüssigkeit im Herzbeutel, Herzvergrößerung. Dadurch erweitert sich der Brustkasten mehr oder weniger sichtbar, in verschiedener Ausdehnung (§ 13a) und wird das Zwerchfell kaudalwärts verschoben, je nach den Dimensionen der Umfangszunahme, ihrem Sitz, der Dehnbarkeit des Brustkastens und mitunter anderen Faktoren. So entsteht ein Herzbuckel (Voussure) durch Herzvergrößerung leichter bei jugendlichen Individuen als bei Erwachsenen. Eine primäre Erweiterung des Brustkastens kann erfolgen, indem eine große Bauchgeschwulst bei einem jugendlichen Menschen die seitlichen Wände des Brustkastens auseinanderdrängt. Das Zwerchfell kann dabei abgeflacht werden, so daß die kraniokaudalen Dimensionen des Brustraums zunehmen. Es kann aber auch kranialwärts gedrängt werden, so daß die kraniokaudalen Dimensionen abnehmen (s. unten). Eine sicher primäre Abnahme des Volumens eines Organs stellt die Lungenschrumpfung dar, die im Verlauf einer tuberkulösen, pneumonokoniotischen oder sonstigen proliferativen Entzündung eintritt. Der Brustkasten wird primär verkleinert bei der durch

Muskelschwäche oder Spondylitis bewirkten Skoliose bzw. Kyphoskoliose und bei Hochdrängung des Zwerchfells.

Bei der Skoliose (Seitenkrümmung mit Drehung des Rückgrates) sind die Rippen auf der hohlen Seite des Brustkastens mehr aufeinandergedrängt und abgeflacht, gleichsam in dauernder Ausatmungsstellung, während die Rippen auf der gewölbten Seite sich gleichsam in dauernder Einatmungsstellung befinden. Die Lunge auf der hohlen Seite ist verkleinert, die auf der gewölbten Seite vielleicht (abhängig u. a. vom Zwerchfell und von der Lage des Mittelfellraums) vergrößert. Bei der Kyphose, gewöhnlich mit Skoliose in verschiedenem Grade, gerät der Brustkasten in dauernde Ausatmungsstellung: die Wirbelsäule wird ja rückwärts und seitwärts gekrümmt und mehr oder weniger um ihre Achse gedreht. Die Rippen können so stark aufeinander gedrängt werden, daß sie sich berühren oder sogar dachziegelartig übereinander geschoben werden. Dies gilt namentlich für die kaudalen Rippen, welche exspiratorisch fixiert werden, d. h. nur eine Einatembewegung ausführen können. Die Einatembewegung der kranialen Rippen ist hingegen gehemmt, während sie eine Ausatembewegung machen können. LOESCHCKE stellte diese Verhältnisse fest bei Spondylarthritis deformans, welche zu einer Kyphose führt. Es wird nicht nur der Brust-, sondern auch der Bauchraum verkleinert, letzteres, indem sich der Schwertfortsatz, durch die Krümmung der Wirbelsäule, der Symphysis oss. pub. nähert. Bauchorgane werden mehr oder weniger zusammengedrückt. Vgl. S. 742.

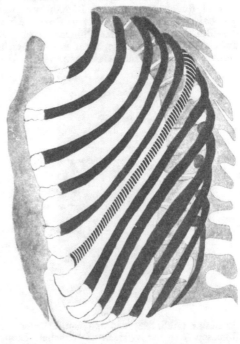

Abb. 332. Kyphosenthorax nach LOESCHCKE (Spondylarthritis deformans). Die schraffierte Rippe bildet die Grenze zwischen den inspiratorisch fixierten kranialen und den exspiratorisch fixierten kaudalen Rippen. (Aus GARRÉ, Ergebn. d. Chir. u. Orth. 4.)

Der Brustraum kann auch abnehmen durch Vergrößerung des Bauchinhalts durch Geschwulst, Aszites, Pneumoperitoneum, Meteorismus, starke Fettanhäufung im Mesenterium und unter dem serösen Überzug der Bauchwand. Vermehrung des Bauchinhalts kann, bei genügender Dehnbarkeit des Brustkastens, seinen kaudalen Abschnitt erweitern, also besonders bei jugendlichen Individuen. Das Zwerchfell flacht sich dann ab (s. oben). Erfolgt nur geringe oder gar keine Erweiterung des Brustkastens, so kann das Zwerchfell durch den erhöhten Bauchdruck hochgedrängt werden. Es muß aber nicht: die Dehnbarkeit der Bauchwand entscheidet dabei. Es tritt im allgemeinen eine Verteilung der Dehnungsgrößen (S. 720) zwischen Brustwand, Zwerchfell und Bauchwand ein, ihrer Dehnbarkeit gerade proportional. Je schlaffer die Bauchwand, ceteris paribus, ist, um so mehr gibt sie einer Zunahme des Bauchinhalts nach, so daß ein Hängebauch auftreten kann, während Brustwand und Zwerchfell nicht oder nur wenig geändert werden. Je weniger dehnbar die Bauchwand ist, um so größer wird der Bauchdruck sein, der sich auf Zwerchfell (Hochdrängung) und Brustwand geltend macht. Von Verschiedenheiten der Dehnbarkeit des

Zwerchfells stehen genügende Daten nicht zur Verfügung. Sie werden gewiß wohl vorkommen.

Schließlich wollen wir einige Fälle betrachten, in denen Brustraum und Volumen der Brustorgane sich nebeneinander durch einen Vorgang ändern und solche, in welchen die Entstehungsweise strittig ist.

Bei chronischer seröser oder eitriger Pleuritis kommt proliferative Entzündung in den Pleurablättern und im subpleuralen Gewebe vor. Nach dem Schwinden bzw. Entfernung des Exsudates kann durch Schrumpfung Kyphoskoliose oder Skoliose eintreten, indem die Brustwand, bei jugendlichen Individuen in der Regel mehr als bei Erwachsenen, abgeflacht und sogar eingezogen wird. Die Abflachung geschieht einmal durch Drehung der Rippen um ihre Gelenkachsen (in den Rippenhälsen) wie bei der Ausatmung; sodann durch Einziehung in einer Richtung senkrecht auf der Berührungsfläche der Pleurablätter. Diese Einziehung wird, ceteris paribus, um so größer sein, je biegbarer die Rippen und ihre Knorpel sind. Die Biegbarkeit nimmt allmählich mit fortschreitendem Alter ab, ohne daß wir jedoch eine Alters-

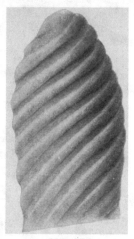
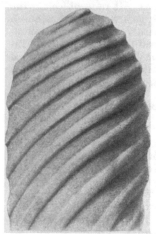

Abb. 333.   Abb. 334.

Normaler (Abb. 333) und starr dilatierter (Abb. 334) Thorax. (Zeichnung nach Gips-abgüssen aus der v. HANSEMANNschen Sammlung. Nach GARRÉ, in Ergebn. d. Chir. Bd. IV.)

grenze anzugeben vermögen, wo Einziehung durch bindegewebige Schrumpfung nicht mehr eintritt. Es kann auch der entsprechende Teil der Brustwand durch Schrumpfung eines Lungenabschnittes einsinken.

Die Rippen können aufeinandergedrängt und sogar dachziegelartig über-einander geschoben werden. Die Wirbelsäule wird rückwärts und seitlich ge-krümmt und die Wirbel des gekrümmten Abschnittes um ihre Längsachse, mit den Dornfortsätzen nach der hohlen Seite des Brustkastens, gedreht. Indem durch die Krümmung der Wirbelsäule sich der Schwertfortsatz der Symphysis ossium pubis nähert, wird auch die Bauchhöhle verkleinert und Bauchorgane mehr oder weniger zusammengedrückt. Beim Kyphotischen infolge von Wirbel-tuberkulose finden sich ähnliche intrathorakale und intraabdominale Verhältnisse (vgl. ferner S. 723).

Zweiter Fall: Unter vesikularem oder alveolarem Emphysem verstehen wir Volumenvergrößerung von Lungenbläschen bis zur Anämie ihres Gewebes. Akutes Emphysem kann mehr oder weniger vollkommen schwinden, chronisches Emphysem hingegen bedeutet Dehnungsatrophie des Gewebes mit Schwund vieler Kapillaren („Rarefaktion") und Abnahme der Elastizität. Chronisches Emphysem kann in ungefähr allen peripheren oder nur in bestimmten Abschnitten der Lungen auftreten. Jedenfalls ändert sich die Verteilung der Dehnungsgrößen: beim diffusen Emphysem ist der ganze Brustkasten erweitert und steht das Zwerchfell tief, beim Emphysem der kranialen Lungenabschnitte gewinnt der Brustkasten eine faßförmige Gestalt. In beiden Fällen können die Halsadern geschwollen sein, wohl infolge von Verengerung der intrathorakalen Abschnitte der Hohladern. Hypertrophie der Mm. sternocleidomastoidei kann auftreten durch den größeren Widerstand, welchen der erweiterte Brustkasten den Einatemmuskeln bietet. Welche Dehnungsgröße hat sich nun zuerst geändert, die der Brustwand oder die der Lungen? FREUND betrachtet eine fortschreitende, primäre, „starre Dilatation" des Brustkastens als Ursprung des Emphysems. Sie sei einer allmählichen Verlängerung und Erstarrung der zweiten und dritten oder aller Rippenknorpel zuzuschreiben, derzufolge die Rippen in Einatmungsstellung verharren, während das Manubrium stark nach oben gedrängt werde und sich mit seinem oberen Rande oft nach vorn umwerfe. Es ist jedoch bisher nicht nachgewiesen, daß die Knorpelveränderungen älter sind als das Emphysem und sie könnten sehr wohl eben als Folge einer Thoraxerweiterung infolge von primärer Abnahme der Lungenelastizität entstehen. Vielleicht trifft FREUNDS Annahme für einige Fälle zu. In vielen Fällen fehlt aber die Erstarrung der Rippenknorpel und haben wir Grund, eine primäre Atrophie des Lungengewebes mit Abnahme seiner Elastizität durch hartnäckiges Husten und andere Atmungsstörungen als wahrscheinlich zu betrachten (§ 137). Nach einigen Angaben beeinflußt Resektion der ersten oder mehrerer Rippenknorpel die Atemnot und Bronchitis manches Emphysematischen günstig, obwohl Rückfälle vorzukommen scheinen. Diese Wirkung beweist jedoch offenbar nicht die Richtigkeit der FREUNDschen Annahme: Die Rippenknorpelresektionen verringern ja die Erweiterung des Brustkastens und ihre üblen Folgen für Atmung und Blutverteilung, gleichgültig, ob die Erweiterung eine primäre oder eine sekundäre war. Zugleich nimmt die Beweglichkeit der Rippen zu und damit die erforderliche Anstrengung der Halsmuskeln ab, bis Verwachsung eingetreten ist.

Wir haben schon über Atmung in Luft von anderem als atmosphärischem Drucke geredet (§ 15). Bei dem MÜLLERschen Versuch (tiefe Einatmung bei geschlossener Nase und geschlossenem Mund nach möglichst tiefer Ausatmung) und beim VALSALVAschen Versuch (angestrengte Ausatembewegung bei geschlossenem Mund und geschlossener Nase nach möglichst tiefer Einatmung) treten Verhältnisse ein, die nur noch einiger Erläuterung bedürfen. Beim MÜLLERschen Versuch kann das Zwerchfell kranialwärts angesaugt werden, wie ich radioskopisch feststellte. Wir müssen uns diese Erscheinung so vorstellen, daß die kräftigeren Hals- und andere Einatmungsmuskeln den Brustkasten erweitern: der intraalveolare Luftdruck sinkt infolgedessen so stark, daß das schwächere Zwerchfell, das durch die Pleurablätter gleichsam an der Lunge geklebt ist, durch den großen Unterschied von intraabdominalem und intraalveolarem Druck kranialwärts bewegt wird. Bei Verengerung der oberen Luftwege können bei Kindern Hypochondrien, Epigastrium (TROUSSEAUS peripneumonische Furche), Zwischenrippenwände und Iugulum eingezogen werden, wobei man die inspiratorische Einziehung der Hypochondrien als „Flankenschlagen" angedeutet hat. Diese Einziehungen kommen am kaudalen Thoraxabschnitt auch bei Bronchiolitis bei Kindern vor. Wir deuten sämtliche verkehrten Atembewegungen als perverse an. All diese inspiratorischen Einziehungen sind die Wirkung eines ungewöhnlich großen Druckunterschiedes $A - A_{ia}$ auf die Brustwand (wobei A = atmosphärischer Druck auf die Körperoberfläche, A_{ia} = intraalveolarer Luftdruck auf die Innenfläche der Brustwand). Indem nämlich während der Einatmung Luft gar nicht oder nur in geringer Menge in die Luftwege oder in bestimmte Lungenabschnitte einströmt, sinkt der intraalveolare Luftdruck zu einem ungewöhnlich niedrigen Wert herab. Die peripneumonische Furche ist zum Teil dem Zug des Zwerchfells zuzuschreiben, das nicht kaudalwärts absteigt, ja sogar kranialwärts bewegt wird (s. oben). Infolgedessen wirkt seine Zusammenziehungskraft in ungewöhnlicher Richtung,

einziehend auf die nachgiebigen Teile des kindlichen Brustkastens ein. Beim
VALSALVAschen Versuch und bei Preßbewegungen überhaupt walten entgegengesetzte Verhältnisse, die man aus obigem begreifen wird. Nur muß be-
merkt werden, daß durch einen Hustenstoß und durch eine ähnliche erschwerte
Ausatmung die kranialen Lungenabschnitte durch die kaudalen aufgebläht
werden, wenn nämlich die verbindenden Bronchien frei durchgängig sind: die
kranialen Abschnitte der Lungen und Brustwand machen dann somit perverse
Atembewegungen, d. h. Bewegungen mit einer der Atemphase entgegengesetzten
Richtung. Der Hustenstoß ist ja (S. 754) eine kräftige rasche Ausatmung (nach
Einatmung) bei anfangs geschlossener, erst am Schluß geöffneter Stimmritze.
Durch die kräftige Zusammenziehung der Bauchmuskeln wird dabei allerdings
der kaudale Abschnitt des Brustkastens, wo sie angreifen, und folglich auch
der Lungen mit Kraft zusammengedrückt und das Zwerchfell hochgedrängt,
der kraniale Lungenabschnitt wird jedoch nur wenig durch diese fortgepflanzte
und dabei abgeschwächte Muskelkraft zusammengepreßt. Der intraalveolare
Luftdruck im kaudalen Abschnitt steigt somit über den im kranialen an und es
wird folglich Luft in die kranialen Lungenbläschen eingepreßt. Je nachdem
ihre Umgebung es gestattet, werden sie gebläht (§ 136).

Jetzt erübrigt uns die Erörterung der Verhältnisse bei Anhäufung von
Gas oder Flüssigkeit frei zwischen den Pleurablättern. Eine solche
Anhäufung bedeutet zunächst Abnahme des Mißverhältnisses zwischen Thoraxkapazität und Volumen der Brustorgane, namentlich in der gleichen Brusthälfte. Häufte sich überall genau so viel Flüssigkeit an, daß überall $E_w = E_o = o$,
so wäre ihre Menge ein Maß des Mißverhältnisses. Dies kommt aber wohl nie
vor, weil sich die hydrostatische Kraft auf die Verteilung der Flüssigkeit geltend
macht. Auch hier tritt somit beschränkte Wirkung (§ 13a) ein. Solange
$E_w > o$ ist, bewegt sie Brustwand und Zwerchfell aus- bzw. abwärts. Geht die
Anhäufung von Gas oder Flüssigkeit weiter, so wird die gleichseitige Hälfte des
Zwerchfells bauchwärts, die Brustwand auswärts gedrängt, die gleichseitige
Lunge zusammengedrückt; es werden dabei E_w und E_o negativ (S. 721). Der
„intrathorakale Druck" wird dann positiv, d. h. supraatmosphärisch. Allerdings kommt hier aber auch Erweiterung des Brustkastens durch Muskelwirkung
in Betracht (D. GERHARDT), die aber wohl nicht dauernd sein kann. Außerdem
kann das Zwerchfell bei Pleuritis entzünden und erschlaffen. Allmählich übt
das Gas oder die Flüssigkeit auch Einfluß auf die andere Brusthälfte aus, so
daß das Mediastinum mit dem Herzen dorthin ausweichen. Die Beweglichkeit
des menschlichen Mediastinums wechselt aber in pathologischen Fällen sehr,
wie man bei Anlegung von Pneumothorax zu Heilzwecken radioskopisch festgestellt hat (L. VON MURALT). Außerdem hat das Mediastinum leichter ver-
drängbare Stellen (NITSCH), z. B. da wo die Thymus vor ihrem Schwund war,
ferner dorsokaudal, zwischen Aorta (dorsal) und Speiseröhre mit Herz (ventral).
Flüssigkeit häuft sich an bei Hydrothorax und bei exsudativer Pleuritis, im
letzteren Fall unter höherem Druck als im ersten. Luft kann durch eine Öffnung
in der Brustwand (durch Verletzung oder Operation wie Rippenresektion) oder
in der Lunge (durch Einreißen eines subpleuralen Abszesses oder Kaverne oder
durch Eindringen eines scharfen Bruchendes einer Rippe) eintreten. Es entsteht dann Pneumothorax, wodurch ein intrathorakaler Luftdruck D eintritt
und die E_w, E_o und Dehnungsgrößen vom Druckunterschied A—D (A auch
intraalveolar) bedingt werden. Ist A = D, so ist $E_w = E_o = o$ und es bleibt die
Lunge in Ruhe, solange A = D bleibt. Nur dann, wenn D stark unter A sinkt,
wird sich die Lunge vergrößern. Dies gilt auch für die Einatmung. Es ergeben
sich verschiedene Fälle, die man noch nicht hinreichend untersucht hat, so daß
wir uns auf folgende allgemeine Bemerkungen beschränken

Es kann sich die Öffnung in Brustwand oder Lunge bald schließen durch Ausheilung oder indem sich Fibrin vor derselben ablagert: geschlossener Pneumothorax. Durch Resorption kann die Luft dann ohne weiteres schwinden und die Pleurablätter wieder durch eine kapillare Flüssigkeitsschicht aneinandergeklebt werden. Es kann sich aber vor der Resorption der Luft ein seröses oder eitriges pleuritisches Exsudat interpleural anhäufen, so daß der Luftdruck D rasch ansteigt und sogar Verdrängung von Brustorganen erfolgt. Ist das Exsudat eitrig, so nennt man es einen Pyopneumothorax.

In anderen Fällen bleibt die Öffnung bestehen: offener Pneumothorax. Dabei kann D verschiedene Werte haben. Ist die Öffnung in der Brustwand groß, so kann während der Atmung so rasch Luft in die Brusthöhle ein- und ausströmen, daß wir ein fortwährendes Gleichbleiben des Lungenvolumens für möglich erachten, während D kaum höher als A wird, so daß Verdrängung nicht eintritt. Je kleiner die Öffnung ist, um so schwerer wird der Durchtritt von Luft. Von vornherein müssen wir annehmen, daß bei gewisser Weite der Öffnung die ein- und austretenden Luftvolumina ungleich sind, indem Ein- und Ausatmung ungleich rasch und mit ungleicher Kraft stattfinden. Es ist dann ein Zustand möglich, der im höchsten Grade beim Ventilpneumothorax vorkommt, d. h. bei einem offenen Pneumothorax, bei dem die Öffnung während der Ausatmung kleiner oder verschlossen wird, indem sich ein Gewebestück oder ein Fibrinhäutchen während der Ausatmung vor ihr legt oder indem sich die Öffnung durch Annäherung ihrer Ränder verschließt, so daß während der Einatmung mehr Luft ein-, als während der Ausatmung austritt. Dann häuft sich allmählich mehr Luft interpleural an, so daß Erstickung das Leben bedroht. Die Lunge zieht sich allmählich nach dem Hilus zusammen; ist ihre E = o geworden, so wird sie bei jeder weiteren Ausatmung zusammengedrückt. Während der Einatmung ist der interpleurale Druck D im allgemeinen < A. Nur dann, wenn eine tiefe Einatmung von weniger tiefen gefolgt wird, kann D während der letzteren > A sein, indem er während der voraufgegangenen tiefsten Einatmung = A wurde. Beim Menschen ist der Ventil- oder Stauungspneumothorax der häufigste.

Beim offenen Pneumothorax gibt es, je nach der Weite der Öffnung, mehrere Möglichkeiten. Eine Beobachtung SAHLIS veranschaulicht dies: Als er bei einem Patienten mit Ventilpneumothorax einen dicken Schlauch einführte, der den interpleuralen Raum mit der Außenluft verband und damit einen äußeren offenen Pneumothorax herstellte, geriet der Patient in heftigste Atemnot. Durch Verschluß des Schlauches wurde die Atmung besser, aber am besten atmete der Patient, als SAHLI den Schlauch mit einem Schraubenquetschhahn verengerte. Wie versteht sich diese Beobachtung? SAHLI nimmt an, daß durch Einführung des dicken Schlauches Pendelluft (BRAUER) entstand, d. h. daß die anderseitige Lunge bei der Ausatmung Luft in die verkleinerte Lunge einpreßt und bei der Einatmung Luft aus ihr ansaugt, so daß auch die Atmung der anderen Lunge Not leidet. Pendelluft wird im allgemeinen dann eintreten, wenn der intrapulmonale Luftdruck, bei wegsamen Bronchien, rechts und links einen genügend verschiedenen Wert hat. Die beiden Oberlappen eines Kaninchens mit einseitigem offenen Pneumothorax werden aufgeblasen, wenn man die Luftröhre verengert, so daß Preßbewegungen eintreten. Es ist jedoch eine offene Frage, ob einseitiger offener Pneumothorax ohne Verengerung der Luftröhre und der übrigen oberen Luftwege ebenfalls Pendelluft hervorruft. Eine stark verkleinerte Lunge ist außerdem nicht leicht aufzublasen. Es erheischt überdies eine andere Möglichkeit genaue Forschung, nämlich daß sich, je nach der Öffnungsweite, andere Verhältnisse zwischen Atemkräften, Öffnungswiderstand und Atmungsrhythmus ergeben, ähnlich wie bei verschiedenen Verengerungsgraden der oberen Luftwege (§ 136. 4): Es wäre möglich, daß die Luft durch den unverengerten Schlauch oder durch eine weitere Öffnung so leicht ein- und austritt, daß D immer nahezu = A bleibt, so daß durch starke inspiratorische Verschiebung des Mediastinums nach der anderen Seite („Mediastinalflattern", s. unten) heftige Atemnot erfolgt; daß aber durch eine etwas enge Öffnung die Ausatemkräfte, in Zusammenhang mit der Ausatemdauer, zur Entfernung des ganzen, während der Einatmung eingesogenen Luftvolumens nicht ausreichen, so daß Luft in der Pleurahöhle zurückgehalten wird und heftige Atemnot durch Verlagerung der Mediastinalgebilde erfolgt, indem D während der Ausatmung hoch über A ansteigt und während der Einatmung kaum unter A sinkt. Wir können uns ferner jedoch vorstellen, daß sich die Verhältnisse bei noch engerer Öffnung wiederum ändern, so daß ein Gleichgewicht mit ziemlich guter Atmung erscheint; indem die respiratorischen Schwankungen von D, ähnlich wie beim geschlossenen Pneumothorax, Volumenschwankungen der verkleinerten Lunge bewirken. Durch Verschluß des Schlauches tritt wohl wieder die reine Ventilwirkung ein. Es kommt, beim offenen sowie beim Ventilpneumothorax an auf das Verhältnis der Ein- und Ausatemkräfte zur Öffnungsweite, in Zusammenhang mit dem Atmungsrhythmus. Die respiratorischen Schwankungen von D können eine solche Atmung unterhalten, daß ein Hund mit doppelseitigem geschlossenem Pneumothorax einige Zeit am Leben bleibt. Der Mensch aber scheint einem doppelseitigen Pneumothorax immer bald zu erliegen.

Eine Quelle von Atemnot, welche bei offenem einseitigem Pneumothorax das Leben gefährden kann, ist die Verlagerung der Mediastinalgebilde, besonders während der Einatmung („Mediastinalflattern"), welche man mittels Röntgendurchleuchtung auch beim Menschen festgestellt hat. Wir verstehen ohne weiteres, daß, je niedriger D während der Ein- und Ausatmung ist, um so mehr sich die Verhältnisse den normalen nähern; daher, daß die mediastinale Scheidewand während der Einatmung bei geschlossenem Pneumothorax nach der gleichen, bei offenem nach der anderen Seite verschoben wird, so daß im letzteren Falle die inspiratorische Vergrößerung der anderen Lunge beeinträchtigt wird und heftige Atemnot erfolgt. Die Verlagerung der Mediastinalgebilde kann außerdem zu Verengerung und sogar Abknickung der großen Gefäße und dadurch zu plötzlichem Tode führen.

Die Verschiebbarkeit der Mediastinalgebilde (vgl. oben) weist große Unterschiede auf: sie ist beim Hund so groß, daß ein weit offener einseitiger Pneumothorax das Tier rasch tötet, indem sich auch die andere Lunge durch Verlagerung der Mediastinalgebilde erheblich verkleinert. Aktive Erweiterung des Brustkastens (durch Muskelwirkung) vermag den Tod nicht abzuwenden. Das Kaninchen hingegen hat ein so wenig nachgiebiges Mediastinum, daß die Luft, durch eine Öffnung in der Brustwand eindringend, allmählich Pneumothorax und Atelektase der gleichseitigen Lunge erzeugt, während die andere Lunge weiter atmet (REINEBOTH). Zu Atelektase kommt es beim Hund nicht, indem sich die beiden Lungen mehr gleichmäßig verkleinern. Aktive Erweiterung des Brustkastens kommt übrigens auch beim Kaninchen vor. Beim Menschen kann einseitiger Pneumothorax ebenfalls zu Atelektase der gleichseitigen Lunge führen, was auf eine gewisse Straffheit des Mediastinums hinweist, obwohl man bei ihm auch wohl starke Verlagerung beobachtet hat (vgl. oben).

Verwachsung der Pleurablätter kann den Pneumothorax, ebenso wie eine Pleuritis, mehr oder weniger beschränken (Pn. saccatus) oder gar unmöglich machen. Anhäufung von Luft und flüssigem Exsudat in verschiedenen Mengenverhältnissen kann verschiedene Abweichungen ergeben. Im allgemeinen nimmt die Spannung, auch D, um so mehr zu, je rascher sich Flüssigkeit in großer Menge anhäuft. Bakterien, die Gas im Exsudat bilden, können eine hohe Spannung bewirken.

All diese üblen Wirkungen des Pneumothorax haben den Chirurgen dazu gebracht, bei Eingriffen am Brustkasten durch Anwendung von SAUERBRUCHS Unterdruckverfahren (in der pneumatischen Operationskammer, deren Prinzip sich in Abb. 331 findet) oder von BRUNS' Überdruckverfahren Pneumothorax zu verhüten. Letzteres besteht in der Atmung in Luft von supraatmosphärischem Druck, welcher allerdings die Wände der Lungenbläschen etwas zusammendrückt und die Blutkapillaren in denselben verengert, was gewisse Erhöhung des Stromwiderstandes und Verringerung der Hämoglobinoberfläche bedeutet. Ob dies hindern wird, läßt sich nur individuell bestimmen.

Allmählich findet im geschlossenen Pneumothorax Resorption der Gase statt, und zwar zunächst von O_2, sodann von N_2, während der CO_2-Gehalt steigt. Indem mehr Sauerstoff schwindet als Kohlensäure hinzukommt, nimmt der Partiardruck des Stickstoffes zu, was seine Resorption bewirkt. Ist eine Lunge längere Zeit durch Pneumothorax oder durch flüssiges Exsudat verkleinert gewesen, so dehnt sie sich schwer wieder aus; auch kräftiges Husten vermag dann ihre Vergrößerung nur zum Teil oder gar nicht zu bewirken. Vor allem ist es chronische Pleuritis mit

Entzündung auch des Lungengewebes, welche zu Bindegewebsbildung geführt hat, welche die Dehnbarkeit des Lungengewebes herabgesetzt hat. Es wird dann sogar Resektion mehrerer Rippen erforderlich, um die Berührung der Pleurablätter dauernd wiederherzustellen.

Im vorigen haben wir nur die statischen Verhältnisse besprochen, welche Einfluß auf die Weite der intra- und extrathorakalen Blut- und Lymphgefäße, d. h. auf die mittlere Blut- und Lymphverteilung, ausüben. Es ist klar, daß dauernd gleichbleibende Dehnungen ohne weiteres nur dauernd gleiche Verteilungen von Blut und Lymphe, also keine Flüssigkeitsbewegung bedingen. Dauernde Verengerung der intrathorakalen Blutgefäße bedeutet, bei gleichbleibendem Blutvolumen, dauernde Erweiterung der extrathorakalen Gefäße und umgekehrt. Jetzt wollen wir den Einfluß der Änderung der Druck- und Spannungsverhältnisse auf die **Blut- und Lymphbewegung** untersuchen. Wir suchen mit anderen Worten jetzt die dynamische (kinetische) Frage zu beantworten. Dabei haben wir zu bedenken, daß Verengerung eines Gefäßgebietes den Widerstand in diesem Gebiet und damit den Druck stromaufwärts erhöht, während Erweiterung den entgegengesetzten Einfluß ausübt.

Wir können im allgemeinen sagen, daß jede Zunahme des Mißverhältnisses zwischen Thoraxkapazität und Volumen der Brustorgane solange sich die Pleurablätter berühren, bei normalem intraabdominalem Zustand, die Blut- und Lymphbewegung zum Brustkasten fördert, indem die intrathorakalen Abschnitte der großen Gefäße sich erweitern und dadurch Flüssigkeit ansaugen. Das geschieht bei ruhiger sowie bei tiefer Einatmung. In beiden Fällen steigt zugleich, unter normalen Umständen, der Bauchdruck, durch die Zusammenziehung des Zwerchfells an, so daß die intraabdominalen Gefäße mehr oder weniger zusammengedrückt werden. Infolgedessen wird ihr Inhalt in jene Richtung getrieben, wo der Druck am niedrigsten ist, d. h. in die intrathorakalen Gefäße. Während der Einatmung wird der Zufluß zu den intrathorakalen Gefäßen somit nicht nur durch Druckerniedrigung in ihnen, sondern außerdem durch die gleichzeitige Druckerhöhung in den intraabdominalen Gefäßen gefördert. Der intraabdominale Druck wird durch die Zusammenziehung des Zwerchfells aber nur dann ansteigen, wenn die von diesem Muskel ausgeübte Kraft einem Gegendruck begegnet in den Baucheingeweiden. Diese werden aufeinander und gegen die Bauchwand gepreßt. Je größeren Widerstand diese leistet, um so mehr werden die Baucheingeweide zusammengepreßt: es tritt auch hier wiederum eine Verteilung von Dehnungsgröße der Bauchwand und Zusammendrückungsgröße der Bauchorgane ein, ihrer Dehnbarkeit proportional. Ist die Bauchwand sehr schlaff, so daß sie leicht nachgibt, so wird der intraabdominale Druck durch Zusammenziehung des Zwerchfells kaum ansteigen. Dies bedeutet außerdem ungewöhnlich geringe Erweiterung des kaudalen Thoraxabschnitts, die ja eben, nach Duchenne und Paul Bert, durch die inspiratorische Erhöhung des intraabdominalen Druckes eintritt. Nach Duchenne werden die kaudalen Abschnitte des Brustkastens beim Hunde durch Zusammenziehung des Zwerchfells, nach Entfernung der Baucheingeweide, sogar eingezogen. Alles in allem nimmt somit bei schlaffer Bauchwand der intraabdominale Druck weniger zu, der intrathorakale Druck weniger ab und es wird der Unterschied zwischen beiden geringer als sonst. Solche Zustände fördern Blutanhäufung in der Leber (die ja weniger ausgepreßt wird) und in den Bauchadern.

Eine bemerkenswerte Beobachtung Wenckebachs wird durch obiges verständlich. Eine Wöchnerin hatte heftige Atemnot mit inspiratorischen Einziehungen der kaudalen Abschnitte des Brustkastens und sehr häufigem, kaum fühlbarem Puls. Durch kräftige Zusammenpressung des Unterbauches, so daß die Baucheingeweide „das Zwerchfell in die Höhe drückten", erfolgte bald bedeutende Erleichterung mit kräftigem Puls.

Bei jeder Ausatmung und Preßbewegung werden die intrathorakalen Gefäße enger und somit der Zufluß von Blut und Lymphe zum Brustkasten erschwert. Es wird bei Hustenstößen und sonstigen Preßbewegungen sogar Blut aus den intrathorakalen Gefäßen in Adern und Schlagadern (Art. temporales, S. 50) des Halses, Kopfes und der Arme gepreßt wie man aus ihrer Anschwellung klar ersieht. Der Druck auf die intraabdominalen Gefäße ist etwas höher als der auf die intrathorakalen, wie wir aus der starken Zusammenpressung durch die Bauchmuskeln erwarten müssen. Es wird somit kein Blut aus den Brust- in die Bauchadern, wohl aus letzteren in die Beinadern ausweichen.

Daß auch der Druck auf die intrathorakalen, auch intrapulmonalen Gefäße bedeutend ansteigt, versteht sich, wenn wir bedenken, daß die exspiratorische Verkleinerung des Brustkastens geschieht bei geschlossener Stimmritze, nachdem die Lungen durch Einatmung mit Luft gefüllt waren.

Bei geschlossenem Pneumothorax fand O. BRUNS viel bessere äußere Atmung (mehr O_2, weniger CO_2 im Blute) als bei offenem. Ob diese Erscheinung größeren Atembewegungen oder einer reichlicheren Blutdurchströmung der gleichseitigen Lunge oder beidem beim geschlossenen Pneumothorax (ohne zu hohen intrathorakalen Druck!) zuzuschreiben ist, muß durch weitere Forschung entschieden werden. Wir dürfen ja annehmen, daß durch die verkleinerte Lunge in der Zeiteinheit weniger Blut fließt als durch eine größere, nicht überdehnte (S. 53).

Ist der Brustkasten erweitert, aber der Bauchdruck (z. B. durch eine Geschwulst) zugleich erhöht, so wird der Zufluß von Blut und Lymphe aus den Beinen offenbar erschwert.

28. Kapitel.

Lungen und Atmung.

§ 133. Örtliche Unterschiede der Eigenschaften der Lunge.

Die physiologischen Eigenschaften der verschiedenen Lungenteile zeigen Unterschiede, welche für das Verständnis pathologischer Vorgänge von Bedeutung sind. Was für Lungenteile?

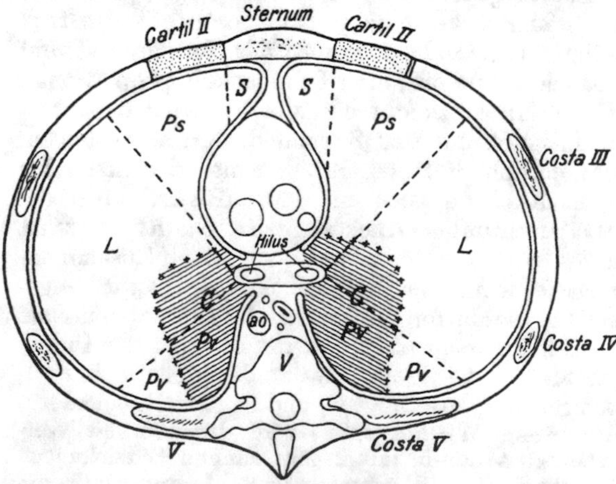

Unter Hinweis auf § 14a, b und d und meine Studien (Lit.) beschränken wir uns auf folgendes. Wir verteilen jede Lunge in einen kranialen und kaudalen Abschnitt, die durch eine virtuelle Fläche getrennt werden, welche durch die 5. oder 6. Rippe (die kraniale Insertionsgrenze der Bauchmuskeln) bestimmt wird. Jeder Abschnitt besteht aus 3 Sektoren: 1. Einem paravertebralen Teil, der durch das Mediastinum und die paravertebrale Fläche begrenzt wird; wir denken uns letztere durch die gekrümmte Linie der Anguli

Abb. 335. Durchschnitt von Brustkasten und Brustorganen.
C = zentral, Pv = paravertebral, L = lateral, Ps = parasternal, S = sternal, V = Wirbel.

costarum und dem Lungenhilus bestimmt. 2. Einem lateralen Teil, begrenzt durch die paravertebrale und die parasternale Fläche, welche letztere durch die Parasternallinie und den Hilus bestimmt wird. 3. Einem sterno-parasternalen Teil, begrenzt durch die parasternale Fläche und das Mediastinum. — Wir unterscheiden ferner in jedem Sektor periphere und zentrale Lungenbläschen bzw. Läppchen, welche letztere zusammen den zentralen Lungenteil, um den Hilus, bilden. Und wenn erforderlich, können wir noch besondere mediastinale Teile unterscheiden. Diese Einteilung ist aber eine künstliche. Ebenso wie die Lungenteile selbst, so gehen auch ihre physiologischen Eigenschaften ohne scharfe Grenze ineinander über. Mit dem Sektornamen (paravertebral z. B.) ohne weiteres deuten wir den peripheren Abschnitt des Sektors an.

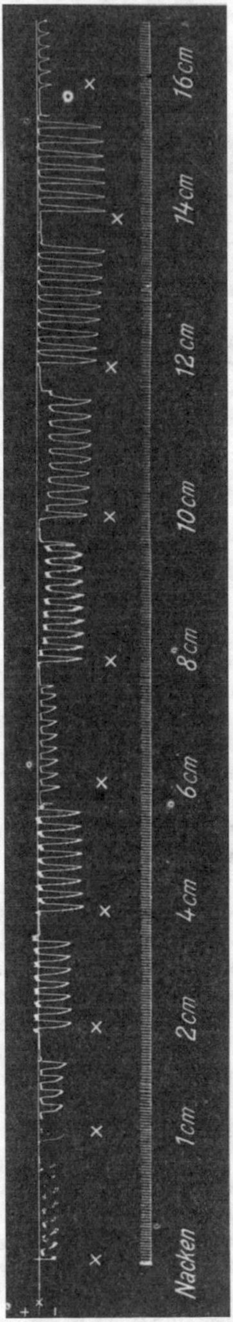

Bei der Atmung wirken überall durch Vergrößerung des Brustraums senkrecht auf die Lungenoberfläche gerichtete dehnende Kräfte ein. Diese sind jedoch nicht überall gleich groß, MELTZER und AUER stellten fest, daß der retro- und intraösophageale Druck bei Hunden und Kaninchen eine inspiratorische Druckerniedrigung erfährt, die in kranio-kaudaler Richtung zunimmt, mit Ausnahme der Herzgegend, wo sie einen geringen Wert zeigt. Diese Zahlen geben uns ein annäherndes Maß für die Verschiedenheiten der inspiratorischen Spannungszunahme der paravertebralen mediastinalen Lungenteile. Aus der Größe der Atembewegungen des Brustkastens und des Zwerchfells dürfen wir ableiten: Die Thoraxkapazität nimmt bei der Einatmung in den paravertebralen, kranialen Teilen am wenigsten zu. Nach allen Richtungen hin, sowohl kaudal- wie lateroventralwärts wird ihre inspiratorische Zunahme größer. Daraus folgt, in Zusammenhang mit der Fortpflanzung einer örtlich beschränkten dehnenden Kraft (S. 36): die paravertebralen kranialen Lungenbläschen werden, bei gleicher Dehnbarkeit aller Lungenbläschen, am wenigsten bei der Einatmung erweitert; nach allen Richtungen hin wird die inspiratorische Erweiterung der Lungenbläschen größer. Nun sind aber nicht alle Lungenbläschen gleich dehnbar: die mit den dicksten zentralen Bronchialabschnitten, dann die mit den dicken (AEBY) dorsalen kranialen Bronchien zusammenhängenden sind am wenigsten dehnbar. Die zentralen und paravertebralen kranialen Lungenbläschen haben die geringsten Atembewegungen. Die kaudalen lateralen, auch diaphragmalen Lungenbläschen haben die größten respiratorischen Volumenschwankungen. In jedem Lungenteil wie in jedem Lungenläppchen sind diese Volumenschwankungen der peripheren Teile größer als die der zentralen. Die Lufterneuerung (äußere Atmung) ist der Größe der respiratorischen Volumenschwankungen proportional. Ferner steht die mittlere Bewegungsenergie des Luftstroms während derselben Atmungsphase in den

Abb. 336. Intraösophageale respiratorische Druckschwankungen bei einem Hund. Zeit in Sekunden (unten). Die gerade Linie (oben) stellt den atmosphärischen Druck dar. Der intraösophageale Druck ist fast nie höher. Bei 6 cm liegt die Luftröhrengabelung, bei 8 cm das Herz. (Nach MELTZER und AUER.)

verschiedenen Lungenteilen zur Größe dieser Volumenschwankungen in geradem, während der verschiedenen Phasen in demselben Lungenteil zur Dauer dieser

Phasen in umgekehrtem Verhältnis. Sowohl am Anfang wie am Ende jeder
Phase ist der Luftstrom langsamer. Ferner führt die Überlegung, daß der
Mensch nur $^1/_4$—$^1/_3$ seines Lebens liegt, sonst eine aufrechte Körperhaltung hat,
zur Annahme, daß der mittlere Blut- und Lymphgehalt in den suprathorakalen
Teilen am geringsten ist und kaudalwärts zunimmt. Wir dürfen die Lunge eines
Erwachsenen als 240—300 mm hoch betrachten. Schließlich nehmen wir an, daß
die Bewegungsenergie des Lymphstroms während der Ausatmung im großen und
ganzen den respiratorischen Volumenschwankungen proportional ist, weil sie von
der örtlichen Verkleinerung der Kapazität der Lymphwege abhängt. Während
der Einatmung wird Lymphe aus weniger erweiterten in mehr erweiterte Lymphwege gesogen. So tritt eine zentroperiphere Flutbewegung während der Einatmung,
aber eine Beschleunigung in umgekehrter Richtung während der Ausatmung, also
eine hin- und hergehende Bewegung, Flut und Ebbe, ein. Diese Betrachtung gilt,
mutatis mutandis, auch für den Gewebesaft.

Diese Annahmen finden eine Bestätigung in den Lungenbefunden bei er-
trunkenen Menschen und Tieren und in der Verteilung eingeatmeten Staubs, wie
sie besonders aus den zahlreichen Versuchsergebnissen ARNOLDS (Staubeinatmung
unter verschiedenen Bedingungen) erhellt. Einzelheiten finden sich in meinen Studien.

Die örtlichen Verschiedenheiten der Atemgröße ermöglichen, wie wir
später sehen werden, das Verständnis einiger Erscheinungen bei bestimmten
Formen von Atemnot und der Entstehung des Emphysems. Sodann vermögen
wir durch jene Unterschiede den Sitz einiger Lungeninfektionen und den Zusammenhang zwischen Sitz und Verlauf einigermaßen zu begreifen. Wir haben
schon S. 64 betont, daß kleine primäre Tuberkuloseherde solche Stellen
in der Lunge bevorzugen, wo die physikalische Gelegenheit zur aerolymphogenen
Anhäufung am größten ist; es sind solche Stellen, wo sich eben eingeatmetes
Staubpigment vorzugsweise anhäuft. Verschiedenheiten der biochemischen
Empfänglichkeit spielen dabei entweder keine oder keine in anderem Sinne entscheidende Rolle. Daß solche Verschiedenheiten nicht entscheiden, kann nicht
wundern, weil die hämatogene allgemeine Miliartuberkulose keine bestimmten
Lungenteile bevorzugt (Abb. 24). Primäre Tuberkulose der Bronchialschleimhaut
kommt nicht häufig vor; sofern aber die spärlichen Beobachtungen zu einem
Schluß berechtigen, bevorzugt auch sie die paravertebralen kranialen Bronchial-
zweige (BIRCH-HIRSCHFELD u. a.). Die häufige Entstehung von fortschreitender
Lungentuberkulose bei Steinhauern dürfte, wenigstens zum Teil, der verringerten
Atembewegungen der durch proliferative Entzündung veränderten Lunge zuzuschreiben sein. Die bindegewebigen Knoten und Stränge, die sich durch
Schädigung des eingeatmeten Staubs gebildet haben, beschränken offenbar die
Atembewegungen der anstoßenden Lungenbläschen. Der paralytische Brustkasten mit der geringeren Atmung, besonders der kranialsten Lungenteile,
erhöht gleichfalls sehr wahrscheinlich die Disposition zu fortschreitender Lungentuberkulose. Aber auch dann, wenn biochemische Faktoren der Entstehung
bzw. dem Fortschreiten von Lungentuberkulose Vorschub leisten, wie Zuckerkrankheit, Erschöpfung, Unterernährung, oder wenn Sorgen und Kummer sich
geltend machen, spielt die physikalische Gelegenheit eine Rolle.

Warum spielt dann aber die gleiche physikalische Gelegenheit zur Anhäufung von Gift offenbar keine entscheidende Rolle bei anderen Lungeninfektionen, wie z. B. bei der fibrinösen Pneumonie und den nicht-tuberkulösen
Bronchopneumonien? Weil die infizierenden Bakterien viel, ungefähr zehnmal,
rascher wachsen und Gift abgeben als der Tuberkelbazillus, so daß das Gift
viel leichter die zur Infektion erforderliche Konzentration erreicht. Außerdem
ist zu bedenken, daß der Tuberkelbazillus, nach WELEMINSKYs Versuchen,
schwer oder gar nicht in einem strömenden flüssigen Nährboden wächst, was
die anderen Bakterien rasch oder mäßig rasch tun. Schließlich kommt noch in
Betracht, daß die oben erwähnten und noch andere Lungeninfektionen durch

Hyperämie und andere Schädigungen bestimmter Lungenteile bei Bronchitis, Erkältung usw. eingeleitet und gefördert zu werden pflegen.

Zur Erläuterung diene, daß der Miliartuberkel durchwegs aus epithelioiden Zellen (nur ausnahmsweise aus Epithelzellen) aufgebaut wird, wobei das Innere des Knötchens nicht sofort, sondern erst später, nachdem das Knötchen etwa 1 mm Durchmesser erreicht hat, mit den umgebenden Gewebespalten in Verbindung tritt, wodurch ein Austausch von Saft ermöglicht wird.

Wir haben S. 417 schon die Bedeutung der Bewegungsenergie der Lymphe für das Wachstum bzw. die Heilung tuberkulöser Herde besprochen. Allerdings pflegt die Tuberkulose in kaudalen Lungenteilen ebenfalls langsam fortzuschreiten bzw. zurückzugehen. Das hängt mit der Natur der Gewebsveränderungen und der Bakterie zusammen. Besonders bei hyperämisch-exsudativen Entzündungen überhaupt treten Unterschiede des Verlaufs zutage.

Auch für den Verlauf nicht-tuberkulöser Entzündungen sind die Eigenschaften des Lungengewebes von Bedeutung. Wir können sagen, daß im kaudalen Lungenabschnitt die akutesten Lungenentzündungen vorkommen. Diese Erscheinung wird einigermaßen begreiflich aus dem größeren Blut- und Saftgehalt und der größeren Bewegungsenergie der Lymphe in den kaudalen Lungenteilen (s. oben). Die fibrinöse Pneumonie pflegt bronchogen, oft im Anschluß an einen Schnupfen, in den zentralen Lungenteilen einzusetzen und dann in kaudalen Lungenabschnitten fortzuschreiten. Breitet sie sich aber ausnahmsweise kranialwärts aus („Oberlappenpneumonie"), so pflegt die Hepatisation eine schlaffere und der Verlauf ein langsamerer zu sein, ohne daß ein anderer Faktor dafür als eben der Sitz anzudeuten wäre. Auch die infizierende Bakterie kann, wie bei der kaudalen fibrinösen Lungenentzündung, der Pneumococcus sein. Wir wissen ja, daß der gleiche Faktor in blutreichem Gewebe eine akutere und rascher verlaufende Entzündung bewirkt als in blutarmem (S. 395). Die Bedeutung der Größe der Atem- und Lymphbewegung scheint daraus hervorzugehen, daß — wie ich einige Male feststellte — die Resorption des geschmolzenen Exsudats kaudokranialwärts fortschreitet. Es ist hier aber eine größere Zahl Beobachtungen abzuwarten.

Bei bronchopneumonischen Infektionen können wir mitunter auch einen rascheren Verlauf bei kaudalem Sitz feststellen. Bei Keuchhusten, Masern und auch wohl ohne solche kommt aber eine langsam verlaufende, sogar hartnäckige Bronchopneumonie mit Rückfällen vor. Wir vermögen dann manchmal Veränderungen nachzuweisen, welche zur Annahme einer verringerten Resorption berechtigen: Mikroskopisch finden wir perivaskuläre und peribronchiale Lymphozyteninfiltrate neben neugebildeten Bindegewebszellen; dies alles verengert die gleichnamigen Lymphgefäße oder drückt sie zu. Dadurch nimmt die Resorption ab. (Im perivaskulären und peribronchialen Gewebe ist die Bewegungsenergie der Lymphe sehr gering, wie wir oben sahen, und die physikalische Gelegenheit zur Anhäufung von Bakterien und Gift sehr groß.) Während des Lebens findet man manchmal, daß es rachitische, wenigstens schwächliche Kinder unter 4 Jahren, mit geringen Atembewegungen, somit geringer Resorption in der Lunge, sind, welche eine hartnäckige, oft verschlimmernde Bronchopneumonie bekommen. Geringe Resorption bedeutet langsamen Verlauf (S. 393). Die typische Bronchopneumonie entsteht im Anschluß an eine Bronchobronchiolitis: Zunächst tritt um den entzündeten Bronchiolen kollaterale Hyperämie mit seröser Exsudation ein, der sich allmählich andere Entzündungsformen anschließen, indem die Bakterien von den Bronchiolen aus ins anstoßende Gewebe, auch in die Lungenbläschen, gelangen. Es zeigen sich im allgemeinen die paravertebralen und zentralen Lungenteile und bei rachitischen Kindern auch die Ligula und der symmetrische Abschnitt der rechten Lunge als bevorzugt, d. h. Lungen-

teile mit den geringsten Atembewegungen und unter diesen die kaudalen mehr
als die kranialen. Während das Brustbein des rachitischen Brustkorbes kiel-
förmig vorsteht, sind die Seitenteile durchwegs abgeflacht oder gar, besonders
in der Herzgegend und (weniger) an der symmetrischen Stelle rechts, eingezogen.
Durch die Weichheit der Rippen können diese Teile bei der Einatmung sogar
erheblich zurückbleiben. Es können ausschließlich die paravertebralen Abschnitte bronchopneumonische Herde beherbergen („Streifenpneumonie" STEF-
FENS). Die Bevorzugung kaudaler Abschnitte verstehen wir, wenn wir bedenken,
daß sie nicht nur blut- und saftreicher sind, sondern auch daß die Bronchobronchiolitis eben diese Abschnitte bevorzugt, was ebenfalls dem höheren
Blut- und Saftgehalt zuzuschreiben ist (S. 395). Die Heftigkeit der Bronchiolitis
ist von Bedeutung, weil sie nicht nur eine größere Giftabgabe, sondern außerdem
eine stärkere Verengerung der Bronchiolen (durch entzündliche Schwellung und
Anhäufung von Exsudat) und damit schwächere Atembewegungen (somit
größere physikalische Gelegenheit und verringerte Resorption durch die geringere Lymphbewegung) der hinzugehörigen Lungenbläschen bedeutet. Auch
die Erfahrung, daß Bronchopneumonie besonders bei ganz jungen Kindern
(und Hunden, CADEAC) und bei Erwachsenen nur nach schwächenden Krankheiten, bei ungenügender Atmung auftritt, ebenso die Wirksamkeit der kalten
Dusche auf Brust oder Nacken nach einem warmen Vollbade, die zu tiefen
Einatmungen zwingt (S. 93), weisen auf die Rolle der geringen Atembewegungen
bei der Entstehung der Bronchopneumonie hin. Durch den Abschluß von Bronchiolen entstehen bei Bronchiolitis oft nach Resorption der Luft atelektatische
Lungenläppchen und größere Abschnitte. Im atelektatischen Gewebe finden
wir aber nur ausnahmsweise Entzündungsherde, und dann noch kleine, schlaffe.
Im luftleeren, CO_2-reichen, O_2-armen, trocknen Lungengewebe wachsen die
hier in Betracht kommenden Bakterien (Diplo-, Pneumo-, Streptokokken)
nur träge. Sowohl die Entstehung wie der langsame Verlauf und die Heilung
bronchopneumonischer Herde werden aus den geringen Atembewegungen infolge
von schwacher Atmung und Bronchiolenverengerung verständlich. Bei genügender
inspiratorischer Kraft führt Bronchiolenverengerung zu Blähung (§ 136. 4).

§ 134. Atmungsstörungen im allgemeinen.

Wir unterscheiden im allgemeinen einfache und zusammengesetzte Bewegungen.
Zu letzteren gehören die koordinierten Bewegungen, welche aus einfachen, gleichzeitigen oder in bestimmter Reihenfolge auftretenden Bewegungen von bestimmter
Größe bestehen. Eine koordinierte Bewegung geschieht durch koordinierte Zusammenziehung bestimmter Muskeln oder Muskelgruppen. Das Verhältnis der dabei
verwendeten Kraft zum Widerstand findet in der Größe und Geschwindigkeit
der Bewegung Ausdruck. Gehen, Schreiben, Tanzen, Rudern, Radfahren usw.
sind koordinierte willkürliche Bewegungen, die erlernt werden müssen. Es gibt aber
auch unwillkürliche, wie das Atmen, das Erbrechen, die Stuhlentleerung usw., die
man nicht zu erlernen braucht.

Solange eine willkürliche koordinierte Bewegung noch nicht eingeübt ist,
fordert sie die volle Aufmerksamkeit des sich Bewegenden. Je nachdem dieser sie
aber vollkommener erlernt, tritt an die Stelle der vollen Aufmerksamkeit ein auto-
matisches (selbstwirkendes) Zentrum, das vom Willen befohlen wird. So vermag
z. B. der vollendete Radfahrer während des Radfahrens sich mit anderen zu unterhalten, eine Zigarre anzuzünden usw. Man hat sogar mehrmals beobachtet, daß
Hühner und auf dem Schlachtfeld laufende Soldaten, nachdem sie entköpft wurden,
noch mehrere Schritte fortgingen. Diese Beobachtungen sind wichtig bei der Nachforschung der Koordinationszentren.

Jede Koordination findet in einem „unterbewußten" Zentrum statt, das
wir uns als untereinander verbundene Ganglienzellen denken, wovon die Muskel-

reize ausgehen. Zentren für verwandte koordinierte Bewegungen haben also mehr oder weniger Ganglienzellen, je nach der Zahl der gemeinschaftlichen Muskeln, gemeinsam. Eine koordinierte Muskelwirkung hat nicht immer Bewegung, sondern manchmal eben Ruhe, wie beim Stehen, zur Folge. Je nachdem unterscheiden wir eine kinetische und eine statische Koordination. Dabei belehrt uns das Muskelgefühl über den Grad der Muskelverkürzung und besonders die Gelenkempfindlichkeit über die Lage der Glieder. Es kann dementsprechend eine Störung der Koordination eintreten durch Leitungsstörungen solcher sensiblen Nerven (wie z. B. die Ataxie bei Tabes dorsalis) oder durch Störungen der motorischen Nerventätigkeit oder durch solche des Koordinationszentrums.

Den genauen Sitz und die Grenzen der koordinatorischen Zentren kennen wir nicht. Vom Atemzentrum nimmt man nur allgemein an, daß es im verlängerten Mark liegt, ohne aber über seine Grenzen einig zu sein. Venöses Blut reizt es; ob durch CO_2 oder dadurch, daß ein anderer Stoff bei ungenügendem Sauerstoffgehalt des Blutes es reizt (S. 23), bleibe dahingestellt. Die Reizung durch venöses Blut zeigt ein schöner Versuch FREDERICQS: Er durchschnitt die beiden Karotiden bei zwei Hunden und verband die zentralen Karotisenden des Hundes A mit den peripheren des Hundes B und umgekehrt. Jeder Hund erhielt also in den Kopf das Karotidenblut des anderen Hundes. Schloß er dann die Luftröhre von A ab, so geriet B in heftige Atemnot, seine Atemmuskeln strengten sich aufs äußerste an, während A hingegen apnoisch wurde, also keine Atembewegungen machte, indem er sauerstoffreiches Blut von B erhielt.

Wir nehmen an, daß die Atmung durch Reizung des Zentrums durch venöses Blut erfolgt. Dabei können sich aber außerdem nervöse und seelische Einflüsse geltend machen. Ersteres müssen wir annehmen beim asphyktischen Neugeborenen, der durch Ausbleiben der Atmung zu ersticken droht, aber nach thermischer oder mechanischer Reizung der Haut (abwechselndes Eintauchen in warmes und kaltes Wasser, Bürsten der Haut) zu atmen anfängt. Und die kalte Dusche auf Brust oder Nacken, besonders nach einem warmen Vollbad, zwingt zu tiefer Atmung. Seelische Einflüsse: der Wille, gewisse Gemütserregungen vermögen die Atmung zu vertiefen oder zu verflachen, zu beschleunigen oder zu verlangsamen. Eupnoe, normale Atmung, wird nur stattfinden bei normaler Reizung eines normal reizbaren Zentrums oder wenigstens bei einem gewissen Verhältnis von Reizstärke zur Reizbarkeit des Zentrums, wenn besondere nervöse und seelische Einflüsse nicht vorhanden sind. Denn dann findet sowohl ausreichende äußere Atmung (Gaswechsel zwischen Blut und Alveolenluft) wie ausreichende innere Atmung (Gaswechsel zwischen Blut und Gewebe, nämlich im Atemzentrum) statt, ersteres, weil ein normaler Atemreiz eine ausreichende äußere Atmung voraussetzt. Dies schließt in sich ein gewisses Verhältnis von Atemkräften zu Atemwiderständen. Ateminsuffizienz bedeutet ungenügende äußere Atmung, d. h. ungenügender Gaswechsel zwischen Blut und Alveolenluft. Sie kann verschiedenen Ursprungs sein, wie aus den folgenden Seiten erhellen wird. Je nachdem die Atmung nur bei hoher oder auch bei der niedrigsten Anforderung unzureichend ist, können wir ihre Insuffizienz eine relative oder eine absolute nennen. Zyanose ist die Folge von Ateminsuffizienz. Atemnot (s. unten), auch eine Folge, vermag unter Umständen weitere Ateminsuffizenz zu verhüten. Erst wenn die durch irgend eine Störung bewirkte Vertiefung oder Beschleunigung der Atmung nicht ausreicht, besteht Ateminsuffizienz. Selbstverständlich besteht eine sogar absolute Ateminsuffizienz, wenn die Atembewegungen bei den normalen zurückstehen. Auch bei Abnahme der äußeren Atmung tritt passive sowie aktive Anpassung (§ 6), letztere durch Tätigkeit der Hilfsmuskeln, ein.

Je nach dem Entstehungsort der ersten Störung unterscheiden wir: 1. Zentrale Störungen der Atmung, die einer Störung der inneren Atmung des Atemzentrums oder seelischen oder sonstigen im Zentralnervensystem entstehenden Einflüssen zuzuschreiben sind, die unmittelbar auf das Atemzentrum einwirken. 2. Periphere Störungen der Atmung, welche in einer Störung der äußeren Atmung bestehen. 3. Zentroperiphere Störungen, welche zugleich zentralen und peripheren Ursprunges sind, wie die kardiale Dyspnoe, die einem ungenügenden Blutkreislauf sowohl im Atemzentrum wie in den Lungen zuzuschreiben ist. — Übrigens kann eine zentrale Störung der Atmung zu einer peripheren führen, während eine periphere Störung wohl immer eine zentrale zur Folge hat. Mitunter werden die Atemwiderstände und -kräfte willkürlich geändert. Das tun Glasbläser, Blasmusiker, Marktschreier u. a. in ihrem Beruf. Sie können dadurch das Verhältnis von Reizstärke zur Reizbarkeit des Atemzentrums ändern. Vgl. ferner §§ 135 und 136.

Atmungsstörungen können sich in Dyspnoe, Poly- oder Tachypnoe, Oligo- oder Bradypnoe, Ortho- und Apnoe, ferner in Zyanose und Asphyxie kundgeben. Dyspnoe (Atemnot) ist in der Regel die Folge mechanisch erschwerter Atmung, die man an einer besonderen Anstrengung der auxiliaren Atemmuskeln erkennt. Das stimmt mit der Bedeutung von „Dys-" in anderen Worten wie Dysphagie, Dysurie, Dysmenorrhoe usw. Es verdient keine Empfehlung, mit Dyspnoe mehrere oder sämtliche Atmungsstörungen anzudeuten. Wir bezeichnen beschleunigte Atmung als Polypnoe, verlangsamte als Oligopnoe, zeitliches Aufhören als Apnoe. Über Orthopnoe s. S. 707. Polypnoe oder Oligopnoe ohne besondere Muskelanstrengung ist somit keine Dyspnoe. Je nachdem sich nur die in- oder exspiratorischen Hilfsmuskeln oder beide Gruppen anstrengen, nennen wir die Dyspnoe eine in- oder exspiratorische oder gemischte, gleichgültig ob man das Atmungshindernis kennt oder nicht. Objektive Dyspnoe (nachgewiesene Muskelanstrengung) kann mit Polyoder mit Oligopnoe bestehen. Dabei kann die Polypnoe in den Vordergrund treten, ja es kann die Muskelanstrengung so gering sein, daß sie einer oberflächlichen Beobachtung entgeht, wie z. B. bei Anhäufung einer großen Menge pleuritischen Exsudates. Es kann ferner ein Patient die Empfindung einer erschwerten Atmung, eines Lufthungers haben: subjektive Dyspnoe. Besonders im Anfang von Atmungsstörungen ereignet sich das, später kann Gewöhnung oder geringere Empfindlichkeit infolge von CO_2-Vergiftung eintreten; letzteres erinnert an das Schwinden der subjektiven Dyspnoe durch Gebrauch von Morphium. So kann Zyanose bestehen ohne Gefühl der Atemnot, auch bei objektiver Dyspnoe, die dann offenbar das Atmungshindernis nicht ausreichend zu beseitigen, also keine ausreichende äußere Atmung herzustellen vermag. Andererseits kann subjektive Atemnot ohne objektive Erscheinungen bestehen; so fand ich sie bei einem hysterischen jungen Mann mit einer oberflächlichen Atmung, 60 mal in der Minute, die aber einer ruhigen Atmung Platz machte, sobald seine Aufmerksamkeit abgelenkt wurde.

Starke objektive Dyspnoe ist möglich ohne Zyanose, was dadurch begreiflich wird, daß eben die Muskelanstrengung die Zyanose verhütet. Außerdem sind Nerveneinflüsse auf die Atmung möglich, nämlich eine Reizung von Vagusfasern unter gewissen, noch näher festzustellenden Umständen. Die Rolle sensibeler Nerven bei den mechanischen Atemstörungen kennen wir nicht. Der Grad der Atemnot ist schwer genau zu messen. Aber auch dann, wenn er meßbar wäre, wäre der Grad der Muskelanstrengung kein Maßstab für den Grad des Atemhindernisses, weil die Atmungshäufigkeit und die Erregbarkeit des Atmungszentrums sowie der Atmungsnerven nicht immer gleich sind.

Bei Dyspnoe — ohne Hinzufügung des Wortes subjektiv meinen wir immer die objektive Atemnot — kann der Atmungsrhythmus geändert sein, indem im allgemeinen eine erschwerte Atembewegung verlangsamt, eine erleichterte Bewegung verkürzt ist. (Rhythmus der Atmung ist das Verhältnis der Einatem- zur Ausatemdauer.) Ist eine Atmungsphase verlängert, so ist in der Regel der Widerstand während dieser Phase vermehrt oder die Kraft verringert. Beispielen, auch Ausnahmen werden wir später begegnen. Der Rhythmus ohne weiteres kann somit nicht als Maßstab für die Natur der Atemnot (in- oder exspiratorisch) dienen.

Jede Zyanose ist einer O_2-Armut des Blutes zuzuschreiben. Zyanose kann allgemein sein, durch Atmungs- oder Herzinsuffizienz, d. h. als Folge von Insuffizienz der äußeren Atmung, zu der bei Herzinsuffizienz Insuffizienz der inneren Atmung kommen kann. Allgemeine Zyanose ist zuerst an den Nägeln, Ohren und Lippen erkennbar. Örtliche Zyanose beruht auf örtlicher Störung der inneren Atmung, bei verringerter Zufuhr arteriellen Blutes und verlangsamter Blutströmung, wodurch dem Blut mehr Sauerstoff entzogen wird als normaliter.

Eine Störung der äußeren Atmung kann zu Asphyxie oder Suffokation (Erstickung) führen, wenn sie nicht ausreichend kompensiert wird. Und zwar tritt bei vollkommener Atmungsinsuffizienz Erstickung binnen weniger Minuten ein. Ob der homoiotherme Organismus die Anhäufung von Kohlensäure länger zu vertragen vermag als den Sauerstoffmangel, ist nicht entschieden. Man hat allerdings festgestellt, daß ein Tier viel länger am Leben bleibt, wenn es 80% $CO_2 + 20\% O_2$ atmet als wenn die Atmung gänzlich unmöglich ist. Und man hat im Erstickungsblut nie mehr als etwa 50 Vol. $\%$ CO_2 nachgewiesen(HOLMGREN u. a.), so daß bei Verschluß der Luftwege ohne weiteres der CO_2-Gehalt der Alveolenluft weit unter 80% bleibt.

Bei einer plötzlichen, akuten Erstickung unterscheidet HÖGYES 4 Stufen: Zuerst inspiratorische Dyspnoe mit beschleunigter und vertiefter Atmung, dann kräftige Ausatmungen, die rasch in einen Exspirationskrampf übergehen, dem sich allgemeine klonische Konvulsionen anschließen. Als drittes Stadium bezeichnet er einen Atmungsstillstand (präterminale Atempause), dem das vierte Stadium der terminalen Atemzüge, vereinzelten langdauernden, angestrengten schnappenden Einatmungen folgt. Das Ganze dauert 3—8 Minuten. Die Pulszahl nimmt allmählich, durch zunehmende Vagusreizung ab; schließlich steht das Herz still, meist im 3. Stadium. Der Blutdruck steigt anfangs, sinkt aber mit der Zunahme der Pulsverlangsamung. Ob die Reizerscheinungen der Kohlensäure oder bestimmten „Erstickungsstoffen" (MINKOWSKI) zuzuschreiben sind, welche letztere sich infolge des Sauerstoffmangels in vermehrter Menge im Organismus anhäufen, harrt näherer Forschung. MARÈS konnte jedenfalls durch Atmung von reinem Stickstoff Erstickungskrämpfe hervorrufen. Akute Asphyxie tritt durch Ertrinken, Erhängen, durch plötzlichen Verschluß der Luftwege, durch doppelseitigen Pneumothorax usw. beim Menschen ein.

Langsame Erstickung kann bei chronischer Herz- oder Atmungsinsuffizienz stattfinden. Erregungserscheinungen pflegen dabei zu fehlen, was nicht nur einer allmählichen Betäubung durch Kohlensäure, sondern wahrscheinlich auch noch nicht genügend entwirrten Funktionsstörungen verschiedener Organe, Stoffwechselstörungen mit Anhäufung schädlicher Zwischenprodukte usw. zuzuschreiben ist. Der respiratorische Quotient $CO_2:O_2$ nimmt zu, was auf Verbrauch von „intramolekularem" Sauerstoff, d. h. von O_2, der anderen Verbindungen entnommen wird, zurückzuführen ist.

Mit MIESCHER unterscheidet man eine echte Apnoe (Apnoea vera), die durch Mangel der normalen Atemreize entsteht (wie z. B. die fötale Apnoe, welche durch Unterbrechung des Plazentarkreislaufs aufhört) und eine falsche Apnoe (Apnoea spuria), welche einer Abnahme der Erregbarkeit des Atemzentrums zuzuschreiben sei, was vielleicht bei einigen Formen zentraler Dyspnoe vorkommt.

§ 135. Zentrale Atmungsstörungen.

Bei den Atmungsstörungen zentralen Ursprunges kann Zyanose fehlen; sie kann aber eben durch die zentrale Störung entstehen, indem diese eine ungenügende Lungenlüftung zur Folge hat. Periphere Störungen fehlen übrigens in den reinen Fällen, während hingegen Kopfschmerz, Schwindel, zentrale Lähmungen (Schielheit u. a.), Bewußtseinstörungen und andere Erscheinungen auf sonstige Störungen im Zentralnervensystem hinweisen. Außerdem zeichnet sich die zentrale Atemnot mitunter durch einen eigentümlichen Typus (CHEYNE-STOKESsches Phänomen) aus: Die Atmung zeigt längere Pausen, in denen gar keine (Apnoe) oder nur vereinzelte, sehr oberflächliche Atmungen stattfinden. Nach der Pause setzt die Atmung mit geringen Zügen ein, die dann allmählich an Tiefe zunehmen, dyspnoisch werden, wiederum abnehmen und von einer Pause gefolgt werden (Abb. 337). Der Blutdruck und die Spannung des Pulses können während der Pause sinken (GIBSON, MACKENZIE), Zyanose tritt ein oder eine schon bestehende Zyanose nimmt zu. Das Bewußtsein pflegt gestört oder gar aufgehoben zu sein. Das CHEYNE-STOKESsche Phänomen kommt vor bei tuberkulöser Hirnhautentzündung, Hirnblutung, Hirngeschwulst, fibröser Myokarditis und Fettherz. In all diesen Zuständen kann es zu Kreislaufs- und Funktionsstörungen im Atemzentrum kommen.

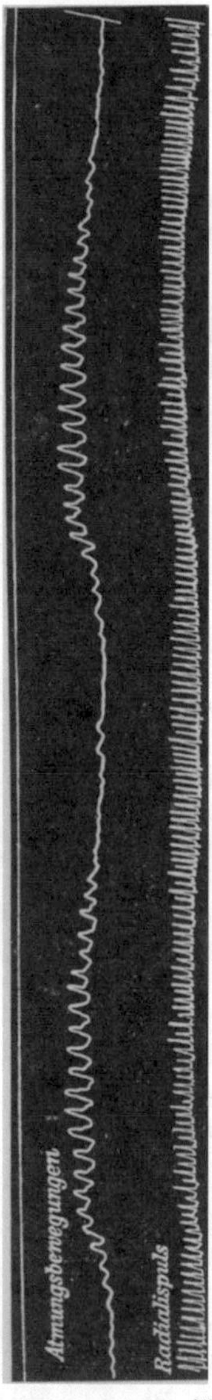

TRAUBE führte die Erscheinung auf eine herabgesetzte Erregbarkeit des Atemzentrums durch mangelhafte Zufuhr arteriellen Blutes zurück. Nach unserer Annahme der Wirkungsweise des Sauerstoffs auf das Atemzentrum (S. 23) wäre das somit eine Vergiftung durch einen beim Stoffwechsel gebildeten Stoff (Milchsäure?). In dieser Hinsicht verdient Beachtung, daß Morphium, besonders bei Herzkranken, ebenfalls das CHEYNE-STOKESsche Phänomen zu bewirken vermag, möglich durch Betäubung des Zentrums. TRAUBE selbst hat später aber anderen Forschern zugegeben, daß die Sache verwickelter sei. FILEHNE hat eine Vasomotorenreizung, O. ROSENBACH große Ermüdbarkeit des Atemzentrums ohne weiteres angenommen. Die zur Beurteilung erforderlichen Daten fehlen aber.

Man darf das Phänomen nicht mit dem BIOTschen Atmen verwechseln, wobei gleich tiefe, häufige Atemzüge durch längere Pausen getrennt werden. Es kommt nicht nur bei Meningitis (VON MONAKOW), sondern auch beim normalen Menschen vor. Die Pause dauert etwa 30 Sekunden.

Abb. 337. Gleichzeitige Kurven der Respirationsbewegung und des Radialpulses von einem Patienten mit CHEYNE-STOKESscher Atmung. Die Grundlinie in der Radialiskurve geht in die Höhe während der respiratorischen Phase und die Irregularität des Pulses (bedingt durch die Herabsetzung der Kontraktilität) wird deutlicher. Zu gleicher Zeit stieg auch der Blutdruck an (nach MACKENZIE, Herzkrankheiten).

Wir haben oben schon Polypnoe psychischen Ursprunges erwähnt. Frohe Gemütserregungen vermögen Polypnoe und Tachykardie, Angst und besondere Aufmerksamkeit (C. WINKLER) hingegen Oligopnoe, auch wohl mit Pulsverlangsamung, zu bewirken. Mitunter besteht Dyspnoe dabei, wie der „wogende Busen" beweist, den auch Schauspieler selten zu zeigen versäumen, wenn sie den Eindruck einer heftigen Gemütserregung machen wollen.

Die in fieberhaften Zuständen auftretende febrile Polypnoe kann verschiedenen Ursprunges sein: Abgesehen von anatomischen Abweichungen der Atemorgane, wie z. B. Lungenentzündung, welche eine periphere Polypnoe bedingen, kommt zunächst die hohe Bluttemperatur in Betracht. Nach KAHN vermehrt sie die Atmungszahl und zwar (NIKOLAIDES), indem sie auf das Wärmezentrum einwirke, von wo aus das Atemzentrum beeinflußt werde. Außerdem könnte Venosität des Blutes und schließlich das fiebererregende oder ein anderes, metabolisches oder bakterielles Gift eine zentrale Polypnoe hervorrufen.

Zentrale Oligopnoe tritt ein bei Hirnblutung, Hirngeschwulst, Meningitis, bei einigen schweren Infektionen und Vergiftungen, im Koma diabeticum, bei Urämie (Asthma uraemicum), d. h. in Zuständen, in denen auch das CHEYNE-STOKESsche Phänomen beobachtet wird. Ist diese Oligopnoe einer verringerten Erregbarkeit des Zentrums zuzuschreiben? Auch die agonale Oligopnoe? Von der Entstehung des urämischen Asthmas (nicht zu verwechseln mit bronchialem Asthma) wissen wir ebensowenig wie von der der Urämie. Im diabetischen Koma tritt eine Dyspnoeform auf, die KUSSMAUL als „große Atmung" kennzeichnete. Man schreibt sie der Säurevergiftung zu. Denken wir an die Möglichkeit (s. oben) daß Sauerstoffarmut zu Dyspnoe führt, indem eine Säure, die durch O_2 unwirksam wird, das Atemzentrum stark reizt.

§ 136. Periphere Atmungsstörungen.

Überblicken wir die verschiedenen näher zu erörternden Beobachtungen am Menschen und die Ergebnisse von Tierversuchen, so können wir im allgemeinen sagen: Es tritt periphere Dyspnoe oder irgend eine periphere Atmungsstörung nicht ein, solange in der Zeiteinheit eine gewisse Oberfläche freien, normalen Hämoglobins mit Alveolenluft von gewisser Zusammensetzung in genügend lange Berührung kommt, so daß eine genügende Menge O_2 ins Blut aufgenommen und eine genügende Menge CO_2 an die Alveolenluft abgegeben wird. Solange das geschieht, besteht Eupnoe, d. h. normale Atmung, wenn das Atemzentrum normal tätig ist.

Die Forderung einer Alveolenluft von geeigneter Zusammensetzung, d. h. genügend O_2 und nicht zu viel CO_2, auch nicht Gase enthaltend, welche die Atmungsorgane, oder die Chromozyten schädigen oder das Hb fest binden, bedarf keiner Erläuterung. So vermag z. B. CO (Kohlenoxyd) Hämoglobin funktionsunfähig zu machen, indem es Hb fester bindet als O_2. (S 116). Das Hämoglobin muß frei sein, imstande O_2 zu binden und abzugeben; also nicht als Methb., das für die Atmung nicht taugt, weil es durch die zu feste Bindung den Sauerstoff nicht oder nicht genügend an die Gewebe abgibt. Nehmen wir an, daß die Kohlensäureabgabe Hand in Hand mit der Sauerstoffaufnahme geht, wobei die Rolle des Oxyhb. als Säure nicht ohne Bedeutung sein dürfte, so wird die Berührung einer gewissen Oberfläche Hämoglobins in der Zeiteinheit mit geeigneter Alveolenluft offenbar bedingt: 1. Vom freien Hb-gehalt des Blutes, 2. von der Oberfläche der Lungenkapillaren, die von der Alveolenluft bloß durch normales Alveolarepithel getrennt werden, 3. von der Stromgeschwindigkeit des Blutes, 4. von einer genügenden Erneuerung der Alveolenluft durch atmosphärische Luft von geeigneter Zusammensetzung. Wir wollen diese Bedingungen gesondert näher betrachten. Jedoch müssen wir zuvor betonen, daß manchmal mehrere Faktoren zusammenwirken. So führt z. B. Verkleinerung der Lunge zu Abnahme der Kapillaroberfläche und Zunahme des Stromwiderstandes; letztere hat Verlangsamung des Blutstroms zur Folge, wenn nicht die rechte Herzkammer durch mehr Anstrengung dem Blut eine größere Geschwindigkeit erteilt. Bei interpleuraler Anhäufung von Gas oder Flüssigkeit, bei Kyphoskoliose usw., bei erheblichem Hochstand des Zwerchfells ist dies zu beachten. Im letzteren Fall kann außerdem Erhöhung des Bauchdrucks bestehen, welcher die Atmung erschwert. Bei Herzinsuffizienz kommt nicht nur Verlangsamung des Blutstroms, sondern außerdem Lungenstarre und Bronchiolenverengerung durch Stauungshyperämie (s. unten, 4) manchmal zur Geltung. Ausgedehntes Emphysem bedeutet nicht nur Abnahme der Kapillaroberfläche und Zunahme des Stromwiderstandes, sondern auch Abnahme der Elastizität der Lunge und der Erweiterungsfähigkeit des Brustkastens (s. weiter unten) usw.

Ad 1. Die Abnahme des **Hb-Gehalts** des Blutes bei verschiedenen Blutkrankheiten mit Oligozytämie und Oligochromämie, bei perniziöser Anämie bedeutet, ceteris paribus, Verringerung der atmenden Hb-Oberfläche. Die Atmung ist denn auch oft beschleunigt. Allerdings ist manchmal eine veränderte Erregbarkeit des Atemzentrums durch gestörte Ernährung, unabhängig von der peripheren Atmungsstörung, keineswegs ausgeschlossen. Bei starkem Hb-Mangel wird die Atmung zugleich vertieft, wie z. B. bei hochgradiger perniziöser Anämie.

Ad 2. Die Größe der atmenden **Blutkapillaroberfläche** nimmt ab durch Emphysem (§ 137), ferner durch Abnahme des normalen Lungenvolumens, welche ja eine Verkürzung mit Schlängelung der Kapillaren bedeutet (§ 14). Wir haben die Faktoren, welche das Zwerchfell hochdrängen und dadurch die Thoraxkapazität und das Lungenvolumen verkleinern, § 132 besprochen. Kaudale Lungenteile, zuerst die kaudalen Ränder, können durch starke Zunahme des Bauchinhalts atelektatisch werden. Ferner kann intrathorakale Geschwulst- bildung, Herzvergrößerung, Aneurysma der Brustaorta, Anhäufung von Flüssig- keit oder Gas im Herzbeutel oder interpleural, Verkleinerung des Lungenvolumens sogar Zusammendrückung bis zur Atelektase bewirken. Die Brustwand weicht dabei auswärts aus, sie kann sogar stark hervorgewölbt werden. Auch Skoliose und Kyphoskoliose führen zu Verkleinerung des Lungenvolumens an der hohlen Seite des Brustkastens. Der Widerstand, dem der Blutstrom infolgedessen in der Lunge begegnet, kann sogar zu Hypertrophie der rechten Kammer führen (S. 700). Der Bucklige hat eine oberflächliche, kurze Atmung und verwickelte Kreislaufstörungen, die wir einigermaßen aus den intrathorakalen und intra- abdominalen Verhältnissen (S. 723) verstehen, welche die Weite der Blutgefäße und ihre respiratorischen Schwankungen verkleinern und die Herzwirkung erschweren. — Daß die atmende Kapillaroberfläche durch Anhäufung von Blut oder Exsudat in den Lungenbläschen (bei fibrinöser und andersartiger Ent- zündung), auch bei intraalveolarer Bindegewebsbildung abnimmt, bedarf keiner ausführlichen Betonung. Ebensowenig, daß Verschluß eines Bronchus Ausschaltung des entsprechenden Lungenabschnitts aus der Atmung, und daß Verschwärung, Höhlenbildung Verlust von Kapillaroberfläche bedeutet. Im allgemeinen wird Verlust an atmender Kapillaroberfläche (Ausschaltung aus der Atmung) um so besser vertragen, je langsamer er eintritt (S. 15). Durch chroni- sche Lungenschwindsucht oder chronisches Emphysem kann eine große Kapillar- oberfläche in beiden Lungen verloren gehen ohne erhebliche Atemnot. Einseitiger plötzlicher Pneumothorax bewirkt hingegen heftige Dyspnoe.

Im allgemeinen hat Verlust an atmender Kapillaroberfläche eine Be- schleunigung der Atmung zur Folge. Ob die Atmung zugleich tiefer oder oberflächlicher wird, hängt von mehreren Faktoren ab: von den Atemkräften und Widerständen, von etwaigen Schmerzen durch die Atmung (wie bei Pleuritis), vom Bewußtsein, von der Weite bzw. Erweiterung des Brustkastens (vgl. unten, ad 4). Die Wirkung der Atmung wird im allgemeinen von ihrer Tiefe und ihrer Häufigkeit, ceteris paribus, bedingt. Verengerung der oberen Luftwege während der Ein- und Ausatmung pflegt die Atmung zu verlangsamen. Steigt aber bei einem Kind eine katarrhalische Schwellung der Schleimhaut von der Luft- röhre, wo sie Pseudokrupp mit verlangsamter tiefer Atmung (s. weiter unten) bewirkte, in die Bronchiolen herab, während die Luftröhre und größeren Bronchien wiederum ganz wegsam werden, so nimmt die Atmungshäufigkeit bedeutend zu, während die respiratorischen Volumenschwankungen kleiner werden.

Ad 3. Die Bedeutung der **Stromgeschwindigkeit** des Blutes für die Aufnahme von O_2 und die Abgabe von CO_2 geht aus dem S. 54 Bemerkten hervor. Abnahme der Stromgeschwindigkeit des Blutes kann somit zu ungenügender äußerer Atmung, auch zu peripherer Atemnot führen. Das kommt z. B. bei Herzinsuffizienz vor: kardiale Dyspnoe. Tritt die Atemnot anfallsweise, z. B. durch Körperanstrengung, auf, so redet man von Asthma cardiacum. Die Atemstörungen durch Herzinsuffizienz sind aber nicht nur der Verlangsamung des Blutstromes in den Lungen, sondern außerdem auch der gleichen Störung im Atemzentrum, dessen innere Atmung dadurch notleidet, ferner manchmal einer Lungenstarre (S. 634), einer Verengerung der feineren Bronchialverzweigungen durch Stauungshyperämie (manchmal mit Entzündung ihrer Schleimhaut) und anderen Folgen der Blutstauung, wie Aszites, Hydrothorax, Hydroperikard, zuzuschreiben. Der Patient kann zu Orthopnoe gezwungen werden, welche nicht nur die Abfuhr des Blutes aus dem Hirn, sondern auch die inspiratorische Muskelanstrengung fördert (S. 707). Die kardiale Atmungsstörung kann sich in verschieden tiefer und verschieden häufiger Atmung, mit verschiedener Muskelanstrengung, darbieten. Die Starre der Lunge, die Raschheit, mit der die Herzinsuffizienz eintritt, ihre Dauer, der Grad der Bronchiolenverengerung (s. unten), die verfügbare Muskelkraft und der Ernährungszustand des Atemzentrums sind, abgesehen von Komplikationen, Faktoren, welche bei der Nachforschung der individuellen Verschiedenheiten in Betracht kommen.

Schwellung der Bronchialschleimhaut ist besonders bei erschwertem Abfluß des Blutes nach dem linken Atrium zu erwarten. Während sich nämlich die Adern der gröberen Bronchien in die Vena azygos und Vena anonyma ergießen, strömt das Blut aus den feineren Bronchien in die Lungenadern. Bei Mitralstenose tritt daher auch Stauung in den Bronchiolen ein. Ihre Schleimhaut schwillt dann an, was eine dauernde Verengerung bedeuten kann und jedenfalls die inspiratorische Erweiterung der Bronchiolen erschwert. Inwiefern Veränderungen des Alveolenepithels bei Stauung die äußere Atmung erschweren, entzieht sich zurzeit unserem Urteil.

Die atmende Kapillaroberfläche nimmt schließlich ab durch Erhöhung des intraalveolaren Luftdruckes, was bei Atemnot in Betracht kommen kann.

Ad 4. Wir haben S. 739 als Bedingung einer normalen äußeren Atmung eine richtige Zusammensetzung der **Alveolenluft** vorausgesetzt. Auch dann, wenn die Zusammensetzung der Außenluft für die normale äußere Atmung geeignet ist, kann doch Störung der Atmung eintreten durch ein Mißverhältnis zwischen Atemkräften und Atemwiderständen, durch verhältnismäßige (relative) oder unbedingte Unzulänglichkeit der **Atmungskräfte** (dynamische, mechanische Atemnot). Mit vollständiger Lähmung sämtlicher Atemmuskeln ist das Leben offenbar unvereinbar. Die Folgen der Lähmung eines einzigen oder nur einiger Atemmuskeln sind, sofern ich weiß, noch nicht genau untersucht. Wir wissen aber, daß Lähmung des Zwerchfells Vertiefung der Rippenatmung zur Folge haben kann. Krampf bestimmter Atemmuskeln bedeutet Vermehrung des Widerstandes für die Muskeln der anderen Atmungsphase, ähnlich wie wir einem tonischen Bronchialmuskelkrampf Erschwerung der Einatmung zuschreiben. Außer den Muskeln wohnt den Rippen eine den Brustkasten erweiternde Kraft E_w (S. 721) inne, solange der Brustkorb nicht eine gewisse Erweiterung erfahren hat; außerdem stellt die elastische Kraft der Lungen, welche fortwährend ihrer Verkleinerung nachstrebt, eine exspiratorische Kraft dar. Je starrer der Brustkasten wird, um so mehr nimmt seine inspiratorische Kraft ab und mit der elastischen Kraft der Lungen wird auch ihr exspiratorisches Streben geringer (S. 725, 752).

Zur Wirkung der Muskeln, welche bei angestrengter Atmung in Tätigkeit treten, sei bemerkt, daß die inspiratorischen Muskeln eine Streckung des Rumpfes und damit eine Hervorwölbung mit Erweiterung des Brustkastens bewirken. Ferner wird der Brustkorb nicht in allen Abschnitten gleichmäßig, sondern durch die kräftigen Halsmuskeln vorwiegend im kranialen Abschnitt erweitert. Hieraus werden die perversen Atembewegungen bei erhöhtem inspiratorischen Widerstand in der Luftröhre oder im Kehlkopf begreiflich (S. 745). Die Bauchmuskeln, welche bei der angestrengten Ausatmung die Hauptrolle spielen, greifen demgegenüber an den kaudalen Abschnitt des Brustkastens an. Bei hohem Widerstand für den exspiratorischen Luftstrom können die kranialen durch die kaudalen Lungenteile aufgebläht werden (S. 726). Die exspiratorische Verkleinerung dieser Lungenteile wird somit bei hohem exspiratorischen Widerstand durch die kräftige Wirkung der Bauchmuskeln gehindert.

Der **Atemwiderstand** ist oft während einer oder während beider Atmungsphasen erhöht. Dementsprechend nimmt die Muskelwirkung während einer oder während beider Phasen zu und es wird häufig die Atmungsphase tiefer und verlängert. Der Grad der Widerstandserhöhung und die Kraft der Atemmuskeln sind Faktoren, welche entscheiden, ob die Atmung langsamer und tiefer oder im Gegenteil rascher und oberflächlicher wird. Dies gilt wenigstens für bestimmte Verengerungen der Luftwege (s. unten).

Wiefern der Widerstand bei Kyphoskoliose zugenommen hat und die Muskelwirkung durch Verlagerung der Anheftungspunkte erschwert wird, hat man noch nicht nachgeforscht. Nach LOESCHCKE werden bei Spondylarthritis deformans die kranialen Rippen inspiratorisch, die kaudalen hingegen exspiratorisch fixiert (vgl. S. 723). Bei ausgedehntem Emphysem ist die elastische Kraft E der Lunge allerdings geringer, ob ihre Dehnbarkeit aber zu- oder abgenommen hat, ist eine offene Frage. Der dauernd erweiterte Brustkasten scheint einer inspiratorischen Erweiterung einen ungewöhnlich hohen Widerstand darzubieten. Im allgemeinen nimmt der Widerstand des Brustkastens gegen Erweiterung immer rascher zu, weil die Dehnbarkeit lebender Gewebe durch fortschreitende Dehnung abnimmt, wie ED. WEBER zuerst für Muskelgewebe feststellte. Dies gilt auch für die bei der Einatmung verlängerten und um ihre Längsachse gedrehten Rippenknorpel, die außerdem noch gelb zerfasert werden (FREUND) oder verkalken können, so daß der Brustkasten starr wird (S. 725). Auch die Gelenkbänder widerstreben, solange sie nicht erschlafft sind, einer weiteren Dehnung. Aus diesen vermehrten Widerständen verstehen wir die Hypertrophie der fortwährend kräftig tätigen Musc. sternocleidomastoidei beim Emphysematischen. Dazu kommt, daß diese Muskeln durch die fortschreitende Erweiterung des Brustkastens immer kürzer werden, was ihre Leistung verringert (S. 706). Bei Emphysem kann schließlich der Widerstand gegen Vergrößerung der Lungen zunehmen durch entzündliche Verengerung von Bronchiolen. Wir kommen auf Emphysem zurück (§ 137).

Der Atemwiderstand, namentlich für das Zwerchfell, kann ferner durch Zunahme des Bauchinhalts und damit des intraabdominalen Druckes wachsen. Wird das Zwerchfell dadurch abgeflacht so wird seine größtmögliche inspiratorische Leistung gering.

Verengerung der Luftwege kann mancherlei Atmungsstörungen bewirken; nicht nur des Atmungsrhythmus (Verhältnis der Einatmungs- zur Ausatmungsdauer), sondern auch des Parallelismus zwischen Volumen der intrapulmonalen Luft von atmosphärischem Druck und Kapazität (Umfang) des Thorax, ferner Störung der Erneuerung der Alveolenluft; schließlich noch gar nicht studierte Störungen des Blutkreislaufs in den Lungen, welche die äußere Atmung beeinflussen. Alles in allem recht verwickelte Zustände, deren

Wirkung allein wir kennen. Dies gilt sowohl für die „tiefen" Verengerungen (in den Bronchien) wie für die „hohen" (in der Luftröhre und höher). Die Annahme, es führen hohe Verengerungen zu inspiratorischer, tiefe zu exspiratorischer Atemnot, ist unrichtig. So z. B. bewirkt ein über der Stimmritze sitzender Polyp eine inspiratorische, ein infraglottidealer Polyp eine exspiratorische Atemnot, indem er durch den in- bzw. exspiratorischen Luftstrom in die Stimmritze gerät. So kann ferner eine weit verbreitete Bronchiolenverengerung durch diffuse Bronchiolitis oder Bronchialasthma zu starker inspiratorischer Atemnot führen. Man hat bei der Entscheidung, ob in- oder exspiratorische oder gemischte Atemnot besteht, zu viel den Rhythmus und nicht genügend die Frage beachtet, welche Hilfsmuskeln sich bei der durch eine Verengerung entstehenden Atemnot anstrengen. Zu welchen Irrtümern ein solches Verfahren führen kann, erhellt aus folgendem: Zunächst wird der Rhythmus nicht geändert, wenn Ein- und Ausatmung im gleichen Verhältnis verlängert oder verkürzt werden: Atemnot kann dann aber bestehen. Sodann ist es möglich, daß eine Atmungsphase verlängert wird, wie die Ausatmung während eines Anfalls von Asthma bronchiale, ohne Anstrengung der Ausatemmuskeln. Außerdem soll man berücksichtigen, daß der Rhythmus zuweilen nicht durch bloße

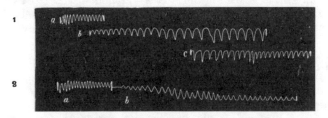

Abb. 338. Druckschwankungen in der Flasche PAUL BERTS durch die Atmung eines Hundes. 1. a) normale Atmung; b) Atmung bei inspiratorischer Verengerung: tiefere Einatmungen, kürzere Ausatmungen; c) Fortlassen des Ventils; erst nach mehreren Atmungen tritt die Norm ein. 2. Atmung bei exspiratorischer Verengerung: Zurückhaltung von Luft usw. (s. Text). Nach PAUL BERT.

Inspektion oder Abtastung, sondern nur durch stethographische Untersuchung verschiedener Punkte des Brustkastens festzustellen ist.

Eine Reihe von Versuchen von MAREY, PAUL BERT und COHNHEIM lehren übereinstimmend folgendes über den Einfluß hoher Verengerungen: Man kann ein Tier nötigen, durch eine Röhre zu atmen, die nicht enger ist als seine Luftröhre, aber durch ein Ventil jedesmal nur während einer Atmungsphase verengert wird. Tritt die Verengerung nur während der Einatmung ein, so wird diese tiefer und verlängert. Die Ausatmung ist hingegen kurz, ja kürzer als normal und leicht. Diese Erscheinung ist die Folge davon, daß während der Einatmung weniger Luft einströmt als normaliter, obwohl sich die inspiratorischen Hilfsmuskeln anstrengen, so daß das eingesogene Luftvolumen bei den stark vergrößerten Lungen weit zurückbleibt und der intraalveolare Luftdruck A_{ia} am Anfang der Ausatmung niedriger ist als der atmosphärische Druck A. Je größer der Druckunterschied $A—A_{ia}$ während der Einatmung wird, um so mehr wird diese erschwert; je größer er am Anfang der Ausatmung ist, um so leichter wird diese. Dies gilt ganz im allgemeinen. Wird hingegen der Widerstand nur für den exspiratorischen Luftstrom erhöht, so dauert die Ausatmung länger. Aber sobald der exspiratorische Widerstand einen gewissen Grad erreicht hat und einige Zeit behält, treten beim Hund beträchtliche sekundäre Störungen der Einatmung ein. PAUL BERT beobachtete diese Störungen, die anderen Forscher erwähnen sie nicht, vielleicht weil sie geringere Verengerungen anwendeten (s. unten).

Die Versuchsergebnisse P. BERTS geben allerdings die Häufigkeit und den Rhythmus, nicht aber die Tiefe der Atmung genau an. BERT registrierte nämlich nicht die Atembewegungen selbst, sondern die Luftdruckschwankungen in einer geschlossenen, großen Flasche, aus der das Tier einatmete und in die es ausatmete, beides durch eine Röhre. Sobald nun die Verengerung einen solchen Grad erreicht, daß die Luft nicht ausreichend durch die Röhre strömt, tritt ein Mißverhältnis ein zwischen Lungenkapazität (Lungenvolumen) und Luftvolumen von atmosphärischem Druck während der gestörten Atmungsphase; Luftüberfüllung der Lungen während der Ausatmung, zu starke Luftverdünnung während der Einatmung erfolgt und in der Flasche umgekehrt. Dann stellt die Kurve kein richtiges Maß des Lungenvolumens, d. h. der Atmungstiefe dar.

Atmet der Mensch durch eine zwischen den·Lippen gehaltene enge Röhre, so nehmen die Tiefe seiner Thoraxbewegungen und die Dauer seiner Einatmungen zu, während die Ausatmungen nicht länger, sogar kürzer werden (MAREY); dieses Ergebnis ist somit der bei inspiratorischer Verengerung gleich. COHNHEIM verengerte durch einen umgelegten Drahtring die Luftröhre beim Kaninchen derart, daß nur eine ganz feine Öffnung übrig blieb: er sah eine in beiden Atmungsphasen nahezu gleiche Anstrengung. Aus Versuchen PAUL BERTS erhellt die Bedeutung des Verengerungsgrades. Eine fortwährende hohe Verengerung hat somit entweder eine inspiratorische oder eine gemischte Atemnot zur Folge.

PAUL BERT erhielt bei Hunden mit einer mäßigen fortwährenden Verengerung die gleichen Befunde wie MAREY, d. h. verlangsamte und tiefere Atmung, verlängerte Einatmung. Aus seinen Kurven erhellt eine anfangs unvollkommene Ausatmung, somit Zurückhaltung von Luft. Wurde die Röhre mehr verengert, so nahm das ein- und ausgeatmete Luftvolumen ab, die Atmung wurde anfangs langsamer, angestrengter, später aber ein wenig beschleunigt, regelmäßig und ruhig. Wurde die Röhre noch mehr verengert, so nahmen Atmungszahl und Luftvolumen ab, die Dauer beider Atemphasen aber zu. (Verlängerung der beiden Phasen stellte auch COHNHEIM fest.) Diese Ergebnisse sind denen bei offenem Pneumothorax mit verschiedener Öffnungsweite ähnlich (s. dort).

Wir können uns diese Ergebnisse folgendermaßen begreiflich machen. Bei mäßiger Verengerung reichen die Ausatemkräfte zur Entfernung des ganzen eingeatmeten Luftvolumens zunächst nicht aus, zum Teil, indem Luft von den kaudalen Lungenteilen in kraniale eingepreßt wird, wie wir in § 132 auseinandergesetzt haben. Es wird somit Luft zurückgehalten. Bei stärkerer Verengerung werden auch die Einatemmuskeln relativ insuffizient, so daß der intrapulmonale Luftdruck am Anfang der Ausatmung subatmosphärisch ist: Die Ausatmung ist leicht und kurz, es wird keine Luft zurückgehalten. (RIEGEL hat bei Postikuslähmung beschleunigte Ausatmung festgestellt.) Ein Gleichgewicht ist möglich. Bei noch stärkerer Verengerung aber macht sich der hohe Widerstand gegen in- sowie exspiratorischen Luftstrom dermaßen geltend, daß heftige Atemnot erfolgt. Als Beispiel diene: ein großer Hund zeigte während der Atmung durch eine Röhre von 7 mm Lichtung unerträgliche Beklommenheit, bei einer Lichtung von 2 mm hingegen ruhige, tiefe Atmung und munteres Verhalten.

Selbstverständlich hat der Verengerungsgrad eine individuelle Bedeutung, abhängig von Art, Größe, Alter usw.

Welche Atmungsstörungen treten nun beim Menschen ein durch eine hohe inspiratorische oder fortwährende Verengerung? Rein inspiratorisch ist manchmal die Verengerung der Stimmritze durch Spasmus glottidis (Krampf der Stimmritzenschließer), Lähmung der Musc. crico-arytaenoidei postici, welche die Stimmritze während der Einatmung öffnen, Krupp, Pseudokrupp und Larynxödem. Die Atemnot ist dann oft eine inspiratorische. Nicht immer ist jedoch die Verengerung bei diesen Zuständen eine inspiratorische, wie aus folgendem erhellt. Die inspiratorische Verengerung bewirkt auch beim Menschen eine inspiratorische Atemnot: Streckung des Rumpfes, Orthopnoe, Anstrengung von Hals- und Brustmuskeln, Spielen der Nasenflügel und ferner bei Kindern die S. 725 erwähnten Erscheinungen, sobald der intraalveolare Luftdruck A_{ia} während der Einatmung in gewissem Maße sinkt. Die Atmung ist gewöhnlich verlangsamt.

Die einander entgegengesetzte Wirkung von Zwerchfell und Halsmuskeln, wobei sich das Zwerchfell als das schwächere erweist, tritt dann in perversen Atembewegungen, in Flankenschlagen und peripneumonischer Furche zutage. (Nach DUCHENNES Versuchen erweitert das Zwerchfell normaliter den kaudalen Thoraxabschnitt, indem seine Zusammenziehung den Bauchdruck erhöht. Nach Entfernung der Baucheingeweide hört diese Wirkung auf). Wir haben schon S. 729 über diese Wirkung des Zwerchfells gesprochen. Die Halsgruben und Zwischenrippenwände werden durch den Druckunterschied $A—A_{ia}$ eingedrückt („eingezogen"). Sämtliche intrathorakalen Gefäße erweitern sich stark während der Einatmung. Die Ausatmung kann, wie in obigen Versuchen, kürzer werden. Diese perversen Bewegungen deuten auf einen außergewöhnlich niedrigen Wert des intraalveolaren Luftdruckes während der Einatmung, nicht aber auf den Sitz der Störung hin. Es kann eine hohe, es kann aber auch eine tiefe Stenose (in den Bronchiolen bei Bronchiolitis) das Einströmen der Luft erschweren.

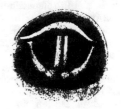

Abb. 339. Unbewegliche Stellung der Stimmbänder bei sehr enger Stimmritze bei doppelseitiger Postikuslähmung (nach EDM. MEYER, in Hdb. d. inn. Med. von MOHR u. STAEHELIN, Bd. II).

Beim tonischen Spasmus glottidis ist die Stimmritze fortwährend verengert. Warum ist denn die Atemnot eine inspiratorische? Zunächst haben obige Versuche ergeben, daß auch bei fortwährender Verengerung hohen Sitzes inspiratorische Atemnot erfolgen kann. Die fortwährende Stimmritzenverengerung nimmt außerdem bei der Einatmung zu, indem die freien Stimmbandränder etwas höher liegen und folglich bei der Einatmung aneinander gesaugt werden. Bei Postikuslähmung hat man eine inspiratorische Näherung der Stimmbänder, so daß die Stimmritze bis zu einem feinen Spalt verengert wird, festgestellt. Giemende oder pfeifende Einatmungen (Stridor laryngeus) weisen auf eine inspiratorische Verengerung hin. Laryngitis diphtheritica (crouposa, fibrinosa) meist diphtherischen Ursprungs, kann beim Kind durch Verengerung verschiedenen Grades inspiratorische oder gemischte Atemnot bewirken. Schwellung der Schleimhaut und Pseudomembranbildung nehmen allmählich zu, und damit die Verengerung. Lähmung von Kehlkopfmuskeln kann hinzukommen. Außerdem treten oft verschieden starke Kruppparoxysmen (Anfälle von stärkerer Verengerung) verschiedener Dauer ein durch zeitliche Anhäufung von Exsudat oder durch Aneinanderkleben der Stimmbänder oder durch ein Scheinhäutchen in der Luftröhre, das an einem Ende festsitzt, während sein freier Teil ventilartig durch den Luftstrom hin und her bewegt wird und nur während einer Atmungsphase den Luftweg verengert, bis es gelockert und entfernt wird.

Eine oft leichte katarrhalische Entzündung der Nasenschleimhaut kann bis in den Kehlkopf und die Luftröhre absteigen und beim Kind Anfälle von Pseudokrupp (ohne Pseudomembranbildung) hervorrufen. Solche Anfälle sind nicht immer gleich. Zunächst kann mäßige Schwellung der Larynxschleimhaut zu geringer Verengerung führen, welche durch Muskelkrampf zunehmen kann. Es kann sich aber in anderen Fällen eine starke hyperämische, ödematöse Schwellung besonders der infraglottidealen Schleimhautfalten (subchordales entzündliches Ödem, HENOCH) laryngoskopisch feststellen lassen. Und diese Schwellung kann weit in die mittleren Bronchien herabreichen, die kindlichen Luftwege stark verengernd. Ich hatte die Gelegenheit, mehrere Anfälle, darunter schwere, von Pseudokrupp bei einem

Kinde vom 2.—6. Lebensjahr genau zu verfolgen: Im Anfang des Anfalls ist die Atmung verlangsamt, vertieft, angestrengt mit perversen kaudalen Bewegungen und suprathorakalen Einziehungen. Allmählich wird die Atmung häufiger bis zu 60 und mehr und zugleich oberflächlicher, obwohl sie angestrengt bleibt und die gespannten Musc. sternocleidomastoidei den kranialen Brustkorbabschnitt fortwährend erweitert halten. Anfangs ist die Atemnot eine inspiratorische und sie kann es in leichteren Fällen bleiben. Sonst wird sie später eine gemischte, wobei aber zuweilen ein lautes Stenosegeräusch (Stridor) während der Ausatmung hörbar und an der Brustwand ein exspiratorisches Schwirren deutlich fühlbar ist. Jede Ausatmung vermag dann die eiserne Bettstelle sicht- und fühlbar zu erschüttern. Man muß hier somit eine fortwährende Verengerung mit exspiratorischer Zunahme annehmen. Diese exspiratorische Zunahme ist vielleicht einem Hineinpressen der infraglottidealen Schleimhautwülste in die Stimmritze (man denke an den infraglottidealen Polyp), vielleicht angehäuftem zähem Schleim zuzuschreiben. Anhäufung von schleimigem Exsudat kann die Verengerung bedeutend vermehren, wie aus der Abnahme der Erscheinungen nach kräftigem Erbrechen von Schleim hervorgeht. Außerdem ist die Möglichkeit zu beachten, daß die Schwellung der Luftröhren- und Kehlkopfschleimhaut durch den höheren Luftdruck während des Erbrechens abnimmt. Sogar nach tiefer Tracheotomie kann die Atemnot fortbestehen. Auffallend kann der Gegensatz sein zwischen der Wölbung des kranialen Thoraxabschnittes einerseits und den perversen oder wenigstens zurückbleibenden Atembewegungen der kaudalen und der kranial von den ersten Rippen liegenden Teile andererseits. Die fortwährende Erweiterung des kranialen Abschnitts bedeutet eine ungenügende Ausatmung der entsprechenden Lungenteile. — Ein rauher Wind, Laufen nach dem Essen vermögen einen Anfall hervorzurufen, höchstwahrscheinlich auf dem Boden einer latenten Schleimhautentzündung der Luftröhre. Fieberhafte Bronchiolitis kann sich anschließen; sie hat starke Beschleunigung der Atmung im Gefolge.

Larynxödem (Oedema laryngis, Laryngitis submucosa) kann auch bei Erwachsenen eine sogar zu Erstickung führende Verengerung bewirken. Es kann ein selbständiges, mitunter angioneurotisches (S. 678) oder ein kollaterales entzündliches Ödem sein, das von einer Angina, einem Eiterherdchen in der Umgebung usw. ausgeht. Die Schleimhaut des Kehlkopfeinganges, mitunter auch infraglottideal schwillt mehr oder weniger stark an. Tracheotomie kann lebensrettend sein.

Als Asthma thymicum KOPPII bezeichnet man eine bei Kindern anfallsweise auftretende Verengerung der Luftröhre mit Stridor durch Druck einer vergrößerten Thymus; sie hört auf nach Resektion dieses Organs. HINRICHS sah einmal zugleich Dysphagie durch Druck auf die Speiseröhre. Das paroxysmale Auftreten ist noch nicht geklärt. Sind es hinzutretende Anfälle von Pseudokrupp?

Auch chronische fortwährende Verengerung der Luftröhre gewissen Grades durch eine vergrößerte Schilddrüse, eine Mediastinalgeschwulst oder ein Aortenaneurysma bewirkt inspiratorische oder gemischte Atemnot mit perversen Atembewegungen und lautem Stridor. DEMME hat Abnahme des Brustkorbumfanges bei chronischer Tracheostenose und Abnahme des gleichseitigen Brustkorbumfanges bei Bronchostenose festgestellt. Durch zunehmenden Druck kann die Luftröhre die Form einer Säbelscheide bekommen. Plötzliche Abknickung mit Gefahr der Erstickung droht dann. — Adenoide Vegetation der Nasenrachenmandel soll nach einigen Forschern zu Abflachung des kranialen Brustkorbabschnitts führen können. Und nach neueren Angaben habe länger dauernde einseitige Verengerung oder Verstopfung der Nasengänge Zurückbleiben der Atmung der gleichen Seite zur Folge. Nähere Forschung ist in all diesen Fällen abzuwarten.

Alle diese Beobachtungen lehren, daß beim Menschen, in Übereinstimmung mit den oben mitgeteilten Versuchsergebnissen, durch inspiratorische Verengerung im Kehlkopf inspiratorische Atemnot und durch fortwährende hohe Verengerung inspiratorische oder gemischte Atemnot eintritt. In all diesen Fällen sind perverse Atembewegungen möglich. Bei genügender inspiratorischer Kraft kann inspiratorische Blähung sowohl kaudaler wie kranialer Lungenteile erfolgen. Wenn aber die Kraft nur den kranialen Abschnitt des Brustkastens stark zu erweitern vermag, werden nur kraniale Lungenteile gebläht, während der kaudale Abschnitt zurückbleibt oder sogar perverse Atembewegungen zeigt.

Von den Folgen einer tiefen inspiratorischen oder fortwährend gleichen Verengerung wissen wir nichts Genaues.

Welche Atmungsstörungen sind die Folgen einer **exspiratorischen Verengerung**? Es kommen hier die Folgen verschiedenartiger Husten- und Preßbewegungen (§ 138) in Betracht. Sind die verbindenden Bronchien durchgängig, so werden dadurch die kaudalen Lungenabschnitte verkleinert, die kranialen aber von den kaudalen aufgebläht. Am Ende einer solchen angestrengten Ausatmung bei exspiratorischer Verengerung bzw. Verschluß enthalten die Lungen somit mehr Luft von atmosphärischem Druck als nach einer ruhigen Ausatmung. Und zwar um so mehr, je tiefer die der Ausatmung voraufgehende Einatmung war und je stärker die exspiratorische Verengerung ist. Sowohl beim Husten (§ 138) wie bei jeder Preßbewegung wird die Stimmritze, in der Regel nach einer tiefen Einatmung, geschlossen. Je mehr Luft von atmosphärischem Druck die Lungen nach der Ausatmung enthalten, um so tiefer muß die nächste Einatembewegung sein, soll die erforderliche Luftmenge in die Lungenbläschen einströmen. Folgen nun einige Ausatmungen aufeinander, die durch eine exspiratorische Verengerung immer unvollständig sind, so ist die Möglichkeit gegeben, daß die zweite Einatmung tiefer ist als die erste, die zweite Ausatmung aber infolgedessen unvollständiger als die erste, die dritte als die zweite usw. Brustkasten und Lungen erweitern sich immer mehr, staffelförmig, bis schließlich ein Gleichgewicht eintritt, indem sowohl die Erweiterungsfähigkeit des Brustkastens (S. 744) wie die inspiratorische Muskelkraft ihre Grenzen haben. Der Brustkasten ist dann stark erweitert, das Zwerchfell steht tief, das Lungenvolumen ist somit vergrößert (Volumen pulmonum auctum, Lungenblähung). Der Versuch PAUL BERTS zeigt dies: Atmet ein Hund durch eine Röhre mit exspiratorischem Ventil, so ist das eingeatmete Luftvolumen während einer Reihe von Atembewegungen größer als das ausgeatmete, wie die Druckschwankungen in der Flasche (S. 743) zeigen. Das bedeutet eine Zurückhaltung von Luft in den Lungen, eine allmähliche Zunahme des Lungenvolumens, bis ein Gleichgewicht zwischen in- und exspiratorischem Luftvolumen eintritt bei geblähten Lungen. Die Atmung ist dann rascher und oberflächlicher als während des gestörten Gleichgewichts. Offenbar können die kaudalen Lungenabschnitte nur durch tiefe Einatmungen gebläht werden (Vol. pulm. auctum inspiratorium), weil sie ja durch jede Ausatmung verkleinert werden. Die kranialen Abschnitte hingegen sind nicht nur einer inspiratorischen, sondern auch einer exspiratorischen Blähung (Vol. pulm. auctum exspiratorium) fähig (S. 726). Nämlich die suprathorakalen (apikalen), mediastinalen und interkostalen Lungenbläschen werden, nicht durch feste Teile (Rippen) gehindert, am meisten gebläht. Bei Emphysematischen bewirken kräftige Hustenstöße manchmal eine bauschige Hervorstülpung der Lungenspitze (EICHHORST). Wir kommen somit zur Schlußfolgerung: Eine einzelne Ausatmung bei hoher exspiratorischer Verengerung gewissen Grades hat Blähung der kranialen Lungenabschnitte zur Folge. Eine Reihe solcher Ausatmungen führt zu zunehmender ex- und inspiratorischer Lungenblähung, auch der kaudalen Lungenabschnitte, letzteres durch hinzutretende inspiratorische Dyspnoe, aber nur bei genügender Kraft der Einatemmuskeln. Inspiratorische Blähung erfolgt überhaupt, wenn die Lunge am Anfang der Einatmung überfüllt ist mit Luft von 1 Atmosphäre, weil ja die Einatmung dann tiefer sein muß. Eine exspiratorische Blähung ist überhaupt aber nur dann möglich, wenn der kaudale Lungenabschnitt genug Luft enthält und die Bronchien, welche die kranialen und kaudalen Lungenbläschen verbinden, genügend wegsam sind.

Manche Beobachtung am Menschen läßt sich in dieser Weise deuten: So kann beim Blasmusiker in ähnlicher Weise eine in- und exspiratorische Lungenblähung entstehen: Jedesmal macht er angestrengte unvollständige Ausatembewegungen abwechselnd mit tiefen Einatembewegungen. Auch Husten kann zu Lungenblähung führen, und zwar der einzelne Hustenstoß zu exspiratorischer, der Hustenanfall — der ja aus einer Reihe von einzelnen Hustenstößen besteht, welche dann und wann mit Einatembewegungen abwechseln, wie beim ,,catarrhe sec'' der Bronchien — nicht nur zu ex-, sondern außerdem zu inspiratorischer Lungenblähung. Letztere durch die sehr tiefen Einatmungen, welche mit den Reihen von Hustenstößen abwechseln. Beim Keuchhustenanfall treten gar keine oder fast keine Einatembewegungen zwischen den Stößen ein.

Schließlich kann eine inspiratorische Lungenblähung eintreten bei diffuser Bronchiolitis gewissen Grades, falls die Atemmuskeln die verengerten Bronchiolen genügend erweitern, so daß Luft einströmt, und beim Asthma nervosum s. bronchiale oder kurz: Asthma. Dieses Leiden äußert sich in Anfällen von eigentümlicher Atemnot mit pfeifenden und giemenden Rasselgeräuschen, Lungenblähung und unter bestimmten Sekretion bzw. Exsudation. Die über beide Lungen verbreiteten pfeifenden und giemenden Rasselgeräusche sind einer Verengerung der Bronchialzweige zuzuschreiben. Diese Verengerung wird durch alle Forscher als eine fortwährende betrachtet, welche

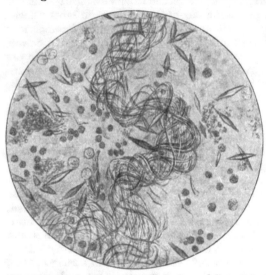

Abb. 340. Locker gesponnene Spirale und CHARCOT-LEYDENSche Kristalle (nach LENHARTZ und MEYER).

aber mit jeder Einatmung abnimmt, indem die Bronchien sich erweitern, und bei jeder Ausatmung zunimmt. LAËNNEC, TROUSSEAU, BIERMER u. a. schrieben die Verengerung einem tonischen Krampf der Muskeln der kleineren Bronchien zu. BIERMER wies aber zugleich auf die Bedeutung einer Schleimhautschwellung hin, welche STRÜMPELL in den Vordergrund stellt. Am Ende des Anfalls wird etwas Schleim aufgebracht, der ,,CURSCHMANNsche Spiralen'' (die aus Schleim bestehen), eosinophile Leukozyten und spindelförmige ,,CHARCOT-LEYDENsche Kristalle'' unbekannter Natur enthält. Diese drei Gebilde kommen übrigens auch wohl ohne Asthma im Auswurf vor. Ein Asthmaanfall dauert eine Stunde bis mehrere Tage. Der Kranke kann in die höchste Atemnot, in Orthopnoe, sitzend oder stehend, geraten. Zwischen den Anfällen kann er, wenigstens anfangs, vollkommen wohl sein. Entzündung der Schleimhaut der Luftwege macht sich aber allmählich mehr bemerkbar, chronische Bronchitis und Emphysem treten ein. Die Anfälle werden durch verschiedenartige Einflüsse ausgelöst, Einflüsse des Wetters, Verdauungsstörungen, bestimmte Gerüche (Idiosynkrasie, Aphylaxie) und vor allem bestimmte Reizungen der Nasenschleimhaut, welche nach BRÜGELMANN ,,asthmogene Punkte'' enthalte. Auch ein zentraler Ursprung ist möglich, weil Gemütserregungen einen Anfall auslösen können. Bemerkenswert ist die angebliche Beeinflussung durch Atropin. Weil dieses Gift die Vagusendigungen lähmt, hat man in seiner Wirkung eine Stütze für die Auffassung des Asthmas als Vagusneurose erblickt. Nun verengern sich in der Tat die Bronchien durch Vagusreizung (MAC

GILLAVRY, EINTHOVEN); ferner stellten TALMA und ZWAARDEMAKER eine exspiratorische Verengerung von Kehlkopf und Luftröhre während des Asthmaanfalls
fest. Es ist aber schwer verständlich, wie ein tonischer Bronchialmuskelkrampf
mehrere Tage anhalten sollte. Vielleicht gesellt sich dann und wann ein Bronchialkrampf zu einer Schwellung der hyperämischen Schleimhaut. Was für Schwellung?
TH. WEBER u. a. betrachteten das Asthma als eine vasomotorische Neurose mit
erhöhter Sekretion. Möglich. Insbesondere möchte ich jedoch auf die Ähnlichkeit
zwischen Asthma und Pseudokrupp und auf seine Verwandtschaft mit angioneuro-
tischem Ödem hinweisen, wozu unverkennbare Entzündungserscheinungen hinzukommen können. Die Asthmaanfälle können auf dem Boden einer Schleimhautentzündung bestehen, ähnlich wie der Pseudokrupp. Manche Asthmatiker fühlen
in der anfallsfreien Zeit eine gewisse Beklemmung auf der Brust (durch hyperämische
Schwellung der Schleimhaut der Bronchien?) bei rauhem Ostwind, ähnlich wie
beim Pseudokrupp; bei Kindern kann es dann bei einem leichten Anfall bleiben.
Das Vorkommen von hartnäckigen Hautausschlägen, wie Ekzem, Urtikaria, Prurigo
usw. (FR. MÜLLER) bei einigen Asthmapatienten weist auf die Möglichkeit einer
besonderen Empfindlichkeit hin, die auch für Pseudokrupp besteht. Auch die
eosinophilen Leukozyten im aufgebrachten Schleim beanspruchen unsere Aufmerksamkeit in dieser Richtung. Der Schleim braucht nicht entzündlichen Ursprunges
zu sein; er könnte (SCHECH) durch die Bronchialmuskeln aus den Drüsen gepreßt
sein. Die Wirkung von Atropin und Narkotika beweist nicht, daß Bronchialkrampf
der Verengerung zugrunde liegt. Atropin hemmt ja auch gewisse Sekretionen.
Allerdings ist rascher, fast plötzlicher Nachlaß der erschwerten Atmung kaum
anders als durch Abnahme einer Verengerung durch hyperämische Schwellung
der Schleimhaut oder durch Bronchialmuskelkrampf verständlich. Wir sind nicht
durch Beobachtungen berechtigt ein so rasches Schwinden von Ödem oder Exsudat
überhaupt für möglich zu erachten. Es kann sich aber Bronchialmuskelkrampf
zu entzündlicher Schleimhautschwellung hinzugesellen, ähnlich wie Spasmus glottidis
zu einer Laryngitis. Vielleicht lehrt fortgesetzte Forschung, daß die Unterscheidung
eines „symptomatischen" und eines „essentiellen" Asthmas, je nachdem das Asthma
einer Bronchobronchiolitis zuzuschreiben ist, mit Recht besteht. Asthma und
Pseudokrupp scheinen ursächlich verwandt zu sein; vielleicht sind sie gleichen
Ursprungs, nur ungleichen Sitzes. Beide beruhen oft (immer?) auf einer chronischen,
häufig latenten Schleimhautentzündung der Luftwege. Der Pseudokruppanfall
endet oft in Bronchiolitis. Viele erwachsene Asthmatischen hatten in der Jugend
oft Bronchobronchiolitis bzw. Pseudokrupp. Ob Asthma auf Gicht beruht (DELTHIL
u. a.), erheischt weitere Forschung. — Daß Gemütserregungen und Ermüdung
einen Anfall hervorrufen, beweist nichts gegen die Annahme einer hyperämischen
Schwellung der Schleimhaut als Quelle der Atemnot. Beide Faktoren vermögen
ja auch Schwellung der chronisch entzündeten Tuben- und Mittelohrschleimhaut
zu bewirken und bei Pferd und Rind werden nach CADÉAC die Lungen durch Ermüdung blutreich.

Daß entzündliche Schwellung der Bronchiolenschleimhaut zu inspiratorischer
Blähung und asthmaähnlicher Atemnot führen kann, zeigen jene Fälle von akuter
diffuser Bronchiolitis, wo der Kranke durch kräftige Einatmungen die Bronchiolen
ausreichend erweitert und Luft einsaugt. BIERMER hat auf diese ausnahmsweise
so verlaufende Bronchiolitis aufmerksam gemacht. Bei schwachen Individuen,
z. B. bei rachitischen Kindern werden im Gegenteil viele Bronchiolen durch Schleimhautschwellung abgeschlossen und es erfolgen perverse Atembewegungen und Atelektase, besonders in den Lungenteilen mit geringsten Atembewegungen, deren
Bronchiolen zugleich stark verengert sind. Der Verschluß solcher Bronchiolen
kann durch Schwellung der Schleimhaut ohne weiteres oder durch Anhäufung von
Exsudat erfolgen, dessen Entfernung durch Husten in wenig atmenden Lungenteilen besonders schwer ist. Übrigens tritt Bronchiolitis bei Erwachsenen nur dann
ein, wenn sie sehr abgeschwächt oder schwer krank mit getrübtem Bewußtsein
niederliegen wie beim Abdominaltyphus, bei schwerer Influenza. In all diesen
Fällen wird die Bronchiolitis nicht nur von atelektatischen, sondern oft auch von
bronchopneumonischen Herden mit komplementarem Emphysem des anstoßenden
Gewebes gefolgt. Die Atemnot wird dann nicht asthmatiform, sondern oberflächlich

und häufig, wie bei fibrinöser Lungenentzündung oder allgemeiner gesagt: wie bei Abnahme der atmenden Oberfläche überhaupt.

Die Form der Atemnot während des Asthmaanfalls scheint nicht immer gleich zu sein, was für Pseudokrupp sicher gilt. Übereinstimmend hat man Verlängerung der Ausatmung und vertiefte Einatmung mit Lungenblähung und Tiefstand des Zwerchfells festgestellt. Während aber einige die Atemnot eine exspiratorische nennen, betrachten andere sie als eine inspiratorische. Fr. Müller z. B. betont die erschwerte Ausatmung, ohne aber die Tätigkeit der Bauchmuskeln zu erwähnen. Staehelin und Januschke erwähnen als häufig schnurrende oder rasselnde Geräusche, manchmal besonders während des mühsamen Exspiriums, Nach Staehelin sind die Bauchmuskeln oft bretthart gespannt. Sicher gibt es aber Fälle, in denen die Bauchmuskeln fortwährend schlaff bleiben (Einthoven u. a.), somit von exspiratorischer Atemnot keine Rede ist, obwohl die Ausatmung verlängert ist. Hingegen bleiben die Sternokleidomastoidmuskeln fortwährend gespannt und verkürzt, sei es auch während der Ausatmung allmählich weniger. Es tritt inspiratorische Lungenblähung ein. Man kommt hier zur Schlußfolgerung, daß die Ausatmung nur durch elastische Kräfte geschieht, indem sich die Sternokleidomuskeln allmählich entspannen, dadurch die Ausatmung verlängernd. Die Bronchiolen, deren Lichtung mit dem Lungenvolumen gleichen Schritt hält, bleiben in dieser Weise länger wegsam als bei rascher Ausatmung. — Ob die von einigen Forschern betonte exspiratorische Atemnot einer Schwellung der Schleimhaut der oberen Luftwege (wie bei Pseudokrupp) zuzuschreiben ist, läßt sich aus den vorliegenden Daten nicht beurteilen.

Verengerung der Bronchiolen bei diffuser Bronchiolitis sowie beim Asthmaanfall führt nicht zu exspiratorischer Blähung des kranialen Lungenabschnittes, weil die Stenose tiefer sitzt als die Stelle, wo die kranialen und kaudalen Bronchien zusammenhängen. Auch ein Hustenstoß wird die kranialen Lungenteile kaum oder nicht blähen, weil ja durch die kräftige Zusammenpressung der kaudalen Teile die kaudalen Bronchien noch mehr verengert, ja abgeschlossen werden.

§ 137. Kompensation von Atemstörungen, Emphysem.

Droht Insuffizienz der äußeren Atmung oder der inneren Atmung des Atemzentrums, so nimmt die Häufigkeit oder die Tiefe oder es nehmen die Häufigkeit und Tiefe zu. Dyspnoe deutet nicht nur auf eine angestrengte Atmung hin, sondern zugleich auf eine vollständige oder unvollständige Kompensation der Atmungsstörung als Folge der Anstrengung. Was diese kompensatorische Änderung der Atmung bewirkt, wissen wir nicht. Man hat auf die starke Erniedrigung des intraalveolaren Luftdruckes bei inspiratorischer Verengerung hingewiesen, welche durch eine saugende Wirkung auf das Lungengewebe die Einatemmuskeln stark reizen sollte. Wodurch atmen denn aber Mensch und Tier mit exspiratorischer Verengerung und erhöhtem intraalveolarem Luftdruck ebenfalls tiefer?

Wie wirken nun die häufigere und tiefere Atmung kompensatorisch? Mit Hinsicht auf die häufigere Atmung müssen wir uns zurzeit mit der Annahme der Möglichkeit begnügen, daß die äußere Atmung innerhalb gewisser Grenzen mit der Atmungshäufigkeit zunimmt, falls nämlich die Atmung dabei nicht zu viel an Tiefe einbüßt. Und eine tiefere Atmung kann bei einer inspiratorischen sowie bei mancher fortwährenden Verengerung der Luftwege die einströmende Luftmenge vergrößern, indem sie den intraalveolaren Luftdruck stärker erniedrigt als eine normal tiefe Atmung es tun würde. Ferner vermag eine tiefere Einatmung verengerte Bronchiolen zu erweitern und wegsamer zu machen. Außerdem aber verlängern sich die Blutkapillaren und sie erweitern sich, wenn der intraalveolare Luftdruck nicht ungewöhnlich hoch ist. Durch beides nimmt die atmende Hämoglobinoberfläche zu. Ferner nimmt die Geschwindigkeit des Blutstroms durch die erweiterten Kapillaren und auch dadurch innerhalb gewisser Grenzen (S. 54) die äußere Atmung zu. Bei fortschreitender Erweiterung der Lungenbläschen tritt aber schließlich akute Blähung oder akutes Emphysem ein, das an dem geringeren Blutgehalt erkennbar ist (S. 271)[1]. Dann sind die Blutkapillaren allerdings noch mehr verlängert als zuvor, zugleich aber auch erheblich verengert (S. 53), so daß wir sie schwer oder gar nicht mehr nachzuweisen vermögen. Kein Wunder, daß ausgedehntes Emphysem zu Erschwerung des Blutstroms, Erhöhung des Blutdrucks in der Lungenschlagader und Hypertrophie der rechten Kammer führt. In solchem akut oder chronisch emphysematösen Lungengewebe muß die äußere Atmung wohl bedeutend geringer sein als in normalem unter übrigens gleichen Umständen. Jede Alveolenerweiterung mäßigen Grades kann somit Zunahme der Atmung bedeuten, wenn der intraalveolare Luftdruck nicht zu hoch ist. Jede starke Blähung hingegen überschreitet die Grenzen der Kompensation: Sie führt zu Abnahme

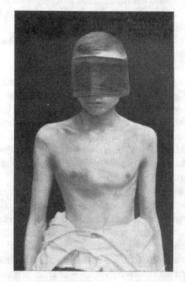 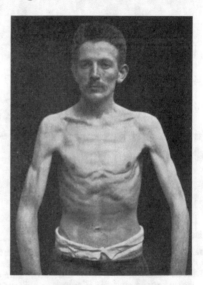

Abb. 341. Kraniales Emphysem und erweiterter kranialer Thoraxabschnitt, eingezogener kaudaler Abschnitt.

Abb. 342. Emphysem mit kranial und kaudal erweitertem Brustkasten.

der Atmung und zu akutem Emphysem, das nach längerer Dauer oder nach häufiger Wiederholung chronisch wird, d. h. in Dehnungsatrophie übergeht. Im allgemeinen hat die gleiche Überdehnung, welche akutes Emphysem bewirkt, nach längerer Dauer bzw. genügend häufiger Wiederholung chronisches Emphysem zur Folge. Dabei entsprechen Sitz und Ausdehnung des Emphysems dem Angriffsabschnitt der übermäßig dehnenden Kraft (s. unten).

Ausgedehntes Emphysem scheint leichter bei muskelstarken als bei muskelschwachen Leuten aufzutreten. Dies stimmt mit unserer Annahme, daß es durch lange dauernde oder sehr oft wiederholte kurz dauernde Überdehnung (Blähung) entsteht und daß ohne kräftige Muskelwirkung keine Blähung erfolgt. Folgende Abbildungen veranschaulichen zwei Formen.

---

[1] Vielleicht fördert die Verdünnung der Kapillarwände und des Alveolenepithels durch Dehnung den Gaswechsel zwischen Blut und Alveolenluft (vgl. MINKOWSKI).

Abb. 341 zeigt einen ziemlich muskelschwachen Jungen, der viele Jahre Asthma hatte, wohl oft mit perversen Atembewegungen des kaudalen und inspiratorischer Erweiterung des kranialen Thoraxabschnittes mit allmählich entstandenem Emphysem. Auch zwischen den Anfällen ist der kaudale Abschnitt des Brustkastens dauernd verkleinert, wohl durch eine fortwährende Bronchiolenverengerung mit erfolgender Abnahme der Atmung der kaudalen Thorax- und Lungenteile und sich anschließendem fehlerhaftem Wachstum. Rachitis kann dabei vollkommen fehlen, wie auch ELIAS neuerdings betont.

Abb. 342 zeigt einen ziemlich muskelkräftigen jungen Mann, der seit ein paar Jahren heftige Asthmaanfälle mit rasch zunehmendem Emphysem sowohl kaudaler wie kranialer Lungenteile bekam. Er soll zuvor muskelkräftiger gewesen sein.

Der Brustkasten zeigt eine dauernde tiefe Einatemstellung, auch im kaudalen Abschnitt.

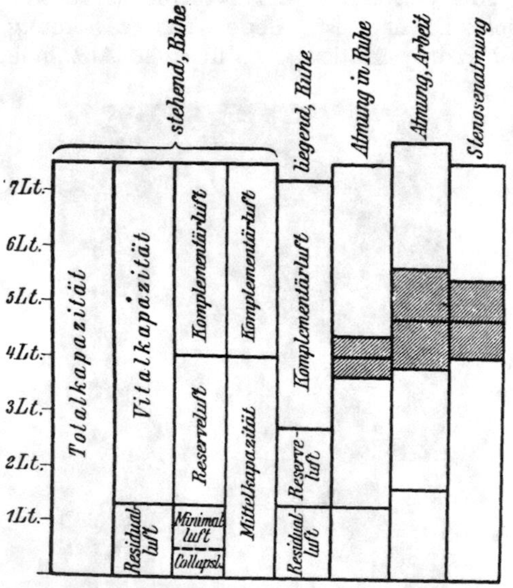

Daß chronisches Emphysem und nicht bloß unvollständige elastische Nachwirkung vorliegt, ersehen wir aus dem Dauerhaften der Veränderung.

STAEHELIN und SCHÜTZE fanden, was REINHARDT bestätigte, allerdings die Ventilation (Lufterneuerung) der Lungen bei Emphysematischen vermehrt, den Gaswechsel (äußere Atmung) jedoch nicht oder nur wenig vermehrt. Letzteres ist der verringerten atmenden Hämoglobinoberfläche in den emphysematösen Teilen zuzuschreiben. Demgegenüber ist die Möglichkeit vermehrten Gaswechsels in weniger erweiterten Lungenbläschen zu berücksichtigen. Die algebraische Summe entscheidet über den ganzen Gaswechsel. — Durch allmählich zunehmende Unvollkommenheit der elastischen Nachwirkung und Abnahme der Elastizität wird das Lungenvolumen allmählich dauernd größer und der entsprechende Brust-

Abb. 343. Der Luftgehalt der normalen Lunge und seine Schwankungen. Nach HASSELBACH (Deutsch. Arch. f. klin. Med. Bd. 93). Für die Stenosenatmung sind die Werte nach SIEBECK (Deutsch. Arch. f. klin. Med. Bd. 97) eingetragen. Das mit einem Atemzug ein-und ausgeatmete Luftvolumen ist schraffiert.
(Nach STAEHELIN.)

korbabschnitt gewölbter, während die Einatmungen allmählich tiefer werden müssen. Der Abguß des Bronchialbaums bei fast allgemeinem Emphysem kann dem bei tiefer künstlicher Einatmung (Abb. 7) ähnlich sein.

Beweist die vermehrte Lufterneuerung des Emphysematischen eine tiefere, ausgiebigere Bewegung von Rippen oder Zwerchfell als beim Menschen mit nicht dauernd erweitertem Brustkorb und nicht ungewöhnlich niedrig stehendem Zwerchfell? Nein, Vergleichen wir nämlich die Kapazität des Thorax mit dem Inhalt einer Kugel, der $= \frac{4}{3} \pi r^3$ ist, so bedeutet das, daß Zunahme des Radius um 1 cm um so größere Inhaltsvermehrung bedeutet, je größer der Radius ist. Nimmt z. B. der Radius 3 um 1 cm zu, so ist $r_1^3 - r^3 = 4^3 - 3^3 = 64 - 27 = 37$ cm³. Nimmt aber der Radius 5 um 1 cm zu, so bekommen wir: $r_1^3 - r^3 = 6^3 - 5^3 = 216 - 125 = 91$ cm³. Je größer die Thoraxkapazität schon ist, um so geringer brauchen somit die Bewegungen der einzelnen Wandpunkte zu sein, um die gleiche oder gar eine stärkere Zunahme der Kapazität zu bewirken.

Daß akutes Emphysem durch übermäßige Lungendehnung kurzer Dauer entsteht, zeigt uns das akute komplementäre Emphysem in der Umgebung eines

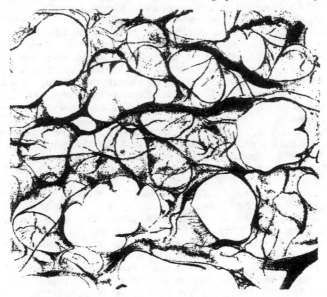

Abb. 344. Elastisches Fasergerüst einer normalen Lunge.

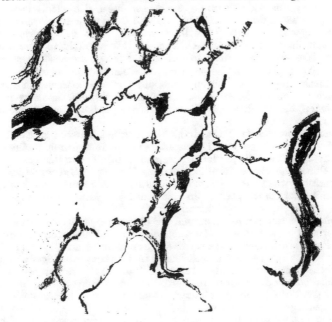

Abb. 345. Elastisches Fasergerüst einer emphysematösen Lunge. (Färbung nach WEIGERT.) Gleich starke Vergrößerung.

atelektatischen Herdes bei Bronchiolitis oder sonstigem Bronchienverschluß. Verkleinerung der Lungenbläschen durch Resorption ihrer Luft hat dann Erweiterung der umgebenden Bläschen zur Folge (andere Verteilung der Dehnungsgrößen). Bei langsam zunehmender Schrumpfung durch proliferative Entzündung eines Lungenteils tritt chronisches komplementäres Emphysem in der Umgebung ein. Übrigens entsteht a k u t e s E m p h y s e m durch starke in- oder exspiratorische Blähung, durch bestimmte Formen von Atemnot, Husten usw., wie wir oben besprochen haben. Sitz und Ausdehnung des Emphysems stimmen in den häufigen klaren Fällen mit dem Angriffsabschnitt der übermäßig dehnenden in- oder exspiratorischen Kraft überein. Dabei sind selbstverständlich die klinischen Befunde genau mit den autoptischen zu vergleichen. So z. B. ist darauf zu achten, ob sich der kaudale Abschnitt des Brustkastens während der Einatmung erweiterte oder ob hingegen perverse Atembewegungen eintraten. Akutes Emphysem überdauert die rasch vorübergegangene Atmungsstörung, wie eine unvollständige elastische Nachwirkung, einige Zeit. Wahrscheinlich gilt dies schon für eine geringere Zunahme des Lungenvolumens. So fand Durig die Residualluft (Lungenrestluft), d. h. rückständige Luft nach tiefster Ausatmung bei zwei Männern nach einem Marsch von 19 Stunden um etwa 200 ccm angestiegen. Das bedeutet Vergrößerung des mittleren Lungenvolumens (der „Bohr schen Mittellage"), d. h. des Lungenvolumens zwischen Ein- und tiefer Ausatmung. Erst am zweiten bzw. dritten Tage nach dem Marsch war diese Abweichung verschwunden. Lommel und Erich Becker fanden dann, daß die Lungenrestluft bei Blasmusikern auch dann eine dauernde Zunahme zeigt, wenn klinisch noch kein Emphysem nachweisbar ist. Daß andere Forscher durch sonstige klinische Untersuchung bei Blasmusikern und Glasbläsern oft Emphysem vermißten, beweist demgegenüber gar nichts, weil ja nur ausgedehntes Emphysem perkutorisch nachweisbar ist. Dauernde unvollständige elastische Nachwirkung ist aber als Anfang von Emphysem zu betrachten. Ob Emphysem daraus entsteht, hängt ab von der G r ö ß e und der D a u e r einer fortwährenden bzw. oft wiederholten kurzen Dehnung und von der i n d i v i d u e l l e n E l a s t i z i t ä t des Gewebes. In chronisch-emphysematösem Lungengewebe scheinen die elastischen Fasern allerdings spärlicher als in normalem (Abb. 344 und 345) zu sein, sie sind aber durch das Emphysem auf eine größere Oberfläche verteilt, was die Beurteilung erschwert. Übrigens wäre dann noch zu entscheiden, ob ihre niedrigere Zahl einer Abnahme (durch Überdehnung) oder einer fehlerhaften Anlage zuzuschreiben wäre.

Vielleicht kann eine beschränkte unvollständige elastische Nachwirkung bei jugendlichen Individuen durch Neubildung von elastischen Fasern schwinden Genaue Beobachtungen fehlen aber. Akutes Emphysem kann zwar nach einiger Zeit schwinden, chronisches Emphysem (Dehnungsatrophie mit Rarefaktion) aber nicht, sofern wir wissen.

Chronische Bronchitis kann durch hartnäckiges Husten zu Emphysem führen; umgekehrt kann sie Folge von Emphysem sein, indem durch Anämie des Lungengewebes die Bronchien hyperämisch werden infolge von anderer Blutverteilung, und diese chronische Hyperämie Entzündung fördert. Manchmal ist aber die Entscheidung schwer, was primär ist, was sekundär. Die Bronchien erweitern sich Hand in Hand mit dem Emphysem, ihre Schleimhaut kann aber durch Entzündung schwellen, ein verengernder Faktor.

Je mehr das Lungenvolumen und der Umfang des Brustkastens zunehmen, um so schwerer wird die Einatmung (S. 725), die immer tiefer werden muß: ein circulus vitiosus. Exspiratorisches Emphysem, das nur kranial sein kann (S. 747), führt ja notwendig zu inspiratorischer Überdehnung und manchmal sogar zu nachfolgendem inspiratorischem Emphysem der kaudalen Lungenabschnitte, bis schließlich der immer größer werdende Widerstand fortschreitende Erweiterung unmöglich macht.

Über das Emphysem durch starre Dilatation des Brustkastens s. S. 725. Ob Emphysem infolge von außerordentlicher Schwäche der elastischen Fasern schon durch Reden und andere geringe Atemstörungen vorkommt, erheischt nähere Forschung.

§ 138. Husten und verwandte Preßbewegungen.

Der Husten ist eine koordinierte Bewegung: In der Regel findet zunächst eine tiefe Einatmung (1. Phase), dann (2. Phase) bei geschlossener Stimmritze eine kräftige Ausatembewegung statt, wodurch der intrabronchiotracheale Luftdruck bedeutend über den atmosphärischen ansteigt. Durch diesen Druckunterschied wird Schleim, Exsudat (Sputum), Fremdkörper oder sonstiger Inhalt der Luftwege, wenn schließlich (3. Phase) die Stimmritze plötzlich geöffnet wird, durch den Mund hinausgeschleudert. Für die Fortschaffung von Exsudat, Schleim, winzige Körperchen usw. ist die Tätigkeit des Flimmerepithels wichtig. Husten erfolgt erst, wenn bestimmte empfindliche Stellen (s. unten) der Schleimhaut gereizt werden. Von Störungen der Tätigkeit dieses Flimmerepithels wissen wir nichts Sicheres. Möglich vermag eine dicke zähe Schleimschicht sie zu hemmen oder aufzuheben. Beim Niesen kann, muß die Stimmritze aber nicht einige Zeit geschlossen sein und findet die Luft gewöhnlich durch die Nase einen Ausweg. Die Brechbewegung kennzeichnet sich durch eine einleitende tiefe Einatmung (1. Phase); dann ziehen sich (2. Phase) bei geschlossener Stimmritze und zusammengezogenem Zwerchfell die Bauchmuskeln kräftig zusammen, so daß der Bauchdruck möglichst stark erhöht wird, der auf den Inhalt der hohlen Organe einwirkt. Die Schließmuskeln dieser Organe verhindern aber das Austreten des Inhalts. Sobald aber ein Schließmuskel erschlafft, erfolgt Entleerung des Organs in der entsprechenden Richtung, d. h. Erbrechen, Harnentleerung, Stuhlgang, Austreibung der Frucht aus der Gebärmutter. Während des Erbrechens ist wahrscheinlich der Pförtner geschlossen und die Speiseröhre etwas erweitert durch die starke Vergrößerung des Brustraums, was die Hinausschleuderung des Mageninhalts fördert. Wahrscheinlich wirkt die Bauchpresse bei diesen verschiedenen Preßbewegungen etwas ungleich und zwar besonders in der Gegend des zu entleerenden Organs und in der Richtung der Entleerung; z. B. beim Erbrechen besonders im kranialen Bauchabschnitt und in kaudokranialer Richtung, bei der Stuhlentleerung kaudal und kraniokaudal. Genaue Untersuchung ist erwünscht. Erinnern wir uns an die Ekchymosen in der kleinen Kurvatur nach Erbrechen (S. 632).

Für jede dieser koordinatorischen Bewegungen nehmen wir ein Zentrum im Hirn oder Rückenmark an. Bemerkenswert ist aber, daß nach BEIN der Geburtsakt bei der Hündin auch nach Zerstörung sämtlicher Nervenverbindungen von Gebärmutter und Zentralnervensystem normal erfolgt, und daß bei Hunden auch die Harnentleerung ohne Mitwirkung des Zentralnervensystems hinreichend stattfindet (GOLTZ und EWALD). Aber vom Husten, Erbrechen und Niesen ist so etwas nicht bekannt.

Das Brechzentrum liegt im Kopfmark, in der Gegend des Calamus scriptorius (TUMAS). Es wird, ähnlich wie das Atemzentrum, durch venöses Blut erregt. Erbrechen kann, ebenso wie Husten und Niesen, peripheren (S. 756), es kann aber auch zentralen Ursprungs sein, wie das Erbrechen durch Hirnanämie bei Ohnmacht, durch erhöhten Hirndruck (bei Hirnhautentzündung, Hirngeschwulst usw.), das Erbrechen durch ekelhafte Vorstellung. Auch Husten scheint zentralen Ursprunges sein zu können: KOHTS rief es durch Reizung des verlängerten Marks beim Hund hervor. Übrigens kann Reizung verschiedener Stellen der Schleimhaut des Kehlkopfes, der Luftröhre (besonders in der Gegend ihrer Gabelung) und der Bronchien, reflektorisches Husten auslösen. Über die Reizbarkeit anderer Stellen ist man nicht einig. Irrespirable Gase und Dämpfe, verschluckte Gegenstände, Schleim, Exsudat, das durch die Wimperbewegungen des Bronchialepithels an reizbaren Stellen gelangt ist, können Husten erregen. Husten kann auch vom entzündeten Rippenfell aus erregt werden: man hat manchmal bei einer Operation durch Berührung der Pleurablätter Husten hervorgerufen. Auch das Eindringen kälterer Luft zwischen die Pleurablätter genüge dazu. Ob Husten von Magen, Leber oder Milz aus zu erregen ist ohne Druck auf ein Pleurablatt, ist zweifelhaft.

Erfolgt Expektoration des Exsudates bei schwachen Kranken (besonders Kindern und Greisen) mit Bronchitis nicht genügend, so fördert seine Anhäufung die Entzündung: Bronchiolitis und Bronchopneumonie können sich dann anschließen, besonders in den blutreichsten (abhängigen) und zugleich am wenigsten atmenden Lungenteilen. — Herunterschlucken des Auswurfes kann metastatische Darmentzündung bewirken (S. 75): Follikularkatarrh bei Kindern, Tuberkulose usw.

Husten kann aber auch schädlich sein, und zwar nicht nur, indem er Emphysem bewirkt, sondern auch durch Erhöhung der Empfindlichkeit der entzündeten Schleimhaut, welche zu schonen, daher lautes Reden, Schreien usw. zu unterlassen ist. Auch Erbrechen kann schädlich sein (S. 15).

Periphere s, reflektorisches Erbrechen ist häufig. Es erfolgt durch das Sehen eines Erbrechenden, durch einen widerlichen Geruch, durch starke Dehnung der Magenwand durch Überfüllung — man denke an die Harnentleerung durch Dehnung der Blasenwand. — Ferner vermag Kitzeln der Schlundschleimhaut nicht nur Würgbewegungen, sondern auch Erbrechen hervorzurufen. Eingenommenes Kupfersulfat bewirkt wahrscheinlich Erbrechen durch Reizung der Magenschleimhaut, Apomorphin sowie Chloroform hingegen zentrales Erbrechen. Erbrechen durch Überempfindlichkeit kann wahrscheinlich verschiedener Natur sein. So beruht die Überempfindlichkeit bei akuter Dyspepsie bzw. akutem Katarrh wohl auf Änderung der Magenschleimhaut. Das Erbrechen durch bestimmte Aphylaxie (§ 36) ist vielleicht auch peripheren Ursprunges, beruht aber wahrscheinlich auf abnorm starker Bildung gewisser schädigender Stoffe. Der Ursprung der Hyperemesis gravidarum ist noch nicht anzugeben (peripher? reflektorisch? psychisch?). Peripherem Erbrechen pflegen Speichelfluß, Übelkeit und vermehrte Schweißbildung voraufzugehen.

Zentral ist ferner das Erbrechen durch Druck einer Geschwulst oder eines Exsudats auf das Brechzentrum, das Erbrechen bei allgemeiner Hirnanämie, wie beim Kollaps, auch das Erbrechen durch die Erinnerung an etwas Ekelhaftes.

Ructus (Aufstoßen, Rülpsen) ist als sehr beschränktes Erbrechen zu betrachten. Dabei werden Gase, aber auch breiiger Mageninhalt, gewöhnlich ohne Übelkeit, aufgestoßen. Es tritt ein bei Dyspepsie, Gärung des Mageninhalts, Überfüllung des Magens.

29. Kapitel.

Verdauung und Resorption.

§ 139. Mund, Schlund und Speiseröhre.

Die Verdauung bedeutet die Vorbereitung der Nahrungsmittel für die Aufnahme (Resorption) in das Blut und in die Lympho des Magens und Darms. Die Verdauung setzt schon in der Mundhöhle ein, wo ja Stärke durch das Ptyalin des Speichels in Zucker, und zwar, nach vorübergehender Bildung von Dextrin, hauptsächlich in Maltose verwandelt wird. Der Einfluß von Störungen der Speichelsekretion (Speichelfluß oder Salivation und zu geringe Speichelbildung) auf diese Verdauung ist nicht hinreichend untersucht worden.

Über die Bewegungsstörungen des Kauens und des Schluckens sei nur folgendes bemerkt. Mit Ruminatio oder Merycismus (Wiederkäuen) deutet man ein allmähliches, nicht wie beim Erbrechen stoßweise stattfindendes Aufbringen von Mageninhalt in die Mundhöhle, ohne Übelkeit. Dieser Inhalt wird dann ausgespieen oder nach kurzem Kauen wieder heruntergeschluckt. Man hat Ruminatio ohne bekannte anatomische Abweichungen beobachtet und sie als eine Bewegungsneurose des Magens (antiperistaltische Magenbewegung bei geöffneter Kardia und wahrscheinlich geschlossenem Pförtner) betrachtet. Ruminatio kommt aber auch vor beim Speiseröhren-, oder richtiger Pharynxdivertikel. (Als Ektasie deutet man eine diffuse, zirkuläre Erweiterung, als Divertikel eine sackartige Ausbuchtung einer umschriebenen Wandstelle eines hohlen Organs — Speiseröhre, Harnleiter, Magen, Harnblase — an.) Sowohl eine Ektasie wie ein Divertikel des Pharynx kann oberhalb einer Verengerung durch Mißbildung oder Narbe des Anfanges der Speiseröhre entstehen. Sobald infolgedessen Speisen sich wiederholt im Schlunde anhäufen, wird die Pharynxwand allmählich mehr gedehnt. Weil aber die ventrale Pharynxwand vom knorpeligen Kehlkopf gebildet wird, und somit nicht dehnbar ist, bildet die dorsale Wand allmählich einen Sack (Pulsionsdivertikel im Gegensatz

zum Traktionsdivertikel, durch Zug an der Außenwand durch schrumpfendes Bindegewebe nach periösophagealer Entzündung). Mancher Patient vermag durch Zusammenziehung einiger Halsmuskel den Sack, der mehr oder weniger seitwärts
hängt und sich während des Essens allmählich füllt, in den Mund zu entleeren.

Aufstoßen (S. 756) und Ruminatio kommen auch bei Verengerung der Speiseröhre ohne Sackbildung vor.

Zu Dysphagie (erschwertem Schlucken und Schlingen) führen verschiedenartige Verengerungen der Speiseröhre, auch das Pharynxdivertikel. Die Verengerung kann durch Krampf der Muskeln der Speiseröhre oder der Kardia (Dys-
phagia spastica, besonders bei Hysterie), oder durch eine schrumpfende Narbe
(Narbenstriktur) oder Krebs der Speiseröhre entstehen. Der Patient hat manchmal
das Gefühl, es bleibe der Bissen irgendwo hinter dem Brustbein stecken. Durch
Nekrose und Zerfall kann der Krebs und damit die Verengerung abnehmen. Durch
Wachstum der Geschwulst nimmt die Stenose dann wieder zu. Entsteht beim
Krebs ein Abszeß, der periösophageal fortschreitet, so kann dieser Abszeß in die
Luftröhre oder in einen Bronchus durchbrechen (Lungenentzündung mit Abszeßbildung oder Gangrän kann dann erfolgen) und es kann damit die Dysphagie wie
mit einem Schlage aufhören. Dysphagie kann auch durch Druck eines Aorten-
aneurysmas oder einer Mediastinalgeschwulst entstehen. Als „Dysphagia lusoria"
hat man das erschwerte Schlucken bezeichnet, das durch Druck einer abnorm verlaufenden Art. subclavia dextra auftritt. Dysphagia VALSALVAE ist eine Schling-
störung durch Verschiebung des gebrochenen großen Zungenbeinhorns unter die
Pharynxschleimhaut. Auch narbige Verengerung des Schlundes nach ausgedehnter
gummöser, geschwüriger Entzündung kann Dysphagie zur Folge haben. Angina
mit starker, schmerzhafter Schwellung des Gaumens und Peritonsillarabszeß können
ebenfalls zu Dysphagie führen.

Schließlich kann Dysphagie durch Lähmung der Zunge und Schlund-
muskeln bei Diphtherie und vor allem bei der progressiven Bulbärparalyse eintreten. Bewegt sich die Zunge nicht ausreichend, so bleiben Speiseteile zwischen
Zähnen und Lippen bzw. Backen liegen. Sind die Gaumenmuskeln gelähmt, so
wird die Mundhöhle nicht genügend gegen die Nasenhöhle verschlossen, und es
gerät flüssiger Mundinhalt in die Nasenhöhle, durch welche er sogar durch die Schlundschnürer hinausgespritzt werden kann. Sind die Schlundschnürer gelähmt, so bleibt
der Bissen im Schlund liegen, so daß der Patient fortwährend sich zu verschlucken
und gar zu ersticken droht. Von Lähmung der Speiseröhre wissen wir nichts
Genaues.

§ 140. Wechselwirkungen bei der Verdauung; Magentätigkeit.

Zwischen den verschiedenen Wirkungen, welche die Verdauung darstellen,
gibt es mannigfache Wechselbeziehungen. Die Stärkeverdauung durch Ptyalin
wird im Magen fortgesetzt, solange das verschluckte Ptyalin nicht durch freie
Salzsäure gefällt wird. In ähnlicher Weise hört die eiweißverdauende Wirkung
des Magensaftes, welche von einer bestimmten Mischung von Pepsin und freier
Salzsäure bedingt ist, im Darm auf, indem die HCl durch den alkalischen Duodenalinhalt neutralisiert und das Pepsin gefällt wird. Ferner beeinflussen sich
Verdauung (sekretorische und motorische Tätigkeit) und Resorption gegenseitig in vielfacher Weise. Daß fehlerhafte Verdauung Störungen der Resorption zur Folge hat, ist klar, weil ja diese durch jene vorbereitet wird. Andererseits können aber Störungen der Resorption die Verdauung beeinflussen. So
kann z. B. zu geringe oder zu starke Wasserresorption nicht nur die chemischen
Vorgänge im Darminhalt ändern, sondern auch die Geschwindigkeit, womit
er fortbewegt wird. Und diese Geschwindigkeit bedingt offenbar die Berührungsdauer von Darminhalt und Darmwand, also die Resorption, außerdem
aber auch die Dauer der chemischen Vorgänge in den verschiedenen Darmabschnitten.

Der Ausdruck Magen- oder Darminsuffizienz ohne weiteres ist zu vermeiden. Denn trotz der möglichen Wechselwirkungen ist es erforderlich, dabei anzugeben, ob es sich um ein Zuwenig sämtlicher Funktionen oder nur (wenigstens vorwiegend) um eine motorische, sekretorische oder resorptive Insuffizienz handelt.

Von der Resorption im Magen wissen wir wenig. Sie scheint nicht bedeutend zu sein. Die sekretorische Tätigkeit kann durch Reizung der Mundschleimhaut erregt werden ebenso wie Speichelbildung, ja sogar Speichelfluß, wie z. B. bei Übelkeit, vom Magen aus. Frohe Stimmung, die Vorstellung eines leckeren Bissens vermag es auch, während eine übelschmeckende Speise ohne Einfluß ist, wie HORNBERG bei einem 5jährigen Knaben mit Magenfistel feststellte (nach TIGERSTEDT). Seelische Einflüsse vermögen die Zusammensetzung des Magensaftes, ähnlich wie die des Speichels (PAWLOW und seine Schüler), zu ändern. So z. B. können Sorgen zu Hyperchlorhydrie führen. Ob die Absonderung von Magensaft durch Melancholie abnimmt, ebenso wie einige andere Sekretionen (Speichel, Tränen usw.), wissen wir nicht. Unlust hemmt bei Katzen die Magenbewegungen (CANNON).

Sehr wahrscheinlich besteht ein näher zu erforschender Zusammenhang zwischen Magensaftsekretion und Appetit (Eßlust, nicht zu verwechseln mit Hunger, der ein allgemeines Nahrungsbedürfnis darstellt, das allerdings in den Magen verlegt wird). „L'appétit vient en mangeant". Das Gefühl der Sättigung tritt ein durch eine gewisse Füllung des Magens (LONDON). Es wird begreiflicherweise von den Magen- und Darmbewegungen beeinflußt, welche den Inhalt fortschaffen. Bei Kachexien, Chlorose, bei melancholischen und anderen Zuständen kann ein Widerwille gegen jedes Nahrungsmittel auftreten. Gegenüber der Anorrexie (Appetitmangel) steht vermehrter Appetit, der im Heißhunger den höchsten Grad erreicht.

Obwohl die Ansichten über die Magenbewegungen in manchen Punkten strittige sind, scheint man doch darüber einig zu sein, daß der Magenfundus nur schwache, mehr oder weniger knetende Bewegungen macht, während im Antrum pyloricum während der Verdauung kräftige, wellenförmige peristaltische Bewegungen auftreten, welche dann und wann Mageninhalt (Chymus) in das Duodenum befördern. Und zwar zunächst nur flüssigen, dann genügend erweichten, breiigen Mageninhalt. Dieser Inhalt wird manchmal weit ins Duodenum gespritzt. Ein Übertritt von Mageninhalt in den Darm kann aber offenbar nur stattfinden, wenn sich der Pförtner durch Erschlaffung seines Schließmuskels öffnet. Nun erfolgen sowohl die Öffnung wie die Schließung des Pylorus reflektorisch, wie man annimmt, von der Magen- bzw. Duodenalschleimhaut aus. Wir kennen hier mehrere Wechselwirkungen:

Einerseits werden die Magenbewegungen erregt bzw. verstärkt durch Mageninhalt, wobei weicher Inhalt stärker erregt als fester, während eine andere Temperatur als die des Blutes und saure Reaktion die Magenbewegung fördern. Bei sehr hohem Säuregehalt (bei 0,7—0,8 % HCl) soll aber andererseits (CANNON) der Pylorus längere Zeit krampfartig geschlossen bleiben, während PAWLOW und BOLDYREFF demgegenüber ein Offenstehen des Pförtners annehmen, so daß sogar Duodenalinhalt mit Galle in den Magen zurücktritt. Mechanische Dehnung des Duodenums, sowie saure Reaktion seines Inhalts bewirken Schluß des Pylorus (CANNON). So schließt sich der Pförtner kurze Zeit, nachdem saurer Chymus in das Duodenum eingepreßt ist. LONDON stellte fest, daß Einführung von Salzsäure in das Duodenum die Magenentleerung hemmt, sogar nach vollständiger Resektion von Antrum und Pylorus. Nachdem aber die Säure im alkalischen Duodenalinhalt (durch Galle usw.) neutralisiert ist und im allgemeinen, wenn sich Wasser, Salzlösung oder Alkalien im Duodenum finden, öffnet sich der Pylorus und es tritt Mageninhalt ein. Ein bestimmter Salzsäuregehalt des Mageninhalts fördert somit seinen Eintritt in das Duodenum, ein bestimmter Salzsäuregehalt des Duodenalinhalts hingegen hemmt diesen Eintritt. Die Wirkung von Milchsäure und anderen organischen Säuren, die bei Gärung des Mageninhalts entstehen, ist meines Wissens noch nicht untersucht.

Freie Salzsäure im Magensaft vermag nicht nur das Wachstum mancher Bakterien zu hemmen, sondern auch die vegetativen Formen mancher Mikroben abzuschwächen oder gar zu töten. Gelangen solche Formen in einen nüchternen Magen oder sonst bei Abwesenheit von freier HCl in das Organ, oder ist der Mageninhalt flüssig und werden die Bakterien, bevor sie mit vorhandener HCl in Berührung gekommen sind, rasch in das Duodenum befördert, so können sie im alkalischen Darminhalt bzw. in der Darmwand, unter übrigens geeigneten Umständen, zu Wachstum gelangen, wie der Tuberkel-, Typhus-, Cholerabazillus. Ob Magensaft mit freier HCl gleich stark, stärker oder schwächer Bakterien angreift als eine rein wäßrige Salzsäurelösung gleicher Konzentration, ist eine offene Frage.

GRÜTZNER, SCHEUNERT u. a. haben ferner nachgewiesen, daß von einer gleichmäßigen Durchmischung des Mageninhalts durch Fundusbewegungen keine Rede ist. Füttert man (SCHEUNERT) ein Pferd nacheinander mit 750 g Hafer, 500 g blaugefärbtem Hafer, 500 g rotgefärbtem Hafer, 300 g Heu, 400 g ungefärbtem und 400 g blaugefärbtem Hafer, wozu das Tier 1½ Stunde braucht, tötet man es dann 1 Stunde später, so zeigen Quer- und Längsschnitte des gefrorenen Magens eine Trennung des Fundus- und Antruminhalts. Eine Durchmischung fängt erst im Antrum an. GRÜTZNER und LONDON fanden eine deutliche Schichtung des breiigen Mageninhalts, wobei im Fundus peptische Verdauung nur in der Nähe der Magenwand zu beobachten war. Der Magensaft dringt erst allmählich ins Innere des Inhalts ein. Jedesmal wird die erweichte äußere Schicht ins Antrum und durch dieses ins Duodenum befördert. Dann wird die neue Schicht dem Magensaft ausgesetzt. Fortgesetzte Amylumverdauung ist somit im Inneren möglich. Für die Beurteilung der peptischen Verdauung ist übrigens wichtig, daß freie Salzsäure nur im Fundus, Pepsin aber im Fundus und im Antrum gebildet wird. Auch daß, je flüssiger der Inhalt ist, um so rascher er weiter befördert wird, während größere und feste Brocken lange liegen bleiben.

Freie Salzsäure kann durch Alkalien im Mageninhalt oder durch Bindung an Eiweißkörper usw., vielleicht auch durch bakterielle Stoffe unwirksam gemacht werden. Ob die Säure ihrerseits Bakteriengifte anzugreifen vermag, wissen wir nicht.

Unter verschiedenen pathologischen Umständen findet eine nur schwache (Hypochlorhydrie, Hypazidität) oder gar keine Salzsäurebildung (Achlorhydrie) statt. So z. B. bei einfacher Dyspepsie, Magenkatarrh, Magenkrebs, Chlorose (HERZ). Ist freie Salzsäure gar nicht oder in nur ungenügender Menge im Mageninhalt vorhanden, so wird die Wirkung von Gärungserregern möglich. Wir gebrauchen das Wort Gärung im älteren, engeren Sinne von Spaltung mit Gas- und Säurebildung. Wir kommen unten hierauf zurück. Nach DOLINSKI und GOTTLIEB regt ins Duodenum eingeführte verdünnte Salzsäure die Sekretion des Pankreassaftes an. Umgekehrt fördern Speichel, Galle und Pankreassaft — beide letztere Säfte werden oft aus dem Duodenum in den Magen zurückgeworfen — die Magensaftabsonderung (vgl. BABKIN).

Nach einer alten klinischen Erfahrung (HUET) tritt bei ,,Reizungszuständen" des Magens verschiedenen Ursprunges und bei Ulcus duodeni oft Stuhlverstopfung ein (bei Hyperchlorhydrie, Magengeschwür, Dyspepsie). Die Natur des Zusammenhanges ist jedoch nicht klar. Wir werden im folgenden ähnlichen Erscheinungen begegnen, auch beim Darm.

All diese Wechselwirkungen zwingen uns, auf verwickelte Zustände in Magen und Darm gefaßt zu sein, sobald eine Störung eintritt, Zustände, welche zu entwirren wir zur Zeit noch nicht vermögen. Auffallend erscheint die chirurgische Erfahrung, daß verschiedenartige eingreifende Magendarmoperationen (Resektion, Herstellung abnormer Verbindungen usw.) ohne merkbare Störung vertragen werden. Wahrscheinlich ermöglichen eben die vielfachen gleichlaufenden Wechselwirkungen auch ausgedehnte Kompensationen.

Man hat auch eine Hyp- und Anenzymie des Magensaftes festgestellt.
Besteht zugleich Hypo- bzw. Achlorhydrie, so spricht man von Hypo- bzw.
Achylia gastrica (MARTIUS), welche z. B. bei Chlorose auftreten kann (HERZ).
Obwohl die Magenverdauung dann abnimmt bzw. aufhört, tritt doch Unterernährung nicht ein, solange die Magenbewegungen zur Beförderung des Inhalts
in den Darm und die Darmverdauung ungestört sind. Das vom Magen unverdaut
gelassene Eiweiß wird dann vom Pankreassaft verdaut. Hieraus erhellt die
große Bedeutung der Magenbewegungen. Festere Brocken erschweren ihre
Wirkung. Tritt Gärung des Mageninhalts (s. unten) hinzu, so kann diese auch
im Anfangsteil des Duodenums stattfinden.

Hypo- bzw. Achlorhydrie kann die Folge ungenügender Salzsäurebildung,
sie kann aber auch, bei genügender Bildung, die Folge von Salzsäurebindung an
Alkalien oder Zerfallstoffe von Eiweißkörpern, wie Aminokörper (SALKOWSKI) sein.
Vielleicht geschieht dies bei Magenkrebs; nach EMERSON nimmt der Gehalt an
freier HCl eines Pepsinverdauungsgemisches im Brutschrank durch Zusatz eines
Stückes Karzinoms ab. — Bei Hypo- bzw. Achlorhydrie dauert die Ptyalinwirkung
im Magen länger fort und es tritt Gärung, ja sogar, obwohl selten, Fäulnis mit Bildung von H_2S, nämlich bei jauchigem Magenkrebs (BOAS), ein. Der Geruch der
aufgestoßenen Gase macht es kenntlich. Häufiger ist Milchsäuregärung, etwas
weniger häufig als diese ist Butter- und Essigsäuregärung. Saure Ruktus pflegen
dann zu erfolgen. Hypo- und Achlorhydrie sind häufig bei akuten Infektionskrankheiten, akuter Dyspepsie (s. unten) und Magenkatarrh. Jede zu starke saure Reaktion
des Magensaftes, auch die infolge der durch Gärung entstandenen organischen
Säuren, bezeichnet man als Hyperazidität. LONDON stellte bei einem Hund
mit einem Überfluß von Säuren im Mageninhalt allerdings eine gute Verdauung.
aber eine gehemmte Magenentleerung (s. oben) fest.

Hyperchlorhydrie kann durch zuviel Sorgen und Anstrengungen auftreten und zu Magenschmerzen führen, welche etwa eine Stunde nach der
Hauptmahlzeit (Höhepunkt der HCl-Bildung) auftreten. Wiefern diese Magenschmerzen (Gastroxynsis ROSSBACHS) durch Säureeinwirkung auf sensible Magen-
nerven, wiefern sie durch Magenkrampf hervorgerufen werden, ist unklar. Auch
kann ein brennendes Gefühl hinter dem Brustbein (Pyrosis, Sodbrennen) auftreten. — Der Zusammenhang zwischen Hyperchlorhydrie und Magengeschwür
ist noch nicht genügend aufgeklärt. Wahrscheinlich kann Hyperchlorhydrie zu
Magenkrampf und dadurch (TALMA) zu Magengeschwür führen. Andererseits
könnte aber Reizung sensibler Nerven im Geschwürsboden vielleicht zu HCl-
Bildung führen.

Als Gastrosucorrhoea bezeichnet man Magensaftfluß. Gastromyxor-
rhoea (vermehrte Schleimbildung) kommt bei katarrhalischer Gastritis vor, nicht
selten mit Speichelfluß, Verschlucken des Speichels während der Nacht und Erbrechen morgens früh (Vomitus matutinus). Magenschleim hat übrigens eine gewisse schützende Wirkung gegen Schädigung durch den Inhalt.

Der Ursprung der Magenschmerzen (s. oben) ist nicht sicher: Krampf der
Kardia kann höchstwahrscheinlich Kardialgie und Pyloruskrampf kann ebenfalls
Schmerzen erregen.

Die schwächeren Bewegungen des Fundus und die des Antrum sind zu
trennen, die letzteren pressen den Chymus in das Duodenum. Von den Magenbewegungen bei Hyperchlorhydrie und von der „peristaltischen Unruhe" KUSS-
MAULS wissen wir nichts Sicheres. Bei Verengerung des Pylorus sind die Bewegungen verstärkt und kann die Muskelschicht hypertrophisch werden, aber
trotzdem Magenerweiterung (Gastrektasie) erfolgen. Diese ist übrigens auch
möglich ohne Pylorusverengerung durch Magenatonie (Erschlaffung der Magenwand). Eine ungenügende Magenentleerung hat Anhäufung des Mageninhalts
und, besonders wenn Hypo- bzw. Achlorhydrie besteht, Gärung mit Gas- und
Säurebildung, Ruktus usw. zur Folge. Sarzinen können dann im Mageninhalt
nachweisbar sein. Daß Stagnation Gärung des flüssigen Inhalts eines Organs

fördert, sahen wir schon früher. Motorische Insuffizienz kann Folge von Atonie oder einer hochgradigen Verengerung sein.

Als Dyspepsie bezeichnet man eine nicht scharf gekennzeichnete Verdauungsstörung des Magens, die man früher als Magenkatarrh andeutete. Dyspepsie ist eine funktionelle, Magenkatarrh eine anatomische Bezeichnung. Dyspepsie ist eine Erscheinung von Magenkatarrh, sie kommt aber auch ohne solchen vor. Es besteht dann vielleicht Hyperämie. Salzsäuremangel, Überempfindlichkeit der Magenschleimhaut, welche sofortiges Erbrechen alles Genossenen zur Folge hat, gestörte Magenbewegungen sind Erscheinungen von Dyspepsie. Diese kann akut oder chronisch sein.

Es gibt die mannigfachsten individuellen Unterschiede des Verdauungsvermögens und der Empfindlichkeit des Magens gegen verschiedenartige Speisen. Der Arzt kann sie oft nicht ahnen, noch weniger vorhersagen; er muß sie vom Patienten selbst erfahren.

§ 141. Darmtätigkeit.

Wir kennen die einzelnen Tätigkeiten des Darms ungenau. Bedenkt man, daß sie sich gegenseitig beeinflussen, so versteht sich die Schwierigkeit der Deutung ihrer Störungen: Die Darmbewegungen beeinflussen die Berührungsdauer zwischen Inhalt und Wand, auch die Dauer der Verdauung, folglich die Resorption. Verdauung und Resorption sind ihrerseits von Bedeutung für die Eigenschaften des Darminhalts und dadurch für die Darmbewegungen (s. weiter unten).

Der **Darminhalt** kann nicht nur durch Störungen der Sekretion, sondern auch durch Einnahme verschiedener Gifte schädlich werden. Es kann auch ein normaler Bestandteil des Darminhalts in zu großer Menge sich anhäufen, wie z. B. Fette, welche die Fortbewegung des Darminhalts fördern, durch Verringerung der Reibung oder durch Verstärkung der Darmbewegung oder durch beides. Ferner können durch Gärung usw. abnorme Stoffe oder auch normaliter vorhandene Stoffe aber in abnorm hoher Konzentration im Darm entstehen und zwar hauptsächlich im Dünndarm, wie Essig-, Milch-, Buttersäure, Alkohol; durch Fäulnis (S. 330) bilden sich Indol, Skatol usw. Von den Bedingungen dieser abnormen Vorgänge sind wir noch nicht genügend unterrichtet. Durch starke Gasbildung kann Meteorismus, Flatulenz usw. erfolgen. Im Darminhalt findet sich manchmal ohne Schaden der B. septicus („Vibrion septique"), beim Pferd der Tetanusbazillus, gegen dessen Gift das Tier äußerst empfindlich ist. Sobald aber die Darmschleimhaut verletzt wird, kann Schädigung erfolgen. Ja, schon durch starke venöse Stauung können Kolibazillen und andere, sonst harmlose Bewohner des Darminhalts, krankmachende Bedeutung gewinnen (S. 396). Der Einfluß der Zusammensetzung des Darminhalts auf das Wachstum von Bakterien ist noch weiter zu erforschen.

Aus dem im Dünndarm durch Eiweißfäulnis gebildeten Indol entsteht Harnindikan (Indoxylschwefelsaures Kalium) und es erfolgt Indikanurie. Für die Menge des gebildeten Indols sind der Stickstoffgehalt der Nahrung, die Resorption und die Dauer des Aufenthalts des Inhalts im Dünndarm von Bedeutung. So nimmt die Indolmenge durch Verengerung oder Verschluß des Darmes zu. Dann kann der Indikangehalt des Harns stark ansteigen, gewöhnlich aber erst nach 24 Stunden. Wird die Sperre schon nach wenigen Stunden, z. B. durch Reposition eines eingeklemmten Bruches, gehoben, so ist kein vermehrter Indikangehalt nachweisbar. Verschließung des Dickdarms führt erst durch Anhäufung von Dünndarminhalt, also später, zu gesteigerter Indikanurie (JAFFE, NOTHNAGEL). Bei Peritonitis mit verminderter Dünndarmperistaltik und bei Dünndarmentzündung (Bauchtyphus, Cholera, Katarrh) nehmen Eiweißfäulnis und Indikanurie zu, obwohl Durchfall besteht, bei einfacher Stuhlverstopfung jedoch nicht. — Auch beim Hungern entsteht im Dünndarm Indol aus stickstoffhaltigen Se- und Exkreten (FR. MÜLLER).

Unsere Kenntnis der Störungen der **sekretorischen** und **digestiven** Tätigkeit des Darms ist gänzlich unzureichend. Man hat die Verseifung untersucht. Nun kann aber ein ungewöhnlich hoher Fettgehalt des Stuhles ohne weiteres ebensogut einer zu geringen resorptiven Tätigkeit der Darmwand, wie einer zu geringen Verseifung im Darminhalt, welche ja die Resorption fördert, zuzuschreiben sein. Ferner ist wahrscheinlich Störung der Pankreastätigkeit auf die Verseifung von Einfluß, aber auch Störung der Lebertätigkeit bzw. der Gallenwirkung im Darm. Obwohl Galle die Fettaufnahme bedeutend fördert, vermag doch der Darm auch bei Abwesenheit von Galle große Fettmengen zu resorbieren. Der Pankreassaft spielt dabei wahrscheinlich eine Rolle. Über die Bedeutung der Emulsion, der Verseifung und der Wasserlöslichkeit der gebildeten Seifen ist man noch nicht einig. Nach PFLÜGER u. a. wird Fett nur nach Verseifung (Spaltung in Glyzerin und Fettsäuren) resorbiert. Durch die Emulsion bietet das Fett der fettspaltenden Wirkung die größte Oberfläche dar. Sowohl bei Abwesenheit von Galle wie unter normalen Verhältnissen werden leichter schmelzende Fette vollständiger aufgenommen als schwerer schmelzende. Vgl. für Einzelheiten HAMMARSTEN u. a. Auffallend ist jedoch, daß KUNTZMANN allerdings Steatorrhoea (Fettstuhl) bei Induration des Pankreas und Verlegung seines Ausführungsganges fand, FR. MÜLLER und HARTSEN sie aber in ähnlichen Fällen vermißten. Bei gänzlichem Gallenmangel im Darm wird hingegen 55,2% bis 78,5% (normaliter nur 6,9 bis 10,5%) der Nahrungsfette mit dem Kote entleert. Gleichzeitige Verengerung bzw. Verlegung des Ductus Wirsungianus und des Ductus choledochus ist nicht selten. Verlegung des letzteren Ganges ist an Lehmfarbe des Stuhles (acholischen Stuhl) erkennbar.

Es kann übrigens nur ein Teil des Stuhles „acholisch" sein durch große Fettmengen ohne weiteres; wohl zu unterscheiden ist der scheinbar acholische Stuhl, der farbloses Leukourobilin (V. NENCKI) statt des Urobilins (VON JAKSCH) enthält.

Durch längeren Aufenthalt von Kot im Mastdarm kann soviel Schleim gebildet werden, daß die Kotsäule durch eine ganz dünne oder gar eine dicke, feste Schleimschicht umgeben wird. Oder man findet gelbe Schleimkörner (NOTHNAGEL) — nicht zu verwechseln mit Stärkekörnchen (VIRCHOW) — oder große Mengen fetzigen, bandartigen Schleims, auch wohl ohne Kot. All diese Erscheinungen kommen bei katarrhalischer Darmentzündung vor. Man hat eine katarrhalische **Enteritis membranacea** beobachtet, wobei röhrenförmige grauweiße undurchscheinende Gebilde, welche vorwiegend aus Schleim mit Leukozyten bestehen, entleert werden. In anderen Fällen werden ähnliche Schleimgebilde nach kolikartigen Schmerzanfällen (**Colica mucosa**, Schleimkolik) ausgestoßen. Leukozyten fehlen hier aber ganz oder nahezu, Erscheinungen einer Enteritis ebenso. Der Schleim wird wahrscheinlich durch Krampf der Darmmuskeln ausgepreßt — denken wir an die CURSCHMANNschen Spirale. Der Bauchsympathikus erweist sich als sehr druckempfindlich, die Pulsfrequenz vermehrt (110, 120 Schläge), die Schweißbildung ebenfalls, wie ich beobachtete. Bedeutende Enteroptose sah ich dabei. —

Darmdyspepsie ist ein sehr vager Begriff.

Darmschmerzen (Enterodynie, Enteralgie) können durch Entzündung des Bauchfellüberzuges, sowie der Darmwand, ferner durch tetanische Zusammenziehung des Darms (Kolikschmerz) entstehen. NOTHNAGEL hat eine Enteralgie mit Hyperalgesie unbekannten Ursprunges beschrieben. Die „Crises abdominales" bei Tabes werden wohl als Neuralgie des Plexus mesentericus aufgefaßt.

Die Darmtätigkeit kann durch **Meteorismus** oder **Tympanites** (Gasansammlung im Darm) infolge von Verschlucken größerer Luftmengen, ferner besonders infolge von Gärungen im Darm und verringerten Darmbewegungen gestört werden. Aber nur bei genügender Menge gärungsfähiger Stoffe (besonders von unausgegorenem Bier, Kohl- und Rübenarten, Erbsen, Bohnen, Linsen, bei manchen Personen auch Milch) tritt erheblicher Meteorismus ein. Selbstverständlich muß die Tätigkeit der Gärungserreger durch geeignete Reaktion usw. möglich sein.

Meteorismus kann übrigens auch durch Erschlaffung der Darmwand (bei Peritonitis, vielleicht auch durch Abnahme des Tonus, durch Nervenwirkung) eintreten, indem die erschlaffte Darmwand der Gasspannung nachgibt. Vgl. Darmlähmung, weiter unten.

Von großer Bedeutung für die Verdauung und die Resorption ist die **Geschwindigkeit,** womit der Darminhalt fortbewegt wird. Sie hängt einerseits von der Kraft bestimmter Darmbewegungen, andererseits von dem Widerstand ab. Dieser Widerstand wird bedingt von der inneren Reibung, der Zähigkeit, Viskosität des Inhalts, von dauernder (organischer) oder vorübergehender Verengerung eines Darmteils — vorübergehend z. B. durch tonischen Krampf. Man darf somit durchaus nicht ohne weiteres einen Parallelismus zwischen Kraft der Darmperistaltik und Bewegungsgeschwindigkeit des Inhalts voraussetzen. Ein solcher Parallelismus besteht nur bei gleichem Widerstand. Wir dürfen die normale Peristaltik, welche in einer wellenförmig sich fortpflanzenden Verengerung und Erweiterung besteht, als für die Fortbewegung des Inhalts sehr geeignet betrachten. Eine tetanische Zusammenziehung (tonischer Krampf) eines Darmabschnitts hat aber nur im Anfang eine inhaltsbefördernde Wirkung. Sie hemmt fernerhin im Gegenteil die Fortbewegung des Inhalts wie eine verengerte bzw. verlegte Stelle. NOTHNAGEL unterscheidet außerdem pendelnde Darmbewegungen ohne bemerkbare Lumenveränderungen und Rollbewegungen, bei denen eine ringförmige Zusammenziehung den Inhalt sehr rasch vorschiebt. Diese Rollbewegungen stellen den Übergang von den normalen zu den abnormen Darmbewegungen dar. Oberhalb einer Verengerung kann die Darmbewegung bedeutend verstärkt sein, ohne dem Inhalt die erforderliche Geschwindigkeit zu erteilen, ja es kann nicht nur relative, sondern auch absolute Muskelinsuffizienz eintreten. Daß ein dünnflüssiger Inhalt durch die gleiche Kraft, bei übrigens gleichem Widerstand, rascher fortbewegt wird als ein zäher, versteht sich aus der größeren inneren Reibung. Ob Mucilaginosa wie Sago, Saleb usw. die Fortbewegung bei gewissen Durchfällen hemmen, indem sie den Inhalt zäher machen, oder ob sie außerdem die Muskeltätigkeit verringern, ist unentschieden. Sobald aber die Geschwindigkeit abnimmt, was Opiate z. B. auch bewirken, nimmt die Resorption, d. h. die Eindickung des Inhalts, und damit der innere Widerstand zu. Es kann dann sogar zu Stuhlverstopfung kommen.

Die Innervation des Darms scheint sehr verwickelt zu sein. Nicht nur den AUERBACHschen und BILLROTH-MEISSNERschen Plexus, sondern auch dem Vagus und dem Sympathikus kommt Bedeutung zu. Reizung des Vagus erweckt oder verstärkt die Bewegung im ganzen Dünndarm und in der oralen Hälfte des Dickdarms. Und der Splanchnikus hemmt nicht nur unmittelbar die Dünndarmbewegungen, er ist außerdem Vasomotor der Bauchorgane. Diese Reizerfolge sind aber unsicher (HERMANN).

Wichtig ist die von BAYLISS und STARLING festgestellte Erscheinung, daß umschriebene Reizung des Darms die Muskelwirkung oberhalb der gereizten Stelle verstärkt, jedoch Erschlaffung bzw. Hemmung der Zusammenziehung unterhalb zur Folge hat. Nach MAGNUS geschieht dies durch Reizung des AUERBACHschen Plexus myentericus. Vgl. die S. 759 erwähnte Erscheinung am Magen.

Im allgemeinen ist es der Darminhalt, der die Darmbewegungen erweckt oder verstärkt, und zwar durch chemische oder mechanische Reizung der Schleimhaut wie z. B. durch Säuren, Abführmittel oder Dehnung der Darmwand, letzteres auch durch reizloses Gas oder Flüssigkeit. Ob Muskel, Nerv oder beides gereizt wird, ist unentschieden. Zu starke Dehnung lähmt die Darmwand (S. 31).

Gewisse Gase, wie CO_2, H_2S, CS_2, vermögen auch chemisch die Peristaltik anzuregen. Venöses Blut, venöse sowie arterielle Hyperämie verstärken die Peristaltik, Anämie verringert die Darmbewegungen. Plötzliche, nicht zu schwache Abkühlung der Bauchwand vermag die Peristaltik anzuregen, längerdauernde Abkühlung jedoch wirkt dem Stuhlgang entgegen, der dann durch Erwärmung („Reaktion" S. 90) erfolgen kann. Genaueres ist hier zu erforschen.

Gesteigerte Peristaltik kann schmerzlos, tonischer Krampf (Darmkolik) hingegen kann sehr schmerzhaft sein. Durch Bleivergiftung sowie bei Hirnhautentzündung kann auch der leere Darm so stark zusammengezogen sein, daß der Leib kahnförmig einsinkt. Stark gefüllte Darmschlingen mit hypertrophischem Muskellager oberhalb einer verengerten Stelle können durch starken tonischen Krampf als starre, ja bretthartе Würste durch eine nicht allzu dicke Bauchwand hin sicht- und fühlbar sein.

Antiperistaltik (GRÜTZNER u. a.) ist eine Darmbewegung, welche den Inhalt in perverser Richtung, nach dem Pylorus zurückpreßt. Sie tritt sowohl beim Menschen wie beim Versuchstier mit durchgängigem Darm ein nach Einführung einer stärkeren NaCl-Lösung oder von Kupfersulfat, das, per os eingenommen, Erbrechen bewirkt. Bei Darmverschluß tritt in der Regel eine rückläufige Bewegung des Inhalts mit Koterbrechen (Ileus, Miserere) ein. Wie und wodurch, wissen wir nicht.

Es findet dabei Anhäufung von Darminhalt statt, so daß der Darm allmählich stärker und über eine größere Strecke gedehnt wird. Gelangt dann aber Kot in den Magen durch Antiperistaltik? NOTHNAGEL nimmt sie nicht an, sondern „Rückstoßkontraktionen": indem sich der Darm unmittelbar oberhalb der Sperre zusammenzieht, treibt er den dort befindlichen Inhalt magenwärts. Mit dem Inhalt nimmt der Rückstoß zu, allmählich weiter aufsteigend. Ein solcher Rückstoß schließt aber Antiperistaltik nicht aus. Bedenken wir, daß Erbrechen während eines Migräneanfalls oder bei Pseudokrupp ohne irgend eine Überfüllung des Duodenums schließlich Galle zum Vorschein bringt. Was hat den Übertritt der Galle in den Magen bewirkt? Jedenfalls muß der Pförtner zum Übertritt offen gewesen sein. Kam dann Antiperistaltik hinzu? Oder saugte der am Schluß der Brechbewegung zusammengepreßte Magen bei seiner Wiederausdehnung Dünndarminhalt an? Das sind unbeantwortete Fragen ebenso wie das nach dem Wie und Wodurch des Koterbrechens bei Darmlähmung („paralytischer" Ileus, s. unten).

Werden die Darmbewegungen ungenügend, so redet man von **Darm-(muskel)insuffizienz,** und wenn sie aufhören, von **Darmlähmung** oder **-paralyse.** Es besteht relative Insuffizienz, wenn die Darmtätigkeit, die sogar angestrengt sein kann, den Inhalt nicht durch eine verengerte Stelle fortzubewegen vermag. Darmlähmung kann in einem verschieden großen Abschnitt des Darms eintreten. Sie führt zu Meteorismus des gelähmten Abschnitts, dessen Überzug, wenn Laparotomie voraufging, rötlich (hyperämisch) aussieht, ohne makroskopische Entzündungserscheinungen, wie das Bauchfell nach einer Laparotomie ohne weiteres (HILDEBRANDTS Versuch); man redet in solchen Fällen wohl von „Peritonismus" (S. 358). Oder es besteht eine unverkennbare Peritonitis mit serösem, fibrinösem, oder eitrigem Exsudat. Ohne voraufgegangene Laparotomie und ohne Peritonitis sieht der Überzug des gelähmten Abschnitts grauweiß, glänzend und glatt, also normal aus.

Darmlähmung mit Meteorismus deutet eben auf die Möglichkeit einer akuten Bauchfellentzündung hin. Seröse Durchtränkung der Darmwand führt nämlich zur Erschlaffung der Muskelschicht und dadurch zu Meteorismus und Stuhlverstopfung. Letztere ist überdies wahrscheinlich, ebenso wie die bedeutende Pulsbeschleunigung und das Erbrechen bei Bauchfellentzündung, einer Reizung von Nerven des Bauchfells (Sympathikus) zuzuschreiben.

Außer der Darmlähmung durch Überdehnung (oberhalb einer Verengerung) oder bei hartnäckiger, starker Koprostase durch Obstipation und außer der entzündlichen Paralyse hat man eine „toxische" Lähmung unbekannten („bakteriellen")

Ursprunges angenommen. Ferner kennt man Darmlähmung bei Embolie der Art. mesenterica, wohl durch hämorrhagische Infarzierung eines Darmabschnitts, und nimmt man eine „nervöse" Darmparalyse an in Fällen, wo ein schmerzhafter, nicht herabgestiegener Hoden die Erscheinungen einer Brucheinklemmung vortäuschen, welche (TREVES' Fall) durch örtliche Anwendung von Eis schwinden. Dies sind ursächlich wenig gekannte Fälle.

Darmlähmung führt zu paralytischem Ileus, während man den Ileus durch Darmverschluß einen mechanischen nennt. Man redet beim paralytischen Ileus auch wohl von „Pseudo-Okklusion" oder „Pseudo-Inkarzeration", weil bei der Autopsie keine Verlegung nachweisbar ist.

Oberhalb einer Verengerung längerer Dauer findet man eine hypertrophische Muskelschicht, unterhalb einen leeren Darm (Hungerdarm). Die hypertrophische Strecke kann verschieden lang sein und sich bis unterhalb der Verengerung ausdehnen. Entzündung und Geschwürsbildung der Schleimhaut sind nicht selten.

Bei rascher, starker Verengerung tritt starke Blähung mit Lähmung oberhalb der Sperre in den Vordergrund. FÖRSTER, KADER u. a. unterscheiden dabei einen „Stauungsmeteorismus", und einen „lokalen Meteorismus". Ersterer tritt durch Anhäufung verschiedenartigen Darminhalts infolge von Verengerung oder Verlegung, aber ohne Kreislaufstörung im Darm und Mesenterium auf. Die stark gedehnte Darmwand ist grauweiß. Nach TALMAS Versuchen häuft sich im Dünndarm ein vorwiegend flüssiger Inhalt an — im Dickdarm findet ja Eindickung statt. Der lokale Meteorismus zeichnet sich durch eine mehr oder weniger starke hämorrhagische Infarzierung und andere Erscheinungen aus, die durch Brucheinklemmung (S. 635), Achsendrehung und Knotenbildung entstehen. Wenn sich keine Darmgase anhäufen, indem sie entweichen oder sich nicht bilden (durch ungeeignete Reaktion usw.) sollen diese Erscheinungen ausbleiben. Es wäre einfacher, als „lokalen" Meteorismus jede auf einen Darmabschnitt beschränkte Blähung zu bezeichnen; man kann dann hämorrhagische Infarzierung durch Hinzufügung von: hämorrhagisch andeuten.

Allmähliche Verengerung des Dickdarms führt zu zunehmender Obstipation, manchmal, sobald die Muskelschicht hypertrophisch ist, mit Kolikanfällen. Bei Verengerung des Dünndarms mit seinem flüssigen oder breiigen Inhalt, macht sich Obstipation nicht deutlich bemerkbar. Mitunter wird eine langsam entstandene, bisher latente Verengerung des Dickdarms durch eine Narbe oder durch Krebs plötzlich erkennbar. Das mag geschehen durch Anhäufung fester Kotmassen; zweimal fand ich die enge Öffnung bei einer Mastdarmverengerung verlegt durch herausgeschobene Schleimhaut, welche dann durch venöse Stauung bedeutend anschwoll, so daß auch Flatus nicht mehr abgingen. Es können beim Zurückdrängen der Schleimhaut Flatus abgehen.

Verengerung bis zum Verschluß des Darms kann bewirkt werden durch eine zusammendrückende, oder in der Wand oder in die Darmhöhle hineinwachsende Geschwulst, ferner durch eine schrumpfende Narbe (nach Geschwürsbildung bei Dysenterie, Tuberkulose, Syphilis des Mastdarms). Geschwüre und Strikturen finden sich vorzugsweise im Mastdarm und in den Flexuren (sigmoidea, lienalis und hepatica), auch im Blinddarm, also an Stellen, wo Kot sich am meisten anhäuft und am längsten mit der Darmwand in Berührung bleibt, so daß diese mechanisch und chemisch geschädigt wird. Ferner können Verdickungen und Verwachsungen des Bauchfells zu Verengerung oder Abknickung des Darms führen, während Gallensteine, Darmsteine (Enterolithen, Bezoars), allerlei Fremdkörper, den Darm verlegen und große Kotmengen bei vernachlässigter Obstipation zu Darminsuffizienz und sogar Darmlähmung führen können. Schließlich seien noch die äußere und innere Brucheinklemmung, Darmeinschiebung (Invaginatio s. Intussusceptio intestini), Achsendrehung und Verknotung (Volvulus intestini) genannt. In all diesen Fällen ist die eintretende Darmlähmung von großer Bedeutung. Daß sich Peritonitis. Sepsis und Herzschwäche durch Kollaps oder Schock anschließen können, sahen wir früher. Aus obigem versteht sich, daß akuter Verschluß häufiger im Dünndarm, chronischer Verschluß häufiger im Dickdarm entsteht. Das Ileum ist ja beweglicher, was von Bedeutung ist für die Entstehung eines Bruchs, einer Invagination usw.

Schließlich erübrigt uns noch, die Störungen der **Fortbewegung** und der **Resorption** des Darminhalts, von denen schon wiederholt die Rede war, gesondert zu besprechen. Wir haben schon betont, daß und wie die Resorption und Eindickung des Darminhalts, ceteris paribus, von der Bewegungsgeschwindigkeit des Darminhalts abhängt: Je mehr Ruhe, um so vollständigere Resorption. Auch, daß diese Geschwindigkeit vom Verhältnis der Muskelwirkung zum Widerstand bedingt wird. Wir haben ferner bei der Besprechung der Darmverengerung und der Darminsuffizienz Beispiele kennen gelernt. Es erübrigt uns jetzt, noch einiges über **Stuhlträgheit** und Durchfall zu bemerken. Wir reden von Stuhlträgheit (Obstipatio), wenn die Absetzung des Stuhles zu selten oder zwar regelmäßig einmal in 24 Stunden, aber in ungenügendem Maße stattfindet. In beiden Fällen pflegen die Fäzes zu fest, ja hart zu sein. Sie können dies übrigens auch bei regelmäßig genügendem Stuhlgang sein nach starkem Schwitzen. Gewöhnung an eine bestimmte Stunde ist für die regelmäßige Absetzung des Stuhles von großer Bedeutung (TROUSSEAU); Nerveneinflüsse können sie stören, indem sie die Darmbewegungen oder die Sekretion ändern. Und wie wichtig letztere für die Menge und die Zusammensetzung des Darminhalts sein können, erhellt aus dem Versuch HERMANNs; in einer leeren, doppelt abgebundenen Darmschlinge eines Hundes häuft sich eine nicht unbeträchtliche Menge Schleim, Epithel und Mikroben an. Hieraus versteht sich, daß, nach VOIT, auch der Hungernde regelmäßig „Kot" zu bilden vermag. Hieraus folgt aber zugleich, daß man nur in bestimmten Fällen durch Vergleichung der Kotmenge mit der eingenommenen Nahrungsmenge auf einen genügenden Stuhlgang schließen darf: wenn nämlich regelmäßig eine nicht zu geringe Nahrungsmenge genossen und regelmäßig in gewisser, kurzer Zeit eine entsprechende Kotmenge abgesetzt wird.

Melancholie führt zu Abnahme vieler Sekretionen und zu Obstipation. Sorgen können es auch tun, wahrscheinlich schon durch Vernachlässigung der richtigen Stunde. — Schwerverdauliche Nahrung vermag die Stuhlabsetzung zu fördern, in großer Menge aber zu hemmen. Rohe Milch pflegt den Stuhlgang zu begünstigen, gekochte hingegen zu hemmen. Bemerkenswert sind individuelle Empfindlichkeiten nicht nur gegenüber Hühnereiweiß, sondern auch gegenüber gekochtem Reis, der ausnahmsweise sofortige Stuhlabsetzung zu bewirken vermag. Körperbewegung fördert im allgemeinen den Stuhlgang. Starke oder zu lange fortgesetzte Körperbewegung wird aber oft von Stuhlträgheit gefolgt (durch starkes Schwitzen oder durch Mitermüdung des Darms oder durch beides?). Starker Wasserverlust durch Schwitzen oder Polyurie pflegt ja zu Stuhlträgheit zu führen, indem dem Darminhalt mehr Wasser entzogen wird (S. 9). Krampf des Mast- oder Dickdarms nehmen einige Forscher an zur Deutung der sog. „spastischen Obstipation", die vielleicht auch durch bestimmte Abkühlung des Körpers eintreten kann (S. 764). — Bei Proktitis und Periproktitis kann es zu einer oft mehr oder weniger schmerzhaften, krampfhaften Zusammenziehung des Sphincter ani kommen, welche die Absetzung erschwert, aber zugleich ein abnormes Gefühl ihrer Notwendigkeit (Stuhlzwang, Tenesmus) bewirkt.

Auf Stuhlentleerung folgt manchmal sofort das Gefühl von Frische im Kopfe, besonders bei Leuten ohne genügende Körperbewegung, wahrscheinlich durch andere Blutverteilung, indem die sich erweiternden Bauchgefäße dem zu blutreichen Kopf etwas Blut entziehen.

Als **Durchfall** (Diarrhoea) bezeichnet man eine zu häufige Entleerung eines zu flüssigen Stuhls. Beide Merkmale sind jedoch nicht scharf abgegrenzt. So bedeutet dreimalige Absetzung (in 24 Stunden) eines etwas weichen Stuhles noch keinen Durchfall. Ohne reichlichen Wassergehalt des Kots tritt kein Durchfall ein. Hieraus verstehen wir es, daß verstärkte Peristaltik, welche die Bewegungsgeschwindigkeit des Darminhalts vermehrt und damit seine Eindickung durch Wasserresorption verringert, daß ausgedehnte amyloide Entartung der Darmgefäße des Dickdarms durch verringerte Wasserresorption zu Durchfall führen, der im letzteren Fall hartnäckig ist. Man hat auch bei Darmatrophie (vgl. S. 266) Durchfall beobachtet. Bei katarrhalischer ausgedehnter Darmentzündung kann nicht nur die Peristaltik vermehrt (worauf Kollern und Gurren, auch Schmerzen im Leibe hinweisen) und die Resorption auch von Wasser verringert sein; wir müssen außerdem die Möglichkeit berücksichtigen, daß sich seröses Exsudat und dünner Schleim dem Darminhalt beimischen, so daß große Mengen flüssigen Kots abgesetzt werden, wie z. B. bei Cholera (S. 599) und Brechdurchfall überhaupt. Akute Arsenvergiftung vermag Brechdurchfall wie bei Cholera zu bewirken. Man nimmt an, daß sich bei Durchfall durch Vermehrung der Dünndarmperistaltik Gallenfarbstoff manchmal im Stuhl nachweisen läßt, was nie der Fall sein soll durch Funktionsstörung des Dickdarms allein.

Durchfall durch starken Kaffee ist wahrscheinlich vermehrter Peristaltik zuzuschreiben. Wahrscheinlich wirken seelische Einflüsse (Angst, Diarrhoea nervosa, TROUSSEAUS) ausschließlich oder hauptsächlich durch vermehrte Peristaltik. Die rasche Wirkung weist darauf hin. Und die „peristaltische Unruhe" (Kollern, Gurren) oder Tormina intestinorum sind wahrscheinlich Rollbewegungen (NOTHNAGEL) durch seelische Einflüsse, welche besonders bei Hysterie, Hypochondrie zur Beobachtung gelangen. Der Durchfall bei GRAVES-BASEDOWscher Krankheit ist vielleicht auf vermehrte Sekretion und vermehrte Peristaltik zurückzuführen.

Der Durchfall bei Darmgeschwüren ist noch nicht genügend sicher aufgeklärt. Besteht zugleich eine ausgedehnte katarrhalische Entzündung, wie beim Darmtyphus und manchmal bei Dysenterie, Tuberkulose usw., so kann diese Entzündung schon ausreichend den Durchfall verständlich machen. Fehlt sie aber, so müssen wir das Geschwür selbst als verantwortlich für den Durchfall betrachten. Nun können aber nicht nur kleine, sondern auch große Geschwüre ohne Durchfall bestehen. Nach NOTHNAGEL ist der Sitz des Geschwürs besonders wichtig: Durchfall tritt besonders ein bei Geschwüren im unteren Dick- und Mastdarm, während solche im Dünndarm, Blinddarm und Anfangsteil des Dickdarms sogar von Stuhlträgheit begleitet sein können. Letzteres erinnert an die S. 763 erwähnte Regel. Nun mag man bei größeren Geschwüren des Dickdarms an eine zu geringe Eindickung des Darminhalts denken, wenn nur eine geringe Schleimhautoberfläche verloren gegangen ist, drängt sich die Möglichkeit einer vermehrten Peristaltik durch Reizung sensibler Nervenenden im Geschwürsboden in den Vordergrund. Tuberkulöse und typhöse Geschwüre bevorzugen den kaudalen Abschnitt des Ileum, oft besonders die Gegend der Valvula BAUHINI.

Die Wirkung verschiedener Heilmittel ist noch zum Teil streitig. Mittelsalze (Glaubersalz, Bittersalz), in genügender Menge per os eingenommen, bewirken Durchfall. Wird aber eine konzentrierte Lösung eines solchen Salzes ins Blut oder unter die Haut eingeführt, so vermag das Salz sogar anhaltende Verstopfung zu machen, indem es dem Blut und den Geweben Wasser entzieht und damit durch die Nieren ausgeschieden wird. Sehr große Mengen verdünnter Salzlösung, subkutan eingespritzt, können allerdings Durchfall zur Folge haben, indem sie zum Teil durch den Darm ausgeschieden werden (FRANKL, AUER).

Starke Darmfäulnis kann zu Kollern, Abgang vieler Flatus (Darmgase) und zu Durchfall führen. Manchmal treten ähnliche Erscheinungen im Anschluß an Magendyspepsie ein. Viele Durchfälle faßt man wohl als Diarrhoea dyspeptica zusammen, womit nicht viel gesagt wird.

Akute Quecksilber- (meist Sublimat-)vergiftung führt zu fibrinösnekrotisierender Entzündung (S. 126) besonders des Dickdarms mit Durchfall und oft blutigem Stuhl. Sepsis führt manchmal zu Durchfall, den man, jedoch ohne ausreichenden Grund, einer vermehrten Sekretion der Darmdrüsen infolge von Reizung durch das bakterielle Gift zuschreibt. Sogar septische Peritonitis, wie z. B. die puerperale, geht oft mit Durchfall einher, während doch Bauchfellentzündung sonst zu Stuhlträgheit zu führen pflegt.

§ 142. Lebertätigkeit.

Obwohl wir einiges von der großen Anpassungsfähigkeit und anderen Eigenschaften der Leber wissen, ist die Rolle, welche dieses Organ in vielen Krankheiten spielt, nichts weniger als klar. Vielleicht ist manche bisher düstere Krankheitserscheinung auf Störung der Lebertätigkeit zurückzuführen. Wir haben ihre Bedeutung für den Zucker- und den Stickstoffstoffwechsel schon besprochen, wir wissen, daß die Leber Galle bildet und daß mit der Galle manche Stoffe wie Fette und Körperchen wie Typhusbazillen (die Typhusrückfall bewirken können) in den Darm gelangen. Wir kennen die „fonction adipopexique" und „granulopexique" (S. 56), die Ablagerung von Hg, As (nach medikamentöser Darreichung in die Pferdeleber), von Pb, P, J, ferner die Siderosis usw.; wir wissen, daß auch gelöste Gifte in der Leber festgehalten und (mit oder ohne chemische Änderung) unschädlich gemacht werden können (S. 174). Die Bedeutung dieser giftwidrigen („antitoxischen", aber nicht nur „Toxinen" gegenüber) Eigenschaft gegenüber enterogenen und sonstigen, histiogenen Giften kennen wir sicher nicht in ihrem vollen Umfang. Die Versuchsergebnisse bei Tieren mit einer sog. Eckschen Fistel weisen auf sie hin.

Die Ecksche Fistel besteht in einer Verbindung zwischen Pfortader und unterer Hohlader, durch Einpflanzung des ersteren in das letztere Gefäß. Das Pfortaderblut wird dann in der Regel (s. unten) mit Umgehung der Leber in die Hohlader übergeleitet. Magnus-Alsleben betont mit Recht, daß gewisse Schlacken und andere Stoffe aus dem Wurzelgebiet der Pfortader dann allerdings nicht sofort und mit einem Male (durch die Pfortader), sondern zum Teil, doch auf einem Umwege (Hohlader — Herz — Leberschlagader) und in kleinen Schüben in die Leber gelangen. Durch die Ecksche Fistel gelangen solche Stoffe zum Teil ungeändert und wohl in größerer Konzentration als beim normalen Kreislauf auch in andere Organe, welche sie schädigen können, wenn sie giftig sind. Ob außerdem bei Eckscher Fistel abnorme giftige Stoffe in der Leber entstehen, wissen wir nicht. Bei Hunden, welche den erfolgreichen Eingriff überleben, verfällt die Leber einfacher Atrophie und Verfettung verschiedenen Grades, obwohl die Gallenabsonderung fortdauern kann (Stolnikow). Nach M. Nencki, Pawlow u. a. werden solche Hunde früher oder später böse und störrisch. Sie bekommen Wutausbrüche, klonische und tonische Krämpfe und Polypnoe, denen oft Somnolenz, ein komatöser Zustand und allgemeine Schwäche voraufgehen. Zwingt man das Tier, sich zu erheben, so schwankt es, die Hinterpfoten schleifen nach, es geht ataktisch (unkoordiniert), fällt nach rückwärts. Außerdem wird das Tier blind, aber nicht taub. Koma folgt wieder den Krämpfen. Der früheste Anfall wurde am 10. Tage nach dem Eingriff beobachtet. Widersteht das Tier dem Anfall, so erholt es sich mehr oder weniger, bekommt aber, besonders nach starker körperlicher oder seelischer Erregung neue Anfälle, die es töten können. Man hat aber auch völlige Heilung beobachtet, welche der Ausbildung eines Kollateralkreislaufs (Franke und Rabe) zuzuschreiben ist.

Ein Hund mit einer Eckschen Fistel verträgt kein Fleisch; es verursacht ihm einen Anfall, so daß das Tier nach Erholung Fleisch verweigert. Temperatursteigerungen und Abmagerung wurden beobachtet, ferner alkalische Reaktion des Harns. Eiweiß, Hämoglobin, Bilirubin und Urobilin im Harn. Nach Unterbindung der Leberschlagader bei Eckscher Fistel nimmt die Ausscheidung von Ammoniak (als karbaminsaures Salz) durch den Harn zu. Nach subkutaner oder intravenöser Einverleibung von karbaminsaurem Ammoniak bei normalen Hunden oder in den Magen von Hunden mit Eckscher Fistel, erfolgen ähnliche Vergiftungserscheinungen wie durch Anlegung der Eckschen Fistel.

Daß Pfortaderverschluß zu Leberatrophie führt, geht aus obigem und aus den Versuchsergebnissen von Steenhuis bei Kaninchen (S. 14) hervor. Die Leberschlagader vermag offenbar bei den Versuchstieren die Pfortader nicht oder nicht ausreichend zu vertreten. Tritt keine Änderung der Leber nach Pfortaderverschluß ein, so erheischt die Möglichkeit einer Zufuhr von Pfortaderblut durch kollaterale hepatopetale Gefäße in die Leber Beachtung. Dies gilt auch für den Menschen: Thrombose der Pfortader kann zu Leberatrophie führen; FRERICHS hat auch schon bei einem auf einzelne Leberäste der Pfortader beschränkten Verschluß eine Atrophie der entsprechenden Leberteile beobachtet. Der Seitenbahnkreislauf wird, ceteris paribus, um so vollkommener mit dem Verschluß gleichen Schritt halten, je langsamer sich dieser vollzieht. Nach PICK werden sich bei extrahepatischem Verschluß der Pfortader hepatopetale (der Leber zuführende) kollaterale Gefäße, bei intrahepatischer Behinderung hingegen hepatofugale Kollateralen (S. 623) entwickeln. Hepatopetale Kollateralen können sich aus akzessorischen Pfortadern (CHARPY), ferner in Adhäsionen zwischen Leber und Netz oder Darm usw. entwickeln. Ob die Leberschlagader beim Menschen die ernährende Rolle der Pfortader zu übernehmen vermag, erscheint nach obigen Beobachtungen zweifelhaft. Beiläufig sei hier.bemerkt, daß die Bedeutung eines Verschlusses der Leberschlagader beim Menschen unbekannt ist. Bei Kaninchen erfolgt Nekrose der ganzen Leber bzw. des Leberteils, dessen Ast verschlossen wurde. Bei Hunden bleibt sie jedoch durch Anastomosen aus (COHNHEIM und LITTEN).

Änderungen der Lebertätigkeit durch Pfortaderverschluß sind noch nicht festgestellt; Gallenbildung kann fortbestehen (STOLNIKOW u. a.). Vielleicht treten Erzeugnisse des intermediären Stoffwechsels in abnormer Konzentration aus der Leber ins Blut oder gar Stoffe, die sonst nicht im Blut vorkommen. Die eintretende Atrophie macht jedenfalls eine gewisse Leberinsuffizienz wahrscheinlich.

Auf der anderen Seite ist das Auftreten ähnlicher Erscheinungen wie bei der ECKschen Fistel bei Erkrankungen bemerkenswert, in denen wir Leberinsuffizienz in gewisser Richtung und in gewissem Grade annehmen dürfen, wie bei der akuten Leberatrophie, der akuten Phosphorvergiftung und beim „diabete bronzé". Von vornherein müssen wir allerdings in den Vordergrund setzen, daß es nicht immer der gleiche Stoff sein muß, der obige Vergiftungserscheinungen bewirkt, daß es im Gegenteil verschiedenartige Stoffe, wenn nur in bestimmter Konzentration, sein können. Es ergeben sich bei den verwickelten Zuständen, denen wir begegnen können, mehrere Möglichkeiten: Zunächst ist im allgemeinen möglich, daß eine insuffiziente Leber gewisse giftige Stoffe, welche durch das Pfortaderblut zugeführt werden, nicht oder in ungenügender Menge festhält, so daß sie ungeändert durch die Leberadern in die untere Hohlader, wie bei der ECKschen Fistel, gelangen. Sodann ist aber möglich, daß in der kranken Leber andere Stoffe entstehen, von denen wir zur Zeit noch nichts Sicheres anzudeuten vermögen. Ferner ist fraglich, welche Vergiftungserscheinungen dem Gift, das die akute Leberatrophie bewirkt, bzw. dem Phosphor zuzuschreiben sind und welches Gift beim „diabete bronzé" wirksam ist. Wir sind von einer ursächlichen Deutung des Krankheitsbildes bei akuter Leberatrophie bzw. des Ikterus gravis überhaupt (Gelbsucht, Kopfschmerz, psychische Adynamie, Somnolenz, Delirien, Krämpfe) noch weit entfernt. Man hat den Symptomenkomplex Ikterus gravis, dem eine schwere Schädigung verschiedenen Ursprunges der Leber zugrunde liegen kann, jedenfalls sich hinzugesellt, früher einer Cholämie (Anhäufung von gallensauren Salzen im Blut) zugeschrieben. Diese Annahme trifft aber nicht, wenigstens nicht für alle Fälle zu, weil Galle im Blut (Ikterus) fehlen kann. FRERICHS wies auf die Möglichkeit hin, daß eben eine Acholie vorläge, d. h. eine Anhäufung eines giftigen Stoffes im Blute, der durch eine normale Leber in Galle umgewandelt werde, durch eine insuffiziente Leber aber nicht. Der Name Acholie ist offenbar verwirrend, weil es nicht auf die ausbleibende Gallenbildung in der Leber ankommt, sondern auf die Entstehung oder das Fortbestehen giftiger Stoffe, welche durch eine normaltätige Leber in ungiftige umgewandelt werden. Es kommen hier nicht nur karbaminsaures Ammoniak (NENCKI) und Gifte, welche bei der Darmfäulnis entstehen und der Leber zugeführt werden in Betracht, sondern außerdem Stoffe, welche durch den intermediären Stoffwechsel entstehen, von denen wir aber recht wenig wissen. Wir haben jedenfalls Grund, der normalen Leber nicht nur Harnstoffbildung, sondern überhaupt eine sehr bedeutende Rolle beim Stoffwechsel zuzuschreiben, wie wir schon früher dargetan haben.

Wir wollen uns bei diesen Vermutungen nicht länger aufhalten und nur noch betonen, daß im allgemeinen verschiedene Richtungen und Grade der Leberinsuffizienz mit verschiedenen Erscheinungen möglich sind je nach der Natur und Stärke der Schädigung und der individuellen Empfindlichkeit. So kann z. B. die entgiftende Wirkung der Leber abnehmen ohne weiteres, während in anderen Fällen giftige Stoffe durch die Leber gebildet und an das Blut abgegeben werden. Die giftspeichernde Wirkung der Leber kann ihr selbst schädlich werden, wenn sie zu Anhäufung eines Lebergiftes führt, das in diesem Organ nicht unwirksam gemacht wird.

Solche Lebergifte können nicht nur durch die Leberschlagader, sondern auch durch die Pfortader, und zwar vom Magen, Darm, Pankreas oder Milz der Leber zugeführt werden. Wir haben früher schon enterogene Gifte besprochen. Hier wollen wir nur noch die BANTISche Krankheit erwähnen.

Klinisch stellt man dabei zunächst eine vergrößerte Milz (Megalosplenie) und Anämie fest, wozu später eine splenogene Leberzirrhose hinzukommen soll. Es ist jedoch keineswegs sicher, daß die Leberzirrhose nach der Milzveränderung eintritt. Sie kann sehr wohl schon vor oder zugleich mit der Milzerkrankung entstehen, ohne daß man sie klinisch nachzuweisen vermag. Heilung nach Entfernung der erkrankten Milz ist erst nach längerer Beobachtung anzunehmen, weil ja eine „gewöhnliche" Leberzirrhose latent werden und lange Zeit bleiben kann.

Als akute Leberatrophie (S. 322) werden verschiedenartige Zustände angedeutet, indem man die gemeinsame rasche Verkleinerung der Leber als Maßstab anwendet. Diese kommt auch vor bei akuter Phosphorvergiftung. Sodann gibt es Fälle von akuter Leberatrophie, wo die mikroskopische Untersuchung vermehrtes, faseriges periportales und auch intraazinöses Bindegewebe in der Leber nachwies. Fälle, in denen an Lues gedacht wurde. Ferner kennen wir die typische akute Atrophie, besonders bei Schwangeren und Wöchnerinnen, neben weniger typischen Formen. Von Atrophie ist aber kaum die Rede, weil die Verkleinerung des Organs vor allem auf Nekrose und feinkörnigem Zerfall der Leberzellen, wozu sich fettige Entartung hinzugesellen kann, beruht. Der Zerfall in Eiweißkörnchen tritt besonders perizentral ein. Oft gehen katarrhalische Erscheinungen des Darms voraus, welche auf die Möglichkeit einer enterogenen (septischen?) Vergiftung hinweisen. Die Leber kann sich innerhalb einiger Tage oder Wochen bis auf $1/3$ ihres Volumens verkleinern. Als Zeichen des gesteigerten Eiweißzerfalls findet man während des Lebens Leuzin und Tyrosin im Blut und Harn. Die Leber zeigt auf Durchschnitt ein verschiedenes Bild: ist keine fettige Entartung mit dem bloßen Auge erkennbar, so ist die Farbe rotbräunlich in verschiedenen Schattierungen. Erweiterte perizentrale Blutkapillaren und Blutungen können als rote Flecken und Streifen erscheinen („rote Atrophie"). In anderen Fällen sieht man dunkel- oder hellgelbe Inselchen (durch Fettanhäufung) auf einem rotbräunlichen Hintergrund („gelbe Atrophie"). Es erscheint verfrüht. die rote und gelbe Atrophie als verschiedene Stufen zu deuten. Es kann sich ja nur um verschiedene Grade der Schädigung nebeneinander handeln. Mikroskopisch findet man Gallenpigment in verschiedener Menge und Verteilung. In zwei von SIEGENBEEK VAN HEUKELOM untersuchten Fällen (bei Kindern) hatte der Arzt KORTEWEG acholischen Darminhalt beobachtete. Daß eine so stark geschädigte Leber keine Galle mehr bildet, kann nicht wundernehmen. Die erhaltenen Leberzellen sind meist verkleinert, atrophisch (durch das Gift in schwacher Konzentration?)

und dunkel gefärbt. Die von ihnen gebildeten Balken können Gallengängen täuschend ähnlich sein und zur unberechtigten Annahme einer Neubildung von Gallengängen führen, die allerdings in gewissen Fällen, z. B. bei voraufgegangener Zirrhose, stattgefunden haben mag. Auch bei etwas längerer Dauer der „Atrophie" ist eine Neubildung von Gallengängen nicht abzulehnen, bisher aber nicht nachgewiesen.

Nasenbluten kommt mitunter bei Lebererkrankung vor. Ob die krankmachende Schädlichkeit nicht nur die Leber sondern außerdem das Blut ändert oder ob die Beschaffenheit des Blutes durch die gestörte Lebertätigkeit notleidet, ist eine noch offene Frage. Der Leber scheint eine hämolytische Tätigkeit zuzukommen, welche möglicherweise von der Milz angeregt oder verstärkt wird. Es zeigte EBNÖTHER im Berner physiologischen Institut nämlich, daß Milzextrakt allein in vitro keine, Leberextrakt hingegen meist eine deutliche hämolytische Wirkung in verdünntem Blut hat, welche durch gleichzeitige Wirkung von Milz- und Leberextrakt sehr viel stärker war. Es ist somit die Frage zu beantworten, ob eine solche Zusammenwirkung (in der Leber, wohin das Pfortaderblut den Stoff aus der Milz führt?) im lebenden Organismus unter bestimmten Umständen stattfindet.

Wir haben S. 629 schon die Fähigkeit der Leber kennen gelernt wie ein Schwamm eine weit größere Blutmenge aufzunehmen. Nur mit wenigen Worten wollen wir auf die noch näher zu erforschende Möglichkeit hinweisen, daß die Leber nicht überall funktionell gleichwertig ist. Wir haben S 630 schon auf die nicht selten ungleiche Verteilung der Blutstauung und auf die Auspressung von Blut, Lymphe und Galle durch das Zwerchfell hingewiesen; diese Wirkung braucht nicht in allen Leberteilen gleich zu sein, weil der Druck des Zwerchfells es wahrscheinlich ebensowenig ist wie die Zusammendrückbarkeit der Leber. Ferner haben wir die Möglichkeit betont, daß nicht allen Leberteilen Blut gleicher Beschaffenheit zufließt, sondern dem linken Lappen vielleicht mehr Blut aus Milz und Pankreas (?), dem rechten Lappen aus dem Darm. Schließlich weisen auch die vorwiegend oder ausschließlich perizentrale Fettanhäufung bei gewissen Vergiftungen (S. 306), die periportale Anhäufung aber bei Phthise, Phosphorvergiftung, die perizentrale Nekrose bei der akuten Atrophie usw. auf Unterschiede der Eigenschaften hin, die wir zu deuten noch nicht vermögen. —

Wir wollen schließlich eine wichtige Erscheinung gestörter Lebertätigkeit, nämlich den Ikterus (Gelbsucht, Morbus regius) und seine Entstehung betrachten. Man deutet damit Gelbfärbung der Haut und der sichtbaren Schleimhäute, vor allem der Bindehaut und des harten Gaumens durch „Gallenfarbstoff" d. h. Bilirubin, an. Ein „Urobilinikterus" ist nicht sicher nachgewiesen. In allen Fällen von Ikterus wird, wie wir unten sehen werden, der Gallenfarbstoff durch das Blut aus der Leber den verschiedenen Organen und Geweben zugeführt, den gefäßarmen und gefäßlosen Geweben (Hornhaut, Knorpel, zentralem und peripherem Nervensystem), jedoch so wenig, daß sie nicht gelb gefärbt zu werden pflegen. Ausnahmen kommen aber vor. So hat SCHMORL bei Ikterus neonatorum eine diffuse und eine fleckige, auf die Kerngebiete beschränkte Gelbfärbung des Gehirns und dabei gallig gefärbte Ganglienzellen gesehen. Alle übrigen Gewebe pflegen mehr oder weniger schwefel- oder zitronengelb, manchmal mit einem Stich ins Grünliche, gefärbt zu sein. Nach längerem Bestande kann die Farbe eine olivenähnliche (Ikt. viridis, S. 631) oder gar schmutziggraugelbe (Melas-Ikterus) werden. Auch Blutplasma, Gerinnsel, Humor aqueus, Harn (diagnostisch wichtig!) und Schweiß enthalten Gallenfarbstoff, Tränen, Speichel und Schleim aber nicht.

Zunächst werden die Gewebe gallig gefärbt durch Gallenfarbstoff, der im Gewebesaft gelöst ist. Allmählich scheiden sich aber daraus Körnchen oder (namentlich bei Neugeborenen) kristallinische Gebilde, nämlich rhombische Tafeln und Nadeln von Hämatoidin, das identisch mit Bilirubin sein soll, ab. Und zwar findet sich solches Gallenpigment bei starkem Ikterus in vielen Leber- und Nierenzellen, auch in Harnzylindern. Durch den Harn wird allmählich das abgelagerte Bilirubin ganz oder zu einem großen Teil entfernt, nachdem es wieder in das Blut aufgenommen wurde. Der „ikterische" Harn hat große diagnostische Bedeutung. Außerdem kann Hämosiderinablagerung in Leber, Milz, Knochenmark und Lymphdrüsen auftreten. Auch im Schweiß kann Gallenfarbstoff vorkommen, wie an den gelben Flecken der Wäsche Ikterischer erkennbar ist. Ebenso tritt Gallenfarbstoff in pneumonischem Auswurf auf (FRERICHS). Der Nachweis von Gallensäuren im Blut (Cholämie), Harn (Cholurie) usw. kann so unsicher sein, daß er zur Zeit leider beim Studium des Ikterus Dienste zu beweisen kaum vermag (vgl. HAMMARSTEN). Im folgenden müssen wir somit die Gallensäuren außer Betracht lassen, obwohl sie vielleicht von viel größerer Bedeutung sind, als wir jetzt vermuten.

Wie und wodurch entsteht Ikterus?

Die Franzosen unterscheiden Acholie, Hypo- oder Oligo- und Poly- cholie, also keine, zu wenig und zu viel Gallenbildung. Leider läßt sich die beim Menschen gebildete Gallenmenge in der Regel nicht mit der erforderlichen Genauigkeit bestimmen. Nur ausnahmsweise kann man z. B. mit gewissem Recht Acholie annehmen, wenn der Darminhalt dauernd frei ist von Gallen- farbstoff, während doch die Gallenwege durchgängig sind, wenigstens Ikterus ausbleibt. Andererseits dürfen wir Polycholie als wahrscheinlich betrachten, wenn der Darminhalt während einiger Zeit stark gallig gefärbt ist, während Ikterus auftritt. Eine „Polycholie pigmentaire" oder Pleiochromie hat man bei Vergiftung mit AsH$_3$ und Toluylendiamin beobachtet (s. unten). Es kann aber Acholie des Darminhalts bestehen infolge von Sperrung der abführenden Gallenwege ohne Acholie der Leber, d. h. während die Gallenbildung in der Leber fortdauert und eben dadurch zu Ikterus führt. (Acholie des Darminhalts ist nur dann anzunehmen, wenn das Vorhandensein einer farblosen Form des Gallenfarbstoffs ausgeschlossen ist.)

Gelbsucht kann sowohl einen extrahepatischen (z. B. Verlegung des Duct. choledochus) wie einen intrahepatischen Ursprung haben. Immer aber muß ein gewisser Bilirubingehalt des Blutes auftreten. Nach HAMEL, BOUMA, GILBERT u. a. läßt sich Bilirubinämie (Gallenfarbstoff im Blut) schon fest- stellen, bevor Bilirubinurie nach dem üblichen Verfahren und Ikterus nach- weisbar sind. Biliverdin hat man nie im Blut nachgewiesen. Nach den vor- liegenden Befunden dürfen wir folgendes annehmen: Im normalen mensch- lichen sowie im normalen Pferdeserum, nicht im Hundeserum, ist Bilirubin nachweisbar, ohne daß Bilirubinurie und Ikterus bestehen. Der Bilirubin- gehalt des Blutes kann bedeutend zunehmen, ehe es zu Bilirubinurie, und noch bedeutender, ehe es zu Ikterus kommt, ohne daß wir aber zahlenmäßige Grenzen anzugeben vermögen. Die Frage nach der Entstehung von Ikterus bedeutet somit: Wann und wodurch steigt der Bilirubingehalt des Blutes zu einem solchen Wert, daß Ikterus erfolgt?

VIRCHOW und nach ihm andere Forscher haben die Entstehung von Häma- toidin und Bilirubin aus ausgetretenem Blut (S. 295 f.) außerhalb der Leber nachgewiesen. Die gelbliche Verfärbung der Haut über ein Hämatom hat man wohl als „örtlichen Ikterus" bezeichnet. Bis jetzt hat man aber weder beim Menschen noch beim Versuchstier eine so starke Bilirubinbildung außer- halb der Leber (anhepatogen) festgestellt, daß es zu (allgemeinem) Ikterus kommt. Sogar in einem großen Bluterguß kommt es nicht zur Bildung, wenigstens zur Resorption einer so großen Menge Bilirubins, daß Gelbsucht erfolgt. Vielleicht entsteht der Farbstoff hier in einer zur Aufnahme in Lymphe oder Blut wenig geeigneten Form; sicher ist die resorbierende Oberfläche, d. h. die Berührungsfläche zwischen ergossenem Blut und Gewebe, in der Regel nicht groß und wahrscheinlich wird in der Zeiteinheit eine so geringe Menge Farbstoff gebildet, daß auch unter günstigen Resorptionsbedingungen die Bilirubin-ämie den für Ikterus erforderlichen Grad nicht erreicht. NAUNYN und MINKOWSKI konnten bei Hühnern, Gänsen und Enten nach Entleberung keine Gallenfarbstoffbildung mehr nachweisen (s. unten)[1]. Jeder Ikterus ist somit hämatogen, insofern Hämoglobin, das aus zerfallenden roten Blutkörperchen freikommt, den Mutterstoff des Gallenfarbstoffs darstellt; Ikterus ist aber nie hämatogen in dem Sinne, daß Bilirubin im strömenden Blut entsteht. Jeder Ikterus ist aber auch hepatogen, weil es einen anhepatogenen Ikterus nicht gibt. Einen Ikterus, der infolge von Hämolyse eintritt, nennt man einen hämolytischen; er ist gleichfalls hepatogen. Demgegenüber bezeichnet man jeden Ikterus infolge von behindertem Abfluß der Galle in den Darm wohl als Stauungs-, Resorptions- oder mechanischen Ikterus. Diese Bezeichnungen sind wenig empfehlenswert, weil jeder Ikterus, nach den vorliegenden Daten, auf Resorption von Galle oder wenigstens Gallenfarbstoff — über die Gallensäuren wissen wir ja nicht genügend Sicheres — und wahrscheinlich immer auf eine gewisse Stauung zurückzuführen, somit mechanischen Ursprunges ist. Dies ergibt sich aus folgendem.

Die pathogenetisch klarste Gelbsucht ist der Ikterus simplex, welcher durch Verlegung extrahepatischer Gallenwege entsteht, durch Verschluß des Duct. hepaticus oder Choledochus durch einen Stein oder durch schrumpfendes Narbengewebe oder eine Geschwulst oder durch katarrhalische Schwellung der Pars duodenalis des D. choledochus, die sich an einen Magendarmkatarrh anschließen soll. Allerdings wird die Häufigkeit eines solchen Icterus catarrhalis oft überschätzt, indem man ihn nicht selten ohne ausreichenden Grund annimmt. Verlegung der intrahepatischen Gallenwege kann durch Cholangitis intrahepatica, mit oder ohne Konkrementbildung, erfolgen. Daß Sperrung der abführenden Gallenwege zu Gallenstauung mit Erweiterung der Gallenwege oberhalb der Sperre führt, so daß mitunter gleichsam eine grüne Muskatnußzeichnung auftritt, verstehen wir ohne weiteres. Man schreibt einen Icterus ex emotione einem sofort durch Schreck bewirkten krampfhaften Abschluß der Choledochusmündung zu, daher auch die Bezeichnung: Icterus spasticus. Wenn wir aber annehmen, daß beim Menschen, ebenso wie beim Hund (PAWLOWS Versuch), nur während der Verdauung Galle in den Darm abfließt, wird Schreck nur während der Verdauung Gelbsucht bewirken können, und ihr sofortiges Auftreten ist wahrscheinlich nur durch eine pathologische Verstärkung der Gallenbildung verständlich. Eine solche Polycholie würde an die Polyurie, die Hyperchlorhydrie und die Hyperthyreoidie durch seelische Einflüsse erinnern. Auch bei Leberzirrhose tritt wahrscheinlich, und zwar intrahepatische Gallenstauung ein (s. weiter unten).

Gallenstauung verschiedenen Ursprungs kann zu Aufnahme von Galle in die perikapillaren Gewebespalten (MAC GILLAVRY u. a.) oder nach einigen Forschern in das Blut führen. FLEISCHL und KUFFERAHT konnten nach Unter-

---

[1] TARCHANOFF und VOSSIUS wiesen bei Gallenfistelhunden eine bedeutende Zunahme der Gallenfarbstoffausscheidung nach intravenöser Einführung von Bilirubin nach. Aus diesen Beobachtungen darf man selbstverständlich nicht folgern, daß die normale Tätigkeit der Leber Ausscheidung, nicht Bildung von Bilirubin aus einem anderen Farbstoff sei. Würde die Niere nicht etwa Hippursäure, die ihr mit dem Blut zugeführt wird, ausscheiden können, weil sie Hippursäure synthetisch zu bereiten vermag?

bindung des Hauptgallenganges beim Hund nur in der Lymphe aus einer Brustgangfistel, nicht aber im Blut Bilirubin und Gallensäure nachweisen. Jedenfalls deuten ihre Befunde auf eine Aufnahme in die Lymphe hin. Um so wahrscheinlicher wird diese, weil nach HARLEY und FREY Blut und Harn nach Unterbindung des Hauptgallenganges und des Brustganges viele Tage frei von Gallenfarbstoff bleiben.

Bemerkenswert ist, daß Verschluß des Duct. choledochus bei Kaninchen und Meerschweinchen angeblich zu ausgedehnter Lebernekrose und baldigem Tod, bei Hund und Katze hingegen zu Gallenstauung und biliärer Zirrhose wie beim Menschen führt, welche lange vertragen werden kann. Bei solchen Tieren erweitern sich die Gallenwege und ist Gallenpigment nicht nur in den Gallenwegen, in Bindegewebszellen und in Endothelzellen der Lymph- und Blutbahn, sondern nach 5 oder 6 Tagen auch in Leberzellen, und zwar zuerst in perizentralen — warum, wissen wir nicht — nachweisbar. Durch Gallenstauung erweitern sich auch die feinsten Gallenkapillaren (POPOFF, H. EPPINGER). Obwohl die Leberzellen anfangs (nach Sperrung der Gallenwege) vielleicht Galle von normaler Beschaffenheit und in normaler Menge bilden, wird letztere jedoch bald abnehmen, durch Zunahme des Gallendrucks und Schädigung der Leberzellen.

Wie und wodurch entsteht der hämolytische Ikterus?

Man nennt ihn auch wohl Ict. pleiochromicus, polycholicus usw. Hierzu gehört die toxische oder toxämische (KRETZ) Gelbsucht, die durch Gifte wie AsH$_3$, Toluylendiamin, einige Pilzgifte wie Phallin, Helvellasäure, eintritt. STADELMANN rief zuerst hämolytischen Ikterus hervor, und zwar bei Hunden durch Toluylendiamin, das ähnlich wie AsH$_3$ eine schwere, aber nicht tödliche Gelbsucht bewirkt, wobei der Stuhl Galle enthält, die Gallenwege also durchgängig bleiben. Die aus einer Gallenfistel aufgefangene Galle erwies sich aber, ähnlich wie nach Einführung von Hämoglobin ins Blut, reicher an Gallenfarbstoff als zuvor. Dies stellte er auch für Phosphor- und AsH$_3$-Vergiftung fest. Toluylendiamin und AsH$_3$ wirken ja hämolytisch, so daß Hämoglobinämie und Hämoglobinurie erfolgen. Wir dürfen bei jeder Hämoglobinämie gewissen Grades Ikterus erwarten, wenn nicht das Hämoglobin zu rasch durch die Nieren ausgeschieden wird. Die farbstoffreiche, dickflüssige Galle gerät nämlich in den Gallenkapillaren in Stockung und verlegt diese, so daß Gallenstauung erfolgt. Pleiochromie oder „Polycholie pigmentaire" (Farbstoffvermehrung) führt somit durch Dickflüssigkeit zu Gallenstauung in den Gallenkapillaren und zu mechanischem Ict. polycholicus oder pleiochromicus. Der Darminhalt bekommt auch Galle, sogar in reichlicher Menge, im Gegensatz zur Gelbsucht durch Verschluß der extrahepatischen Gallenwege. NAUNYN und MINKOWSKI sahen bei Gänsen, die einige Minuten AsH$_3$ eingeatmet hatten, bald Polycholie und Hämaturie während im Harn außerdem Biliverdin nachweisbar war. Nach Entleberung war bald kein Gallenfarbstoff mehr auffindbar, weder im Harn, noch im Blut. — Bei hämolytischer Gelbsucht durch AsH$_3$ oder Toluylendiamin findet man in der Leber reichlich Hämosiderin, das aber bei akuter Leberatrophie, Phosphorvergiftung, Staphylo- und Streptokokkensepsis fehlen soll. STADELMANN stellte Pleiochromie der Galle bei P-Vergiftung fest, ohne daß aber Ikterus bestehen oder auftreten muß; so sah er auch durch Einspritzung von Hämoglobin allerdings Pleiochromie, aber keinen Ikterus. Reichte die Bilirubinämie für Ikterus nicht aus oder genügte die Pleiochromie nicht zur Gallenstauung?

Nach H. EPPINGER entsteht jeder Stauungsikterus, auch der hämolytische, folgendermaßen: Die Gallenkapillaren zwischen den Leberzellen, in den Zell-

balken, haben kurze seitliche Aus-
stülpungen, welche in Leberzellen
eindringen (Abb. 346 und 347): intrazellulare Gallenkapillaren. Diese
Seitensprosse streben gegen die
Blutkapillaren, die sie aber nirgends
erreichen, so daß Blut- und Gallenkapillaren überall durch Leberzellprotoplasma getrennt sind. Die
Blutkapillaren werden von feinen
Fasern umsponnen, deren Spalten
den Gewebespalten im Bindegewebe
gleichzustellen sind. Eine eigene
Wandung wie bei Lymphkapillaren
hat man bis jetzt nicht nachgewiesen. Indem sich nun die Seiten-
sprossen der Gallenkapillaren bei
Gallenstauung erweitern, kann die
Leberzelle einreißen und Galle in
perikapilläre Gewebespalten übertreten. Von hier aus gelangt dann
die Galle in die periportalen Lymphwege und in den Brustgang: Dies gilt
wahrscheinlich für den Menschen.
Bei hämolytischem Ikterus kommt
es (durch Eindickung?) zu Anhäufung scholliger Gebilde, Gallenpfropfe (EPPINGER nennt sie in
wenig empfehlenswerter Weise
„Gallenthromben"), welche die
Gallenkapillaren verlegen und dadurch zu Gallenstauung in den
Gallenkapillaren und Ein-
risse der Leberzellen führen. Nach BOSTRÖM sollen
bei Herzfehlern durch Zell-
atrophie Gallenkapillaren
und Gewebespalten in Zu-
sammenhang treten und
Ikterus erfolgen können.
Vielleicht tritt ein solcher
Zusammenhang und da-
durch Ikterus bei akuter
Leberatrophie durch kör-
nigen Zerfall von Leber-
zellen auf, während doch
der Darminhalt, bei durchgängigen Gallenwegen,
acholisch sein kann. Bei
Pleiochromie ohne Ikte-
rus nach Einspritzung
von Hämoglobin konnte
EPPINGER keine Gallen-
pfropfe nachweisen. Der
Beweis ist allerdings noch
nicht geliefert, daß die
Gallenpfropfe älter sind
als die Erweiterungen der
Seitensprosse, das histo-

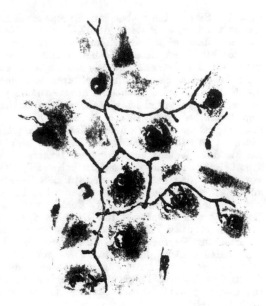

Abb. 346. Schnitt aus einer normalen Leber.
Die Gallenkapillaren sind verhältnismäßig eng;
die interzellularen Kapillaren erreichen nie die
äußeren Zellgrenzen. An vier Stellen sind interzellulare Gänge zu sehen. Zwischen KUPFERschen
Zellen und Leberzellbalken sind Lymphräume
sichtbar (nach EPPINGER, in Ergebn. d. inn. Med.
Bd. I).

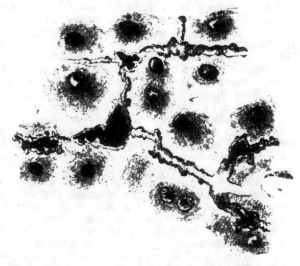

Abb. 347. Klinische Phosphorvergiftung. Mächtig erweiterte
Gallenkapillaren. Daneben wieder solche von normaler
Weite. In ihnen sind sowohl größere als auch kleine Gallen-
pfropfe nachweisbar. An mehreren Stellen erscheint das
Lumen der Gallenkapillaren gegen die Lymphräume zu
geöffnet (nach EPPINGER, in Ergebn. d. inn. Med. Bd. I).

logische Bild verführt aber zur EPPINGERschen Darstellung. Es ist jedoch überhaupt fraglich, ob Risse in den Leberzellen für Gallenresorption erforderlich sind, und ob diese nicht dadurch erfolgt, daß die von der Leberzelle gebildete Galle, sobald der Druck in den Gallenkapillaren bis zu einer gewissen Höhe ansteigt, nicht an die Gallenkapillaren, sondern, in entgegengesetzter Richtung, an die Gewebespalten um die Blutkapillaren abgegeben wird, daß mit anderen Worten die Galle in falscher Richtung ausgeschieden wird. Wir können dies nicht beurteilen, solange wir nicht wissen, welche Kräfte die Ausscheidung in die Gallenkapillaren bedingen. Einige Forscher betonen die Möglichkeit, daß bei Gallenstauung Galle in die anliegenden Blutkapillaren übertritt. MINKOWSKI nennt diesen Übertritt Parapedese, E. PICK nennt ihn Paracholie, LIEBERMEISTER nennt den dadurch entstehenden Ikterus einen akathektischen oder Diffusionsikterus. Obwohl, sofern ich weiß, Belege fehlen, können wir uns doch vorstellen, daß Galle, die sich in den Gewebespalten um Blutkapillaren findet, zum Teil in das Blut aufgenommen wird, besonders oder ausschließlich, wenn die Abfuhr des Gewebesaftes bzw. der Lymphe erschwert ist. Wir denken an den Rücktritt von Gewebesaft ins Blut (S. 678).

In manchen Fällen ist die Entscheidung zur Zeit noch nicht möglich, ob ein Ikterus auf Sperrung von Gallenwegen ohne Hämolyse oder auf Hämolyse oder auf beides zurückzuführen ist. Dies gilt z. B. für den Icterus infectiosus bei WEILscher Krankheit, für den Ikterus, der mitunter bei Pneumonie, bei Abdominaltyphus, bei Febris recurrens und anderen Infektionskrankheiten auftritt, für den „epidemischen" Ikterus, der in Beziehung zu Wurst- und Fleischvergiftung steht.

Umstritten ist noch die Pathogenese des Icterus neonatorum, der in den ersten Tagen nach der Geburt bei $^2/_3$ aller Neugeborenen erscheint. Der Stuhl enthält Galle, das Kind erkrankt kaum. Die Gelbsucht dauert bis zur Mitte der zweiten Woche, manchmal aber länger. Im Harn fehlt der Gallenfarbstoff so gut wie stets, indem der Harn des Neugeborenen ein viel geringeres Lösungsvermögen für den Gallenfarbstoff zu besitzen scheint als der des Erwachsenen (UMBER). Nach QUINCKE entsteht Icterus neonatorum durch Aufnahme von Bilirubin aus dem Mekonium (Kindspech) im Darm, das sehr reich daran ist, während durch die Nahrungszufuhr nach der Geburt sowohl die Gallenabsonderung wie die Resorption im Darm zunehmen. Ein Teil des Pfortaderblutes führt aber Bilirubin durch den Ductus venosus ARRANTII, der in den ersten Lebenstagen noch offensteht, in die untere Hohlader und durch diese in den großen Kreislauf. Dazu kommt vielleicht noch Hämolyse unbekannten Ursprunges. Allmählich wird aber der Ductus ARRANTII verschlossen, während außerdem durch die sich entwickelnde Darmflora immer mehr Bilirubin im Darm zu Urobilin reduziert wird.

Die Gelbsucht während der Schwangerschaft, während der Menstruation und der Ict. ex inanitione sind noch nicht aufgeklärt.

Die Gelbsucht bei Leberzirrhose ist wahrscheinlich einer Gallenstauung durch Verengerung der Gallenwege durch schrumpfendes Bindegewebe bzw. Verlegung durch zerfallenes Epithel zuzuschreiben (STADELMANN). EPPINGER fand bei LAENNECscher Zirrhose — der HANOTsche Typus ist sehr selten — starke Erweiterung der Gallenkapillaren mit Rissen der Leberzellen.

MINKOWSKI beschrieb zuerst 1900 einen angeborenen lebenslänglichen Ikterus mit fortwährender Urobilinurie, während Bilirubin im Harn zu fehlen, im Stuhl aber vorzukommen pflegt. Die Milz ist vergrößert durch Hyperämie und Hyperplasie, es findet sich starke Siderosis der Nieren und in der Leber Pigment ohne Eisenreaktion. Nach MINKOWSKI handelt es sich vielleicht um gestörten Umsatz des Blutfarbstoffs durch primäre Funktionsstörung der Milz. Weil er diese Gelbsucht bei acht Mitgliedern einer Familie in drei Generationen beobachtete, nannte er sie familiären Ikterus. Französische Forscher haben ähnliche Beobachtungen beschrieben, wobei sie aber die Wirkung von Hämolysinen oder abnorm geringe Resistenz der roten Blutkörperchen, eine „Fragilité globulaire" (CHAUFFARD), welche den Blutzerfall vermehrten, annahmen. Wir müssen hier weitere Forschungsergebnisse abwarten. In einem Fall MINKOWSKIS ergab die Autopsie keine Veränderungen an der Leber und kein Hindernis für den Gallenabfluß.

Die Beobachtung von Urobilin im Harn bei manchem Ikterus hat zur Annahme eines „Urobilinikterus" geführt. Die Gelbsucht ist aber auch in diesen Fällen Bilirubin zuzuschreiben (Fr. Müller). Das Urobilin entsteht wahrscheinlich im Darm aus Gallenfarbstoff durch Fäulnisvorgänge. Ob es mehrere Urobiline gibt, ist eine offene Frage (Hammarsten). Im frischen menschlichen Kot findet man Urobilinogen (Steensma). Ein Teil des ins Blut aufgenommenen Urobilins gelangt wahrscheinlich in die Leber, welche es vielleicht in Bilirubin oder jedenfalls in einen anderen Stoff umwandelt. Daraus wäre verständlich, daß bei gestörter Lebertätigkeit Urobilinurie erscheint, d. h. der Urobilingehalt des normalen Harns zu einem pathologischen Wert ansteigt. Bei vermehrter Darmfäulnis nimmt der Urobilingehalt des Harns ebenfalls zu. Bei völligem Abschluß der Galle vom Darm fehlt Urobilin in Harn, Galle und Transsudaten. Nach Darreichung von Galle — nicht von Hämoglobin — oder nach Wiederherstellung des Gallenabflusses in den Darm erscheint es wieder im Harn. Diese Beobachtungen weisen auf Bildung von Urobilin aus Bilirubin im Darm.

Für den Organismus kann Ikterus eine verschiedene Bedeutung haben, welche aber schwer einwandfrei zu beweisen ist, weil ja der ursächliche Faktor, der zu Ikterus führte, zugleich die übrigen Erscheinungen bewirkt haben könnte. Über Störung der Herzwirkung haben wir S. 713 schon geredet. Das Blutserum Ikterischer kann eine so große Menge Fette und lipoide Stoffe enthalten (Bürger), wie bisher nur bei diabetischer Lipämie bekannt war, so daß man von cholämischer Lipämie sprechen kann (Umber). Die Erscheinungen des Nervensystems und der Muskeln sind manchmal vage (Mattigkeit, Muskelschwäche usw.), in anderen Fällen sind es schwere Vergiftungserscheinungen, wie wir (oben) sahen. Fließt keine Galle in den Darm ab, so leidet die Fettverdauung: der Stuhl wird hellgrau und salbig durch eine große Menge von Fettsäuren- und Seifennadeln, welche nicht resorbiert werden (durch geringere resorbierende Tätigkeit des Darmepithels?).

Ikterische werden oft durch Hautjucken geplagt. Sie sind sehr empfindlich für Erkältung (Huet).

§ 143. Pankreastätigkeit.

Von der Rolle des Pankreas für den allgemeinen Stoffwechsel und von seiner innersekretorischen Tätigkeit und seinen Wechselbeziehungen zu anderen Organen haben wir in § 107 schon einiges besprochen. Die Rolle des Pankreas bei der Verdauung unter abnormen Umständen ist noch sehr wenig gekannt. Es lassen sich ja die einzelnen Faktoren der Darmverdauung noch nicht sicher einzeln bestimmen.

30. Kapitel.

Störungen der Nierentätigkeit.

Wir kennen die Tätigkeit der Nieren vielleicht noch weniger in ihrem vollen Umfang als die der Leber. Ihre Fähigkeit Hippursäure synthetisch aus Benzoesäure und Glykokoll zu bereiten, weist darauf hin. Solange wir nicht alle Bestandteile des Harns, sowie die des Blutes genau kennen und somit vergleichen können — und wir sind davon noch weit entfernt — wird die Beurteilung der Natur des Absonderungsvorganges in den Nieren schwer sein. Wenn Bestimmungen des osmotischen Druckes dieselben Werte für Harn und Blut ergäben, wäre die Frage noch keineswegs entschieden. Es kann ja die

Zusammensetzung eines Sekretes eine andere sein bei gleichem osmotischen
Druck. So kann die Gefrierpunktserniedrigung (zur Bestimmung des osmotischen Druckes) von Milch die gleiche wie die des Blutplasmas der betreffenden
Tiere, die quantitative Zusammensetzung eine andere sein: Frauenmilch oder
Stutenmilch ist reich an Milchzucker, aber arm an Salzen, Kuhmilch umgekehrt
(vgl. die Bestimmungen bei KÖNIG). Wir müssen hier, in ähnlicher Weise wie
beim Stoffwechsel (S. 525), die physikalischen (dynamischen) und chemischen
Faktoren auseinanderhalten. Für den Harn gilt diese Bemerkung um so mehr.
als sein osmotischer Druck bedeutende Unterschiede aufweisen kann. So fand
DRESER für den Nachtharn eines Menschen $\varDelta = -2,3^0$, also fast viermal
größer als $\varDelta$ des Blutes. Gesonderter Katheterismus der Harnleiter hat allerdings gelehrt, daß die beiden normalen Nieren eines Menschen im Wachzustande
gleichzeitig einen gleichen Harn absondern, daß sich aber Menge und Zusammensetzung des Harns in jedem Augenblick ändern können (F. STRAUS u. a.).
Durch pathologische Änderung einer Niere kann der Harn dieser Niere sich
von dem der anderen unterscheiden. Daß die Nierentätigkeit die Zusammensetzung des Blutes beeinflußt, ist klar.

§ 144. Harnabsonderung, Niereninsuffizienz, Urämie.

Was bedingt die Harnabsonderung? Nach BOWMAN (1842) werde in den
Harnknäueln Wasser abgeschieden, dem sich in den Harnkanälchen andere Stoffe
beimengen. CARL LUDWIG (1844 und später) nahm an, daß durch Filtration Wasser
und einige Extraktivstoffe und Salze aus den Harnknäueln ausgepreßt werde,
während diese Lösung in Harnkanälchen etwas eingedickt werde durch Wasserabgabe (Rückresorption) an das Blut in den Kapillaren, welche die Harnkanäl'chen
umspinnen. Die Harnknäuel halten die Eiweißstoffe, Fette und die damit verbundenen mineralischen Bestandteile zurück. R. HEIDENHAIN (1883) hat demgegenüber die Harnbildung als einen rein sekretorischen Vorgang betrachtet: das Glomerulusepithel sondere Wasser und Salze, die gewundenen Harnkanälchen sondern
die „spezifischen" Bestandteile (Harnstoff, Harnsäure, Hippursäure usw.), außerdem unter Umständen auch etwas Wasser ab. Seine Versuche (vgl. HERMANNS
Handbuch der Physiologie) machen die Ausscheidung bestimmter Stoffe durch die
gewundenen Harnröhrchen sehr wahrscheinlich. Ferner scheint normales Glomerulusepithel Eiweiß, Zucker usw. fast gar nicht durchzulassen (s. unten). Übrigens
ist die Frage noch nicht entschieden und müssen wir uns auf folgendes beschränken.
    Die sehr wechselnden Mengenverhältnisse der einzelnen Harnbestand-
teile unter verschiedenen Umständen sind allerdings nicht mit der Auffassung
der Harnausscheidung als Filtration ohne weiteres übereinzubringen, sie schließen
jedoch eine durch das Glomerulusepithel beschränkte Filtration in den Harnknäueln als Faktor der Harnbereitung nicht aus. Sekretion bestimmter Harnbestandteile kann ferner zum Teil vielleicht durch das Glomerulusepithel, zum
Teil durch die verschiedenen Harnröhrchen, stattfinden. Welche Stoffe in den
einzelnen Abschnitten ausgeschieden werden, läßt sich zurzeit nicht angeben.
Die Niere hat aber offenbar jedenfalls mehrere harnbereitende Einzelfunktionen,
welche in hohem Maße unabhängig voneinander und wahrscheinlich je an bestimmte Teile des Organs gebunden sind. Diese Unabhängigkeit erhellt aus den
großen Unterschieden der Zusammensetzung des Harns in verschiedenen pathologischen Fällen. So z. B. kann der Kochsalzgehalt des Harns bedeutend unter
dem des Blutserums (mit normalem Salzgehalt) sinken (Kochsalzhypotonie
des Harns) oder er kann dauernd dem des Blutes entsprechen (Kochsalzisotonie).
Der Harnstoffgehalt des Harns ist hingegen immer höher als der des Blutes
(LICHTWITZ). Ob diese Erscheinung einer Harnstoffbildung in der Niere zuzuschreiben ist, bleibe dahingestellt. So ergeben sich auch für Kreatinin, Harnsäure und Zucker sehr wechselnde Konzentrationsverhältnisse im Harn und Blut.

Die einzelnen Nierenfunktionen können so starke augenblickliche Schwankungen aufweisen, daß fortlaufende Beobachtung zur Feststellung der einzelnen Leistungsfähigkeiten (durch Belastung, d. h. Einführung der einzelnen Harnbestandteile) erforderlich ist.

Im Gegensatz zur Unabhängigkeit der Einzelfunktionen kennen wir jedoch auch eine gewisse Abhängigkeit, z. B. zwischen Zucker- und Harnmenge beim Diabetischen (S. 536), welche sich aus einer gegenseitigen Anziehung beider Stoffe, ähnlich wie zwischen Wasser und Kochsalz, versteht. Wir kommen bei der Niereninsuffizienz auf die Einzelfunktionen zurück.

Wenn man die Bedeutung des Blutdrucks für die Harnabsonderung bestimmen will, kommt es an auf den Blutdruck in den Harnknäueln und in den Kapillaren, welche die Harnröhrchen umspinnen. Nun haben Goll u. a. gezeigt, daß die gebildete Harnmenge mit dem Blutdruck in der Aorta bzw. Nierenschlagadern steigt und fällt. Der Blutdruck in den Glomeruli steigt und fällt wahrscheinlich damit. Wie versteht sich dann aber, daß Abklemmung der Nierenadern (Heidenhain) sofort von Abnahme, und bald von Aufhören der Harnabsonderung gefolgt wird? Wir dürfen hier ja ein Ansteigen des Blutdruckes in den Nierenkapillaren annehmen. Sogar bei Blutstauung durch Herzinsuffizienz, wobei doch der arterielle Blutdruck sinkt, finden wir nämlich erweiterte Nierenkapillaren ohne daß wir irgend einen Grund hätten, diese Erweiterung einer Abschwächung der Kapillarwände zuzuschreiben. Der kapillare Blutdruck ist aber nicht der einzige Faktor, welcher die Harnmenge bestimmt. Obwohl er bei Stauung ansteigt, kommt ein anderer Faktor ins Spiel, welcher die Harnmenge verringert, nämlich die Abnahme der Stromstärke. Setzen wir nun die Annahme einer beschränkten Filtration in den Glomeruli als richtig voraus, so ergibt sich folgende Überlegung: Je konzentrierter das Blut durch Filtration wird, um so schwieriger geht die weitere Filtration vor sich, denn um so höher wird der osmotische Druck des Blutplasmas in den Nierenkapillaren und um so geringer der Unterschied zwischen (hydrodynamischem) Filtrationsdruck und Wasseranziehung durch das Plasma, sofern diese von Eiweißkörpern und anderen Stoffen bedingt wird, welche nicht oder nur zu einem sehr geringen Teil durch Glomeruli hindurchgehen wie Zucker. Sobald dieser Unterschied = o wird, hört die Filtration auf. Die Abnahme der Harnmenge durch Blutstauung widerspricht somit der Möglichkeit von Filtration in den Harnknäueln nicht. Werden denn die übrigen, in den gewundenen Harnröhrchen sezernierten gelösten Harnbestandteile kein Wasser aus den Glomeruli anziehen? Dazu müßten sie in die Glomeruluskapselräume diffundieren, so daß sie wenigstens das Glomerulusepithel berühren. Ob dies geschieht, ist jedoch unbekannt, so daß die soeben gestellte Frage zur Zeit unbeantwortet bleibt. — Es würde übrigens das Auftreten von Stauungsharn bei Blutstauung auch dann begreiflich sein, wenn in den Glomerulis Sekretion einer dünnen wäßrigen Lösung stattfände, indem ja das Sekret um so spärlicher und konzentrierter wird, je weniger Blut in der Zeiteinheit durch die Glomeruli strömt (s. unten).

Wir dürfen aus den vorliegenden Versuchsergebnissen folgern, daß die Harnmenge bedingt wird von der Blutmenge, welche in der Zeiteinheit die Niere (Harnknäuel) durchströmt, folglich, ceteris paribus, von dem arteriovenösen Druckunterschied $D_a - D_v$ in den Nierengefäßen (S. 681). Wahrscheinlich wird mit dem Druck D_a der Blutdruck in den Glomerulis erhöht. Zu den ceteris gehört der Wassergehalt des Blutes. Mit diesem hält die Harnmenge, wiederum ceteris paribus, gleichen Schritt, was sich mit Filtration wie mit Sekretion übereinbringen ließe. Sogar bei eintretender Hydrämie ist aber Stauungsharn möglich (S. 674). Ein hoher Wassergehalt des Blutes fördert die Filtration überhaupt, auch die in den Nieren, nicht nur, weil er einen geringeren osmotischen Druck des Plasmas (s. oben), sondern manchmal auch, weil er einen höheren arteriellen Blutdruck bedeutet. Jedenfalls wird es sowohl für Filtration wie für Sekretion in den Glomerulis ein Optimum der Stromgeschwindigkeit des Blutes geben, das jedoch für Filtration ein anderes als für Sekretion sein kann. Arterielle Hyperämie der Unterkieferspeicheldrüse geht auch mit der Bildung reichlichen dünnen Speichels einher. Sympathikusreizung mit erfolgender Gefäßverengerung ergibt jedoch einen spärlichen, zähen Speichel.

Von Nerveneinflüssen wissen wir nur wenig: In neuerer Zeit haben ROHDE, ASHER und ERICH MEYER den hemmenden Einfluß des Sympathikus, den fördernden Einfluß des Vagus auf die Nierentätigkeit betont.

Was lehrt nun die Erfahrung bei Funktionsstörungen der Nieren des Menschen? Wir haben schon S. 9 auf die Bedeutung von dem Wassergehalt des Blutes für die Tätigkeit von Nieren, Haut und Darm hingewiesen, so daß wir verstehen, daß starke Schweißbildung und Durchfall zu **Oligurie** (verringerte Harnabsonderung) führen; der Blutdruck kann nicht nur durch Wasserentziehung sinken, wie bei Cholera (S. 599), sondern es nimmt zugleich der osmotische Druck des Plasmas zu. Es kann dabei zu **Anurie** (Aufhören der Harnsekretion) kommen.

Viele andere Erscheinungen verstehen wir durch obige zwei Folgerungen: so die **Polyurie** (vermehrte Harnabsonderung) durch Vermehrung der Blutzufuhr zur Niere (Erweiterung der Nierenschlagadern) infolge von Abkühlung der Körperoberfläche, wahrscheinlich auch durch seelische Einflüsse („nervöse" Polyurie). Wie versteht sich aber die Polyurie bei genuiner Schrumpfniere, wobei viele Harnknäuel außer Tätigkeit geraten sind und das Stromgebiet der Niere (durch Arteriosklerose und hyaline Entartung der Glomeruli) bedeutend abgenommen haben kann? Aus der bedeutenden Erhöhung des arteriellen Blutdruckes, der durch die verstärkte Herztätigkeit unterhalten wird (S. 697) und der an und für sich oder durch Vermehrung der Stromstärke oder durch beides die Harnbildung vermehrt. Sobald die Herztätigkeit abnimmt, schwindet denn auch die Polyurie, es kann dann zu Oligurie, Stauungsödem usw. kommen. Und wenn bei einer diffusen Nephritis mit Oligurie und Ödemen eine Besserung des Zustandes eintritt, so verschwinden zunächst die Ödeme unter Polyurie (FR. MÜLLER).

THOMPSON stellte Volumenzunahme durch arterielle Hyperämie der Nieren mit Zunahme der Harnabsonderung nach intravenöser Einführung einer isotonischen Kochsalzlösung fest. Die Hyperämie hält gleichen Schritt mit der Hydrämie (ALCOCK und LÖWI). Andere Forscher machten ähnliche Beobachtungen.

Bei ausgedehnter amyloider Entartung der Nieren kann Polyurie auftreten, ohne daß der Blutdruck erhöht ist. Es kann sich dabei um einfache Hydrämie handeln, durch Inanition des Patienten, infolge des Grundleidens, so daß nicht die amyloide Entartung der Nieren die Polyurie bewirkt. Ferner ist aber die Möglichkeit zu berücksichtigen, daß amyloide Entartung vieler Nierenkapillaren oder vieler Membranae propriae der Harnröhrchen die Rückresorption (Eindickung des Harns, s. oben) beeinträchtigt (S. 292). Es fehlen uns die erforderlichen Daten zur Beurteilung der Polyurie bei Pyelitis (Blutdruckerhöhung?).

Es gibt noch andere Polyurien unbekannten Ursprunges, mit oder ohne Hypertension (Erhöhung des arteriellen Blutdrucks), mit oder ohne Albuminurie. Man darf nicht ohne weiteres Polyurie ohne Hypertension und ohne Albuminurie als Diabetes insipidus betrachten. Dazu ist der Nachweis eines ursächlichen Zusammenhanges mit Diabetes mellitus erforderlich.

Bei Prostatavergrößerung kann nicht nur Pollakiurie, sondern auch Polyurie unklaren Ursprunges auftreten.

Oligurie kann auftreten bei akuter Glomerulonephritis wahrscheinlich. indem viele Harnknäuel außer Tätigkeit geraten, wenn nämlich nicht Blutdruckerhöhung eintritt, welche die übrigen Glomeruli zu vermehrter Tätigkeit bringt. Durch trübe Schwellung und im allgemeinen durch jede Zunahme des Inhalts der Nierenkapsel, welche ihre Spannung vermehrt, so daß Anämie eintritt, erfolgt Oligurie oder sogar Anurie. Ist diese nur auf ungenügende Durchblutung der Niere zurückzuführen, so vermag Spaltung der Nierenkapsel die Harnabsonderung wiederherzustellen. So verstehen wir wenigstens, warum das eine Mal Kapselspaltung die Anurie hebt, ein anderes Mal jedoch, wenn nicht nur Kreislaufstörung, sondern außerdem schwere Schädigung der Niere vorliegt, nicht. Bei lang dauernder Zunahme des Nierenkapselinhalts (z. B. durch Amyloid) nimmt die Kapselelastizität ab, so daß die Rinde allmählich weniger auf dem Durchschnitt hervorquillt.

Ob „reflektorische" Anurie der zweiten Niere nach Einklemmung eines Harnsteins in dem Harnleiter der ersten auf Krampf der Nierenschlagader zurückzuführen, oder in ganz anderer, nichtreflektorischer Weise zu deuten ist, muß weitere Forschung entscheiden.

Harntreibende Stoffe können diuretisch wirken durch Erhöhung des Blutdrucks, wie Koffein, oder durch vermehrte Durchblutung der Nieren oder durch eine noch ganz unbekannte Beeinflussung von Nierenzellen (vgl. Werke über Pharmakologie). Es gibt Diuretika, die offenbar einen verschiedenen Angriffspunkt haben: versagt ja ein Mittel, so vermag ein anderes einen guten Erfolg zu erzielen. Dies ist von Bedeutung bei der Erforschung der Einzelfunktionen der Niere.

Die normale tägliche Harnmenge ist ungefähr 1500 cm³, das spezifische Gewicht 1015—1018. Im allgemeinen ist das spezifische Gewicht um so niedriger und die Farbe des Harns um so heller, je größer die in der Zeiteinheit abgesonderte Harnmenge ist. Im allgemeinen nimmt die täglich ausgeschiedene Salzmenge, jedoch nicht genau proportional, mit der Harnmenge zu, so daß der Salzgehalt, und damit auch das spezifische Gewicht bei Polyurie niedrig, bei Oligurie hoch sind, gleichgültig, welchen Ursprunges die Störung der Harnabsonderung ist, ob der Wassergehalt des Blutes normal war oder nicht. Bei normalem Wassergehalt des Blutes, aber stärkerer Durchblutung der Niere ist wahrscheinlich die Gelegenheit (Berührungsdauer) für Salzausscheidung, sowie die für Rückresorption geringer als normaliter, bei Blutstauung umgekehrt (Stauungsharn). Vergessen wir jedoch nicht, daß eben gelöste Stoffe wahrscheinlich, wenigstens zum Teil, durch die gewundenen Harnröhrchen abgesondert werden (s. oben).

Die Erfahrung, daß die Harnmenge (Wassermenge) bei Stauungsnieren klein, die Ausscheidung der **festen Harnbestandteile** hingegen nahezu normal sein kann, sowie die Erfahrung, daß andererseits das Wasservolumen bei Schrumpfnieren zugenommen, der Gehalt an festen, gelösten Harnbestandteilen hingegen abgenommen hat, diese beiden Erfahrungen weisen auf eine Unabhängigkeit der Ausscheidung der festen Harnbestandteile von der des Wassers. Diese Unabhängigkeit wäre sehr wohl mit der Annahme übereinzubringen, daß das Wasser besonders durch die Glomeruli, die festen Bestandteile besonders durch die gewundenen Harnröhrchen ausgeschieden werden, ohne jedoch für Filtration oder für Sekretion in den Glomeruli zu entscheiden.

Hyposthenurie (Ausscheidung eines abnorm dünnen Harnes kann, wie bei Schrumpfnieren und Diabetes insipidus (E. Meyer), mit Polyurie einhergehen. Sie kommt aber auch ohne Polyurie, wie bei allen anderen, akuten und chronischen Nierenerkrankungen (Fr. Müller) vor. Sie ist einer Unfähigkeit der Nieren, einen konzentrierten Harn zu bilden, zuzuschreiben. Die Unfähigkeit, Wasser oder die harnfähigen Stoffe ebenso schnell und ebenso vollständig wie normaliter auszuscheiden, bezeichnet man als Niereninsuffizienz. Die Hyposthenurie ist auch als Folge von Niereninsuffizienz zu betrachten, wenn sie nicht nur der Zunahme des Wasservolumens, wie beim Diabetes insipidus, zuzuschreiben ist, während die tägliche Menge fester Harnbestandteile nicht zu gering ist. Pathologische Albuminurie (s. unten) und Glykosurie ohne Hyperglykämie müssen wir aber auch als Folgen von absoluter bzw. relativer Niereninsuffizienz, durch Schädigung bestimmter Nierenzellen, betrachten. Glykose wird ja bis zu einem gewissen Schwellenwert im Blut gefunden (S. 536) und in nur kaum nachweisbarer Menge ausgeschieden. Ob das Glomerulusepithel oder (und) anderes Epithel Eiweiß und Zucker im Blut zurückhält, ist unentschieden.

Geschädigte Nieren können in sehr verschiedener Weise insuffizient werden und folglich Harn von sehr verschiedener Zusammensetzung ausscheiden, ohne daß wir zur Zeit anzudeuten vermögen, welche Bestandteile dieser Organe ausschließlich oder vorwiegend geschädigt sind. Man stelle nicht einfach Glomerulitis gegenüber Entartung der (gewundenen) Harnröhrchen, denn jede dieser zwei Veränderungen vermag zu Anämie, und durch diese wahrscheinlich zu Beeinträchtigung der Tätigkeit des anderen Gebietes zu führen: Glomerulitis kann zu Anämie der gewundenen Harnröhrchen führen, indem diese ihr Blut größtenteils aus den Vasa efferentia bekommen und die Glomerulusgefäßchen durch Leukozytenanhäufung verengert sein können. Andererseits vermag degenerative Schwellung der gewundenen Harnröhrchen durch Erhöhung der Gewebespannung und der Nierenkapselspannung die Durchblutung der Niere zu verringern, so daß sogar Anurie erfolgen kann. Eben diese Kreislaufsstörung bei Glomerulitis bzw. degenerativer Schwellung der Harnröhrchen läßt sich schwer beurteilen und erheischt trotzdem Berücksichtigung. Eine ausgedehnte Zusammenwirkung von Arzt und Patholog-Anatom ist hier erforderlich. Die bis jetzt gemachten Versuche die Beziehungen zwischen bestimmten Störungen der Nierentätigkeit und bestimmten anatomischen Veränderungen dieser Organe festzustellen, sind verdienstvoll, aber leider noch zu spärliche (vgl. VOLHARD und FAHR). Mitunter verhalten sich die beiden Nieren ungleich. ACHARD u. a. haben bei geschädigten Nieren eine verlangsamte Ausscheidung von Methylenblau und Indigokarmin festgestellt. . Man darf solche Ergebnisse aber keineswegs auf die Ausscheidung normaler Harnbestandteile übertragen. So kann z. B. bei Schrumpfnieren die Kochsalzausscheidung ungestört, die Ausscheidung des Jodkaliums aber sehr verlangsamt sein, wie FR. MÜLLER angibt. Wir müssen überhaupt die Ausscheidungsfähigkeit gegenüber den einzelnen Harnbestandteilen gesondert bestimmen und betrachten. Bei Nierenkrankheiten wird die Ausscheidung des Gesamtstickstoffs (nach Eiweißzulage zur Kost) zunächst nur verzögert; bei stärkerer Niereninsuffizienz bleibt sie dauernd zurück und es wird N_2 im Körper zurückgehalten (FLEISCHER, VON NOORDEN u. a.), während der Reststickstoff (d. h. der nicht in den Eiweißkörpern vorkommende N_2) des Blutes zunimmt (H. STRAUSS). Manchmal ist die Ausscheidung der Harnsäure weniger gestört als die des Gesamtstickstoffs. Bemerkenswert ist die normale Ausscheidung von Chloriden bei verschiedenartigen Nephritiden ohne Ödem, während sie bei Nephritis mit Ödem gestört ist: Oligochlorurie (FR. MÜLLER). Bei der Resorption der Ödeme erfolgt dann Polyurie mit vermehrter Kochsalzausscheidung. Die Zurückhaltung von Kochsalz bewirkt oder fördert wahrscheinlich die Ödeme (S. 676), obwohl auch das Umgekehrte als möglich zu betrachten ist, weil Wasser und Chloride sich binden. Die Phosphate und Sulfate verhalten sich im allgemeinen wie der Gesamtstickstoff. In neuer Zeit haben einige Forscher (EMIL PFEIFFER, VON WYSS, STÄUBLI) auf die Bedeutung einer Natrium-Retention hingewiesen. Das Natrium ist dabei nur zum Teil an Cl zum anderen Teil an anderen Säuren, wie Kohlensäure, gebunden. Inwiefern aber die Na Retention durch Nierenschädigung bedingt wird, ist eine offene Frage. Wir wissen ja, daß durch Nierenerkrankung die Harnsäureausscheidung abnehmen kann, so daß Urikämie (VON JAKSCH), jedoch keine Gicht, auftritt; Urikämie ist aber auch möglich ohne Zeichen einer Nierenerkrankung. Dies wäre auch für Natrium-Retention möglich.

Entspricht die Ausscheidung eines Stoffes nicht der Bildung bzw. Zufuhr dieses Stoffes in bestimmter Zeit, so wird dieser Stoff im Körper zurückgehalten. Zurückhaltung eines Stoffes wird somit eintreten, wenn der Stoff in ganz gewaltiger Menge gebildet oder zugeführt oder wenn die Ausscheidung verlangsamt wird. Zurückhaltung eines Stoffes kann Zunahme seiner Konzentration im Blut im Gefolge haben. Es muß aber nicht, denn es kann sich ein Stoff in Ödemflüssigkeit oder in Gewebe anhäufen, wie Chloriden (s. dort), ohne daß seine Konzentration im Blut zunimmt. Anhäufung kann sogar die Quelle der Zurückhaltung sein.

Nur Anurie bedeutet vollständige und vollkommene Niereninsuffizienz. Sonst, auch bei Oligurie, muß die Niereninsuffizienz näher angedeutet werden. Die Hyposthenurie mit Polyurie beweist, daß eine Funktion (Wasserausscheidung) zugenommen haben kann, während die anderen verringert sind.

Wir haben S. 676 gesehen, daß es Nierenkranke gibt, deren Ödem schwindet durch „salzlose" Diät, was auf primäre Zurückhaltung von Kochsalz hinweist. Bei primärer Zurückhaltung von Wasser ist Beschränkung der Wasserzufuhr bzw. Wasserentziehung angezeigt.

Nach M. ROSENBERG soll bei akuter Azotämie zunächst Harnstoff, dann Kreatinin und schließlich Indikan sich im Körper anhäufen.

Fette, anämische Leute mit Fettherz können 1, 2 oder mehrere Tage nach einem Eingriff mit Chloroformbetäubung unter Oligurie bzw. Anurie, schwächer und häufiger werdendem Puls, hartnäckigem Erbrechen, mitunter von Blut (manchmal treten Ekchymosen in Schleimhäuten und serösen Häuten, mitunter auch hämolytischer Ikterus auf), während sich seelische Verwirrtheit einstellt, sterben. Diese Erscheinungen sind denen nach wiederholtem Chloroformieren widerstandsfähigerer Leute bzw. Tiere („protrahierter Chloroformtod") ähnlich. Bei der Sektion findet man in Fällen mit starker Oligurie oder Anurie trübe Schwellung und fettige Entartung von Nieren und Leber, Fettherz, Schleimhautblutungen usw. Wahrscheinlich waren diese Organe schon vor dem Eingriff so minderwertig, daß eine etwas länger dauernde Chloroformbetäubung, wie bei gewissen Laparotomien, z. B. bei Hysterektomie, eine allmählich zum Tode führende Insuffizienz bewirkte. Auch bei nichtfetten Leuten kann sich so etwas ereignen. So kann eine Chloroformbetäubung im Laufe eines septischen Zustandes tödlich werden, wahrscheinlich, indem lebenswichtige Organe, welche schon durch ein bakterielles Gift erheblich geschädigt waren, durch das Chloroform zu einer Insuffizienz gebracht werden, welche weiteres Leben nicht gestattet.

Als Zeichen der Nierenschädigung können Zylinder im Harn erscheinen (vgl. LENHARTZ-MEYER, VON JAKSCH u. a. Lehrbücher der klinischen Diagnostik). Ferner sind Hämoglobinurie (S. 603) und Hämaturie möglich; letztere durch Blutaustritt in Harnknäueln, in deren Kapselräumen wir ja Blut nachweisen können. Aber Blutaustritt in den Harnröhrchen ist damit nicht ausgeschlossen. Mitunter kommt renale Hämaturie noch nicht näher anzudeutenden Ursprunges vor, indem weder mikroskopische Untersuchung der Niere, noch klinische des ganzen Körpers einen Anhaltspunkt liefert. Ohne mikroskopische Untersuchung der ganzen Niere ist herdförmige Entzündung nicht auszuschließen. Vielleicht liegt eine Blutanomalie oder eine Glomerulusanomalie mitunter der Hämaturie zugrunde.

Albuminurie ist eine häufige Erscheinung von Nierenschädigung verschiedenartigster Natur. Allerdings ist eine viele Jahre dauernde, nicht unerhebliche Albuminurie ohne sonstige erkennbare Funktionsstörung und ohne bekannte Schädigung mehrmals beobachtet; LEUBE nimmt hier ein „absolut undichtes Nierenfilter" an. Als Albuminurie deutet man die Ausscheidung von Serumalbumin (Serinurie), Serumglobulin oder Fibrinogen in solcher Menge an, daß der Eiweißkörper nach den üblichen klinischen Verfahren nachweisbar ist. Es ist nämlich Bluteiweiß, ebenso wie Glykose, normaliter aber nur unter Verarbeitung größerer Harnmengen und nur nach feinerem Verfahren nachweisbar. Albuminurie ist wahrscheinlich einer abnormen Durchlässigkeit des Glomerulusepithels zuzuschreiben. In den Glomeruluskapseln einer gekochten Niere ist solch ausgetretenes geronnenes Eiweiß als Halbmonde erkennbar. Bei Entzündung der Harnröhrchen ist der Austritt von Bluteiweiß ebenso verständlich wie bei jeder anderen Entzündung, so z. B. bei der nekrotisierenden Entzündung der Markkegel, welche sich bei Mäusen, Meerschweinchen und Kaninchen durch Vinylamin hervorrufen läßt (HEINEKE). Es kommt dabei sogar zu Fibringerinnung. — Proteinstoffe (Albumosen, BENCE-JONESscher Körper) können im Harn erscheinen, wenn sie im Blut vorkommen. STOKVIS rief bei Säugetieren Albuminurie hervor durch Einführung ins Blut von Hühnereiweiß. Auch beim Menschen kann „alimentäre" Albuminurie eintreten nach Genuß von rohen Hühnereiern.

Es gibt Leute mit einem „relativ undichten" Filter, das durch Änderung der Blutverteilung, durch Muskelbewegung oder andere Schädigung Eiweiß durchläßt, und andere mit „relativ dichtestem" Filter, ohne daß wir aber eine scharfe Grenze zu ziehen vermögen. So umfaßt „Änderung der Blutverteilung" sehr verschiedene Zustände: Blutstauungen verschiedenen Grades, sehr wahrscheinlich die orthostatische und lordotische Albuminurie, Abkühlung (mit oder ohne Albuminurie), seelische Erregungen, Apoplexie usw.

Unter lordotischer Albuminurie versteht man eine Eiweißausscheidung, die bei bestimmten, besonders jugendlichen Individuen durch Lordose bei aufrechter Körperhaltung oder liegend eintritt. Vielleicht ist sie auf Blutstauung in den Nieren (durch Abplattung der Nierenadern), ähnlich wie die Albuminurie durch Zusammendrückung des Brustkastens (SCHREIBER), zurückzuführen. Längerdauernde Blutstauung gewissen Grades vermag überhaupt Albuminurie hervorzurufen. Die Erscheinung tritt manchmal in bestimmten Familien auf. Dies gilt auch für die orthotische oder orthostatische Albuminurie, die nach JEHLE, wenigstens oft, eine lordotische ist. Man hat sie besonders bei Kindern beobachtet, die aus der horizontalen in die aufrechte Körperhaltung übergehen. Die Eiweißausscheidung ist gewöhnlich nach etwa 15 Minuten nachweisbar und hört in der Regel bald wieder auf. Vielleicht handelt es sich um eine vorübergehende Kreislaufstörung, ähnlich wie Schwindel bei bestimmten Leuten durch plötzliche Änderung der horizontalen Stellung in die aufrechte eintreten kann.

Häufig ist die febrile Albuminurie. Es ist unentschieden, ob sie dem fiebererregenden Gift oder der hohen Bluttemperatur oder abnormen Stoffwechselprodukten bzw. normalen Stoffen, aber in ungewöhnlich hoher Konzentration, zuzuschreiben ist. Sie tritt mitunter schon bei geringer Temperaturerhöhung ein.

Die Albuminurie bei amyloider Entartung der Niere (S. 292) kann sehr wechselnd sein. Wir können ihre Abnahme bzw. ihr Aufhören begreifen durch die Annahme, daß amyloid entartende Glomerulusschlingen anfangs Eiweiß durchlassen, später aber, durch fortschreitende Ablagerung von Amyloid weniger Blut erhalten, wenigstens weniger oder gar keine Flüssigkeit, somit auch weniger bzw. kein Eiweiß mehr durchlassen. Durch Entartung anderer Schlingen kann dann von neuem Albuminurie eintreten. Auch Blutstauung durch Herzinsuffizienz kommt bei Patienten mit Nierenamyloid in Betracht. Inwiefern es sich bei den Nephrosen (trüber Schwellung usw.) um Austritt von Bluteiweiß oder um Eiweiß aus zerfallenden Epithelzellen handelt, ist noch zu bestimmen. Man hat von Nukleoalbuminurie geredet, aber zum Teil ein Gemenge von Euglobulin und Fibrinogen als Nukleoalbumin bezeichnet. Das Auftreten und die Natur der Nukleoalbumine bedarf noch eingehender Forschung.

Bei Nierenentzündungen kommt Albuminurie in sehr verschiedenem Grade vor, im allgemeinen bei der sehr schleichenden Schrumpfniere nur etwa $5^0/_{00}$, bei akuter Nephritis 10, 20, ja $70^0/_{00}$, wobei vormittags die niedrigste, nachmittags die höchste Zahl erreicht wird. Es gibt auch herdförmige Nephritiden ohne Albuminurie. Diese fehlt auch bei genuiner Schrumpfniere, die ja als herdförmige Glomerulonephritis einsetzen kann, manchmal längere Zeit.

Schließlich schreibt man **Urämie**, einen Symptomenkomplex, einer Niereninsuffizienz zu, welche zu dieser Selbstvergiftung führe. Man hat, besonders nachdem STRAUSS u. a. den Reststickstoff des Blutes bei Nierenkrankheiten mit Urämie vermehrt fanden, diese Stoffe oder einen derselben als das Urämiegift betrachtet, um so mehr, weil der Reststickstoff des Blutes nie vermehrt zu sein scheint bei Nierenkrankheiten, welche ohne Urämie verlaufen. Es gibt allerdings Nierenkrankheiten ohne vermehrten Reststickstoff des Blutes mit Urämie. Aber dann war meist nephrogenes Ödem vorhanden, und es ist die Möglichkeit gegeben, daß die Gewebeflüssigkeit das Zuviel an Reststickstoff enthält, so daß dieses durch rasche Resorption der Ödemflüssigkeit zum Ausbruch von Urämie führt, ebenso wie auch rasche Resorption von Ödemflüssigkeit bei kardialem Ödem von Ausbruch seelischer Verwirrungszustände gefolgt werden kann (FR. MÜLLER). Tritt Hirnödem ein, so ist die Möglichkeit gegeben, daß ein in der Ödemflüssigkeit befindliches Gift auf das Hirn einwirkt und Urämie hervorruft. Aber alle möglichen Versuche, das urämische Gift oder ein urämisches Gift nachzuweisen, sind bis jetzt fehlgeschlagen. Außerdem haben mehrere Forscher auf die Tatsache hingewiesen, daß Anurie allerdings schließlich tödlich wird, jedoch viele Tage bestehen kann ohne den als Urämie bezeichneten Symptomenkomplex, d. h. ohne Krämpfe; diese bleiben nach Entfernung der beiden Nieren ebenfalls aus (ASCOLI u. a.). Es ist aber sehr wohl möglich, daß Urämie nur bei Zurückhaltung bestimmter Stoffe, nicht bei vollkommener Anurie eintritt, weil diese Stoffe nur bei einer bestimmten Störung der Nierentätigkeit, nicht aber bei Anurie, sich bilden. Wichtig ist, daß ein Parallelismus zwischen Reststickstoffgehalt des Blutes und Urämie nicht besteht.

Wir dürfen übrigens nicht vergessen, daß Urämie keineswegs einen pathognomonischen Symptomenkomplex darstellt und daß wir eine Selbstvergiftung durch Niereninsuffizienz nur dann annehmen, wenn andere Vergiftungsmöglichkeiten nicht vorzuliegen scheinen, und Funktionsstörungen bzw. anatomische Veränderungen der Nieren eine Insuffizienz dieser Organe annehmlich machen. Ob die Erscheinungen nach experimenteller doppelseitiger Harnleiterunterbindung auf Urämie beruhen, ist eine Frage, deren Bejahung zur Zeit eine „petitio principii" bedeuten würde. Eben das Gift ist ja in all diesen Fällen gleich hypothetisch.

Sodann sind die „urämischen" Erscheinungen beim Menschen nicht gleich. So unterscheidet man eine akute Urämie, (Somnolenz, zunehmend bis Sopor und Koma, Krämpfe) und eine chronische Urämie. Diese zeigt ein wechselndes Bild. Vor allem sind es Anfälle von Asthma cardiale, Kopfschmerzen, Erbrechen, Durst, allgemeines Ermüdungsgefühl, Pollakiurie (besonders nachts), Schläfrigkeit oder Schlaflosigkeit, Dyspepsie; kleine Muskelzusammenziehungen usw. Man kann hier an die Wirkung verschiedener Stoffe oder an die desselben Stoffes, aber in einem anderen Verhältnis zur individuellen Empfindlichkeit, denken — es bleibt aber Hypothese. H. STRAUSS unterscheidet 1. Eine echte Urämie, gekennzeichnet durch sehr hohen Reststickstoff des Blutes, Dyspepsie und Asthenie, während Krämpfe, wenn sie auftreten, von nur untergeordneter Bedeutung sind. 2. Eine Pseudourämie mit ganz oder nahezu normalem Reststickstoff. Französische Autoren unterscheiden „néphrites avec azotémie ou urémigènes" und „néphrites avec oedème". Die Pseudourämie kennzeichne sich durch gehäufte Krampfanfälle, Eklampsie oder (bei Arteriosklerotischen) durch soporösdeliriöse Zustände.

Es fragt sich, ob die Fälle mit Azotämie auf Vergiftung beruhen, während andere, nämlich die chronischen Erscheinungen, auf Kreislaufstörungen zurückzuführen sind. Eben diese chronische Urämie kommt bei Schrumpfniere mit erhöhtem arteriellen Blutdruck und Herzhypertrophie vor. Daraus könnten Kreislaufstörungen im Hirn entstehen. Wir wollen hier noch beiläufig die Frage stellen, ob vielleicht Schrumpfung des in der Niere neugebildeten Bindegewebes reflektorische Gefäßverengerung in bestimmten Teilen des Gehirns zu bewirken vermag? Es scheint ein Parallelismus zwischen Polyurie, Hypertension, Herzhypertrophie und Urämie zu bestehen (S. 698 f.).

Solange wir die verschiedenen Funktionen der Nieren nicht genauer kennen, soll man auf eine weitgehende Einteilung der Nierenkrankheiten verzichten. Wir brauchen dazu ja eine genaue Kenntnis der Funktionsstörungen während der verschiedenen Stufen der Nierenkrankheiten und eine genaue Kenntnis der entsprechenden anatomischen Veränderungen. Vielleicht wird der Erwerb einer solchen Kenntnis durch vergleichende klinische und anatomische Forschung bei fortgesetzter Beobachtung der Kriegsnephritis möglich sein. Diese Glomerulonephritis tritt nämlich auf bei Soldaten, die in Wasser oder auf nasser Erde arbeiten, so daß wir den Anfang kennen. Vgl. SIEGELs Versuche, S. 90.

§ 145. Störungen der Harnaustreibung.

Dysurie im engeren Sinne bedeutet erschwerte Harnentleerung, und zwar mechanisch durch Strictura urethrae (Harnröhrenverengerung), Urethralstein, Blasenstein, Phimosis (Verengerung der Öffnung der Vorhaut), Vergrößerung der Vorsteherdrüse durch „Hypertrophie", Entzündung oder Geschwulstbildung, durch Krampf des Schließmuskels; dynamisch durch Lähmung des Blasenmuskels. Retentio urinae bedeutet im allgemeinen Zurückhaltung des Harns infolge eines Hindernisses; oft meint man stillschweigend insbesondere Krampf des Schließmuskels als Hindernis, nämlich bei gewissen Rückenmarkskranken.

Man rechnet aber zu Dysurie im weiteren Sinne auch wohl den vermehrten Harndrang und die schmerzhafte Harnentleerung bei Blasen- oder Harnröhrenentzündung. Bei Strangurie (Stillicidium urinae, einer Dysurieform), wird tropfenweise, mit Schmerz, Harn entleert. Sie kommt bei Blasenentzündung vor und der schmerzhafte Harnzwang (Tenesmus) am Ende des Harnlassens weist auf Reizung des Blasenhalses durch Entzündung oder Blasenstein hin.

Ischurie (Harnverhaltung) tritt ein durch Verlegung des Blasenhalses oder der Harnröhre, d. h. durch die gleichen Faktoren, welche Dysurie bewirken, aber in größerer Stärke. Auch Krampf des Schließmuskels kann zu Ischurie führen. Als Ischuria paradoxa oder Incontinentia paradoxa deutet man einen unwillkürlichen, tropfenweise stattfindenden Harnabfluß infolge von Lähmung des Blasenmuskels an, der eine aktive Entleerung nicht mehr zu bewirken vermag. Die Blase wird dann überfüllt und der erschlaffte Schließmuskel gibt nach, so daß ein fortwährendes Harnträufeln erfolgt. Es kommt auch eine aktive, aber unwillkürliche Harnentleerung durch Muskelwirkung vor (aktive Inkontinenz). Enuresis nocturna (nächtliches Bettnässen) ist auf eine solche Inkontinenz (durch zu schwachen Sphinktertonus?) oder auf zu große Reizbarkeit der Blasenschleimhaut oder des Blasenzentrums bei normaler Muskelwirkung zurückzuführen.

Pollakiurie (häufige Harnentleerung), auch ohne Polyurie möglich, kann durch Angst und andere seelische Faktoren, ferner durch erhöhte Reizbarkeit der Blasenschleimhaut, z. B. bei Entzündung, auftreten, ähnlich wie leichtes Erbrechen bei Dyspepsie und Magenkatarrh. Eine Analogie zwischen Pollakiurie durch Störungen des Zentralnervensystems und Hyperemesis gravidarum wäre noch nicht genügend zu begründen. Auch bei Vergrößerung der Prostata kommt Pollakiurie vor.

Stagnation des Harns in der Blase führt leicht zu ammoniakalischer Gärung, wobei sich Ammoniak aus Harnstoff und Wasser bildet:

$$C{\Large\diagdown}{\diagup}^{O}_{(NH_2)_2} + 2\,HOH = C{\Large\lessgtr}O^{OHNH_3}_{OHNH_3}$$

Harnstoff + 2 Wasser = Ammoniumkarbonat,

aus dem sich NH_3 abspaltet. Die Reaktion des Harns wird infolgedessen alkalisch, und es fallen Phosphate aus, die in saurem Harn gelöst werden. Das Ammoniak schädigt die Blasenschleimhaut, welche unter hinzutretender Infektion von Kolibazillen oder anderen Bakterien, in Entzündung gerät (ROVSING u. a.). Die Infektoren und die Gärungserreger müssen nicht die gleichen Mikroben sein. Es gibt übrigens Bakterien, welche ohne vorhandene Harngärung, bei saurer Reaktion, in die Blasenschleimhaut geraten und Entzündung erregen. wie der Tuberkelbazillus und der Gonokokkus.

Die Vergärung des Harnstoffs kann durch verschiedenartige Bakterien erfolgen, wie Urococcus, Urosarcina, Urobazillus usw., auch Bac. proteus, Staphylococcus pyogenes albus u. a.

31. Kapitel.

Störungen der Tätigkeit des Zentralnervensystems.

Die Tätigkeitsstörungen des Gehirns geben sich entweder in Erscheinungen kund, welche auf Schädigung eines bestimmten umschriebenen Hirnteils hinweisen (Herderscheinungen) oder in Erscheinungen, welche nicht von Schädigung bestimmter Hirnteile bedingt zu sein scheinen (Allgemeinerscheinungen). Wir werden jedoch sehen, daß auch hier die Entscheidung noch nicht immer möglich ist. Im allgemeinen kann die Störung eine Hyper-, Hypo- oder Dysfunktion, also eine „Reizungs"- oder „Ausfalls"erscheinung oder erschwerte Tätigkeit sein. So kann z. B. eine bestimmte Bewegung erschwert sein durch Krampf eines Muskels bzw. mehrerer Muskeln oder durch Ataxie, d. h. fehlende Koordination (S. 734) der Bewegung, somit eine zentrale Dysfunktion.

Manche Funktionsstörungen des Nervensystems haben wir schon in den vorigen Kapiteln besprochen, so daß wir uns hier auf folgendes beschränken.

§ 146. Herderscheinungen.

Die Deutung einer Erscheinung als Herderscheinung geht von der Annahme aus, daß es Hirnverrichtungen gibt, die an beschränkte schon jetzt mehr oder weniger abzugrenzenden Hirnteile gebunden sind. So nimmt man gesonderte Zentren für zusammengesetzte Bewegungen wie die Atmung, das Erbrechen, und exzitomotorische Zentren in der Hirnrinde für einzelne Bewegungen eines Arms, eines Zeigefingers usw. an. Aber nicht nur für Bewegung, sondern auch für die einzelnen Gefühls- und Sinneserscheinungen werden bestimmte Zentren angedeutet. Eine Störung einer solchen an einem umschriebenen Hirnteil gebundenen Verrichtung, welche auf Schädigung dieses Hirnteils hindeutet, nennt man eine Herderscheinung. Es kann eine Reizerscheinung, wie z. B. Krampf eines bestimmten Muskels oder einer Muskelgruppe oder eine „Ausfalls"erscheinung, wie die Lähmung eines Muskels oder einer Muskelgruppe, sein. Tritt eine Funktionsstörung ein durch Unterbrechung einer Nervenbahn, so nennt man das eine Leitungsstörung.

Eine solche „Lokalisation" bestimmter Hirnverrichtungen in bestimmte Hirnteile hat im allgemeinen allmählich, sowohl durch Tierversuche (zuerst von Hitzig und Fritsch) wie durch pathologische Beobachtungen an Menschen mit Hirnblutung, Hirngeschwulst, Entzündungs- und Erweichungsherden nach Verschluß der ernährenden Schlagader in bestimmten Hirnteilen, einen festeren Boden gewonnen. Andererseits mahnt jedoch fortgesetzte Forschung zu einer gewissen Zurückhaltung. So hat man z. B. über die Grenzen des Atemzentrums noch sehr verschiedene Ansichten. Ein anderes Beispiel: Seit Broca hat man den Sitz des motorischen Sprachzentrums in die Pars triangularis et opercularis der dritten linken Frontalwindung und in den vorderen Teil der Insel verlegt und diese Annahme schien durch eine nicht unbedeutende Zahl von übereinstimmenden Beobachtungen an Menschen gesichert, Beobachtungen, in welchen man bei motorischer Aphasie (Unmöglichkeit des Sprechens überhaupt) Zerstörung jenes Hirnabschnitts fand. Weitere Untersuchungen von PIERRE MARIE u. a. haben jedoch zur Folgerung geführt, daß auch weitere Teile der Insel und des linken Stirnlappens zum Sprachzentrum gehören. Außerdem sind wir nicht berechtigt zur Voraussetzung, es beteilige sich die rechte Hirnhälfte gar nicht an der Sprachtätigkeit, sondern wir dürfen nur sagen, daß ihr Anteil soweit hinter dem der linken Hirnhälfte zurücksteht, daß Zerstörung des linken Sprachzentrums eine schwere Schädigung der Sprachtätigkeit bedeutet. Es vermag ja wahrscheinlich das rechte Zentrum manchmal durch Übung, nach einiger Zeit, wenigstens einen Teil der Tätigkeit des zerstörten linken Zentrums zu übernehmen. Dies gilt nämlich für Rechtshänder, also für die große Mehrheit der Menschen. Bei Linkshändern sitzt das vorherrschende

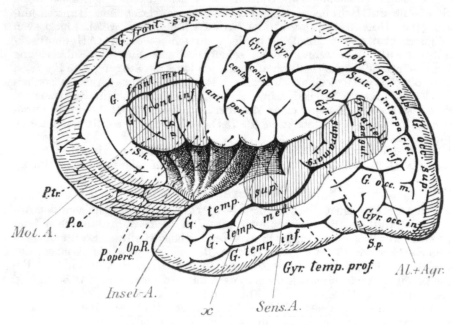

Abb. 348. Die Sprachgegend (nach LIEPMANN).
Mot. A. Motor. Aphasie. Insel A. Insel-Aphasie. Sens. A. Sensor. Aphasie. x (temp. Querwindung) reine Worttaubheit (?), Al. + Agr. Alexie u. Agraphie.

Sprachzentrum, wenigstens nach einigen Beobachtungen, rechts. Schließlich gibt es ungefähr 4—6% Amphidextri (deren links- und rechtsseitige Glieder gleich geschickt sind), bei denen eine ziemlich gleichmäßige Verteilung der Tätigkeiten über die beiden Großhirnhälften an symmetrischen Stellen vorzuliegen und nach einseitiger Zerstörung ein vollkommener Ersatz durch die andere Hälfte möglich zu sein scheint. Wie sich ein solches Zentrum willkürlicher Bewegungen in der Jugend, und wie es sich beim Erwachsenen zum Ersatz eines zerstörten Zentrums entwickelt, wissen wir nicht. Daß die Tätigkeit eines Bewegungszentrums, daß eine zusammengesetzte Bewegung überhaupt in sehr verschiedener Weise, durch Störung sensibler oder motorischer oder verbindender Nervenbahnen gestört werden kann, ersehen wir durch das Studium der verschiedenen Aphasien und Ataxien (vgl. z. B. die Übersicht bei BRODMANN).

Die vorliegenden Daten weisen hierauf hin: je zusammengesetzter eine willkürliche Bewegungserscheinung ist, um so schwerer fällt es, einen bestimmten

Hirnteil als ihre Ursprungsstätte scharf abzugrenzen, um so größer ist vielleicht die Möglichkeit eines Ersatzes bei Zerstörung eines beschränkten Hirnteils gleichen Umfanges. Erwiese sich letzterer Satz bei fortgesetzter Forschung als richtig, so verstünden wir die Widersprüche bei den verschiedenen Erklärungsversuchen besser.

Eine genaue anatomische Untersuchung ist selbstverständlich immer erforderlich. Bemerkenswert ist, daß eine Funktionsstörung, wie Krampf eines von einem Hirnnerven innervierten Muskels, oft nicht auf die herdförmige Schädigung als solche zurückzuführen, sondern als eine indirekte oder Fernwirkung zu deuten ist, indem sich z. B. der Druck eines Blutergusses oder Exsudates oder einer Geschwulst an einer entfernten Stelle merkbar macht. Eine Fernwirkung kann zu scheinbarem Widerspruch führen. Druckerscheinungen überhaupt, auch Fernerscheinungen können mit der Druckerhöhung aufhören, wenn letztere nicht zu lange gedauert und nicht unwiederherstellbare Veränderungen an Ganglienzellen und Nervenfasern bewirkt hat. Herderscheinungen durch Gewebezerstörung, wie z. B. durch eine Blutung, sind hingegen dauernde.

Zu motorischen Reizungserscheinungen rechnet man Krämpfe (die reflektorisch oder durch Rindenreizung entstehen können), Chorea, Athetose. Diese Bewegungen können andere willkürliche Bewegungen erschweren. Eine Muskellähmung kann myogen oder neurogen (S. 277, 272) oder zentralen Ursprunges sein, letzteres durch Zerstörung des Rindenzentrums oder der kortikomuskulären Bahn an einem Punkt zwischen Hirnrinde und „trophischem" Zentrum. Schließlich hat Schiff zuerst das Auftreten einer reflektorischen Lähmung nach völliger Unterbrechung sämtlicher sensibler Nerven eines Plexus erwähnt.

§ 147. Allgemeinerscheinungen von Hirnschädigung. Hirndruck und Hirnerschütterung.

Diese Erscheinungen können neben Herderscheinungen oder ohne solche auftreten. Als Allgemeinerscheinungen deutet man gewisse seelische und körperliche Störungen an. Zu den ersteren gehören Störungen des Bewußtseins, des Urteils, des Gedächtnisses, des Willens, des Gemüts. Zu den körperlichen Allgemeinerscheinungen rechnet man allgemeine Krämpfe — während auf einen oder einige Muskel beschränkte Krämpfe, wie bei der Jacksonschen Epilepsie, zu den Herderscheinungen gehören — Kopfschmerz, Schwindel, Stauungspapille, gewisse Störungen der Atmung und der Herztätigkeit, Erbrechen und Erhöhung der Bluttemperatur.

In welchem Sinne sind das nun Allgemeinerscheinungen? In dem Sinne, daß sie auf eine Schädigung des ganzen Gehirns oder wenigstens des größten Teils dieses Organs hinweisen? Oder sind sie deshalb „allgemein", weil sie unabhängig vom Angriffspunkt und von der Ausdehnung der Schädigung auftreten, also durch Schädigung verschiedener Hirnteile möglich sind? Treten aber im letzteren Fall allgemeine Fernwirkungen auf, und, wenn ja, wie? Diese Fragen lassen sich nicht ohne weiteres für sämtliche Allgemeinerscheinungen zugleich beantworten. Schon jetzt können wir aber bemerken, daß es örtlich beschränkte Hirnschädigungen durch Blutung, Entzündung, Geschwulst gibt, welche sich bloß in Herderscheinungen äußern, während Allgemeinerscheinungen ganz fehlen oder erst in einer späteren Stufe hinzutreten. Das beweist, daß nicht jede Hirnschädigung, gleichgültig, welchen Sitzes und welcher Ausdehnung sie ist, Allgemeinerscheinungen bewirkt. Es kann sogar ein ziemlich großer Abschnitt des Gehirns z. B. durch eitrige Entzündung (Abszeß) allmählich zerstört werden, ohne daß Allgemeinerscheinungen auftreten. Die Tätigkeit eines solchen Abschnitts ist somit für das Bewußtsein und für andere „allgemeine" Verrichtungen nicht oder wenigstens nicht immer maßgebend. Eine Vergleichung der Allgemeinerscheinungen untereinander fordert jedoch zu einer genauen gesonderten Untersuchung ihrer Entstehung auf, indem sich die Möglichkeit ergibt, daß ihre Bedeutung für die Einsicht in das krankhafte Geschehen im Gehirn eine ungleichartige ist. Denn einerseits denken wir uns die Entstehung einer Stauungspapille, von Atem- und Herztätigkeitsstörungen als von Schädigung ganz bestimmter Hirnteile bedingt. Demgegenüber mögen allgemeine Krämpfe allerdings von einem Krampfzentrum ausgehen, sie können aber eine ziemlich allgemeine Schädigung des Gehirns bedeuten, indem sie die Summe der einzelnen Krämpfe darstellen. Wie steht es mit den übrigen Allgemeinerscheinungen, von denen wir jetzt die **seelischen** nennen? Den Sitz des Bewußtseins kennen wir nicht. Ist es das Stirnhirn, das MEYNERT und HITZIG als Sitz der höheren geistigen Verrichtungen betrachteten? BICKEL, OPPENHEIM u. a. betonen, daß besonders bei Stirnhirngeschwülsten die Intelligenz abnimmt, Charakterveränderungen eintreten, Benommenheit, Störungen des Gedächtnisses und der Aufmerksamkeit auftreten. All diese Veränderungen der seelischen Eigenschaften kommen jedoch auch bei einem anderen Sitz der Geschwulst vor. Spielt dabei Fernwirkung eine Rolle? Oder müssen wir annehmen, daß die seelischen Eigenschaften in vielen Hirnteilen eine stoffliche Grundlage haben? Eine genaue Analyse pathologischer Beobachtungen in hinreichender Zahl wird vielleicht einen Fingerzeig zu ergeben vermögen. Welchen Standpunkt wir übrigens einnehmen, einen dualistischen oder einen monistischen, gleichgültig also, ob wir annehmen, es bestehe die Seele unabhängig vom Gehirn und sie bespiele dieses Organ gleichsam wie der Klavierspieler ein Klavier, oder ob wir die Seele als eine Hirnfunktion betrachten — es kann keine normale bzw. abnorme seelische Verrichtung durch Bewegung oder Bewegungshemmung für den Beobachter erkennbar werden ohne bestimmte normale bzw. abnorme Tätigkeit des Gehirns. Es kommt nur an auf die Beantwortung der Frage, an welche Hirnteile die betreffenden Verrichtungen gebunden sind. Dies gilt, wie man auch übrigens über die funktionelle Beziehung zwischen Gehirn und Seele denken möge, für alle Seelenstörungen, welche man geweblichen oder zellularen Veränderungen des Gehirns zuschreibt.

Bevor wir obige Fragen zu beantworten versuchen, wollen wir einiges über die Allgemeinerscheinungen bemerken. Das ganze Bewußtsein, d. h. das ganze Seelenleben an einem gegebenen Augenblick, kann verschiedene Grade oder Stufen darbieten, ebenso wie jede einzelne Verrichtung, wie z. B. die Aufmerksamkeit, das Urteil, der Wille usw. Wir kennen allerlei Stufen zwischen vollkommen klarem Bewußtsein und völliger Bewußtlosigkeit. Schon unter normalen Umständen vermögen wir verschiedene Grade zu erkennen: so nehmen z. B. die Aufmerksamkeit und das Urteil durch Ermüdung ab. Pathologische Zustände zwischen klarem Bewußtsein und Bewußtlosigkeit können verschieden lange dauern. So kennen wir die epileptoiden Anfälle von „petit mal", die in kurzdauernden Unterbrechungen des Bewußtseins mit leichten kurzen Zuckungen bestehen; wir kennen „absences", kurze Anfälle von Schwindelgefühl mit Bewußtseinsverlust, aber ohne Bewegungserscheinungen. Längerdauernde Unklarheit des Bewußtseins bezeichnet man als Benommenheit. Je nachdem sie zunimmt, werden die seelischen Vorgänge verlangsamt, wie erschwert. Bei getrübtem Bewußtsein finden Trugwahrnehmungen statt. Ohne auf Traum- und Dämmerzustände oder auf weitere Einzelheiten einzugehen, beschränken wir uns auf folgende Stufen der Benommenheit: Den schlafähnlichen Zustand von Bewußtlosigkeit, aus dem man den Kranken nicht erwecken kann, nennt man Koma (Lethargie oder Karus). Gelingt es, aber nur durch stärkere Reize, wie Schütteln des Kranken, ihn vorübergehend zu erwecken, so redet man von Sopor. Antwortet der Kranke schon auf lautes Anreden, so bezeichnet man den Zustand als Somnolenz, krankhafte Schläfrigkeit. Jaktation nennt man das sich Hin- und Herwerfen eines benommenen Kranken. Reden des Kranken in einem verworrenen Zustand, ohne Schlafneigung, Nesteln an der Bettdecke, Verlassen des Bettes deutet man als Delirium an. Mussitierendes Delirium ist ein vor sich Hinmurmeln eines soporösen Kranken. — Als Stupor bezeichnet man Zustände, in denen der Kranke, bei wachem Bewußtsein, bewegungslos und reaktionslos auf Fragen, steht, sitzt, liegt.

Nicht nur Kreislaufs- und Ernährungsstörungen, Giftwirkung und physikalische Schädigung, z. B. durch Druck, sondern auch seelische Faktoren, wie Angst und Schreck, vermögen Störungen der Seelentätigkeit zu bewirken. Sehr bemerkenswert ist die plötzliche Ernüchterung eines schwer Betrunkenen durch ein erschütterndes Erlebnis, wie z. B. eine plötzliche Leibesgefahr.

Von den **körperlichen** Allgemeinerscheinungen haben wir die allgemeinen Krämpfe schon erwähnt. Kopfschmerz (Cephalaea oder Cephalalgia), der ins

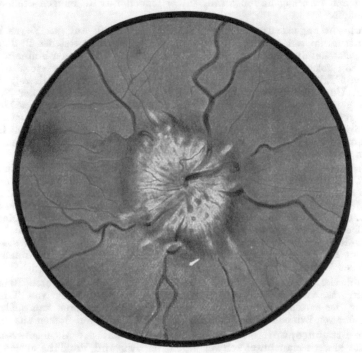

Abb. 349. Stauungspapille im Höhestadium. Streifige Zeichnung, Blutungen im Papillengewebe, vereinzelte weiße Degenerationsherde und Blutungen der Netzhaut. Arterien verengt, Venen stark erweitert. (Aus Adam, Ophthalmoskop. Diagnostik.)

Innere des Kopfes verlegt wird, entsteht wahrscheinlich oft oder immer durch Reizung der sensiblen Nervi recurrentes des Trigeminus, die sich in den Hirnhäuten, namentlich in der Dura, verzweigen: Durch Druck auf die Dura treten beim Versuchstier Schmerzäußerungen auf, welche nach Aufpinselung von Kokain aufhören (Maassland und Saltikoff). Ob abnorme Blutfülle der Hirnhäute, wie ich sie bei akuter Alkoholvergiftung (Betrunkenheit) bei der Sektion sah, und Anämie durch Druck nur Begleiterscheinungen oder Quellen von Kopfschmerz sind, vermögen wir noch nicht zu entscheiden. Wahrscheinlich wird aber überall Druck auf die Dura Kopfschmerz erregen.

Schwindel (Vertigo) ist nicht mit Ohnmacht (S. 625) zu verwechseln. Verlust des Gleichgewichts, der zum Hinstürzen führen kann, nennt man objektiven Schwindel, während es sich beim subjektiven Schwindel um Scheinbewegungen des eigenen Körpers oder der äußeren Gegenstände, wie z. B. bei Augenmuskellähmung, handelt. Dieser Schwindel hört auf durch Verschluß des Auges. Durch Blutung im Labyrinth oder sonstige Schädigung des Vestibularnerven kommt es zu Schwindel (Vertigo ab aure laesa) mit oder ohne Erbrechen und Bewußtlosigkeit. Der Patient hat das Gefühl gedreht, geschleudert zu werden (Drehschwindel). Anfallsweise auftretender Schwindel mit Ohrensausen und Schwerhörigkeit oder Taubheit stellt den „Ménièreschen Symptomenkomplex" dar. Sodann treten bei Erkrankungen des Kleinhirns schwere Schwindelanfälle, zuweilen mit Erbrechen, oft mit zerebellarer Ataxie, auf. Ferner kann Erhöhung des intrakranialen Drucks zu Schwindel führen, vielleicht indem sie Stauungslabyrinth (s. unten) erzeugt. Die leichteren Schwindelanfälle bei Neurasthenie, Seekrankheit, Dyspepsie, Magengeschwür (Vertigo e stomacho laeso), durch einen leeren Magen, harren einer genauen Untersuchung. Aus obigem ergibt sich, daß Schwindel allerdings einen verschiedenen Ursprung haben kann, daß er jedoch nur an einigen Stellen zu entstehen scheint.

Pulsverlangsamung kann erfolgen durch Druck auf den Vagus bzw. das Vaguszentrum im verlängerten Mark durch Exsudat, ausgetretenes Blut, eine Geschwulst, also nur durch Druck an einer bestimmten Stelle, in der hinteren Schädelgrube. Ein solcher verlangsamter Puls („Hirndruckpuls") ist eines der ersten Zeichen von Erhöhung des Hirndrucks. Bei tuberkulöser Meningitis zeigt der Puls außerdem Unregelmäßigkeiten (Arrhythmie, An- und Abschwellen der Pulswelle). Nach längerem Druck macht die Pulsverlangsamung einer Pulsbeschleunigung durch Vaguslähmung Platz. Unregelmäßigkeiten der Atmung, das Cheyne-Stokessche Phänomen (S. 738), schnarchendes („stertoröses") Atmen durch Lähmung des Gaumensegels, kommen neben obigen Pulsänderungen nicht selten zur Beobachtung.

Abgesehen davon, daß die Bluttemperatur bei Geisteskranken und „Nervösen" überhaupt leichter durch äußere Einflüsse wie Abkühlung sinkt oder steigt, kann sie nach einer Blutung in der Brücke oder im verlängerten Mark sofort, sogar bis auf 39—40⁰ (Bourneville) ansteigen. Sie kann nach einer Hirnblutung aber auch abnorm tief werden. Ob die niedrige Körpertemperatur bei Melancholie und bei Dementia paralytica immer die Folge von Inanition ist, erheischt, wie obige Daten, weitere Erforschung. Hirnerschütterung kann von sofortiger starker Erhöhung der Körpertemperaur gefolgt werden, welche nur durch die Annahme einer Reizung des Wärmezentrums begreiflich wird (eigene Beobachtung).

Zerebrales Erbrechen (ohne Übelkeit) kann nicht nur durch Reizung des Brechzentrums, sondern wahrscheinlich auch durch Erregung von Trigeminusästchen in der harten Hirnhaut (wie vielleicht beim schweren habituellen Kopfschmerz, der von Erbrechen gefolgt wird), also von mehreren Stellen aus entstehen.

Die Stauungspapille ist eine sehr wichtige sichtbare Allgemeinerscheinung, obwohl sie klinisch manchmal schwer gegen Neuritis und Papillitis optica (Leber) abzugrenzen ist. Jedenfalls gibt es, außer einer von Deutschmann nachgewiesenen Entzündung, eine Stauungspapille durch Erschwerung des Blutabflusses aus dem Sehnerven (von Gräfe). Schultén hat durch Einführung von Gelatin und Wachs in die Schädelhöhle sowie durch subdurale und subarachnoideale Einführung einer physiologischen Kochsalzlösung bei Kaninchen beginnende Stauungspapille hervorgerufen. Auch beim Menschen entsteht wahrscheinlich in bestimmten Fällen (s. unten) Stauungspapille, sobald der intrakraniale Druck (Hirndruck) dermaßen ansteigt, daß der Abfluß von Lymphe aus dem subduralen und subarachnoidealen Lymphraum um den Sehnerven — der ja eine Dural- und eine Arachnoidealscheide hat — in einem bestimmten Maße erschwert wird (Hydrops vaginae nervi optici). Manz erzeugte in der Tat bei Kaninchen einen Hydrops vag. nervi opt., indem er durch eine Trepanationsöffnung Wasser oder defibriniertes Blut subdural einführte. Dann erfolgt durch Druck der gestauten Lymphe auf die Vena centralis retinae Blutstauung mit Ödem der Papille und Quellung der Nervenfasern durch Lymphe (Behr u. a.). Andere Entstehungsweisen der Stauungspapille erscheinen weniger oder gar nicht begründet. Nach einiger Zeit kann Atrophie des Sehnerven mit Erblindung erfolgen, die man jedoch durch rechtzeitige operative Hebung der intrakranialen Drucksteigerung angeblich verhüten kann. Die Stauungspapille könne sich dann sogar in den ersten Tagen nach dem Eingriff zurückbilden. Andererseits hat man keine Beweise für das Auftreten einer Papillitis vom Hause aus beim Menschen beigebracht. WILBRAND und SÄNGER vermißten sogar unter 54 Augen mit Stauungspapille 44 mal Entzündung. Wir kommen auf die Entstehung der Stauungspapille S. 804 zurück.

Welche intrakraniale anatomische Veränderungen bewirken nun Allgemeinerscheinungen? Wenn wir von diffuser (?) Giftwirkung, diffuser Hirnentzündung und diffuser akuter Hirnschwellung absehen, weil wir nicht über die zur Beurteilung erforderlichen Daten verfügen, so bleiben zwei Gruppen von Faktoren von Allgemeinerscheinungen übrig. Die eine umfaßt Hirngeschwulst, Hirnblutung und Hirnhautentzündung, die andere besteht aus Hirnerschütterung und Hirnquetschung. Die Faktoren der ersten Gruppe üben eine Druck-, die der zweiten Gruppe eine Stoßwirkung am oder im Gehirn aus, welche wir in ihrem Angriffspunkt und in ihrer Fortpflanzung zu bestimmen haben. Dabei setzen wir im allgemeinen voraus, was aber nicht immer zutreffen muß, daß eine zu einer Tätigkeitsstörung führende Schädigung des

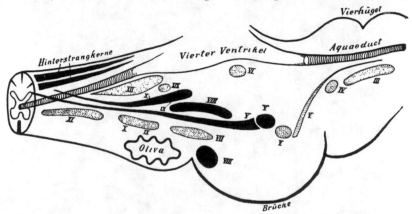

Abb. 350. Schematische Übersicht über die Lage der Hirnnervenkerne III bis XII (nach VILLIGER). Motorische Kerne gepünktelt, sensible tiefschwarz. (Aus ROTHMANN, in MOHR-STAEHELIN, Hdb. d. inn. Med. V.)

Gehirns makro- oder wenigstens mikroskopisch erkennbare Veränderungen dieses Organs bewirkt. Wir wollen jetzt die zwei Gruppen gesondert betrachten.

Nicht immer treten bei Hirngeschwulst, Hirnblutung und Hirnhautentzündung Allgemeinerscheinungen auf. Es gibt im Gegenteil Fälle mit nur Herderscheinungen und sogar klinisch latente Fälle, in denen erst die Autopsie zur Erkennung führt. Was bedingt denn die Allgemeinerscheinungen? Einige dieser Erscheinungen (Stauungspapille, Pulsverlangsamung, Atmungsstörungen, Erbrechen) pflegt man als Zeichen von „Hirndruck", d. h. von Steigerung des intraduralen Drucks, zu betrachten. Auch Bewußtseinstörungen kommen bei Zuständen mit erhöhtem Hirndruck vor. Nun pflegen wir Erbrechen und Atmungsstörungen zerebralen Ursprunges auf Beeinflussung der entsprechenden Zentren im verlängerten Mark, und Pulsverlangsamung auf Vagusreizung zurückzuführen; es weisen somit, nach dieser Auffassung, diese drei Erscheinungen auf eine Druck- bzw. Stoßwirkung in der hinteren Schädelgrube hin. Es ist jedoch eine reflektorische Entstehung dieser Störungen, etwa durch Reizung von Trigeminusfasern in der harten Hirnhaut an einer entfernten Stelle von vornherein nicht ausgeschlossen, so daß ihr Entstehungsort nicht so unzweideutig erscheint als derjenige der Stauungspapille. Auch als

Fernwirkungen können sie auftreten. Jedenfalls müssen wir sie aber als Herderscheinungen betrachten. Ob Bewußtseinsstörungen auch dazu gehören, werden wir erst beurteilen können, nachdem wir den Sitz des Bewußtseins festgestellt und nachdem wir durch vergleichende klinische und anatomische Forschung bestimmt haben, welcher Gehirnabschnitt geschädigt sein muß, soll Bewußtseinsstörung erfolgen. Zu dieser Forschung liefert folgendes einen Beitrag.

Beschränken wir uns zunächst auf die Zustände mit erhöhtem Hirndruck, kurz Hirndruck (Compressio cerebri). Ist dieser Druck dabei überall im Gehirn oder nur in einem Abschnitt erhöht? Wir ziehen zur Beantwortung dieser ausschlaggebenden Frage die autoptischen Befunde bei Hirnhautentzündung, Hirngeschwulst und Hirnblutung zu Rate: Haben während des Lebens nur Herderscheinungen bestanden, so treffen wir bei der Autopsie nur örtlich

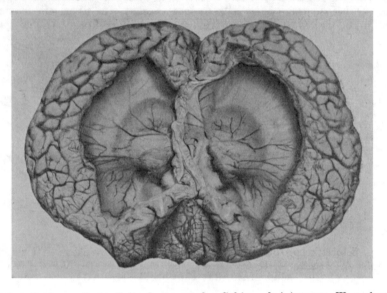

Abb. 351. Stark erweiterte Seitenkammern des Gehirns bei innerem Wasserkopf, der langsam zugenommen hat, so daß keine Anämie der Pialgefäße, aber geringe venöse Stauung besteht.

beschränkte Druck- und Verdrängungserscheinungen an (S. 33) oder es fehlen solche sogar. Waren hingegen während des Lebens Allgemeinerscheinungen erkennbar, so erweisen sich sämtliche oder doch sehr viele Hirnwindungen, namentlich der Wandlappen, als verbreitert und abgeplattet, die Hirnfurchen als verschmälert und untief, ja sogar bloß als Linien erkennbar. (Wir lassen vorläufig die „Konvexitätsmeningitis" außer Betracht.) Subarachnoideal ist im allgemeinen wenig oder keine Flüssigkeit nachweisbar; bei tuberkulöser Hirnhautentzündung häuft sich allerdings in der Gegend des Chiasma oft seröses Exsudat an, nicht zu verwechseln mit Flüssigkeit, die bei Hydrocephalus internus nach Durchtrennung des Infundibulums aus den Hirnkammern strömt. Die Adern in den Hirnhäuten sind das eine Mal erweitert, ein anderes Mal verengert, während die kleinsten und kleinen arteriellen Gefäßchen überfüllt sind, wieder ein anderes Mal sind die Hirnhäute blutarm. Die Abplattung und Verbreiterung der Windungen weisen auf eine Zunahme des Hirnumfanges durch Druck von innen nach außen hin. Wodurch entsteht dieser abnorm hohe

Druck? Zur Beantwortung dieser Frage müssen wir die einzelnen Fälle gesondert untersuchen:

Bei tuberkulöser Hirnhautentzündung finden wir Hirnkammern, die mehr oder weniger stark erweitert sind durch Anhäufung von seröser Flüssigkeit, welche wohl besonders von den entzündeten Plexus chorioidei geliefert wurde. Dieser innere Wasserkopf bedingt erhöhten Hirndruck, die seröse Flüssigkeit preßt das Gehirn allseitig mit gleicher Kraft (hydrostatischem Druck) gegen die Schädelwand an. Zu diesem Exsudat mischt sich allmählich Transsudat (s. weiter unten). Die Windungen der Wandlappen zeigen die stärksten Veränderungen, indem die Hirnkammern hier der Oberfläche am nächsten liegen, so daß sich der Druck nach der Oberfläche hin nicht über soviel Punkte verteilt wie im ventralen und dorsalen Abschnitt des Gehirns. Daß in der Tat die Allgemeinerscheinungen von dem erhöhten intraventrikularen Flüssigkeitsdruck abhängig sind, erhellt in manchen Fällen aus der Abnahme, ja dem Schwund dieser Erscheinungen (Bewußtseinstörungen, Kopfschmerz usw.) nach Entziehung einer gewissen Flüssigkeitsmenge durch Lumbalpunktion. Nach einiger Zeit können sie allerdings, wohl durch erneute Flüssigkeitsanhäufung in den Hirnkammern, wiederkehren. Beiläufig sei hier bemerkt, daß eine solche Entleerung einer gewissen Flüssigkeitsmenge nicht immer die krankhaften Erscheinungen beeinflußt, wahrscheinlich dann nicht, wenn diese einer Schädigung des Gehirns durch fibrinöses oder zelliges Exsudat oder unmittelbar durch das tuberkulöse Gift zuzuschreiben sind. Fehlt aber eine solche Schädigung und finden sich in den Hirnhäuten bzw. im Gehirn nur Miliartuberkel und seröse Flüssigkeit, so ist die Möglichkeit eines Wachstumstillstandes der an und für sich harmlosen Knötchen und die einer (klinischen) Heilung durch wiederholte Lumbalpunktion bzw. Balkenstich (s. unten) zu beachten.

Häuft sich nur in einer Seitenkammer Flüssigkeit unter gewissem Druck an, so dringt sie durch das Foramen MONROI in die andere Seitenkammer und erweitert diese durch den gleichen Druck. Wir können uns hiervon überzeugen, indem wir (an einer Leiche) durch zwei Trepanationsöffnungen in den Wandknochen je eine metallene Röhre passend in eine Seitenkammer einführen und durch die eine Röhre Wasser unter bestimmtem Druck einpressen. Verbinden wir die andere Röhre mit einer vertikalen Glasröhre, so steigt das Wasser in dieser zu eben jenem Druck an.

Entsteht eine Geschwulst oder tritt ein Bluterguß im Gehirn oder wenigstens in der Schädelhöhle auf, so müssen wir zunächst eine nur auf die Umgebung beschränkte erkennbare Druckwirkung erwarten, weil sich ja der Hirnstoff mit Hinsicht auf seine Elastizität mehr dem Kautschuk als einer Flüssigkeit nähert und wir gesehen haben (S. 33), wie ein beschränkter leichter Druck eine nur beschränkte erkennbare Wirkung ausübt. Bedenken wir außerdem, daß allerdings der Hirnstoff, d. h. das Gewebe ohne Blut und sonstige frei auspreßbare Flüssigkeit gedacht, nicht merkbar zusammendrückbar ist, daß aber das Volumen des ganzen Gehirns oder eines Gehirnabschnitts zu- oder abnehmen kann durch Vermehrung bzw. Verringerung des Blut- und Lymphgehalts, so verstehen wir, daß kleine Geschwülste und Blutergüsse latent bleiben können oder nur Herderscheinungen hervorrufen. Andererseits begreifen wir es auch, daß große Geschwülste und ausgedehnte Blutungen einen solchen Druck auf das ganze Gehirn ausüben können, daß Allgemeinerscheinungen erfolgen. Es ist aber nicht nur der Umfang der Geschwulst bzw. des Blutergusses, der entscheidet, ob Latenz besteht oder bloß Herdoder auch Allgemeinerscheinungen auftreten, sondern es ist auch die Geschwindigkeit, womit der Schädelinhalt durch Geschwulst oder Blutung zunimmt, von Bedeutung: die Druckwirkung hält, ceteris paribus, gleichen Schritt mit

ihr, und zwar durch mehrere Einflüsse. Zunächst atrophiert das gedrückte
Gehirngewebe allmählich, was also einige Zeit braucht, ohne daß sich diese
Atrophie klinisch kundgeben muß. Und diese Atrophie bedeutet Abnahme
des Schädelinhalts, die sogar mit seiner Zunahme durch Wachstum der Geschwulst gleichen Schritt halten kann, so daß merkbare Störungen der Hirnverrichtungen längere Zeit ausbleiben. Auch der Druck einer intraventrikularen Flüssigkeitsanhäufung bei chronischem Wasserkopf vermag das Gehirn
allmählich zu Atrophie zu bringen. Außerdem kann in einer Geschwulst, z. B.
in einem Gliom, Nekrose mit Erweichung und Resorption des erweichten Gewebes erfolgen, was Abnahme der Geschwulstmasse bedeutet und sogar dann
bedeuten kann, wenn die Geschwulst zugleich weiter wächst. Vielleicht kommt
ferner auch eine allmähliche Abnahme der Elastizität gedehnter Membranen
(Falx, Tentorium) in Betracht. Übrigens sind schon geringere Unterschiede
der Raschheit, womit die Druckwirkung eintritt, in Tierversuchen, von Bedeutung. Nach TILMANN kann eine rasch stattfindende Raumbeschränkung
von 5% schon zu Hirndruckerscheinungen führen, welche bei einer langsamen
Raumbeschränkung von 14% fast ganz fehlen. Eine andere Verteilung, vielleicht
eine vollkommenere Auspressung von Blut und Lymphe aus dem gedrückten
Gewebe spielt dabei vielleicht eine Rolle. Wir müssen allerdings bedenken,
daß wir noch nicht wissen, w o d u r c h Druck die Verrichtungen von Hirngewebe
stört: ob durch unmittelbare mechanische Schädigung (ADAMKIEWICZ) oder
durch Anämie (BERGMANN) oder durch beides oder gar durch Blutstauung
(ALBERT). KUSSMAUL und TENNER riefen durch Schlagaderunterbindung
Anämie des Mittel- und Nachhirns mit Krampfanfällen hervor, HERMANN
und ESCHER verursachten hingegen, ebenso wie FERRARI, Krampfanfälle durch
völligen Venenverschluß. Es kommt bei Druck jedenfalls mechanische Schädigung des Hirngewebes neben Kreislaufstörungen zur Einwirkung. — Ob ein
örtlich beschränkter Druck im Gehirn nach allen Richtungen hin dem gleichen
Widerstand begegnet oder ob im Gegenteil Unterschiede im grauen und weißen
Hirnstoff bestehen, ob außerdem die Faserrichtung von Bedeutung ist und ob
Falx und Tentorium großen Widerstand leisten, sind offene Fragen. Ihre Beantwortung ist wichtig für das Verständnis der Größe des Gebietes, in dem sich
eine örtlich beschränkte Druckwirkung geltend macht.

    A d i ä m o r r h y s i s nennen einige Forscher einen gestörten, E u d i ä m o r r h y s i s
einen richtigen Blutkreislauf.

    Aber auch mit obigem ist das Auftreten von Allgemeinerscheinungen
bei Hirngeschwulst und Hirnblutung noch nicht hinreichend geklärt. Allerdings wundert uns ihr Auftreten bei einer g r o ß e n Geschwulst oder bei einem
großen Bluterguß nicht. Treten nach Hirnblutung nicht direkte, sondern auch
indirekte und Allgemeinerscheinungen auf und findet dann Resorption des Blutes
statt, so schwinden zunächst die Allgemeinerscheinungen, dann die indirekten
und am spätesten, wenn überhaupt, die direkten Erscheinungen. Diese können
jedoch bestehen bleiben, indem sie die Folgen der Vernichtung eines Hirnteils
durch den Blutaustritt sind. Demgegenüber ist aber ein Mißverhältnis zwischen
dem Umfang einer kleinen, z. B. walnußgroßen Geschwulst und der Stärke
der Allgemeinerscheinungen nicht selten, besonders wenn die Geschwulst in
der h i n t e r e n S c h ä d e l g r u b e sitzt. Herderscheinungen im engeren Sinne
können dann sogar fehlen, während starke, ja tödliche Allgemeinerscheinungen
auftreten! Die Bedeutung dieses Sitzes erscheint ohne weiteres begreiflich für
die Störungen des Pulses, der Atmung und für das Erbrechen, weil ja die betreffenden Zentren eben in der hinteren Schädelgrube liegen. Wie verstehen
wir aber die häufig und früh auftretende Stauungspapille in solchen Fällen ?
Und die Bewußtseinstörungen ? Bei der Sektion finden wir auch in diesen

Fällen verbreiterte und abgeplattete Hirnwindungen und inneren Wasserkopf, ähnlich wie bei tuberkulöser Hirnhautentzündung. Bei mäßigem Hydrocephalus internus sind nur die Windungen der Wandlappen, bei stärkerem Wasserkopf auch frontale und okzipitale Windungen abgeplattet und verbreitert. Diese Abplattung und Verbreiterung der Windungen weist darauf hin, daß die Anhäufung der serösen Flüssigkeit in den Hirnkammern bei Hirngeschwulst unter abnorm hohem Druck stattfindet. Folgende Beobachtungen stützen diese Annahme.

Es kann allerdings innerer Wasserkopf ohne erhöhten Druck bestehen, wie bei seniler Hirnatrophie. Dabei sind aber die Windungen eben verschmälert, so

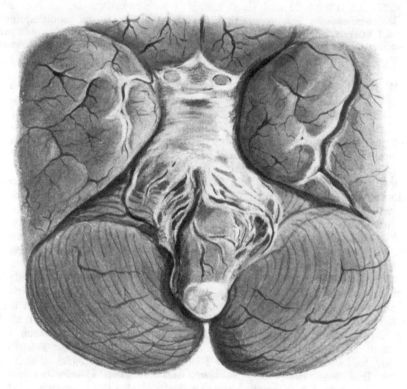

Abb. 352. Basilarmeningitis, besonders in der Gegend des Chiasma (Cisterna basalis et pontis) bei epidemischer Genickstarre (nach JOCHMANN).

daß Hydrocephalus externus neben H. internus, beides ex vacuo (S. 267), entsteht. — Daß die Allgemeinerscheinungen bei Hirngeschwulst dem Druck der intraventrikularen Flüssigkeit zuzuschreiben sein können, geht unzweideutig aus ihrem Schwund nach Entfernung einer gewissen Menge jener Flüssigkeit, z. B. bei einem nicht zu Entfernung der Geschwulst führenden Eingriff, hervor. Nach einiger Zeit können allerdings die Allgemeinerscheinungen sich wieder einstellen, sobald sich von neuem Flüssigkeit in gewisser Menge angehäuft hat, wie ich z. B. an einem Fall von einer walnußgroßen Hypophysengeschwulst sah. VON BRAMANN hat sogar in zahlreichen Beobachtungen nachgewiesen, daß Abfluß einer gewissen Menge Kammerwassers durch den „Balkenstich" die Allgemeinerscheinungen einer Hirngeschwulst herabzumindern oder gar zum Schwinden zu bringen vermag. Man kann diese Druckwirkung des inneren Wasserkopfes auf das Gehirn eine Fernwirkung der

Geschwulst nennen. Von diesem Gesichtspunkt aus über die Bedeutung des inneren Wasserkopfes für das Auftreten von Allgemeinerscheinungen verstehen wir auch das plötzliche Auftreten von allgemeinen tödlichen Druckerscheinungen, sobald ein bis daher latenter oder doch nur vermuteter eitriger Entzündungsherd sich vergrößert und zu akuter Meningitis mit innerem Wasserkopf führt — wie ich bei der Sektion feststellte, wie z. B. in dem in Abb. 134 abgebildeten Fall.

Es ist möglich, daß Druckerscheinungen nach Balkenstich einige Zeit ausbleiben, indem das Gehirn durch Atrophie an Volumen abgenommen hat, so daß die Geschwulst an Umfang bedeutend zunehmen muß, soll sie wiederum Druckerscheinungen bewirken.

Wir unterscheiden somit einen exsudativen, einen transsudativen (mit oder ohne erhöhten Hirndruck) und einen exsudativ-transsudativen (s. u.) Wasserkopf.

Die epidemische Zerebrospinalmeningitis setzt oft, ihrem nasolymphogenen Ursprung entsprechend, an der Hirnbasis ein und schreitet von hier aus weiter fort, so daß anfangs Funktionsstörungen von Hirnnerven, besonders der Sehnerven (bis zur Erblindung) und der Augenmuskelnerven (Nystagmus, Schielen) und später innerer Wasserkopf mit Allgemeinerscheinungen auftreten.

Wodurch und wie entsteht der innere Wasserkopf bei Hirngeschwulst? Bei der tuberkulösen Hirnhautentzündung tritt zunächst kollaterales seröses Exsudat (um Miliartuberkel in den Plexus chorioidei) aus in die Hirnkammern. In der Umgebung einer Hirngeschwulst mag dann und wann seröse Entzündung vorkommen, sie fehlt häufig ganz oder sie kommt doch nicht für die Entstehung des inneren Wasserkopfes in Betracht, weil sie zu tief unter der Hirnoberfläche sitzt. Was erzeugt denn in solchen Fällen den inneren Wasserkopf? Man hat schon in vielen Versuchen die Wirkung einer Erhöhung des intrakranialen Drucks studiert, indem man bei Hunden einen Druck auf die Dura oder die gewölbte Hirnoberfläche nach Entfernung dieser Hirnhaut ausübte und zwar entweder durch ein Säckchen mit Quecksilber oder durch Einführung von Flüssigkeit in den subarachnoidealen Raum, wobei die Hirnoberfläche durch ein in den Schädel eingesetztes Glasfenster (nach dem Verfahren von RAVINA und DONDERS) beobachtet wurde (CUSHING). SAUERBRUCH setzte die entblößte gewölbte Hirnoberfläche einem allmählich zunehmenden Luftdruck in der pneumatischen Kammer aus. Als erste Erscheinung eines allmählich zurehmenden Druckes erweitern sich die Adern der Hirnhäute, nach SAUERBRUCH bei einem Druck von 15—20 mm Hg, später verengern sie sich und bei einem Druck von etwa 100 mm Hg tritt Anämie ein, welche jedoch wieder schwinden kann („Selbstregelung"). Auch der Längsblutleiter schwillt anfangs an, und zwar in dorsoventraler Richtung, später verengert er sich in der gleichen Richtung. Beachtung verdient, daß CUSHING Quecksilber in einem Säckchen bis zu $^1/_6$ des Schädelinhalts ohne bedrohliche Erscheinungen einführen konnte. All diesen Zahlen kommt selbstverständlich eine nur relative Bedeutung zu. Ein innerer Wasserkopf trat jedoch in diesen Versuchen nicht ein, so daß man den „Liquordruck" als Faktor des allgemeinen Hirndrucks überhaupt nicht genügend gewürdigt hat. Die Frage nach der Entstehung und Bedeutung des inneren Wasserkopfes bleibt somit noch zu beantworten.

Änderungen der Blutfülle der Hirnhautgefäße wie in obigen Versuchen treffen wir auch bei Meningitis tuberculosa, sowie bei Hirngeschwulst mit allgemeinen Druckerscheinungen an. Und zwar finden wir bei tuberkulöser Hirnhautentzündung folgende Typen verschiedener Grade und Gruppen von Druckerscheinungen: 1. Geringen inneren Wasserkopf, wenig abgeplattete und verbreiterte Windungen, stark erweiterte, besonders große, Adern, also: nicht stark erhöhten Hirndruck. 2. Stärkeren Wasserkopf, mehr abgeplattete und verbreiterte Windungen, engere große Adern, aber erweiterte kleinere Gefäßchen, also stärker erhöhten Hirndruck. 3. Starken Wasserkopf, stark abgeplattete und verbreiterte Windungen und Anämie, also stark erhöhten Hirndruck. Sind diese Schlußfolgerungen mit Hinsicht auf den Zusammenhang zwischen Hirndruck und Blutfülle bei Hirnhautentzündung berechtigt? Wie entstehen diese Änderungen der Blutfülle? Wirkt ein allmählich zunehmender Druck gleichstark auf die Außenwand aller Gefäße ein, so werden sich die Gefäße mit dem niedrigsten Blutdruck am ehesten merkbar verengern, gleichgültig, wie dick ihre Wand ist (S. 52), wenn nur alle Gefäße sich gleich frei erweitern und verengern können. Auch gleichgültig ist es offenbar, ob dieser Druck auf die Hirnhautgefäße in einer Richtung von der Dura nach innen (wie in obigen Versuchen) oder von innen nach außen (wie beim inneren Wasserkopf) einwirkt. Nun ist der Blutdruck im Bulbus iugularis, d. h. im intrakranialen Venenabschnitt, der dem Herzen am nächsten liegt, am niedrigsten. Nimmt der intrakraniale Druck überall gleich und allmählich zu, so wird sich somit der Bulbus zuerst, und dann die Blutleiter und Hirnhautadern, der Längsblutleiter in dorsoventraler Richtung, verengern. Dabei wird die Verengerung im allgemeinen um so stärker sein, je niedriger der Blutdruck im Gefäß ist. Durch Verengerung des Bulbus und der Blutleiter werden sich die Hirnhautadern erweitern, indem der Abfluß ihres Blutes erschwert wird. Je nachdem der intrakraniale Druck zunimmt, verengern sich kleinere Adern, sodann Kapillaren, während sich die Gefäße stromaufwärts erweitern; schließlich verengern sich auch kleinere und größere Schlagadern. So verstehen wir die obenerwähnten Versuchsergebnisse und die Erscheinungen bei tuberkulöser Hirnhautentzündung, wenn wir annehmen, daß bei

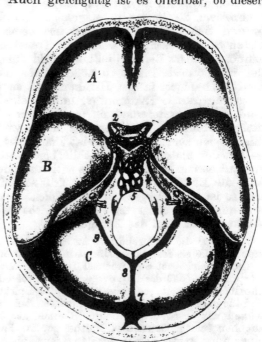

Abb. 353. Schema der Sinus durae matris (nach RAUBER-KOPSCH).
A vordere, *B* mittlere, *C* hintere Schädelgrube. 1 Sinus cavernosus. 2 Sinus circularis (RIDLEYI). 3 Sinus petrosus sup. 4 Sinus petrosus inf. 5 Plexus basilaris. 6 Sinus transversus in der Übergangsstelle in den Sin. sigmoideus. 7 Confluens sinuum. 8 Sinus occipitalis. 9 Sinus marginalis. Vor 8 und hinter 5 Verbindung mit den inneren Wirbelgeflechten.

letzterer Hirndruck und Wasserkopf gleichen Schritt halten. Dies wird allerdings nicht immer im gleichen Maße zutreffen, indem auch die Raschheit der Flüssigkeitsanhäufung von Bedeutung ist. Aus obigem folgt, daß ein allmählich zunehmender örtlich beschränkter Druck um so eher Verengerung einer Ader bzw. eines Blutleiters mit Blutstauung stromaufwärts bewirken wird, je näher dem Bulbus iugularis sich das gedrückte Gefäß findet, gleichgültig, ob eine Geschwulst, ein Bluterguß oder etwas anderes den Druck ausübt. Hieraus verstehen wir, warum eben Geschwülste in der hinteren Schädelgrube, wo ja der Bulbus iug. und Blutleiter mit dem niedrigsten Blutdruck liegen, am ehesten nicht nur zu der obenerwähnten venösen Stauung,

sondern außerdem zu innerem Wasserkopf mit Allgemeinerscheinungen, als
Folge der venösen Stauung, führen. Letzteres ergibt sich aus folgendem:

Der Liquor cerebrospinalis ist Transsudat, geändert durch Plexus-
epithel (s. unten). Wie Gewebesaft wird er wohl aus perivaskulären Saft-
wegen in Blutkapillaren und Adern aufgenommen und zum Teil durch die
PACCHIONIschen Granula in die Sinus und Diploëvenen befördert. Nur ein
verschwindend kleiner Teil gerät in tiefe Halslymphgefäße: HILL und ZIEGLER
konnten nämlich Methylenblau, das sie in den Subarachnoidealraum einführten,
schon nach 20 Minuten in Magen und Harnblase, jedoch erst nach Stunden
in den tiefen Halslymphgefäßen nachweisen. Blutstauung gewissen Grades
bedeutet somit nicht nur vermehrte Transsudation, sondern auch Stauung des
Liquors, der ins Blut abfließt. Sobald durch eine Geschwulst oder Blutung
der intrakraniale Druck so zugenommen hat, daß venöse Stauung erfolgt,
häuft sich Liquor in den Hirnkammern an und es entsteht, ohne besondere
entgegenwirkende Faktoren (s. unten), allmählich innerer Wasserkopf. Sobald bei Hirnhautentzündung (s. oben) sich innerer Wasserkopf gebildet hat,
dessen Druck auf Blutleiter und Adern venöse und Liquorstauung bewirkt,
mischt sich zum serösen Exsudat Transsudat, das den Wasserkopf vergrößert.
— Mit der Blutstauung nimmt die Liquorstauung und dadurch der Hirndruck
zu und es entsteht ein Circulus vitiosus, indem der höhere Hirndruck seinerseits die Blutstauung vermehrt. Tritt schließlich durch hohen Druck Anämie
ein, so ist ein Gleichgewicht für möglich zu erachten, indem die Transsudation
abnimmt. Allerdings ein Gleichgewicht bei sehr dürftigem Kreislauf und
starkem Druck auf das Hirngewebe.

Über die Liquorbildung ist man noch nicht einig. Manche Forscher betrachten sie als Sekretion. Damit meinen wir eine besondere Tätigkeit bestimmter
Zellen, welche auf Stoffwechsel fußt und eine Absonderung bedeutet. Nehmen
wir nun an, daß der Liquor ganz oder größtenteils aus den Gefäßen der Plexus
chorioidei stammt, so müssen wir den Epithelzellen der Plexus, welche diese
Gefäße bedecken, eine absondernde Tätigkeit zuschreiben. Von dieser Tätigkeit
wissen wir aber fast gar nichts. Obwohl aus den Versuchen GOLDMANNS hervorzugehen scheint, daß dieses Epithel gewisse Farbstoffteilchen, welche in das Blut
eingeführt werden, nicht in den Liquor übertreten läßt, würde diese Tätigkeit
doch noch keineswegs Transudation (Filtration + Diffusion) bei der Liquorbildung
ausschließen. Wir gingen denn auch im obigen von der Annahme aus, daß
Transsudation ein Faktor von Liquorbildung ist. Damit lehnen wir jedoch andere
Faktoren, namentlich eine bestimmte Tätigkeit des Plexusepithels, vielleicht sogar
besondere Eigenschaften der Plexusgefäße, welche die Zusammensetzung des
Liquors beeinflussen, nicht ab.

Ob der Liquor mit dem Gewebesaft bzw. der Lymphe des Gehirns zusammenhängt, und wenn ja, wo und wie, ist eine offene Frage.

Die Aufnahme des Liquors in venöse Kapillaren und kleine Ader wird begreiflich, wenn wir bedenken (S. 670f.), daß der Blutdruck in diesen Gefäßchen
bedeutend niedriger ist als der in den arteriellen Kapillaren desselben Gebietes,
daß sich außerdem die Zusammensetzung des Gewebesafts, so auch wohl des
Liquors, durch Wechselwirkung mit den Gewebezellen ändert, so daß alle diese
Faktoren zusammen einen Rücktritt des Liquors in die (venöse) Blutbahn bewirken
könnten. Aus Versuchen von KEY und RETZIUS, BAUM, CUSHING und WEED, geht
hervor, daß farbige Flüssigkeit, in den Subarachnoidealraum eingeführt, durch
die Arachnoidealzotten von PACCHIONI ins Blut (der Sinus) aufgenommen wird.
Außerdem wird wohl Rücktritt von Liquor in die Plexusgefäße stattfinden.

Ein Teil der Gehirnlymphe wird gewiß durch Lymphgefäße abgeführt,
welche durch das Foramen iugulare die Schädelhöhle verlassen. Die Lymphgefäße
werden durch Druck in der hinteren Schädelgrube oder an anderen Stellen, z. B.
in den Hirnhäuten, wahrscheinlich leicht verengt bzw. verschlossen.

Aus obigem geht hervor, daß eine Geschwulst oder Bluterguß gewissen Umfanges, im Zusammenhang mit ihrem Sitz, nur Herderscheinungen bewirkt oder gar verborgen bleibt. Mit ihrem Umfang nimmt ihr Wirkungsgebiet zu, so daß bei gewissem Sitz und Umfang Allgemeinerscheinungen auftreten, wobei eine Stauungspapille und Druckerscheinungen allerdings vorwiegend einseitig sein können. Allgemeinerscheinungen können aber, schon bei kleinerem Umfang, erfolgen dadurch, daß eine Geschwulst oder ein Bluterguß durch Druck auf Blutleiter oder Ader zu venöser Stauung und innerem Wasserkopf führt, was beim Sitz in der Nähe des Bulbus am leichtesten geschieht. Ein Bluterguß kann besonders rasch von Allgemeinerscheinungen und sogar vom Tode gefolgt werden, wenn sich das Blut (nach Durchbruch) in eine Hirnkammer ergießt. Dann wird es bald auch in die andere Seitenkammer gepreßt und es wirkt der hämostatische Druck, wie beim inneren Wasserkopf, gleichmäßig nach allen Seiten. Ein solcher Durchbruch in eine Hirnkammer ist nicht selten, wie sich schon aus der großen Häufigkeit der Blutung aus einer Art. lenticulostriata versteht. Es kann ein Bluterguß in die Hirnkammer zu Zerreißung der Lamina terminalis über das Chiasma führen, so daß sich das Blut in den subarachnoidealen Raum verbreitet und die Hirnrinde an vielen Stellen reizen kann.

Aber wodurch häuft sich bei Blutstauung durch Geschwulst oder Bluterguß Liquor in den Hirnkammern und nicht subarachnoideal an (Hydrocephalus ext.)? Die uns zu Gebote stehenden Daten ermöglichen zwar folgende Vorstellung, aber noch keine entscheidende Antwort. Das venöse Blut wird aus dem Gehirn durch zwei Venensysteme abgeführt: ein oberflächliches Adersystem führt es aus den oberflächlichen Hirnteilen den Blutleitern (Sinus long., transv. und sagitt. inf.) zu. Durch die Emissarien, welche sich in die Venen der Dura ergießen, sind diese mit Adern der Schädelhaut verbunden, welche somit eine kollaterale Abfuhr ermöglichen. Das venöse Blut aus dem Innern des Gehirns (Stammganglien, Kammerwandungen) sammelt sich in den tiefen Adern der Plexus chorioidei, welche sich in die Vena magna GALENI ergießen. Diese führt das Blut in den Sinus rectus, woher es durch den Sin. transv. dem Bulb. iug. zufließt. Die Adern des Kleinhirns ergießen sich in die Sin. transv., petrosus und occip; sie sind mit den Plexus spinales int. verbunden. Nehmen wir an, was aber nicht sicher erscheint, daß die oberflächlichen und die tiefen Adern nur durch die Sinus zusammenhängen, so verstehen wir, daß bei Stauung extrakranialen Ursprunges in sämtlichen Hirnadern (z. B. durch extrakraniale Erschwerung des Blutabflusses aus den V. iugulares), kollaterale Abfuhr durch die Emissarien, ferner durch die V. ophthalmica und condyloidea post. eintritt und krankhafte Gehirnerscheinungen ausbleiben. Anders aber, wenn der Zusammenhang der V. magna GALENI mit den oberflächlichen Hirnadern durch Verengerung bzw. Verlegung eines verbindenden Sinus (infolge von Thrombose oder Druck) verringert bzw. gehoben wird und Stauung in der V. magna GALENI eintritt. Dann erfolgt Stauung mit Transsudation in den tiefen Gehirnadern und innerem Wasserkopf, während die Abfuhr aus den oberflächlichen Adern und Blutleitern möglich ist, solange nicht der innere Wasserkopf sie durch Druck auf Hirnleiter aufhebt. Druck des inneren Wasserkopfes erschwert eine subarachnoideale Transsudation, somit die Entstehung eines Hydrocephalus ext. Wir müssen im allgemeinen inneren Wasserkopf erwarten, wenn Stauung gewissen Grades in den Galenischen Adern entsteht ohne genügende Blutabfuhr durch Seitenbahnen.

Was wissen wir von Anastomosen zwischen tiefen und oberflächlichen Hirnadern? Einige Forscher haben Verbindungen von Galenischen Adern mit Basilaradern des Hirns (HÉDON), von Galenischen Aderzweigen mit Adern, welche sich in den Längsblutleiter ergießen, zwischen Galenischen Aderzweigen und Adern der Hirnrinde, durch das Centrum ovale hin (TESTUT), beobachtet; man hat aber eine ungleich starke Entwicklung der Anastomosen betont. TESTUT beschrieb außerdem mehr als kapillare Verbindungen zwischen Adern und Schlagadern der Pia mater, die er aber als „des simples accidents morphologiques" betrachtet. Nun ist aber der anatomische Nachweis von Gefäßverbindungen nur dann wichtig für unsere Einsicht in das pathologische Geschehen, wenn aus pathologischen Beobachtungen am Menschen und aus Tierversuchen die Rolle erhellt, welche sie bei Kreislaufstörungen spielen. Wissen wir ja aus dem Studium der „funktionellen" Endarterien (s. dort), daß anatomisch unverkennbare Gefäßverbindungen funktionell ganz oder nahezu wertlos sein können. Die Frage nach der funktionellen Bedeutung der Anastomosen zwischen tiefen und oberflächlichen Hirnadern ist somit durch ihren anatomischen Nachweis keineswegs beantwortet, sondern eben erst gestellt. Sollten sie zur Abfuhr von Blut aus den Galenischen Adern genügen, so käme es auf die Frage an, ob die Blutabfuhr aus den oberflächlichen Hirnadern ebenfalls durch Erhöhung des intrakranialen Druckes beeinträchtigt werde; und wenn nicht, ob denn auch eine vermehrte Blutabfuhr durch diese Adern möglich sei. Bis jetzt kenne ich keine Beobachtungen, welche auf das Auftreten dieser Seitenbahnabfuhr hinweisen. Unwahrscheinlich wird sie jedenfalls, sobald das Gehirn durch inneren Wasserkopf an Umfang zugenommen hat. Dann wird selbst im günstigsten Fall, d. h. wenn Seitenbahnabfuhr besteht, ein Circulus vitiosus eintreten, indem der durch den inneren Wasserkopf steigende intrakraniale Druck die Blutabfuhr auch aus den Galenischen Adern verringert und dadurch der innere Wasserkopf, d. h. der intrakraniale Druck, wiederum zunimmt.

Was geschieht aber bei Druck auf den Bulbus iug. oder Sinus transv.? Es kommt darauf an, ob die Verbindung zwischen oberflächlichen und tiefen Hirnadern eine genügende Abfuhr des Blutes aus letzteren durch die Seitenbahnen der ersteren gewährleistet oder ob die Verbindung durch fortgepflanzten Druck zuviel verringert ist. Im ersteren Fall wird innerer Wasserkopf nicht erfolgen wie im letzteren.

Fließt aber bei einsetzender Blutstauung im Sinus rectus kein Blut durch den Sinus longit. und die Diploëadern ab? Offenbar nicht oder nicht soviel, daß kein innerer Wasserkopf durch Blutstauung eintritt. Ob der Widerstand in den Diploëadern für einen genügenden Abfluß zu hoch ist, oder ob Stauung im Sinus rectus erst anfängt nach Verengerung des Sinus longit., welche erschwerter Abfluß in die Diploëadern bedeutet, ist näher zu erforschen. Sobald aber ein auch nur geringer Hydrocephalus int, entstanden ist, verengert das vergrößerte Hirn oberflächliche Hirnadern und Blutleiter und erschwert dadurch den venösen Abfluß.

Wir können im allgemeinen sagen: jede Zusammendrückung der Hirnkammern durch Geschwulst, Blut, Exsudat oder entzündliche Schwellung von Hirngewebe erschwert Anhäufung von Flüssigkeit in den Hirnhöhlen. Sobald die zusammendrückende Kraft = oder > die flüssigkeitanhäufende Kraft (Ex- bzw. Transudationsdruck) wird, wird Anhäufung von Flüssigkeit unmöglich. Der für transudativen Hydrocephalus erforderliche Grad von venöser Blutstauung in den Plexus hängt somit ab von der Größe einer etwaigen die Hirnkammern zusammenpressenden Kraft. Selbstverständlich gibt es Grenzen.

Dieser Erklärungsversuch bedarf der Nachprüfung. Man darf aber nicht ohne weiteres annehmen, es sei der innere Wasserkopf nur aus Verlegung der Vena magna G. oder des Aquaeductus SYLVII verständlich. Ob Verschluß des Aquaeductus S. oder des Foramen Magendii inneren Wasserkopf zu fördern vermag, entzieht sich unserem Urteil, solange wir die spinal-subarachnoideale Resorption nicht kennen. Sicher ist aber, daß die Erscheinungen einer tuberkulösen Meningitis durch Lumbalpunktion schwinden können, wenn sie auch durch erneuten Hydrocephalus internus zurückkommen können. Es verhindert also keine Resorption im spinalen subarachnoidealen Raum die Anhäufung von Flüssigkeit in den Hirnkammern, und zwar wahrscheinlich ohne daß Veränderungen der Rückenmarkshäute dafür verantwortlich wären. **Wahrscheinlich wird auch der Hirndruck bei mancher Hirngeschwulst durch Lendenstich schwinden.** — Nach einigen Forschern werden Kleinhirn und verlängertes Mark durch Druck in das For. occipitale magnum eingepreßt und dadurch der Aquaeductus verschlossen. Eine „Druckrinne" zeigt das Mark aber oft auch ohne jegliche Erhöhung des intrakranialen Diucks. Eine Geschwulst der Hypophyse kann leicht zu innerem Wasserkopf führen; ob durch Druck auf die Vena magna Galeni oder durch Druck in der hinteren Schädelgrube, bleibe dahingestellt. Wir wissen überhaupt noch nicht, was Sperre dieser Vene ohne weiteres zur Folge hat. Fehlt eine genügende Abfuhr des venösen Blutes durch Seitenbahnen, so ist innerer Wasserkopf zu erwarten. Wie der angeborene

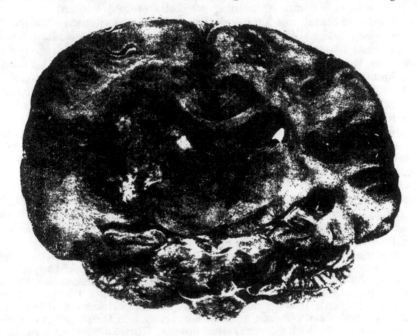

Abb. 354. Glioma cerebri (links im Bild) der rechten Hirnhälfte. Die hellsten Flecke deuten nekrotisches Geschwulstgewebe an. Die linke Hirnkammer ist erweitert (linksseitiger innerer Wasserkopf). Die Wandung der 3. Hirnkammer ist verdrängt. Die Hirnwindungen sind abgeplattet und verbreitert.

Wasserkopf entsteht, bleibt hier außer Betracht. — Wie Sinusthrombose zu Allgemeinerscheinungen führt, ist in jedem Einzelfall zu bestimmen.

Wie verstehen wir aber das Ausbleiben des inneren Wasserkopfes bei den obenerwähnten Versuchstieren? Einfach daraus, daß der angewandte Druck von der Hirnoberfläche nach innen einwirkte und die Hirnkammerwandungen dermaßen zusammenpreßte, daß der Transsudationsdruck zur Erweiterung der Hirnkammern nicht genügte. Es wird ja im allgemeinen innerer Wasserkopf nicht auftreten können, wenn die Wände der Hirnkammern aufeinandergepreßt werden durch eine Kraft, welche größer ist als der Transsudationsdruck, gleichgültig, was den Druck ausübt, ergossenes Blut, Exsudat oder eine Geschwulst. Hieraus verstehen wir das Fehlen des inneren Wasserkopfes bei „Konvexitätsmeningitis", indem sich an der gewölbten Hirnoberfläche und auch wohl an der Basis subarachnoideal, aber auch wohl in der Pia Exsudat anhäuft, welches das Gehirn von außen nach innen zusammen-

preßt. Auf einem horizontalen Durchschnitt können die Hirnkammern nur
als Spältchen erkennbar sein, obwohl die dunkelblauroten Plexus chorioidei
durch Stauung strotzend mit Blut gefüllt sind. Ich habe in solchen Fällen wohl
ausgetretene Leukozyten, aber kein flüssiges Exsudat in den blutreichen
Plexus chorioidei angetroffen. Selbstverständlich ist in solchen Fällen keine
Beeinflussung der Allgemeinerscheinungen durch Lumbalpunktion zu erwarten. Man darf jedoch nicht ohne weiteres jede Zerebrospinalmeningitis
als eine Konvexitätsmeningitis im obigen Sinne betrachten. Sie kann es nur
dann sein, wenn nicht schon früh eine zellige bzw. zelligeitrige Entzündung
der Plexus chorioidei mit Anhäufung von kollateralem serösem Exsudat mit
oder ohne Vermehrung des Transsudats in den Seitenkammern eintritt. Ödematöse oder sonstige diffuse Schwellung des Gehirns wird ebenfalls die Entstehung eines inneren Wasserkopfes erschweren. — Von demselben Gesichtspunkt aus verstehen wir den einseitigen Hydrocephalus int., dem wir
wiederholt begegnen (Abb. 354) bei einer Geschwulst oder Blutung, welche nur
die Erweiterung der gleichseitigen Hirnkammer verhindert. Pachymenin-
gitisches Exsudat kann, ähnlich wie eine Geschwulst, Druckerscheinungen
ergeben usw.

Einige Allgemeinerscheinungen, wie das Erbrechen, die Stauungspapille
usw. sind als Herderscheinungen zu betrachten. Geben nun die vorliegenden
Beobachtungen einen Hinweis auf den Sitz des Bewußtseins? Nein. Wir
brauchen genauere klinische und anatomische Beobachtungen von beschränkter
Schädigung verschiedener Hirnteile mit Bewußtseinstörungen und ohne solche,
bevor wir entscheiden können, ob das Bewußtsein nur bei allgemeiner oder
sehr ausgedehnter Hirnschädigung oder auch wohl durch Schädigung eines bestimmten beschränkten Hirnteils leidet. Der Angriffspunkt der betäubenden
Gifte läßt sich zurzeit auch noch nicht angeben.

Die Stauungspapille kann bei einer Geschwulst an der Schädelbasis fehlen,
während sie bei einer gleichgroßen Geschwulst in der hinteren Schädelgrube, aber
mit innerem Wasserkopf, vorkommt. Es kann nämlich im allgemeinen Stauungspapille auftreten (ohne daß wir die Größe des erforderlichen Druckes anzugeben
vermögen): 1. Durch Druck einer Geschwulst in der mittleren Schädelgrube auf
die Lymphscheiden des Chiasma bzw. des Sehnerven. 2. Durch Druck des Bodens
der bei innerem Wasserkopf erweiterten dritten Hirnkammer auf jene Lymphwege. 3. Indem die Hirnrinde durch inneren Wasserkopf gegen den Sehnerven
gepreßt wird. 4. Durch Fortpflanzung des erhöhten subarachnoidealen Flüssig-
keitsdruckes in den gleichnamigen Sehnervenraum, was wahrscheinlich bei Hirnhautentzündung vorkommt. Aber auch die zweite und dritte Möglichkeit kann bei
Hirnhautentzündung verwirklicht werden, so daß Stauungspapille verschiedenen
Grades entsteht. Perineurales Exsudat kann auch Stauungspapille bewirken.

Sofort oder sehr bald nach Eröffnung der Dura durch Verletzung oder chirurgischen Eingriff kann Gehirn aus der Öffnung austreten. Dieser primäre Hirnvorfall (Hirnprolaps) entsteht nur dann, wenn der vorfallende Hirnabschnitt
schon vor dem Einschnitt unter abnorm hohem Druck stand. Der sekundäre
Hirnprolaps tritt hingegen erst allmählich ein, häufig erst lange Zeit nach traumatischer Eröffnung der Schädelkapsel. Er erfolgt, wie Schifone und Blegvad
bei ihren Versuchstieren fanden und Schrottenbach am menschlichen Hirnvorfall
bestätigte, nur durch örtliche entzündliche Hirnschwellung, nämlich durch entzündliche Hyperämie, Blutungen, Zellvermehrung, Ödem.

Wir wollen jetzt die Faktoren der zweiten Gruppe, welche Allgemeinerscheinungen durch Stoß bewirken, nämlich die Hirnerschütterung (commotio
cerebri) und die Hirnquetschung (contusio cerebri) besprechen. Kocher bezeichnet die Hirnerschütterung (Französisch choc) als akute Hirnpressung,
weil er sie nicht als ein Hin- und Herschwingen, sondern als eine einmalige
heftige Zusammenpressung des Gehirns durch einen Stoß oder Schlag betrachtet.

Die Erscheinungen treten plötzlich ein, im Gegensatz zur allmählichen Entstehung und Zunahme der Erscheinungen der im obigen behandelten Hirndruckerhöhung. Sowohl klinisch wie anatomisch und ursächlich sind Hirnerschütterung und Hirnkontusion nicht scharf voneinander abzugrenzen. Es gibt aber eine typische Hirnerschütterung, die sich durch sofortige Bewußtlosigkeit oder wenigstens Bewußtseinstörung — ohne welche man keine Hirnerschütterung annehmen darf —, Erbrechen, Verlangsamung, sogar zeitliches Aufhören der Atmung und des Pulses (wenigstens einen unfühlbaren Puls, der dann allmählich zurückkehren kann), Sinken des Blutdrucks (hingegen Steigen des Blutdrucks bei gelinder Kommotion) und manchmal durch gewisse Ausfallserscheinungen der Erinnerung (GUSSENBAUER) auszeichnet. Diese Ausfallserscheinungen stellen eine retrograde Amnesie dar: Erinnerungsbilder von kurz vor dem Unfall, mitunter sogar solche aus dem zweitletzten Tage sind ausgelöscht. Hyperthermie kann auftreten; nach Wiederkehr des Bewußtseins empfindet der Patient oft Kopfschmerz. Bei der Sektion findet man nur allgemeine Hyperämie und kleine Blutaustritte oder es fehlen anatomische Veränderungen. Vielleicht wären solche jedoch mikroskopisch nachweisbar.

Die Hirnquetschung kennzeichnet sich durch Herderscheinungen infolge von Zertrümmerung eines Hirnteils, in der Regel mit Blutaustritt, wie Kontusion überhaupt (S. 40). Der Bluterguß kann den Hirndruck erhöhen. Nun entsteht manchmal Kommotion neben Kontusion, d. h. allgemeine Hyperämie mit ganz winzigen Quetschherden oder mit ausgedehnterer Quetschung. Dabei können klinische Erscheinungen einer Kontusion fehlen Solche Kombinationen deutet KOCHER als Hirnquetschpressungen an. Außerdem kann Schädelbruch, Eindrückung des Hirns durch ein Knochenstück usw. bestehen.

Was bewirkt nun Hirnerschütterung und Hirnquetschung und wie entstehen diese? Beides bewirkt ein kräftiger stumpfer Stoß durch einen Schlag mit einem stumpfen Gegenstand oder einen Fall auf einen solchen. Treffe der Gegenstand nur auf eine kleine Fläche des Schädels auf, so soll (angeblich) nur Hirnquetschung erfolgen, während Hirnerschütterung nur auftrete durch ausgedehnte Hirnschädigung, nach einem Stoß auf eine größere Schädeloberfläche. Diese Annahme bedarf aber wohl einiger Einschränkung: Einmal wird nur als hohe Ausnahme, und zwar gegeben die nahezu kugelige Gestalt des Schädels, nur dann ein Stoß auf einen größeren Teil des Schädels auftreffen, wenn der Gegenstand, mit dem der Schädel zusammenstößt, entsprechend hohl ist. Andererseits tritt Erschütterung auch bei einer kleineren Stoßfläche ein, wenn nur die Stoßkraft groß ist. Daß Hirnquetschung auch bei großer Stoßfläche entstehen kann, sei nur noch erwähnt. Die Biegbarkeit, und damit die Eindrückbarkeit des Schädelknochens ist dabei von Bedeutung; sie nimmt mit dem Lebensalter ab. Wird der Schädelknochen durch einen stumpfen Stoß eingedrückt, so kann er ohne weiteres zurückschnellen, es kann aber auch die Tabula vitrea zerbrechen, Knochensplitter abspringen und in das Gehirn eindringen. Wahrscheinlich pflanzt sich der Stoß im Gehirn, ähnlich wie im Kautschukblock, in einem kegelförmigen Gebiet fort, dessen Grundfläche mit der Stoßstärke und durch Wiederholung desselben Stoßes wechselt. Seine Kraft ist aber in der Stoßrichtung am größten (S. 43). Durch einen heftigen Stoß, der Hirnerschütterung bewirkt, steigt der intrakraniale Druck an.

HORSLEY und KRAMER wiesen eine solche intrakraniale Druckerhöhung unmittelbar nach. Auch die Beobachtung, daß das Gehirn beim Schuß durch eine zuvor angelegte Trepanationsöffnung herausgeschleudert wird, wird durch die An-

nahme einer intrakranialen Druckerhöhung verständlich. Ebenso das Versuchsergebnis FERRARIS: Glasplättchen, die in das Gehirn eingebracht waren, zerbrechen
auch ohne sichtbare Verletzung des Knochens und auch in anderer Richtung als
die des Stoßes. Letzteres beweist jedoch nicht eine gleichmäßige Fortpflanzung
des Stoßes in allen Richtungen, weil ja ein Glasplättchen durch verschieden große
und verschieden gerichtete Kräfte zerbrechen kann.

KOCHER hat mit MAASSLAND und SALTIKOFF Commotio cerebri zu bewirken
versucht, indem sie einen in eine Trepanationsöffnung gut passenden und in derselben leicht beweglichen Stahlzylinder plötzlich mit kleineren und größeren Ge-
wichten belasteten: plötzliche Zusammenpressung des Hirns hat Pulsverlangsamung durch Vagusreizung, bei stärkerem Stoß Herzstillstand, bei noch stärkerem
Druck jedoch einen kleinen häufigen Puls (zentralen Vaguslähmungspuls), Erbrechen
(durch Reizung des Brechzentrums) und sofortigen Atemstillstand zur Folge. Mit
Aufhebung des Drucks erscheint die Atmung wieder. Nach Vagusdurchschneidung
vermag ein Stoß Herzstillstand nicht zu erzielen. Die Herzwirkung kann dann
aber, wahrscheinlich durch Kreislaufstörungen infolge des Atemstillstandes, aufhören. DURET erzielte verschiedene Grade von Hirnerschütterung, indem er
Flüssigkeit in verschiedener Menge, unter verschiedenem Druck und mit verschiedener Schnelligkeit an verschiedenen Stellen des Schädelraums einspritzte. —
FRANÇOIS FRANCK unterband bei Hunden die 4. Halsschlagader, unterhielt einen
künstlichen Kreislauf mit defibriniertem Blut und bewirkte dann durch plötzliche
Einführung von 4 ccm in einen distalen Karotisstück einen vorübergehenden
Herzstillstand mit starkem Fallen des arteriellen Blutdrucks. — DEUCHER und
TILANUS konnten durch Verhämmerung des Schädels, nicht aber anderer Körperteile, auch nach Ausfluß der Zerebrospinalflüssigkeit (durch Eröffnung des Lig.
obturatorium) Verlangsamung von Atmung und Puls, Verengerung der Pupillen
wie im Reizstadium des Hirndrucks hervorrufen, wahrscheinlich durch unmittelbare mechanische Reizung der entsprechenden Zentren. KOCH und FILEHNE
konnten sogar ein Tier töten durch regelmäßige Verhämmerung des Schädels
(2 Schläge per Sekunde während einer Stunde). Irgend eine Veränderung des
Hirns war nicht nachweisbar. Verhämmerung ist jedoch etwas anderes als ein
einziger heftiger Schlag, der beim Menschen doch Hirnerschütterung zu bewirken vermag.

Was bedingt die klinischen Erscheinungen der Hirnerschütterung? Besonders in Fällen, in denen bei der Autopsie keine Gewebeveränderungen nachweisbar sind, weder Blutungen, noch Quetschungen, ist die Annahme molekularer Schwingungen von Ganglienzellen und Nervenfasern als
Ursprung der Hirnerscheinungen verführerisch. Sie sind jedoch ebensowenig
nachgewiesen oder auch nur wahrscheinlich gemacht worden, wie ausgeschlossen.
Es ist von vornherein durchaus nicht unwahrscheinlich, daß ein heftiger stumpfer Stoß, wenn auch von einer Verhämmerung zu unterscheiden, jedoch das
Gehirn in Schwingung versetzt. Aber abgesehen davon drückt der Stoß (plötzliche Hirnpressung) Blut- und Lymphgefäße ganz oder zum Teil leer, wie anscheinend in einer Beobachtung LITTRÉS. Außerdem wird ein großer Hirnabschnitt mechanisch geschädigt. Sowohl die Zusammenpressung der Gefäße
wie die mechanische Schädigung des Gewebes werden durch die Kautschuk-
blockversuche (S. 42) veranschaulicht. Was von beidem oder ob beides die
klinischen Erscheinungen bedingt, ist eine offene Frage. Eine unmittelbare
Schädigung des Gehirns hat sich bis jetzt nur dann nachweisen lassen, wenn
der Tod nicht sofort, sondern erst nach einigen Tagen (G. HAUSER) oder gar
viel später (OBERSTEINER und ROSENBLATH) eintrat: Grauliche und gelbliche
Herde gequollenen und erweichten Gewebes, ähnlich wie die von SCHMAUS
im Rückenmark nach Quetschung beobachteten gequollenen Achsenzylinder,
kamen dann zu Gesicht. Solche Gewebeschädigungen lassen sich vielleicht
auch nach sofortigem Tode mikroskopisch nachweisen. Im Gehirn des vom
Schlächter mit dem Hammer getroffenen Kalbes, das sogleich das Bewußtsein

verliert, finden wir nicht nur erweiterte Gefäßchen, sondern auch Einrisse in deren Wandungen und Blutaustritt in das anstoßende, mehr oder weniger zerstörte Gewebe. Solche Befunde bei Mensch und Tier berechtigen zur Betrachtung der Commotio cerebri als eine vielfache mikroskopische Kontusion von Ganglienzellen und Zellgruppen (KOCHER). Auch größere Blutungen können hinzutreten (s. unten). Es ist aber eine mechanische Schädigung von Ganglienzellen und Nervenfasern nicht ausgeschlossen, die wir zur Zeit noch nicht nachzuweisen vermögen.

Die vorliegenden Beobachtungen über Hirnerschütterung ergeben offenbar keinen Hinweis auf den Sitz des Bewußtseins, indem bei Hirnerschütterung immer ein größerer Abschnitt des Gehirns, wenn nicht das ganze Organ, mehr oder weniger geschädigt wird. Es sind hier genaue mikroskopische Untersuchungen erforderlich.

Wir sahen, daß sich Hirnquetschung durch plötzlich auftretende Herd-(Ausfalls)erscheinungen infolge von herdförmiger Hirnzertrümmerung auszeichnet. Das Bewußtsein ist in typischen Fällen kaum oder nicht gestört, wahrscheinlich, indem nur ein kleiner Hirnteil geschädigt wird. Allerdings kann Blutung im Gehirn oder zwischen Knochen und Dura, unter der Stoßstelle, den Hirndruck erhöhen. Welcher Hirnteil gequetscht wird, läßt sich zur Zeit noch nicht voraussagen: in der Nähe der getroffenen Stelle des Schädelknochens oder weit entfernt, an der gegenüberliegenden Stelle in der Nähe der Stelle, wo Schädelbruch par contrecoup eintritt oder eintreten kann (Abb. 10), veranschaulicht diese Möglichkeit: sie zeigt uns Einrisse in den untersten Löchelchen. Dabei mag von Bedeutung sein, daß der spezifisch schwerere weiße Hirnstoff die spezifisch leichtere graue Rinde gegen den Schädelknochen preßt (TILMANN). Durch den Stoß bekommen zwar die beiden Stoffe die gleiche Beschleunigung v; indem aber die Masse m pro Kubikmillimeter des spezifisch schwereren weißen Stoffes größer ist als die der Rinde, wird auch das Produkt $^{1}/_{2}\, m \cdot v^2$, d. h. die Bewegungsenergie des weißen Stoffes größer. — Daß ein stumpfer Stoß durch Schub zu Gefäßzerreißung führen kann, haben wir gesehen. Außerdem können Blutungen dadurch eintreten, daß Blut aus den zusammengepreßten Gefäßen in umgebende Gefäße gestoßen wird (S. 632), ähnlich wie die Ekchymosen in der Bindehaut bei Keuchhusten usw. In diesem Fall müssen wir die Blutungen außerhalb des gequetschten Gebietes erwarten.

Nach CUSHINGS Versuchen bewirkt rascher Nachlaß längerdauernden, sehr starken Druckes hochgradige Hyperämie und Blutaustritte (vgl. Aspirationshyperämie).

Bemerkenswerterweise vermag Embolie einer Hirnschlagader, welche den Blutdruck in ihrem Stromgebiet plötzlich stark erniedrigt, die gleichen Erscheinungen eines „apoplektischen Insults" wie ein starker, rascher Bluterguß hervorzurufen.

Aus obigen Daten vermögen wir auch die traumatische Spätapoplexie (BOLLINGER) zu verstehen: Mehrere Tage nach einer Hirnerschütterung oder Hirnquetschung, welche der Patient schon überstanden zu haben scheint, tritt eine Hirnblutung auf, die dem Leben ein Ziel stecken kann. Eine solche Blutung könnte vielleicht durch Einreißen eines traumatischen (jedenfalls nachzuweisenden!) Aneurysma einer Hirnschlagader erfolgen. Es ist aber auch möglich, daß sie durch fortschreitende Erweichung eines bis daher latenten Quetschherdes entsteht. SCHMAUS hatte schon 1890 nachgewiesen, daß traumatische Nekrose im Rückenmark zu Erweichung und später Blutung führen kann. Ob die Hirnblutung nur von Herderscheinungen oder auch von Allgemeinerscheinungen gefolgt wird, hängt, wie bei jeder Hirnblutung, von Sitz und Ausdehnung, von Bluterguß in die Hirnkammer, vom Auftreten bzw. Ausbleiben eines inneren Wasserkopfes ab, wie wir auseinandergesetzt haben. — Ein Quetschherd kann übrigens, bei gewissem Sitz und Umfang, lange Zeit latent bleiben, wobei er sich allmählich in eine mit wässeriger Flüssigkeit gefüllte Höhle umwandeln kann.

Literatur.

Zum Verständnis muß der Leser gelegentlich Lehr- und Handbücher der Physik, der Mechanik, der Chemie, der Physiologie, von denen nur die von Nagel, Hermann, Tigerstedt, Zwaardemaker, Schäfer genannt seien, die Allgemeine Biologie von O. Hertwig, die Allgemeine Physiologie von M. Verworn, Werke über Anatomie, Histologie und pathologische Anatomie nachschlagen, zu schweigen von anderen Werken über allgemeine Pathologie.

Nicht alle unten erwähnten Arbeiten konnten berücksichtigt werden. Die Angaben sind möglichst beschränkt auf Monographien und Sammelwerke verschiedener Art. Nicht jedesmal sind die Zentralblätter und die Jahresberichte von Schwalbe, Baumgarten, Weichardt u. a. erwähnt, in denen man ferner suchen kann. Empfehlung verdient auch der „Index Catalogue of the library of the Surgeon, General's Office, United States Army", Washington 1890 und später, wegen der sehr reichlichen Literaturangaben und Autorenregister.

Die mehrmals angeführten Werke und Zeitschriften werden folgendermaßen abgekürzt, wobei die Bänder mit römischen Ziffern ohne weiteres oder als Bd. 1, 2 usw. angedeutet werden:

A. f. e. P.	= Archiv für experimentelle Pathologie und Pharmakologie.
A. f. H.	= Archiv für Hygiene.
A. f. k. Ch.	= Archiv für klinische Chirurgie.
A. f. k. M.	= Deutsches Archiv für klinische Medizin.
A. k. G.	= Mitteil. (Arbeiten) aus dem kaiserlichen Gesundheitsamt Berlin.
A. m. e.	= Archives de médecine expérimentale et d'anatomie pathologique.
A. P.	= Annales de l'Institut Pasteur.
B. I. I.	= Beiträge zur Klinik der Infektionskrankheiten und zur Immunitätsforschung.
B. k. Ch.	= Beiträge zur klinischen Chirurgie.
B. k. W.	= Berliner klinische Wochenschrift.
C. f. B.	= Centralblatt für Bakteriologie, Parasitenkunde und Infektionskrankheiten.
C. f. P.	= Centralblatt für allgemeine Pathologie und pathologische Anatomie.
D. m. W.	= Deutsche medizinische Wochenschrift.
D. P. G.	= Verhandlungen der deutschen pathologischen Gesellschaft.
E. d. P.	= Ergebnisse der allgemeinen Pathologie und pathologischen Anatomie des Menschen und der Tiere, herausgegeben von Lubarsch und Ostertag.
E. d. Ph.	= Ergebnisse der Physiologie (Asher und Spiro).
E. M. K.	= Ergebnisse der inneren Medizin und der Kinderheilkunde.
F. Z. P.	= Frankfurter Zeitschrift für Pathologie.
H. a. P.	= Handbuch der allgemeinen Pathologie, herausgegeben von Krehl und Marchand.
H. p. M.	= Handbuch der pathogenen Mikroorganismen, herausgegeben von Kolle und Wassermann.
M. K.	= Medizinische Klinik.
M. m. W.	= Münchener medizinische Wochenschrift.
Mohr-Staehelin	= Handbuch der inneren Medizin, herausgegeben von Mohr und Staehelin.
Nagel	= Nagels Handbuch der Physiologie.
Nothnagel	= Handbuch der inneren Medizin, herausgegeben von Nothnagel.
N. t. v. g.	= Nederlandsch tijdschrift voor geneeskunde.
P. g.	= Nouveau traité de pathologie générale, publié par Bouchard et Roger, Paris 1914 usw.
S. o. M.	= A system of medecine, edited by Clifford Allbutt and Rolleston, London 1905 etc.
Tr. d. m.	= Traité de médecine, publié par Bouchard et Brissaud, oder: publié par Brouardel et Gilbert usw.
V. A.	= Archiv für pathologische Anatomie und Physiologie, begründet von Virchow.
W. k. W.	= Wiener klinische Wochenschrift.
W. m. W.	= Wiener medizinische Wochenschrift.
Z. B.	= Beiträge zur pathologischen Anatomie und allgemeinen Pathologie, begründet von Ziegler.
Z. f. H.	= Zeitschrift für Hygiene und Infektionskrankheiten.
Z. f. K.	= Zeitschrift für Krebsforschung.
Z. f. k. M.	= Zeitschrift für klinische Medizin.
Z. g. e. M.	= Zeitschrift für die gesamte experimentelle Medizin.

Erster Abschnitt.

1. **Kapitel.** **§ 1.** Werke über Logik und Erkenntnislehre, wie die Prolegomena von **Kant**, die Werke von **Stuart Mill**, **Th. Lipps**, **Drobisch**, **Stallo**, **W. Wundt**, **C. B. Spruyt** Niederl.).

§ 2. **Quetelet**, Anthropométrie en mesure des différentes facultés de l'homme. Bruxelles 1871. — **Hauptmann**, M. m. W. 1909 S. 2114.

§ 3. G. v. **Bunge**, Vitalismus und Mechanismus (in Lehrbuch der phys. Chemie). — J. **Loeb**, The mechanistic conception of life. Chicago 1912. — **Neumeister**, Betrachtungen ü. d. Wesen der Lebenserscheinungen, Jena 1903. — Vgl. ferner O. **Hertwig**, o. c., M. **Verworn**, o. c. und **Ernst**, H. a. P. III¹, S. 397—406. — Über überlebende Organe: **Langendorff**, E. d. Ph. IV und **Velich**, M. m. W. 1903 Nr. 33.

§ 4. **Virchow**, V. A. Bd. 9, 79 u. 100. — **Orth**, V. A. Bd. 200. — **Roger**, P. g. I. — **Ribbert**, Die Lehre vom Wesen der Krankheiten. Bonn 1909. — **Schwalbe**, F. Z. P. Bd. 3. — **Tendeloo**, M. K. 1910 Nr. 11. — L. **Aschoff**, D. m. W. 1909 Nr. 33, 1910 Nr. 5. — **Lubarsch**, B. k. W. 1917 Nr. 47.

§ 5. V. **Hansemann**, B. k. W. 1912 Nr. 10. — **Bickel**, M. K. 1911 Nr. 52. — **Krehl**, Störung chemischer Korrelationen im Organismus. Leipzig 1907. — **Ernst**, H. a. P. III¹, S. 292—321.

§ 6. **Weichardt**, Über Ermüdungsstoffe. Stuttgart 1910. — v. **Meister**, Z. B. Bd. 15. — C. de **Leeuw**, Inaug.-Diss. Leiden 1912, V. A. Bd. 210. — E. d. Ph. II¹, S. 619 (Ermüdung). — D. **Gerhardt**, Sammlung klinischer Vorträge Nr. 470, 1908.

§ 7. H. **Driesch**, Philosophie des Organischen. Leipzig 1909. — W. **Roux**, Entwickelungsmechanik. Leipzig 1905.

§ 8. Hand- und Lehrbücher der Geschichte der Medizin von **Häser**, **Pagel**-**Sudhoff**, **Neuburger**, **Schwalbe**, **Ribbert**, **Boltenstern**. — **Payne** in S. o. M. — **Locy**, Biology and its makers. New York 1908. — **Virchow**, Cellularpathologie. Berlin 1871, Hundert Jahre allgemeiner Pathologie. Berlin 1895 und Lit. § 4. — H. **Magnus**, Kritik der medizinischen Erkenntnis. Breslau 1904. — G. G. **Schlater**, Die Cellularpathologie usw. Jena 1911. — **Albrecht**, F. Z. P. Bd. 1 H. 1.

Zweiter Abschnitt.

Jores, Z. B. Bd. 27. — **Busse**, D. P. G. 1914. — **Thoma**, V. A. Bd. 212. (Die drei letzteren über Zwischenzellenstoff.) — V. **Hansemann**, Über das konditionale Denken in der Medizin. Berlin 1912.

2. **Kapitel.** **§§ 9—11.** Vgl. Lit. § 1 und § 4. — **Tendeloo** u. a., Die Naturwissenschaften 1913 H. 7 ff. — **Orth** (Todesursachen), B. k. W. 1908 Nr. 10. — **Jores**, **Hippel** und **Thelen**, E. d. P. XIII².

3. **Kapitel.** Fr. **Henke**, H. a. P. I. — **Lejars**, P. g. I. — **Tendeloo**, E. M. K. Bd. 6 und Studien ü. d. Urs. d. Lungenkrankheiten. Wiesbaden 1902.

§ 13. Hand- und Lehrbücher der Chirurgie; **König-Riedel**, Allg. Chirurgie. — Th. **Kocher** (Hirnquetschung) in **Nothnagel**. — **Volkmann**, V. A. Bd. 24. — **Korteweg**, Zeitschr. f. orthopäd. Chir. Bd. 2 S. 174, 251; J. **Wolff**, V. A. Bd. 50 und Ders., Das Transformationsgesetz der Knochen. Berlin 1892. — O. **Rosenbach** in Nothnagel (Nausea). — O. **Scheel**, V. A. Bd. 191. — **Stern** (Trauma), E. d. P. Bd. 3; Ders., Über traumatische Entstehung innerer Krankheiten. Jena 1907. — S. **Elias** (Steinhauerlunge), Inaug.-Diss. Utrecht 1909. — O. **Bruns**, A. f. k. M. Bd. 108.

§ 14. **Poirier** et **Cunéo**, Les lymphatiques. Paris (Masson et Cie.) 1909. — **Bartels**, Das Lymphgefäßsystem. Jena 1909. — H. **Küttner**, B. k. Ch. Bd. 40. — **Cornet**, Die Tuberkulose. Wien 1907; Ders., Die Skrofulose. Wien 1912. — **Beitzke**, V. A. Bd. 210. — **Tendeloo**, M. m. W. 1904 Nr. 35, 1905 Nr. 21 u. 22; Studien (o. c.). — C. **Franke**, D. Zeitschr. f. Chir. 1912. — E. **Straub**, Z. f. k. M. Bd. 82. — **Löwitt**, Z. f. Heilk. Bd. 27. — **Lubarsch**, Allg. Pathologie I. — **Weintraud** (Kohlenstaubmetastase), Inaug.-Diss. Straßburg 1889. — **Prym** (Staub in Achseldrüsen), F. Z. P. Bd. 18. H. 1. — **Kretz**, D. P. G. 1912, C. f. P. 1913, Z. B. Bd. 55. — **Ribbert**, V. A. Bd. 213. — **Alwens** u. **Frick** (Lit.), F. Z. P. Bd. 15 H. 3, 1914. — **Wassink**, N. t. v. g. 1915. I. — **Ehrlich**, Das Sauerstoffbedürfnis des Organismus. Berlin 1885. — **Nenninger** u. a. vgl. **Flügge**, Die Verbreitungsweise und Bekämpfung der Tuberkulose. Leipzig 1908. — Über Durchgängigkeit von Epithel vgl. **Cornet** (s. oben) und die Lit. §§ 26—30.

4. **Kapitel.** **§ 15.** L. **Aschoff**, H. a. P. I. — **Langlois**, P. g. I. — **Miescher**, A. f. e. P. Bd. 39. — **Van Voornveld**, Pflügers Archiv Bd. 92 u. 93. — H. v. **Schrötter**, Zur Kenntnis der Bergkrankheit. Wien u. Leipzig 1899. — **Heller**, **Mager** u. v. **Schrötter**, Luftdruckerkrankungen. Wien 1900. — **Widmer** (Rolle der Seele bei Bergkrankheit), M. m. W. 1912 Nr. 17. — O. **Cohnheim** (Alpinismus), E. d. Ph. II¹. — **Zuntz**, **Loewi**, **Müller** und **Caspari**, Höhenklima und Bergwanderungen usw. Berlin 1906. — **Saake**, M. m. W. 1904. — **Faust** und **Brühl**, Inaug.-Diss. Marburg 1911. — **Oliver**, N. t. v. g. 1907. I.

§ 16. Marchand, H. a. P. I. — Bergonié, P. g. I. — Mohr in Mohr-Staehelin IV. — Hertwig, o. c., Verworn, o. c.; Davenport, Experimental Morphology. New York 1908. — Sonnenburg und Tschmarke, Die Verbrennungen und die Erfrierungen. N. D. Chir. Bd. 17. Stuttgart 1915. — Eykman und van Hoogenhuyze, V. A. Bd. 183. — Gros, A. f. e. P. Bd. 57. — Heyde und Vogt, Z. g. e. M. Bd. 1, 1913. — Busse, D. P. G. 1914. — P. Schmidt, A. f. H. Bd. 47. — Castellani and Chalmers, Manual of tropical medecine. London 1910. — G. Sticker, Erkältung und Erkältungskrankheiten. Berlin 1916. — Matthes, Lehrb. d. klin. Hydrotherapie. Jena 1900. — Burckhardt, A. f. klin. Chir. Bd. 108. — Rischpler, Z. B. Bd. 28. — Hattink, Inaug.-Diss. Leiden 1911. — Vgl. Lit. § 112.

§ 17. L. Aschoff, H. a. P. I. — Nogier, P. g. I. — F. Bering, Med.-naturwiss. Archiv I H. 1 (1907) und E. d. P. Bd. 17[1]. — Davenport, o. c. — Jesionek, Lichtbiologie und Lichtpathologie. Wiesbaden 1912 und E. M. K. XI. — Neuberg, Bezieh. des Lebens zum Licht. Berlin 1913.

§ 18. L. Aschoff, H. a. P. I. — Bergonié, P. g. I. — Rutherford, Radioactive substances etc. Cambridge 1913. — Die Naturwissenschaften, besonders 1913, passim. — London, Das Radium in der Biologie und Medizin. Leipzig 1911. — Czerny und Caan, M. m. W. 1912 Nr. 14. — P. Lazarus, B. k. W. 1914 Nr. 5—6. — E. Schwarz, M. m. W. 1913 Nr. 39. — H. Heineke, M. m. W. 1913 Nr. 48. — Unna, Fortschr. a. d. Geb. der R-Strahlen Bd. 8, 1904.

§ 19. L. Aschoff, H. a. P. I. — Bergonié, P. g. I. — Jellinek, Elektropathologie. Stuttgart 1903. — Boruttau, Die Elektrizität in der Medizin und Biologie. 1906. — Verworn, o. c., Davenport, o. c. — Eschle, V. A. Bd. 138 (1894). — Roßbach, Lehrb. d. physikalischen Heilmethoden. Berlin 1892. — Küttner, B. k. W. 1889 Nr. 45—47. — Höber, Physik. Chemie der Zelle und der Gewebe. Leipzig und Berlin 1914.

§ 20. Harms, Handb. der Klimatologie. Stuttgart 1908. — Mohn, Grundzüge der Meteorologie. Berlin 1898. — Van Bebber, Hygienische Meteorologie. Stuttgart 1895. — Aßmann in Weyls Handb. der Hygiene I. — C. Stäubli (Höhenklima), E. M. K. XI. — Heßler, Klinische Vorträge usw. Bd. 2 H. 7. Jena 1897; Bd. 3 H. 8. Jena 1900. — Schröder in Handb. d. Tuberkulose Bd. 2. Leipzig 1914. — K. Kähler, Die Luftelektrizität (Sl. Goschen). Berlin und Leipzig 1913. — Frankenhäuser, M. K. 1911. — Hellpach, Geophysische Erscheinungen. Leipzig 1917. — Vgl. Lit. § 15 und Die Naturwissenschaften.

5. Kapitel. Außer Lehr- und Handbüchern der Chemie und physikalischen Chemie (Ostwald, Cohen, Hedin); Kohlschuetter, Erscheinungsformen der Materie. Leipzig-Berlin 1917. — H. Bechhold, Die Kolloide in Medizin und Biologie. Dresden 1912. — Hamburger, Osmotischer Druck und Ionenlehre. Wiesbaden 1902. — W. Ostwald, Grundriß der allgemeinen Chemie. Jena 1917. — Höber, Physikalische Chemie der Zelle und der Gewebe. 4. Aufl. Leipzig und Berlin 1914. — Pauli, E. d. Ph. I[1]. — H. Schade, Die Bedeutung der Katalyse für die Medizin. Kiel 1907. — Oppenheimer, Stoffwechselfermente. Braunschweig 1915. — Boehm, H. a. P. I. — R. Heinz, Handbuch der experimentellen Pathologie und Pharmakologie. Bd. I. Jena 1904. — Pohl (Blutgifte), E. d. P. II. — Meyer und Gottlieb, Die experimentelle Pharmakologie. Berlin und Wien 1910. — Lehr- und Handbücher der physiol. und pathol. Chemie von Hammarsten, Abderhalden, Röhmann, v. Fürth, Halliburton, S. Fränkel u. a. — Oppenheimer, Grundriß der Biochemie. Leipzig 1912. — Ders., Die Fermente und ihre Wirkungen. Leipzig 1913. — Ders., Handbuch der Biochemie. Jena 1913. — Vgl. Lit. 7. und 8. Kap. — Jacoby (Enzyme), Bredig (Katalyse) in E. d. P. I. — Ivar Bang, Chemie der Lipoide. Wiesbaden 1911. — Baumgarten (Erythrozytolyse), M. m. W. 1908. — H. Meyer, M. m. W. 1909 Nr. 31. — Löhner, Arch. f. mikr. Anat. Bd. 71 (1907). — Weidenreich, Pflügers Archiv Bd. 132 (1910). — Lepine, Revue de méd. 1886 p. 184. — E. Bürgi, B. k. W. 1911 Nr. 20. — Meltzer und Gates, Zentralblatt f. Physiol. Bd. 27 (1914) S. 169. — F. Kraus, E. d. P. I. — Le Noir, P. g. I. — Roger, P. g. II. — Schottmüller (Paratyphus) in Mohr-Staehelin I. — Zweifel, M. m. W. 1906. — Vgl. Lit. 20. Kap. — C. Funk, Die Vitamine. Wiesbaden 1914 und in „Die Naturwissenschaften" 1914. — Eykman, Archiv f. Schiffs- und Tropenhygiene. Bd. 17 (1913) und V. A. Bd. 222 (1916). — Miura (Beriberi oder Kakke), E. M. K. IV. — Raubitschek (Pellagra), E. d. P. XVIII[1]. — Röhmann, Über künstliche Ernährung und Vitamine. Berlin 1916.

6. Kapitel. F. Kraus, E. M. K. I. — E. Weber, Der Einfluß psychischer Vorgänge auf den Körper. Berlin 1910.

7. Kapitel. M. Gruber, Pasteurs Lebenswerk. Wien und Leipzig 1896. — Valléry-Radot, La vie de Pasteur. Paris 1900. — Robert Koch, D. m. W. 1878 Nr. 43. — Ders., Untersuchungen über die Ätiologie der Wundinfektionskrankheiten. Leipzig 1878. — Vgl. auch Ostwalds „Klassiker". — C. Fraenkel, H. a. P. I. — Teissier, Bezançon, Bodin, Guiart, P. Courmont, Rochaix, P. g. II. — Traité, Bouchard et Brissaud I. — H. p. M. — Kolle und Hetsch, Experimentelle Bakteriologie. —

P. Th. Müller, Infektion und Immunität. Jena 1910. — Ders., Allg. Epidemiologie. Jena 1914. — P. Th. Müller (Allg. Lebensbedingungen), E. d. Ph. Bd. 4. — Jochmann, Lehrb. der Infektionskrankheiten. Berlin 1914. — Mohr-Staehelin I.'— Wasielewski und v. Schuckmann, Die Infektionskrankheiten. Handb. d. Hygiene, herausg. von Rubner, Gruber und Ficker, III³. Leipzig 1913. — Röszle, Jahreskurse f. ärztl. Fortb. Januar 1917. — Kruse, Allgemeine Mikrobiologie. Leipzig 1910. — Gruber, E. d. P. II und Harbitz-Scheel, B. I. I. Bd. 2, H. 1.—Lüdke, B. I. I. Bd. 1, H. 2, 1913 (Mischinfektionen). — Max Deussen, B. I. I. Bd. 2. H. 1. — Vgl. ferner A. P., A. f. H., Z. f. H., B. I. I., C. f. B. und die Lehrbücher über Parasitologie und Bakteriologie (Heim, Lehmann und Neumann, Neumann und Mayer, Baumgarten, Nicolle, A. Fischer, Macé (franz.) u. a. Über anaerobe Bakterien das Werk v. Hiblers (Jena 1908), Massini, B. I.I. II und E. Fraenkel, Weichardts Jahresberichte Bd. 2. — Über Protozoen das Lehrbuch von Hartmann und Schilling, Berlin 1917, v. Prowazek, Handb. der pathogenen Protozoen, Leipzig 1912; Castellani and Chalmers (Lit. § 16), A. Celli, Die Malaria nach den neuesten Forschungen. Berlin 1913. — Peiper, E. d. P. IX² (tierische Parasiten) und M. Koch, E. d. P. XIV¹. — Lommel, in Mohr-Staehelin I.

8. Kapitel. Metschnikoff, Immunité. Paris 1901 und in Weyls Handb. d. Hygiene. — R. Pfeiffer, D. m. W. 1896 Nr. 7—8. — H. Buchner, M. m. W. 1897, 1900 Nr. 9 u. 35. — Sv. Arrhenius, Immunochemie. Leipzig 1907. — P. Ehrlich, Ges. Arbeiten zur Immunitätsforschung. Berlin 1904 und D. m. W. 1901 Nr. 51 u. 52. — Bordet, C. f. B. 1. Abt. 1910 Bd. 45 Nr. 14 u. 15. — Sobernheim, H. a. P. I. — Achard et Courmont, P. g. I. — Moro, E. d. P. XIV¹. — Kraus und Levaditi, Handb. der Immunitätsforschung. Jena 1914. — W. Kruse (Lit. 7. Kap.). — F. Hamburger, B. I. I. III H. 3 (1914). — Gruber und Futaki, M. m. W. 1906, 1907. — E. v. Behring, M. m. W. 1912 Nr. 21. — Reiche, Z. f. k. M. Bd. 81. — Abderhalden, Die Abwehrfermente. Berlin 1913. — Rößle (Zytotoxine), E. d. P. XIII². — Lehrbücher wie die von P. Th. Müller, Dieudonné, Much, Rosenthal u. a. Über Geschwulstimmunität vgl. Lewin, E. M. K., Woglom, Studies'in cancer II, New York 1913, Goldmann, B. k. Ch. Bd. 72, auch als Monogr. Tübingen 1911. Über Klapperschlangengift Küttner, Die Naturwissenschaften, 1913 Nr. 32. — Über Überempfindlichkeit C. v. Pirquet, Allergie. Berlin 1910 und E. M. K. I. — Ders. und Schick, Die Serumkrankheit. Wien 1906. — Friedberger, M. m. W. 1910 Nr. 50 u. 51, N. t. v. g. 1913 II. — Weichardt, M. K. 1909 Nr. 35. — Dörr, Weichardts Ergebn. d. Immunitätsforschung. Berlin 1914. — Uffenheimer und Auerbach, B. I. I. Bd. 1. — Ch. Richet, L'anaphylaxie. Paris 1914. — Besredka, Anaphylaxie et antianaphylaxie. Paris 1917. — Bruck, B. k. W. 1910 Nr. 12 u. 42. — Schittenhelm, Kongr. f. inn. Med. 1913. — Landmann, M. m. W. 1909. — Klausner, M. m. W. 1910 Nr. 27 u. 38. — Heilner, Z. f. Biol. 1908 Bd. 50.

9. Kapitel. Galenus, De temperamentis (ed. G. Helmreich). Leipzig 1904. — R. Koch, A. k. G. Berlin 1884, Bd. 2. — Internationaler Tuberkulosekongreß 1901, 1908. — Halberstädter, B. k. W. 1912 Nr. 13. — Boas und Petersen, M. m. W. 1911 Nr. 33. — E. Sonntag, Die Wassermannsche Reaktion. Berlin 1917.

10. Kapitel. Birch-Hirschfeld, Grundriß d. allg. Pathologie. Leipzig 1892. — Martius, Konstitution und Vererbung. Berlin 1914. — Ders., Pathogenese innerer Krankheiten. Leipzig und Wien 1909. — J. Bauer, Die konstitutionelle Disposition zu inneren Krankheiten. Berlin 1917. — Baumgarten, H. a. P. I. — Moro, E. d. P. Bd. 14. — Hart, E. d. P. Bd. 14. — Stiller, B. k. W. 1912 Nr. 3. — Ders., Die asthenische Konstitutionskrankheit. Stuttgart 1907. — Hart, B. k. W. 1912 Nr. 43, und ibid. 1917. — Hering, M. m. W. 1911 Nr. 14. — F. Kraus, Die Ermüdung als Maß der Konstitution. Kassel 1899. — Pfaundler, Kongr. f. inn. Med. 1911, Jahreskurse f. ärztl. Fortbildung 1911. — Czerny, Jahrb. f. Kinderheilk. Bd. 61. — Samelson, Die exsudative Diathese. Berlin 1914. — Cornet, Die Skrofulose. Wien 1912. — Bumke, Über nervöse Entartung. Berlin 1912. — J. Bartel, Über Morbidität und Mortalität des Menschen. Wien und Leipzig 1911. — Ders., Status thymico-lymphaticus und Status hypoplasticus. Leipzig und Wien 1912. — Freund und v. d. Velden, in Mohr-Staehelin IV. — Tandler, Z. f. angewandte Anat. u. Konstitutionslehre, Bd. 1 H. 1. Berlin 1913. — Neuburger, ibid. — Friedjung, Centralbl. f. d. Grenzgeb. d. Med. u. Chir. 1900 Bd. 3.

11. Kapitel. Schwalbe u. a., Die Morphologie der Mißbildungen usw. Jena (Fischer). — Schwalbe, B. k. W. 1912 Nr. 44. — Duval et Mulon, P. g. I. — C. Benda, E. d. P. Bd. 1. — Hübner, E. d. P. Bd. 15. — Broman, Normale und abnorme Entw. des Menschen. Wiesbaden 1911. — Aplasie s. Mönckeberg, H. a. P. III¹. — Birnbaum, Klinik der Mißbildungen usw. Berlin 1909. — Zu § 43: Christeller, Die Naturwissenschaften 1916 Nr. 46.

12. Kapitel. Gregor Mendel, Versuche über Pflanzenhybriden. Ostwalds Klassiker der exakten Wiss. Nr. 121, Leipzig. — Baumgarten, H. a. P. I. — Le Gendre, P. g. I. — Bateson, Mendels principles of heredity. Cambridge 1913. — Johannsen,

Elemente der exakten Erblichkeitslehre. Jena 1909 und Die Naturwissenschaften 1918 Nr. 11. — R. Goldschmidt, Einführung in die Vererbungswissenschaft. Leipzig 1913. — E. Baur, Einf. in die exper. Vererbungslehre. Berlin 1914. — L. Plate, Vererbungslehre. Leipzig 1913. — Yves Delage, L'hérédité. Paris 1903. — Aug. Weismann, Die Selektionstheorie. Jena 1909. — O. Hertwig, Der Kampf um Kernfragen der Entwickelungs- und Vererbungslehre. Jena 1909. — E. B. Wilson, The cell in development and inheritance. New York 1904. — Hunt Morgan, Exper. zoology. New York 1907. — F. Kraus, Krankheiten und Ehe, herausgeg. von Senator und Kaminer. München 1917. — Orth, ibid. — R. Semon, Das Problem der Vererbung erworbener Eigenschaften. Leipzig 1912 und in Fortschr. d. naturwiss. Forschung Bd. 2, 1910, Berlin u. Wien. — O. Rubbrecht, L'origine du type familial de la Maison de Habsburg. Bruxelles (G. van Oest et Cie.) 1910. — V. Haecker, Die Erblichkeit im Mannesstamm. Jena 1917. — Martius, Konstitution und Vererbung. Berlin 1914. — Weinberg, B. k. W. 1912 Nr. 14 u. 15. M. m. W. 1906 Nr. 30 und Zeitschr. f. Rassenhygiene. — O. Renner (über Mutation und Bastarde), Die Naturwissenschaften 1918 Nr. 4 u. 5.

13. Kapitel. Gottstein, Die Periodizität der Diphtherie. Berlin 1903. — Ders., B. k. W. 1906 Nr. 16. — P. Th. Müller, Allg. Epidemiologie, Kap. 18. Jena 1914. — F. Reiche, Z. f. k. M. Bd. 81. — Über Klimakterium vgl. Nagel II S. 197.

Dritter Abschnitt.

Virchow, Cellularpathologie. — Cohnheim, Allgemeine Pathologie. Berlin 1882. — F. v. Recklinghausen, Allg. Pathol. des Kreislaufs und der Ernährung. Stuttgart 1883. — Weigert, Ges. Abhandlungen. Berlin 1906. — Lehr- und Handbücher der pathol. Anatomie von Rindfleisch, Orth, Ziegler, Kaufmann, Cornil et Ranvier, Aschoff, Schmaus-Herxheimer. — Chantemesse et Podwyssotsky, Les processus généraux. Paris 1901 (französische und russische Lit.). — Lubarsch, Allg. Pathologie I. — Adami, Principles of Pathology. Philadelphia. 1911 (englische und amerikanische Lit.). — Lukjanow, Allg. Pathologie der Zelle. Leipzig 1891. — Ernst, H. a. P. III[1] (Zelle). — Handb. d. allg. Path. und der pathol. Anatomie des Kindesalters, herausg. von Brüning und Schwalbe. — Lehr- und Handbücher der physio- und pathologischen Chemie von Hammarsten, Abderhalden, v. Fürth (Gewebechemie), G. v. Bunge, Röhmann. — Lehr- und Handbücher der Physiologie und der inneren Medizin.

14. Kapitel. Mouton, A. P. Bd. 16 (1902). — Woodruff and Erdmann, J. of exper. zoology Vol. 17 (1914); Jollos, Biol. Zentralblatt Bd. 36.

§ 52. L. Aschoff, E. d. P. Bd. 5. — Krüger, V. A. Bd. 185. — Hand- und Lehrbücher der Neuropathologie (Lewandowsky, Oppenheim, Curschmann, Traité, Veraguth in Mohr-Staehelin V). — Schiefferdecker und Schultze, D. Zeitschr. f. Nervenheilkunde Bd. 25. — Jamin und Merkel, Die Koronararterien des menschlichen Herzens. Jena 1907.

§ 53. Lehrb. der Greisenkrankheiten von J. Schwalbe. Stuttgart 1909 und Schlesinger, Wien und Leipzig 1914. — Mühlmann, V. A. Bd. 191 u. 202, D. P. G. 1901. — Rößle, E. d. P. XVIII[2]. — Mönckeberg, H. a. P. III[1]. — Lehr- und Handbücher wie in § 52. — Cassirer (trophische Einflüsse), E. d. P. Bd. 13 (1910). — Halliburton ("graue" Entartung), E. d. Ph. Bd. 4. — Kattwinkel und Kerschensteiner, E. d. P. IX[1].

15. Kapitel. A. Fischer, Fixierung, Färbung und Bau usw. Jena 1899. — Spalteholz, Mikroskopie und Mikrochemie. Leipzig 1904. — Loele (Histol. Nachweis von Enzymen usw.) E. d. P., XVI[2]. — Heidenhain, Plasma und Zelle. Jena 1907. — Metzner in Nagel (Zellkörnchen). — Noll, E. d. Ph. Bd. 4 (Sekretkörnchen). — Arnold, Über Plasmastrukturen. Jena 1914. — Wilson, The cell etc. New York 1904. — Hertwig, o. c. — Verworn, o. c. — Albrecht, E. d. P. Bd. 6, 7, 9 und 11, F. Z. P. Bd. 1. — Schmaus und Albrecht, V. A. Bd. 138 Suppl., (mit Lubarsch) E. d. P. Bd. 1, 3, 7. — Kretz, E. d. P. Bd. 8. — Jores, E. d. P. VIII[1] (elastische Fasern). — Benda und Ernst, D. P. G. 1914 (Zellbau).

§ 57. a) Landsteiner, Z. B. Bd. 33. — Orgler, V. A. Bd. 176. — c) Über Schleimstoffe vgl. Hammarsten u. a. — Wiget, V. A. Bd. 185. — M. v. Sinner, V. A. Bd. 219. — d) Davidsohn, E. d. P. Bd. 12 (1908). — M. B. Schmidt, D. P. G. 1904. — e) Lehrbücher der Hautkrankheiten; Unna in Orths Pathol. Anatomie. — Gaßmann, E. d. P. X. — f) M. B. Schmidt, E. d. P. Bd. 1, 3, D. P. G. 1912. — Oberndorffer, E. d. P. Bd. 12. — Neumann, Blut und Pigmente. Jena 1917. — Dürck, V. A. Bd. 130. — Saltykow, D. P. G. 1908. — W. A. Kuenen, Inaug.-Diss. Leiden 1901. — Kobert (Melanine), Wiener Klinik, April 1901. — Meirowsky, Ursprung des melanotischen Pigments usw. Leipzig 1908, und M. m. W. 1911. — v. Fürth, C. f. P. Bd. 15. — Rößle, Z. f. K. Bd. 1 (1904).

§ 58. Rosenfeld, E. d. Ph. I und II[1]. — Ders., A. f. e. P. Bd. 55. — Lubarsch, E. d. P. Bd. 3. — Herxheimer, E. d. P. VIII[1]. — Dietrich, E. d. P. Bd. 13[2]. — Kaiserling (Zellipoide), B. k. W. 1910 Nr. 47. — V. Gierke (Lipasen), D. P. G. 1912. — M. B. Schmidt, ibid. — Traina, Z. B. Bd. 35. — Kawamura, Cholesterinesterverfettung, Jena 1911. — Hess Thaysen, C. f. P. 1915 Nr. 17 u. 18. — M. Versé, Z. B. Bd. 52. — Über Myelin vgl. Schultze, E. d. P. XIII² und Bianchi, F. Z. P. Bd. 3.

§ 59. V. Gierke, Z. B. Bd. 37 und E. d. P. XI². — Driessen, Zentralbl. f. Gynäkologie 1911 Nr. 37.

§ 60.. v Kossa, Z. B. Bd. 29. — Aschoff, E. d. P. VIII¹. — Schultze, E. d. P. XIV¹. — Kretz, H. a. P. II². — Kleinschmidt, Die Harnsteine. Berlin 1911. — Lichtwitz, Bildung der Harn- und Gallensteine. Berlin 1914 und E. M. K. Bd. 13.— Chauffard, Leçons sur la lithiase biliaire. Paris 1914. — Naunyn, Klinik der Cholelithiasis. Leipzig 1892. — Bacmeister, Z. B. Bd. 44 und E. M. K. XI. — L. Aschoff, M. m. W. 1913 Nr. 32. — Mönckeberg, V. A. Bd. 167 u. 171. — Froböse (Verkalkung), V. A. Bd. 222. — V. Gierke (Eisengehalt), V. A. Bd. 167. — Lubarsch (Verknöcherung von Lungengewebe), D. P. G. 1901. — Über Bakteriensteine vgl. Neumann, D. m. W. 1911 Nr. 32 und Bornemann, F. Z. P. Bd. 14.

§ 61. Oberndörffer, Z. B. Bd. 31. — Lehr- und Handb. der Neuropath. (Lit. § 52). — Gideon Wells, C. f. P. 1912 Nr. 21. — Beneke und Steinschneider, C. f. P. Bd. 23. — Autolyse vgl. Pütter, Med.-naturwiss. Archiv Bd. 1 S. 63 und in Nagel II² S. 899, 1022 und Launoy, A. P. 1909.

§ 62. Fäulnis vgl. v. Fürth, o. c., Kruse, Allg. Mikrobiol., Werke über Infektionskrankheiten (Lit. 7. Kap.). — E. Fränkel (Mal. Ödem), B. I. I. Bd. 4 (1915).

16. Kapitel. Außer den am Anfang dieses Abschnitts erwähnten Autoren: Samuel, E. d. P. I. — Klemensiewicz, Die Entzündung. Jena 1908. — Klinische Lehr- und Handbücher. — Schklarewsky, Pflügers Archiv Bd. I.

§ 66. Ernst, Askanazy, C. f. P. 1905, Schridde, M. m. W. 1906 Nr. 4. — Vaillard und Vincent, A. P. Bd. 6 und 9. — Bordet, A. P. Bd. 13. — Metschnikoff, Leçons sur la pathologie comparée de l'inflammation. Paris 1892, E. d. P. XI und in H. p. M., 2. Aufl. — Löhlein, Die Gesetze der Leukozytentätigkeit bei entzündlichen Prozessen. Jena 1913. — H. J. Hamburger, Physik.-chemische Unters. über Phagozyten. Wiesbaden 1912.

§ 68. a) Eichhorst, Spezielle Pathologie und Therapie. — Holzphlegmone: E. d. P. IX² 348. — Gasphlegmone, Schaumorgane usw. E. Fränkel, E. d. P. VIII¹. — Leukozyten: Marchand, D. P. G. 1913, Rosenow, Z. g. e. M. Bd. 3 (1914). — Plasmazellen: Sternberg und Hübschmann, D. P. G. 1913, Maximow, C. f. P. Bd. 14 (1903), Unna, V. A. Bd. 214, Schaffer, Die Plasmazellen. Jena 1910. — b) Fibrinbildung: Hauser, A. f. k. M. Bd. 50 (1893), Z. B. Bd. 15 und (Gerinnungszentren) V. A. Bd. 154. — Neumann, V. A. Bd. 144 u. 146. — Saltykow, Z. B. Bd. 29. — Sudsuki, ibid. — Vgl. Lit. § 121. — c) R. Paltauf, E. d. P. I. — Borst, ibid. IV. — Merkel (Organisation) ibid. IX². — Marchand, Der Prozeß der Wundheilung. Stuttgart 1901. — Maximow, Z. B. Bd. 34, 35, 38, Suppl. V (1902). — Ceelen (Karnifikation), V. A. Bd. 214. — Ostfibrosa und Leontiasis: Koch, D. P. G. 1909, Lotsch, A. f. k. Ch. Bd. 107, Schoo, N. t. v. g. 1910. I. — Riesenzellen: Ernst, H. a. P. S. 173—175, Babes, Beob. über Riesenzellen. Stuttgart 1905, Borrel, A. P. 1893, Kostenitch, et Wolkow A. m. e. 1892. — Kockel, A. f. k. M. Bd. 64. — E. d. P. IX² S. 325.

§ 69. Tendeloo, Feestbundel Rosenstein, Leiden 1902, und Brauers Beitr. z. Klinik der Tub. Bd. 2.

§ 70. Tendeloo, Studien. — Bier, M. m. W. 1906 S. 633. — De Klecki, A. P. 1895 und 1899.

§ 72. G. Frank, E. d. P. VIII¹. — Jochmann, in Mohr-Staehelin I. — Jochmann (Lit. 7. Kap.). — Kolle und Hetsch. — H. p. M. — J. Koch, E. d. P. XIII¹ (Störungen durch Staphylo- und Streptokokken).

§ 73. Senftleben, V. A. Bd. 72 (1878). — Snellen, Inaug.-Diss. Utrecht 1857. — Deutschmann, Über die Ophthalmia migratoria (sympathische Augenentzündung). Hamburg und Leipzig (Voß) 1889.

17. Kapitel. § 75. R. Koch, A. k. G. II. Berlin 1884. — Cornet, Die Tuberkulose. Wien 1907; Die Skrofulose. Wien 1912. — Pertik, E. d. P. VIII². — Tendeloo, Studien und Handb. d. Tub. von Brauer, Schröder und Blumenfeld I.

§ 76. Lewandowsky, E. d. P. XVI¹. — Ders., Die Tub. der Haut. Berlin 1916. — Roger, Traité, p. p. Bouchard et Brissaud I. — Sporotrichose: Busse, H. p. M. — Arndt, Dermatol. Zeitschr. Bd. 17, 1910. — Gougerot, A. m. e. 1912. T. 24.

§ 77. Sternberg, E. d. P. IX² (1905). — Herxheimer, B. I. I. Bd. 2 H. 2 (1914). — K. Ziegler, Die Hodgkinsche Krankheit. Jena 1911 und in Handb. d. Tub. (Lit. § 75) Bd. V. — Baumgarten, M. m. W. 1914 Nr. 28. — Steiner, Z. f. k. M. Bd. 79 H. 5 u. 6. — E. Rosenfeld, B. k. W. 1911 Nr. 49. — Weinberg, Z. f. k. M. Bd. 85.

§ 78. Vgl. K. Ziegler und Herxheimer, Lit. § 77.

§ 79. Hansen, V. A. Bd. 71 und H. p. M. — Harbitz, Bibliotheca medica internationalis XI. Leipzig 1910. — Zambaco-Pacha, La lèpre (hist. geogr.). Paris 1914. — Deycke, Handb. d. Tub. (Lit. § 75) V. — Krause, in Mohr-Staehelin I. § 80. Levaditi et Roché, La syphilis. Paris 1909. — Neißer, A. k. G. 1911 Bd. 37. — Ehrmann, Dermat. Zeitschr. Bd. 9 H. 6. — Metschnikoff et Roux, A. P. 1903, 1904, 1905. — Schaudinn, D. m. W. 1905. — Schaudinn und Hoffmann, A. k. G. 1905 Bd. 22, 1907 Bd. 26. — P. Mühlens in Prowazeks Handb. d. path. Protozoen Bd. I. — Noguchi, M. m. W. 1911 Nr. 29. — Uhlenhuth und Mulzer, Atlas der exper. Kaninchensyphilis. Berlin 1914. — Haerle, Jahrb. f. Kinderheilk. Bd. 78 H. 2, 1913. — Geber und Benedek, W. k. W. 1913 Nr. 40. — Rietschel (Übertragung der angeborenen Syphilis), E. M. K. Bd. 12.

§ 81. Bollinger, M. m. W. 1887. — Gilbert, Z. f. H. Bd. 47. — Hoche, A. m. e. 1899. — Hummel, A. k. Ch. Bd. 13 (1895). — Mertens, C. f. B. Bd. 29 (1901), Z. f. H. Bd. 42 (1903). — Harbitz und Gröndahl, Z. B. 50 (1911).

§ 82. Merkel, E. d. P. IX² S. 347. — Hartog, Tierärztl. Inaug. Diss. Bern 1914.

§ 83. Babes, H. p. M.

§ 84. Wladimiroff, H. p. M., Erich, B. k. Ch. Bd. 17 (1896).

18. Kapitel. Barfurth, Regeneration und Transplantation in der Medizin. Jena 1910. — Korschelt, Regeneration und Transplantation (Tier und Pflanze). Jena 1907. — Goldzieher und Makai, E. d. P. XVI². — Marchand, Lit. § 68c. — Mayer, Anat. Anzeiger, Bd. 21 (1902). — Edinger, M. m. W. 1916 Nr. 7. — Boeke, Arch. f. d. ges. Phys. Bd. 151 u. 158. — Kyrle und Schopper (Nebenhoden), V. A. Bd. 220. — Schöne, Die heteroplastische und homöoplastische Transplantation. Berlin 1912. — Tilp, Regenerationsfähigkeit in den Nieren des Menschen. Jena 1912. — Zondek, Transformation des Knochenkallus. Berlin 1910. — Küttner, N. t. v. g. 1913 Bd. 2. — Bode und Fabian, B. k. Ch. Bd. 66. — Danielsen, ibid. — Zaaijer, B. k. Ch. Bd. 93. — Haberer und Stoerk (gestielte Nebennierentransplantation), Z. g. e. M. Bd. 6 (1918). — Saltykow (Knochen), Z. B. Bd. 45. — B. Fischer und Schmieden, F. Z. P. III.

§ 87. Bard, La spécificité cellulaire. Paris, éd. Naud. — L. Aschoff, E. d. P. 1895, Fütterer, E. d. P. IX². — Busse, E. d. P. IX¹ S. 1214. — Schridde, Die ortsfremden Epithelgewebe des Menschen. Jena 1909. — Herxheimer, Gewebsmißbildungen, in Schwalbe, Morph. d. Mißb. Bd. III, 10. Lief. Jena 1913. — Orth, 16. Kongreß f. inn. Med. — Ernst, H. a. P. III². — Gruber, Myositis ossificans circumscripta. Jena 1913.

19. Kapitel. Z. f. K. — Virchow, Die krankhaften Geschwülste. Berlin 1863 und V. A. Bd. 111 (1888). — Cohnheim, Allg. Path. I. — Borst, Die Lehre von den Geschwülsten. Wiesbaden 1902. — Ribbert, Geschwulstlehre. Bonn 1914. — Fr. Henke, Mikroskopische Geschwulstdiagnostik. Jena 1906. — Ménétrier, Cancer. Paris 1909. — Roger Williams, The natural history of cancer. London 1908. — Wolff, Die Lehre von der Krebskrankheit. Jena 1907—1914. — Cornil et Ranvier I. Paris 1901. — Lubarsch, E. d. P. I. — Herxheimer und Reinke, E. d. P. XIII² und XVI². — Folger, Geschwülste bei Tieren, E. d. P. XVIII². — R. Meyer, Embryonale Gewebseinschlüsse in den weibl. Geschlechtsorganen, E. d. P. IX². — Woglom, Studies in cancer. New York 1913. — C. Thiersch, Der Epithelkrebs usw. Leipzig 1865. — Waldeyer, V. A. Bd. 41 und 55. — G. Hauser, Das Zylinderepithelkarzinom des Magens und des Dickdarms. Jena 1890 und V. A. Bd. 138, Z. B. Bd. 33. — W. Petersen, B. k. Ch. Bd. 32 (1902). — Herxheimer, Schridde vgl. Lit. § 87. — Schridde, Speiseröhrenepithel. Wiesbaden 1907. — Goldmann, B. k. Ch. Bd. 72 und 78, auch als Monographie, Tübingen 1911. — E. Krompecher, Der Basalzellenkrebs. Jena 1903 und Z. B. Bd. 62. — Pianese, Z. B. Suppl. I (1896). — Lewin, E. M. K. I (1908). — M. B. Schmidt, Die Verbreitungswege der Karzinome usw. Jena 1903. — Fr. Henke, (Mäusekrebs) Z. f. K. Bd. 13, D. m. W. 1914 Nr. 6, Arb. a. d. Pathol. Inst. Tübingen Bd. 9. — Fibiger, Z. f. K. Bd. 13. — Orth, ibid. Bd. 10. — Askanazy, ibid. Bd. 9 und mit Borst über Teratoide, D. P. G. 1907. — Max Versé, Das Problem der Geschwulstmalignität. Jena 1914. — Tendeloo, N. t. v. g. 1903. I. — De Vries, Carcinoma duplex, N. t. v. g. 1912. I. — Harbitz (Multiple Geschw.), Z. B. Bd. 62. — V. Hansemann (Funktion), Z. f. k. Bd. 4. — B. Fischer (Adamantinom), F. Z. P. Bd. 12. — F. Müller (Kachexie), A. f. k. M. 1889. — Blumenthal, Z. f. K. Bd. 4.

§ 94. Hedinger, F. Z. P. Bd. 7. — Wegelin (Phäochromatom), D. P. G. 1915.

§ 96. Hulst, V. A. Bd. 177 und Verocay, Z. B. Bd. 48 (Nervenfibrome).

§ 97. K. Martius (Sympathoblasten), F. Z. P. XII. — B. Fischer (Adamantinom), F. Z. P. XII. — We. und Wo. Gerlach, Z. B. Bd. 60 (über Grawitz-Geschwulst). — Riesel, Z. B. Bd. 46 und Pentmann, F. Z. P. Bd. 18 (Megalosplenie).

§ 98. Sternberg, H. a. P. — Hedinger (Plasmozytom), F. Z. P. VII.

§ 99. c) V. Werdt, Granulosazellgeschwulst der Ovarien, Z. B. Bd. 59. — Roth (Pseudomyxoma peritonei), Z. B. Bd. 61. Vgl. auch E. d. P. IX² S. 327.

§ 101. c) Veit (Chorionepitheliom), Handb. d. Gynäkologie. Wiesbaden 1908.

20. Kapitel. Lehr- und Handbücher der inneren Medizin, der physio- und pathologischen Chemie. — Rubner, Die Gesetze des Energieverbrauchs usw. Leipzig und Wien 1902. — Tigerstedt, in Nagel I. — Le Gendre, Tr. d. m. p. p. Bouchard et Brissaud. — C. Speck, E. d. Ph. II[1]. — O. v. Fürth (Muskelstoffwechsel), ibid. — L. Langstein (Energiebilanz der Säuglinge), E. d. Ph. Bd. 4. — Graham Lusk (übers. v. Heß), Ernährung und Stoffwechsel. Wiesbaden 1910. — P. F. Richter, Stoffwechsel und Stoffwechselkrankheiten. Berlin 1906 (oder 2. Aufl.). — Bickel und Wohlgemuth (intermed. Stoffw. in Leber), E. d. P. XII. — Grosser (Phosphate im Stoffwechsel), E. M. K. Bd. 11. — Oppenheimer, Stoffwechselfermente. Braunschweig 1915. — Oppenheimer, Lit. 5. Kap.

§ 104. S. Weber, E. d. Ph. I[1].

§ 105. Rosenfeld, E. d. Ph. I und II. — Matthes, E. M. K. Bd. 13. — v. Noorden, in Nothnagel. — Baer, in Mohr-Staehelin IV.

§ 106. Gigon, in Mohr-Staehelin IV. — Minkowski, in Nothnagel. — Brugsch und Schittenhelm, Der Nukleinstoffwechsel usw. Jena 1910. — Burian und Schur, Pflügers Archiv Bd. 43 (1905). — Pincussohn (Alkaptonurie), E. M. K. Bd. 8. — Jacoby (Harnstoffbildung), E. d. Ph. II[1]. — Wiener (Harnsäure), ibid. — Van Loghem, Kongreß, Leiden 1907.

§ 107. Naunyn und D. Gerhardt, in Nothnagel. — C. v. Noorden, Die Zuckerkrankheit. 7. Aufl. Berlin 1917. — Baer, in Mohr-Staehelin IV. — Weichselbaum, W. k. W. 1911 Nr. 5. — Sauerbeck (Langerhanssche Inseln), E. d. P. VIII[2]. — Jaquet (Gaswechsel), E. d. Ph. II[1]. — G. Rosenfeld, B. k. W. 1916 Nr. 40. — Pflüger, Das Glykogen. Bonn 1905. — Cremer (Glykogen), E. d. Ph. I[1]. — L. Langstein (Kohlehydrate aus Eiweiß) ibid. — Massaglia, F. Z. P. 1915.

§ 108. F. v. Recklinghausen, Rachitis und Osteomalazie. Jena 1910. — Schmorl, E. M. K. Bd. 4. — Orgler (Kalkstoffwechsel), E. M. K. Bd. 8. — Henoch, Kinderkrankheiten. — F. Zybell, Die Entwickelung der Rachitisfragen im letzten Jahrhundert. Leipzig und Wien 1910. — Stöltzner, M. K. 1908, Arch. f. d. ges. Physiol. Bd. 122. — H. Vogt, in Mohr-Staehelin IV. — Le Gendre, Traité (s. oben). — Handb. Brünings-Schwalbe (s. oben).

21. Kapitel. § 109. Friedenthal (Wachstum), E. M. K. Bd. 8, 9 u. 11. — Rößle, E. d. P. XVIII[2]. — Pfaundler, Körpermaß-Studien bei Kindern. Berlin 1916. — R. Metzner, Einiges vom Bau und von den Leistungen des sympathischen Nervensystems. Jena 1913. — Davenport (Lit. § 16), Hunt Morgan (Lit. 12. Kap.).

§§ 110—111. Falta, Die Erkrankungen der Blutdrüsen. Berlin 1913. — Biedl, Innere Sekretion (ausführlich experimentell), 2. Aufl. Berlin und Wien 1916. — E. v. Cyon Die Gefäßdrüsen. Berlin 1910. — Außerdem über die Keimdrüsen: Tandler und Grosz, Die biologischen Grundlagen der sekundären Geschlechtscharaktere. Berlin 1913. — Riesen- und Zwergwuchs vgl. Schwalbe, Mißbildungen III S. 721 (Lit. 11. Kap.). — Neurath, E. M. K. Bd. 4 (1909). — Über die Schilddrüse: H. Bircher, E. d. P. Bd. 8. — J. Bauer, M. K. 1913, Beiheft. — Ewald, in Nothnagel, 2. Aufl. — Klose, E. M. K. Bd. 10. — Chvostek, Morbus Basedowi und die Hyperthyreosen. Berlin 1917. — A. Kocher, V. A. Bd. 208. — Über die Thymus: Matti, E. M. K. Bd. 10. — Klose und Vogt, Klinik und Biologie der Thymusdrüse. Tübingen 1910. — Hart, V. A. (mehrere Bände dieses Jahrhunderts). — Über die Nebennieren: Chvostek, E. d. P. IX[2]. — Landau, Die Nebennierenrinde. Jena 1915. — Über die Zirbeldrüse: Marburg, E. M. K. Bd. 10. — Trautwein, Hypophysenveränderungen nach Thyreoidektomie, F. Z. P. Bd. 18 (1916).

22. Kapitel. Vgl. Lit. § 16. — Tigerstedt, in Nagel I. — Rubner (Lit. 20. Kap.). Lefévre, Chaleur animale et bioénergétique. Paris 1911. — F. Kraus, E. d. P. I. — Pembrey and Hale, S. o. M. Vol. I. — Löwit, Vorles. über allg. Pathologie, H. 1. Jena 1897. — Aronsohn, Allgemeine Fieberlehre, Berlin 1906. — Aron, B. k. W. 1911 Nr. 25. — Rolly und Hörnig, A. f. k. M. Bd. 95. — Sahli, Lehrb. der klin. Untersuchungsmethoden. Leipzig und Wien 1909. — Castellani and Chalmers (Lit. 7. Kap.).

Vierter Abschnitt.

Cohnheim, Allgemeine Pathologie. — Die entsprechenden Kapitel im H. a. P. — Krehl, Pathologische Physiologie. — Die entsprechenden Kapitel in Nothnagel, Mohr-Staehelin, Tr. d. m., S. o. M., Hand- und Lehrbücher der pathologischen Anatomie und der Physiologie.

23. Kapitel. Lehrbücher der Blutkrankheiten von Grawitz, Naegeli, Hayem, Ehrlich und Lazarus in Nothnagel.

§§ 117—118. Dominici, in Cornil et Ranvier II. — Über Bildung und Regeneration von Blut: Noll, E. d. Ph. II[1] und Morawitz, E. M. K. Bd. 11. — R. Paltauf und E. Freund, H. a. P. II[1]. — Morawitz, in Mohr-Staehelin IV. — Neumann, Blut und Pigmente. Jena 1917. — Sternberg, E. d. P. IX[2] und Z B. Bd. 61. — Helly (weiße Blutkörperchen), E. d. P. Bd. XVII[1]. — Pappenheim (weiße Blutkörperchen), E. M. K.

Bd. 8. — Schwarz (Eosinophilie), E. d. P. XVII[1], auch als Monographie. — Weinberg et Seguin (Eosinophilie), A. P. 1914 Nr. 5. — Stäubli (Eosinophilie), E. M. K. VI. — Butterfield, Proceedings of the soc. for exp. Biol. and Med., 1913 Vol. X. — Determann, Viskosität des Blutes. Wiesbaden 1910. — Lehndorff (Cholera), B. I. I. Bd. 5 (1917). — J. W. Miller (Hburie), B. k. W. 1912 Nr. 41. — Ders., (Hb-natur eosinophiler Körnchen), C. f. P. 1914 Nr. 6. — Hart und Lessing, Der Skorbut der kleinen Kinder. Stuttgart 1913. — Über die Milz: Schmincke (Übersichtsreferat), M. m. W. 1916 Nr. 28 bis 31.

§ 119. Marchand, H. a. P. II. — Billroth und Winiwarter (Schock), Allgemeine Chirurgie. — Kocher (Schock), Hirndruck, in Nothnagel S. 350 ff. und Thannhäuser, M. m. W. 1916 Nr. 16. — Thorel, E. d. P. IV. — Recklinghausen, o. c. — Heinz II (Lit. 5. Kap.). — Morawitz, Samml. klin. Vortr. Nr. 462. Leipzig 1907. — Hand- und Lehrb. d. Neuropathologie und Pharmakologie. — E. Weber (Lit. 6. Kap.). — Liek, V. A. Bd. 220 (Kollateralkreislauf in Hundeniere). — Hirsch und Spalteholz, D. m. W. 1907. — Spalteholz, D. P. G. 1909. — Jamin und Merkel (Lit. § 52). — Fraenkel, D. P. G. 1909. — Bolognesi, V. A. Bd. 203. — Geigel, V. A. Bd. 211. — Küttner, V. A. Bd. 73. — Saxer (Pfortaderkollateralen), C. f. P. Bd. 13, D. P. G. 1902. — Katzenstein, C. f. P. 1906 S. 132.

§ 120. M. B. Schmidt, E. d. P. I. — Vgl. Hämolyse.
24. Kapitel. R. Beneke, H. a. P. II. — Thorel, E. d. P. XVIII[1].

§ 121. R. Paltauf, H. a. P. II, E. Schwalbe, E. d. P. VIII[1], Ogata, Z. B. Bd. 52, über Blutplättchen. — Morawitz, E. d. Ph., Bd. 4, Nolf, E. M. K. Bd. 10. Bordet et De Lange, A. P. 1912 Nr. 9 u. 10, über Gerinnung. — Tendeloo (Intrakardiale Gerinnsel), M. m. W. 1917 Nr. 19. — Zahn, V. A. Bd. 72 (1875), 96 (1884), 102 (1885). — Eberth und Schimmelbusch, Die Thrombose usw. Stuttgart 1888. — L. Aschoff, B. v. Beck, O. de la Camp und B. Krönig, Beiträge zur Thrombosefrage. Leipzig 1912. — Zurhelle, Z. B. Bd. 47 (1910). — Rost, Z. B. Bd. 52 (1912). — Lubarsch (Thrombose und Infektion), Jahreskurse f. ärztl. Fortbildung. München 1916 und B. k. W. 1918 Nr. 10. — Ribbert, D. m. W. 1914 Nr. 2. — Klemensiewicz, Z. B. Bd. 63 H. 2.

§ 122. R. Beneke, H. a. P. II. — Fromberg, Mitteil. a. d. Grenzgeb. 1913. — Oliver (Lit. § 15). — Brauer, D. Z. f. Nervenheilk. Bd. 45 (1912). — Delore et Duteil, Revue de chirurgie 1905 Nr. 3. — Schumacher und Jehn (Lungenembolie), Z. g. e. M. Bd. 3 H. 3 u. 4 (1914). — Jehn und Naegeli, Z. g. e. M. Bd. 6 H. 1 (1918). — Gröndahl, D. Z. f. Chir. Bd. 111 (1911). — M. B. Schmidt (Lit. 19. Kap.).

25. Kapitel. Klemensiewicz, H. a. P. II. — Ellinger, E. d. Ph. I. — Höber (Lit. 5. Kap.). S 357 ff. — Hamburger (Lit. 5. Kap.) II. 40 ff. — Overton, in Nagel II[2] (Starling, ibid. S. 869—871). — Landerer, Die Gewebespannung. Leipzig 1884. — Munk (Resorption), E. d. Ph. I.

§ 124. M. Fischer, Das Ödem. Dresden 1910. — Klemensiewicz, H. a. P. II. — Nonne, V. A. Bd. 125. — Großmann (Lungenödem), Z. f. k. M. Bd. 12, 16, 20 u. 22. — Maase und Zondek (Kriegsnephritis), B. k. W. 1917 Nr. 36. — Schlayer, A. f. k. M. Bd. 91, vgl. Fr. Müller (Lit. § 144).

26. Kapitel. L. Prandl, Abriß der Lehre v. d. Flüssigkeits- und Gasbewegung. Jena 1913. — Tigerstedt, Lehrb. der Physiologie des Kreislaufs. Leipzig 1893. — Nicolai, in Nagel I. — Heinz, vgl. Lit. 5. Kap. — Krehl, in Nothnagel. — Külbs, in Mohr-Staehelin. — Moritz, H. a. P. II. — Tabora, ibid. — E. Romberg, Lehrb. d. Krankh. des Herzens und der Blutgefäße. Stuttgart 1909 oder spätere Aufl. — A. Vogt, Pathologie des Herzens. Berlin 1912. — Mackenzie, Lehrb. der Herzkrankheiten (übers. Grote). Berlin 1910. — Henschen, Erfahr. über Diagnose u. Klinik der Herzklappenfehler. Berlin 1916. — Thorel, E. d. P. IX, XI und XVII[2].

§ 126. Edens, A. f. k. M. Bd. 111 (1913). — De la Camp, Z. f. k. M. Bd. 51. — Moritz und Dietlen, M. m. W. 1908 Nr. 10. — Selig, W. k. W. 1907 Nr. 5. — Grober, A. f. e. P. Bd. 59, C. f. inn. Med. 1907 Nr. 26, A. f. d. ges. Phys. Bd. 125. — Henschen, M. m. W. 1913 S. 1169. — a) Hasenfeld und Romberg (exper. Aortenverengerung), A. f. e. P. Bd. 39. — b) Arne Faber, Die Arteriosklerose. Jena 1912. — c) Senator, in Nothnagel. — F. Müller, D. P. G. 1905. — Päßler, M. m. W. 1906. — Barrington, Heart, Vol. VI no. 2. — Backman, Z. g. e. M. Bd. 4. — Mac Gillavry, Feestbundel-Donders. Amsterdam 1888. — v. Monakow, A. f. k. M. Bd. 115. — g) Schumacher und Jehn, vgl. Lit. § 122.

§ 127. O. Bruns, A. f. k. M. Bd. 113 (Überanstrengung). — Albrecht (Erlahmung des hypertrophischen Herzens), F. Z. P. Bd. II H. 4. — Über diphtherische Kreislaufsstörungen: Siebert, E. M. K. Bd. 13 und Rohmer, B. k. W. 1917 Nr. 44. — Mönckeberg, Unters. über das Atrioventrikular-Bündel. Jena 1908 und E. d. P. XIV. — L. Aschoff, D. P. G. 1910.

§ 128. Wenckebach, Die unregelmäßige Herztätigkeit. Leipzig und Berlin 1914. — Vaquez, Les arythmies. Paris 1911. — Hofmann, in Nagel I[1]. — Hering, M. m. W.

1908 Nr. 27, A. f. k. M. Bd. 94. — Heinz, Gottlieb und Meyer (Lit. 5. Kap.) und andere Werke über Pharmakologie. — Brandenburg, Engelmanns Archiv 1903. — Röhrig, Arch. d. Heilk. 1863. — Frédéricq, Arch. biol. belges 1882 p. 85 (nach Vaquez). — Cushing and Edmunds, Amer. Journal of the medical science, jan. 1907. — Manouélian, A. P. 1914 no. 6. — Freund, A. f. k. M. Bd. 106.

27. Kapitel. Tendeloo, Studien. — Brauer, Z. B. Suppl. 7 (1905). — Minkowski, H. a. P. II. — Staehelin (Pneumothorax), in Mohr-Staehelin II. — Eppinger, Das Zwerchfell, in Nothnagel (Suppl.). — v. Muralt, M. m. W. 1910. — Nitsch, Brauers Beitr. z. Klin. d. Tub. Bd. 18 (1910). — D. Gerhardt, Z. f. k. M. Bd. 55. — Loeschcke, D. P. G. 1913.

28. Kapitel. Minkowski und Bittorf, H. a. P. II. — Staehelin, in Mohr-Staehelin II. — Tendeloo, Studien. — Meltzer and Auer, The Journal of exper. Med. Vol. 12 (1910). — Roth, Brauers Beitr. z. Klin. d. Tub. Bd. 4.

§ 134. Högyes, A. f. e. P. Bd. 3 (1876). — Marès, Pflügers Arch. Bd. 91 (1902). § 136. Paul Bert, Leçons sur la physiologie comparée de la respiration. — Januschke, E. M. K. Bd. 14, Marchand, Z. B. Bd. 61, S. Elias, N. t. v. g. 1918. I, über Asthma. — Über Emphysem außerdem: Staehelin, E. M. K. Bd. 14, E. Becker, Inaug.-Diss. Marburg 1911, O. Bruns, Jahreskurse für ärztl. Fortb. München 1911. Vgl. auch Lit. 3. Kap.

29. Kapitel. Hand- und Lehrbücher wie die von Boas, Ewald, Nothnagel, Fleiner, Herz (Berlin und Leipzig 1912—1913). — Mathieu und Roux, E. M. K. Bd. 5. — Pincussohn (Magensaft), E. d. P. XIII². — London, Pathol. u. physiol. Chymologie. Leipzig 1913. — Babkin, Äußere Sekretion der Verdauungsdrüsen. Berlin 1914. — Munk (Resorption), E. d. Ph. I. — Oppenheimer, vgl. Lit. 5. Kap. — Kruse, vgl. Lit. 7. Kap. — Hand- und Lehrbücher der Chirurgie, auch Penzoldt und Stintzing, Handb. der Therapie. — Über Mittelsalze vgl. Gottlieb und Meyer, Pharmakologie.

§ 142. Frerichs, Klinik der Leberkrankheiten. Braunschweig 1861. — Quincke und Hoppe-Seyler, in Nothnagel. — Traité de Brouardel et Gilbert, de Bouchard et Brissaud. — Umber, in Mohr-Staehelin III. — Kretz, H. a. P. II und E. d. P. VIII². — Gilbert et Carnot, Les fonctions hépatiques. Paris 1902. — Fischler, Physiologie und Pathologie der Leber. Berlin 1916. — Minkowski, E. d. P. II. — Hammarsten (Galle), E. d. Ph. IV. — Über Ikterus: Eppinger, E. M. K. I; Posselt, E. d. P. XVII². Naunyn und Minkowski, A. f. e. P. Bd. 21 (1886); Mac Nee, M. K. 1913 Nr. 28; D. Gerhardt, Kongr. f. inn. Med. 1898. — Über Ikt. infekt. (Weil): Klieneberger, B. k. W. 1918 Nr. 2; Rihm, Fränkel und Busch, B. I. I. VI (1918). — Über Urobilin: Meyer-Betz, E. M. K. Bd. 12. — Über Ecksche Fistel: Enderlen, Hotz und Magnus-Alsleben, Z. g. e. M. Bd. 3 (1914). — Über famil. Ikterus: Minkowski, Kongr. f. inn. Med. 1900; L. Pel, N. t. v. g. 1911. I.

§ 143. Umber, in Mohr-Staehelin III. — Helly, H. a. P. II. Vgl. Lit. § 107.

30. Kapitel. Heidenhain, in Hermanns Handb. d. Physiol. — Overton, in Nagel II. — Spiro und Vogt, E. d. Ph. I. — Heffter (Chemie), E. d. Ph. I¹. — Schlagenhaufer, E. d. P. VIII¹. — Honigman (Urämie), ibid. — Ponfick und Fr. Müller, D. P. G. 1905. — Fr. Müller, Veröffentl. aus dem Gebiete des Militär-Sanitätswesens. Berlin 1917. — L. Ambard, Physiol. normale et pathol. des reins. Paris 1914. — H. Strauß, B. k. W. 1915 Nr. 15. — Volhard und Fahr, Die Brightsche Nierenkrankheit. Berlin 1914. — Leschke, B. k. W. 1914. — Lichtwitz, B. k. W. 1917 Nr. 52. — Entfernung der Nieren: Backman (Lit. § 126), van Maanen, Inaug.-Diss. Utrecht 1905. — Jehle (Albuminurie), E. M. K. Bd. 12.

31. Kapitel. Handb. der Neurologie (Lewandowsky), Lehrb. von Oppenheim, Curschmann u. a., Mohr-Staehelin V, v. Monakow, in Nothnagel, Traité de Charcot, Bouchard et Brissaud, de Bouchard et Brissaud, de Brouardel et Gilbert.

§ 147. Munk und Blumenthal (Zerebrospinalflüssigkeit), E. d. Ph. I. — Th. Kocher, in Nothnagel. — Knoblauch, Brodmann und Hauptmann, in Neue Deutsche Chirurgie XI. Stuttgart 1914. — Testut, Traité d'anatomie humaine, II pp. 90. 846 sqq. Paris 1905. — Schrottenbach, Studien über den Gehirnprolaps. Berlin 1917. — Anton und v. Bramann (Monographie über die Wirkung des Balkenstichs). Berlin 1913. — Jaspers, Allgemeine Psychopathologie. Berlin 1913. — Bollinger, Die traumatische Spätapoplexie. Berlin 1903. — Schmaus, V. A. Bd. 123. — Tendeloo, Psych. en neurol. bladen, 1918 (feestnummer).

Namenregister.

Sachregister.

Berichtigungen:

Seite 42, Zeile 6 von unten; statt: „dumpfer Stoß" lies: „stumpfer Stoß".

„ 53, „ 33 „ oben; statt: „-spalten" lies: „Gewebespalten".

„ 93, „ 33 „ „ ; statt: „aber, nicht" lies: „aber nicht,".

„ 149, „ 19 „ „ ; statt: „eingeatmeter" lies: „eingeatmetem".

„ 151, Überschrift zu § 29; statt: „Infektionsquellen" lies: „Virusquellen".

„ 236, Zeile 11 von unten; statt: „Das genügt für unseren Zweck". lies: „Das genügt jedoch nicht."

„ 249, Zeile 6 von oben; statt: „für sich" lies: „für sich,".

„ 484, Unterschrift zur Abb. 211 ist zu ergänzen durch: „nach Julius Bauer".

Druck der Universitätsdruckerei H. Stürtz A. G., Würzburg.

Anatomische Grundlagen wichtiger Krankheiten

Fortbildungsvorträge aus dem Gebiet der pathologischen Anatomie und allgemeinen
Pathologie für Ärzte und Medizinalpraktikanten

Von

Dr. Leonhard Jores

Professor der pathologischen Anatomie an der Kölner Akademie für praktische Medizin

Mit 250 Textabbildungen. 1913. Preis M. 15.—; gebunden M. 16.60

Zur Pathologie und Therapie des menschlichen Oedems

Zugleich ein Beitrag zur Lehre von der Schilddrüsenfunktion

Eine klinisch-experimentelle Studie

aus der I. medizinischen Klinik und dem pharmakologischen Institute in Wien

Von

Dr. Hans Eppinger

Mit 37 Textabbildungen. 1917. Preis M. 9.—

Physiologie und Pathologie der Leber

Nach ihrem heutigen Stande

Mit einem Anhang über das Urobilin

Von

Professor Dr. F. Fischler

1916. Preis M. 9.—

Die doppelseitigen hämatogenen Nierenerkrankungen

(Bright'sche Krankheit)

Von

Dr. F. Volhard

Direktor der Städtischen Krankenanstalten in Mannheim

Mit 24 zum größeren Teil farbigen Textabbildungen und 8 lithographischen Tafeln
1918. Preis M. 36.—

Die konstitutionelle Disposition zu inneren Krankheiten

Von

Dr. Julius Bauer, Wien

Mit 59 Textabbildungen. 1917. Preis M. 24.—; gebunden M. 26.40

Konstitution und Vererbung

in ihren Beziehungen zur Pathologie

Von

Professor Dr. Friedrich Martius

Geheimer Medizinalrat, Direktor der Medizinischen Klinik an der Universität Rostock

Mit 13 Textabbildungen. 1914. Preis M. 12.—; gebunden M. 14.50

(Bildet einen Band des Allgemeinen Teiles der „Enzyklopädie der klinischen Medizin".
Herausgegeben von L. Langstein-Berlin, C. v. Noorden-Frankfurt a. M., C. v. Pirquet-
Wien, A. Schittenhelm-Kiel.)

Der Sekundenherztod

mit besonderer Berücksichtigung des Herzkammerflimmerns

Von

Professor Dr. H. E. Hering

Geheimer Medizinalrat, Direktor des Pathologisch-Physiologischen Institutes der Akademie für praktische
Medizin in Köln

Mit 3 Textfiguren. 1917. Preis M. 4.40

Pathologie des Herzens

Von

A. Vogt

ö. Professor der allgemeinen Pathologie an der Universität Moskau

Autorisierte Übersetzung von

Dr. Julius Schütz (Marienbad)

Mit 20 Textfiguren. 1912. M. 8.—

Hierzu Teuerungszuschläge

Printed in the United States
By Bookmasters